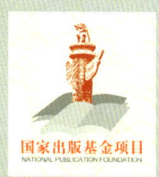

2013 年度国家出版基金资助项目

中国灾害救援医学

THE CHINA DISASTER AND EMERGENCY MEDICINE

上卷

总主编 李宗浩

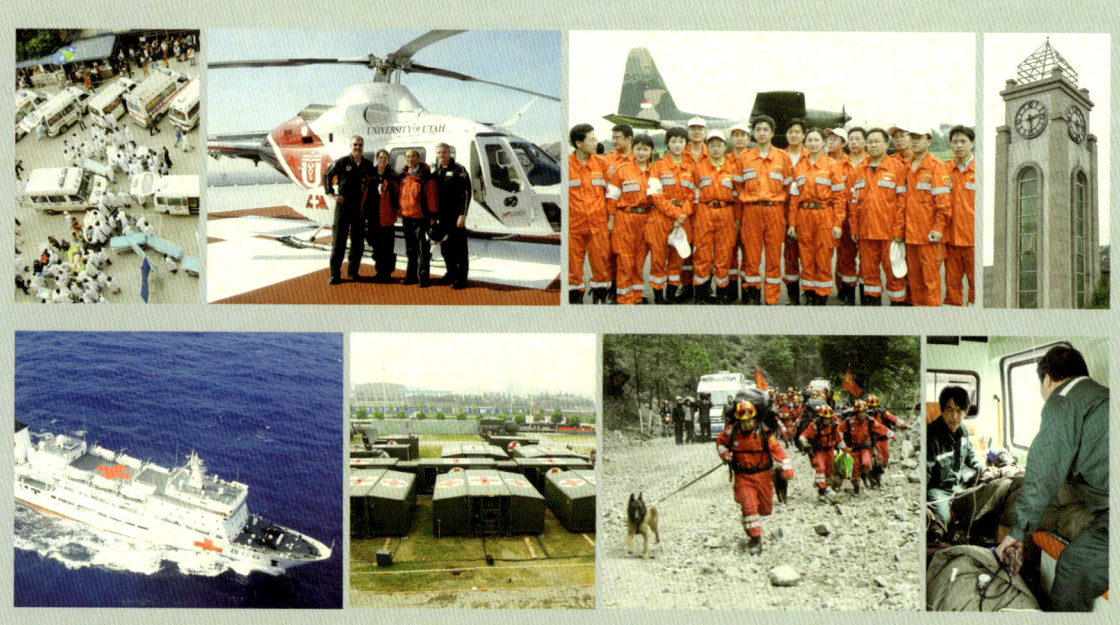

天津出版传媒集团

天津科学技术出版社

图书在版编目（CIP）数据

中国灾害救援医学：全3卷 / 李宗浩总主编. — 天津：
天津科学技术出版社，2013.7
ISBN 978-7-5308-8063-0
Ⅰ. ①中… Ⅱ. ①李… Ⅲ. ①灾害—急救医疗—中国
Ⅳ. ①R459.7
中国版本图书馆 CIP 数据核字（2013）第 150079 号

策划编辑：蔡　颢　袁向远　郑东红
责任编辑：孟祥刚　张　跃　王连弟　张建锋
编辑助理：王朝闻　王　璐
美术编辑：王　冬
责任印制：兰　毅

天津出版传媒集团 出版

天津科学技术出版社

出版人：蔡　颢
天津市西康路 35 号　邮编 300051
电话（022）23332399（编辑室）　23332393（发行部）
网址：www.tjkjcbs.com.cn
新华书店经销
山东临沂新华印刷物流集团印刷

开本 889×1194　1/16　印张 213.375　插页 24　字数 4 000 000
2014 年 7 月第 1 版第 2 次印刷
定价：870.00 元（共三卷）

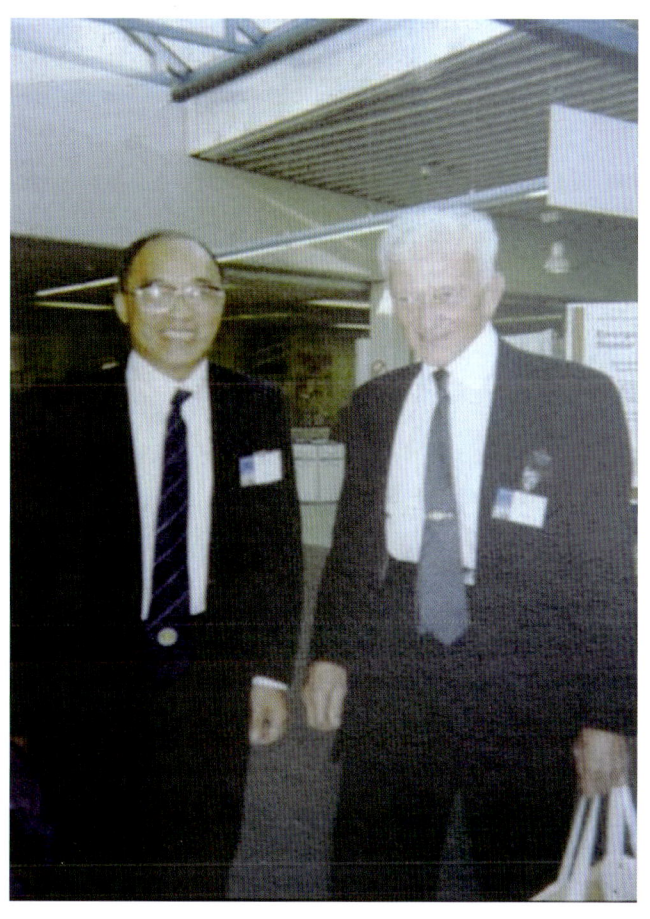

1997年10月,彼得·沙法教授(右)与李宗浩教授(左)在德国美因茨第十届世界急救灾害医学大会上

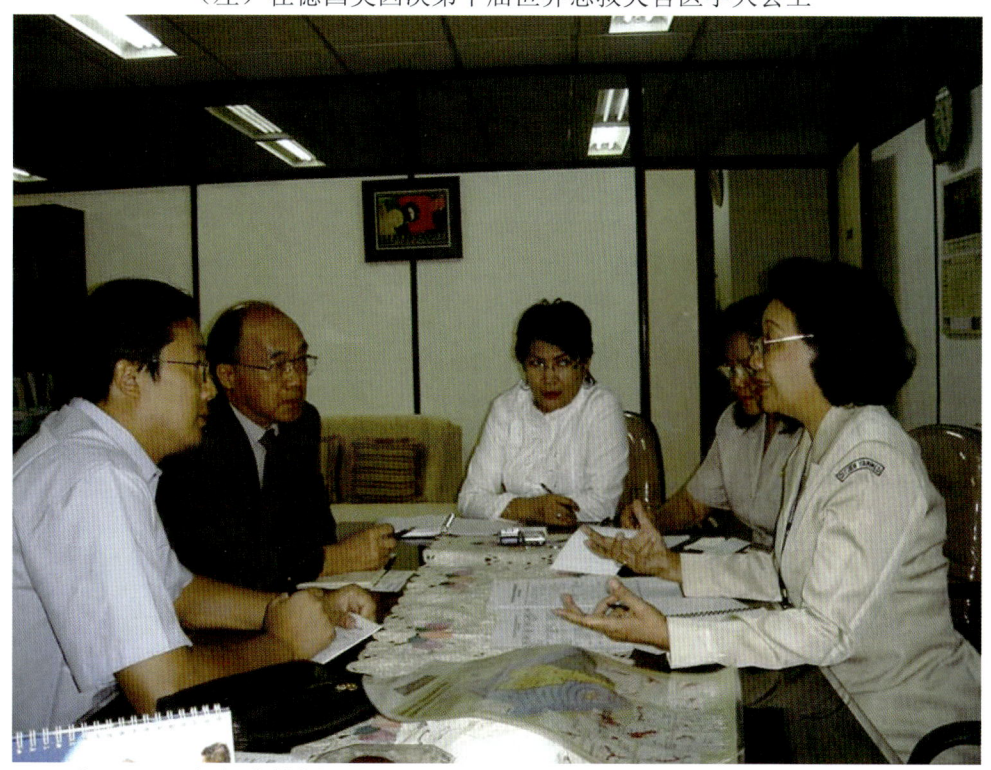

2005年1月,李宗浩教授(左二)在雅加达与印尼卫生部官员就印度洋海啸印尼救援进行讨论

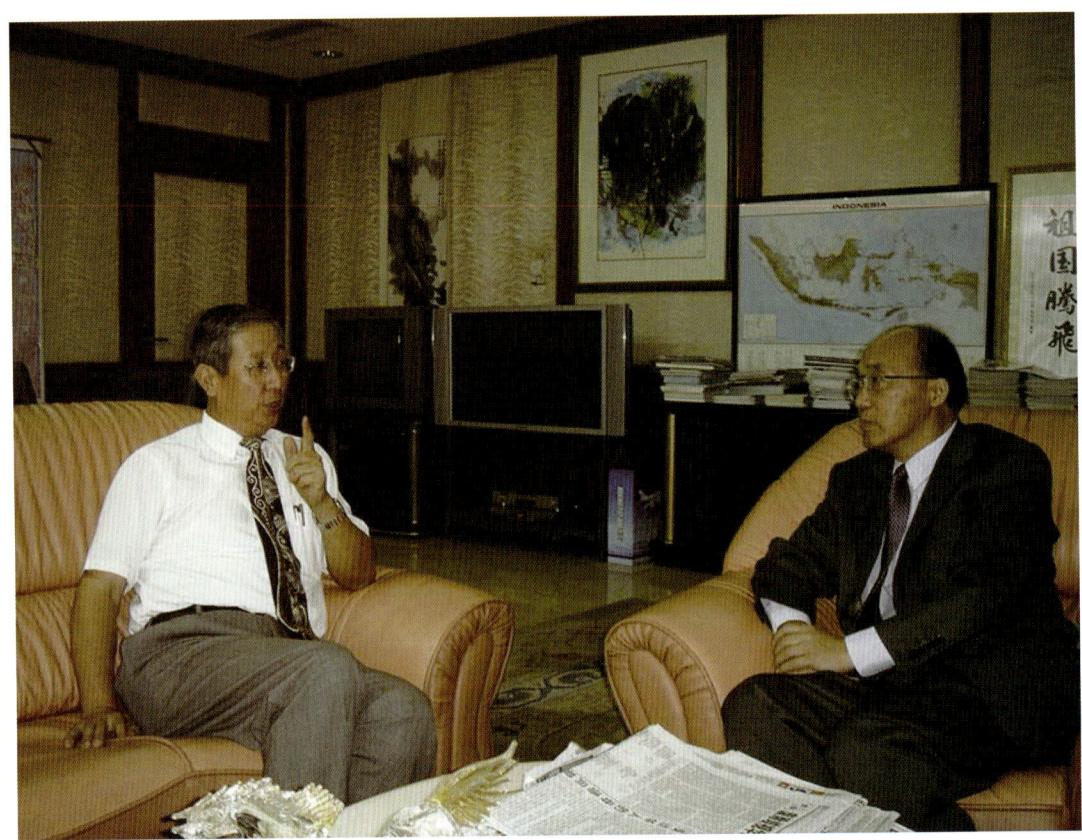

2005年1月在雅加达，中国驻印尼卢树民大使（左）与李宗浩教授（右）讨论中国国际救援队工作开展的情况

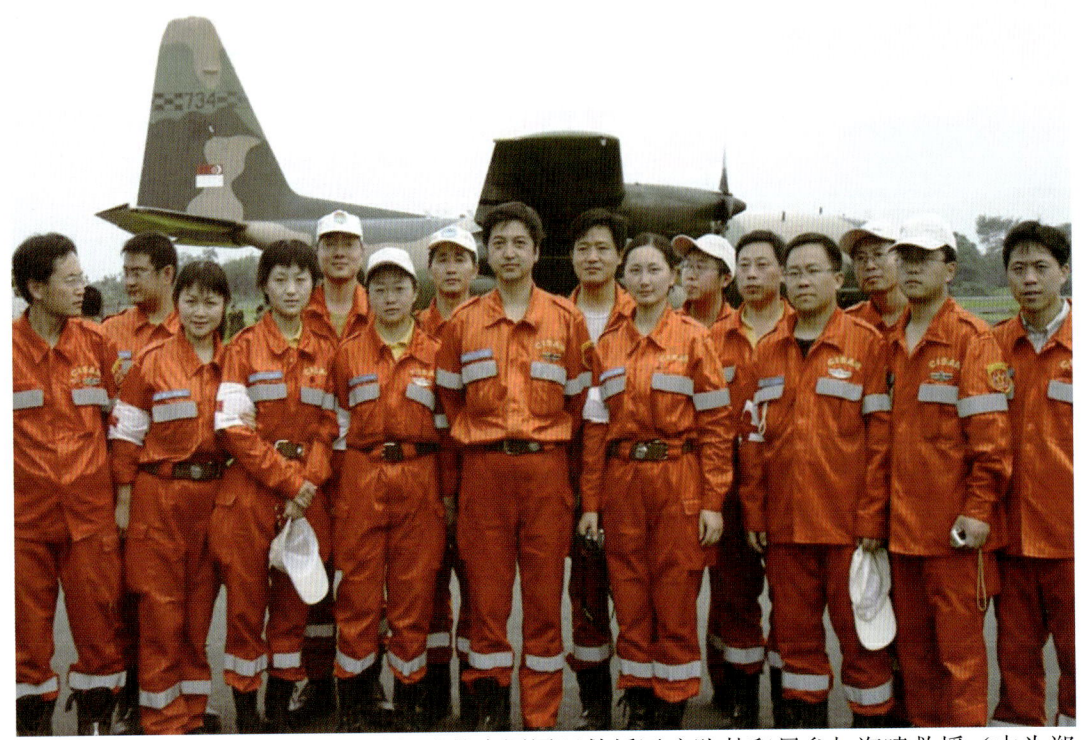

2004年12月底，由武警总医院组成的中国国际救援医疗队赴印尼参加海啸救援（中为郑静晨院长）

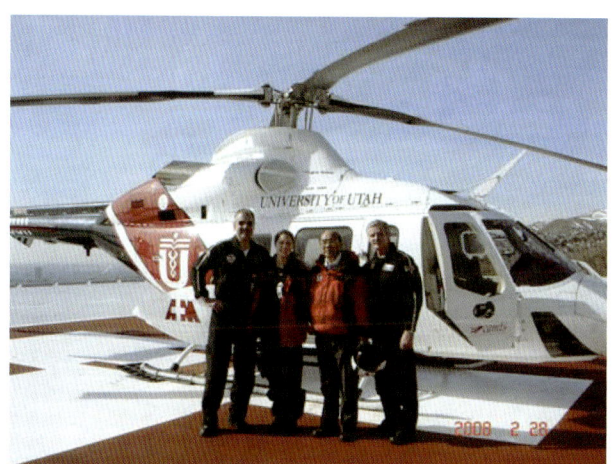

2008年，李宗浩教授（右二）在美国犹他大学直升机救护站，直升机起飞前

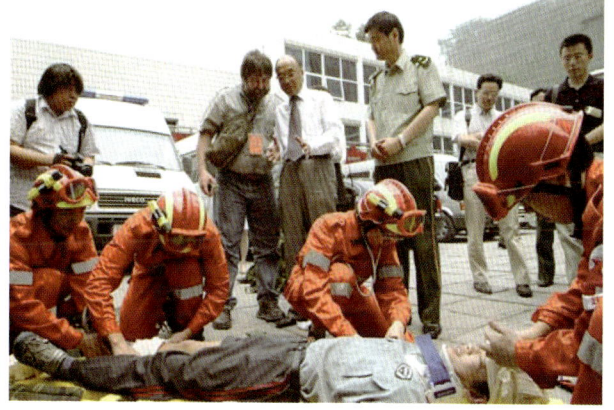

2006年8月，在武警总医院中国国际救援队与美国911队长模拟现场救援（左：可比队长，中：李宗浩教授，右：王发强院长）

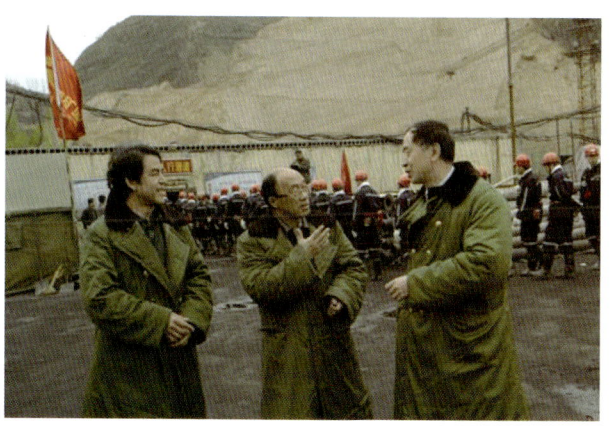

2010年3月，王家岭矿难现场，急救专家李树峰（左）、李宗浩（中）、张汉伟（右）在讨论

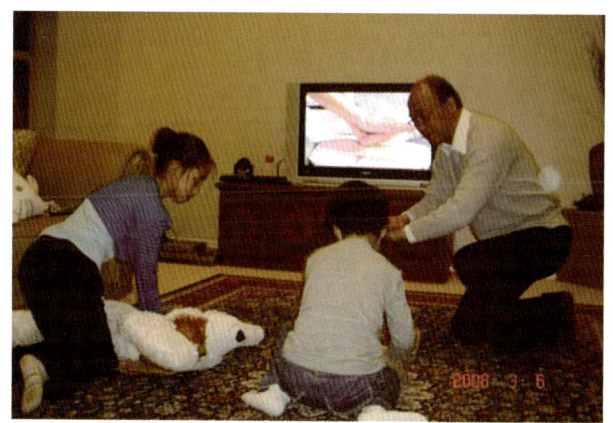

2008年，美国盐湖城孩子们在"迷你安妮"模型上学习心肺复苏

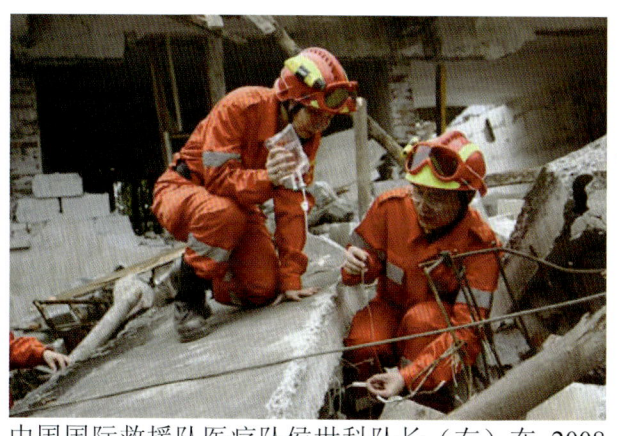

中国国际救援队医疗队侯世科队长（右）在2008年"5·12"汶川地震现场抢救伤员

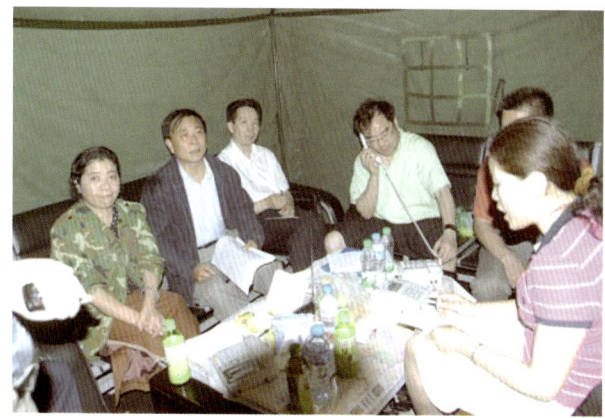

2008年5月12日汶川大地震当天深夜，在四川省卫生厅抗震救灾指挥部帐篷内紧急调度指挥（左起：副厅长赵万华、颜丙约，厅机关党委书记杜波，应急办主任苏林）

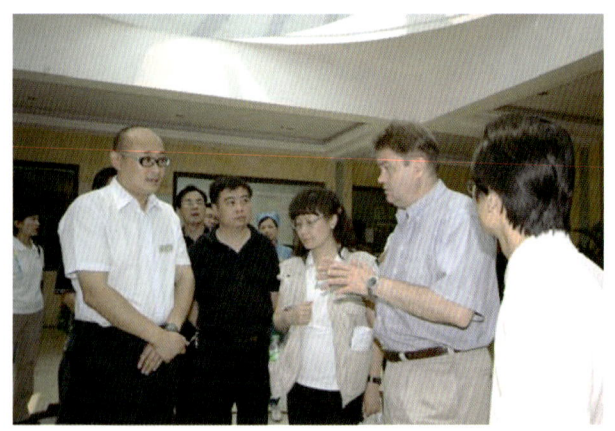

世界卫生组织（WHO）官员到四川德阳人民医院指导灾后防疫工作

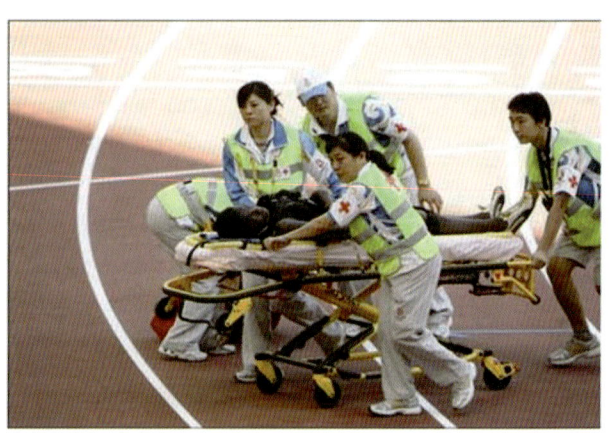

2008年，中日友好医院在奥运赛场救治美国著名运动员特拉梅尔

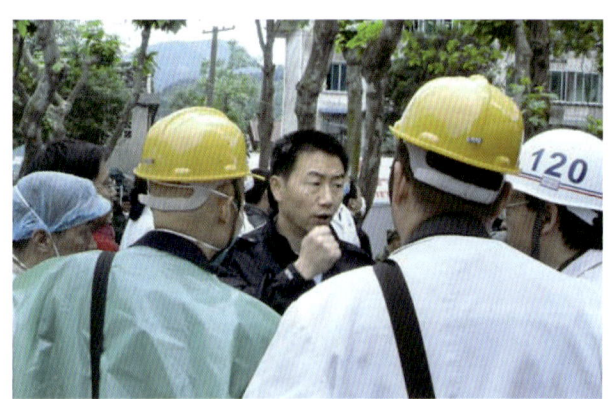

2008年5月14日，四川省卫生厅厅长沈骥（中）指挥派往北川县的医疗应急队

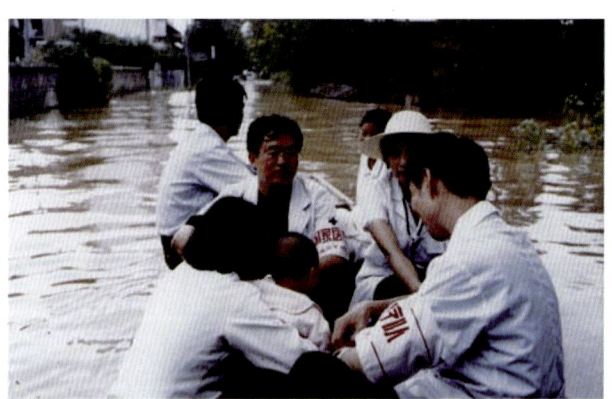

1998年8月，中日友好医院组成第一支"国家医疗队"，在队长许树强（中）带领下赴湖南灾区开展长江流域抗洪救灾医疗防疫工作。图为在救生船上为灾民诊治

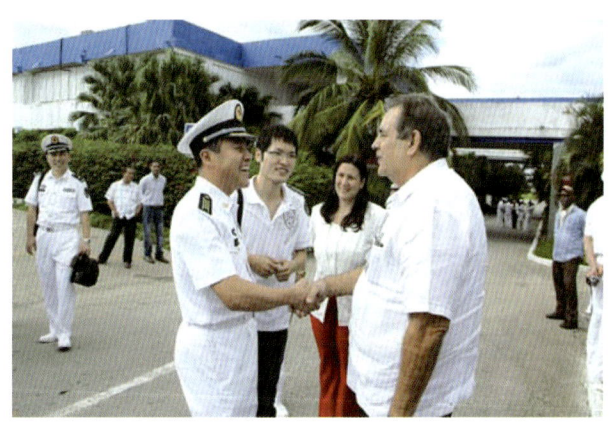

海军总医院钱阳明院长与古巴拉美医学院院长亲切交谈

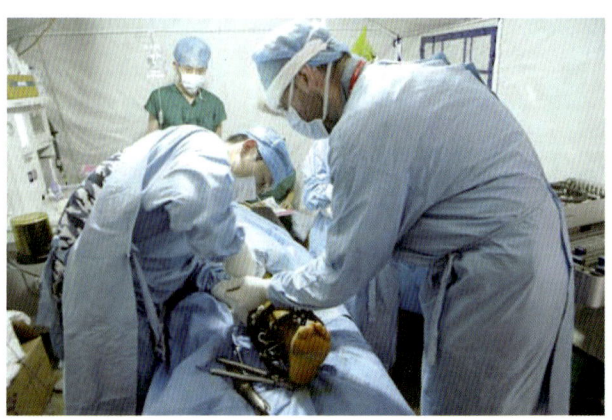

海军总医院医疗队与外国专家共同进行胫骨开放式骨折外固定术

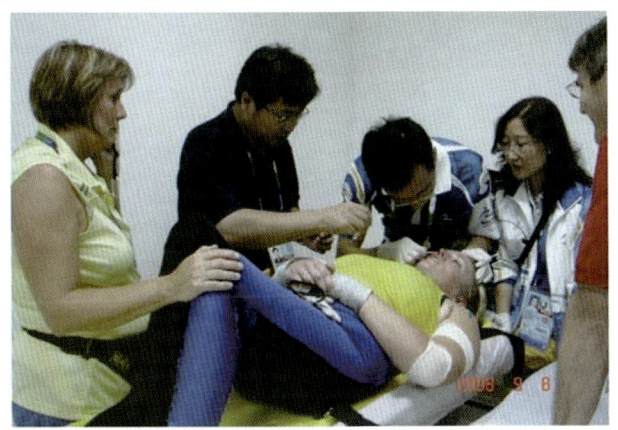

2008年,中日友好医院作为第29届奥运会、第13届残奥会定点医院,彭明强副院长(左二)与医疗队员朱宇清(右二)在赛场救护受伤运动员

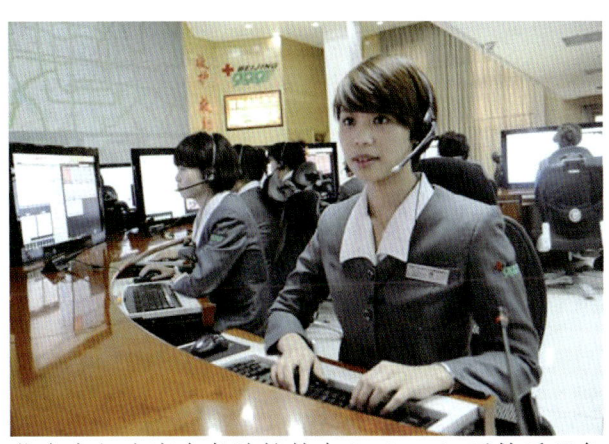

北京市红十字会急诊抢救中心(999)呼救受理急救指挥大厅

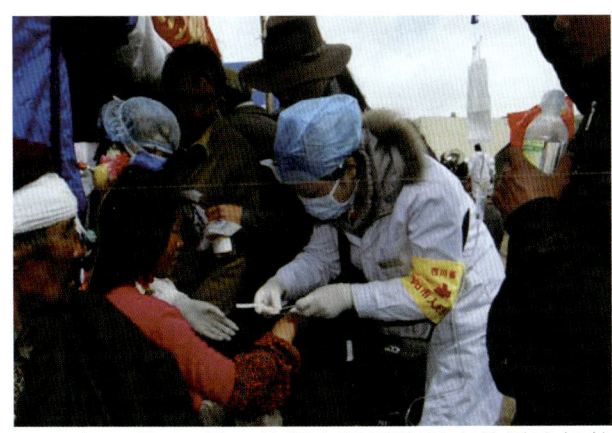

2010年4月23日,德阳人民医院医疗救援队赶赴青海玉树隆宝镇,紧急投入灾区伤员救治

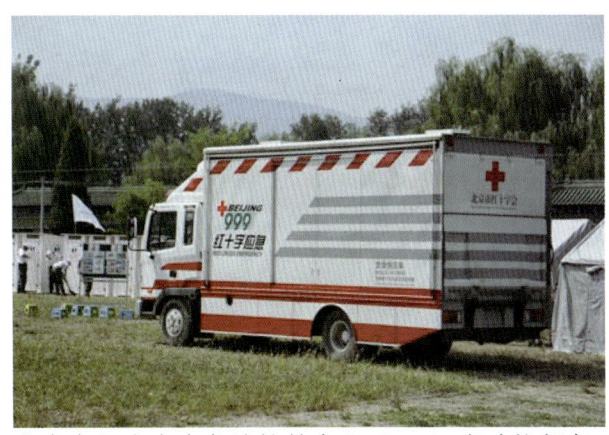

北京市红十字会急诊抢救中心(999)多功能餐车,在汶川地震救援中发挥了重要作用

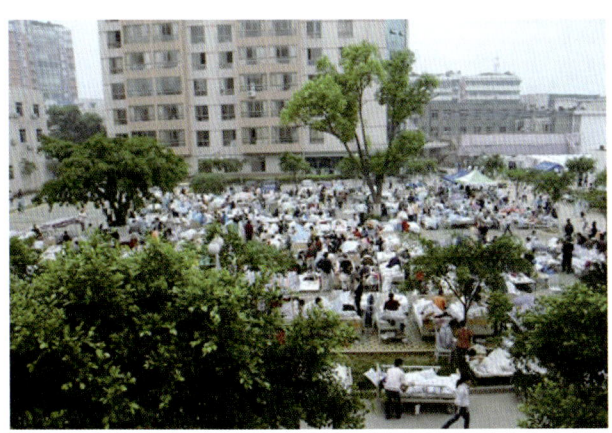

2008年5月12汶川大地震后,德阳人民医院住院病人被转移到院内空旷地带

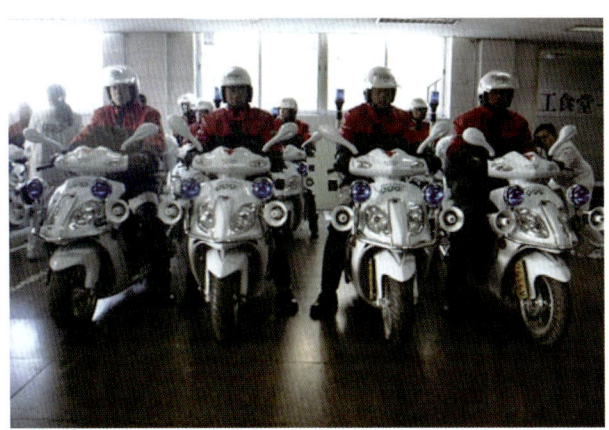

北京市红十字会急诊抢救中心(999)急救摩托车

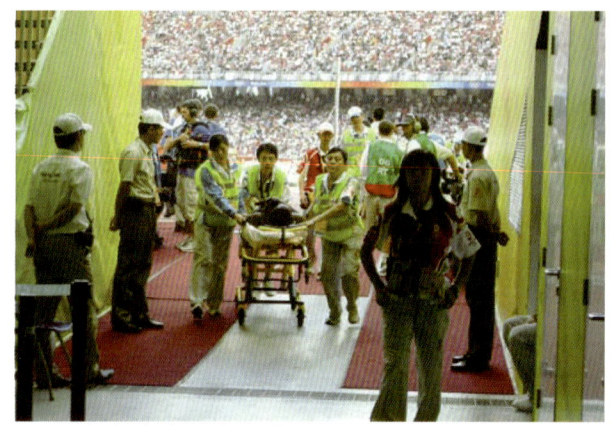

2008年北京奥运会比赛时，一位外国运动员腿部骨折，北京急救中心在鸟巢的急救人员把伤员从比赛场地迅速运出，进行救治

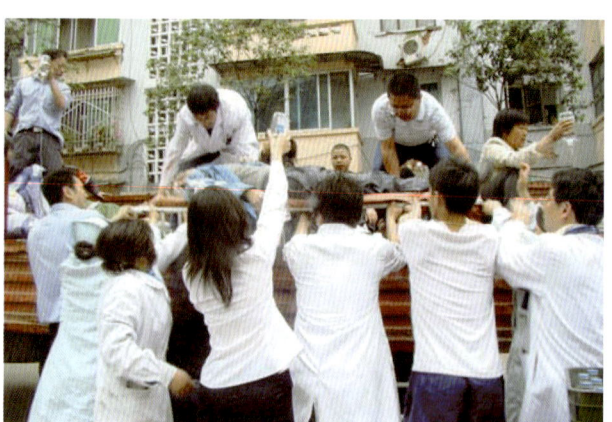

2008年5月12日，四川东汽医院救灾现场

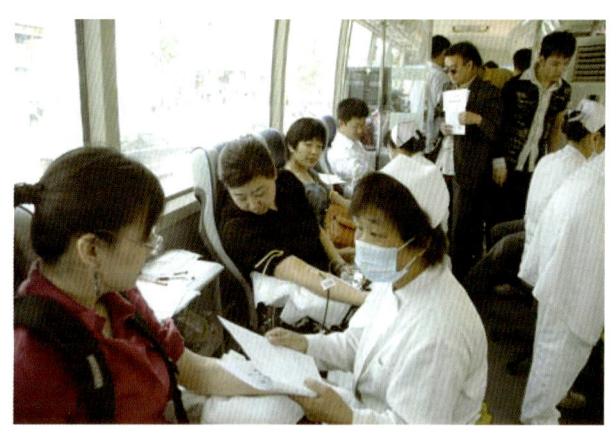

2008年5月15日，北京市红十字血液中心在街头组织为抗震献血

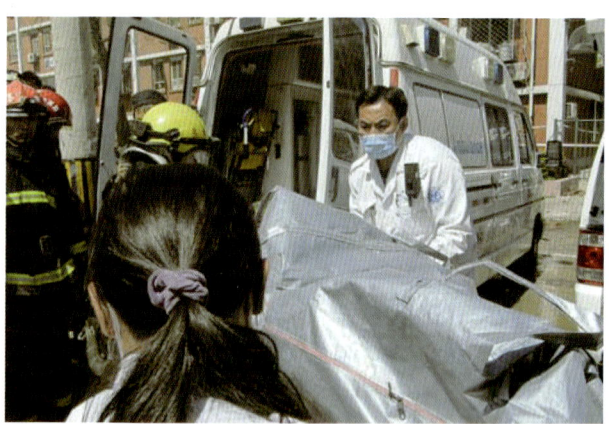

2012年，北京市朝阳区紧急医疗救援中心医务人员在救援现场

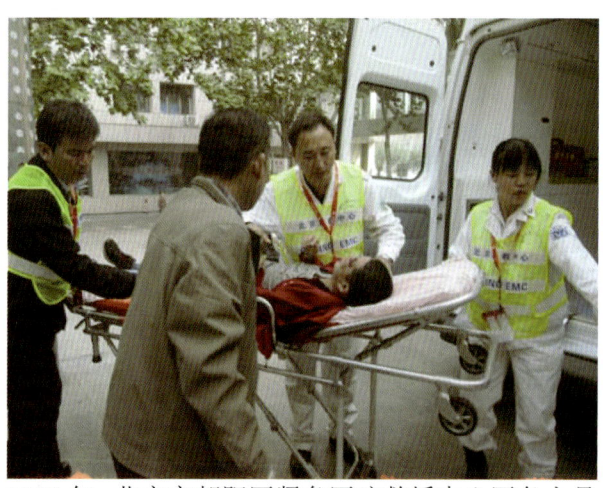

2012年，北京市朝阳区紧急医疗救援中心医务人员在救援现场

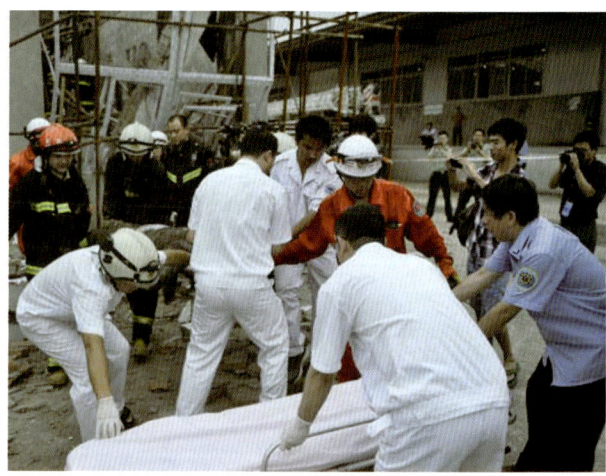

2012年，北京市朝阳区紧急医疗救援中心医务人员在救援现场

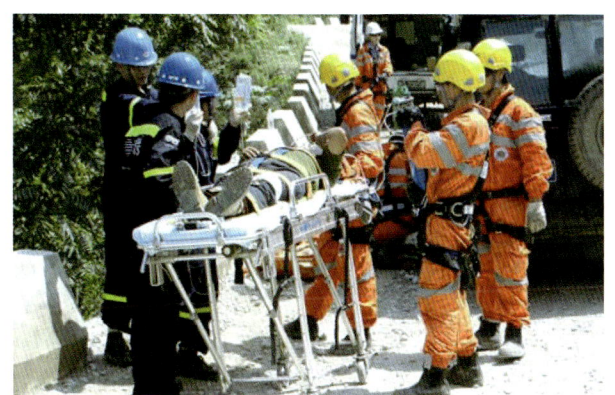
国际 SOS 现场工作站转运

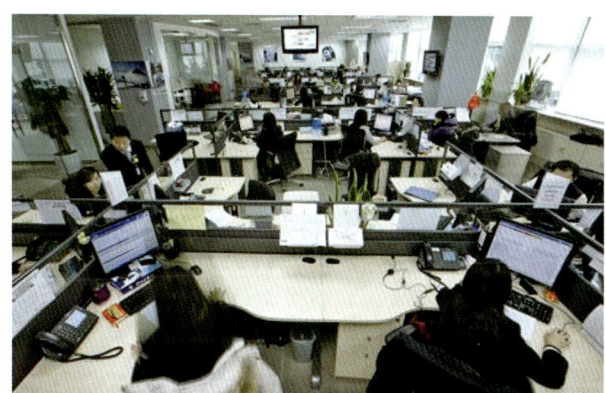
国际 SOS 北京援助中心

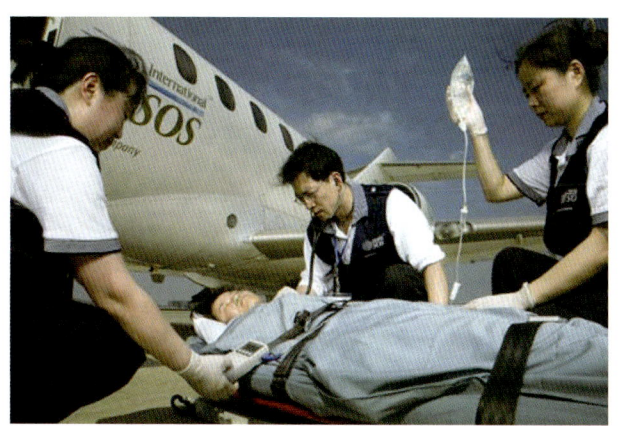
国际 SOS 在北京首都国际机场进行航空转运

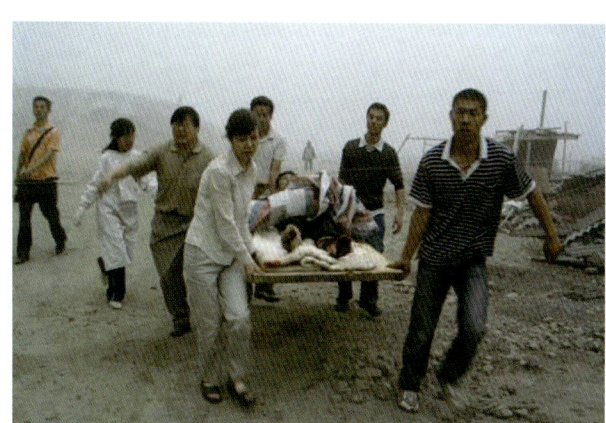
2008 年 5 月 12 日 15 时 42 分，四川映秀镇卫生院医护人员在废墟中抬出伤员

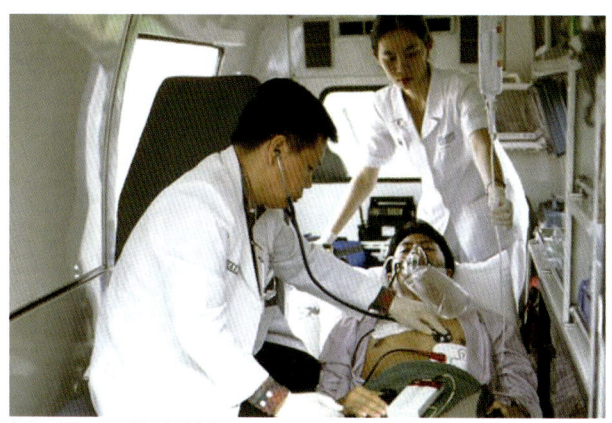
国际 SOS 航空转运

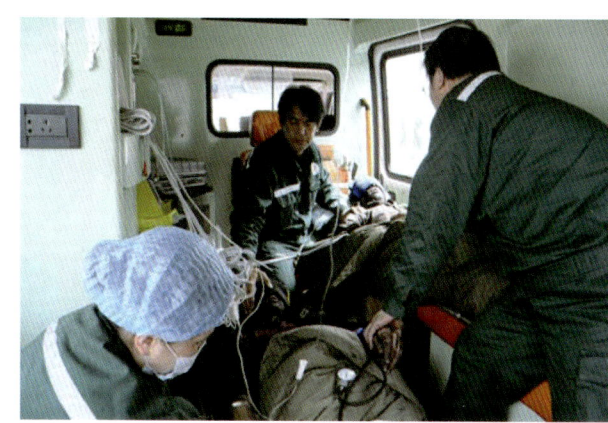
2010 年 3 月山西王家岭矿难，第一批获救的 2 名矿工在医疗监护下送往医院（中为晋城矿业集团医院李树峰院长）

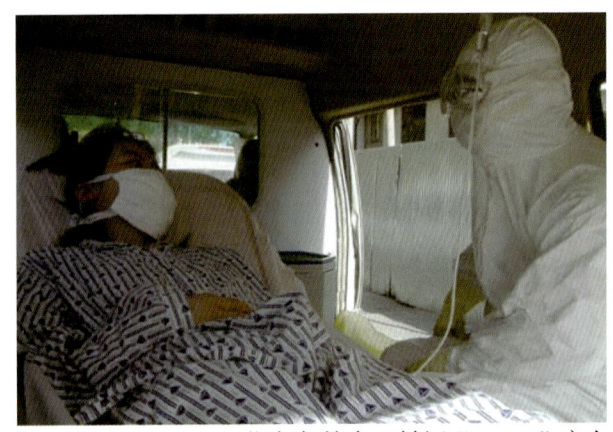
2003年4月25日,北京急救中心转运"SARS"病人

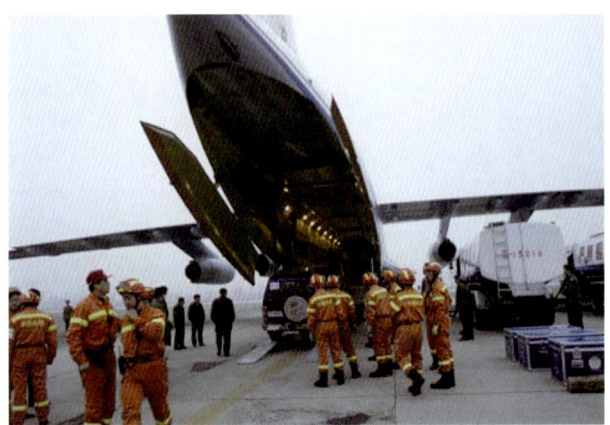
中国国际救援队医疗队由北京出发飞赴现场

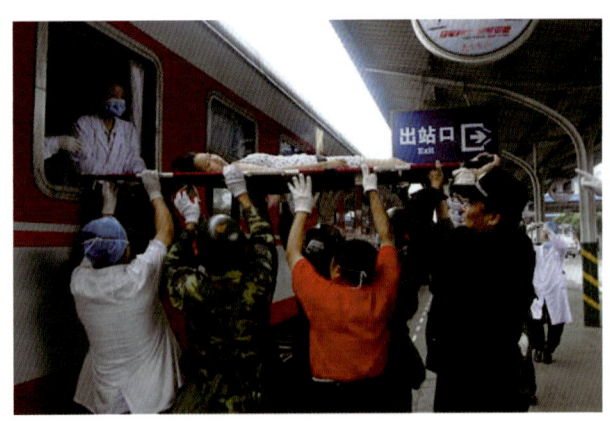
2008年5月12日,德阳人民医院分流转运地震伤员

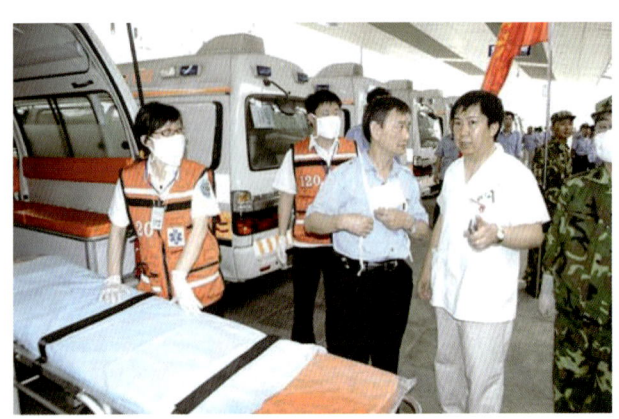
重庆市医疗急救中心史若飞院长(右)赴绵阳指挥"5·12"汶川地震伤员转运

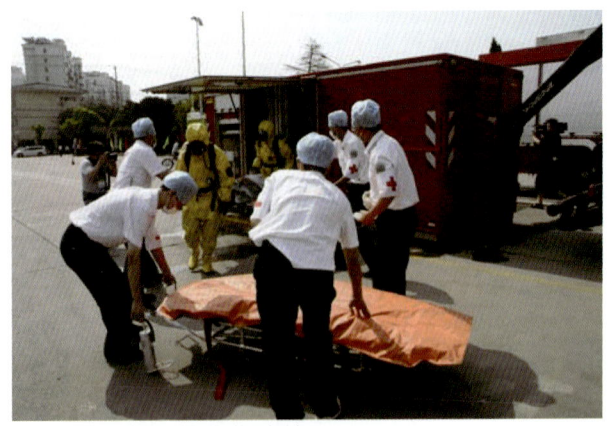
上海急救中心做防化演练

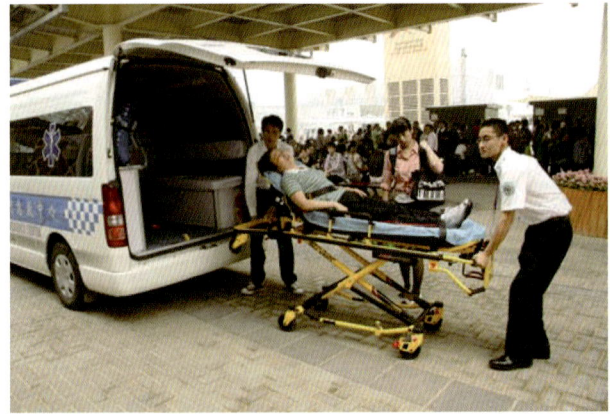
2010年上海世博会上,上海急救中心抢救转运伤病员

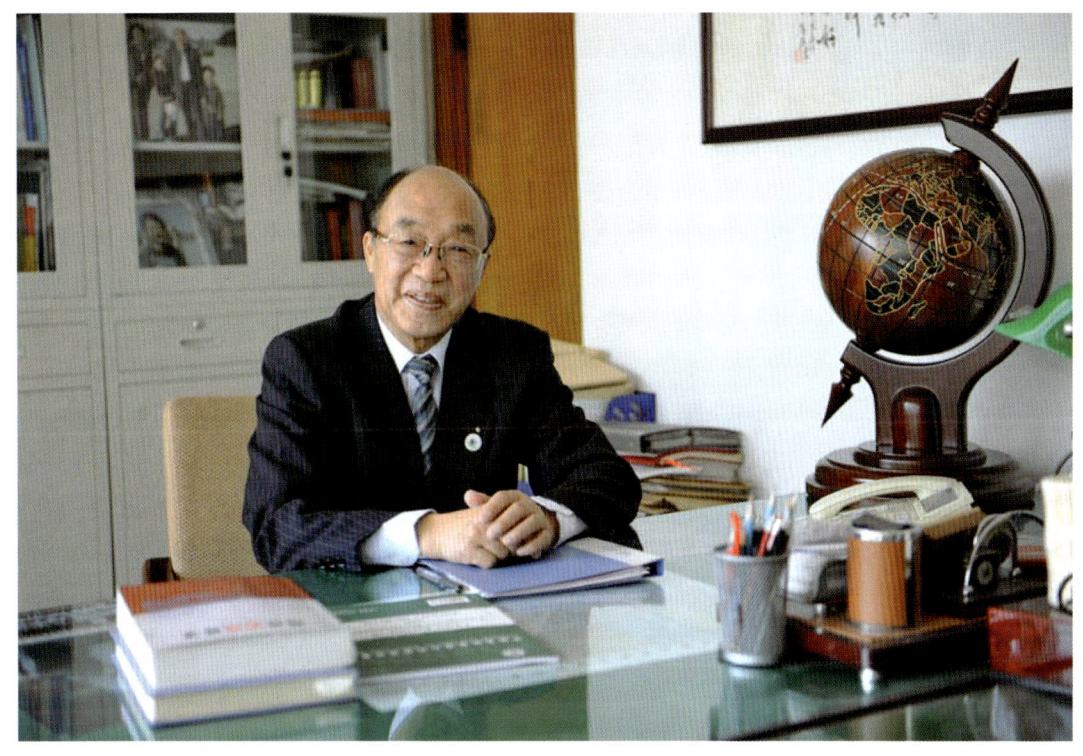

《中国灾害救援医学》总主编、上卷主编李宗浩

李宗浩，浙江湖州南浔人，教授、主任医师，是当今国内外有重要影响的急救医学专家，我国急救医学事业的开拓者，从事急救工作达半个世纪之久。1982年代表中方与意大利政府成功商谈建立了我国第一个现代化的北京急救中心，1986年发起成立中华医学会急诊分会并任首届副主任委员兼秘书长，1988年因对当代城市、地区、国家的急救体系建设的理论实践和为推动中德两国急救、空中急救做出的贡献，被德国授予"空中急救"荣誉称号。1989年师从美国匹兹堡大学国际彼得·沙法心肺复苏、灾害医学中心主任彼得·沙法教授，研修心肺复苏、灾害医学。2001年筹建中国灾害防御协会救援医学会后被选为会长。2002年筹建中国医师协会急救复苏专业委员会，后被选为主任委员至今。现任中国医学救援协会常务副会长、首席专家，中国灾害防御协会救援医学会会长，中国科协委员，《中国急救复苏与灾害医学杂志》社社长、总编辑，徐州医学院救援医学研究所所长，卫生部突发事件卫生应急专家咨询委员会委员兼紧急医学救援组组长，美国心脏协会（AHA）顾问。

自20世纪最后十年至21世纪第一个十年来，全球面临着严峻的灾害挑战，李宗浩进一步意识到在突发灾害事件和常态下城市社区的院外救治，"医学救援"是十分重要的不可或缺的组成部分，而传统的、以医院"围墙"内的急诊急救临床医学的理念、知识、技能、装备、运作等无法适应现场的处置，因此积极向政府和卫生部门提出建议，对急救体制、机制和运行进行改革。

李宗浩在长期的急救生涯中，不仅从事城市日常急救急诊，更参与国内外的重大灾害事件的救援，如1976年的唐山大地震，2004年底的印度洋海啸医学评估，和此后的地震、矿难等救援，并且以严谨的科学态度编著了《实用急救学》（1975）、《现代急救医学》（1993）、《现代救援医学》（1999）等医学专著。为系统总结、提升近20年来我国在医学救援领域里的学术成就和进步，与国内外知名的医学专家编著了《中国灾害救援医学》上、中、下三卷400万字的鸿篇巨著。

李宗浩作为一位医生，既献身于医学事业，又以巨大的热忱投身于科普工作和科普创作，为科学普及事业做出了贡献。

About the Author

Dr. Li Zonghao is known as an influential expert in domestic and international emergency medical communities, and is the foremost pioneer of emergency medicine in China. Born in Nanxun, Zhejiang Province, Dr. Li has been working in this field for half a century. Representing China, Dr. Li conducted a series of discussions with the government of Italy and subsequently established the first nationwide modern emergency medical services – Beijing Emergency Medical Center (in 1982). In 1986, he successfully launched the Emergency Medicine Branch of the Chinese Medical Association, and held the position of the Vice President and Secretary-General of the branch. In 1988, Dr. Li was honored by AirMed of Germany due to his contribution in the establishment of the Modern Metropolitan Emergency System and for promoting China-Germany cooperation in emergency medicine – most especially, air medicine. In 1989, following the lead of Dr. Peter Safar, Director of International Resuscitation Center at the University of Pittsburgh, Dr. Li became engaged in CPR and disaster medicine research. In 2001, he was elected as the Chairman of the Disaster Medicine Committee of China Association for Disaster Prevention. In the following year, he was elected as the Chairman of the Emergency & Resuscitation Committee of the Chinese Medical Doctor Association.

Currently, Dr. Li wears several hats: Executive Vice President of the Chinese Association for Disaster and Emergency Medicine, Member of the China Association for Science and Technology, President of the China Journal of Emergency Resuscitation and Disaster Medicine, Director of the Disaster Medicine Research Center of Xuzhou Medical College, Director of the Emergency Medicine Panel of the Ministry of Health Experts Committee, and Advisor to the American Heart Association.

Facing the challenges of the frequent natural disasters occurring over the past twenty years, Dr. Li regarded pre-hospital emergency medical services to be of utmost importance. Dr. Li considered this especially true due to the fact that traditional in-hospital emergency medical services lagged far behind the needs of on-site emergency care from the perspectives of rescue scenarios, knowledge, skills, equipment and operational necessities. Thus, he called for the reform of emergency systematic structures and operations.

Dr. Li's decades of emergency medical practice also include active participation in disaster rescue missions. Such experiences include the following: Tangshan earthquake (China, 1976), tsunami medical assessment (India Ocean, 2004), as well as other global earthquake and mine disasters.

Dr. Li's has been published frequently, including the following: *Monograph of Practical Emergency* (1975), *Modern Emergency Medicine* (1993), and *Modern Rescue Medicine* (1999). Recently, as a joint effort involving several of his colleagues, Dr. Li published *China Disaster and Emergency Medicine*. This monograph consists of over four million words spread over three volumes and is considered by the emergency and disaster medical field in China to be the most comprehensive publication on this vital topic.

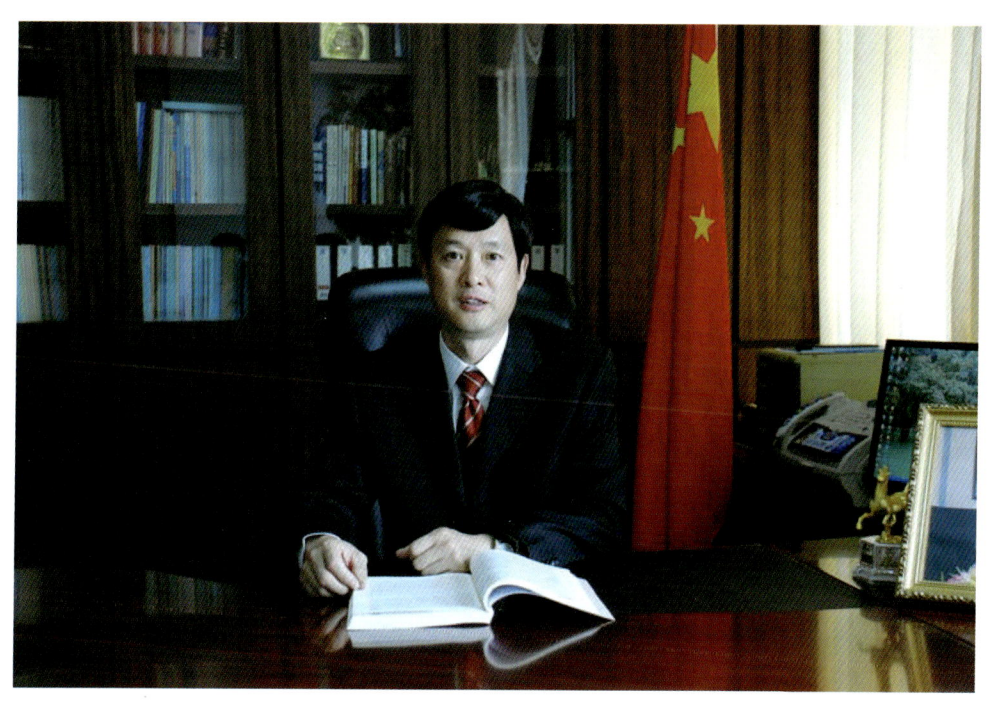

《中国灾害救援医学》中卷主编吴永平

吴永平，1957年10月出生，本科就读于徐州医学院，研究生毕业于原同济医科大学病理学专业。现任徐州医学院院长，江苏省人大代表，二级教授，硕士生导师。全省高等医学教育学会临床医学教育研究会副理事长；中国医学救援协会常务理事；江苏省有突出贡献的中青年专家；江苏省病理学专业委员会副主任委员；江苏省麻醉与镇痛应用技术重点实验室主任；国家级人才培养模式创新试验区负责人。

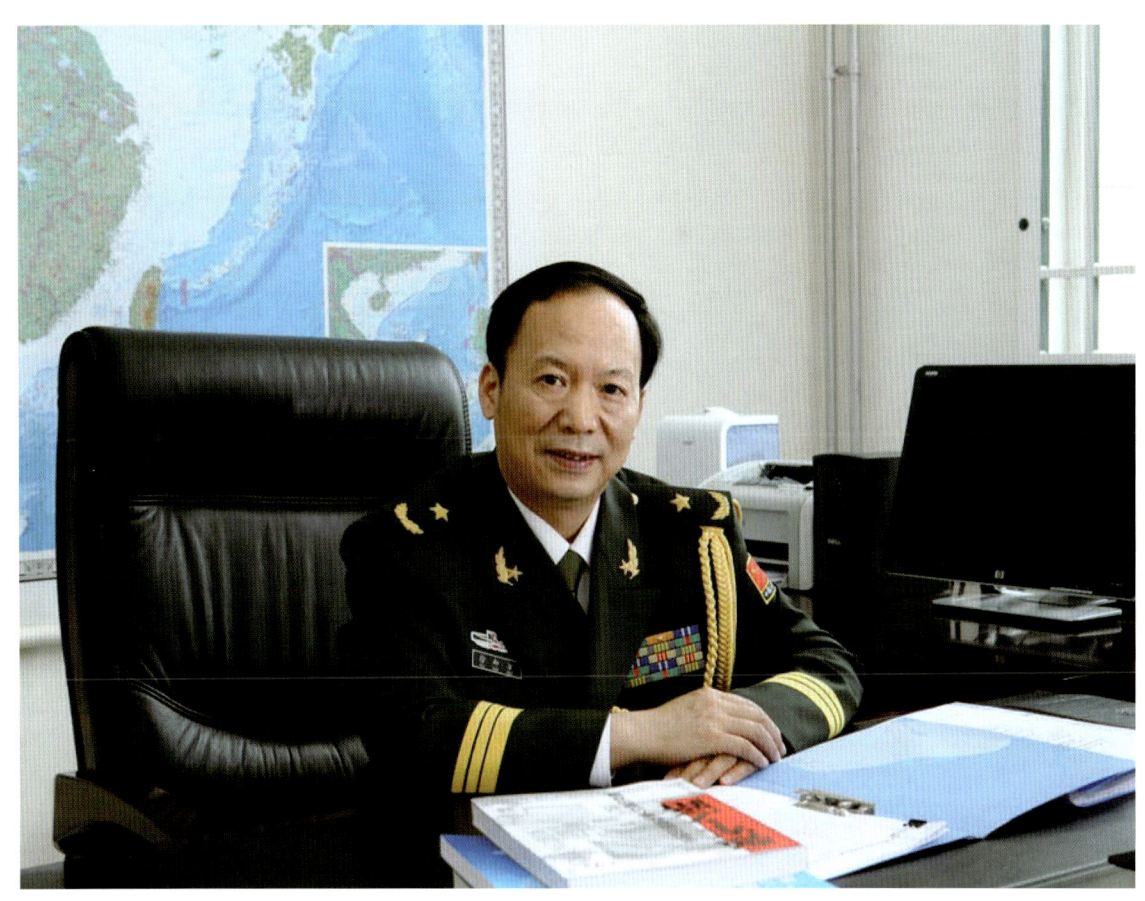

《中国灾害救援医学》下卷主编徐卸古

徐卸古，男，1958年10月生于浙江衢州。1976年12月入伍，大学本科学历。历任卫生员、军医、医务处副主任，军区空军卫生处、空军后勤部卫生部助理员，总后勤部卫生部助理员、总后勤部司令部秘书，总后勤部卫生部综合局副局长、局长，军事医学科学院科技部部长。现任军事医学科学院副院长、全军疾病预防控制中心副主任、全军"三防"医学救援大队大队长。研究员，博士生导师。兼任中国环境学学会国防环境分会理事会副理事长，中国医学救援协会常务理事兼副秘书长，中国卫生法学会、中国卫生经济学会常务理事，全军科研管理专业委员会副主任委员，全军卫生防疫防护专业委员会、全军生物管控与履约专业委员会顾问，第二、第四军医大学兼职教授等职。先后组织参加边境自卫反击作战空运伤员和重大活动安保"三防"医学救援以及重大灾害的医学救援工作。发表学术文章67篇，主编《核生化突发事件心理效应及其对策》，副主编《军事医学概论》《军队远程医学》《军队卫生经济管理学》《中国军事百科全书》卫生勤务学科分册等。

《中国灾害救援医学》总编者名单

总主编

李宗浩	中国医学救援协会常务副会长	教授

副总主编（按姓氏笔画排列）

王明晓	煤炭总医院院长	教授
田军章	广东省第二人民医院（广东省应急医院）院长	教授
许树强	中日友好医院院长	教授
李玉明	武警后勤学院院长	教授
吴　瑛	首都医科大学护理学院院长	教授
吴永平	徐州医学院院长	教授
沈　骥	四川省卫生厅厅长	教授
金　辉	北京市红十字会应急救护工作指导中心主任	副主任医师
赵劲民	广西医科大学校长	教授
侯世科	武警后勤学院附属医院院长	教授
钱阳明	中国人民解放军海军总医院院长	教授
徐卸古	中国人民解放军军事医学科学院副院长	研究员

学术总指导

闪淳昌	国务院应急管理专家组组长	教授
郑静晨	武警总医院院长	中国工程院院士
王陇德	卫生部突发事件卫生应急专家咨询委员会主任委员	中国工程院院士
盛志勇	中国人民解放军总医院	中国工程院院士
梁万年	国家卫生和计划生育委员会体制改革委员会办公室主任	教授
张雁灵	中国医师协会会长	教授
Frederick M.Burkle	美国夏威夷大学公共卫生系、儿科系	教授
Paul E.pepe	美国德克萨斯大学西南医学中心	教授
Pascal Rey Herme	国际 SOS 医务总监	.医学博士
Nicholas G. Bircher	美国匹兹堡大学国际彼得·沙法心肺复苏灾害医学中心	教授

突发事件应急管理、临床医学指导专家

王　羽	国家卫生和计划生育委员会医政医管局局长
赵明钢	国家卫生和计划生育委员会医政医管局副局长
张宗久	国家卫生和计划生育委员会应急办公室主任
郝　阳	国家卫生和计划生育委员会应急办公室专员
张国新	国家卫生和计划生育委员会应急办公室副主任
王文杰	国家卫生和计划生育委员会应急办公室副主任

乔仁毅	国家行政学院应急管理办公室主任	
贾　群	国家行政学院应急管理培训中心副巡视员	
徐延豪	中国科协书记处书记	
邹　铭	国家民政部局长	
梁立武	中国人民武装警察部队后勤部卫生部部长	
沈爱民	中国科协学会学术部部长	
杨维中	中国疾病预防控制中心副主任	
曾　光	中国疾病预防控制中心流行病学首席专家	
冯子健	中国疾病预防控制中心应急办主任	
方　圻	北京协和医院	资深教授
顾复生	北京友谊医院	资深教授
钱方毅	中国人民解放军 306 医院	资深教授

编委（按姓氏笔画排列）

John Williams	国际 SOS 中国及蒙古地区负责人	
马伟杭	浙江省卫生厅副厅长	教授
王伟刚	中国石油中心医院院长	主任医师
韦　波	广西医科大学	教授
叶泽兵	广东省第二人民医院急诊科主任	主任医师
史若飞	重庆急救中心主任	主任医师
朱勤忠	上海急救中心主任	副研究员
任家顺	中国人民解放军第三军医大学新桥医院院长	教授
吕建农	徐州医学院救援医学研究所副所长	教授
刘海峰	武警总医院医务部主任	教授
刘惠亮	武警总医院副院长	教授
刘　彤	美国犹他大学医学院	研究员
张　开	武警总医院	副主任医师
张　斌	国家安监总局矿山医疗救护中心副主任	副主任医师
张俊权	中国石油中心医院副院长	教授
李　明	武警总医院	副主任医师
李为民	四川大学华西医院院长	教授
李立兵	北京红十字会急诊抢救中心院长	
李树峰	山西晋城煤炭医院院长	教授
李清杰	中国人民解放军总后勤部卫生部副部长	
李超乾	广西医科大学科技处处长	教授
杨世谦	香港特别行政区政府消防处救护总长	
苏　林	四川省卫生厅科技处处长	教授
陈金宏	武警总医院	副主任医师
陆永良	浙江省湖州师范学院副院长	教授
周胜华	中南大学湘雅二医院院长	教授
姚咏明	中国人民解放军总医院野战外科研究所副所长	教授
钟　明	国家安监总局矿山医疗救护中心处长	主任医师
秦淮海	国家安监总局矿山医疗救护中心	主任医师

徐勤耕	中国人民解放军总后勤部卫生部综合局局长	
黄东胜	浙江省人民医院院长	教授
黄晓林	四川省卫生厅应急办主任	主任医师
彭明强	中日友好医院副院长	教授
蔡文伟	浙江省人民医院急诊科主任	教授
樊毫军	武警后勤学院附属医院医教部副主任	副主任医师
黎檀实	中国人民解放军总医院急诊科,全军急救专业委员会主任委员	教授

《中国灾害救援医学》上卷·基础综合卷编者名单

主　编

李宗浩	中国医学救援协会常务副会长	教授

副主编

钱阳明	中国人民解放军海军总医院院长	教授
沈　骥	四川省卫生厅厅长	教授
金　辉	北京市红十字会应急救护工作指导中心主任	副主任医师
赵劲民	广西医科大学校长	教授
田军章	广东省第二人民医院（广东省应急医院）院长	教授
侯世科	武警后勤学院附属医院院长	教授
王明晓	煤炭总医院院长	教授
黎檀实	中国人民解放军总医院急诊科，全军急救专业委员会主任委员	教授
杨世谦	香港特别行政区政府消防处救护总长	
樊毫军	武警后勤学院附属医院医教部副主任	副主任医师

编　委（按姓氏笔画排列）

丁　辉	武警后勤学院附属医院救援医学研究所	副主任医师
于宝国	武警后勤学院救援技术教研室	讲师
王　君	中日友好医院	副主任医师
王立秋	中国人民解放军海军总医院急诊科主任	副主任医师
王伟刚	中国石油中心医院院长	主任医师
王克英	北京急救中心党委副书记	主任医师
王启斌	山东电力中心医院院长	教授
石应康	四川大学华西医院	教授
叶泽兵	广东省第二人民医院急诊科主任	主任医师
田建广	上海市院前急救质量控制中心秘书长	副主任医师
田振彪	北京市红十字会急诊抢救中心副院长	
史若飞	重庆急救中心主任	主任医师
冯计富	山东省巨野煤田中心医院院长	主任医师
毕　珣	武警后勤学院附属医院	主任医师
朱庆生	北京市朝阳区紧急医疗救援中心主任	副主任医师
朱勤忠	上海急救中心主任	副研究员
任明辉	国家卫生和计划生育委员会国际合作司司长	
任家顺	中国人民解放军第三军医大新桥医院院长	教授
刘　江	北京市红十字血液中心主任	研究员
刘　彤	美国犹他大学医学院	研究员

刘兆祺	民航国际机场医院院长、急救中心主任	主任医师
刘庆春	武警总医院	副主任医师
刘轶博	武警总医院人力资源部主任	副主任医师
刘爱兵	武警总医院医学实验中心	教授
许建阳	武警总医院心理科主任	主任医师
苏　林	四川省卫生厅科技处处长	教授
李　明	武警总医院	副主任医师
李　巍	北京急救中心主任	
李为民	四川大学华西医院院长	教授
李立兵	北京市红十字会急诊抢救中心院长	
李成辉	中日友好医院	教授
李观明	广东省第二人民医院副院长	主任医师
李树峰	山西省晋城煤业集团总医院院长	教授
李清杰	中国人民解放军总后勤部卫生部副部长	
李超乾	广西医科大学科技处处长	教授
杨大明	山西省晋城煤业集团总医院副院长	教授
杨世谦	香港特别行政区政府消防处救护总长	
邱　艳	北京市红十字血液中心副主任	研究员
张　开	武警总医院	副主任医师
张　斌	国家安监总局矿山医疗救护中心副主任	副主任医师
张永忠	武警后勤学院救援技术教研室	讲师
张进军	北京急救中心	副主任医师
张国强	中日友好医院急诊科主任	主任医师
张俊权	中国石油中心医院副院长	教授
张美进	中国人民解放军装备学院	副教授
陆永良	湖州师范学院副院长	教授
陈　力	中国人民解放军总医院急诊科	主治医师
陈兴华	四川省德阳市东汽香港医院院长	副主任医师
陈金宏	武警总医院	副主任医师
武秀昆	河南省平顶山市急救中心主任	副主任医师
罗　军	中国人民解放军总参谋部警卫局保健处	主任医师
单学娴	武警后勤学院救援技术教研室主任	副教授
和静彬	国际 SOS 中国地区负责人	
赵鲁平	四川省德阳市人民医院院长	教授
钟　明	国家安监总局全国矿山救护中心处长	教授
钟宇华	广西北海市人民医院院长	教授
姚咏明	中国人民解放军总医院野战外科研究所副所长	教授
秦淮海	国家安监总局矿山医疗救护中心	主任医师
徐勤耕	中国人民解放军总后勤部卫生部综合局局长	
班　雨	中国人民解放军总医院海南分院急诊科主任	副主任医师
高　星	北京市卫生局医改办公室副主任	教授
高建国	中国地震局地质研究所	研究员
黄　毅	四川省德阳市人民医院	经济师

黄晓林	四川省卫生厅应急办主任	主任医师
曹　钰	四川大学华西医院急诊科主任	主任医师
潘海波	安徽省黄山风景区管委会机关门诊部	副主任医师

编者（按姓氏笔画排列）

丁新民	中国人民解放军海军总医院呼吸内科副主任	副主任医师
王　莉	安徽省黄山风景区管委会机关门诊部	主管护师
王立秋	中国人民解放军海军总医院急诊科主任	副主任医师
王伟刚	中国石油中心医院院长	主任医师
王克英	北京急救中心党委副书记	主任医师
王启斌	山东电力中心医院院长	教授
王明晓	煤炭总医院院长	教授
王学群	上海市浦东新区医疗急救中心主任	副主任医师
孔令杰	中国人民解放军总医院急诊科	主治医师
石应康	四川大学华西医院	教授
平建国	上海市宝山区医疗急救中心主任	副主任医师
叶泽兵	广东省第二人民医院急诊科主任	主任医师
田军章	广东省第二人民医院（广东省应急医院）院长	教授
田建广	上海市院前急救质量控制中心秘书长	副主任医师
田振彪	北京市红十字会急诊抢救中心副院长	
史若飞	重庆急救中心主任	主任医师
冯　聪	中国人民解放军总医院急诊科	主治医师
冯计富	山东省巨野煤田中心医院院长	主任医师
毕　珣	武警后勤学院附属医院营养科主任	主任医师
朱庆生	北京市朝阳区紧急医疗救援中心主任	副主任医师
朱勤忠	上海急救中心主任	主任医师
任明辉	国家卫生和计划生育委员会国际合作司司长	
任家顺	中国人民解放军第三军医大新桥医院院长	教授
刘　江	北京市红十字血液中心主任	研究员
刘　彤	美国犹他大学医学院	研究员
刘　智	煤炭总医院	副主任医师
刘　静	武警总医院心理科	主治医师
刘兆祺	民航国际机场医院院长	主任医师
刘庆春	武警总医院	副主任医师
刘轶博	武警总医院人力资源部主任	副主任医师
刘爱兵	武警总医院医学实验中心副主任	教授
刘凌宇	北京市红十字会应急救护工作指导中心	主治医师
安怀杰	中国人民解放军海军总医院海战伤救治研究中心	助理研究员
许建阳	武警总医院心理科主任	主任医师
寿勇明	上海市化学工业区医疗急救中心主任	副主任医师
苏　林	四川省卫生厅科技处处长	教授
李　斗	北京急救中心	主任医师

李 明	武警总医院	副主任医师
李 艳	北京市朝阳区紧急医疗救援中心	主治医师
李 蓓	中国人民解放军总医院急诊科	主治医师
李 巍	北京急救中心主任	
李为民	四川大学华西医院院长	教授
李立兵	北京红十字会急诊抢救中心院长	
李观明	广东省第二人民医院副院长	教授
李宗浩	中国医学救援协会常务副会长	教授
李树峰	山西省晋城煤业集团总医院院长	教授
李清杰	中国人民解放军总后勤部卫生部副部长	
李超乾	广西医科大学科技处处长	教授
杨 宇	武警总医院	工程师
杨 炯	武警总医院	主治医师
杨大明	山西省晋城煤业集团总医院副院长	教授
杨小燕	中国人民解放军海军总医院护理部	主管护师
杨世谦	香港特别行政区政府消防处救护总长	
邱 艳	北京市红十字血液中心副主任	研究员
邹 云	上海市青浦区医疗急救中心主任	副主任医师
沈 骥	四川省卫生厅厅长	教授
张 开	武警总医院	副主任医师
张 禹	中国人民解放军海军总医院高压氧科副主任	副主任医师
张 斌	国家安监总局矿山医疗救护中心副主任	副主任医师
张进军	北京急救中心	副主任医师
张国强	中日友好医院急诊科主任	主任医师
张牧城	安徽省黄山市人民医院	主任医师
张金红	武警总医院	技师
张俊权	中国石油中心医院副院长	教授
张美进	中国人民解放军装备学院	副教授
张嘉诚	中国人民解放军海军总医院	主治医师
陆火君	上海市松江区医疗急救中心主任	副主任医师
陆永良	湖州师范学院副院长	教授
陈 力	中国人民解放军总医院急诊科	主治医师
陈兴华	四川省德阳市东汽香港医院院长	副主任医师
陈金宏	武警总医院	副主任医师
武秀昆	河南省平顶山市急救中心	副主任医师
罗 军	中国人民解放军总参谋部警卫局保健处	主任医师
和静彬	国际SOS中国地区负责人	
金 辉	北京市红十字会应急救护工作指导中心主任	副主任医师
周 璇	中国人民解放军总医院急诊科	主治医师
郑山海	煤炭总医院	副主任医师
赵丽婷	武警后勤学院附属医院	副主任医师
赵劲民	广西医科大学校长	教授
赵晓航	中国人民解放军海军总医院海战伤救治研究中心主任	研究员

胡　海	四川大学华西医院急诊科	主治医师
钟　明	国家安监总局全国矿山救护中心处长	教授
钟宇华	北海市人民医院院长	教授
侯世科	武警后勤学院附属医院院长	教授
姚　玲	武警总医院	副主任医师
姚咏明	中国人民解放军总医院野战外科研究所副所长	教授
秦淮海	国家安监总局矿山医疗救护中心	主任医师
徐勤耕	中国人民解放军总后勤部卫生部综合局局长	
班　雨	中国人民解放军总医院海南分院急诊科主任	副主任医师
钱方毅	中国人民解放军 306 医院	教授
钱阳明	中国人民解放军海军总医院院长	教授
许建阳	武警总医院心理科主任	主任医师
高　星	北京市卫生局医改办副主任	教授
高建国	中国地震局地质研究所	研究员
郭长江	中国人民解放军军事医学科学院卫生学环境医学研究所营养中心主任	研究员
黄　毅	四川省德阳市人民医院	经济师
黄晓林	四川省卫生厅应急办主任	主任医师
曹　钰	四川省华西医院急诊科主任	主任医师
龚雷兵	上海市崇明县医疗急救中心主任	副主任医师
葛　军	中国石油中心医院	副主任医师
董定龙	中国石油中心医院	主任医师
董淑珍	武警后勤学院附属医院	主任医师
韩吉林	上海市奉贤区医疗救护站站长	副主任医师
蔡美香	上海市闵行区医疗急救中心主任	副主任医师
樊毫军	武警后勤学院附属医院医教部副主任	副主任医师
黎檀实	中国人民解放军总医院急诊科，全军急救专业委员会主任委员	教授
颜　巍	上海市金山区医疗救护站站长	副主任医师
潘海波	安徽省黄山风景区管委会机关门诊部	副主任医师
戴　臻	上海市嘉定区医疗急救中心主任	副主任医师

《中国灾害救援医学》中卷·临床医学卷编者名单

主编

吴永平	徐州医学院院长	教授

副主编

吕建农	徐州医学院救援医学研究所副所长	教授
徐开林	徐州医学院附属医院院长	教授
邱海波	东南大学附属中大医院副院长	教授
封志纯	北京军区总医院附属八一儿童医院院长	教授
黄东胜	浙江省人民医院院长	教授
刘惠亮	武警总医院副院长	教授
吴瑛	首都医科大学护理学院院长	教授
蔡文伟	浙江省人民医院急诊科主任	教授
周胜华	中南大学湘雅二医院院长	教授
彭明强	中日友好医院副院长	教授

编委（按姓氏笔画排列）

马岳峰	浙江大学附属第二医院	主任医师
王 进	广西医科大学神经内科主任	教授
王 君	中日友好医院教学办主任	副主任医师
王艳玲	首都医科大学护理学院	副教授
卢中秋	温州医学院第一附属医院急诊医学中心	主任医师
叶智宾	广东江门市第三人民医院	副主任医师
田力平	苏州大学第一附属医院	主任医师
史 红	浙江医学科学院	研究员
印晓星	徐州医学院副院长	教授
吕文光	天津市人民医院院长	教授
吕冬梅	徐州医学院附属医院	主任药师
乔月华	徐州医学院附属医院	教授
刘海峰	武警总医院医务部主任	教授
许 铁	徐州医学院救援医学研究所副所长	教授
许 煊	北京军区总医院附属八一儿童医院	主任医师
孙玉华	徐州医学院附属医院	副主任医师
孙炳伟	江苏大学附属医院副院长	教授
苏 伟	广西医科大学一附院创伤骨科中心	教授

李小民	徐州医学院附属连云港医院院长	教授
李明新	徐州医学院附属医院	教授
李海林	浙江省立同德医院	主任医师
李淑兰	首都医科大学护理学院	讲师
肖　倩	首都医科大学护理学院	讲师
沈旭慧	浙江湖州师范学院护理学院副院长	教授
张劲松	南京医科大学第一附属医院	教授
张国强	中日友好医院急诊科主任	主任医师
陆永良	浙江湖州师范学院副院长	教授
陆晓媛	徐州医学院附属医院	主任医师
陈　明	徐州医学院附属医院	教授
陈　斌	浙江湖州南浔人民医院	副主任医师
陈俊强	广西医科大学第一附属医院副院长	教授
岳　鹏	首都医科大学护理学院	讲师
袁宝强	徐州医学院附属医院	教授
顾　勤	南京大学医学院附属鼓楼医院	主任医师
徐同珊	浙江省德清人民医院	主任医师
郭开今	徐州医学院附属医院	教授
涂建锋	浙江省人民医院急诊科	副主任医师
黄　玮	广西医科大学颅脑外科主任	教授
黄英姿	东南大学附属中大医院	主任医师
曹　权	南京医科大学第一附属医院	主任医师
谢　波	浙江湖州中心医院	主任医师
裘惠萱	浙江省德清人民医院	主任医师
魏世成	北京大学口腔医学院	教授
魏志平	徐州医学院附属医院	教授

编者（按姓氏笔画排列）

丁国娟	浙江省绍兴市人民医院急诊科	副主任医师
于如同	徐州医学院	教授
马岳峰	浙江大学附属第二医院	主任医师
王　军	首都医科大学附属宣武医院	副主任护师
王　军	徐州医学院	教授
王　进	广西医科大学神经内科主任	教授
王　君	中日友好医院教学办主任	副主任医师
王　斌	广东南方医科大学附属珠江医院儿科中心	主任医师
王丽茹	首都医科大学附属朝阳医院	副主任护师
王君霞	兰州军区总医院儿科主任	主任医师
王艳玲	首都医科大学护理学院	副教授
尹忠诚	徐州医学院第三附属医院	教授

编者名单

邓　颖	首都医科大学护理学院	讲师
石爱丽	浙江省人民医院急诊科	主管护师
卢中秋	温州医学院第一附属医院急诊医学中心	主任医师
卢洪流	北京军区总医院附属八一脑科医院小儿神经外科	副主任医师
叶　英	徐州医学院附属医院	主任医师
申　文	徐州医学院附属医院	主任医师
田力平	苏州大学第一附属医院	主任医师
史　红	浙江医学科学院	研究员
史　源	重庆第三军医大学大坪医院儿科主任	教授
印晓星	徐州医学院副院长	教授
邢更彦	武警总医院骨科中心主任	主任医师
成胜权	西安第四军医大学西京医院儿科	教授
吕文光	天津市人民医院院长	教授
吕冬梅	徐州医学院附属医院	主任药师
吕建农	徐州医学院救援医学研究所副所长	主任医师
朱　蔚	浙江省人民医院急诊科	副主任医师
朱述阳	徐州医学院附属医院	教授
乔月华	徐州医学院附属医院	教授
任泽强	徐州医学院附属医院	主任医师
任晓旭	首都儿科研究所儿科重症监护病房主任	主任医师
刘　凯	徐州医学院附属医院	副主任医师
刘　钢	北京军区总医院附属八一儿童医院外科	副主任医师
刘　斌	徐州医学院附属医院	教授
刘功俭	徐州医学院	教授
刘永海	徐州医学院附属医院	主任医师
刘春峰	中国医科大学附属盛京医院儿科重症监护病房主任	教授
刘惠亮	武警总医院副院长	教授
刘溢思	首都医科大学护理学院	讲师
安佰京	武警总医院骨科中心	主治医师
许　铁	徐州医学院救援医学研究所副所长	教授
许　煊	北京军区总医院附属八一儿童医院	主任医师
许亚红	首都医科大学护理学院	讲师
许会兰	首都医科大学宣武医院	副主任护师
许利明	浙江省人民医院急诊科	住院医师
孙玉华	徐州医学院附属医院	副主任医师
孙炳伟	江苏大学附属医院副院长	教授
孙晓青	徐州医学院附属医院	教授
孙继红	首都医科大学附属朝阳医院	副教授
苏　伟	广西医科大学一附院创伤骨科中心	教授
李　刚	浙江省人民医院急诊科	住院医师
李小民	徐州医学院附属连云港医院院长	教授

李向农	徐州医学院	教授
李明新	徐州医学院附属医院	教授
李振宇	徐州医学院	副教授
李海林	浙江省立同德医院急诊科	主任医师
李培华	徐州医学院附属医院	主任医师
李淑兰	首都医科大学护理学院	讲师
杨向红	浙江省人民医院急诊科副主任	主任医师
肖 倩	首都医科大学护理学院	讲师
吴 瑛	首都医科大学护理学院院长	教授
吴云明	徐州医学院	副教授
吴永平	徐州医学院院长	教授
邱小松	徐州医学院附属医院	主治医师
邱海波	东南大学附属中大医院副院长	教授
沈 晔	浙江省人民医院急诊科	主治医师
沈旭慧	浙江湖州师范学院护理学院副院长	教授
张 可	浙江省人民医院急诊科	主治医师
张 轶	徐州医学院附属医院	副主任医师
张 艳	首都医科大学护理学院	讲师
张 萍	首都医科大学宣武医院	主管护师
张中明	徐州医学院	教授
张劲松	南京医科大学第一附属医院	教授
张国强	中日友好医院急诊科主任	主任医师
张春艳	首都医科大学附属朝阳医院	主管护师
张美齐	浙江省人民医院急诊科	副主任医师
陆永良	浙江湖州师范学院副院长	教授
陆国平	上海复旦大学儿科医院儿童重症监护病房主任	教授
陆晓媛	徐州医学院附属医院	主任医师
陈 孜	江苏省常州市第二人民医院	副主任医师
陈 环	浙江省人民医院急诊科	主治医师
陈 明	徐州医学院附属医院	教授
陈 略	浙江省人民医院急诊科	主治医师
陈 斌	浙江湖州南浔人民医院	副主任医师
陈玉玲	徐州医学院附属医院	主任医师
陈旭明	浙江省人民医院急诊科	副主任医师
陈俊强	广西医科大学一附院副院长	教授
陈增力	北京军区总医院口腔科副主任	副主任医师
岳 鹏	首都医科大学护理学院	讲师
周胜华	中南大学湘雅二医院院长	教授
周晟昂	浙江省人民医院急诊科	主治医师
郑悦亮	浙江省人民医院急诊科	副主任医师
孟 雷	徐州医学院附属医院	副教授

编者名单

封志纯	北京军区总医院附属八一儿童医院院长	教授
赵　光	徐州医学院附属医院	副主任医师
赵文静	徐州医学院附属医院	主任医师
俞士梅	浙江省绍兴市人民医院急诊科	主任医师
费　敏	浙江省人民医院急诊科	主治医师
费素娟	徐州医学院附属医院	主任医师
姚爱民	徐州医学院附属医院	副主任医师
袁永生	浙江省人民医院急诊科	副主任医师
袁宝强	徐州医学院附属医院	教授
耿德勤	徐州医学院附属医院	教授
贾梦醒	徐州医学院附属医院	副主任医师
顾　勤	南京大学医学院附属鼓楼医院	主任医师
徐　凯	徐州医学院	教授
徐开林	徐州医学院附属医院院长	教授
徐同珊	浙江省德清人民医院	主任医师
殷松楼	徐州医学院附属医院	主任医师
高改琴	徐州医学院第三附属医院	主任医师
郭开今	徐州医学院附属医院	教授
唐泓源	首都医科大学护理学院	副教授
涂建锋	浙江省人民医院急诊科	副主任医师
黄　玮	广西医科大学颅脑外科主任	教授
黄东胜	浙江省人民医院院长	教授
黄英姿	东南大学附属中大医院	主任医师
黄柳明	北京军区总医院附属八一儿童医院	副主任医师
康京花	北京协和医院	主管护师
曹　权	南京医科大学第一附属医院	主任医师
盛　斌	浙江省人民医院急诊科	主治医师
彭明强	中日友好医院副院长	教授
葛　赟	浙江大学附属第二医院	住院医师
韩　寒	徐州医学院附属医院	副主任医师
韩秋峪	徐州医学院附属医院	主任医师
韩楠楠	浙江省人民医院急诊科	住院医师
温学辉	北京军区总医院烧伤整形外科	副主任医师
谢　波	浙江湖州中心医院	主任医师
谢春雷	徐州医学院附属医院	副主任医师
裘惠萱	浙江省德清人民医院	主任医师
路　明	徐州医学院附属医院	主任医师
蔡文伟	浙江省人民医院急诊科主任	教授
颜学兵	徐州医学院	教授
潘修成	徐州医学院附属医院	教授
燕宪亮	徐州医学院附属医院	副主任医师

薛加强	徐州医学院	教授
魏　华	徐州医学院附属医院	副主任医师
魏世成	北京大学口腔医学院	教授
魏志平	徐州医学院附属医院	教授
魏群利	徐州医学院	副教授

《中国灾害救援医学》下卷·军队救援卷编者名单

主编

徐卸古	中国人民解放军军事医学科学院副院长	研究员

副主编

徐天昊	中国人民解放军军事医学科学院科技部部长	研究员
刘胡波	中国人民解放军军事医学科学院卫生勤务与医学情报研究所所长	研究员
徐　雷	中国人民解放军军事医学科学院卫生勤务与医学情报研究所	研究员
杨晓明	中国人民解放军军事医学科学院放射与辐射医学研究所所长	研究员
王德文	中国人民解放军军事医学科学院放射与辐射医学研究所	研究员
毛秉智	中国人民解放军军事医学科学院放射与辐射医学研究所	研究员
曹务春	中国人民解放军军事医学科学院微生物流行病研究所所长	研究员
宋亚军	中国人民解放军军事医学科学院微生物流行病研究所	研究员
李　松	中国人民解放军军事医学科学院毒物药物研究所所长	研究员
王永安	中国人民解放军军事医学科学院毒物药物研究所	研究员
黄留玉	中国人民解放军军事医学科学院疾病预防控制所所长	研究员
贾　红	中国人民解放军军事医学科学院疾病预防控制所	研究员

编　委　（按姓氏笔画排列）

丁日高	中国人民解放军军事医学科学院毒物药物研究所	研究员
王　宁	中国人民解放军军事医学科学院科技部	副研究员
王欣宇	中国人民解放军军事医学科学院卫生勤务与医学情报研究所	助理研究员
王景林	中国人民解放军军事医学科学院微生物流行病研究所	研究员
刘曙晨	中国人民解放军军事医学科学院放射与辐射医学研究所	研究员
孙岩松	中国人民解放军军事医学科学院科技部副部长	研究员
吴　东	中国人民解放军军事医学科学院卫生勤务与医学情报研究所科技处处长	研究员
张永祥	中国人民解放军军事医学科学院科技部副部长	研究员
李　悦	中国人民解放军军事医学科学院疾病预防控制所综合处处长	助理研究员
李　桦	中国人民解放军军事医学科学院毒物药物研究所	研究员
李劲松	中国人民解放军军事医学科学院微生物流行病研究所	研究员
杨银辉	中国人民解放军军事医学科学院微生物流行病研究所	研究员
陈肖华	中国人民解放军军事医学科学院放射与辐射医学研究所	研究员
范顺良	中国人民解放军军事医学科学院疾病预防控制所副所长	主治医师
董俊兴	中国人民解放军军事医学科学院放射与辐射医学研究所	研究员
谢剑炜	中国人民解放军军事医学科学院毒物药物研究所	研究员
蒯丽萍	中国人民解放军军事医学科学院卫生勤务与医学情报研究所	助理研究员

编　者（按姓氏笔画排列）

丁日高	中国人民解放军军事医学科学院毒物药物研究所	研究员
于　宁	中国人民解放军沈阳军区联勤部疾病预防控制中心	副研究员
马　静	中国人民解放军军事医学科学院微生物流行病研究所	研究员
户　义	中国人民解放军军事医学科学院微生物流行病研究所	助理研究员
王　宁	中国人民解放军军事医学科学院科技部	副研究员
王　鹏	中国人民解放军军事医学科学院科技部研究生处	助理研究员
王永安	中国人民解放军军事医学科学院毒物药物研究所	研究员
王庆阳	中国人民解放军军事医学科学院卫生勤务与医学情报研究所	研究实习员
王希良	中国人民解放军军事医学科学院微生物流行病研究所	研究员
王欣宇	中国人民解放军军事医学科学院卫生勤务与医学情报研究所	助理研究员
王俊虹	中国人民解放军军事医学科学院微生物流行病研究所	研究生
王善雨	中国人民解放军总参谋部卫生防疫队	副主任医师
王景林	中国人民解放军军事医学科学院微生物流行病研究所	研究员
王德文	中国人民解放军军事医学科学院放射与辐射医学研究所	研究员
冯　立	中国人民解放军沈阳军区联勤部疾病预防控制中心	副研究员
刘　超	中国人民解放军军事医学科学院放射与辐射医学研究所副所长	研究员
刘　玮	中国人民解放军军事医学科学院微生物流行病研究所	研究员
刘美德	中国人民解放军军事医学科学院微生物流行病研究所	副研究员
刘胡波	中国人民解放军军事医学科学院卫生勤务与医学情报研究所所长	研究员
刘雪林	中国人民解放军军事医学科学院疾病预防控制所	研究员
刘曙晨	中国人民解放军军事医学科学院放射与辐射医学研究所科技处	副研究员
孙　萍	中国人民解放军军事医学科学院放射与辐射医学研究所科技处	高级实验师
孙岩松	中国人民解放军军事医学科学院科技部副部长	研究员
孙振海	中国人民解放军军事医学科学院科技部	研究员
孙　毅	中国人民解放军军事医学科学院微生物流行病研究所	副研究员
曲德成	中国人民解放军军事医学科学院放射与辐射医学研究所	副研究员
朱茂祥	中国人民解放军军事医学科学院放射与辐射医学研究所	研究员
朱　虹	中国人民解放军军事医学科学院微生物流行病研究所	研究员
江佳富	中国人民解放军军事医学科学院微生物流行病研究所	副研究员
邢安辉	中国人民解放军沈阳军区联勤部疾病预防控制中心主任	副主任医师
吴　东	中国人民解放军军事医学科学院卫生勤务与医学情报研究所科技处处长	研究员
宋亚军	中国人民解放军军事医学科学院微生物流行病研究所	研究员
张　凡	中国人民解放军军事医学科学院卫生勤务与医学情报研究所	研究实习员
张永祥	中国人民解放军军事医学科学院科技部副部长	研究员
张　弢	中国人民解放军军事医学科学院微生物流行病研究所	研究生
张映梅	中国人民解放军军事医学科学院微生物流行病研究所	副研究员
李　松	中国人民解放军军事医学科学院毒物药物研究所所长	研究员
李　悦	中国人民解放军军事医学科学院疾病预防控制所综合处处长	助理研究员
李　桦	中国人民解放军军事医学科学院毒物药物研究所	研究员

李劲松	中国人民解放军军事医学科学院微生物流行病研究所	研究员
李春晓	中国人民解放军军事医学科学院微生物流行病研究所	副研究员
李 箐	中国人民解放军军事医学科学院微生物流行病研究所	研究生
杨志奎	中国人民解放军军事医学科学院毒物药物研究所	副研究员
杨国山	中国人民解放军军事医学科学院放射与辐射医学研究所	研究员
杨松涛	中国人民解放军军事医学科学院科技部研究生处	助理研究员
杨振洲	中国人民解放军军事医学科学院疾病预防控制所	研究员
杨晓明	中国人民解放军军事医学科学院放射与辐射医学研究所所长	研究员
杨银辉	中国人民解放军军事医学科学院微生物流行病研究所	研究员
杨鹏辉	中国人民解放军军事医学科学院微生物流行病研究所	副研究员
苏瑞斌	中国人民解放军军事医学科学院毒物药物研究所	研究员
辛文文	中国人民解放军军事医学科学院微生物流行病研究所	研究生
陈 英	中国人民解放军军事医学科学院放射与辐射医学研究所	研究员
陈肖华	中国人民解放军军事医学科学院放射与辐射医学研究所	研究员
房彤宇	中国人民解放军军事医学科学院毒物药物研究所	研究员
武小梅	中国人民解放军军事医学科学院疾病预防控制所	研究员
范顺良	中国人民解放军军事医学科学院疾病预防控制所副所长	主治医师
姜永强	中国人民解放军军事医学科学院微生物流行病研究所	研究员
姜 涛	中国人民解放军军事医学科学院微生物流行病研究所	副研究员
段跃强	中国人民解放军军事医学科学院微生物流行病研究所	助理研究员
胡晓丰	中国人民解放军军事医学科学院疾病预防控制所	研究实习员
赵 建	中国人民解放军军事医学科学院毒物药物研究所	副研究员
赵 瑾	中国人民解放军军事医学科学院毒物药物研究所	副研究员
赵彤言	中国人民解放军军事医学科学院微生物流行病研究所	研究员
赵忠鹏	中国人民解放军军事医学科学院微生物流行病研究所	助理研究员
钟玉绪	中国人民解放军军事医学科学院毒物药物研究所	副研究员
徐天昊	中国人民解放军军事医学科学院科技部部长	研究员
徐卸古	中国人民解放军军事医学科学院副院长	研究员
徐 雷	中国人民解放军军事医学科学院卫生勤务与医学情报研究所	研究员
秦成峰	中国人民解放军军事医学科学院微生物流行病研究所	副研究员
秦鄂德	中国人民解放军军事医学科学院微生物流行病研究所	研究员
聂志勇	中国人民解放军军事医学科学院毒物药物研究所	助理研究员
贾 红	中国人民解放军军事医学科学院疾病预防控制所	研究员
郭玉新	中国人民解放军沈阳军区联勤部疾病预防控制中心	副主任医师
郭晓霞	中国人民解放军军事医学科学院微生物流行病研究所	副研究员
郭景玉	中国人民解放军军事医学科学院微生物流行病研究所	研究生
高 波	中国人民解放军军事医学科学院微生物流行病研究所科技处处长	研究员
高春玉	中国人民解放军空军后勤部卫生防疫队	副主任医师
高 珊	中国人民解放军军事医学科学院微生物流行病研究所	实验师
寇志华	中国人民解放军军事医学科学院微生物流行病研究所	副研究员
康 琳	中国人民解放军军事医学科学院微生物流行病研究所	助理研究员
戚丽华	中国人民解放军军事医学科学院疾病预防控制所	研究实习员

曹务春	中国人民解放军军事医学科学院微生物流行病研究所所长	研究员
黄留玉	中国人民解放军军事医学科学院疾病预防控制所所长	研究员
傅建国	中国人民解放军广州军区联勤部疾病预防控制中心	主任医师
彭　博	中国人民解放军军事医学科学院卫生勤务与医学情报研究所	研究实习员
温博海	中国人民解放军军事医学科学院微生物流行病研究所	研究员
游哲荣	中国人民解放军军事医学科学院微生物流行病研究所	研究生
董言德	中国人民解放军军事医学科学院微生物流行病研究所	高级实验师
董俊兴	中国人民解放军军事医学科学院放射与辐射医学研究所	研究员
蒋　彤	中国人民解放军沈阳军区联勤部疾病预防控制中心	助理研究员
谢向东	中国人民解放军军事医学科学院放射与辐射医学研究所	副研究员
谢剑炜	中国人民解放军军事医学科学院毒物药物研究所	研究员
韩　宁	中国人民解放军军事医学科学院卫生勤务与医学情报研究所	研究生
鲁华玉	中国人民解放军军事医学科学院放射与辐射医学研究所	研究员
甄　蓓	中国人民解放军军事医学科学院放射与辐射医学研究所科技处处长	研究员
蒯丽萍	中国人民解放军军事医学科学院卫生勤务与医学情报研究所	助理研究员
端　青	中国人民解放军军事医学科学院微生物流行病研究所	研究员

序　言

《中国灾害救援医学》是一部反映我国改革开放以来和联合国开展国际减灾以来，关于应对各种灾害和突发事件时医学救援的重要科学著作。

全书共三卷，对灾害救援医学做了全面系统的介绍。该书依据《中华人民共和国突发事件应对法》《国家突发公共事件总体应急预案》和《国家突发公共事件医疗救援应急预案》等有关法规和文件，坚持救死扶伤和以人为本的理念，结合应对自然灾害、事故灾难、公共卫生事件和社会安全事件四大类突发事件的实际，总结了我国在医学救援领域的丰富实践经验，从应急组织到现场处理，从伤员转运到医院救治，从医学救援的原则到医学处置的细则，从实践到理论，从国内到国外都做了科学论述。同时，对城市社区常态下发生的各种危重病的急救、急诊也做了详尽的介绍。全书资料翔实，内容丰富，既具宏观，又见具体；既展现给读者一个高起点、多层面、广视角的大救援观，又有很强的可读性和可操作性。这类书籍在我国乃至国际，都是十分鲜见的。

该书总主编李宗浩教授从事急救事业长达半个世纪，是国内外有重要影响的急救医学专家。他筹建了我国第一个现代化的北京急救中心，参与过国内外重大的灾害救援，是国家卫生部突发事件灾害应急专家委员会医学救援组组长、美国心脏协会主编的《国际急救指南》的中国顾问。他组织的专家团队编写成员，都是在该学科领域中有丰富理论和实践经验的专家。他们不仅用心血和医术挽救了许多人的宝贵生命，他们还用辛勤的劳动编写了这本难得的著作。

《中国灾害救援医学》是 2013 年度国家出版基金资助项目图书，说明国家对这部救援医学专著的高度重视和肯定。该书的出版，一定会对我国医学救援事业的发展和学术提升发挥积极的推动作用。希望有越来越多的志士仁人都来关心和支持医学救援事业，为我国的应急管理和防灾、减灾事业做出贡献。

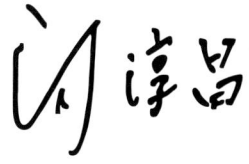

2013 年 4 月 2 日

注：闪淳昌教授，国务院参事、国务院应急管理专家组组长、国家减灾委员会专家委员会副主任

Preface

Significant for its theoretical and practical value, all three volumes of *China Disaster and Emergency Medicine* are considered highly-valuable sources of medical intervention information for successfully handling the inevitable occurrences of various types of disasters and emergency situations. These volumes encompass all the medical interventions performed in the past thirty years, especially since the United Nation's promotion of International Disaster Reduction.

The author systematically approaches disaster and emergency medicine based on both domestic and foreign disaster reduction practices, providing readers with a comprehensive and multi-dimensional view of disaster and emergency medicine. Furthermore, a national medical emergency response plan is introduced to encompass the four major categories of potential catastrophe: natural disasters, accidents, public health emergencies, and public security incidents. Extensive descriptions of practice and the formation of the theory are discussed in the book, including the seamless process of on-site rescue, transportation of victims, and continuing treatment upon hospital arrival. Additionally, emergency medical services for various routine critical illnesses are also introduced in detail. Featuring rich, informative content, this book is unprecedented in both domestic and international fields.

Professor Li Zonghao, the Chief Editor of *China Disaster and Emergency Medicine*, is a well-known emergency medical expert in both domestic and international emergency medical circles. Under his leadership, a team of experts established Beijing Emergency Medical Center, featuring the most advanced modern emergency medical services. Due to his highly-regarded expertise, he was heavily involved in medical relief missions for several major national disasters. In addition to being appointed as Adviser to the American Heart Association for Chinese-version CPR guidelines, Dr. Li serves as the Director of the Medical Relief Panel, Disaster and Emergency Committee of the Ministry of Health. Furthermore, he leads an entire editorial team composed of proven experts who have intensive experience in both practice and theory.

China Disaster and Emergency Medicine was granted funding in 2013 from the State Press and Publication Administration, indicating its academic competency and authoritative value in the promotion of disaster and emergency medical development. The monograph is also considered a significant contribution to the international field of disaster prevention and medical relief.

Professor Shan Chunchang，April 2, 2013
Director of the Emergency Management Expert Committee of the State Council, P.R.C.
Deputy Director of the Expert Panel of National Disaster Reduction Committee, P.R.C.
Counselor of the State Council, P.R.C.

前　言

中国是世界文明古国，历史悠久，文化灿烂，然而也是世界上遭受自然灾害最为严重的国家之一。人类及中华民族的文明史、发展史，从某种意义而言，也是一部与灾害的抗争史。

史前时代，人们就已经认识到防灾、救灾的重要并力所能及地进行了应对。考古发现，八千年前的我国河北武安磁山遗址，就有储存五十吨粟的地下粮仓用于防灾，至于史料中的记载更是浩如烟海。世界上其他一些国家，也不乏与灾害抗争的记载。《圣经》中"创世纪"所记载的滔天洪水的巨灾，公元79年维苏威火山毁灭了意大利庞贝城，1347年欧洲黑色瘟疫导致死亡人数高达7 500万……那些是千载难逢、百年不遇的大灾。

近六十年来，不仅自然灾害，其他各种灾害也此起彼伏，毫无休息之势，危害着人类的生命安全、身体健康，阻挡社会进步，制约经济发展。为此，1987年第42届联合国大会决定20世纪最后的十年（1990—2000年）为"国际减轻自然灾害十年"（International Decade for Natural Disaster Reduction，IDNDR），呼吁各国政府和科技社团积极行动，期望到20世纪末，使全球的突发灾害影响程度减少30%。联合国的决定得到不少国家、地区的积极响应，我国政府于1989年成立了以国务院副总理为首的"中国国际减灾十年委员会"，国家民政部负责组织实施，一项系统、全民、全面的防灾、减灾工程在我国拉开序幕。

与此同时，世界卫生组织（WHO）于1989年在瑞典斯德哥尔摩举行的首届"世界预防事故灾难和伤害会议"提出了"安全社区宣言"。"安全的生活是一个基本权利，使人人安全"，这是基于现代城市意外伤害、天灾人祸严重地威胁人类的安全生产、生活而提出的，因为它已经构成世界主要的公共卫生问题之一，并随着都市现代化持续恶化。世界卫生组织在1993年"世界卫生日"文告中进一步指出，长期以来，人们对在家中、路上、工作场所可能遇到的危险认识不足，未能形成公众舆论，但是一个新的流行病学模式正在出现。在这样的大背景下，作为在急救、复苏、灾害医学领域这块处女地上耕耘多年却少见成效的我，进一步认识到我国在建设现代化强国时防灾、救灾之重要；领悟到救灾中重要的、不可或缺的组成部分——"医学救援"行业、"救援医学"这门学科必将迅速崛起，崛起在医院外的城镇社区、突发灾害事故的现场。事实上，医学救援早已在常态下和灾害时担当着重要的角色，只是由于我们认识的局限，医院"围墙"文化的影响，传统观念的作用，现行体制的制约，以及学术上尚未形成很好的开放、交流、讨论、民主氛围，使得在这块处女地上的开垦，是如此的举步维艰。

1989年，在香港召开第六届"世界急救、灾害医学大会"。大会名誉主席、美国匹兹堡大学国际心肺复苏灾害医学研究中心主任彼得·沙法教授和一批欧美著名的急救专家随后来京。他建议我编著一部中国的急救医学专著，要把城镇常态下的伤害事故和灾害作为主要内容之一。他的建议十分中肯。时任卫生部部长陈敏章教授和中国医学科学院院长、中华医学会会长吴阶平教授也很赞成并鼓励我担此责任。不久，我赴美国做访问学者，又在加拿大参加各种学术活动，我的思想和视野得到进一步扩展，并且有更多的机会与当代国际急救医学领域的泰斗、精英们互相学习交流，并对编著中国急救医学专著进行深入的探讨。

我们取得了共识。急救与灾害医学的学术、内容、对象大体相同，学术组织的名称也基本一致，较大区别是前者多为常态下频繁发生的个例，后者则是突发、群体伤害事件，发生少但影响大，所以建议目前可用"急救医学"冠名专著。这样，在美国期间我开始编著，回国后仍在北京急救中心工作，在国内诸多专家的支持参与下完成了书稿。中国卫生部部长陈敏章教授和彼得·沙法教授为《现代急救医学》写了序言，吴阶平教授担任了名誉主编。该书出版后，他们都建议若干年后根据社会发展、科学进步做修订。不出所料，20世纪最后几年灾害形势十分严峻，所以我们决定编著一部以突发灾害为主体内容的书，于是1999年编著出版了《现代救援医学》。

期盼21世纪是个安全的世纪，但各种灾害却接踵而来。在所有救灾中"医学救援"的重任，自然落在医务人员尤其是从事急救医学同道们的身上。以往的急救、急诊医学的专著，其意识、理念、理论、知识、技能、装备及运行模式、实践操作等基本上都是以医院为环境，难以适应、指导发生在院外的灾害事故的抢救，难以提升抢救能力，更无法形成理论。

我长期在此领域工作，而且在2001年发起创立了中国灾害防御协会救援医学会，与有关部门组建了中国国家地震灾害救援队（即中国国际救援队），并且担任了医学救援的学术和教育指导。工作中，我和同事们深感需要一部立足现场、指导实践的救援医学的科学著作，而不是传统已有著作上的"翻来覆去"。当2000年为全球医学、急救学界认可的首版《2000年国际心肺复苏和心血管急救指南》最后一次定稿会和首发式在美国举行时，主办单位的美国心脏协会（AHA）领导人以及彼得·沙法教授、泼里切教授，美国EMS主席帕比教授，夏威夷大学急救系主任、儿科及公共卫生专家勃克拉教授等一批著名学者与我谈起，中国是世界上人口最多的国家，在急救领域里应该有一部以灾害为主的救援医学的专著，此后我开始计划此事。

2003年春中国的"非典型肺炎（SARS）"，2004年年底印度洋的海啸，我更加意识到"急救"早已不是传统意义上城镇社区、医院围墙内的医学，而是一个共同关注的大事。因此我向国务院温家宝总理、吴仪副总理（当时她还兼任卫生部长），以及北京市王岐山市长等领导提出了有关建议，他们十分重视。此时，国务院正在制定建立"一案三制"（即应急预案及体制、机制、法制），我参加了有关工作，提出了"所有突发灾害事件，不论如何分类，哪个部委负责，都涉及救人即'医学救援'，因此，医学救援是所有救灾中最重要的、不可或缺的组成部分"。这一论点，得到了国务院和卫生部领导人的首肯。而我此后在参与、评估包括印度洋海啸、汶川地震、山西王家岭矿难等重大救援活动中，给编著本书带来了鞭策、动力和丰富内容。如果说，此前心中涌动着编著中国灾害救援医学的思想，而又伴随自己的学识、水平等能否胜任这一重大题材的犹疑，那么，现在已使我义不容辞、责无旁贷地来担当。何况我周围还有那么多的年富力强，更是近二十年来在国内外重大灾害救援和常态下从事急救的专家学者们的支持、参与，他们愿意编写自己最熟悉的专业章节，或担任相关部分的审稿。而这正是编著学术专著最重要、最基本的条件。

学术著作最忌东抄西摘的"大拼盘"，翻来覆去地"炒冷饭"，没有新意，缺乏见解，更无真知灼见的观点知识给读者。我从事急救医学事业虽长达半个世纪，只是主编了《现代急救医学》（1993年）和《现代救援医学》（1999年）两本书。再久远一点的是人民卫生出版社1975年出版的《实用急救学》，一次印了20多万册，据说这三本书对读者有点参考价值。我在2006年主持中国国际救援医学论坛时，重点是纪念唐山抗震救灾30周年（我参与了那次的地震救援），我的大会主席致词是《为了明天的救援》。当时包括美国急救协会（EMS）主席等国内外同事都认为唐山地震虽已过去，今后地震救援更应科学、规范、现代、人道，希望中外专家共同编著一部医学救援的专著。大家推举我负责此事。这是个"大题"，容不得半点懈怠。

如今我们是处在"多事之秋"的年代，灾难噩耗不断：2008年春天，中国南部的低温雨雪冰雹竟是一种新的形式的灾害；"5·12"汶川大地震的发生令人惊愕，波及范围之广、灾情及次生灾害之重出乎意料；2010年新年伊始，1月12日，远在加勒比海北部的海地发生了7.3级地震；不久，3月28日我国山西王家岭矿难153人被困井下，长达八昼夜，115名矿工被救出；紧接着4月14日青海玉树4 000米高原严寒下发生了7.1级的地震；2011年3月11日邻国日本宫城县发生了9级地震，强烈的地震海啸还造成了核泄漏；2011年7月23日浙江温州高速铁路"动车组"事故震惊全国。

编著本书，刻不容缓。《中国灾害救援医学》的顶层设计，是在简要概述国内外医学救援历史沿革的基础上，面向21世纪全球灾害医学救援的现状与趋势，立足中国，总结提升国内外在此领域的进展。全书分上、中、下三卷，约400万字。每卷独立，自成体系，但又有内在联系。全书有理念与观点，宏观与微观，理论与实践，指导与应用，院外与院内救治无缝隙连接，学术通达，使用方便，易于查考。

编委会编写人员及学术指导、审稿专家，是由医学救援行业、救援医学学术中具有较高学术造诣及丰富理论和实践经验的专家组成，编著、评审他们最擅长的章节。

由于本书荣获了2013年度国家出版基金资助项目，因此，编著成一部代表中国医学事业尤其是救援医学的权威专著,既是国家对本书的严格要求,也是本书要切实承担的帮助读者提高理论水平、指导救援实践的科学责任。

使我感到十分欣慰的是,我所尊敬的在医学救援领域中不少具有真才实学的专家积极参加了本书编写,撰写相应的章节以及交叉审读。学术指导、审稿专家审读、评阅,保证了书稿的质量。

闪淳昌教授是我国公共安全、防灾救灾、"一案三制"总体设计团队的领导成员、国务院应急专家组组长,德高望重的解放军总医院创伤专家盛志勇院士,中国国际救援队首席医疗官、武警总医院院长郑静晨院士,卫生部突发事件应急专家咨询委员会主任委员王陇德院士,卫生部应急办公室主任梁万年教授,非战争军事行动的卫勤保障医学救援专家、原解放军总后卫生部张雁灵部长(现任中国医师协会会长),他们对全书的总体设计、科学思想、政策法规、专业内容、军地合作、理论实践给予了指导。

《中国灾害救援医学》以现代社会社区常态下的急救急诊和突发灾害时的各种伤害的救治为主要内容,立足于现场环境开展组织抢救,在医学监护下将伤病人员送往医院,随后在医院内接受全面的救治。所以,从"第一时间"、"第一现场"展开抢救,到迅速地连接至医院的程序,能最大限度地保护伤病人员的生命安全、身体健康,有效提高抢救成功率,是本书现场、途中、医院系列救治的特征,也是国际医学急救界20世纪90年代以来,为改善常态下社区救治能力提出的"生命链"(chain of survival)在我国的重大发展与提升。

全书分为三卷。上卷为基础综合卷,体现全书的科学思想、灾害医学救援的理论体系和时代特征,概述了灾害医学救援的历史和现状,围绕联合国"十年减灾"活动展开。该卷重点介绍我国近十几年来制定的相关法律、法规及应急预案和应急体制、机制、法制的建设。该卷依据我国将灾害分为自然灾害、事故灾难、突发公共卫生事件及社会安全事件四大类,结合近十几年来发生的地震、矿难、"非典"等灾害的医学救援,包括从接受抢救指令到开赴现场,从检伤分类到开展以"挽救生命、减轻伤残"的救治,从地面、水上、空中的医学转运到送至后方医院的理论与实践等内容。

编著本卷的专家均是参与了近年来国内外重大灾害救援的专家,包括参与了如印尼海啸,汶川、海地、玉树地震的中国国际救援队、武警总医院的队长及主力队员郑静晨、侯世科、樊毫军等;海上水系灾害救援专家并随和平方舟远航的海军总医院的钱阳明、钟宇华等;矿难救援专家全国矿山救护中心、煤炭总医院、晋城矿业集团医院、开滦矿业医院王明晓、李树峰、吴寿岭等。创伤部分由全军急救医学专业委员会主任委员、解放军总医院急救医学中心主任黎檀实教授等编写。心肺复苏部分由李宗浩、钱方毅、金辉等编写。至于"5·12"汶川地震这场大救援,从四川省卫生厅到灾区医院、医疗队均有专家参与撰写书稿,四川省卫生厅厅长沈骥、应急办主任苏林,成都华西医院院长石应康,德阳医院院长赵鲁平等,他们都用亲力亲为和翔实的科学内容做了真切的表述。

中卷主要以危重伤病人到达医院后开展全面的临床救治的内容为主,为临床医学卷。急救医学起源于麻醉医学,国际上第一本急救医学教科书是由美国匹兹堡大学麻醉系主持编著的,故该卷由我国以麻醉医学见长的徐州医学院及附属医院、徐州医学院救援医学研究所的专家们完成。该卷内容相对集中,但涉及临床学科众多。因此,由徐州医学院院长吴永平教授组织,并与麻醉学院副院长徐铁、附院重症医学主任吕建农教授联合临床各科专家执笔。该卷涉及诸多学科的编著、审稿,又得益于广西医科大学校长赵劲民教授、韦波教授和湖南大学湘雅医学院第二附院院长周胜华教授及浙江省人民医院蔡文伟主任医师等。

下卷主要内容是军队医学救援。众所周知,随着全球经济一体化、科学技术的迅猛发展以及近些年来恐怖活动日渐猖獗,传统称谓的"战伤"的定义和内容已发生了重大变化。军队(包括国民警卫队、武警)与地方,在面对灾害的挑战下的救援行动也变得愈加密集。我国已有不少成功经验可以借鉴,开展了相关的研究。中国人民解放军军事医学科学院徐卸古副院长及所属的研究所徐雷主任等专家们,为编著本卷做了大量的工作。解放军总后勤部卫生部的领导、专家们审读了书稿。

本书在编著过程中也得到了国际急救医学界同行们的关心与支持。美国匹兹堡大学国际心肺复苏、灾害医学研究中心,犹他大学急救医学系,洛杉矶大区急救EMS,美国心脏协会,国际SOS,德国斯泰戈尔基金会，德国灾害医学会的专家们都对本书的编著或审稿做了相应的工作，提出相关建议。

总之，参加上、中、下三卷编著和审稿的专家们，都在该领域中有理论、有实践、有知识、有技能，有较深的造诣和一定的影响力，具"真才实学"，尤其是有责任心，使我深感欣慰。

在前言即将完成之时，我又情不自禁地翻阅了全书的目录和若干内容，再一次地掩卷沉思。近三十年来，人类虽然经历了史无前例的各式各样的大灾害，但也毕竟远离了二次世界大战的腥风血雨，这还是值得庆幸的。但躲开"核"的威胁和"恐怖"活动的伤害却是必须的。这对政治家和善良的人们可谓任重道远。我作为一位终身从事医学、急救工作的职业医生和管理者，只能尽心、尽力、尽责、尽能把包括核生化、恐怖活动在内的各种天灾人祸对人生命、健康的危害及其对策，与我的同事们，用科学的、技术的、人道的文字叙述在这三卷书中。

中国本身自然灾害十分严重，当今又处在经济、城市化进程快速发展时期中，事故灾害频频发生，这为我们在灾害医学救援领域里，提供了比其他国家更多的实践能力提升和理论形成的机会。我们在医学科学领域里，既在分享和学习发达国家、同道的经验与理论，也为各国同道们提供着科学的参考与借鉴，为人类文明宝藏的丰富做出了贡献。所以，我们愿以此书为基础，与国内外同道们密切合作，每五年修订一次，延续下去。

李宗浩

2013 年 4 月 1 日

Foreword

I.

As one of the oldest civilized countries in the world, China has a long-established history and brilliant culture. Yet, from another perspective, it has also experienced some of the most severe natural disasters in the world. The history of Chinese civilization, in some sense, is considered a history of struggling and fighting against disaster. Prehistoric people also experienced many natural disasters and developed methods of disaster prevention and relief. Archaeologists discovered 50 tons of millet stored in an underground reserve, prepared for times of disaster. This discovery was made in Cishan archaeological site in Wu'an, Hebei Province.

Some of the major disasters in the world have been described as the monstrous flood of Noah's Ark found in the book of Genesis in the Bible, Pompeii which was destroyed in the volcanic eruption of Vesuvius in 79 AD, a mysterious disease known as the "Black Death" which erupted across Europe in 1347 killing over 7,500,000 people, and the two world wars of the 20th century which collectively took at least 76 million lives.

During the past six decades, the world was attacked repeatedly by different types of disasters, which threatened people's lives and impeded societies and economies from moving forward. In an anti-disaster effort, a resolution was passed at the 42nd session of the United Nations General Assembly in 1987, naming the last decade of the 20th century (1990 – 2000) as the "International Decade for Natural Disaster Reduction" (IDNDR). This effort called upon all registered governments and science/technology organizations to immediately work to reduce sudden disaster occurrence by at least 30% by the end of the century. Such a call-to-action received overwhelming responses from many countries. In response to the resolution, an International Decade for Natural Disaster Reduction Committee was established in China, led by one of the Vice Premiers of the State Council and organized by the Ministry of Civil Affairs. A nation-wide systemic and comprehensive project aimed at natural disaster reduction was launched.

Simultaneously, a "Community Safety Promotion" declared that safety is a human being's fundamental right and that everyone deserves to be safe. This declaration was brought out at the First World Conference for Prevention of Accidents, Disasters and Injuries held in Stockholm, Sweden in 1989. The purpose of the promotion was to strive against the increasing losses life and the financial impact on cities, which grew worse as cities modernized.

Following his attendance at the Sixth World Emergency and Disaster Medicine Conference in Hong Kong in 1989, Dr. Peter Safar, the Honorary Chairman of the conference and Director of the International Resuscitation Research Center (Safar Center for Resuscitation Research) of the University of Pittsburgh, visited Beijing with a number of well-known European and American emergency experts. After having obtained a well-rounded perspective of disaster situations, and after visiting Beijing Emergency Medical Center and some other medical institutes, Dr. Safar suggested I write a monograph about emergency medicine, with a focus on emergency medical services provided for injuries caused in accidents and natural disasters. Dr. Chen Minzhang, Minister of the Ministry of Health and Dr. Wu Jieping, Chairman of the Chinese Medical Association, joined Dr. Safar in encouraging me to commence. Soon afterwards, I went to the U.S. as a visiting professor, which provided me an opportunity to have direct communications with Dr. Safar and other emergency professionals. Not only did this allow me have deep discussions regarding the monograph, but it also enriched my vision on the entire subject of emergency medicine.

Several commonalities can be explored when comparing emergency medicine with disaster medicine, including academics, objectives, etc. Disaster medicine mainly focuses on massive injuries that occur suddenly; in contrast, emergency medicine has a more frequent individual occurrence. I commenced working on this project while in the U.S. and completed it when I returned to China and became involved and supportive of other emergency professionals. *Modern Emergency Medicine* was published in 1999 with the preface written by both Dr. Chen Minzhang and Dr. Safar. Dr. Wu Jieping served as honorary editor. They also predicted a possible revision in future years due to advancements in technology.

II.

In the first decade of the new century, different types of disasters unexpectedly arose one after another, contrary to all our best intentions and desires. Medical rescue suddenly became a major integral part of our efforts. The most published monographs for the practice of emergency medicine emphasized in hospital emergency rooms (ER) are not considered valuable references and theory for field medical practice.

To meet the increasing demand for establishing a system of field emergency medicine, I founded the Association of Medical Rescue. This association affiliated with the China Association for Disaster Prevention in 2001, and subsequently joined a great effort with other competent authorities in forming the National Earthquake and Disaster Rescue Team. It is now called "China International Search and Rescue Team", of which I have been responsible for medical rescue, as well as the academic training and education program. During the time I led the group in creating the training courses, we strongly believed a monograph was needed.

After the "SARS" experience in the spring of 2003, and the tsunami that occurred in the Indian Ocean near the end of 2004, I further realized that "first aid" was no longer the medical practice retained by hospitals, but more of a joint effort combined with social safety, civilization, science and technology.

In my address to Mr. Wen Jiabao, Premier of the State Council, Ms. Wu Yi, Vice Premier and Minister of the Health Ministry, Mr. Wang Qishan, Mayor of Beijing, I introduced my plan for disaster relief. I promptly received their response, in which they agreed with me to establish effective mechanisms to cope with different types of disasters. In the discussion about the emergency response plan, which took place in the State Council, I stressed that medical rescue was the primary and core aspect of any disaster relief mission, regardless of the exact nature. The medical assessments I performed in the recent disasters, such as the Indian Ocean tsunami, Wenchuan earthquake, and Wangjialing mine collapse in Shanxi Province allocated rich content for the monograph.

In recent years, different types of disasters befell us one after another. In 2008, sleet and hail caused devastating loss in Southern China during the spring. On May 12th of the same year, a severe earthquake occurred in Wenchuan, Sichuan Province. On January 13th, 2010, a magnitude 7.3 earthquake occurred in Haiti, a country in the Northern Caribbean. Then, on March 28th, a mine collapsed in Wangjialing, Shanxi Province, followed by a magnitude 7.1 earthquake 4,000 meters over sea level in Yushu, Qinghai. During 2011, a magnitude 9 earthquake occurred in Japan on March 11th, which also initiated a nuclear leak; later, an electronic multiple unit (EMU) fell off the high speed train track in Wenzhou, Zhejiang Province, shocking the entire nation. The need for such a monograph has become obvious and imperative to cope with not only normal emergency medical needs, but diversified disasters which threaten a large number of lives.

III.

The primary structure of *China Disaster and Emergency Medicine* is composed of a brief overview of the history of both domestic and international practices for disaster medicine, an analysis of the current status and trend for the 21th century, and a description of the implementation and development of disaster medicine based on intensive real-world experience mainly in China. There are a total of three volumes in this book with about 4,200,000 words and featuring three independent volumes that are interrelated with each other. Also offered are the following features: ideas and opinions, macro versus micro, theory versus practice, guidance versus application, the seamless pre-hospital and in-hospital connection, academic accessibility, easy of use, and reference/source material.

The editorial board was composed of editors, academic advisors and reviewers, who are the senior experts in the fields of emergency medicine and disaster medicine with extensive experience in both technique and practice. They completed specifically assigned sections within their respective specialties.

Represented as the authoritative monograph in the field of disaster medicine, this book has been granted funding from the 2013 National Key Publications, of which the authorities expressed their high expectations. Please keep in mind, the goal is to help the reader improve upon their theoretical knowledge level as well as their practical skills.

Content of the book includes normal daily emergency medical practices and treatments for injuries that commonly occur in disasters. Additionally, the book describes on-site medical rescue, transportation with medical surveillance and continuing in-hospital treatment. In accordance with the concept of "chain of survival" recognized by western emergency medicine, the book specifically describes the connection between the first critical minutes of medical rescue and the prompt transport to hospitalization, which maximizes the chance for preserving life.

The first volume features comprehensive scientific thinking, theoretical systems for disaster medicine, and offers a comprehensive historical overview, which follows disasters ranging from pre-historic times to our current times. The following topics are also introduced in the first volume: I. laws and regulations concerning disaster medicine; II. establishments of the emergency response plan, mechanism, and legislation; III. standards and principles for implementation; IV. four major types of disasters – natural, accidental, public health, and public security. Also included is a full description of procedures to be followed in the event of earthquakes, mine collapses, "SARS", etc. These procedures include triage, classification, on-site treatment, as well as different types of medical transport, such as ground, water, and air. The International Cardiopulmonary Resuscitation Guide is introduced in this volume, along with other critical and cutting-edge concepts.

The experts, who were heavily involved in writing their respective sections, participated in the disaster medical relief missions during several recent major disasters. They are Dr. Zheng Jingchen, Chief Medical Officer of CISRT, General Hospital of CAPF, Dr. Hou Shike, the member of CISRT, General Hospital of CAPF, Dr. Fan Haojun, the member of CISRT, General Hospital of CAPF, who also participated in the medical relief missions during the recent tsunami in Indonesia and the earthquake in Wenchuan, Haiti, Yushu; Dr. Qian Yangming and Dr. Zhong Yuhua, experts in medical relief for sea disaster, Navy General Hospital; Dr. Wang Xiaoming, Dr. Li Shufeng, Dr. Wu Shouling, experts in mine collapse medical relief, National Mining Rescue Medical Center; Dr. Li Tanshi and Dr. Ban Yu, experts in trauma, General Hospital of PLA; Dr. Li Zonghao, Dr. Qian Fanyi and Dr. Jin Hu, Beijing Emergency Medical Center, Beijing Red Cross Society.

The second volume discusses the clinical treatment in hospital for those critically sick patients who are admitted. The information in this volume was compiled by Xuzhou Medical College and its affiliated hospitals.
The third volume focuses on the logistics of military medical support provided in disaster relief missions by non-war military operations. Dr. Xu Yugu, Vice President of Military Academy of Medical Science of PLA, and Dr. Shi Xulei, Director of the affiliated Research Institute made a great joint effort to compile the valuable content of this volume.

I am dedicated to providing this book as a vital daily reference tool for my colleagues who are engaged in both daily emergency medical practice and disaster medical relief missions. Furthermore, I humbly request your comments, opinions, and suggestions for the purpose of enhancing and gathering updated information for possible future editions.

Professor Li Zonghao, Beijing, April 1, 2013

P.S. As the Preface to this book was being completed and as I proof-read the content of several of the chapters, I can't help but consider that necessary revisions to the book might be needed every five years or so as new challenges periodically occur.

（上述英文均为 Chelsea Li, Hong Li 译）

目 录

上卷·基础综合卷

Volume I. Comprehensive Disaster Medicine

第一篇 总 论

第一章 灾害与医学救援 ……………………………………………………………………（3）
  第一节 灾害的时代特征 ……………………………………………………………………（3）
  第二节 常态下的医学救援 …………………………………………………………………（5）
第二章 联合国的"十年减灾"行动 …………………………………………………………（9）
  第一节 "国际减轻自然灾害十年"的提出 …………………………………………………（9）
  第二节 全球"十年减灾"的行动与成就 …………………………………………………（10）
  第三节 中国在"十年减灾"活动中 …………………………………………………………（10）
  第四节 "十年减灾"形成的理论 …………………………………………………………（11）
  第五节 "十年减灾"后的第一个十年 ……………………………………………………（13）
第三章 中国自然灾害基本情况及其应对灾害的方式 ……………………………………（15）
  第一节 中国自然灾害基本情况 ……………………………………………………………（15）
  第二节 中国减轻自然灾害的应对方式 ……………………………………………………（29）
第四章 中国救援医学的创建 ………………………………………………………………（51）
  第一节 救援医学创立的社会基础 …………………………………………………………（51）
  第二节 我国救援医学的形成 ………………………………………………………………（53）
  第三节 创立、发展救援医学 ………………………………………………………………（55）
  第四节 中国灾害医学救援组织及教学研究机构 …………………………………………（57）
第五章 我国卫生减灾、医学救援的组织与法律法规 ……………………………………（59）
  第一节 我国卫生减灾规划介绍 ……………………………………………………………（59）
  第二节 《灾害事故医疗救援工作管理办法》 ……………………………………………（61）
  第三节 《破坏性地震应急条例》 …………………………………………………………（63）
  第四节 《中华人民共和国防震减灾法》 …………………………………………………（65）
  第五节 我国灾害卫生救援组织体制的形成 ………………………………………………（65）
  第六节 国家制订突发事件应急预案 ………………………………………………………（71）
  第七节 《国家突发公共事件总体应急预案》 ……………………………………………（72）
  第八节 《国家突发公共事件医疗卫生应急救援预案》 …………………………………（75）
  第九节 《中华人民共和国突发事件应对法》 ……………………………………………（78）
  第十节 突发公共事件中医学救援的地位和作用 …………………………………………（84）
第六章 我国急救站、急救中心的建设与发展 ……………………………………………（87）

第一节　概述 (87)
　　第二节　急救中心机构 (88)
　　第三节　北京急救中心概述 (90)
　　第四节　超大城市急救体系"分中心"的建设 (92)
　　第五节　上海医疗急救中心 (96)
　　第六节　城市依托形式的医疗急救 (101)
　　第七节　香港紧急救护服务 (106)
　　第八节　我国台湾院外急救组织 (110)
第七章　应急医院的建设与管理 (113)
　　第一节　移动医院的建设与管理 (113)
　　第二节　应急医院准备 (116)
　　第三节　应急医学救援队的建设 (122)
　　第四节　应急医院物资、装备的建设 (128)
　　第五节　应急医院药品储备与管理 (131)
　　第六节　应急通信与信息管理 (133)
第八章　急诊（救）医学的发展史 (139)
　　第一节　急诊医学的现状 (140)
　　第二节　综合医院急诊科的建设 (146)
第九章　欧洲及美日等国救援体系 (153)
　　第一节　美国国家突发事件管理系统 (153)
　　第二节　美国国家灾害医疗系统的发展 (155)
　　第三节　法国卫生危机处理和急诊急救体系 (159)
　　第四节　日本灾害医学救援体系 (162)
　　第五节　澳大利亚突发事件应急管理 (164)
第十章　国际救援组织 (167)
　　第一节　国际救援机构 (167)
　　第二节　国际救援的组织协调 (168)
　　第三节　国际SOS组织 (168)
参考文献 (176)

第二篇　现场救援

第一章　现场大救援观 (181)
　　第一节　搜索 (181)
　　第二节　营救 (181)
　　第三节　分级救治 (182)
第二章　医学救援的检伤分类 (185)
　　第一节　检伤分类的历史与发展 (185)
　　第二节　检伤分类的基本原理 (186)
　　第三节　检伤分类体系和组织 (186)
　　第四节　检伤分类 (188)
　　第五节　检伤分类的方法 (190)

第六节　创伤评分系统 (193)
　　第七节　创伤评分的新进展 (198)
第三章　监护运输 (211)
　　第一节　监护 (211)
　　第二节　后送转运 (214)
第四章　直升机应急医学救援 (221)
　　第一节　国内外现状与发展前景 (221)
　　第二节　直升机医学救援组织指挥 (237)
　　第三节　直升机医学救援装备建设 (241)
　　第四节　直升机医学救援技术培训 (245)
　　第五节　医院直升机医学救援解决方案 (251)
第五章　灾害中的药物管理 (255)
　　第一节　药物捐赠管理 (255)
　　第二节　明确灾区药品需求 (257)
第六章　灾难事件中的心理应激 (261)
　　第一节　灾难时期的心理健康 (261)
　　第二节　危机事件后的心理应激问题 (263)
　　第三节　灾难中的人员 (265)
参考文献 (267)

第三篇　心　肺　复　苏

第一章　心肺复苏国际指南 (271)
　　第一节　概述 (271)
　　第二节　心肺复苏的基本内容 (272)
　　第三节　心肺复苏的操作流程 (275)
　　第四节　气道异物梗阻的识别和处理 (280)
　　第五节　与心肺复苏有关的其他问题 (283)
　　第六节　电除颤 (285)
　　第七节　高级心脏生命支持 (289)
　　第八节　特殊情况下的心肺复苏 (291)
第二章　我国心肺复苏的进展 (297)
　　第一节　国际心肺复苏指南 (297)
　　第二节　我国心肺复苏进展 (298)
　　第三节　中国心肺复苏指南（初稿） (299)
第三章　中国心肺复苏的普及 (321)
　　第一节　心肺复苏普及的社会意义 (321)
　　第二节　心肺复苏普及的基础 (323)
　　第三节　心肺复苏普及的机构 (326)
　　第四节　心肺复苏普及的模式 (327)
　　第五节　影响心肺复苏普及的若干关键因素 (328)
　　第六节　心肺复苏全民普及的倡议 (329)

参考文献 ……………………………………………………………………………………………………（334）

第四篇　输血学与急救医学

第一章　输血前检查和血液选择发放 …………………………………………………………………（339）
第一节　输血前检查目的、内容和要求 ……………………………………………………………（339）
第二节　输注血液选择原则和标示 …………………………………………………………………（341）
第二章　输血不良事件的预防与处理 …………………………………………………………………（343）
第一节　不良输血事件概述 …………………………………………………………………………（343）
第二节　溶血性输血反应 ……………………………………………………………………………（344）
第三节　非溶血性发热输血反应 ……………………………………………………………………（345）
第四节　过敏反应 ……………………………………………………………………………………（346）
第五节　输血相关急性肺损伤 ………………………………………………………………………（346）
第六节　输血相关循环超负荷 ………………………………………………………………………（347）
第七节　输血后紫癜症 ………………………………………………………………………………（347）
第八节　输血相关移植物抗宿主病 …………………………………………………………………（348）
第九节　输血相关传染病 ……………………………………………………………………………（349）
第三章　血液保护和血液管理的基本原则 ……………………………………………………………（351）
第四章　灾害救援中的输血 ……………………………………………………………………………（355）
第一节　灾害救援中的血液供应和输血特点 ………………………………………………………（355）
第二节　突发事件灾害救援中血液保障 ……………………………………………………………（356）
第五章　输血中的相关伦理问题 ………………………………………………………………………（357）
参考文献 …………………………………………………………………………………………………（359）

第五篇　创伤急救原则

第一章　概述 ……………………………………………………………………………………………（363）
第一节　创伤现场救护 ………………………………………………………………………………（363）
第二节　创伤处理 ……………………………………………………………………………………（365）
第二章　躯干肢体的损伤 ………………………………………………………………………………（367）
第一节　骨折处理 ……………………………………………………………………………………（367）
第二节　颅脑损伤 ……………………………………………………………………………………（371）
第三节　脊髓损伤 ……………………………………………………………………………………（376）
第四节　胸部创伤 ……………………………………………………………………………………（378）
第五节　腹部创伤 ……………………………………………………………………………………（386）
第三章　创伤休克的液体复苏 …………………………………………………………………………（393）
第一节　创伤休克的早期诊断 ………………………………………………………………………（393）
第二节　创伤休克的病因治疗 ………………………………………………………………………（394）
第三节　液体复苏的原则和目标 ……………………………………………………………………（396）
第四节　液体复苏的方案 ……………………………………………………………………………（398）
参考文献 …………………………………………………………………………………………………（401）

第六篇　常见危重症

- **第一章　器官衰竭** (405)
  - 第一节　多脏器功能衰竭 (405)
  - 第二节　急性呼吸窘迫综合征诊断与治疗 (411)
  - 第三节　呼吸衰竭的机械通气治疗 (418)
- **第二章　内环境及电解质紊乱** (429)
  - 第一节　低钠血症 (429)
  - 第二节　高钠血症 (431)
  - 第三节　钾代谢紊乱 (432)
  - 第四节　钙磷代谢紊乱 (437)
  - 第五节　镁代谢紊乱 (441)
  - 第六节　代谢性碱中毒 (443)
  - 第七节　呼吸性酸中毒 (446)
  - 第八节　呼吸性碱中毒 (447)
  - 第九节　混合性酸碱平衡紊乱 (447)
- **第三章　弥散性血管内凝血临床治疗** (451)
- **第四章　器官功能替代治疗** (455)
  - 第一节　床旁血液净化在危重病中的应用 (455)
  - 第二节　血液灌流技术与临床应用 (457)
- **第五章　心脏危重症急救** (463)
  - 第一节　心律失常急救 (463)
  - 第二节　心肺复苏后续治疗 (469)
  - 第三节　急性冠脉综合征 (473)
  - 第四节　急性卒中的再灌注治疗 (486)
- **参考文献** (492)

第七篇　检 验 技 术

- **第一章　灾害检验医学理论** (495)
  - 第一节　我国灾害检验医学救援的发展历程 (495)
  - 第二节　我国灾害检验医学实践 (495)
  - 第三节　灾难检验医学学科建设及意义 (496)
  - 第四节　灾难检验医学人力资源配置 (497)
  - 第五节　灾害检验医学设备保障 (498)
  - 第六节　灾害检验医学模块化资源配置 (498)
  - 第七节　流动医院检验单元的配置 (500)
  - 第八节　灾害现场检验、检疫及卫生防护 (500)
  - 第九节　灾害现场流行病学及疾病谱统计 (501)
- **第二章　灾害检验医学实践** (505)
  - 第一节　灾害现场检验单元的设置 (505)

第二节	血液学及输血检验	（505）
第三节	尿液检验	（514）
第四节	便检验	（516）
第五节	浆膜腔液、脑脊液检验	（517）
第六节	血液化学检验	（519）
第七节	免疫学检验	（523）
第八节	微生物检验	（525）
第九节	食品污染	（554）
第十节	毒物检验及核生化防护	（556）

参考文献 ……（560）

第八篇 水系灾害

第一章 洪涝灾害医学救援 ……（563）
 第一节 概述 ……（563）
 第二节 洪涝灾害医学救援的组织与实施 ……（568）
 第三节 洪涝灾害后常见伤病的医学救护 ……（573）
 第四节 洪涝灾害的减灾措施与防范对策 ……（583）

第二章 海难医学救援 ……（585）
 第一节 概述 ……（585）
 第二节 海难医学救援的组织与实施 ……（588）
 第三节 海难后常见伤病的医学救护 ……（591）
 第四节 特殊海难的医学救援 ……（602）
 第五节 海难减灾措施与防范对策 ……（608）

第三章 海啸医学救援 ……（611）
 第一节 概述 ……（611）
 第二节 海啸医学救援的组织与实施 ……（613）
 第三节 海啸后常见伤病的医学救护 ……（615）
 第四节 海啸的减灾措施与防范对策 ……（619）

第四章 台风灾害医学救援 ……（621）
 第一节 概述 ……（621）
 第二节 台风灾害医学救援的组织与实施 ……（626）
 第三节 台风灾害后常见伤病的医学救护 ……（633）
 第四节 台风灾害减灾措施与防范对策 ……（637）

第五章 医院船在水系灾害医学救援中的应用 ……（641）
 第一节 概述 ……（641）
 第二节 "和平方舟"号医院船的救治能力 ……（651）
 第三节 医院船医学救援的组织与实施 ……（653）

参考文献 ……（658）

第九篇 自然灾害

- 第一章 概述 …………………………………………………………………………………… (661)
  - 第一节 自然灾害及其危害 ………………………………………………………………… (661)
  - 第二节 自然灾害救援中的若干问题 ……………………………………………………… (662)
- 第二章 地震灾害 ……………………………………………………………………………… (665)
  - 第一节 地震的严重危害 …………………………………………………………………… (665)
  - 第二节 减轻地震的危害 …………………………………………………………………… (666)
  - 第三节 地震现场救援 ……………………………………………………………………… (670)
  - 第四节 现场救治对伤员预后的影响 ……………………………………………………… (679)
  - 第五节 地震伤员后送体系 ………………………………………………………………… (681)
  - 第六节 地震伤员计算机摄影质量管理与控制 …………………………………………… (683)
  - 第七节 地震后幸存者心理创伤及危机干预 ……………………………………………… (685)
- 第三章 汶川地震的医学救援 ………………………………………………………………… (687)
  - 第一节 "5·12"汶川抗震救火紧急医学救援和组织指挥 ……………………………… (687)
  - 第二节 汶川地震德阳地区医学救援 ……………………………………………………… (697)
  - 第三节 汶川地震搜救现场的医疗急救 …………………………………………………… (706)
  - 第四节 紧急医疗救援的组织管理 ………………………………………………………… (708)
  - 第五节 伤员的远程转运 …………………………………………………………………… (710)
  - 第六节 汶川地震区域内中心医院救治 …………………………………………………… (712)
  - 第七节 颅脑损伤的救治 …………………………………………………………………… (719)
  - 第八节 胸外伤的救治 ……………………………………………………………………… (721)
  - 第九节 四肢骨折与软组织开放损伤处置 ………………………………………………… (723)
  - 第十节 挤压综合征合并感染的救治 ……………………………………………………… (724)
  - 第十一节 灾区犬咬伤处置 ………………………………………………………………… (725)
  - 第十二节 前方医院的后勤供应保障 ……………………………………………………… (727)
  - 第十三节 前方医院垃圾的危害及处理 …………………………………………………… (729)
  - 第十四节 后方医院出院流程 ……………………………………………………………… (731)
  - 第十五节 首日医院急诊流程的应急调整 ………………………………………………… (733)
- 第四章 玉树地震医学救援 …………………………………………………………………… (735)
  - 第一节 玉树地震现场的医学救援 ………………………………………………………… (735)
  - 第二节 急进玉树高原地区实施医疗救援 ………………………………………………… (737)
  - 第三节 地震伤员中便携式超声的应用 …………………………………………………… (739)
  - 第四节 我国第一支高原医疗救援队 ……………………………………………………… (740)
- 第五章 中国国际救援队国外地震救援 ……………………………………………………… (743)
  - 第一节 阿尔及利亚、伊朗、印度尼西亚地震海啸的医学救援 ………………………… (743)
  - 第二节 海地地震的医学救援 ……………………………………………………………… (745)
  - 第三节 日本"3·11"地震的医学救援 …………………………………………………… (748)
- 第六章 其他气象灾害 ………………………………………………………………………… (753)
  - 第一节 台风 ………………………………………………………………………………… (753)
  - 第二节 冰雹 ………………………………………………………………………………… (757)

第三节　雾灾 ··· (758)
　　第四节　干旱 ··· (759)
　　第五节　雷击 ··· (760)
　　第六节　森林火灾及草原火灾 ··· (765)
第七章　其他地质灾害 ··· (769)
　　第一节　泥石流 ·· (769)
　　第二节　甘肃舟曲泥石流之医学救援 ·· (774)
　　第三节　火山喷发 ··· (776)
参考文献 ·· (779)

第十篇　事故灾难医学救援

第一章　矿山事故的医学救援 ·· (785)
　　第一节　概述 ··· (785)
　　第二节　矿山事故 ··· (786)
　　第三节　煤矿事故井下被困矿工救援 ·· (788)
　　第四节　煤矿井下瓦斯爆炸救援 ·· (790)
　　第五节　煤矿井下透水事故救援 ·· (791)
　　第六节　煤矿事故现场救援与救护转运 ··· (794)
　　第七节　王家岭矿难救援 ··· (796)
第二章　石油石化企业灾害的医学救援 ·· (801)
　　第一节　概述 ··· (801)
　　第二节　石油石化企业火灾事故的医学救援 ·· (804)
　　第三节　井喷事故的医学救援 ··· (808)
　　第四节　突发急性化学物质泄漏事故的医学救援 ··· (810)
第三章　公路交通事故的医学救援 ·· (815)
　　第一节　概述 ··· (815)
　　第二节　公路交通事故的分类及其原因 ··· (815)
　　第三节　公路交通事故的特点 ··· (816)
　　第四节　事故救援 ··· (817)
第四章　铁路交通事故的医学救援 ·· (823)
　　第一节　铁路交通事故的特点 ··· (823)
　　第二节　伤情分类 ··· (825)
　　第三节　救援措施 ··· (826)
　　第四节　铁路突发事件医学救援现状及对策 ·· (829)
　　第五节　俄罗斯列车脱轨事件的医学救援及启示 ··· (831)
　　第六节　高铁"7·23"动车事故救治 ··· (833)
　　第七节　防灾与减灾 ·· (836)
第五章　地下铁道事故救援 ··· (839)
　　第一节　地铁事故的特点 ··· (839)
　　第二节　地铁事故的发生原因 ··· (841)
　　第三节　铁道事故的救援 ··· (842)

第四节	铁道事故的救援对策	（843）
第六章	**空难事故救援**	（845）
第一节	民航飞行事故特点	（845）
第二节	民航飞行事故致伤种类	（847）
第三节	民航飞行事故救援准备	（850）
第四节	民航飞行事故现场救援	（855）
第五节	机场区域内航空器紧急事件	（863）
第六节	机场区域内航空器紧急事件应急救护	（865）
第七节	机场紧急事件现场应急救护指挥权移交及指令传递	（867）
第八节	机场应急救护演练	（868）
第七章	**城市灾害及意外事故救援**	（871）
第一节	概述	（871）
第二节	城市火灾与爆炸	（872）
第三节	城市生命线系统事故救援	（881）
第八章	**旅游医学救援**	（887）
第一节	我国旅游安全状况	（887）
第二节	黄山山岳型景区旅游医学救援模式探究	（891）
第三节	非专业救护员的角色与地位	（895）
第四节	旅游医学救援的发展	（898）
参考文献		（902）

第十一篇　突发公共卫生事件

第一章	**人类跨入新世纪面临的重（特）大突发公共卫生事件**	（907）
第一节	传染性非典型肺炎（SARS）特大传染病疫情	（907）
第二节	我国实验室污染导致第二次SARS重大疫情	（908）
第三节	含三聚氰胺问题奶粉	（910）
第四节	2009年全球流感大流行国际突发公共卫生事件	（915）
第五节	吉林化工厂爆炸引发的国际饮用水污染事件	（918）
第六节	北京首次发生群体性广州管圆线虫病重大突发公共卫生事件	（919）
第二章	**突发公共卫生事件的概念、特点、分类、分级**	（921）
第一节	突发公共卫生事件的由来及概念	（921）
第二节	突发公共卫生事件分类及特征	（921）
第三节	突发公共卫生事件分级	（922）
第三章	**突发公共卫生事件应对法律**	（927）
第一节	应对突发公共卫生事件的法律种类和适用性	（927）
第二节	突发公共卫生事件法律问题	（930）
第四章	**突发公共卫生事件应对处置**	（933）
第一节	突发公共卫生事件相关应对指南、技术规范和制度文件	（933）
第二节	突发公共卫生事件应急处置网络	（934）
第三节	国家（中国）突发公共卫生事件应急处置网络	（936）
第四节	突发公共卫生事件卫生应急能力建设	（951）

第五节　信息报送与信息发布技术管理……………………………………………………………（953）
　　第六节　突发公共卫生事件信息报送与管理………………………………………………………（953）
第五章　突发公共卫生事件卫生应急伦理……………………………………………………………………（957）
　　第一节　国际突发公共卫生事件防控伦理理念及核心价值………………………………………（957）
　　第二节　国家突发公共卫生事件防控伦理…………………………………………………………（959）
　　第三节　我国内地首例甲型H1N1流感及四川的疫情防控………………………………………（963）
参考文献……（967）

第十二篇　心理与康复

第一章　地震灾害医学救援的心理与康复治疗………………………………………………………………（971）
　　第一节　地震灾害的概述……………………………………………………………………………（971）
　　第二节　地震灾害的特点及医学救援要点…………………………………………………………（972）
　　第三节　地震灾害的心理援助………………………………………………………………………（973）
　　第四节　地震灾害的康复援助………………………………………………………………………（976）
第二章　洪涝灾害医学救援的心理与康复治疗………………………………………………………………（979）
　　第一节　洪涝灾害的概述……………………………………………………………………………（979）
　　第二节　洪涝灾害的特点及医学救援要点…………………………………………………………（980）
　　第三节　洪涝灾害的心理援助………………………………………………………………………（981）
　　第四节　洪涝灾害的康复援助………………………………………………………………………（981）
第三章　台风灾害医学救援的心理与康复治疗………………………………………………………………（985）
　　第一节　台风灾害的概述……………………………………………………………………………（985）
　　第二节　台风灾害的特点及医学救援要点…………………………………………………………（986）
　　第三节　台风灾害的心理援助………………………………………………………………………（986）
　　第四节　台风灾害的康复援助………………………………………………………………………（988）
第四章　火灾事故医学救援的心理与康复治疗………………………………………………………………（991）
　　第一节　火灾事故的概述……………………………………………………………………………（991）
　　第二节　火灾事故的特点及医学救援要点…………………………………………………………（991）
　　第三节　火灾事故的心理援助………………………………………………………………………（993）
　　第四节　火灾事故的康复援助………………………………………………………………………（994）
第五章　爆炸事件医学救援的心理与康复治疗………………………………………………………………（997）
　　第一节　爆炸事件的概述……………………………………………………………………………（997）
　　第二节　爆炸事件的特点及医学救援要点…………………………………………………………（998）
　　第三节　爆炸事件的心理援助………………………………………………………………………（998）
　　第四节　爆炸事件的康复援助………………………………………………………………………（1001）
第六章　化学灾害医学救援的心理与康复治疗………………………………………………………………（1003）
　　第一节　化学灾害事故的概述………………………………………………………………………（1003）
　　第二节　医学救援措施………………………………………………………………………………（1004）
　　第三节　化学灾害事故的救援康复与心理治疗……………………………………………………（1005）
第七章　矿山灾害医学救援的心理与康复治疗………………………………………………………………（1009）
　　第一节　矿山灾害事故概述…………………………………………………………………………（1009）
　　第二节　矿山灾害事故后康复与心理治疗…………………………………………………………（1010）

第八章　交通灾害医学救援的心理与康复治疗 （1013）
第一节　交通灾害事故概述 （1013）
第二节　交通灾害事故的救援康复与心理治疗 （1014）

第九章　烈性传染病医学救援的心理与康复治疗 （1019）
第一节　烈性呼吸道传染病的概述 （1019）
第二节　肠道传染病的概述 （1020）
第三节　烈性传染病疫情中的心理援助 （1021）
第四节　传染病的康复 （1023）

第十章　急性化学品中毒紧急救援的心理与康复 （1027）
第一节　急性化学中毒事故的概述 （1027）
第二节　急性化学中毒事故的特点 （1028）
第三节　急性化学中毒事故的心理与康复 （1028）
第四节　急性化学中毒事故的康复 （1030）

第十一章　生物恐怖事件医学救援的心理与康复治疗 （1033）
第一节　生物恐怖事件的概述 （1033）
第二节　生物恐怖事件的特点 （1034）
第三节　生物恐怖事件的康复援助 （1034）

第十二章　核辐射恐怖事故医学救援的心理与康复治疗 （1037）
第一节　核辐射事故的概述 （1037）
第二节　核辐射事故的特点 （1038）
第三节　核辐射事故的心理援助 （1038）
第四节　核辐射事故的康复援助 （1041）

参考文献 （1044）

第十三篇　营　养

第一章　特殊救援环境的营养需要 （1047）
第一节　救援营养基本理论 （1047）
第二节　高温营养 （1048）
第三节　低温营养 （1050）
第四节　高原低氧营养 （1052）
第五节　辐射营养 （1054）
第六节　创伤营养 （1055）

第二章　救援食品 （1057）
第一节　救援食品概述 （1057）
第二节　特殊环境救援食品 （1059）
第三节　特殊功能救援食品 （1068）

参考文献 （1070）

中卷·临床医学卷

Volume II. Clinical Medicine

第十四篇 创 伤

第一章 创伤病人的监测与评估	（1073）
第一节 创伤分类	（1073）
第二节 创伤的检查与诊断	（1074）
第三节 创伤的监测与评分	（1076）
第四节 常用的创伤评分方法	（1078）
第二章 创伤的影像学诊断	（1085）
第一节 头面部创伤的影像学诊断	（1085）
第二节 胸部创伤的影像学诊断	（1102）
第三节 腹部创伤的影像学诊断	（1109）
第四节 骨与关节创伤的影像学诊断	（1113）
第三章 创伤病人的现场分检与处理	（1127）
第一节 创伤的现场分检	（1127）
第二节 灾害期间大批伤员的分检	（1131）
第三节 创伤病人的现场急救原则	（1132）
第四章 创伤现场急救常用技术	（1135）
第一节 止血	（1135）
第二节 包扎	（1139）
第三节 固定	（1142）
第四节 搬运	（1144）
第五章 创伤相关性心肺骤停与复苏	（1147）
第六章 创伤病人的镇静与镇痛	（1151）
第一节 创伤病人的疼痛与躁动	（1151）
第二节 镇静与镇痛对创伤病人的意义	（1152）
第三节 疼痛与躁动的临床评估	（1152）
第四节 创伤病人常用镇痛药物及镇痛方法的选择	（1156）
第五节 创伤病人常用镇静药物	（1159）
第六节 镇静镇痛治疗中器官功能的监测与保护	（1161）
第七章 创伤病人的麻醉	（1165）
第一节 创伤病人的术前病情评估和紧急处理	（1165）
第二节 麻醉处理	（1169）
第三节 术中监测及并发症	（1173）
第八章 多发伤	（1175）
第一节 概述	（1175）
第二节 多发伤的救治	（1177）

第三节	多发伤的处理	(1181)
第四节	多发伤治疗的进展	(1184)
第五节	灾害救治中多发伤的救治原则	(1185)

第九章　复合伤 (1187)
- 第一节　复合伤的概念 (1187)
- 第二节　灾害复合伤的特点 (1188)
- 第三节　放射性复合伤 (1189)
- 第四节　烧冲复合伤 (1192)

第十章　烧伤 (1197)
- 第一节　概述 (1197)
- 第二节　体表烧伤 (1204)
- 第三节　吸入性损伤 (1208)

第十一章　电击伤 (1217)
- 第一节　病理生理与临床表现 (1217)
- 第二节　电击伤急救 (1221)

第十二章　意外低温与冻伤 (1225)
- 第一节　意外低温 (1225)
- 第二节　冻伤 (1231)

第十三章　颅脑损伤 (1235)
- 第一节　概述 (1235)
- 第二节　头皮损伤 (1242)
- 第三节　颅骨损伤 (1243)
- 第四节　脑损伤 (1244)

第十四章　胸部损伤 (1251)
- 第一节　概述 (1251)
- 第二节　肋骨骨折 (1253)
- 第三节　胸骨骨折 (1255)
- 第四节　外伤性气胸 (1256)
- 第五节　外伤性血胸 (1257)
- 第六节　肺挫伤 (1259)
- 第七节　创伤性窒息 (1260)
- 第八节　气管、支气管损伤 (1261)
- 第九节　食管损伤 (1263)
- 第十节　膈肌破裂 (1266)
- 第十一节　肺爆震伤 (1267)
- 第十二节　胸腹联合伤 (1268)
- 第十三节　心脏、大血管损伤 (1269)

第十五章　腹部损伤 (1273)
- 第一节　概述 (1273)
- 第二节　腹壁损伤 (1280)
- 第三节　肝损伤 (1281)
- 第四节　肝外胆管损伤 (1283)

第五节　胰腺损伤 (1284)
　　第六节　脾脏损伤 (1285)
　　第七节　胃损伤 (1289)
　　第八节　十二指肠损伤 (1289)
　　第九节　小肠损伤 (1291)
　　第十节　结肠损伤 (1292)
　　第十一节　直肠和肛管损伤 (1292)
　　第十二节　腹部血管损伤 (1293)
第十六章　急性脊柱脊髓损伤 (1297)
　　第一节　脊柱及脊髓的局部解剖与生理特点 (1297)
　　第二节　脊柱脊髓损伤的病因、病理分类及病理生理改变 (1301)
　　第三节　脊柱脊髓损伤的致伤机制和分类 (1304)
　　第四节　脊髓各节段完全损伤的临床特点及辅助检查 (1306)
　　第五节　脊柱脊髓损伤的诊断与评定标准及鉴别诊断 (1308)
　　第六节　脊柱脊髓损伤的救援与治疗 (1310)
第十七章　骨盆骨折 (1315)
　　第一节　骨盆骨折概述 (1315)
　　第二节　骨盆骨折的类型 (1315)
　　第三节　骨盆骨折的病理生理要点 (1316)
　　第四节　骨盆骨折的临床表现 (1316)
　　第五节　骨盆骨折的实验室与影像学检查 (1317)
　　第六节　骨盆骨折的诊断与鉴别诊断 (1318)
　　第七节　骨盆骨折病情严重程度评估 (1318)
　　第八节　骨盆骨折的急救原则 (1319)
　　第九节　骨盆骨折的处理 (1319)
第十八章　泌尿系统损伤 (1323)
　　第一节　肾脏损伤 (1323)
　　第二节　输尿管损伤 (1330)
　　第三节　膀胱损伤 (1332)
　　第四节　尿道损伤 (1335)
第十九章　四肢损伤 (1341)
　　第一节　四肢软组织损伤 (1341)
　　第二节　四肢骨折 (1345)
　　第三节　四肢神经损伤 (1367)
第二十章　挤压伤及挤压综合征 (1371)
　　第一节　概述 (1371)
　　第二节　挤压综合征的发病机制 (1372)
　　第三节　挤压综合征的临床表现及诊断 (1373)
　　第四节　挤压综合征的治疗 (1374)
第二十一章　创伤病人的感染 (1381)
　　第一节　概述 (1381)
　　第二节　急性蜂窝织炎 (1391)

第三节 气性坏疽	（1393）
第四节 破伤风	（1396）
参考文献	（1400）

第十五篇 重症医学

第一章 呼吸支持	（1411）
第一节 开放气道	（1411）
第二节 机械通气	（1414）
第三节 氧气吸入疗法	（1424）
第二章 循环支持	（1427）
第一节 液体复苏	（1427）
第二节 休克治疗中血液制剂及输注	（1429）
第三节 血管活性药物的临床应用	（1432）
第四节 机械辅助循环治疗	（1434）
第三章 血液净化治疗	（1435）
第一节 适应证和禁忌证	（1435）
第二节 治疗原理	（1436）
第三节 治疗模式的选择	（1437）
第四节 血液净化的实施	（1438）
第五节 血液净化过程中的监测与管理	（1441）
第六节 血液净化相关并发症	（1445）
第四章 严重感染与感染性休克	（1447）
第五章 多器官功能障碍综合征	（1459）
参考文献	（1472）

第十六篇 妇产科学急症

第一章 妊娠期创伤	（1477）
第一节 妊娠期创伤的流行病学	（1477）
第二节 妊娠期解剖结构生理性改变在创伤中的意义	（1478）
第三节 妊娠期创伤的病理生理	（1481）
第四节 妊娠期创伤的诊断	（1483）
第五节 妊娠期创伤的处理	（1485）
第二章 妊娠期心搏骤停	（1491）
第一节 妊娠期心搏骤停的原因	（1491）
第二节 围生期循环、呼吸变化及其对心肺复苏的影响	（1493）
第三节 妊娠期心搏骤停的临床表现	（1494）
第四节 妊娠期心搏骤停的诊断	（1495）
第五节 紧急心肺复苏	（1495）
第三章 急诊分娩	（1501）

- 第一节　决定分娩的因素 （1501）
- 第二节　产程的评估 （1505）
- 第三节　急诊分娩的处理 （1507）

参考文献 （1511）

第十七篇　儿科学急症

- 第一章　儿童创伤 （1515）
  - 第一节　概论 （1515）
  - 第二节　腹部创伤 （1517）
  - 第三节　闭合性腹部外伤 （1518）
  - 第四节　腹部开放性损伤 （1529）
- 第二章　儿童发热 （1531）
  - 第一节　病因 （1531）
  - 第二节　诊断与鉴别诊断 （1532）
  - 第三节　治疗 （1536）
- 第三章　儿童腹泻 （1539）
  - 第一节　总论 （1539）
  - 第二节　常见病毒性肠炎 （1543）
  - 第三节　常见细菌性肠炎 （1544）
  - 第四节　灾后小儿腹泻病的防治 （1548）
- 第四章　灾后儿童特殊心理卫生问题 （1551）
  - 第一节　流行病学 （1551）
  - 第二节　病因与类型 （1553）
  - 第三节　发病机制 （1554）
  - 第四节　临床表现 （1555）
  - 第五节　病情评估 （1557）
  - 第六节　心理干预 （1558）

参考文献 （1562）

第十八篇　儿童意外伤害

- 第一章　儿童意外伤害总论 （1567）
- 第二章　儿童意外伤害抢救预案 （1571）
- 第三章　儿童心肺复苏 （1575）
- 第四章　儿童电击伤 （1579）
- 第五章　儿童车祸 （1583）
- 第六章　挤压伤与挤压综合征 （1587）
- 第七章　儿童烧伤 （1591）
- 第八章　儿童头部创伤 （1601）
- 第九章　儿童口腔颌面部创伤的救治 （1607）

第十章 小儿急性中毒	（1613）
第十一章 儿童溺水	（1617）
第十二章 儿童危重病转运	（1623）
第十三章 缺氧缺血性脑病	（1627）
参考文献	（1633）

第十九篇 口腔颌面部创伤

第一章 概述	（1641）
第一节 流行病学及口腔颌面部创伤的特点	（1641）
第二节 口腔颌面部损伤伤员的急救	（1642）
第二章 口腔颌面部软组织损伤	（1653）
第三章 牙和牙槽突损伤	（1657）
第四章 颌面部骨折	（1659）
第一节 颌骨骨折	（1659）
第二节 颧骨及颧弓骨折	（1671）
第三节 鼻骨骨折	（1673）
第四节 眼眶骨折	（1675）
第五节 全面部骨折	（1678）
第五章 颌面部交通事故伤	（1681）
第六章 口腔颌面部战伤	（1683）
参考文献	（1690）

第二十篇 眼 科 急 症

第一章 眼外伤	（1695）
第一节 眼外伤的分类	（1695）
第二节 角膜擦伤	（1697）
第三节 角膜、结膜异物	（1698）
第四节 眼球裂伤、钝挫伤与眼内异物	（1698）
第五节 眼化学性烧伤	（1704）
第六节 眼热灼伤	（1705）
第七节 紫外线辐射性角膜炎	（1706）
第八节 其他眼外伤	（1706）
第二章 急性结膜炎	（1709）
第一节 结膜炎概述	（1709）
第二节 急性细菌性结膜炎	（1711）
第三节 急性病毒性结膜炎	（1712）
参考文献	（1714）

第二十一篇 耳鼻咽喉科急症

- **第一章 耳鼻咽喉部的症状** (1717)
  - 第一节 鼻部症状 (1717)
  - 第二节 咽部症状 (1719)
  - 第三节 喉部症状 (1722)
  - 第四节 耳部症状 (1723)
  - 第五节 气管与食管症状 (1726)
- **第二章 耳急症** (1729)
  - 第一节 耳外伤 (1729)
  - 第二节 突发性耳聋 (1732)
- **第三章 鼻急症** (1737)
  - 第一节 鼻出血 (1737)
  - 第二节 鼻外伤 (1739)
  - 第三节 气压创伤性鼻窦炎 (1742)
- **第四章 咽喉部急症** (1745)
  - 第一节 喉外伤 (1745)
  - 第二节 咽、喉部异物 (1749)
  - 第三节 喉梗阻及气管切开术 (1750)
- **参考文献** (1754)

第二十二篇 皮肤科急症

- **第一章 概述** (1757)
- **第二章 物理性皮肤病** (1759)
  - 第一节 冻疮 (1759)
  - 第二节 冻伤 (1760)
  - 第三节 痱 (1761)
  - 第四节 夏季皮炎 (1762)
  - 第五节 日晒伤 (1763)
  - 第六节 多形性日光疹 (1764)
  - 第七节 浸渍性皮炎 (1765)
- **第三章 寄生虫性及其他皮肤病** (1767)
  - 第一节 虫咬伤和虫蜇伤 (1767)
  - 第二节 疥疮 (1768)
  - 第三节 隐翅虫皮炎 (1770)
  - 第四节 虱病 (1772)
  - 第五节 丘疹性荨麻疹 (1774)
  - 第六节 尾蚴皮炎 (1775)
- **参考文献** (1776)

第二十三篇 感染性疾病

第一章 肠道传染性疾病 (1779)
第一节 细菌性痢疾 (1779)
第二节 霍乱 (1785)
第三节 甲型与戊型病毒性肝炎 (1791)
第四节 伤寒与副伤寒 (1796)

第二章 虫媒传染病 (1805)
第一节 疟疾 (1805)
第二节 流行性乙型脑炎 (1815)
第三节 登革热 (1822)

第三章 鼠媒传染病 (1827)
第一节 鼠疫 (1827)
第二节 肾综合征出血热 (1832)
第三节 钩端螺旋体病 (1841)

参考文献 (1849)

第二十四篇 常用急救药物

第一章 容量复苏药物 (1855)
第一节 晶体溶液 (1855)
第二节 胶体溶液 (1861)
第三节 高渗溶液 (1864)

第二章 心血管用药 (1867)
第一节 抗高血压药的临床应用 (1867)
第二节 心绞痛的临床用药 (1873)
第三节 心律失常的临床用药 (1875)
第四节 心力衰竭的临床用药 (1877)

第三章 解毒药物 (1881)
第一节 急性中毒的一般救治 (1881)
第二节 救治工业毒物中毒的药物 (1884)
第三节 救治金属及类金属中毒的药物 (1886)
第四节 救治农药中毒的药物 (1888)
第五节 抢救化学药物急性中毒的治疗药物 (1889)
第六节 抗辐射损伤药物 (1893)

第四章 镇痛药物 (1895)

第五章 镇静药 (1913)
第一节 巴比妥类 (1913)
第二节 苯二氮䓬类药物及其拮抗药 (1915)
第三节 新型镇静催眠药 (1920)

第六章 抗感染药物 (1923)

第一节　急诊抗感染药物临床应用原则 …………………………………………………（1923）
  第二节　急诊常用抗感染药物 ……………………………………………………………（1928）
第七章　利尿药物 ………………………………………………………………………………（1945）
第八章　催吐药物与导泻药物 …………………………………………………………………（1951）
第九章　肾上腺皮质激素 ………………………………………………………………………（1955）
第十章　营养支持药物 …………………………………………………………………………（1963）
  第一节　肠内营养制剂 ……………………………………………………………………（1963）
  第二节　胃肠外营养制剂 …………………………………………………………………（1966）
  第三节　维生素、电解质、微量元素及特殊营养要素制剂 ……………………………（1971）
  第四节　促合成代谢药物 …………………………………………………………………（1974）
第十一章　皮肤病用药 …………………………………………………………………………（1977）
  第一节　抗感染药 …………………………………………………………………………（1977）
  第二节　肾上腺皮质激素类药 ……………………………………………………………（1980）
  第三节　抗角化药 …………………………………………………………………………（1981）
  第四节　其他皮肤科用药 …………………………………………………………………（1982）
参考文献 …………………………………………………………………………………………（1984）

第二十五篇　中　毒　篇

第一章　中毒总论 ………………………………………………………………………………（1987）
  第一节　中毒概论 …………………………………………………………………………（1987）
  第二节　中毒的诊断 ………………………………………………………………………（1988）
  第三节　中毒的救治 ………………………………………………………………………（1990）
第二章　急性中毒的护理 ………………………………………………………………………（1995）
  第一节　急救护理 …………………………………………………………………………（1995）
  第二节　危重患者的护理 …………………………………………………………………（1997）
第三章　窒息类毒物中毒 ………………………………………………………………………（1999）
  第一节　一氧化碳中毒 ……………………………………………………………………（1999）
  第二节　刺激性气体中毒 …………………………………………………………………（2000）
  第三节　氰化物中毒 ………………………………………………………………………（2000）
  第四节　硫化氢中毒 ………………………………………………………………………（2002）
  第五节　氧中毒 ……………………………………………………………………………（2002）
第四章　金属中毒 ………………………………………………………………………………（2005）
  第一节　铅中毒 ……………………………………………………………………………（2005）
  第二节　汞中毒 ……………………………………………………………………………（2007）
  第三节　砷中毒 ……………………………………………………………………………（2008）
第五章　动物性毒物中毒 ………………………………………………………………………（2011）
  第一节　河豚毒素中毒 ……………………………………………………………………（2011）
  第二节　蛇咬伤 ……………………………………………………………………………（2012）
  第三节　其他动物性毒物中毒 ……………………………………………………………（2016）
第六章　强酸强碱损伤 …………………………………………………………………………（2019）
参考文献 …………………………………………………………………………………………（2021）

第二十六篇　护　理　篇

- **第一章　护理在灾害救援中的地位和作用** (2025)
  - 第一节　概述 (2025)
  - 第二节　救援护理工作的组织管理和任务 (2026)
  - 第三节　救援护理人员在灾害防御中的准备 (2027)
  - 第四节　护理在快速反应灾情中的作用 (2029)
- **第二章　救援护理的分级救护** (2031)
  - 第一节　院外急救护理 (2031)
  - 第二节　一线医院（帐篷医院、战地医院）的紧急救治 (2041)
  - 第三节　二线医院（城区中心医院）的救治 (2044)
  - 第四节　康复医院和其他医院的后续治疗与康复 (2047)
- **第三章　护理在处理特殊灾害受害者中的作用** (2049)
  - 第一节　灾害现场目击者的护理 (2049)
  - 第二节　家人失散者的护理 (2051)
  - 第三节　有原发疾患病人的护理 (2051)
  - 第四节　失能老人的护理 (2055)
  - 第五节　婴幼儿与儿童的护理 (2056)
  - 第六节　孕产妇的护理 (2058)
- **第四章　常用的灾害护理技术** (2061)
  - 第一节　病情观察技术 (2061)
  - 第二节　满足生理与治疗需求的护理技术 (2074)
  - 第三节　危重症病人的护理技术 (2111)
- **参考文献** (2134)

第二十七篇　医学救援设备

- **第一章　循环支持设备** (2139)
  - 第一节　心肺复苏机 (2139)
  - 第二节　主动脉内球囊反搏 (2140)
  - 第三节　体外反搏治疗仪 (2143)
  - 第四节　除颤器 (2148)
  - 第五节　心脏起搏器 (2150)
  - 第六节　抗休克裤 (2157)
- **第二章　移动式人体影像检查设备** (2159)
  - 第一节　医学影像设备的发展 (2159)
  - 第二节　移动式 X 线机 (2161)
  - 第三节　移动式 CT 机 (2166)
  - 第四节　移动式磁共振机 (2169)
  - 第五节　超声诊断设备 (2174)
- **参考文献** (2178)

下卷·军队救援卷

Volume III. Military Rescue Medicine

第二十八篇　军队灾害救援医学基本理论

第一章　军队灾害救援医学概述 ……………………………………………………………（2181）
　第一节　军队灾害救援医学及其特点 …………………………………………………（2181）
　第二节　军队灾害救援医学指导思想和原则 …………………………………………（2186）
　第三节　军队灾害救援医学主要任务及基本内容 ……………………………………（2190）
　第四节　军队灾害医学救援体制 ………………………………………………………（2192）
第二章　军队卫生力量灾害医学救援准备 …………………………………………………（2199）
　第一节　军队灾害医学救援准备任务与原则 …………………………………………（2199）
　第二节　军队灾害医学救援力量建设 …………………………………………………（2201）
　第三节　军队灾害医学救援勤务与技术准备 …………………………………………（2203）
　第四节　军队灾害医学救援装备准备 …………………………………………………（2207）
　第五节　军队灾害医学救援预案 ………………………………………………………（2212）
　第六节　军队灾害医学救援训练 ………………………………………………………（2218）
第三章　军队灾害医学救援应急响应 ………………………………………………………（2225）
　第一节　灾害分级标准 …………………………………………………………………（2225）
　第二节　军队灾害医学救援分级响应与响应条件 ……………………………………（2230）
　第三节　军队灾害医学救援应急响应组织与实施 ……………………………………（2232）
第四章　灾害医学救援军队卫勤组织指挥 …………………………………………………（2239）
　第一节　概述 ……………………………………………………………………………（2239）
　第二节　决策 ……………………………………………………………………………（2243）
　第三节　卫勤力量的调集与使用 ………………………………………………………（2245）
　第四节　组织与协调 ……………………………………………………………………（2248）
　第五节　灾害医学救援信息与管理 ……………………………………………………（2255）
第五章　灾害医学救援药材装备保障 ………………………………………………………（2259）
　第一节　概述 ……………………………………………………………………………（2259）
　第二节　需求预测 ………………………………………………………………………（2264）
　第三节　供应管理 ………………………………………………………………………（2271）
　第四节　药材装备技术保障 ……………………………………………………………（2274）
参考文献 ………………………………………………………………………………………（2279）

第二十九篇　核灾害医学救援

第一章　总论 …………………………………………………………………………………（2283）
　第一节　基本概念 ………………………………………………………………………（2283）

  第二节 核灾害医学的分类 ……………………………………………………………（2285）
  第三节 核灾害医学救援的现场组织 ……………………………………………………（2294）
  第四节 展望 ………………………………………………………………………………（2296）
第二章 核与辐射突发事件概述 ………………………………………………………………（2299）
  第一节 类型和特点 ………………………………………………………………………（2299）
  第二节 核与辐射突发事件的发生方式及后果 ………………………………………（2302）
  第三节 核与辐射重大事故实例 …………………………………………………………（2309）
  第四节 战时使用核武器 …………………………………………………………………（2314）
第三章 核辐射事故对人体的主要伤害 …………………………………………………………（2319）
  第一节 各类核灾害条件下的主要伤类 …………………………………………………（2319）
  第二节 核爆炸早期核辐射损伤 …………………………………………………………（2319）
  第三节 核爆炸放射性沾染损伤 …………………………………………………………（2346）
  第四节 核爆炸光辐射烧伤 ………………………………………………………………（2350）
  第五节 核爆炸冲击伤 ……………………………………………………………………（2360）
  第六节 核爆炸震动伤 ……………………………………………………………………（2366）
  第七节 核爆炸电磁脉冲损伤 ……………………………………………………………（2373）
  第八节 核爆炸复合伤 ……………………………………………………………………（2376）
第四章 我国核事故应急系统 ………………………………………………………………………（2389）
  第一节 我国核应急组织 …………………………………………………………………（2389）
  第二节 我国应急响应分级 ………………………………………………………………（2390）
  第三节 我国核应急指挥体系 ……………………………………………………………（2390）
  第四节 我国核应急响应启动程序 ………………………………………………………（2391）
  第五节 我国应急响应力量构成 …………………………………………………………（2392）
  第六节 我国核应急准备 …………………………………………………………………（2392）
第五章 核武器袭击后现场应急救援 ………………………………………………………………（2395）
  第一节 核武器及其杀伤因素 ……………………………………………………………（2395）
  第二节 对核武器损伤的防护 ……………………………………………………………（2397）
  第三节 核爆炸现场的应急救治 …………………………………………………………（2399）
第六章 核辐射损伤伤员的三级医学救治 …………………………………………………………（2401）
  第一节 一级医学救治（现场救护）……………………………………………………（2401）
  第二节 二级医学救治（地区救治）……………………………………………………（2403）
  第三节 三级医学救治（专科救治）……………………………………………………（2404）
第七章 放射性核素污染的损伤及医学处理 ……………………………………………………（2407）
  第一节 体表放射性污染的损伤 …………………………………………………………（2407）
  第二节 体表放射性污染的洗消 …………………………………………………………（2408）
  第三节 放射性内污染及其危害 …………………………………………………………（2409）
  第四节 放射性内污染的医学处理 ………………………………………………………（2414）
第八章 辐射防护简述 ………………………………………………………………………………（2427）
  第一节 放射卫生防护 ……………………………………………………………………（2427）
  第二节 放射工作人员外照射个人剂量监测 …………………………………………（2428）
  第三节 参战人员的核辐射控制量 ………………………………………………………（2434）
  第四节 战时对核辐射及放射性污染的防护 …………………………………………（2436）

第九章　急性放射损伤的诊断及救治 (2439)
　　第一节　急性放射损伤的物理剂量估算 (2439)
　　第二节　急性放射损伤的生物剂量估计 (2448)
　　第三节　外照射急性放射病的诊断和治疗 (2452)
　　第四节　急性放射病的治疗 (2456)
　　第五节　局部皮肤辐射损伤的诊断和治疗 (2460)

第十章　放射复合伤的诊断和治疗 (2467)
　　第一节　放射复合伤的类型和伤情 (2467)
　　第二节　放射复合伤的特点 (2467)
　　第三节　放射复合伤的诊断 (2470)
　　第四节　放射复合伤的救治原则 (2471)

第十一章　核辐射损伤心理效应与处理 (2473)
　　第一节　概述 (2473)
　　第二节　心理应急损伤的特点 (2473)
　　第三节　影响心理损伤效应的主要因素 (2474)
　　第四节　减缓或防止核恐惧心理的措施 (2475)

第十二章　核潜艇核事故应急医学救援 (2477)
　　第一节　核潜艇核事故医学应急准备 (2477)
　　第二节　核潜艇核事故医学应急救援处置 (2479)
　　第三节　核潜艇艇员自救互救 (2480)
　　第四节　核事故伤员检伤分类及医疗后送 (2485)
　　第五节　核潜艇核事故伤员现场医学处理 (2489)
　　第六节　潜艇核事故特殊伤的紧急处理原则 (2495)
　　第七节　核潜艇艇员放射性污染的处理 (2500)

第十三章　对食品和水的监测与评价 (2507)
　　第一节　对食品和水的监测的重要量 (2507)
　　第二节　监测的核素种类 (2508)
　　第三节　针对事故（件）的放射性监测 (2511)
　　第四节　监测结果的评价和水、食品干预 (2519)

附录一　核与辐射危害与防护相关术语 (2523)
附录二　核与辐射危害与防护相关标准 (2530)
附录三　核辐射事故现场医学救援装备清单 (2536)
附录四　辐射损伤防治药物 (2537)
参考文献 (2541)

第三十篇　生物恐怖袭击医学救援

第一章　绪论 (2545)
　　第一节　生物恐怖袭击的基本概念 (2545)
　　第二节　生物恐怖袭击的历史 (2546)
　　第三节　生物恐怖的现实威胁 (2548)
　　第四节　生物恐怖袭击使用的致病微生物及其毒素 (2550)

第五节　生物恐怖袭击的基本特点 (2551)
　　第六节　生物恐怖袭击的应对准备 (2555)
第二章　生物恐怖袭击相关病原体 (2561)
　　第一节　病毒病 (2561)
　　第二节　细菌病 (2583)
　　第三节　病原真菌 (2600)
　　第四节　生物毒素 (2604)
　　第五节　生物恐怖袭击的病原体检验与鉴定 (2619)
第三章　生物恐怖袭击医学救援中的媒介生物及其控制 (2663)
　　第一节　重要媒介生物及啮齿动物类群 (2663)
　　第二节　媒介生物采样与啮齿动物监测 (2667)
　　第三节　生物恐怖袭击医学救援中媒介生物的危害特点 (2671)
　　第四节　生物恐怖袭击医学救援中的媒介生物控制 (2672)
第四章　生物恐怖袭击的识别与预警 (2687)
　　第一节　生物恐怖袭击的识别 (2687)
　　第二节　监测与预警 (2693)
　　第三节　生物恐怖袭击的危害评估 (2697)
第五章　生物恐怖袭击的防护 (2703)
　　第一节　物理防护 (2703)
　　第二节　医学防护 (2706)
第六章　生物恐怖袭击的医学处置 (2715)
　　第一节　生物恐怖袭击类型及医学处置原则 (2715)
　　第二节　生物恐怖袭击的医学处置 (2718)
　　第三节　几种重要情况和场所遭受袭击时的处置 (2722)
附录一　中华人民共和国传染病防治法 (2725)
附录二　突发公共卫生事件应急条例 (2735)
附录三　病原微生物实验室生物安全管理条例 (2740)
附录四　实验室　生物安全通用要求 (2749)
附录五　微生物和生物医学实验室生物安全通用准则 (2776)
参考文献 (2793)

第三十一篇　化学突发事件应急医学救援

第一章　化学突发事件概述 (2797)
　　第一节　基本概念 (2797)
　　第二节　化学突发事件现状 (2797)
　　第三节　化学突发事件发展趋势 (2798)
　　第四节　化学突发事件分型 (2799)
　　第五节　化学突发事件分级 (2800)
　　第六节　化学突发事件基本特点 (2801)
　　第七节　化学突发事件染毒状态和危害方式 (2801)
　　第八节　化学突发事件危害源 (2802)

第二章　军队化学突发事件应急医学救援组织指挥及工作准备 …………………………………… (2805)
第一节　军队化学突发事件应急医学救援组织指挥 ………………………………………… (2805)
第二节　化学突发事件应急医学救援工作准备 …………………………………………… (2807)

第三章　化学突发事件人员防护 ……………………………………………………………………… (2809)
第一节　公众的化学防护原则 ………………………………………………………………… (2809)
第二节　现场救援人员的化学防护 …………………………………………………………… (2810)
第三节　防护器材 ……………………………………………………………………………… (2811)
第四节　化学毒剂的药物防护 ………………………………………………………………… (2813)

第四章　化学突发事件监测与预警 …………………………………………………………………… (2815)
第一节　化学恐怖袭击事件监测与预警 ……………………………………………………… (2815)
第二节　化学泄漏事件监测与预警 …………………………………………………………… (2817)
第三节　化学突发事件监测预警装备 ………………………………………………………… (2818)

第五章　化学突发事件甄别与鉴定 …………………………………………………………………… (2821)
第一节　化学突发事件甄别与鉴定概述 ……………………………………………………… (2821)
第二节　化学突发事件现场甄别与鉴定 ……………………………………………………… (2821)
第三节　化学突发事件实验室检验与验证 …………………………………………………… (2824)

第六章　化学突发事件现场应急处置 ………………………………………………………………… (2829)
第一节　化学恐怖袭击的现场应急处置 ……………………………………………………… (2829)
第二节　化学意外事故事件的现场医学救援 ………………………………………………… (2836)

第七章　化学毒剂洗消 ………………………………………………………………………………… (2837)
第一节　洗消的概念 …………………………………………………………………………… (2837)
第二节　洗消的目的和任务 …………………………………………………………………… (2837)
第三节　洗消的基本方法 ……………………………………………………………………… (2838)
第四节　洗消注意事项 ………………………………………………………………………… (2838)
第五节　化学毒剂洗消剂 ……………………………………………………………………… (2839)
第六节　常用洗消剂及装备 …………………………………………………………………… (2840)
第七节　染毒人员洗消 ………………………………………………………………………… (2841)
第八节　染毒服装洗消 ………………………………………………………………………… (2848)
第九节　染毒卫生防护器材的洗消 …………………………………………………………… (2849)
第十节　染毒水洗消 …………………………………………………………………………… (2850)
第十一节　染毒食物的洗消 …………………………………………………………………… (2851)
第十二节　染毒地面和道路洗消 ……………………………………………………………… (2852)
第十三节　宠物及动物洗消 …………………………………………………………………… (2853)

第八章　化学损伤伤员院内救治 ……………………………………………………………………… (2857)
第一节　院内救治伤员的组织指挥 …………………………………………………………… (2857)
第二节　救治流程和工作区域划分 …………………………………………………………… (2858)
第三节　分类 …………………………………………………………………………………… (2859)
第四节　洗消和体内毒物清除 ………………………………………………………………… (2860)
第五节　诊断 …………………………………………………………………………………… (2860)

第九章　军用毒剂中毒的诊断与救治 ………………………………………………………………… (2863)
第一节　概述 …………………………………………………………………………………… (2863)
第二节　神经性毒剂 …………………………………………………………………………… (2863)

第三节	全身中毒性毒剂	(2866)
第四节	糜烂性毒剂	(2868)
第五节	窒息性毒剂	(2873)
第六节	刺激性毒剂	(2875)
第七节	失能性毒剂	(2876)

第十章 常见高毒化学品中毒的诊断与救治 (2879)
　　第一节　剧毒鼠药 (2879)
　　第二节　剧毒农药 (2880)
　　第三节　有毒工业物质 (2882)

第十一章 重大化学突发事件典型事例回放及应急救援分析 (2887)
　　第一节　松本沙林事件和东京地铁沙林毒气事件 (2887)
　　第二节　"8·4"齐齐哈尔芥子气泄漏中毒事件 (2890)
　　第三节　博帕尔事件 (2890)
　　第四节　淮安液氯泄漏事故 (2891)
　　第五节　松花江污染事件 (2892)
　　第六节　新安江苯酚事件 (2893)
　　第七节　俄罗斯剧院人质解救事件 (2894)
　　第八节　江苏响水化工厂爆炸谣言 (2895)

附录　常见化学毒物的中毒与急救 (2896)
参考文献 (2903)

第三十二篇　重大自然灾害应急医学救援

第一章 概述 (2907)
　　第一节　自然灾害引发的卫生问题 (2907)
　　第二节　灾区快速卫生评估 (2909)
　　第三节　自然灾害应急救援中的卫生防病工作 (2912)
　　第四节　救灾部队的卫生保障 (2914)

第二章 灾民收容与安置 (2917)
　　第一节　重大自然灾害发生后面临的主要困难 (2917)
　　第二节　临时收容与安置的卫生问题 (2918)
　　第三节　安置点的选择与要求 (2923)
　　第四节　安置点的建设与管理 (2927)
　　第五节　安置点的卫生服务 (2928)
　　第六节　长期安置应注意的卫生问题 (2931)
　　第七节　救灾部队野营卫生 (2942)

第三章 灾区饮用水安全 (2945)
　　第一节　自然灾害对饮用水的影响 (2945)
　　第二节　水源选择、防护与供水保护 (2946)
　　第三节　饮用水评估 (2949)
　　第四节　灾害条件下的供水处理 (2952)
　　第五节　水质快速检测 (2957)

第六节　饮用水运输、储存中的卫生问题 (2958)
　　第七节　污水的收集与处理 (2960)
　　第八节　救灾部队饮用水卫生保障 (2961)
第四章　灾区食品安全 (2965)
　　第一节　灾区食品安全的意义 (2965)
　　第二节　食品安全控制措施 (2966)
　　第三节　灾害期间食品安全监测 (2969)
　　第四节　分散式食品加工关键点控制 (2971)
　　第五节　临时食品供应中心管理 (2975)
　　第六节　救援食品管理 (2976)
　　第七节　食品临时库房管理 (2979)
　　第八节　食品安全健康教育 (2979)
　　第九节　救灾部队食品安全保障与饮食卫生管理 (2980)
第五章　灾区环境卫生 (2985)
　　第一节　灾区排泄物处理策略 (2985)
　　第二节　环境卫生快速评估 (2986)
　　第三节　灾区粪便处理 (2987)
　　第四节　固体垃圾处理 (2988)
　　第五节　污水处理 (2989)
　　第六节　医疗废物处理 (2990)
　　第七节　尸体处理 (2992)
　　第八节　消毒剂的合理使用 (2994)
第六章　自然灾害后病媒生物的控制 (2999)
　　第一节　有害病媒生物控制策略 (2999)
　　第二节　病媒生物监测方法 (3001)
　　第三节　杀虫剂的合理使用 (3003)
　　第四节　鼠类控制方法 (3007)
　　第五节　病媒生物控制效果评价 (3010)
第七章　灾区传染病预防与控制 (3011)
　　第一节　灾区传染病防控的重要性 (3011)
　　第二节　灾区传染病的流行风险 (3012)
　　第三节　灾区传染病流行的快速评估 (3013)
　　第四节　灾区传染病监测 (3017)
　　第五节　灾区传染病的免疫预防与药物预防 (3021)
　　第六节　灾区传染病暴发的控制 (3023)
　　第七节　灾区常见传染病的预防措施与控制策略 (3029)
第八章　灾害风险沟通、健康教育和心理干预 (3049)
　　第一节　灾害风险沟通 (3049)
　　第二节　灾害期间的健康教育 (3051)
　　第三节　灾难应急救援健康教育预案的编制 (3052)
　　第四节　灾害救援中的心理干预 (3056)
　　第五节　灾害现场心理干预流程和方法 (3057)

参考文献 ……………………………………………………………………………………………（3061）
附录一　法律法规及应急预案 …………………………………………………………………（3063）
附录二　医学计量单位及正常数值 ……………………………………………………………（3221）
索引 ………………………………………………………………………………………………（3227）

第一篇

总　　论

第一章

灾害与医学救援

第一节 灾害的时代特征

一、概述

本书并不想也难以将"灾害"予以定义。尽管灾害,又有不少人称之为灾难,只是两个字那样的简单,虽然权威的世界卫生组织及著名的专家对此也做过释义,但定义、解释它却是一项十分艰难而高深的科学文化工作。中国文化普遍认可的、有意无意地将灾害称为"天灾人祸",倒是通俗又比较确切。

近十年来,我国将所有的灾害统称为"突发公共事件",并且制定了相关的应急预案。如果把"突发公共事件"简称为"突发事件"似更精炼,2007年全国人大常委会通过并已实施的《中华人民共和国突发事件应对法》就是明证。

自人类在地球上生存,随着生活、生产以及一系列社会活动,灾害就与之相伴。《圣经》里"诺亚方舟"的故事中,滔天洪水淹没了大地,应该是很早出现的特大的洪涝灾害;我国的"大禹治水",也属于此列,延续至近代,是每年夏季汛期的洪涝灾害。

无论是中国还是世界其他国家,灾害尤其是自然灾害在历史上都有轻重不同程度的发生,特别是地震、火山、洪水以及与战争有关的事件,如饥饿和流行性传染病,是人类有记录的经历的一部分。从意大利庞贝的火山爆发到约翰斯顿的洪水,第二次世界大战的黑色瘟疫到西班牙流感,都不会被历史书籍忘却。不过,在20世纪中叶以前,灾害的发生相对较少,且相距时间较长。但从20世纪中叶以来,灾害的本质发生了变化。从恐怖分子使用新技术,到与气候有关的导致亿万美元经济损失的事件,表明这个世界在灾害上正在发生着重大的变化。

二、一个新的宽阔的灾害谱

近半个世纪以来,灾害造成多种多样的伤亡事件,其危险性和频率的增加引人注目,并且注定要在接下来的半个世纪呈对数性的增长。现在人类的生活情况已经发生了很大的变化。不仅有密集的人口居住在地球的各个地方,而且许多密集的人群需要依赖他人的资源来维持生存,依赖他人来获得食物供应、冷藏、燃料、能源和公共卫生(污水处理),使人类比以往更加不能自给自足,显得更为脆弱。

地球人口的增长,这些大量脆弱的人群又多在高度危险的地方,例如在大中城市密集社区,如果这些地方在海岸线旁或在海平面以下填海开垦的陆地上,那么就往往成为易于发生灾害的地方。此外,从恐怖分子的爆炸、非常规战争、核泄漏、运输造成的灾害、世界范围内传染病大流行和化学物质的排放,到洪水、饥饿、地震、龙卷风、暴风、火灾和其他自然灾害,当今世界正面临着一个更为宽阔的、新的灾害谱。人类的技术增加了发生严重和频繁的自然灾害的可能性。全球变暖(由于工业和内燃机的无所不在)导致更强、更频繁的飓风发生,大型喷气式飞机可将致死性流感病毒在全球范围内迅速转移、传播,这些使灾害对人类的威胁不断发展,已远远超出我们祖辈所处的世界。

人口的不断增长、技术的快速发展、数百万人轻而易举地在世界范围内旅游,以及危险的工业和住宅呈指数型的扩展，在酝酿着增加人类发生灾害事件的可能。而且，每一次灾害导致的人员伤亡、经济损失的程度与既往相比可能要大得多。

2004年印度洋的海底地震所激起的、高耸的、时速为700千米的海啸冲击了南亚，而且由于人们完全暴露在易受攻击的地方而导致了巨大的伤亡。20世纪50年代一个有5 000名本地居民的海边渔村，已经成为一个由多国工业和技术支持的旅游胜地，在这里居住着来自世界各地的人群，而且招揽了全球成千上万的游客。这种大量密集的人群，工作和生活在易受攻击的沿海地区（泰国沿海旅游区）和建在海平面以下的大城市（美国新奥尔良的主要居住区），出现了以往所不存在的且在陆地上也不用考虑的相关灾害的可能。

三、灾害的"国际化"趋势

大规模空中旅行、经济策略的主动性及其相关技术已经完全改变了"局部"灾害的面目。随着快速增长的空中旅行和相对富裕的世界经济，旅行和观光已经从一个很特殊的偶然娱乐和冒险活动变成了一个在世界范围内大规模旅行的流行现象。同样，工业也已经全球化，它通常寻找人口密集的地方，因为那里的劳动力可能更为廉价，而且在当地也容易获得。印度洋海啸的大量受害者是经商的外国人和许许多多的旅游者，包括一些名人也在这个亚洲大灾难中丧生。因此，遍及世界的灾害在本质上是国际性的，产生的全球影响，已被大众传媒和因特网广为传播。

2001年9月11日纽约世贸中心受到了攻击，尽管比2004年的海啸或2005年的巴基斯坦地震死亡人数相对较少，但可以被认为是一个国际事件，因为来自几十个国家的数百人在那里工作，这也提出了现代脆弱这个概念。受害者不仅高度集中在一个建筑物里而使之易受攻击造成许多伤亡，而且现代技术使这种事件更易于发生。装满了爆炸性燃料的大型现代运输装置，使这样的戏剧性灾害成为可能。

当这样的技术使局部灾害在本质上变为全球化时，同样的技术也能把全球性灾害带到每一个角落。不管是自然发生的还是恶意传播的（生物恐怖），传染性疾病在世界范围内扩散的威胁因人口呈指数性的增长和航空业的发展而加速增长。另外，由于现在有更多的人有可能成为感染者，有更高比例的乘喷气式飞机的高度流动人口，因此有更多暴露的机会，患传染病的危险性比以往任何时候更大。虽然"冷战"、核武器大屠杀的公然威胁似乎已消失，但可造成大规模毁灭的潜在装置还存在，特别是在恐怖分子被另一种形式的技术（大众媒体和因特网）进一步刺激的这样一个世界里，传统意义上灾害时局部的概念已受到颠覆，现在的灾害呈现了"国际化"的趋势。

四、认识灾害的时代特征

我们不再是一个自给自足的农耕文化。大多数人现在完全依赖于从别人那里获得日常能源和水的供给、污水和垃圾的清理及食物的供应。因此，随着灾害而来的是公共卫生问题，如食物供给不足、水被污染、缺少遮蔽物和随之引起的相关疾病。同样，灾害对人群（不仅仅是指那些直接受害者，而是指整个人群）的心理影响到现在才刚开始得到更好的理解。例如：美国、欧洲和其他地区的经济衰退通常被认为是恐怖分子攻击造成的伤害之一。这说明灾害能对国际公众的心理产生不知不觉的广泛影响。

从大的方面而言，对于一个受到灾害直接影响的国家，灾害造成的人员伤亡和基础设施损失虽然相对较小，但却可以产生具有深远意义的心理冲击（例如：2001年对美国邮电系统的炭疽热的攻击）。尽管死亡数和长期发病率不如印度洋海啸高，但与2001年美国炭疽热攻击和其他被确定的潜在威胁有关的公共卫生危险管理问题，是非常之多的。由于被大众媒体大量地传播，恐怖主义或自然疾病（如水痘和禽流感）造成的公共卫生危机（涉及大规模人群）的潜在威胁，使公众理解得更为真实。结果，巨大的政治压力促使临床医生和公共卫生官员都必须更好地准备，以保护公众免于发生疾病。

富裕国家由于他们有强有力的卫生救护系统、坚固的基础设施、丰富的社会资源和早期侦报系统，因而有更好的机会来减少死亡率和发病率，这应该是合乎逻辑的。死亡率和发病率的降低不仅可通过预警，也可通过快速给予食物、医疗和营救物资而实现。

从本质上讲，灾害性事件引发的外伤和疾病以及随后出现的心理和公共卫生问题，其危险性都呈螺旋式上升。这种事件即使仅局限于一个特殊的地点，也可能具有向全球播散的可能性。因此，在预防、减灾及救灾等方面都需要国际合作。

第二节 常态下的医学救援

一、概述

"医学救援"这个名词见诸学术论著、报告等正式场合也只不过有十几年的历史，以往，我们都冠以"急救"。随着社会的发展，20世纪90年代联合国的"十年减灾"活动后期，尤其到了21世纪初灾害形势更为严峻的背景下，作者考虑到"医学救援"名词的重要，确切地提出"医学救援"这一科学名词，进入科学领域，深入医学行业，不仅是必要的，而且是必须的。它有助于国家、政府在行政层面上的认可，行业、实体在学术上的认同，常态、非常态下（突发灾害事件，军队中非战争军事行动卫生勤务的保障等）急救工作准备、开展、实施、评估等的科学有序进行。

中国文化的"名正言顺"，是富含哲理并具现实指导作用的。近些年来，我们提出的"医学救援"得到认可，2008年年底国家民政部批准了"中国医学救援协会"的成立，使得"医学救援"可以登科学殿堂、入讨论研究，拓宽了灾害急救工作的领域和内容，对伤病人的救治、康复也发挥了积极的作用。

二、常态下急救医疗服务系统

常态下的急救医疗服务系统（或称为急救医学服务系统）是灾害医学救援工作的基础，因为突发灾害事件一般而言发生概率较低，不是经常的，而只有做好常态下工作才能有效应对突发事件。

日常生活中人群所发生的危重急症伤病以及意外事故与灾害中的受难者的医疗救护，是一项关系生死的重大问题。这些重症病人，如得不到迅速的、恰当的救治，往往会导致严重的不良后果。急救医疗服务系统（emergency medical service，EMS），是在上述前提和背景下，在许多国家成立的，为危重急症伤病人员进行急救服务的，全国性和社会性组织。它是以急救服务人员为主体，包括救护人员、运输系统、公共安全系统的通力协作。欧美等发达国家多年的实践经验表明，EMS的建立，为抢救危重病人，提高治愈率和生存率，降低重大灾害事故人员的伤残率，减少损失，保障人群的身心健康，发挥了很重要的作用。

（一）发达国家的EMS

许多发达国家将EMS作为全国性的组织，有的还纳入法制轨道。尽管各国所建立的管理医疗急救工作的机构名称不尽相同，工作方式也有差异，但其职能的发挥，以及不断地尽力完善急救医疗服务的宗旨是一致的，受到社会上的欢迎，并成为社会发展进步的重要标志。

英国是很早实行社会医疗制度的国家，从1948年开始推行"国家卫生服务制"，公民可以享有免费医疗服务。在全国设有急诊救护车服务机构（EAS），负责各地的医疗急救与急症病人的运输、转送，并按创伤与疾病分类将重症病人护送到专科急诊医疗中心救治。伦敦市人口700多万，设医疗急救站多达75个，相当于不到10万人群中就有1个急救站。急救站群设有中心调度室，互通急救信息，配备2 800多名医护技术人员和救援服务人员，配备千余辆急救设备齐全的EAS救护车。每天EAS中心调度室接听2 000多次急救呼叫电话。EAS接到呼唤后，统筹安排，在7~30分钟内，将病人送到急诊医疗单位，使其得到及时的急救。EAS设有急救人员培训中心，对各层次人员进行定向专业技术培训，使其熟悉各种急救知识与熟练掌握心肺复苏的技能，通过严格考核，发给合格证书，不断提高应急能力，取得急救的实效。

德国、法国、瑞士、意大利、奥地利等国的EMS均比较完善和先进。全国各地急救站实行联网，并与当地的大医院及医院附属医院的急诊医疗中心挂钩。急救站人员昼夜值班，有EMS标志的救护车随时处于待命状态。急救站设有心肺复苏和抗休克治疗的必要医药设备，急救人员配套，又有高级专科医生指导。近处的、危重的伤病人员，由救护车护送，一般在 0.5 小时内送到医院。远程重症病人，利用直升机转送病人，机上同样有急救设备可供使用，安全可靠。具有现场急救功能和直升机急救的 EMS，在很大程度上克服了过去在院外急救不及时带来的对病人的危害，并大大缩短了急症病人自发病现场到获得确定性医疗抢救的时间。

美国的 EMS 建立较一些欧洲国家晚，但正在不断完善。1992 年，美国国家科学院全国委员会的急救医疗服务委员会，指令各州成立 EMS。全国性的 EMS，下设 23 个急救医学专业，指导 EMS 的工作，并承担专科急救。心脑血管病、创伤、烧伤等重症急救列入重点抢救对象。EMS 还与医科大学附属医疗中心接轨。1973 年 11 月美国实施《公法 93-154，急救医疗系统》法规，要求各州政府必须在人力、物力、财力上支持 EMS，并提出以下 15 项要求：

（1）提供人力。
（2）培训人员。
（3）完善 EMS 通信系统。
（4）提供转送病人的运输工具。
（5）各级医院提供急诊医疗服务和必要的急救仪器设备。
（6）做好重症监护病房（ICU）的设置。
（7）要求公共安全机构如消防、警察、救援人员参与和协同 EMS 执行任务，各司其职。
（8）服务对象和部门参与支持。
（9）不论病人能否支付医疗费用，都要首先保证病人得到及时的急救医疗。
（10）实行按病情分诊，以利治疗、康复和随访。
（11）病案保管，协调使用。
（12）要做工作汇报，并进行检查和评估。
（13）向社会宣传 EMS，使居民学会自救、互救。
（14）制定重大灾难事故时的 EMS 的急救方案。
（15）要求邻近地区的急救工作互相协同。

以上这些具体的要求和措施，促进了美国 EMS 的发展，使急症病人获得及时和优良的急诊医疗和医院外救治。

日本的急救医疗由"急救与病人运输系统"、"医疗系统"、"急救医疗情报信息系统"等 3 个机构共同组织实施。EMS 与消防、警察系统联网协作，负责危重病人的急救和转送。所配备的救护车中的急救设备很健全，并有随车的 3 名医务与救护人员护送病人。1976 年日本厚生省"急救医疗对策"提出 4 级急救医疗服务系统：一级指家庭医生；二级指医院急诊值班医生；三级指综合急救中心及大学附属医院的急诊中心与专科中心；四级为职业病的急救机构。这 4 级医疗机构在 EMS 中起到互相补充的作用。

发达国家的 EMS 具有自身特点，有的特点是我们尚不具备而又为急救所需的，可以作为借鉴。最终目的是保证服务对象得到及时、确切的急救医疗。

（二）我国 EMS 的"龙头"——急救中心

在我国的大部分城市，已建立急救中心、急救站，承担急救医疗服务。急救中心在所在城市和地区作为 EMS 的"龙头"，主要开展现场急救，体现在日常急救；并进行医疗卫生救援工作，体现在对发生意外灾害、事故中的成批伤员，成批中毒病人的紧急救援。近年来，不少大中城市的急救中心又加挂了紧急救援中心的标牌，增加了对本城市处理重大突发灾害事件的功能，所以灾害事故的医学救援是急救中心的重要功能，并发挥关键的作用。

现代化的急救中心是现代化城市不可缺少的社会安全保障。

1. 急救中心在灾害医学救援中的作用和功能

（1）灾害医学救援的通信指挥调度中心：急救中心（站）在相应的省市地区灾害事故医疗救援领导小组的领导下，及时准确地掌握当地曾发生和正在发生的灾害事故的种类及伤亡情况、医疗救护资源、城乡居民聚集区、公共场所建筑机构、交通状况等信息资料，编制各类灾害事故现场救护预案。急救中心（站）利用其先进的无线电通信和有线电话组成高度机动、灵敏的通信网。在灾害和意外事故突然发生时，掌握发生灾害事故的时间、地点、种类、性质、伤亡人数，准确判断灾情、伤情、确定灾害的类型和等级。迅速向上级急救医疗指挥部、卫生行政部门报告，然后接受其指令，协调组织、调动派遣急救医疗队及救护车，做好现场急救、伤员分类、分流转运工作。上传下达，沟通信息，随时掌握救护现状，与各大医院急诊科和专科急救中心保持密切的通信联络，随时安排分流伤员接收、手术、住院等工作。

（2）建立、健全专业性急救队伍：急救中心（站）是本地区的专业性急救队伍，应进行经常性的、以实际需要为目的的专业培训，熟练掌握灾害医学救援的急救知识和急救技术，例如心肺复苏、检伤分类、创伤急救，各种灾害时的特殊救护方法。并且对基层卫生人员、红十字会、志愿人员、公安消防人员等社会性、群众性急救医疗队伍进行业务培训。

2.急救中心（站）的灾害医学救援实践　随着各地急救中心的建立和完善，其在意外事故和灾害救援中发挥越来越重要的作用。急救中心这支专业急救队伍机动性和应急性强，成为首先赶到灾害事故现场的专业急救人员。灾害现场的伤员被埋压在废墟下，挣扎在洪水中，围困于火场，封闭在飞机残骸、车厢里或抛掷到公路、原野、山峦间。死者与伤者混在一起，重伤与轻伤分辨不明，人心恐慌，秩序混乱。这时必须有专门负责指挥的人员对投入的抢救力量进行合理调配，确定重点，调度车辆，做好抢救与转运的衔接，维持现场秩序。对大量伤员的急救效果，与现场的组织指挥关系很大。专业急救队伍中职务最高、职称最高的是当然的现场指挥人员，发挥关键性作用。

1990年2月，大连重机厂四楼会议室倒塌，360名与会者中有130余名受伤，42名死亡。事故发生后，大连市利用急救医疗通信中心现代化联络手段下达抢救命令，6~13分钟内有45辆救护车，300多名医务工作者赶到现场，经2.5小时抢救，全部伤员转送到12所医院治疗。

1992年8月，北京一架旅游直升机不幸坠落在山区，抢救条件十分困难。伤者和死者须背驮肩扛才能到达有公路交通的地点。由于现场组织急救力量得当，当地群众密切协作运输伤员。北京急救中心迅速派遣专业急救力量赶到现场，与驻军医院联合进行现场急救，分流转运伤员，使幸存的9名伤员转危为安。

1982年7月，北京五星啤酒厂发生一起规模不大的氨气泄漏事件，由于现场没有统一指挥，一片混乱，氨气还在不断外泄，人们冒险抢出来的中毒者未经急救人员救护立即抬上车送走，群众围观又堵塞了交通，造成不必要的伤亡。

3.建立立体交叉的现代医学救援网络　现代医学救援必须充分体现"准确、及时、快速、高质量"的特点，尤其是面临灾难性灾害救援时，如火灾、爆炸、水灾、地震、大型恶性交通事故、工伤事故，往往在瞬间或短时间内造成大量人员伤亡。医疗救援面临的救治对象，大多病情危重，如严重复合创伤、大出血、大面积烧伤、外伤合并心脑血管病、窒息等等，如不及时抢救，死亡人数迅速增加。而当地震、水灾、爆炸等灾难发生时，经常引起严重的建筑物、交通和通信设施的破坏，也可由于秩序混乱引起严重交通阻塞，车辆不能通行。此时，地面型的急救医疗的局限性充分暴露出来。因此，现代医学救援的发展趋势，应该是陆地（水面）、空中同时并举的立体交叉模式：一流的通信设施，包括有线电话、移动电话、无线电台、无线寻呼、呼叫器等，保证在接到灾情及伤病情报后能及时集合各种医疗急救力量（包括人员和装备）；先进完善的运输工具，如汽车、火车、船舶、飞机等，以适应不同规模、不同情况的医疗急救的需求，完成对医务人员、药品器材和伤病员的运送。

目前我国的陆路交通十分发达，救护车的使用率较高，但当交通不便地区发生意外灾害事故时，直升机参与救援工作就是很现实的情况，对于提高医学救援的成功率有很重要的意义。

建立立体交叉医疗救援网络系统要符合国情，结合当地实际情况，因地制宜。在经济发达地区可试行空中救援，取得经验后进一步推广。在我国大部分城市和地区，对伤员的医疗运输还是主要依靠救护车、卫生列车、卫生船等交通工具。

第二章

联合国的"十年减灾"行动

在当代灾害医学救援中，必须重视的文化、科学的一项重大事件，全球首次共同合作实施的大事，是联合国提出并获得一致通过的"国际减轻自然灾害十年"（以下简称"十年减灾"）。为此，《中国灾害救援医学》将此作为开卷篇的内容。

第一节 "国际减轻自然灾害十年"的提出

一、提出"十年减灾"的背景

20世纪最后的二十多年，全球不少国家地区面临着严峻的各种自然灾害，而人为的灾害事件也在明显地、有势头地发展。随着全球经济在逐渐地趋向"一体化"，这类灾害有可能在更广范围并互有影响地蔓延。灾害，已经在制约经济的发展、社会的进步、人类的生活，甚至使某些国家、地区的政权动荡、更迭。灾害，不仅使贫困、不发达国家"雪上加霜"，而且富裕、发达国家也难免其害。科学家提出了"人类的历史与灾害相连，人类的未来同样与灾害结伴而分不开"。

严峻的灾害形势，促使联合国对此达成了共识。联合国于1987年12月22日通过第44/26号决议，宣布1990—2000年为"国际减轻自然灾害十年"（international decade for natural disaster reduction，IDNDR）。

二、联合国的"十年减灾"活动

"国际减轻自然灾害十年"活动一提出，便得到了包括我国在内的全世界的普遍重视。这是因为，自然灾害对世界的冲击越来越严重，成为全球性的灾害。在前30年里，世界上至少有300万人在灾害中丧失生命，数亿人遭到灾害的威胁。灾害不仅限制了发展，而且实际上对发展产生了负面的影响，并对人类生命造成威胁。

减轻灾害的问题日益受到了各国政府和公众的关注。而且，灾害除了造成人员伤亡和直接经济损失以外，对健康的危害、自然资源的损失、经济发展中断、社会动荡以及丧失对未来发展的投资信心等长期影响，大大超过了灾害发生时的有形影响，在历史上甚至发生过因灾害而导致政权的更迭。灾害的后果会在整个社会乃至政治上产生深远的影响，因此，许多国家和政府意识到减轻灾害工作不只具有经济上的利益，而且还有重要的政治和社会意义。

国际社会期望通过这项活动提高各个国家的有效减灾能力，减轻世界各国，特别是发展中国家由于自然灾害造成的生命财产损失和对社会经济的破坏；希望在这项活动中，根据各国自身的特点，建立适当的减灾原则和战略；鼓励在减灾中应用现代科学技术；通过技术援助和技术转让、示范项目以及教育培训等方式，发展评估、预报及减轻自然灾害的方法以及增强灾害意识等。

三、首届世界预防灾害事故和伤害会议几乎与联合国提出的"十年减灾"活动同时

1989年在瑞典斯德哥尔摩由世界卫生组织

（WHO）举行的"首届世界预防灾害事故和灾害会议"提出了"安全社区宣言"。"安全的生活是一个基本权利，使人人安全"，这是基于现代城市意外伤害、天灾人祸严重地威胁人类的安全而提出的，因为它已构成世界主要的公共卫生问题之一，并随着城市现代化在继续恶化。

WHO 在 1993 年 4 月 7 日的"世界卫生日"所发表的文告中指出，长期以来人们对在家中、路上、工作场所可能遇到的危险认识不足，未能形成公众舆论，但是，一个新的流行病模式正在出现，意外事故和肉体伤害行为常常对受害者个人及其家庭造成灾害性后果。每年约有 350 万人死于事故造成的损伤、日常生活中的意外和暴力行为，受伤需治疗的人数约为上述的 100~150 倍，其中约有 200 万名受害者形成永久性残疾。

第二节 全球"十年减灾"的行动与成就

在国际事务中，各国因利益等多种因素影响，错综复杂的政治、历史、地缘、信仰等诸多条件作用，要达成统一认识谈何容易，但在"十年减灾"这项活动中，共识是达成的，行动是积极的，成效是明显的，合作是成功的。当然，不尽如人意处也还有不少。

对于这项全球的减灾活动，联合国 1994 年在日本横滨召开世界减灾大会进行了中期回顾；1999 年 7 月联合国在日内瓦召开了"十年减灾"国际活动论坛，对国际减灾的十年进行了全面总结，并对今后的减灾进行了展望。

在全世界的推动下，"十年减灾"活动取得了进展。联合国的报告指出：可以令人信服地表明，"十年减灾"行动具有明显的效益，经济上的效益，还有社会效益。

主要表现在以下方面：

（1）通过减灾项目，研究工作，技术转让和应用以及培训、合作等活动，减轻灾害工作取得了事实的成果。

（2）减灾问题越来越受到政府、社会和民众的重视。一些公共政策和决策过程，也开始认识灾害对经济和社会发展的影响，并理解必须考虑可持续发展。防灾、减灾工作已列入不少国家和地区的计划，并为此制定了相应的法规和政策。

联合国"十年减灾"科学技术委员会在日内瓦会议上向联合国秘书长提交的十年总结报告中指出，"十年减灾"的最大进展，是人们普遍认识到自然灾害和人们频繁失控的破坏活动所造成的灾害危险增长的事实，并且认识到必须进行减灾。人们还越来越清楚地认识到自然灾害在一定程度上是可以预防的，而且减灾不仅是专家们从事的科学技术工作，也不是在灾害事件临头时采取的临时行动。强调必须把增强灾害意识和灾害管理责任列入整个社会，包括社区的专门活动和工作中。

（3）根据减灾任务的要求，国际、国家建立了各种推进的体制，在"十年减灾"中产生了一些组织机构，它们已得到证明是成功的，并成为"十年减灾"活动及今后加强防灾、减灾工作的基础。

减灾需要全社会广泛参与，当前，减灾力量已形成一个比较广泛的框架。从以往主要是科技人员和对灾害负有责任的管理人员参与，到国家各个部门、非政府组织、专门机构、企业、金融、新闻媒体以及社区参加。因为只有这样，才能最大限度地、最有效地提高减灾能力。

（4）越来越重视科学技术的利用。科学技术的进步和对它们的转化以及在减灾中的应用，促使减灾取得成效，还推进了多学科的合作。

（5）灾害意识得到了提高。

第三节 中国在"十年减灾"活动中

联合国开展的国际"十年减灾"活动，得到了我国政府的重视，1989 年，我国成立了国际"十年减灾"国家委员会。国家主席江泽民 1993 年对我国的减灾工作做了重要的指示，他指出："要实现 20 世纪 90 年代经济和社会发展的宏伟目标，不能不更加重视减灾工作。我们将继续坚持经济建设同减灾一起抓的指导思想,把减灾纳入国民经济和社会发展的总体规划中去;继续贯彻以防为主,防、抗、救相结合的基本方针,增加投入,加强防灾建设,提高抵御自然灾害的能力",明确了我国的减灾基本方针,强调了经济建设同减灾一起抓的指导思想。

在国内外大形势的推动下,中国减轻灾害的工作有了很大的进展。主要表现在:

(1)政府开展了大规模的治理灾害和减灾工程的建设,提高了防御灾害的能力;改善了人民居住环境条件,减少了灾害的破坏。

(2)政府对我国的减灾工作全面地进行了总结、规划和部署。①为了参加1994年在横滨及1999年在日内瓦召开的联合国世界减灾大会,我国政府两次组织编写了"十年减灾"国家报告,全面系统地总结了我国的减灾工作;②1998年国务院颁布了《中华人民共和国减灾规划》,这标志着我国减灾工作进入了法制化、规范化的阶段,《中华人民共和国减灾规划》作为我国今后一个时期内减灾工作的基本依据,体现了减灾与国民经济和社会发展总体规划的结合,表明我国的减灾工作进入了一个深入发展的时期。

(3)在现有减灾的体制下,在各层次中建立了有关的减灾组织。包括:政府的减灾机构,如国家和一些地方成立了"十年减灾"委员会。在这期间中央和地方成立一些减灾社会团体,如1997年成立了中国灾害防御协会,在一些省、市、自治区(以及县、区)也成立了灾害防御组织和团体,在"十年减灾"活动中,发挥了积极作用。此外许多单位、研究部门、大专院校也成立了相应的减灾组织。

我国的减灾团体,在"十年减灾"中,特别在我国当前减灾管理体制下,发挥了特定的作用。作为政府工作的补充,在减灾工作中做出了贡献,已成为我国减灾事业中一支不可缺少的重要力量。

(4)加强了减灾的综合协调和研究。随着"十年减灾"活动结合我国减灾事业的深入发展,在有关专业部门的直接领导下,各种灾害的研究和管理得到了加强。同时,综合减灾研究和管理也越来越受到关注。事实上,灾害是一种跨地域、综合性的破坏,各种灾害在形成、发展上具有内在的因果关系,并且在减灾准备、灾害响应、灾害恢复、重建及发展等灾害管理方面也具有共同的内容。于是多学科研究,跨部门探索势在必行。另外,对国家和地方经济发展战略,地区和重点减灾对象减少灾害易损性,也需要通过减灾的综合研究,才能全面地取得认识,并综合地提出减灾对策和预案。于是,在中央和地方,组织开展了不少综合减灾工作,召开了许多综合研究讨论会,对我国灾害形成、发展机制、破坏影响以及对策预案进行了综合分析和研究,并产生了许多研究成果。此外,还结合国家和地方的经济发展战略,对沿海地区、城市、企业、贫困地区等减灾重点,以及对易受灾害的重要群体,如学校(青少年)、医院、社区等进行了综合减灾研讨。许多省、市、自治区的年度综合灾害趋势会商、灾害综合分析对策研究,已成为一项经常性的制度,并成为政府制订工作和发展计划的重要咨询意见。

(5)减灾宣传、教育和培训,比以往任何时候都得到重视和加强,在减灾团体的推动下,特别是从中央到地方,每年都针对联合国国际减灾主题广泛地开展了各种宣传、教育和培训活动。在我国,几乎所有灾害类的综合刊物和报纸,都是在"十年减灾"活动推动下创办的,如《中国减灾》《自然灾害学报》《灾害学》《中国减灾报》《制止灾害》中文版等。还出版了如《现代救援医学》等专著、手册、教材、咨询材料以及音像制品等。

我国的灾害破坏逐年增长,灾害造成的损失也日趋严重。尽管随着经济的快速发展,减灾事业面临更大的挑战,但"十年减灾"为我国今后的减灾和灾害医学救援提供了借鉴。

第四节 "十年减灾"形成的理论

一、概述

以科学、人文广视野地观察与思考,站在科学家与人文社会学家的立场、专业角度思考,尽管"十年减灾"已过去,该项全球性的活动不尽如人意处很多,不少灾害有增无减,有些新生的灾害危害甚至很大,但丝毫不能贬低它对当代以及对我国今后的重要、正面、积极的影响。有识之士首肯它，第一次把全人类在面对"灾害"这个敌人面前团结起来，而且贯彻到今后的岁月中。

本书编著者在参与该项全球性的行动中，也初步形成了重要理论。这个重要的理论，或称为理念，是人类并没有力量和方法可以完全防御灾害的发生，但有力量和方法可以尽量减少、减轻灾害的破坏，而且必须身体力行去实践。在减轻灾害对人类生命健康的危害上，是有重大作为的，它催生了灾害医学救援行业的诞生和灾害救援医学学科的创立。任何对自然、环境、社会产生重大的、具有破坏性的灾害，都会对人类生命、健康造成当时或之后（短时或中长期）的危害。在医学领域中兴起的这个行业、这门学科（它具有广泛的行业、学科交叉，早已超出医学范畴，但它植根于医学），将在减轻灾害、保护公众生命健康上发挥重要的、独特的、不可或缺的作用。

在"十年减灾"结束后，从理论层面上有了重要的认识，逐渐形成了全球防灾减灾的理论，并获得了广泛的共识。共识主要是使21世纪成为安全的世界和建设灾害预防文化。

二、"使21世纪成为安全的世界"

联合国提出："使21世纪成为安全的世界"，一方面表明全球自然灾害形势的恶化，减灾任务的繁重，必须把减轻自然灾害作为长期持久的工作；另一方面，体现减轻灾害要对可持续发展做出贡献。1992年联合国环境与发展大会采纳布伦特兰在1987年提出的可持续发展概念，即要求在发展中，特别在城市的迅速发展中，认真考虑经济、社会、资源和环境保护的协调问题。从全球的形势来看，可持续发展观念的提出，是人类发展观的一次根本转变，是对传统发展观的反思和创新。

地球上自然灾害的频度、强度和破坏日益增长。同时，现在更多人认识到，技术灾害与自然灾害之间的界限已经变得非常模糊，自然灾害可以触发技术灾害。越来越多的事实表明，许多所谓的自然灾害，往往是不适当发展的结果，也就是"非可持续发展"的后果。因此，减灾和可持续发展相辅相成。减灾不仅可以减轻灾害的破坏和影响，重要的是，深入的减灾必然会推进可持续发展。联合国"十年减灾"科学技术委员会的一位成员梅休认为：真正的罪犯是人类。他说："大大增加的灾害易损性，起源于剧烈的环境恶化和难以控制的城市增长以及其他社会和政治问题。"联合国开发计划署的一份人口发展报告也指出：发展中国家的灾害是他们贫困循环圈的一个部分。贫困促使灾害发生，而灾害恶化贫困。只有人类的可持续发展以及强调增加人类生存及居住的星球的安全度，才能减少自然灾害的频度，并减轻其影响。

为此，在日内瓦会议上，联合国"十年减灾"科学技术委员会向联合国秘书长提交的十年总结报告中指出：减灾的概念应该扩展，尽管这并不是"十年减灾"原定的内容，但它应涉及自然灾害并包括环境和技术灾害在内的所有灾害。报告指出，关于发展问题的"二十一世纪议程"，强调了可持续经济增长和发展离不开减灾措施，并要求进一步探讨和环境恶化的关系。

人们普遍认为，1994年和1999年的联合国世界减灾大会同1992年联合国环境与发展大会以及1995年的世界社会发展首脑会议具有明显的联系。这种联系便是发现灾害对社会弊病和环境恶化的负面作用。于是两次会议明确提出"减灾的概念应当扩大"，并指出各种灾害之间的关系将会对经济、文化和环境系统产生重要的影响；认为造成灾害的自然现象多数并非人类所能控制，但是易损性却是人类活动造成的。有些浪费、生产和发展活动会增加自然灾害的易损性，如果对持续发展加以适当规划和管理，可以有助于降低这种易损性。"十年减灾"提出"使21世纪成为安全的世界"，宣告了"十年减灾"活动之后，必须在全球持久地开展减灾，这是对减灾工作深入理解的必然结果。

三、建设灾害"预防文化"

在"十年减灾"深入开展的时候，横滨会议提出了建设灾害"预防文化"这个理念。联合国"十年减灾"秘书处已把建设"预防文化"作为"十年减灾"的主要目标之一，并且已把这个口号印在"十年减灾"的标记上。这个理念一出现，就引起重视，减灾领域不断地在理解它的内涵并探讨实际运作，以深化现代的灾害管理。

建设减灾"预防文化"体现了两个思想：

（1）强调防御优先。联合国国际减轻自然灾害十年秘书处的一份文件中认为,不论自然灾害还是人为灾害,灾害响应是当今紧急事件的优先工作。"响应"是在灾害发生前以及发生后立即采取的对策,其目的是直接挽救生命,保护财产安全,并对付灾害所引起的问题。响应对策的成功取决于完善而必不可少的防御措施。响应的有效与否也直接关系到灾后的恢复。

从防御、减轻灾害的目的来看,"预防为主"是根本的指导思想。它强调不要等到灾害造成损失之后才下决心去弥补,而要下工夫使社会各方面,特别是决策者了解减灾工作的潜在效益,重视在灾害发生之前去行动。

（2）明确减灾广泛的内容。灾害预防文化可以理解为:人类为了实现减轻灾害,而涉及并创造的各种物质财富和精神财富。它是为预防及减轻灾害所进行的所有努力,包括精神上和物质上的努力。减灾实际表明,全面、深入的减灾行动应该是组织、机构、物质、技术、规范、精神和意识等方面的、广泛的、综合性的行动。这就构成了灾害"预防文化"内容的总和。建设灾害"预防文化",实现减灾目标,除了工程措施以外,还需要加强决策、指挥和协调；规划和计划；灾害立法；推动减灾研究机构提高全民的减灾意识等减灾的社会内容。灾害"预防文化"的一切行为和准则,都是为了在灾害中采取科学的措施,维护生命和财产的安全,以对社会和经济的可持续发展产生积极的作用。

当今提出建设灾害"预防文化",是一种减灾管理体系。在全球减灾活动的大潮流中国家和地方需要针对自己的区域情况和灾情特点,运用现代减灾管理方法,因地制宜地规划、实施减灾对策。现今,在全球、全国减灾事业深入发展的时期提出灾害"预防文化",把减灾问题提到理性高度,深化,实践,具有重要意义。建立灾害"预防文化"体系,需要实现观念上的改变,要用现代管理的眼光去面对各种减灾问题,以使21世纪成为安全世界。

第五节 "十年减灾"后的第一个十年

正如上节所述,联合国将20世纪最后的十年（1990—2000年）定为国际减轻自然灾害十年,成果丰硕；理论体系初步建立,但问题不少而且灾害形势依然严峻,21世纪人类面临着更大的挑战。

一、"十年减灾"后的严峻形势

在"十年减灾"中后期,专家们已对全球减灾活动及灾害形势不断地进行评估,事实上并不乐观。尽管联合国是针对"自然灾害"而提出的减轻灾害活动,而科学家们从开始,就"有意"抹去了"自然"二字,拓展为"灾害",即对所有"灾害"开展减灾、防灾活动,其初衷无疑是十分正确和必要的。因为灾害形势愈来愈明显表现出它的严重性,以及减灾、防灾的"并不尽如人意",按照《横滨声明》所言,"当前,'十年减灾'处于事倍功半的贫乏结果"。

据联合国统计,全球自然灾害的损失持续增长,到20世纪90年代,进一步加大。在"十年减灾"开始的20世纪80年代末,全球灾害损失每年是120亿美元；1995年,灾害损失到了1 500亿美元。我国也是如此,"十年减灾"开始的1990年,自然灾害直接经济损失为616亿元人民币,1998年高达3 007.4亿元人民币。在1990年到1998年的8年中,我国自然灾害造成的直接损失平均达到每年1 200亿元人民币。联合国驻华总代表贺尔康在1993年预测到2000年,中国灾害的直接经济损失可达到2 000亿元人民币,事实是,灾害的频度、强度及灾害的破坏和损失,大大超出了人们的预料。

对减灾工作效益具有认识的,只限于科学团体和某些国际组织,并没有成功被社会各方面,特别是决策者和广大民众所理解；在各方面对减灾要求日益增长的情况下,没有落实相应的减灾对策和计划,也没有跟上足够的减灾措施；对"预防为主"这个问题没有足够的认识,不论是联合国还是国家和地区,都把重点放在应付灾害事件上；在减灾资金的支持上犹豫不决；没有充分地为参与减灾的专业人员和广大民众制订注重减灾方法和手段的教育和培训；没有充分调动传播媒介、工商界、科学界和广大私营部门的潜力。

二、联合国秘书长对"十年减灾"的评价

2000年即"十年减灾"活动即将结束之年，时任联合国秘书长安南先生在10月11日的"国际减灾日"文告中说："我们的世界比任何时候更容易受到灾害的伤害。灾害造成死亡的人数在不断增加大，经济损失也迅猛地增长。作为国际社会，我们相当被动。"

安南先生又说道："当初'减灾'指的是'自然灾害'，但专家们却很快把减灾活动扩展到多种灾害，这是十分正确的。我们面临着自然灾害、人为灾害、技术灾害等等。"

我们处在21世纪初，灾害形势严峻，回顾联合国秘书长在"十年减灾"结束的文告所言，我们深刻地感受到20世纪最后十年减灾活动十分重要、完全必要，是全球公众对阵灾害的"预热"。

三、21世纪第一个十年

人类期盼世纪和平，渴求社会安定，向往幸福生活。但天灾人祸，不因20世纪的离去而消失。"十年减灾"后的21世纪的第一个十年，2001年美国发生"9·11"恐怖事件。无辜民众伤亡惨重，其中还有忠于职守的美国急救同行。

这个特大的恶性突发事件警示了世人，在现代社会中，灾害仍在严重威胁着我们，同时表现出美国急救体系机构、队伍的有效运行和人员的良好职业道德。"9·11"事件后，美国从联邦政府到州地区行政当局，进一步完善了这个体系。

2003年的春天不平静。四月，北京发生了"非典型肺炎"（SARS）。因为平时缺少防灾、减灾的安全教育和"预防文化"的基本知识，一旦遇到"天灾人祸"，群众就容易不知所措，以至一时引起社区、社会的不安与恐慌。

2003年春末，阿尔及利亚发生了强烈地震。我国政府首次派出了中国国际救援队。2004年12月26日早晨7点58分，在印度尼西亚发生了里氏9级的强烈地震从而引发海啸。印尼、泰国、斯里兰卡、印度洋、马来西亚等国家受害，以印尼苏门腊岛最北端的亚齐省受灾最严重，首府班达亚齐城市几遭毁灭。该次印度洋地震海啸使近30万人葬身大海之中，美丽的海滩变成了墓地，蓝色的大海成了坟场。但在这场大灾难中，人类表现了崇高的救死扶伤、人道关爱的情谊，各国迅速地派出了救援队和捐赠了大量的救援物资等。我国政府迅速地派出了救援队并尽心尽力对印尼政府、人民给予援助。中国国际救援队医疗队的骨干也是本书的主要编写者、总主编李宗浩赴印尼参与了国际救援的评估。这场历史上罕见的地震海啸，在全球经济一体化、人类交往十分频繁、旅游业十分发达的当代，给了人们对灾害更多的思考和急迫的行动。

2005年后地震洪涝灾害不断，2008年5月12日我国四川汶川发生了里氏8级地震，这次强烈地震发生在崇山峻岭的山区，刚发生时灾情不清，抢救困难，所波及的地区广泛，而且地震所形成的衍生灾害不断，给抢救提出了很多新的、棘手的问题。全国各地纷纷支援，国际社会也伸出了援助之手。中国政府迅速决定，5月19～21日为全国哀悼日，降半旗，共和国的国旗第一次为普通遇难者降半旗。不久，中国政府宣布，每年的5月12日为中国防灾减灾日。

2010年3月我国山西省王家岭发生了严重透水事故，153人被困井下，其中115人经过八昼夜被安全救出，健康存活。当这一重大事故刚刚处理完，4月14日青海玉树发生了7.1级地震，这是一个地处海拔4000米、空气稀薄、有着28万人口的藏族自治州的高原地域，在抢救上显然存在不少特点和困难。

在21世纪第一个十年过去的第一年，2011年，邻国日本发生了地震并引发核泄漏事故，2011年7月，我国浙江温州发生了高速铁路的动车事故。

在自然灾害和因经济、城市化进程高速发展的态势下，各种灾害频频发生。21世纪的第一个十年并不太平，这不仅警示我们防灾、减灾是一项长期任务，同样更提醒医学救援、卫生管理工作者们深刻地认识灾害的时代特征，关怀生命、科学地开展救援。

第三章

中国自然灾害基本情况及其应对灾害的方式

第一节 中国自然灾害基本情况

一、1949—2011年63年来灾情分析

中国最主要的自然灾害是洪涝、干旱和地震。为了了解中国的灾情，我们用最原始的方法，即排列出1949—2011年的每一次自然灾害，再进行分析。

由于灾情有数十万条，数量太大，不可能在本书中都展现。死亡100人是联合国救灾署定义为大灾的标准，以下只列举一种主要灾害——洪涝（不含热带风暴）中的死亡人数在100人以上（含100人）者：

（一）致死10 000人以上（1，数量；下同）

20世纪50年代（1）

1954年6月25日，武汉关长江水位突破警戒水位26.30m，时间长达100天。湖北省被冲毁房屋220多万间，死亡3.16万余人。灾度5.1。

（二）致死1 000～9 999人（10）

20世纪40年代（1）

1949年6月下旬～7月中旬，江苏省暴雨频繁，苏州市吴县东山镇冲倒房屋2 000多间，淹死200多人。西山镇淹死60多人。吴江县淹死315人。张家港市淹死2 000多人。

20世纪50年代（4）

1951年8月13～16日，辽河干流特大洪灾，毁房5.5万间，死亡6 213人。

1954年7月份，淮河上中游暴雨，江苏省倒塌房屋51.17万间，死亡1 350人。其中太湖地区死亡191人。镇江地区死亡百人。句容县倒圩30个，冲毁房屋1.12万间，死6人。

1954年5月末～7月末，湖南省暴雨，倒屋123万多间，死亡2 000多人。

1954年7月，安徽淮河流域暴雨，倒房168万间，死亡1 098人。

20世纪60年代（2）

1960年7月29日～8月4日，辽宁省丹东、本溪等7个市县暴雨，死亡1 625人。

1963年8月，河北省保定等地暴雨，倒房450万间，死5 640人。

20世纪80年代（2）

1981年7月11日～15日，四川万县等地洪涝，倒塌房屋153.4万间，死亡1 358人。

1983年7月31日，陕西省安康市全城覆没，死亡1 063人。

21世纪10年代（1）

2010年8月8日，青海省舟曲罗家峪、三眼峪泥石流，大半个县城被毁，死亡1 434人，失踪331人。

（三）致死100～999人（111）

20世纪50年代（14）

1953年6月24日，安徽安庆等地溃漫堤圩500多处，冲倒房屋13万间，淹死、失踪197人。

1953年8月中下旬，辽河洪水洪峰流量相当于百年一遇，受灾县23个，死亡231人。

1954年4月下旬，广东省粤西暴雨，死亡170人。

1954年5月初入梅，7月底出梅，浙江省暴雨，倒塌房屋3 331间，死亡440人。

1954年5～7月，江西鄱阳湖大水，损坏房屋9.4万栋又16.5万间，死亡972人。

1954年5～10月，重庆市綦江等地山洪暴发，死119人。

1954年6月18~19日，湖南省邵阳等地暴雨，冲倒房屋2 635间，死110人。

1954年7月12~29日，湖南省溆浦等地暴雨，冲毁房屋7.85万间，死亡673人。

1955年6月17日起，浙江省大部分地区连续暴雨，死亡448人。

1956年6月3日~7月15日，江苏省淮河以南暴雨，倒塌房屋48 272间，死亡605人。

1956年6月~8月上旬，河南驻马店、许昌地区洪涝，倒塌房屋47.8万间，死亡172人。

1956年8月2~9日，山西黄河流域、华北海河流域暴雨，倒塌房窑4.9万间，死亡435人。

1959年5月1日~6月18日，广西藤县等地暴雨，倒坏房屋6 928间，死亡191人，失踪27人。

1959年7月末~8月初，辽宁省绥中9个水库决口，倒房0.4万间，死843人。

20世纪60年代（21）

1960年6月7~28日，江苏省徐州、苏州地区暴雨，倒损房屋31万间，死193人。

1960年8月3~5日，辽宁省丹东地区泥石流，倒房2.25万间，死583人。

1961年6月14日，江西省赣东大堤丰城县西门横巷口城墙堤段决口，淹死171人。

1962年5~6月，湖南省暴雨，倒房1.7万间，死202人。

1962年7月26日，辽宁省锦县大凌河数处决口，倒塌房屋10.6万间，死亡452人。

1962年7月，江苏省暴雨，倒塌房屋84万多间，死亡288人。

1963年7月16~21日，辽宁省朝阳、锦县等县暴雨，倒塌房屋11.7万间，死139人。

1963年8月，河南省安阳、新乡洪涝，倒房199万间，死586人。

1963年8月下旬，安徽省淮河流域最高洪峰，倒房160余万间，死亡540余人。

1964年7月16日，甘肃省兰州马耳山泥石流，毁房4 500间，死亡200余人。

1965年7月3~9日，重庆市等地暴雨，垮房8 274间，死亡70人，失踪38人。

1965年7月7日，甘肃省天水罗玉沟滑坡泥石流，冲倒房屋3 800间，死亡200~300人。

1965年7月~8月上旬，河南省暴雨，倒房34.2万间，死242人，失踪295人。

1966年6月20~22日，广东省惠阳等地暴雨，倒塌房屋7万间，死亡107人。

1966年8月8日，甘肃省兰州市盐场堡泥石流，毁房786间，死人134人。

1968年6月中旬~7月上旬，福建省洪涝，倒房0.6万余间，淹死107人，失踪21人。

1968年6月中旬~7月上旬，湖南省祁阳等地暴雨，倒房0.5万间，死151人，失踪23人。

1968年7月6~9日，湖南省长沙洪涝，冲倒住房7 173间，死亡305人。

1969年6月23日~7月16日，湖北省云梦等地暴雨，倒塌房屋21万间（栋），死亡927人。

1969年6月下旬~7月中旬，浙江省洪涝，倒房3.8万间，死亡697人，桐庐县大水使3 000人下落不明。

1969年8月10日，北京市洪涝，倒塌房屋169间，死亡159人。

20世纪70年代（10）

1971年，辽宁省抚顺县抚南乡虎石台中型水库决口，造成数百人死亡。

1973年4月27日，甘肃省庄浪县文家沟泥石流，毁房238间，死亡近300人。

1973年4月27日，甘肃省庄浪县李家嘴泥石流，毁房650间，死亡600~650人。

1973年6月21~25日，湖南省华容等地暴雨，冲毁房屋3万余间，死亡144人。

1973年6月，江西省波阳县大水，溃决圩堤41座，倒塌房屋21 778间，死亡103人。

1974年7月~8月中旬，山东省暴雨，倒塌房屋52万间，死203人。

1974年7月~8月中旬，江苏省暴雨，倒塌房屋47万间，死126人。

1975年7月29~31日，辽宁省营口、鞍山等地降暴雨，倒房7.8万间，死134人。

1977年7月下旬~8月中旬，辽宁省锦西等地暴雨，倒塌房屋3.6万间，死亡196人。

1979年6月下旬，湖南省怀化市等地暴雨，倒损房屋3 604多间，死亡268人。

20世纪80年代（15）

1980年5月13日~8月12日，湖南省常德暴雨，倒塌房屋35 955栋，死亡141人。

1981年7月27日，辽宁省老帽山区泥石流，冲毁民房1.5万间，死亡669人。

1981 年 8 月 14～23 日，四川南江等地暴雨泥石流，倒塌房屋 43 万间，死亡 918 人。

1982 年 5 月 9～14 日，广东省清远县等地暴雨，倒塌房屋 16 万间，死亡 493 人。

1982 年 6 月 11～19 日，湖南省茶陵县等地暴雨，倒塌房屋 43 656 间，死亡 141 人。

1982 年 7 月 15～18 日，重庆市万县市等地暴雨，垮房 27 210 间，死亡 127 人[1]。

1982 年 7 月 26～29 日，重庆市万县市等地暴雨，毁坏房屋 20 多万间，死亡 302 人。

1983 年 7 月 4～7 日，浙江省大部分地区暴雨，倒塌房屋 1.1 万间，死亡 111 人。

1984 年 5 月 30 日～6 月 1 日，湖南省衡阳等地暴雨，倒屋 4.2 万间，死亡 111 人。

1984 年 8 月 3～4 日，甘肃省礼县、西和发生泥石流，倒塌房屋 12 420 间，死亡 137 人。

1987 年 5 月 19～23 日，广东省龙川等地暴雨，倒塌房屋 2.47 万间，死亡 114 人。

1988 年 7 月 29～30 日，浙江省宁波、绍兴、台州暴雨，倒房 3 万间，死亡 256 人。

1988 年 8 月 21 日～9 月 15 日，湖南省安化等地暴雨，倒塌房屋 15.36 万间，死亡 251 人。

1989 年 7 月 7～11 日，四川省武胜等地暴雨，倒塌房屋 21.7 万余间，死亡 827 人。

1989 年 7 月 8～10 日，重庆市江北等地暴雨，死亡 172 人，失踪 3 人。

20 世纪 90 年代（41）

1990 年 6 月 11 日，湖南省安化等地暴雨，倒塌房屋 29 204 间，死亡 196 人，失踪 50 人。

1990 年 7 月 17 日，江苏省沿淮和淮北地区暴雨，倒塌房屋 18.5 万间，死亡 100 人。

1991 年 6 月 11～28 日，四川省绵阳等地暴雨，倒塌房屋 l2 万间，死亡 287 人。

1991 年 6 月 12 日～7 月 14 日，江苏省暴雨频繁，倒塌房屋 69.88 万间，死亡 307 人。

1991 年 6 月 20 日，安徽省 72 个县暴雨，倒塌房屋 20.5 万间，死亡 116 人。

1991 年 6 月 29 日～7 月 13 日，湖北省暴雨，死亡 438 人。

1991 年 6 月 29 日～7 月 15 日，安徽省洪涝，死亡 556 人。

1991 年 6 月 30 日～7 月 16 日，湖南省慈利等地暴雨，倒损房屋 29 万间，死亡 105 人。

1992 年 6 月下旬～7 月上旬，江西省暴雨，倒塌房屋 13 万间，死亡 175 人。

1992 年 7 月 3～8 日，福建省暴雨，倒塌民房 10.5 万间，死亡 174 人，失踪 41 人。

1993 年 5 月 25 日，广东省韶关等地暴雨，倒塌房屋 3.17 万间，死亡 84 人，失踪 16 人。

1993 年 7 月 18 日，湖南省湘西北暴雨，倒塌房屋 18.6 万间，死亡 108 人，失踪 30 多人。

1993 年 7 月 19～25 日，湖南省永顺等地暴雨，倒塌房屋 3 519 间，死亡 134 人。

1993 年 8 月 20～22 日，江苏省无锡、江阴暴雨，倒塌房屋 13.77 万间，死亡 110 人。

1993 年 8 月，四川省 16 个地市暴雨，倒塌房屋 8.5 万多间，死亡 136 人。

1994 年 5 月 1～3 日，福建省三明等地暴雨，倒塌房屋 25.8 万间，死亡 126 人。

1994 年 6 月，江西省上饶等 4 地区暴雨，倒塌房屋 16.13 万间，死亡 128 人。

1994 年 6 月 12～19 日，湖南省大部分地区暴雨，倒塌房屋 21.57 万间，死亡 215 人。

1994 年 7 月 2 日～12 日，河南省 40 个县市暴雨，倒塌房屋 5.8 万间，死亡 130 人。

1994 年 7 月 13～24 日，广西 63 个县市暴雨，倒塌房屋 3 372 254 间，死亡 368 人。

1994 年 8 月 4～7 日，湖南省东安县等地暴雨，倒塌房屋 5.89 万间，死亡 135 人。

1995 年 6 月 21 日～7 月 2 日，湖南省湘西等地暴雨，倒塌房屋 873 栋，死亡 468 人[2]。

1995 年 7 月 14 日，安徽省有 51 个县洪涝，倒塌房屋 12.1 万间，死亡 107 人。

1995 年 7 月 25 日～8 月 7 日，辽宁省暴雨，倒塌房屋十多万间，死亡、失踪一百多人。

1995 年 8 月 9 日，四川省成都等地暴雨，倒塌房屋 6.54 万间，死亡 116 人，失踪 31 人。

1996 年 6 月 28～30 日，江西省九江等地暴雨，倒塌房屋 47.8 万间，死亡 126 人。

1996 年 7 月 1～15 日，四川省 62 个县市暴雨，

1.温克刚.中国气象灾害大典.重庆卷.北京：气象出版社.2008.129-161
2.温克刚.中国气象灾害大典.湖南卷.北京：气象出版社.2006.79-127

倒塌房屋 2.4 万间，死亡 124 人。

1996 年 7 月 8~21 日，湖南省溆浦等地暴雨，倒塌房屋 151.51 万间，死亡 413 人。

1996 年 7 月 14 日，湖南省娄底地区暴雨，倒塌房屋 1.6 万间，死亡 31 人，失踪 365 人。

1997 年 5 月 8 日，广东省清远等地暴雨，倒塌房屋 1.867 万间，死亡 112 人，失踪 11 人。

1997 年 7 月 1~20 日，湖南省 95 县洪涝，倒塌房屋 151.5 万间，死亡 800 多人。

1998 年 1 月，上海市日雨量均在 100 毫米以上，发生交通事故 2 008 起，死亡 808 人。

1998 年 6 月 12 日，湖南省长沙等地暴雨，倒塌房屋 14.6 万间，死亡 102 人。

1998 年 6 月 12 日，江西省抚州等地暴雨，倒塌房屋 42.2 万间，死亡 151 人，失踪 70 人。

1998 年 6 月 12 日，福建省南平等地暴雨，倒塌民房 67 万间，死亡 126 人，失踪 50 人。

1998 年 6 月 18 日起，广东省江门等地暴雨，死亡 98 人，失踪 30 人，倒塌房屋 2.9 万间。

1998 年 6 月 29 日~8 月 17 日，湖南省龙山等地暴雨，倒塌房屋 42.97 万间，死亡 348 人，失踪 8 人。

1998 年 7 月 17 日~8 月 1 日，江西省九江等地暴雨，倒塌房屋 105.14 万间，死亡 193 人，失踪 70 余人。

1998 年 7 月 31 日，湖北省嘉鱼县等地暴雨，倒塌房屋 47.7 万间，死亡 148 人[1]。

1998 年 9 月 16 日，四川省广元等地暴雨，倒塌房屋 3.8 万间，死亡 55 人，失踪 50 人。

1999 年 8 月 12 日，湖南省郴州等地暴雨，倒塌房屋 3.72 万间，死亡 90 人，失踪 40 人。

21 世纪 00 年代（7）

2003 年 7 月 5~10 日，湖北省西北暴雨，倒塌房屋 4.9 万间，死亡 416 人。

2003 年 8 月 24 日~9 月 7 日，陕西省 32 个县暴雨，倒塌房屋 14.7 万间，死亡 64 人，失踪 59 人。

2004 年 9 月 3~6 日，四川达州等地暴雨，倒塌房屋 10.54 万间，死亡 104 人，失踪 24 人。

2004 年 9 月 3~6 日，重庆开县等地暴雨，倒塌房屋 8.31 万间，死亡 82 人，失踪 20 人。

2005 年 5 月 31 日，湖南省新邵县等地暴雨，倒塌房屋 7.9 万间，死亡 86 人，失踪 51 人。

2005 年 9 月初，四川东部和重庆的区域性暴雨，死亡 188 人。

2008 年 9 月 8 日，山西省临汾市襄汾县陶寺乡境内的新塔矿业有限公司选矿厂尾矿库溃坝，形成以尾矿及废渣为主要物源的泥石流，死亡 277 人。

20 世纪 10 年代（3）

2010 年 6 月 13 日，福建省南平等地暴雨，倒塌房屋 4.42 万间，死亡 76 人，失踪 79 人。

2010 年 7 月 15 日，河南省郑州等地洪涝，倒塌房屋 78.82 万间，死亡 102 人，失踪 60 人。

2010 年 7 月下旬，吉林省洪灾，倒塌房屋 11.6 万户，死亡 85 人，失踪 67 人。

以上大灾与没有公布的小灾比较以后，显示出几个特点：

（1）小灾数量多，大灾数量少。我们对每次发生过的暴雨洪水（不包括热带风暴）死亡人数逐一进行分析统计，其中，一次暴雨洪水死亡 1 人者为 90 次，死亡 2 人者 62 次，死亡 3 人者 53 次，而死亡 100 人以上者 122 次，死亡 1 000 人以上者 11 次，死亡 10 000 人以上者为 1 次。发现如下规律：即在已统计的 1949—2011 年 855 次暴雨洪水灾害中，发生小灾次数多，大灾次数少。所以，致死人数与发生次数两者虽然有所涨落，但仍存在很好的对数反相关（图 1-3-1）。这一规律显示出暴雨洪水灾害是可控的，不是无序的。从人类发展的历史证明，只要搞好防洪工程建设和非工程建设，是可以减轻洪涝灾害的，尤其是较大的洪涝灾害。从中国的防洪历史来看，大江大河治理总的来看还是取得很大的效果的，具体的证明是死于大江大河决堤的越来越少，但数量众多的中小河流的防洪现状令人担忧，"小灾大害"成为现实；山洪防御变得越来越难控制，甘肃舟曲泥石流灾害是明显的例证；另外，城市防洪问题也越来越严重，随着经济的发展，每一座城市变得亮丽、高大，城市建成区面积高速扩大，但城市的"地下泄洪道"却不为人们重视，所以每年总有数百座城市因为防洪设施不到位而被暴雨所淹，不仅给市民出行带来极大的不便，还造成不必要的人员伤亡。今后，中央和地方政府应当加紧对中小河流和城市防洪的投入和治理。

---

[1] 民政部救灾救济司救灾处.1998 年 7 月~12 月灾情实况.中国减灾.1999.9(4):55-61

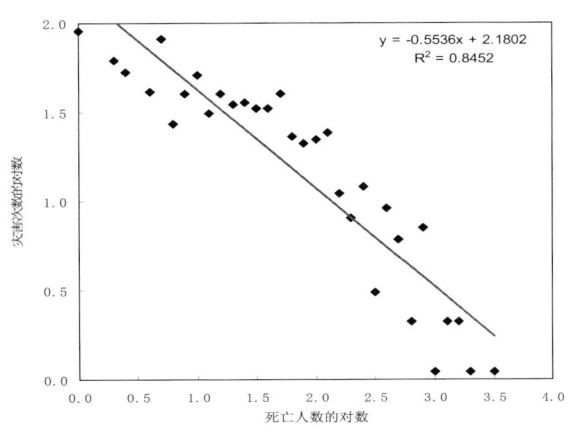

图 1-3-1　暴雨洪水致死次数统计图（855 次事件）

按照对数间隔统计，致死 10 人以下者为 399 次，10～99 人者 340 次，100～999 人者 110 次，1 000～9 999 人者 10 次，10 000 人以上 1 次（图 1-3-2）。

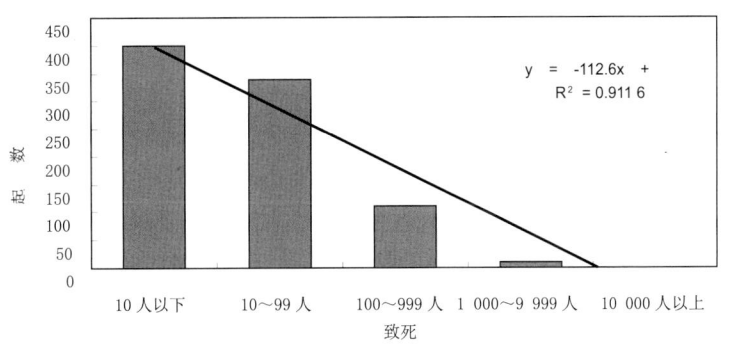

图 1-3-2　暴雨洪水致死大小灾分布图

（2）20 世纪 90 年代暴雨洪水灾数量最多。据收集到的资料统计，20 世纪 90 年代暴雨洪水灾数量最多（图 1-3-3）。在大灾中，20 世纪 90 年代发生 41 次，占总数的 33.6%。其中，1991 年、1998 年都是著名的洪涝灾害年。

（3）21 世纪初期进入新的大灾发生时期。1949

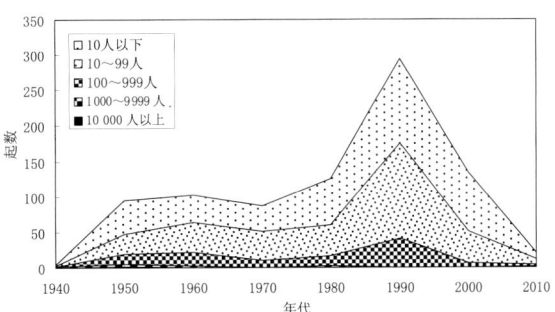

图 1-3-3　不同级别的暴雨洪水致死年代次数累计图

年以来，中国政府和人民重视防洪建设，图 1-3-4 显示每次大灾的死亡人数在趋势性下降，这是值得肯定的。总结经验，就是防洪工作要常抓不懈，年年抓，重点抓。不要大水灾年份后，大抓多抓，干旱时期少抓。2010年甘肃舟曲泥石流大灾说明了一个道理：不重视，就会出大问题。可以确定地说，21世纪初期中国已经进入新的大灾发生时期。不仅有着自然发展的背景，也与各级政府对于水利投入的重视程度不够有着重要的关系。

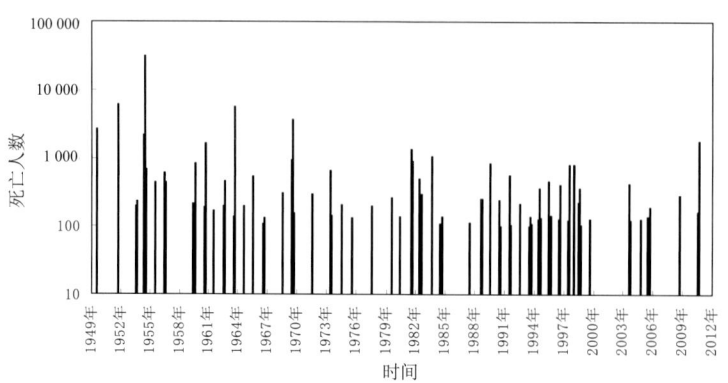

图1-3-4　暴雨洪水致死大灾死亡人数时间分布图

二、全社会4万亿水利投入

2011年1月29日发布的《中共中央国务院关于加快水利改革发展的决定》，是新世纪以来中央关注"三农"的第八个"一号文件"，也是新中国成立62年来中央文件首次对水利工作进行全面部署。

"一号文件"提出，力争今后10年全社会水利年平均投入比2010年高出一倍。

2010年我国水利投资是2 000亿元，高出一倍就是4 000亿元，未来10年的水利投资将达到4万亿元。

4万亿元看起来很多，实际上并不多。主要原因是农业欠账太多。

中央农村工作领导小组副组长、办公室主任陈锡文有过一个计算公式："比如说上世纪，一直到上世纪为止，一年农民出工出力修水利要出到什么程度呢？一年大概要120亿个劳动日，到现在一年能出的劳动日修水利的大概20多亿个。那么一年就要少100亿个劳动日投在水利上。你算一个工10块钱，这是最起码的。100亿个劳动日，一年就等于少投入1 000个亿。实际上10块钱你雇不到工的，所以这个账就没法算。那么你说持续十年左右，每年要少投入这么多，老天爷不会年年照顾你。真来了灾，你没有这一设施，你就无能为力！"

为了减轻农民劳务负担，防止强行以资代劳，我国政府在税费改革中逐步取消了实施多年的统一规定的"两工"，农村义务工和劳动积累工。对于农村行政村村内进行的集体生产和公益事业所需的劳务，实行"一事一议"，由村民大会或村民代表大会民主讨论决定。这一改革取得了巨大成绩，得到了广大农民群众的支持和欢迎。

但是，随着"两工"的取消和集体经济的衰弱，加上外出务工农民的增加，本已逐渐老化和破损的农村水利工程是更加老化和破损，严重丧失了其应有的防洪、抗旱和供水功能，下点雨就淹田地，半个月不下雨就闹旱灾，给农民和农业生产带来巨大损失。2006年夏季川渝地区的旱灾表现最为突出，有无水利工程的区别非常明显，用记者的话说就是"有无水利设施两重天"。

陈锡文也说："像（2009年）西南地区（云南、广西）旱到这个程度，在历史上很罕见，我也没想到会旱成这样。不要说地，连喝水都是问题，旱到这个程度。那你可见它当地水利设施欠账欠多少。还有一些地方就是涝，涝我也经历过。我在农村种过地，涝往往是水来了，一般来说两三天，甚至有的时候就是一天、半天。淹一下就过去了，很多庄稼倒了，你人工想办法给它扶一扶、培培土，它可以活过来，泡几天、十几天，那庄稼根就烂了、就死了，就补不上了。注意还有一个问题就是连续丰收，人们的思想就麻痹了，就觉得我们没有什么大问题。越麻痹对设施方面的投入就越少，抵御能力就越弱。"

农村义务工，主要用于防汛、义务植树、公路建勤、修缮校舍等。按标准工日计算，每个农村劳动力每年应承担五至十个义务工。随着农村义务工的取消，延续数千年的"岁修"已在中国许多地方不复存在。

据陈锡文计算，一个义务工10块钱，这是最起码的。100亿个劳动日，一年就等于少投入1 000个亿。如果按照一个义务工20块钱（也是很少的），一年就等于少投入2 000亿元。持续十年左右，就少投入20 000亿元，刚好是增加的部分。实际情况是，1989年民政部公布全国灾害损失数字是525亿元，而2010年全国因灾直接经济损失5 339.9亿元，扣除物价因素，也是1989年损失的5.06倍。这不显示出取消农村义务工的害处了吗？

4万亿元为什么不多呢？2万亿元是还债，欠10年的农村义务工的账。2万亿元是修复水旱灾害对农村基础设施的破坏。

到底应该投入多少合适呢？陈锡文认为10万亿元也不算多。

举一个例子：长江防洪体系全面加强，使长江中下游地区战胜了1999年和2002年的洪水，保障了长江流域防洪安全。据不完全统计，1998—2002年防汛抗洪的减灾效益达到7 000亿元。

一般认为，中部地区1998年洪水严重，实际上1996年、1997年灾度已与1998年相当了（图1-3-5）。1998年大水之后，党中央、国务院及时做出了灾后重建、整治江湖、兴修水利的重大决策。此后5年内，国家用于治理开发长江的中央投资高达684亿元，是新中国成立以来到1998年以前中央投资的5倍多，占全国中央水利投资比例的38%。巨额投入促成了长江流域一系列重大水利工程项目的建设实施。换来了长江10年安定，整个中部地区灾度以年均百分之一的速率下降。

请注意：长江防洪投入是过去的5倍多，按照

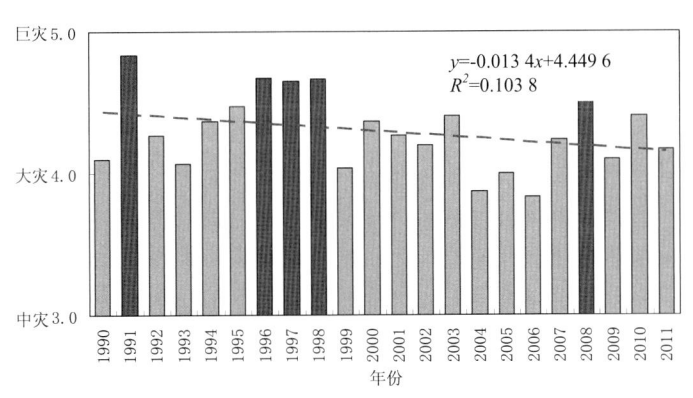

图1-3-5　1990—2011年中部地区灾度时序图

过去10年全国对水利的投入是2万亿元，5倍计算，即是10万亿元。

这里要提醒两点：一是投入产出。长江投入684亿元，1998—2002年防汛抗洪的减灾效益达到7 000亿元。投入产出之比超出1∶10。如果全国投入10万亿元，按照这一比例产出100万亿元。二是投入产生效益的时间。1998年投入，2008年开始转折。这就意味着一次投入不是一劳永逸的，只管10年时间。还要不断地投入。长江如果不再大量投入，还会发生大洪水灾害。同样，全国对于水利投入是经常性的行为。

三、对于中国灾害态势的分析

我国政府一贯重视减灾工作。新中国成立后的第二个月，就召开了全国各解放区水利联席会议，安排减灾工程，提出预防为主、防救结合、不饿死一个人的工作方针。近年来，减灾事业取得了伟大成就。已初步建立了气象、洪水、海洋、地质、地震、农业、林业等七大灾害监测预报系统，百万人从事灾害观测工作，上亿人投入减灾工程建设，总共有3 000亿元（1990年价）的投入。历史上三年

两决口的黄河，汛期不再决口为患；数千年的东亚飞蝗得到有效控制；成功地预报了1975年海城地震，大大减轻了损失；抗震重点城市进行了设防加固；建筑了大批防潮堤；建立了农作物生物综合治理技术体系，开展了抗滑工程、防风工程建设；进行了人工增雨、人工防雹实验，取得了较好效果。

通过大量的工程性和非工程性减灾措施，在减少因灾死亡人数方面已有较大突破。1994年5月，联合国在日本横滨召开的世界减灾大会上提出"大灾害"三条标准，其中一条是死亡人数超过100人。我们搜集到1949—1994年中国灾害死亡100人的事件共270次。在1949—1976年超过1万人以上的共8次，1977年以后没有发生过一次，而且1千人以上的也只有1次。这说明减灾投入已经见效。

自然灾害的后果有两大特征：一是死人，二是财产损失。减灾效益不仅在减少人员伤亡上初见成效，同时在直接经济损失方面也有很大的变化（图1-3-6）。

中国灾害的形势是严重了，还是变轻了？这一

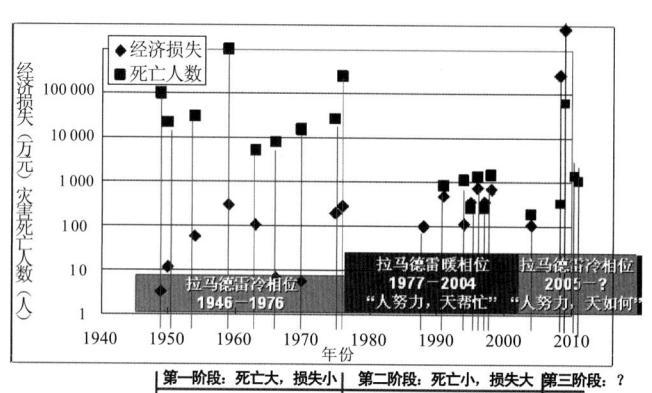

图1-3-6　中国自然灾害风险的几个阶段

评估工作，我们从1994年开始就已经做了。当时认为：1949—1976年为第一阶段，中国灾害形势是死亡人数多（年均死亡万人以上），经济损失小（近百亿元）；1977年开始为第二阶段，中国灾害形势是死亡人数少（年均2 000人左右），经济损失大（上千亿元）。第二阶段至2004年结束。第三阶段是从2005年开始的。

当时我们认为，随着中国国家经济的发展，国力的增强，防灾、减灾投入也应该增加，又经过"十年减灾"的努力，第三阶段的标志应当是死亡人数少、经济损失（至少是经济损失占国内生产总值的比例）小。但结果恰恰相反，灾害形势反而朝着死亡人数多、经济损失大的阶段发展。

1949—1976年直接经济损失是处于无序状态，上下跳动幅度很大，无规律可循；1977—2007年直接经济损失是处于有序状态，基本上呈逐渐上升趋势，只有1991年上跳，1992年又恢复到原来状态。从无序到有序，就是直接经济损失的减灾效益。

改革开放以来，我国经济发展很快，1978年国民生产总值3 588亿元，1993年已突破30 000亿元。扣除物价因素，年增长速度为9%。而近年来灾害直接经济损失按不变价计算，年增长速度为9%，与经济增长速度接近。这说明，我国减灾事业从人口死亡增加、财产损失增加的第一阶段，已步入人口死亡减少、财产损失增加的第二阶段。

中国自1977年以后进入第二阶段。国外以日、美为例，日本1959年9月28日遭伊势湾台风袭击，死亡4 697人，1960年后进入第二阶段；美国1928年9月10日在大西洋飓风袭击中，佛罗里达州共有近5 000人丧生，直接经济损失近5亿美元，1929年后进入第二阶段。中国比日、美两国跨入第二阶段的时间分别晚了17年和48年。虽晚于日本和美国，但在发展速度上则处于领先地位，在减灾事业上步入了世界先进行列。

1994年5月世界减灾大会通过的《横滨宣言》，号召各国政府把减灾的重点放在灾害发生之前。我国的减灾实践表明，这一论断是正确的。

今后的问题是如何保证对减灾的投入。经济发展速度越快，对减灾投入也应当越大。这是1991年江淮大水灾后许多有识之士的共识。我国水利事

业投入占国家固定资产的比重在20世纪60年代初达到高峰后，70年代变化不大，80年代已迅速减少，无疑减灾投入量的减少，决定着灾害损失还将逐年上升。所以，何时从第二阶段再跨入死亡人数减少、财产损失减少的第三阶段，还很难估计。应当逐步恢复减灾投入在国家固定资产投入中的比例，否则生产出来的财富最终仍被灾害夺走。

图1-3-6显示了近年来中国自然灾害新特色，即第二个阶段（1977—2004年）的结束，第三个阶段的开始。因为第二阶段的特点是死亡人数减少，经济损失增多。而新阶段（2005—）已经抛弃了这一特点，呈现出死亡人数增多，经济损失增多。

灾害灾情严重，无非是两种原因：自然的和人为的。撇开自然原因，灾害的发生意味着我们的工作还有缺陷。比如，我们没有把灾害预报出来，灾区人民是在无告知的情况下受灾的。

"三十年河东，三十年河西"，这是中国民间流传的一句谚语，来源是：从前黄河河道不固定，经常会改道（历史上无数次发生）。清吴敬梓《儒林外史》第四十六回："大先生，三十年河东，三十年河西。就像三十年前，你二位府上何等气势，我是亲眼看见的。而今彭府上，方府上，都一年胜似一年。"

目前是否遇上了时空轮流转？人说"事不过三"。南方雨雪冰冻灾害是一次，汶川地震是一次，甘肃玉树地震也算一次。截至2010年4月24日17时，玉树地震已经造成2 220人遇难，失踪70人，除了汶川地震，再往前算，就是1976年唐山地震了，时隔34年。两年与三十年比较起来是短的，我们还可以不称其为第三阶段。从2007年以后看五年，如果2008—2010年是一段小插曲，第二阶段还能勉强维持下去。如果继续灾害不断，可以认为第三阶段已经到来。这样我们就需要重新进行评估。

有的学者认为，自然灾难连续不断发生，极端气候变化异常，这完全超出了人们意愿；人们在凶险的自然灾害面前，几乎没有任何防范意识，被迫接受了大自然的惩罚。这些年，积累和创造的社会财富，都被这一次次自然灾害毁坏了。社会的进步与科技的发展，应该具有更强的抗灾能力；然而，摆在我们面前的却是，一次次灾难的袭击，都是悄然无声地逼近我们，都是在我们没有任何防范意识的情况下发生的。

21世纪，人类进入全球生态环境"非安全"时代！这是一个不争的事实。它是由近三百多年资本主义全球化发展带来的一个非常明显的后果。它是全球化资本主义经济改变了整个地球面貌、改变了地质与环境生态结构之后的一次灾难性巨变。

我们认为，资本主义全球化发展是造成上述变化的一个原因，自然原因也不能忽视。

究竟是什么原因造成这种明显的时期呢？我们找到一种与此时期相吻合的现象——"拉马德雷"。

"拉马德雷"现象是美国海洋学家斯蒂文·黑尔于1996年发现的，在气象和海洋学上被称为"太平洋十年涛动"（pacific decadal oscillation，PDO）。科学研究的初步结果表明，PDO同南太平洋赤道洋流"厄尔尼诺"现象和"拉尼娜"现象有着极其密切的关系，被喻为"厄尔尼诺"和"拉尼娜"的"母亲"。

"拉马德雷"是一种高空气压流，亦称太平洋十年涛动，分别以"暖位相"和"冷位相"两种形式交替在太平洋上空出现，每种现象持续20年至30年。当"拉马德雷"现象以"暖位相"形式出现时，北美大陆附近海面的水温就会异常升高，而北太平洋洋面温度却异常下降。与此同时，太平洋高空气流由美洲和亚洲两大陆向太平洋中央移动，低空气流正好相反，使中太平洋海面降低。当"拉马德雷"以"冷位相"形式出现时，情况正好相反。中太平洋海面反复升降导致地壳跷跷板运动，引发强烈的地震火山活动。从19世纪末以来，"拉马德雷"现象已经有5期时期（表1-3-1）。

表1-3-1 "拉马德雷"时期表

时期	1	2	3	4	5
年份	1890—1924年	1925—1945年	1946—1976年	1977—2004年	2005—2030年？
拉马德雷PDO	冷位相	暖位相	冷位相	暖位相	冷位相
全球气温	低温	增暖	低温	增暖	低温？

目前揭露出的"拉马德雷"时期有：1890—1924年（冷位相）、1925—1945年（暖位相）、1946—1976年（冷位相）、1977—2004年（暖位相）和2005—约2030年（冷位相）。1977—2004年处于暖位相，正是改革开放最顺利的近三十年，自然灾害少，仅1991、1998年大水年份，重大地震少（仅1988年云南澜沧耿马7.6、7.2级地震，1996年云南丽江7.0级地震和内蒙古包头西6.4级地震），"人努力，

天帮忙"；目前正处于最近的一个冷位相，即多灾多难时期，不仅在中国，世界上也一样。

关于第4期的结束期，结合郭增建的海震调温假说给出合理的解释：类似于强潮汐的降温作用，海洋及其周边地区的强震产生海啸，可使海洋深处冷水迁到海面，使水面降温，冷水吸收较多的CO_2，从而使地球降温近20年。这个海啸就是2004年12月26日印度尼西亚苏门答腊Mw9.3级地震海啸。因此，第4期可以修改为1977—2003年。第5期的起始年为2004年。

其中，第3期1946—1976年与第1期1949—1976年十分符合。由于我们没有研究1947—1948年灾害，缺少这两年的资料。第4期1977—2004年与第2期1977—2008年基本符合，起始年相同，终止年相差了4年。可以理解成全球性，尤其是印度洋地区的"拉马德雷"终止年为2004年，但中国要到2008年产生影响。当前灾害进入第3期，即灾害频发时期已经到来。

四、关于未来全球发生9级地震的思考

2011年3月11日东日本9级地震发生后，对于刚刚经历2008年5月12日四川汶川8级地震的中国人来说，9级地震很陌生。

关于世界9级地震成群发生的基本思路，中国地球物理学会天灾预测专业委员会荣誉主任、甘肃地震局研究员郭增建是这一思想的提出者。他与郭安宁、李鑫2011年3月22日在《9级大震警示》一文中指出："地球上的9级和9级以上大震是不多的。自1833年到2004年这170多年来约发生过10次。2005年和2007年我们在《科技导报》和《地球物理灾害链》一书中指出，全球9级和9级以上大震（称巨形大震，因它的震源断层面积和错动幅度特别大，即震源形体特大）是成群出现的。1837—1877年40年中发生过5次。随后空了75年。1952—1964年这12年中发生了4次巨形大震。随后空了40年，又于2004年在苏门答腊发生了9.3级地震。我们在2005年和2007年都指出，由于巨形大震的成群和间歇出现，2004年苏门答腊9.3级地震后，地球上还会有9级或9级以上地震发生。2011年3月11日日本9级地震发生了，损失惨烈。这验证了成群出现的历史规律。鉴于历史上一次高潮由4~5次巨形大震组成，这次由2004年开始的高潮现在仅两次，所以我们认为今后10年内还应警惕巨形大震发生的可能性。"

了解9级地震，首先需要编目，即将全球已经发生过的9级地震基本参数列出表。表1-3-2是以高建国和中国地震局地球物理研究所研究员郭履灿合作发表在《地学基本数据手册》（张家诚主编，海洋出版社，1986年）的184~188页"1.5.20 公元前426年至公元1980年全球8级以上地震目录"汇编而成。表1-3-2中的1833年苏门答腊地震是2004年地震海啸后重新计算的海啸震级。

成群地震，地震学研究中也称这一段时间地震处于活跃时期，简称活跃期。

从表1-3-2看出，1833—1877年、1946—1964年各为一个活跃期。为了方便起见，将1833—1877年称为第1活跃期，1946—1964年为第2活跃期。2004年开始进入第3个活跃期（图1-3-7），2004年印尼苏门答腊9.3级地震为该期第一个地震，日本本州东海岸附近海域9.0级地震为第二个地震。

剩下的三个问题是：一、日本9.0级地震后是否还会有9级地震发生？二、如果会发生，将会在哪里发生？三、如果会发生，将会在什么时候发生？

表1-3-2 世界9级地震目录

时间	地点	震级	时间	地点	震级
1833.11.24	印尼苏门答腊	9.0	1952.11.4	前苏联堪察加半岛	9.0
1837.11.7	智利瓦尔迪维亚	9.25	1957.3.9	阿留申群岛	9.1
1841.5.17	苏联堪察加半岛	9.0	1960.5.22	智利瓦尔迪维亚	9.5
1868.8.13	智利阿里卡	9.0	1964.3.28	美国阿拉斯加威廉王子海峡	9.2
1877.5.19	智利伊基克	9.0	2004.12.26	印尼苏门答腊	9.3
1946.4.1	阿留申群岛	9.3	2011.3.11	东日本附近海域	9.0

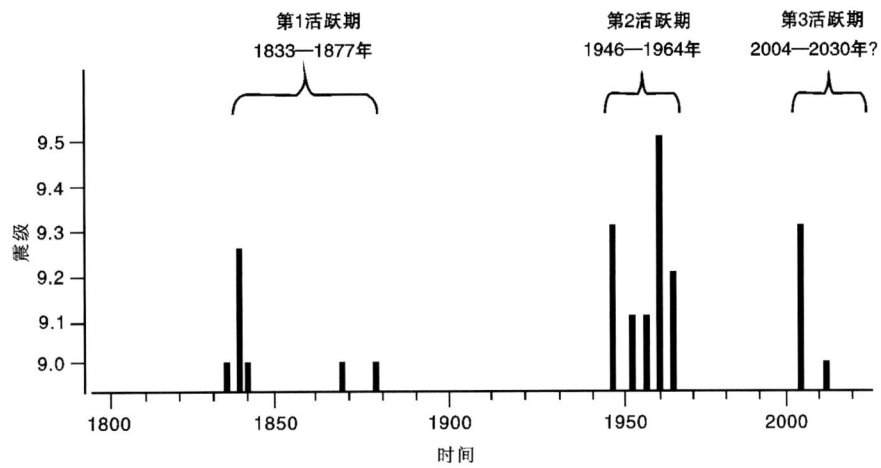

图 1-3-7 全球 9 级地震活跃期示意图

表 1-3-2 中 12 次 9 级地震全发生在环太平洋地震带上。印尼苏门答腊属于环太平洋地震带和欧亚地震带交界处,既属于环太平洋地震带,又属于欧亚地震带。所以,未来的 9 级地震发生地点仍是板块运动十分活跃的环太平洋地震带,也不排除在环太平洋地震带和欧亚地震带交界处发生。

第 1 活跃期（1833—1877 年）发生过 5 次,第 2 活跃期（1946—1964 年）5 次,共计 10 次。在这 2 期中,发生在智利 4 次；俄罗斯堪察加半岛 2 次；阿留申群岛 2 次；美国阿拉斯加 1 次；印尼苏门答腊 1 次。

第 3 活跃期（2004～ ）已发生 2 次,发生在印尼苏门答腊 1 次,日本 1 次,属于新地区。全球既然已经进入活跃期,与前 2 期相比,不能排除未来几年到十几年不发生 9 级地震的可能性。

如果第 3 活跃期能与前 2 期的 9 级地震发生次数保持基本一致的话,应该在 4～6 次之间,其中位数为 5 次。尚缺少 3 次。在这 3 次中,除印尼苏门答腊已发生 1 次,其他地区发生的可能性为：智利（概率 40%）、堪察加半岛和阿留申群岛（概率均为 20%）都值得考虑,阿拉斯加也有可能(10%)。而且,智利 2010 年 2 月 27 日发生 8.8 级地震,表明已处十分活跃时期,更因为 1960 年 5 月 22 日智利发生过 9.5 级地震,属于世界第一号地震。第 3 期活跃期下一次地震在智利发生应该是预料中的事情。

9 级地震将会在什么时候结束？

我们在研究中国巨灾时发现,中国 1949—1976 年为灾害高发期,1977—2004 年为灾害少发期,2005 年开始又进入灾害多发期。我国民间描述黄河洪水经常泛滥,是"三十年河东,三十年河西",中国灾害高发期和少发期不正是如出一辙吗？这种时间变化,与太平洋 10 年涛动（拉马德雷现象）有着十分密切的联系：

1946—1976 年拉马德雷冷位相

1949—1976 年多灾时期

1977—2004 年拉马德雷暖位相

1977—2004 年少灾时期

2005～?年拉马德雷冷位相

2005～?年多灾时期

为了对 2005 年开始的拉马德雷冷位相的结束年有所估算,先看 1946—1976 年,相隔 30 年,1977—2004 年,相隔 27 年,拉马德雷冷位相的结束年应该在 2005 年的 27～30 年之后。由于学术界对 1977—2004 年拉马德雷暖位相结束年有不同看法,有的认为在 2000 年,也有的认为苏门答腊地震是标志年即 2004 年；如果在 2000 年,与上一期 1946—1976 年相隔 30 年,刚好是 2030 年结束；如果从 2005 年算起,2032 年和 2035 年结束都是合理的。但考虑到拉马德雷冷位相隔年的误差（图 1-3-8）,暂定在 2030 年。

拉马德雷冷位相不仅与中国巨灾发生时段有关,与全球 9 级地震活跃期也有惊人相关。拉马德雷冷位相 1946—1977 年,与 9 级地震第 2 活跃期 1946—1964 年的起点年一致,地震活跃期终点年 1964 年与拉马德雷冷位相终点年 1977 年不一致,但仍在这一冷位相期间。下一个拉马德雷冷位相 2005—2030 年,第 3 活跃期 2004 年 12 月 26 日印尼苏门答腊 9.3 级地震发生,与起点年 2005 年 1 月 1 日只相差 5 天。

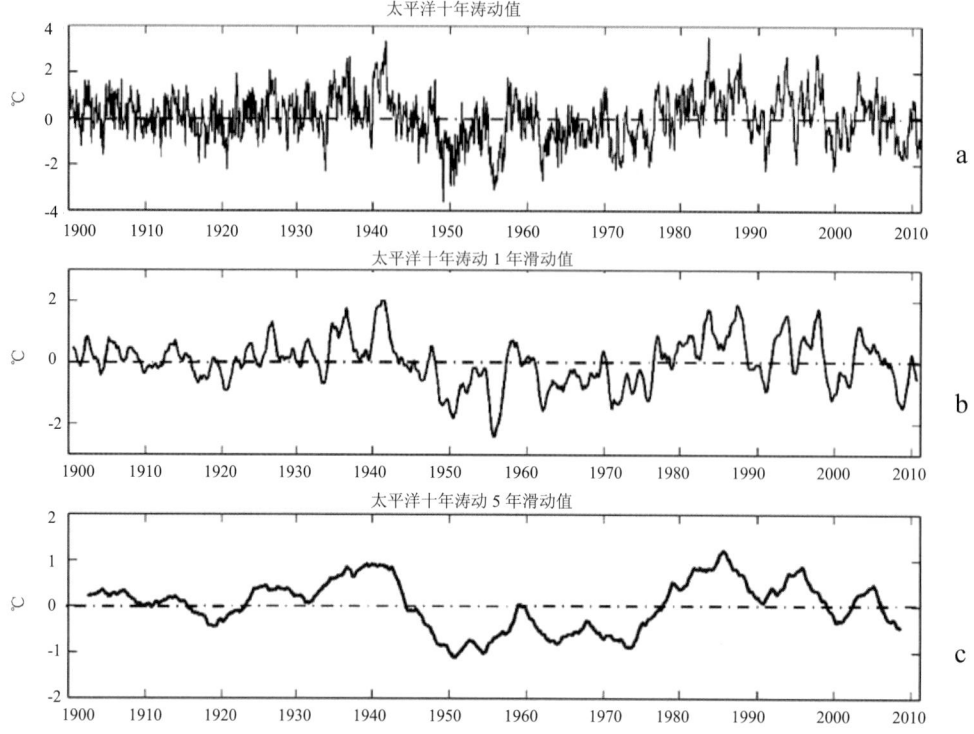

图1-3-8 太平洋十年涛动[PDO,拉马德雷,据美国华盛顿大学海洋大气研究学院的最新资料(http://jisao.washington.edu/),郑大伟2011年3月28日提供]
a.太平洋十年涛动值;b.太平洋十年涛动1年滑动值;c.太平洋十年涛动5年滑动值

五、中国首创的颇具特色的地震监测、预测和群测群防方法

当今,中国的地震预测处于世界先进水平。但是,现在预测地震是十分困难的。只有10%至20%的地震可以成功预测到。我们需要采用更多的方法,除了采用世界上先进的观测技术外,还要通过大众来预测、预防地震,就是说普通人和民间组织发现和地震有关的异常现象后就向地震局汇总。这是中国首创的一种颇具特色的地震监测和预测方法。

在新中国成立后的头几十年里,群测群防一度很受重视,但近年来渐渐不用了。尽管2008年年末全国人大通过的防震减灾法的修订草案中写上群测群防,但仍未引起太多关注。

我国地震预测深受西方国家的影响,他们就不太认同大众预测和预防的有效性。西方学者只相信那些可以完全遵循物理定律的预测方法。尽管现在还不能完全从科学上来解释大众预测和预防,我们并不能否认它是有效的。我们不能因为学习西方而丢弃自己的一些好办法。最重要的是像地震这样大的灾害,风险很大,只把风险寄托在所谓高级仪器上,栽的跟头还少吗?如果政府承担一部分,专家承担一部分,群众承担一部分,风险就会大大降低。

(一)初创时期

群测群防是在地震预报科学实践中产生和发展起来的,是群众关心地震预报和为了防震、抗震而开创的科学实验活动。

早在邢台地震后不久,震区人民就自发地组织起来,组成观测小组,像站岗放哨那样日夜监视着各种异常现象。例如,隆尧县马兰大队的农民一日三次测量井水水位的升降,详细记录水质的变化,并观察这些变化与地震的对应关系,及时向地震部门反映情况。群众还广泛观察家畜、动物的异常变化,有的人还专门饲养了鱼、蛇、鸽子等进行观察。周恩来总理大力支持灾区群众的这一创举,指出不仅要有专业队伍,还要有群众队伍环绕在专业队伍周围。在周恩来总理的关怀下,地方地震监测工作迅速发展起来。

河北青县刘缺屯公社测水员说,1966年春天受到了邢台地震的影响,1967年3月27日又发生了较大的地震,地震后有关部门马上派来了科技人员,帮我们搞地震预报,组织井水观测。

每天早上四点来钟起来测井,就得少睡两个钟头的觉,开始老是误时上报。后来认识到是对工作不负责任。6月14日,整下了一天雨,下午3点多钟快要上报井水时,雨下得更大。冒雨测井,就可巧就在下雨的这天,井水不但不涨,反而下降一厘米,并有井水变混的现象。我们把这种情况向县指挥部做了汇报。就在当天下午,××地区就发生了×级以上的地震。

大兴县凤河营观测员刘锡兰是个广播员,又是电话员。凤河营12号井过去水位一直是平稳的,但在1968年1月的七八天里,水位忽然上升34cm,她把这一异常情况,进行了详细的调查和了解,最后通过访问老农,才证明这个井的水位上升,是由于在该地区挡坝造成的。

丰台区沙锅庄测报员每天要走7里路坚持测井。

大兴县魏善庄粮管所全所同志纷纷起来抢着去测井。他们为了提高观测质量,就不辞劳苦地一天测报两次。不仅如此,他们发扬自力更生的精神,经过多次试验,终于制出自行设计、自己动手做的土水位计,提高了工作效率和精度。

永清县在原有15个测水点的基础上,再增设62个,争取每个公社4~5个测点。他们的做法是:一是以原有15个点为主点,辅助点工作的开展由主点测报员去现场辅导。每天由主点负责汇总、分析,将异常情况汇报地震领导小组。二是辅助点的测报由社员、卫生员、饲养员、代销员或科技小组成员兼管。

沧州市崇仙公社把地震地下水观测工作列入议事日程,划分三个工作片,常委分片包井。每人各选择一口测水井,亲自观测,发现异常随时与公社测报员联系。

(二)发展时期

邢台震区群众的这一创举很快被推广到全国其他地区。1970年1月全国第一次地震工作会议后,开始在云南、四川等多震地区建立地、市、县地震工作机构,扩大了群测群防队伍。在1972年第二次全国地震工作会议上,再次强调要发挥中央和地方两个积极性,实行专业队伍同地方群众队伍相结合。1974年6月,国务院批转的中国科学院关于华北及渤海地区地震形势的报告中,进一步强调了发动广大群众、加强群测群防工作的重大意义,部署了华北及东北南部的群测群防工作。

1974年后,华北和东北各省、自治区、直辖市普遍建立了地、市、县地震工作机构,统一管理地方地震工作,并在工厂、学校、机关、农村及部队等有条件的地方,建立了一批群测网点。这支队伍与专业队伍密切配合,在1975年辽宁海城7.3级地震的预报中,发挥了重要作用。

群测群防逐步纳入地方地震工作体系,地方地震工作是由地方政府领导、安排任务,并列入地方地震事业经费开支的工作。这是中国地震工作体系的有机组成部分。

(三)高峰时期

1976年唐山地震的惨重损失,使各级政府更加关心地震工作的开展,更多的人参加到群测群防的行列中来。比前期的群测群防要更上一档次。包括中国科学院这样的专业机构,许多非地震专业的研究人员响应院部号召,投入地震预报事业中。北京天文台发现用测量时间的时纬残差预报地震;物理研究所包括所长在内的80余人参加地震预报,还在密云、昌平山洞内架设高精度激光应变仪监测岩石应变,精度为10~8,高于地震局系统仪器一个数量级;生物物理研究所利用动物在地震前的异常,组织科研攻关。国家海洋局天津情报研究所利用海平面变化预测地震。南开大学数学系研究地震发生时间间隔来预测地震。北京市的一些工厂也开展地震预报,像国棉三厂的地震观测站,观测手段和方法不比一般的地震观测站差。这些事例相当多,他们的科研经费完全凭自己单位的支持,后期也有极少数得到过地震联合基金的资助。他们的论文也有一些在全国地震会议上宣读,在地震杂志上发表,但在整体上没有很好地整合,与国家地震局系统无关,基本属于自己发展自己消亡的过程。

对于这段历史的评价,16年后出版的《当代中国的地震事业》是这样说的:"以密切联系广大群众为主要特色的地方地震工作其方向是正确的,主流是好的。""专群结合是中国地震工作一条成功的经验。群测群防是地震工作不可缺少的一部分,它们无论是在观察与捕捉地震前兆(特别是短临前兆),进行地震预测、预防方面,还是在紧急情况下协助当地政府做出决策或在宣传与组织群众方面，特别是在平息地震谣传，安定群众情绪，组织防震抗震工作，以及震时开展群众性的自救、互救活动中，均发挥了重要的作用。"

（四）整顿时期

群测群防在观测手段、观测仪器、观测技术上存在某些不够科学的地方。国家地震局从清理和整顿入手，逐步提高科学水平。国家地震局首先以广泛使用的土地电方法的清理和研究为突破口，进行试点工作；然后，对广泛使用的土地电、土地应力、土地磁观测手段（简称"三土"）进行系统清理。即在全国范围内对上述群测手段的观测资料、观测仪器、分析方法等进行全面清理和研究。1983年召开的全国性的土地电机制讨论会，通过科学讨论，明确了土地电所测得的物理量。会议着重解决了提高群测群防的科学水平的问题。

经过广大群测队伍近三年的努力，到1985年全国的清理工作基本结束，在观测、实验、理论分析等方面都取得了很大的成绩。据25个省、自治区、直辖市统计，进行了清理的土地电、土地应力、土地磁观测点共有 5 688 个，占现有观测点数的77.6%，清理了仪器 7 174 台，参加清理的工作人员有 4 575 人次。通过清理，不仅从科学上弄清了"三土"方法长期以来存在的一些基本问题，而且在群测群防队伍中倡导了一种科学精神。

在清理的基础上调整了观测项目，大部分不合格的观测手段已停止使用。同时，对效果较好的观测项目予以加强，增设了一些新的观测手段，如深井水动态、水氡、动物习性异常、测震、地形变等。其中，对动物行为异常的观测有了新的进展，进行了"地震动物试验场"的研究，开始对宏观现象进行微观记录与研究。

经过清理以后，又加之地震形势的缓和，群测队伍中绝大部分人都回归本部门，继续从事原来的工作，已经脱离地震观测领域。像连续观测几十年，一直坚持至今，并预报出许多次地震的北京工业大学地震观测站，已是凤毛麟角。可见该部门地震预报人员的努力和学校的大力资助。关心地震预报的人，有一部分人集中到中国地球物理学会天灾预测专业委员会，继续采用各种方法探讨地震的发生和趋势，并以每年两次交流的形式相互探讨，已经坚持了10年。发起人是中国科学院院士、中国地球物理学会理事长翁文波，继承人是地震学家郭增建。在2003年的天灾预测委员会的会议上，有的代表提出，针对当前地震预报的困难之处，应当科学地评价群测群防工作，大地震发生前的宏观异常是最好的临震异常，只要解决信息传播和识别，能及时将异常信息发送到地震部门（例如应用因特网、电话、传真机等），群测群防所给予的各地异常信息，将极大地丰富地震预报的前兆，对于判别在未来某个时段是否会发生大地震有很大帮助。

（五）发展时期

2009年5月4~6日作者到辽宁省海城市和营口市了解群测群防情况，有了意外的发现。

海城市国土面积有两千多平方千米，只有一个地震台。海城市有100多个群测群防点，平均每个点监测 20 多平方千米，比单靠一个专业台监测强100多倍。群测群防只用 2 种手段，一个是井水的异常变化，另一个是动物的异常行为。这都是在日常生活中很容易观察到的。作为群测群防点并不是随意选的，是根据基层上报，再经过专家评审。评审的标准是能否达到监测水平，如地下水井太浅了，不行。

在营口市的发现是群测群防工作联系方式比二十世纪六七十年代强多了，他们利用手机联络。2008年有一次4.3级地震，这次地震是被事先预报出来的。震后一分钟，营口市地震局工作人员就收到某群测群防点的信息"2"。原来事先已经约定，1至5代表地震破坏情况，1是基本没有影响，2是有感，3是轻微破坏，4是较大破坏，5是严重破坏。这些信息对于震中判断有着极大的帮助。

群测群防员都是业余的，平时有着他们自己的工作。但当上群测群防员后，也有培训，以提高他们的观测技能；也有一定的报酬，每个月地震台发给他们手机费 50 元。即使近期没有地震异常，群测群防员也需要向地震台报告。地震台每月一次给群测群防员打电话，以了解他们的工作情况，如果发现联络不上，或许是某个群测群防员因工作长期外出，地震台就要另外换人了，那 50 元补助也要换主儿了。

地震台有 100 多双"眼睛",加上其他手段,所以预测格外得心应手,很少有破坏性地震能逃离他们目光的(图 1-3-9、1-3-10)。

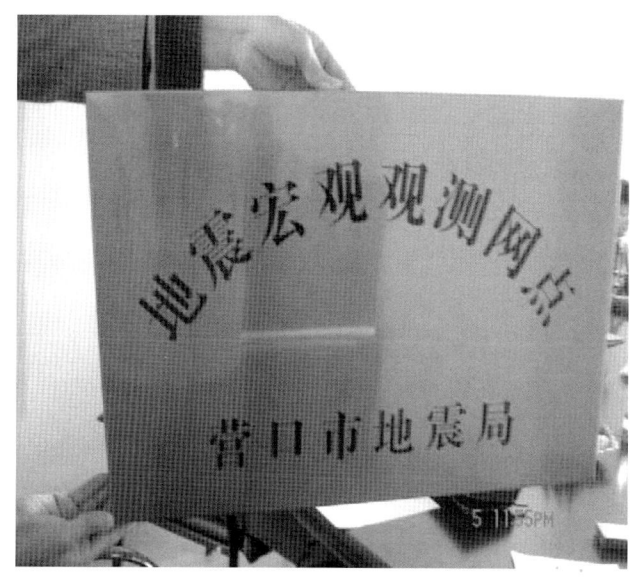

图 1-3-9　营口市地震宏观观测网点

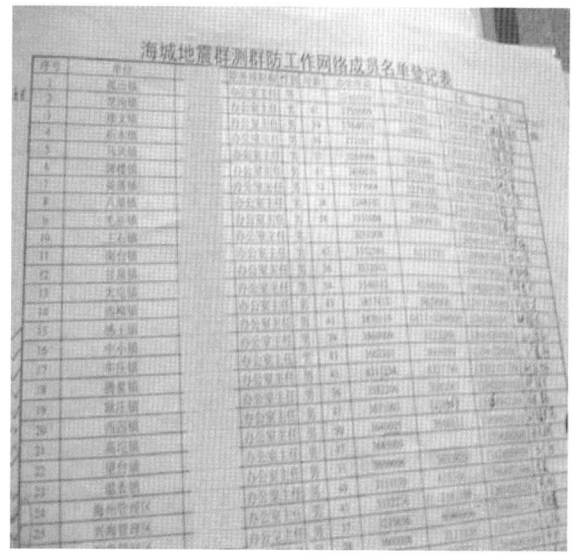

图 1-3-10　海城地震群测群防工作网络成员名单登记表

第二节　中国减轻自然灾害的应对方式

社会的进步与科技的发展,本应具有更强的抗灾能力。这些年,积累和创造的社会财富,却一次次受到重大自然灾害的严重毁坏。在自然灾害面前,如果没有任何防范意识和行动,人们只能被迫接受大自然的惩罚。

2008 年中国政府以人为本,应对雨雪冰冻灾害和汶川地震等巨灾采用了举国体制的方法。中国的"举国体制"是抗震救灾高效率的法宝。这次抗震救灾斗争再次有力地证明社会主义制度具有"集中力量办大事","一方有难八方支援"的优越性。

不同等级的灾害有不同的应对方式。应对巨灾,要以"条、块管理,以条为主";应对大灾、中小灾害,则以"条、块管理,以块为主"。

应把增强防灾减灾能力提高到国家安全战略高度上来认识。各级领导干部应将"唯 GDP"转化为把国泰民安放在首位。应该建立国家备灾体系。各级政府的应急办公室应转化为防灾减灾办公室。

一、建立抗御巨灾的举国体制

2008 年中国政府以人为本,应对雨雪冰冻灾害和汶川地震等巨灾采用了举国体制的方法,分别在不到一年和两年时间解决了灾后恢复主要重建工作。2010 年 7 月我们通过实地调查了解到,1970 年云南通海地震(新中国成立以来第三多死亡人数的地震),主要依靠自力更生恢复重建工作,震后 10 年都没有解决好。

中国的"举国体制"是抗震救灾高效率的法宝,可以集中军队、地方各方面的力量开展救援,有"集中力量办大事","一方有难、八方支援"的优越性,这一点在抗震救灾斗争中得到有力的证明。

所谓"举国体制",其实就是一种很强的国家能力。国家能力包括汲取财政的能力、宏观调控能力、合法化能力以及强制(管治)能力,这次抗震救灾工作充分证明,"举国体制"在这些方面的能力上都表现出色。当然,永远不能丢并不是说它已经不需要改革,相反,此次抗震救灾凸显了中国国家能力建设上的某些不足,也提示人们要以灾后重建为契机加紧推进改革。

比如说,从国家能力的主体构成来说,它应当包括国家机构、执政党、社会组织和社会成员等的能力,此次抗震救灾工作中社会组织和公众的能力得到积极展示，但国家尚缺乏相关的法律和制度的规范。着眼于从总体上提高国家能力，努力使国家各方面能力达到在国家能力横向结构上的相对平衡，并实现有效互动，应当成为改革和建设的重要目标。

从国家能力的纵向结构来看，国家能力主要是指中央政府能力，也包括地方政府和基层政府的能力。汶川地震人员伤亡和财产损失最严重的都是在县以下地方，凸显了地方特别是基层政府能力的薄弱。通过体制改革和建设，强化县以下地方和基层政府提供公共服务的能力已经刻不容缓。

此次抗震救灾中中国政府汲取财政的能力得以充分体现，但种种问题也凸显了通过强化预算管理和监督来约束政府权力，努力使其管治能力、施政行为更加符合最广大人民群众的利益，不仅仅非常需要，而且极为迫切。

二、汶川地震后的防灾、减灾工作有三大改进之处

（1）重建校舍要严格执行工程建设强制性标准。校舍抗震设防，要严格执行2008年7月30日住房和城乡建设部与有关部委联合发布的《建筑工程抗震设防分类标准》（GB50223—2008）。学校建筑设计，严格执行工程建设强制性标准，并符合2008年12月教育部与住房和城乡建设部等发布的《汶川地震灾后重建学校规划建筑设计导则》的要求；同时教育部将组织评选学校校舍建筑设计优秀推荐方案，推进学校校舍标准化建设。

（2）重新修改的《中华人民共和国防震减灾法》列入了群测群防。正是全国人大顺应形势，将群测群防列入了国法，这也是吸取汶川地震教训的做法。这是国家法律的进步，反映了有别于西方的具有中国特色的防震减灾途径。在邢台地震后，周恩来总理倡导群测群防，当时由于我国法律不健全，群测群防没有写入法律。这一途径在20世纪80年代被舍弃了，25年后，又重新提起，并正式纳入法律，这是完全顺应民意，顺应形势，符合中国特色的防震减灾途径。

（3）经国务院同意，每年的5月12日为防灾减灾日。设立防灾减灾日，对提高全国人民的防灾减灾意识有重大意义。刘向《战国策》："前事之不忘，后事之师。"戴德《大戴礼记·保傅》："前车覆，后车戒。"从汶川地震中吸取深刻教训，把我国防灾减灾工作提高到一个新的水平。汶川地震前，教育部令第23号《中小学幼儿园安全管理办法》，自2006年9月1日起施行。《办法》规定："第二十八条 学校在日常的教育教学活动中应当遵循教学规范，落实安全管理要求，合理预见、积极防范可能发生的风险。""第四十二条 学校应当每学期至少开展一次针对洪水、地震、火灾等灾害事故的紧急疏散演练，使师生掌握避险、逃生、自救的方法。"实际上，由于应试教育的后果，并没有引起各个学校的重视，据我们统计，2007年全国仅70所学校进行防震演练，而在汶川地震发生后，2008年全国17 755所学校防震演练，是2007年的254倍。演练的效果也体现出来，汶川地震后演练逃生时间比地震前减少了1.7分钟。

三、巨灾应急管理政策的"条、块管理，以块为主"调整为"条、块管理，以条为主"

2007年国务院批复了国家减灾委《国家综合减灾"十一五"规划》，2009年7月15日国家减灾委专家委员会《〈国家综合减灾"十一五"规划〉执行情况中期评估报告》指出："对我国灾害管理体制、机制和法制建设仍有不同的认识，特别是在'集中管理'与'分类管理'的机制方面仍没有达成共识；虽然明确了'条、块管理，以块为主'的体制，但对危害性不同的灾情分级管理的体制建立仍没有达成共识，'地方依赖中央的灾害处置'思想仍十分牢固。"

灾害管理是一个老问题。灾害发生后，由谁来管理？灾害是有大小的，相对而言，灾害管理也是不同的。以往发生较大的灾害，地方政府向中央政府报灾，争取获得中央政府更大的帮助。"以生产自救为主，中央补助为辅"是长期执行的救灾原则，中央政府不可能也不应该什么灾害都包下来。于是出台了一个文件，规定了"条、块管理，以块为主"，卡住了地方政府在灾害一发生，马上就向中央打报告多要钱的意图。国务院国发（97）02号文件《国务院关于加强抗灾救灾管理工作的通知》中地方政府向国务院申请抗灾救灾资金、物资的补

助标准，说的就是这件事情。

在没有巨灾发生的情况下，《国家综合减灾"十一五"规划》的"条、块管理，以块为主"还能通过，《〈国家综合减灾"十一五"规划〉执行情况中期评估报告》是在 2008 年雨雪冰冻灾害和汶川地震发生后的 2009 年，仍然坚持"条、块管理，以块为主"，就难以说服人了。因为，对于一般性灾害风险处置，"条、块管理，以块为主"无疑是正确的，但对于巨灾风险来说，是有待商榷的。我国是一个发展中国家，各地区发展很不平衡。对于像 1976 年河北唐山地震、2008 年南方雨雪冰冻灾害和汶川地震，没有举国之力，很难想象用"以块为主"的方法是能够战胜的。对于巨灾，在发达国家也要以举国之力，以应对 1995 年日本阪神地震和 2005 年美国卡特里娜飓风灾害诸类巨灾。这就是为什么不能一刀切的缘故。

总结以上的意见，不同等级的灾害有不同的应对方式。应对巨灾，要以"条、块管理，以条为主"；应对大灾、中小灾害，则以"条、块管理，以块为主"。

四、将强调应急管理调整为坚持"防救结合，以防为主"的防灾减灾方针

2009 年 5 月 12 日，在纪念四川汶川特大地震一周年活动时胡锦涛总书记发表重要讲话，他指出："要坚持兴利除害结合、防灾减灾并重、治标治本兼顾、政府社会协同，全面提高我国应对自然灾害的综合防范与抵御能力。"同年 5 月 17 日，联合国发布了第一份确认灾害风险要素的全球报告。联合国秘书长潘基文在报告的发布仪式上说："尽管我们无法阻止自然现象如地震和热带风暴的发生，但我们可以尽量限制它们所造成的负面影响。先发制人的减灾措施正是其关键。灾害事件发生后的反应机制无论多么有效，都永远是不够的。"前任联合国秘书长安南曾说过："灾前预防比灾后救援更经济、也更人道。"

我国东汉荀悦编著的《申鉴·杂言》中说："进忠有三术：一曰防，二曰救，三曰戒。先其未然为之防，发而止之为之救，行而责之为之戒。防为上，救次之，戒为下。"这番话把"防灾"和"救灾"的关系说得清清楚楚，特别强调了"防"的重要性（图 1-3-11）。

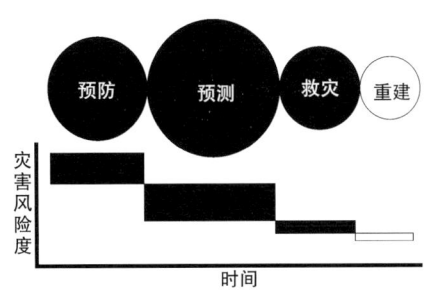

图 1-3-11 预防、预测比救灾、重建更加重要

如何来防范灾害，先人总结经验教训，流传至今，现在读起来，还是有借鉴意义。举个例子来说，西汉刘向《说苑·权谋》："知命者预见存亡祸福之原，早知盛衰废兴之始，防事之未萌，避难于无形。"也是很著名的论断，告诉我们在灾祸没有发生之前，就要预料到，再针对灾祸加以防范，就会避开。

这一指导思想在新中国成立后演变为"防救结合，以防为主"、"备灾备荒为人民"的防灾救灾原则，应贯彻到广大人民群众尤其是各级领导干部思想中。但 2003 年"非典型肺炎"事件以来，各级政府成立了应急办公室，只强调了"救"，忽视了"防"。国家行政学院成立"应急管理培训中心"（图 1-3-12），"应急管理培训中心"培养出的干部只会"救"，不会"防"。

《礼记·中庸》："凡事预则立，不预则废。"能在重大自然灾害发生前及时做出成功预测，告诉人们将会发生什么情况，是最好的防御方式。海城大地震中期和临震都抓着了，十万群众得救；唐山大地震中期抓着了、临震又丢了，几十万生灵被夺走了；汶川大地震中期和临震都没有抓好，酿成 21 世纪的巨大悲剧。

为什么灾害越重，预测准确率越低呢？其原因及解决办法是什么？

原因一：国际上巨灾预测方面仍处于束手无策的状态。而目前我国各部门对灾害预测，基本上是按照西方传统的、单学科的方法进行的，预测巨灾很难。

解决办法：突发性的巨灾往往具有非常规的致

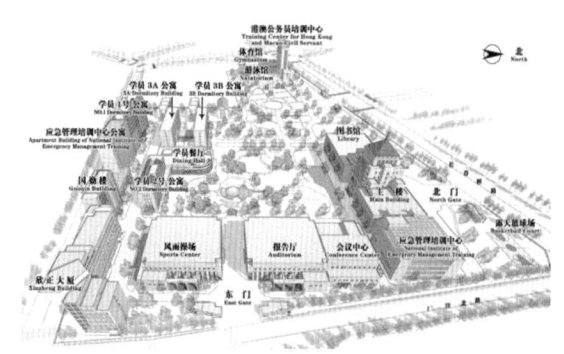

图 1-3-12 国家行政学院平面示意图

灾机理，用中国整体思维进行综合研究，就可能预测成功。

原因二：我国常规预测都是用中小灾害统计方法取得的，用此来预测重大灾害成功率极低。

解决办法：必须采用自主创新信息预测等新方法解决此问题。

解析安南说的"灾前预防比灾后救援更经济、也更人道"话的意思，高建国在1989年写的《灾害防御的十分之一法则》，获得过地质矿产部防治地质灾害征文一等奖。只需要用很少的资金防灾，就能获取很高的防灾效益。如新中国成立后40年黄河下游防洪投入50亿元，获得500多亿元的防灾效益。

人们常说"有钱买棺材，无钱买药"。只有灾害发生了，各级领导才会重视，救灾资金、物资源源不断地送到灾区。2000年作者在云南省培训基层民政助理员时，听到一种说法："云南灾民感谢地震"，感到非常诧异，问"为什么不感谢共产党？"原来震后灾民把自家的房屋从旧变新，认为是地震带来的。1993年广东深圳市罗湖区发生两场大水，经济损失13亿元。1978年深圳建市时，罗湖区因地势低洼，专家建议填高一米即可解决水淹问题，只需要1 000多万元，但未允。1994年中央电视台新闻调查节目采访罗湖区前给高建国打电话，问去了问什么问题，高建国问为什么没有填高？节目播出后，三位区领导未答复，一位领导说没有钱。1994年高建国带队采访上海宝山钢铁总厂了解到，在1978年建厂前考虑到宝山地面高程仅3～4米，主动填土将厂区填高了1米，以后几场大水都未造成损失。浙江省9417号和9711号台风造成巨大损失，9417号台风死亡1 216人，直接经济损失124.4亿元；9711号台风死亡238人，直接经

济损失达198亿元。经营思想敏锐的浙江农民积极"走出去"，到资源有优势、市场有潜力的地方投资开发农业，有效利用省外资源，拓展农业发展空间。剩下的问题是：海塘由谁来维护？过去浙江省沿海农民有"半年种田，半年修塘"的传统，现在的劳动力大都不在家，家里只剩下老人和孩子。由于缺乏管理，浙江省海塘破损严重。1997年10月10日，浙江省委常委会专题研究治理海塘的问题，时任浙江省委书记李泽民说："把海塘作为我省的一条生命线、幸福线、生存线来建设。"时任浙江省省长柴松岳说："就是砸锅卖铁，也要把海塘建设好！"决定把浙东海塘作为水利建设的重中之重，打一场攻坚战，切实保障人民生命财产的安全，保障经济和社会的持续发展。只用了两年多时间，浙江历史上首次进行的海塘大规模建设全面告捷，1 020千米高标准海塘巍然矗立于浙江沿海。从此以后，台风很少肆虐，2000年浙江省共遭受5次台风的影响；0104号启德强热带风暴，死亡2人，失踪1人；0008号杰拉华台风，无死亡；0010号碧利斯台风，无死亡；0012号派比安台风，死亡5人，失踪4人；0014号桑美台风，无死亡。而且，在新修后的海塘保护下，沿海的土地价值大为增值。

2010年年初南方五省大旱。截至3月23日，广西、重庆、四川、贵州、云南5省（区）受灾人口6 130.6万人，直接经济损失达236.6亿元。据2010年7月调查，滇西由于森林覆盖率较高，受旱程度轻。

改革开放几十年了，我国的经济、政治方面都发生了翻天覆地的变化，尤其是蓬勃发展的经济，上亿年轻劳动力散布到富裕的地区去打工。国家只负责30万亩以上的灌区，管理得有序；小于30万亩的只有依靠农民自己解决。现在农村很多的渠和水沟都堵塞了，有关人员不组织开渠挖沟，现在放水非常困难。农村原有的"岁修"制度延续了数千年，目前在一部分地区已经十多年、二十多年不搞了，渠道出现"心肌梗死"。

防灾既有技术上的差异，更有观念上的差异。城市马路是有生命的，到时候需要整修。路面上出现小坑，不修理会成大坑。日本有个工种，一个人操作，开一辆小车，插一杆小旗，见到小坑就及时补上；我国有些路政部门希望成为一项工程，断路修补，既有资金，又算是一项成绩。日本的处理方法简便，观念上也是先进的，属于防灾的，花钱少。

我们的方法属于应急的，花钱多。

西方国家强调应急，是因为这些发达国家经过几百年的建设，在防灾上投入很多，做足了功课。我国从2004年开始建设应急体制，如果没有灾前预防、预报，就只有抢救应急的余地了。目前已经有6年了，也发现了一些问题，因而提出了"关口前移"。我国防灾建设的欠账太多，要花大力气用在防灾上。目前应该是一个重要的转折时期了。

五、各级领导干部将"唯GDP"转化为把国泰民安放在首位

汶川地震等灾害发生后，"这是自然灾害不可抗力造成的"、"这次灾害百年一遇"之类的言论不绝于耳。这种不作为的言论危害极大。

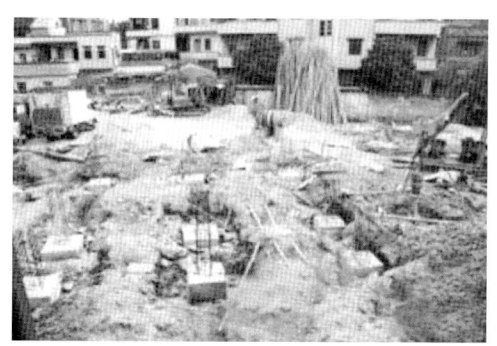

图1-3-13　2009年广东省佛山市三水区杨姓千万富翁在泄洪区打地基建房

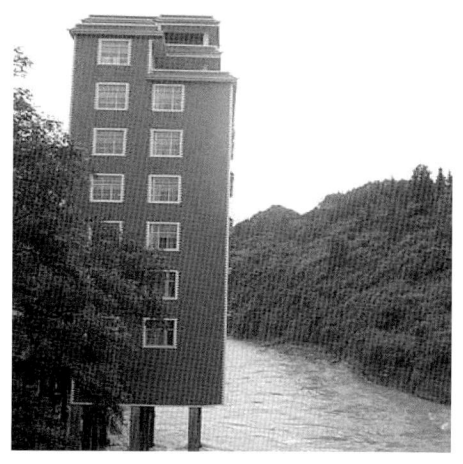

图1-3-14　2010年7月14日"最牛违章建筑"

湖北省恩施鹤峰县铁炉乡溇水河河道内

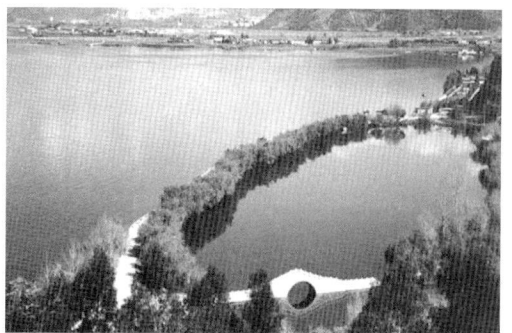

拍摄时间：1990年12月12日；拍摄地点：团山公园山顶东部

图1-3-15　1990年大理情人湖

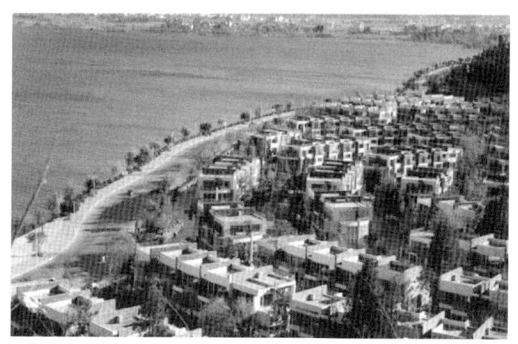

拍摄时间：2009年12月14日；拍摄地点：团山公园山顶东部

图1-3-16　2009年大理情人湖

"常怀自愧之心"，就是要心存敬畏。灾害使人民受难，人员伤亡，财产损失，领导干部感到心痛。任何一次灾害都是有其原因的，既有自然的原因，更有人为原因。但如果防灾工作做好了，事先做出了预报，人民会少受痛苦、少受损失。改革开放以来，我国经济取得举世瞩目的成就。但"唯GDP"的思想，严重阻挠"减灾与发展同步"方针的执行。中央领导一再指出"要具有忧患意识"，一些地方将这一忠告放在嘴边，并没有落实到行动上。具体的表现是：热衷于建设"形象工程"、"面子工程"。防灾减灾的经费少，公共建筑质量差，防灾人员严重不足。

"发展是硬道理"，但发展需要尊重法律、尊重自然规律，违背法律，违背自然规律，那不是发展，而是破坏。发展不能破坏环境，不能破坏防灾设施，不能破坏和占用河堤、江堤（图1-3-13、1-3-14），不能破坏湖泊（图1-3-15、1-3-16），不能破坏森林、树木。

开发商将海边的红树林毁掉了，修建五星级宾

馆，结果海啸把大楼冲毁了，保留下来的红树林地带却无恙；城市建设修路占用河堤三米，结果洪水泛滥，6年里光顾县城3次；建楼挖到山区，造成水土流失，滑坡造成楼倒屋塌（图1-3-17）。开发商把观测几十年的地震观测站毁坏了，把科学院价值上千万元的实验室毁坏了，把刚发现的国家级文物地毁坏了，"发展"可以毁掉一切，究竟是谁发的许可证？

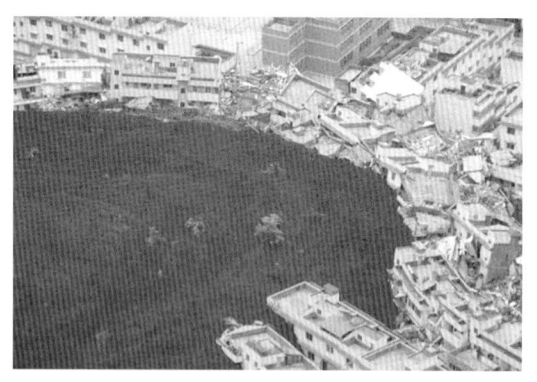

图1-3-17 2010年7月27日5时许，四川汉源县万工乡双合村一组万工集镇后背山突发滑坡，58户房屋受损、21人失踪

对党员领导干部而言，敬畏之心展示的是一种坚定信念和人生态度，蕴含的是对党和人民的深厚感情，体现的是一种自律和自强精神。党员领导干部肩负着组织的重托和人民的期望，必须对组织、对权力、对群众、对法制、对责任有真真切切的"敬畏之心"，以此坚定理想信念，陶冶品行情操，不断加强党性修养，树立高尚向上、勤于任事、清正为民的良好形象。

2008年2月2日，郴州市委、市政府就因冰冻导致全城停水断电，给居民生活带来困难和不便两度向市民致歉。这封公开信，不仅说明市委、市政府已经感到了一种深深的自责、自省、自愧和自励，也传递出政府敢于直面公众，正视失误与困境，主动承担责任的气度，字里行间无不散发出一种坦率与真诚的气息，因而也给人一种少有的亲切感。

2008年4月13日上午，上海市气象局局长汤绪就天气预报不准向市民表示歉意。

2010年7月20日，郑州市委、市政府针对近期郑州市区各个主要通行道路由于雨水排泄不畅，造成许多路段出现大面积堵车，影响市民的正常工作和生活秩序发表公开致歉信。

道歉体现了执政理念的更新，在党和政府与人民之间建立起一种相互尊重、相互体谅、相互信任的和谐关系。相信这种温暖将释放出巨大的热能，融化自然界的冰封，将灾害损失降低到最小的限度，最终夺取抗灾救灾的胜利。

重建领导干部对灾害损失的羞耻感是实现江泽民"以德治国"和胡锦涛"八荣八耻"重要思想的起点，也是实现国家长治久安的宗旨。要"GDP"，但不"唯GDP"。今年增加GDP 100亿元，明年一场洪水、一次地震损失了50亿元，所以地方干部最重要的责任是防灾减灾，保护人民，保护发展，保护GDP。

六、进一步加强防灾减灾科学基础

地震烈度区划一来与抗震建设有关，二来人们在进行长中短临预测时也受到烈度区划的影响。我国已经有四代烈度区划图，第一代是遵循"重演类比"原则（图1-3-18），第二代是"缺震找主"原则，第三代、第四代是"定度允超"原则。

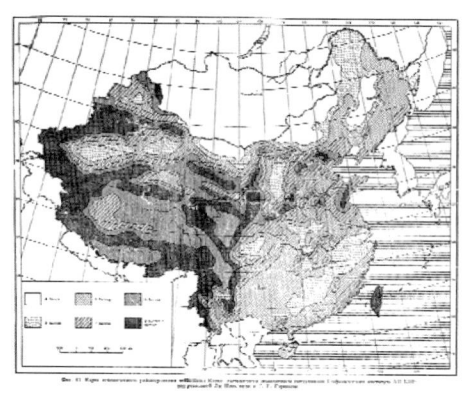

图1-3-18 中国第一代地震烈度区划图（1960年）

烈度问题是个超长期和长期预报问题。这个问题并未解决，因为1970年云南通海7.8级地震、2001年昆仑山以西8.1级地震、2008年四川汶川8.0级地震和2012年青海玉树7.1级地震都在后几代划为7度地区，实际上为10~11度。而在第一代区划图上都是9度区，比较符合实际情况。一代图十来人参加，投入很少；二代、三代、四代国家投入上亿元，几百人参与，结果越做越差。

要自圆其说也容易，因为区划原则就有"允超"的概率。作为中国地震局来说，防灾指什么？

当然包括烈度区划和长中短临的预测。汶川、玉树的伤亡率很高，与地震短临没有预测出来有关，但与烈度预报也关系重大。千万不要以为烈度区划已解决，因之把防灾重点放到抗震上，这样短临预报困难可以放缓，认为只要地震烈度区划已解决，就尽到防灾的责任了。实际上烈度问题远远没有解决。

七、协调重大工程与其他地区的关系

研究表明，鄱阳湖生态经济区已成为国家发展战略经济区中自然灾害风险最严重的地区（表1-3-3）。近10年来，尤其是三峡水库的建成运行，客观上已对鄱阳湖的生态与环境造成多方面的影响。国务院对于三峡工程的得失重新做出反思，十分有必要。

国家战略是国家战略体系中最高层次的战略。国家战略的使用最早出自美国，并将其正式列为军事用语。其定义是："在平时和战时，在组织和使用一国武装力量的同时，组织使用该国政治、经济、心理上的力量，以实现国家目标的艺术和科学。"日本给国家战略下的定义是："为了达成国家目标，特别是保证国家安全，平时和战时，综合发展并有效运用国家政治、军事、心理等方面力量的方针、策略。"中国学术界对国家战略尚无统一认定，有的认为，国家战略是建设和运用国家各方面的实力和人力，以实现国家总目标而采用的方略。国家战略就是为实现国家的总目标而制定的。中国的战略体系不使用"国家战略"的称谓。

国家战略是指导国家各个领域的总方略。其任务是依据国际国内情况，综合运用政治、军事、经济、科技、文化等国家力量，筹划指导国家建设与发展，维护国家安全，达成国家目标。国家战略概念来源于大战略。第二次世界大战中，英国的大战略概念传入美国，到战后逐渐演变成为国家战略，并将其正式列为美国军事术语。其定义是："在平时和战时使用军事力量的同时，发展和使用国家的政治、经济和心理力量，以实现国家目标的艺术和科学。"许多国家对国家战略的研究正在开展之中，学术界对它还存在着不同的认识。苏联及东欧国家不使用国家战略的概念。有的把它等同于大战略；有的认为两者是有区别的，其区别就在于大战略是运用国家力量，达成军事目标，而国家战略则是运用国家力量，达成国家总体目标。20世纪80年代以后，中国学术界也开始了对国家战略的探讨，主要是从区别于大战略的意义上来认识和使用国家战略概念的。有一种意见认为，虽然中国未在正式文件中使用国家战略这一概念，但它主要体现在党和国家的总路线、总方针、总政策之中。

"什么是国家级区域规划？"长江三角洲地区区域规划和京津冀区域规划专家组组长陆大道院士说，"是这一地区的发展在全国大范围内具有重要的引领作用，包括大的支撑作用。"

发展是有风险的。除了社会风险外，主要研究自然灾害风险。基于对发展区域的历史（1949－2009年）灾情调查统计，发展区域的人均损失、地均损失和损失占GDP的比重，构成了灾害风险；而人均GDP、地均GDP构成了防范风险的能力，将两者相组合，就形成了发展区域的自然灾害风险评价体系。

以该评价体系做相对指标分析，即20个区域的5项指标。其中，前三项是灾害直接经济损失的相对指标，后两项是减灾能力的相对指标。每一项指标做大小排序，再做横向指标相加，即该区域的风险指数。规定了风险指数在30以内者为低度风险，指数在30～50之间者为中度风险，指数在50～70之间者为较高度风险，指数在70以上为高度风险（表1-3-3）。

每一个国家发展战略经济区最主要的自然灾害风险是：

天津市滨海新区——地标丢失，不可逆转
上海浦东新区——每沉毫米，损失千万
深圳市综合配套改革试验区——建筑增多，浸水更深
珠江三角洲地区——腹地洪水，异常升高
长江三角洲地区——台风肆虐，损失巨大
辽宁沿海经济带——暴雨降级，泥流升级
江苏沿海地区——里下洼地，洪灾肆虐
沈阳经济区——辽河干流，地上悬河
武汉城市圈——填湖造楼，水无出处
黄河三角洲高效生态经济区——海水入侵，亮起红灯
关中—天水经济区——干旱暴雨，影响最大

海峡西岸经济区——闽南粤东，台风最多

表 1-3-3　国家发展战略经济区自然灾害风险评价表

No	经济区	人均损失：元/人		地均损失：万元/km²		损失占GDP：%		人均GDP：万元/人		地均GDP：万元/km²		综合	风险
		数值	No	数值	No	数值	No	数值	No	数值	No	Σ	
1	天津市滨海新区	28.9	2	3.06	5	0.05	2	18.533	1	16 564	3	13	低度
2	上海浦东新区	15.6	1	4.72	10	0.02	1	9.709	2	33 058	2	16	低度
3	深圳市综合配套改革试验区	114.7	7	50.61	20	0.13	3	9.202	3	40 600	1	34	中度
4	珠江三角洲地区	99.6	4	5.34	14	0.25	6	4.055	7	2 174	5	36	中度
5	长江三角洲地区	107.9	5	7.59	19	0.22	5	4.844	5	3 405	4	38	中度
6	辽宁沿海经济带	150.6	12	4.47	9	0.43	9	5.232	4	2 068	6	40	中度
7	江苏沿海地区	80.3	3	6.05	16	0.18	4	2.734	10	1 702	8	41	中度
8	沈阳经济区	150.6	13	4.47	8	0.43	8	4.285	6	1 331	9	44	中度
9	武汉城市圈	108.2	6	3.32	6	0.48	10	2.247	13	690	12	47	中度
10	黄河三角洲高效生态经济区	124.7	9	7.52	18	0.35	7	3.57	8	1 978	7	49	中度
11	关中—天水经济区	115.3	8	2.12	2	0.53	12	2.17	14	398	18	54	较高度
12	海峡西岸经济区	173.5	16	5.18	13	0.53	11	3.295	9	984	11	60	较高度
13	广西北部湾	132.0	10	2.71	3	0.83	17	1.83	18	534	15	61	较高度
14	中部地区	138.0	11	4.78	11	0.70	13	1.963	16	680	13	64	较高度
15	长吉图开发开放先导区	195.4	17	2.86	4	0.74	14	2.629	12	384	19	66	较高度
16	海南国际旅游岛综合试验区	160.2	15	3.95	7	0.84	16	1.906	17	470	16	71	较高度
17	成渝统筹城乡发展综合配套改革试验区	258.0	20	4.99	12	1.37	20	2.661	11	1 164	10	73	高度
18	甘肃省	157.7	14	0.91	1	1.23	19	1.283	20	74	20	74	高度
19	长株潭城市群	208.8	19	6.31	17	1.03	15	2.018	15	610	14	82	高度
20	鄱阳湖生态经济区	202.0	18	5.36	15	1.18	18	1.712	19	455	17	87	高度

广西北部湾经济区——抗台抗风，效能不强

中部地区——黄河灾害，心腹之患

长吉图开发开放先导区——发展加快，缺水加剧

海南国际旅游岛综合试验区——台风走廊，海防不防

成渝统筹城乡发展综合配套改革试验区——雨岛效应，城市多雨

甘肃省——生态环境，极度脆弱

长株潭城市群——潇湘大堤，警世钟声

鄱阳湖生态经济区——洪灾面广，深受威胁

国家发展战略经济区是国家下一轮经济发展的支撑点。为了确保国家发展战略的顺利实施，必须进行风险评估，做好风险防范。每一个国家都需要发展战略经济区。由于国家发展战略经济区已经跨越了行政区，是一种新的行政组合。需要对相关的统计资料进行整合，对相关的防灾资源进行整合，根据国家发展战略经济区对未来的重大灾害进行预测、预防，并根据预测意见、已有的防灾资源、人力物力，安排好强化新的发展战略经济区防灾设施的时间表。

鄱阳湖生态经济区的主要风险是：

（1）干旱缺水，损失严重：近年来，鄱阳湖枯水日益严重，枯水期提前、枯水时间延长、枯水次数增多（由一年一次变为一年两次）、枯水强度加剧（水位之低不断破"历史纪录"）。如2007年整个枯水期比正常年份提前了70天，延长了50多天，湖区水位7~8m持续了90多天。由于枯水如此之严重，已造成鄱阳湖生态环境发生变化，冬季

来鄱阳湖越冬候鸟的数量越来越少，鄱阳湖"候鸟王国"面临挑战；由于干旱缺水，已对湖区人民群众的正常生活产生不利影响，给工农业生产带来严重损失。

（2）陡涨陡落，破坏生态：鄱阳湖是一个过水性、吞吐性、季节性的大型通江湖泊，是我国目前最大的淡水湖，有"高水似湖，低水似河"、"洪水一片，枯水一线"之独特景观。正因为此，鄱阳湖极易出现湖水陡涨陡落、水位急剧变化，从而对鄱阳湖农田生态系统、森林生态系统以及整个社会经济系统产生不同程度的破坏作用。如1954年特大洪涝灾害，鄱阳湖区受灾农田达220平方千米，灾民300多万人，直接经济损失约为39亿元。1998年鄱阳湖区遭受百年不遇的特大洪涝灾害，损失就更大。

同时，鄱阳湖水位的急剧升降、湖流速度的快速变化，都对鄱阳湖水域生态系统、湖草滩洲生态系统产生影响甚至破坏。

（3）进出无阻，资源浪费：由于没有控制性工程，在上半年洪水期（一般是从4月中旬至7月上旬），洪水暴涨；汛期过后，尤其是进入枯水季节，湖水"不经阻拦"白白流出，尽管为补充长江水量、改善长江水生态环境起到了重要作用，但由于没有任何人为控制措施，"水流自便"，其带来的水资源浪费则是显而易见的。鄱阳湖水系多年平均径流量1 450亿立方米，也因得不到控制而白白流失，实在可惜。设想一下，如有"湖控工程"，则可调整湖水流出时间，减缓湖水流出速度，做到"细水长流"，从而既有利于自然生态，又有利于人为利用，一举多得，效益显著。再者，如建有鄱阳湖"湖控工程"（或称"生态水利枢纽"），由综合枢纽和分蓄洪区两部分组成，则既可以防洪减灾，又可以利用洪水资源，化害为利，变灾为益。当然，现在提出鄱阳湖生态水利枢纽是"控枯不控洪"或"控枯畅洪"，也对减少鄱阳湖水资源的浪费、提高淡水资源的利用率具有重要作用。

（4）三峡影响，鄱湖"反常"：在长江水域体系中，鄱阳湖是重要调节器，长江水丰则江水入湖，减轻洪水压力；长江水枯则湖水外泄，补充长江中下游水量。所以，鄱阳湖的主要生态功能是其吞吐功能，通过吞吐，维系长江中下游流域的水环境，从而为生态提供保障。

然而，三峡工程的运行，打破了湖水原有的吞吐规律：每年的10月是三峡大坝蓄水期，泄流量大幅减少，此时正值江西省枯水季节，鄱阳湖急需江水补充，但结果却非但得不到反而被长江低水位拉空。每年5月末至6月初，三峡要腾空库容应对即将到来的主汛期，便加大泄流量，但此时却又是江西省的主汛期，赣江等五河来水及长江来水相逢在鄱阳湖，互相叠加抬升湖区水位，危及堤防安全，加重防洪负担。

从这几年的事实可以看出，吞吐的紊乱让鄱阳湖及长江中下游流域出现汛时更洪、旱时更干的局面，破坏了水环境及生态平衡。在三峡工程运行的大背景下，要恢复鄱阳湖的吞吐功能，唯有通过湖控工程调节水位，使其与三峡工程互相补充，才能真正实现江湖两利，维系长江中下游水资源的平衡。

（5）从根本上处理好鄱阳湖圩区的治涝问题。设立蓄洪区，修建水库；治涝规划中，从实际出发，根据圩区的自然条件，因地制宜地采取综合的治理措施；以排为主（高水高排，低水低排），结合蓄（围洼蓄涝）、滞（充分利用涝区内现有的湖泊、河、沟渠、坑塘滞蓄涝水，以减小排涝峰量）、截（开挖撇洪沟阻止其堤外来水进入涝区，以减少排涝负担）；对现有老化和带病运行的机电设施进行更新改造；加强和推广先进管理技术的应用。涝区在以治涝为主的前提下，应尽可能考虑与防洪、灌溉、治渍等相关方面配合，并结合生态农业结构的建设，促进湖区水环境安全保障体系的确立。

蓄洪区可以在洪水期，减轻长江和鄱阳湖的洪水压力，承担长江流域发生洪灾时的分洪任务；在少水期或枯水期可以养殖水禽、特种水产品和鱼苗，栽种短期经济作物和水草，这样可以做到防洪与经济效益兼顾。另外值得注意的是在汛期，如何使长江来水与"五河"来水洪峰相互错开？唯一有效的方法是：改善鄱阳湖与"五河"的水文联系。主要措施包括科学调度"五河"干支流现有水库和新建一系列水利设施。利用水利设施在汛期来临之前，排除部分存水，腾出库容准备容纳各支流汇入的洪水，以减轻下游和鄱阳湖的负担。

（6）渍害田需要两个治理标准：①初步治理措施：田间排水形式采用明沟、暗沟、盲沟、鼠道等形式，建立以明沟为主的排水沟网。②高标准治理措施：田间排水采用暗管排渍，明沟集水兼排田间的地表水，建立明暗结合，健全田间排水系统和相应的配套工程。

对于治渍来说，圩区主要措施和任务是：在统一规划好区内灌溉、除涝、排水的基础上，实行排灌分开、内外水分开，沿圩堤堤脚开挖截渗沟或沿治理区周边开挖截水沟，以控制外水和切断地下水对农田的渗透进入治理区（表1-3-4）。

表1-3-4 渍害低产田治理标准

治理标准		初步治理	高标准治理
工程要求		灌得上，排得出，田间工程基本配套，具有一定的治渍工程	灌得好，排得快，田间工程配套，具有满足作物生长要求的调控治渍工程
控制地下水位	水田	晒田期间6天降至0.4m	晒田期间6天降至0.5m
	旱地	雨后3天降至0.5m左右	雨后3天降至0.8m左右
治理效益		达到当地的中产水平	达到当地的高产水平

八、加强新型产业自然灾害风险研究

新型产业是指：核电，中国政府今后准备投资10 000亿元；轨道交通，投资8 000亿元；高速铁路，投资7 000亿元；三网融合，投资6 000亿元；西气东输，投资2 620亿元；南水北调，投资2 313亿元。

1. 核电

（1）背景：2010年5月19日举行的第六届中国核能国际大会上，中国核能行业协会副秘书长徐玉明透露：考虑到未来5~10年中国新建核电机组将以每年5~8台的速度递增，今后10年中国核电直接投资将超过1万亿元。

（2）风险：回顾全球核电发展过程，有的核电站因发现地质断层和地质构造活动被迫迁址、修改抗震方案和重新评定地震安全性；有的核电站已建成因临区发生地震被迫拆建或停建，或改成火电站；有的怕遭地震引起生态灾难而取消合同。在美国、瑞典、日本、苏联都有类似的情况发生。1988年亚美尼亚地震时，叶林湾核电站被迫关闭。美国、日本等国早期建成的核电站也有地震安全问题，一是运转时间很长了（设计使用期100~150年，可抗7级地震），地址附近的地质变动潜势和地震潜在性也有变化；二是抗震结构老化所带来的后果，都值得重新研究评估和做出决策。

2007年7月16日10时13分，日本新潟县上中越近海发生6.8级地震，导致了柏崎·刈羽核电厂7台机组不同程度地发生核事故，引起了世界广泛关注。该核电厂是世界上最大的核电厂。

柏崎·刈羽核电厂地震引发的核事故：

1号机组：与主排气烟囱相连的管道移位；反应堆组合厂房（reactor combination building）地板聚集放射性水1 670m³。

2号机组：与主排气烟囱相连的管道移位；反应堆厂房换料水池地面积水。

3号机组：与主排气烟囱相连的管道移位；反应堆厂房换料水池地面积水；变压器发生火灾（图1-3-19）。

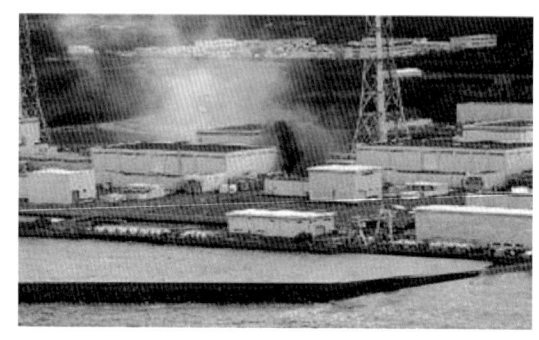

图1-3-19 柏崎·刈羽核电厂3号机组外的主变压器发生火灾

4号机组：与主排气烟囱相连的管道移位；反应堆厂房换料水池地面积水。

5号机组：与主排气烟囱相连的管道移位；反应堆厂房换料水池地面积水。

6号机组：反应堆厂房3楼发现放射性2.8×10Bq，3楼夹层发现放射性1.6×10Bq；漏出的水经排水口1:3排入海中。

7号机组：在主排气烟囱的每周测量中发现碘和可疑物质。

近几年来，日本核电厂设计、研究单位一直致力于这方面的研究、开发，并根据地质、地震最新的调查结果，于2006年提出了将日本新选核电厂的直下地震定为7级。柏崎·刈羽核电厂在超设计基准地震中经受了考验。

专家小组得出的初步结论是：核电厂在地震中采取的安全措施符合标准，地震后只发生了极少量的核泄漏，不足以对公共健康和环境构成威胁。核电厂受损的部分并没有影响到反应堆的安全。柏崎·刈羽核电厂在震后被安全关闭，核电厂遭到的损坏比预期的要低。

2011年3月11日东日本9级地震中福岛第一核电站出现的严重核泄漏，引起了全世界的高度关注。人们从中了解了：核电站不仅需要抗震，也需要防海啸。

（3）小结

重要程度　☆☆☆☆☆

风险规模　☆☆☆

解决难易　☆☆☆☆

（4）政策建议：按照国家核电站发展计划，到2020年，我国将要兴建数十座核电站。我国已建和在建核电站的地基均位于沿海地区，建在岩浆岩或其变质岩场地上。这类场地结构简单，岩体强度高，物理力学性质稳定，属于均匀地基场地。按照电力布局应与地区经济发展水平相适应的原则，全国已有十几个省、市正积极准备兴建核电站。

在核电站建设的场地地震安全性评价中，国内的有关规范评价的标准不统一，国内和国际的评价标准也不一致，这给统一的研究和评价工作带来了困难，应尽快制定统一的评价标准。

2. 轨道交通

（1）背景：据2009年6月3日《人民日报》报道：目前有19个城市轨道交通建设规划得到了国家批准，这19个城市计划至2015年前后规划建设70条轨道交通线路，总长度约2 100千米，总投资超过8 000亿元。

（2）风险：通常认为，地下构造物受周围土体约束，在地震时随其一起运动，而且，地下结构整体比重通常小于周围土体，使得结构受地震作用引起的惯性力也较小，一般认为地震对地下建造物的影响很小。

Power等（1998）共列举了217例震害实例。在这些震害中有不少是关于地下隧道结构的破坏。

ASCE在1974年公布了洛山矶地区的地下结构在1971年的圣弗郎西斯科地震（M6.5）中所受的震害。

1976年的唐山大地震（M7.8）中，刚建成的天津地铁仅在沉降缝部位出现施工面层局部脱落或裂缝的现象，未发现有任何明显损坏，经受住了地震的考验（天津地震烈度为Ⅶ～Ⅷ度）。

1985年墨西哥地震（M8.1）中，建在软弱地基上的地铁侧墙与地表结构相交部位发生分离破坏现象。

1995年阪神地震（M7.2）中，神户市地铁系统第一次遭到严重破坏。阪神地震的教训说明：随着对地下空间大规模开发和利用，大都市发生强烈地震时，地下构筑物周围地基变形很大，可能使结构的一些薄弱环节遭受地震破坏，对构筑物的整体抗震性能造成影响；同时，地下铁延伸范围宽广，其间场地土的特性复杂多变，一些区域土层在地震中发生液化、震陷等现象，亦会对地下铁道造成间接的影响。因此，对地下铁道抗震性能的研究应引起重视。

（3）小结

重要程度　☆☆☆☆☆

风险规模　☆☆

解决难易　☆☆☆☆

（4）政策建议：目前，我国的许多大城市都已建有地下隧道交通网，如北京、上海、天津、广州、深圳，同时，全国还有二十几个城市在进行这方面的规划。值得注意的是许多地下隧道结构所处地区都位于地震频发地带，因此地下隧道结构的抗震设计是个必须面对的问题。

地下铁道在整体上有较强的抗震性能，但由于存在一些结构薄弱环节，会导致震害发生，因此，应加强对这些部位的抗剪、抗弯性能的设计和研究。同时，地下结构埋置于一定深度的土体内，对其修复较为困难，而且一些部位的震害不易及时发现。

在设计中必须让结构具有吸收变形及能量的能力，而不是像传统方式那样单靠增强结构强度来提高抗震性能。这是在地下隧道结构抗震设计研究中所必须遵循的基本原则。

我国已经建造、正在建造以及将要建造一大批超大型复杂地下结构物，其中包括了大量的隧道结构。这些新的超大型地下隧道结构系统尚未真正经受强震的考验，因此开展系统的地下隧道结构抗震理论分析及应用研究显，得尤为重要和紧迫。

3. 高速铁路

（1）背景：2010年6月6日铁道部总工程师、中国工程院院士何华武介绍：目前我国在建的高速铁路有1万千米，包括京哈、哈大、合福、京武、沪宁等多条线路。今年我们准备投入7 000亿元到高速铁路的建设中来，计划新线投产4 613千米。

对铁路运输工作而言，在过去列车低速运行的条件下，抗震工作主要关注基础设施，如桥梁、隧道、路基等的抗震能力。但当列车运行速度超过200km/h以后，哪怕是较小震级（里氏4级左右）的地震，即使不会对线路结构造成损害也极有可能导致列车在高速运行中脱轨，所造成的危害是灾难性的。此外，由于列车开行密度很高（客运专线铁路设计最小行车间隔3min），还极有可能造成后续列车进入事故区段而导致次生灾害的发生。因此，开展铁路地震监测及紧急处置系统的研究对提高铁路防灾、减灾能力，保证旅客生命财产安全具有重要的社会和经济意义。

（2）风险：2004年10月23日17时56分日本新潟市6.8级地震。行驶在浦佐至长冈间的新干线列车"朱鹮325"号的10节车厢中共有8节脱轨。最后1号到3号的三节车厢出现最大40度的倾斜（图1-3-20），但155名乘客中无人受伤。到完全恢复运行需要几天时间。

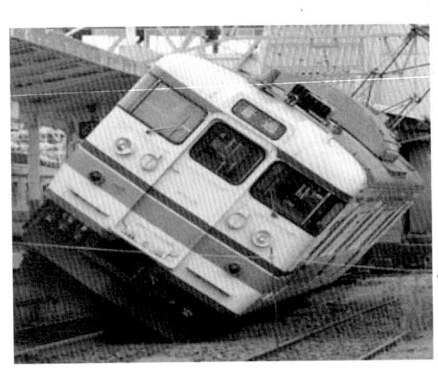

图1-3-20　日本40年来新干线首次发生脱轨事故

2010年3月5日8时18分中国台湾地区高雄甲仙乡6.4级地震。高雄县高美大桥9时许发现桥面龟裂双向封桥，16时恢复通车。高铁110班次在293.8千米处转向架出轨，无人伤亡；高铁403班次在315千米处集电弓掉落，也无人伤亡。6列运行中列车停在轨道上，台湾高铁依标准作业程序，花4个多小时才疏散完旅客2 374人。每列列车旅客步行到逃生口的距离都不相同，最长的约走了1.2千米。

在地震波中，纵波（P波，V=7.8千米/秒）先到，令地面发生上下振动，破坏性较弱；而横波（S波，V=4千米/秒）晚到，令地面发生水平振动，破坏性较强，如果此时有高速列车正好在地震受灾区运行，很可能因来不及减速而掉道翻车。

地震早期监测预警系统UrEDAS系统工作原理是：由P波检测仪检测P波，在4秒钟内，推断地震的震级、位置及震源深度，并对可能受害的线路区段发出警报，以保证破坏性大的S波和面波到达线路前有尽可能多的时间使列车减速。

（3）小结

重要程度　☆☆☆☆☆
风险规模　☆☆
解决难易　☆☆☆☆☆

（4）政策建议：在影响高速铁路运行安全的自然灾害中，地震是一种发生概率相对较少但危害性最大的特殊灾害，京沪高速铁路沿线将穿越四条较大的地震构造带，历史上发生可能危及高速铁路的地震约有20次。因此，借鉴国外地震预警的经验，开发适于我国高速铁路线路、构造物特点，并反映历史震灾情况及未来发展趋势的高速铁路地震预警系统，是十分必要、也是可行的。

4．三网融合

（1）背景：2010年1月13日，国务院常务会议决定加快推进电信网、广播电视网和互联网三网融合。

三网融合指的是电信网、互联网、广播电视网三大网络的物理合一，能够提供包括语音、数据、图像等综合多媒体的通信业务，例如"IPTV"、手机电视等跨行业应用。有机构预测，如果实现三网融合，预计我国固定宽带网络上所承载的媒体与娱乐业务收入，将超过移动通信所承载的部分，仅此一项业务将促我国GDP增长约0.8个百分点。通过几年内加大三网融合的建设，将形成6 000亿元以上的投资规模。

（2）风险：1999年9月21日台湾南投7.6级地震。由于全球的计算机芯片90%生产在南投，所以地震→停电→台湾芯片生产线生产短暂停顿→全球电脑芯片、主板、内存和显示器价格飙升；3天内，中关村64M的SD内存条价格由600元猛蹿至1 280元，128M的SD内存条由千余元猛跳至2 300元。

2006年12月26日台湾南部7.2级地震，切断了中国到北美的网络。地震导致海底光缆断裂，一时间海外服务器无法访问，MSN有1 500万用户不能使用，1亿中国网民受到影响。

（3）应对：2004年10月23日日本新潟6.8级地震通信容量激增。早在网络规划时，为了防止通信中断，日本电信电话株式会社（NTT）采取了

24小时网络监控，以维护网络和提升业务性能。NTT还引导用户使用"171"灾难应急消息业务，从而将受灾用户信息存储到该系统中，以供亲友查询。NTT的消息存储设备发布在全国50个地方，最多可以存储800万条消息。此外，NTT在i-mode互联网业务中也提供了灾难消息板业务，受灾地区的用户可以在i-mode业务菜单中填写自己的情况，而其他地区的用户可以通过这一平台查询亲友信息。新潟县地震发生后，日本各地打到新潟县的呼叫量达到平时峰值的50倍，但用户在使用了NTT的"171"灾难应急消息和i-mode消息板业务后，呼叫量快速下降。

2008年5月12日四川汶川8.0级地震后无线通信覆盖和智能传感探测可以在一两个小时架设完毕，覆盖范围广，容量大，在高速运动的物体里也可进行网络连接。这一技术在汶川大地震时发挥了重要作用。震后第四天，在通信网络被破坏的情况下，仅用了一个下午就把汶川地区无线通信覆盖，恢复了与外界的联系。在国家领导人对堰塞湖进行决策的关键时刻，也是通过这个技术传输的即时图像作为重要参考。

（4）小结

重要程度　☆☆☆☆☆

风险规模　☆☆

解决难易　☆☆☆☆☆

5. 西气东输

（1）背景：2001年分段开工的西气东输一期，投资1 200亿元。管线从新疆塔里木轮南油田至上海，全长约4 000千米。

西气东输二期工程主干线2010年底完工，全部支线2011年完工，二期工程主干线起点青海中卫，终点广州，有八条支线，其中从广东分支的广深港支线和南宁支线均为2011年8月前完工。2011年12月全部工程（包括所有支线）完工通气。

（2）风险：我国现行的抗震设计计算标准为SY/T 0450—2004《输油（气）钢质管道抗震设计规范》，其中对输油（气）管道的地震地质勘察、抗震验算和抗震措施做了规定。（表1-3-5）

表1-3-5　西气东输二线通过甘肃地段主要断裂带活动特征

断裂带名称	断裂带编号	断裂产状	工作区内断裂长度（km）	断裂宽度（m）	运动性质	综合判定的最新活动时间	位移速率（mm/a）	预测的突发位移量（m）
阿尔金断裂带东段	F6	90°～100°/SW50°～75°	52	40	左旋逆走滑	Q_4	水平1.8	水平0.8，垂直0.45
阴洼山断裂带	F7	310°～330°/SW∠55°	17	3～5	逆断层	Q_4	垂直0.18	垂直1.0
嘉峪关断裂带	F8	350°/SW∠70°	40	3～5	右旋逆	Q_4	水平0.87	
罐罐岭断裂带	F10	340°/SW∠50°	33	15	左旋塑走滑	Q_4	垂直1.5	

（3）小结

重要程度　☆☆☆☆☆

风险规模　☆☆

解决难易　☆☆☆☆☆

（4）技术建议：①管道敷设方向与活动断裂带平行时，管道设在其外200m；管道与活动断裂带交叉时应使交角尽量垂直，或采取管道水平弯曲补偿形式敷设。②增加交叉段管壁厚度。③尽量采取弹性敷设处理管道转角。禁止在管道交叉段出现冷弯弯管和热煨弯头。④加宽管沟，回填松散土，缓冲振动时外界作用力对管道的影响。⑤对可能发生崩塌和沙土液化地区采取排水、支挡及护坡等措施。⑥采用外壁摩擦阻力较小的外防腐涂层。⑦在管道与断裂带交叉处前后200m采用X80HDR大变形钢管。

6. 南水北调

（1）背景：早在新中国成立之初，毛泽东主席就提出，"南方水多，北方水少，如有可能，借点水来也是可以的。"

北方人口占全国的37%，土地占45%，而多年平均水资源总量仅占全国的12%。从20世纪80年代开始，海河、黄河流域的干旱，已经持续了20年。而长江平均每年有近1万亿m^3水东流入海。

南水北调工程，是一项极具挑战性的基础设施工程。它是迄今世界上规模最大的调水工程。据国务院南水北调办公室统计，工程自2002年开工以来，已累计批复设计单元工程98项，占总数的63%，累计批复投资1 295亿元，占主体工程投资的56%。

(2) 风险：通过对工程区地震频度、活动度、能量密度分析，结果表明在工程区存在4个震中分布集中区，分别是炉霍—甘孜、哈柯、甘德白玉和长须干玛；地震能量释放最多的两个地区是炉霍的旦都和甘孜，分别代表鲜水河地震断裂带和甘孜拉分盆地，有85%的地震能量集中在该区释放。

对西北地区历史地震的迁移规律和地震活动的阶段性分析认为，近几十年甚至上百年内，在达日附近发生较大地震的可能性不大；但线路区南部调水工程区在未来百年内发生7级以上强震的可能性非常大。研究区存在50年左右的活动周期。

(3) 小结

重要程度　☆☆☆☆☆
风险规模　☆☆
解决难易　☆☆☆☆

九、加强我国地震群测群防工作

2009年5月1日起施行修订后的《中华人民共和国防震减灾法》。在防震减灾法中第八条规定："国家鼓励、引导社会组织和个人开展地震群测群防活动，对地震进行监测和预防。"

我国是多地震的国家。有几亿人口生活在地震重点监视防御区内，人民生命财产安全和经济社会发展面临着地震灾害的严重威胁。

"专群结合"是我国防震减灾工作的重要方针，地震群测群防工作是国家防震减灾工作的重要组成部分，也是中国防震减灾工作的主要历史经验和特色。地震群测群防在地震监视预测、地震灾害预防、地震应急与救援、震后恢复与重建等工作中发挥了重要作用，尤其是在地震短期和临震预报中有不可替代的作用。近年来，我国虽在一些地震重点防御区内新建、扩建了一大批群测骨干观测点和宏观测报点，有效地弥补了专业地震监测台网的不足。但仍存在地区间发展不平衡、管理制度不健全、网点建设运行不规范、信息报送不畅通、人员经费缺乏保障等问题，制约了我国地震群测群防工作的开展。

我们必须认真贯彻落实科学发展观，坚持以人为本，切实把人民的生命安全放在首位；坚持专群结合、社会参与、优势互补的原则，健全地震群测群防工作体系，规范地震群测群防工作规程，提高地震群测群防工作效能；进一步完善群测群防管理机制，依靠科技、依靠法制、依靠全社会力量，拓展地震群测群防工作思路，创新工作模式，推动我国防震减灾事业又好又快发展。

为全面提升我国防震减灾能力，依据国家防震减灾法和国务院办公厅有关文件精神，应切实加强我国地震群测群防工作：

1）建议对《防震减灾法》中的"群测群防"进一步做出司法解释，制订详细的实施细则：群测群防是1966年河北邢台地震后出现，在1974年国务院[74]69号文件下达后，华北和东北各省、自治区、直辖市普遍建立了地、市、县地震工作机构，统一管理地方地震工作，并在工厂、学校、机关、农村及部队等有条件的地方，建立了一批群测网点，并逐步纳入地方地震工作体系，从而形成了中央地震工作同地方地震工作、专业队伍同群测队伍相结合的，具有中国特色的地震工作机制。仅在辽宁省共建起各类群众观测点13 021处，参加测报人员约为27 400名。到1976年唐山地震前，群测群防工作的发展达到高潮，并取得了河北省青龙县成功预防的奇迹。可以说，群测群防不是一蹴而就的，一旦遭到削弱，不是一个文件、一个号召就可以立即恢复的，它是广大人民群众长期积蓄的力量的反映。地球这么大，我们国家的国土这么大，再多的科学观测站也不算多。

毛主席评价海城地震预测成功时说："是偶然，但也反映必然。"由于坚持群测群防的方针，辽宁省地震局不仅预报了1975年海城大地震，而且预报了1999年11月29日岫岩5.4级地震，又预报了2008年11月14日海城4.3级地震。在这次地震后，辽宁省地震局在全省又增加了100个宏观观测点。这种时刻保持警觉的态度，是成功预报海城地震的必然因素。辽宁省的群测群防经验值得总结，并推广到全国。

邢台地震后，地震群测群防工作经历了曲折的发展过程，曾经大力发展的群测群防险些被全部扼杀。卫一清、丁国瑜主编《当代中国的地震事业》（北京：当代中国出版社，1993）："经过广大群测队伍近三年的努力，到一九八五年全国的清理工作基本结束，在观测、实验、理论分析等方面都取得了很大的成绩。据25个省、自治区、直辖市统计，进行了清理的土地电、土地应力、土地磁观测点共有5 688个，占现有观测点数的77.6%；清理了仪器 7 174 台；参加清理的工作人员有 4 575 人次。通过清理，不仅从科学上弄清了'三土'方法长期以来存在的一些基本问题，而且在群测群防队伍中倡导了一种科学精神。"经过清理，群测群防的积极性被大大挫伤，观测员们纷纷改做其他工作，地震预测事业也走入低谷。

我们对初步收集的 80 次成功预测的地震做综合分析，发现清理群测群防工作后的 20 年地震预测走入低迷时期。

《防震减灾法》明确具有中国特色的"群测群防"的法律地位，是顺乎民心、合乎民意的重大决策。为了加强群测群防工作，需要进一步做出司法解释，并颁布实施细则。

2）充分利用行政资源，在地震重点监视防御区内强化群测群防工作：根据强震前的异常具有一定的阶段性，将地震预报分为长期（20 年～数年），中期（数年～1 年）、短期（数月以内）和临震（几十天～数天）四个阶段，在专业队伍研究阶段性转化指标的基础上，通过群测群防工作逐步缩小预报的地区范围和时间范围。群测群防在判断临震阶段有着特殊效能，能在某种程度上起到进一步缩小预报地区范围和预报时间范围的作用。在总结海城群测群防成功经验的基础上，有选择性地在某些地震多发区建立群测群防示范点，开展不同时期、不同地区地震风险度评价，确定风险承担者的责任、权利和义务，在试点实践中不断完善现有的经验。同时，对防震减灾法中实施群测群防方针，要制订出具体的细则。

3）关于切实加强我国地震群测群防工作的具体措施建议：以现有地震群测群防工作为基础，在国家地震重点监测防御区内，以继续推进"三网一员"（地震宏观异常测报网、地震灾情速报网、防震减灾科普宣传网和防震减灾助理员）建设为重点，实现管理到位、措施到位、人员到位、经费到位，建立横向到边、纵向到底的群测群防工作队伍，构建纵向畅通、横向联合的群测群防工作体系，全面提升我国群测群防工作效能。

（1）对国家、省（自治区、直辖市）和相关市、县（区）地震局长进行群测群防工作的培训。20 世纪 70 年代是中国强地震活跃期，也是群测群防工作最活跃时期。现在的地震局局长大部分没有经历过，需要补上群测群防一课。辽宁省群测群防工作可以作为教材。

（2）建立健全地震宏观异常测报网。在国家地震重点监测防御区的县（市、区）建成群测骨干点，配备专业设备，保证每天报送数据；每个乡（镇）和主城区街道办事处至少选择 1 个深水井或水产、畜禽养殖场等作为固定的宏观测报点，明确一名责任心强的社会地震观测员，在地震部门和防震减灾助理员的指导下开展地震宏观异常的监测。发现宏观异常后，及时上报有关部门并积极配合宏观异常的调查核实，做到常年跟踪、上报及时、落实有效。

（3）建立健全地震灾情速报网。在国家地震重点监测防御区内，各乡镇、街道办事处和村应明确一名工作人员作为地震灾情速报员，在震后及时收集和报送宏观震中、人员伤亡、房屋损坏、经济损失、群众心理及社会治安等信息，协助政府做好维持社会秩序等工作。

（4）建立健全防震减灾科普宣传网。在国家地震重点监测防御区内，各县（市、区）政府要依托科技馆、文化馆、地震科普示范学校等场所建立防震减灾科普教育基地，各乡（镇、街道办事处）要以文化站、广播站为依托，设立防震减灾科普宣传网点，构筑地震科普宣传网。各级教育行政部门要督促义务教育学校认真开设安全教育地方课程。通过设立宣传橱窗、墙报，举办科普讲座，组织知识竞赛，播放声像资料，组织地震自救互救演练，散发科普资料和学生课外活动等多种方式，大力宣传防震减灾知识和国家防震减灾法律法规、方针政策，在群众中普及防震减灾知识，提高自救互救能力。

加强农村民居抗震设防知识宣传教育和抗震设防技术指导，引导农村居民建设符合抗震设防要求的房屋。

（5）规范地震群测群防工作程序。在国家地震重点监测防御区内，各级政府要制订和组织实施地震群测群防网络建设方案，建立和完善地震群测群防管理、培训等制度。要规范地震群测群防网点设立程序、信息报送方式、日常管理模式，统一制作、发放群测群防工作手册，明确测报内容，细化工作流程，量化技术指标，统一上报内容格式等。

4）加强群测群防工作的保障措施

（1）进一步加强组织领导。在国家地震重点监测防御区内，各市、县（市、区）政府要进一步提高对群测群防工作重要性的认识，切实加强对防震减灾工作的组织领导；乡（镇）政府、街道办事处要明确一名负责同志分管地震工作，选择一名责任心强的干部兼任防震减灾助理员，具体负责组织、管理和指导地震群测群防工作；村委会、居委会要明确防震减灾工作联络员，落实好地震灾情速报、地震科普宣传、地震应急准备等工作。

（2）推动地震应急工作进社区。在国家地震重点监测防御区内，各级政府要切实推动社区地震应急工作，制定社区地震应急响应方案，明确社区地震应急领导和指挥协调工作机制，建设应急避难场所和疏散通道，组建社区地震应急救援志愿者队伍。指导群众做好地震应急准备工作，掌握地震灾害预防、疏散、自救、互救等基本知识，熟知附近的避难场所和疏散通道，定期开展地震应急演练。临震、震后立即启动社区地震应急预案，迅速组织群众开展避震疏散、自救、互救和抢险工作，迅速向当地政府报告灾情和紧急救助情况，协助发放救援物品，协助维护社区生活秩序，防止衍生灾害的发生。

（3）大力推进资源共享。防震减灾是全社会的共同责任，各行业、各部门和社会力量要大力支持地震群测群防工作的开展。要有效依托和整合各方面资源，充分发挥环境保护、水文地质、畜牧养殖、渔业水产等部门的现有资源和行业优势，搞好地震群测网点建设、数据收集等工作，努力降低管理成本、提高观测效益。

（4）切实保障工作经费。要建立稳定的地震群测群防工作经费渠道，将地震群测群防工作经费纳入各级财政年度预算，并根据经济社会发展逐步增加经费投入。要根据国家有关规定，制定社会地震观测员的补助标准，保证群众观测点队伍的基本稳定。

（5）充分利用现代化网络和手机信息，建立中国平安信息网。对地震各种宏观异常信息和地球表面出现的自然灾害现象，通过中国平安信息网随时搜集。凡在事先提供重大地震宏观前兆异常者，事后应予以重奖。

十、提高国家防震减灾能力的措施

我国是地震多发区，地震发生对国民经济、社会发展造成了巨大损失。汶川地震发生后，我国地震死亡人数在1900—2008年期间占世界地震死亡人数的比例上升到33.2%，我国人口总数占世界人口总数的20.1%（国家统计局2008年11月3日公布），地震死亡人数比例超出了人口相对比例的13.1%。提升我国地震预报能力，尽可能减少地震带来的人员伤亡及财产损失，既是科学发展的需要，也是维护社会和谐稳定的需要。

汶川地震发生后，我国发生重大地震的可能性继续存在。据2009年4月26日中国地球物理学会天灾预测专业委员会研究，认为除上述地区外，包括首都圈在内的华北北部地区也存在着发生6.5级左右地震的可能性。至今，华北北部、东北南部地区的旱情仍在持续发展，根据旱震研究成果，决不能忽视破坏性地震的孕育（表1-3-6）。早着手，早行动，才能最大限度降低地震灾害的风险。

表1-3-6　西南地震与华北地震的呼应关系及旱震链预测情况

西南干旱	西南地震	预测与否	华北干旱	华北、东北地震	预测与否
1972年	1973年2月6日四川炉霍7.6级地震	预测	1972年	1975年2月4日辽宁海城7.3级地震	预测
	1974年5月11日云南昭通7.1级地震	预测		1976年7月28日河北唐山7.8级地震	预测
2002年2006年持续	2008年5月12日四川汶川8.0级地震	预测	2006年2009年持续	?	
	2008年8月30日四川攀枝花－云南会理6.1级地震	预测			
	2009年7月9日云南姚安6.0级地震	预测			

2008年1月7~8日中国地震预测咨询委员会向全国地震趋势会商会呈交的预测意见"2008年在30度纬带西延的康定可能发生6~7级地震"；2008年4月30日中国地球物理学会天灾预测专业委员会向中国地震局等部门呈交的预测意见"未来一年内即2008年5月至2009年4月，仍注意兰州以南至川甘青交界地区可能发生6~7级地震"。

为扩大地震预报科学的理论研究范畴，快速提升我国地震预报能力，为达到有效减轻地震灾害的目的，作者起草了"关于切实提高国家防震减灾能力的建议"，以响应和具体落实胡主席指示，全面提高我国对地震灾害的综合防范和抵御能力，以减少重大地震发生后带来的巨大损失。

1）地震预测、预报方法研究的落后局面急需改变：地震预报是全世界公认的科学难题。科学家们经过百年的探索研究，摸索出数百种预测地震的方法与技术，但在实践应用中效果都不理想。

目前地震学界普遍应用于地震预测的常规方

法与技术，大体可归纳为：①地质构造分析；②历史地震统计；③理论、模拟计算；④地震前兆监测。在实际运用过程中，能较明确指出地震发生的具体时间段、空间范围、强度大小的主要是地震前兆的监测。

地震前兆泛指地震发生以前的各种自然现象。地震的孕育、发生不可能是孤立的，它是地壳非常复杂的运动中的特定事件。认识这一过程，就可以选择与这个事件发生前联系最紧密、最具特征性、可测性的现象作为前兆性标志。但遗憾的是，这个过程本身与其相伴的自然现象至今还不为人们完全认识。我们只能根据记录、经验选取某些可视为前兆的现象，从实践中检验它们与地震的关系。我国几十年地震预测研究主要是按这条道路走过来的。

20世纪80年代中国地震界开展了对测震学前兆、地壳形变前兆、地磁场前兆、地电场前兆、地应力前兆、地下流体前兆及其他现象（地声、地光、地热、动物行为异常等）的研究。

经过几十年的实践，20世纪90年代，中国地震局对上述各种预测技术与方法进行过全面评估。组织了全国地震预测专家对1 300份疑似地震前兆观测资料进行剖析，归纳出13种技术手段、75种分析方法。评估结果显示，上述方法预测的成功率，平均仅为15%，对应率不高（表1-3-7）。地震活动性中，地震空区最差，条带最好；形变、电磁、流体类中，形变等最差，水化（氡）最好。

造成这种局面的主要原因，初步分析有以下几方面：

（1）难以区分地震孕震过程本身造成的异常变化（即所谓地震前兆）与其他原因引起的变化（即所谓干扰因素）。上述各种手段的观测值，是受到各种系统因素与偶然因素影响而不断变化的值，如何正确区分地震信息与非地震信息，这是一个亟待解决的难题。到目前为止，还没记录到确切的发自震源的信息。

（2）由于观测到的异常变化，大多反映来自观测台站附近的区域应力场的变化信息，据此难以将异常变化特征与地震三要素（地震发生的时间、地点和强度）大小准确挂钩。即便已确定为地震前兆，有时异常变化最大的地区并非震中所在地区，异常变化最大的时段并非地震发生时间，异常变化的强弱与地震强度的大小也不匹配。在此情况下，

利用它预测地震发生时间、地点、强度时有失误。

表1-3-7　1990年、1994年度我国按实用化成果提取的异常与地震预测对应率

地震活动性		形变、电磁、液体类	
地震能量	$\frac{5}{27}=19\%$	形变	$\frac{5}{40}=13\%$
条带	$\frac{5}{14}$	水化（氡）	$\frac{6}{35}=17\%$
空区	$\frac{1}{13}=8\%$	水位	$\frac{5}{40}=13\%$
频度	$\frac{3}{20}=15\%$	地电	$\frac{3}{24}=13\%$
大小地震比例	$\frac{2}{15}=13\%$	地磁	$\frac{5}{29}=17\%$
		重力	$\frac{4}{29}=14\%$
响应比	$\frac{2}{19}=10\%$	应力	$\frac{3}{22}=14\%$
$\frac{18}{108}=17\%$		$\frac{31}{219}=14\%$	
$\frac{49}{327}=15\%$			

（3）地震的孕育、发生是一个极其复杂的巨系统。我们对某种物理量、化学量的单项指标观察即便确实抓住了与地震前兆有关的某些变化，恐也是仅抓到些局部和枝节，尚难形成一个完整、全面的概念。

总之，到目前为止，尽管有些前兆对应了一些地震，但还没找到明确无误的必震信息，没有记录到来自震源的确切前兆。对地震孕育、发生的认识还是零星、局部的。

2）我国地震预报、预测能力有较大的提升空间

（1）我国传统的地震预测、预报方法在实践应用中取得了一定突破。多年来，我国地震界部分专家在中国传统文化的影响下，通过地震预测、预报实践，从中国传统的整体思维入手，综合研究多种震兆信息的相互关系，自主创新、独辟蹊径，在地震预报科学中摸索出了一条可行之路。

通过全方位、多层次、多角度地将许多前兆信息进行综合分析，将单项的指标性预测发展成综合的过程性预测和追踪预测。例如开展了旱震关系研究、天地耦合、多因子调制，将地壳不同深度的区域物理场、化学场、热力场统一分析，取得了较理想结果。为进一步检验上述几种方法在实际应用中的科学性，1992年在钱学森院士关怀、支持下，一项旨在从我国大量的地震预测实践中筛选、提炼有效方法与技术的课题被国家863项目批准获得资

助。这个课题的名称是"地震预测智能决策系统"。该课题从我国捕捉到的大量地震前兆信息中筛选出十几种确有预测能力的技术与方法，每种方法作为预测地震的一把钥匙，将其综合分析，总称KCEP——中国地震预测之键，利用此课题研究成果进行了长达十年的中间运行检验工作，取得了较理想的结果。检验证明这些方法的预测正确率大大超过传统的方法，可达30%以上（表1-3-8）。

表1-3-8　国家863项目"地震预测智能决策系统"课题3期成果应用效果对比表

期间	发生较大地震数	取得较成功预测数	成功率
1996—1998年	13次	4次	30%
1999—2001年	11次	6次	54%
2002—2003年	12次	8次	66%

此外，通过近几年来对预测技术与方法的自主创新研究，有可能首次取得来自震源体向外传播的前兆信息，如HRT波的研究、热红外扫描、地壳放气现象研究等。

因此，只要重视我国自己的经验，大力提倡非传统、自主创新的地震预测新方法、新技术的应用，采取正确的科学技术方针与路线，我国地震预测能力完全有可能在较短期内，得到迅速提高。

（2）在降低地震风险的责权机制方面我国已具成功经验。地震灾害风险巨大。如何减轻这种风险？不同学派存在着不同的观点，地震预测虽是世界性难题，但并非无法预测。我国海城地震的成功预报就是一个成功的案例。自我国邢台地震以来，我国的地震科学家从中国地震灾害严重、频繁这一实际情况出发，从地震预测实践出发，深入地震现场，边预测、边研究、边预报，一步步加深对地震孕育过程的认识，不断改进预测方法，由内紧外松的内部预测到向外打招呼，最后走向发布预报。

在2004年两院院士大会上，胡锦涛总书记郑重提出："要把自然科学、人文科学、社会科学等方方面面的知识、方法、手段综合运用起来，不断认识和把握自然、社会发展的客观规律"。

我国在近40年来对80次中强地震做出过中期或短临预测。尤以1975年海城长、中、短、临齐备的地震预测、预报最为宝贵，其经验是：巨大的地震风险，政府承担一部分，专家承担一部分，群众承担一部分，使风险大为降低。与海城地震发生时间只隔一年的唐山地震，群测群防工作也做得很好，但由于政府、专家、群众有效结合的地震预报工作机制缺失，灾害没有提早防范。同样，2008年汶川地震存在类似情况。

海城地震成功预报，取决于国务院国发[74]69号"批转中国科学院关于华北及渤海地区地震形势的报告"，要求立足于有震，提高警惕，防备6级以上地震的突然袭击；取决于辽宁省委贯彻上述指示，责令渤海北部要立足有震、大震、早震、夜震，还指示广泛发动群众，"瞪大眼睛抓地老虎"。也取决于专业地震工作者兢兢业业地研究，做出较好的中期和短期预测。准确的临震预测，加之正确落实"群防群测"的方针，起了至关重要的减灾作用。密布在辽南的群测群防网点收集到了大量的地震前兆现象，如蛇、鼠、鸡、青蛙等动物异常，以及地气异味、地下水异常等，并且及时汇总到了地震专家面前，才使得当时的地市地震办公室、辽宁省地震办公室和国家地震局能够做出大地震就在眼前的判断，敢于发出临震预报，挽救了无数人的生命。

据当事人回忆：暮色苍茫的辽南大地上，四处回响着"当当"的钟声，电影院贴出"按上级通知近期可能发生地震，电影改在露天广场放映"的通知，有线广播一遍遍发出严厉的警告，阻止快要冻僵的人返回自己的小屋。当时针指向19时36分时，大地突然剧烈抖动，四面八方一片尖声呼喊，人们庆幸还存活着。

地震风险由政府、专家和群众共同承担。承担风险意味着义务、责任和奉献。

3）科技政策建议

（1）扩大地震科学研究的范畴，建立地震预测、预报的方法群。以汶川等大地震预测实践为试金石，筛选出有效的预测、预报方法，调整我国地震预测思路，扩大地震科学研究的领域，重视地震预测的方法群建设。采取开放性措施，形成一支有各相关学科、专业的队伍，促进各种地震预测方法的探索，鼓励各种监测方法和监测队伍蓬勃发展。进一步重视在地震预测实践中去认识地震孕育的全过程；鼓励、动员群众和各方力量积极参与地震预测；抢救有地震预测、预报实践经验的老专家的科学方法；收集民间已有的地震预测方法、技术和装备，进行再研究、再应用；加强地震前兆的观测和研究，加强历史资料和传统文化成果的研究，注重我国传统预测方法与现代技术手段相结合，有效扩大学科方法论范畴，建立自主创新的地震预测理论体系；鼓励能密切联系地震三要素预测的理论研究。恢复、强化多兵种联合作战的正确方针，地震前兆信息不能由中国地震局一家独揽，地震预测研究也不能由中国地震局包办，应动员可能涉及地震前兆信息的方方面面，如：地质、海洋、气象、石油、航空航天等有关部门的多方面专家组织联合攻关，建立多渠道的地震信息捕捉网络、全方位的地震信息研究体系，才能避免一旦某一渠道不通畅、某一技术无效果时，酿成如同汶川地震的悲剧。

在提倡多兵种联合作战时，尤其要强调群策群力，调动各方面的积极因素。地震预测当前仍处于经验预测阶段，而具有最丰富强震成功预测实践经验的专家，大都已退休。为了抢救这些老专家弥足珍贵的经验，国家应采取特殊政策，重用确有预测地震特殊技能、特殊经验的人才，不受年龄限制，亲任课题负责人，以便更好地传、帮、带，继承与发扬这些有用的技术与经验，解决当前我国地震预测高水平专家人才严重匮乏的尴尬局面。

在多渠道、多兵种联合作战时，最后综合分析和归纳意见，也是非常重要的。因此建议：在中国地震局和省市地震局要培养一批通晓国内外预测方法和预测效能精干的分析团组，为各级政府提供较全面的参谋意见。

（2）重新恢复863"地震短临预测智能决策系统"课题。按照1992—2003年863项目"地震短临预测智能决策系统"课题的基本思路：一重视前兆信息研究，二重视自己的预测经验，三重视非传统的、自主创新的技术与方法。经过大量的调查研究，从数百种方法中根据预测实效的优劣筛选出十几种最有效方法，称为"中国地震预测之键——KCEP"，取得了高于常规方法一倍以上的成功率，得到了科技部、中国地震局的肯定与表扬。

建议重新恢复"地震短临预测智能决策系统"课题，仍按照1992—2003年863项目所制定的科学技术路线，再补充若干2000年以来新的预测地震的技术与方法，将非常规、自主创新、确有实效的预测方法与技术，以汶川等大地震预测实践为试金石，进一步筛选出某些较好的预测技术与方法补充进来。按照钱学森应该大成智慧学的原理，从原来十几把"钥匙"，扩大为二十把"钥匙"，加以综合分析。充分应用、进一步完善原863课题的成功经验，并将它应用于当前地震监测、预测。这将为我国地震预测能力的提高提供一条多快好省的路子（表1-3-9、1-3-10）。

汶川大震发生后，中央领导要求把当年周恩来时代成功预测过多次地震的专家组织起来，预测汶川地震强余震，结果作者以中国地震预测咨询委员和地球物理学会天灾预测专业委员会的名义，向中国地震局，同时通过新华社内参、人民日报内参，向党中央、国务院正式发布了三次强余震预测，先后报准了2008年5月18日江油6.0级、5月25日青川6.4级、8月1日北川6.1级三次强余震，取得

表1-3-9 以汶川等大地震预测实践为试金石的地震预测方法（中长期预测方法）

名称	基本原理	实践时间	成功率	震例	备注
地震有序性	根据翁文波信息有序性理论	20年	33%以上	西藏、昆仑山、蒙俄中交界等地震	可提供总体形势分析，但不够具体
地震继承性	用整体观思想把大震发生视为前后因果的链式反应	30年	33%以上	海城、唐山、丽江、汶川等地震	可提供大震转移地点，但时间较粗
旱震预测	利用大旱与地震的关系预测地震三要素	37年	50%以上	海城、唐山、丽江、玛尼、昆仑山、汶川等大震	对大震发生有一定的成功率，但地区较大、时间较长
可公度性	利用信息流技术	30年	50%以上	美国加州等大震	
地震三性法	用整体观思想提出大震发生时间，周期性、倍周期性与黄金分割性	20年	33%以上	澜沧、昆仑山、汶川等地震	可大体提供地震发生时间、地点，但较粗
长波辐射预测法	利用卫星遥感信息分析长波辐射场的变化来预测地震	15年以上	33%以上	澜沧、昆仑山、汶川等地震	能较好地预测地点、时间，但有虚报、漏报
地磁信息预测	根据地磁信息相空间的结构转换与地震的关系研究	10年	33%以上	昆仑山、印尼等地震	能较好地预测地点、时间，但有虚报、漏报
地磁日变异常	根据地磁、磁暴形态变化异常与地震的关系研究	25年	33%以上	唐山、亚运会、汶川等地震	对预测地点与时间较好，但有虚报和漏报
磁暴二倍法	根据多次磁暴与月相的相隔时间计算	30年	33%以上	松潘、龙陵、中国台湾地区、印尼等地震	预报时间效果较好，预报地点效果较差
地应力预测法	根据地应力矢量交汇法预测地震	30年	33%以上	唐山、松潘、汶川等地震	能大体预测大震地点，但较粗

表1-3-10 以汶川等大地震预测实践为试金石的地震预测方法（短临预测方法）

名称	基本原理	实践时间	成功率	震例	备注
HRT波	大震前潮汐力的周期振幅明显增大	10年	50%以上	汶川等大震	震前长则一、二月，短则三、五天，就可交汇到未来震中区
断层带内外热红外辐射场	利用热红外信息分析断层活动的物理根据	20年	50%以上	汶川等大震	震前几天卫星热红外异常预测
地球放气	地球内部通过岩石圈扩散大量气体	30年	50%以上	汶川等大震	大震前二氧化碳、一氧化碳、甲烷等气体都有几十倍的增长
气象前兆五项指标	震前震区气象指标的激烈变化	30年	50%以上	汶川等大震	气象指标达到几十年的极值

了无一错报的理想结果。这是对863"地震短临预测智能决策系统"课题的一次检验[见人民日报情况汇编（特刊）2008年第57期]。

（3）973计划项目中恢复地震灾害链研究。我国自然灾害异常严重，巨灾和灾害链对人民生命财产危害十分重大。巨灾，是指大旱、大震、大洪和强台风、大雪等严重自然灾害。灾害链，是指一次重大灾害发生后，继发另一次重大灾害，并呈现链式有序结构的大灾传承效应。

巨灾预测和城市群防灾当属世界科学难题。以往，国内外学界多从单种灾害入手，而对"链"研究甚少。对大灾复杂多变的链式结构，仅用单一学科研究很难取得理想效果。世界各地连遭重大灾害袭击，往往缺少准确预测和有效对策，损失惨重，其根本原因在于此。

实际上，突发性巨灾常常具有非常规的致灾机理。重大灾害往往相互关联、互为影响，抓住它们之间的相互关系，用中国整体思维去研究，有些过去不能预测的灾害，就可能预测成功。

重大灾害链是突变现象，灾害链研究不同类型灾变演化的过程，体现了大自然的隐秩序，即自组织性、协同性，反映自然界的复杂性、整体统一性。这是21世纪科学的前沿课题。人们很重视海气相互作用，但对于地气相互作用（岩石圈－大气圈相互作用）认识很少，灾害链研究正是揭开自然界这一重大现象的钥匙。

旱震链、震洪链都曾经对汶川大地震做出较近的中期预测，这是跨学科的创新研究，在大震预测中起到重要作用。建议把灾害链列入973项目指南，开展立项研究。并把地震宏观异常信息研究作为灾害链研究的重要环节。

同时，建议建立国家地震观测资料、气象观测资料共享平台，切实做到资料共享，必将有利于在我国重点强震危险区，实现临震预测、预警和应急预防。

（4）创立救灾工业体系，研发各种救灾器械。例如，设立专题加速引进、研制应急救援的全天候爬行器。

灾害的预测预防是项科学难题，而灾后的应急救援是立竿见影、可操作的课题。根据汶川等灾害的教训，抢险救灾的成败关键在于速度，遭灾后救援的效率随时间呈指数衰减，地震救援的黄金时段为72小时，其实最关键的是前24小时。若错过这一时段，无论采取什么措施，对灾民的救援效果极低。汶川地震尽管全国竭尽全力救援，但效果仍不理想。主要原因是，救援人员与救援设备因道路受阻，无法第一时间到达现场。

回顾近年大的灾害，无论地震、海啸、洪水、泥石流、冰冻等灾害，首先灾区的交通联络均遭严重破坏，因此，如何使救援能在第一时间到达所需地点，是应急救援的关键所在、瓶颈问题。

全天候爬行器基本采用大型坦克的通用发动机与特殊履带（图1-3-21），主要的部件我国都能生产，有的性能优于俄罗斯，但唯独此车的铰接与控制技术，独特的四履带全驱，车体密封技术、全新型的行走机构，是它的技术难点与特点。目前上述几项技术俄罗斯处于世界领先地位，比能生产类似车辆的美国、加拿大、瑞典等技术更为先进、行进能力更强。建议在科技部、总装备部设立专项，加速引进。

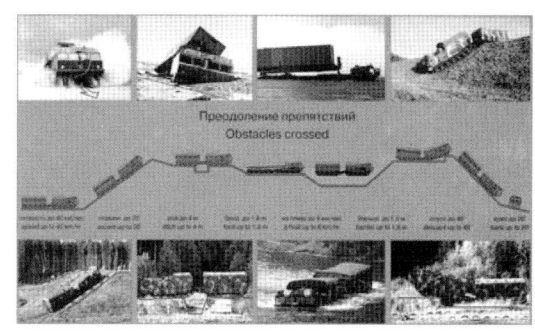

图 1-3-21 俄罗斯的应急救援的全天候爬行器

俄罗斯为了运载导弹专门研制了一种无需道路，能在任何地形、地貌条件下，在任何恶劣自然环境、气候条件下水陆两用的爬行器。能爬坡度达40度，能跃沟达4米，能跃坎达2米，并能采用前后起伏、左右扭动、蛇行翻滚等行进方式，是我军事部门注视多年、试图引进的项目（见《俄罗斯武器大全2004》230页）。

汶川地震发生后，通过与该爬行器的总设计师联系，经中、俄双方的有关单位不懈努力，最后遵照普京总理要大力支援中国防震减灾的指示，经过有关部门的层层审批，在不到一年时间内，我们最终将此类车辆引进了载重为30吨、5吨样机各一台，并于2009年8月15日至20日在黑龙江哈尔滨市，进行抢险救灾的演习，取得了理想效果。参观演习者一致认为，此车可广泛应用于各种抢险救灾任务，如地震、洪水、泥石流、海啸、消防救火以及石油管道铺设、南极、北极科学考察等方面。但购买俄罗斯车辆毕竟数量有限，价格昂贵。必须设立课题，组织我国有关专家，攻克技术难关，尽快研制这种全天候的爬行器。根据对这两台样机的剖析，组织集体攻关，我国完全有可能在最短的时间内，将这种应急救灾的利器迅速国产化。这将在应急救灾等方面有广阔的应用前景。

十一、把增强防灾减灾能力提高到国家安全战略高度部署

（1）建立国家备荒防灾体系。中国是世界上人口最多的国家，灾荒多而严重。18亿亩农田产出的粮食，经常受到干旱、洪涝、台风、风雹、低温冻害等严重威胁。世界上最高的山脉在中国，青藏高原隆起决定了具有三级阶地，地震、滑坡、泥石流等灾害时起时伏，严重危害人民的生命和财产安全。城市化趋势迅猛，高楼大厦林立，人口高度集中，防灾能力不健全，导致灾害极易扩大化。

为了确保国家社会经济的可持续发展和中华民族的伟大复兴，必须居安思危，有备无患，防范于未然，全面实施国家安全战略，尽早建立国家备荒防灾体系。

（2）各级政府应急办公室应转化为防灾减灾办公室。为了落实"防救结合，以防为主"的方针政策，各级政府利用现有的应急办公室，扩大工作职能，应尽早转化为防灾减灾办公室。

第四章

中国救援医学的创建

第一节 救援医学创立的社会基础

一、概述

20世纪70年代以来,由于高科技的迅速发展并渗入到生产、生活的各个层面,推动了经济的发展,人们的生活方式、质量也有了改变。人类在享受现代文明的同时,人的平均寿命在增长,疾病谱也在改变。如心脑血管疾病发病率明显增高,并以危重急症的形式危及人们的生命。随着人们交往前所未有的频繁,交通运输的多样化和日趋繁忙,各种交通意外伤害急剧增多,威胁着人们的生命安全和健康。无疑,在生活中,人类对急救需求的迫切性和广泛性,已远远地超过了此前的任何时期。

都市在不断地形成并扩大,社区在不断地兴建并发展,安全已成为严重的社会、公共卫生问题。城市人为的恶性事件,如1995年1月17日美国俄克拉何马州政府大楼的爆炸事件,200多人顷刻丧生,此中,对急救的需求在形式和内容上已无法以传统的救护活动来完成。特别值得提出的是,意外灾害也即"天灾人祸"在近20年来有进一步发展的趋势,令人忧心忡忡。1978年我国唐山地震,以24万人的生命和城市被毁的巨大代价,成为近400年来全球最为惨烈的灾难之一。近10年来,其他诸如震撼世界的印度博帕尔农药厂毒气泄漏事故,美国"挑战者"号航天飞机爆炸,苏联切尔诺贝利核电站核泄漏,英吉利海峡的海难,大型客机接二连三地失事,伦敦地铁的大火,人们更是记忆犹新。

20世纪90年代后,灾害形势仍然严峻。如1990年伊朗、菲律宾的地震,1994年1月17日美国洛杉矶地震,1995年的1月17日日本阪神发生大地震。此间,洪水、大火、泥石流灾害也在不断发生。尤其令人关注的是交通、建筑造成的灾难也在"扶摇直上"。现仅以1994年的资料为例,1月3日俄罗斯一架客机从伊尔库茨克市机场起飞不久即爆炸,机上124人全部遇难;2月2日扎伊尔的开赛区火车出轨,200多人丧生;3月8日尼日利亚两车相撞,死亡159人;沙特阿拉伯法特山举行宗教仪式,踩死200多名穆斯林朝圣者;8月20日孟加拉国的轮渡遇险,350人落水丧生;9月8日美航空公司波音737客机在匹兹堡机场附近坠毁,132人丧生;9月20日安哥拉火车在卢班戈出轨,300多人死亡;9月28日爱沙尼亚客轮在波罗的海沉没,淹死1 000余人,成为第二次世界大战以来欧洲最严重的海难惨案;10月21日韩国汉城的圣水大桥发生中部桥面断裂事故,近百人丧生;11月2日埃及艾斯尤特市油库遭射线袭击,烧死265人。

为此,1989年12月,第44届联合国大会做出决议,从1990年1月1日起,将20世纪最后的10年作为"国际减灾十年"。开宗明义,即是通过当代全球最具权威、广泛的政府间的国际性组织来协调、部署、实施一项重大的行动:减轻因自然灾害和其他自然因素所造成的生命损失、财产破坏以及社会和经济的停顿。不言而喻,这一决议产生的历史背景是各种灾害事故的不断增加和对人类正常生活、工作的严重威胁;这一决议的重大社会意义是为了人类更好地生存。因此得到各国政府、地区组织的响应和支持。

但是，至今灾害的发生仍未减少。1994年5月在日本横滨举行的"世界减灾大会"上发表的一份报告：世界上发生的大灾在过去30年内增加了数倍。联合国对地震、火灾、洪水、台风、干旱、火山爆发等15种灾害进行调查，并从179个国家获得了关于5 000起以上灾害的详细情况。新界定的大灾害标准是：财产损失超过该国家年国民生产总值的1%；受害者超过该国人数的1%；死亡人数超过100人。按此标准仅1963—1992年的30年间，此类大灾全球共发生1 531起，死亡360万人，受灾人口达30亿，直接经济损失超过3 400亿美元。20世纪90年代以来，情况更为严重，频率增加3.2倍，年死亡数和受灾人数分别增加5.2倍和6.9倍。1995年1月17日日本阪神大地震，死亡5 370人，经济损失达1 000亿美元。

可见，全球铺开的"国际减灾十年"的计划和操作，具有极强的、广泛的社会意义，使人类尽量减轻灾害对其构成的危害。联合国减灾计划突出了三个方面的职能，即紧急援助系统、预防与计划、灾害预防及其应急准备。

我们就医学救援的社会意义在此予以评述。众所周知，无论是自然的还是其他原因的灾害，对生命、健康的损伤是主要的危害。因此医学救援绝不仅仅是医疗卫生领域担负着的重要工作，世界卫生组织（WHO）鼓励各成员国将卫生工作纳入减轻灾害为目的的国家计划和项目中，有影响力的卫生组织有牛津救灾委员会、红十字会国家委员会、国际犹太社会和福利事业促进会、国际红十字会和红新月协会等。医学救援绝非仅仅依靠有关卫生组织，社会的各个方面、各相关部门必须给予有力的支持和协助，医学救援才能有效地开展和进行。

世界急救、灾难医学学会（WAEDM）本是急救医生的学术团体，创立于1976年的德国美茵茨（Mainz, Germany）。近年来，它已将对灾难医学的研究作为学术重点，故而国际性的学术会议已由以前的医生、医学报告为主体的结构，转为有更多的社会各界人士参与。如1995年5月在耶路撒冷举行的第9届世界灾难、急救医学大会上，有很多的社会公共部门如消防署、救援机构、城市建筑行业、保险行业等人士参加，报告的论文题目也有不少是关于城市综合救援的。

二、我国的减灾工作和救援医学事业

我国灾害之重，灾史之长，灾域之广，灾种之全，在世界上是少有的。新中国成立以来我国政府贯彻"以防为主，防、抗、救相结合"的方针，取得了很大成绩，如对唐山等地震的组织救援工作为世人瞩目；1991年江淮洪涝中，也把灾害对人民的危害减低到最小程度，但减灾任务仍十分繁重。我国政府及有关部门积极响应参与联合国的"国际减灾十年"的计划。我国于1989年4月成立了中国国家减灾十年委员会，由主管副总理或国务委员主持，成员包括民政部、外交部、经贸部、国家科委、国家计委、公安部、财政部、国防科工委、国家教委、地矿部、建设部、铁道部、交通部、邮电部、水电部、农业部、林业部、商业部、物资部、卫生部、广电部、总参谋部、国家地震局、国家海洋局、中国气象局、中国科学院、中国社会科学院等单位。委员会的宗旨是，响应联合国倡议，积极开展减灾活动，增强全民族、全社会的防灾意识，提高我国防灾、抗灾、减灾工作的水平，减轻自然灾害带来的损失。委员会还规定了我国减灾十年的目标和在国内外的任务。

中国政府制定的《中国21世纪议程——中国21世纪人口、环境与发展白皮书》已在1994年3月25日国务院常务会议上通过，它描绘了中国在21世纪走向持续发展道路的蓝图，提出了一系列与安全减灾和环境保护有关的议题。中国国际十年减灾委员会也在积极制定我国减灾工作的长期规划。

1994年10月，中国国际十年减灾委员会和国家计划委员会组织有关部门编制《中国减灾规划》，同时在部分省市也开展了编制地方减灾规划的试点工作。

在减灾工作中十分重要的一项是医学救援。医学救援工作直接关系到灾害对人群损伤的程度，也衡量一个国家、地区、城市在灾害救援上的科学决策、部门协调、救援能力和医疗技术的水平，直接影响着灾害总体救援的进展和预后。

新中国成立以来，我国传统的"救死扶伤，实行革命的人道主义"精神，在大大小小、形形色色的灾害救援活动中发挥了重要的积极作用。各种救灾医疗队深入第一线，抢救身处危境的民众；同时，不失时机地在现场进行必要的救护，采取"先救命、后看伤、先急重、后轻缓"的原则，在面临大批群体伤员（如地震）的情况下，应用科学的原则，进行"检伤分类"，保证了救援工作有条不紊地进行。我国医务人员，尤其处在第一线救护的急救中心、急救站的医生、护士，在地震、突发事件及日常交通创伤等意外灾害救援中，"实践出真知"，积累了丰富的现场救护工作经验并逐渐上升为理论。

但是，也应看到，"灾害抢救"对于大多数在医院内、急诊室工作的医护人员来说，毕竟机会不多。正如1989年10月在香港举行的第六届世界急救灾难医学大会，苏联急救界领导人谈到亚美尼亚地震抢救时的经验与教训时所说的，一定要总结自己这一次的经验与教训，以使同行们阅读了解参考，因为很可能下次别人又会出现同样的失误。这个意见是中肯的。

由于不同国家传统与文化背景的不同，我国的现场医疗救援工作主要由医务人员进行，不像西方发达国家由消防部门经过医学训练的人员操作。这样，由于知识、技能、装备、经验、组织、协调等多方面的因素，给救援脱险工作带来了困难。同样的理由，关于"医学救援"这一名词和所具有的内涵还不为更多的人所了解、理解。人们习惯于在传统的医院内环境下进行抢救，医院外环境的救援活动也就难以"切中要害"，从而与现场的救援活动有脱节之感。所以，近年来真正在现场进行第一线医学救援工作的医护人员，以及我国的武装警察系统的医务人员（武装警察的主要任务之一是积极参加救灾脱险的救援工作），从工作中深感需要创立、发展救援医学。

实际上，我国的急救医学工作者，以及近些年来中国人民武装警察部队卫生部属下的医务人员所从事的现场急救工作，已具有救援医学的特色和内容。

第二节　我国救援医学的形成

一、院外急救与灾害医学

在国际社会中，1976年成立于德国美茵茨的世界性急救学会，初时是急救医生俱乐部的形式，后正式定名为"世界急救、灾难医学学会"（the world association on emergency and disaster medicine）。近年来，由于灾难医学问题比较突出，引起医学界和社会关注，不少有关灾难的医学处理的论文增多，学术交流活跃，所以现在改称为"世界灾难、急救医学学会"（the world association on disaster and emergency medicine）。学会的权威学术杂志是《院外急救与灾难医学》（Prehospital and Disaster Medicine），在美国威斯康星出版，为季刊。

由于灾害事故的医学处理，大量的日常工作主要由院外急救机构、人员来处理，在美国及欧洲等发达国家多为消防部门中受过医学训练并获得从事医学救助证书的"急救医助"、"急救技士"（EMT）承担，所以，院外急救与灾难事故医学处理基本合为一体。在我国情况基本相同。一般城市发生灾难、意外伤害、突发事件，最早获得信息的是"120"急救中心的指挥调度系统，由其迅速派出急救中心、站的医护人员和救护车，及时奔赴现场进行救援工作。如果事故较大，群体伤害，"120"急救通信指挥系统同时报告当地卫生行政部门或当地政府，组织力量进行救援。由于市级行政区域即有武装警察编制，所以灾难事故、突发事件，当地的武警及其医护人员也赶赴现场进行抢救。

但是，对于一个城市来讲，大量的、日常的市民急救问题，多为各种危重急症，如脑血管病的脑出血昏迷，心血管病的急性心肌梗死，严重的心律失常，各种急性中毒以及创伤等，这是急救中心、急救站医务人员大量的日常工作。由于急救中心、站的结构，尤其有"120"或其他号码的急救电话（该类城市尚未设置"120"时），有24小时接收应答，有昼夜值班的医护人员、救护车，所以不仅能及时接受急救指令到达现场救治危重症个例，同时也能迅速反应奔赴现场处理灾难突发事件。与发达国家相同，我国的院外急救与灾难医学处理基本一体。

二、创立救援医学势在必行

如前所述，我国急救医务工作者由于长期从事院外急救、灾难医学处理，积累了丰富的经验、知识，同时也获得了宝贵的教训、启示。自从1976年7月28日唐山大地震以来，我国医务人员经历了各种灾难事故的抢救，深切地感到，吸取发达国家在救援工作上的体会，总结我国多年来急救工作的实践经验，学习、借鉴临床医学、预防医学、危重症监护医学，融社会学、管理学、灾害学以及交通、通信、消防、建筑、工程等多学科知识，从而建立我国的救援医学学科，已势在必行。

1996年7月24日，在北京中国人民武装警察部队总医院召开的由中国红十字会、中华医学会、中国武警卫生部和北京减灾协会联合举办的"纪念唐山抗震救灾20周年救援医学报告会"上，由上述四个主办单位及有关专家发出了一份倡议书。倡议书指出，1976年7月28日，河北唐山发生7.8级强烈地震，顷刻间百万人口的"煤都"被夷为平地，24万多人被夺去生命，16万余人惨遭重伤。这场惨绝人寰的灾难，是迄今400年来世界地震史上最悲惨的一幕。灾难，不应该忘记！为了明天，参加纪念唐山抗震救灾20周年救援医学报告会的专家和代表们一致认为：为了中国可持续发展的战略目标，为了中国经济的腾飞，为了人民的安康幸福，在面向21世纪的今天，必须建立完整的安全防灾救援体系，动员全社会，加强防灾减灾教育，提高全民的忧患意识，创立、发展现代救援医学，军民协作共同抵御灾害的侵袭，将灾害对人类的危害降到最低程度。为此，提出了以下三项建议。

1. 加强安全防灾国情教育　建议利用各种教育形式，经常对民众特别是青少年进行我国灾情、灾害史的教育，以警示民众牢记历史的教训，居安思危，积极学会防灾避险的技能和安全自救互救常识，并提请有关部门制定"中国公民防灾自护发展纲要"等措施，以规范全民安全教育模式。要重视全民安全防灾文化意识，组织、训练灾害救援志愿人员队伍，开展全民灾害救援活动。

2. "120"为中国统一的急救电话号码　要利用各种传播媒介，宣传"120"急救指挥系统和急救服务网络在灾害医学救援和日常急救方面的重要作用，同时向公众普及以心肺复苏为主的现场急救基本知识和技能，做到家喻户晓，妇孺皆知。

3. 创立、发展现代救援医学　基于当代社会危重急症和灾害事故抢救的特点，传统的医院急诊等已很难适应现代的救援需求。创立、发展现代救援医学以适应各种院外环境的现场急救，很有必要。社会的发展，经济的繁荣，科技的进步，文明程度的提高，为救援医学的创立提供了基本的保证；民众急救意识的增强，急救知识的普及，则是救援医学开展的社会基础。随着救援医学的创立和发展，灾害救援将迈上新的台阶。

会议呼吁全国的防灾减灾专家，广大的救援医学工作者，积极行动起来，为实现上述目标而共同奋斗。

这份倡议书得到了热烈的响应。正如不少专家指出的，中国是一个多种灾害频发的国家，又是防御能力较弱的发展中国家，创立、发展救援医学，有利于挽救伤病人的生命，减轻伤残。会议当日，中央电视台即做了报道；会议次日，《人民日报》、《健康报》发了消息，对此会的意义给予了重视，相继，《中国减灾报》、《经济日报》等多家媒体发表消息，指出创立发展救援医学已为社会所需要。

三、在社会倡导"大救援"观念

救援医学的实施、操作离不开众多部门、各方专业人员的支持配合。现代救援医学本身是一门以医学为基础，又涉及自然与社会、技术与工程，内涵极其丰富、外延十分广泛的综合学科。它是一门科学性极强，又具浓厚社会性的科学。

救援医学实施、操作是否顺利得当，对于社区安全、城市安定乃至社会稳定均有不可低估的作用。尤其在重大灾难事故时，无论是地震、洪水等自然因素导致的灾难，还是城市爆炸、社会动荡等政治因素所致祸害，把受害民众的抢救做得及时有效，把伤害减小到最低程度，都有利于社会的安定。

重大灾难具有突发性、群体性、复杂性、破坏性等特点，因此救援医学的实施操作不应仅着眼于医疗救治，而首先应在当地政府领导下，确立市政当局最高行政长官在救援中的主导地位，在当局统一领导指挥下，建立强有力的组织指挥系统和科学的应急救援网络，动员一切可以借助的卫生资源，以及通信、交通、能源、建筑、保险、气象、供水等部门的力量，密切依靠消防、公安、军队等救援人员，共同完成救援任务。所以，现代化的医学救援是一项社会系统工程，需要包括社会各界的投入，提倡社会"大救援"观念。

现代社会、现代文明的生活和生产，依靠传统的各自为政的救援工作已难适应。因此，除了有关部门在平时由地区行政、专业部门制订应急预案、救援实施等计划外，十分重要的一点是增强全民的救援意识，加强减灾文化的教育，普及救援知识。

第三节 创立、发展救援医学

一、救援医学的医学基础

纵观人类文明史，自19世纪中叶医学科学（scientific medicine）形成并迅猛发展，这100多年来的进展举世瞩目。

人类的医疗实践进展，首先是对于生命过程中的各个阶段、人体解剖学的各个系统疾病的治疗研究（漫长的、主要的），然后是对于危重急症及意外伤害的医院内临床救治和研究，近30年来，是对于危重急症及意外伤害的医院外的现场救护和研究。

20世纪70年代以来，高科技在世界范围内迅速发展，使人类相互交往、彼此关系密切的深度和广度达到了历史上前所未有的境界。社会的进步，医学模式的转变，使得在现场救护医学基础上应运而生了现代急救医学（modern emergency medicine），它又凭借高科技的"翅膀"，使急救医学的内涵日益丰富，外延更为扩展。

急救医学（emergency medicine）在中国的另一种称谓"急诊医学"是不确切的，因为急救医学的学术内涵和操作环境远非"急诊"所能概括。

确切地讲，现代急救医学的建立和发展，是对传统的医院内的急诊及包括手术室在内其他临床科室抢救规范化的提高；是对建立的危重症监护病房（intensiver care unit，ICU）系列救治经验和理论上的完善和支持；更是广泛的医院外环境昔日简陋的救护（first aid），在技术、装备、经验、理论上的重大发展，同时将通信、运输等纳入了医学科学理论、技术的范畴。

可以这样宣告：现代急救医学对20世纪60年代以前的尚未形成体系的急救，是一种重大变革乃至革命。特点如下：

（1）专业急救机构已由医疗卫生部门扩展到多功能的救护机构，相互渗透，具备了在现场开展及时有效的脱险救治，在医学监护下运输病人的能力。

（2）专业急救机构由城市、地区单一的若干个组织逐步联合协作，形成了城市、地区的专业急救医疗服务系统，从而适应了现代社会人类交往广泛频繁特点的紧急医疗需求。

（3）由于上述特点为保险业、旅游业对急救的需求提供了保证，为国际紧急救援机构创造了条件，因而出现了跨洲越洋远距离的急救运输，包括空中救援的商业性组织。

（4）社会已较全面地评估了现代急救医学与人类生活、生产的关系，从而给予有力的支持，其结果不仅极大地扩充了急救系统，更重要的是动员广大群众参与急救活动。在传统的红十字会员的救护活动中，出现了方兴未艾的救援活动"志愿者"。

（5）现代急救医学的学术内容，主要由院外急救包括灾害医学及医学监护运输、院内急诊、院内危重急症监护医学等学科融合形成。由于院内急诊、危重病监护有其自己独立的和已形成较规范的学科体系，尤其有着与院外环境不同的工作条件。因此急救医学的院外部分是现代急救医学的主体部分，它的形成和发展，对本学科的建设具有举足轻重的作用。

现代急救医学的形成发展，是由于高科技在世界范围内迅速渗透，人类生产生活发生明显变化；而社会的进步、医学模式的转变，又在现场救护医学基础上应运而生了现代急救医学，它又借助了"急救社会化"，使其内涵日益丰富，外延更为扩展。

二、创立、发展现代救援医学

1989年在瑞典斯德哥尔摩由世界卫生组织（WHO）举行的"首届世界预防事故和伤害会议"提出了"安全区宣言"。安全的生活是一项基本权利，使"人人安全"，这是基于现代城市意外伤害、天灾人祸严重地威胁人类的安全生产、生活，已经构成世界主要的公共卫生问题之一，并随着都市现代化而在继续恶化而提出的。而城市人口的密集，人口老龄化，诸如心脑血管疾病发生的明显增多，构成死亡的主要原因，此类疾病又多以危重急症的形式发病，进展迅速，需要及时在现场、家庭救治。现代家庭中发生的意外及急性中毒也日渐增多。凡此种种，现代生活、居家环境也与以前不同，在急救运作上，传统的方式已难适应。可见，上述重要的属于全球性的社会和公共卫生事业的问题，直接涉及民众的生命安全、医疗保健，其中需要有相应的以医学科学内容为主、有关科学结合的一门新的学科，它既逾越医学科学的界限，又跨诸多学科，交叉渗透。现代急救医学，以及近年来异军突起的灾难医学（disaster medicine），都无法概括。

这门新的学科是以急救医学、灾难医学、临床急诊及危重病监护医学为基础，融社会学、管理学、灾难学，以及通信、运输、建筑、工程、消防、生物医学工程等学科，创立命名为"现代救援医学"。

现代救援医学是处理研究现代社会生产生活及在医院外环境中发生的各种危重急症、意外灾难事故，利用通信设备，及时组织救护力量，在现场对个体或群体实施及时有效的救护，进行必要的医学处理，挽救生命，减轻伤残，并在医疗监护下，采用现代化交通手段，将病人运送到医院接受进一步全面救治。

现代救援医学，其内涵应该有现代化的救护组织，如国际、地区性的专业救援机构中各个健全部门的运作，以及专业救护力量，才能进行救援工作。同样的理由，必须建立相适应的现代科学的学科，才能使救援工作科学化、规范化，救援知识、技能不断得以提高。当然，社会急救意识的提高，大力开展对民众救援知识、技能的科学普及则是基础。

只有社会以及公共事业卫生行政部门、科学教研机构，以现代社会发展为出发点，才能建立这门救援医学科学。

发达国家的医院外的救护工作多以消防机构中受过一定医学训练的消防救险人员组成，医生给予适度的医学指导。他们在意外灾难事故创伤的现场救护中，由于具有较丰富的救援知识和一定医学技能，发挥了很好的作用，但在临床急症的院外救护上力度较弱。中国及一些欧洲国家的院外救护工作多以急救中心、站的机构承担，人员受过正规的医学教育，经验丰富，技术娴熟，而救援脱险的知识却显得不足。

救援医学是现代社会发展的需要，将救援脱险的知识技能，有机地融汇在具体医学救治过程，使医学救援人员在现场能自如地开展救治。

救援医学学科大致有下述几个分科：①家庭救援医学，主要指临床各科危重急症、急性中毒和意外伤害；②交通救援医学，主要指陆路交通事故，以及空难、海难意外事故；③旅游救援医学；④城市意外事故救援医学；⑤自然灾害救援医学（地震、洪水等）；⑥战伤救援医学；⑦救援管理医学，主要是城市突发事故应急方案、救援网络等。

显然，在这些分科中有很多交叉重叠，但也各有其特点。

救援医学的学科技术则是以心肺复苏为主的常用基本急救技术和临床急救、治疗技术，因此完成医学院的正规教学，具备1～2年的临床院外急救工作的经验，再经过一定学时的救援脱险的训练，是能够担任急救中心、站的日常工作的。

2001年1月，中国灾害防御协会向国家民政部申请并获得批准成立了中国灾害防御协会救援医学会，军地急救医学专家、学者积极参与活动。成立大会于2001年4月21日在京举行，我国医学泰斗吴阶平医生参加了会议并被推荐为名誉会长，李宗浩被选为会长，标志着我国救援医学行业及学科的建立。

应该指出，在人类文明进步的漫长道路上，急救的传统最早应该是《圣经》中的"诺亚方舟"，滔天洪水，淹没大地；最早最原始的急救实践可以追溯到史前阶段，树叶、草茎涂裹伤口，烧热的石块、沙土做局部热敷，土石叩击皮肤、浅刺出血，以及公元200年，我国的《华佗神方》关于类似当代人工呼吸、心脏按压的原始的心肺复苏术都说明了中华民族在此领域里的成就。

现代社会，21世纪以来，中国政府对灾害突发事件救援高度关注，2006年国务院颁布了《国家突发公共事件总体应急预案》以及《医疗卫生救援预案》，2007年发布了《中华人民共和国突发事件应对法》。国家层面为救援医学事业的发展给予了重要的法律法规保障，随着大量的医学救援实践活动，丰富、充实救援医学科学的学术内涵，医学救援在今后将有更大的发展。

2008年11月14日由中国卫生部申请，获民政部批准成立了以创建发展我国医学救援事业、开展以"挽救生命、减轻伤残"为核心的医学救援活动，以提高我国常态下的急救急诊和灾害突发事件的应急救援能力为宗旨的国家一级协会——中国医学救援协会。卫生部副部长马晓伟当选为会长，急救灾害医学专家李宗浩教授当选为常务副会长兼秘书长。全国政协副主席张梅颖、中国红十字会会长彭佩云为名誉会长。新华社北京11月15日、健康报11月18日等媒体对此专题做了报道，指出这是为了推动我国医学救援事业发展，改变长期以来医学救援体系主要依托医院，而成立中国医学救援协会标志着我国急救事业与学术的发展将不仅在医疗卫生系统内，更将在全社会广泛层面发展，并在公众中广泛提升应急理念，普及医学救援知识与技能。

第四节　中国灾害医学救援组织及教学研究机构

一、中国灾害医学救援组织

（一）中国灾害防御协会

中国党和政府十分重视灾害的防御工作，积极扶植社会、民间力量，大力支持科学工作者和志愿者加入到灾害的防御和普及该领域的基础科学知识和实践能力的相关工作中来，成立了针对灾害防御为主体的国家级社团"中国灾害防御协会"，业务主管单位为国家科学技术部。

在中国灾害防御协会成立后，尤其自联合国"十年减灾"活动在中国开展后，全国各省、自治区、直辖市都成立了地方防御协会，各地的灾害防御协会都得到了当地政府的大力支持，一般主要城市分管灾害防御、公共安全的行政领导（副省长、副市长）被选为会长，地震、公安、消防、交通、水利、卫生等方面的行政管理干部、专家学者和热心此项公益事业的志愿者是主要成员。

中国灾害防御协会根据不同专业设立了二级机构：分会、专业委员会。在成立早期协会以灾害防御、社会安全为主，随着灾害形势日益严峻，灾害对人、人群生命安全、身体健康的危害，在2000年初经中国灾害防御协会提出申请，国家民政部批准成立了中国救援医学协会，并且广泛地汲取社会、科技界热心人士参与，发挥了很好的作用，使灾害防御与灾害医学救援有机地结合起来，体现了防、救结合。

救援医学协会在2003年"非典"发生当年的"国际防灾减灾日"期间，联合有关社团举办了首届中国（国际）现代救援医学论坛，邀请国内外该领域专家对灾害中的医学救援组织、指挥、抢救、转运等实际问题、理论及发展的趋势展开讨论，每年举办一次，至今已成功举办了九次，受到有关部门和专家学者的广泛关注、充分肯定和好评。

（二）中国医学救援协会

中国医学救援协会是从事医学救援的全国性的一级行业协会。为规范、提高我国医学救援行业的整体水平，同时加强社区公众的急救知识、技能的普及，经国家民政部批准于2008年11月召开成立大会，成立了中国医学救援协会，业务主管单位为卫生部。

在中国医学救援协会成立大会暨第一届会员代表大会上，聘请全国政协副主席张梅颖、中国红十字会会长彭佩云为中国医学救援协会名誉会长。卫生部副部长马晓伟当选为会长，急救专家李宗浩当选为常务副会长兼秘书长，卫生部人事司司长秦小明、解放军总后勤部卫生部副部长陈新年、武警医学院院长王发强、解放军总医院副院长陈晓红、新华社原副社长马胜荣、中国红十字会副会长苏菊香、武警总医院院长郑静晨、广西医科大学党委书记韦波、中日友好医院院长许树强、河南省卫生厅副厅长夏祖昌、天津市卫生局原局长张愈、煤炭总医院院长王明晓当选为副会长。

我国现有的医学救援体系主要以医院为主，但随着社会的进步、经济的发展，尤其当今全球面临灾害的严峻挑战，我国又是自然灾害十分严重的国家之一，所以，无论是常态下急救急诊还是灾害突发时的应急处理，任务都十分繁重。现代的急救，与传统的以医院为模式的专业抢救相比已发生很大变化，而社区公众在紧急事件中"第一目击者"的重要参与，也更为突出。

中国医学救援协会的创立发展，是以科学发展观为统领，以"关爱生命、科学救援"为宗旨，团结广大医务工作者和社会相关领域的救援人员，当好政府助手，配合政府的有关工作，积极推动行业建设，制定标准、规范，开展学术活动，进行科学研究、培训教育和国际交流合作。

作为全国性社团，协会负责国家突发事件的医学救援的技术指导、辅助科学决策、咨询和业务支撑，承担国家行政部门委托的技术管理工作。

二、医学救援教学、学术研究机构

20世纪70年代后，国际上建立的医学救援教学研究机构，从学科建设及学术内涵上均源自麻醉医学。麻醉医学的权威专家，心肺复苏创始人彼得·沙法教授不仅在1976年与他的同事们在德国建立了"世界急救、灾害医学协会"（刚成立时称"俱乐部"，很快更名为协会），同时在美国匹兹堡成立了"匹兹堡大学国际心肺复苏灾害医学研究中心"，21世纪后更名为"匹兹堡大学彼得·沙法国际心肺复苏、灾害医学研究中心"。我国在20世纪80年代改革开放后，北京医学院（即现在的北京大学医学部）的麻醉系、北京急救中心等单位的专家与世界各地的专家曾先后在此进行麻醉、心肺复苏、危重症、灾害医学的研究、进修。

我国以麻醉医学见长的徐州医学院，在21世纪初建立了急救急诊医学专业，随着自然灾害、事故灾难、突发事件的频频发生，徐州医学院扩充、加强了该专业的理论课程和实践能力，毕业的学生受到了各地的欢迎，成为我国在医院外常态下急救和处置突发事件首批大学本科生。

在此基础上，以我国制定的国家突发事件总体应急预案所确立的四大类文件为主体，以国家应对法及国家突发公共事件医疗卫生应急救援预案等政策法规为指导，充分汲取国内外在此领域的科技成就进展，在2009年徐州医学院聘请国内外在此领域中有真才实学的管理、学术专家建立了徐州医学院救援医学研究所。2011年研究所正式成立，国务院应急专家组组长任研究所名誉所长，在该领域中长期从事急救、灾害医学的一批专家（多为卫生部突发事件应急专家咨询委员会紧急医学救援组成员）担任领导、学术、研究工作，成为我国第一所在医学院内设立的以灾害救援医学和常态下急救急诊、心肺复苏为主的科研机构，开展现代灾害医学的研究工作。近年已建立灾害医学硕士生点并招收研究生。

三、灾害医学的学术刊物

《中国急救复苏与灾害医学杂志》于2006年7月创刊，是经中华人民共和国新闻出版总署批准，由卫生部主管、中国医学救援协会主办的国家级医学学术出版物，是中国唯一冠以"灾害医学"刊名的专业医学学术期刊（月刊），创刊第3年（2008年），即被收录为中国科技论文统计源期刊（中国科技核心期刊），被"万方数据——数字化期刊群"独家收录。该刊曾多次在"第一时间"最先发表中国国际救援队在国内外重大灾害救援的论著与学术研讨报告，在国内外学术领域有较大影响。2012年初，对海军总医院组稿"和平方舟医院船"执行"和谐使命-2011"期间的医学救援稿件40余篇，是我国首次在医学杂志上为海上医学救援的理论与实践能力的展现提供平台。在急救、心肺复苏医学学术上，既"原汁原味"地将最新的国际急救精髓介绍给读者，更发表我国在此学科最新研究实践的进展。该刊不仅为从事灾害医学、急诊、急救、心肺复苏医学的医护人员服务，同时也为各地卫生厅（局）、应急办、医政处主管官员及社会、社区、安全部门的决策者提供参考。

第五章

我国卫生减灾、医学救援的组织与法律法规

第一节 我国卫生减灾规划介绍

一、概述

我国政府在致力于经济建设的同时，投入了巨额资金和众多人力，从事防灾、抗灾、减灾、救灾活动。人们对自然灾害的认识能力普遍提高，卫星技术、遥感技术、现代通信计算机系统、人工智能和各种新型灾害信息测报装置等，在灾害测报、预报和救灾系统中逐步应用，使我国初步具备了依靠现代科学技术减灾的条件。

根据第 42 届联合国大会第 169 号决议，我国于 1989 年 4 月成立了中国国际减灾十年委员会，部分地方政府也成立了相应的减灾综合机构，专门负责组织减灾对策的研究，开展减灾管理、规划等工作，增加国际社会在减灾方面的合作。一批规模宏大、效益显著的减灾项目投入论证、立项和组织实施，减灾工作正式纳入国民经济和社会发展总体规划中。

"凡事预则立，不预则废。"各级卫生管理部门都把灾害事故紧急医学救援当作经常性的事务来抓，制定适合各地区的卫生减灾规划，逐项落实，做好充分的人力、物力、财力的准备工作，以应对突发事件。在灾害事故频发的区域，建立观测点及监控点，在自然灾害来临时发出预报，发现重大隐患时及时消除并给予高度警惕。做好防灾、减灾、抗灾的一系列准备工作，力争把灾害损失降低到最低程度。

在卫生救援组织的管理工作中，设立减灾、防灾、抗灾的经常性机构是很必要的。鉴于精减人员的迫切性，可以办成民间组织或兼职人员机构。一旦发生地震、洪涝等重大自然灾害或重大意外事故时，可迅速集结人员成立救援办公室或指挥部，协调、领导、指挥医学救援工作。

当发生地震、洪涝等重大灾害时，国务院首先成立国家救灾防病领导小组，由中央领导挂帅，协调中央各部门在救援工作中的步调。救灾防病领导小组办公室在卫生部的领导下，指导、组织、协调全国的救灾防病各项具体措施。在火灾、恶性交通事故等重大意外事故发生时，当地政府及卫生行政部门首先成立紧急救援领导小组，研究部署各项救援措施，协调各有关部门在救援中的行动，迅速调集医疗防疫力量，组织落实各项救援措施。

制定卫生减灾规划，是各级卫生行政部门的重点工作之一。各地区应根据当时、当地的具体情况制定卫生减灾规划。

二、卫生减灾规划的行动依据

一个城市在减灾、救灾中所表现的行为和效能是评价其政府和社会工作进步程度的重要标志之一。预防和抗御各种灾害，最大限度地减少生命和财产的损失，已成为关系人类生存和城市发展的一件大事。对于我国这样一个地域辽阔、人口众多、自然灾害频繁、工业灾害日益严重的国家，能否做好卫生减灾工作是关系到国计民生的一件大事。

实施卫生减灾计划在 20 世纪达到的目标：

（1）在有条件的大中城市普遍建立"120"急救通信网，以及卫生系统之间的通信联络。

（2）各地应建立多个立体交叉的急救联网，并改进急救管理体制与设备。

（3）完成减灾与救援系统数据库的建设。国

家卫生部以及各省市区卫生机构收集有关卫生急救预备和反应的信息，包括人口统计信息（人口分布及流动情况）、卫生状况（流行病数据）以及营养、食品供应、气候特点、危险区域的早期警报数据。以上信息将以系统化和标准化的形式加以收集和传递。还将引进快速急救健康评估这一规范化措施。

（4）继续完善《灾害事故救援工作管理办法》。完成一系列减灾应急预案。一旦发生紧急情况时有办法可依，有政策可循。

（5）将铁路、航空、航运、公安、交通、武警等系统纳入急救联网，形成完整的、全方位的社会救援网络。

（6）走预警法制化建设轨道，早日通过《急救法》。

三、我国的卫生减灾行动

在我国的卫生减灾规划中，卫生部成立"卫生部灾害事故医疗救援领导小组"，由卫生部部长任组长，主管副部长任副组长；办公厅、医政司、疾病控制司、计财司、药政司、爱卫会监督司、外事司均有领导为成员。"卫生部灾害事故医疗救援领导小组"办公室设在卫生部医政司，由医政司具体负责规划实施，组织全国卫生系统进行减灾和医学救援的科研、教学、培训、信息交流、急救联网建设及评估，宣传普及公众卫生急救知识等，并且配合整个减灾规划和实践的实施。省、自治区、直辖市政府的卫生行政部门应当相应成立"灾害事故医疗救援工作领导小组"的组织。灾害多发地区的县级以上地方政府卫生行政部门，也可根据实际需要设立相应的组织。

卫生部于1995年4月27日发布《灾害事故医疗救援工作管理办法》，各地区、各行业的医疗部门也应制订一系列具有地区、行业特点的应急方案和技术方案。在原有的卫生信息统计中增加灾害事故及其救援的卫生信息统计任务，采用卫生部信息统计中心编制的标准化表格，内容根据各地灾害的种类、频度、危害程度有所侧重。

急救中心（站）或指定的医疗机构在相应的灾害事故医疗救援领导小组的领导下，应掌握当地曾发生的灾害事故的种类和伤亡情况、医疗救援资源、城乡居民区和公共场所建筑结构、内外交通状况等信息，编制各类灾害事故现场救护预案。

卫生部负责制订和落实灾害事故医疗救援管理人员的培训计划。各地卫生行政主管部门要组织、落实培训工作，使人人掌握检伤分类、徒手复苏、骨折固定、止血、气管插管、气管切开、清创缝合、饮用水消毒等基本技术，并定期举行模拟演习，达到实战要求。

减灾和救援工作的一个长期的重要任务就是要开展宣传教育，大造舆论声势，首先要提高各级领导的减灾意识，增强防大灾的紧迫感和责任感。同时，组织和扩大社会宣传，利用电视、广播、报刊等大众传播媒介，集中报道大灾防病知识和救灾防病的做法。

随着救援医学的发展，社会急救网络的建设势在必行，必不可少。急救工作"走上社会，走入家庭"的进程，迫切需要急救社会化与之相适应。民众急救知识水平的提高，有赖于社会对急救事业的关注。社会急救意识最深入的检测是自救互救得到最好的执行。因此，应加强对群众的宣传教育，开展大众减灾教育，普及卫生知识和灾害救援知识，提高群众的自救互救能力，提高全民的减灾意识。对公众的宣传教育应因地制宜，针对不同区域主要灾害造成的健康后果进行宣传，扶持易受害的群体，有条件的进行救灾演习，对群众的宣传可以先从孩子做起，在中小学的常识、自然、地理、生物、生理卫生等课程中增加有关自然灾害、工业灾害的内容，使他们对灾害有基本的认识，增加减灾常识和卫生知识。学生接受能力强，可以影响周围的成人，又使他们自己终身受益。

在全国卫生减灾规划中，针对迫切需要解决的问题确定了三个优先发展项目：项目Ⅰ，加强急救中心（站）建设，完善急救网络；项目Ⅱ，急救人员教育培训规划；项目Ⅲ，灾害事故卫生资源管理、信息交流，制订应急预案。这三个优先项目的实施，将大幅度提高我国急救医学水平，并全面带动全国医疗救援工作的开展，成为跨世纪的工程。

四、卫生减灾经费筹集

卫生减灾和医疗救援是一项需要大量投入的庞大工程，经费筹集采取多途径、多渠道的方式。

主要资金来源有以下几方面：

（1）中央及各级政府的资金投入，包括发生重大灾害下拨的救灾款项。

（2）卫生部门和急救中心（站）自筹资金。主要是机构内部挖潜改造，开源节流。支援灾区的医疗队由原单位负责全部费用。

（3）随着保险事业的发展，增加保险项目和险种，提高社会对灾害事故的承受能力。

（4）随着国内经济的发展，鼓励有条件的企业和先富起来的个体捐款支持减灾和救援工作。

（5）积极争取国际援助和国际合作。

第二节 《灾害事故医疗救援工作管理办法》

卫生部部长陈敏章于1995年4月27日签署发布了卫生部第三十九号令：《灾害事故医疗救援工作管理办法》。

全文如下：

第一章 总则

第一条 为提高对灾害事故的应急反应能力和医疗救援水平，避免和减少人员伤亡，保障公民身体健康和生命安全，特制订本办法。

第二条 本办法所称医疗救援，系指因灾害事故发生人群伤亡时的抢救治疗工作。

第三条 对灾害事故的医疗救援工作实行规范管理，做到常备不懈，及时有效。

第四条 县级以上政府卫生行政部门主管灾害事故医疗救援工作。

第二章 组织

第五条 卫生部成立"卫生部灾害事故医疗救援领导小组"，由卫生部部长任组长，主管副部长、医政司司长任副组长，办公厅、疾病控制司、计财司、药政局、爱卫会、监督司、外事司等有关领导为成员。

第六条 各省、自治区、直辖市政府卫生行政部门成立与"卫生部灾害事故医疗救援工作领导小组"相应的组织。

灾害事故多发地区的县级以上政府卫生行政部门，根据需要也可以设立相应的领导协调组织。

第七条 各级灾害事故医疗救援领导小组要及时了解掌握全国或当地灾害事故的特征、规律、医疗救护资源、地理交通状况等信息，组织、协调、部署与灾害事故医疗救护有关的工作。

第八条 要组织好灾害事故的现场医疗救护。在灾害事故发生后，到达事故现场的当地最高卫生行政主管部门领导即为灾害事故现场医疗救援总指挥，负责现场医疗救援工作。

第九条 县级以上地方政府卫生行政部门要加强对急救中心、急救站、医院急诊科（室）为主体的急救医疗服务网络建设，提高其急救反应能力。

第十条 各级政府卫生行政部门要制定救援预案；要建立数支救灾医疗队，并配备一定数量的急救医疗药械（见附件一），由医疗队所在单位保管，定期更换。

第三章 灾情报告

第十一条 灾害事故发生地的医疗卫生单位或医疗卫生人员应当及时将灾情报告其所在地的县级以上政府卫生行政部门。

凡事故发生地丧失报告能力的，由相邻地区政府卫生行政部门、医疗卫生单位或医疗卫生人员履行报告程序。

第十二条 卫生行政部门接到灾情报告或救援指令后，应当立即通知有关单位，组织现场抢救，并及时报告当地人民政府和上一级政府卫生行政部门。

第十三条 医疗救援情况按以下规定报告：

（一）伤亡20人以下的，6小时内报市级卫生行政部门；

（二）伤亡20～50人的，12小时内报省级卫生行政部门；

（三）伤亡50人以上的，24小时内报国务院卫生行政部门；

（四）地震、水灾、风灾、火灾和其他重大灾害事故，虽一时不明伤亡情况，应尽快逐级上报至国务院卫生行政部门。

第十四条 报告内容：

（一）灾害发生的时间、地点、伤亡人数及种类；

（二）伤员主要的伤情、采取的措施及投入的医疗资源；

（三）急需解决的卫生问题；

（四）卫生系统受损情况。

第十五条 疫情报告和公布根据《中华人民共和国传染病防治法》的规定实施。

第四章 现场医疗救护

第十六条 灾害事故发生后，凡就近的医护人员都要主动及时到达现场，并组织起来参加医疗救护。

第十七条 参加医疗救援工作的单位和个人，到达现场后应当立即向灾害事故医疗救援现场指挥部报到，并接受其统一指挥和调遣。

第十八条 灾害事故医疗救援现场指挥部的任务为：

（一）视伤亡情况设置伤病员分检处；

（二）对现场伤亡情况和事态发展做出快速、准确评估；

（三）指挥、调遣现场及辖区内医疗救护力量；

（四）向当地灾害事故医疗救援领导小组汇报有关情况并接受指令。

第十九条 在现场医疗救护中，依据受害者的伤病情况，按轻、中、重、残废分类，分别以"红、黄、蓝、黑"的伤病卡做出标志（伤病卡以5厘米×3厘米的不干胶材料做成），置于伤病员的左胸部或其他明显部位，便于医疗救护人员辨认并采取相应的急救措施。

第二十条 现场医疗救护过程中，要本着先救命后治伤、先治重伤后治轻伤的原则，要将经治的伤员的血型、伤情、急救处置、注意事项等逐一填写伤员情况单（见附件二），并置于伤员衣袋内。

第二十一条 根据现场伤员情况设手术、急救处置室（部）。

第五章 伤病员后送

第二十二条 凡伤员需要后送，由当地灾害事故医疗救援领导小组视实际需要决定设伤员后送指挥部，负责伤员后送的指挥协调工作。

第二十三条 伤病员经现场检伤分类、处置后要根据病情向就近的省、市级医院或专科医院分流，原则如下：

（一）当地医疗机构有能力收治全部伤员的，由急救中心（站）或后送指挥部指定有关单位后送到就近的医院；

（二）伤员现场经治的医疗文书要一式二份，及时向现场指挥部报告汇总，并向接纳后送伤员的医疗机构提交；

（三）后送途中需要监护的伤员，由灾害事故现场医疗救护指挥部派医护人员护送；

（四）灾害事故发生后医疗机构不得以任何理由拒诊、推诿后送的伤员。

第六章 部门协调

第二十四条 各级卫生行政部门负责制订灾害事故医疗救援计划；负责组织派遣医疗队，救治伤病员；负责灾害事故医疗救援工作的对外宣传口径；承接上级灾害事故医疗救援领导小组分配的任务。

第二十五条 灾害事故医疗救援领导小组视情况提请地方政府协调铁路、邮电、交通、民航、航运、军队、武警、国家医药管理局等有关部门协助解决医疗救援有关的交通，伤病员的转送、药械调拨等工作。

第二十六条 各级红十字会、爱国卫生运动委员会办公室要协同卫生行政部门，参与灾害事故的医疗救援工作。

第七章 培 训

第二十七条 各级卫生行政部门要制订和落实灾害事故医疗救护人员的培训计划。重点掌握检伤分类、徒手复苏、骨折固定、止血、气管插管、气管切开、清创、缝合、饮用水消毒等基本技能，并定期举行模拟演习，达到实战要求。

第二十八条 要利用报刊、广播、影视、培训班等多种形式，向公众普及灾害事故医疗救护、自救和互救的知识及基本技术。

第八章 附 则

第二十九条 本办法由卫生部负责解释。

第三十条 本办法自发布之日起实施。

附件一

灾害事故医疗救护队基本装备表

注射用药：抗生素 止血药 抗休克药 心血管药 麻醉镇痛药 静脉输液制剂 鲜血 血浆 代血浆 氯丙嗪 破伤风抗毒素 脱水利尿药

口服药：磺胺类药 抗生素 解热镇痛药 脱敏药 消化系统用药 心血管用药 五官科用药 镇静安眠药

外用药：酒精 碘酒 紫药水 红汞 绷带 纱布 胶布 脱脂棉 止血带 三角巾 各种纱条 固定夹板

器械：听诊器 血压计 体温计 各种型号注

射器及针头　输血、输液用品　气管切开包　导尿管　静脉切开包　橡皮手套　洗手用品　高压消毒锅　胸、腹、腰穿刺包　担架　充气抢救帐篷　心脏泵

手术包：剖腹探查包　麻醉器械及用品　胸科器械包　扩创缝合包　妇产科刮宫包　人流包　骨科器械包　一次性手术衣帽　简易产包

救治箱：听诊器　体温表　棉棒　压舌板　针灸针　三角巾　绷带　四头巾　胶布　小夹板　剪子　手电筒　22号针头　5毫升注射器　2%碘酊　75%酒精　安眠药　可拉明　副肾素　阿拉明　洛贝林去痛片　晕海宁　四环素　痢特灵　莨菪片　氯喹

卫生防疫药械：检验仪器　试剂　消毒杀菌用器械

预防接种用药：霍乱　伤寒　流脑　麻疹　小儿麻痹疫苗糖丸

饮水消毒药：漂白粉晶片等

工具及杂品：对讲机　锤子　钳子　解锤　钢锯　木锯　电线　灯泡　火柴　钉子　铁丝　锹　镐　背包　手电筒　蜡烛（汽灯）　抢救倒塌建筑及挤压事故中受害者的专用设备

生活用品：被子　水壶　雨衣　雨鞋　塑料布　蚊帐　发电机

炊事用品：锅　碗　盆　油　盐　酱　调料

食品：罐头　蔬菜

附件二

伤员情况单

姓名　　性别　　年龄
_____

工作单位　　电话
_____

体温　℃　血压　毫米汞柱　呼吸　次/分
_____

脉搏　　次/分　血型　A　B　O　AB
_____

神志　　清醒　　浅昏迷　　深昏迷
_____

双侧瞳孔　　等大　　不等大
_____

光反射　　存在　　消失
_____

主要阳性体征

初步诊断

处置措施

处置时间

下步治疗意见

第三节　《破坏性地震应急条例》

我国是一个多地震的国家。自1831年有地震文献记载以来，至今已记录6级及以上强震800多次。由于我国大部分地区属大陆型地震区，地震频度高，强度大，震源浅，分布广，从而使我国成为世界上地震灾害最严重的国家。

根据多年防震减灾的经验和教训，我国确定了"以预防为主"的方针，走综合防御的道路。综合防御大致包括以下四个环节：一是地震监测预报；二是震灾预防；三是地震应急；四是地震救灾与重建。

地震灾害预防的重要一环是制订应急方案（预案）。有了预案，突发性震灾来了不至于不知所措，做到心中有底，从容镇定地为抢险救灾赢得宝贵时间，减少伤亡和损失。为此，政府总理于1995年2月11日签发了《破坏性地震应急条例》，并于1995年4月1日起施行。

地震应急工作分为三个阶段：应急准备，临震准备，震后应急。《破坏性地震应急条例》确保震前、震后采取有效措施和救护行动，减少和防止灾害的扩大，迅速地恢复社会秩序。

在破坏性地震发生后，首先是要抢救人民生命财产的安全。以下重点介绍《条例》中与医学救援关系较密切的条款。

第一章　总则

第五条　任何组织和个人都有参加地震应急活动的义务。

中国人民解放军和中国人民武装警察部队是地震应急工作的重要力量。

第二章 应急机构（略）
第三章 应急预案

第十三条　破坏性地震应急预案应当包括下列主要内容：

（一）应急机构的组成和职责；

（二）应急通信保障；

（三）抢险救援的人员、资金、物资准备；

（四）灾害评估准备；

（五）应急行动方案。

第四章 临震应急

第二十一条　在临震应急期，有关部门应当对生命线工程和次生灾害源采取紧急防护措施。

第五章 震后应急

第二十二条　破坏性地震发生后，有关的省、自治区、直辖市人民政府应当宣布灾区进入震后应急期，并指明震后应急期的起止时间。

震后应急期一般为 10 日；必要时，可以延长至 20 日。

第二十三条　破坏性地震发生后，抗震救灾指挥部应当及时组织实施破坏性地震应急预案，及时将震情、灾情及其发展趋势等信息报告上一级人民政府。

第二十四条　防震减灾工作主管部门应当加强现场地震监测预报工作，并及时会同有关部门评估地震灾害损失；灾情调查结果，应当及时报告本级人民政府抗震救灾指挥部和上一级防震减灾工作主管部门。

第二十五条　交通、铁路、民航等部门应当尽快恢复被损毁的道路、铁路、水港、空港和有关设施，并优先保证抢险救援人员、物资的运输和灾民的疏散。其他部门有交通运输工具的，应当无条件服从抗震救灾指挥部的征用或者调用。

第二十六条　通信部门应当尽快恢复被破坏的通信设施，保证抗震救灾通信畅通。其他部门有通信设施的，应当优先为破坏性地震应急工作服务。

第二十七条　供水、供电部门应当尽快恢复被破坏的供水、供电设施，保证灾区用水、用电。

第二十八条　卫生部门应当立即组织急救队伍，利用各种医疗设施或者建立临时医疗点，抢救伤员，及时检查、监测灾区的饮用水源、食品等，采取有效措施防止和控制传染病的暴发流行，并向受灾人员提供精神、心理卫生方面的帮助。医药部门应当及时提供救灾所需药品。其他部门应当配合卫生、医药部门，做好卫生防疫以及伤亡人员的抢救、处理工作。

第二十九条　民政部门应当迅速设置避难场所和救济物资供应点，提供救济物品等，保障灾民的基本生活，做好灾民的转移和安置工作。其他部门应当支持、配合民政部门妥善安置灾民。

第三十条　公安部门应当加强灾区的治安管理和安全保卫工作，预防和制止各种破坏活动，维护社会治安，保证抢险救灾工作顺利进行，尽快恢复社会秩序。

第三十一条　石油、化工、水利、电力、建设等部门和单位以及危险品生产、储运等单位，应当按照各自的职责，对可能发生或者已经发生次生灾害的地点和设施采取紧急处置措施，并加强监视、控制，防止灾害扩展。

公安消防机构应当严密监视灾区火灾的发生；出现火灾时，应当组织力量抢救人员和物资，并采取有效防范措施，防止火势扩大、蔓延。

第三十二条　广播电台、电视台等新闻单位应当根据抗震救灾指挥部提供的情况，按照规定及时向公众发布震情、灾情等有关信息，并做好宣传、报道工作。

第三十三条　抗震救灾指挥部可以请求非灾区的人民政府接受并妥善安置灾民和提供其他救援。

第三十四条　破坏性地震发生后，国内非灾区提供的紧急救援，由抗震救灾指挥部负责接受和安排；国际社会提供的紧急救援，由国务院民政部门负责接受和安排；国外红十字会和国际社会通过中国红十字会提供的紧急救援，由中国红十字会负责接受和安排。

第六章 奖励和处罚

第三十六条　在破坏性地震应急活动中有下列事迹之一的，由其所在单位、上级机关或者防震减灾工作主管部门给予表彰或者奖励：

（一）出色完成破坏性地震应急任务的；

（二）保护国家、集体和公民的财产或者抢救人员有功的；

（三）及时排除险情，防止灾害扩大，成绩显著的；

（四）对地震应急工作提出重大建议，实施效果显著的；

（五）因震情、灾情测报准确和信息传递及时而减轻灾害损失的；

（六）及时供应用于应急救灾的物资和工具或者节约经费开支，成绩显著的；

（七）有其他特殊贡献的。

第七章 附　则

第三十八条　本条例下列用语的含义：

（一）"地震应急"，是指为了减轻地震灾害而采取的不同于正常工作程序的紧急防灾和抢险行动；

（二）"破坏性地震"，是指造成一定数量的人员伤亡和经济损失的地震事件；

（三）"严重破坏性地震"，是指造成严重的人员伤亡和经济损失，使灾区丧失或者部分丧失自我恢复能力，需要国家采取对抗行动的地震事件；

（四）"生命线工程"，是指对社会生活、生产有重大影响的交通、通信、供水、排水、供电、供气、输油等工程系统；

（五）"次生灾害资源"，是指因地震而可能引发水灾、火灾、爆炸等灾害的易燃易爆物品、有毒物质贮存设施、水坝、堤岸等。

第四节　《中华人民共和国防震减灾法》

《中华人民共和国防震减灾法》是由中华人民共和国第八届全国人民代表大会常务委员会第 29 次会议于 1997 年 12 月 29 日通过并公布，自 1998 年 3 月 1 日起施行。《中华人民共和国防震减灾法》所确立的在防震减灾方面的几项基本法律制度，是防震减灾工作和活动的基础和核心内容，也是制定相关防震减灾法规、规章的前提。对于医学救援来说也起到了促进作用，规范了权利和义务。《中华人民共和国防震减灾法》分为七章：第一章总则，第二章地震监测预报，第三章地震灾害预防，第四章地震应急，第五章震后救灾与重建，第六章法律责任，第七章附则。（具体内容略）

第五节　我国灾害卫生救援组织体制的形成

灾害卫生救援组织体制是指灾害伤病员的医疗急救和转送工作的组织形式及其基本制度。包括灾害卫生救援的特点，救治机构的设置，救治任务和救治范围的区分。

新中国成立 60 多年来，我国在对数次重大灾害及频繁发生的中、小灾害的救援过程中逐步形成了独具特色的灾害卫生救援体制，可以说是军民联合协调进行灾害救援的体制。以地方各级政府、卫生机构联合人民解放军、武警部队及其卫生机构，共同投入抢险救灾、救援抢救工作，在保障人民生命安全、降低伤残和死亡率中发挥了巨大作用，充分体现了社会主义制度的优越性。

一、灾害卫生救援的特点

（一）突然发生大批的伤病员，医疗卫生救援任务繁重

灾害尤其是自然灾害，常常在人们意想不到的情况下发生，瞬间造成大量伤亡。1976 年唐山地震造成 16 万人重伤，24 万人死亡；1975 年河南驻马店地区特大水灾，失踪 16 万人，死亡 3.5 万人。

（二）灾区伤病种类繁多，病情严重、紧急

伤病员处在恶劣的环境下，有的被埋在废墟内，有的被挤压在破毁的车辆、飞机残骸中，尚未脱险，施行卫生救援非常困难。这就需要卫生救援各种专业人员搭配合理，并应熟练掌握协助伤员脱险的技能。抢救要迅速，救治技术要求全面，组织指挥要求高效、灵敏。

灾害救援时大批伤病员进行急救的效果与急救现场指挥关系极大。指挥若定，组织协调有力，才能保证现场急救有条不紊地顺利进行。

（三）灾区各项设施尤其是卫生设施遭到严重破坏

在发生大的灾害事故后，灾区遭到严重破坏。建筑物倒塌，破坏严重；道路桥梁破坏，扭曲变形，交通受阻；水电煤气供应中断，照明困难，生活用水和清洁用水无法保证，煤气中断给灾区群众生活带来更大的困难；多项卫生设施被毁。车辆不能通行，外援力量和救灾物资无法进入灾区，往往依靠徒步行进和直升机的支援，延误救援人员进入灾区的时间以及医药物资的供应。

灾区卫生机构和卫生设施遭到损失和破坏，失去全部和部分的现场急救能力。唐山地震使当地32家医院房屋震倒，医务人员重伤1 000名，死亡900名，占全部医务人员的27.5%。当救援医疗队进入灾区后，一方面迅速开展抢救伤员的工作，另一方面把流散的医务人员组织起来，根据专业特长分配工作。帮助重建基层卫生机构，使其恢复医疗功能。救援人员往往在恶劣的环境中开展工作，没有可利用的房屋，救援人员在露天帐篷和临时房屋进行抢救，并且经受严寒、酷暑、风雨、蚊虫侵扰等恶劣环境的考验，夜以继日地工作，以尽快挽救大量的伤病员。

（四）为防止灾后疫病流行，防疫工作成为救援人员工作的又一"重头戏"

受灾人员突然失去赖以生存的起码的物质要素，转瞬之间无家可归，断水断电，缺乏食品和衣被。污水、粪便、垃圾不能外排或运出，人畜尸体腐烂变臭，蚊蝇滋生，灾民大量流动、迁徙，生活没有规律，缺少营养，加上失去亲人和财产的精神创伤，使机体抵抗力下降。城市卫生防疫机构同时被灾害破坏而无力组织防疫工作，这些都使得灾后可能发生传染病流行。

我国政府非常重视灾后的卫生防疫工作，下大力气解决上述传染病流行各个环节上的问题。在1991年江浙一带虽发生特大洪涝灾害，但"大灾之年无大疫"。

二、灾害卫生救援的分级救治

根据以往中外多次灾害救援的成功经验，灾害卫生救援体制以分级救治为宜。即把担负灾害伤病员救治的医疗机构，按技术的高低和所能采取的急救措施的复杂程度，分成等级。从低到高地梯次配置，把伤员的整个急救过程从时间到空间上分开。伤员经现场抢救、早期应急处理、专科治疗的环节，和现场、转运途中、医院三种层次的救护过程，得到逐步完善的治疗。这种救治与转送相结合的分级救治过程，是灾害卫生救援的基本组织形式。

分级救治分为现场急救、早期治疗、专科治疗三种形式。

1. 现场急救　由地方或军队派去的救援医疗队的医务人员与武警官兵、公安和消防人员、民兵、红十字会员、当地幸存群众、担架员、抢险人员共同组织抢险抢救小组。首先把伤病人员从各种灾害困境中抢救出来，迅速开展检伤分类，然后根据伤情进行心肺复苏、止血、包扎、固定、抗休克等急救，再把经过急救的伤员设点集中起来，填写伤票，转送到早期治疗机构。

2. 早期治疗　由灾区原有的医疗机构或外援的医疗队单独设立。基本任务是对经现场急救小组处理或未经急救直接送来的伤病员进行登记、检伤分类及填写或补填伤票和简要病历，实行紧急治疗，包括开颅减压、气管切开、开放性气胸缝合、胸腔闭式引流、腹部探查、手术止血、进一步抗休克、挤压伤筋膜切开、减压、清创、四肢骨折复位及抗感染等。留观治疗传染病人、轻伤员和暂时不宜转送的危重伤员。将需要专科治疗或需长时间恢复的伤员转送到灾区附近或较远的指定接收医院。

现场救治和早期治疗的形式和内容有交叉的部分，不可截然划分界限。在某些地区的某种情况下，现场救治和早期治疗可合并。

3. 专科治疗　由指定的设置在安全地带的地方和军队医院承担。主要任务是收容灾区医疗机构转送来的伤病员，进行确定性治疗，直至痊愈出院。

灾害卫生救援分级救治有利于大量伤病员的急救、分流、收容、康复。

三、灾害救援中现场急救的组织与指挥

发生灾害事故时的现场急救与平时救治伤员有明显的不同，伤员人数多，伤情重或者很复杂，对急救要求迫切，需要投入外援力量救治。在灾难、事故现场，死者与伤者，轻伤与重伤混在一起，人心恐慌，秩序混乱。此时，必须有一支训练有素的急救队伍开赴现场，既有指挥者又有实施者，维持抢救秩序，组织检伤分类，现场急救，有目的地后送。最大限度地发挥现场急救人员（幸存者）的潜

能，提高抢救成功率，减少灾难事故的损失。

（一）建立机动卫生救援力量

（1）面对灾难将产生的众多的伤病人员，必须设立专门的卫生救援组织，"有备无患"，方能在灾难突然降临时承受大量的抢救伤员的任务。大的灾难往往使当地卫生机构和卫生设施遭受严重破坏，救援任务只能依靠外援力量来完成。因此，各级卫生机构和医疗部门均应建立能执行应急任务的机动卫生救援组织，常备不懈，应急待命出发。

（2）灾难时伤情复杂、严重、危急，抢救稍一延误，轻则终生残疾，重则立即死亡。所以，对机动卫生救援组织要求反应迅速，技术熟练，使灾难伤员得到及时有效的救治。

据统计，有2/3的伤员死于交通事故发生后的25分钟内。有人对10 490名地震伤员分析：从地震废墟下救出的时间与救活率关系很密切。挖救时间在半小时内的，伤员成活率达99.3%；挖救时间在一天以内的，伤员成活率81.0%；挖救时间在两天以上的，伤员成活率降至7.4%～36.7%。可见，震后伤员挖救越早，救活率越高。

1988年12月7日，苏联发生亚美尼亚大地震，当地卫生机构被严重破坏，第一批外援医疗队震后三天才赶到，许多伤员因得不到治疗而死去。1990年10月2日，广州白云机场发生劫机爆炸事件，18家医院出动35台次救护车，仅用47分钟就完成了58名伤员的现场抢救，及时运送到医院，大大提高了抢救成功率。

在城市里发生伤员数量不多的中小灾难，凭着城市救护车和急救人员的配备以及离大医院较近的优势，在现场只需进行简单处置即可送往医院。如果灾难现场离城市较远，伤员数量多，交通条件差，用上述简单处理的方法不能保障伤员的安全。这时，必须迅速派出携带先进医疗设备、能在野外实行稳妥救治措施的机动卫生救援组织，在现场展开抢救，待伤情稳定后再由各医疗队带回各自医疗机构做进一步处理。广州军区总医院1989年成立快速反应医疗抢救分队，拥有36名医务人员和较为齐全的技术装备，能够在城区或野外复杂环境下快速开进、快速诊断和实施紧急手术。在抢救一起交通事故时，经15分钟便赶到30千米外的出事地点，就地搭帐篷，进行清创缝合、止血包扎、人工呼吸。13名重伤员经2小时急救，脱险后方用救护车送到医院。实践证明，机动卫生救援力量对于在远离医院的复杂环境中拯救危难中的伤员是不可缺少的。

（3）灾难伤员伤情复杂、变化快，灾区环境恶劣，必须有一支技术力量搭配合理、训练有素的机动卫生救援队伍，以适应各种灾难条件下的卫生救援的要求。

大型灾难事故，不但造成人员伤亡，而且常有房倒屋塌，道路桥梁破坏，水电中断，各种卫生设施被毁，救援工作会遇到极大困难。

由于交通受阻，车辆不能通行，医疗队有时不得不身背药箱，步行进入灾区，伤员后送也困难。灾区建筑物遭破坏，救护工作要在野外帐篷或简陋的棚子里甚至露天进行；无电照明，只能用马灯、汽灯、手电、蜡烛解决照明问题；没有自来水，只能利用河水、塘水及低洼积水。有时还要翻山越岭寻找伤员。条件差而任务重，这就要求救援人员具良好的身体素质和心理素质，吃苦耐劳，技术过硬，并且对伤员有强烈的责任感和爱心，勇于奉献，才能胜任各种环境条件下的卫生救援工作。

灾难伤病种类因灾难事故的性质而异。地震主要造成多部位机械性损伤；火灾引起缺氧、窒息、中毒和烧伤；空难及火车、汽车等交通事故主要造成多部位撞击伤；水灾除淹溺外，各种肠道传染病、皮肤病也是常见的；化学事故引起中毒和烧伤。针对各种情况，必须对症处理，所以专业卫生救援人员搭配要合理，适当配备内科、外科、创伤骨科、烧伤科以及卫生防疫等各种专业技术力量。还要考虑医护比例，高、中、初级专业技术职务的合理配备。

（二）机动卫生救援力量的组织形式

机动卫生救援力量，是一种具有快速反应能力、野外生存能力和早期现场救治能力的医疗救护组织。各地应根据以往、今后的灾难情况，建立本地区执行机动任务的卫生救援力量。各地卫生行政部门可指定几家医院组织机动力量，把实施机动救援的任务、人员编制、装备和实施方案统一规划，统筹安排。人员不离开原工作岗位，设备留有机动数，定期组织训练、演习，做好临灾行动准备。只等一声令下，立即集中，奔赴灾区或现场执行卫生救援。

根据医疗机构本身的特点，组织大中小型医疗队作为机动卫生救援力量。

1.大型医疗队　由卫生行政人员负责。总数

80~100人，专业人员以外科为主，内科、妇儿科为辅。可作为独立开展工作的临时医院，对伤病员进行紧急救治和早期治疗，配备昼夜通过400~500名伤员，为100名伤员做大中小手术的药品器材装备。

2.中型医疗队　人员总数30~40名，能独立展开一个医疗救护站，对伤员实行紧急救治和部分早期治疗。昼夜通过伤员可达200~300人。

3.小型医疗队　人员10~15名，为某一专科力量为主的专科医疗队或卫生防疫队。主要用于加强医疗站和临时医院的专科手术和实施卫生防疫工作，以及早期实施现场救治。

（三）灾害卫生救援力量的现场组织指挥

在灾难现场，必须有专门负责指挥的人员对投入的卫生救援力量进行合理调配，确定重点，调度车辆，搞好现场急救与转送的衔接，维持现场秩序。大量伤员急救的效果与组织指挥的好坏关系极大。

对机动卫生救援力量执行急救任务时的组织指挥程序如下：

1.做好执行救援任务的准备　接到救援指令，立即集中人员，传达任务，明确编组和任务特点，检查补充药材装备，并按规定发放到组，落实到人。做到：定携带药品、器材，定车辆，定位置。检查落实集体、个人赴灾区的工作生活的物质准备情况，包括炊具、食品、衣被、照明设备、帐篷、防暑设备、防雨设备、防虫病设备等和净水消毒药品等。

2.搭乘快速交通工具，迅速向指定地点开进　途中交通受阻时，立即携带必需的急救药品器材徒步前往。

3.到达灾区，迅速了解实际情况，确定担负急救的区域　医疗队到达灾区后，迅速向救灾指挥部报到，明确抢救任务，按指挥部指定区域展开工作。在抢救开始前最好找到街区、道路、建筑物分布图，由当地居民担任向导，以便顺利救援。

4.与友邻搞好协同　在重大灾难事故发生时，参加现场急救的医疗队任务多，容易出现力量分布不合理情况。在救灾指挥部尚未统一部署之前，医疗队领导应主动与友邻取得联系，协商划分抢救范围，明确分工。伤员多处在残垣危房、急风暴雨、毒气浓烟、洪水激流、核化学污染、烈火包围等危险境地，应首先由救灾人员把伤员从险境中抢出来，然后实施卫生救护。伤员转送，由运输部门参与。因此，医疗队必须同各类抢险救灾人员如部队、武警、民兵、公安、消防、防化、交通抢险、运输部门等取得联系，密切配合，搞好协作。

5.选好医疗站或临时医院开设地点　医疗站展开场地的条件是，尽量靠近伤员多的地点；有较大的展开面积并靠近主要交通路口；靠近水源；避开灾害的威胁。

6.救援过程组织　到达灾区后，医疗队首先派出部分医护人员，组成医护人员为骨干，部队、武警等参加的抢救小组，分片包干，寻找、救护伤员。另一部分人员就近展开医疗站实行早期治疗。伤员经抢救小组初步救护后，送医疗站进一步处理。

最初，医疗队面临大批渴望急救的伤员，轻重掺杂，人人呼救，个个需要处置。但救援力量有限，所以搞好组织指挥显得特别重要。

（1）做好伤员的检伤分类：由有经验的专科医生负责组成分类组，在较宽敞的场所询问伤情和观察体征变化。将需要紧急救治的伤员，如窒息、大出血、气胸、颅脑伤等，送到手术室；休克伤员送抗休克室；传染病人送隔离室。分类同时进行登记，填写伤票，并挂上分类标志。

（2）启动救援人员的潜在功能：针对灾难伤员伤病种类复杂这一特点，医疗队除按灾害类型考虑专业力量的配备外，在救援过程中还要注意技术力量的调整，并且启动救援人员的潜在功能。各专科医生可能要暂时放弃自己的专业工作，从事其他专业的任务。例如在一次灾害卫生救援中，内科医生做了血管结扎、气管切开、抗休克、骨折复位和术后处理等外科工作；外科医生学会了治疗传染病；护士、卫生员在医生带领下，做清创、换药工作；炊事员、司机为伤员进行包扎、导尿、协助分类等，提高了救治机构的整体效能。

（3）组织伤员转送：为了迅速、安全转送，要做好伤员后送准备，掌握后送指征，检查伤票，填写完善的简要病历，组织伤员上车、船和登机。大批伤员转送，要有专人指挥车辆进出。用卡车运送伤员时，应搭好伤员登车土台，将车编号，伤员编组、先重后轻、轻重搭配上车，做好等待上车船和登机前伤情观察，发现病情变化，立即进行急救处理。

（4）掌握工作重点，随时调整救援力量：救灾医疗队工作内容随时间变化而有所不同。最初多数伤员处于困境中，应把主要力量放在现场抢救上。当伤员陆续送到医疗站时，应把救援人员收拢到医疗站去。随着大量伤员捅入医疗站，伤员分类工作紧张，应及时抽人参加分类。当伤员进入医疗处置阶段时，又需把人员从分类点调回参加救治伤员。随着救治高峰回落，医疗站伤员的转送、巡诊任务突出起来。随着医疗任务的减少，救援工作的重点又要及时转移到卫生防疫工作和帮助灾区重建卫生机构方面来。所以，医疗队领导要随时掌握工作重点，不失时机地调整救援力量，完成卫生救援的各项任务。

四、我国特大灾害卫生救援实例

新中国成立以来，我国中小灾害年年不断，重大灾害时有发生。1976年唐山大地震和1991年江淮及太湖流域特大洪涝灾害卫生救援的组织指挥得当，救援工作成绩突出，充分体现了我国军民一体化协调灾害卫生救援工作的优越性。

下面简单介绍新中国成立后20世纪两次重大自然灾害卫生救援的组织体制和救援工作。

（一）唐山大地震

1.基本情况　1976年7月28日，河北省唐山市发生7级以上强烈地震，造成16万人重伤，24万人死亡，被称为"20世纪全球十大灾难"之一。

2.唐山地震卫生救援组织体制　在这场世纪灾难中，卫生救援任务异常艰巨，据统计13个省、市、自治区和解放军、铁路系统共派出280多个医疗队，医务人员2万多人，治疗伤病员159万人次，外转伤员10万余人。仅北京军区在一线就展开了161个医疗队，起到了主力军的作用。

在唐山地震的救援工作中，抗震救灾指挥部设有卫生保障指挥组，负责组织指挥全面的卫生救援工作。军队卫勤领导部门派人参加卫生保障指挥组，协调指挥军队卫勤力量的使用。

（二）江淮及太湖流域特大洪涝灾害

1.基本情况　1991年入夏以后，江淮及太湖流域遭受新中国成立以来最严重的洪涝灾害，受灾人口达1.3亿，死亡1200多人，伤25 000多人，累及六省一市。

2.救灾防病组织与指挥　在这场特大洪涝灾害中，中央和地方卫生部门、总后卫生部、武警卫生部总计向灾区派出13 594支医疗队和防疫队。与唐山地震相比，防病、治病比抢救伤员的任务更艰巨。国家救灾防病领导小组办公室设在卫生部，有国务院副总理、副秘书长、卫生部长及有关部门参加。省市地级政府成立相应的救灾防病领导小组，办公室设在省市地各级卫生行政部门。军队设全军抗洪救灾卫勤指挥组，由总后勤部卫生部长挂帅，向有关单位、部门部署救灾卫勤保障工作。而灾区所在的军区成立救灾应急卫勤指挥组，具体部署卫生保障工作，制定紧急支援方案。地方政府与军队卫勤联手，指挥协调救灾抢险过程及灾后的防病、治病工作，确保卫生防病措施的落实，防止大灾之后出现大疫。

综上所述，新中国成立以来经过对无数次灾害特别是重大灾害的卫生救援的实践证明，我国现行的灾害卫生救援组织体制是可行的，有优越性的。在灾害卫生救援工作中，通过地方政府、军队和群众的密切协作，以我国卫生事业的建设和发展为基础，在保障人民生命安全、降低伤病率和残疾率等工作中发挥了巨大的作用，充分体现出社会主义人定胜天的优越性。

五、我国军民协调的灾害卫生救援体制

新中国成立以来，我国的灾害卫生救援体制随着灾害救援体制的形成而形成，即以临时性行政组织为主的军民联合式灾害卫生救援体制。

（一）灾害卫生救援是军队卫生工作任务谱中的一项重要任务

"冷战"结束后国际形势发生了变化，我国军事战略方针的调整，参与灾害救援已成为军队经常性的突出任务，灾害卫生救援已是军队卫生工作不可缺少的任务。哪里有意外灾害事故发生，哪里就会出现解放军或武警的身影。无论是在破坏性地震还是洪涝水灾、森林火灾发生的危急时刻，军队卫勤部门和医务人员在卫生救援中占很大的比例。

要做到灾害卫生救援应急阶段快速而有效，必须有强有力的组织工作。军队卫勤部队具有的性质、装备和人员的素质，决定了在灾害卫生救援应急阶段是一支骨干力量。如唐山地震时，沈阳军区第一批医疗队于当天下午14时空运到达灾区，在唐山震中地区，医疗队配属救灾部队，分片负责，由军队统一指挥。

目前，军队有关灾害卫生救援的组织与协调归口于各级卫勤管理机构的战备部门。如总后勤部卫生部计划财务处负责全军的灾害卫生救援工作的组织和协调；大军区后勤部卫生部卫勤处负责军区级灾害卫生救援工作的组织与协调；集团军层次医院作为军区参加灾害卫生救援的主要执行机构，师以下部队卫勤组织按建制保障参加救灾的部队为主，个别师医院可派遣救灾医疗队。

（二）灾害卫生救援的组织和实施

1. 预先有准备的灾害卫生救援的组织和实施 我国对洪水灾害的卫生救援的组织和实施形式相对固定，每年5月份国家防汛总指挥部向总后卫生部下达做好防汛卫生救援准备工作的指示。总后卫生部根据部队的具体情况，向防汛重点地区所在的军区、各大单位及应急卫勤力量部署卫生救援的准备工作；接受任务的单位根据本地区具体情况，成立防洪救灾领导小组，负责救灾工作。一旦发生重大洪涝灾害，各级部门按照预先的准备投入卫生救援工作，必要时总后卫生部成立防洪救灾卫勤指挥组，负责组织协调全军的灾害卫生救援工作。

2. 针对突发性灾害事故卫生救援的组织和实施 在地区突发性灾害情况下，由地方政府向驻军军事部门提出救援请求，然后由军事部门向后勤和卫生部门下达救援指令。军区一级可派遣救灾医疗队。

发生国家级重大灾害时，国家和地区都组织临时救灾指挥部，下设卫生保障组。总后卫生部派领导参加国家层次的卫生保障组，军区后勤部卫生部派领导参加地区层次的卫生保障组。由卫生保障组统一组织实施灾害卫生救援工作。

3. 自发性灾害卫生救援的组织与实施 主要指各地发生的突发性事件，如火灾、爆炸、重大交通事故等，这一类灾害事故规模较小，由地方卫生行政部门会同驻地武警、军队等自发组织参加救援。

（三）我国军民协调灾害卫生救援体制存在的问题和解决的办法

灾害卫生救援工作本身是一项庞大的系统工程，应该成为政府行为。由于缺乏总体战略，目前尚未形成一个完善的灾害卫生救援系统，以至于在发生重大灾害时全国的卫生资源不能得到充分利用，效能得不到充分发挥。

（1）建立军地常设协调机构：在灾害卫生救援的实施中，经常出现地方与军队的不协调情况。遇到需要协作的时候，通过临时指挥部现联系，现疏通，工作效率低，有时甚至因联系不上或协调不通而误事。临时救灾指挥部临时组织、协调军地各专业救灾力量，因人员不熟悉，任务不明确，职责未分清，造成现场抢救的无组织状态。主要问题是由于缺乏军地常设协调机构所致。

（2）成立救灾决策专家咨询机构和灾害救援数据库：迟浩田将军是唐山抗震救灾指挥部的领导成员，他在《"7·28"唐山地震追忆》一文中谈到："唐山抗震救灾初期，我们最紧迫的任务就是抢救废墟中的幸存者。当时的情形较为混乱，我们在组织指挥上出现了一个重要失误，没有让开进的部队携带大型施工机械，连锹、锤、镐等也带得很少。最初的5天内，战士们硬是靠双手和就地找的简易工具扒碎石，掀楼板，扯钢筋。28日下午，最先进入唐山的某营，有三分之二的战士指甲剥落，双手血肉模糊……"唐山地震救援决策中这一重要失误，正是国家缺乏救灾决策专家咨询机构及灾害救援数据库作为科学决策的辅助机构与手段的表现，对整个灾害卫生救援工作影响很大。目前，国家民政部等有关部门正在完善减灾和灾害信息数据库，但在灾害卫生救援方面仍应尽快建立专家咨询机构和数据库，以适应灾害卫生救援的需求。

（3）成立灾害卫生救援需求评估机构：曾经参加唐山地震的救灾医疗队普遍反映对灾情估计不足，尤其对灾区的卫生救援需求心中无数，到达灾区后才发现所带的救灾卫生物资远远不够。在其他的许多灾害情况下也存在类似问题。这些都说明在重大灾害发生后国家应成立灾害卫生救援需求的评估机构，以避免决策的盲目性和滞后性。

（4）经过科学论证组建救灾医疗队：过去参与救灾的医疗队大多是临时抽调组成的，人员与装备缺乏科学论证，事先未做配合训练，到救灾时才发现不能适应救援需求。紧急情况下派往灾区的救灾医疗队大多没有配备炊事人员和帐篷，加上后续保障跟不上，使医疗队人员的衣食住行发生困难，影响了医疗救护工作的有效开展。今后组建救灾医疗队，应根据本地区易发灾害或医疗机构本身的特点，科学论证人员的有机组成，各级各类专业人员所占的比例，所携带的医疗装备的侧重，针对假想的灾害事故，进行卫生救援演习，熟练突发灾害卫生救援的实施步骤，使救灾医疗队成为"召之即来，来之能战"、训练有素的队伍。

（5）健全灾害救援的法规，增加经费投入，制定灾害卫生救援计划，并及时总结每一次灾害卫生救援的经验和教训，针对薄弱环节，提出改进措施，不断完善我国的灾害卫生救援体制。

随着我国人口城市化速度的加快及经济的蓬勃发展，重大人为灾害的发生也呈上升趋势；各种灾害形势严峻，必然导致灾害卫生救援任务日益艰巨。

第六节 国家制订突发事件应急预案

面对全球严峻的灾害挑战，我国处在经济腾飞和城镇进程快速发展态势下，国务院于 2003 年 12 月成立了国务院办公厅应急预案工作小组，将编制应急预案工作列为国务院 2004 年工作重点任务之一。这是一项战略性的大工程，攸关国家、人民的大事情。

2004 年 3 月，温家宝总理在全国人大十届三次会议宣布组织制订国家突发公共事件总体应急预案，以及应对自然灾害、事故灾难、公共卫生和社会安全等方面 105 个专项和部门应急预案，各省（自治区、直辖市）也完成省级总体应急预案的编制工作。建设法治政府、全面履行政府职能。

中央为此成立了国务院办公厅应急预案工作小组，负责制订应急预案工作并广泛听取各方面意见，反复讨论、修改各项预案。

一、应急预案编制工作的指导思想

以邓小平理论和"三个代表"重要思想为指导，紧紧围绕全面建设小康社会总目标，坚持科学发展观，遵循居安思危、预防为主、常备不懈的方针，提高政府保障公共安全和处置事件的能力，最大限度地预防和减少突发公共事件及其造成的损害，保障人民群众的生命和财产安全，维护国家安全和社会稳定，促进经济全面、协调、可持续发展。

我国社会稳定，经济持续快速发展。但是，公共安全形势相当严峻。所以应居安思危，增强忧患意识和使命感、责任感。

二、严峻灾害形势

（一）重大自然灾害频率高、分布广、损失大

由于特有的地质构造条件和自然地理环境，我国是世界上遭受自然灾害最严重的国家之一，平均每年造成 1.5 亿～3.5 亿人不同程度受灾，1 万多人死亡，经济损失 2 000 亿元。20 世纪我国发生的破坏性地震占全球的 1/3，死亡人数 59 万人，占全球的 1/2；全国有 2/3 的国土面积不同程度受到洪水威胁，特别长江、黄河等七大江河中下游地区集中了全国 1/2 的人口，3/4 的工农业产值，两岸许多地区的地面处在洪水水位以下；每年平均有 10 个台风和热带风暴在我国沿海登陆；每年都有崩塌、滑坡、泥石流等地质灾害和森林、草原火灾发生。

（二）重大事故频发

一次死亡 3～9 人的重大事故平均每天 7 起，一次死亡 10 人以上特大事故平均每周 2.5 起，一次死亡 30 人以上特别重大事故平均每月 1.2 起，一次死亡 100 人以上的特别重大事故每年至少一起。1999 年的"11·24"特大海难事故（死亡 282 人）、2000 年的洛阳东都商厦"12·25"特大火灾事故（死亡 309 人）、2002 年"4·15"特大飞行事故（死亡 129 人）、2003 年的"12·23"重庆开县特大井喷事故（死亡 243 人）等，都给人民生命和国家财产造成严重损失。我国每年发生各类事故近 100 万起，死亡 13 万多人，伤残 70 多万人，造成经济损失 2 500 多亿元。

（三）公共卫生事件严重威胁着人民群众的生命和健康

据统计，全球新发的 30 余种传染病已有半数在我国发现，有些还造成了严重后果。2003 年全国按照规定报告的 27 种传染病发生近 260 万例，其中死亡 6 474 人，死亡率是 0.48/10 万。艾滋病病毒感染者 84 万（亚洲第二，全球第十四）；活动性肺结核患者 450 万，80%在农村，每年死亡 13 万；慢性病毒性乙型肝炎患者 2 000 万；434 个县存在血吸虫疫情，6 500 万人受到威胁，患者 84 万，其中晚期病人 2.6 万。特别是非典型肺炎疫情，涉及内地 24 个省份的 266 个县（市、区），累计报告病例

5 327例，死亡349例。给人民生命财产造成严重危害，对经济发展产生不利影响。2004年高致病性禽流感疫情波及16个省（自治区、直辖市），由于我们采取了积极应对措施，疫情得到了有效控制，确认的49个疫区已全部解除封锁，但病禽达15万只，死亡13万只，扑杀905万只，48个国家或地区对我国采取禁止或限制措施，直接经济损失100亿元，对我国经济发展特别是家禽养殖业和农民增收造成了严重影响。此外，重大食物中毒事件每年超过200起，死亡超过200人，农药中毒每年超过5万人。

（四）影响国家安全和社会稳定的因素仍然存在

在有些地方，群死群伤的爆炸、投毒等恶性案件以及盗窃、抢劫等暴力犯罪时有发生。恐怖活动，恐怖主义现实危害也有存在。此外，人民内部矛盾引发的群体性事件时有发生。

三、预案的颁布及应对法的出台

2005年1月，温家宝总理主持国务院常务会议，讨论并原则通过了《国家突发公共事件总体应急预案》。2006年2月，国务院正式颁布了总体应急预案。

2007年8月30日第十届全国人民代表大会常务委员会第二十九次会议通过了《中华人民共和国突发事件应对法》，该法自2007年11月起施行。

在不到四年的时间里，从编制应急预案到应对法的颁布，工作量之大、内涵之丰富、影响之深远、涉及面之广泛，都是前所未有的。我们的国家、政府、人民共同做了一件大事、实事，而且又与我们日常生活、工作息息相关。

第七节 《国家突发公共事件总体应急预案》

一、概述

2003年7月28日，在我国取得抗击"非典型肺炎"的重大阶段性胜利时，中共中央胡锦涛总书记指出，"从全社会来看，预警和应急机制还很不健全"，"要大力增强应对风险和突发事件的能力，经常性地做好应对风险和突发事件的思想准备、预案准备和工作准备，坚持防患于未然。"温家宝总理也指出："完善社会管理体制，加强社会事务管理。除了健全公共卫生应急机制外，还要加快其他方面突发公共事件应急机制建设，提高处理危机事件能力。"

为此，2003年12月成立了国务院办公厅应急预案工作小组，2004年1月召开了国务院有关部门和单位建立健全突发公共事件应急预案工作会议，全面启动编制国家应急预案这项重要而具有深远意义的大事。

二、总体应急预案指导原则及基本内容

《国家突发公共事件总体应急预案》是全国应急预案体系的总纲，是国务院应对突发事件的综合性预案，由国务院制订，指导全国的突发公共事件的应对工作。

制订总体应急预案的指导原则是，以人为本，减少危害；居安思危，预防为主；统一领导，分级负责；依法规范，加强管理；快速反应，协同应对；依靠科技，提高素质。

国家突发公共事件总体应急预案于2005年1月经国务院常务会议原则通过，2006年1月经国务院常务会议正式通过。现将预案的主要内容摘抄如下：

1 总则

1.1 编制目的

提高政府保障公共安全和处置突发公共事件的能力，最大程度地预防和减少突发公共事件及其造成的损害，保障公众的生命财产安全，维护国家安全和社会稳定，促进经济社会全面、协调、可持续发展。

1.2 编制依据

依据宪法及有关法律、行政法规，制订本预案。

1.3 分类分级

本预案所称突发公共事件是指突然发生，造成或者可能造成重大人员伤亡、财产损失、生态环境破坏和严重社会危害，危及公共安全的紧急事件。

根据突发公共事件的发生过程、性质和机理，突发公共事件主要分为以下四类：

（1）自然灾害。主要包括水旱灾害，气象灾害，地震灾害，地质灾害，海洋灾害，生物灾害和森林草原火灾等。

（2）事故灾难。主要包括工矿商贸等企业的各类安全事故，交通运输事故，公共设施和设备事故，环境污染和生态破坏事件等。

（3）公共卫生事件。主要包括传染病疫情，群体性不明原因疾病，食品安全和职业危害，动物疫情，以及其他严重影响公众健康和生命安全的事件。

（4）社会安全事件。主要包括恐怖袭击事件，经济安全事件和涉外突发事件等。

各类突发公共事件按照其性质、严重程度、可控性和影响范围等因素，一般分为四级：Ⅰ级（特别重大）、Ⅱ级（重大）、Ⅲ级（较大）和Ⅳ级（一般）。

1.4 适用范围

本预案适用于涉及跨省级行政区划的，或超出事发地省级人民政府处置能力的特别重大突发公共事件应对工作。

本预案指导全国的突发公共事件应对工作。

1.5 工作原则

（1）以人为本，减少危害。切实履行政府的社会管理和公共服务职能，把保障公众健康和生命财产安全作为首要任务，最大程度地减少突发公共事件及其造成的人员伤亡和危害。

（2）居安思危，预防为主。高度重视公共安全工作，常抓不懈，防患于未然。增强忧患意识，坚持预防与应急相结合，常态与非常态相结合，做好应对突发公共事件的各项准备工作。

（3）统一领导，分级负责。在党中央、国务院的统一领导下，建立健全分类管理、分级负责，条块结合、属地管理为主的应急管理体制，在各级党委领导下，实行行政领导责任制，充分发挥专业应急指挥机构的作用。

（4）依法规范，加强管理。依据有关法律和行政法规，加强应急管理，维护公众的合法权益，使应对突发公共事件的工作规范化、制度化、法制化。

（5）快速反应，协同应对。加强以属地管理为主的应急处置队伍建设，建立联动协调制度，充分动员和发挥乡镇、社区、企事业单位、社会团体和志愿者队伍的作用，依靠公众力量，形成统一指挥、反应灵敏、功能齐全、协调有序、运转高效的应急管理机制。

（6）依靠科技，提高素质。加强公共安全科学研究和技术开发，采用先进的监测、预测、预警、预防和应急处置技术及设施，充分发挥专家队伍和专业人员的作用，提高应对突发公共事件的科技水平和指挥能力，避免发生次生、衍生事件；加强宣传和培训教育工作，提高公众自救、互救和应对各类突发公共事件的综合素质。

2　组织体系（略）

3　运行机制

3.1 预测与预警

各地区、各部门要针对各种可能发生的突发公共事件，完善预测预警机制，建立预测预警系统，开展风险分析，做到早发现、早报告、早处置。

3.1.1 预警级别和分布

根据预测分析结果，对可能发生和可以预警的突发公共事件进行预警。预警级别依据突发公共事件可能造成的危害程度、紧急程度和发展势态，一般划分为四级：Ⅰ级（特别严重）、Ⅱ级（严重）、Ⅲ级（较重）和Ⅳ级（一般），依次用红色、橙色、黄色和蓝色表示。

预警信息包括突发公共事件的类别、预警级别、起始时间、可能影响范围、警示事项、应采取的措施和发布机关等。

预警信息的发布、调整和解除可通过广播、电视、报刊、通信、信息网络、警报器、宣传车或组织人员逐户通知等方式进行，对老、幼、病、残、孕等特殊人群以及学校等特殊场所和警报盲区应当采取有针对性的公告方式。

3.2 应急处置

3.2.1 信息报告

特别重大或者重大突发公共事件发生后，各地区、各部门要立即报告，最迟不得超过4小时，同时通报有关地区和部门。应急处置过程中，要及时续报有关情况。

3.2.2 先期处置

突发公共事件发生后，事发地的省级人民政府或者国务院有关部门在报告特别重大、重大突发公共事件信息的同时，要根据职责和规定的权限启动相关应急预案，及时、有效地进行处置，控制事态。

在境外发生涉及中国公民和机构的突发事件，我驻外使领馆、国务院有关部门和有关地方人民政府要采取措施控制事态发展，组织开展应急救援工作。

3.2.3 应急响应

对于先期处置未能有效控制事态的特别重大突发公共事件，要及时启动相关预案，由国务院相关应急指挥机构或国务院工作组统一指挥或指导有关地区、部门开展处置工作。

现场应急指挥机构负责现场的应急处置工作。

需要多个国务院相关部门共同参与处置的突发公共事件，由该类突发公共事件的业务主管部门牵头，其他部门予以协助。

3.2.4 应急结束

特别重大突发公共事件应急处置工作结束，或者相关危险因素消除后，现场应急指挥机构予以撤销。

3.3 恢复与重建

3.3.1 善后处置

要积极稳妥、深入细致地做好善后处置工作。对突发公共事件中的伤亡人员、应急处置工作人员，以及紧急调集、征用有关单位及个人的物资，要按照规定给予抚恤、补助或补偿，并提供心理及司法援助。有关部门要做好疫病防治和环境污染消除工作。保险监管机构督促有关保险机构及时做好有关单位和个人损失的理赔工作。

3.3.2 调查与评估

要对特别重大突发公共事件的起因、性质、影响、责任、经验教训和恢复重建等问题进行调查评估。

3.3.3 恢复重建

根据受灾地区恢复重建计划组织实施恢复重建工作。

3.4 信息发布

突发公共事件的信息发布应当及时、准确、客观、全面。事件发生的第一时间要向社会发布简要信息，随后发布初步核实情况、政府应对措施和公众防范措施等，并根据事件处置情况做好后续发布工作。

信息发布形式主要包括授权发布、散发新闻稿、组织报道、接受记者采访、举行新闻发布会等。

4 应急保障

各有关部门要按照职责分工和相关预案做好突发公共事件的应对工作，同时根据总体预案切实做好应对突发公共事件的人力、物力、财力、交通运输、医疗卫生及通信保障等工作，保证应急救援工作的需要和灾区群众的基本生活，以及恢复重建工作的顺利进行。

4.1 人力资源

公安（消防）、医疗卫生、地震救援、海上搜救、矿山救护、森林消防、防洪抢险、核与辐射、环境监控、危险化学品事故救援、铁路事故、民航事故、基础信息网络和重要信息系统事故处置，以及水、电、油、气等工程抢险救援队伍是应急救援的专业队伍和骨干力量。地方各级人民政府和有关部门、单位要加强应急救援队伍的业务培训和应急演练，建立联动协调机制，提高装备水平；动员社会团体、企事业单位以及志愿者等各种社会力量参与应急救援工作；增进国际交流与合作。要加强以乡镇和社区为单位的公众应急能力建设，发挥其在应对突发公共事件中的重要作用。

中国人民解放军和中国人民武装警察部队是处置突发公共事件的骨干和突击力量，按照有关规定参加应急处置工作。

4.2 财力保障

要保证所需突发公共事件应急准备和救援工作资金。对受突发公共事件影响较大的行业、企事业单位和个人要及时研究提出相应的补偿或救助政策。要对突发公共事件财政应急保障资金的使用和效果进行监管和评估。

鼓励自然人、法人或者其他组织（包括国际组织）按照《中华人民共和国公益事业捐赠法》等有关法律、法规的规定进行捐赠和援助。

4.3 物资保障

要建立健全应急物资监测网络、预警体系和应急物资生产、储备、调拨及紧急配送体系，完善应急工作程序，确保应急所需物资和生活用品的及时供应，并加强对物资储备的监督管理，及时予以补充和更新。

地方各级人民政府应根据有关法律、法规和应急预案的规定，做好物资储备工作。

4.4 基本生活保障

要做好受灾群众的基本生活保障工作，确保灾区群众有饭吃、有水喝、有衣穿、有住处、有病能得到及时医治。

4.5 医疗卫生保障

卫生部门负责组建医疗卫生应急专业技术队伍，根据需要及时赴现场开展医疗救治、疾病预防控制等卫生应急工作。及时为受灾地区提供药品、器械等卫生和医疗设备。必要时，组织动员红十字会等社会卫生力量参与医疗卫生救助工作。

4.6 交通运输保障

要保证紧急情况下应急交通工具的优先安排、优先调度、优先放行，确保运输安全畅通；要依法建立紧急情况社会交通运输工具的征用程序，确保抢险救灾物资和人员能够及时、安全送达。

根据应急处置需要，对现场及相关通道实行交通管制，开设应急救援"绿色通道"，保证应急救援工作的顺利开展。

4.7 治安维护

要加强对重点地区、重点场所、重点人群、重要物资和设备的安全保护，依法严厉打击违法犯罪活动。必要时，依法采取有效管制措施，控制事态，维护社会秩序。

4.8 人员防护

要指定或建立与人口密度、城市规模相适应的应急避险场所，完善紧急疏散管理办法和程序，明确各级责任人，确保在紧急情况下公众安全、有序的转移或疏散。

要采取必要的防护措施，严格按照程序开展应急救援工作，确保人员安全。

4.9 通信保障

建立健全应急通信、应急广播电视保障工作体系，完善公用通信网，建立有线和无线相结合、基础电信网络与机动通信系统相配套的应急通信系统，确保通信畅通。

4.10 公共设施

有关部门要按照职责分工，分别负责煤、电、油、气、水的供给以及废水、废气、固体废弃物等有害物质的监测和处理。

4.11 科技支撑

要积极开展公共安全领域的科学研究；加大公共安全监测、预测、预警、预防和应急处置技术研发的投入，不断改进技术装备，建立健全公共安全应急技术平台，提高我国公共安全科技水平；注意发挥企业在公共安全领域的研发作用。

5 监督管理

5.1 预案演练

各地区、各部门要结合实际，有计划、有重点地组织有关部门对相关预案进行演练。

5.2 宣传和培训

宣传、教育、文化、广电、新闻出版等有关部门要通过图书、报刊、音像制品和电子出版物、广播、电视、网络等，广泛宣传应急法律法规和预防、避险、自救、互救、减灾等常识，增强公众的忧患意识、社会责任意识和自救、互救能力。各有关方面要有计划地对应急救援和管理人员进行培训，提高其专业技能。

5.3 责任与奖惩

突发公共事件应急处置工作实行责任追究制。

对突发公共事件应急管理工作中做出突出贡献的先进集体和个人要给予表彰和奖励。

对迟报、谎报、瞒报和漏报突发公共事件重要情况或者应急管理工作中有其他失职、渎职行为的，依法对有关责任人给予行政处分；构成犯罪的，依法追究刑事责任。

6 附则

6.1 预案管理

根据实际情况的变化，及时修订本预案。

本预案自发布之日起实施。

第八节 《国家突发公共事件医疗卫生应急救援预案》

一、概述

我国将突发公共事件分为自然灾害、事故灾害、突发公共卫生事件及社会安全事件四大类。如果说，按照国家行政、社会职能分工，卫生部及卫生部门似乎只负责第三类"突发公共卫生事件"，但事实上，所有的四大类事件都涉及人员伤亡，及时组织、开展以现场为主的医学救援，贯穿于所有突发事件救援的始终。无论是我国还是世界各国面对灾害救援都面临着这个问题，人们最为关注的焦点是"人员伤亡"。医学救援的目的是"挽救生命，减轻伤残"，这是救援的核心，永恒的主题，是社会、公众评价政府对突发事件处置能力的重要标准，也是体现政府执政能力，减少负面影响，保持社会稳定的重要因素。本书总主编为此提出了上述明确的意见和建议，得到国务院、预案工作小组领导的高度重视、肯定并被采纳。

在国家突发公共事件总体应急预案下，还有专项应急预案，主要是国务院及其有关部门为应对某一典型或几种类型突发事件而制定的涉及多个部门的应急预案，是总体预案的组成部分，由国务院有关部门牵头制定，报国务院批准。目前共有25个国家突发公共事件专项预案。

二、《国家突发公共事件医疗卫生应急救援预案》

医学救援是所有突发事件抢救中的不可或缺的内容，因此，国务院、应急预案小组在制订专项预案中专门制订了突发公共事件医疗卫生应急预案。该预案为我们开展灾害医学救援工作提供了极为重要的保障。

现将该预案的有关内容摘抄如下：

1 总则

1.1 目的

为保障自然灾害、事故灾难、社会安全事件等突发公共事件（以下简称突发公共事件）发生后，各项医疗卫生救援工作迅速、高效、有序地进行，提高卫生部门应对各类突发公共事件的应急反应能力和医疗卫生救援水平，最大程度地减少人员伤亡和健康危害，保障人民群众身体健康和生命安全，维护社会稳定，特制订本预案。

1.2 工作原则

统一领导、分级负责；属地管理、明确职责；依靠科学、依法规范；反应及时、措施果断；整合资源、信息共享；平战结合、常备不懈；加强协作、公众参与。

1.3 编制依据

《中华人民共和国传染病防治法》、《中华人民共和国食品卫生法》、《中华人民共和国职业病防治法》、《中华人民共和国放射性污染防治法》、《中华人民共和国安全生产法》以及《突发公共卫生事件应急条例》、《医疗机构管理条例》、《核电厂核事故应急管理条例》等法律法规。

1.4 适用范围

本预案适用于突发公共事件所导致的人员伤亡、健康危害的医疗卫生救援工作。突发公共卫生事件应急工作按照《国家突发公共卫生事件应急预案》的有关规定执行。

2 医疗卫生救援的事件分级

根据突发公共事件导致人员伤亡和健康危害情况将医疗卫生救援事件分为特别重大（Ⅰ级）、重大（Ⅱ级）、较大（Ⅲ级）和一般（Ⅳ级）四级。

2.1 特别重大事件（Ⅰ级）

（1）一次事件伤亡100人以上，且危重人员多，或者核事故和突发放射事件、化学品泄漏事故导致大量人员伤亡，事件发生地省级人民政府或有关部门请求国家在医疗卫生救援工作上给予支持的突发公共事件。

（2）跨省（区、市）的有特别严重人员伤亡的突发公共事件。

（3）国务院及其有关部门确定的其他需要开展医疗卫生救援工作的特别重大突发公共事件。

2.2 重大事件（Ⅱ级）

（1）一次事件伤亡50人以上、99人以下，其中，死亡和危重病例超过5例的突发公共事件。

（2）跨市（地）的有严重人员伤亡的突发公共事件。

（3）省级人民政府及其有关部门确定的其他需要开展医疗卫生救援工作的重大突发公共事件。

2.3 较大事件（Ⅲ级）

（1）一次事件伤亡30人以上、49人以下，其中，死亡和危重病例超过3例的突发公共事件。

（2）市（地）级人民政府及其有关部门确定的其他需要开展医疗卫生救援工作的较大突发公共事件。

2.4 一般事件（Ⅳ级）

（1）一次事件伤亡10人以上、29人以下，其中，死亡和危重病例超过1例的突发公共事件。

（2）县级人民政府及其有关部门确定的其他需要开展医疗卫生救援工作的一般突发公共事件。

3 医疗卫生救援组织体系（略）

4 医疗卫生救援应急响应和终止

4.2 现场医疗卫生救援及指挥

医疗卫生救援应急队伍在接到救援指令后要及时赶赴现场，并根据现场情况全力开展救援工作。在实施救援的过程中，既要积极开展救治，又要注重防护和自我保护，确保安全。

为了及时准确掌握现场情况，做好现场医疗卫生救援指挥工作，使医疗卫生救援工作紧张有序地进行，有关卫生行政部门应在事发现场设置现场医疗卫生救援指挥部，主要或主管领导同志要亲临现场，靠前指挥，减少中间环节，提高决策效率，加快抢救进程。现场医疗卫生救援指挥部要接受突发公共事件现场处置指挥机构的领导，加强与现场各救援部门的沟通与协调。

4.2.1 现场抢救

到达现场的医疗卫生救援队伍，要迅速将伤员转送出危险区，本着"先救命后治伤、先救重后救轻"的原则开展工作，按照国际统一的标准对伤病员进行检伤分类，分别用蓝、黄、红、黑四种颜色。对轻、重、危重、死亡病例作出标志（分类标记用塑料材料制成腕带），扣系在伤病员的手腕或脚踝部位，以便后续救治辨认或采取相应的措施。

4.2.2 转送伤员

当现场环境处于危险或在伤病员情况允许时，要尽快将伤病员转送并做好以下工作：

（1）对已经检伤分类待送的伤病员进行复检。对有活动性大出血或转运途中有生命危险的急危重症病人，应就地先予抢救、治疗，做必要的处理后再进行监护下转运。

（2）认真填写转运卡提交接纳的医疗机构，并报现场医疗卫生救援指挥部汇总。

（3）在转运中，医护人员必须在医疗仓内密切观察伤病员病情变化，并确保治疗持续进行。

（4）在转运过程中要科学搬运，避免造成二次损伤。

（5）合理分流伤病员或按现场医疗卫生救援指挥部指定的地点转送，任何医疗机构不得以任何理由拒诊、拒收伤病员。

4.3 疾病预防控制和卫生监督工作

突发公共事件发生后，有关卫生行政部门要根据情况组织疾病预防控制和卫生监督等有关专业机构和人员，开展卫生学调查和评价、卫生执法监督，采取有效的预防控制措施，防止各类突发公共事件造成的次生或衍生突发公共卫生事件的发生，确保大灾之后无大疫。

4.4 信息报告和发布

医疗急救中心和其他医疗机构接到突发公共事件的报告后，在迅速开展紧急医疗卫生救援工作的同时，立即将人员伤亡、抢救等情况报告现场医疗卫生救援指挥部或当地卫生行政部门。

现场医疗卫生救援指挥部、承担医疗卫生救援任务的医疗卫生机构要每日向上级卫生行政部门报告伤病员情况、医疗救治进展等，重要情况要随时报告。有关卫生行政部门要及时向本级人民政府和突发公共事件应急指挥机构报告有关情况。

各级卫生行政部门按照有关规定，做好突发公共事件医疗卫生救援信息发布工作。

4.5 医疗卫生救援应急响应的终止

突发公共事件现场医疗卫生救援工作完成，伤病员在医疗机构得到救治，经本级人民政府或同级突发公共事件应急指挥机构批准，或经同级卫生行政部门批准，医疗卫生救援应急领导小组可宣布医疗卫生救援应急反应终止，并将医疗卫生救援应急反应终止的信息报告上一级卫生行政部门。

5 医疗卫生救援的保障

5.7 医疗卫生救援的交通运输保障

各级医疗卫生救援应急队伍要根据实际工作需要配备救护车辆、交通工具和通信设备。

铁路、交通、民航、公安（交通管理）等有关部门，要保证医疗卫生救援人员和物资运输的优先安排、优先调度、优先放行，确保运输安全畅通。情况特别紧急时，对现场及相关通道实行交通管制，开设应急救援"绿色通道"，保证医疗卫生救援工作的顺利开展。

5.8 其他保障

公安机关负责维护突发公共事件现场治安秩序，保证现场医疗卫生救援工作的顺利进行。

科技部门制订突发公共事件应急医疗卫生救援技术研究方案，组织科研力量开展应急医疗卫生救援技术科研攻关，统一协调、解决检测技术及药物研发和应用中的科技问题。

海关负责突发公共事件医疗卫生救援急需进口的特殊药品、试剂、器材的优先通关验放工作。

食品药品监管部门负责突发公共事件应急医疗卫生救援药品、医疗器械和设备的监督管理，参与组织特殊药品的研发和生产，并组织对特殊药品进口的审批。

红十字会按照《中国红十字会总会自然灾害与突发事件应急预案》，负责组织群众开展现场自救和互救，做好相关工作。并根据突发公共事件的具体情况，向国内外发出呼吁，依法接受国内外组织和个人的捐赠，提供急需的人道主义援助。

总后卫生部负责协调军队有关部门，根据中央军委或总后勤部指示，组织军队有关医疗卫生技术人员和力量，支持和配合国家突发公共事件应急医疗卫生救援工作。

6 医疗卫生救援的公众参与

各级卫生行政部门要做好突发公共事件医疗救援知识普及的组织工作；中央和地方广播、电视、报刊、互联网等媒体要扩大对社会公众的宣传教育；各部门、企事业单位、社会团体要加强对所属人员的宣传教育；各医疗机构要做好宣传资料的提供和师资培训工作。在广泛普及医疗卫生救援知识的基础上逐步组建以公安干警、企事业单位安全员和卫生员为骨干的群众性救助网络，经过培训和演练提高其自救、互救能力。

附则（略）

第九节 《中华人民共和国突发事件应对法》

一、概述

在党中央、国务院直接领导下，由 2003 年年底开始直到 2005 年，全国上下为制订应急预案和建立健全应急体制、机制、法制的行动，简称"一案三制"，已成为贯彻落实"三个代表"重要思想的本质和具体体现；成为落实科学发展观、构建和谐社会的重要内容；成为维护社会安全稳定的重要手段；成为全面履行政府职能、提高执政能力的迫切手段；也成为加强国际合作，全面贯彻我国外交政策的重要方面。

"一案三制"现在已经深入到我们实际生活、工作的方方面面，体现在我们日常的衣食住行中。遇到重大事件或恶劣的天气变化，我们都能自觉不自觉地启动应急预案。

二、《中华人民共和国突发事件应对法》

随着国务院制订应急预案和建立健全"一案三制"工作的基本完成，社会、公众对此的充分理解、认同，全国人民代表大会常务委员会于 2007 年 8 月 30 日，通过了《中华人民共和国突发事件应对法》，于 2007 年 11 月 1 日实施。主要内容如下：

第一章 总则

第一条 为了预防和减少突发事件的发生，控制、减轻和消除突发事件引起的严重社会危害，规范突发事件应对活动，保护人民生命财产安全，维护国家安全、公共安全、环境安全和社会秩序，制定本法。

第二条 突发事件的预防与应急准备、监测与预警、应急处置与救援、事后恢复与重建等应对活动，适用本法。

第三条 本法所称突发事件，是指突然发生，造成或者可能造成严重社会危害，需要采取应急处置措施予以应对的自然灾害、事故灾难、公共卫生事件和社会安全事件。

按照社会危害程度、影响范围等因素，自然灾害、事故灾难、公共卫生事件分为特别重大、重大、较大和一般四级。法律、行政法规或者国务院另有规定的，从其规定。

突发事件的分级标准由国务院或者国务院确定的部门制订。

第四条 国家建立统一领导、综合协调、分类管理、分级负责、属地管理为主的应急管理体制。

第五条 突发事件应对工作实行预防为主、预防与应急相结合的原则。国家建立重大突发事件风险评估体系，对可能发生的突发事件进行综合性评估，减少重大突发事件的发生，最大限度地减轻重大突发事件的影响。

第六条 国家建立有效的社会动员机制，增强全民的公共安全和防范风险的意识，提高全社会的避险救助能力。

第七条 县级人民政府对本行政区域内突发事件的应对工作负责；涉及两个以上行政区域的，由有关行政区域共同的上一级人民政府负责，或者由各有关行政区域的上一级人民政府共同负责。

突发事件发生后，发生地县级人民政府应当立即采取措施控制事态发展，组织开展应急救援和处置工作，并立即向上一级人民政府报告，必要时可以越级上报。

突发事件发生地县级人民政府不能消除或者不能有效控制突发事件引起的严重社会危害的，应当及时向上级人民政府报告。上级人民政府应当及时采取措施，统一领导应急处置工作。

法律、行政法规规定由国务院有关部门对突发事件的应对工作负责的，从其规定；地方人民政府应当积极配合并提供必要的支持。

第八条　国务院在总理领导下研究、决定和部署特别重大突发事件的应对工作；根据实际需要，设立国家突发事件应急指挥机构，负责突发事件应对工作；必要时，国务院可以派出工作组指导有关工作。

县级以上地方各级人民政府设立由本级人民政府主要负责人、相关部门负责人、驻当地中国人民解放军和中国人民武装警察部队有关负责人组成的突发事件应急指挥机构，统一领导、协调本级人民政府各有关部门和下级人民政府开展突发事件应对工作；根据实际需要，设立相关类别突发事件应急指挥机构，组织、协调、指挥突发事件应对工作。

上级人民政府主管部门应当在各自职责范围内，指导、协助下级人民政府及其相应部门做好有关突发事件的应对工作。

第九条　国务院和县级以上地方各级人民政府是突发事件应对工作的行政领导机关，其办事机构及具体职责由国务院规定。

第十条　有关人民政府及其部门作出的应对突发事件的决定、命令，应当及时公布。

第十一条　有关人民政府及其部门采取的应对突发事件的措施，应当与突发事件可能造成的社会危害的性质、程度和范围相适应；有多种措施可供选择的，应当选择有利于最大程度地保护公民、法人和其他组织权益的措施。

公民、法人和其他组织有义务参与突发事件应对工作。

第十二条　有关人民政府及其部门为应对突发事件，可以征用单位和个人的财产。被征用的财产在使用完毕或者突发事件应急处置工作结束后，应当及时返还。财产被征用或者征用后毁损、灭失的，应当给予补偿。

第十三条　因采取突发事件应对措施，诉讼、行政复议、仲裁活动不能正常进行的，适用有关时效中止和程序中止的规定，但法律另有规定的除外。

第十四条　中国人民解放军、中国人民武装警察部队和民兵组织依照本法和其他有关法律、行政法规、军事法规的规定以及国务院、中央军事委员会的命令，参加突发事件的应急救援和处置工作。

第十五条　中华人民共和国政府在突发事件的预防、监测与预警、应急处置与救援、事后恢复与重建等方面，同外国政府和有关国际组织开展合作与交流。

第十六条　县级以上人民政府做出应对突发事件的决定、命令，应当报本级人民代表大会常务委员会备案；突发事件应急处置工作结束后，应当向本级人民代表大会常务委员会作出专项工作报告。

第二章　预防与应急准备

第十七条　国家建立健全突发事件应急预案体系。

国务院制订国家突发事件总体应急预案，组织制订国家突发事件专项应急预案；国务院有关部门根据各自的职责和国务院相关应急预案，制订国家突发事件部门应急预案。

地方各级人民政府和县级以上地方各级人民政府有关部门根据有关法律、法规、规章、上级人民政府及其有关部门的应急预案以及本地区的实际情况，制订相应的突发事件应急预案。

应急预案制订机关应当根据实际需要和情势变化，适时修订应急预案。应急预案的制订、修订程序由国务院规定。

第十八条　应急预案应当根据本法和其他有关法律、法规的规定，针对突发事件的性质、特点和可能造成的社会危害，具体规定突发事件应急管理工作的组织指挥体系与职责和突发事件的预防与预警机制、处置程序、应急保障措施以及事后恢复与重建措施等内容。

第十九条　城乡规划应当符合预防、处置突发事件的需要，统筹安排应对突发事件所必需的设备和基础设施建设，合理确定应急避难场所。

第二十条　县级人民政府应当对本行政区域内容易引发自然灾害、事故灾难和公共卫生事件的危险源、危险区域进行调查、登记、风险评估，定期进行检查、监控，并责令有关单位采取安全防范措施。

省级和设区的市级人民政府应当对本行政区域内容易引发特别重大、重大突发事件的危险源、危险区域进行调查、登记、风险评估，组织进行检查、监控，并责令有关单位采取安全防范措施。

县级以上地方各级人民政府按照本法规定登记的危险源、危险区域，应当按照国家规定及时向社会公布。

第二十一条　县级人民政府及其有关部门、乡级人民政府、街道办事处、居民委员会、村民委员会应当及时调解处理可能引发社会安全事件的矛盾纠纷。

第二十二条　所有单位应当建立健全安全管理制度，定期检查本单位各项安全防范措施的落实情况，及时消除事故隐患；掌握并及时处理本单位存在的可能引发社会安全事件的问题，防止矛盾激化和事态扩大；对本单位可能发生的突发事件和采取安全防范措施的情况，应当按照规定及时向所在地人民政府或者人民政府有关部门报告。

第二十三条　矿山、建筑施工单位和易燃易爆物品、危险化学品、放射性物品等危险物品的生产、经营、储运、使用单位，应当制订具体应急预案，并对生产经营场所、有危险物品的建筑物、构筑物及周边环境开展隐患排查，及时采取措施消除隐患，防止发生突发事件。

第二十四条　公共交通工具、公共场所和其他人员密集场所的经营单位或者管理单位应当制定具体应急预案，为交通工具和有关场所配备报警装置和必要的应急救援设备、设施，注明其使用方法，并显著标明安全撤离的通道、路线，保证安全通道、出口的畅通。

有关单位应当定期检测、维护其报警装置和应急救援设备、设施，使其处于良好状态，确保正常使用。

第二十五条　县级以上人民政府应当建立健全突发事件应急管理培训制度，对人民政府及其有关部门负有处置突发事件职责的工作人员定期进行培训。

第二十六条　县级以上人民政府应当整合应急资源，建立或者确定综合性应急救援队伍。人民政府有关部门可以根据实际需要设立专业应急救援队伍。

县级以上人民政府及其有关部门可以建立由成年志愿者组成的应急救援队伍。单位应当建立由本单位职工组成的专职或者兼职应急救援队伍。

县级以上人民政府应当加强专业应急救援队伍与非专业应急救援队伍的合作，联合培训、联合演练，提高合成应急、协同应急的能力。

第二十七条　国务院有关部门、县级以上地方各级人民政府及其有关部门、有关单位应当为专业应急救援人员购买人身意外伤害保险，配备必要的防护装备和器材，减少应急救援人员的人身风险。

第二十八条　中国人民解放军、中国人民武装警察部队和民兵组织应当有计划地组织开展应急救援的专门训练。

第二十九条　县级人民政府及其有关部门、乡级人民政府、街道办事处应当组织开展应急知识的宣传普及活动和必要的应急演练。

居民委员会、村民委员会、企业事业单位应当根据所在地人民政府的要求，结合各自的实际情况，开展有关突发事件应急知识的宣传普及活动和必要的应急演练。

新闻媒体应当无偿开展突发事件预防与应急、自救与互救知识的公益宣传。

第三十条　各级各类学校应当把应急知识教育纳入教学内容，对学生进行应急知识教育，培养学生的安全意识和自救与互救能力。

教育主管部门应当对学校开展应急知识教育进行指导和监督。

第三十一条　国务院和县级以上地方各级人民政府应当采取财政措施，保障突发事件应对工作所需经费。

第三十二条　国家建立健全应急物资储备保障制度，完善重要应急物资的监管、生产、储备、调拨和紧急配送体系。

设区的市级以上人民政府和突发事件易发、多发地区的县级人民政府应当建立应急救援物资、生活必需品和应急处置装备的储备制度。

县级以上地方各级人民政府应当根据本地区的实际情况，与有关企业签订协议，保障应急救援物资、生活必需品和应急处置装备的生产、供给。

第三十三条　国家建立健全应急通信保障体系，完善公用通信网，建立有线与无线相结合、基础电信网络与机动通信系统相配套的应急通信系统，确保突发事件应对工作的通信畅通。

第三十四条　国家鼓励公民、法人和其他组织为人民政府应对突发事件工作提供物资、资金、技术支持和捐赠。

第三十五条　国家发展保险事业，建立国家财政支持的巨灾风险保险体系，并鼓励单位和公民参加保险。

第三十六条　国家鼓励、扶持具备相应条件的教学科研机构培养应急管理专门人才，鼓励、扶持教学科研机构和有关企业研究开发用于突发事件预防、监测、预警、应急处置与救援的新技术、新设备和新工具。

第三章　监测与预警

第三十七条　国务院建立全国统一的突发事件信息系统。

县级以上地方各级人民政府应当建立或者确定本地区统一的突发事件信息系统，汇集、储存、分析、传输有关突发事件的信息，并与上级人民政府及其有关部门、下级人民政府及其有关部门、专业机构和监测网点的突发事件信息系统实现互联互通，加强跨部门、跨地区的信息交流与情报合作。

第三十八条　县级以上人民政府及其有关部门、专业机构应当通过多种途径收集突发事件信息。

县级人民政府应当在居民委员会、村民委员会和有关单位建立专职或者兼职信息报告员制度。

获悉突发事件信息的公民、法人或者其他组织，应当立即向所在地人民政府、有关主管部门或者指定的专业机构报告。

第三十九条　地方各级人民政府应当按照国家有关规定向上级人民政府报送突发事件信息。县级以上人民政府有关主管部门应当向本级人民政府相关部门通报突发事件信息。专业机构、监测网点和信息报告员应当及时向所在地人民政府及其有关主管部门报告突发事件信息。

有关单位和人员报送、报告突发事件信息，应当做到及时、客观、真实，不得迟报、谎报、瞒报、漏报。

第四十条　县级以上地方各级人民政府应当及时汇总分析突发事件隐患和预警信息，必要时组织相关部门、专业技术人员、专家学者进行会商，对发生突发事件的可能性及其可能造成的影响进行评估；认为可能发生重大或者特别重大突发事件的，应当立即向上级人民政府报告，并向上级人民政府有关部门、当地驻军和可能受到危害的毗邻或者相关地区的人民政府通报。

第四十一条　国家建立健全突发事件监测制度。

县级以上人民政府及其有关部门应当根据自然灾害、事故灾难和公共卫生事件的种类和特点，建立健全基础信息数据库，完善监测网络，划分监测区域，确定监测点，明确监测项目，提供必要的设备、设施，配备专职或者兼职人员，对可能发生的突发事件进行监测。

第四十二条　国家建立健全突发事件预警制度。

可以预警的自然灾害、事故灾难和公共卫生事件的预警级别，按照突发事件发生的紧急程度、发展事态和可能造成的危害程度分为一级、二级、三级和四级，分别用红色、橙色、黄色和蓝色标示，一级为最高级别。

预警级别的划分标准由国务院或者国务院确定的部门制订。

第四十三条　可以预警的自然灾害、事故灾难或者公共卫生事件即将发生或者发生的可能性增大时，县级以上地方各级人民政府应当根据有关法律、行政法规和国务院规定的权限和程序，发布相应级别的警报，决定并宣布有关地区进入预警期，同时向上一级人民政府报告，必要时可以越级上报，并向当地驻军和可能受到危害的毗邻或者相关地区的人民政府通报。

第四十四条　发布三级、四级警报，宣布进入预警期后，县级以上地方各级人民政府应当根据即将发生的突发事件的特点和可能造成的危害，采取下列措施：

（一）启动应急预案；

（二）责令有关部门、专业机构、监测网点和负有特定职责的人员及时收集、报告有关信息，向社会公布反映突发事件信息的渠道，加强对突发事件发生、发展情况的监测、预报和预警工作；

（三）组织有关部门和机构、专业技术人员、有关专家学者，随时对突发事件信息进行分析评估，预测发生突发事件可能性的大小、影响范围和强度以及可能发生的突发事件的级别；

（四）定时向社会发布与公众有关的突发事件预测信息和分析评估结果，并对相关信息的报道工作进行管理；

（五）及时按照有关规定向社会发布可能受到突发事件危害的警告，宣传避免、减轻危害的常识，公布咨询电话。

第四十五条　发布一级、二级警报，宣布进入预警期后，县级以上地方各级人民政府除采取本法第四十四条规定的措施外，还应当针对即将发生的突发事件的特点和可能造成的危害，采取下列一项或者多项措施：

（一）责令应急救援队伍、负有特定职责的人员进入待命状态，并动员后备人员做好参加应急救援和处置工作的准备；

（二）调集应急救援所需物资、设备、工具，准备应急设施和避难场所，并确保其处于良好状态、随时可以投入正常使用；

（三）加强对重点单位、重要部位和重要基础设施的安全保卫，维护社会治安秩序；

（四）采取必要措施，确保交通、通信、供水、排水、供电、供气、供热等公共设施的安全和正常运行；

（五）及时向社会发布有关采取特定措施避免或者减轻危害的建议、劝告；

（六）转移、疏散或者撤离易受突发事件危害的人员并予以妥善安置，转移重要财产；

（七）关闭或者限制使用易受突发事件危害的场所，控制或者限制容易导致危害扩大的公共场所的活动；

（八）法律、法规、规章规定的其他必要的防范性、保护性措施。

第四十六条　对即将发生或者已经发生的社会安全事件，县级以上地方各级人民政府及其有关主管部门应当按照规定向上一级人民政府及其有关主管部门报告，必要时可以越级上报。

第四十七条　发布突发事件警报的人民政府应当根据事态的发展，按照有关规定适时调整预警级别并重新发布。

有事实证明不可能发生突发事件或者危险已经解除的，发布警报的人民政府应当立即宣布解除警报，终止预警期，并解除已经采取的有关措施。

第四章　应急处置与救援

第四十八条　突发事件发生后，履行统一领导职责或者组织处置突发事件的人民政府应当针对其性质、特点和危害程度，立即组织有关部门，调动应急救援队伍和社会力量，依照本章的规定和有关法律、法规、规章的规定采取应急处置措施。

第四十九条　自然灾害、事故灾难或者公共卫生事件发生后，履行统一领导职责的人民政府可以采取下列一项或者多项应急处置措施：

（一）组织营救和救治受害人员，疏散、撤离并妥善安置受到威胁的人员以及采取其他救助措施；

（二）迅速控制危险源，标明危险区域，封锁危险场所，划定警戒区，实行交通管制以及其他控制措施；

（三）立即抢修被损坏的交通、通信、供水、排水、供电、供气、供热等公共设施，向受到危害的人员提供避难场所和生活必需品，实施医疗救护和卫生防疫以及其他保障措施；

（四）禁止或者限制使用有关设备、设施，关闭或者限制使用有关场所，中止人员密集的活动或者可能导致危害扩大的生产经营活动以及采取其他保护措施；

（五）启用本级人民政府设置的财政预备费和储备的应急救援物资，必要时调用其他急需物资、设备、设施、工具；

（六）组织公民参加应急救援和处置工作，要求具有特定专长的人员提供服务；

（七）保障食品、饮用水、燃料等基本生活必需品的供应；

（八）依法从严惩处囤积居奇、哄抬物价、制假售假等扰乱市场秩序的行为，稳定市场价格，维护市场秩序；

（九）依法从严惩处哄抢财物、干扰破坏应急处置工作等扰乱社会秩序的行为，维护社会治安；

（十）采取防止发生次生、衍生事件的必要措施。

第五十条　社会安全事件发生后，组织处置工作的人民政府应当立即组织有关部门并由公安机关针对事件的性质和特点，依照有关法律、行政法规和国家其他有关规定，采取下列一项或者多项应急处置措施：

（一）强制隔离使用器械相互对抗或者以暴力行为参与冲突的当事人，妥善解决现场纠纷和争端，控制事态发展；

（二）对特定区域内的建筑物、交通工具、设备、设施以及燃料、燃气、电力、水的供应进行控制；

（三）封锁有关场所、道路，查验现场人员的身份证件，限制有关公共场所内的活动；

（四）加强对易受冲击的核心机关和单位的警卫，在国家机关、军事机关、国家通信社、广播电台、电视台、外国驻华使领馆等单位附近设置临时警戒线；

（五）法律、行政法规和国务院规定的其他必要措施。

严重危害社会治安秩序的事件发生时，公安机关应当立即依法出动警力，根据现场情况依法采取相应的强制性措施，尽快使社会秩序恢复正常。

第五十一条 发生突发事件，严重影响国民经济正常运行时，国务院或者国务院授权的有关主管部门可以采取保障、控制等必要的应急措施，保障人民群众的基本生活需要，最大限度地减轻突发事件的影响。

第五十二条 履行统一领导职责或者组织处置突发事件的人民政府，必要时可以向单位和个人征用应急救援所需设备、设施、场地、交通工具和其他物资，请求其他地方人民政府提供人力、物力、财力或者技术支援，要求生产、供应生活必需品和应急救援物资的企业组织生产、保证供给，要求提供医疗、交通等公共服务的组织提供相应的服务。

履行统一领导职责或者组织处置突发事件的人民政府，应当组织协调运输经营单位，优先运送处置突发事件所需物资、设备、工具、应急救援人员和受到突发事件危害的人员。

第五十三条 履行统一领导职责或者组织处置突发事件的人民政府，应当按照有关规定统一、准确、及时发布有关突发事件事态发展和应急处置工作的信息。

第五十四条 任何单位和个人不得编造、传播有关突发事件事态发展或应急处置工作的虚假信息。

第五十五条 突发事件发生地的居民委员会、村民委员会和其他组织应当按照当地人民政府的决定、命令，进行宣传动员，组织群众开展自救和互救，协助维护社会秩序。

第五十六条 受到自然灾害危害或者发生事故灾难、公共卫生事件的单位，应当立即组织本单位应急救援队伍和工作人员营救受害人员，疏散、撤离、安置受到威胁的人员，控制危险源，标明危险区域，封锁危险场所，并采取其他防止危害扩大的必要措施，同时向所在地县级人民政府报告；对因本单位的问题引发的或者主体是本单位人员的社会安全事件，有关单位应当按照规定上报情况，并迅速派出负责人赶赴现场开展劝解、疏导工作。

突发事件发生地的其他单位应当服从人民政府发布的决定、命令，配合人民政府采取的应急处置措施，做好本单位的应急救援工作，并积极组织人员参加所在地的应急救援和处置工作。

第五十七条 突发事件发生地的公民应当服从人民政府、居民委员会、村民委员会或者所属单位的指挥和安排，配合人民政府采取的应急处置措施，积极参加应急救援工作，协助维护社会秩序。

第五章 事后恢复与重建

第五十八条 突发事件的威胁和危害得到控制或者消除后，履行统一领导职责或者组织处置突发事件的人民政府应当停止执行依照本法规定采取的应急处置措施，同时采取或者继续实施必要措施，防止发生自然灾害、事故灾难、公共卫生事件的次生、衍生事件或者重新引发社会安全事件。

第五十九条 突发事件应急处置工作结束后，履行统一领导职责的人民政府应当立即组织对突发事件造成的损失进行评估，组织受影响地区尽快恢复生产、生活、工作和社会秩序，制定恢复重建计划，并向上一级人民政府报告。

受突发事件影响地区的人民政府应当及时组织和协调公安、交通、铁路、民航、邮电、建设等有关部门恢复社会治安秩序，尽快修复被损坏的交通、通信、供水、排水、供电、供气、供热等公共设施。

第六十条 受突发事件影响地区的人民政府开展恢复重建工作需要上一级人民政府支持的，可以向上一级人民政府提出请求。上一级人民政府应当根据受影响地区遭受的损失和实际情况，提供资金、物资支持和技术指导，组织其他地区提供资金、物资和人力支援。

第六十一条 国务院根据受突发事件影响地区遭受损失的情况，制定扶持该地区有关行业发展的优惠政策。

受突发事件影响地区的人民政府应当根据本地区遭受损失的情况，制定救助、补偿、抚慰、抚恤、安置等善后工作计划并组织实施，妥善解决因处置突发事件引发的矛盾和纠纷。

公民参加应急救援工作或者协助维护社会秩序期间，其在本单位的工资待遇和福利不变；表现突出、成绩显著的，由县级以上人民政府给予表彰或者奖励。

县级以上人民政府对在应急救援工作中伤亡

的人员依法给予抚恤。

第六十二条　履行统一领导职责的人民政府应当及时查明突发事件的发生经过和原因，总结突发事件应急处置工作的经验教训，制定改进措施，并向上一级人民政府提出报告。

第六章　法律责任

第六十三条　地方各级人民政府和县级以上各级人民政府有关部门违反本法规定，不履行法定职责的，由其上级行政机关或者监察机关责令改正；有下列情形之一的，根据情节对直接负责的主管人员和其他直接责任人员依法给予处分：

（一）未按规定采取预防措施，导致发生突发事件，或者未采取必要的防范措施，导致发生次生、衍生事件的；

（二）迟报、谎报、瞒报、漏报有关突发事件的信息，或者通报、报送、公布虚假信息，造成后果的；

（三）未按规定及时发布突发事件警报、采取预警期的措施，导致损害发生的；

（四）未按规定及时采取措施处置突发事件或者处置不当，造成后果的；

（五）不服从上级人民政府对突发事件应急处置工作的统一领导、指挥和协调的；

（六）未及时组织开展生产自救、恢复重建等善后工作的；

（七）截留、挪用、私分或者变相私分应急救援资金、物资的；

（八）不及时归还征用的单位和个人的财产，或者对被征用财产的单位和个人不按规定给予补偿的。

第六十四条　有关单位有下列情形之一的，由所在地履行统一领导职责的人民政府责令停产停业，暂扣或者吊销许可证或者营业执照，并处五万元以上二十万元以下的罚款；构成违反治安管理行为的，由公安机关依法给予处罚：

（一）未按规定采取预防措施，导致发生严重突发事件的；

（二）未及时消除已发现的可能引发突发事件的隐患，导致发生严重突发事件的；

（三）未做好应急设备、设施日常维护、检测工作，导致发生严重突发事件或者突发事件危害扩大的；

（四）突发事件发生后，不及时组织开展应急救援工作，造成严重后果的。

前款规定的行为，其他法律、行政法规规定由人民政府有关部门依法决定处罚的，从其规定。

第六十五条　违反本法规定，编造并传播有关突发事件事态发展或者应急处置工作的虚假信息，或者明知是有关突发事件事态发展或者应急处置工作的虚假信息而进行传播的，责令改正，给予警告；造成严重后果的，依法暂停其业务活动或者吊销其执业许可证；负有直接责任的人员是国家工作人员的，还应当对其依法给予处分；构成违反治安管理行为的，由公安机关依法给予处罚。

第六十六条　单位或者个人违反本法规定，不服从所在地人民政府及其有关部门发布的决定、命令或者不配合其依法采取的措施，构成违反治安管理行为的，由公安机关依法给予处罚。

第六十七条　单位或者个人违反本法规定，导致突发事件发生或者危害扩大，给他人人身、财产造成损害的，应当依法承担民事责任。

第六十八条　违反本法规定，构成犯罪的，依法追究刑事责任。

第七章　附　则

第六十九条　发生特别重大突发事件，对人民生命财产安全、国家安全、公共安全、环境安全或者社会秩序构成重大威胁，采取本法和其他有关法律、法规、规章规定的应急处置措施不能消除或者有效控制、减轻其严重社会危害，需要进入紧急状态的，由全国人民代表大会常务委员会或者国务院依照宪法和其他有关法律规定的权限和程序决定。

紧急状态期间采取的非常措施，依照有关法律规定执行或者由全国人民代表大会常务委员会另行规定。

第七十条　本法自 2007 年 11 月 1 日起施行。

第十节　突发公共事件中医学救援的地位和作用

在所有的突发公共事件中，均涉及人员伤亡，必须认识并强化"医学救援"的地位和作用，发展我国医学救援事业。

2004年是国家制定突发公共事件预案十分紧张、忙碌的一年。国务院办公厅应急预案工作小组的同志们工作十分辛勤，不仅要充分调研我国的有关情况，还要吸收和借鉴国外有益的经验，为了要完善我国应急管理工作的体制、机制和法制（即现在从中央到地方所说的"一案三制"），还要召开很多的座谈会，直接听取、交换意见。

党中央、国务院高度重视这项工作。2003年7月28日，胡锦涛总书记在全国防治非典工作会议上指出，"从全社会来看，预警和应急机制还很不健全"，"要大力增强应对风险和突发事件的能力"。温家宝总理也指出，"要进一步转变政府职能……除了健全公共卫生应急机制外，还要加快其他方面突发事件应急机制建设，提高处理危机事件能力"。2003年10月，十六届三中全会通过的《中共中央关于完善社会主义市场经济体制若干问题的决定》明确要求，"建立健全各种预警和应急机制，提高政府应对突发事件和风险的能力"。国务院把制订应急预案的工作作为2004年的重点工作之一。

一、医学救援是处置突发事件十分重要的、不可或缺的内容

我国突发公共事件归纳为自然灾害、生产事故、公共卫生事件及社会安全问题四个方面，无论这四个方面发生什么样的突发事件，人们最终关注的焦点是"人员伤亡"，因此医学救援是处置所有重大突发事件不可或缺的内容。医学救援的目的是"挽救生命、减轻伤残"，这是救援的永恒主题，是社会民众评价政府对突发事件处置能力的标准之一，也是减少负面影响保持社会稳定的重要因素。

我国长期以来在急救理念、观念和人才技术素养等方面存在着严重缺陷，以致很早起步却弯路颇多。但由于现行体制、机制及一些地方主管领导人的理念等诸多原因制约，医学救援体系的建设处于比较落后的状态。在当前国内外天灾人祸十分严峻的形势下，政府及卫生部门又在大力加强急救工作、建立紧急救援中心之际，应转变观念、改革体制、建立新型机制。此次国务院制订的预案中，有《国家突发公共事件医疗卫生救援应急预案》是很大进展，说明了医学救援工作之重要。

二、目前我国医疗救援体系存在的问题

（一）理念严重滞后，多将它理解为医院的急诊、急救

一些急救中心建成医院模式，成为"中心办医院"；或医院建急救中心，成为"医院办中心"。政府对其缺乏监督，本身又居垄断地位，建立的"急救网络"缺乏标准，内涵虚弱，没有实现真正的"急救网络化"。缺乏现代救援理念，知识技术老化，又限于医院，以致难于应对在现场发生的各种灾害、事故。

目前我国尚无专门的救援医学的研究机构和人才培训基地，救援医学也没有纳入医药院校的教学内容，致使在我国频发的各种灾害事故中缺乏有效的抢救，不能总结经验，提升理论，往往处于被动应付的局面，人员伤亡居高不下。

（二）我国医学救援机构与国际通行的管理体制不接轨

发达国家普遍对院外医疗救援建立了全国统一的模式，一般都是由消防部门承担医学救援任务，与警察、消防实行统一的呼救号码。从事这一职业者，须经过专业的严格训练、考试、考核，以适应现场的医学救援。

统一呼救号码，实质上反映了救援的一体化和综合性，适应了现代社会、社区的突发意外伤害以及急危重症的环境特点和处理要求，从而达到及时、高效地处理之目的。

（三）缺乏医学救援的社会组织来协助政府、专业救援部门开展工作

这主要是缺乏"急救社会化"观念，没有发挥甚至有些地方限制、排斥社会多方的积极性，不能充分发挥社会的广泛支持、民众的积极参与。我国除政府部门举办的医疗机构之外，尚没有民间团体来辅助政府部门开展医学救援事业和教育培训研究等工作。

对社会民众的救援知识、技术的普及教育处于落后状态。这本是一项社会性很强、很值得提倡的工作，但在开展时，又很不规范，随意性很大。"合

格者"的标准是什么,培训机构本身的资质论证又是怎样等甚是模糊。从目前的发展趋势看,要真正达到这一目标除非采取重大措施才有可能实现。

综上所述,当前我国的医学救援事业远不能适应正在飞速发展的现代化建设的需要;远不能适应现代社会人民生活文明程度的需要;远不能满足广大人民群众对生命质量、生命保障的要求。

三、改革与发展

从社会发展的视角看,我国现代化城市的发展方向是社会服务功能不断增强,服务水平不断提高,医学救援则是提高人民生活水平和健康质量的重要方面。从国家利益的大局看,提高医学救援的整体水平,是关系到社会安稳和政府威信的重大问题。因此,加快建立与国际接轨的现代城市医学救援体系(EMS),提高我国医学救援的整体水平,是一项十分紧迫的重要任务,也是"以人为本"的科学发展观的充分体现。

(一)具体规划我国医学救援体系,统一规范医学救援模式

我国现行的医学救援模式虽不能完全照搬国外,但也不能违背救援的客观规律,故可分两步进行。首先是"120"的模式应当与国际接轨。我们是从事院外救援,不是办医院,要彻底纠正"120"办医院问题。我们应该以国家利益为最高原则,应当按照科学规律办事,应尽快统一呼救号码。这不仅能够方便民众,更有利于救援资源的整合,有利于各类救援机构行动的统一、协调、高效。"120"急救中心(及紧急救援中心)决不能为医院模式。

待条件成熟后,再与警察、消防等部门有机结合。

(二)充分发挥社会民众参与救援工作的积极性,支持、扶植民间救援研究培训机构

发达国家十分重视利用社会资源和民众参与救援事业,建立民间的研究培训机构,这也是发展现代文明的重要渠道和内容。我们应鼓励由热心于社会公益的人士、专家等发起并经有关部门(最后由民政部)批准的非政府组织(NGO)的研究培训机构,为政府提供科学依据,开展对专业机构的体制、机制及人员的知识技能、装备标准规范(尽量国产化)的研究,对专业、民众进行现代救援培训的教育。挑战保守,打破垄断。

根据我国香港特别行政区及不少国家、地区的做法,以民间团体的组织形式建立医疗救援志愿组织是一个成功的经验。人们不仅参加救援培训且捐款、捐物,减少政府开支。有条件的地方也可考虑成立医疗救援志愿队,它将成为专业救援机构的重要补充,使现代城市紧急救援体系更加完善,紧急救援机制更加健全。

(三)重视我国救援医学学科的建设和研究

加强救援医学人才培养,建立一门新的专业(日后形成系),或专业人员培训基地。积极开展科研工作,研究我国频发的突发公共事件、灾害事故,研究应急体系的建设、管理和相关学术问题等。

(四)切实加强国家、部委、地方及部门的应急办公室的建设

这些意见和建议受到国务院及负责应急预案工作领导的重视和肯定,现在国务院颁布的预案中,还有专项《国家突发公共事件医疗卫生救援应急预案》,医学救援工作近年来已有长足的进步。

第六章

我国急救站、急救中心的建设与发展

第一节 概 述

一、急救站组织

中国的医院外急救工作，大中城市是由卫生行政部门主管下的"急救站"这一专业机构完成，它与医院同属辖地"卫生局"领导，但其结构、编制、人员、装备等在20世纪90年代前因种种原因，明显地落后于该城市中型医院的条件。

20世纪50年代中叶，我国参照苏联的模式，在一些大中城市相继建立"急救站"，从事现场救护和病人转运工作。

以北京市急救站为例。其雏形是设在市卫生局内的巡回医疗组、急救组，1955年正式成立北京市急救站。直属市公共卫生局领导，为负责全市急救工作的机构。主要任务是：①负责全市急救工作的管理与指导，并掌握急诊工作情况；②负责全市急诊病床的调配使用和病床使用情况的全面了解；③负责全市救护车的组织调配；④组织或担任临时性的救护和集体灾害等急救工作；⑤群众急救训练与宣传教育。

日常的急救业务，有下述五项：①急性伤害：包括危重灾害外伤，如严重骨折、内脏及软组织严重损伤：重大交通事故、中毒、溺水、水灾、严重烧伤、喉头气管异物等，轻微损伤不在此列；②急性中毒：包括化学中毒（如生产中的苯中毒、砷中毒、汞中毒、磷中毒等），煤气中毒，食物中毒，药物中毒，不包括慢性中毒如铅中毒等；③急性大出血：如外伤或内脏出血持续不止及脑出血等，不包括小量出血；④难产及产道出血不止者；⑤在生产现场，突然发生昏迷者。北京急救站的情况，代表性地反映了新中国成立至20世纪末50年代城市急救工作开展业务的基本状况，确切地说，反映了院外急救的基本面貌：致力于基础急救或称为救护和运输伤病人员。在危急情况下，在"缺医少药"的现场，这种初级急救是十分重要的，它也是急救最需要的基本技能。所以，新中国成立后建立的急救站已逐步成为城市居民必不可少的医疗机构。

有些大城市并不设立急救站，如广州市，它的院外急救任务传统地沿用"以固定医院为中心，分片分科负责出诊"的急救医疗管理形式，其外出抢救过程为：病人或家属电话通知负责本地段急救出车的医院急诊科（室），分诊护士立即按病情通知有关科医生1人、值班护士2人、担架员2人和司机，组成急救小组出车，到达现场进行抢救、转运。

广州市这种急救形式始于1953年，有出车急救任务的医院，由20世纪50年代7所、60年代10所、70年代13所，发展到80年代的20所。这20所综合医院分布在广州8个区，初步形成一个较为合理的急救医疗网。

无论是设立急救站还是急救分片负责，都说明了我国已较早将社会急救事业列入医院管理范围。20世纪50年代所制定的急救机构任务和形成城市急救网等基本原则，是符合急救工作开展的科学规律的，在今天和今后急救事业的发展中，仍不失为基本原则。

二、形成急救网络

1980年3月，由国内长期从事急救医学事业的北京李宗浩、西安杨百骏等专家们发起并得到卫生部主管部门的支持，最后由卫生部医政司主持召开了新中国成立后第一次 10 个城市急救站工作会议，包括北京市、重庆市、西安市、杭州市、哈尔滨市、长春市、南京市的急救站和上海医疗救护大队、天津救护车调配站、广州市卫生局。

会议回顾了各地建立急救机构、开展日常急救业务、处理重大灾害事故等方面的经验、教训和存在的问题，成立了我国第一个急救医学学术团体——中国急救医学研究会。同年 10 月，卫生部正式颁发了新中国成立后第一个关于急救的文件《关于加强城市急救工作的意见》。这份文件总结了新中国急救工作的基本状况，提出了适合中国国情的发展急救医学事业的原则。

建立健全急救组织，明确急救网的性质和任务。城市医疗救护网是在城市各级卫生行政部门和所在单位直接统一领导下，实施急救的专业组织。不仅承担现场急救和途中护送，同时也包括医院急诊抢救的全过程。城市应逐步建立健全急救站、医院急诊室（科），并与街道卫生院、群众性基层卫生组织（如红十字卫生站、防治站）相结合，组成医疗急救网。大城市可根据情况在中心急救站下设立若干急救分站。急救任务由医院承担的城市，可选择一两个医院担负中心急救站的指挥调动任务。

急救站的主要任务是：①中心急救站在市卫生局直接领导下，统一指挥全市日常急救工作，分站在中心急救站的领导下担负一定范围的抢救任务；②以医疗急救为中心，负责对各科急危重患者及意外灾害、事故病人的现场和护送途中的抢救治疗；③在基层卫生组织和群众中宣传普及急救知识，有条件的急救站可承担一定的科研教学任务；④接受上级领导指派的临时救护任务。

医院急诊室的任务是：接受急救站和病人来诊的急危重患者的抢救、救治和留观工作。有的城市由医院承担急救任务的急诊室，则要同时承担急救站的任务。

随着急救医学的发展，医院急诊室要逐步过渡到急诊科，成为一个专门学科的科室，各医院要建立健全抢救小组，内、外、妇、儿等科轮流集中值班，其他科室密切配合。有条件的医院配备一定的技术骨干力量，从事急诊工作。同时承担城市急救任务的急诊室可适当增加人员和车辆。

三、中国急救医学的创立

1980 年北京、上海、天津、广州、杭州、南京、长春、哈尔滨、重庆、西安等 10 个城市的急救站和卫生局的负责人，在卫生部主持下召开了新中国成立以来第一次正式的急救工作会议。会上成立了"中国急救医学研究会"，这是我国急救医学学科的雏形。当时确定科研的三个方面：①院外抢救的技术常规；②急救站体制的科学管理；③救护车的各项专业标准。

1982 年，国内急救专家参加了救护车专业标准的学术研究。

1985 年北京急救站联合北京协和医院、浙江医科大学等，在杭州举行"城市急救医学讨论会"，卫生部及中华医学会等均对此会给予支持。中华医学会全国急诊医学学会于 1987 年 5 月，在杭州成立。

1987 年 11 月在上海召开全国首届急诊医学讨论会，会上有急诊体制、急诊护理、心肺复苏、休克、功能衰竭、急性中毒、心脑血管急症等 14 个方面的论文做了交流。

至此，急诊医学作为一门独立的新学科正式成立。同年 11 月，由中华医学会急诊医学学会主办，召开了北京国际城市急救医学学术交流会。美国、德国、法国、日本、澳大利亚等国以及国内约 200 位专家参加了会议，分别就院外急救、危重症抢救和急救体制、空中救护等课题进行了学术报告和交流。

第二节 急救中心机构

一、概述

急救体制的合理健全，急救工作的卓有成效开展，不仅反映了一个国家、地区卫生部门的组织效益和医疗水平，而且也代表了这个社会在公共福利、部门协调等方面的综合管理能力。

随着人类寿命的增长、生活节奏的加快、现代化程度的发展、工业交通事故的上升等，20世纪60年代以来，不少国家纷纷在大中城市建立以急救中心为基本模式的急救机构，以便及时而有效地进行现场急救和途中医疗监护——院外急救。

因此，急救中心作为我国现代城市建设中的重要机构之一的建立，目的十分明确，任务也是很清楚的。我国最早提出并付诸实施的，是北京急救中心。

二、基本模式

由于城市、地区的人口、面积、地理以及经济发展等诸多因素，急救中心可以单独建立，或挂靠在某一医院，或与某一医院结合，急救中心本身的基本模式是：①立足于院外急救，改变以往由于条件限制对病人做一般的初级救护或转运的做法。在转运途中，是医疗监护下的护送；②建立起以急救中心（或中心急救站）为核心的尽可能缩短抢救半径的急救网；③急救中心应是现代化的救护通信与指挥中心、咨询中心。指挥有效，反应灵敏，抢救及时，技术先进；④提高人员素质，动员和依靠社会力量，组织起自己的严格的急救组织。

从发展我国急救医学事业的总体考虑，必须强调院外急救装备的标准化，抢救技术的常规化。救护车、性能良好的心脏除颤器是十分必要的，仪器应体积小、重量轻，并能经受振动和剧烈的颠簸，且信号不失真。

三、"中心"内部结构

一个中等以上的城市应单独设立急救中心，以此"中心"为主，按合理区域下设若干分中心（站），或与若干医院、门诊部组成城市急救网。这种不附设于医院独立存在的急救中心，其工作性质综合了急救站与医院急诊室的特点，突出了现场急救、院外监护的救治特点。急救中心既要体现以往急救站传统的以及时转运病人为主的"急"的作用，更要达到尽可能在现场抢救处理的"救"的目的。

急救中心的业务部门主要有：①通信指挥室：接受来自家庭及各种现场的呼救电话，受理后，根据病情，发出指令，派出相应的急救力量；②急救部：24小时值班，根据城市、"中心"的具体情况，分危重病现场抢救组、专业抢救组、一般抢救组，负责现场及途中监护。根据"中心"具体情况，内部也可以设急诊观察室，以处理"中心"附近地域居民前来的急诊，或某些外出抢救可转送回"中心"的病人；③车辆管理部：救护车的日常业务，以及车辆内装备（包括医疗装备）的管理维修；④计算机室：各医院病床情况，以及大量日常急救业务，与各分中心（站）组网，各种急性中毒等的资料检索等，都需要有计算机系统；⑤科研情报教学部：进行急救医学的科研、情报、学术、编辑、出版、社会普及；⑥事务部：为维持急救中心正常运转所必需的行政、后勤科室。

设立上述必要的部门，旨在保障急救中心具备通信灵敏、指挥有效、抢救及时、技术先进的要求。利用先进的无线电通信和当地现有的有线电话组成高度机动、灵敏的通信网，力求在最短时间里将现场抢救情况及时向急救中心汇报，急救中心富有经验的医师，可随时指导各急救车组工作。在整个抢救过程中，使急救中心与急救小组通过无线通信，始终保持密切联系。装备各种先进设备的急救车，则是其中最重要的一环，要使病人建立起这种信念，救护车和医生来到病人身旁，病人就已经进入医院，得到最迫切而有效的急救、治疗，危重病人的生存希望就从这里开始。

急救中心内部结构不仅要适应其院外日常急救工作，还要注意到急救的社会化。建立与公安、交通、民航、地铁及其他公共服务部门间的联系，动员社会重视急救工作。

四、现场工作原则

急救工作人员应尽力挽救垂危病人的生命，现场急救可分为两个阶段处理。

初期处理：在现场首先建立有效的循环和呼吸。然后可进行输液、止痛、固定、包扎、解毒等救治措施。在转送途中连续监护及做必要治疗。

二期处理：转送到医院，如果是急救网的"组网医院"，则可在医院危重症监护病房（ICU）得到进一步救治。这样，急救的全过程的技术、资料较为系统。

急救中心如设在医院,则院前急救部门应与医院急诊科、危重症监护病房及有关临床科室建立密切的合作关系,既有利于病人的抢救,也便于资料的积累和学术经验的总结。

最后,应该强调的是,作为担负常态下城镇社区居民的日常急救和发生重大灾害事件时城镇地域救援的重要组织者,急救中心、急救站要充分发挥其功能。

第三节 北京急救中心概述

一、北京急救中心简介

北京急救中心是中国、意大利政府于 1982 年商谈的合作项目。意大利政府赠款 800 万美元,北京市政府配以相应的资金,在我国建立的第一个现代化的急救中心。它是北京市卫生局直属的专门从事院外医疗急救工作的公共卫生单位。在北京急救中心开业前,北京市政府对其功能、任务做了批示:从事院外急救,缩短急救半径,形成急救网络,提高救治功能等。1988 年 3 月 25 日正式建成投入运转,同时开通了"120"急救电话。当时设有院外急救和院内医疗两部分。1997 年被评为三级甲等急救中心。2004 年增设北京紧急医疗救援中心。2005 年进行部分功能转型,撤销了院内医疗部分。目前主要承担全市"120"指挥调度、日常医疗急救服务和突发事件的紧急医疗救援、急救网络建设与管理、急救知识普及培训等任务。

建设之初,北京急救中心设计为院外、院内综合型急救中心,除承担北京市院外急救任务外,院内还设有 100 张重症监护病床、急诊科、手术室及相应的医技科室,实行院外、院内一条龙的全天候急救服务模式。2003 年抗击"非典型肺炎"取得重大胜利以后,北京市委、市政府以切实维护和增进全市人民的身体健康和生命安全为根本宗旨,为建立、健全突发公共卫生事件应急机制和公共卫生体系,于 2004 年决定以北京急救中心为基础建立北京紧急医疗救援中心,作为北京市院外应急医疗救治体系的核心部分,并于同年加挂"北京紧急医疗救援中心"牌子。

2005 年,根据北京市卫生局《关于北京急救中心部分功能转型的决定》,北京急救中心撤销了院内病房及相关医疗辅助科室,集中力量投入院外急救工作中。平时受卫生行政部门的领导,是北京市卫生局授权的北京地区院外急救行业管理部门,承担北京市院外急救规划和布局、行业标准的制定和实施、行业管理与质量控制、急救业务技术培训、急救医学研究等工作;并统一指挥、调度"120"急救网络和其他急救资源,开展伤病员现场急救、转送和重症病人的途中监护工作;紧急状态下,按属地管理的原则,统一指挥、协调辖区内不同隶属关系的急救资源,与公安、消防、交通等城市保障应急系统联动,实施重大突发公共卫生事件的紧急救援。同时,掌握全市急救资源状况,与市二级以上综合医院急救资源信息联网,建立畅通的突发公共卫生事件伤病员救治绿色通道。

二、内部机构设置

北京急救中心根据自身的定位和职能进行内部机构调整和人员岗位设置,内部机构设置主要有以下几个部门:

(1)指挥调度中心:负责院外急救医疗报警受理和救护车的指挥调度工作;各级指挥平台及信息的建设、维护、升级技术管理;区(县)分中心调度指挥工作的管理和指导。

(2)急救行业管理部门:负责急救网络规划、医疗质量控制、车辆与交通安全管理、设备管理等行业管理工作。

(3)培训部门:负责急救人员的专业技术培训和考核,公众急救知识与技能的培训和普及。

(4)科研教学部门。

(5)中心内部行政管理及后勤保障部门。

三、急救网络建设

北京急救中心负责北京"120"急救网络规划和管理。按照北京市政府的要求,根据区域面积、人口分布、急救需求等情况设置站点，城区设置急救站，远郊区县设立急救分中心，缩短急救半径。建立了"120"院外医疗急救的标准化体系，统一了急救站建站标准和急救标志；统一了人员上岗条件和急救车辆、医疗设备、通信设备配置和报废更新标准；统一了院外急救服务规范和考核评价标准。实现了急救站建设和管理的规范化、标准化。按照"十五"、"十一五"建设发展规划，已经形成覆盖城乡的急救网络，截至2012年，北京"120"急救网络实际运行急救站140个，其中城区74个，远郊区县66个。

四、调度指挥系统建设

北京"120"调度指挥系统由北京急救中心——远郊区县急救分中心——急救站（救护车）三级调度平台共同构成。北京"120"调度指挥中心是北京急救中心的重要组成部分，承担全市"120"急救网络的统一指挥和调度任务，是"120"的呼救中心、受理中心、调度中心、指挥中心和信息中心。负责统一接听全市"120"急救呼救电话，在城区实行一级调度，在远郊区县实行二级调度。指挥中心大厅面积420m²，设应急决策室。常态下，可容纳30名调度员同时接警，24小时可受理5万次呼叫，应急情况下可受理7万~8万次。日均接听呼叫电话约6 000次，派出救护车近1 000次。

现有调度指挥系统实现了"120"调度指挥中心同区县急救分中心（站）及部分三级医院急救信息的互联、互通。"120"网络所有救护车都安装有车载信息终端，通过无线移动数据通信方式完成车载终端和服务器端的数据交互，实现救护车的实时定位、状态转变。

北京"120"调度指挥中心集呼救受理、计算机辅助指挥、移动信息终端、地理信息应用、视频显示、会议和设备综合控制等功能于一体，实现了语音通信的数字化、视频传输的网络化和调度管理的信息化，已成为紧急医学救援信息网络不断延伸和扩展的核心。结合完善的制度与工作流程，北京"120"调度指挥中心实现了"120"呼救电话10秒钟接听、2分钟受理和就近派车，能够及时、准确、高效地调度急救资源，缩短急救呼叫反应时间，提高城市应急救援能力，保障首都人民生命安全与社会稳定。

五、日常医疗急救和突发事件的应急救援

（一）日常医疗急救

随着北京城市的建设与发展，院外急救服务的需求量日益增长。2006年以来，"120"急救工作量持续增长，其中电话呼叫受理量年均增长11.1%，出车量年均增长9.1%（图1-6-1、1-6-2）。2012年全市急救呼叫总量为207万次，日均呼叫5 671次；受理急救电话37万人次，日均1 012次，出动救护车总数为32万车次，日均出车880次。

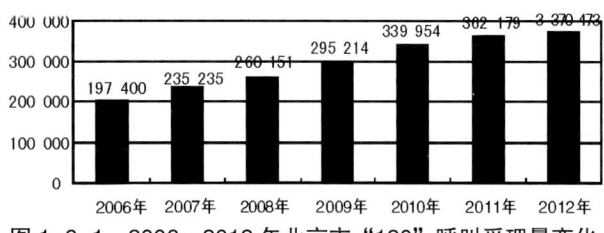

图1-6-1 2006—2012年北京市"120"呼叫受理量变化

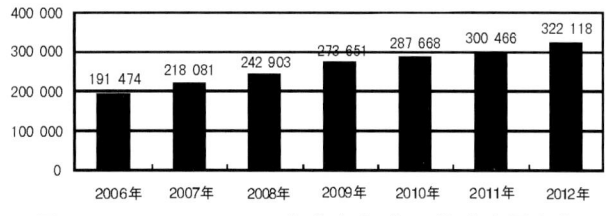

图1-6-2 2006—2012年北京市"120"出车量变化

（二）突发事件应急救援

突发事件具有不可预知性。为做好各类突发事件的医疗救援工作，中心坚持平战结合的原则，建立应急工作的运行机制，完善应急预案，建立应急梯队，积极组织参加实战演练，显著提升了北京市应对重大突发事件的紧急医疗救援能力。近年来出色完成了抗击"非典型肺炎"、甲型H1N1流感疫情防控、汶川地震、青海玉树地震等突发事件的紧急医疗救援任务。2012年北京"120"参与突发事件救援（指伤亡人数在3人及以上的群体性事件）466起，救治受伤人员2 295人。

2008年5月13日，集结包括北京市50家医院的73辆救护车和297名医务人员，组成抗震医疗救援队奔赴四川汶川灾区执行医疗转运任务。14天

共行驶 23 万千米，向重庆等地转运伤员 2 836 人，完成灾区三分之一的医疗转运任务。北京急救中心被党中央、国务院和中央军委授予"全国抗震救灾先进集体"称号。

2010 年 4 月 14 日 21 时，接到组建医疗队赴青海玉树地震灾区执行医疗救援任务指令后，迅速启动应急预案，连夜选派 104 人组成抗震救援医疗队，紧急调集 26 辆急救车，完成车载设备装备，配备急救药品 72 种、应急保障物资 47 种及人员供给。在灾区救援期间，共救治转运地震伤员 200 余人，开展灾区巡诊活动，诊疗灾民 2 000 余人，中心抗震救灾医疗队表现突出，国务院领导、卫生部领导给予了高度评价。

（三）大型活动医疗保障

北京急救中心承担在京举行的各种大型活动、大型会议、重大体育赛事等各种活动的医疗急救保障。圆满完成了奥运会、残奥会、国庆六十周年庆典等活动的保障任务。

六、教育培训和科研

北京急救中心于 2008 年成为北京市全科医师院外临床培训基地，2012 年正式成为北京大学医学部等医学院校的教学基地，接收急救、危重病等相关专业医师实习。与此同时，对社会公众开展急救知识普及教育。

对专业人员的培训重点：一是对每年新参加院外急救工作的医生、护士和司机组织的岗前培训；二是围绕提高专业技术人员业务能力的骨干培训班；三是旨在提高 120 网络应急医疗救援能力的应急培训、应急演练。

2010 年北京急救中心被美国心脏协会认证为基础生命支持和高级心血管生命支持培训中心，2011 年被国际创伤生命支持联合会（ITLS）认证为 ITLS 中国分部（"120"），积极开展国际领先的基础生命支持、高级生命支持、创伤生命支持、意外及灾害救援和避险逃生多功能模拟培训。

基于急救医学是一门崭新的学科，所以，建立继续教育制度，使全部专业技术人员纳入学分制管理，十分重要。自 2007 年以来，近五年平均达标率 95% 以上。每年新入职的住院医师均送往专科基地，完成三年住院医师规范化培训，并成功申报多项北京市继续教育项目、国家级继续教育项目。

对热爱急救事业、工作勤奋努力的中青年医师，有计划地选送至欧美国家的专业机构深造，同时积极开展国内外的学术交流活动，鼓励支持医护人员著书立说，发表学术论著。

近年来，又先后开展卫生部行业基金项目、首都医学发展基金项目、北京市科委课题等各类科研项目 13 项，获北京市"十百千"卫生人才培养计划项目 1 项。

七、急救装备

提升急救能力的重要方面之一是对急救装备的"更新换代"和"提升"。急救车是重要的抢救、运输工具，是急救中心的"活力"的基本代表。急救车分为抢救监护型救护车、普通型救护车；根据北京急救中心职能，还配有物资供应车、通信指挥车、负压型救护车、新生儿专用救护车、越野救护车、急救摩托车等各种特殊功能的新型救护车。随车配备了呼吸机、心电图机、监护除颤仪、生化检测仪等先进医疗设备；并配有车载电台、车载 GPS 信息终端、800 兆对讲机等车载通信设备。

北京急救中心建有应急物资库，按北京市万分之一常住人口储备了十个种类上万件物资，可以随时启用，保障应急需要。

第四节 超大城市急救体系"分中心"的建设

一、概述

北京，作为我国的首都同时也是一座超大、国际化的城市，急救体系的建设经历了变革，逐步走上了符合国际急救医疗服务体系较成熟的"EMS"。但对于两千万人口的超大城市，市区急救体系中的"分中心"的建设是一个值得关注的问题,它既是大城市中的一个急救分中心,又如同一个中等城市的独立存在的急救中心。本书即以北京市商业集中、宾馆林立、体育场馆齐全、使馆遍布的朝阳区为代表予以叙述,可为超大城市中建立分中心,中等城市建立独立急救中心借鉴。我们认为有重要的参考价值。

二、历史沿革

北京市朝阳区院前急救体系历经50余年发展,在辖区建成以朝阳区紧急医疗救援中心为行业主导、社区卫生服务中心为急救网络基础、大型综合医疗中心为救治处置支撑,信息化指挥调度系统平台为运行管理载体的紧急医疗救援体系,是北京市院前急救、卫生应急救援和城市安全运行保障体系重要组成部分。朝阳区院前急救体系建设发展历程与朝阳区社会及经济发展相伴,大致划分为以下四个阶段:

(一)急救站筹备组建阶段(1961—1979年)

朝阳区院前急救体系建设始于1961年,当时朝阳区以农村人口为主,医院稀少,交通不便利。为解决农村病人急救转运困难,朝阳区卫生局建立朝阳急救站,但由于经费问题,1962年急救站撤销。1975年初,急救站建设列入朝阳区卫生基建十年规划。

(二)急救发展起步阶段(1979—1988年)

1979年12月,随着朝阳区改革开放以后社会及经济不断发展,朝阳区卫生局落实卫生发展规划,成立朝阳区急救站。主要负责辖区市民医疗急救服务,急救呼叫服务通过朝阳区急救站对外联系电话,建筑面积70平方米,职工9名,救护车6辆。到1986年6月,辖区市民对急救需求日益增长,原有的急救站建筑、人员和车辆已不能满足工作需求,急救站迁址并扩大建筑面积至600平方米,职工36名,急救车12辆。

(三)急救持续发展阶段(1988—2002年)

1988年,朝阳区急救站开始接受北京120网络业务指导和指挥调度,此后十年间,朝阳区急救服务工作量逐渐增加,队伍业务水平得到很大的提高。2000年4月,经北京急救中心批准朝阳区急救站挂牌北京急救中心朝阳急救分中心。同年,朝阳区卫生局整合辖区东郊急救站(企业办),统筹管理院前急救资源,使得院前急救车组数量达到20个,职工总数达到100余人,全年工作量近15 000次。朝阳区院前急救网络车辆、设备、人员规模又创新高,在北京市成为规模最大的区县急救分中心,院前急救服务工作量占到全市的较大份额。为充分发挥当时资源效能,满足全区院前急救服务不断增长的需求,朝阳区陆续设置急救站点,搭建最初的院前急救网络框架,为朝阳区院前急救体系建设探索出宝贵的经验。

三、现代化急救体系建设阶段

(一)现代化急救分中心的启动

2003年4月朝阳区急救分中心迁址,建筑面积扩展为1 100m²。在北京市爆发"非典型肺炎"疫情期间,朝阳区急救分中心圆满完成辖区确诊及疑似病人的转运工作,荣获"北京市抗击'非典型肺炎'先进单位"荣誉称号。院前急救体系在公共卫生事件处置过程中发挥了巨大作用,引起各级政府的重视。

2004—2005年,院前急救事业发展得到政府更多关注,朝阳区急救分中心开始承担政府活动保障工作。国庆55周年期间,朝阳区急救站5个急救车组、20名急救人员参与国庆庆祝活动现场保障,及时处置现场工作人员意外受伤事件,开始朝阳区院前急救政府大型活动保障工作。

2005年,为适应院前急救事业发展的需求,经朝阳区政府编办批准定名为北京市紧急医疗救援中心朝阳分中心。由差额拨款转变为全额拨款单位,进一步明确院前急救,日常患者监护转运,公众自救、互救知识技能的普及,各类灾害事故和突发事件的紧急医疗救援,重大活动医疗服务保障等职能。

为更好地落实政府保障职能,朝阳区一方面加强院前急救网络建设,按照缩短急救反应半径,缩短急救响应时间的建设原则,提出"急救网络片区化"理念,增加垂杨柳、红庙、潘家园、中央商务区(CBD)和望京五个急救站,形成了"一个中心五个急救站点"的网络框架,实现院前急救服务与紧急医疗救援点位网络化布局。一方面加强救治医院网络建设,与朝阳医院、望京医院、垂杨柳医院三家医院签订网络救治医院服务协议，开通创伤、心脑血管、中毒专科救治绿色通道，建立院前、院内危重症患者信息通报制度、网络联系例会制度、专家研讨例会制度，在朝阳区形成院前、院内无缝隙衔接，明显地缩短院前、院内交接时间，提高了危重症患者的抢救成功率，形成了朝阳区"三院五站一中心"的院前急救体系模式。

（二）急救社区模式的运行

2006年10月，北京市紧急医疗救援中心朝阳分中心更名为北京市朝阳区紧急医疗救援中心。以"急救社区化模式"研究为课题，探索在朝阳区以基层社区卫生服务机构为急救运行主体，紧急医疗救援中心为专业指导和运行管理主体，实施院前急救绩效考核工作机制，并在全区推动基层应急小分队建设，逐步形成院前急救专业队伍、应急救援储备队伍两支重要的力量。朝阳区院前急救队伍构成从急救中心扩展至属地医疗机构。

2007年开始，朝阳区院前急救网络承担更多的重大活动急救医疗服务保障工作。圆满完成"好运北京"系列赛事、中直机关运动会等重大国际、国内赛事医疗急救保障工作，确立了重大活动急救医疗服务保障规范。依据活动性质和规模，从预案制订、隐患排查、力量部署、应急响应、环节管理、信息报送、满意度调查等方面都提出了明确的工作要求，保证了服务质量。在活动保障力量配备和应急响应方面，实行现场职守、外围巡视、储备增援"值、流、备"的梯次安排。做到现场处置、外围增援有效结合、高效应对。同年，朝阳区网络医院救治体系建设取得可喜成绩，与辖区15家二级以上医疗机构签订网络救治医院协议，建立创伤、综合、心脑血管、中毒等8类63条救治绿色通道，形成朝阳区"十五院十九站一中心"急救体系框架。朝阳区院前急救网络、救治医院网络不断完善，重大活动医疗急救服务保障工作规范形成，为2008年奥运保障工作顺利完成奠定了坚实的基础。

2008年8月，朝阳区成立全市首家奥运公共卫生保障指挥调度中心，朝阳区紧急医疗救援中心指挥调度平台承担应急值守和奥运综合信息整理上报工作，在朝阳区奥运公共卫生服务保障工作中发挥了信息纽带和桥梁的作用。奥运会召开期间，朝阳区院前急救网络以数字化奥运服务保障理念，固化奥运服务保障模式，统筹全区15家社区卫生服务中心成立急救站，共68个急救车组、432名急救人员参与奥运服务保障和城市安全运行，获得"朝阳区奥运外围保障集体功勋奖"。朝阳社区急救力量在奥运外围保障工作中发挥重要作用，为朝阳区急救社区化模式研究进行了有益的尝试。朝阳区急救奥运保障工作实践和成功经验在全国急救领域进行了广泛的交流（图1-6-3）。

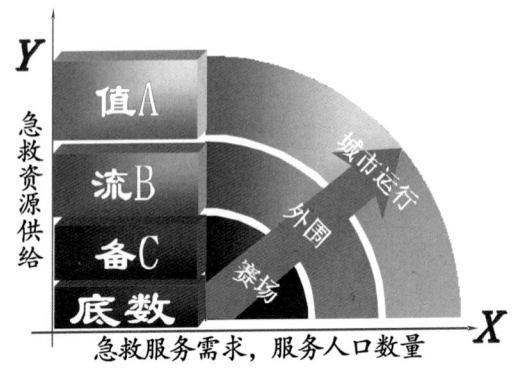

图1-6-3　朝阳区奥运医疗救治保障工作模型

四、城市急救网络是急救中心的基本结构

2009年朝阳区院前急救体系建设迎来历史新阶段，朝阳区政府一次性为急救网络增编168名，使得朝阳区院前急救网络人员编制总数增加到268人。朝阳区院前急救体系在组织管理、网络建设和运行机制方面取得新进展。朝阳区急救社区化模式研究成果得到深入推广，朝阳区院前急救网络质量控制中心成立，朝阳区紧急医疗救援中心作为实施部门，负责全区院前急救网络运行管理。

我们应该明确地指出，急救中心/分中心，不是医院的模式，不是医院的缩小、缩型。为进一步落实急救网络片区化管理，朝阳区依托垂杨柳医院、双桥医院、东坝医院和亚运村社区卫生服务中心成立四个分中心，分中心为卫生局直属全额拨款事业单位，明确区域急救网络管理职能，分别负责以首都机场快速路、京通快速路、朝阳北路为界的片区急救站点管理，业务上统一接受救援中心的指导，初步形成朝阳区紧急医疗救援"中心—分中心—急救站"三级运行管理体系。圆满完成国庆60年庆祝活动保障工作，并与系统内其他公共卫生单位密切协作完成甲流疫情防控工作（图1-6-4）。

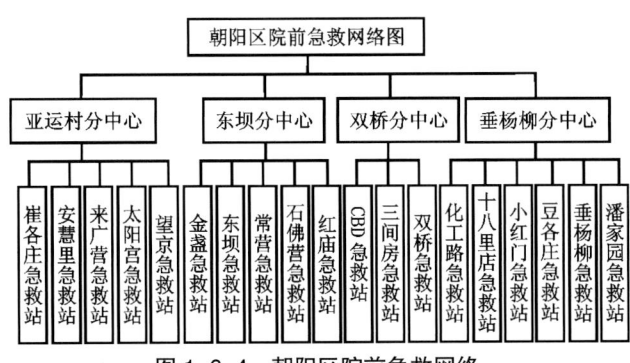

图 1-6-4 朝阳区院前急救网络

2010 年朝阳区院前急救网络运行和管理体系建设不断完善，院前急救质量控制中心更名为"朝阳区三级急救网络质量控制中心"，职能进一步调整为院前急救网络、救治医院和通道建设、运行质量管理。

2011 年朝阳区紧急医疗救援中心指挥调度平台承担全区卫生综合管理信息平台值守职责，以急救为纽带的朝阳区公共卫生服务保障体系内涵建设更加丰富，区疾病预防控制中心、卫生监督、精神病防治中心、妇保中心和急救五家公共卫生单位大型活动保障和突发事件救援工作信息"五网合一"，应急处置部门联动机制畅通。

2012 年朝阳区在加强院前急救网络建设、完善急救体系运行机制的同时，努力破解院前急救体系发展遇到的瓶颈问题，争取更多政府政策支持。通过推动急救社区化模式，解决院前急救人力资源匮乏的矛盾；通过建立质量控制考核体系加强院前急救网络管理；通过加强队伍专业理论和技能培训，建立医生、护士、司机专业岗位人员分级考核上岗机制，解决院前急救队伍能力提升困难的矛盾；通过加强突发事件预案建设、综合培训演练，提高应对各类突发事件处置能力；借助朝阳区基层社区卫生服务中心平台，建立急救互救技能培训教育基地，开展《中小学生试点开设急救知识教育课程》《朝阳区灾害自救互救社区志愿者体系建设》等科研课题的研究，落实朝阳区院前急救社区市民急救自救互救知识宣传普及职责。

2012 年参与保障工作 136 项，参与保障车组 565 个，工作人数 1 652 人次。全年承担市民救治 40 450 件次，救治危重症患者 8 091 人次，救治率 20%。累计开展市民和重点人群培训覆盖 10 余个街乡、10 余所中小学，接受培训人员合计 3 000 余人。

五、探索发展我国现代急救中心

改革开放 30 年来，作为北京市院前急救网络的重要组成，朝阳区院前急救网络不断摸索建立适合朝阳区社会经济发展、满足市民急救服务和与政府保障职能需求相适应的工作模式和机制。

（一）建立朝阳区急救社区化模式

通过研究院前急救发展现状，结合朝阳区急救事业发展实际，将急救职能植入社区卫生服务机构，建立以院前急救中心为行业引领，社区卫生机构作为运行主体，急救资源（车辆、设备）统一配置，统一绩效考核分配的院前急救体系建设模式，带动区域急诊、急救能力的提升，破解院前急救人力资源短缺、急救站点覆盖面不全、院前急救与社区卫生脱节等难题，保证院前急救体系持续健康发展。

（二）建立朝阳区重大活动保障模式

坚持朝阳区奥运场馆外围数字化医疗急救服务保障理念和工作机制，依据各类重大活动保障活动特点，区分活动保障类别，规范保障工作安排，加强预案制定、风险排查、工作规范、网络医院、救治通道、应急响应、信息报送、服务质量等环节管理，固化保障力量配置现场值守、流动巡视、应急储备（值、流、备）的方式和现场力量指挥、信息报送、处置、转运、应急储备力量增援的应急响应流程。

（三）建立朝阳区网络医院救治体系

严格履行突发事件医疗救援属地卫生行政管理职能，发挥属地医疗机构专科资源优势，将辖区 2 级以上医疗机构纳入突发事件救援体系，建立以朝阳区十五家网络医院为成员的院内救治体系，开通创伤、中毒、心脑血管等8类63条专科救治绿色通道。严格履行网络医院准入条件，明确网络救治医院专科救治绿色通道建设标准和网络医院突发事件院内处置要求，实行网络医院质量控制考核，提高网络救治医院专科建设水平，提高危重症患者抢救成功率和突发事件处置效率。

（四）建立朝阳区三级急救网络质量控制考核体系

结合朝阳区卫生应急体系建设实际，成立以急救中心为运行管理主体的朝阳区三级急救网络质量控制中心，办公室设在朝阳区紧急医疗救援中心，负责朝阳区院前急救体系、网络医院救治体系和基层卫生应急体系行业建设标准制定，工作质量持续改进监管和绩效考核制度的实施。

（五）建立朝阳区急救继续教育和市民科普教育基地

发挥朝阳区院前急救专业培训师资、培训教具充足的优势，成立朝阳区院前急救继续教育基地，开展院前急救专业人员、社区急诊急救人员和应急小分队成员急救专业理论知识、技能培训。利用朝阳区院前急救和基层社区卫生服务机构急救教育基地平台，广泛开展市民急救自救互救知识的宣传普及，提高全民灾害自救互救，避险逃生能力。

（六）成功创建全国和北京市卫生应急示范区

2012年卫生部开展创建全国卫生应急示范区工作，朝阳区作为北京市首批申请单位，以高分成绩顺利通过全国创建验收，朝阳区院前急救体系、网络救治医院体系和卫生应急救援体系建设成果受到验收评委专家一致好评，作为创建典型在全国创建经验交流会上进行了主题汇报。

（七）建立以急救体系为核心的朝阳区紧急医疗救援体系

借助朝阳区急救体系建设成果，依托朝阳区三级质量控制中心，以朝阳区卫生综合管理信息平台为载体，纵向联系网络救治医院和基层卫生服务机构，建立院内专科突发事件处置团队和基层应急储备力量团队，高效应对各类突发事件；横向联系公共卫生单位和属地街乡，落实公共卫生服务保障和市民急救知识宣传普及教育职能。

（八）建立以急救指挥调度平台为核心支撑全区公共卫生服务的保障体系

借助朝阳区急救综合管理信息平台系统，整合朝阳区疾病预防控制、卫生监督、精防保障、妇幼保健和院前急救5家公共卫生单位突发事件处置信息，落实朝阳区卫生局综合管理信息指挥中心职能，完善朝阳区公共卫生保障联动机制建设，落实部门职责，统筹部署突发公共卫生事件应急处置，全面提升朝阳区公共卫生服务保障能力。

第五节　上海医疗急救中心

上海院外急救系统经过60多年的不断发展和完善，逐步形成了由上海市医疗急救中心与各郊区（县）医疗急救中心（站）组成的院前医疗急救服务体系。各急救中心（站）分别隶属于市、郊区（县）卫生行政管理部门直接领导，上海市医疗急救中心对各郊区（县）医疗急救中心（站）进行业务指导。上海市院前急救系统具有"统一指挥、分散布点、就近救护、分层分类、快捷有效"的特色。本节重点介绍上海市医疗急救中心。

一、历史沿革

新中国成立前，上海市设有一个医疗救护调度站，配有一辆救护车、两名驾驶员、四名担架员和两名调度员。新中国成后由上海市军管会卫生处接管，暂设在原市卫生局内。

1950年夏，根据华东军政委员会和上海市人民政府的指示，选址在海宁路96号原上海市立妇婴保健院，进行筹建新中心。1951年1月1日，成立"上海市人民政府卫生局巡回医疗队"，隶属于上海市卫生局。当时主要负责本市市民意外创伤的紧急救护转运工作；配合郊区农民医疗的需要；协助办理棚户区医疗工作；协助本市救济性医疗卫生工作；协助群众游行临时救护工作；协助各机关、团体、学校临时体格检查工作，同时，还为难民收容所提供免费巡回诊疗服务和调度病床业务。

1952年4月，根据市卫生局的指示，中心命名为"上海市人民政府卫生局救护总站"，除海宁路总站外，还在医院内设立了八个分站，配备昼夜值班车，形成救护网络的雏形，但由于各种原因，仅设立十个月后即全部撤回。

1953年,根据政府"一五"规划大力开展增产节约、挖潜增效的精神,废除了医生签字制度,调走医务人员和医疗设备,医疗急救由经过初级急救技术培训的担架员承担。院前急救仅具备单纯运输的救护职能,并一直延续至1985年初。

20世纪60年代初,全市救护网络的发展进入第一个高峰期。在市区和部分重点发展的郊县新建八个救护分站,救护分站数量达到十五个,救护车数量达到八十多辆。根据医疗卫生工作重点放到农村去的指示精神,由中心调拨车辆,选派驾驶技术娴熟、急救经验丰富的急救人员指导川沙、奉贤、青浦、金山、南汇和崇明等县人民医院设立救护站,初步形成了全市的救护网络。1978年,中心被命名为"上海市医疗救护大队"。

1980年,根据卫生部(80)第34号《关于加强城市急救工作的意见》的文件精神,中心的业务范围拓展至负责本市的日常急救工作,负责意外灾害事故病人的现场和转运途中的抢救工作;负责做好各种大型集会和文娱活动等的救护工作;接受上级下达的临时性救护任务。1983年,更名为"上海市医疗救护中心站"。

1985年3月,经上海市人民政府卫生办公室批准,中心开始实行医疗救护站与医院挂钩开展医生随车救护的改革方案,率先在新华分站和新华医院开展挂钩试点。

1987年,经市卫生局批准,中心委托市三好医卫职业学校开始定向培养专职随车急救医士,初步建立起一支专业的院前急救队伍,实现了院前急救专职医师的零突破。

1989年,中心根据卫生部(86)医字第1号和邮电部(86)第18号文件精神,开始筹建"120"急救特种服务电话,市区"120"急救电话于1990年12月26日正式启用,方便了市民的呼救,提高了及时受理率。

1993年,随着院外急救职能的拓宽和服务规模的不断发展,中心更名为"上海市医疗救护中心"。中心被世界卫生组织任命为西太平洋地区唯一的院前急救研究和培训合作中心,并正式成立卫生部医政司全国人员培训中心。1997年,迁址至上海市徐汇区宜山路638号。

二、发展现状

进入21世纪,上海市院外急救事业的发展得到党和政府的高度重视,实现跨越式发展。近年来,上海市院外急救系统先后被列入市府实事、上海公共卫生体系三年行动计划与上海卫生事业"十一五规划",得以快速推进。在"十二五规划"中明确,在"保持每万常住人口拥有急救车辆≥0.25辆的水平"基础上,"日常急救中心城区12分钟内到达率达到92.5%、15分钟内到达率达到98%;郊区15分钟内到达率达到92.5%、20分钟内到达率达到98%"。

上海市院外急救系统是独立的专职从事院前医疗急救服务的体系,拥有独立的院前急救医疗机构、人员、急救装备及指挥调度运行系统。自20世纪80年代中期起,院前急救职能日益扩大与增强,由原来的"单纯运输"逐步转变为"院前急救与快速转运相结合",逐步建立了"统一指挥、区域调度、分散布点、现场救治、快速转运"的院前医疗急救服务模式。随着改革的日益深入,城市经济和社会的快速发展,市民对院前急救服务的要求不断提升,院前急救工作紧紧围绕城市公共卫生安全的保障和急救服务能力的提升两个核心开展。

院前医疗急救是城市公共安全与市民健康保障体系的重要组成部分,对确保城市公共安全和人民群众的健康起着不可或缺的重要作用。上海市医疗急救中心紧紧围绕两大服务保障核心,肩负着四项主要职责:一是承担中心城区市民的院前医疗急救;二是城市公共卫生事件的医疗应急救援和各类国际、国内重大活动、重要会议等的医疗保障;三是在沪的国家高级干部、各国元首及著名人士的医疗保障和医疗急救任务;四是专业和社会性的院前医疗急救培训工作。

作为急救医学的重要组成部分和首要环节,上海市院前急救医疗的功能定位是:维持伤病员基本生命体征(体温、呼吸、脉搏、血压),减轻病人痛苦,稳定伤病情,防止再损伤,降低伤残率和死亡率,快速安全转送病人。全面实现了"现场急救与快速转运"相结合。上海市医疗急救中心和各郊区(县)急救中心(站)分别负责区域性日常急救工作,一旦发生重大灾害性事件,全市院前急救资源由上海市医疗急救中心实行统一指挥和调用。

1. 急救网络　急救网络建设是医疗急救体系建设的重要组成部分，网点规划设置和建设关系到人民群众的生命健康安全、城市公共安全，和城市医疗紧急救援反应能力。至2012年底，全市拥有急救分站119个。其中上海市医疗急救中心所承担任务的中心城区急救分站为40个，下设5个分中心，平均2～3个街道（乡镇）设置一个急救分站，基本消除了院前急救盲区。为了进一步缩短急救反应时间，近期还将增设若干个急救分站。

2. 车辆装备　急救车辆的配置关系到急救业务开展的质量和效率，按照每4万人配置1辆救护车的标准，"十一五"期间全市完成规划救护车500辆的配置。根据需求的不同，配置有监护型标准救护车、高保专用车辆、负压救护车、全地形救护车、现场指挥车、通信指挥车、物资储备车、轻伤员集体转运车等系列化的急救车辆与医疗装备配置。至2012年底，全市拥有急救车辆606辆。

市民急救车辆的配置如下：①当班车，负责日常急救任务，满足市民的急救需求，尤其是确保夏冬两季和早晚两时段业务高峰的呼叫需求；②应急备班车，作为日常用车的备用车辆，确保车辆故障等突发情况发生时有车可用；③交接班车，为适应急救工作24小时无间断的需要，救护车每班（12小时）交接一次，并清洗消毒、整理补备，为确保下一班次及时上岗，交接班班组均独立用车。④保养检修车，院前急救车辆使用强度高、损耗高，造成故障率和维修率也较普通社会车辆为高，保养和检修周期较短，几乎每个工作日甚至休息日，都要安排车辆进行轮转保养和检修。

3. 通信系统　"120"急救调度指挥系统主要由全球定位导航系统（GPS）、电子地图系统（GIS）、呼救电话地址自动显示及对话自动录音系统、计算机自动调派处置系统、大屏幕信息显示系统和800兆无线通信系统组成。与市"110"信息平台及区县调度指挥系统形成联动机制，与中心城区二、三级医疗急诊部门建立了"急救预报绿色通道"。至2012年底，全市拥有60个调度席位。

4. 急救人员　截至2012年底，本市急救从业人员为2 332人，85%为急救一线人员，包括急救医师、急救驾驶员、急救员和调度人员。其中一线急救医师为649人，占从业人员总数的27.8%。

5. 日常急救　随着社会经济的快速发展、城市规模和人口的逐步扩大、市民健康意识的不断增强及老年人口的不断加剧，院前急救服务业务量呈持续快速上升态势。自2001年以来，院前急救业务量平均年递增幅度超过10%，2012年急救车次60.3万次，急救人次54.1万次，急救千米1 289.7万千米，较上年分别增长10.51%、10.95%和10.17%。呼救者中60岁以上老人超过60%，心脑血管、外伤与骨科以及呼吸系统疾病占急救病种的近60%。2012年院前急救心肺复苏成功病例225例，康复出院30例，分别增长14.80%和36.36%。

6. 应急救援　上海市院前急救系统历年来承担了大量国际会议、重要活动及突发事件的医疗保障和紧急救援工作，得到政府和社会的高度认可与赞誉。

（1）汶川地震救援：2008年5月12日，汶川突发大地震。上海市院前急救系统第一时间组建了一支由30辆救护车、60多名急救人员组成的抗震救灾医疗救护车队。日夜兼程32个小时，行程2 200千米，5月15日23时抵达四川广元市，成为外省市第一支到达抗震前线的救护车队。面对危险的工作环境和艰苦的生活条件，急救人员始终与灾区人民患难与共、日夜奋战、不放弃、不抛弃。上海先后动用36辆救护车、111名急救人员参与抗震救灾，行程25万多千米，出车520次，转运伤员694人，其中危重伤员498人。整个救援过程中没有一名伤员发生意外，急救人员没有一例伤亡，救护车没有发生一起事故。

（2）世博会保障：2002年，上海成为2010年世博会的举办地。上海市院前急救系统以"十一五规划"为平台，以"迎世博600天行动计划"为契机，层层推进，扎实备战，从急救队伍建设、值班车辆、通信保障设备等方面入手，提升世博医疗急救保障和突发事件的应急处置能力。在世博会的184天里，世博园区先后接待中外游客超过7 000万人次。面对超负荷的工作量，急救人员加班加点、全力以赴。世博会期间，院前共出动救护车8 672车次，救治病人8 344人次，转送定点医院3 033人次，行程199 018千米；参与VIP医疗保障人员60人，共动用保障车30辆，出动975车次，行驶16 650千米。

（3）"11·15"火灾：2010年11月15日14∶15，一幢28层公寓大楼在外立面装修过程中，由于电焊工违规作业，引燃了易燃品，火势迅速蔓延，百余名以老年居民为主的群众被大火和浓烟围困。撤离火灾现场的大量被困人员,有不同程度的烧伤、吸入性损伤和外伤,严重的甚至处于病危状态,年老者由于惊吓和基础性疾病,存在诱发心脑血管意外危险。上海市医疗急救中心接到火灾报警后,立即启动应急预案,调派最近车辆赶赴现场。中心应急队伍第一时间在现场建立前线指挥所,划定合理区域作为救护车待命地点。现场指挥人员根据患者情况不同以及周边医院的特点与收治能力,进行合理分流。上海市医疗急救中心先后出动救护车 32 辆、急救人员 102 名,现场救治 147 人次,转运 47 人次,积极配合相关部门运送尸体袋 57 车次,共计出车任务 251 车次。通过对受灾人员提供现场急救,保障了伤员的生命安全,将损失降到了最低点。

7. **空中救护** 2009 年,上海市公安局成立了警务航空队,将空中救护作为其发展的方向之一。上海市急救中心与市公安局所属警务航空队共同制定了《航空医疗急救工作方案》《航空医疗救护任务各单位工作流程》《航空急救任务飞行方法》等,双方达成意向,警用直升机将服务于紧急医疗救护,打造上海"立体医疗急救体系"。

2010 年上海世博会期间,上海市公安局警务航空队与上海市医疗急救中心合作首次执行空中救护任务。家住青浦的一名患者因蛛网膜下腔出血送到医院后需要立即转院,并明确希望直接转往复旦大学附属华山医院。青浦急救分站向市医疗急救中心提出申请,动用警航直升机。警航直升机仅用了三分钟即降落在华山医院门急诊大楼的停机坪。一个多小时后,手术成功。空中急救为病人赢得了时间,给手术成功创造了条件。

8. **培训交流** 1991 年 12 月,上海市医疗急救中心组织、召开"全国急救中心管理人员培训班",来自全国部分省市的院前急救机构主要负责人参加了培训班。1993 年 11 月 20 日正式成立全国院前急救培训中心,承担全国各地院前急救的管理人员、卫生专业技术人员、无线电通信人员等专业的培训任务,并创造条件进行国际交流与合作。1995 年更名为"全国急救人员培训中心"。1998 年编写培训教材《实用急救学》。1999 年起,获批开展两个国家级继续教育项目:《急救医学进修班课程》和《危重病急救课程》。近期组织编写了内部培训教材《2010 美国心脏协会心肺复苏与心血管急救指南》(2011 年)和《院前创伤急救》(2012 年)。为了提供学术交流的平台、提高急救人员的综合素质和服务能力、推进人才队伍建设,推动院前急救学科的健康发展,2011 年 1 月创刊了内部学术期刊《上海院前急救》(季刊),每年发表文章 120 余篇。

上海市医疗急救中心作为西太平洋地区唯一的院前急救研究和培训合作中心,立足上海,辐射全国,开展了一系列与 WHO 共同实施的合作项目。分别与美国心脏协会、意大利急救中心、法国巴黎急救中心以及港澳地区急救中心等开展交流与合作,对院前急救医务人员及行政管理人员进行专业知识培训与交流,扩大了地区间学术交流范围,全面促进了院前急救管理,提升院前急救服务能力和城市公共安全保障水平,努力推进院前急救事业快速、可持续发展。

9. **对口支援** 2008 年抗震救灾结束后,根据市政府、市卫生局对口支援都江堰市灾后重建工作的整体部署,上海市医疗急救中心克服困难,积极做好对口支援工作,先后派出 8 支队伍 40 名业务骨干,参与对口支援都江堰重建工作。

2011 年 11 月,上海市医疗急救中心再次接受市委、市政府、市卫生局援建新疆喀什地区的任务。经过 7 天的日夜颠簸,行程 5 500 多千米将 5 辆新型救护车及精良的医疗装备送到了喀什人民的手里,为当地人民能得到更有效、更快捷地院前急救打下了坚实的硬件基础。

三、机遇与挑战

随着城市经济快速发展、上海作为"四个中心"的特大型国际化开放城市,人口逐年增加,人们健康意识不断提高,急救服务需求越来越大。同时,随着国际大都市的地位日益提升,国际、国内交流的日趋频繁,上海院外急救系统对各类重要会议、重大活动和重要人物的医疗保障任务更加繁重。

1. **存在的问题** 目前,上海院外急救系统在公众急救服务方面的主要困扰就是"叫车难、车到晚"(2012 年上海市医疗急救中心的回车率为 1.12%,迟缓放车率为 27.62%),造成这一问题的原因如下:

急救服务业务量逐年递增,急救资源的增长明显滞后。通过"十一五"规划的建设,上海市急救中心虽然在急救车辆装备等硬件建设方面的发展较为迅速,但在人才等软件建设方面却与规划目标还有较大的差距,急救医生的数量与急救业务量之间存在一定矛盾。为了满足公众急救服务需求,上海市医疗急救中心不断扩大急救医生队伍、增加急救医生人员,尽全力满足公众的急救服务需求。但近几年来急救医生队伍出现了相对的不稳定,由于行业待遇相对较低,个人业务发展空间较小,急救中心遭遇了"招人难、留人难"的窘迫局面,这一问题在近年来表现得尤为突出,导致回车率增加,无法满足公众急救服务需求;同时急救医生频繁地加班,工作负荷越来越重,造成更多医生的流失。

非急救服务占用急救资源。作者曾对上海市区市民院外急救服务进行了分析,结果发现急救业务可大致分为现场急救、转院和康复出院三类,它们所占比例分别为:58.7%、23.4%、17.9%。若将转院和康复出院归为非急救(康复出院和转院患者以搬运为主,几乎没有医疗用药行为),则其比例为41.3%。按照目前医疗机构管理条例规定,救护车必须配备具有执业医师资质的急救医生,大量的非急救业务使医生的价值得不到体现,另一方面在需要现场急救时,往往又遇到"无车可派"的两难局面。

2. 分类救护　为了解决当前急救模式中存在的问题,实施分类救护势在必行。在分类救护的模式中,当市民呼叫急救服务时,将有足够的车辆及人员赶到现场提供急救措施及送达入院,有助于进一步缩短急救反应时间,缓解"车到晚"的矛盾。另外,分类救护也是整合及优化配置急救资源的有效途径,有助于缓解非急救服务占用急救资源导致的浪费现象。

发达国家的经验是实行分类救护。分类救护的实践证明,其安全性极高。美国于20世纪80年代开始应用分类救护,当时仅有不到0.3%的个案低估了紧急情况,没有患者因低估病情而受到伤害。在法国,调度员负责确定来电的性质、地理位置、一般情况登记、判别呼叫的紧急程度,做出初步的医学评估。他们或通过电话给予一个简单的医疗建议,或调派一名社区医生到患者家里,或调派一辆简易救护车,进行医院间的转运。只有在病情危急时,才调派配有急救医生的救护车(SMUR)前往现场。因此,尽管近10年来所受理的急救电话数量增长了3倍,而SMUR参与的抢救活动仍保持在每年50万起左右,这个数字相对稳定。这些国家的共同特点是:开设专门的救护员技能培训课程,通过考核与评估获得准入资质,参与院外现场救治,同时还充分利用社会资源满足非急救业务需求。

2010年3月始,上海市医疗急救中心进行了分类救护的初步尝试,设置了非急救调度席,配备了专门负责转运的非急救车辆,车上不再配备急救医生,而是由接受过一定急救技能培训、有一定现场急救经验的驾驶员和担架员担任,专门运送康复出院患者。回车率从3月份的2.0%下降至1.6%。

近期在探索由执业护士主导的转院转运车和急救员为主的非急救车,取得了良好效果,在一定程度上减缓了急救医师紧缺的矛盾,确保了老百姓真正的日常急救,也满足了不同层次的院前服务需求。

3. 医疗救护员制度　为了配合分类救护工作的开展,在进一步稳定急救医师队伍的同时,还应积极推进医疗救护员制度的落实。根据国家劳动和社会保障部办公厅《关于同意将医疗救护员等2个新职业纳入卫生行业特有职业的函》,医疗救护员、健康管理师2个新职业已纳入卫生行业特有职业范围。卫生职业技能鉴定部门将开展这2个职业的鉴定工作,经考试合格者可以获得国家职业资格证书。卫生部颁布的《院前医疗急救管理办法》第16条,正式提出:"从事院前医疗急救人员应当具备相应专业技术资格。经省级卫生行政部门指定机构培训合格,急救员可以从事相关辅助工作。"此外,卫生部已与上海市政府达成"部市协议",其中明确要求上海进行院前医疗救护员的探索工作。

医疗救护员是运用救护的知识和技能,对各种在急症、意外事故、创伤和突发公共卫生事件中的伤病员施行现场初步紧急救护的人员。医疗救护员应实行资质分级认证和准入制度,逐步替代现有的驾驶员和担架员等急救辅助人员,走技能型人才培养方向。救护员资质分为三级:①初级,护理患者、实施心肺复苏(CPR)、固定患者、给予氧疗、基础创伤生命支持、使用自动体外除颤器(AED)、非急救患者的护理和转运;②中级,有5年实践经验,除了具备一级急救员的所有资质,还需接受规定学时的相关培训,逐步发展在紧急情况下给予抢救药物;③高级,应有10年实践经验,除了具备二级急救员的所有资质,还需接受规定学时的教学和临床培训，能够在紧急情况下开展高级生命支持等。

总之，在加快形成公共卫生体制建设政策的指引下，上海市医疗急救中心紧紧把握发展机遇，顺应医改大潮，实现了高速、稳定、持续发展。上海市医疗急救中心将在新一轮医改和上海卫生事业改革发展"十二五"的推动下，继续加强基础建设，提高员工素质，培育急救文化，树立社会形象，塑造城市精神，履行社会责任，以守护人民生命健康和维护城市公共安全为己任，加快急救体系的建设与发展。

第六节 城市依托形式的医疗急救

医疗急救既是专业跨度广的综合性学科，更是现代化城市必不可少的一个行业，一个重要的必不可少的服务部门。一个城市医疗急救水平的高低是衡量城市现代化程度的重要标准之一。本节作者以重庆急救中心为例探讨"依托形式"的医疗急救特点及运行概况。

一、概述

国内目前主要的急救机构形式有以下几种：

上海形式（独立型）：该形式的主要特点为指挥调度和院外急救由急救中心独立开展，院前人员隶属急救中心，采用独立型形式的急救机构以京、津、沪为代表。

广州形式（指挥调度型）：该形式的主要特点为调度指挥辖区内各级各类医院开展院外急救，院外急救人员隶属于各医院急诊室，以广州、南宁为代表。

重庆形式（依托型）：该形式的主要特点为依托综合医院开展指挥调度和院外急救。急救中心依托于医院，人员隶属于医院。该形式以重庆、青海为代表。

其他：广西南宁将火警、道路安全救援、医疗、公安统一整合为一个联动平台，全额由政府投入。医院救援由辖区医院负责，消防由公安协助。

2010年，卫生部医政司组织全国急救中心（站）基本情况调查，涉及全国31个省（直辖市、自治区），333个地级市、2858个县（市、区）。调查反馈有效对象2403个（收回有效问卷1695份），其中省级急救中心31个、地市级急救中心266个、县级急救中心1398个。在上述对象中，运行形式为依托型的为82.9%。可见，依托医院的医疗急救形式在我国占有绝对优势。

二、依托形式医疗急救体系的管理及职责

（一）组织管理

医疗急救工作由卫生行政部门按照"统筹规划、整合资源、合理配置、提高效能"的原则，统一组织实施。在一个行政辖区内，应建立覆盖整个行政区划的三级急救网络。急救中心依托辖区政府所在地一家综合实力强的三级甲等医院建立；主城区应设置一定数量的急救网络医院；郊区应根据地域及辐射范围设定一定数量的急救分中心，分中心下设立急救站，各区县（自治县）至少设立1个急救站；急救分中心、急救站、急救网络医院也采用依托模式，挂靠当地综合实力强的医院建立。形成以急救中心为龙头，急救分中心为枢纽，急救站和网络医院为主体的三级急救网络。各级急救医疗机构纳入当地医疗机构设置规划，卫生行政部门按照就近、安全、迅速、有效的原则设立，统一规划、统一设置、统一管理。

（二）各级部门职责

市级卫生行政主管部门负责全市急救医疗工作的监督管理，规划和指导全市急救医疗体系建设。区县（自治县）卫生行政部门负责本辖区急救医疗工作的监督管理，规划和实施急救医疗体系建设。

急救中心（分中心、站）在卫生行政部门领导下，负责急救医疗工作的组织、指挥和调度，按照急救医疗需求配备通信系统、救护车和医务人员，开展现场抢救和转运途中救治、监护。急救网络医院按照急救中心（分中心、站）指挥和调度开展院外急救医疗工作。急救分中心、急救站、急救网络医院接受市急救中心的业务指导。急救站接受有管辖权的急救分中心的业务指导。

三、依托模式医疗急救各系统的运行

（一）急救通信指挥系统

急救通信网络是急救中心的重要组成部分，采用有线和无线相结合，开通多条中继线，让服务区的多个呼救电话顺利无阻地进入"120"指挥中心。指挥中心采用同传指令网络的形式开通与各急救分中心、急救站的通话联系，以便在大型灾难事故急救时进行调动。"120"指挥中心应与上级主管部门、应急指挥系统和易发生灾害事故的火车站、码头、机场开通热线电话，与公安、消防、交通、武警开通热线电话，以便在大型灾难事故中互相联系，配合抢救。

畅通、快捷的通信系统在院外急救工作中具有非常重要的作用。它包括呼救信息的接收，指挥及调度，信息的收集和整理，通信的设置和管理。

1.呼救信息　我国政府统一使用的医疗急救呼叫电话是"120"，从事"120"指挥中心工作的医务人员必须训练有素、熟悉各专业的基本急救知识、了解本地区的地理环境、及时准确地接收呼救信息。

2.指挥和调度　重庆市主城11区"120"指挥中心按属地优先原则受理呼救电话，主城11区电话落地重庆市急救医疗中心，其余落地当地区县"120"所属的网点公立医院，且必须在迅速受理呼救电话后，在规定的时间内根据就近、就急的原则尽快调度相应的医院救护车及院外急救医务人员赶到现场，对伤病员进行急救。大型灾难事故呼救，了解事故的性质、伤亡情况后立即发出1～2辆救护车赶往现场进行急救，并向上级领导汇报，组织抢救小组，前往现场进行抢救。同时要保证灾难事故抢救指挥中心与现场急救的信息畅通。在批量病人需要转入医院时要协助联系病房、手术室、ICU、急诊科等，做好接收准备。

3.信息的收集和整理　急救信息的收集、整理、储存，对院外急救成功率的提高和急救科研的开展非常重要，特别是各种大型灾难事故资料的收集，对预防灾难事故的发生和减少国家和人民财产的损失有重要作用。

4.通信的设置和管理　通信是院外急救中的首要环节，通信的设施和管理目标首先是建立和健全本区域的现代化通信网络，确保任何时候，任何地方都畅通无阻。调度室位置要高而明亮，宽敞，无灰尘，设备采用自动交换与人工操作双重控制，以利急救。本区域内各"120"网点医院实施通信联网，车载台保证功能完好，有群呼和定位等功能。有条件的急救中心、分中心可建立大型指挥调度平台，完善计算机管理系统，利用GPS卫星定位技术及其计算机技术等手段，结合运用矢量化地理信息电子地图数据库、软件平台和急救系统资源数据库，实现对车辆的位置监视、调度、导航援助、生命信息传送及车辆工作状态监察的功能，合理利用救护车。

（二）院外急救系统

1.急救队伍　院外急救队伍专业化才能确保迅速出车、现场急救顺利进行，有条件的急救中心、分中心应独立设置院外急救部。急救站和网络医院应在急诊科内设置院外急救组，以保证急救任务的顺利开展。专业化的院外急救队伍包括专门从事院外急救的医务人员、驾驶员和担架员。

院外急救医务人员：医师以高年资住院医生或主治医师为主，有一定数量的副高或正高级医生。护理人员以护士、（主管）护师资质的人员为主体。医护人员一年有1/4～1/3的时间在院内各专业轮训。由于院外急救的社会性和机动性强、工作环境差、流动性大，伤病员以急危重症为主，医疗力量和设备受限，因此院外急救医护人员要身体健康，有高度的责任心，良好的医德医风，临危不惧，基础扎实，技术熟练，灵活机动，有处置突发公共卫生事件、群发伤害，院前现场组织指挥、检伤分类与疏散转移的能力。

驾驶员：以部队转业的中青年驾驶员为主要力量。有熟练的技能和高度责任心，根据急救需要随叫随到，执行急救任务中遵守交通规则，以抢救伤员为己任，服从出车急救医生安排，快速安全将伤员送到医院，同时要经常检查救护车性能，发现问题及时修理。

担架员：院外急救的辅助力量，以中青年男性为主。身体好，素质好，关心体贴伤病员，服务热情，上岗前必须经过急救培训，并考试合格，执行任务中服从急救医生安排，协助医生进行急救处理，会运用正确的方法搬运伤员，为伤员提供优质安全的服务。

2.急救装备

1）运输工具

（1）救护车：最常用的运输工具，分监护型和普通型。监护型救护车除急救箱外还配有较多的危重病人抢救药品、各种急救设备。普通型救护车配有急救箱、除颤仪、监护仪、担架等。

（2）直升机：速度快，大大缩短了转运时间。容量大，一架飞机同时运载几个伤病员。不受水陆交通困难影响。直升机降落场地易选择。安全性大，可有医师在飞机上对病人进行处理。

（3）其他：快艇、客船、摩托车等也已逐渐成为急救运输工具。

2）急救设备

（1）各种担架：自动上下车担架、铲式担架，根据不同病情选择不同的担架将伤病员抬上救护车或飞机。

（2）急救箱：内装血压表，听诊器，体温表，开口器，镊子，剪刀，止血钳，空针，输液器，碘酒，酒精，各种急救药品。

（3）其他：电除颤起搏器，简易呼吸机，心脏按压泵，多功能监护仪，气管插管箱，三腔二囊管，洗胃管，吸引器，血糖仪，闭式引流管，及常用手术包。

3.院外急救单元配置　城市人口每5万~10万人配置一辆救护车，以一台救护车为一个救护单元，配置4~5名医务人员（医生、护士、驾驶员），担架员1~2名。每位工作人员的工作用房按建筑面积35m²设置。

4.院外急救时间及急救半径　控制在30分钟以内较理想，即平均反应（从呼叫电话摘机到救护车到达伤员身边）时间≤10分钟；其中呼救应答≤1分钟（包括录入伤病员基本信息，伤情描述，所在位置），调度≤30秒，出车≤1分钟。现场处置≤10分钟，监护转运≤10分钟。诊断明确、需要紧急（手术）抢救的危重伤病员，可以直接送手术室或EICU。急救半径控制在主城≤5千米，郊区8~15千米为宜。

5.院外急救工作流程

（1）"120"指挥中心接完呼救电话后，1分钟内发出出车指令。

（2）院外急救医务人员大型灾难事故1分钟内出车。一般急救3分钟内出车。

（3）驾驶员接到出车指令后，立即上车发动救护车，等待医务人员和担架员立即带上急救设备上车。

（4）到现场的途中和伤员或呼救者取得联系，并指挥群众或伤病员（神志清楚者）采取一些自救互救措施。

（5）到现场后询问伤员病史，仔细检查伤员并立即做出急救处理以减少伤员痛苦，挽救伤员生命。

（6）现场急救后迅速将伤病员转送到有条件后期处理的医院，转院途中医务人员必须严密观察伤病员的生命体征，一旦病情变化立即停车处理，或转就近医院抢救。

（7）根据伤病员病情状况一般送入医院急诊科，但如病情危重须立即进行手术的伤员，出车医务人员必须在现场或在转送途中通知手术室和手术医生做好准备，伤员可直接送入手术室手术。

（8）无论是在医院急诊科或手术室交伤员时，必须告诉接诊医生伤员的伤病情，初步诊断，现场及途中的急救处理情况，以利于后续工作。

（9）做好病例资料的收集与保存。通过现场医务人员询问病史、查体，得出初步诊断，并对患者进行现场急救和途中病情变化处理，以及医患沟通记录，送到医院后及时完成院外急救病历，并作长期保存。

(三)院内急诊系统

1.科室建制　各承担急救医疗任务的医院原则上应独立设置急诊科，下设院外急救科或组。急诊科（室）实行24小时开放。有专职的科主任和护士长。

三级综合医院急诊科主任应由具备副高以上专业技术职务任职资格的医师担任。二级综合医院的急诊科主任应当由具备中级以上专业技术职务任职资格的医师担任。

三级综合医院急诊科护士长应当由具备主管护师以上任职资格和2年以上急诊临床护理工作经验的护士担任。二级综合医院的急诊科护士长应当由具备护师以上任职资格和1年以上急诊临床护理工作经验的护士担任。

2.急诊科设置

（1）急诊科具备与医院级别、功能和任务相适应的场所，以保障急诊工作及时有效开展。

（2）急诊科设在医院内便于患者迅速到达的区域，并临近大型影像检查等急诊医疗依赖较强的部门。

（3）急诊科入口应当通畅，设有无障碍通道，方便轮椅、平车出入，并设有救护车通道和专用停靠处；有条件的可分设普通急诊患者、危重伤病患者和救护车出入通道。

（4）急诊科应当设医疗区和支持区。医疗区包括分诊处、就诊室、治疗室、处置室、抢救室和观察室，支持区包括挂号、各类辅助检查部门、药房、收费等部门。医疗区和支持区应当合理布局，有利于缩短急诊检查和抢救距离半径。

（5）三级综合医院和有条件的二级综合医院应当设急诊手术室和监护室；有条件的医院应当设立儿科急诊，并根据儿童的特点，提供适合患儿的就诊环境。

（6）急诊科应当有醒目的路标和标志，以方便和引导患者就诊，与手术室、重症医学科等相连接的院内紧急救治绿色通道标志应当清楚、明显。在医院挂号、化验、药房、收费等窗口应当有抢救患者优先的措施。

（7）院内急救医疗应当与院外急救有效衔接，保障急救患者获得连贯医疗。

（8）急诊科应当明亮，通风良好，候诊区宽敞，就诊流程便捷通畅，建筑格局和设施应当符合医院感染管理的要求。

（9）急诊科抢救室应当临近急诊分诊处，使用面积应不小于 $50m^2$，设 2 张多功能抢救床，有条件的医院可以设立 2 个以上的抢救室。抢救床每床净使用面积不小于 12 m^2。抢救室内应当备有心电图机、简易呼吸器、吸痰机、吸氧装置、洗胃机、心电监护仪、电击除颤仪、呼吸机、便携式快速血糖检测仪、血气分析仪；气管插管包、气管切开包、环甲膜切开器、胸腔闭式引流包、胸腔闭式引流瓶、腰穿包、深静脉穿刺包、导尿包、腹穿包、胸穿包、清创缝合包、腰穿测压表；一般急救搬动、转运器械，各种基本手术器械。有条件的医院可配置便携式超声仪和床旁 X 线机。

（10）急诊科应当根据急诊患者流量和专业特点设置观察床，但不少于 20 张。急诊患者留观时间原则上不超过 72 小时。

（11）急诊输液区配有治疗室、输液床或椅，注射处置室布局合理，能同时开展多人治疗。

（12）急诊清创缝合室能开展清创缝合手术及处理紧急的严重创伤。

（13）急诊科应当设有 24 小时通畅的急诊通信装置，专人职守，非急救工作严禁占用。有条件的医院可建立急诊临床信息系统，为医疗、护理、感染控制、医技、保障和保卫等部门及时提供信息，并逐步实现与卫生行政部门和院外急救信息系统的对接。

3. 人员配备

（1）急诊科应当根据每日就诊人次、病种和急诊科医疗和教学功能等配备适当的医护人员。但每值班单元应有至少 3 名医生和 1 个标准院外急救单元（包含医生、护士、急救车专职驾驶员各 1 名，急救车车载急救药品、器械）。

（2）急诊科（含院外急救）医护人员受过专门训练，掌握急诊医学的基本理论、基础知识和基本操作技能，具备独立工作能力。

急诊科应当有固定的急诊医师，且不少于在岗医师的 75%，医师梯队结构合理。

急诊医师应当具有 3 年以上临床工作经验，具备独立处理常见急诊病症的基本能力，熟练掌握心肺复苏、气管插管、深静脉穿刺、动脉穿刺、心电复律、呼吸机、血液净化及创伤急救等基本技能，并定期接受急救技能的再培训，再培训间隔时间原则上不超过 2 年。

急诊科应当有固定的急诊护士，且不少于在岗护士的 75%，护士结构梯队合理。

急诊护士应当具有 3 年以上临床护理工作经验，经规范化培训合格，掌握急诊、危重症患者的急救护理技能，常见急救操作技术的配合及急诊护理工作流程，并定期接受急救技能的再培训，再培训间隔时间原则上不超过 2 年。

急诊科以急诊医师及急诊护士为主，承担各种病人的抢救、鉴别诊断和应急处理。急诊患者较多的医院，还应安排妇产科、儿科、眼科、耳鼻喉科等医师承担本专业的急诊工作。

4. 科室管理

（1）急诊科应当建立健全并严格遵守执行各项规章制度、岗位职责和相关诊疗技术规范、操作规程，保证医疗服务质量及医疗安全。

（2）急诊科应当根据急诊医疗工作制度与诊疗规范的要求，在规定时间内完成急救诊疗工作。

急诊实行首诊负责制，不得以任何理由拒绝或推诿急诊患者，对危重急诊患者按照"先及时救治，后补交费用"的原则救治，确保急诊救治及时

二、香港消防处的紧急救护机构

香港消防处肩负为市民提供紧急服务的使命，包括灭火、海陆拯救及为市民日常伤病者提供紧急救护服务。此外，亦就防火措施向市民提供意见。

香港紧急救护服务，是由消防处救护总区提供，辖下共有救护车319辆、流动伤者治疗车4辆及辅助医疗摩托车36辆，所有救护车和救护摩托车均备有辅助医疗设施。

2012年，救护总区奉召提供服务达727 300次，共载送654 371名伤病者往医院及诊所，平均每日提供救护服务多达1 987次。

救护总区共有2 823名职员，由一名救护总长掌管及一名副救护总长辅助处理行政及行动事宜。旗下分两大行动区域，即港岛及九龙区域、新界区域。目前消防处救护总区共有38个救护站，有28个派驻救护车的救护点及1个临时救护岗，提供24小时全天候服务。此外，救护训练学校则肩负救护人员的入职训练、在职培训、及辅助医疗专业训练（图1-6-7）。

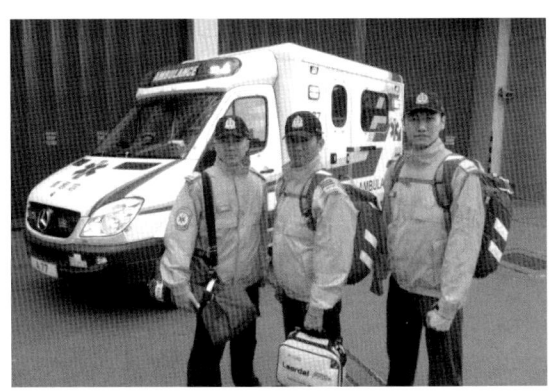

图1-6-7　救护人员于救护站候命

三、危难事故应变计划及演练

各属员除了每天必须进行的灭火及救护操练外，香港组织各大公共陆路运输、航空及航海单位，举行大型事故灾难演习，进行危机评估，制订危难事故应变计划，例如大亚湾核电站爆发应变计划、香港国际机场意外事故应变计划、境内生化及核爆事故应变计划、传染病爆发应变计划、特发事故应变计划等，都是为保障市民生命财产而精心部署的全方位应变措施，配合各种各样的高水平演练，证明了香港特区政府对市民安危，有着极度的关注。

四、救护模式的转变

现代救护本是软性服务，从19世纪时盛行的"救伤技巧"，至现时被广泛接纳的"救护模式"，已存在着极大变迁。以往的救伤只是针对患者的伤势，予以救治，望能在最快时间给予初步处理，以防伤员病情恶化。

时至今日，护理已有新趋势，在利用先进急救仪器治疗伤员的同时，关怀、安慰、小心看护及心理上的治疗，亦同等重要。"救伤"一词，更早于20世纪中期，在相关专业中已演变为"救护"，至于"辅助医疗"服务，更是我们于21世纪的重点发展方向。

辅助医疗所涵盖的范围，除了初步伤情处置外，更配合不同的救护仪器及技术，如心脏除颤器、静脉注射及选择性的使用药物等。在投放资源方面，管理层除了要面对先进技术及仪器的大量涌现外，还要平衡社会整体或单位内的开支。

为配合现代救护模式的转型，消防处救护总区就专业培训、服务质量、调派系统及救护车调派分级制等方面，制订发展计划，务求提供最切合社会需要的紧急救护服务于市民。

五、救护专业培训

要成为合格的救护人员，所需接受的培训相当全面。在香港消防处辖下救护人员的训练模式共分三大类，包括入职训练、在职培训及辅助医疗专业训练。

在入职训练方面，主要为新入职的救护人员，包括救护主任及救护员，提供26周留宿训练，目的是使新入职人员尽快通过专业培训，掌握院前急救技巧，为全香港市民服务。

入职训练内容包含对香港政府及部门的认识、步操、基本救护学、纪律训练、基本灭火及防火技术、体能训练、攀山抢救、优质顾客服务训练、情绪智商、小型抢救、大型意外、严重事故指挥系统、特别抢救技术及接载直升机及吊运程序。学员需完成26周训练及通过评估，才可毕业并投入专业救护行列（图1-6-8、1-6-9）。

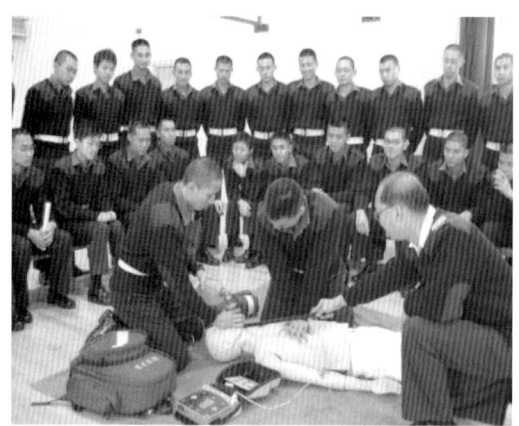

图1-6-8　救护学员进行心肺复苏法训练

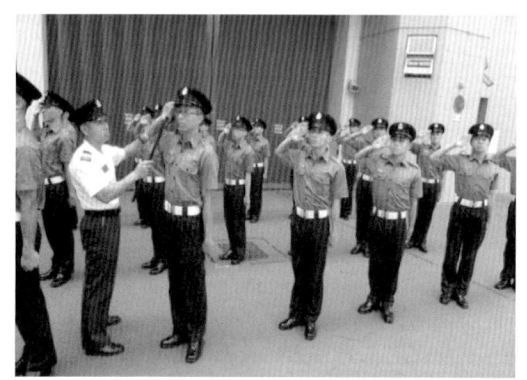

图1-6-9　步操训练

在职培训方面，目标是配合不断变化的工作环境及救护人员的不断增值，合适的在职培训课程包括两周的救护学覆修课程、队目级指挥课程、危机处理及谈判技巧、情绪智商课程、特种救援队训练及其他不同类别的临时课程等。此外，培训合格的救护人员亦会被挑选派往加拿大温哥华，于当地救护服务单位进行随车观察及学习。

以为期五天的特种救援队训练课程为例，救护总区共有347名成员参与了有关攀山、急流拯救及坍塌搜救的训练，从而认识最新的拯救技巧及设备。当需要在极端的环境或地形进行救援行动时，经过特别训练的救援队队员便会被召唤到场（图1-6-10）。

辅助医疗专业训练是消防处救护总区近十年的重点发展项目，目的是走向更专业化的院前护理，将急症临床护理概念，应用于事故现场，使伤病者能得到更快捷、更完善的辅助医疗照顾。自20世纪90年代初，救护总区已积极配合国际院前急救步伐，发展本土化的辅助医疗服务，到目前为止，所有救护车均提升至辅助医疗层面，由拥有二级急救医疗助理资格 EMA Ⅱ（emergency medical assistant level Ⅱ）的救护人员为救护车主管，此水平是一种较以往救护学更高层次的专业服务。

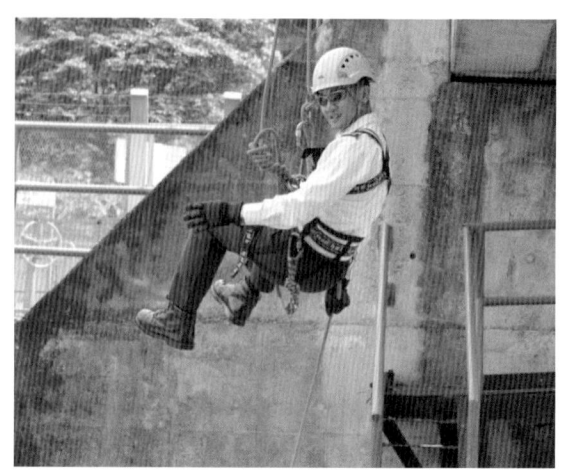

图1-6-10　特种救援队学员练习下降技术

所有二级急救医疗助理，均需要通过21周训练，包括自修、讲堂及实习。成功考取资格者，均可于伤病者身上应用静脉输液法、肌肉注射法、皮下注射法、脊椎制动、骨折制动、呼吸疾病治疗及特定药物和心脏除颤器的使用。在现役救护人员中，已有42%，即1 177人成功考取资历。

值得高兴的，从2005年4月开始，香港救护服务已全面引进辅助医疗，所有救护车辆均能提供更高层次的院前护理。

六、服务质量

随着辅助医疗专业的发展量，消防处救护总区于2003年2月成立了临床管理委员会，共有10名成员，包括救护官员、消防处医务总监及香港医院管理局医生代表。此委员会成立的目的，是专责监察辅助医疗救护人员的表现，提供意见，制订有关程序，提出"持续质量改善计划"。

自2006年4月起，设立服务质量监察单位，由该单位专责救护官员，配合救护总区的两位医务总监，和驻守在各救护站的临床支持主任，持续监察各救护人员的专业表现，包括利用辅助医疗服务质量管理系统进行纪录检视、随车检测、特发巡查及监控面议等等。

七、辅助医疗服务质量管理系统

系统已于 2012 年 8 月全面推行，以改善辅助医疗救护服务质量管理工作的效率及成效。这个新购置的计算机辅助评估工具，可监察辅助医疗人员的表现。救护人员输入的所有救护车出勤电子记录会经计算机运算，并对照根据辅助医疗程序而订的既定规则，从而确定医疗程序是否正确。

八、调派系统

为更快捷地提供紧急救护服务，消防处控制中心已添置全球最先进的第三代调派系统。该系统斥资约七亿港元，能迅速有效地调派资源，包括人员及紧急车辆，于最短时间内，给予有需要的市民优质、专业的救护服务。在调派过程中，除可监察资源分布、流向及行动外，更能快速地传递最新信息给前线救护人员，以使双方保持高度联系。

再者，可提供全方位信息收发，同时联系各有关紧急服务单位，如警察单位、医院管理局、重点急症室、政府飞行服务队、海事救援中心、运输监控中心、航空控制中心、各大公共运输单位等。此外，如有需要，控制中心亦可于同一时间要求水务处、煤气公司、电力公司等协助处理事故。通过此第三代调派系统，在最短时间内，为伤病者提供最佳院前紧急救护服务。

九、公众使用除颤法

消防处自 2007 年 5 月起，在救护训练学校为市民开办为期一天的"小区心肺复苏法及简易心脏除颤法"课程，鼓励市民尽早向心搏骤停的病人施行心肺复苏法及心脏除颤法，以提高存活率。

国际已有尽快为心搏骤停的病人施行心脏除颤法的共识，而"简易心脏除颤法"课程于外地亦广泛推行。例如在人流众多的火车站和美国华盛顿州一些高危组别的病人家中，都配备供公众使用的心脏除颤器。

心脏病是香港排名第二的致命疾病。在 2012 年，超过 5 000 例非创伤性心搏骤停个案在医院以外的地方发生。有研究报告指出香港的院外非创伤性心搏骤停个案的存活率只有 1.25%～1.6%。心脏病专家相信如能广泛装置心脏除颤器，会有超过一半的病人被成功拯救。

要有效拯救生命，快速执行"生命链"的每一项链接是成功的关键。"生命链"的五个步骤包括"立即确认并启动紧急应变系统"、"尽早施行心肺复苏法"、"进行快速除颤"、"有效高级救命术"和"整合的心搏骤停后护理"。每延迟 1 分钟的治疗，存活率就会下降 7%～10%（图 1-6-11）。

图 1-6-11　生存之链

设置供公众使用的心脏除颤器是为方便已受训人士在有需要时使用，所以人流众多的公众地方如火车站、机场、大型屋苑、小区中心和长者中心等都是装置的理想地方。

十、快速应变急救车

快速应变急救车计划在 2006 年开始试行，目的是为了加强救护主任在前线的管理。香港消防处共有三部快速应变急救车，每部均由一名救护主任负责执勤，其主要职责是担当临床支持主任，以确保救护服务的质量。此外，当可供调派的救护车预计未能在 10 分钟内抵达事故现场时，快速应变急救车会出动处理紧急救护召唤。如有需要，快速应变急救车也会出动处理及指挥大规模的救护行动。

十一、救护车调派分级制

救护车调派分级制是目前香港紧急救护专业服务的首要发展项目，主要目标是通过询问呼叫者预设问题，将呼叫分类及分级，然后配以适当的出动模式及救护车到场前指引，合理使用资源，使急需者得到最快捷的救护。

事实上，救护车调派分级制模式已于全球 30 多个国家广被采纳，效果亦非常满意，对服务提供商及伤病者均有益。由于近年紧急救护呼叫量逐年增长，香港消防处正研究分级模式，务求在有限资源下，为救护车实施调派分级制，缓解救护呼叫增加的压力。

现将呼叫个案大致分为三级，第一级为情况危急或有生命危险，救护车于 9 分钟内到达，第二级为情况严重但无生命危险，救护车亦须于 12 分钟内到达，第三级为非危急，到达时间为 20 分钟内。

实施救护车调派分级制，能有效地分配救护资源。香港消防处救护总区通过发展小区教育、举办小区心肺复苏法半日课程、救护服务推广日及报纸、电台及电视等媒体广泛宣传，鼓励市民恰当使用救护服务的有限资源，以处理日渐增加的呼叫数目。

十二、辅助医疗的前瞻及自我增值

20 世纪末，美国、澳大利亚等地的著名学府，已设计出一套完备的辅助医疗健康科学课程，让有志从事救护行业者，先行进修，于入职前已具备足够培训及实习经验，一旦在职，便可随意运用相关技巧，在救护仪器的配合下，给予伤员最快捷及适当的护理。

此外，救护心理学的应用，是未来健康科学的导向。长久以来，救护人员均忽略此一重要环节。伤者在受伤的一刻所承受的压力，实非笔墨可以形容，伤后几个小时内的心理状态，更是病程的关键所在。因此，救护人员在院前的护理及心理治疗，在伤愈的过程中，有着举足轻重的作用。

救护模式亦紧随着人们的认知加强而有所转变。救护人员将会花时间，详细向伤者解释每一治疗步骤，倘若伤者反对救护人员的治疗方法，作为专业救护人员，亦应懂得如何处置该类情况，使用其他治疗方法，或者说服伤者接受治疗。

十三、国际交流及协作

从救护专业角度看，计算机科技应用在辅助医疗上，已很普遍。从业者，亦必须时刻掌握最新行业动态。

香港回归祖国已十六年，相互的救伤及救护技术和知识交流，也有大幅增长。不管是研讨会、比赛、专题会议及演讲，均建立了稳固的交流基础。单是东南亚各国在相关领域上，亦保持联系。

然而，在国际合作方面，现仅在起步阶段，互相派员交流情况不多，见面仅限于有关会议等场合，希望日后能有更大交流合作空间，例如培训，区域急救会议，急救资质互认，又或更进一步的专业救护人员互相调派等项目。

十四、展望将来

21 世纪救护模式发展潜力巨大。社区居民除了物质生活的提升，更需要获得良好的社会保障，救护服务正是其重中之重，当危难及受创伤时，立即的治疗不但能稳定伤势，更可挽回濒临死亡边缘的性命。

只有在互相学习、互相切磋及交流的情况下，救护技术方有进步空间。但愿救护模式不断迈向专业化，救护人员不断学习、自我增值及乐于接受培训，使市民的生命得到最佳保障。

第八节　我国台湾院外急救组织

1996 年，我国台湾颁布了"紧急救护办法"，确定消防机关为受理紧急伤病事故的救援申请单位，并成立救灾救难中心，执行相关业务，各地救灾救难中心应有救护队，负责各紧急伤病患者之运送。消防机关训练救护人员，使其具备初级、中级或高级救护技术人员（EMT1、EMT2 或 EMTP）资格。2004 年，成立消防署紧急医疗救护咨询委员会，作为紧急医疗救护相关业务的咨询单位，以协助策划及推动院外的紧急救护工作。2007 年，公布《紧急伤病法》，制订院外及院内各项转运及紧急到院伤员的处置规范。

（一）紧急医疗救护体系

紧急医疗救护的关键在于迅速、及时、正确的医疗处置及运送，使紧急伤病患者能及时从紧急伤病事件发生地点送往医疗机构进行进一步处置。整个相关工作流程中的每一个环节，做到环环相扣，形成良性循环。

台湾的院外救护在发展初期施行单轨制度，即当有紧急医疗事件时，现场民众立即打电话给"119"救灾救难指挥中心，该中心立即调度相关救护人员及救护车辆开往现场，同时现场人员（多数情况是非医疗相关人员）立即开始基本救命术（BLS）的实施，在救护人员抵达时，将紧急伤病患者立即用车送往就近的责任医疗机构，途中视情况继续BLS工作，抵达责任医疗机构后，由医护人员执行进一步的医疗处置（ALS）。在这种救护及运行方式中，所有的各项院外急救工作，都只包含基本救命术，而不能施行高级救护术。由于救护车辆来回转运紧急伤病患者的时间延迟，在到院后因未能施行高级的医疗处置，会造成紧急处置时间的延迟，从而影响紧急伤病救护的成效。

目前院外紧急医疗救援及转运为双轨院外救护转运制度，该转运方式指在救护车上配置具备执行ALS工作能力的医护或救护人员，随车前往事故现场，在救护车抵达事故现场的第一时间就立即开始ALS工作，以提升紧急伤病患者的存活率。

双轨制的院外救护转运系统又可分为医院双轨救护转运及消防双轨救护转运两种模式，前者是指医院收到"119"指挥中心指令后，派遣医院救护车及随车医护人员至现场从事高级医疗处置并随即返回医院，并在车上继续执行ALS直至到院后由急诊部门医护人员接手做后续处置。此种模式的优点为可展开较早的事故现场ALS工作，改善了单轨院外转运工作的缺陷，提升了医疗质量，改善紧急伤病患者，尤其是心肺骤停患者的存活率；另外，也可使医疗机构急诊医疗部门因而积累紧急医疗工作的宝贵现场执行经验，从而可大幅度地提升急诊医疗院外救护的工作质量。但是，医疗双轨制院外救护转运工作模式仍有其缺点，主要是医疗机构系经由"119"救灾救难指挥中心的调派而出动执行院外救护勤务，与事故现场求救的电话求援有一定的时间差，并且可能并存两个不同单位协调上的问题，产生更大的时间差，因而衍生出机动性不足的问题，而要求医疗机构成立自己的院外紧急伤病案件受理系统显不切实际。

我国台湾实行的是消防双轨救护转运模式，这种模式是指当"119"救灾救难指挥中心收到获紧急伤病事件申报后，立即指挥辖下的救援队出动（包含救护车及救护技术人员），抵达现场后立即开始ALS相关工作，并转至医疗机构由其急诊医疗部门开展后续救治工作，这种模式的优点是执行系统权责分明，能在接受紧急伤病事件申报的同时立即有效地派遣具高级救护能力的救护人员随车到达紧急伤病事件现场，展开紧急医疗救护，并立即送往医疗机构，在车上可继续执行必要的ALS工作，直到抵达责任医疗机构时，由其急诊医疗部门继续ALS医疗工作，使生命链能够顺利形成，其优点是能有效及时地将具有ALS工作能力的医疗救护人员以最快的方式（救护车）送抵紧急医疗事故现场，立即在现场展开ALS工作，使生命链能在最短时间内形成。

消防院外救护转运模式执行的关键在于随车救护人员的ALS救护质量，该人员须有高级救护员的能力，称之为EMTP。其来源是由EMT1及EMT2中选拔优秀的救护员并进行训练，其训练方式不但有课堂讲授及现场操作，并且要派至医疗机构中，进行临床实践，使高级医疗救护的理论及实践能有效地结合。另一方面，消防型的双轨院外救护转运模式可使医疗机构的医护人员不必再处于紧急医疗救护转运的第一线，而能专心从事到院病人的紧急医疗救护，可进一步提升医疗质量，而受过优良训练的合格EMTP可视为医疗相关人员的延伸，加强紧急医疗救护及转运，从而落实了紧急医疗救护网的构建。

（二）院外急救相关人员

医院急诊部门的医护人员为紧急医疗救援的到院处理工作人员，而各地消防单位的救灾救援指挥中心（即俗称的"119"指挥中心），则辖有救护队，配置救护车及救护人员，从事紧急医疗的院外救援业务。救灾救护指挥中心的技术人员，分为初级、中级及高级资格。

紧急医疗工作包含各项紧急医疗行为，因此，须有医护人员的参与及协助，也唯有医护人员积极介入及参与，才能有效提升紧急医疗救护及转运的质量，为紧急伤病患者谋取最大的利益。而医师更责无旁贷地负起主要责任来参与紧急医疗工作。

紧急医疗工作的医师参与运作方式，分为下列几种：

（1）法规制定：依据紧急医疗工作的专业知识技术背景，结合世界先进的相关知识及专业技能，参与并协助制订紧急医疗相关法规。

（2）人员训练：各类消防人员均须通过相关医疗专业训练，才能取得法律上的EMT1，EMT2或EMTP资格，有关各类人员资格的认定，医疗专业知识的教授指导以及各种课堂讲授，现场及临床训练，也须要医师的参与。

（3）各项工作的考评与监测：紧急医疗工作的各项现场处置，均通过有效的考评监测机制来使相关的质量能保持在合理的范围。考评的重点为紧急伤病患者护理质量，包含出车反应时间、各项相关紧急医疗工作的操作技能、各项相关教育培训的内容及相关医疗设备的配置与运用，通过对以上各项指标的现场考评，可以具体了解紧急医疗工作执行的成效与缺失，为其质量提升打好基础。

第七章

应急医院的建设与管理

第一节 移动医院的建设与管理

灾难应急救援有"黄金 72 小时"的说法，即灾难发生后的 72 小时为死亡的高峰时间，也是灾难应急救援的黄金时间，随着时间的推移，超过 72 小时后灾区的伤员成活率明显下降。在灾难发生的 72 小时内又是外部的救援力量无法介入的空白期，只能依靠灾区自救度过这个最危险的阶段。因此增强灾区自救能力，充分利用"黄金 72 小时"来挽救受灾群众生命无疑具有非常重大的意义。移动医院的最大优势是能将综合医疗救护系统完整地搬运到救灾现场，快速实施现场救助，减少"运输途中"的紧急救援和"黄金时间"的流失，可以最大限度地抢救生命。移动医院是应急医院建设的重点，是提升户外应急救援工作能力的一个重要支撑，承担着第一线救死扶伤的工作。

一、移动医院的概念

移动医院是用于突发事件应急医学救援特殊环境，临时组建、可搬迁和移动的具有特殊功能的医疗单元的统称。

二、移动医院的类型

移动医院分为海上、空中、陆地三种类型，用于海上救援的移动医院称为医院船，用于空中救援的移动医院称为空中医院，用于陆地救援的移动医院有卫生列车、汽车为载体的车载移动医院和野战方舱医院。

（1）海上移动医院：该移动医院是通过专用大、中、小型运输船舶改装，并在救灾"封闭"现场沿岸地带和船内同时展开实施现场大部分手术工作，在大灾面前配合野战医院实施全方位现场救助工作。

（2）空中移动医院：该移动医院是通过专用大型、中型运输直升机改装，并在救灾"封闭"现场和机内同时展开实施现场大部分手术工作，在大灾面前配合野战医院实施全方位现场救助工作。

（3）陆地移动医院：该移动医院是通过专用越野能力强的车辆改装，并在救灾"封闭"现场实施现场大部分手术工作，在大灾面前配合野战医院实施全方位现场救助工作。

其中，车载移动医院是应急医院建设的重点，本章节主要介绍的是广东省应急医院车载移动医院的建设。

三、车载移动医院的组成

车载移动医院由门诊车、手术车、医技车、药品器械保障车、宿营车、水电油保障车、通信指挥车、突击车等 10 台先进应急救援车辆组成，除了每辆车本身配备了许多的装备之外，还配备了镁铝合金组合担架系统、系列背囊（基本急救背囊、药械供应背囊、抗休克背囊、担架背囊、清创背囊）、急救背心、敞开式组合包、城市救援组合背囊、山地救援组合背囊、直升机救援组合背囊、自动胸外按压心肺复苏担架、多功能急救包扎包、折叠冰箱、半导体储运血箱、微型直流压缩机冷藏箱、USB 温度记录仪、医疗器械修理箱等医疗救援设备，装备了应急快速检验系统、移动式生命支持系统、便携式生命支持系统。

四、车载移动医院的功能

车载移动医院应具有良好的环境适应性和机动性,能够在一小时内完成装备装载赶赴现场,两小时内开展各类检查、手术等救治工作;可在没有任何外部供给的情况下,工作 10~15 天;每昼夜伤病员处置能力不低于 100 名,手术能力不低于 20 例。移动医院到达现场后,能实现以下功能:一般伤员的检伤分类、治疗和后送;急救处置、紧急手术、早期治疗和影像诊断;临床生化、血液学、细菌学的检验;药品耗材供应、处方调剂和供血配血;手术器械、衣巾单、敷料等洗涤和灭菌;伤病员收容留治(仅收治重症伤病员);伤病员的远程医疗会诊;自我生活保障等。在大型自然灾害中,这套系统将代替因意外崩溃的固定医院,成为临时的综合医疗中心。

五、车载移动医院救援装备的使用

(一)车队行车前准备和检查

按车辆的使用要求,检查各车辆电路、油路、冷却系统、润滑系统、点火系统等状况是否良好;各车内所有设备是否完好;各车内应配耗材是否备齐;水、气、电路设备是否正常;空调系统技术状况是否良好;各车厢、底架及附件等设备固定螺栓有无松动;各车厢门、孔口是否锁紧、牢固。

(二)车队到达目的地驻车后工作前的准备和检查

检查车厢展开状况:车厢是否调平,各扩展板是否扩展到位,扩展后各锁是否锁紧牢固;线路连接是否正确;车内各设备及空调、排气扇等附件是否处于待机状态;车外发电机是否处于待机状态。

(三)车队撤收行车前检查

检查各管、气、线路是否断开并收拢至可运输状态;车厢内部是否清洗干净;车厢内各设备\设施是否收拢到运输状态并固定牢固;车厢各扩展板及附件是否收拢到位并固定牢固;车厢门、孔口是否锁紧\牢固。

(四)舱板的扩展与撤收

到达目的地后,先将整车调平,按车厢扩展方式(机械压簧、人力辅助等)及展开流程完成对顶底板的扩展。撤收与展开操作相反即可完成操作。展开(撤收)时间不大于 30 分钟(3 人操作)。

(五)厢内医疗设施、附属设备的展收操作

车厢扩展完成后,将厢内所配置的医疗设施、辅助设备等按相关说明、规定及要求,取出展开安装在预定的位置并固定好,待通电工作。设备撤收操作与设备展开操作相反即可完成。所有救援装备工作后应及时补给卫生器材等消耗性物资。

(六)供配电操作

车辆在驻车状态下,车厢及内部设备展开后,首先连接保护接地线,接地线距车至少 15m。接好保护接地线后,确定电源总开关在断路的状态下,取出专用电源电缆,连接市电或发电电源(条件允许情况下,优先考虑使用市电),然后合上电源总开关,观察各相电压和各相电流是否正常。常规配电箱应配有漏电、过流保护,电压、电流、频率指示等。在无市电及发电的特殊情况下,可由底盘电瓶直接供电,也可由开关电源提供直流电源给负载供电。主要为手术设施、照明提供电力保障。

(七)水路系统的操作

一般医学救援车辆都安装有洗手台,使用前先检查净水箱是否有水,如果没有水,需要将净水箱加满水。同时检查污水箱是否已经排空,如果污水箱内有水,需要将污水箱排空。

(八)能源供应设备的操作

1. 发电机的操作 启动时,确定输出断路器断开,在空载的情况下,按发电机的相关操作程序启动机车,待运行正常后,逐级合闸供电。运行中,注意观察燃油油量、机油油量、机油油压、冷却液容量、温度、电流、电压、频率等参数,以确定运行正常。停机前,先将负荷逐级断开,怠速运转 3~5 分钟,再按操作程序关停机车,停机后搞好清洁卫生。

2. 供水储水设备的操作 一般能源保障车装配有大型储水箱及水处理设备,在有自来水的条件下,优先考虑直接使用自来水加水。若无自来水时,抽取三类水源按水处理操作程序,经净化处理后储存使用,净化水各项指标需符合国家饮用水卫生标准。

3. 供油操作 一般能源保障车装配有大型油箱及加油机,分对外供油及对发电机组供油。加油时严格按安全操作规范操作。

(九)生活保障设备的操作

1. 避雷防雷设备的操作 移动医院车队必须装配避雷防雷设备。到达驻地后,首先按操作程序架

设防雷避雷升降杆及快速接地装置，敷设好接地网。

2. 厨房厨具设备的操作　一般生活保障车装配有厨房及厨具等设备，主要用于医疗队内部主食的加工。使用时按所配置设备的相关要求操作，使用后应擦洗干净放回原位固定好。

3. 床铺的操作　一般生活保障车配有数量不等的简易床铺。在整车调平后，按相关操作程序展开床铺并固定好，确保稳定牢固。使用完后，按程序收拢固定好。

4. 帐篷等露营设备的操作　搭建帐篷等露营设备时，应选择地势相对较高地面相对较平坦的地方。按帐篷的展开顺序搭建，保证各固定点牢固可靠。

5. 污水污物的排放管理规定　对生活保障产生的污水污物，应消毒后无害化处理或打包填埋处理，排放应远离医疗区，避免造成二次污染。

六、车载移动医院救援装备的日常维护及定期保养

（一）车辆的日常维护及定期保养

按相关的车辆保养手册规定执行，除经常发动车辆外，还应做好以下日常维护保养：发现故障应及时排除，不能使车辆带故障工作；行车前检查紧固厢体的螺栓是否牢固，连接平台底架和纵梁的螺栓及螺母是否松动；车辆轮胎和备胎一定要按要求充足气，状态完好；车辆使用完，按操作要求进行撤收，保证各设备的完好使用状态。同时对车辆进行清洗擦拭，保证车辆的干净清洁；行车后检查车厢、门及各设备的螺栓是否牢固，如有松动必须紧固；定期对整车及设备进行检查，凡有需加注润滑剂的地方，应按要求加注润滑剂；车厢各门铰链及扩展装置每半年从油杯注入润滑脂一次；定期检查各门密封性，如有损伤，更换密封条；做到勤保养，经常清洁车辆及附件；做好维修保养记录。

（二）医疗设备、器械的日常维护及定期保养

按所装配设备、器械的保养手册规定执行，经常检查设备、器械的防霉、防潮，定期开启、检测设备的性能是否稳定正常，做好相应的维护保养记录。

（三）能源供应设备的日常维护及定期保养

1. 发电机的日常维护及定期保养　维修保养必须由取得资格的技术人员来进行。按发电机的保养手册规定执行，并做好相应的记录。

（1）做好预防性保养：检查机油及冷却液的容量，不足时要加满；检查燃油容量，需要时添加；检查发动机冷却风扇与皮带的松紧，过松则及时收紧，如有损伤则更换；所有软管结合处是否松脱或磨损，如有则及时收紧或更换；蓄电池电极有无腐蚀，如有则清洁。同时检查电力是否充足；发电机组、控制系统上是否有灰尘阻塞，如有则清洁；燃油、润滑剂、冷却水有无泄漏；清理发电机组周围，把不安全物件搬开以免影响操作或发生危险。

（2）做好定期保养：每周检测和带适量负载试运行10分钟，每月带适量负载试运行30分钟，检查启动性能、润滑油压力、排气烟色、振动、仪器仪表等；每三个月更换润滑机油；每半年清洗机油、空气滤清器；每半年检查喷油嘴、喷油泵、燃油管；每半年调整进、排气阀间隙；每半年检查碳刷及滑环；每半年用模拟故障检查所有控制系统的故障保护装置；每半年清洁所有电池盖的排气孔；每半年上紧所有排气管接口及电器接头；每半年检查绝缘一次。

2. 电源电缆、开关的维护保养　经常检查舱外使用的电源电缆是否有断裂情况，若有要及时更换；各器件紧固情况，不允许有松动现象；各器件导电端与导线连接是否牢固，不允许有虚连现象，不允许溅水、淋雨，以确保安全；定期测试各漏电、短路、过载等保护开关的灵敏度，确保其安全、可靠。

3. 水处理系统的日常维护及保养　为保证净化水质符合国家饮用水卫生标准，必须严格按相关设备保养规定执行。一般的水处理系统应做以下保养：关机后，使用处理过的反渗透供给水、软化水冲洗系统；为维护系统的性能，膜元件必须一直保持湿润状态；为防止细菌在压力容器中滋生，要定期消毒处理。

（四）生活保障设备的日常维护及保养

一般的生活保障车装备有厨房厨具，按相关设备的保养手册执行，日常应做好以下保养：定期检查油路系统是否渗漏，并清理燃油滤清器；检查燃烧机的喷油嘴是否堵塞，并清理堵塞物，保持畅通；清理烟管结垢及烟囱积灰；常用抹布擦洗厨具表面，清除油污；其他设备（冰柜、储物柜、消毒柜

等）每次使用完应清洁干净。

七、移动医院的管理运作方式

移动医院的建设应该纳入国家卫生体系和社会化保障体系当中，其中，政府负责一部分公益性"移动医院"的投资、建设、维护、使用，确保在大灾和必要时刻"开得出，用得上"；社会力量负责商业化"移动医院"的投资、建设、维护、使用，确保在平时社会应急救援和必要时刻使用，并按照卫生部门要求必须做政府备案，在大灾和必要时刻由政府有偿"征用"。通过社会力量和商业化保险运作等方式有效地缓解政府经济压力，并将更多的社会紧急救援工作实现市场化、专业化。

第二节　应急医院准备

近年来，随着国家利益的拓展和经济社会的发展，我国既面临难得的发展机遇期，也正处于社会矛盾多发期。传染病流行、食物中毒屡见不鲜，给社会生活秩序、国民经济发展、公民健康带来巨大影响。同时，我国幅员辽阔，地理环境和气候条件复杂，是世界上自然灾害损失最严重的少数几个国家之一，洪涝、地震、地质和海洋灾害频发，给国民经济建设和人民群众的财产安全构成严重威胁。然而当前，我国紧急医学救援能力与国民经济和社会发展现状不相适应，与党和政府以及社会公众的预期不相适应，存在着许多需解决的问题，如灾前准备不足、现场医疗救援混乱、救援水平落后、医院内救治准备不足、应急心理援助缺乏等。

凡事预则立，不预则废。虽然灾害和灾害救援与人类历史相伴，但是长期以来灾难医学并不为人重视。突发事件往往会超出医院的救治承受能力，若无相关应急预案及应对措施，医院必然会反应迟钝，顾此失彼，陷于异常被动的地位。因此，医院应制定相关应急预案，做好突发事件的应急准备，建立健全相关应急体系，做到有备无患，居安思危。院内建立应急组织体系，能使医院大量有效地救治伤员，保证患者的生命安全和身体健康。

一、国内外情况

1. **国外现状与发展趋势**　世界各国灾害医学救治模式各不相同，主要有"把患者送到医院"的英美模式和"把医院送到患者身边"的欧洲模式两大类，法国急救模式是后者的代表。美国各地区的急救医疗系统特别发达，目前每个城市都设有一个急救医疗系统和几个创伤救治医学中心，每个急救医疗系统每天可处理 100～200 例急诊患者，创伤救治系统正常情况下每天处理 5～10 例重症患者。这两个系统具有较大的储备救治能力，当大量伤病员发生时可以处理平时 3 倍数量的患者，而且根据邻近地区之间的互相援助协议，在地方救援能力不足时，邻近地区的急救医疗系统可以提供救援人员和救护运输工具。

但美国的急救医疗系统并不能真正满足重大灾害时产生大量伤病员的救护要求。美国国防部 1980 年建立军民应急医院系统（CMCHS），由较大的军队医院或退伍军人医院作为联邦协调中心进行协调指挥，并负责招募民间综合医院加入该系统，1985 年美国国家卫生部和联邦应急管理署（FEMA）提出以 CMCHS 为基础，与联邦民防人员相协调，建立独立的全国性医疗反应系统，即 NDMS。平时 NDMS 的救援准备工作包括：灾害卫生救援计划的维持和发展、人员的训练和演习、特殊事件的处理、召开年度会议。美国的灾害医学救援系统可以统一协调军队卫勤力量与地方医疗卫生力量，并把军队卫勤力量作为国际灾害卫生救援的首选力量和国内灾害卫生救援的重要力量。NDMS 在全国各大城市及战略要点都组建了专业性的医疗队，灾害期间，当地方急救医疗系统超负荷时，这些医疗队和其他专业医疗队可向患者和伤员提供直接的医疗服务，就其功能而言，医疗队可分为以下几种类型：

（1）灾害医疗救援队（DMAT）：目的是在灾害期间提供入院前的紧急医疗服务。这种救援队的任务、主要功能、组织结构、人员的职责均非常明确。DMAT 的主要任务包括伤病员伤情评估及分类，紧急医疗，成立野外医疗所，以及担负基层医疗、检疫和卫生体系的重建工作，其中检伤分类与紧急医疗是最紧急也是最重要的工作。

（2）国家大规模杀伤武器医疗反应队（NMRT-WMD）：是一支专业技术力量，在核化生事件后可及时提供医疗服务。该反应队有能力提供大量伤亡人员的洗消、医疗分类救治以及初级和二级的医疗救护（抢救生命、稳定病情），以便在有害污染环境中将他们送往第三地的医疗机构。

（3）灾难死亡处理反应队（DMORD）：是一支流动的殡仪专业队伍，专门处理死亡事件，包括交通事故、自然灾害和恐怖事件，根据处理大量人员死亡事件的需要，提供技术援助并支持殡仪工作。

法国、德国等国家由于重大灾害比较少见，主要的救援职责一般都落在州一级政府机构，联邦政府有权在一旦发生重大灾害时调动各州的救援力量，在国家层次上尚未形成独立的灾害卫生救援组织指挥系统。法国的"紧急医疗救助中心"（serviced aide medical urgent，SAMU），是一种以医师为主的全国性服务机构，全国大部分地区开设免费急救热线"15"，由SAMU或私人急诊值班医生和私人救护站实施院前救护。急救专家指挥急救工作是法国急救工作中的一个主要特点。

调度医生是法国整个SAMU系统的灵魂人物，由经验丰富的急救专家承担，负责分析各种急救呼叫，根据需求派出不同类别的急救车，并指导现场救治，然后根据患者病情联系最适合的医院。

除了指挥调动救护车外，调度医生还对呼救者进行医疗建议或指导，必要时有权指挥院内外的医生参与灾害医疗救援。SAMU与消防部门的第一目击者和全科医生密切配合，灾害事件发生后，SAMU派出专科医师进行现场急救服务。分类并处置后直接运往具有处理能力的相关机构（相关科室、抢救室或重症监护病房）。必要时派出一个有全套装备的可移动加强监护病房，包括急诊专科医师或麻醉师和一名护士在内的医疗组，到危及生命的急诊或严重创伤患者身边。

日本是一个自然灾害频发的岛国，经过长期的建设发展，尤其是1995年阪神大地震之后，日本建立了完备的现代化灾害医学救援体系。该体系是日本"国家危机管理体系"的重要组成部分，由"现场紧急救护体系"和"灾害医疗救治体系"两个子系统构成。也是以卫生、消防为主体，软硬件结合，卫生、消防、警察、环保、交通、自卫队等各部门密切合作的立体式网络化救援系统。在日本，灾害现场紧急救护（包括危重患者的现场救护）由消防部门负责。各级消防厅（局）都设有急救部和指挥中心，各消防队均配属有急救队。由此形成了高度发达的城乡急救网络。灾害医疗救治体系由一个国家级灾害医疗中心、两个区域性中心、12个地区中心和550家指定医疗机构或急救中心组成，其中包括国立医院、红十字会医院、地方政府医院以及私立医疗机构。各指定医疗机构都具备高水平的急救能力和接收灾后重症伤病员的能力，都能快速派遣急救医疗队实施灾后医学救援，都能开展灾害医学专业培训。

2. 国内现状与发展趋势　在20世纪，我国的卫生应急工作与其他行业一样，均很落后，仅在1995年由卫生部颁布了《灾害事故医疗救援工作管理办法》。2003年的SARS疫情，推动了我国的突发公共事件应急管理工作，催生了一大批应急预案。2006年国务院发布《国家突发公共事件总体应急预案》后，陆续公布多件公共卫生类突发公共事件专项应急预案，国家灾害医学救援逐步走上正轨和日常化。

《国家突发公共事件医疗卫生救援应急预案》根据突发公共事件导致人员伤亡和健康危害情况将医疗卫生救援事件分为：特别重大（Ⅰ级）、重大（Ⅱ级）、较大（Ⅲ级）和一般（Ⅳ级）四级。并据此做出相应国家、省、市、县四级响应。医疗卫生救援组织机构包括：各级卫生行政部门成立的医疗卫生救援领导小组、专家组和医疗卫生救援机构（指各级各类医疗机构，包括医疗急救中心、综合医院、专科医院、化学中毒和核辐射事故应急医疗救治专业机构、疾病预防控制机构和卫生监督机构）、现场医疗卫生救援指挥部。

过去的历次重大灾害中，中央和各级地方政府以及军队发挥了巨大的作用。但是，救援行动的组织和实施在时效性上与先进国家相比还有很大差距，尽管救援力量组建、开赴较快，但效率不高，"5·12"汶川地震的医学救援就暴露出这一问题。近年来，为适应不断变化的国际、国内形势，卫生部、中国人民解放军总后勤部卫生部、国家民政部等不同职能部门均已建立或正在研究应对不同灾害事件的预案或救援力量以及相关政策，但各个部门间尚缺乏统一的协调和组织机构，预案的制订和救援力量的组建急需科学系统的理论体系来指导，因此建立专门的灾害医学学术研究机构十分必要，灾害医学发展的程度实际上反映了政府和人民积极主动面对灾害的意识，遗憾的是国内目前缺乏对灾害医学有系统研究的人才，也没有适当的获取研究和运作经费的渠道，这使我国灾害医学的发展远远不能适应我国政治、经济发展和灾害救援的需要。

我国灾害医学救援体系是建立在国家应对各种突发公共事件的框架之下的。大城市现有的医疗急救系统（如120急救中心、红十字会999急救中心等）主要承担城市市民常规院前急救任务，是目前城市医疗急救和突发事件救援的重要力量。然而如果发生大规模灾害事件，势必要动用医疗机构的医务人员；国内众多医疗机构虽有各自的灾害救援应急预案但多流于形式，与预案配套的后勤保障系统、通信联络系统、管理监督系统，特别是针对灾害救援的培训都很不完善。原因主要与医院体制有关，地方医院的日常任务是针对单个和小批量患者的医疗救治工作，医务人员有正常的轮休时间安排，平时很难抽出时间、人力、财力去参加灾害救援演练，很难做到平时和战时很好结合。一旦发生重大灾害、人民生命受到严重危害，甚至医疗急救系统本身也是受害对象时，现有医疗急救系统将难以胜任救援需要。

为此我国正在探索进行灾害医学救援中的"军民一体化"模式，以完善灾害医学救援系统，最大限度降低灾害所造成的危害。2001年初，由国家地震局、解放军工兵团及武警总医院共同组成了一支反应迅速、机动性高、突击性强，能随时执行地震灾害紧急救援的国家级现代化救援队——中国地震灾害紧急救援队（对外称中国国际救援队）。该救援队在阿尔及利亚地震、印尼海啸、汶川地震、海地地震等巨灾救援中的表现令人瞩目，充分体现出军队医院在平时和战时相结合方面具有独特的优势。

我国在灾害医学救援的培训和宣传力度方面也急亟待强，我国的继续教育体系中亦应纳入针对急救医学医师与护理人员灾害医疗救援的培训项目，医疗急救和灾害医疗救援教育应该扩展到消防、武警及所有城市应急系统的人员，基本内容应包括灾害医学的基本概念，灾害医学系统组织的基本原理，各种灾害尤其是核、化、生灾害的处理原则，各种灾害损伤的紧急救治以及基本生命支持技术。2006年灾害医学救援系统教学进入院校，在武警医学院成立了救援医学系，这标志着我国灾害医学救援的教学和训练上了新的台阶。另外，近年分别在福建、山西、宁夏、唐山等地进行过较大规模的群众性救援演习，其中医疗救援占有很大的比重。但相比发达国家而言，我国全民灾害医学训练还很不够。如美国联邦政府在各州、市、县建立了灾害医学救援培训基地。他们采取循环培训的方式，每年都对从事紧急救援工作的人员进行两级的强化培训，同时对一些自愿参加者也进行培训，不断提高全联邦的应急救援能力。因此我们应当借鉴国外先进经验，加强灾害救援培训和宣传，以提高专业化救援队伍的救援水平和国民的防范意识及应急处理能力，使灾害医学救援能够适应越来越多、越来越复杂的灾害救援工作需要。

二、建立应急医院紧急救治系统

重大灾害发生时，造成大量伤员，伤员病情多样、复杂，各级医院如何快速、高效、有序地进行紧急救治十分关键。应急医院紧急救治系统包括：建立紧急救治指挥系统；建立医院紧急救治专区；专业人员的选择和培训等。

（一）建立紧急救治指挥系统

应急医院应设置专门的应急机构，负责接收突发事件信息，协调指挥各部门、科室完成应急救治工作。突发事件发生时，医院应成立紧急救治指挥小组，它应包括五部分：①应急指挥部：应设立1名总指挥，全面负责医院内紧急救治指挥和调度，成员若干名，分别负责伤员接收、救治、调度医疗团队、后勤保障等方面。②专家技术指导组：应设立1名专家组组长，必须是长期从事急诊急救方面的专家，若干名各相关专业专家，可外院聘请专家。③应急医疗组：应设立1名组长，全面负责伤员的救治和组织安排，应由本院专家担任。医护比例约1:1，应由急诊科、骨科、创伤外科、神经外科、ICU、放射科、实验医学科、内科等科室组成，人员数量、结构由灾害程度、伤员数量决定。④后勤保障组：应设立1名组长，一般由医务处主任担任，成员若干名，全面保障应急医疗设备、药品、物资的供应，制订包括人员调配、物资供应、联络转运等一整套应急预案及应急规章制度。做到统一指挥，层层负责，行动迅速，救治高效。⑤建立信息通信组：由信息科主任担任，负责建立应急通信网络平台，保证信息互通，确保应急机构各部门迅速联动，并与外界沟通，随时掌握灾害动态及伤员情况。

（二）建立医院紧急救治专区

突发事件发生时，大量患者入院后，应急医院应建立重大灾害紧急救治专区，将伤员分类、集中救治。紧急救治专区应包括三大专区、若干小区以及一条绿色通道。

1. 伤员接诊区　临时关闭急诊科，将平时就诊的急诊患者分流到门诊救治，将急诊科设为伤员接诊区，并标明"某某"灾害患者就诊区。该区又分为三个功能区：接诊区，配备若干名导诊护士，负责伤员接待、引导并进行伤员信息登记等；检伤分类区，配备急诊科专科医师、护士若干名，负责伤员检伤分类；救治区，配备急诊科专科医师、护士若干名负责伤员清创包扎、病情初步控制，护送重症伤员入院等。

2. 重大灾害紧急救治专区　划分为多个救治小区：如创伤伤员区，主要接收重大创伤如骨折、颅脑损伤、胸腹部开闭合性损伤等，配备骨科、创伤外科、神经外科、泌尿外科、普通外科、胸心外科等专科医师、护士数名，负责伤员专科救治，手术安排等；非创伤病人区，主要接收轻度擦伤及发烧、腹痛、过度惊吓等内科疾病为主的病人，配备内科专科医师、护士若干名；危重患者救治区：主要接收急危重患者，配备ICU专科医师、护士，负责急危重症的抢救、监护等。

3. 急诊手术区　手术室应暂停医院择期手术，划分专门手术室，配备足够数量麻醉科医师、护士，随时进行急诊手术治疗。

4. 绿色通道　建立一条灾害应急救援绿色通道，保证患者快速接收、转运、检查、检验、手术等。

5. 后期安置　国外综合医疗机构一般按常规病床数的20%作为接纳紧急事件批量伤员的可利用床位数。我国地市级医院多为三级医院，拥有床位数在500张以上；省级综合医院床位数在1 000张以上；区域性大型综合医院，床位数多在2 000张以上的规模。据此，地市级三级医院在短期内（一般不超过2小时）需要达到的最低可供批量伤员使用的床位数为100张、省级综合医院展开床位200张、国家区域性大型综合医院短期内展开床位400张；地市级三级医院在紧急事件时至少应提供10张可使用的ICU病床，省级综合医院至少提供40张可使用的ICU病床，国家区域性大型综合医院至少提供60张可使用的ICU病床；紧急事件批量伤员外科床位与手术间的比例为20~25∶1，考虑到应急抢救病人需要短期内满足批量伤员的手术救治工作，地市级三级医院应该具备短时间内加配5个手术间的能力（同时做5台手术）、省级综合医院至少具备短时间内加配10个手术间的能力、国家区域性大型综合医院至少具备短时间内加配20个手术间的能力。

（三）应急医务人员的选择及其培训

灾难发生所造成的损害是严重的、复合式的，因此要有一支训练有素的应急医疗队伍。应出台灾害救援人才的培养机制，培养针对性强的专业人才，使救治、防疫、防护人才的专业能力不断提高。

1. 构成　应急医疗救援队伍由应急管理、各类专业技术和技术保障人员等组成，确保人员相对固定，专业构成合理、学科门类齐全。应急队员应是接受过规范化的紧急医学救援知识培训及急救综合技能训练的医疗卫生人员，要求掌握救援常识、通用技能和专科技能，具有良好的心理素质、团队精神。应急医疗救援队员的总体要求是精明能干、思维清晰、办事果断、责任心强，接受过公共危机管理和重大伤亡救援管理的专业培训，熟悉医学应急救援预案和灾难救援管理知识，掌握医学救援应急机制和救援行动的内涵与流程，了解紧急医学救援指挥内容、方法和技术，熟悉现场检伤分类、伤员抢救、分流程序，具有良好的团队精神，热心关怀体贴伙伴，善于沟通、联络、协调和合作。

2. 培训和演练　应积极研究建立适用于救援现场的诊疗规范以及可操作强、科学的救援预案。加强医学救援人员在职培训工作，围绕素质培养、使用与管理等环节，积极进行基本技能训练、通用技能训练、专科技能训练和救援合成训练和演练。以实用型技能为重点，造就一支结构优化、素质优良、一专多能的救援队伍，全面提高紧急医学救援能力和水平。

根据本单位制订的预案，每年至少组织1次演习或训练，使工作人员熟悉预案程序，掌握处理突发事件的方法，并根据演习情况和实际发生的情况对预案进行修订或补充。

三、应急医院后勤保障体系

重大灾害发生造成的伤员众多，需要大量救援物资、医疗设备、药品以及伤员的保暖衣物、食物、帐篷等。医院的应急救援物资、医疗设备、药品储备保障及伤员的后勤保障工作至关重要。

（一）救援相关物资

救援相关物资指的是在应急救援中所涉及的除医学救援装备外的后勤装备，包括帐篷、服装、工具、办公设备、水电供应、交通工具等。

物资保障的管理要建立物资采购、储备、运输等体系，是后勤保障中最复杂的一项，应针对不同突发事件制定不同的保障预案，对物资进行科学的分类，加强物资储备仓库的建设。

物资保障的依据是要根据不同灾害定义物资保障的范围与品种，比如洪灾可能需要冲锋舟，地震需要探测器，而疫情需要隔离衣等等，制订不同的物资保障内容。

保障物资，普遍具有耐耗性\可以长期储备的特点，应建立仓库储备。同时，物资选择应遵循坚固耐用、轻便易带、综合性高、适应性强的原则。

管理方法是根据预案对物资保障进行分类，基本原则是以共性物资为基础，针对不同突发事件性质设立各分包，再依据救援队伍的等级配备不同数量的物资包。

县以上政府和承担医学救援的医疗机构必须设立一定面积的储备仓库，并针对本地区突发事件的主要类型及所负责任的范围，根据预案要求储备一定量的物资，其基本的管理方法：专人负责、分类入库、数字化管理、定期维护。

（二）通信装备

通信保障是应急救援中必不可少的工具，工作上需要接受指令、实施现场救援信息共享，生活上可以进行有效沟通，安全上保障救援队伍的生命安全。比如，曾经在汶川地震中，日常通信设施严重损毁，当时堰塞湖严重，而指挥机构和医疗队，以及各个医疗队之间缺乏有效通信手段，差点就酿成不可挽回的严重后果。因此保持通信畅通是后勤保障的重要环节之一。

通信装备，是指用于个人与团体、医学救援队伍和指挥部之间信息联络的工具。通常分为两大块，即一般通信和信息共享。

用于个人或团体间简单的联络工具，即为一般通信，比如有移动电话、海事卫星电话、对讲机、哨子、烟火棒以及在恶劣条件下一些原始的灯光、旗语等等。

信息共享是指基于网络建立强大的音视频的数字化指挥共享系统，其可以模块化、程序化、系统化指挥，可以直观反映现场情况，可以有效调整救援方式，可以进行远程医疗等等。设有中心信息指挥平台、移动信息指挥平台和信息终端。

（三）医疗设备、器械和耗材

医疗设备、器械和耗材是医学救援的必备工具，应急医院应储备足够的设备、器械和耗材。

设备是指各类用于医学诊疗的电子化或机械化设备。在医学救援中，有床旁移动式CT、移动式DR、便携式彩色多普勒超声诊断仪、便携式生化仪、血液分析仪、免疫分析仪、尿液分析仪、凝血分析仪、离心机、显微镜、监护仪、心电图机、除颤起搏机、呼吸机、输液泵、注射泵、麻醉机、自体血液回收机、高频电刀、超声刀、灭菌器、耳鼻喉诊疗台、口腔科综合治疗台以及手术床、病床、负压吸引器等等。

器械是指经灭菌消毒可反复使用的各类手术或包扎的器具。包括清创缝合包、换药包、导尿包、气管切开包、静脉切开包、深静脉穿刺包、骨科器械包、胸科器械包、颅脑外科器械包、剖腹探查包、妇产科手术器械包等等，以及包内的各种手术刀、剪、镊子、拉钩、手术工具等。除此之外，在小分队救援时，还有一系列的携行背囊，包括急救背囊、复苏（抗休克）背囊、初级清创背囊。

耗材是指消耗性或一次性使用的材料，也包含存在于各类器械包中的一次性材料。耗材包括一次性注射器、静脉输液器、纱布、胶布、绷带、一次性穿刺针、检验试剂等等。

（四）药品储备

药品保障作为应急救助的重要组成部分应予以高度重视，医疗单位不但要有突发事件应急救护方案，还要制定周密的突发事件药品应急预案。一旦突发灾害事件发生，迅速启动预案，按照预案要求，将应急药品及时提供给救护和救灾部门。

1. 选择　应急药品储备的选择通常分两个层次。总的选择原则是效果明确、方便使用、便于运输储存、性质稳定和经济。首先，根据灾害情况确定所需药品的类别和品种，一般包括：镇痛药、抗微生物类药物、麻醉药、中枢兴奋药、抗休克用血管活性药、促凝血药、利尿药、血浆及代用品、镇静药、外用消毒剂、生物制剂及防疫药品。确定各类别的主要品种，每一类别的品种可根据国家基本药物目录和医院自身救助的实际情况来确定。例如抗微生物类药物以青霉素、头孢菌素、庆大霉素、氟哌酸等为主，抗病毒药以阿昔洛韦、利巴韦林等为主，抗休克以肾上腺素、尼可刹米、山梗菜碱等为主。药物按其应急作用分为三类：便于救助人员携带出行的携行药品；不便随身携带的运行药品；处于"随时听命"的留守药品。此外，也可按药品的治疗特性、种类、保管期限、剂型不同等分类管理。

2. 存放布局　应急药品要妥善存放保管，需有应急药品专用储备库房或储备区，其布局要做到各类药品摆放在指定位置，应分为基本用药和特殊用药两部分，药理作用相近的药品靠近存放。基本用药数量要多，如抗微生物药、抗休克用血管活性药、呼吸兴奋剂、止血与抗凝药等；一些特殊用药相对数量要少，如用于烧伤、冻伤等的药品。

3. 管理　突发灾害事件药品供应要有分管领导负责，药品管理部门切实担负起应急药品日常管理、检查和指导责任；具体保管人员应熟悉应急药品数量、质量、摆放位置情况和管理方法。在药品的购置、储备和管理过程中，应本着平、战（灾）结合和储备、流通、消耗相结合的原则，严格突发灾害事件应急药品管理手续，单独建立账册，做到账物相符，收支有据，验收入账，及时登记统计。药品应建立有效期卡，并在失效前 4~6 个月轮换完毕；性质比较稳定，不易变质的药品应在 2 年内更新一次；轮换更新可首先在本单位日常储备中轮换，如本单位不能解决时，则商请当地医药供应管理部门给予调换或转售，并随时申请补充新的药品种类或药品，以保证应急储备药品的满额配套。除了平时的更新、增减等外，一般不得动用。遇有突发灾害事件发生，按照"药品应急预案"批准程序调用，用后及时补齐。应急药品管理部门要每年组织 1~2 次全面检查，保管人员根据实际情况和季节变化，随时检查保养，发现问题及时解决。

四、心理辅助

灾害发生后，会给伤员造成心理创伤和其他心理问题。应建立院内心理援助专区。重大的灾难不仅会使直接受灾的人群的心理受到严重的影响和创伤，而且会使许多相关人群的心理受到不同程度的创伤和失衡。媒体连续报道灾难后的惨烈场面会使广大的人群产生心理脆弱。据报道，美国"9·11"事件后，有学者对目击者及观看了媒体报道者的脑部进行检测，发现他们的脑灰质出现了不同程度的增加，这表明灾难对于人的中枢神经系统会产生一定的影响。因此，如何正确、及时地进行灾后心理干预是十分必要的。早在 20 世纪 40 年代，美国心理学家 Lindeman 对灾难后的人群进行了心理干预的研究，表明及时的心理干预可以减少不良事件的发生，从而提出了危机干预的理论。心理干预可以帮助灾后心理失衡者恢复心理平衡，正确面对灾难的影响，避免自伤及伤及他人。心理救援是重大灾难后整个救援工作的重要组成，需要通过严密的组织与培训才能使其更加完善与有效。

（一）心理救援的人员组成

心理救援的人员主要包括精神科医生、心理医生、受过专门训练的救助人员（如警察、消防队员、急救的医护人员、志愿者）。国外的许多经验表明，一个受过良好训练的志愿者也能发挥很好的心理救援作用，他们可以陪伴和倾听受难者的心声，使其达到宣泄的效果。心理咨询者最好是受助者身边的人、有时可以是他的亲人。因灾难易使人产生惊恐等应激障碍，因此，受难者可能会对陌生人产生恐惧和抵触，朋友甚至亲人的安慰更容易使他们平静下来。另外，心理危机干预是一个漫长的过程，朋友或者亲人能够长时间与他们接触，便于进行持续性的心理干预。

（二）人员的培训

国外的研究表明，心理救援人员必须经过系统、专业的培训，才能适应灾难后不同局面的要求，达到更好的心理救援效果。即使是心理学的专业人员，也需要经过一定的培训才能使他们的知识超越经典的理论去适应灾后复杂的心理变化。

第三节 应急医学救援队的建设

应急医学救援队伍是应急医学救援体系的重要组成部分，是防范和应对突发灾害事件的重要力量，是确保有效处置突发灾害事件的中坚力量。自2003年我国开始重视应急体系建设以来，应急救援队伍有了一定的发展，在国内外的灾害救援中发挥了显著的作用，但就现状来看，与频频发生的突发灾害事件及其造成的巨大需求相比，我国目前突发灾害应急医学救援队伍仍然存在数量不足、质量不齐、综合救援力量缺乏等情况。

我国的应急医学救援体系主要依托现有医疗机构、疾病预防控制中心等单位展开，由卫生行政部门以紧急医学救援专家库的形式掌控所管辖地区的紧急救援力量，发生突发事件时从专家库中抽调有关人员组成临时紧急救援队伍并指定指挥员（队长）。医疗救援队员均来自同一间医院的各个部门，平时他们要完成日常的工作，灾害或战时则抽调出来组成应急医疗队完成应急医疗任务。

一、国内应急医学救援队伍建设现况

（一）国内的主要应急医学救援队伍

1. 国家地震局 中国国家地震灾害紧急救援队，对外称中国国际救援队，英文缩写为CISAR（以下简称救援队），于2001年4月27日成立，时任国务院副总理的温家宝同志亲自授旗。CISAR的主要任务是对因地震灾害或其他突发性事件造成建（构）筑物倒塌而被压埋的人员实施紧急搜索与营救。国家地震灾害紧急救援队由中国地震局、解放军某工程部队、武警总医院有关人员组成，目前共计230人左右。CISAR配有8大类300多种23 400余件（套）装备及搜索犬20余条。中国国际救援队是一支达到了联合国重型救援队标准的专业地震灾害紧急救援队，共分为三个支队和一个直属队，三个支队各有5个分队：搜索分队、营救分队、医疗分队、技术分队、保障分队，直属队则由参谋组、技术组、保障组组成。救援行动由国务院统一协调指挥。

2. 卫生部
（1）卫生部国际紧急救援中心：经卫生部领导批准，1995年成立了卫生部国际紧急救援中心。主要工作是围绕卫生部工作重点，组织、协调、管理、规范医疗紧急救援业务，并与境内外保险公司和救援组织合作，为境内外人士提供及时、便捷的意外伤害医疗紧急救援服务和就医绿色通道的服务。紧急救援办公室设在卫生部国际交流与合作中心。1999年，卫生部成立了覆盖全国的卫生部国际紧急救援中心网络医院，并实施了认定管理，目前有31个省、自治区、直辖市的918家医院成为卫生部国际紧急救援中心的网络医院。

（2）卫生救援队：2004年东南亚发生地震和海啸后，南亚和东南亚部分国家遭受严重灾害。卫生部高度重视，在国务院统一部署下，组建中国卫生救援队，迅速赶赴受灾国家开展灾区医疗救治和卫生防病工作。中国卫生救援队是在原有国家级救灾防病医疗队的基础上，成立若干个专业化救援队，包括综合医疗救援队、卫生防疫队伍、核辐射事故应急救援队、化学中毒救援队、传染病救援队等。

（3）以医疗单位为主的应急医疗队：全国已有多家急救中心自发与当地警察、消防部门联合形成当地灾害救援服务的综合组织。如北京999急救中心与当地的交通大队、消防大队形成稳定的协助关系，对交通事故实施现代医学救援，获得了良好的社会效益与经济效益，目前救治范围已覆盖了京内及京郊的主要交通干线。

3. 中国红十字会 2006年9月8~10日，中国红十字会与卫生部在北京联合召开了全国红十字会卫生救护工作会议，会议宣布成立中国红十字紧急救援队，依托武警总医院和上海华山医院等医疗机构在国内外重大灾害期间开展人道主义救援工作。继中国红十字武警医院紧急救援队、中国红十字华山医院紧急救援队后，2009年5月10日成立中国红十字999紧急救队。

中国红十字会是国家减灾委员会34个成员单位中唯一直接参与灾害救助工作的社会团体，在防灾减灾和应急管理工作中发挥着重要作用。救援队的建立有利于完善中国红十字会的人道救援和灾害应急反应体系，提高其参与国内外重大自然灾害等突发公共事件的救助能力。中国红十字会紧急救援队体系的不断完善，标志着红十字紧急救援工作正在向专业化、系统化进程迈进。

4. 其他行业、部门成立的救援队　国家安全生产总局、中国民航总局、公安部消防局、国家电力总公司、中国远洋运输局、国家森林局等部门也根据自身行业特点组建了各具特色的救援队伍。

二、灾害救援队分类

（1）按照组建的级别可以分为国家级救援队、部门救援队、省市级救援队。国家级救援队如中国国际救援队；部门救援队如中国红十字会救援队、卫生部卫生救援队、安全生产总局的救援队等。

（2）按照救援装备的类型可以分为重型救援队和轻型救援队。中国国际救援队具有8大类300多种23 400余件（套）装备、大型救援车辆，属于重型救援队。大部分行业救援队以便携式装备为主，属于轻型救援队。

（3）按照救援任务特点可以分为行业救援队和综合性救援队。行业救援队有的以搜索、营救为主（如消防、地震、矿山），把后续医疗救治交给当地医疗部门；有的以医疗为主，难以开展搜索、营救及自身保障任务。目前，行业救援队在现场救援中，难以从灾区获得任何保障措施，救援队需要完全自给自足，因此，行业救援队开展和维持救援工作需要多方面的配合和支持，而综合性救援队则能在世界各地、全天候、不需要外援补给的情况下长时间开展多种类型灾害的救援任务。

三、应急医学救援队伍的组建

（一）突发灾害应急医学救援队伍组建原则

1. 统一指挥、纪律严明　突发灾害应急医学救援队伍必须严格遵循统一指挥、纪律严明的原则，发挥团队救援精神。在救援现场，一支队伍就是一个团体，全体队员必须以大局为重，严格服从队长指挥，确保抢救工作高效进行。

2. 反应迅速、处置高效　一旦发生灾害事故，迅速启用突发灾害事件的应急预案，立即做出反应，高效展开救援。

3. 平战结合、布局合理　突发灾害应急医学救援队伍组建应遵循平战结合、布局合理的原则，应急队伍平时在各自岗位上工作，定期参加培训与演练等专业训练，一旦收到集结通知，迅速就位，准备出发。各级政府和卫生行政部门应根据需要，结合实际情况，合理布局应急队伍的组建。

（二）突发灾害应急医学救援队伍组成结构

1. 专业结构　突发灾害应急医学救援队伍应全面涵盖各个专业，包括内科、外科、妇儿、急诊、ICU、护理、麻醉、流行病学、卫生应急管理、新闻宣传等方面的医护技和行政人员。在人数较少的小分队中，队伍的专业结构可根据不同的灾害种类和性质进行适当调配。

2. 职称结构　高级职称、中初级职称的比例应适当，目前对国家级救援队伍的要求是高级职称与中初级职称比例应不低于1∶4，同时应有一定的工作经验，至少5年以上，对于护理类可适当降低工作年限。

3. 医护比例　一支突发灾害应急医学救援队伍，它的医护比例应适当，一般为3∶1。不同规模的应急分队，医护比例可根据队伍规模适当进行调整。

（三）突发灾害应急医学救援队伍编组及职能范围

根据灾害性质和规模的不同，灾害救援队伍可进行不同的编组。目前较科学的有三种常规的人员编组方式，即5人分队、10人分队、20人以上分队。

5人分队：通常设队长1名、内科医生1名、外科医生2名、护士1名。其主要职能范围包括现场急救、后送转运、巡诊、救援队自身保障、卫生防疫。

10人分队：通常设队长1名、内科组3名（内科医生2名、护士1名）、外科组5名（外科医生3名、护士2名）、检验防疫组1名（技师1名）。职能范围主要包括救援队自身保障、现场急救、抗休克治疗、紧急救命手术、巡诊、检水检毒、卫生防疫等。

20人以上分队：其规模相当于展开一个中等规模大小的移动医院，按照各组职责分模块编组，主要包括：指挥组、现场急救组、分类检伤组、内科救治组、外科救治组、医技组、后送留观组。现场救援活动中，各组需相互配合，具体的人员组成及工作职责如下：

现场急救组到灾害现场抢救危重伤员，与担架队员一起将伤员运送到移动医院。

分类检伤组对运到流动医院的伤员查看伤票、伤情并进行分类以确定转到内科或外科救治。

外科救治组主要开展紧急救命手术如腹腔大出血、张力性气胸、气管切开、大血管结扎、外伤清创缝合、骨折固定等。

内科救治组以抗休克等作为主要业务，同时接诊内科疾病病人。

医技组开展检验、B超、X线透视、药品供应、卫生防疫等项目。

后送留观组对经过抢救病情平稳的伤病员留观并组织转送当地医院。除医疗工作外，生活、运输、外事等由其他救援队员承担。

（四）应急医学救援移动医院建设

移动医院是应急医学救援队实施救援的重要手段和有效方式，尤其在重大灾害中抢救危重伤员时可发挥重要作用。2004年底，苏门答腊岛近海发生9级地震和人类历史上最严重的海啸时，中国国际救援队就创建了移动医院，在亚齐省班达亚齐市实施救援。中国国际救援队移动医院的编制为26名医务人员，下分指挥组、分类检伤组、现场救治组、外科救治组、内科救治组、医技组、留观后送组。展开后占地约200m^2，开展巡诊、院内救治、卫生防疫、灾后医院重建及培训灾区当地医务人员等工作。这种人员编制组成的移动医院，即在前面应急医学救援队伍编组中，提到的20人以上分组，其规模就相当于展开一个中等规模大小的流动医院。

在实际的应急救援中，移动医院的人员编制可根据现场伤病员情况适当增减，一般在20人以上。应急医学救援移动医院的具体人员编组和装备配置情况如下：

人员编组：

（1）指挥组：4人。1名队长，队员1名，2名副队长（兼任）。

（2）检伤分类：2人。1名组长，1名队员。

（3）现场急救组：6人。1名骨科医生，1名内科医生，2名急诊科医生，2名护士。

（4）内科救治组：5人。3名内科医生，2名护士。

（5）外科救治组：8人。1名普外医生，1名创伤医生，1名胸外科医生，1名神经外科医生，1名麻醉师，3名护士。

（6）医疗保障组：3人。1名X线技师，1名全科化验技师，1名药师。

（7）后送留观组：4人。1名外科医生，1名内科医生，1名急诊科医生，1名护士。

携带装备：

（1）指挥组配1台指挥车和相关通信器材（该组队员兼司机）。

（2）折叠式帐篷4顶。

（3）外科救治箱组2套。

（4）模块化手术器材箱、包组2套。

（5）内科救治箱组2套。

（6）医技箱组1套。

（7）折叠式野外病床20张。

（8）急救背囊6个。

（9）防疫背囊4个。

（10）药材储备箱6个。

（11）加压输液器、供氧器、氧气瓶等。

（12）配套的呼吸机4台、监护仪8台、除颤仪2台、野外麻醉机2台、野外洗手池。

（13）便携X线机、便携彩超、检验设备、消毒灭菌设备等。

（14）通用担架8副、移动式生命支持系统1套、便携式生命支持系统2套、床头柜、监护仪、集中供氧装置等。

（15）半导体储运血箱。

（16）折叠冰箱。

（17）后勤保障车1台。

四、应急医学救援队伍的组织与管理

在应急医学救援队伍组建基础上，制定各项完善的标准与制度，以规范应急队伍的组织与管理。

包括根据应急医学救援队伍组建的要求建立应急救援队伍的准入标准，制订应急救援队伍规章制度及工作规范，明确应急队伍相应的职责、权利和义务，制订应急救援队伍年度培训和演练计划，制订应急救援队伍奖惩机制等。

五、应急医学救援队伍的培训与演练

突发灾害现场救援环境复杂、人员伤害类型各异、伤情种类繁多，这些特点都极大加深了应急救援工作的难度，对应急医学救援队伍的素质提出了更高的要求。强化培训与定期演练是应急医学救援队伍在现场救援中沉着应对、有效处置的重要保证。培训内容应坚持理论与现场操作并重，医学与救援并重具体内容包括：

（1）国内常见灾害类型和各类灾害救援现状与特点。

（2）灾害救援现场安全知识介绍和危险识别。

（3）应急医学救援队伍的安全和个人防护装备介绍。

（4）现场医学救援相关知识，包括现场救援的优先原则、基础生命技术支持、高级生命技术支持、休克治疗、分类检伤、烧伤及冻伤处理、多发创伤处理（脑、脊柱、胸腹外伤，骨折等）、医疗转运流程等。

（5）灾害现场的公共卫生知识，包括营养、饮水需求，临时住所安置，污水、生活及医疗废物处理，尸体处理，幸存者心理关怀等。

（6）现场模拟演练与评估，包括快速部署训练、夜间救援演练、白天多场景灾害现场模拟演练等。

六、应急医学救援队装备

（一）个人装备

应急医学救援首先要解决应急队员的个人装备问题，包括个人生活装备和个人防护装备。

个人生活装备应适应灾害现场环境、气候和多变复杂的气象条件，并且应品质优良、质量可靠。个人生活装备通常包括背囊、帐篷、睡袋、气垫、冲锋衣、羽绒服、救援服、救援鞋、挎包、洗漱包、洗漱用品、水壶、饭盒、头灯、手电、哨子、手表（带指南针功能）、瑞士军刀、雨衣、防蚊水、打火机、镁条、长效蜡烛、工兵铲、折叠水桶、对讲机、手摇发电收音机等。

应急医学救援队开展应急救援必须在确保自身安全的前提下进行，只有首先确保自身的安全，才不至于救人变成被救，因此，个人防护装备必不可少。一般应包括个人的呼吸防护，身体防护，手、足、眼防护等。具体防护装备有防护头盔、防护服、防护靴、工作服、工业和乳胶防护手套、医用口罩、全（半）面罩及过滤盒、眼罩、鞋套、安全头盔、救生衣、安全绳索等。

（二）应急医学救援队携行装备

应急医疗装备可分为携行装备和运行装备，携行装备除以上个人装备外，还包括个人应急医疗装备。

目前，应急医学救援队的携行装备多以背囊和箱组的形式呈现，按照救治任务和功能，可细分为基本急救背囊、清创缝合背囊、药械供应背囊、抗休克背囊、担架背囊、医用急救箱等。

根据各类携行背囊的特定功能定位，配装不同的药品和器械。其中基本急救背囊主要用于开展包扎、止血、固定、通气、清创、气管切开等现场急救；药械供应背囊主要用于供应输液、注射、药品、麻醉等现场急救药品；抗休克背囊主要用于伤病员的呼吸与循环复苏；清创缝合背囊主要用于开展外伤应急清创等工作。

七、应急医学救援队伍的后勤保障

突发灾害的发生具有突发性、社会性、紧急性、危险性等，这不仅是对应急医学救援队伍的巨大考验，同时也是对后勤保障应急反应能力的全面考验。应急医学救援队伍的后勤保障是应急救援顺利开展的重要保障之一，是应急救援体系的重要组成部分。加强和完善后勤保障工作，为应急救援队伍的救援工作除去后顾之忧，事关整个应急救援工作的全局，是一项重要的系统工程。

后勤保障工作并不是一项简单人力、物力、资金以及时间与速度的投入与供应工作，它应以保障医疗安全为第一宗旨，发挥主动服务思想，积极做好日常应急保障准备工作。做好突发事件或灾害的后勤保障工作，需要配备专门的后勤保障管理人员，拟定详细的后勤保障计划，投入极大的热情与智慧，在现有人力、财力、物力、时间、空间以及特殊环境条件下，将有限的时间与资源做出最经济、最有效、最合理、最科学的综合性安排，使保障物资及各项设施完整、精确、及时、高效地输送到位，并努力使保障物资做到物尽其用，充分体现人、财、物的应有价值与合理使用。

当前的后勤保障工作普遍存在以下问题：提前储备、主动供应的意识不强，通常导致灾害发生后，供给无序，现场需要什么、缺什么，才开始准备什么，手忙脚乱，往往会贻误救灾最好时机。尚未建立有效的后勤保障组织体系，后勤保障队伍的人员数量与质量均不能满足实际需求。后勤供应装备及物资不系统、不完善、不配套，物资储备不齐全、不科学等现象普遍存在。

做好突发灾害应急医学救援队伍的后勤保障工作应从树立危机意识开始，建立健全后勤保障组织体系；制定各类应急后勤保障预案，将具体工作流程化，并定期组织预案演练；建立、健全后勤保障供给仓库，提高快速反应能力，完善后勤仓库建设及物资储备；加强后勤保障队伍建设，提高后勤保障综合能力。

1. 树立危机意识，建立后勤保障组织体系　后勤保障的建设首要从思想入手，树立高度的危机意识和工作责任感。建立后勤保障组织体系，明确各项分工与职责。

2. 制订后勤保障预案，具体工作流程化　针对各类突发事件或灾害，制定相应的后勤保障应急预案，并将预案中的各项具体工作流程化，落实到个人，提高预案的可操作性和有效性。

3. 建立后勤保障供给仓库，提高快速反应能力　建立、健全后勤保障供给仓库，完善后勤仓库的建设及物资储备，确保灾害发生后，及时高效落实应急救援队伍的宿营、供电照明、炊具、食品供应等工作。

4. 加强后勤保障队伍建设，提高后勤保障综合能力　开展应急救援后勤保障队伍培训，定期组织后勤保障预案演练，将后勤保障工作真正落实到行动上，不断加强后勤保障队伍建设，提高后勤保障的综合能力。

八、应急医学救援指挥队伍能力建设

据资料分析，重大伤亡事件中许多生命损失和伤残多是由于没有统一的指挥系统，未能有效地调动资源。汶川抗震救灾的经历，从现场医疗救援行动不够专业、技术水平较低可看出我们的灾难紧急医疗救援指挥队伍整体的综合能力不强，专业水平不高，部分指挥员的能力与任务不相适应等问题。灾难紧急医疗救援行动程序，从预案启动，行动计划，组织准备，队伍集结、出发至到达，是否迅速、科学、协调，反映了一个指挥团队自上而下统一指挥、统一行动、上下协调，整体配合的综合能力和水平；而现场医疗救援行动是否准确、有序和高效除了反映指挥队伍整体水平，更反映了每个指挥员的灾难医疗救援专业技术和水平。因此，提高指挥员的综合能力和专业水平是指挥队伍建设的基本要素。目前，我国医疗紧急救援指挥队伍主要由卫生行政部门、医疗机构的负责人组成，由于指挥员大多未接受公共危机管理和重大伤亡系统管理培训，对医疗应急救援预案的要求不熟悉，对国际先进和规范的灾难救援管理不太了解；各地开展实战性、针对性突发事件医疗救援应急培训演练甚少，各级指挥员对医疗救援应急机制、指挥流程不够了解、不够熟悉，对医疗行动准备的重要性不了解也不重视，现场检伤分类、伤员抢救、分流程序不规范，仍处于初级、简单、混乱状态。此外，现场与增援的各级指挥员职责要求不明、应对能力和技术能力不够强，所以当突发事件发生时，往往存在指挥队伍不到位，指挥权限不明确或多头指挥，医疗卫生救援体系指挥与军队、公安、消防等救援指挥系统不协调等情况，难以快速有效指挥组织和调动急救资源，做好救援保障。重视和加快应急医学救援指挥队伍建设已经作为各级卫生部门应急体系建设的重要任务。目前我国应急医学救援指挥队伍的建设及发展方向如下：

（1）分级建设，建立完整的指挥系统：完善省（直辖市、省会市）、地市、县的三级紧急医疗救援指挥架构，建立完整的紧急医疗救援指挥系统，补充制定各种突发事件、灾害事故的医疗救援分类预案，规定各级指挥队伍的任务和职责，明确每一个指挥员的权限和应具备的能力，战时才能统一指挥，各司其职，上下协调、快速反应。

（2）分层培训，提高各级指挥队伍的能力：在卫生部、省卫生厅和地市卫生局分级举办突发事件应急医疗卫生救援管理和灾难事故重大伤亡管理培训班，对省、市、县的医疗救援指挥员进行全员系统培训。

决策层指挥员培训：省、市、县三级医疗救援总指挥及领导小组成员，是决策的核心指挥员。培训要求是，掌握国内外有关急救、救援的法律和法规，增强公共卫生危机管理意识，学习国际最新的重大伤亡系统管理知识，学习现代灾难管理的新观点和灾难医学救援管理的理论。了解各级灾难医疗救援体系的建立、灾难医疗救援队伍的组建和灾难救援资源的配置要求。具备启动预案、组织医疗救援的决策能力，与各救援部门及高一级的领导沟通协调能力。当特大灾害发生时，能在 24 小时内最大限度组织调度当地的医疗资源进行救援，并确定是否需要跨区增援；邻近地区能承担跨区救援任务。此外，还有灾难医疗救援行动等信息的新闻发布等。

组织层指挥员培训：省、市、县三级医疗救援行动的指挥组成员和协调联络员，是组织执行层的指挥员。培训要求是，了解我国及当地各种突发事件、灾难、重大事故的事件性质、伤害特点和表现，应急子预案和配套方案的制订，紧急救援的组织指挥和行动程序。行动前的各种准备：事件信息的收集、队伍的组织和集结，专家组的建立，交通、通信和装备物资的配备。紧急医疗救援队伍的组建和培训，急救资源的配置和储备。现场救援行动的控制，重大伤亡系统管理。应急演练的制定和组织。通过培训，使省、市、县三级医疗救援指挥队伍熟悉我国有关急救、救援的法律和法规，了解灾难医学和掌握当地已发生的灾难和重大伤亡事故特点，能制定各类灾难的相应救援方案；平时掌握当地的急救资源情况，开展急救队伍的培训和组织急救演练，战时准确指挥，迅速组织救援队伍，能应对各种无法预测的情况，克服意想不到的困难。达到平时和战时能指挥辖区的救援队伍，也能指挥邻区或临时组建的救援队伍的要求。

行动层指挥员培训：现场医疗救援指挥包括现场医疗急救总指挥、医疗安全指挥员、检伤组长、医疗救治组长、伤员分流组长、调度通信科长、现场联络员，是现场行动的指挥员。培训要求是，提高对现场事件性质、伤害特点和程度、急救资源需求的判断能力，伤亡情况评估能力，重大伤亡现场救治和组织伤员分流转运和相互配合的能力。战时，不管在任何时间、任何地点和不同类别的事件现场，各指挥员都能通力合作，确保现场安全，信息及指令畅通无阻，开展快速的检伤分类，现场抢救有序，伤员分流迅速、合理。

院内救治指挥员培训：医疗救治体系的医院及特殊救治医院的领导和有关科室负责人是院内救治指挥员。培训要求是，明确各级医院在突发事件医疗救治的任务，制定预案和职责；平时做好本单位的医疗救援梯队建设，开展应急增援、住院病员紧急撤离分流和接收伤员的演练、培训，以提高应急反应能力。战时自觉服从紧急医疗救援指挥中心的指挥，调派增援队伍、急救物资、药品和装备，做好伤员的分流接收和抢救治疗工作。

（3）建立培训基地和培训机制：在省级市或直辖市建立国家和省级紧急医疗救援管理培训基地，在有条件的城市建立区域灾难医学救援培训中心，由卫生部统一培训要求和方案，统一编制或指定培训教材，根据实际情况和需要设置培训项目，设立专项培训基金或经费。每年对各级指挥队伍进行系统或专项培训，形成长效的培训机制，使我国的紧急医疗救援指挥队伍建设走向系统化、规范化和科学化。

（4）定期演练，提高实战能力：选择国内外近代的、典型的、有代表性的各类突发事件、灾难事故案例，分类编制成各类事件的医疗紧急救援演练软件。以桌面推演的方式对不同级别的紧急医疗指挥队伍，进行模拟实战。通过定期组织实战演练，提高指挥队伍的实战能力和跨区协同作战能力。当突发事件、灾难发生时各地或各级指挥队伍可随时构成完整的指挥系统，确保各项医疗救援工作有条不紊，减少混乱，达到最大的救援效果。此外，应把体能和野外生存演练，作为现场医疗救援指挥队伍的基本功进行训练。

（5）建立指挥队伍信息管理系统：利用卫生部的突发公共卫生医疗救治信息平台，全国统一建立指挥队伍信息管理系统，把各省、市、县三级紧急医疗救援指挥员的信息作为资源进行储备，供全国各地紧急医疗救援体系共享，平时进行跨区演练的指挥协作与交流，战时可作为紧急调配使用参考。

第四节 应急医院物资、装备的建设

在突发事件医学救援中各种用于诊断和治疗救援用途的装备统称为医学救援装备。它是所有装备中的主体。医学救援装备立足于便携式、制式化、多功能、智能化，以适应快速机动、反应性强的需要。医学救援队携带的医疗设备体积小、重量轻、抗摔打、性能先进，能在现场随时展开急救。国际上最早对医学救援装备的研究和使用都起始于军队，随着武器研究和制造的发展，它的杀伤力越来越大，同时社会文明的发展对人道主义要求也增加，这时对于伤员的抢救与治疗变得更加重要。各国在发展军事的同时，军事医学和紧急救援医学也得到大力发展，其所用装备也越来越先进。我国历史上军事医学发展较早，早在春秋时期就出现战时随军的伤病救助，而担架就是最早的医疗装备之一。我国对军事医学和装备的研究一直没有停止过，通过借鉴国外先进技术，建立起自己独特的装备研究发展体系。现代的应急医学救援装备是在军事医学装备基础上发展起来的，被广泛用于各类自然灾害、突发治安和灾害事件以及疫情等。突发事件的频发和应急医学的发展，也使得应急医学装备得到了重视。根据国家各项应急法律条例和预案要求，各级政府加大了资金投入和储备调拨，重点建设应急救援队伍的同时也加强了医学救援装备的配置。随着医学装备的丰富配置和极速发展，其科学管理、合理配置、高效应用、采购维护也非常重要。

一、应急医学救援装备的特性与要求

医学救援装备一般是以院前急救为主，相比较普通医疗设备有着其独特的性质和技术要求：

1. **耐用性** 由于突发事件发生的特殊性，一般现场医学救援的工作环境也比较特殊，可能需要抗震、防潮、防热、防低温等高于平时要求的工作环境和条件。因此对装备的耐用和适应性要求也较高。

2. **轻便性** 突发事件时往往需要车载或徒步进入现场，装备的易于装卸和携带将大大有利于医学救援队的开展工作。因此要求设备轻便和设计易于搬运、携带。

3. **集成性** 无论是移动医院还是救援分队，到达现场尽可能带齐设备而且要尽可能减轻负担，那么装备的集成化可以使相同用途的设备高度集成。比如：一体化检验设备、移动ICU担架等等，实现一机多用途。

4. **经济性** 应急救援装备大部分来自政府财政预算，此类预算只占国家卫生预算的极小部分，因此采购应急医学装备时没必要全部要求最贵重的设备，应当考虑其经济性。

5. **兼顾性** 我国的医学救援队大部分是依托于现有医疗机构，应急医学装备做到的是有备无患，单纯的应急医学装备使用率会很低，造成一定浪费。因此需要尽量兼顾常态下正常医疗活动和应急情况下都可以使用。

6. **先进性** 应急医学的发展使得其装备的研究和使用也进入一个重点时期，提高科技含量，进行特殊化人性化设计将会提高医学救援能力。

7. **高效性** 应急救援现场的特点常常是大批量、时间紧，因此要求所使用装备具有高效性。

8. **标准性** 对于不同的突发事件，应急装备的配置应由专门政府组织规范，因此需要标准化。同时也利于来自不同救援队伍的使用者可以熟练操作。

医学救援装备是在现有医学装备的基础上，挑选和研究轻便、稳定、高效的装备以适应院前抢救、诊断、治疗任务。按照国家有关法规，各级政府或医学救援队伍建立储备仓库，管理和储备一定量的医学装备，随时用于应急救援。

二、应急医学救援装备的配置原则

医学救援装备的配置，应遵循以下的配置原则：平战结合的原则、分类配置的原则、最大保障的原则、系统配套的原则、模块组配的原则，具体做法是：

依据救援单位的级别。医学救援队伍分为不同级别，包括国家级、省级、市级、地区级等，各类队伍所承担的救援任务和范围不尽相同，因此，其配置也有区别，例如国家级或省级救援队需要远距离大范围高质量实施救援，则需要配置方舱医院、直升机停机坪等。而市级以下的救援队大部分职责是负责本地区的医学救援任务。

依据突发事件的性质。依照救援的事件性质，即自然灾害类、公共卫生类、公共灾难类、社会安全类等不同的性质，在装备的侧重上也有所区别，例如地震类的灾害需要考虑创伤急救的装备，而火灾类的则需要更多考虑烧伤抢救的装备。

依据突发事件的等级。根据事件的级别对应的Ⅰ级、Ⅱ级、Ⅲ级、Ⅳ级响应，以及预计的救援时间长短、可能需要救援的伤员数量，在医学装备配置的数量上有所不同。

依据救援队伍的人员。根据派出救援队伍的人员数量、人员组成，即内、外、妇、儿、五官等，配置不同专科装备。

依据医疗规范的标准。随着应急医学的发展，国际和国内的医疗行业对应急装备都有一定的研究，同时也制定了一系列的医学规范和标准，比如某些120急救的规范与标准，也是应急医学的一个类别，这些规范和标准也成为装备配置的依据。

依据医疗机构的需要。广义上的医学救援除了派出的医学救援分队外，还有应急医院，负责转运来的伤员的院内隔离、治疗。国家会着重建设这些医疗机构，会根据需要完善其医疗装备的配置。

三、应急医学救援装备组成

应急医学救援装备的组成是多种多样的，其分类方法也不相同。医学装备不同分类方法：从性质上分为设备、器械和耗材。从作用上分为检查装备、治疗装备、防护装备。从医学上分为常规救治类、传染病控制类、中毒处置类、核与辐射处置类等。从质量上分为个人携行装备、车载装备、移动医院装备。从学科上分为创伤外科装备、内科装备、妇儿科装备、耳鼻喉科装备等。从使用地点上分为院前装备、医院装备。

2008年卫生部根据我国有关突发事件的法律法规和《国务院关于全面加强应急管理工作的意见》要求，制定了《卫生应急队伍装备参考目录（试行）》，这是我国第一个关于应急医学装备配置的参考性标准，见表1-7-1。

表1-7-1 国家卫生应急救援队伍基本装备目录

一、现场工作装备	
1.通信办公装备	对讲机、GPS（全球定位系统）、救援地区地图、笔记本电脑（含办公软件）、电池、录音笔、数码摄像机、数码相机、手持扩音器、其他办公用品（含纸、笔等）等。
2.个体防护装备	防护服（根据现场情况选择A、B、C、D级）、防护眼镜/眼罩/护目镜、复合膜防护手套、防切割手套、乳胶手套、防护鞋/防护靴、防护鞋套、医用防护口罩（或同等级别口罩）、呼吸防火器（过滤式、携气式）等。
3.核和放射事故现场处理个人专用装备	自读式剂量计、累积剂量计、铅眼镜、铅脖套、铅围裙、铅手套等。
4.医疗急救装备	急救箱（含听诊器、血压计、叩诊锤、镊子、砂轮、体温计、剪刀、压舌板等急救必需品）、复苏箱（含口咽通气管、喉镜、简易呼吸器、气管插管、牙垫）、除颤起搏器、清创缝合包、换药包、胸科器械包、颅脑外科器械包、妇产科手术器械包、五官科检查器械箱、血管吻合器、呼吸机、多参数生理监护仪、心电图机、高压消毒器、小型医用纯水装置、运血箱、医用冰箱、担架等。
5.标志	分区标志如警示带和警示线（普通和荧光的）、各种警告提示标志、检伤标志等。
二、现场检测、检验装备	
1.共用采样设备	冰箱、液氮罐、骨髓采样包、真空试管（抗凝、不抗凝）、试管架、碘伏、止血器、注射器、酒精灯、鼻（咽、肛）拭子、无菌棉签、各种采集样品（尿液、粪便、唾液、痰液、呕吐物和其他体液或分泌物、组织、指甲、毛发、衣物、口罩、饰品以及气体、水、土壤、动植物等）的器具、设备、容器及固定保存液、蚊蝇及鼠等病媒生物捕捉保存装备、样品保温箱/保温瓶、标记笔、不干胶标签、透明胶带等。
2.常用传染病现场诊断设备	显微镜（普通、荧光、暗视野）、酶标仪、生物安全柜等。

续表

3.常见传染病快速诊断试剂	常见呼吸道传染病快速检测试剂 1.SARS抗原快速金标试纸； 2.禽流感抗体中和试验试剂； 3.SARS抗体（IgM，IgG）； 4.SARS抗原； 5.呼吸道多病原抗体（肺炎诊断）； 6.军团菌抗原快速检测试剂。 重点肠道致病菌快速检测： 1.霍乱制动试验试剂； 2.O157金标试纸； 3.伤寒、副伤寒诊断试剂（肥达氏反应）。 自然疫源性疾病及虫媒传染病检测试剂： 1.出血热IgG； 2.炭疽（ELISA、PCR）。
4.常见化学中毒现场检测处理设备	毒物查询系统、气体检测仪、化学法毒物快速检测箱（常见毒物、药物的简单仪器分析）、其他便携毒物检测仪器、洗眼器、洗胃机、重伤员皮肤洗消装置等。 常见现场检测的物质有：氧气、一氧化碳、二氧化碳、硫化氢、磷化氢、氨气、氮氧化物、亚硝酸盐、甲醇、有机磷酸酯农药、抗凝血类杀鼠剂、致痉挛性杀鼠剂等。
5.核和放射现场检测设备	场所辐射监测仪、多用途γ/β巡测仪、β/γ表面污染监测仪、α/β表面污染监测仪、中子当量仪、野外γ谱仪、数据收集系统、放射剂量估算软件等。
6.常用消杀器械	手动消毒器、超低容量喷雾器、电动/燃油喷雾器、烟雾发生器、干粉喷雾器、细小架等。
三、现场生活及后勤保障装备	
1.生活保障装备	帐篷、蚊帐、工具设备（镐、铁锹、尼龙绳等）、暖风机、电扇、发电机、防水配电盘、电线、防水接线板、车用逆变电源（12～220V）、储水和净水装置、折叠床（桌、椅）、塑料布（可作为雨具）、照明设备、炊具组套、主副食品等。
2.个人生活用品	救援队队服、工作服、通用防护服、遮阳帽、救援鞋/靴、背囊、身份识别牌、药盒、手电筒或头灯、驱蚊剂、防晒霜、野战饭盒（含勺、筷）、脸盆、睡袋、毛毯、毛巾被等。

四、应急医学救援装备管理与维护

应急医学救援队伍的建设和装备的大量配置与完善，其科学的管理与维护也非常重要。

1. 储备仓库　医学救援装备的管理首先要建立储备仓库。根据国家的有关法规要求，各级政府和承担医学救援的机构都必须建立一定面积的储备仓库，将救援装备分门别类仓储，并制定相应的仓管制度。储备仓库管理一般由各级应急办公室负责，设有专职管理员，实行24小时响应。

2. 维护制度　医学救援装备与普通的医疗设备一样，需要长期维护以保证其良好的技术性能。除了规定使用者的初级维护外，一般大的救援队伍都配置有专业的装备技术人员随队维护，常态下则有效利用医疗机构内部的设备管理部门等为依托，进行日常的装备维护，即针对性的制定维护计划、制度等，对其定期检测、保养、维修。

3. 共享机制　由于我国医疗资源的紧张，而突发事件不是每日发生，因此大量应急医学救援装备如果长期库存将造成一定的资源浪费，并且一些电子类的设备长期存放会影响其性能，另外耗材类的装备是有时效性的。这就需要实行常态下的资源共享机制，既能节约又可长期培训应急队伍。共享机制有区域内的共享和医疗机构内部共享两种。一定的区域内可能存在多支应急医学救援队伍，而不同的队伍侧重面有所不同，其装备也有所不同，但常态下一些专业性强的装备可实行区域内各医疗机构之间的共享。医疗机构内部共享是主体，常态下一些装备可建立一些制度，比如租赁制来实行资源共享。

4. 数字化管理　医学救援装备种类繁多，从方舱医院到携行背囊，不仅量大而且设置单位不同。执行任务时有以车为单位的，也有以背囊或装备包为单位，还有以单个设备为单位，另外在常态下还要做到资源共享，这一切复杂的管理离不开数字化系统平台。这个平台包括各类装备的数字编码出入库系统、采购系统、维护维修系统、共享系统及管理调拨权限等。

第五节　应急医院药品储备与管理

应急药品储备具有很强的针对性，应根据某一地区、某一时期可能发生的某类或某种突发事件，进行相应的药品储备。

应急药品在我国建立有完整的贮备体系。《中华人民共和国突发事件应对法》第三十二条规定："国家建立健全应急物资储备保障制度，完善重要应急物资的监管、生产、储备、调拨和紧急配送体系。设区的市级以上人民政府和突发事件易发、多发地区的县级人民政府应当建立应急救援物资、生活必需品和应急处置装备的储备制度。"《国家突发公共事件医疗卫生救援应急预案》规定："卫生行政部门提出医疗卫生救援应急药品、医疗器械、设备、快速检测器材和试剂、卫生防护用品等物资的储备计划建议。发展改革部门负责组织应急物资的生产、储备和调运，保证供应，维护市场秩序，保持物价稳定"。

因此，我国应急药品储备是在中央统一政策、统一规划、合理布局、分级储备、地方为主、中央为辅的原则下，实行以省级储备为主、国家储备作为补充和支持、地（市）及县级储备主要满足应对日常卫生应急工作需要的四级储备管理体制。我国应急药品的储备是各级人民政府的行政职能与政府行为。

一、我国医药储备现状

（一）国家发展与改革委员会作为国家医药储备的主要管理部门，负责协调全国的医药储备工作

（1）负责对各省、自治区、直辖市人民政府或其指定的职能部门动用中央医药储备申请的审批。

（2）根据国家需要，负责调剂、调用地方医药储备的审批。

（3）会同有关部门制定或调整国家医药储备管理的有关政策，监督、检查国家医药储备政策的贯彻执行情况。

（4）根据卫生部救援应急药品的储备计划建议，组织编制中央医药储备年度计划。

（5）会同有关部门确定并适时调整中央储备药品的品种。

（6）负责选择承担中央医药储备的企业，并监督企业做好医药储备的各项管理工作。

（7）会同商务、财政部门安排下达中央医药储备资金，并会同财政、金融及审计等部门做好中央医药储备资金的监督管理、财务审计工作。

（8）负责建立医药储备统计制度，组织对承担医药储备任务的企业进行检查、培训和考核，推广医药储备的先进经验。

（9）负责指导地方医药储备工作。

（二）各级卫生行政部门负责同级应急储备药品的计划建议，发展改革部门负责组织应急药品的生产、储备和调运，保证供应

（三）承担应急药品储备的医药公司必须是通过GSP认证、并具有相当的经营规模，是由各级发展改革部门考核认定或经过招标确定的大型骨干企业

承担应急药品储备的医药公司应遵循品种控制、总量平衡、动态管理、有偿调用的管理原则，保证储备资金的安全、保值及储备应急药品的有效使用。其必须按照各级卫生行政部门制定、同级发展改革部门下达的储备品种、剂型、规格及数量储备应急药品，储备的应急药品可以按规定的比例在市场上流动、更新库存，但在国家（地区）出现突发事件需要调用时，必须按时、按量提供。

中央应急药品储备主要负责储备重大灾情、疫情及重大突发事故和战略储备所需的特种药品、专项药品；地方医药储备主要负责储备地区性或一般灾情、疫情及突发事故和地方常见病防治所需的药品。

（1）发生一般灾情、疫情及突发事故或一个省、自治区、直辖市区域范围内发生灾情、疫情及突发事故需紧急动用医药储备的，由地方各级医药储备负责供应。

（2）发生较大灾情、疫情及突发事故或发生灾情、疫情及突发事故涉及若干省、自治区、直辖市时，首先动用本省、自治区、直辖市医药储备，不足部分按有偿调用的原则，向相邻省、自治区、直辖市人民政府或其指定的部门请求动用其医药储备予以支援，仍难以满足需要时，再申请动用中央医药储备。

（3）发生重大灾情、疫情及重大突发事故时，首先动用地方医药储备，难以满足需要时，可申请动用中央医药储备。

（4）地方需要动用中央医药储备时，需由省级人民政府或其指定的部门向国家发展改革委员会提出申请，国家发展改革委员会会商有关部门审核批准后下达调用药品的品种、数量通知单，由有关承储单位组织调运相应的储备药品。

（四）应急医院的药品储备可在国家各级储备的基础上制定储备原则

分为药品实物储备、药品目录储备和药品能力储备三类。

1. **药品实物储备** 应急医院药品目录范围内的药品作为医疗机构实物储备药品目录。数量应不低于本院一周的常规医疗用量。

2. **药品目录储备** 药品目录储备是指包括药品名称、药品规格、供应商、生产商及其联系方式在内的信息文件。该文件作为应急救援时应急医院药品采购的依据。药品目录储备适用于各级政府没有实物储备、医疗机构应对突发事件、非临床常规使用药品储备方式。药品目录储备可分为国家储备药品目录、地方储备药品目录和医疗机构储备药品目录。

3. **药品能力储备** 药品能力储备是指包括药品名称、药品规格、生产商、供应商、生产商和供应商的联系方式（电话、地址、电子信箱等）信息在内的文件。药品能力储备适用于各级政府和医疗机构均没有实物的药品储备方式。突发事件来临时，医疗机构应报告地方政府或直接与生产商和供应商联系，发出生产指令，供医疗机构应对突发事件使用。

二、医学救援队的药品储备任务

应急医院的医学救援队应根据应对突发事件预案的规定，明确各自的药品储备任务。一般来说，承担应急救援任务的医学救援队应在平时药品储备的基础上，增设应对突发事件的应急药品储备。

（1）医学救援分队20人以下的主要是便于携行的现场急救药品，以通用急救药品为主。特异性急救药品可少量储备，如去铁胺、二巯丙醇、亚甲蓝、纳洛酮注射剂、普鲁士蓝、依地酸钙钠、硫代硫酸钠等。

（2）区域救援中心主要储备地区可能发生突发事件的急救药品。由于突发事件种类繁多，应急药品储备量虽小，但品种较杂较多，容易因长期储备而过期失效。因此，可以在省级范围，以应急医院为核心，建立应急药品储备网络，即把应急药品储备合理地分配到省内范围的各地市救援队中，利用储备网络互通有无，可以有效地减少每个医学救援队的储备费用。

（3）应急医院重点对使用概率很小，价格比较昂贵，储备条件要求比较高，用量比较大的药品实施集中储备。如生物制品：抗破伤风免疫球蛋白、抗蛇毒免疫蛋白、白喉抗毒素、狂犬病免疫球蛋白、各类疫苗等，以及专用技术车辆。

（4）特需药品的储备：特需药品储备是应对某些突发事件的必备储备，如核辐射损伤防治药品：523片、500注射液、408片等；神经性毒剂防治药品，如自动急救针、毒气防护罩等；刺激性毒剂防治药品，如抗烟剂、消泡净气雾剂等。用于热环境的皮肤防护霜、人工降温的氯丙嗪、防治热带皮肤溃烂的硅酮软膏、干燥粉剂，用于冷环境的冻伤膏、复温装置、口服冻伤预防药等，可根据需要灵活适量储备。

三、应急药品储备管理

应急药品保障关键在于事前储备。特别是一次性应急药品保障，供应量虽然不大，但是供应的时效性很强，因此，实施应急药品的系统储备十分重要。所谓系统储备是指应急药品储备要形成完整的体系，种类齐全，功能完备，兼顾到所有可能的突发事件紧急救治的需求，同时，具体储备单位的药品储备又要系统配套。以突发化学品中毒事件为例，应急医院应当根据当地可能发生的化学品中毒事件的种类，预先储备一定品种、一定数量的特效解毒药，以及临床救治所需的其他急救药品，如镇痛药、抗感染药物、麻醉药、中枢兴奋药、镇静药、抗休克血管活性药、利尿药、外用消毒药等。

1. **建立应急医院的药品储备原则** 主要侧重在应急救援对药品需求的时效性、有效性、安全性和经济性的考虑，落实在药品的品种选择，以及储备量的确定上。

（1）储备品种广覆盖：由于突发事件包括了自然灾害、事故灾难、公共卫生事件和社会安全事件，因此，可能造成的伤害是多种多样的，应急药品储备必须考虑到各种因素，凡是可能发生的，都应有一定的相应储备。

（2）储备数量充足：与一般储备的性质一样，储备需要占用资金，需要支付各种费用。因此，储备量应在满足基本需要的前提下，严格控制。一般来说，储备量以能满足应付突发事件最初的紧急救援需要为准，可以按照医学专科用量或人份量计算。

（3）储备地点合理：应急药品储备主要存放在医学救援机构，只有这样，才能发挥储备药品的应急功能。如果每一个医学救援机构都储备一整套药品，势必造成储备总量过大，易导致储备药品的过期失效和损坏浪费。因此，储备地点应按照每一个医学救援机构可能担负的任务、医学救援机构与药品仓库的储备分工合理分布。另一方面，可以尝试社会化保障模式，将药品预储于生经营企业，急时可应，平时可换。

（4）储备活动规范：应急药品储备关系到救治生命需要和不同利益主体，必须通过立法或制定规章制度来保障，务必使应急药品储备真正落到实处。全部采用携行包装，以及随车运行方案。

2. 制定应急药品储备管理办法

（1）分别存放、专人保管、责任到人：要求保管人员必须熟悉应急药品的品种、性质、用途、配套和数量情况，明确储备药品的购进、发出、存放规定。

（2）建立使用和登记制度：要求对储备药品独立建账，做到账物相符。

（3）落实检查制度：定期开展应急药品储备工作检查，包括储备药品数量、质量，以及轮换更新状况。

（4）及时轮换更新：建立储备药品轮换更新制度和核销制度。储备药品可以通过平时供应发放规定轮换时间，如每季度或半年轮换一次，无法通过轮换更新的，规定核销条件和核销方法，避免因疏忽管理，造成储备药品浪费。

总之，应急药品储备应按照国家应急药品储备管理办法进行管理。目前，各级卫生行政部门都编制有突发事件应对预案，预案中对应急药品储备的使用做出一些规定。为了保证突发事件应急药品的及时、有效的供应，各级卫生行政部门还应制定应急药品储备维护保障制度和动用规定，确保储备药品的质量。

第六节 应急通信与信息管理

突发公共事件是指突然发生，造成或者可能造成重大人员伤亡、财产损失、生态环境破坏和严重社会危害，危及公共安全的紧急事件。根据突发公共事件的发生过程、性质和机理，突发公共事件主要分为以下四类：

自然灾害：主要包括水旱灾害，气象灾害，地震灾害，地质灾害，海洋灾害，生物灾害和森林草原火灾等。

事故灾难：主要包括工矿商贸等企业的各类安全事故，交通运输事故，公共设施和设备事故，环境污染和生态破坏事件等。

公共卫生事件：主要包括传染病疫情，群体性不明原因疾病，食品安全和职业危害，动物疫情，以及其他严重影响公众健康和生命安全的事件。

社会安全事件：主要包括恐怖袭击事件，经济安全事件和涉外突发事件等。

近年来，我国的突发公共事件不断发生，2003年发生的"非典"，2008年发生的汶川地震和三鹿奶粉事件，2010年发生的玉树地震等等，造成了重大人员伤亡、重大财产损失、重大生态环境破坏，影响社会稳定。作为公共事务管理者的政府，一个十分紧迫的问题就是如何管理突发的公共事件，当出现突发公共事件时，应急通信及信息管理如何跟上？这方面的管理如何进行？

一、应急通信

近年来，发生在全球各地的紧急与灾害事件引发人们深思。快速反应是救灾的前提，灵敏的通信系统可迅速调整抗灾和医疗救援工作的各个环节，使救援工作及时、快速、有效地进行。应急通信是急救医疗服务体系（emergency medical service system，EMSS）至关重要的组成部分，是整个应急体系建设中的重要基础。

1. **应急通信概述** 应急通信是指在出现自然的或人为的突发性紧急情况时，综合利用各种通信资源，保障救援、紧急救助和必要通信所需的通信手段和方法，是一种具有暂时性的特殊通信机制。应急通信突出体现在"应急"二字上，面对公共安全、紧急事件处理、大型集会活动、救助自然灾害、抵御敌对势力攻击、预防恐怖袭击和众多突发情况的应急反应，均可以纳入应急通信的范畴。

2. **应急通信的特点** 应急通信具有以下特点：时间的突发性（紧急性）、地点的不确定性、容量的不可预期性和时效的高要求性。

大多数紧急事件都是突发的，时间、地点都不可预知或只可在有限时间内预知但是来不及做准备，这就要求应急通信必须有技术上的措施可以建立临时的通信网络来实现。紧急事件发生期间，即使通信网络完好，也可能因为局部过大的通信流量造成网络拥堵、瘫痪。如"9·11"事件发生后，在纽约移动电话的拨打量平均增加了400%。在紧急事件发生后，及时有效的通信保障是实施救援、有效指挥和提高应急处理能力的先决条件，这要求在较短的时间内建立起灵活、有效的通信网络。

3. **应急通信的构成环节** 一个完整的应急通信过程常涉及应急指挥中心、公众通信网/专用通信网、应急指挥现场三个关键环节。从应急通信的过程来看，应急通信的需求有：①公众到政府/机构的应急通信需求，例如用户遇到个人紧急情况或突发事件，拨打110、120、119等免费特服号码。②政府机构之间的应急通信需求，在各类紧急事件发生时，政府机构之间现场指挥、传达指令、情况汇报以及信息共享等。③政府机构到公众的应急通信需求，政府部门向公众传达信息，以达到告警、组织疏散、安抚等作用，如短信通信、电子邮件、互联网新闻等。

4. **应急通信的主要方式及其优缺点**

（1）有线通信：包括常规的电话网、互联网等，特别是有线公众电信网是全国分布最广泛的信息交换网络。由于其通达范围广、适应性强、费用低，在自然灾害应急通信中是最基本的信息传递手段。但是有线通信主要通过光缆、电缆进行传输，受到地理条件的限制且抗毁能力差，一旦被摧毁，通信立刻被阻断且很难恢复。

（2）移动通信：具有个人通信的特点。目前政府部门开始通过向民众发送短消息来告警或者发布信息。移动定位技术可以极大地增加受灾人员获救的可能性。一些移动接入技术，如LMDS（本地多点分配业务）、WiMax等，可以通过快速调动设备来恢复或增强局部地区的通信，具有不可替代的作用。因此，移动通信网络在应急通信中将逐步占据主力位置。

（3）卫星通信：不受一般紧急事件的影响，覆盖面大，与地形和距离不敏感，不受地理环境、气候条件和时间等限制，能够覆盖到大范围没有地面通信网络覆盖的地域，是组成无缝隙覆盖信息网不可缺少的组成部分，非常适合应急通信广度的需求，是保障应急通信的一支重要力量。缺点是卫星通信的容量有限，使用成本高。

（4）专用数字集群网：集群通信是多个用户共用一组无线电信道的专用移动通信系统的技术，适合调度业务和专用系统，作为专用网络必然不如公众通信网络那样覆盖面广，其通信容量也不大。但是专用数字集群网络作为独立的指挥网络，有很多公众通信网络不具备的优势，如相应速度、群组指挥等，而且不会受公众通信的干扰。

（5）广播网络：是一种单向信息传播的网络，从信息承载能力上来看是比较弱的，网络的覆盖性也不算好，但是作为信息发布最便捷、快速的方式，还是具有不可替代的作用。

（6）IP多媒体网络：代表了电信网络发展的方向，出现了很多新电信技术、新业务，可以用于更有效、更便捷、更完善的应急通信。不仅VoIP业务支持应急通信，而且各种宽带业务，像视频广播、视频会议及监控等多媒体业务也会为应急通信带来更多方便。

5. **应急通信的综合体系** 从技术角度看，无论是固定网络、移动网络、卫星网络，还是IP多媒体网络，都具有各自的特点和优势；应急通信不是一种全新的通信技术，而是在不同场景下多种技术的组合应用，共同满足应急通信的需求。因此，应急通信是一种特定的业务和应用，应当将各自网络联合起来使用、优势互补、相互协作，以便更好地完成更复杂的通信任务。

二、应急信息管理

1. 突发公共事件应急管理信息系统　应急管理信息系统以突发事件应急管理全过程为主线，涵盖各类突发事件的监测监控、预测预警、预防与应急准备、应急响应（协调与决策、指挥调度、处置与支持）、事后恢复与重建等环节。应急管理信息系统是应急管理工作的平台，也是对突发事件的处理平台。系统能够识别各类用户的信息需求，在海量的信息中进行搜索，为零散的信息附加价值并进行组合，提供有价值的整体信息，从而有效地开展突发事件应急管理。

应急管理信息系统是整个应急体系建设中的重要基础。应急管理信息系统应用计算机技术、信息技术、信息管理技术和辅助决策支持技术，使应急管理部门能够运用现代化手段，掌握重大危险源信息变化情况，加强宏观调控，充分发挥其代表政府综合管理安全工作的职能。

应急管理系统应服务于应急管理的全过程，包括：预防、准备、响应和恢复等阶段。

（1）预防工作：主要是利用危险分析方法对危险进行分析和评估。预防工作需要当地政府各个部门之间的紧密协作、协调。

（2）准备工作：提供技术协助、培训、准备和训练支持，这些工作增强了政府部门的应急能力，有助于缓解灾难，对灾后需求做出响应，从而进行有效的恢复工作。

（3）响应工作：确保快速进行应急救援，减少损失，如提供安全的饮用水\食物和避难所等。

（4）恢复工作：协助设施的大范围修复工作，如城市五大生命线系统，这样的工作支持了经济的恢复和群体的稳定。

2. 国外应急管理信息系统　发达国家在公共安全科技的各个方面及层次上投入了大量的人力、物力和财力，公共安全科技达到较高水平，为预防和减少危害公共安全的事故、灾害和突发事件等提供了强有力的支持和保障。

（1）美国应急管理信息系统：美国为了减轻各类突发性公共事件造成的损失，强化应急工作，从20世纪70年代开始成立联邦紧急事态管理局（FEMA），大大强化了美国间的应急协调能力。遭受"9·11"恐怖袭击后，美国对应急管理进行了认真的审视和检讨，认为原有的体系、机制和支撑远远不够。建立了标准化应急管理体系（简称SEMS），该系统包括监测、预警、应急准备、应急响应、恢复/评估/分析五个过程。2001年由联邦紧急事态管理局（FEMA）着手开发了国家应急处理系统（NIMS）。该系统由应急指挥系统（ICS），多机构协作系统和公共信息系统组成；声音和数据传输系统，信息处理系统以及数据显示系统作为技术支持逐渐完善NIMS；国家应急处理系统（NIMS）定义了标准化的机制建立了整个事故周期中所需的程序来描述、清点、动员、调遣、跟踪和恢复相关资源，确定了通信与信息管理、采集、分析和传播。

（2）日本应急管理信息系统：日本由于地理位置特殊，是地震、台风等自然灾害高发地区。日本在突发公共事件应急信息化发展方面，不仅建立起了完善的应急信息化基础设施，而且，在长期的应急实践中，积累起了丰富的利用现代信息技术实现高效应急管理的经验。日本以先进的信息通信技术作为基础，建立了完善的防灾通信网络和专用无线通信网。这网络覆盖全国，信息化基础设施完备。防灾通信网络包括"中央防灾无线网""消防防灾无线网"和"防灾行政无线网"。通过这些网络系统，政府可以把各种灾害信息及时传递给家庭、学校、医院等机构，成为灾害发生时重要的通信渠道和手段。

（3）其他发达欧美国家应急管理信息系统：德国研究和技术部组织开发了基于检测的有毒物质泄漏评估系统（SMART）供消防队现场使用。2001年，德国给市民和灾难反应建立起一个网络——危机预防信息系统（German emergency planning information system，简称deNIS），主要是联邦政府的内务部门和灾难控制部门的运作中心。系统用以评估灾难的现状和面临的问题，分析应该采取什么样的方法来保护公众的安全，必须向州、联邦政府或者外国申请哪些援助物资。另外一个至关重要的功能就是，所有与deNIS Ⅱ相连的用户都能够在他们的态势图上看到事故或者灾难波及的影响范围，这些信息都透过散点分布图得到标示。

英国开发了应急管理信息系统RISKAT系统。俄罗斯为了从事危机管理的综合协调和应急处理工作，于1994年设立了一个专门的、隶属于总统的紧急情况部；内部设有人口与领土保护司、灾难预防司、部队司、国际合作司、放射物及灾害救助司、科学与技术管理司等部门。加拿大从联邦到地方都设立了专门的机构进行紧急事态的处理工作，其核心机构为隶属于国防部的保护关键基础设施与危机防备局（OCIPEP）；瑞士联邦汇集各方面专家设立了国家应急中心，以应对各种类型的突发性事件，等等。

（4）先进经验借鉴：①通过立法明确职责，规范保障。上述的发达国家都非常重视应急法律体系建设，在突发事件应对总体法律框架下，针对公共领域中存在的问题，制订相应的法规、预案。②设立专门的应急管理协调机构。突发事件应对不但涉及政府多个职能部门，还涉及企业、新闻媒体、民间非盈利组织等非政府部门。③完善基础设施，利用网络化管理，提高应急技术。不断改进应急指挥的通信、通信网，数据采集，传输技术。④注重民间非政府组织的参与。不管是在突发事件发生后的处置阶段，还是在前期的预测预警、识别阶段，都应该积极吸纳非政府组织加入应急管理行列。

3. 国内应急管理信息系统　我国自 2003 年上半年取得抗击"非典"斗争的胜利以来，我国以"一案三制"为核心内容的应急管理体系建设工作取得了巨大的历史性进步。在应对 2008 年南方低温雨雪冰冻灾害、四川汶川特大地震等突发事件过程中，我国应急管理体系建设发挥了积极的作用，有效地避免和减少了各级各类突发事件的发生，降低了突发事件造成的各种损失。

但是对比美国、日本、欧美等发达国家，我国的应急管理能力还存在着很多缺陷，我们需要借鉴先进的经验，提高应急管理设施装备的水平，促进应急管理体系结构优化，构建统一、高效、便于实现信息共享的新型应急管理信息系统。

1）应急信息系统发展历程：我国的应急信息系统可以分成三个阶段：

第一阶段：1986—2006 年的单警各应急指挥系统（emergency response system，ERS）。指挥调度中心值守人员受理报警特服号码（如 110、119、120 等）后，调度应急力量进行处置，并根据现场及动态进行调度，多次循环至处置结束。

第二阶段：2001—2008 年的三台合一/应急联动系统（CERS），由 110 报警服务台集中受理，再根据报警类型，由公安、消防、交警部门分别接收 110 调度指令，分别进行专业出警。大大加强了不同警种与联动单位之间的配合与协调，从而对特殊、突发、应急和重要事件做出有序、快速而高效的反应。

第三阶段：2005 年开始的应急信息平台体系（iEMS），以通信和计算系统为依托，将某一地域范围内跨越多个管理区域，具有不同体系结构的各种信息系统集成为具有单一体系结构的系统。

2）突发公共卫生事件的应急管理信息系统：我国为了提高医疗救治机构应对突发疫情的能力，建成有效应对突发公共卫生事件的医疗救治体系工作目标，在 2003 年，国务院办公厅转发发展和改革委员会、卫生部编制的《突发公共卫生事件医疗救治体系建设规划》。该规划建设的主要内容是：紧急救援中心，传染病医院，化学中毒和核辐射医疗救治基地，医疗救治信息网络。

医疗救治信息网络通过建设中央、省、市三级医疗救治数据中心，开发应用系统，实现医疗救治体系各层级之间的信息连接，初步形成覆盖全行业的医疗救治信息网络，逐步实现掌握医疗救治资源信息与有关病情信息，发挥医疗救治体系整体应急功能，提高应对突发公共卫生事件的快速反应能力和资源利用效率。该系统能够早期发现突发公共卫生事件的征兆，及时采取有效应对措施，最大限度减少突发公共卫生事件给公众健康和生命安全造成的危害。

（1）统一的技术标准和管理规范。

（2）中央、省、地市三级数据中心。

（3）依托国家卫生网和公共网络实现中央、省、地市和县四级医疗救治数据中心、医疗机构的网络连接。

（4）应急医疗资源管理、病情统计分析、应急响应与培训、统合统计查询等应用系统，信息发布系统，医学情报检索系统。

（5）医疗资源、病情与救治活动资料、应急救治专家和医疗救治地理信息等四个数据库；安全保障系统和相关配套环境。

2005 年 12 月，卫生部办公厅发布了《国家突发公共卫生事件相关信息报告管理工作规范（试行）》，进一步加强突发公共卫生事件的监测工作，确保各级卫生行政部门及时、准确地掌握各类突发公共卫生事件相关信息，有效地开展预测、预报、预警工作并及时采取有效的公共卫生措施。该规范明确了相关信息报告管理的基本原则；组织机构及其职责；报告范围和标准；报告内容；报告方式、时限和程序；信息监控、分析与反馈；技术保障；监督管理与考核指导。

国家建立突发公共卫生事件相关信息报告管理系统，为全国提供统一的突发公共卫生事件相关信息报告网络平台，用于收集、处理、分析和传递突发公共卫生事件相关信息。信息系统覆盖中央、省、市（地）、县（市）、乡（镇、街道）。卫生行政部门指定的专业机构，负责辖区内网络密码的分配和管理。

3）地质灾害应急管理信息系统：地质灾害应急管理信息系统是一个以人为主导，利用计算机硬件、软件、网络通信设备以及其他工具，进行地质灾害信息的收集、传输、储存、更新和维护，以提高地质灾害应急指挥系统的运行效率为目的，支持地质灾害应急指挥高层决策、应急指挥中层控制、地质灾害基层救援的集成化的人机系统。

应急管理信息系统的功能模块有：监测信息管理模块，应急救援档案管理模块，应急救援人力资源管理模块，应急救援物资管理模块和应急救援信息共享模块。

（1）监测信息管理模块，主要目的就是为了更高效地管理滑坡坡体上的监测数据，同时本模块可以把滑坡体检测人员和滑坡体监测数据的管理结合起来，这样就可以细分监控滑坡体的具体责任。

（2）应急救援档案管理模块，目的就是为了使指挥决策者可以对所有的参加救灾工作的单位所持有的救灾责任文书进行管理，如果在救灾过程中发生事故，可以更快找到负责单位，让救灾工作更快恢复和更加高效地进行。

（3）应急救援人力资源管理模块的功能包括救灾人员的信息管理；灾害点类型管理；灾害点信息管理；计划进行地质灾害救助记录管理；记录地质灾害救助人员进行灾害救助时，发生的各种情况的管理；地质灾害救助人员花费的救灾经费的记录、分配和统计等主要功能。

（4）应急救援物资管理的功能是最大限度地减少手工操作带来的错误，提高管理水平和救灾的工作效率。

（5）应急救援信息共享模块的功能是为地质灾害应急指挥部门提供及时而方便的电子信息联系、信息处理、救灾信息查询。

4）全国城市应急联动系统：目前全国正处于突发公共事件高发时期，而且在未来很长一段时间内还将面临突发公共事件所带来的严峻考验。据统计，我国每年因自然灾害、事故灾害和社会安全事件造成上百万人伤亡，经济损失6 500亿元左右，占我国GDP的6%。2005年11月28日，国家安全生产监督管理总局研究中心主任郭云涛表示，我国有望在15年内建成一个全国性的城市应急联动系统。

城市应急联动系统就是将公安、交通、通信、急救、电力、水利、地震、人民防空、市政管理等政府部门纳入一个统一的指挥调度系统，处理城市特殊、突发、紧急事件和向公众提供社会紧急救助服务的信息系统，实现跨区域、跨部门、跨警种之间的统一指挥，快速反应、统一应急、联合行动，为城市的公共安全提供强有力的保障。

城市应急联动系统采用先进的计算机技术、信息技术、容灾备份技术，由信息维护子系统、辅助决策子系统、应急智能子系统组成。在系统中，基础数据经过外部系统，如将安防系统、消防系统等收集到数据库里，经过处理、标准化、传输、存储，形成系统的资源库，为实现高效业务分析、决策、交换、共享提供了数据环境。当突发事件发生后，系统可根据事件的类型和级别，自动或手工启动相应的应急预案，预案启动后，预案流程按照预先定义的逻辑和规则进行任务分发，相关联动单位可以获取自己的任务内容。

在我国，已经建立城市应急联动系统的包括：北京、南宁、上海和深圳。在建的包括：杭州、扬州、天津和贵阳。比较完善的国内应急管理信息系统有：摩托罗拉城市应急联动系统、科瑞讯城市应急联动指挥系统、广州市110社会联动系统、上海城市应急联运中心、鼎天应急指挥系统和清华紫光城市应急指挥系统。

我国城市应急联动系统的建设还在发展阶段，还有很多问题需要解决。主要是：城市应急"联动性"不足；处置方案自动化程度不高，信息标准缺失；建设模式照搬硬套，没有结合城市的发展情况进行建设。在全国城市应急联动系统建设中，不能各自为政，应统筹规划，争取在我国大中城市建立统一的城市应急联动系统。

5）应急管理信息系统关键问题：经过多年的

努力，我国防洪、地震、消防等许多专业领域都建立了各自的应急信息管理和应急通信系统，在各领域的应急救援工作中发挥了重要作用，但近年来我国发生的一系列重特大公共事件反映出我国应急管理方面存在的问题仍然十分突出。有些应急信息系统由于平时缺乏信息积累、应急演练和日常维护，致使应急信息系统在关键时刻往往难以发挥作用。要解决的关键问题有：系统分散问题；"信息孤岛"问题；运行无序问题；平战分离问题；结构偏倚问题和平台缺失问题。如果能解决这些问题，我国的应急管理信息系统将得到进一步的完善。

第八章

急诊（救）医学的发展史

急诊医学又称急救医学，是临床医学领域中的一门新兴学科。就其专业内容而言，它综合和发展了临床各学科中有关急诊的知识和理论。急诊医疗的水平标志着医院至一个地区的医疗发展水平，急诊危重病人救治水平的提高成为现代医学进步的一个显著标志。

急诊医学学科发展历史较短，创建于20世纪50年代，50年代末开始肺的复苏，60年代是心脏复苏，由于当时过于强调心脏复苏的作用，出现了一度认为心搏骤停的病人若心脏能复跳就是成功的偏见，70年代发展为心肺复苏，抢救危重病人的成功率明显提高，这就证明，心搏呼吸骤停的病人仅有心脏复苏而没有呼吸复苏仍不能成活，因而强调和明确提出了心肺复苏（cardiopulmonary resuscitation，CPR），开始了急诊医学的新阶段。到20世纪80年代又发展为心肺脑的复苏（CPCR），到了急诊医学的高级阶段。1983年，世界卫生组织（WHO）和泛美组织（PAHO）联合在美国华盛顿召开了全球急诊医学工作会议，次年在纽约市召开了第二届国际城市急诊医疗学术讨论会，为急诊医疗工作起到了有力的推动作用。

（一）国外动态

（1）急诊医学发展是整个临床医学发展的一个主要组成部分：美国等一些国家目前衡量一个医院的医疗质量主要看其抢救应急能力、急危重病人的抢救程序、急诊设备完好水平以及抢救成功率。日本已做到把加强医院的重点放在"医院前阶段"和"初入阶段"，并形成网络。把急诊科和加强医疗科合并，组织急救科，其编制可以包括骨科、腹部外科、脑外、胸外、心内、麻醉或烧伤等医师，他们都具有独立工作能力，并经过加强医疗的专门训练。这些专科医师在行政上不属于原来的专科，组成急救科这样一种新型的医疗集体。

（2）急诊医学迅速发展有其一定的社会需求和社会基础：世界人口四大死因（心血管、脑血管意外，癌症及创伤）中除癌症外都与急诊医学直接有关。随着现代科学的发展，城市经济生活繁荣、人们体力劳动的减少、交通发达，心脑血管病剧增，随着车辆的剧增，急性创伤增加更为明显，迫切需要急诊医学发展，促使人们重视急诊医学，从而加速学科的发展。

城市急诊医疗体系趋向于集中领导，统一指挥，相互协调，这就需要现代化无线电通信设备及运输设备，欧美国家已走在前列。

（3）成立独立新学科：1972年美国急诊医学理事会成立，并制定了"美国医院急救设施权限范围条例"。但正式获得美国医学会承认急诊医学是一门独立学科，直到1979年才实现。同年承认美国急诊医学理事会为美国医学会所属第23个专业理事会，全国统一急救电话号码为"911"。

（4）重视急诊医学教育：不少发达国家已把急诊医学列入医学院校的教学计划中，并设立急诊医学进修学校、急救医学研究所等作为临床医师接受继续教育的机构。美国大多数医学院均单独设急诊医学课程，并规范为医学生必修课。大多数州自中学起即进行初级救护的普及教育。

（二）国内动态

我国的急救医学起步较晚，尚处于新兴阶段。1980年在北京召开第一次急救医学会议，1980（34）号文件《加强城市急救工作》就对城市急救中心站和急诊科提出新的要求。1983年卫生部颁布《关于城市医院急诊科建设方案》，制定了急诊科的任务，急诊医疗工作的方向、组织和管理以及急诊工作的规章制度。在卫生部的关怀支持下，我国急诊医学近年来发展迅速，京、津、沪、渝、沈、粤等地区发展较快，天津1974年建立了急性三衰（心、肺、肾功能衰竭）抢救研究室，后来晋格为天津市急救医学研究所。在此基础上先后召开了多次全国性有关危重病急救医学学术交流会议及国际危重病急救学术交流会，上海建立了院外急救机构（医疗救护中心站），成立了以医院为中心的急救网络。广州卫生局组织全市大医院分片负责救护工作，由急救中心统一指挥，大大缩短急救时间。北京、重庆相继成立了规模较大、设备齐全的现代化急救中心。1986年10月上海召开了全国第一次急救、急诊医学学术会议，此后每隔两年定期召开一次。1987年5月在杭州成立了我国急救医学学会，至此我国急诊医学的医务工作者有了自己的学术组织，此外，1985年国务院学位评定委员会批准设立"急诊医学临床硕士点"，第一个点设立在北京协和医院。1985年以来，全国各大医院急诊科的成立，加强了急诊管理，建立、健全了急诊科的规章制度，改善了急诊服务设施，提高了医疗服务，初步建立和锻炼了一批急诊专业队伍及学科带头人，逐步做到了急诊医师由临床各科室派出轮流到急诊科值班的方式过渡到固定在急诊科内工作，巩固并壮大了急诊队伍，急诊医疗体系更加规范化。1988年开展医院等级评审以来，又明确了急诊科为一级临床科室。到2000年，江苏省急诊医学带头人徐鑫荣教授，许铁教授分别在南京医科大学和徐州医学院成立了面向本科教学的急诊医学系，这样急诊医学的临床、教学、科研全面发展，这门新兴学科逐步壮大，截至目前大部分医学院校都开展了急诊专科、本科、研究生，甚至博士生的教育。

第一节　急诊医学的现状

急诊医学的定义是：以现代医学科学的发展为基础，以临床医学的救治措施为手段，在研究和从事急症的及时快速有效救治及其科学管理体系的综合临床学科，它是一门新兴的边缘学科或跨科的学科，是医学的第二十三个专门学科。从1979年它被国际上公认为独立的学科至今只有20余年的历史。而在我国，卫生部联合人事部1995年7月才正式批准急诊医学为一门独立的临床学科。并被确认为二级学科，与内、外、妇、儿等科并驾齐驱，急诊医学从无到有体现了现代化医院的发展方向，体现了现代整体医疗技术水平的发展方向，也体现了现代整体医疗技术水平的进步程度。这一门学科的兴起既丰富了医学科学，又造福于病人，特别是急、危、重症病人。它的成长应该引起社会的广泛关注。

急诊医学作为一门独立的学科，有人认为在我国目前应包括三部分：院外急救、医院急诊科处理和专科治疗或ICU进一步治疗。

一、院外急救的现状

院外急救是指急、重、危伤病员进入医院以前的医疗救护，它作为急救医疗服务体系（EMSS）的重要组成部分，不仅可以反映国家对急救工作的重视程度，还可在一定程度上决定抢救成功率。院外急救不是简单的出诊，而是采用先进的现代装备和技术，迅速到达现场实施救治。近年来，院外急救已被普遍重视。虽然目前我国院外急救水平与发达国家相比仍存在较大差距，但随着我国急救医学的长足发展，院外急救正日益受到广泛关注并呈现出良好的发展趋势。其中，在院外急救专业人员配置和培训、公民自救互救教育、急救网络建设、通信及运输管理等方面，进行了有益的探索和尝试。

（一）院外急救专业人员配置和培训

目前，国内从事院外急救的专业机构是急救中心站，它是院外急救的重要力量。各地从事院外急救的医务人员主要来自3个方面：医院或其他部门调入、医学院校分配、临时聘用或借用，包括医士、医师和主治医师等，但随车救护者以急救医士为主，近几年有改善，大部分为本科毕业的医师。由于我国院前急救起步较晚，大多数从事医疗、管理、通信、车辆等院前急救的人员尚未接受过全面、系统、正规的院前急救教育和培训。院前急救专业人员的理论和技术操作素质尚处于低水平。他们大多有原来的专业，且水平参差不齐，即使具备中级职称以上的医务人员，对急诊患者也往往出现"高职称低效能"现象，甚至面对急危重患者束手无策，因此对他们分期、分批地进行系统、正规、科学化的培训显得十分必要。目前我国大城市院前急救管理模式大多具有功能完善的通信网络，素质良好的医护人员。性能良好的急救车辆，急救器材和药品。

（二）公民自救互救教育

由于我国地广、人多、发展不平衡，尤其在基层和乡村，交通运输条件较差，专业急救人员不足，所以我国的院前急救工作要特别重视发掘和培植社会救护力量，鼓励社会力量的参与。提高公民自我保护意识和自救、互救能力，以补充专业急救力量的不足。地方卫生行政部门和各级医疗机构应广泛利用电台、报纸、广播等宣传手段，在基层卫生组织和群众中，开展和普及急救知识，使广大人民群众掌握简单的现场自救基本知识和急救操作，急危重症或意外伤害患者，在专业队伍未能到达现场时能正确及时进行自救、互救。

（三）急救网络建设

1.网络化思维在建立急救体系中的实践　我国在发展急救机构、建立急救网络、形成EMSS等方面开始与发达国家相接轨，并形成了自身特色，建成了北京、重庆、广州、沈阳等急救模式。江苏省在省政府指导下，已建成的急救网络，沿省内公路干线每5千米设置一急救岗哨，岗哨工作人员由当地人经过基本复苏和创伤救治初步训练后组建，并定期再培训，有一定借鉴价值。与此同时，随着城市规模的不断扩大，居民对急救服务多层次、个性化的需求日益增多，要求更合理的利用城市医疗资源，完善急救网络，提高效率，以适应发展需求，专家认为走社区化道路是必然趋势，即将现有的"120"急救网络同社区医疗服务体系相结合，建立"社区急救站"发展社区急救医学，该社区化设想在北京、南京的尝试和探索证明了其确有可行性。相对于城市急救，广大农村的医疗急救一直是薄弱环节。由于地理条件复杂、通信落后、经济困难等原因，我国的农村急救现状不容乐观，值得广大医务工作者潜心解决。为此，浙江省自1997年建立了以HAR2I型医疗急救指挥系统为中心的三级医疗急救网，通过几年的运行取得了较满意的效果，据考证这种模式在现阶段农村急救实践中有很好的推广价值。

2.公安、消防、医疗部门的合作在院外急救网中的作用　我国目前大多采用以急救中心为院外急救基础，依托卫生行政机构，以"110"警察来弥补抢救中困难的模式，其弊端在于难以适应院外急救的多样化。因此，一方面，鉴于我国"120"、"110"、"119"三套呼救体系并存的现象不利于社会急救事业的发展，三体系的不良竞争，分工不明易延误急救，使急救程序复杂化，有学者认为三体系的高度统一和合作是未来急救事业发展的新趋势；另一方面，当重大灾害事故突发时现场出现大批伤员，其救护内容已大大超越了医疗范畴，只有在公安、消防、卫生等部门的通力合作下，进一步协调抗灾力量，使救援业务相互渗透，加强医疗救护，快速转运伤员以及良好的组织指挥，才能达到及时、高效、优质的现场急救，这同时也说明了对这一特殊人群进行急救知识培训的必要性。

（四）通信和运输管理

目前国内对计算机网络系统在急救医学中探索和试行不乏成功经验。海口市急救指挥中心与海口市医院自1995年起对院前电话呼出实施了计算机管理院前急救呼救与医院信息管理系统接口软件，通过该系统可以进行长期原始资料积累，对海口市有关病种分析，客观地计算呼出受理间期、调度间期、呼救响应间期、回车率等，做到"120"通信率100%、呼救响应率100%，呼救不应率为0，缩短了快速反应时间，此网络系统有推广的可行性。宁波市自1999年首次将计算机网络系统引入到了院前急救指挥工作中，完善了通信系统装备，提高了院前急救效率。一方面通过该系统，调度员应用电脑屏幕上地图信息，能迅速而准确掌握呼救者所在地址，在下达指令时能清楚明确地表达现场位置及其特征。并且相关人员如有不明之处可参照电脑显示的地图标志，提高了地址准确性；另一方面，通过"120"专线的改造，采用ZX21000D网络通信设备，显著地提高了"120"通畅率，缩短了呼救受理间期，减少了急救回车率等，使宁波的急救通信系统达到了国内先进水平。同样，随着互联网的发展，远程病历讨论、远程医疗的兴起也为院前急救开辟了又一片新天地。

二、院外急救的模式

北京和上海院外型模式：由院外急救科、急诊室、重症监护室构成，拥有现代化的调度通信设备，可以和市政府、卫生局、各大医院直接进行通信联系。院外急救由医师、医士、护士协作承担。部分病人经院外抢救处理后转送中心监护室继续治疗，多数病人则被转运到其他医院。缺点是急救半径扩大，到达现场的时间延长。上海模式是设有一个急救中心，各区、县建立分站，一般分站设在协作医院附近，有专业院外急救人员和车管部门，全市院外急救由"120"急救中心统一管理、统一调配，就近就诊，尊重患者意愿，合理分流、保证急救质量，其缺点是急救链容易脱节，到达医院时存在急诊科未做好抢救准备或收治困难。

广州行政型模式院外急救：由急救指挥中心负责全市急救工作的总调度，以若干医院急诊科为区域，按医院专科性质分科负责急救。急救指挥中心与各医院无行政隶属关系，但具有全市日常院外急救的调度指挥权。负责与其他急救系统如公安、消防、人防、血液中心和防疫站等联系、协作，以应付突发灾害事故；负责急救情报的收集和研究；与红十字会合作培训全市的各级医务人员，并对群众进行现场急救知识普及教育。但有时接警慢，出车慢，延误抢救时间，引起纠纷。

重庆依托型模式：附属于一家综合医院，由"120"报警中心、院外救护系统、急诊科、服务部和病区专科治疗组组成绿色通道。在救护车出发时急诊科和服务部立即做好抢救准备，在急救患者返院时，服务部全程陪同检查、治疗和手术，确保绿色通道畅通。可以有效整合医疗资源，节省投资，实现院前急救与院内治疗一条龙服务，可缩短抢救时间，提高救治成功率；院前急救与院内医疗一体化有利于急救医、教研发展；院前急救和急诊人员可定期到院内临床科室轮转，有助于提高急救专业队伍业务水平。其缺点是出车慢，出车医务人员为非专职院前急救人员，他们肩负院内急诊工作和院前急救任务，常常顾此失彼，容易引起医疗纠纷。专科患者可能未送到相应的专科医院救治。

香港与消防结合型模式：附属于消防机构，由消防队兼管，并与警察部门密切联系，共同使用一个报警电话号码。总部下设许多救护站，形成急救网络。院前救护组织如同警察、消防等部队一样，速度快、纪律严明。但急救人员不专业。其运转机制是：院前急救（现代化通信枢纽、专业技术队伍、应急装备站点建设）+网络医院（专病专科急救通道、急救指导与参与医院、急救专家库）+ 特种救援系统（水域、空中急救资源，多警种联动机制）。

苏州联动型模式：苏州"119"、"120"、"122"、"110"调度指挥联动。其优点是缩短急救反应时间，在紧急情况下可获得技术及装备的支持以及在进入危险地域施救时可获得特殊支持，同时减少通信设备的重复投资。

以上几种模式集中反映了经济比较发达城市的院外急救现状，而农村院外急救形式则比较严峻。由于农村幅员辽阔，人口众多，医疗急救设备参差不齐，有的还是一辆车、一副担架、一个急救箱，以转运为主，急救通信落后，急救人员配备不足和技术水平严重滞后。这些现状迫使各级政府、各级从业人员倍加关注农村急诊医疗问题。

我国院外急救可以说正值蓬勃发展的阶段，在多年的探求运作中已略有成就，但总体来讲还存在很多不足。因此还需边发展、边改进，不断借鉴国内外先进的发展思路，推进我国院外急救的急救社会化、结构网络化、工作现场化和知识普及化，走一条我国院外急救发展的特色之路。

三、院内急救的现状

1. 院内急救的特点

（1）时间性：急救时，医护人员应迅速敏捷，判断准确，救治及时，由于急诊患者发病时间不固定，且医务人员与病人接触时间短暂，因此要求医护人员迅速做出初步诊断并实施有效急救措施，充分体现"时间就是生命"。

（2）复杂性：鉴于患者的健康基础不同，年龄悬殊，病史叙述不详以及疾病种类复杂，且病情发展不同；而医务人员专业知识、工作经验和技术水平又参差不齐，必然增加了急救医疗工作的复杂性。

（3）条件性：由于各类、各级医院的性质和任务不同，医疗设备、技术力量、人员素质、管理水平和抢救条件都有所不同，故救治水平高低、质量优劣是受诸多条件影响的。

院内急救的上述特点要求急诊医师要具有如下特点：①高度的责任心，对于危重病患者，接诊医师不可能在短时间内了解患者的全部病情。因此要求接诊医师多看、多问，不放过任何蛛丝马迹。②广博的医学知识和过硬的专业技能，急诊科医师不但要求掌握广博的医学基础理论，具备各临床专业的知识和操作技能，还要掌握各种急诊抢救技术,如心肺复苏技术、现场急救技术、中毒抢救等。这些是急诊科医师的专业基础,能够保障其在错综复杂、险象环生的急症病情中,找出患者最关键的问题,做出正确决定。另外,急诊科医师还应掌握一些法律知识,因为急诊科是一个容易发生医疗纠纷的科室。③严谨的工作态度,急诊工作中经常会碰到危急患者,诊治时间十分有限,有的患者甚至一进入急诊室即先进入抢救过程,根本来不及了解病史。正因为如此,急诊科医师必须有一丝不苟、严谨认真的工作态度,养成病历书写详细、勤查勤问、认真观察、反复思考等良好的工作习惯,并要求会诊医师认真写好会诊记录。这一方面可减少由于工作疏忽耽误患者治疗,另一方面,也免于被起诉而陷入医疗纠纷。④良好的心理素质与应变能力,急诊科医师不仅要面对各种急诊患者,特别是对病情危急患者,其家属往往心情焦急,容易情绪失控,而且急诊科还经常会面对酗酒闹事者、吸毒者、打架斗殴者等。这都要求急诊科医师要有良好的心理素质,处乱不惊,有条不紊地按照科学方法和诊疗规范处理患者。

在我国,由于历史的原因及目前医院的管理体制及职称体系决定了无论是医院管理者还是医护人员本身,普遍存在着重临床轻急诊。由于待遇低、工作累、风险大,职称体系不明确,又无任何倾斜政策,造成急诊医护人员思想不稳定,临时思想严重,专业人员不安心工作,想方设法调离,使原本相对缺乏的专业队伍更加"营养不良"。因此,培养和造就一批合格的急诊专科医师,形成一支训练有素的急救队伍,提高急诊医疗服务整体力量是当前亟待解决的迫切任务。

2.急诊科的模式　按照传统的观点,急诊科大致可分为以下三种类型,①依赖型:急诊科只有专职主任、个别的固定医师,其日常工作主要依赖派人上急诊,近年来部分大医院急诊科已做到护士完全固定,医师固定编制和流动编制相结合,固定编制主要负责危重病抢救、急诊病房、ICU 和急诊医学教研任务。②支援型:有固定的医师,能完成大部分工作任务,但还需要各专科经常性的支援;支援医师需要具有两年以上工作经历,轮转期 3~6 个月,结束时由急诊科写评语,作为晋升依据。③自主型:急诊科医师全部有固定编制,有独立完成任务的能力,有完善的辅助检查科室,有独立手术室。与各专科只有会诊和协作关系。

无论采取什么模式急诊科永远无法单独满足所有患者、病种医疗服务的需求,其与全院各科室的关系是密不可分的。对一些专科性很强的问题需要相应专科的医生会诊,提供技术支持。急诊患者出口不够通畅是多数急诊科存在的一个现实问题。大量患者滞留急诊科,消耗了急诊医师大量的时间和精力,抢救工作受到了极大干扰。一些大医院有绿色通道,但对于严重多发伤病员,涉及多系统、多脏器损伤时,各专科医生往往强调本专科损伤不是致命的,而忽视多发性损伤对伤员整体的打击,结果无人承担病员的抢救工作。因此,创伤急救模式的不完善,各科室相互推诿、延误患者救治也是急诊长期以来存在的一个很大的问题,急诊疑难复杂病例的住院和多发复合外伤的抢救是医院有关部门需要重点解决的问题。

四、ICU 的现状

建立和发展重症监护室是近年来各大医院对急诊投入的一个方向,但是,由于经济条件等方面的原因,许多地市级以下医院现在还没有正规 ICU,而临床专科 ICU 由各自专科负责管理,对专科以外的诊断治疗经验与能力相对不足,不能满足急诊抢救患者的需要;所以,国内外很多医院已将急诊科和危重病科合并为一个学科;实行急诊急救中心、ICU 救治一体化。

我国危重病医学和 ICU 的起步较晚。尽管各医学院的附属医院在 20 世纪 80 年代以前就建立了不同规模的抢救室或抢救小组,但直到 1982 年,在中国医学科学院北京协和医院建立了我国第一张现代意义的 ICU 病床。1984 年北京协和医院正式建立加强医疗科(危重病医学科,ICU)。20 世纪 80 年代末,国内许多大医院相继建立 ICU。为了推动危重病医学的发展,中国协和医科大学临床医学院于 1991 年建立危重病医学教研室。中国危重病医学会于 1997 年 10 月正式在北京成立。此后,中华外科学会、中华麻醉学会、中华急诊医学会均成立相应的危重病学组,以推动危重病医学的发展。80 年代以来,由各医学院校附属医院及省或市立医院分批派出的麻醉科、内科或外科医师,经国内或国外的专业进修训练后，陆续回到原单位，其中一部分人已成为ICU的负责人或业务骨干。卫生部直属医学院校的附属医院及各发达省市的一些大医院相继建立综合或专科ICU，而且装备水平和性能方面能够与西方国家相比。当然，20世纪80年代后期，全国ICU开始蓬勃发展，在临床医疗救治工作中显示出不可替代的作用，大大降低了高危手术、严重复合伤、器官衰竭患者的死亡率，并促进了临床检测和治疗新技术的推广应用，在2003年SARS大流行时期，卫生部及时部署，集中ICU人力、物力，对重症患者实施集中化、专业化救治，挽救了大量患者，也进一步促进了我国ICU的发展，2005年中华医学会重症医学分会成立，标志着我国重症医学事业进入一个新的阶段，2009年，卫生部医疗机构目录中增加了重症医学科，目前，国内对危重病医学的认识已逐渐清晰。

（一）ICU医疗管理模式

1.开放式　ICU病人的加强医疗由原专科医师或科室负责。重大医疗决定、医嘱和医疗技术操作均由原专科的医师负责实施。ICU以护理人员为主体，她们根据专科医师的要求进行工作。ICU医师多为兼职，无全职ICU医师。该模式的优点在于原专科医师对患者的病情较为了解，处理较熟练。但也存在明显的缺陷，主要包括：①专科医师往往还有其他医疗任务，不可能专心看护转入ICU的危重病人，必然影响救治。②原专科医师难以达到危重病医学的专业要求，对血流动力学、血液滤过、呼吸机支持治疗等监测和治疗技术缺乏深入的了解，使ICU的高技术设备难以发挥最佳效益。③如原专科医师将大量的精力放在ICU危重患者的救治上，则必然影响其原专业的提高。因此，从病人和医师两方面来看，开放式的管理模式弊大于利。目前，欧美和港澳地区只有少数的私立医院采用开放式的ICU管理模式。国内只有个别医院采取这种模式。

2.半开放式　病人的医疗措施由ICU医师和原专科医师共同管理，但根据主体不同，往往可分为ICU为主体的管理模式和以专科医师为主体的管理模式。谁是管理主体，谁就在医嘱、医疗操作和管理上占主导地位。该模式的优点是可发挥原专科医师的专业优势，同时又可以发挥ICU医师在危重病监测和治疗方面的专长，使危重病人获得最佳的医疗服务。弊端：两者在合作中往往会遇到难以协调的学术矛盾，如果处理不好，可能影响危重病人的救治水平和ICU功能的发挥。半开放式的ICU医疗管理模式，特别是以ICU医师为主体的半开放式模式，是目前被欧美及港澳地区ICU较多采用的一种模式。在我国已建立ICU的医院中，也多采取这种半开放模式。

3.封闭式　病人的医疗活动完全由ICU医师负责。专科问题由ICU医师邀请专科医师查房或会诊，进行协调解决。该模式的优点是危重病人的医疗责任明确，ICU能够充分发挥其监测和治疗的优势。但是该模式对ICU医师的专业要求较高，而且要求ICU医师能够积极与专科医师协调，及时处理专科情况。目前中国大中型医院都已设置了不同规模和功能的ICU，ICU是危重病医学发展的必然产物，是由受过专门培训的医护人员，在先进监护设备和急救设备下治疗危重症的专业科室。ICU是设在病区局部一个医护力量极度加强的区域，对生命垂危的重症病人进行密切监护和强化治疗，使病人重要的生命指征得以稳定，从而赢得抢救治疗的宝贵时机。

（二）ICU的组织形式及比较

目前ICU有组织形式分散型和集中型两种形式。分散型ICU设在各个专科病区，因此也称专科型ICU。专科管理的ICU其实就是专科的系统技术和发展，分散专科型ICU的长处是监护仪设在各科内，专科医生和护士随时呼应。由于专科医生的特殊专业结构，所以对专科病人的病情变化了解更及时，病人的监控能力更强，从而使抢救成功率和疾病控制力能稳定在一个较理想的范围。分散专科型ICU现在越分越细。相对来讲，分散专科型ICU越多，医院的经营成本就越高，人力资源使用率加大，设备资源利用率降低，目前的一般医院因受经济规律的制约，采用分散的ICU形式有一定的难度。

集中型ICU目前又称为综合型ICU，或并称集中综合ICU。这种形式更体现针对危重患者，生命重要体征的维持和抢救，更易经验积累，同时还可以带动急救医学和推动其他专科医学的发展，提高综合抢救的成功率。集中综合型的收治对象，是有生命危象，但仍有好转希望的危重病人，如高危术后（或高危术前24小时监测）、各类中毒、严重创伤、各种休克、心率衰竭、急性呼吸功能衰竭、急性肾功能衰竭、多发性损伤和多功能脏器衰竭等。集中综合型ICU由全院抽调医护人员独立建科，集中培训，因此整体素质较高，集中综合型ICU人员由于频频使用各种机器，熟练程度高，集中抢救优势明显。分散专科型ICU收治对象，即本专科重症病人，病种局限，分散专科型ICU除了心脏、血压监护仪之外，常缺乏较高级的多参数监护仪和中央监护系统，对其他的血气分析系统配备就更难于保证。分散专科型ICU远期发展前景难测。分散专科型ICU一般很难进行仪器的再度更新，因为使用期间较难收回成本。如果分散专科型ICU具有极好的仪器使用率，那么这个ICU学科带头人必然能够领导一个全院性的集中综合型ICU。

当然，目前设置集中综合型ICU有一定难度，因为其所需的周转条件要求较高，如对学科带头人要求有一定的造诣，学术水平高，在整个医院要求有一个很好的学术氛围。除此之外，尚有一类称为流动重症监护室(MICU)，专职医护人员携带监护、复苏设备，在急救车内应召，提高院前抢救成功率。①智能报警，目前医院通常以心电、血压、呼吸、体温、气体分压等各类功能的监护仪作为病人不间断监测的重要手段。这类多功能的监护仪在危重症抢救或疑难杂症观察过程中，很大程度上替代了原先人工血压测量、心电图记录、体温测量或气体分压检验，使病人的安全有了很大的保障，并在诊断上、药物使用后的监测上都为医疗工作提高了准确性和有效率。因此，多功能监测系统具有广泛的前景，但由于这类设备价格昂贵，故只在一些大中型医院普及。必须指出，监护系统也存在一些不足。如一套监测仪通常只能供值班医生观察，大多数监护仪只能反映即时的动态信息，绝大部分监护仪之间不能远距离交流信息，监护系统的监测效价还不能达到一个理想的状态。随着人们生活水平的提高，人们对健康、对医疗保障的要求日益增高，人们要求医院不仅要准确地检查出疾病的部位、性质，并得到及时有效的治疗，而且要求在住院期间尽可能得到随时的监测，从而产生安全感、信任感。尤其是重症病人、术前、术后病人。在医疗中，客观上也要求在监护仪监测过程中，延长信息的储存时间，使信息可以回顾、追踪，并可提示、警告，远距离交流、会诊等，要求拓展现有监护系统性能，使其监护信息网络化、智能化，从而有利于进行动态化分析研究。目前，只要医院有一套覆盖面较广的计算机网络，即可与监护仪相连自动对病人生命体征信息发生恶化的症状进行报警，提示医护人员迅速到场，现在国内有些医院已经开始运用三级报警系统来监控ICU病人的生命体征变化，有效地提高了ICU病人的安全系数，计算机控制的ICU智能报警将是进入21世纪后最为普遍的重危医学装备。届时监护仪所反映的病人危象信号传至中央观察站，即使医护人员离开病区，仍可通过医院计算机网络逐级报警呼叫，提示医务人员紧急到位和迅速救援，使医院管理进入高一层次的应急状态，达到人与仪器完美的结合。②异地监测，监护仪监测系统进入计算机网络后，至少可能有三种优点：任意时间范围的监测信息可以储存，并可随时取出分析，提高了监护仪及其技术的价值。某一时间范围信息和另一时间范围内相同信息可以动态比较，并预测其发展趋势。某一处监护和另一处监护仪信息可以互相传输查阅，专家可以利用家中电脑遥控ICU某一病人即时动态信息和预定范围内信息回顾。医院科室之间，医院与医院之间，甚至国内与国外间监护状态下的病人信息都可能即时传递和会诊，克服了远距离交流障碍。今后一个高级别ICU不仅本身负担众多的监护仪，还可联系更多的异地监测系统，使专家的学术水平在高科技设备依托下大大延伸发展。国外ICU之间通过远程分布交互式系统远程医疗应用(TARDIS)进行交流。③远程会诊，监护仪系统是ICU医护人员诊疗疾病的重要手段。医疗监测系统进入医院计算机系统后实行信息网络化、智能化。更进一步丰富"以病人为中心"的现代医院管理的内涵。大量危重病人、疑难病人的生理、病理参数导入，并被预先设置的程序归类后，使临床资料完整、准确，不仅大大提高了医院诊疗水平，而且更有利于临床科研和教学。

医疗监测信息网络化，不仅使值班医生可随时动态地、系统地观察病人各类参数变化，亦可随时进行远距离专家会诊，缩短了诊断和治疗时间，给病人更大安全保障。再者，CT、核磁共振、ECT、超声波、内窥镜等各类检验仪器网络化后直接相连，诊断、检测结果的图像和数据即刻储存并传输，结合ICU监护系统综合信息，远程会诊中及时调整各类诊疗方案，救死扶伤，大大提高了医院工作效率和医疗质量。这是ICU必然趋势，也是现代化医院管理的必然趋势。

此外，学科的发展离不开科研的支持，目前我国进入科研大发展时代，但是急诊科研工作比较落后，其原因主要是科研的基础差，科研条件不具备，工作繁忙，没有时间从事科学研究。具体如下：

（1）人员的学历层次相对较低。高学历医师普遍少于其他临床学科，其他成熟的临床学科有大量的硕士研究生、博士研究生进入本学科领域工作，而急诊医学硕士学位、博士学位授予单位稀少。因而，进入急诊医疗领域的专职高学历医师随之稀少。具有硕士、博士学位的急诊医师是从事本学科研究的中坚力量，中坚力量不足势必造成科研能力的薄弱。目前，我国相当数量的医学院教学医院已建立急诊医学教研室，承担医学生、实习医生的急诊医疗理论教学与急诊医疗实践，并已出版适用于医学生、实习医生的教科书。急诊医学研究生教育自20世纪90年代北京协和医院推出国内第一个急诊医学硕士研究生培训项目后，十余年来全国已有数十家医学院建立了急诊医学硕士研究生培训点，个别医学院正筹备建立急诊医学博士生培训点。高学历的急诊医学研究生群进入急诊医疗领域后，必将形成急诊医学界的中流砥柱，对学科发展起到重要的推动作用，尤其是在急诊医学理论体系建设、急诊医学科研方面。

（2）学科初创、历史短暂。由于学科建立仅十余年历史，学科属于初创时期，具有高职称医师数量相对少，这也是科研力量薄弱的另一种原因。

（3）学科理论建设滞后于临床实践。尽管急诊医疗实践，已随医院的建立而存在，但急诊医疗理论体系及其建设从本学科建立时才真正开始。高学历、高职称医师缺乏，又加重了本学科理论建设的滞后状态，相当数量的专职急诊医师在盲目地、被动地进行临床实践；对急诊医疗学科发展方向与前景不明确，且学科理论体系不成熟，直接导致科研选题困难并影响科研活动展开。

（4）事务性、忙碌性的临床实践直接影响科研。急诊科临床活动忙碌，事务性工作多，充满压力，病人流动性强，增加了急诊医疗科研的难度。疲乏、工作昼夜不规律、缺乏上级医师指导、过分独立的医疗活动加重了科研难度。

（5）临床医疗资料缺乏。急诊科普遍缺乏完整的临床医疗病案资料。急诊医疗记录不完整、记录不规范、缺乏病历质量监督以及病历收集保存困难等，均致使急诊医疗临床科研开展困难。

总之，急诊医学的发展处于初级阶段，整体发展不平衡。但是，急诊医学作为一门独立学科或专业逐渐为政府和医学学术界所接受。我们要汲取先进的理念和经验，结合我国具体实际，健全急诊医疗体系，使急诊医学专业的发展达到队伍专业化、装备现代化、管理制度化、技术标准化、信息网络化、急救普及化、水平国际化，从而为国民健康做出应有的贡献。

第二节 综合医院急诊科的建设

人类社会文明的发展与进步是加速度进行的，欧洲的文艺复兴开辟了现代工业与文明的发展，近400年的历史超越以往人类文明的总和。医学同样也不例外，随着400年前Vesaliuse的现代解剖学和Harwey的循环论以及麻醉、药学及抗生素的发展，现代医学也快速发展。医学的进一步发展，分科就越来越细化，骨科、普外科、心血管内科、消化、呼吸内科等纷纷成立。进一步的发展，发现许多不同专业的疾病有一些共同的特征，突出表现为急危重，处理起来需要快速、准确，措施要得当，这就催生了现代急诊医学的发展。20世纪五六十年代，急诊医学在法国、丹麦、美国迅速发展起来。

在我国，协和医院在20世纪70年代末率先成立急救医学科，1983年卫生部做出医院建立急诊科的相关规定，1987年中华医学会急诊医学分会成立，急诊医学作为二级独立临床学科已有20余年历史，对我国急诊医学发展、人民群众健康保障、积极救治急性伤病和应对突发事件起到了非常重要的作用。尽管如此，急诊医学毕竟是新兴学科、交叉学科和边缘学科，受到传统优势学科的冲击与影响，加上急诊无单一而突出的技术，无好的社会地位，加之在当前的医疗模式下，急诊无获利的优势，医院重视不够。各地急诊发展很不一致，但在二级以上综合医院基本有独立的科室和人员配备。

一、综合医院急诊科的现状

1. 急诊科建设的模式　综合性医院急诊科建设模式大致可分为三型，即依赖型：设有科主任及几个医师，不能独立值班，诊室的诊断与治疗需从病区抽调医师来进行，仅有抢救室，有或无观察床，无急诊监护病房，目前少数二级医院是这样；支援型：本科医师为主，设有科主任和部分医师，诊室的诊疗活动、抢救室的抢救工作、甚至观察室和急诊监护室的工作大部分由本科医师完成，可设有独立的观察室和监护室，目前多数的二级医院和三级医院是如此；自主型：急诊所有工作由本科医师完成，完全独立自主，有完善的急诊设施，包括抢救室、20张床以上的观察室和完善的急诊监护病房。急诊人员大多经过培训，在以上几个区域轮转，有较高的医疗技术和能力。目前仅限于大的综合三级甲等医院和一些附属医院。当前大多数医院为依赖型、支援型，自主型仅是少数。

2. 急诊工作任务重、就医环境较差　目前实行"无限制性急诊"，急诊患者疾病谱广而杂。尽管存在分诊，但目前的医疗环境不能拒诊，低热、上感、皮肤病仍占有一定的比例，急诊病不急时有发生。急诊科 24 小时接待就诊患者，但因医院条件有限，还要对患者进行及时、全面、系统的诊断和治疗，所以工作非常繁忙。来院的急诊患者多为突然发病或病情突然加重，患者及家属往往会急躁、言语过激、对抢救治疗期望值高、对就医环境、服务质量的要求也愈来愈高，而大多数医院急诊科场地狭窄、工作条件差，不能满足患者的就医需求。因为工作强度大而很少对急诊医生进行培训或者再教育。

3. 急诊科人才缺乏　综合性医院急诊科由急诊内科和急诊外科、耳鼻喉科、儿科、眼科和妇产科组成，缺乏通科人才，造成资源浪费和配置不合理。缺少专业通科的急诊医学人才，能胜任抢救和内外妇儿等科疾病的识别、急救与处置。这样的专业人才在全国都非常缺乏。目前硕士研究生教育虽有急诊医学专业，但人数少，仍然是沿袭以前的模式，急诊研究生毕业主要以内科为主，不能进行手术，对外科了解较少，更别提妇儿和五官等专业了。即便在内科急诊从业的医师，绝大多数也未接受急救专科训练和规范的、专门训练。

4. 急诊科医生的收入与付出严重不成比例医院在政策上对急诊科在人力、物理、财力和奖金分配方面都没能重点考虑，对急诊科重视不够，缺乏长期建设的思想，无法有效地调动急诊科医生的积极性，更没有急诊专业的发展规划，对急诊科的医务人员在奖金、福利待遇、职称晋升等方面也未给予相应的照顾。急诊医生工作任务重，夜班基本没有休息；风险大，遇到的多为急危重症，且患者易发生病情急变，家属比较着急，容易发生医疗隐患与纠纷，无论国内还是国外急诊均是最易发生医患冲突的地方；在当前医院以赢利为目标的大前提下，医生收入与为医院的贡献大小有关，而与辛苦、风险无关。急诊医师工作的积极性受影响。

5. 急诊科的各种管理规章制度不完善　首先急诊科的登记制度没有完善，尤其非公共突发事件和非抢救患者，医疗质量监控制度也刚刚起步，无法对急诊医生从质量上进行监控。现行的情况是急诊都是单兵作战，个体的业务能力决定医院当时的救治水准，具有很大的弊端。目前国内没有实行全部的急诊专业医师（能够处理各科危急重病的医师）组成的医疗小组，而这样的小组由不同年资的医生组成，大大提高诊疗的效率和诊疗水准。现行的急诊缺乏处理成批伤员的应急预案和各种传染病的防治准备，典型的案例是 SARS 病毒的流行，由于对 SARS 的认识不足导致出现了重大的损失。再比如没有注意防范院前抢救工作中的隐患，急诊的抢救过程应该做到早期、迅速、准确、有效。需要建立一套严格的规范制度对病人进行详细的询问，如病人发病时间、发病症状以及已经进行的处理方法，对病人进行合理的体检，在最短时间内有预见性地发现潜在的问题并做出诊断。运转过程也需要有严格的操作规范，防止出现未向病人或家属交待途中可能出现的各种危险的情况，120 急救车上必备的各种物品如血压计、听诊器、手电筒、麻醉针等必须保证运行良好；急救车上要定期进行消毒和清洁等，这些都需要有严格的规范来保障治疗的顺利实施。

二、综合医院急诊科的功能定位

急诊科的功能定位：近年来，大家对急诊功能的定位逐步达成了以下共识：①生命和脏器功能急症的紧急抢救；②鉴别、分流，以最快速度完成急症的鉴别诊断，主动向各专科输送病人；③一般病症的诊断和治疗；④危重症的监护治疗；⑤灾难事件的急救。

三、建筑设计要求

急诊科应为相对独立的建筑结构单位，与门诊住院处相连，但相对独立。建筑面积在1级急诊科（三甲医院）应为3 000～5 000m²，门口必须方便救护车出入，车与普通门诊病人通道最好分开。

（1）设置无障碍通道，轮椅、推车进出无阻，救护车通道最好有屋顶。除病人通道外，还有工作人员及供应物资的通道。应有一通道通往住院部。

（2）急诊科内要设置明显的路标，可采用不同颜色，便于引导病人就诊。

（3）急诊科应在一个独立的平面上。在此平面上有急诊挂号，分诊，收费，药房，化验，X线，超声，CT，诊室，抢救室，观察室，急诊ICU，急诊病房和传染病隔离室。

（4）病人就诊区与候诊区要有建筑结构分开，以便值班医生专心诊治病人，避免外面干扰。诊疗区内每一诊室应是单独的房间，挂有隔帘，便于保护病人的隐私，墙上有固定的设施，如氧气、吸引器、灯、电插座，复苏器材、急救设备如监护仪和除颤器应在附近。

（5）抢救室：面积应宽大，每张抢救床占地30m²，配有治疗带、监护仪、呼吸机、除颤仪、X线读片灯和床旁X线、心电图机和抢救车及其他抢救设备和器材。

（6）急诊诊室和专科诊室：五官科，眼科，妇产科和精神病人诊室。

（7）在急诊科入口处应有洗消设备便于化学品中毒病人的清洗。

（8）急诊ICU：应按照标准的ICU规定设计并配置相应的仪器和设备。

（9）急诊手术室应按标准手术室设计和配置仪器设备。

（10）急诊观察室：三级医院20张以上观察床，二级医院10张以上观察床。

（11）急诊病房。

（12）急诊输液室：根据医院大小设置功能齐全、面积不等的输液室，距离抢救室不可太远。

（13）急诊石膏室、清创缝合室、注射室、心电图室。

（14）在急诊大厅中间设一个分诊台和检伤分类站，以便将病人分派到适当区域去就诊。在检伤分类站旁边有一个保安站以维持秩序。

（15）在急诊抢救室内应有一个独立的遗体告别室，可以提供家属与死者独处的地方。

（16）急诊科另一重要设施是通信系统：设有电话、对讲机、传呼、群呼装置，与整个城市EMS通信网络联通。通过专线与无线电系统与120指挥中心联系，也可以有心电传输系统。

四、规章制度

（一）急诊科管理体制

（1）急诊科是医院唯一24小时向社会公众开放的窗口单位，除日常工作与医院各专业、各部门之间密切联系外，在应对突发事件成批伤病员的重大抢救时，需要调动全院各部门的力量参与和配合。因此，急诊科的管理，应隶属于医院医疗管理的职能部门医务处直接领导。

（2）急诊科与临床和医技各科室一样，按《全国医院工作条例》规定，实行科主任负责制。

（3）急诊医师应具有急诊专科医师执照，必须具有两年以上在急诊值班的工作经验。急诊进修医师和实习医生不得单独值急诊班。

（4）急诊医师要相对固定。急诊科的急诊定编人员应100%，真正建立起急诊专业队伍。非急诊专业的未晋升专科医生必须轮转急诊，时间不得少于半年，派出人员由急诊科统一安排、在急诊主治医师指导下工作，以提高救治危重病人的能力和综合素质。

（5）急诊各级医生必须掌握急诊基本技能，包括心肺复苏、气管插管、深静脉穿刺、动脉穿刺、电击除颤、呼吸机操作、血液净化技术等。

（6）急诊护士有别于其他临床科室的护士。除护理常规外，还应掌握主要急危重症和生命支持治疗的基本功，包括心肺复苏、洗胃、微泵输液、除颤等急救技术操作。

（二）急诊工作制度

（1）医院每年要召开一次急诊工作会议，主要讨论解决涉及急诊工作的相关问题，要加强急诊科的建设，建立、健全急诊医疗工作的行政管理制度，规范急危重症患者救治的各项诊疗措施、急诊工作流程，以利改善急诊工作，提高急诊救治品质，以便更好地为急危重症伤病员服务，适应急诊医疗，科研教学和突发事件的各类需求。

（2）急诊科（室），无论平日及节假日均实行24小时接诊。从事分诊的护士应由有经验和服务态度好的高年资护士承担，并负责病人的基本信息登记和生命体征的采集。

（3）急诊病历应统一制定，书写清晰规范，就诊后病历由病人保管。

（4）急诊科各类药品及专用器材要准备充足完善，保证随时可用。专人负责管理，放置固定位置。经常检查，及时补充、更新、修理和消毒。

（5）制定各级人员的岗位责任制、操作程序及考核标准。健全各项规章制度，如首诊医师负责制、三级查房制度、请示报告制度、会诊制度、交接班制度、危重病抢救制度、检查陪送及转运制度、知情同意谈话制度、重大抢救报告制度、无主病人处理制度等一系列工作制度。

（6）医疗护理管理部门应加强急诊工作的监管，定期召开联席会议，检查各种制度执行和落实情况，解决各个环节存在的问题，确保医疗质量和安全。

（7）针对特殊急诊病人要认真对待，加强管理。根据要求设立传染病隔离室。分诊及检伤严格执行消毒隔离措施，防止交叉感染及疫情扩散。按规定时间及时上报疫情。非传染病医院要对疑似或确诊的传染病人及时转到传染病医院。

（8）与下级医院、社区医院建立纵向的工作关系，对急诊工作进行规范指导，并协助转运和诊治疑难、危重的急诊病人。与本区域的急救中心（站）、公安、消防及社会服务人员建立有效的横向联系，协调急诊病人的救治，并培训这类人员的基本抢救知识。

（三）抢救室工作制度

（1）急诊抢救室，主要为危及生命和重要脏器功能障碍患者和伤员提供紧急救治和高级生命支持。一旦生命体征稳定，脱离危险，要及时转到相应专科和ICU治疗，不得滞留在抢救室。抢救室始终保持有空抢救床，以备危急患者使用。

（2）各种急救药品、敷料、抢救包（如气管切开包、静脉穿刺包、胸腹腔穿刺包、腰椎穿刺包、脑室减压包等）和紧急救命手术包均应放在指定位置并有明显标记。消耗部分应及时补充、清理和消毒。班班交接，每日核对。无菌物品需注明灭菌日期，超过保存时间应重新灭菌。

（3）对常见的急危重病应制定抢救预案或流程图。参与抢救的医护人员应熟练掌握操作规范，密切配合，切实提高抢救成功率，并及时总结和讲评。

（4）应固定有经验的医护人员在抢救室工作，科主任和护士长要对日常工作进行具体指导。对于复杂的急危重病人要立即请有关专科的高年资医师会诊协助抢救。医护人员要及时、认真填写各种危重病人抢救纪录。抢救过程中注意与患者家属或联系人取得沟通，详细交代病情，避免各类纠纷。

（四）"绿色通道"与应急预案

将院前急救、急诊科的初级救治和ICU的进一步救治紧密联系起来，组成急救医疗服务体系（EMSS）。提高急危重病人抢救的整体性和时效性；要建立突发公共卫生事件应急预案，遇重大抢救，需立即报请上级领导，服从政府和指挥机关的指示，动员和协调各应急小组参与抢救。

（五）急诊观察室制度

（1）急诊观察室设观察床，有条件者男女分设，或单人房，无条件应用挂帘隔开，以保护患者的隐私。病人留观原则上不超过72小时。病情尚需观察但又不符合住院条件的患者可留院观察。

（2）值班人员要密切观察留观患者的病情变化，贯彻执行三级查房制及会诊制度，随时记录病情变化及处理经过。护士应按正规要求执行医嘱及进行基础护理。

（3）急诊观察病历应统一制作，确立急诊观察病案的书写与保存制度。凡需观察24小时以上的病人，24小时内必须完成观察病案记录，每班至少做一次病情记录。护理病历及各项记录单也应由相应班次的护士完成。

（六）急诊病房制度

收治范围应由医院和各临床科室协商后制定。房内设施按住院部病房要求设置，病区管理按住院部病房运作。

（七）急诊科的秩序及保卫

（1）急诊科是开放性的，且24小时服务，接诊的病人形形色色，既有罪犯又有酗酒者。为了保护急诊医护人员和急救设备为更多急诊危重病人的利益，需保安或警察进驻急诊室。

（2）警察和保安人员有权立即将这些寻衅闹事的人进行拘留或关押，以维护急诊科的就诊秩序。

（3）对扰乱急诊就诊秩序的人，警察和保安应做到：①立即劝阻，如不听立即对其拘留；②损害公共设施和急诊急救仪器设备的要加倍赔偿；③对医务人员造成人身伤害，要追究刑事责任；④对攻击政府者要按诋毁国家罪论处。

（八）急诊科与院前急救关系

（1）120院前急救从事故现场将伤病员转运至医院急诊科，在急诊科通过进一步诊治，根据其伤病情况进行分流收住相关专科治疗。

（2）院前急救应遵循的原则是接到指挥中心电话到事故现场对伤病员进行初步急救，在保证生命体征稳定的前提下，转运到最近的医院急诊科接受治疗。

（3）医院急诊科的医师和护士要定期对院前急救人员进行培训，特别是对4项基本急救技术、氧疗、人工气道、BLS、ALS、ATLS、急性心肌梗死、急性心衰、肺炎等疾病处理原则的培训，医院急诊工作人员和院前人员可定期交换工作岗位，以利提高急救水平。

（九）急诊科与其他临床科室相互关系

（1）各个临床专科有支援急诊科，帮助急诊科对疑难、危重病会诊，收入本专科的义务。

（2）急诊ICU的功能主要是：收抢救室的危重病人，各专业临床科室由于各种原因不收者，病情太重不能搬运者，收入急诊ICU，在急诊科与其他科室在收住病人方面起到缓冲作用。

（3）EICU是急诊科的大本营，不但有利于救治危重病人，而且也对急诊专科医师的培养和提高均有重要的意义。

（十）危重病急救链

对危重病患者而言，120院前急救，医院急诊科，急诊ICU和各临床科室是其救治的急救链，只有经过这条急救链才能有效地保证急危重病人的救治。

五、急诊科人才培养与技术

（1）三甲医院特别是医学院校的教学医院急诊科是急诊医学的博士点、硕士点，应招收博士生和硕士生以培养急诊医学的高级人才。

（2）是急诊专科医师培训基地，承担当地省市急诊专业医师的培训任务。

（3）每年应有进修学习班：为下级医院培养急诊专门人才。

（4）定期举办各种学习班和提高班：做好毕业继续教育，重点是急诊医学方面的新发展，急救技术操作。

（5）组织一定的有教学经验的医生、护士，向公众普及CPR、AED及急救知识。院前急救人员每年不少于2～3个月在三级甲等医院急诊科轮转，以系统地加深急救理论知识、技术的学习和训练。

六、综合性医院急诊科的发展对策

1.培养急诊专业人才　急诊科医师常年工作在第一线，如不进行在职继续教育，就会出现知识老化，不利于急诊医学发展，因此，医院应每年有计划地举办短期学习班，使急诊医师的知识不断更新。还应加强急诊专科医生技能培训，使急诊医师熟练掌握气管插管、气管切开、气管及食管异物摘取、溶栓、深静脉穿刺、临时起搏、介入止血、血液灌流、脑血肿穿刺减压等急救技术，熟练操作心电图机、呼吸机、洗胃机、吸痰机、除颤机等仪器，提高工作效率和急诊医疗质量，更好地服务于临床。

2.完善急诊科的设施和管理　急危重症抢救、ICU（急诊病房）一体化，是急诊医学的发展模式。一是在急诊科设立首诊室、抢救室、监护室、清创缝合室、换药室、处置室、手术室及急诊内、外科病房。二是急诊科应配齐监护仪、呼吸机、临床起搏器、急诊腹部B超仪、床头X线机及手术全套装备、仪器。三是对急诊科的ICU综合病房暂实行开放式的管理，以充分利用卫生资源，减少人力物力的浪费，同时也方便患者，减少医疗费用。

3.加强急诊科研工作 急诊科要合理安排科内人员的工作,建立实验室,给予资金、时间等方面支持。在科研项目选择上,不要盲目重复别人的工作,要选择与急诊有关,而其他科室又没有的研究课题,如心肺复苏、毒理学的研究等;针对急诊疾病谱中老年病、重症较多的特点,还可做些老年医学的研究,积极开发新的抢救技术。

4.提高服务质量 建立急诊绿色通道,实行挂号、分诊、就诊、治疗、检查、收费、取药、住院"一条龙"服务。加强急诊医务人员的医德医风教育,以患者为中心,及时为患者解除痛苦,提供优质服务。

5.医院领导重视 急诊科要发展得好,医院领导要重视,要予以相应的"倾斜性政策"支持,做到"队伍专业化,技术规范化,信息网络化,急诊社会化",才能吸引人才、留住人才、稳定急诊队伍,使急诊医学获得持续性发展。

急诊(救)医学发展史仅是本章作者个人观点。因为对包括急救、急诊等目前存在不同的认识,不一致的理解,尤其是近年来随着全球经济一体化,突发灾害事件频频发生,人们对于急救医学有了更新、更广泛的理解。急救体制、机制、法制建设在大力加强,国家又相继颁布了《突发事件应对法》和《应急预案》,无疑,更加有利于急救、急诊医学事业的发展。

第九章

欧洲及美日等国救援体系

第一节 美国国家突发事件管理系统

自2001年9月11日世贸中心和五角大楼遭袭以后,美国在突发事件的预防准备、反应、恢复以及救援能力与协调程序等方面做了大量的工作。尽管大多数的突发事件通常由事发地政府日常处理,然而有些重大事件的成功处理有赖于各级政府部门、职能机构以及应急反应部门的共同参与,需要相关机构的组织行动有效、高效协调。2003年2月28日,美国总统签署了国家安全第5号总统令(HSPD-5),指示国土安全局成立并管理国家突发事件管理系统(national incident management system,NIMS),2005年又对NIMS的内容进行了修订。

NIMS将现有的最佳经验整合为一个统一的适用于各级政府和职能部门应对各种灾难的国家突发事件管理方案,使联邦、州、各级地方政府与私人团体能够有效、高效、协调一致地对国内突发事件做出准备、反应,以及从突发事件中恢复。该系统是突发事件管理机构协调合作、资源共享的基础。

一、NIMS的主要特征

(一)灵活性

NIMS提供了一个一致、灵活与可调整的国家预案框架,无论突发事件的原因、规模、发生地或复杂程度如何,政府乃至私人团体均可以在该框架内全方位地进行合作,灵活处理国内突发事件。其灵活性适用于突发事件处理的所有阶段:预防、准备、反应、恢复和救援。

(二)标准化

NIMS提供了一套标准化的组织结构,如:突发事件指挥系统(ICS)、多部门协作系统和公共信息系统。也提供了对处置方法、步骤和促进各地、各部门间协同工作(包括培训、资源管理、人员资格认定及证书的授予、设备合格证、通信和信息管理、技术支持和持续的系统改进)的要求。

二、NIMS的主要内容

NIMS中所指的突发事件包括:恐怖主义、荒地及城市火灾、洪水、有毒物质泄漏、核事故、空难、地震、飓风、龙卷风、台风、战争相关灾难等。

NIMS的主要内容包括一些相关的概念、原则、组织程序和术语,涵盖突发事件指挥系统,多部门协作系统,统一指挥、培训,资源的认定和管理(包括资源类型的分类系统),人员资格认定与证书的授予,突发事件信息与资源的收集、追踪、报告等。

三、NIMS的组成部分

该系统由六个主要部分组成:

(一)指挥与管理

明确了美国国内突发事件指挥与管理运作的各系统名称和基本职责,便于运作中应用。NIMS中所描述的标准的突发事件指挥机构包含以下三个组织系统。

1. 突发事件指挥系统(ICS) ICS是一个为国内突发事件有效、高效处理而设计的管理系统,在一个共同的为使国内突发事件得到有效、高效处理而设计的组织结构内,整合设施、设备、人员、程序与信息的运作。ICS 一个基本的前提是适用范围广，可用于组织近期的或长远的局部区域运作应对各种简单或复杂、自然或人为的突发事件，适用于各级政府（联邦、州、地方）或部落以及各私人团体和非政府组织，也可跨学科应用。该系统规定了突发事件指挥与管理所涉及的五个职能部门（指挥、运作、计划、后勤、资金/管理）的相关职能。NIMS 中定义了 ICS 的运作特点、交互管理部分、突发事件管理结构和参与突发事件整个周期的应急反应机构。

2. 多部门协作系统　多部门协作系统是将设施、设备、人员、程序、通信整合为一个共同的系统，负责协调与支持国内突发事件的管理活动，其主要职能是支持突发事件政策以及优先权，便于后勤支持与资源追踪，根据突发事件管理优先权明确资源分配决定，协调突发事件相关信息，协调部门间和政府间关于突发事件管理的政策、优先权、策略等问题。在实施突发事件管理活动中，策略性的、运作的责任直接由突发事件指挥系统（ICS）承担。

NIMS 中定义了多机构协作系统的运作特点、交互管理部分和那些通过互助协议或其他相互援助计划而参与处置突发事件管理的联邦、州、地方、部落和地区的组织机构。

3. 公共信息系统　指危机或紧急形势下及时、准确地与公众沟通信息的方法、步骤、程序系统。这部分描述了紧急情况时，必要的、有效的公共信息运作的原则、系统组成和程序。

（二）准备工作

突发事件的有效处理有赖于日常的、针对任何潜在突发事件的充分准备。本章具体的描述辖区和部门应具备的应对突发事件的措施与能力，以增强突发事件管理对所有类型灾难的运作准备。

1. 准备工作　其主要目的是确保辖区和职能部门间，以及公共与私人团体之间任务的统一协调与协同工作的能力，为突发事件的预防、应急反应和恢复提供一个重要的基础。各个联邦、州、地方、部落的辖区主管机构负责在突发事件发生之前进行必要的准备工作，在实施过程中应适当地有私人团体和非政府组织的参与。NIMS 提供了一些手段，以确保并加强准备工作的落实。这些手段包括：指定负责准备工作的机构和制定准备工作的方案，提供或制订用于制订计划、人员培训、演习以及人员资格认定、配备资质认证、相互协助、出版物管理等方面的程序。

准备工作是通过从计划制定与完善、人员培训、装备配备、演习、评价，到采取行动改正与弥补不足这样一个连续的、循环反复的过程来实施的。在 NIMS 组织内，准备工作重点致力于指南、协议以及与计划、人员培训、人员资格认定、配备资质认证、出版物管理等有关的标准制定。突发事件管理人员应尽最大可能保持现有的准备工作成果。

2. 计划　描述人员、设备和其他资源如何用于支持突发事件管理和应急反应，提供一个系统性机制指导、规定优先权、整合各级机构职能、确保通信和其他系统的正常运行、整合通信和其他系统以符合突发事件管理的全方位的要求。

①培训：包括突发事件的多部门指挥与管理、组织结构、运作程序的标准课程，针对专业学科和专业部门的突发事件处理课程，支持技术的整合与应用的课程培训。②演习：突发事件管理组织与人员必须参与真实的演习，包括跨学科、跨地区、跨部门的合作，以提高突发事件应急运作中的统一性和各方协同工作的能力，使应急资源得到最佳利用。③人员资格认定与资格证书的授予：对参与突发事件救援工作的人员进行资格认定，并按照确定和公布的国家标准评价突发事件管理与紧急救援人员的表现，确保他们能胜任 NIMS 相关职能。④设备配置及合格证书的授予：各级突发事件管理机构和紧急救援人员需要借助各种设备来执行相应救援任务，符合相关标准的设备的配备是突发事件应急准备工作的一个重要方面，配备的设备各级人员应均能使用。⑤互助：互助协议是在突发事件期间由一个辖区向另一个辖区提供资源、设施、服务及其他所需要支援的一种办法。每一个辖区以团体方式加入辖区间的互助协议，在突发事件期间按照协议提供或接受援助。⑥出版物管理：指出版物的格式及格式标准的制定，出版物的编写，制订出版物命名和编号的规则，管理出版物和相关文件的发行，控制不完善的文件，必要时对其进行修订。

3. 资源管理　资源管理涉及协调与监督手段、程序、体制的运用，在突发事件期间向突发事件管理人员提供及时与适当的资源，所谓资源包括人员、团队、公共设施、设备装备、物资供应。一般来说，资源管理协调由紧急情况运作中心负责。当突发事件期间设立有多部门协作系统时，也可以由其确定资源的优先次序并协调资源的分配。资源管理涉及四项基本的工作：建立登记、编制资源详细目录、资源申请与追踪制度。在突发事件之前与突发事件期间执行这些制度、分派资源；在突发事件期间或突发事件之后复原或召回资源。NIMS 中用于指导资源管理过程的基本理念与原则使得上述任务能有效地执行；NIMS 通过将上述过程中涉及的程序、方法和功能标准化，确保资源快速有效地流动，以支持突发事件管理者和紧急情况应急人员；NIMS 为在一个突发事件的生命周期中资源的记录、编制详细目录、调配、分派、追踪和复原的程序定义了标准的机制并制定了要求。

4. 通信与信息管理　NIMS 认为突发事件处理中，全方位的通信、信息管理（收集、分析、传播）、信息分享的标准化框架是必需的。有效的通信、信息管理和信息、情报共享是国内突发事件管理的重要方面。建立与保持一个共同的运作系统并保证其通用性与可用性是通信与信息管理最主要的目标。在以下运作流程中必须有一个共同的、互用的运作系统：

明确地表达并发布预警：在突发事件现场，以及跨辖区和职能部门的突发事件管理机构之间明确地表达、执行并传达运作决定。

为可能的求助做准备：在辖区内和辖区间形成并保持公众对突发事件全面的知晓。

在突发事件发生之前，突发事件管理机构利用通信和信息管理系统通告并指导各种重要活动，这些活动包括：动员资源或预先配置资源，动员准备工作机构、多部门协调团体、部门决策人、政府主管部门和紧急情况运作中心人员制定战略计划。突发事件期间，突发事件管理人员利用通信和信息系统通告运作决定和援助请求的明确表达、协调与执行。

突发事件管理机构须确保现有的通信过程、程序与通信系统的有效性，并能共同使用，以满足不同辖区和不同部门之间大量的突发事件管理活动的需要。

信息管理的过程、程序和机制有助于确保信息（包括通信、信息资料）通过普遍认可的体系高效的传送，为国内突发事件的指挥与管理提供帮助。有效的信息管理能提高突发事件管理与反应能力，并有助于制定更完善的应对危机的方案。

5. 支持技术　技术支持系统为实施和持续地完善 NIMS 提供必要的支持，这包括声讯和数据通信系统、信息管理系统（如记录保存与资源追踪）、信息显示系统，还包括在需要特殊技术的情况下，便于突发事件运作和突发事件管理活动的专业技术。NIMS 的持续改进与完善需要科技的不断发展，战略研究与开发保证了科技的不断发展。NIMS 还依赖于以科学为基础的技术标准，用于支持国家在国内突发事件的准备、预防、反应与恢复等方面的能力。因为科技与突发事件管理相关，保持对科技解决方案的适当关注将必然涉及 NIMS 各方之间长期的协同努力。

6. 现行的管理与维持　该部分建立了为 NIMS 提供战略指导及对 NIMS 的疏忽进行监管的一个动态机制，为 NIMS 及其各组成部分的常规评价和持续完善提供长期的支持。

一个多辖区、跨学科的 NIMS 整合中心，为 NIMS 提供战略指导并管理 NIMS，长期支持该系统及其组成部分的日常维护与不断的完善。该中心将建立一些机制，使其他联邦部门与机构，州、地方与部落的突发事件管理机构，紧急情况反应人员和突发事件管理的专门机构，私人团体和非政府组织能直接参与，能经常磋商。

NIMS 整合中心还将负责制定正在进行中的 NIMS 的修订与更新程序。以下机构均可提议对 NIMS 进行进一步的修订完善：地方机构（包括其准备工作机构）；州政府机构（包括其准备工作机构）；地区机构（包括其准备工作机构）；部落机构（包括其准备工作机构）；联邦政府机构与部门；私人团体（包括工商界、自愿者组织、学术界以及其他非赢利非政府组织）；NIMS 相关的专业协会。

第二节　美国国家灾害医疗系统的发展

有史以来，人类社会在不断遭受着各种自然灾害的侵害，同时也面临着恐怖活动等人为灾难的威胁。许多国家纷纷组建灾害救援体系，并在组织、制度、技术等方面取得了很好的成果，美国就是其中最具代表性的国家之一。美国国家灾害医疗系统是美国应对战争与灾害引起的大规模人员伤亡事件的执行机构，由可部署的应急医疗队、伤员分类后送单元和医院（确定性治疗机构）共同组成。系统在应对美国国内大型灾害批量伤员救治中发挥了巨大的作用，也表现出了一些缺陷，美国政府正尝试从三个方面完善该系统。其发展模式对于我国构建灾害救援体系具有很好的启示，值得借鉴。

一、美国国家灾害医疗系统的历史

美国国家灾害医疗系统成立于 1984 年，设计初衷是用于海外战争医疗保障，帮助后送军队和地方伤员。但该系统从未被用作该目的，而是向国内灾害医疗援助发展，成为卫生和福利部下属公共卫生服务局的一部分，同时也是联邦政府部分机构和民间卫生保健协会之间的合作伙伴，负责紧急事件救援（emergency support function #8，ESF-8），提供紧急医疗响应、伤员运输与后送并协调伤员分配以得到确定性治疗，成为联邦政府应对地区或国家灾害的最基本的医疗应急系统。

"9·11"事件后，NDMS 的任务扩展到恐怖袭击的应急医疗保障和诸如政治会议等的国家安全"特殊事件"的前期医疗准备等。2005 年卡特里娜飓风中，住院和其他重症监护患者的医疗后送行动，是 NDMS 伤员运送能力的首次全规模展开，虽然成功地转移了数千名伤病员，但暴露出了医疗队应对能力不足，总指挥机构缺乏，伤病员追踪系统无法获知全部伤病员信息等问题。2006 年流行病和危险品应对方案（P.L.109-417）出台，要求卫生和福利部与国土安全部、国防部和退伍军人管理局合作，重新评价 NDMS。2007 年 10 月 18 日，白宫发布了第 21 号国土安全总统令（Homeland Security Presidential Directive 21，HSPD-21），要求卫生和福利部提出完备的规划方案，使 NDMS 可以协调所有政府和地方医疗和公共卫生资源。

目前，参与的联邦政府部门包括：卫生和福利部作为应急领导机构；国土安全部作为全面协调机构；国防部和退伍军人管理局保健系统作为物资和后送的应急机构。如果需要，民间非官方医院可以补充政府资源。这些医院与 NDMS 鉴定有协议，提供空闲的床位。

二、美国国家灾害医疗系统的组成

国家灾害医疗系统由三部分组成：可部署应急医疗队、伤病员后送系统和确定性治疗机构。

（一）可部署应急医疗队

国家灾害医疗系统拥有 55 支常规灾害医疗救援队（disaster medical assistance team，DMAT）和 35 支专科医疗队（表 1-9-1），携带相应的装备，在限定的救治范围和收容能力内开展工作，进行紧急救治和伤员分类。大多数灾害医疗救援队，按区域由专门训练的专业人员和支援志愿者组成。一支典型的灾害医疗救援队包括 35 名专业人员和其他支持人员组成，能在艰苦的环境中独立工作 72 小时。灾害医疗救援队处置伤员的速度依赖于伤病员病情或伤情的严重程度。一支功能完善的救援队在无急诊病人或有少数急诊病人的情况下，昼夜伤员通过量为 250 名。

除可部署医疗队外，联邦政府正在发展一种名为联邦救护所（federal medical station or shelter，FMS）的可部署医疗机构。每个救护所配有装备、病床、医疗用品和部分药品。救护所将有四种类型：第一种能提供重症监护和手术服务；第二种还未研发，将能提供特殊的救治服务，如传染病隔离；第三种提供基础治疗；第四种利用帐篷提供长期医疗服务。救护所首次应用于卡特里娜飓风后，10 个救护所组合在一起，但它们未装备齐全，仅作为后送收容站使用。

表 1-9-1　国家灾害医疗系统可部署应急医疗队

名　　称	数量（支）
灾害医疗救援队（DMAT）	55
国家应急医疗队（National Medical Response Team，NMRT）	4
烧伤医疗队	5
儿科医疗队	2
挤压伤医疗队	1
国际医疗/手术队（International Medical/Surgical Team，IMSurT）	3

续表

心理健康医疗队	3
兽医救援队（Veterinary Medical Assistance Team，VMAT）	3
灾害遇难人员应急处理队（Disaster Mortuary Operational Response Team，DMORT）	11
联合管理队（Joint Management Team，JMT）	1
护士/药师应急队	3

政府计划组建 40 个联邦救护所，每个救护所可展开 250 张床位，工作人员将是灾害医疗救援队成员、公共卫生服务局授权人员或非官方医疗志愿者，如州和地方组织的医疗预备队（medical reserve corps，MRC）。除联邦救护所外，还有军队和州机动医院，虽然它们不是 NDMS 的一部分，但也可以部署在救灾区域。

（二）伤病员后送系统

该系统功能包括通信和伤员运输，可使用国防部提供的飞机将伤员从靠近灾区的机动中心，如机场空运后送中心，远距离后送到别处。全美有 70～72 个联邦协调中心（federal coordinating center，FCC），位于退伍军人管理局医院和军事基地，负责协调将伤病员从空运后送中心转运到接收地点（军事基地或其他机场），直至最终接收医院；还负责接收和后送伤病员，追踪 NDMS 伤员收容和分散，运送伤病员回到原住地，补偿伤病员救治医院。

（三）确定性治疗机构

机构功能包括病人紧急状况评估、稳定及将患者分配到 NDMS 协议医院住院治疗。全美大约 2 000 家医院提供了约 100 000 张普通/治疗和专科床位。然而，协议医院可以根据紧急事件环境的变化自由改变可提供的床位数。

三、美国国家灾害医疗系统的缺陷

美国国家灾害医疗系统已在自然灾害中被使用过多次，最著名的是应对卡特里娜飓风，发挥了巨大的作用。但当系统用于数千人伤亡的大规模灾害事件中时，还是出现了一些缺点。

（一）灾害医疗救援队展开时间长，功能有限

灾害医疗救援队是 NDMS 应对灾害的基本单位，特别是灾害早期阶段，在伤员分类和稳定伤员方面发挥着至关重要的作用。然而，虽然很多医疗队可以在灾害发生几小时内被激活，但经验表明，大多数医疗队到达灾害地点，取得装备并开展工作需要 1 天甚至更长。目前的计划需要商业飞机运送医疗队，但在大规模灾害事件发生时往往难以安排。另外，医疗队的装备可能需要卡车运输。卡特里娜飓风后部署到新西兰的 Oregon-2 灾害医疗队，其装备在其到达 5 天后才运抵新西兰机场。

一旦部署完毕，灾害医疗救援队在可提供救治的数量和类型方面也有限制。如果只对步行伤员提供最基本的治疗，所有的医疗队共同工作一天可处置约 5 000 人。然而如果提供住院式治疗，如静脉输液、止痛、注射抗生素等，一天仅能处置 1 400 人。许多灾害医疗救援队没有专门装备和没有受过专业训练去提供专业治疗，如休克、呼吸停止、烧伤和儿科。

（二）联邦救护所展开时间更长，功能尚未完善

联邦救护所展开耗时更长，并受到装备和人员的限制。由于许多想去联邦救护所工作的当地医疗志愿者（如灾害医疗救援队组成人员、军队公共卫生服务人员或官方医疗志愿者诸如州医疗预备队）在灾害期间将被最大限度的安排到其他岗位，因此志愿者工作人员将从别处召集，需要较长时间才能集合完毕。联邦救护所还没有发展完善，计划发展的 40 个救护所包括许多 I 型高级 ICU 级别的救护单元和Ⅲ型、Ⅳ型急救、分类和救治帐篷。这些救护所在经常发生的小规模事件中发挥了重要作用，特别是对于那些能够预警和提前部署的事件，如飓风和政治性事件，但对于突发的或造成数千人伤亡的灾害没有发挥其应有的重要作用。

（三）伤员后送能力有限，追踪系统记录不完全

军队医疗后送系统仅能运送有限数量的伤员。伤员长途转运由联邦政府负责，但受到美军有限的空中医疗后送能力的制约。尽管美空军、空军预备役和空中警卫队拥有超过 1 000 架货机可以改装用于伤员转运，但所需的专业空运医疗人员人数有限。大多数（65%）军队空运医疗人员属于空军预备役，召集可能需要很长时间。对于重症伤员，不仅受过高度专业训练的人员有限，而且每个 3 人组重症监护空运医疗队每次飞行仅能处置 3 名呼吸机伤员或 6 名非呼吸机伤员。即便是民航预备役航空队补充可用飞机，由于人员的限制也不能使医疗空运能力激增。

除了NDMS的医疗后送，在灾害发生时，各种政府和私人飞机也参与其中，它们单独后送，与NDMS没有任何联系。例如，海岸警卫队在卡特里娜飓风中利用直升机救援6 470人，利用水上飞机救援22 000人。另外，根据空运医疗服务协会（association of air medical services，AAMS）的统计，私人航空公司约提供了50架救护直升机和13架飞机，飞行超过96小时，从新奥尔良医院后送了约2 000人。NDMS的伤员运送追踪系统仅能记录通过空军飞机后送的伤病员，还无法获知被海岸警卫队和私人飞机后送的伤病员的信息。

（四）协议医院大多为私营，合作意识和使命感差

全美5 000家医院大多数为私营机构，联邦政府对其拥有很少的权限。全美大多数医疗资源位于私营机构，美国政府对其拥有有限的协调和指挥的权限和能力。甚至各州对这些私营医院也拥有很少的权限，除非他们因公共卫生紧急事件宣布对其采取非常的管制措施。另外，私营医院中的少数能够理解"国家灾害系统"以及他们在其中的作用。在对NDMS协议医院培训的一项调查中发现，仅25%的医院能意识到自己的使命。同时，因激励因素的缺乏，私营医疗系统很难全身心投入灾害准备工作中，多数医院之间并不能相互联系而协同工作。

通过对NDMS的评估，美国政府逐渐意识到了系统存在的缺陷，正在考虑做出几个关键的改变，以提高系统在大规模伤亡事件中的伤员运输、追踪和确定性治疗的能力和全国卫生机构救治伤病员的能力。这些改变包括：①通过民间（例如非联邦）医疗机构提升准备和响应能力的预定等级；②提高对地区医院合作网络的依赖，将其作为系统的骨干组成部分；③发展另外的伤员后送系统，与NDMS伤员追踪工作相结合，以减少对国防部长途空运后送的依赖。

四、对我国灾害医学救援体系建设的启示

我国是一个自然灾害频发的国家，其中不乏可导致大规模伤亡的灾害，如1998年的洪水、2008年的冰雪灾害和汶川地震。为有效抵御各类灾害的威胁，我国正不断加强公共安全保障措施，并取得了显著的成效。但是，目前我国的许多地区还没有真正形成统一的公共安全实体机构，有的只是分类别、分地区、分部门的单一灾害处置机构，而各种灾害往往具有群发性和链状性的特点，因而，现有的单一灾害处置模式已很难应对日益严重的社会灾害。我们必须加强灾害医学救援体系建设，提高管理水平，以适应国民经济、社会发展的紧迫要求。

（一）确立责权明确的灾害救援法律体系

一是建议国家有关部门并提请全国人大常委会加快应急立法。与此同时，参照美国的经验，在应急管理中要有更多的专门立法，如防灾减灾、应急救援、信息与公民知情权、应急保障等制订应急方面的法律法规。所有这些法律法规，不仅要为各级应急管理机构处置突发公共事件提供法律依据和保障，维护政府在公共紧急状态时期的合法性和权威，而且也要正确划分紧急状态下的公权与私权界限，最大限度地保护和补偿社会公众的合法权益及私有财产。二是开展应急管理地方性法规的调研和立法推动工作。对各级政府应急管理机构的职责、总体应急预案何时启动、专项预案的适用范围和程度、决策机制如何形成、资源整合和部门协调，除了预案本身所规定的之外，也要制定和发布政府令或地方性法规，做到有章可循。

（二）制订科学实用的灾害医学救援保障预案

在灾害医学救援准备工作中，应着眼实际，制订灾害医学救援应急方案、救援预案等。灾害医学救援预案应具有较强的针对性、实用性与可操作性，应能反映各级、各部门可能担负的保障任务，并对组织指挥关系、力量配置、保障方式方法、保障内容、防卫措施等各类内容进行详细明确的界定。制定预案的过程中，要充分考虑到各种可能发生的情况，对各种情况下的灾害医学救援做出安排，并做到本级救援预案与上下级救援预案相适应，同时按照预案组织演练，对存在的问题及时修改完善。

（三）科学合理地编组灾害医学救援保障力量

将灾害医学救援力量及其所承担的救援工作分解成适当的模块，再按照不同灾害情况下的目标要求、基本任务进行组合，以达到提高灾害医学救援力量适应性、灾害医学救援机动灵活的目的。参考军队的战时伤员救治，也将灾害医学救援视为一

种救治与运送相结合的分级救治过程，一般可将之分为三级：第一级为现场抢救，第二级为早期治疗，第三级为专科治疗。这是灾害伤员救治的基本组织形式，但并不一定每个伤员都要经过三级救治，这要根据具体情况而定。

（四）发展完备配套的灾害医学救援装备体系

基于灾害的医学救援需求，分别发展灾害现场伤员急救系列装备、伤员抢运装具、移动式野外医疗系统和环境适应装备等四类装备，再加上固定医疗机构内的通用医疗设备，这样可以从前方现场到后方固定医院形成一个"无缝隙"的救治链条，提高救援效率。

第三节　法国卫生危机处理和急诊急救体系

一、法国卫生危机处理及分级

（一）法国卫生危机管理的主要内容

法国确定的危机管理目的是：制定预测的计划，预测危机的存在，提出相应的解决方案。其危机处理分为红色计划和白色计划两部分。

红色计划：即院外危机处理，是政府统一行为，政府对此制定了专门的法律法规，依法由急救中心负责，消防、警察等部门配合。

白色计划：即院内危机处理，是针对突发事件发生后医院病人大量增加的情况，为了确保医院正常运作并有效地保护医护人员，使有效的医疗资源能够发挥更大的作用而采取的有效危机处理方法。法国院内危机处理重点强调只有在保证医护人员的安全前提下，才能保证病人的救治，目的是为确保更多需要医护的病人得到治疗和护理。

（二）法国卫生危机的分级和计划

法国政府和社会各界认识到，危机是无法准确预测的，一旦突然发生会在短时间内急剧需求大量的医疗服务，往往出现需求大于供给的情况，容易造成社会秩序混乱。因此，法国建立了十分严密的危机应对系统，把危机应对作为国家行为，出台了相应的法律，以确保危机应对时的有序进行，并强调危机应对不仅是卫生部门的事情，而是整个国家的统一行动，各级机构必须服从法律赋予应急协调机构（如急救中心）的调配和安排。法国的卫生危机分级采取属地管理的分级形式，共分三级。具体为：

省级计划：主要针对省级行政区域内的应急计划，服务人口约为50万。计划的启动和终止由省长执行。该计划类似于我国的地市级计划。

防疫区域计划：主要针对各个防疫区域而制定的应急计划，负责多个相对集中的省级行政区域危机应急。计划的启动和终止由区域省长执行。该计划相似于我国的省（市、区）级计划。

全国计划：主要针对危及全国的公共安全的应急计划。由总理动员所有可动用的力量和措施，计划的启动和终止由总理执行。该计划相当于我国的国家级计划。

法国的各级应急计划制定后，均要进行相应的演习，并进行修正，再以政府的命令实施。

（三）法国卫生危机管理的特点

法国具有严密的危机应对系统，始终强调政府职责，制定了由政府主导，多部门参与的卫生应急计划，计划分级和操作性相对科学、可行。

法国卫生危机管理既强调救治病人的重要性，制定了院内和院外应急计划，但更加强调保护医护人员的重要性，强调医护资源才是化解危机的第一资源。

法国针对不同事件具有不同要求的应对计划，对核放射、恐怖和禽流感等特殊事件，计划更加着重危机出现后如何消除可能造成的重大社会混乱的应对措施。

二、法国医院急救系统

1986年法国开始建立院前急救系统。目前已建立了比较完善的包括院外急救、院内急救在内的医院急救系统和应急预案。

（一）法国院外急救系统

法国院外急救医学系统的法文缩写名称为SAMU，是一种以医师为主的全国性应急医疗服务网络，由专科医师赴事发现场并承担现场急救医疗和转运服务任务。与消防服务部门的第一医学反应密切配合，由急救热线"15"进行统一指挥调度，国家统一编制院前急救培训教材，每个从业人员都要进行严格的培训并取得相应的资格。在有急症时，医院派出专门装备的医疗组（包括一名麻醉医师在内）去救治生命受到威胁的急诊创伤患者。1986年，法国政府通过了一项法律，这项法律正式规定了SAMU的地位和任务，并且开始使用全国性的急诊医疗电话号码。SAMU实行24小时不间断工作制，对所有急诊求救电话进行接收和分派，并对急诊呼救患者提供尽可能好的医疗服务。目前SAMU在全法国80多个地区性分支机构运作，这些分支机构在政府的控制下统一运作，在培训和设备配备方面也是统一的。

SAMU所控制的急救站被称为SMUR（移动急救服务单位），每个SMUR都配备一辆或一辆以上的急救车（称为UMH），UMH按照移动式加强监护病房（MICU）的要求配备工作人员和设备。

1. 急救呼叫（给SAMU打电话） 打给SAMU中心的急救电话（号码是一个标准的全国性急救电话号15），可能来自旁观者、警察、消防队员和全科医师。这些电话被接收后由一个经专门训练的接线员（permanencies）评估，这种接线员能筛除虚假报警并确定打电话人的位置以及急症的性质。电话员要接受600小时以上的培训。在询问最初的详情后，将电话转接到近处与电话员一同值班的医师。这种医师是医疗调度员，其职责是做出医学评估，并对急救电话做出反应。医疗调度员和接线员同处于一个调控室，相互之间既通过语言，也通过计算机控制系统连接。调度员总的责任是处理病例、为医疗组发出指令，并且在事件的整个处理过程中都保持控制。

2. 对急诊电话的应答和处理 对急诊电话的反应实行分级处置。最简单的是对打电话者给予医疗建议。医疗调度员也可决定派出一个急诊医学技师（EMT）组到病人所在地，或派遣一辆私人救护车（在法国最普通的救护车服务是以这种方式运作的）将病人送到医院。调度员也可要求一位全科医师出诊到病人家。基本生命支持（BLS）由EMT提供，而这些EMT大多由消防队提供。在巴黎，消防服务是法国军队整体的一部分并且按照军队系列组织，有专门的提供BLS的运输工具。但是，无论什么时间，只要调度员怀疑是一个危及生命的急诊，他便迅速派出一个UMH和完整的医疗组，这是一个有效的移动ICU（MICU）。他在处理这次急诊的整个过程中都与负责这个MICU的医师保持密切的联系。这种将调控和运作MICU进行配对的作法是SAMU的独特特征。当医疗调度决定派出一个MICU时，他还必须选择最合适的医院接纳病例并且与即将接收病人的医疗组直接联系。

3. MICU医疗组的现场急救处理 MICU的医疗组包括一位急救医师、一位麻醉护士或接受过高水平气道和静脉内管理技巧的护士麻醉师和一位经过专门培训的驾驶员。指挥这一医疗组的急救医师通常是一位麻醉医师或是一位经专门的急救医学培训的全科医师。这位医师协调医疗护理资源的利用，与SAMU的医疗调度员和EMT、现场的警察和旁观者联络。

这种MICU医疗组是由专门的救护车、快速汽车或直升机运送到现场的，这些交通工具都装备有治疗任何急症的设备。从接收呼叫到实施现场急救一般均在15分钟之内。快速汽车和直升机用于危及生命的需要分秒必争的急症。在法国有300个MICU在运作，每个MICU所用的设备及运送工具内部的布局都一样。

4. 管理策略 SAMU进行医院前治疗的总目的是稳定病人的生命功能，避免大的损伤的恶化以及对运送到医院之前的病人进行评价。对病人进行临床评估，做详细的体检，并记录到病人的医院前文件中。对主要创伤进行诊断，并根据创伤情况怀疑有无其他损伤。这第一次的诊断可能是不确切的，因此只将其作为以后医院内评价的指导。将这次检查的结果转交给医学调度员，他组织最合适的专科医院接收病人，通常越过急诊室。

5. SAMU的其他使命 对群体事故的处理是SAMU日常运作内容以外的工作之一。这方面的处理是根据"白色计划"的应付灾难计划进行的，包括接到警报后尽快派遣MICU到灾难现场。

6. SAMU的财政支持 SAMU系统是根据公立医院系统建立的，在SAMU工作的人员的工资由公共医院经费中发放。在此系统中工作的麻醉医师和急诊医师有一定时间参与医院的业务活动。在这个系统中工作的很多医师是以部分时间进行服务，并且有在SAMU以外进行的工作。SAMU系统是法国公共医疗卫生系统整体的一部分，它得到各种资金来源的支持，包括医疗保险、社区和医院管理资金等。从整体上说，SAMU 系统总平均每年为一名居民花费的费用大约是 3 法国法郎（0.5 欧元）。MICU 的使用在财务方面是严格控制的。一次 MICU 急诊反应的平均费用大约是 1 500 法国法郎（230 欧元）。

（二）法国院内急救系统

法国院内急救系统主要由医院急诊科组成。急诊科均为独立科室，且只有大型医院才设有急诊科。急诊科要根据拟接诊病人情况成立专门医疗组，尽可能缩短现场稳定病人病情的时间至到达急诊室后的治疗时间。

1. 急诊科设施 一般的急诊设在一层，而 SAMU 中心的急救则设在 4～5 层，直接与直升机停机坪相通，另有引桥与地面相连。内有诊室、抢救室、监护室、留观室、X 光室（包括 CT）、超声室（包括超声心动图）、化验室、手术室。

2. 急诊病人流向 法律规定在急诊滞留时间不得超过 24 小时。一般情况稳定后，要么住院，要么回家。规定很严格，但现在部分医院的急诊科也在与较小型医院搞联合，收治一些住院价值不大，直接回家又不放心的病人。

3. 急诊科医师组成 急诊科医生由固定的急诊科人员和其他医院兼职医师两部分组成。固定医师为受过专科培训 3～4 年的医师（在一个急诊科内要招尽可能多的专科医师），再经过 2 年的急诊专业培训，方能取得急诊医师资格认证，此为固定人员。另一部分则由来自私人医院或私人诊所的开业医师组成，政府规定为防止他们丧失医疗技能，能够了解掌握医学发展的动态，必须到医院急诊科工作，差不多占他们正常上班时间的一半。大学附属医院的急诊科要承担教学任务（医学生、进修生），因此他们有双重身份，其一为公务员（教师），再者为医生，并同时拿双份工资。另外规定医学生不实习其他科可以，但不实习急诊科不允许毕业。

三、法国急诊急救现代化技术和手段

法国的急诊急救系统反应迅速、救治成功率高，除了依赖其良好的系统设计、精干的人员队伍和部门间配合协调之外，也得益于采用现代化装备和医学技术。令人印象深刻的急救装备有两个：

（一）SAMU 救护车（又称流动的重症监护病房）

车辆内的布局简单而整齐。担架安置于中央，这样有利于医疗组全体成员观察和处理病人。设备配备的范围相当于医院的一个小型 ICU，包括全套气道管理设施，包括插管器具和气管切开手术器具及气管内插管成套器具、胸腔引流装置以及便携式机械通气机、复合心电图以及半自动便携式除颤器、急诊影像检查仪、静脉内导管和液体、非损伤性动脉血压自动监测器等。

（二）急诊病人减压运输

环境保护病人转运仓（CTMP）：随着法国军队卫生系统的需要，产生了运送生物学污染病人的设备——CTMP。CTMP 可以 24 小时进行陆地或空中运送病人，并且对病人进行医学监测，由于工作环境是负压，所以能够保护病人在运送途中不与外界进行交叉感染。目前，法国卫生急救系统已经把 CTMP 作为生物危机和核危机时的病人急救运送装置。但是该运送仓目前只在演练中应用，还没有真正用到实际急救过程中。

四、启示与借鉴

法国急救医疗援助体现了统一调度。每个 SAMU 有权指挥、调度辖区内各医院的救护车，根据技术力量情况以及路程长短调度合适的救护车赴现场实施急救。SAMU 系统可根据各种急救情况，将伤病员有目的地送在本地区（甚至外地区）的医院，体现了多部门良好的协作关系。政府各有关部门，如消防、警察、通信、交通、社会保险等对 SAMU 业务工作积极配合，提供各种保障。

法国急救系统不仅重视院外急救或称院前急救（即红色计划），使得病患者或受害人第一时间得到正确的救治，也重视院内急救（即白色计划），使得面对大量的群体性事件时，医院能够忙而不乱，从容应对，不同的病患者得到不同的合理的处置；法国急救系统既注重配备先进、快捷的通信和医疗救治设备，为急救赢得时间，注重抓好急救计划、人员培训、模拟演练等，规范处理应急事故的程序，提高急救质量和水平。法国急救系统的先进性体现在最好的大夫去做急救车跟车大夫，急救车上的大夫、见习大夫、护士和司机通力协作，在第一现场就把伤员的病情稳定下来，然后向急救机构的值班调度人员汇报伤员诊断情况，由调度人员根据病情将病人分配到相关医院；在病人运送到医院前，尽可能稳定病人的生命体征并对病情进行评价，在现场用于稳定病人的时间使到达急诊室后的治疗时间缩短，为提高生命质量奠定了基础。

借鉴法国卫生危机管理与急诊急救的经验，我国突发公共事件应急救援必须建立长效的筹资和运行机制，设立院前急救培训项目，加大对卫生危机现场第一目击证人的培训。同时，应通过电视、广播、报刊等方式，向市民广泛宣传自救互救知识，以提高市民院前急救总体素质。

强化急救（或救援）医学软、硬件建设，完善应急医疗救治体系，建立了各级紧急救援中心、传染病院（区）。今后，一方面加强包括带负压装置的救护车在内的设备配备，提高快速移动、防污染和救护能力，另一方面加强急救医学人才的培养。

第四节　日本灾害医学救援体系

一、日本灾害医学救援体系的构成与职能

日本是一个自然灾害频发的岛国，经过长期的建设发展，尤其是1995年阪神大地震之后，日本建立了完备的现代化灾害医学救援体系。该体系是日本"国家危机管理体系"的重要组成部分，由"现场紧急救护体系"和"灾害医疗救治体系"两个子系统构成。也是以卫生、消防为主体，软硬件结合，中央政府、都道府县、市町村联合互动，卫生、消防、警察、环保、交通、自卫队等各部门密切合作的立体式网络化救援系统。

（一）灾害医学救援体系是日本"国家危机管理体系"的重要组成部分

日本防灾救灾管理体系经历了由"单灾种防灾管理体系"向多灾种"综合防灾管理体系"，再向综合性"国家危机管理体系"的转变。1961年日本政府制定《灾害对策基本法》，1962年颁布《第一次全国综合开发规划》，以及1974年成立国土厅，主管国土开发和防灾减灾，表明日本政府完成了灾害管理体制的第一次转变。但是，20世纪90年代中期以来，连续发生的重大灾害，如1995年阪神大地震（死亡及失踪人员6 433人）、东京地铁沙林事件（死亡11人，受伤5 000多人），以及1996年O157大肠菌集体中毒事件，1997年俄罗斯油轮触礁泄漏污染等，既暴露了日本原有防灾体系的缺陷，也促成了综合性国家危机管理体制的构建。在新体制下，把防灾减灾上升为国家危机管理，直接置于首相管辖之下，并由此形成了日常行政管理、危机管理、大规模灾害管理的法规制度和组织体系。

1996年2月，日本成立"内阁官房危机管理小组"，同年5月，在首相官邸设立"内阁危机管理中心"。1998年4月，内阁官房机构改革，设立副官房长官官职的"内阁危机管理监"及其管辖的"内阁安全保障与危机管理室"，编制达50人。"内阁危机管理监"在突发事件发生时，负责评估危害，协调中央各部门发布最初的应急措施，协助总理大臣和官房长官采取相应对策；在平时，负责联系国内外专家，研究制定各种危机管理对策，站在内阁的立场检查和改善各个部门的危机管理机制。2001年中央机构改革，进一步强化了首相的危机管理指挥权、内阁官房的综合协调权以及各危机管理部门防灾减灾工作的地位和作用，并由首相直接担任"中央防灾会议"主席。2002年，日本政府应用最新技术和装备改造升级了首相官邸"危机管理指挥中心"，形成了国家安全保障——危机管理——防灾救灾的现代化综合指挥体系。

在内阁危机管理体系下，日本政府中央各部门如警察厅、消防厅、国土厅、防卫厅、厚生省、法务省、外务省等，也相应制定和实施了部门危机管理体制。全国各都道府县都设立了"防灾中心"，形成了从中央到地方的整体管理体系。厚生劳动省和消防厅负责组织灾害医学救援，消防厅负责灾害现场救护；厚生劳动省负责医学应急救援和医疗救治，负责包括应对恐怖事件在内的"健康危机管理"（相当于我国的突发公共卫生事件）。厚生劳动省设有"健康危机管理局"和"健康危机管理对策室"以及"紧急医疗课"，具体组织和承办医学救援工作。

灾害发生后的现场救援活动由事发地政府负责组织实施，超出其能力时，迅速上报，都道府县或中央政府快速支援。灾后现场救护（检伤分类、挽救生命、快速后送等）由当地消防部门首长组织指挥，必要时灾害医疗中心或医院急救中心予以支援。

（二）现场紧急救护体系

在日本，灾害现场紧急救护（包括危重病人的现场救护）由消防部门负责。各级消防厅（局）都设有急救部和指挥中心，各消防队均配属有急救队，由此形成了高度发达的城乡急救网络。

以东京为例，目前全市共有222支车载急救队和6支航空救援队，遍布东京各个地区。在市区内，接警后，急救队到达现场的平均时间不超过10分钟。现场处置后，急救队根据伤病员情况和指挥中心指令，就近将病人快速送达最合适的急救中心或专科医院。2005年，全市共完成近70万人次的现场急救任务（包括284架次航空救援），每45秒即有一支急救队和一台救护车外出执行任务。在现场救护中，急重病占61.9%，交通事故占12.4%，一般负伤14.9%，其他（包括转院运输等）11.1%。按照日本法律规定，消防急救队员须经职业培训，具备职业资格，并在指挥中心值班医生的指导下，从事现场急救，但不得处方给药、输液治疗，不得进行有创性急救处置。为弥补其不足，近年来，经过急救专家的努力，日本政府规定，对心脏停搏的病人，急救员可施行气管插管术，可使用除颤器和输液治疗，医生也可到现场参加救护。东京共有16个急救中心的医生可随救护车到达现场参与急救，但只有3个医院拥有自备专用救护车。发生重大灾害时，医院和医务人员在消防急救部首长的统一指挥下参与现场救援。

（三）灾害医疗救治体系

1995年阪神地震后，日本政府在全国建立了完备的灾害医疗救治体系。该体系由一个国家级灾害医疗中心、2个区域性中心、12个地区中心和550家指定医疗机构或急救中心组成，其中包括国立医院、红十字会医院、地方政府医院以及私立医疗机构。

各指定医疗机构都具备高水平的急救能力和接收灾后重症伤病员的能力，都能快速派遣急救医疗队实施灾后医学救援，都能开展灾害医学专业培训。如东京立川国立灾害医疗中心是日本灾害医疗救治体系的核心机构，也是日本最大的灾害医疗专业机构。在全国灾害医疗体系中发挥了医疗救治中心、临床研究中心、教育培训中心和情报信息中心的作用，同时又履行国家、区域和地区三级灾害医疗中心职能。该中心设有24个诊疗科室，开设病床450张，救灾时可扩展至900张；救治能力800人/天，救灾时可达1 200人/天。所属急救部30张床位，设有ICU、CCU和HCU。"中心"面向全国灾害医疗定点医院，每年定期举办灾害医疗技术培训和200支灾害医疗救援队轮训。"中心"灾害医疗信息系统覆盖全国，并与中央各省、厅、局互联互通，能实时收集灾害信息，评估危害，并迅速向厚生劳动省提出对策建议。该中心不仅具备高水平的自然灾害救援能力，也承担核化生恐怖事件的医学救援任务。"中心"储备了全院7天所需的药材、粮食和3个救援队的救护装备，保证救援队可随时派出。"中心"先后参加了印度洋海啸、哥伦比亚地震、阿尔及利亚地震、吉尔吉斯斯坦人质事件、秘鲁日本大使馆被占事件以及日本国内东海村原子能反应堆事故、美滨原子能发电厂泄漏事故、三宝岛火山爆发、新潟中越地震、八国集团首脑会议等国内外重大事件的医学应急救援行动。日本医科大学附属多摩永山医院急救中心是日本灾害医疗体系定点医疗机构，也是日本急救医疗水平最高、现代化程度最好的灾害医疗救治中心之一。不仅承担医疗教学任务，也履行现场救护和灾害救援以及接收海外危重伤病员的职责，是东京3个自备专用救护车的医疗单位之一，每年约接收日籍海外危重伤员150余人。

二、日本灾害医学救援体系的特点和启示

日本灾害医学救援体系具有以下主要特点：

（一）体系完备，高效运作

日本依托消防部门构建了密布全国的现场急救体系，依托全国高水平的医疗机构形成灾害医疗救治体系。各有关部门依据法律法规和应急预案规定，职责清晰，任务明确，协调通畅。经过长期的建设发展，日本防灾救灾体系形成了在首相领导下

的中央各系统、地方各部门密切合作的交互式网络型救援体系。

医学救援系统在防灾救灾中为确保"国民的安全、安心"发挥了重要作用。立川国立灾害医疗中心位于东京立川防灾基地内，该基地集中了内阁府、东京都、厚生省、防卫厅、警视厅、消防厅、红十字会等23个部门的有关机构，既是东京防灾救灾的后援基地，也是东京防灾救灾的后备指挥中心。基地内储备了大量的救灾物资，包括1 600吨粮食，形成了高效运作的防灾、救灾综合力量。

（二）未雨绸缪，预有准备

未雨绸缪、预做充分准备是日本灾害医学救援体系乃至全日本防灾救灾体系最突出的特点之一。立川国立灾害医疗中心应急救援队队员与立川基地内其他专业救援人员一样，轮流在集体公寓食宿，确保24小时一声令下能迅速出动。

"中心"所有应急救援装备，包括灾害发生后的救治能力，从800人/天扩展到1 200人/天所需的药品、器材乃至被装、病床，全部齐装满员。"中心"不仅组织各种进修培训，同时也经常参加包括核化生救援在内的各种综合（合同）演练。"中心"具有很强的自我防护能力，建筑物可抵御7.0级地震，自备发电、供水系统，所储备的药材、粮食足够全中心使用7天。日本公众包括中小学生的防灾救灾教育和演练更是全球知名，效果显著。

（三）依靠科技，快速救援

从总体看，日本灾害医疗中心和急救中心设备先进，装备精良。我们所参观的两家东京医疗机构，不仅常规医疗设备先进，而且配备了具有国际先进水平的化学毒剂侦检和防护装备。信息、通信、微电子、计算机等现代高新技术已广泛应用于日本灾害救援的组织指挥、情报信息和决策咨询。灾害医学信息系统可实时收集分析国内外重大灾害信息并及时提供专业咨询。各急救中心与消防指挥中心24小时畅通连接，指挥中心可随时掌握各急救中心诊疗活动及床位使用情况。

目前，空中运输已成为日本救援力量远距离投送和重症伤病员后送的主要方式。日本陆海空自卫队除直接参与灾害救援外，在救灾力量投送和伤病员后送中发挥了极为重要的作用。

（四）以人为本，关爱生命

以人为本、关爱生命是日本灾害医学救援工作的基本理念。在灾害医学救援的体制设计、组织管理、医疗救治乃至建筑布局等方方面面，无不体现出深刻的人文关怀。一切为了伤病员能得到最便捷、最有效的医疗服务。

在日本各地，院前急救体系非常发达，能确保伤病员在最短时间内得到最佳治疗。各急救中心一般都由急救部和重症监护室组成，都具有专用手术室，都与放射、检验等辅助诊室和院手术室毗邻，非常方便危重患者的抢救治疗。患者家属可进入ICU病房陪伴病人，即使患者处于深度昏迷等危急状态。同时，医患关系融洽，彼此信任尊重。各种救援救治工作都是在人性的基础上，在法律法规的框架内，高效有序地运行。

第五节　澳大利亚突发事件应急管理

一、澳大利亚灾难管理系统

澳大利亚的《灾难管理法》于2003年由议会通过。从法律上界定了"灾害"是指由于某事件的影响而导致的严重破坏，要求州和其他机构高度反应、协调合作，帮助社区从破坏中恢复。澳大利亚法律将灾害分为四种类型，一是自然灾害，包括飓风、地震、水灾、暴风雨/雪等；二是人为因素，包括爆炸、火灾或化学物品泄漏和恐怖袭击；三是生物因素，包括昆虫传染、瘟疫或流行病；四是基础设施故障、空难、车祸等。澳大利亚通过法律界定了救灾参与者的责任、权利与义务。

以昆士兰州为例，州政府相关部门对特殊威胁与灾害承担着协调、领导、指挥、督察的职责，其核心职责是准备和应对这些威胁并做出应急预案，对突发公共事件做出应急反应和提供资源支持及安排。

1. **昆士兰州政府突发事件厅**　此部门相当于各省市现在成立的应急办公室。负责各种突发事件和灾难管理，包括预防、贮备、反应和恢复。紧急救援中心接受突发事件厅的领导和指挥。其职能：

提供所有的紧急服务，包括消防、急救车、抗灾和救援。有正式工作人员 8 000 多人，志愿者 85 000 人，年预算：5.682 亿澳元约合 36.5 亿元人民币。

2. 昆士兰州急救中心　州急救中心位于布里斯班市，主要任务是承担本州日常的院前急救和突发公共卫生事件的紧急救援。其职责主要包括：为突发急病和受伤者提供院前急救服务；常规院前病人医疗服务；特殊的、常规的医疗转运；社区第一目击者培训；特殊事件待命，如随特警人员执行任务；航空医疗救治服务；重大事件和重大伤亡事故和灾难应急反应；社区教育和培训，包括急救培训和损伤预防；院前医疗研究。

急救中心有 7 个服务区域，类似我国地区的急救中心。每个急救中心内有一个通信中心。通信中心可调度几个急救站。例如：布里斯班市是州府，州急救中心和市急救中心合二为一，是一个中心。指挥调度三个急救站，指挥中心像我国 110、119、120 联动形式。统一受警电话是 000。按照接警受理卡就近受警派车。如本地区接警无车，由州通信中心协调就近的区域受理派车。昆士兰州共有急救站 262 个，982 辆救护车，15 架救援直升机，政府每年给急救中心拨款 3 亿澳元经费。急救中心总服务人口：3 566 357 人，全年每千人服务 150 次以上，每年出诊 60 万人次。急救服务面积：1 734 190 平方千米，是世界上最大的急救中心之一；主要服务对象是老年人、心脑血管病人；少部分院前急救工作是交通事故或工业外伤。院前急救服务类别分为紧急医疗服务和非紧急服务。这与天津一样，2003 年天津市成立了一个非急救站，单纯转送非急救病人，缓解院前急救的压力。昆士兰州有 96%的人口可以直接免费享受急救车服务。65%的急救车可在 10 分钟内抵达。急救站设置原则是：如果 10 分钟内急救车未能抵达而统计患者数量超过 300 人次，应在该区域设置急救站。90%~92%的人口都可以在 1 小时的飞行时间内接受急救直升机服务（每年运送 5 万人次）。

3. 抗灾救援中心　抗灾救援中心是突发事件厅下设的一个部门。负责社区安全和可持续发展地实施减灾行动，如通过社区安全教育、化学危害安全管理，提高人们对灾难的认识，降低灾难危害，应对和恢复工作。包括对志愿者和志愿者组织提供支持，对灾难应对进行协调和管理，并管理州直升机救援服务中心，对社会直升机提供部门提供支持，对化学事件提供 24 小时的专家支持，对特殊危害材料突发事件管理进行培训。

4. 消防救援中心　直接接受突发事件厅的管理。通过普及公共防火知识并强调突发事件预防和减灾及突发事件反应能力，提供广泛的帮助和加强社区安全，这些活动包括：为企业、商业、农村社区和一般公众提供社区安全和知识讲座；突发事件应急反应，保护人员、财产和环境，包括车辆解脱、营救、搜寻和救援等。

5. 昆士兰急救医疗系统　由院前立体急救－医院急诊科－ICU 病房一体化服务形成的急救医疗服务系统（EMSS）组成。为急性疾病和突发伤害提供综合的、协调的服务。紧急医疗服务系统的目标见图 1-9-1。

无缝隙的紧急医疗服务体系（绿色通道）
↓
医疗咨询
↓
卫生战略政策
↓
最佳的病人服务（EMSS）
↓
安全—快捷—高效—满意

图 1-9-1　紧急医疗服务体系目标

紧急医疗救援中心作为突发公共事件的中间执行和协调部门，主要是协调院前与院内的救治。急救中心和医院是政府的两个行政部门领导，急救中心属突发事件厅；医疗机构属卫生厅领导，紧急救援中心作为联动两厅的部门，突发事件发生后，由高层专家咨询委员会和州主管领导直接或授权指挥。可及时调动州内一切救援资源或向联邦政府求援。紧急医疗服务咨询委员会：由卫生厅和突发事件厅组织专家制定政策。

日常急救医疗服务的特征和内容：

急救电话（000）接警、处警、反应、现场急救。接警急救与消防联动，派车按编码，编码 1：有生命危险，需立即反应，急救车开警灯、警铃；编码 2：无生命危险（如疼痛、不舒服），急救车不开警铃；编码 3：非紧急，预约；编码 4：非紧急，出院病人。病人情况实时传送到急救车终端、卫星导航。

如发生重大公共事件，紧急救援通信中心担负核心支持的角色，是成功处理重大事件的关键。通信中心掌握应急资源的状况和分布并能安排相关资源去处理事件。一旦指令系统被建立后，通信中心可以直接联系现场指挥员并提供咨询服务，可以调度直升机、医疗队和其他有关的资源并能联系其他地区获得援助和其他应急服务。通信中心可以决定医院接纳伤亡人员的数量并直接派遣救护人员到最合适的地方（岗位）。计算机辅助调度系统允许其他多个通信中心查看进展并安排相关的资源去支持事故发生地区。公安、消防和救护等多机构联动指挥和控制。现场通信指挥车随时和通信中心保持联系，接受中心的指挥。

二、灾难和重大伤亡事件管理

现场急救人员的管理应遵循保护自己，施救他人的原则。恐怖事件、自然灾害、突发的公共卫生事件对急救人员存在着潜在的危害，现场的全体人员应警惕和注意潜在"继发性"危害和自我损伤。极其重要的是第一反应者不能成为受害者，要先做好自我防护。否则，指挥和控制将立即被瓦解。因此，急救人员如何面对挑战尤为重要：在难以接近事故现场，有毒气、交通问题，病人的消毒可能污染医院和其他人群时，急救人员身体要避免损伤和暴露；大量的伤亡人员、运输障碍等都会造成急救人员的情绪低落，必须保障好急救人员的安全。做好个人的防护，不要进入有可疑危险的区域，听现场指挥，远离灾害现场，减少损伤的机会，减少失误，减少身心压力。在恐怖事件中，由于事故的重要性和工作强度的加重，工作人员的轮换和恢复非常重要。现场要把病人转移到灾害区域的背风处。

（一）危机评估

第一现场人员首先要确定现场突发事件的性质、原因、伤害人群数量、是否有继续加重伤害的可能、危害源是否清除、应急资源情况、社会及国际上的影响等。

（二）危机管理

对于发生或将要发生的危机首先要制定现场的安全计划、执行应急预案；要探测危机、灾害的来源、程度并确定应急反应策略；公安人员警戒和限制灾害发生的地域，防止坏人再破坏和人群的再损伤；要注意急救人员呼吸道、皮肤的保护；对管制区域的热源和易燃物品重点保护；防止战斗减员，工作人员要轮休恢复体力，减少疲劳。

（三）灾害现场管理

首先要设置现场通信指挥所位置，保持通信畅通。现场管理要明确最高指挥官。警察、消防、急救各司其职，工作人员要有不同工种的明显标志；做好现场处置、消毒和恢复的策略；现场要调动足够的应急资源，设置好安全区、热区、温区、冷区；注意犯罪现场的保护；注意直升机产生的气流对现场可能造成影响；急救、消防、警察必须统一联合接受指挥。现场指挥车、现场通信车与通信中心保持密切的联系。救护人员要有明显的标志：红色头盔，现场指挥员；黄色头盔，检伤、转运、安全管理员；白色头盔，急救员；红色背心，医生、护士。检伤标记：红色（重伤员）、黄色（轻伤员）、绿色（无伤）、黑色（死亡）。

特别行动和重大伤亡救援队人员：包括消防、急救、危险物品、抗灾专家执行各自的预案；要有技术营救方案；制定联合行动、重大伤亡的救援计划；重大突发事件的策划；应对危险物品特殊处置等。

（四）突发事件管理

抢救原则：要用有限的资源、最小化的损害拯救最大数量的伤员，最大限度地降低死亡率。现场抢救场地要建立在背风、山头或有障碍物的后方，设立一个污染区和一个清洁区。需要多个分类的治疗区域；现场要置于易于扩展的聚集地以便增加人员；要备用充足的交通工具和运输方式；在运送途中要保持救护车辆良好的通风。

第十章

国际救援组织

第一节 国际救援机构

国际救援包括：联合国，国际红十字会，非政府组织（NGO），政府间的双边直接援助。

一、联合国

联合国是所有国家组织的最高形式，它对灾害救援负有总协调的责任和某些特定的责任。

联合国内的世界粮农组织（FAO）、难民事物高级专员办事处（UNHCR）、环境规划署（UNEP）、儿童基金会（UNICEF）、世界卫生组织（WHO）均参与各类救灾行动。联合国为使系统内救灾工作有秩序地进行，在日内瓦设立联合国救灾组织（UNDRO），它是联合国救灾的协调机构，在全世界的灾害救援工作中，与世界卫生组织密切合作。UNDRO 的主要任务是了解和传递灾情的信息，并与 WHO 合作在受灾国协助制定救灾计划，组织救灾队伍，并根据专家的意见加强物质准备和人员组织，更有利于救援工作。

世界卫生组织在灾害医疗救援的国际合作方面起着举足轻重的作用。WHO 在国际救援中的特殊作用是减少灾害对健康的影响，它的工作是国际救援组织与受灾国在急救准备和反应方面的合作。WHO 促进受灾国自救能力和保证国际救援。WHO 通过国际灾害救援十年委员会促进减灾目标。当发生重大灾害时，WHO 宣布对受灾地区或成员国提供急救援助。调动、动员自然资源赈济、恢复和重建受灾地区的卫生系统设施，以保证急救服务。WHO 将给受灾国提供急救服务的费用、急救药品及物资急救装备，派出专家代表团，制订进一步的救援计划。平时，WHO 则是对易受灾地区的救援组织、人员开展教育培训，承担急救的应用研究，出版急救标准、指南等。

二、国际红十字会组织

国际红十字会组织包括 3 类机构，即国际红十字委员会、红十字协会和各国红十字会。红十字国际委员会（ICRC）是瑞士的一个非政府性团体，其按照日内瓦公约，对战争或国际冲突中的战俘和伤病员履行人道主义义务。

红十字协会国际联合会（IFRCS）是各国红十字会和红新月协会的联合组织，现有 132 个成员国，总部也设在瑞士日内瓦，是国际救灾的重要协调机构，主要参与自然灾害的救援。

各国的红十字会和红新月会，主要是各国的救灾机构，虽都属非政府机构，但在每个国家都有正式地位，具有特殊的重要性。

三、非政府组织

这些组织多为慈善机构，较知名的有世界基督教协会、国际慈善会、国际救援委员会、牛津救灾委员会和无国界医学会等。这些组织分别提供食品、衣物、药材、技术等，现已组织自愿救灾机构国际理事会协调各慈善机构的救灾工作。

四、政府间的双边救援行动

根据政府间达成的协议，每当一国遭灾时，另一方要直接提供援助。例如，我国对许多发展中国家承担的援助。

自然灾害所造成的后果是很严重的，国际救援是有限的，仅占 4%左右。彻底战胜灾害还需要依靠本国政府领导人民自力更生，艰苦奋斗，开展生产自救消除灾害后果。

第二节 国际救援的组织协调

联合国在《INSARAG guidelines and methodology》一书中就国际灾害搜救详细介绍了相关组织机构，明确了各自职责分工。

在 2004 年底印度洋海啸中，联合国对此发挥了重要的作用。联合国对各国平时救灾组织、能力也进行评估和发证。如我国国家地震局在北京凤凰岭建立的搜救、训练基地就给予了认可、发证。

一、国际搜救响应中的组织或个人

联合国人道主义事务协调办公室（OCHA）：联合国人道主义事务协调办公室作为 INSARAG 指导委员会的秘书处，在灾害和人道主义危机超出受灾国处置能力的情况下，处理协调工作。

当地紧急事务管理中心（LEMA）：当地紧急事务管理中心指当地紧急事务管理机构，是救援行动的全局指挥、协调管理的最高负责机构。

联合国灾害评估与协调队（UNDAC）：在受灾国或联合国常驻受灾国代表的请求下，OCHA 将派遣一支联合国灾害评估与协调队。UNDAC 由各个国家、国际组织的紧急事务管理人员组成。

国际城市搜救队：城市搜救队是受灾国或国际社会的响应资源。他们在倒塌的建筑物中执行搜索和营救行动。

接送中心（RDC）：接送中心是现场行动协调中心的延伸，一般建立在国际响应力量进入受灾国的地点（如机场）。RDC 由 UNDAC 或由最先到达的城市搜救队建立，承担帮助后续国际响应队伍抵达和离境的工作。

现场行动协调中心（OSOCC）：现场行动协调中心必须建立在距离当地 LEMA 和灾害地区很近的安全地区。OSOCC 由 UNDAC 建立或由最先抵达的国际城市搜救队建立。OSOCC 为国际响应和 LEMA 提供了一个协调平台。

虚拟现场行动协调中心（Virtual OSOCC）：虚拟现场行动协调中心是一个基于网络的信息管理平台。作为一个信息门户，旨在促进突发灾害后受灾国和响应国之间的信息交流。由 OCHA 管理该信息平台。

二、国际城市搜救的协调

规定了联合国人道主义事务协调办公室（OCHA）、受灾国、援助国、城市搜救队、接送中心（RDC）、现场行动协调中心（OSOCC）6 个组织、部门在灾害救援的准备阶段、动员阶段、行动阶段、撤离阶段、善后阶段的职责与相互协调关系。

第三节 国际 SOS 组织

国际"SOS"作为全球著名的救援机构以"公司制"进行急救服务，其创立、发展尤其在中国从事的医学救援业务，在常态下的紧急危重伤病人的转运，以及重大灾害时间的服务，是值得参考的。为此，专辟一节。

一、国际 SOS 的历史

20 世纪 80 年代初，一位名叫帕斯卡尔·瑞贺默（Pascal Rey-Herme）的法国医生被委派到法国驻印度尼西亚雅加达大使馆工作。他发现，当地的外籍人士和国际机构越来越需要国际标准的医疗服务。于是，他和当时正在美国负责管理一个德国金融集团子公司的好友安努·韦西晔（Arnaud Vaissié），在东南亚共同创建了一家专门提供国际标准的健康保健和紧急医疗救援的公司（图 1-10-1）。

1985 年，他们正式成立 AEA 国际公司。起初仅有 15 名员工的公司在新加坡和印度尼西亚设有

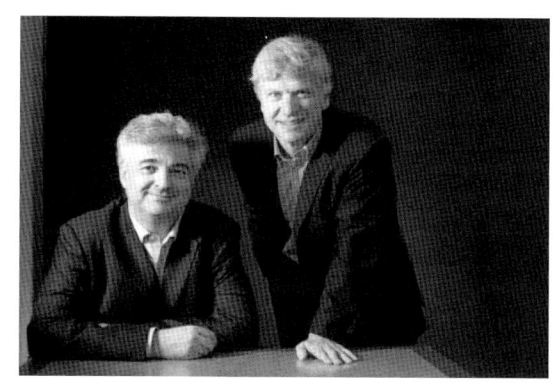

图1-10-1 国际SOS创始人：帕斯卡尔·瑞贺默（左）和安努·韦西晔

分支机构，之后在亚洲迅速发展，先后在中国香港特别行政区、澳大利亚、日本和中国内陆设立分支机构。20世纪90年代初，AEA国际设立了多家报警中心，并开始通过互联网提供医疗和安全信息，同时管理旅行数据。1998年，AEA国际收购国际SOS，并正式更名为"国际SOS"。

国际SOS是世界领先提供医疗和安全服务的公司，拥有遍布全球70多个国家的700多个医疗现场工作站，全球约10 000名员工，其中1 100名专职医生和200名安全专家。公司向财富全球500强中70%的公司的差旅员工、外派员工及其家属提供医疗和风险计划、预防性项目、当地医疗和安全相关的专业知识和应急救援服务，为企业员工提供全方位的医疗、健康与人身安全照护，以确保在国外工作及旅行的人员，能够得到最迅速、最专业的协助。如遇到病危患者、意外事故或暴动事件等，可立即安排紧急医疗转运或安全撤离。

国际SOS在全球范围内，拥有超过9 200家跨国企业的客户，每年为会员处理近140万件紧急案件。在天空中，平均每小时就有1件国际SOS所执行的医疗转运案件正在进行。

国际SOS自1985年成立，以其专业的服务在全球赢得了良好声誉。服务内容涵盖了跨地域、跨国界的医疗、安全、法律、居家、尊荣礼宾及在线信息网络等服务。

二、里程碑的发展

1985 安努·韦西晔（Arnaud Vaissié）和帕斯卡尔·瑞贺默医生（Dr Pascal Rey-Herme）发现，居住在亚洲的外派人员和国际机构对于国际标准的医疗服务有着极大的需求。于是，在新加坡设立首家援助中心，在雅加达成立第一家代表处和诊所。

1989 在香港设立援助中心，在北京成立代表处。

1995 在亚洲、澳大利亚和美国设立多家援助中心，在大中华区和越南成立多家诊所。1998年AEA国际收购总部设于美国费城和瑞士日内瓦的SOS救援公司。进一步扩大俄罗斯和东欧地区的服务网络。

1999年AEA国际更名为"国际SOS"。2006国际SOS扩大在全世界的业务范围。在迪拜设立新的援助中心，负责管理北非和中东地区的业务。

2008年与Control Risks（化险咨询）建立战略合作关系，携手提供旅行安全服务。MedAire公司正式加盟国际SOS集团。

2009年与Abermed公司合作加强北海沿岸地区的业务。在加纳塔科拉迪成立新的诊所。成立拉丁美洲部，在美国迈阿密、巴西圣保罗和里约热内卢设立代表处。

2010年安努·韦西晔荣获2009年度新加坡"安永企业家奖"大奖。国际SOS获2010年度新加坡商业奖的"年度最佳企业"。2011年北美主要的礼宾服务、客户关怀和忠诚度计划提供商VIPdesk与国际SOS合并。国际SOS收购法国医疗器械供应商SMI公司。

三、国际SOS工作和数据

（一）世界范围的案件数量（2011年1月~12月）

见表1-10-1。

表1-10-1 世界范围的案件数量（2011年1~12月）

案件总数	1 724 994
医疗案件	694 987
非医疗案件	989 986
安全案件	15 049
医疗转运/遣返*	19 541
遗体转运回国（RMR）	3 052
其他	2 379

*该数据根据报警中心向所有客户提供的服务，包含救援和增值业务、RMSI、Abermed和MedAire的数据

（二）全球报警中心呼叫数据

呼叫总数 2011 年为 420 万。

（三）超过 90 种语言和方言服务

在国际 SOS 报警中心、诊所和办公室工作的雇员能说超过 90 种语言。

（四）全球救援网络

见表 1-10-2、1-10-3。

表 1-10-2　全球救援网络

全球救援网络（不包括美国）	73 288
医疗合作服务商	62 911
技术合作服务商（包括航空和安全）	10 377

表 1-10-3　美国医疗合作服务商

美国的医院	7 804
美国的其他医疗合作服务商	640 952

（五）世界范围空中救援专机网络

10 架空中救援专机及其他飞机，每周 7 天每天 24 小时随时待命。

　　新加坡（1）　　　　　　　　Learjet 35A
（国际 SOS 拥有每周 7 天每天 24 小时优先使用的权力）
　　约翰内斯堡（3）　　Falcon 10，2 Learjets 35A
　　巴登巴登（1）　　　　　　　Learjet 35A
　　北京（1）　　　　　　　　　Hawker 800XP
　　温得和克（1）　　　　　　　King Air 90
　　拉多斯（1）　　　　　　　　Learjet 45
　　阿布扎比（1）　　　　　　　Learjet 45A
　　莫尔兹比港（1）　　　　　　Citation 550

国际 SOS 也能在全球范围内租用其他的飞机以满足客户的需求。

（六）区域性航空中心

法拉克福、约翰内斯堡、费城和新加坡。

四、资源和专业技能

（一）员工

SOS 在全球范围内拥有约 10 000 名员工，其中 1 100 名为专职医务人员。

1.医疗　在报警中心和客户现场医疗站的受过高度训练的医生、医务辅助人员、护士和医疗顾问为您提供医疗保健、救援、诊断、转诊服务。在紧急意外事故中，配置医疗资源对会员提供现场援助。国际 SOS 医疗顾问专业技能包括职业健康、紧急医学、传染病、热带医学、公共卫生、昆虫学、流行病学和航空医学。国际 SOS 诊所雇用的医生拥有广泛的职业专长，包括家庭医学、妇产科、儿科、理疗、精神病科及咨询、牙科、营养学和保健等等。

2.安全　国际 SOS 和 Control Risks 是战略合作伙伴，将安全救援方面的业务、设施和专业技能进行整合。雇佣超过 200 名全职安全顾问、分析师及定位专家来提供旅行安全报告、分析及专业建议服务。为保障旅行者的安全，物流专家、协调员和航空专家都能迅速反应，在第一时间提供撤离和转运回国的服务。

3.礼宾和生活礼遇服务　国际 SOS 和 VIPdesk 拥有超过 25 年为金融、汽车、旅游、零售业和保险相关行业合作伙伴的客户提供礼宾、客户关怀及生活礼遇服务的经验。品牌代表和礼宾客服专员一年 365 天每天 24 小时全天候通过电话、邮件、在线交流为客户提供顶级专人服务。他们训练有素，并经过专门的客户品牌培训，能提供专业协助和指导，包括旅程安排、高级餐饮体验、实现梦寐以求的专享活动及提供一流的客户服务支持，帮助客户节省宝贵的时间。

共有超过 1 200 名礼宾、客户关怀和生活礼遇服务的专业人员在全球 14 个服务中心工作，为跨越北美、亚太、非洲和俄罗斯的 1 000 多家公司客户提供服务。

（二）信息和追踪服务

信息和追踪服务能为会员提供并量身制定医疗救援与安全和旅行风险方面的信息和建议，为客户实现履行员工关怀义务量身制定工具。这些服务扩大了援助服务的范围，包括国家医疗情况导览、旅行安全服务、信息嵌入端口服务、全球旅行者追踪预警信息传递系统、旅行准备系统、紧急纪录、在线学习和会员服务应用程序。

旅行安全在线网站提供：210 个国家导览；226 个国家的旅行安全信息；363 个城市差旅风险指导。

2011 年，处理了来自 158 个国家的 1.1 亿个旅行者名字记录（PNRs）和旅行信息，合并整理了 7 300 条信息流，发出了 4 500 万封电子邮件提醒。

信息和追踪服务提供英语、法语、西班牙语、日语、中文、德语、韩语、印尼语、希伯来语、葡萄牙语和泰语（全部或部分翻译）。

（三）安全服务

通过联合，国际 SOS 和 Control Risks 创造了独一无二的里程碑，资源横跨 5 大洲：

全球安全中心：伦敦

全球信息中心：新德里

区域性安全中心：迪拜

巴黎

费城

新加坡

定位团队：新加坡

费城

伦敦

（四）医疗供应链服务

医疗供应链服务为偏远地区工作站和与外界隔离的环境提供医疗物品包括耗材、药品、医疗设备和医疗包，主要针对航空、游艇、石油、天然气、矿业和基础设施行业。我们提供的医疗用品符合当地国家要求并满足客户需求，提供顾问服务和装配定制化医疗包。医疗供应链服务由国际 SOS、SMI、LE West 和 YachtLifeline 一起提供。

2011 年提供了 280 000 个全新医疗包、84 000 个更新医疗包、90 000 次药品运送。

五、国际 SOS 中国

（一）建立

自 1989 年在中国设立办公室并通过援助中心协调第一起紧急医疗救援以来，国际 SOS 已经为在中国的会员服务超过 22 年的时间，提供医疗和安全救援。在中国，拥有两家援助中心（北京和香港）、5 家国际诊所（北京、天津、天津泰达和南京等）、4 个办公室（北京、上海、广州和香港）以及一架停放在北京首都机场的专属空中医疗救援专机。在中国雇佣超过 600 名员工，其中一半以上的雇员为专业的医护人员。

自 1994 年在北京设立了在中国的第一家国际诊所开始，国际 SOS 在全中国陆续设立了南京、天津以及天津泰达等诊所，为在中国居住或旅行的会员提供符合国际标准的医疗保健服务。国际 SOS 每一家诊所皆由国际医疗专家组成。

（二）在中国的进程

1.1989—2000 年　1989 年北京代表处成立，在香港成立 24 小时报警中心，承担 1991 亚洲运动会（北京）紧急医疗救援任务，1992 年与中国人民解放军合作开展紧急救援，1994 年 9 月第六届远东及南太平洋地区残疾人运动会（北京）提供现场医疗救援，1995 年 1 月与北京市红十字会合作建立国际 SOS 北京诊所，1997 年 3 月美国副总统戈尔先生访华医疗和救援保障，1999 年 9 月世界财富论坛大会提供现场医疗救援服务，2000 年 5 月中国特奥世界行现场医疗救援，2000 年 10 月第六届世界大城市首脑会议现场医疗救援。

2.2001—2010 年　2001 年 9 月国际 SOS 为第二十三届国际儿科会议提供现场医疗救援，2002 年 10 月国际 SOS 为全球环境基金第二届成员国大会提供现场医疗救援，2003 年 1 月国际 SOS 在北京启动第一架空中医疗救援专机，2003 年 4 月国际 SOS 被政府指定为外籍非典病人筛查机构，2003 年 9~10 月 北京—云南中华环境奖宣传万里行大型环保宣传活动提供现场医疗救援，2005 年 5 月唯一由世界财富论坛的所有者和中方组织机构共同指定的现场医疗救援机构，2005 年 11 月为美国总统布什访华活动医疗和救援保障，2006 年 7~8 月承担世界青年田径锦标赛和奥运北京、青岛测试赛的现场紧急医疗转运任务，2006 年 9 月启动首架台湾大型医疗救援专机运送多名伤员从中国内地直飞台湾，2007 年承担北京奥运会测试赛紧急医疗转运任务，2008 年 5 月为汶川地震提供医疗支援，2008 年 7~9 月承担 2008 北京奥运会、残奥会紧急医疗救援任务，2009 年 2 月全程负责 130 人赴美旅行团受伤及遇难游客转运，2010 年 6 月受国家旅游局委托联合起草《旅游紧急救援服务规范》国家标准，2010 年 7 月与中国航信（TravelSky）签订《商旅风险管理》协议，2010 年 9 月与中国外交部签约，为全部驻外人员提供医疗、旅行及安全救援服务，2010 年 10 月为第十六届广州亚运会提供紧急医疗救援服务。

3.2011 年至今　2011 年 2 月参加利比亚撤侨工作，帮助 400 多名中国企业员工返回祖国，2011 年 3 月日本发生 9 级强震及海啸，帮助客户应对突发危机和撤离日本。

（三）国际 SOS 的中国诊所

从 1994 年开始，SOS 的家庭医生、专家和护士就为在中国居住、工作和出差的会员提供高质量的综合医疗保健服务。提供一系列医疗保健服务、门诊、全年无休的医疗急救和储备充足的药房。

诊所由来自各个国家高素质的医疗专业人士组成，具备 20 多种语言能力，为高度多样化的当地社区提供服务。凭借国际 SOS 的国际经验和对于中国本地的知识，帮助刚到中国的外籍人士、在中国长期居住的外派人员和家庭，取得国际标准的医疗服务。

国际 SOS 北京诊所：国际 SOS 北京诊所于 1994 年开始营业，由受过专业培训的专家团队提供高质量、综合医疗服务。能满足各种医疗保健方面的需求，从基本的医疗护理到急救（图 1-10-2）。

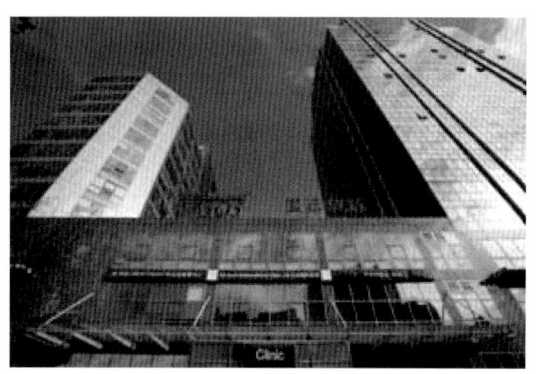

图 1-10-2　国际 SOS 北京诊所

国际医疗团队由富有经验的医生、专家和护士组成。所有的医生都熟知国际医疗操作规范，并具备专业医疗背景。专业的前台接待人员，提供最亲切的接待与服务。医生能说英文、普通话、粤语、法语、德语、荷兰语和日语。此外还有国际 SOS 天津和天津泰达诊所，南京诊所等。

六、案例分享

（一）国际 SOS 积极应对四川汶川地震

2008 年 5 月 12 日下午的 8.0 级强烈地震震后 1 小时，国际 SOS 全球救援中心网络发布中国发生地震消息，并提醒在中国生活和旅行人员注意安全。

国际 SOS 亚洲区火速调动北京、中国香港和新加坡各路医疗和后勤资源成立了一个地震灾害应对小组，启动向来自海外的地震受害者及其家属们提供协助的行动。

震后 4 小时国际 SOS 的全球医疗服务部向所有在偏远地区工作的客户通报灾害信息。国际 SOS 和所有在偏远地区的会员和员工取得联系，确定所有人员的平安。地震灾害应对小组开始根据情况着手制定针对个人或群死群伤的医疗及安全撤离计划。

震后第二天，5 月 13 日国际 SOS 的医生和北京红十字会共同组成的一支医疗小组前往离震源极近的绵竹市进行救援工作。

震后第三天，5 月 14 日国际 SOS 又派遣出两支救援小组赶赴地震灾区，救助受害客户；并在成都组建了一个临时的报警中心就地处理紧急事务。

国际 SOS 携手红十字会灾区救援：在地震发生后的第二天，作为全球医疗救援的知名组织，国际 SOS 敏锐地察觉到严重的灾情需要大量的医护人员，同时，国际 SOS 多年来在全球范围内灾难救援的丰富经验可以在灾区发挥极大作用。派遣医疗经验丰富的医生和红十字会一起，于 5 月 13 日下午赶赴四川受灾最严重地区之一的绵竹市展开救助。灾情的恶严重程度令人触目惊心，此时每一分钟的行动都代表了生的希望。救援队一抵达灾区，便开始紧张的现场医疗工作。

（二）防止海上钻油平台麻疹疫情扩散

麻疹是传染性极高的一种病毒性疾病，虽然通常不会致死，但对于免疫系统较弱的群体（例如年长者及儿童），一旦受感染后，可能会造成极其严重的并发症，因此卫生部将麻疹视为非常严重的公共卫生风险。在一次海上钻油平台危急的麻疹暴发事件中，国际 SOS 利用丰富的医疗资源，协助客户隔离受感染的病人，在平台上进行全面的消毒工作，并推广健康知识及疫苗接种工作等，成功防止疫情进一步扩散。

在渤海湾上的一个钻油平台上发生了麻疹暴发的疫情，在短短数天之内陆续出现三起感染病例。在钻油平台上这么一个孤立且缺乏合适隔离设备的环境下，如果未能及时做出适当的反应，疫情很可能进一步扩散到其他在平台上工作的 130 余名工作人员，甚至当受感染的员工在未受过治疗回到岸上时，可能因此将麻疹扩散到公众领域。

驻守在钻油平台上的国际 SOS 医生立即联系北京医疗团队的同事，询问控制疫情的建议。与此同时，当地的卫生主管机关提出警告，要求钻油平台关闭三个月直到疫情进一步受到控制。任何钻油油井运营的停顿，都将造成每天平均一百万美元的损失。

国际 SOS 立即派遣一组医疗危机处理团队到钻油平台的现场，其中包含一位感染疾病专家以及两位护理人员。他们将钻油平台设定为高度警戒区域，并在疫情缓解前要求所有在平台上作业的工作人员不得离开平台，以及限制所有其他人员进入平台。尽管受限于平台上的空间，受感染的员工也在条件允许下受到最佳的隔离治疗。

为了能进一步防止疫情的扩散，医疗团队立即展开一连串的防疫教育措施，包含教育未受感染的员工如何正确的洗手和个人卫生维护的工作，例如在咳嗽或打喷嚏时如何遮蔽口鼻以防病菌通过飞沫的传染，以及如何正确佩戴口罩等防护用具。此外，对所有区域的表面也立即进行大规模的消毒与清洗，以去除残留的病毒。

在国际 SOS 北京分部的支援下，医疗团队对所有员工进行健康评估，检查他们过去的疫苗接种历史和进行血液测试，确认这些员工是不是还有麻疹的抗体。针对没有麻疹疫苗接种记录或是已经没有抗体的人员，国际 SOS 医疗团队立即给予疫苗接种。为防止病情扩散到其他作业平台，将健康教育的推广以及疫苗检测的项目扩展到临近的其他钻油平台上。

当地的卫生主管单位对于该公司积极、主动的疫情控制工作感到非常满意，因此虽然仍进行严密的监控，但并没有勒令该平台停止运营。

两周后，该钻油平台从高度警戒恢复到正常作业。在国际 SOS 介入控制后，还有另外两个员工发病，但在细心的照料下，病人都已完全康复。

该公司向当地卫生主管机关展示其完善的职业健康政策，以及在暴发可能危及员工健康事件时，反应迅速且正确的处理流程。该钻油公司在企业声誉毫无损伤的前提下，不仅维持了钻油作业的正常运作，也对关爱员工的义务和责任做了最好的典范。

（三）在中国偏远地区接生

国际 SOS 在中国南方一个偏远的地区，为客户 Eldorado Gold 公司运营一处诊所。由于当地医疗环境非常恶劣，距离矿场最近的医院至少要 2 个小时以上的车程，因此该诊所时常为当地贫困的村民提供免费医疗服务。

2012 年初，诊所接到来自一个产妇的紧急电话，告知诊所医生自己马上就要临盆了。尽管诊所时常应对各种紧急医疗状况，但是接生孩子的要求绝对是第一次。值班的戴医生和王护士第一时间立即通知了国际 SOS 中国报警中心，并跳上诊所的救护车赶往产妇的家里。30 分钟过后，他们抵达村民的家中，并立即对产妇进行检查。根据产妇现状及其所能提供的有限信息，医生和护士再度联系报警中心共同讨论决定马上用救护车将产妇运到最近的医院。当救护车在颠簸不平的道路上行驶了约 40 分钟后，产妇在途中平安生产。于是，将救护车开回诊所，进一步为妈妈和宝宝提供服务。

王护士事后说到"在与产妇共同奋斗了 5 个半小时后，我们丝毫不感到疲惫，只是感到非常非常的开心，我们能亲眼见证这么奇迹的一刻"。

（四）协助中国差旅员工顺利从北非转运回国

一位 33 岁的中国籍旅客，当他出差至北非阿尔及利亚时不幸发生脑溢血。由于病人发病时的情况非常危急，他立即被送往首都阿尔及尔当地的医院接受脑部手术。该病人的雇主是一家山东的中国企业，由于领导非常担忧病人的状况并关注病人是否能在当地取得有效地治疗，因此主动联系国际 SOS，希望能通过国际 SOS 获得相关的建议与紧急援助。

在获得该雇主的委托后，国际 SOS 立即动员所有资源，一方面安排病人能在当地取得合适的治疗，另一方面积极设法将病人在最短的时间内转运回国。

尽管面对物流后勤安排、语言障碍及行政流程等各方面种种的挑战，国际 SOS 仍旧努力排除万难，将病患的健康放在首位来为客户制定一个量身订制的方案，并满足客户的需求。

在国际 SOS 接到客户的通知后，位于北京及巴黎的报警中心立即启动，来共同监控并策划这起转运的工作。国际 SOS 首先协助雇主评估其选择的医院和主治医生，并为病人准备相关转院推荐信函以加速转院的流程。此外，国际 SOS 全程与主治医生与医院保持密切的沟通与联系，确实掌握病人的病况以及治疗的过程。由于阿尔及利亚当地的通行语言为法语，国际 SOS 亦提供中文及法语的协助，确保患者与其雇主能在每一治疗的流程，都能即时获得最新的信息。

起先，由于病人病情较不稳定，国际 SOS 根据专业的医疗判断认为对于病人健康最佳的安排是将病人中转到最近条件优越的医疗中心法国来稳定病人的病,再转运回中国。然而,由于病人取得申根签证的流程较为困难,且申请的冗长时间可能会影响病人的治疗,因此只好放弃中转巴黎的方案。此外,该病人的雇主也反应希望能直接将病人从阿尔及利亚转运回中国,以较为熟悉的方式进行治疗并减少语言方面沟通困难。

此时,病人的病况也日渐稳定,将病人利用商务航班担架位的方式从阿尔及利亚直接转运回国的可行性也日渐提高。因此,国际SOS也进一步积极评估此方案。

由于这个方案是国际SOS将病患直接从阿尔及利亚转送回到中国的首例,有许多的前期准备工作,包括与阿尔及利亚政府及航空公司协调、沟通等,都需要多方的安排与准备。

(五) 国际SOS赶赴瑞典救援车祸受伤游客

一辆满载中国游客的大轿车在瑞典中部城市阿尔博加附近欧洲18号公路的一个弯道处,因车速过快导致翻车。这场车祸一共造成23人受伤,其中4位旅客由于复杂性骨折而导致较严重的伤势。

事发后,受伤的患者立即被送往最近的瑞典两个城市的医院接受治疗,但由于这些游客大多是年龄在70岁以上的长者,再加上当地医院无法顺畅地使用中文及英文,跨国医疗转运和救援工作更是迫在眉睫。

该旅游团的主要承保公司是国际SOS的客户,在事故发生的第一时间该公司与国际SOS取得联系,并组建救援工作小组。国际SOS在收到通知后,立即启动救援行动,收集受伤游客名单和进一步了解伤者的伤情,并着手准备医疗转运工作。同时,来自国际SOS特派人员携鲜花前往瑞典当地医院慰问受伤游客及家属,为他们在异国他乡的治疗平添一份温暖。

国际SOS启动伦敦及北京报警中心,夜以继日展开救援工作。一方面,国际SOS医生与瑞典当地医院密切联系,了解并监控受伤游客病情发展;另一方面,国际SOS也与中国驻瑞典大使馆领事处联络为医疗转运工作做好准备。

由于当地医院无法用中文、英语沟通,国际SOS中国报警中心派遣中国籍医生,并从伦敦报警中心派出精通瑞典语及英语的协调人员赶赴当地,为受伤游客与医生之间提供顺畅的沟通平台。除此之外,当地救援团队还遇到另一个棘手的问题:在接受急救处理后,受伤游客陆续接到瑞典医院的劝离通知,令游客及家属都感到非常苦恼。国际SOS的救援团队就此积极与当地医院进行沟通,一方面最大限度争取留院时间,另一方面安排当地宾馆接待伤员。

在各方情况稳定后,国际SOS开始根据每位重伤游客的情况制定相应的医疗转运方案,并积极协调瑞典、法国、中国的航空公司、地面等多方资源确保转运计划的实施。待伤者的情况较为稳定后,四位受到重伤的游客在国际SOS专业转运医生及护士的陪同及监护下,回到了家乡北京。

(六) 国际SOS为2008北京奥运服务

为北京奥运保驾护航,容不得一点闪失。当北京2008年奥运会合作伙伴中国人保财险着手选择奥运保险保障计划的合作伙伴时,医疗救援组织国际SOS首当其冲。

奥运16天,国际SOS的专业团队通过全球丰富的资源、专业与经验,全力以赴,夜以继日,终于不辱使命出色完成所有紧急救援工作,为51家北京奥运主赞助商提供全方位医疗救援服务并广受褒奖,携手中国人保财险公司为超过40 000名的奥运官员、代表团及运动员等提供国际医疗服务,为来自全球超过30 000名世界级贵宾提供国际SOS奥林匹克VIP服务,提供了10处酒店内移动式诊所服务,及包括急救训练等全方位的医疗及安全咨询服务,接听并处理了近3 500个求助电话,成功完成近700件全球医疗服务案例,成功实现5例医疗转运转送案例。

七、国际SOS救援事业在中国的进展

在中国范围内,已建立并有效管理了40个医疗现场工作站。国际SOS北京援助中心,平均每年处理超过100 000件案件,其中约有40 000件是医疗相关的案件。与超过500多家的服务合作伙伴建立合作关系,为会员在全中国提供更为全面的服务。国际诊所每年为超过100万人次的患者服务。从进入中国以来,国际SOS已为26 000人进行了急救培训,约1 000人进行了其他各种医疗培训。

2012年11月深圳国际SOS为蛇口国际学校童

子军提供急救培训。2012年12月北京国际SOS出席了由北京红十字会和朝阳疾病控制中心组织的"向零艾滋迈进暨急救培训进工地"活动，为葛洲坝大厦工地的工人进行了急救培训。2012年12月上海国际SOS组织了温暖到家活动，为居民提供免费健康讲座，还为他们测量血压和心率，同时还捐献了衣物和书籍。2012年12月深圳国际SOS参加了慈善马拉松跑步活动。

在中国，有一架空中救援专机停放在北京首都国际机场，用于执行空中转运案件。空中救援专机上配备有重症监护设备、氧气等医疗设备，还配有专业医疗人员陪护。

国际SOS旗下的MedAire，是一家专门为用户提供商用飞机、航空公司、豪华游艇和商业船舶等全面综合的生命救助医疗解决方案的公司。MedAire以国际SOS在航空和航海领域的专业经验为客户提供医疗解决方案。

全年24小时全天候的医疗和旅行援助。MedAire的医疗专家了解远程的高空隔离环境，并针对在飞行中如何保持机组成员的完整性给予专业的医疗建议。在20世纪80年代中期，公司首次推出MedLink，为远程航空机组人员和航海人员及贵宾提供基于医院的医疗建议（远程医学）的服务。如今，MedLink和它的两个全球响应中心的医护人员和客户服务人员，24小时全天候处理在世界各地发生的海上和空中的医疗事件。

机组人员医疗培训。MedAire的全面机组人员医疗培训全部由资深医疗专家执教，指导机组人员如何认知并管理疾病，使用除颤仪进行心肺复苏，利用机载医疗设备，以及联系MedLink。从全球响应中心收集的医疗统计数字显示，MedAire的课程是基于航空和航海监管当局和国家标准的。

医疗用品和装备的更新。近几十年来，MedAire一直致力于航空和航海业的医疗装备解决方案的研发。此外，MedAire还提供最先进的更新服务、库存系统和医疗补给服务。

MedLink全球响应中心全天候为空中的您提供服务，可以通过飞机上的卫星电话、HF/VHF无线通信或者ACARS与MedLink全球响应中心的急救中心医生取得联系，获取医疗建议。MedAire的急救中心医生的专长有丰富的航空医疗工作经验，20年来共处理超过14万起空中医疗紧急事件，经过严格的空中医疗训练，有能力指导空乘进行相关医疗处理，在接受和评估远程关键医疗信息数据方面经过严格训练，在计划迫降时充分了解相关飞行安全问题，可以提供140种语言的服务，并且能够协调地面交通安排。

MedAire的数据库信息包括全球机场信息，机场附近的医疗设施，机场提供的紧急响应服务。

参 考 文 献

1. 刘厚俭，熊悦安.紧急医疗救援应急能力建设再思考[J].中国急救复苏与灾害医学杂志，2007，（2）：405-407.

2. 王陇德.卫生应急工作手册[M].北京：人民卫生出版社，2005.

3. 张雁灵.非战争军事行动卫生勤务学[M].北京：人民军医出版社，2009.

4. 张雁灵.非战争军事行动卫勤保障预案[M].北京：人民军医出版社，2009.

5. 张雁灵.非战争军事行动卫勤保障案例[M].北京：人民军医出版社，2009.

6. 张雁灵.美国、德国、俄罗斯、日本军队卫勤保障[M].北京：军事医学科学出版社，2010.

7. 中华人民共和国突发事件应对法（2007年8月30日第十届全国人民代表大会常务委员会第二十九次会议通过）.

8. 国家突发公共卫生事件总体应急预案，国家突发公共事件医疗卫生救援应急预案（2006年2月国务院常务会议通过，部分内容未解密）.

9. 李宗浩.关爱生命，科学救援——5.12四川汶川大地震我们在行动[J].中国急救复苏与灾害医学杂志，2008，3（6）：321-322.

10. Crook MA，Hally V，Panteli JV.The importance of the refeeding syndrome[J].Nutrition，2001.

11. 侯世科，樊毫军，杨炯.国家地震灾害紧急救援队赴玉树地震灾区开展医学救援的实践探讨[J].中国急救复苏与灾害医学杂志，2010，5（5）：391-396.

12. 沈骥，苏林，李冰，等.汶川地震四川省卫生应急救援成效的分析[J].中国循证医学杂志，2009，9（3）：301-306.

13. 中国灾害防御协会.中国灾害大事记[M].北京：地震出版社，2004.

14. 中国灾害防御协会.中国灾害大事记[M].北京：地震出版社，2005.

15. 李宗浩."医学救援"——在紧急事件、灾害挑战中崛起的新兴行业与学科[J].中国急救复苏与灾害医学杂志，2008，3（12）：705-706.

16. 李宗浩.中国医学救援的进程与实践[J].中国急救复苏与灾害医学杂志，2009，4（5）：259-262.

17. 闪淳昌.认真学习贯彻《国家突发公共事件总体应急预案》切实提高应对突发公共事件和风险的能力（上）[J].中国急救复苏与灾害医学杂志，2006，1（1）：5-8.

18. K.J.Rinnert，J.G.Wligginton，P.E.Pepe.灾难的时代错误：灾害医学的过去、现在和将来（一）[J].中国急救复苏与灾害医学杂志，2006，1（1）：14-16.

19. 闪淳昌.认真学习贯彻《国家突发公共事件总体应急预案》切实提高应对突发公共事件和风险的能力（下）[J].中国急救复苏与灾害医学杂志，2006，1（2-3）：67-68.

20. K.J.Rinnert，J.G.Wligginton，P.E.Pepe.灾难的时代错误：灾害医学的过去、现在和将来（一）[J].中国急救复苏与灾害医学杂志，2006，1（2-3）：71-74.

21. 李宗浩.创建发展中国救援医学事业[J].中国急救复苏与灾害医学杂志，2007，2（1）：1-2.

22. 李宗浩.我们要建什么样的医学救援体系[J].中国急救复苏与灾害医学杂志，2007，2（2）：193-194.

23. 李宗浩.医学救援——北京奥运会面临的严峻挑战和对策[M].中国急救复苏与灾害医学杂志，2007，2（5）：450-456.

24. 李宗浩.迈向医学救援事业发展的新台阶[J].中国急救复苏与灾害医学杂志，2008，3（7）：641-644.

25. 李宗浩.直面灾害——医学救援的时代特征与历史重任[J].中国急救复苏与灾害医学杂志，2009，4（11）：833-834.

26. 王兴永，王运斗，伍瑞昌，等.美国国家灾害医疗系统的发展及对我国的启示[J].中国急救复苏与灾害医学杂志，2010，5（2）：193-195.

27. 范斌，李春伶，侯世科，等.抢险救灾和国际救援行动中军队医院营房保障模式研究[J].中国急救复苏与灾害医学杂志,2010,5(10):900-902.

28.唐俊.试论生物灾害医疗救援队的建设[J].中国急救复苏与灾害医学杂志,2008,3(6):577-579.

29.刘爱兵,郑静晨,郝钦芳.流动医院医技检查专业组的发展、现状及未来方向[J].中国急救复苏与灾害医学杂志,2007,2(3):204-206.

30.张利岩,管晓萍,高艳红,等.灾害护理学在紧急医疗救援中的地位与作用[J].中国急救复苏与灾害医学杂志,2008,3(4):338-340.

31.童亚林,缪洪城,冯小艳.加强呼吸道管理对吸入性损伤气管切开患者肺部感染的防治作用[J].中华烧伤杂志,2010,27(1):6-9.

32.张雁灵.非战争军事行动卫生勤务学[M].北京:人民军医出版社,2009.

33.张雁灵.非战争军事行动卫勤保障预案[M].北京:人民军医出版社,2009.

34.张雁灵.非战争军事行动卫勤保障案例[M].北京:人民军医出版社,2009.

35.张雁灵.美国、德国、俄罗斯、日本军队卫勤保障[M].北京:军事医学科学出版社,2010.

36.国家突发公共事件总体应急预案,国家突发公共事件医疗卫生救援应急预案(2006年2月国务院常务会议通过,部分内容未解密).

37.谷运麒."汶川大地震"紧急医疗救援的组织管理[J].中国急救复苏与灾害医学杂志,2008,3(6):334-336.

38.Crook MA,Hally V,Panteli JV.The importance of the refeeding syndrome[J].Nutrition,2001,17(7-8):632-637.

39.Lauts NM.Management of the patient with refeeding syndrome[J].J Infus Nurs,2005,28(5):337-342.

第二篇

现场救援

第一章

现场大救援观

第一节 搜 索

搜索是找寻遇难者并判断其位置，为营救行动提供依据，搜索方式包括三种：首先组织初步的人工搜索，以尽快发现地表或浅埋的遇难者；然后进行犬搜索，以寻找被掩埋于废墟下的遇难者；最后在人工搜索与犬搜索成果的基础上，对重点部位进行仪器搜索，以精确定位。

（一）人工搜索

人工搜索由搜索组与营救组人员进行，目的是迅速发现地表或浅埋的遇难者，搜索方法包括：

1. 地毯式搜索　即队员一字排开，利用敲、喊、听、看的方法整体推进寻找幸存者（适用于大片开阔的场地），要求大声喊叫，语言差异并不重要。

2. 旋转式搜索　即5～6人为一组，围成直径约5m的圆圈，相互间隔2～3m，卧倒、敲击、静听。此种方法适用于小范围内的重点区域。缺点是用人较多，进度不快，对于被埋在深处的幸存者效果不佳。

（二）犬搜索

犬搜索是指驯犬员引导搜索犬进行搜索，利用搜索犬的灵敏嗅觉，找寻被掩埋于废墟下的遇难者。每个犬搜索组的3条犬轮流使用：第一条犬进行搜索，后两条逐次确认。

（三）仪器搜索

经过人工搜索和犬搜索，认为可能有遇难者被压埋或确定有遇难者被压埋但不易定位，需要进一步展开仪器搜索。仪器搜索包括三种手段：

（1）使用声波/振动探测仪，在废墟上方通过仪器搜索，来找寻被压埋于废墟下的遇难者，并精确定位。

（2）使用光学探测仪深入废墟内部，在确定有遇难者被压埋，而且位于覆盖层深厚的部位，要进行细致的搜索，直接寻找目标位置；并且可以观察、监视遇难者状况。

（3）使用热成像生命探测器，在有暗室或能见度极低的环境中，进行细致的搜索。

以上各种搜索方式应综合应用，互相印证，互相补充。

第二节 营 救

营救是指运用起重、支撑、破拆及其他方法使遇难者脱离险境。

一、封锁现场

疏散围观群众，劝退亲友等进行的盲目救助，划定警戒区域，派出警戒人员，并在公安、交通部门的协助下，保证现场的秩序和安全。其目的是消除人为干扰，确保救援行动的顺利展开。

二、安全评估

由工程技术人员对现场进行安全评估，确定是否存在二次倒塌等危险的可能性，制定搜索的方法、路线和手段；而后派出搜排组对现场进行周密细致的搜排，确认残留爆炸物的情况；最后对救援现场进行支撑加固。其目的是确保救援现场的安全性，以防施救过程中发生的事故。

和构件，在进行破拆作业时，通常使用无齿锯、剪切钳、千斤顶等；在对墙体、构件进行凿破作业时，通常使用凿岩机、手动凿破工具等。

三、搜索确认

通过现场询问、调查等方法，了解现场的基本情况，而后采取人工搜索、犬搜索、仪器搜索等方法，确认是否有生存人员及其准确的位置。在人工搜索时，主要采取喊、敲、听的方法；在搜索犬搜索时，通常是在不便于仪器搜索或搜索面积较大时使用；在仪器搜索时，主要利用声波生命探测仪、红外搜索仪等搜索设备，进行搜索探测。搜索确认的目的是为营救创造条件。

五、清理废墟

清理废墟并抵达被困人员被困位置后，医疗人员应立即展开救护，对被困人员进行心理安慰，实施固定包扎，并指导救援队员的行动，以保证被困人员的安全。医疗救护应贯穿营救实施的全过程。

六、救助转移

依据现场的情况，采取相应的方法将人员救出，并进行简单的医疗处理，然后送专门医疗机构。

四、实施营救

当确认被困人员位置后，利用救援专用设备和器材采用破拆、顶升、凿破等方法，创造通道，抵达被困人员，必要时可扩大施救空间，以保证救援人员的进入和装备器材的使用。针对不同的建筑物

七、行动小结

救援行动完成后，及时进行工作小结，总结经验，查找问题，制定改进措施，并向上级提交完成任务情况报告。

第三节　分级救治

按照救治技术体系划分为现场急救、紧急救治、早期治疗、专科治疗和康复治疗5个基本救治环境环节。中国国际救援队根据地震灾害的特点，提出"三级救治"的观点，即在成批伤员发生和救治环不稳定时，把救援力量按技术的高低和急救措施的复杂程度，从空间上分成三个级别：一级救治（现场救治）、二级救治（前方医院）、三级救治（后方医院）。

一、一级救治（现场救治）

第一时间赶到地震灾区坍塌现场，在废墟上围绕营救幸存者展开的现场救治，或在废墟旁展开移动医院展开的救治，实施搜索、营救、医疗"三位

一体"救治。

强调灾害现场的"快"抢救，包括止血、包扎、固定、防止窒息、简单抗休克、口服止痛药和抗感染药物等急救措施。若震区道路通畅可以通过陆路把移动医院的人员和装备直接送至坍塌现场，之后迅速搭建移动医院展开救治。若道路毁坏，可通过先遣工兵部队在坍塌现场修建临时停机坪，再通过空运第一时间把移动医院的人员和装备送至现场，之后迅速搭建移动医院。同时建立检伤分类和留观后送组，通过公路、铁路、水路或空运有序后送做进一步治疗。

废墟下医护队员和搜救队员的联合救援以及废墟旁展开移动/野战医院，相当于把医院的手术室和危重病抢救单元前移到现场，第一时间给予幸存者最好、最及时的治疗，极大降低死亡率和伤残率。

该环节是汶川地震中最为薄弱的环节，也是我国灾害救援中最为薄弱的环节，主要原因是缺乏专业的队伍、装备和训练。在未来一段时间内，我国救援队将逐步配备现代救援必需的现代化高科技装备和技术，使医疗队携带的医疗设备体积小、重量轻、抗摔打、性能先进，能在现场随时展开急救，提高救援效率。除此之外，还配备了休斯 9201 海事卫星电话通信设备，对危重和疑难伤病员随时随地进行远程会诊，和后方专家互动，救治伤员，提高现场救治率。

二、二级救治（前方医院）

在距离灾害现场较近，公路 1 小时可以到达的当地医院，如汶川地震中距离废墟现场最近的绵竹市、德阳市、绵阳市等地区的医疗机构展开救治。

这些医院在自救互救之后迅速展开了收治大批伤员的工作，同时建立检伤分类和留观后送中心。通过公路、铁路、水路或空运有序后送下一级医院治疗。前方医院实行的紧急治疗，包括开颅减压、气管切开、开放性气胸缝合、胸腔闭式引流、腹部探查、手术止血、进一步抗休克、挤压伤筋膜切开、减压、清创、四肢骨折复位及抗感染等，留观治疗传染病人、轻伤员和暂时不宜转送的危重伤员。

三、三级救治（后方医院）

距离灾害废墟现场相对较远，设置在安全地带的地方和军队医院，承担灾区医疗机构转送来的伤病员，进行确定性治疗，直至痊愈出院。如距离汶川地震相对较远的省内或省外大型综合医院，如成都华西医院、成都军区总院、重庆第三军医大学等大型三甲医院。在综合医院成立救治基地，集中伤员、集中专家、集中物资、集中救治，极大缓解了灾区伤员救治的压力。

第二章

医学救援的检伤分类

当对医疗卫生的需求明显大于现有医疗卫生资源时，必须决定怎样最好地分配有限的医疗卫生资源。医疗卫生资源分配的决策可以出现在多个层面，从国家卫生系统（宏观层面）到紧急大型事故中的伤员抢救、运输（微观层面），检伤分类（triage）就是一种医疗卫生资源分配决策系统，用于急诊部门、大型事故及灾难中大量病人治疗和转运优先顺序的分配。在事故和灾难中，对伤员进行分类是每个医护人员需要最先完成的重要任务之一。

最初的群体伤亡和灾害医护包括三个主要时期：伤员分拣、后送和确定的医疗管理。伤员分拣是灾害中医疗管理的一把金钥匙。精准的伤员分拣使得救援人员能够将资源最优化，挽救尽可能多的伤者，而这是高度依赖于既往经验的。没有任何一本书或者培训项目能够提供分拣人员培训的足够多的信息。尽管如此，本章将基于从事灾害分拣工作的经验，以及在此方面可用的科学的数据加以阐述。

第一节 检伤分类的历史与发展

"triage"一词来源于法语"trier"，意即"分类"。病人被"分拣"或"分类"的方式方法同人类历史一样漫长。现代封建制度可以追寻到拿破仑[1]时代。当时，一位拿破仑军队中的外科医生，开发并推广了一套系统，不论伤病员级别高低，最危重的军人将首先得到救治。此系统在战场上同样发挥作用：在将伤者转运到后方医院之前，对其进行最基本的处理。在Larrey之前，所有的伤员在战争结束之前只能在战场上等待，之后才能被集中并转运到医院进行初步救治。这种医疗滞后性往往导致了不必要的战斗减员。

1846年，John Wilson开创了现代分拣的新理念。他指出：必须对那些最需要的病人开展紧急的救命手术，以真正提高效率；一定不能对那些受到致命性伤害的病人和可以延期进行治疗的病人同时进行诊治。

第一次世界大战和第二次世界大战对急性创伤病人救治观念的转变是一个促进。第一次世界大战期间，病人通过中央伤病员收容点进行分拣，之后被直接送往最合适的救治机构。第二次世界大战引进了一种分拣的分层观念：伤员在战场上接受医护人员的初步救治，然后根据不同病情送往后方接受更好的救治。这种观念，在第二次世界大战中挽救了更多生命，尤其是那些腹部创伤的病人。

朝鲜战争期间，伤员在战场初步处理后由医疗航空器后送的方式成为一种常规，这极大提高了伤员的生存率。此系统在越南战争中得到了完善，伴随着直升机的快速后送，战场上的快速分拣和高级复苏成为可能。这些先进的分拣、后送技术使得第二次世界大战期间4.7%的死亡率降至越南战争期间的1%。因为分拣变得更加科学，病人的预后得到了很大的改善。从受伤到最终治疗期间，救治的波动被明显降低。第二次世界大战期间，受伤—最终救治的平均时间是12~18小时，这一时间窗在越南战争期间至少减少了2小时。

---

[1] 拿破仑：1769—1821年，法兰西第一帝国皇帝，出生在法国的科西嘉岛，是一位卓越的军事天才。他执政期间多次对外扩张，形成了庞大的帝国体系，创造了一系列军事奇迹。

第二节 检伤分类的基本原理

文献和医疗实践都提及多种分拣方法。大多数分拣方法学关注于病员院前分类和分配，在院前分拣完成之后，并没有一种对于分拣连续性的教育和实践。对于理解分拣流程，有一种模型将其区分为如下5种概念性范畴：日常分拣、事故分拣、灾害分拣、军事分拣以及特殊条件下的分拣。

日常分拣由急诊医疗系统在日常工作中完成。分拣策略在各家机构中各有不同，但是总体的目标都是确定最危重病员以提供早期评估和治疗。此外，对最危重的病人提供最集中的治疗，即使这些病人生还的可能性非常低。

一般或大规模群体伤亡事故（mass casualty，MCI）的分拣是传统分拣理论的延续。当受灾地域急诊医疗系统进入应急状态，但是还没有超负荷时，开始运用这一理论。在这种形势的分拣中，最高密度的医疗仍然提供给最为危重的病人。灾害应对计划或许不被激活，但是可以使用额外资源（医疗听班或者后备人员）。伤情最轻的病人以及可以延期处理的病例都可以等待更长的时间进行治疗，而不需要进行每天专门的分拣，但是他们获得治疗的权利不容剥夺。

当灾区现场的医疗资源不能够提供即刻的、规律的、必须的医疗服务，则启动灾害分拣。医疗卫生人员的理念从为最危重的病人提供高密度的治疗到最优化原则，尽可能做好工作，挽救尽可能多的生命。当病人数量过多，超出了可用资源的使用限度，资源管理开始发挥作用。焦点转移至确定那些通过有效医疗资源积极干预能够有机会存活的病人身上。这是通过确定受难者损伤程度的方法实现的。初始目标是将受难人员分为轻度损伤、能够无风险等待治疗、生存无望等几个方面。上述这些完成的同时，将确定病人的躯干骨是否遭到严重损伤。下一项工作是根据伤情和资源，对受难者转运和治疗进行优化。治疗无望及生还微乎其微的病人，只能得到关心、解除疼痛和监护等治疗。

战术上和军事分拣及其他形势分拣非常相似。分拣决策必须主要基于任务的完成，而不是常规的医疗指南，因为军事任务的失败将导致更为严重的、产生更巨大人员伤亡的事件。本质上，这种理念仍然遵从最优化的分拣原则。

特殊条件下分拣通常用于受难者人群中一些不常见条件下。这通常同大规模杀伤性武器（weapons of mass destruction，WMD）的使用相关。此类武器能造成核化生污染。这样的伤病员也因此受到伤害，如射线污染创伤病例病死率的增加。此外，消毒剂的使用是需要的，同时要对医疗卫生人员提供防护设备。

必须理解分拣不足和过度分拣的概念。在确定需要重症监护干预病人过程中，分拣不足同分拣敏感度密切相关。这将导致分拣低估损伤严重程度，并将病人送至非重症监护区域进行治疗。这样对人群罹患率和病死率有显著影响。因为没有任何一种分拣体系是完美无缺的，能够接受的分拣不足应当确保小于5%。

过度分拣，即将非危重病人分拣至重症监护区域。高达50%的过度分拣率被认为是可以接受的，并且是为降低分拣不足而做的努力。但是，对于因为非危重病人的误分拣而加重的急危重症治疗体系负担，过度分拣作用不明显。高比率的过度分拣被证实增加了危重病人的罹患率和病死率。

第三节 检伤分类体系和组织

不同的分拣体系已经出现很多年，并在世界范围内广为应用，但是共性的东西仍然存在。大部分分拣体系将病人按照不同颜色分为4类。

第一优先等级或称即刻处理病人（红色标记），是分类中最为危重的。这些病人将耗费最好的时间和医疗资源，经过治疗后能够幸存。比方一个大出血病人经过简单手术处理就可以控制病情，又如一个张力性气胸病人经过胸腔闭式引流就可以稳定病情。

第二优先等级或称延期处理病人（黄色标记），包括了那些损伤严重但是容许暂缓治疗而不危及生命的病人。简单的股骨干或肱骨干骨折可以归于此类。

第三优先等级，病情最轻等级或称非急救病人（绿色标记），指的是那些损伤足够轻微，能够等待治疗者（俗称"自由移动的伤员，walking wounded"）。这些病人可待处理过更重病人后再行治疗。表浅裂伤、挫伤、扭伤、轻微骨折或伴可控出血的撕脱伤（没有出现失血性休克）的病人均可归于此类。

"听天由命"病人（黑色标记），包括那些损伤严重，仅有微乎其微的生存希望，即使动员所有医疗资源也无能为力的病人。严重头部损伤或平均95%体表面积Ⅲ°烧伤病人。

现在有人认为应当增加"深入治疗"（蓝色标记）分级的讨论，以包括那些可能不能存活，但是应当被及时转运，并在第一优先等级之后第二优先等级之前予以处理的病人。这种思考的逻辑在于大多数第二优先等级的病人病情容许等待，而一些归于最差等级的病人将被分拣于此类。此外，如果资源还有富余，这个级别病人就可以获得恰当的干预。这种分类尚处于讨论中，没有被完全接受。

另外，无反应、无脉、无呼吸病人在分拣时将被认为死亡。灾害条件下，复苏将不是治疗思路的最初选择。死亡受难者应当做好记录，并将遗体尽快转移至远离生存者的隔离的区域。

（一）检伤分类的实施

虽然培训可以为分拣官员提供一个框架，野外的实地经历可能才是一位真正的老师。精准确定一个病人需要何种医疗资源、进行何种治疗是一个令人望而却步的、复杂的过程。虽然困难重重，确定伤员损伤却可以做到很精确。尽管实战是最好的老师，却不是唯一的老师。繁忙创伤中心和艰苦环境中的工作经历能够提供一个很好的知识背景。对急诊医学、创伤、手术原则的全面掌握，加上临床经验，在急危重症病人伤情快速判断中是缺一不可的。Burkle在第一版灾害医学教材中指出，灾害和战场的经历是成为一名优秀分拣官员必备的要素。这些信条至今仍然如此，具体如表2-2-1所示。

表2-2-1　一名优秀的分拣官员所具备的特质

具备丰富的临床经验
经过严格选拔
具备良好的判断力和领导能力
在压力之下能够保持冷静

续表

果敢坚定
能够利用现有资源发挥最大效力
具备幽默感
解决问题具有想象力和创造力
有充足时间
根据伤亡预期敏锐地做出决断

修改自Burkle FM等编著《灾害医学：军事和非军事灾害中的快速管理和伤员分拣的应用》（新海德公园，纽约，医学考试出版社，1984年）

分拣中创伤评分的应用是基于解剖学和生理学数据而进行的。但是，仅仅使用创伤评分存在初始分拣降低敏感度的风险，因此增加分拣不足的数量。评分系统预测创伤后死亡可能性，但是在区分转运和治疗优先顺序上敏感度不足。有经验的分拣官员能够将复杂临床表现同生理、解剖相结合，在脑海中勾勒出伤亡的整体画面。在对波斯湾战争中分拣方法的研究中，Burkle等指出一系列解剖和生理方面的参数能帮助分拣官员改进分拣敏感性。如表2-2-2所示。

表2-2-2　改进分拣敏感性的线索

生理方面
精神状态的改变
焦虑
担忧
脉搏检查
柔滑
不扩张
身体结构的改变
创伤部位
胸部
腹部
截肢
特殊测量
静息心动过速
收缩压<13.3kPa（100mmHg）
脉压<3.99kPa（30mmHg）
静息心动过缓

修改自Burkle FM，Newland C，Orebaugh S等编著《波斯湾战争中的急诊医学-第二部分：分拣方法学及经验教训》（急诊医学年鉴，1994，23：748-754）

灾害状态下，卫生人员会遭遇在日常条件下不易发现的许多困难。单位时间内到达的伤者可能都会使卫生系统满负荷运作。另外，初始医疗资源的使用往往是相当受限的。病人的解救和后送对于治疗也是一种延误。在历次灾害中的经验产生了一些基本的救援理论。表2-2-3列出了灾害分拣实施的一些细则。

表 2-2-3　成功进行灾害分拣的原则

分拣方向同灾后人员移动逆向
绝不对危重病人立即实施高级治疗措施
水中救援应当努力将伤者托起
分拣人员不能停下来救治病人
在分拣之前绝不移动病人，除非发生如下情况：
　　因为坏天气产生的风险
　　深夜或者夜幕降临
　　存在损伤继续加重的风险
　　配备即时能用的分拣设备
　　军事条件下必须转移

修改自 Burkle FM, Newland C, Orebaugh S 等编著《波斯湾战争中的急诊医学—第二部分：分拣方法学及经验教训》（急诊医学年鉴，1994，23：748-754）

分拣并非一成不变。经过分拣人员最初的病员分类之后，病人将留在固定地点等待再次分拣。其实，为稳定病情将在转运或予以明确治疗之前采取诸如给氧、静脉输液等措施。分拣人员或者首诊人员指导上述基础治疗，并将重点落于对抗休克、纠正内环境紊乱、早期创伤治疗程序的确定、病情变化的监护。分拣确认工作会根据病人病情、可用的医疗资源情况等不断变化。可能会对初次分拣的病人重新标记。

（二）检伤分类的文件编制

分拣之后，病人将被标记以明确治疗区域及治疗顺序。写在标记牌上的内容或许将是对于急诊室人员唯一有用的信息。许多有用的标牌已经商品化，具有各自的优势和弊端。救援工作人员应当采用单一型号的号牌并熟知其使用。以某一专业救援组织为例，他们在每个月的第一个周二进行分拣培训。在分拣的那一个周二，所有病人通过急诊医疗服务体系（emergency medical service，EMS）集中于急诊室，之后进行分组。这不仅仅根据通常的"run sheet"，还以标准分拣标牌作依据。这种活动开销很小，却能促进救援人员熟悉分拣标牌系统。

完美分拣标牌的出现尚待时日，但是标牌应该具备多种特质：易于在防水防雨材料上书写、对病人具有直接的保护作用、不是病人衣服的一部分。此外，标牌还应至少包括病人的身份信息（姓名+编码）、性别、主诉、院前救援的基本情况、EMS单位号、病情分拣归类、不同社区的急诊医疗系统提供的其他信息或审核清单。综上所述，标牌必须简单实用，否则将只是病人身外华而不实的装饰。

虽然分拣研究长足进步，目前的分拣文件编制仍然十份落后，没有无纸化、数字化系统。正因为现在只能以分拣的精准性进行评估，这方面研究困难重重。只有对分拣现状的深刻了解才能促进现有分拣体制的改进。

（三）院外检伤分类

灾害发生之时，院前救援人员第一个到达现场，建立分拣和救治区域。也因为如此，强调对他们进行分拣培训。近来出现的简单分拣快速治疗体系（START）开始受到重视。这种体系有限考虑呼吸、血容量情况以及病人的精神状态。START 有很多优势，譬如教学简单，并配备野外简单使用的医疗设备。START 的工作流程如图 2-2-1 所示。所有能够执行活动的病人将首先被要求离开现场到指定区域。此类病人被定位为第三等级（绿色代表，最不需要处理），对其他更危重病人进行评估后将对他们再次评估。之后，对留在现场病人进行评估。经过呼吸频率、脉搏、遵嘱活动能力等项目评估后分为第一等级（红色）、第二等级（黄色）和死亡（"听天由命"病人，黑色）。使用该体系，初始治疗包括开放气道、外周止血。START 导致了过度分拣。但是，这种负担的加重，会因为卫生人员的大量参与而被抵消。

第四节　检伤分类

发生灾难时，造成的伤亡超过了当地卫生部门的承受能力，医疗需求与医疗资源之间存在着潜在的不平衡；而以下几个方面可能会加剧这种不平衡：

（1）医务人员种类及数量的缺乏。

（2）由于缺乏通道，救援人员无法很快到达灾难现场。

（3）由于有害物质的存在，使救援人员难以接近伤员。

（4）医疗设备及补给的缺乏。

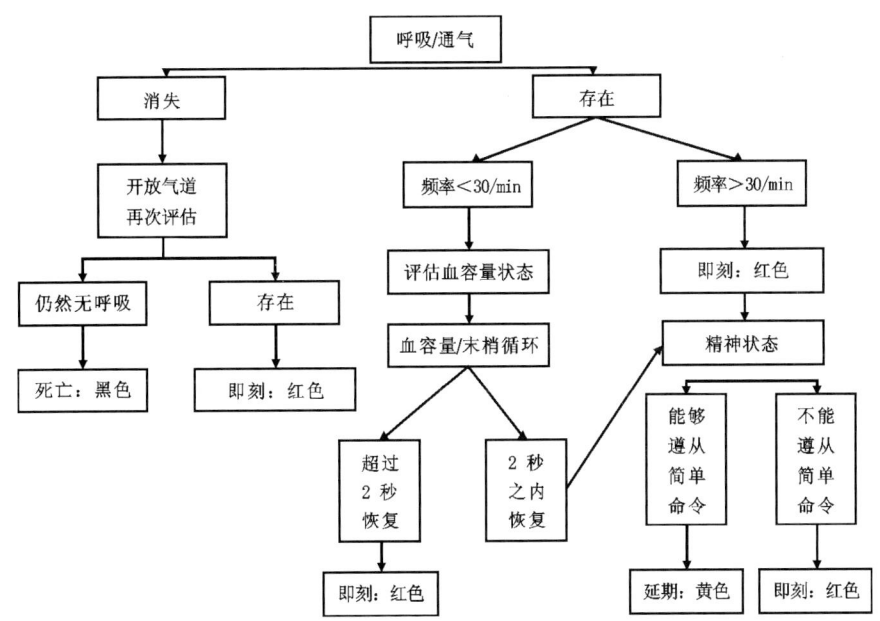

图 2-2-1 简单分拣快速治疗体系的基本过程

(参考：Newport Beacb, CA Hong Memorial Hospital Presbyterian, 1984)

(5) 转运工具缺乏。

(6) 医疗设备性能欠佳。

在这种情况下，检伤分类需要决定谁先得到治疗而谁暂时无法得到治疗。遭受自然灾害和人为灾害时所使用的检伤分类标准是不一样的，要根据伤员的数量、受伤的严重程度、发生事故的地理位置和支援资源的到达时间而定。检伤分类执行员除了要具备快速熟练评估分类的能力之外，还需要了解灾害的起因和重大程度、附近医疗机构的地点、承受能力以及医疗水平等。总之，灾难检伤分类是一种理念，其目的就是尽最大努力抢救最多数量的伤员。以下是世界医师协会推荐的灾难检伤分类标准：

(1) 生命垂危，需要立即治疗，而且有望救活的伤员（红色标志，优先 1 级）。

(2) 生命没有立即的危险，需要紧急但不是立即处理的伤员（黄色标志，优先 2 级）。

(3) 不需要或仅需要简单处理的伤员（绿色标志，优先 3 级）。

(4) 心理受到创伤需要安慰和镇静的病人（没有特别的分类标志）。

(5) 病人的伤情超过目前已有的救治能力，如严重的辐射伤害或者严重烧伤，当时、当地无法救治，或者复杂手术病例迫使医生不得不在这个病人和其他病人之间做出取舍（黑色标志，放弃治疗）。较完善的灾难检伤分类需要三个阶段：现场分类（初级分类）；医疗分类（二级分类）；伤员后送。

(一) 现场分类（初级分类）

(1) 由当地受训过的救援人员或医疗人员或第一批进入现场的救援人员开展。可以在现场或现场附近的检伤分类区进行。

(2) 根据伤员伤情（呼吸、循环和意识状态）的严重程度，对伤员进行分类。

(3) 如果条件允许，可用红色、黄色、绿色和黑色四种颜色对伤员进行标记。

(4) 现场检伤分类可以使救援、治疗和转运工作及时、有效地进行，并能优化医疗资源和后勤支援人员的配置。

(二) 医疗分类（二级分类）

(1) 现场分类以后，医务人员需要快速对伤员进行进一步的伤情评估（按照现场分类的优先顺序进行），以判断具体受伤部位和受伤程度。

(2) 在伤员收集区（CCP），由资深的医生担任检伤分类主任，根据伤员的伤情进行分类，以确定其需要的医护级别。

(3) 掌握不同创伤的预后至关重要（如烧伤，爆震伤，挤压伤或是与化学、生化或核武器接触造成的伤害）。

（4）优先治疗那些从现场治疗中受益最大的伤员，而对那些不治疗也能存活和即使治疗也会死亡的伤员则暂时不予治疗。

（三）伤员后送

（1）首要任务是把重伤员运送到医疗资源相对充足的地方。

（2）目的是根据伤员伤情的严重程度及现有的设备，合理运送伤员。

（3）分类方法同二级分类。

为了使伤员能得到及时治疗，初级分类和二级分类的分类区应靠近灾难现场，但又要相对远离现场以确保安全。检伤分类区的位置选择要考虑以下几点：①靠近灾难现场；②选择远离危险源和污染源的上风向的安全场所；③选择免受气候条件影响的地方；④选择伤员容易看到的地方；⑤有便于陆地和空中运输的通道。

第五节 检伤分类的方法

（一）现场分类

灾难检伤分类中，在世界上较广为接受的美国人提出的START，另外还有Careflight、Triage Sieve、STM等方法；还有适用于儿童的JumpSTART和PTT。他们的特点是使用快速、简单，对专业医疗技能要求不高，如果希望检伤分类的效果能够确实体现，应当使该方法在灾害现场所有不同专业工作人员中尽量普及。

目前还没有证据表明其中一种方法优于其他方法。但不论采用哪一种分类方法，最终通常都将患者分为四类。红色颜色码：危重但应可以救活的伤员；黄色：中度受伤的伤员；绿色：轻伤的伤员；黑色：在现场条件下不治或伤势太重即将死亡或死亡可能性很大的伤员。

我国目前还没有自己的检伤分类系统。

START系统1983年由美国加州Newport Beach的Hoag医院和the Newport海岸警备队所提出。

该系统要求对每名伤员的分类时间<60秒。在整个检伤分类的过程中，只进行手法开放气道和直接按压止血两项处理，而不进行更高级的抢救措施，如辅助通气、心肺复苏等。

有学者提出，毛细血管再充盈时间不能很好地预测低血容量。因此，1994年出现了改良START，用桡动脉的搏动代替毛细血管再充盈时间来判断循环状态。

1995年，Hodgetts和Mackway-Jones提出了Triage Sieve的检伤分类方法，目前在英国和澳大利亚部分地区使用。Triage Sieve与START的区别在于呼吸和循环的评估。Triage Sieve把呼吸频率<10次/min或>30次/min都定义为异常；并将脉率>120次/min的伤员分类为"immediate"。

（二）伤情评估

现场分类以后，要根据优先顺序对伤员进行进一步的检查以便详细地评估伤情，为下一步的医疗分类提供信息。同时，如果现场情况允许，给予初步的抢救措施以保存伤员的生命。具体步骤如下：

1. 第一步检查

（1）A-airway：检查气道是否通畅、检查患者的口腔内有无异物，颌面部、主气管有无可能引起气道梗阻的外伤。如果气道存在问题，应立即使用手法开放气道，并清除口腔内分泌物或异物。凡是存在明显受伤机制的创伤患者，都应怀疑有脊椎损伤的可能，除非后来被除外。所以对这类患者，开放清理气道的同时要注意保护颈椎（使用抬下颌法）。

（2）B-breathing：检查呼吸。用看、听、感觉的方法检查呼吸，还可以把手放在患者胸壁上感觉呼吸运动。需要评估通气的质量，包括频率、深浅（潮气量）、模式以及对称性，以确定是否存在通气不足或通气过度。充分暴露胸部，通过视、触、听、叩的方法，查找严重胸部创伤的线索。应着重辨别有无张力性气胸、开放性气胸、大量血胸、连枷胸，如存在这些创伤，需要立即做紧急处理（如果条件允许）。

（3）C-circulation：检查循环。检查桡动脉（婴儿为肱动脉），注意脉搏的频率、节律、强弱。如果患者清醒或者可以触及外周动脉，则没有必要触诊颈动脉。能够触及桡动脉提示收缩压至少在10.64~11.91kPa（80~90mmHg），如果仅能触及颈动脉提示收缩压可能在7.98~11.97kPa（60~

90mmHg）。同时注意皮肤的颜色、温度、毛细血管再充盈时间。皮肤苍白、湿冷，脉搏细数，意识水平下降是早期判断低灌注（休克）的最好指标。检查有无明显的外出血。如果有，立即控制出血（大多数的出血可以通过直接压迫法止血）。

（4）D-disability：神经功能检查。评估伤员的意识水平，瞳孔大小和对光反射，偏瘫征象和脊髓损伤平面。国际上广泛采用格拉斯哥昏迷评分法（GCS）来判断意识水平。这是一种简单、快速的方法，见表2-2-4。

表 2-2-4 格拉斯哥昏迷分级

睁眼反应	分值	语言反应	分值	运动反应	分值
正常睁眼	4	回答正确	5	遵命动作	6
呼唤睁眼	3	回答错误	4	定位动作	5
刺痛睁眼	2	只能说出单词	3	肢体回缩	4
无反应	1	只能发声	2	肢体屈曲	3
		无反应	1	肢体过伸	2
				无反应	1

（5）E-exposure/Environment Control：暴露/温度控制。进行检查时要充分暴露受检部位，以免遗漏伤情。通常使用敷料剪来剪开伤员的衣物。检查完毕后，要注意保温，可以使用保温毯或其他可以使用的材料遮盖伤员的身体，以防出现失温。

第一步检查是为了检查发现立即危及生命的伤情，并立即进行保命的抢救措施，可以避免出现可预防性死亡，为进一步的高级生命支持赢得时间。

2.抢救　对于被发现的危及生命的伤情立即给予相应的抢救措施，可以提高伤员的生存率。抢救应遵循"边检查，边抢救"的原则进行。

（1）气道：如果气道有梗阻（窒息、打鼾、咯咯声、喘鸣音）或存在气道梗阻的风险，应立即使用适当的方法解除梗阻，如抬颏法（chin-lift）和推下颌法（jaw-thrust），清除异物，使用吸引器，口咽导管或鼻咽导管。如果患者存在喘鸣音，可能需要立即建立高级气道（如果现场条件允许）。

（2）呼吸/通气/氧合：早期可严重影响通气功能的外伤包括张力性气胸、连枷胸、大量血胸和开放性气胸，应尽早发现并处理这些外伤。如：张力性气胸穿刺减压、封闭胸壁开放性伤口、固定连枷胸。如果通气不足（R<8次/min 或呼吸表浅），立即使用硅胶复苏球辅助通气。如通气过度（呼吸过快），给予高流量氧气。所有多发创伤的患者都应给予高流量氧气（如果现场条件允许）。使用便携式脉氧仪监测 SpO_2 有助于判断氧合状况。循环/控制出血非常重要，同时可能需要建立静脉通路进行补液治疗。使用大口径的套管针至少建立两条静脉通路，一般选取上肢的静脉。需要注意的是，积极的补液不能替代确切的止血。有些情况下，输液过多可能导致出血量增加，如腹腔内出血。

（3）其他的抢救措施：还包括固定穿刺异物和固定伤员在担架上。

3.第二步检查　只有当第一步检查完成，所有抢救措施已经开展，患者的生命体征稳定后，才开始第二步检查。第二步检查是从头到脚的详细体检，目的是发现在第一步检查可能被遗漏的、不会危及生命的损伤。何时进行第二步检查要视情况而定，最好是在脱离现场的伤员收集区进行。

第二步检查就是运用视、触、叩、听的方法进行全面的体格检查，同时收集伤员的病史。第二步检查的步骤如下：

（1）生命体征：包括血压、脉搏、呼吸和氧饱和度（如果可以测量）。在情况允许的时候，生命体征的检查可以与第一步检查同时进行。不过，对于严重创伤的患者，在初期取得血压、脉搏和呼吸的准确数字并不重要。测量这些数值可以留待为伤员完成必须的抢救措施、病情稳定以后再进行。生命体征需要定期检查、记录。一般重症伤员每5分钟检查一次，病情稳定的患者每15分钟检查一次。在伤员病情变化和给予治疗后也要检查。

（2）病史采集：需要迅速地获得伤员的病史，并记录。以下英文单词可以帮助记忆，用以提醒病史的主要内容。

Symptoms（症状）。要特别注意患者的主诉，这可以提示创伤的部位，并会影响进一步的体检。寻找严重创伤的线索，如发生过的意识丧失，气短，颈部、背部、胸部、腹部或者盆腔的疼痛。

Allergies（过敏史）。

Medications（药物史）。

P-Past History（既往史）。

L-Last Meal（上次进食/水是什么时候，吃的是什么？）很多伤员需要外科手术，因此需要了解最后的进食时间。

E-Events（事件发生的经过）。尽可能了解详细的受伤经过，有助于受伤机制的判断。

从头到脚的详细体格检查。

头部、颌面部：检查有无挫伤、擦伤、裂伤、出血和畸形；注意有无Battle's征（乳突淤斑），熊猫眼，脑脊液鼻漏或耳漏（以上均为颅底骨折的表现）；检查颅骨、面部、眼部、外耳、口腔及下颌骨有无异常。检查瞳孔大小和对光反射。

颈部：检查有无挫伤、擦伤、裂伤和畸形，有无颈静脉怒张（见于心包填塞、张力性气胸），有无气管移位，有无皮下气肿，颈椎有无压痛和畸形。

胸部：检查胸壁有无伤口、挫伤、擦伤和畸形。触诊胸壁检查有无骨折，必要时行胸廓挤压实验。双侧呼吸音是否存在，是否对称（双上肺及下肺），有无啰音或喘鸣音。如果呼吸音不等或消失，叩诊确定是否有气胸或者血胸。听诊心音。

腹部：检查腹壁有无伤口、挫伤、擦伤，有无腹部膨隆；触诊四个象限，注意有无压痛和肌紧张。腹部的叩诊和听诊在院前作用不大。

骨盆：检查有无伤口、挫伤、擦伤和畸形。行骨盆挤压试验，按压耻骨联合，检查骨盆的稳定性。不稳定的骨盆骨折不要再次检查。

四肢：检查有无伤口、肿胀和畸形；有无压痛、不稳定和骨擦感；注意四肢的末梢循环、运动和感觉，以判断神经血管功能。

背部：检查有无伤口和出血。可以听诊背部的呼吸音，触诊脊椎有无压痛和畸形。如果怀疑伤员有脊椎损伤，此步骤应在使用轴线翻转法将伤员转移到脊柱板担架的时候进行。

4.医疗分类 当对伤员的伤情进行充分的评估以后，收集的信息可以用来进行二级分类。二级分类一般在伤员收集区进行，应由现场最有经验的外科医生负责。目前国际上有两种用于二级分类的方法：SAVE Triage和Triage Sort，它们为合理安排治疗的优先顺序提供了更具体的指南。

SAVE Triage是专门为巨大灾难如大地震设计的，这时现场的医疗资源有限，而后送伤员接受确切治疗的时间延误。它需要与START联合使用。SAVE Triage中认为灾区的伤员应该被分为三大类：①无论接受多少治疗都将死亡的患者；②不管是否接受治疗都将存活的患者；③在野外接受治疗将明显受益的患者。只有最后一组患者可以预期病情的改善。SAVE Triage的目的是把有限的医疗资源应用于那些最有希望从中受益的伤员，使资源的分配更加合理。首先要评估各种外伤患者的存活率，然后把治疗的预期收益与资源消耗以及存活率结合在一起，计算出治疗价值。描述这种关系的等式如下：

治疗价值 = 预期收益 / 所需资源×存活率

治疗能产生最大价值的患者拥有最高优先权。如果把挽救生命的预期收益定为100分，则其他的预期收益的分数可能如下：

生命=100　　　　挽救肾脏=75
挽救肢体=50　　　避免感染=25

资源也可以定为相对应的分值。充足且容易替代的资源分值较低，供给有限、很难被替代的资源分值较高。举例如下：

医生的1小时工时=3　1L生理盐水=2
1剂止痛药=1　1块伤口敷料=0.5

举例来说，加压敷料包扎在出血的伤口上可以挽救生命，而只需要很少的材料和医务人员很短的时间。当存活率达到100%时，通过等式可以计算出治疗该患者的价值：

$100 / 0.5 \times 1 = 200$

那么这名患者将第一优先接受治疗。

相反，50%烧伤的患者，需要大量的液体治疗、止痛药物、工时以及大量敷料。如果是一名老年患者，存活率为50%，需要医生的1小时工时，4L生理盐水，1剂止痛药，第一个4小时需要更换1块敷料，那么他的治疗价值计算如下：

$100 / (3+8+1+0.5) \times 0.5 = 4$

该患者的优先级很低，应被分类为黑色。

由于早期无法将伤员转运到一个完备的医疗系统，这些信息可以用来指导在野外治疗的优先顺序，这是START所无法完成的任务。

另一种二级分类的方法是Triage Sort，它需要和Triage Sieve联合使用，用于在医疗资源相对较充裕的灾难中，为大量伤员的治疗和转运进行排序。它结合格拉斯哥昏迷评分、通气频率和收缩压得到一个加权分数,根据这个分数对伤员进行分类。

医疗分类是一个动态的过程。因为伤员的病情是在不断变化的,所以需要反复对伤员的状况进行重新评估并做出适当的调整;这样还可以纠正初次检伤分类时对伤员的不恰当分类(过高或过低)。有时候,现场抢救措施可能会降低确切治疗实施的紧迫性。但有时候,由于增援医务人员的到来,伤员也可能被重新分配,例如由原来黄色颜色码的伤员转为红色颜色码。

当灾难发生时,对伤员的快速评估和治疗是最重要的。此时检伤分类的作用无可取代,特别是资源有限的时候。目前发明了很多种检伤分类的方法,但没有证据表明哪一种方法优于其他方法。最广为接受的检伤分类方法并不是建立在循证医学基础上的。对于这些方法的可靠度的研究以及在大量伤员情况下的使用的研究还很少。而且,当涉及生物、化学制剂或放射性污染时,在易用性、可靠度方面还没有人对现有的检伤分类方法进行评估。未来需要研究针对全部危险的大量伤员检伤分类的方法,以确保准备充分以及灾难中的国际合作。

第六节 创伤评分系统

创伤评分系统可以将伤情严重程度转化为一组数字,帮助临床工作者判断,对正确诊断、指导治疗及判断预后具有重要的现实意义。1952 年 De Haven 首先提出损伤评分法后,引起人们的注意,加快了对这一问题的研究。20 世纪 70 年代初陆续提出了各种不同的评分方法,共同原则是"多参数量化"描述伤势并预测伤员结局。

创伤评分系统(表 2-2-5)一般可以分为解剖学评价方法、生理学评价方法和综合评价方法,其中解剖学评价方法主要包括简明创伤评分(abbreviated injury scale,AIS)、损伤严重评分(injury severity score,ISS)、新创伤严重评分(new injury severity score,NISS);生理学评价方法主要包括修订创伤评分(revised trauma score)、格拉斯哥昏迷测试(Glasgow coma score,GCS)和急性生理与慢性健康状况评分(acute physiology and chronic health evaluation);综合评价方法包括创伤与损伤严重度评分(trauma and injury severity score,TRISS)和 ASCOT 法(表 2-2-6)。

创伤评分系统可分为医院前和医院内两大部分。前者着眼于伤员的去向和现场处理;后者着眼于估计伤员的预后。另外,它对各医疗单位按统一标准比较疗效,考核和评定救治水平以及开展创伤流行病学研究,都具有极其重要的意义。其中,医院前创伤分类法指在事故现场或救护车上,医疗救护人员根据所得数据(包括解剖、生理和伤因)对伤情迅速做出判断,决定该伤员是否送创伤中心、大医院治疗或送一般医疗单位处理。对伤情判断错误可导致两大问题:一是把重伤员误为轻伤员,未能把他们送到创伤救治中心或大医院,结果使他们失去良好的救治机会,残疾和死亡率显著增加;二是把许多轻伤员误为重伤员而送往大医院,造成那里负荷过重,应急能力下降。这不仅影响对重伤员的救治,而且还会增加这些轻伤员的经济负担。所以有效的医院前分类是保障伤员得到成功救治的重要条件。医院内创伤评分系统则主要面对急诊室、ICU 和病房,其主要目的是力图以量化标准判定伤员创伤的严重程度和估计其预后,它主要分为两大系统,即常用的 AIS-ISS 系统和 APACHE 系统。对于 Triage,有意义的通常是 AIS-ISS 系统。

一、AIS-ISS 系统

简明创伤定级标准(abbreviated injured scale,AIS)是在 35 位不同学科专家的共同努力下,于 1971 年首次公之于世,20 余年来曾对 AIS 进行了 6 次修订。由首次提出的 75 种损伤条目,扩展到 AIS-85 的 1 400 余条和 AIS-90 的 2 000 多条。AIS 是解剖损伤的定级标准,用一种简单的数字编码来表示损伤的程度,每个数字都表达一定内容,其目的是便于计算机处理。AIS 分为 6 个等级(AIS 1-6),分别代表轻度伤、中度伤、较重伤、严重伤和特重伤等。对资料不详者均归入 AIS9。尽管 AIS 在创伤统计标准化方面做出了重大贡献,但它的等级数不能简单相加或求平均数,也不能评定多发伤。由此，1974 年 Baker 提出了创伤严重度评分法，并认为它更适用于评定多发伤的严重程度和存活概率间的关系。

表 2-2-5 创伤评分系统

评分名称	英文缩写	产生年代
● 简略创伤评分	AIS	1971
● Glasgow 昏迷评分	CCS	1974
● 损伤严重度评分	ISS	1974
● 创伤评分	IS	1981
● 循环、呼吸、腹部、动动、语言	GRAIS	1982
● 修正创伤评分	RTS	1986
● 创伤和损伤严重程度评分	TRISS	1987
● 器官损伤评分	OIS	1989
● 创伤严重程度特征	ASCOT	1990
● Baxt 创伤伤员分类准则	ITR	1990

表 2-2-6 评分观测指标

观测指标	TI	TS	CRAMS*	PHI	PIS	USI	PIS**
体重							+⁺
血压（收缩压）	+⁺	+⁺	+⁺	+⁺	+⁺	+⁺	+⁺
脉搏	+⁺		+⁺	+⁺			+⁺
呼吸率		+⁺	+⁺	+⁺	+⁺	+⁺	
呼吸力	+⁺		+⁺	+⁺	+⁺		+⁺
给氧途径							+⁺
毛细血管充盈		+⁺		+⁺			
Glasgow 昏迷评分		+⁺			+⁺		
运动			+⁺				
语言		+⁺					
意识	+			+⁺			+⁺
皮肤色泽							+⁺
出血情况	+						+⁺
创伤部位	+			+⁺			+⁺
创伤类	+					+⁺	+⁺

注：*CRAMS 记分法包括胸腹压痛的描述；**PIS 记分包括对骨折和皮肤损伤的描述。

AIS 将全身分解为 9 区，规定每一器官的每种损伤一个编码和分值，有多少处确定的损伤就有多少个编码评分。AIS90 由诊断编码和损伤评分两部分组成，记为"******.*"的形式。小数点前的 6 位数为损伤的诊断编码，小数点后的 1 位数为伤情评分（1～6 分）。第一位数用 1～9 分别代表头、面、颈、胸、腹部和盆腔、脊柱、上肢、下肢、体表；第二位数用 1～6 分别代表全区域、血管、神经、器官（包括肌肉/韧带）、骨骼、LOS（头伤者意识丧失，loss of consciousness）；第三、四位数为具体受伤器官代码；第五、六位数为具体的损伤类型、性质或程度；第七位数代表伤势，按照伤情对生命威胁性的大小，将每一处损伤评为 1～6 分。

2005 年出版的 AIS 2005，根据损伤严重性及其结局，更新了医学诊断术语，并结合了拆类法和器官损伤定级（OIS）。Salottolo 等认为 AIS 05 的修订相对于 AIS98，对损伤严重评分意义重大，ISS 和 NISS 值明显减小，ISS 得分 16～24 之间的患者用 AIS 05 评分，结果死亡率、住院时间、住院百分比均明显增加。然而，Palmer 等认为二者在统计学上无明确差异，AIS 05 和 AIS 98 在头部和胸部差异最大，采用 AIS 98 或 AIS 05 会给现有的损伤分级带来重大影响，尤其是在运用 ISS 和 NISS 阈值进行严重创伤命名的情况下。2008 年在 AIS 05 的基础上修订而成的 AIS08 是最新版本，增加了 12 个新的编码，修改了另外 8 个编码的损伤定级。

二、创伤严重度评分法（injury severity score，ISS）

AIS 的不足表现在 AIS 总值与各系统损伤严重度评分之间呈非线形关系，不能将级数简单相加或求平均数，故而无法用于多发伤的评估。Baker 等在应用 AIS 中发现损伤严重程度和病死率与 AIS 值平方和呈线性关系，且此关系在多部位损伤情况下仍存在。在此基础上 Baker 等在 1974 年提出了 ISS。ISS 以 AIS 为基础把身体划分为 6 个区域，头颈部、面部、胸部、腹部和盆腔脏器、骨盆、四肢和肩胛的损伤及体表伤。在多发伤情况下，计算 3 个最严重损伤区的最高 AIS 值的平方和，即为 ISS 总分，且规定 ISS≤75。ISS 主要用于多发伤的综合评定，是迄今为止应用最广的院内创伤评分系统，可以预测伤员的存活概率。不足之处在于该法只从解剖角度出发，未考虑生理因素，对重型颅脑伤评分偏低，不能反映年龄、健康状况对预后的影响，无法区分严重创伤和轻度损伤处理不当。通常把 ISS<16 分定为轻伤；≥16 分定为重伤；>25 分定为严重伤。

Liu 等在研究以脊髓损伤为主的多发性损伤中发现，ISS 数值随损伤区域和并发症的增加而增加，与恢复率呈负相关。以脊髓损伤为主的多发性损伤与患者的总体和局部情况密切相关，ISS 可以为治疗方案的选择提供有效资料。Kim 等尝试发展一种新的损伤严重程度的测量方法，运用国际疾病分类第 10 版（international classification of diseases 10 edition，ICD-10）修正过多死亡率后得到损伤严重程度评分，对于大多数损伤，相较基于国际疾病分类的 ISS 评分（ICISS），表现出更好的标准度和预测死亡的能力。

Osier 等在 ISS 基础上于 1997 年提出了新损伤严重度评分（new injury severity score，NISS）。不论创伤所在位置，NISS 定义为取三处 AIS 评分最严重伤处得分的平方和，对贯穿伤更加准确。Husum 等在研究伊拉克战争中受伤的 1 787 例伤员时，分别应用 ISS 和 NISS 两种评分方法预测预后，比较两种方法预测死亡率能力的差异。结果表明，NISS 不但提高了准确度，计算方法也更简便。Zhao 等报道在预测多发钝性创伤患者时，NISS 与 ISS 具有相同的标准度与准确度；对于特定贯穿伤患者，NISS 较 ISS 敏感性高，特异性低。Aydin 等报道，在 TRISS 模型中，应用 NISS 和 ISS 无显著差异，故在 TRISS 中可以用 NISS 代替 ISS。新的研究表明，对于 ICU 收治的创伤患者，在判断是否需要插管、机械通气及机械通气时间方面 NISS 较 ISS 准确度更高。

三、创伤指数（trauma index，TI）

该指数是 Krikpatrick 等以患者生命体征为基础，研究的创伤记分法。它包括受伤部位、损伤类型、循环、呼吸和意识五个方面的评定记分。根据每个方面的异常程度分别记以 1、3、5 或 6 分，最后五项积分相加，总分≤9 为轻度或中度损伤；10～16 为重度；≥17 为极重度。根据该指数，有选择地将分数 10 或以上的重伤员送创伤中心或大医院是合适的。

四、创伤计分法（trauma scores，TS）

1981 年由 Champion 等提出，选择的生理指标有：循环（包括收缩压和毛细血管充盈）、呼吸（动度和频率）、意识（格拉斯哥昏迷指数，Glasgow consciousness scores，GCS）等参数，每项 0～5 分，五项分值相加为创伤积分 TS，有效值 1～16。TS 在 1～3 分者死亡率达 96%；4～13 分者失治易死亡，治疗可能存活，抢救价值很大；14～16 分者存活率较高，达 6%。一般认为 ≤12 分为重伤治疗的标准。据报告 TS 灵敏度为 63%～88%，特异性为 75%～99%，准确度为 98.7%。

（一）格拉斯哥昏迷指数（Glasgow consciousness scores，GCS）

GCS 由 Teasdale 和 Jennett 在 1974 提出，目的在于标准化评估头部伤患者的意识水平，主要由运动（1～6 分）、言语（1～5 分）和睁眼状况（1～4 分）三个参数来描述。GCS 得分在 3～15 分，13 分及 13 分以上表明轻度脑部损伤，9～12 分为中度脑部损伤，低于 9 分为重度脑部损伤。对于药物麻痹的患者和外伤导致麻痹的患者（如高位截瘫），运动不能作为判断意识状态的方法。Forman 等在脑外伤预后的研究中发现，将 GCS 与 AIS、ISS 结合起来应用效果要优于单独应用每一种方法，表明在临床脑外伤的研究中，应当加入解剖学方面的测量。Davies 等报道 GCS 与国际化学中毒标准（international program on chemicals safety poison severity score，IPCS PSS）在预测有机磷中毒结果方面效果相同。GCS 更易操作，准确度因摄入的毒物而异，乐果（dimetoate）中毒时准确度高，而倍硫磷（fenthion）中毒时准确度低，有一半死亡的患者只表现轻微症状。

（二）修订创伤评分（revised trauma scores，RTS）

在对 TS 进行的随后研究中 Champion 发现，TS 法中的毛细血管充盈和呼吸幅度观察误差较大，特别是夜间不易观察；另外，TS 低估了头部伤造成的生理紊乱，遂于 1989 年提出了去除 TS 中的毛细血管充盈和呼吸幅度的修订创伤评分法，并经重伤结局研究（major trauma outcome study，MTOS）数据库中 26 000 病例验证成功。

1982 年由美国创伤外科医师委员会协调组织了一项规模较大的严重创伤结局研究（major trauma outcome study，MTOS）。该项研究集中了美国和加拿大 160 所医院的 17 余万伤员（截至 1989 年）的数据，采用 TRISS 法对这些伤员进行存活概率的研究。这项研究结果为其他医院以后的研究提供了标准。目前大部分医院均以此作准绳对各医院的创伤救治水平进行监测和指导；评比各中心开展新技术的效果和水平；了解经费使用对救治水平的影响等。这项大规模的系统工程花费了大量人力和物力，得到了美国国家卫生组织的多方支持。从 1980 年开始英国也组织了大量人力和物力进行了英国 MTOS（U.K.MTOS）研究，建立了国家创伤数据库，数据来源于英国主要医院。与此同时他们对人员进行了系统的培训，建立了一套从院前到院内的登记卡片。

目前，在创伤研究方面，RTS 与严重创伤结果研究（MTOS）一起计算（MTOS-RTS），作为创伤生理状况得分的标准，常常和分拣修订创伤评分（T-RTS）相混淆。T-RTS 主要用作临床分拣。Moore 等报道，T-RTS 可以代替 MTOS-RTS 作为标准创伤生理状况严重程度得分，用来预测创伤结果。T-RTS 较 MTOS-RTS 更易计算，可以用于分拣和预测死亡率，适用于广泛的创伤群体。

（三）创伤严重度 ASCOT 与 TRISS 计量法

由于 ISS 对伤员严重度评分与预后估计的线性关系不够理想，因此，1987 年提出了一个预测存活率（probability of survival，PS）的 TRISS 法，它把 ISS 和 RTS 结合起来预测伤员的 PS，并考虑到年龄因素的影响。TRISS 现已广泛用于创伤伤员的预后估计和治疗指导。其不足之处是：年龄分段过于简单（以 55 岁界限分为两个年龄段）；另外就是 ISS 固有的缺点，既未给同一区域多发伤以应有的权重。因而 1990 年有人提出了也是以生理和解剖指标相结合的 ASCOT（a severity characterization of trauma）预后评估法。ASCOT 同样以 AIS 为基础，但采用 AP（anatomic profile）分区法，它把身体分为 A、B、C、D 四个部分，对这四部分的全部严重伤（AIS＞2）都给以应有的权重；年龄分段也比 TRISS 细，但 ASCOT 和 TRISS 计量法的量化及计算复杂，均需计算机完成并储存。

ASCOT 计量法通过一个数学模型预测伤员的存活概率，即 PS 值：PS=1/（1+e-k），公式中：e=2.718282；K=K1+K2G+K3S+K4R+K5A+K6B+K7C+K8×年龄。K1～K8 根据伤型可从表中选择数值，G.S.R 是伤员入急诊室时测得的哥拉斯格昏迷分级（GCS）、收缩压、呼吸频率并从表中查出各项的分值；A、B、C 是构成 AP 法中的成分，是用 AIS-85 或 AIS-90 定级，A 为所有颅脑、脊髓伤中 AIS＞2 的 AIS 分值平方和的平方根值；B 为按上法计算的所有胸、颈前部 AIS＞2 的损伤；C 为按同法计算的所有 A、B 以外区域 AIS≤2 的损伤。

TRISS 计量法也是通过数字模型计算伤员之存活概率，即 PS 值：PS=1/(1+e-b)，式中 e=2.718282；b=-1.3054+0.9756RTS-0.0807ISS-1.9829（年龄）；RTS=0.9368（G）+0.7326（S）+0.2908（R）；G.S.R 值的求法同 ASCOT 所述；ISS 是根据 AIS-85 分级，本文亦以 AIS-90 为准。从 6 个区［头/颈、面、胸、腹/盆腔、四肢（包括骨盆）、体表］中，取 3 个分区中最大 AIS 求得之平方和；年龄按伤员实际年龄得值，即年龄＜55 岁者为 0，≥55 岁者为 1。

TRISS 选损伤最严重器官评分，某同一区域出现多种严重损伤时，无法全面评估年龄因素，过于简单，且未将性别和伤前健康状况包括在内。ASCOT 用解剖要点评分（AP）取代 ISS，对 RTS 每项生理指标分别权重，年龄分组 ASCOT 改良了 TRISS 的以下指标：解剖损害方面，AP 取代 ISS，同一区域多处伤得到体现，不同区域或系统分计分，生理紊乱方面，将 RTS 分解为基本变量分别加权，年龄分组细化，钝伤与穿透伤的权重分开。ASCOT 在留院时间、失能、医疗资源利用方面比 TRISS 预测力更强，基本上反映了创伤后影响转归和预后的各项因素，计算方法科学。（表 2-2-7、2-2-8）

表 2-2-7　TS 评分表

呼吸		呼吸幅度		收缩压（kPa）		毛细血管充盈		GCS总分	
等级	积分	等级	积分	等级	积分	等级	积分	等级	积分
10～24	4	正常	1	＞11.97	4	正常	2	14～15	5
25～35	3	浅或困难	0	9.31～11.97	3	迟缓	1	11～13	4
＞35	2			6.65～9.18	2	无	0	80～10	3
＜10	1			＜6.65	1			5～7	2
0	0			0	0			3～4	1

表 2-2-8　TS 评分表

GCS	收缩压（kPa）	呼吸频率（次/min）	编码值
13～15	＞11.84	10～29	4
9～12	10.11～11.84	＞29	3
6～8	6.65～9.98	6～9	2
4～5	0.13～6.52	1～5	1
3	0	0	0

五、RAMS 计分法（CRAMS Scores）

此记分法包括循环、呼吸、胸腹、运动和言语五个方面，按正常、轻度和重度异常分别记分 2 分、1 分和 0 分，最后五项积分相加。总分 9～10 分为轻度；7～8 分为重度；≤6 分为极重度。此法简单、易行，便于记忆。1985 年，Clemmer 等又对此记分法做了修正，使准确度更高。修正 CRAMS 记分法：循环，毛细血管充盈正常和收缩压≥13.3kPa 计 2

分，毛细血管充盈迟缓或收缩压≤13.3kPa 计 1 分，毛细血管充盈迟缓和收缩压≤13.3kPa 计 0 分；呼吸，正常计 2 分，费力、浅或呼吸>35 次/min 计 1 分，无自主呼吸计 0 分；胸腹均无触痛计 2 分，胸或腹有压痛计 1 分，连枷胸、板状腹、血腹计 0 分；运动，正常（能按吩咐动作）计 2 分，只对疼痛刺激有反应计 1 分，无反应计 0 分；言语，正常（对答切题）计 2 分，语言错乱、语无伦次计 1 分，发音听不懂或不能发音计 0 分。修正后的方法对 2 110 例伤员进行分类，结果表明，把总分≤8 作为送创伤中心或大医院的标准，就可包括所有致命性损伤伤员。（表 2-2-9）

表 2-2-9 修正后的 CRAMS 计分法

	记 2 分	记 1 分	记 0 分
循环	毛细血管充盈正常和收缩压≥13.3kPa	毛细血管充盈迟缓或收缩压为11.3~11.9kPa	无毛细血管充盈或收缩压<11.3kPa
呼吸	正常	费力、浅或呼吸率>35	无自主呼吸
胸腹	均无腹痛	胸或腹有压痛	连枷、板关腹或深穿刺伤
运动	正常（能按吩咐动作）	只对疼痛刺激有反应	无反应
言语	正常（对答切题）	只对疼痛刺激有反应	发音听不懂或不能发音

六、病—伤严重度指数（illness-injury severity index，IISI）

该指数由脉搏、血压、皮肤色泽、呼吸、意识、

表 2-2-10 IISI 计分法

	记 分				
	0	1	2	3	4
脉搏（次/min）	60~100	100~140或<60	>140或不规则		无
血压（kPa）	11.3~16.95/7.98~11.97	10.64~11.3/3.99~7.98	<10.64/<3.99		无
			16.95~22.6/11.97~15.96	>22.61/>15.96	
皮肤色泽	正常	淡红	苍白/潮湿	发绀	
呼吸（次/min）	12~19	≥20	<12；费力；胸痛	无自主呼吸	
意识水平	回答切题，能定向	语无伦次，反应迟钝	难叫醒	丧失	
出血	无出血	能出血	止血困难	出血未止住	
受伤部位		四肢	背	胸头、颈、腹	
受伤类型		撕裂、挫伤	骨折	刺伤 钝伤，投射伤	

出血、受伤部位和损伤类型 8 项数据组成（表 2-2-10）。急救人员先分别记分，标出总分，如果患者近期有病史，或者年龄小于 2 岁或大于 60 岁，总分另加 1 分。该指数既可用于创伤，也可用于其他病的紧急评定。经多次试用后，按以下划分较准确：① 创伤：总分 0~6 分为轻伤；7~13 分为重伤；14~24 分为危重；25 分以上者可能死亡；② 其他患者：总分 0~3 分可不住院；4~6 分需住院；7~11 分需监护或手术；12 分以上者可能死亡。

七、类选对照表（triage check list）

Kane 等根据现场类选应力求简单、迅速和准确的要求设计出一个不同记分的类选法。它包括以下 7 项内容：收缩压<11.97kPa（90mmHg），脉搏 120 次/min，呼吸>30/min 或<12 次/min；头、颈、胸、腹或腹股沟穿透伤；意识丧失或意识水平很低；腕或踝以上部位的创伤性断肢；连枷胸；有 2 处或 2 处以上的长骨骨折；从 15 英尺以上高度坠落。凡符合以上一项或几项情况的伤员应立即送创伤中心或大医院。此法能迅速把有生命危险的重伤员区分出来。鉴于有的重伤员在伤后短时间内症状表现不明显，可以用此法把症状明显的危重伤员选出来，然后用其他记分法对余下的伤员再进行分类。

八、院前分类指数（pre-hospital index，PHI）

该指数是 Kochler 等通过 313 例创伤的各种生理数据用计算机分析处理后制定的，它包括收缩压、脉搏、呼吸和意识四个方面。每方面 0~5 分，最后总分 0~3 分为轻伤；4~20 分为重伤。如有胸、腹穿透伤，总分内另加 4 分。该指数使用方便，更具有统计学可靠性。（表 2-2-11）

九、国际红十字会创伤分类系统（red cross wound classification，RCWC）

RCWC 又称现场（野战）创伤评分（系统），是由国际红十字会提出的一套战伤评定方案，在二十世纪九十年代，国际红十字会 22 个外科分队分赴 8 个国家的 14 家医院对 18 450 名伤员进行治疗，并对工作中积累的大量经验总结。RCWC 是依据创伤的以下特征：如皮肤伤口（包括出口和入口）的大小，有无空腔脏器、骨、生命器官的损伤及金属

表 2-2-11 院前分类指数表

收缩压		脉搏		呼吸		意识	
kPa	记分	次/min	记分	程度	记分	程度	记分
>13.3	0	51~119	0	正常	0	正常	0
11.44~13.3	1	≥120	3	费力或浅	3	模糊或烦躁	3
9.97~11.31	2	≤50	5	<10次/min或需插管	5	言语不能理解	5
0~9.84	5						

异物等 6 项来记分。此法已用于所有国际红十字会医院。每年红十字会医院约治疗 4 000 例穿透伤伤员，利用 RCWC 获取现场的创伤资料，清楚地阐明了实验性创伤弹道学与战伤处理的关系，这一系统被认为是用于野战条件下又快又容易的评分系统。在阿富汗战争及海湾战争等的战场急救中广泛应用，取得较好的效果。但也有学者认为红十字会方案对于单个伤员伤情评定有效，对大批伤情的分类急救效果不佳，甚至有报道称伤员伤后早期神经内分泌系统反应与红十字会标准有关。

十、现有创伤评分系统存在的问题

创伤评分作为创伤学的一个重要内容，已经历了近 40 年的发展，此间许多学者做了大量工作，提出了许多有价值的评分预测系统，其中许多方法已得到广泛应用。但迄今为止，尚没有一个令人十分满意的方案。主要面临的挑战有：①数据的可靠性无法完全得到保证。这种情况在评估插管患者的 GCS 时尤为突出。通常来讲具体数据只能靠估计，这样一来数据的可靠性就会大打折扣。②数据丢失问题。在实际工作中人们发现，无论是在院前或是在院内急诊室，由于条件或是现场急救情况的干扰，想要获得既准确又齐全的资料非常困难。这就会经常造成非常有价值的数据丢失，从而对评分结果产生很大影响。必须采取有效的办法来控制数据丢失，同时应对这种丢失可能产生的评分结果偏失程度进行分析。③现存的创伤评分主要是针对死亡这个结局进行预测，而对死亡之外的伤残等其他结局涉及很少，已存在的评分往往价值有限。④目前的创伤评分对特殊人群的针对性不足，并没有专门用于老年创伤的评估系统。老年人往往按照成年人的标准进行分析。而实际上老年人由于年龄、生理状况及并存疾病等原因，在这个群体的创伤机制及结果有着明显的区别。而随着人口老龄化趋势不断加深，老年创伤问题会日益突出。

第七节　创伤评分的新进展

随着计算机技术的发展，1992 年 Mcgoniqal 等提出了仍以解剖指标、生理指标和年龄为参数，基于神经网络的仿真模型的人工智能技术研究，以计算机计算伤员的 PS，称之为 NET（neural network）法，并已试验性应用于临床。创伤预后等生物界现象多为非线性模式，采用线性回归方程方法能够描述某些规律，但往往忽略甚至排斥了一些基本要素，在应用计算机尝试建立大脑神经元相互影响的数学模型时，发展了一种新的方法——人工神经网络来识别复杂模式并预测其结果。创伤研究者引入神经网络专家系统（neural network professional）和仿真专家系统，建立了创伤预后仿真模型：模型设存活情况为应变量，解剖损害、生理参数、年龄、院前时间等为自变量。利用 MTOS 数据库资料，采用 TRISS、ASCOT 中的指标（ISS、RTS、AP、年龄和伤类等），分别将实际预后调入 TOSM 中训练，训练达标后，输入自变量，选定创伤数据库中变量值进入网络中相应的节点，通过"反向传递"来修正。结果显示，基于生物系统神经网络发展的创伤仿真技术，优于线性方程计算方法，具有非线性的计算预测能力，能同时利用两次或两次以上的临床数据，能从数据库中大量的临床数据中，不断地通过计算变化与结果的对比，发现动态变化的意义，同时具有自适应性和开放性，能够对输入变量的变化进行节点连接权的调整，从而适应变量的增减，最大限度地利用已知信息，提高预测的特异性和准确性。目前伴随神经网络仿真专家系统的完善和大数据量的训练，TOSM 预测创伤预后的灵敏度在不断提高。

创伤评分指标主要围绕 3 个方面展开：①以解剖损害为标准评分：如 AIS、ISS、RISS、OIS 等。这类评分方法是将各器官的损伤按一定标准化分若干个区及若干个等级，并给予相应的分值后相加而得，这类方法尽管简便易行，但它仅是对创伤解剖部位的评分，而没有顾及到全身的严重反应和其他的诸多因素的影响。②以生理参数的改变为标准评分：如 TS、RTS 等。主要根据血压、呼吸、GCS 等进行分级打分，各项差异不大。③综合评分：如 TRISS、APACHE、创伤严重度综合评定计分法等。这类评分方法结合生理参数变化、解剖损伤的部位以及其他相关治疗和并发症的情况进行评分，并将闭合伤与开放伤分别评分，因此更为科学、全面、准确。由于选项的侧重点不同，各种创伤评分方法在临床应用中有一定的局限性。目前，TRISS 法和 ASCOT 法计算生存概率 Ps 是评定创伤程度和预测结局最常用的精确方法，并且是美国医院和创伤中心定级与复评的重要标准。自推出至今，因其包容了生理、解剖、年龄和伤类等因素而被广泛用于预后估计和医疗质量判断，也通用于创伤注册和科研。TRISS 选择全身最严重损伤器官进行评分，当身体某同一区域出现多种严重损伤时，则无法全面评估，年龄因素过于简单，且未将性别和伤前健康状况包括在内。ASCOT 改良了 TRISS 的以下指标：①解剖损害方面用解剖要点评分（AP）取代 ISS，使同一区域内多处伤得到体现，但对不同区域或系统仍分开计分；②生理紊乱方面将 RTS 分解为基本变量分别加权；③年龄分组细化；④钝伤与穿透伤的权重分开。TRISS/ ASCOT 是国外院内评分的趋势，前者方便较简便易行，后者更精细，但实施较复杂，TRISS 法在统计学上非预期死亡较多，ASCOT 在留院时间、失能、医疗资源利用方面比 TRISS 预测力更强，基本上反映了创伤后影响转归和预后的各项因素，计算方法比较科学，目前国外取舍的趋势尚不明了，但从原理来看，ASCOT 理论上应更为合理。APACHE 的不足在于一是缺乏专门创伤资料，二是计算上过于繁杂，数据采集困难，尤其是 APACHEⅠ、APACHEⅢ，故仅在 ICU 中的创伤患者中应用。

伴随循证医学概念逐渐为大家所接受，大家进一步认识到科学、精确、量化的认识医学现象的重要性。但 ASCOT 和 TRISS 的权重均由北美 MTOS 数据库资料经多元回归算出，仅能反映北美地区创伤特点及救治情况，而我国创伤人群特点、年龄与体质、创伤类型、院前—转运—院内救护条件与国外有别，评分时不应直接套用 MTOS 权重，因此统一资料采集方法，统一记录和计算方法，计算机专业人员和医护人员相结合，建立起 MTOS 数据库，研制 MTOS 软件系统，探索我国自己的 ASCOT 权重以指导创伤评分工作，开发以神经网络仿真专家系统为平台的自适应性和开放性评分软件是较为合适的研究方向。

一、特殊患者的创伤急救

（一）儿童创伤急救

创伤是儿童最常见的死亡原因，其中 20%～40%是可以避免的，对儿童创伤患者做出最好的治疗不能简单地套用成人的原则，像儿科其他疾病的治疗一样，要对儿童创伤做出正确的诊断和治疗，就必须对儿童的成长和发育的特征做出正确、全面的了解。这些特征包括气道解剖、液体的需求、特有的四肢骨折的诊断和对儿童虐待的认识，儿童有常见的受伤方式和特异的生理反应以及根据年龄大小、发育程度、社会心理的成长的特殊需要，忽视这些方面将造成悲剧。美国全国儿童创伤登记处（NPTR）最近报道，在近四年，钝性创伤仍是最常见的受伤机理，但穿透伤已有所增加，且几乎占全部病例的 15%，穿透性创伤的后果相对容易预见，但是，钝性创伤可发生严重的、潜在的多系统损伤。坠落伤是常见的受伤原因（39%），常发生于 5 岁以下的儿童，其次是交通伤（38%）。儿童的身体小，体内脂肪组织少，结缔组织的弹性增加以及重要器官紧密相连，外力不能像成人那样能够消散，因此，大部分的能量作用于许多器官上。儿童的骨骼没有完全的钙化且有许多活性生长中心，更具有弹性，因而，在创伤发生时，几乎不能吸收外力，即使很轻微的体表损伤，也有可能引起重要的内脏损伤，所有的脏器都应怀疑有受到损伤的可能，在被可靠的证据或仔细的跟踪检查排除前，应该考虑到有潜在的内脏损伤。例如，在儿童创伤中虽然肋骨骨折不常见，但肺挫伤却常见。对儿童损伤的诊断、处理与成人一样需要熟练的技术。但是，粗心的医生会被误导而做出令人痛心的错误判断，除非他完全认识到儿童创伤的特性。儿童创伤最终的治疗结果很大程度取决于创伤后最初的瞬间给予的治疗质量，和成人一样，三个最常见的直接死亡原因是缺氧、严重的中枢神经系统创伤和大量出血。对创伤患者合理的鉴别分类以及转送到最有条件的治疗中心是患者获救的关键。

1. 气道管理

1) 解剖：六个月内的儿童依靠鼻呼吸。因此，幼儿的鼻腔堵塞可造成严重的后果。

（1）口腔：儿童的口腔较小。在婴儿，舌头在口腔中相对较大。儿童的舌头、舌骨和会厌之间的关系使声门难于暴露。

（2）喉：婴儿的喉部在某种程度上比成人更加接近头部，声带位于第三颈椎水平。婴儿的声带几乎50%为软骨，这样就容易扩张。声带中的韧带部分随年龄增加而增加。婴儿声带向前、向下倾斜。如果没有对婴儿和新生儿的这些特殊解剖有所了解，这个角度可使气管插管滞留在前方的结合部。

（3）气管：婴儿的气管较短。新生儿的气管长5cm，18个月时达到7cm。如果没有意识到这一点，可导致支气管的插入，而引起组织缺氧，甚至支气管穿孔。婴儿的气管向后下方走行，随着年龄的增长越来越靠近前方。

2) 治疗：①有自主呼吸的儿童，通过抬起下颌或下颔的方法使气道打开，在口腔和咽部的分泌物、残渣清除后，进行吸氧。②如果患儿的意识不清，进行气管插管维持通气是有必要的。

（1）气管内插管：如果患儿需要气管内插管，使用无气囊的插管可避免声门下水肿和溃烂。估计患儿气管内插管须长一些。比计算值较小一些和较大一些的各种型号的气管插管都应配备。

需要注意的是，婴儿的枕骨较大，颈部屈曲，并且头部稍大。枕部隆突随着年龄的增长而减小，较大的头部和屈曲的颈部要求有一个适当的位置。在可疑有颈椎骨折插管时需要用手固定颈椎而使颈部稳固。

对于婴儿和幼儿，经口腔插管较经鼻插管容易。如果需要使用探针，一定要仔细进行，使它的前端位于声门下仅2～3cm。气管插管上应标明插入的适当位置，否则会造成支气管的插入。确定气管插管在婴儿气管中的一个可靠的办法是，在锁骨头之间的气管内可触及气管插管的前端。经常听诊双肺的呼吸音来检查插管的位置。

在气管插管之前应确定双肺呼吸音良好。插管后用胶布将气管插管在适当的位置固定于面部的皮肤上。再次检查双肺呼吸音以及胸部发射线检查都可以确定气管插管的位置。

（2）环甲膜切开术：外科环甲膜切开术很少适用于婴儿和儿童，就成人而言，环甲膜穿刺术也需视具体情况而定。

2. 休克 ①对休克的认识；②静脉通道；③补液；④输血；⑤酸碱平衡失调；⑥体温调节。

3. 四肢创伤

（1）病史。

（2）特殊骨折：①骨骺骨折；②青枝骨折；③弯曲骨折；④绞窄性骨折。

4. 儿童虐待

（二）孕妇

怀孕引起较大的生理的改变和解剖关系的改变，这些变化几乎涉及体内每个器官系统。这些结构和功能的变化会引起创伤后症状和体征以及实验室诊断结果的改变，从而影响孕妇创伤的评估。怀孕也会影响受伤的方式以及创伤的严重性。孕妇创伤患者的早期处理原则与非孕妇患者基本相同。但是，进行复苏和维持病情稳定应当考虑到怀孕特有的解剖和生理改变。医师在救治孕妇创伤患者时一定要清楚，事实上在救治两个患者。要使母亲和胎儿得到最佳的治疗，掌握这些知识是很有必要的。如果危重患者需要进行放射线检查，不能因为怀孕而成为禁忌。同时要尽早请有资格的妇产科医师会诊。

1. 孕妇的解剖和生理改变

1) 血液动力学

（1）心输出量：怀孕第十周后，心输出量每分钟增加1.0～1.5毫升。妊娠中晚期孕妇的体位对心输出量有很大的影响。仰卧位使腔静脉受压，心输出量减少30%～40%。

（2）心率：心率增快贯穿整个孕期。妊娠晚期，每分钟增加15～20次。

（3）血压：妊娠中期，收缩压和舒张压可下降0.66～1.99kPa（5～15mmHg）。足月妊娠血压基本恢复正常。有些孕妇在仰卧位血压可有较大幅度的下降（仰卧位低血压综合征），左侧卧位可减轻这种状况的发生。

（4）静脉压：孕妇在安静时中心静脉压是不定的，但对血容量的反应与非孕妇是一样的。妊娠晚期下肢静脉压在正常范围内。

（5）心电图改变：心电轴向左偏约15度，T波在Ⅲ、AVF导联变平或倒置，而在心前导联正常。

在孕期异位搏动增加。

2）血容量和血液组成

（1）血容量：妊娠第34周，血浆容量增加了40%～50%，比怀孕前，红细胞增加的幅度不大，因此血细胞比容减小（妊娠生理性贫血）。妊娠晚期血细胞比容减少到正常的31%～35%。血容量增加了48%。由出血引起的血容量减少30%～35%，可引起孕妇出现症状。

（2）血液组成：在孕期，白细胞可升高到20 000。血清纤维蛋白原和多种凝血因子均增加。凝血酶原和部分促凝血酶原激酶时间缩短，但出、凝血时间没有变化。血清白蛋白下降到2.2～2.8g/dl，从而引起血清总蛋白下降了1.0g/dl，整个孕期血浆渗透压稳定在280mmol/L左右。

3）呼吸：孕期呼吸频率没有变化。潮气量增加40%而余气量减少。妊娠晚期，"过度换气"使PCO_2下降3.99kPa（30mmHg）。孕期的胸片表现为膈肌抬高，肺纹理增加和肺血管纹理增加。

4）消化：孕期胃排空大大延迟，肠腔位于上腹部，也可在子宫的后方。孕期脾和肝脏基本上没有变化。

5）泌尿：孕期肾小球滤过率和肾血流量增加。肌酐和尿素氮降到孕前正常值的1/2。孕期常有糖尿出现。进行排泄性尿路造影，可发现肾盏、肾盂以及输尿管呈现生理性的扩张。

6）生殖：孕期子宫逐渐增大，子宫上缘在怀孕第12周平耻骨上缘，20周可平脐，36周位于肋缘下。子宫增大以及子宫血流增加使子宫和子宫的内容物容易受到损伤，包括穿透伤、破裂、胎盘早期剥离和羊膜破裂。

7）内分泌：孕期垂体重量增加30%～50%。休克可造成垂体前叶坏死和或垂体机能不全（Sheehan's综合征）。

8）肌肉骨骼：怀孕第17周耻骨联合开始增宽（4～8mm），骶髂关节也松弛。

9）神经：子痫是妊娠晚期的并发症，可造成头部损伤。有或无高血压，特别是有高热出现，应当考虑子痫的诊断。

2.诊断和处理

1）早期评估

2）体位：除非怀疑有脊柱损伤，孕妇应当转送以及处于左侧卧位。如果患者是仰卧位，应该把右髋垫高，用手把子宫推向左侧，以减轻对输尿管和静脉的压迫。

3）主要观察：应遵循ABCs原则。给予补充氧气，如果需要辅助呼吸，可进行相对的过度通气。因为血管内血容量的增加以及供给胎儿血运的胎盘血管快速的收缩，在出现心动过速、低血压和低血容量的其他表现之前，孕妇已经丢失自身血容量的35%。正因为如此，孕妇的状况和生命体征稳定的时候，胎儿可能已处于十分危险的境地。输入晶体液和早期输入同型的血液成为必要，以支持由于怀孕引起的生理性血容量增多。在纠正孕妇血压的时候，避免使用升压药物，否则，会使子宫的血流进一步减少，引起胎儿缺氧。

4）再次评估：孕妇的检查包括子宫的兴奋性，子宫底的高度以及压痛的位置、胎儿的心音、胎动次数。可使用多普勒超声听诊器或胎儿镜监测胎心。宫缩的出现提示可能出现早产，伴有阴道出血的强直性子宫收缩，胎儿与胎盘剥离，需要进行严密的观察。会阴部的检查应包括骨盆的测量。阴道中出现羊水且pH为7～7.5，应引起注意，它表明绒毛膜和羊膜破裂。子宫颈管的消失和扩张，胎儿出现和胎儿先露部分和坐骨棘间的关系也应该引起注意。因为妊娠晚期的阴道出血表明胎盘剥离和胎儿临近死亡，所以应当请妇产科医生进行阴道检查，如果出血来自子宫颈口，就应立即请妇产科医生。妇产科医生会诊后决定是否行剖宫产手术。

5）监测

（1）孕妇：如果病情允许，患者在物理检查之后在左侧卧位进行监测。对反映液体容量的中心静脉压的监测在维持孕妇相对高容量的需要是十分有价值的。

（2）胎儿：尽管胎儿的心率能用任何听诊器测定，但胎儿的心率和心律最好使用多普勒超声心电监护仪持续检测，这样可确保胎儿窘迫的及早发现。反映胎动的胎儿心率的不适当加快，或反映子宫收缩的胎儿心率的最后减速，都表明胎儿缺氧。

6）决定性的治疗：非怀孕患者所发生的创伤孕妇均可出现，但孕妇可出现子宫破裂。在怀孕前三个月子宫被骨盆保护，但随着妊娠时间的推移，子宫受到损伤的机会越来越大。创伤性子宫破裂会出现各种各样的临床征象。它可表现为大量的出血和休克，末梢相当细微的症状和体征也可出现。子宫破裂的放射线检查可发现胎儿的四肢伸直，异常的胎位，或腹腔内出现游离气体。怀疑子宫破裂须行剖腹探查术。胎盘与子宫壁的分离（胎盘早期剥离）是钝性创伤后胎儿死亡的主要原因。胎盘表面的25%与子宫分离可引起阴道出血和早产。大面积的胎盘剥离增加了胎儿窘迫和死亡的危险。除了阴道出血，其他的症状和体征有腹痛、子宫压痛、子宫僵直、子宫底升高以及休克。

广泛的胎盘剥离或羊水栓塞，可发生弥漫性血管内凝血，因而，可引起凝血酶原、其他凝血因子和血小板的耗竭，消耗性凝血病会很快地出现。

在受到钝性创伤伴有骨盆骨折，妊娠子宫周围大量充盈的盆腔血管可引起腹膜后大量出血。

孕妇患者的早期治疗是有效的复苏和稳定，因为胎儿的生命完全依赖于母亲的安全。在母亲满意的复苏和稳定后，应进行胎儿的监测。

请妇产科会诊，帮助胎儿所要进行的决定性治疗。

（三）老年人

通常认为年龄在65岁以上称为老年人。在美国，他们是人数增长最快的群体。

在美国，老年人占总人口的11%，大约两千六百万人。到2030年老人将超过美国人口的20%。和其他年龄组（如青春期或成人期）相比，给老年人划一个明确的界限是困难的。尽管有社会的和法定的特征，例如，能够在电影院、商店和饭店享受优惠的年龄和享受社会保证福利金的合法年龄，但是这些对医疗并无帮助。一些人在45岁，50岁或55岁就被疾病折磨（如早老性痴呆），有许许多多未知的、相互影响的原因与衰老有关。然而，一些年龄在80岁的人，他的健康、智力和体格都很好。退休对人们的健康也是一个不准确的标准，因为有越来越多的人选择提前退休，或者到退休年龄仍坚持工作。

老年人的一些具体的问题部分是因为随着年龄的增长而衰老的过程，所以年龄的增长会使所有的人苦恼。其他的问题是不同程度和在不同年龄影响着不同个体的遗传、生活方式和环境因素。

在急救中，老年人是继婴儿之后，又为急救人员提出的考验。老年人的急症和创伤的诊治原则和年轻人是有区别的。

1. **老年创伤病人的特点** 衰老引起身体结构、身体组成成分和器官系统的功能变化以及一系列特殊的问题，急救人员在救治过程中一定要有清醒的认识（表2-2-12）。心理健康的问题也可以影响老年人身体的机能状况和日常生活（ADL）。老年人的精神状况可以是引起老年疾病的主要因素。老年人也存在这许多的心理健康问题。

表2-2-12 衰老引起的变化

大脑重量↓	听力↓
深感觉↓	嗅觉和味觉↓
辨色力↓	唾液产生↓
瞳孔反应↓	食管的活动度↓
潮气量↓	心每分输出量和心率↓
肾功能↓	胃的分泌功能↓
身高降低2～3cm	身体细胞的数量↓
关节退变	皮肤弹性↓，皮肤变薄
身体的含水量↓	脂肪减少15%～30%

有一些老年人虽然年迈但很少患病，其他一些人患有慢性疾病依赖先进的医疗手段生活，后者在急救时病情会很快的恶化。

老年人容易受到疾病的侵袭和遭受创伤，他们常常伴有慢性疾病。此外，急症和创伤改变组织器官的功能的可能性更大，例如，一个老人摔伤引起股骨颈骨折可以并发肺部疾病。这些情况对所有急救人员提出了考验，特别是当老年人受到创伤时。以下危险因素使老年人的死亡率升高：超过75岁、独居、最近好友或亲属死亡、最近住过院、大小便失禁、长期卧床、心理不健康。

因为老年人比其他人群更易患危重的疾病和遭受创伤，所以在检查和治疗时，要想到可能出现许多的并发症。他们在接受治疗时需要通过急救系统，急救人员必须给予不同于年轻人的治疗。

老年人可以患有多种疾病，进行鉴别诊断时所考虑的范围要比年轻人大。由于听觉和视觉的障碍以及年迈和生理上的变化，对诊断和治疗都带来了困难，创伤引起老年人死亡常常与下列情况有关：钝性创伤（机动车相撞事故）、行人被机动车撞伤、坠落伤、穿透伤（枪弹、刀刺伤）。

由于先进的医疗技术和健康的生活方式，近几十年来，年龄大于65岁的老年人比例明显的增加。尽管年轻人发生创伤的概率大于老年人及老年急诊多在内科，但对老年人的急救数量在增加。目前创伤是导致老年人死亡的第五大原因，老年人创伤死亡人数占全部创伤死亡人数的25%。

最近，社会的发展使人们的平均寿命延长，而且人们的生活质量提高，所以，老年人的活动范围加大。因为越来越多的人长寿，以及在年老时健康状况良好，越来越多的老人外出旅游、开车以及进行持续地、积极地体育锻炼等等，这些情况都可使老年人的创伤增加。到退休的年龄许多人仍继续工作，其中有的是因为工作需要，渴望在工作中得到乐趣，或仅仅是希望有不同的经历。

随着社会的发展，使独居生活、生活在退休的团体中或生活在不同的社会福利机构中的老人数量增加，他们得不到家庭的温暖和亲人的照顾，这就暗示着发生创伤的可能性增加，如老人摔伤。

急救人员在对 65 岁以上的老人进行创伤诊断和治疗时应有特殊的计划，他们中有的是老年人，有的人虽是中年人，但身体状况较差通常也考虑为老年人。

2. 损伤机理　摔伤是引起老年人创伤死亡和致残的首要原因，在美国，大约每年因此而死亡 9 500 人。大多数摔伤的老人，都需要住院治疗。

交通事故是引起创伤死亡的第二位的原因。在交通事故中，老人的死亡率是成年人的五倍，即使在老年组中速度并不是主要的因素。

意外的创伤，如被车撞伤以及烧伤，也是老年人常见的受伤原因，这些因素可引起死亡、严重的创伤和残疾。

人能够长期的生活，主要器官——大脑、心脏、肺和肝脏需要非常健康。老龄或衰老是一个自然的生理过程，有时提到的生命转折过程从未成年就开始了，这个时候组织器官系统已经成熟，生理性成长已开始发生转折。身体渐渐失去维持生理平衡（身体内环境的相对稳定）的能力，身体机能开始衰退直到死亡。

衰老的基本过程发生在细胞水平，具体表现在解剖结构和生理功能两个方面。常常表现以下的特征：身体虚弱、智力下降、心理障碍、能量减低、慢性的和退行性疾病的出现和感觉迟钝。机体的机能下降，出现众所周知的外部表现如皮肤出现皱纹、头发的色泽和数量改变、骨关节炎和反应与反射迟缓。

衰老出现在所有的组织器官系统，在这里我们仅讨论最主要的几个方面。

（1）呼吸系统：老年人的呼吸功能下降，部分是由于胸腔的收缩和扩张无力以及气道的硬变。胸壁的僵硬与胸壁扩张能力下降和肋软骨硬化有关。这些改变使胸廓的顺应性下降。因为老年人的呼吸功能下降，老年人进行 ADL 更加困难。肺泡变小以及肺泡表面积减少，纤毛（像毛发一样从支气管内清除微粒和黏液）数量的减少使老年人更容易吸入微粒，长期暴露于含有微粒的空气中的老年人把这些物质从肺内清除很困难。肺泡表面积减少使氧气的交换量减少。

胸廓的顺应性减低的另一个因素是脊柱弯曲。伴有驼背的脊柱弯曲（见于骨质疏松）常会引起呼吸困难。这些变化影响膈肌的运动，也可以造成呼吸困难。由于老年人的胸壁僵硬，老年人更加依赖于膈肌运动进行呼吸，因此老年人对腹内压力的变化非常的敏感，仰卧位或饱餐均可以引起呼吸机能不全。肥胖也可限制膈肌的运动，特别是向心性肥胖。由于肺失去弹性，在呼气末排出减少，所以老人以较高的肺容量进行呼吸。

老年人对低氧血症的敏感性下降，引起 CO_2 在血中堆积（高碳酸血症），药物的使用（如水杨酸盐）或镇静剂可使以上情况加重，组织细胞获取氧气的能力也下降。

（2）牙齿：龋齿、牙龈病和牙齿的损伤需要进行各种各样的牙科修复。老年人的牙冠易碎以及安装的假牙牙床松动都为急救提出了一个特殊的问题，很有可能它们被吸入使气道阻塞。

有许多牙齿缺失的老人安装了全口的假牙，上腭和下颌骨的形状发生了变化，这样在通气时对选择合适的面罩造成了困难。

（3）心血管系统：心血管系统疾病是老年人最主要的死亡原因。65 岁以上的老年人 100 000 人中有超过 3 000 人死于心血管疾病。老年人最常见的心脏急诊是：急性胸痛、心律不齐、冠状动脉疾病、心包炎、胸主动脉破裂。

心血管系统的弹性十分重要，心血管根据功能需要进行收缩和舒张。随着年龄的增加，这些特性衰退，心血管进行血液运输的能力下降。由于血管平滑肌和纤维组织（胶原纤维）增加使动脉结构发生变化，血管内膜增厚。

动脉硬化是以动脉壁增厚和失去弹性为特征的一组疾病，它是由于纤维组织、脂质和矿物质的堆积引起的。

动脉硬化使血管变窄，它是由于脂质沉积在动脉内壁使动脉壁增厚。这些沉积物称作斑块，突出于血管内膜的表面使血管的内径减小，这是引起高血压的一个原因，在美国有六分之一的人患有高血压。动脉硬化使血管对激素和中枢神经系统进行收缩和舒张的反应能力下降。血液循环的降低可对任另一个危险就是冠状动脉狭窄最终梗阻导致心肌梗死。和心肌梗死有关的危险因素是吸烟、高血压、高胆固醇血症或有由于冠状动脉疾病和心肌梗死引起过早死亡的家族史。

随着年龄的增加，心肌纤维组织和心脏的大小增加（心肌肥厚）。在应激状态下，使心脏的所有功能受到影响，主要表现在心率和心输出量下降。衰老过程对心脏的主要影响是在紧急情况下心脏的反映能力下降。在急症和受到创伤时，心脏的功能是关系到复苏效果的一个因素。

即使没有明确的心脏病，随着年龄的增长也会产生某些充血性心力衰竭。老年人的心脏心率、收缩力、顺应性、瓣膜的功能和每搏输出量均下降。所有这些都可使心输出量减少，其结果是循环血容量减少、肺水肿以及血氧含量下降。

老年人创伤，有效循环血容量减少使细胞缺氧，其结果是心律不齐、急性心力衰竭或猝死。由于老年人心脏收缩对儿茶酚胺的反应能力下降，对于失血或其他原因引起的休克，交感神经防御机制进行代偿的能力明显下降。有效循环血容量减少和循环系统的应激反应能力下降造成进行性的心力衰竭，这种情况时治疗老年人的休克会出现严重的问题。因为心血管系统的顺应性降低以及时常出现右心室的"僵硬"，因此，老年人进行液体复苏时需进行非常仔细的观察。通常体内平衡调节很好的患者也要防止持续的低血压和液体的过量。

（4）神经系统：脑重量和神经细胞数量的减少会在年龄上出现个体的差异。人的一生中，脑组织重量大约在20岁时达到最重（1.4千克），80岁时脑组织的重量减少约100克。神经冲动传导的速度减慢，尽管这些结果对人们的行为和思维仅有很小的影响。反射迟缓，但没有到十分明显的程度，机体组织能够进行充分的代偿。

老年人的记忆力比年轻人要差得多，但是，一旦坚持学习，他们的记忆力就会改善。老年人总的信息量和传递信息的能力增强或维持在一定的水平，但脑力劳动和体力劳动的技能减退。60岁以上坚持学习的老年人，他们的智力、理解能力、算术运算能力、思维的流畅、经验的总结和总的知识量均增加。进行性老年性痴呆的老年人例外。

大脑正常的生理性衰老并不表明大脑患有某种疾病。但是，急救医学的全体人员认识到大脑皮层结构的减少可以引起精神上和智力上的损害，这是非常重要的。由于大脑这些变化，记忆力、性格的改变以及大脑功能其他方面的减退会引起老人的行为改变。老年人的这些变化需要进行某些方面的心理健康服务，美国大约有10%～15%的老人需要进行专业的心理健康服务。

（5）感觉系统的变化：感觉系统变化如下。

眼和耳：四分之一的老人有听力障碍，视力损害超过十分之一。男性遭受听力障碍的可能性要大。出现视力问题两性没有差别。总而言之，大约28%有听力障碍和13%有视力障碍。

视力：何年龄都可出现失明，对于老年人这个问题更加突出。进行日常生活必须有视力作保障，例如，在阅读药品说明书时，如果被错误理解，将造成可怕影响。

老年人的视觉灵敏度，辨别能力和夜间视觉减弱。这主要是全身各系统细胞更新能力出现缺陷的结果。年龄相对较轻，体内的异常分子如不能很快清除，老化过程就会出现。眼晶状体特别容易受到影响。

眼晶状体细胞不可能恢复原来的分子结构。一个重要的原因是长期暴露于紫外光线下，最后，晶状体丧失了调整厚度和曲度的能力。结果是四十岁以上的人普遍出现远视。

由于眼的结构出现各种各样的变化，所以，老年人在朦胧的光线下视物是非常困难的。眼泪分泌减少造成干眼以及刺痒，烧灼感，异物感，也不能长时间的睁眼。

白内障是指光线不能穿过晶状体。它是晶状体压缩逐渐造成不透明，就像一杯水中一滴一滴加入牛奶。光线进入乳白色的晶状体受到阻塞或歪曲造成视力模糊。

听力：老年人听力丧失是一种严重的残疾，对老年人的健康生活造成影响以及进行ADL的能力丧失。随着年龄的增长，听觉系统的所有部分都受到影响。

当集中采集病史时影响听力丧失的其他因素应当考虑到。这些因素包括遗传、新陈代谢和血管系统的变化以及其他系统的肿瘤对听力的影响和中枢神经系统。下列的因素可以影响听力：创伤、糖尿病、血管损伤、中耳疾病、气压伤、高血压、良性骨生长、动脉硬化症、耵聍的堆积。

噪声对听力的影响不是完全的清楚，但是它被认为是影响听力的一个因素，特别是男性。

耳鸣和许多疾病有关，它始终被认为是一个疾病或综合征的症状。

（6）肌肉骨骼系统：随着年龄的增长骨骼的矿物质丢失，这种情况男女之间有差异。年轻女性的骨骼要大于男性，然而，女性在闭经之后骨骼失去矿物质的速度加快，因此骨质疏松症在女性的发生率也较高。老年女性发生骨折的机会非常的大，特别是股骨颈骨折。

老年人的身高常常比年轻时要减少，随着椎间盘的变平，在20～70岁之间，身高可减少5厘米。身高减低的另一个原因是驼背，这种情况通常是由于骨质疏松引起的。

由于骨质变得更加多孔、脆性增加，脊椎的前方易发生压缩性骨折，同时胸椎变得更加弯曲，头部和肩明显前倾。如果合并有慢性阻塞性肺疾患，特别是肺气肿，因为呼吸的附属肌肉增加运动，驼背会更加明显。

骨关节炎，关节退行性变的一种形式，它是以关节僵硬、变形、肿胀和疼痛为特征。骨关节炎通常表现在手和足，特别是近侧的和远侧的指间关节和髋关节和脊柱。

由于下颌骨的骨吸收，部分是因为牙齿的缺失使面部的轮廓发生变化。特征性的面孔是嘴唇萎缩且内陷。由于软骨的持续性生长，鼻子和耳朵比早年变长。下肢的曲度增加，使上肢显得较长，尽管它的实际解剖长度没有发生变化。

随着年龄的增长，肌肉的重量减少，在30～80岁之间，减少大约30%。肌肉骨骼系统变化所造成的影响，例如，髋关节和膝关节的活动度减低，造成老年人容易摔倒。老年人的肌肉萎缩可引起影响运动的许多问题，摔倒最常见。身体的正常姿势也发生了变化，随着年龄的增长脊柱会变得更加弯曲。由于进行性的骨吸收，骨质越来越缺乏柔韧性，越来越脆，越来越容易引起骨折。由于缺乏锻炼，引起骨骼的抗力变弱以及肌肉长度减少，即使是很轻的或中度的外力，也可能会引起多部位的骨折。年龄的增长会引起关节炎的发生，关节的活动度变得更加有限。

在创伤中，所有老年人的颈椎都必须仔细地评估，由于椎管狭窄和进行性颈椎病，使老年人即使是轻微的创伤也会引起颈髓损伤。

肌肉骨骼系统的这些变化常常引起老年人看上去很有限的伤害而引起多部位的骨折。

（7）皮肤：皮肤的衰老表现在汗腺和皮脂腺的萎缩。汗腺的萎缩引起机体的体温调节能力降低，产生油脂的皮脂腺的萎缩造成皮肤干燥和脱屑。黑色素（改变皮肤和头发颜色的色素）产生的衰退引起皮肤和头发苍白。主要由于结缔组织的变化使皮肤菲薄和表现为半透明状态。皮肤变薄和变干也使机体对微生物的防护能力降低。由于皮肤的弹性丧失，皮肤出现皱纹和皱折，特别是在经常运动的肌肉，如面部的表情肌。脂肪组织的丢失使老年人出现体温过高和体温过低。

（8）肾脏功能：年龄的变化使老年人出现肾脏的过滤和分泌机能降低。使用经肾脏排泄的药物治疗时老年人的这些变化必须考虑到。由于老年人的总体健康水平降低和对创伤的应激反应能力降低，老年人通常会出现慢性肾功能的抑制。

（9）免疫系统：老年人免疫系统功能减退，细胞免疫和体液免疫的功能均降低。再加上老年人通常的营养问题使老年人容易引起感染。败血症是老年人严重创伤后期死亡的常见原因。

（10）疼痛和其他的症状：许多老年人伴有能引起持续的、慢性的、疼痛的疾病如关节炎，长期的疼痛可以引起对疼痛的耐受力增加。再加上大多数老年人对于"轻微的疼痛"难于辨别，这就造成老年人对疼痛的部位的辨别出现偏差。在检查老年人时（特别是、常常是："遍体鳞伤"的患者和对疼痛有高耐受力的患者），对于疼痛的定位以及疼痛程度的增加和疼痛范围的扩大是十分重要的。由于创伤的发生使疼痛的特征和加剧疼痛的因素发生变化，这种情况也应当考虑到。

衰老使所有的器官功能发生改变，这通常是因为细胞数量的减少。在本章节中我们仅仅描述了老年人的主要组织器官和部分的解剖结构以及生理功能的改变。老年人的急救必须对老年人的衰老过程以及它对疾病的发生率和死亡率的影响有足够的了解。

从胎儿到青春期后期，身体发生各种各样的变化，这些变化是健康的、正常的发育成熟过程。在身体成长为成人的过程中，解剖和生理的变化是积极的、有目的的生长和适应过程。从青春期到35岁，"损耗"和衰老的过程开始发生，但机体通常保持相对没有变化。35岁以后，随着年龄的增长，身体的机能发生变化。合理的医疗和牙科保健、注意健康的饮食和积极的活动、没有明显的身体健康问题可以延缓衰老的过程，但这种过程不可以避免。

衰老的过程使身体所有器官系统发生变化（可能是由于交叉结合胶原蛋白的增加、自身免疫反应、细胞分裂的自然过程或其他的原因）。

（11）慢性疾病的影响：随着年龄的增长和衰老过程的发生，机体会出现许多的医疗上的问题。尽管有一些人到年迈时没有表现出严重的疾病，有资料统计表明，老年人患有一种疾病或多种疾病的可能性很大。通常，合理的医疗保健能够控制这些状况，避免或使严重的急症复发减低到最低的程度。

但是，没有引起多次的急症发作的状况并不能减低慢性疾病对身体产生的影响。以前发生过急性心肌梗死的病人可造成永久性的心脏损害，心脏功能的减低可以影响他或她以后的生活，不仅会对心脏的功能产生影响，而且由于能引起循环系统的慢性疾病，从而影响其他主要器官的功能。

随着年龄的增长，其他的疾病或相关的疾病会发生。由于疾病之间的互相影响、互相作用，他们对身体总的影响要比每一种疾病影响的总和要大。随着疾病的进一步的发展，主要器官的功能下降，机体抵抗疾病的发生、严重的创伤或即使轻微的创伤的能力大大下降。

不管患者是儿童、中年人或老年人，当出现危及生命的状况时的紧急救治原则是相同的。老年人创伤的死亡原因和其他年龄组的死亡原因一样，但是，通常由于老年人的身体状况，他们能死于不严重的创伤以及死亡速度快于年轻人。

3.评估老年病人特别注意事项　急救人员对任何年龄的创伤患者的评估都要遵循ABCDE原则，诊断和治疗已经论及，此处不在赘述，此处仅讨论评估老年病人需要特别注意的问题。

比如，老年患者的呼吸频率每分钟低于10次/min或大于30次/min，每分钟通气量不足和需要进行辅助正压通气，这和任何年龄的成人一样。但是，也有一些检查结果的评估需考虑患者的年龄和老年人退行性变的因素，大多数成人的呼吸频率是12~20次/min不会引起人们注意，因为他有足够的每分钟通气量。但是，对于年迈的患者，由于潮气量的减少和肺功能的减低，即使呼吸频率是每分钟12~14次/min或16~20次/min也会出现每分钟通气量的不足。相反，毛细血管充盈时间延迟通常是由于老年人的有效循环血容量减少，因此缺乏急性循环血容量的变化的指标，老年人通常表现一定程度的末梢循环减少、感觉减退和四肢的循环功能减低。

有一些检查结果必须和患者发病前的情况相对照。生命体征的正常值以及通常认为正常的结果不能适用于每一个病人，老年病人会出现很大的偏差。尽管通常的生命体征正常值的范围足够可以包括大部分成年的个体，但是任何年龄都会出现超出这些范围的个体，这些变化对于老年人尤应注意。药物也可以引起这些变化。例如，一个成人的收缩压是15.96kPa（120mmHg）是正常的，但是，15.96kPa（120mmHg）的收缩压对于平时血压是19.95kPa（150mmHg）的患者来说是需要警惕的，提示有潜在的出血（或一些其他的原因），而且失代偿已经开始。这种情况没有固定的标准和体征能够和其他检查结果区分开来。但是，对于一个特殊的病人，如果对这些变化或严重的病理状况没有足够的认识或没有意识到将会产生严重的后果。

对所有的检查结果进行综合分析和对受伤的器官保持高度的怀疑不算是过分的强调。老年人的精神状况、记忆力和定位能力有很大的区别，对于重要的神经系统方面的创伤必须根据患者受伤前的状况相对照而定，除非有当事人能够描述这些状况，否则，应该怀疑有神经系统的损伤、缺氧，或两者都存在。具备辨别患者神经系统的慢性疾病和急性的变化的能力是必不可少的，在评估患者全身状况时，是防止患者目前的神经状况反应过低或反应过高的关键。但是，对于所有的病人来说，意识不清仍是一个危急的征象。

仔细地选择一些问题，来判断老年病人对时间和地点的定位能力。每周工作5天，周末休息的人，通常能够说出今天的日期。如果不能准确地说出，要怀疑有定向力障碍的某些问题。不再工作和常常生活在不再工作的一些人当中的人，他们不能判断今天是星期几或现在的月份，这不能够说明他们有定向力障碍，而是在他们的生活中缺乏"日历"的重要性。同样，不再驾车的人，就会对道路、城市的界限、地点和地图不关心，尽管能够正常的定向，但他们不能判断出目前的位置。对很久以前的往事和细节混淆不清以及不能够回忆，表明患者对事情发生以前的时间不能记忆而不是多么的健忘。同样，接二连三地叙述以前的往事，看上去对以前的事情更加的关心，这种情况时常表示一种怀旧的心理，从其中患者能够体会以前的美好时光。这种社会和心理的补偿不能当作是老年人精神状况下降的征象。

单一的创伤对全身的损害：在诊断和治疗老年病人时要注意单一的创伤对身体的影响。二十几岁的健康成人，单纯髋关节骨折很少并发影响全身的疾病。同样的损伤对于85岁的老人来说，常常会引起全身各系统的损害和威胁生命的缺氧和休克的出现。尽管大多数成人的单一部位损伤可以进行单独的考虑，但是老年人的全身机能状况下降、身体的正常防御机能下降，即使单一的损伤也会出现许多的并发症。

既往病史：对于老年人的评估要首先考虑到患者以前的病史。影响患者检查结果的身体健康状况以及对所存在疾病的了解，对于解释检查结果和判断创伤引起身体状况的紧急变化都是十分重要的。潜在的身体疾患可以是影响健康的主要原因或者是发生创伤的原因。对这些情况的判断和认识是很有必要的，需要进行额外的治疗，例如对糖尿病患者血糖的控制。当老年人驾车出现交通事故或摔伤，我们很容易设想出是因为老人视力不佳或其他状况的原因。

对于患者病情严重性和稳定性的判断必须包括对既往病史的判断，即使这些既往病史目前没有急性的发作或表现出症状。例如，一个踝关节骨折的患者，以前有不稳定性心绞痛的病史必须高度重视，这种患者应当早期、快速地转送，以防止心脏急症的发作和由于创伤使心脏病加剧和恶化。

药物：对患者用药情况的了解也是创伤评估和院前救治关键的信息，例如，患者出现心动过缓可能是目前应用了β受体阻滞剂，在这种情况下作为休克进一步发展征象的进行性的心动过速不会出现。通常由于心率进行性加快征兆的缺乏和药物对身体交感神经的正常防御机制的抑制掩盖了休克进行性恶化的程度。这些病人可以很快地进入休克的失代偿期，而没有任何的征兆。一些药物如抗高血压的药物、抗凝药物、β受体阻滞剂和降糖药物使患者对创伤和复苏的反应有很大的影响。

4.创伤评估和急诊救治中的综合因素 在创伤的评估中，有许多的因素必须考虑到。

（1）气道：老年人口腔内常常有假牙，这可以影响气道的护理。一般地说，假牙应当放置在口腔内的适当位置，这样可以维持面罩的密封性，如果没有假牙存在，就比较困难。在急救的时候部分的假牙变得松动，可以吸入和阻塞气道，这时应当把他们从口腔中清除出去。

（2）既往病史：上呼吸道和下呼吸道的病变可以影响气道的治疗。喉切除术（声音共鸣结构的部分和全部的切除）、胸部手术、脊柱侧弯都可造成呼吸困难。

（3）颈椎：必须注意对颈椎的保护，特别是多发伤的患者。老年人的颈椎的保护，不仅应用于创伤的状况下，而且在其他的急诊情况下试图保持一个开放的气道也要优先考虑。有颈椎退行性关节炎的老人在搬动其颈部时可造成颈髓的损伤。另一个值得注意的问题是不适当的意外的运动有可能造成颈动脉的闭塞，颈动脉的闭塞（供给脑组织血液的颈动脉的闭塞）可以出现意识障碍到休克的任何紧急情况。

（4）呼吸：慢性阻塞性肺疾患（COPD）在老年人群中有很高的发生率。慢性阻塞性肺疾患的患者，其中一些患者的呼吸运动的进行不是依赖血中二氧化碳的浓度而是依赖血氧的浓度。注意：对于一个COPD患者，绝对不能限制氧的供给。

肺容量：老年人的胸壁进行性僵硬，此外胸壁肌肉的力量减弱和软骨的钙化使胸廓的顺应性下降，这些和其他的变化造成肺容量的减小。这种情况下必须进行辅助呼吸。

（5）循环：老年人出血的紧急救治和年轻人没有差异，但是，当老年人的收缩压低于15.96kPa（120mmHg），要高度的怀疑有休克发生的可能性。

（6）意识水平的改变：除了影响意识水平（LOC）的常见原因外，必须考虑到老年患者的一些其他的因素，这些因素中最重要的如催眠药物的使用、兴奋剂的使用、心血管疾病如高血压药物的使用。

（7）中枢神经系统：老年人事先存在的疾病和病理情况给神经系统障碍的评估带来了困难，判断老年人的神经系统障碍是中风的结果或目前创伤和疾病的结果都是十分困难的，而且，老年人平时使用的许多的药物也会影响对中枢神经系统的评估。在任何情况下，建议使用AVPU方法对神经系统进行快速的评估。任何情况的意识水平的下降通常表明脑组织的缺氧和缺血。

5.老年患者的总体评估　在完成紧急的生命支持之后，对老年人急症的评估，下列一些重要因素必须考虑到。要花费较多的时间进行收集资料和采集病史的准备。

（1）对老年患者的评估一个重要的因素是机体的反应能力和年轻人不同，一些严重疾病的典型表现如发热、疼痛或触压痛需要较长的时间才能出现或发作，进行评估更加的困难。此外，许多药物的使用对机体造成影响，所以，在进行评估时需具体的分析个体差异。

（2）由于老年患者患有某种疾病如听力或视力的障碍，在检查时需要有比平时更多的耐心，而且要进入角色和具有同情心。不能仅仅因为和老年人交流困难就低估老年人的智力。如果患者有陪伴或亲属，可以向他们采集病史或帮助采集病史。

（3）对老年人的评估要使用不同的提问策略。在检查过程中老年患者习惯用"是的"来回答所有的问题。在检查大多数的患者时使用开放式的提问是一个有用的方法，而且有时他会提供一些有用的细节供你选择。例如，"描述一下髋关节疼痛的情况"是一种开放式的提问，下面的提问更加具体，可以帮助患者给你提供更有价值的资料，"髋关节的疼痛是剧烈的、如针刺样的还是钝痛？""疼痛的程度可分为1~5级，5代表最剧烈的疼痛，你的疼痛可定为几级？"

（4）检查老年人时，要问一些准确的、具体的问题。"你怎么了？"这样的提问可以得到许多无关的内容。如果患者有呼吸困难的病史，应该更进一步地询问呼吸困难的变化，如："走到厨房你需要休息几次？"。

（5）在得到患者的同意后，可以让患者的亲属或配偶提供有根据的、准确的病史。一些老人在没有亲属帮助下仅仅可以勉强提供一些资料。可能有某些问题困扰着老年患者，他们不愿意任何家庭成员知道这些，尽管，一些来自家庭成员的资料是十分重要的。

（6）注意患者感觉的缺失（听力、视力、嗅觉、味觉、触觉和定向力）。当出现这些情况时，要注视着患者，用双眼和患者沟通，说话的速度要放慢，且要用合适的音量，这些在采集病史时都是很重要的。

（7）理解力的变化和神经功能的紊乱对于老年人是一个严重的问题。他可以出现从神志迷乱到老年性痴呆的各种情况。这样的患者不仅和急救人员的交流有困难，而且他不能够理解或得到配合，他们十分不安和有时烦躁、脾气暴躁。

老年人不应当被看做小孩，院前的健康护理人员和急救科的专业人员通常会出现这种错误。对于急救人员的提问，好心的亲属常常作为代言人为他们所钟爱的老人积极地汇报病史，这种情况下，容易忽视临床征象和采集到来自某些人而不是患者本人的病史，因此可能会不可靠。这样不仅会增加通过第三者的印象和翻译获取不可靠、不准确的病史的危险，而且不把老年患者当作成人看待。

在获取可靠的病史，急救人员和患者建立良好的关系是很有必要的。尽管来自患者亲属，家庭护理专业人员或其他的人的信息中有重要的、额外的信息，但它不能替代来自患者本人的、原始的病史。不能因为患者的年龄或因为亲属、健康护理者提供的信息就设想患者有智力低下。急救人员应以事实为根据进行检查。

在处理老年患者对，下面的一些常用的手段也是需要牢记的。

老年患者常有许多的主诉。当评估老年患者时，即使是遭受创伤，也要清楚最主要的主诉是什么。（*代表最常出现再三重复主诉的情况）

酒精中毒*
便秘和腹泻
痴呆*
抑郁*
头晕眼花、眩晕
吞咽困难
情绪低落
疲劳和虚弱
头疼
听力丧失*
大小便失禁或排泄困难*
肌肉骨骼僵硬*
营养不良，纳差
性功能障碍
失眠*
视力障碍

物理检查：在确保 ABC 原则完成后，下面的建议对急救人员对老年人的物理检查有帮助。

注意患者的听力、视力、理解能力和活动能力的损害。

用眼神进行交流。患者可能有听力障碍，需要依靠观察你的嘴唇和面部表情来交流。

握患者的手，以感觉患者的力量、皮肤的弹性和营养、体温。

除非患者自己告诉你他的姓名，否则就要向患者提问他的姓名。避免使用这样的短语"老先生（老太太）你马上就会好的。"

减小你的声音，使患者放松而且不时地停顿一下。

使用开放式的自由式的提问："描述一下腹痛的情况，它是像……"避免这样的提问，"伤在哪儿？"因为这样你会得到受伤原因以外的许多答案。

注意观察这些情况：行为的异常和病史不相符的表现，穿着和外表，它可以帮你提供患者在哪儿、怎么受的伤；能否站立和坐下；语言是否流畅；不自主的运动、脑神经功能障碍和呼吸困难；营养状况良好、不良或消瘦。

脱水/饮食：老年患者对口渴反应减低。肾脏功能有障碍遭受创伤就会出现许多的问题。肾脏的浓缩功能下降就会造成脱水。对老年人来说尿量作为一个评价灌注的指标是不可靠的。老年人身体脂肪（15%～30%）减少和身体的水分减少。

体温调节：老年人对于外界环境的变化更加敏感，他们对外界环境变化的反应能力下降，产热和散热的能力下降。体温调节出现问题与下列因素有关：电解质的失调，如钾低、甲状腺机能不足、糖尿病饮食。其他的因素包括：基础代谢率降低、应急反应能力降低、动脉硬化、药物和酒精的影响。下列因素可引起体温升高：脑血管意外、利尿剂、抗组胺药物和抗帕金森综合征药物。下列因素可引起体温下降：代谢降低、肥胖、有效的外周血管收缩减少和营养不良。

神经系统：到70岁脑组织的重量减少10%，由于脑组织部分萎缩使硬脑膜和颅骨黏附得更加紧密，造成的结果之一就是硬膜外血肿发生率较低而硬膜下血肿的发生率较高。由于脑组织萎缩可以出现相当大的硬膜下血肿但临床征象较少。头部损伤合并有低血容量性休克可引起较高的死亡率。

肌肉骨骼系统：肌肉和骨骼的总重量减少，骨骼的脆性增加，关节退行性变和骨质疏松。即使轻微的损伤，骨折的可能性也会增大，脊柱、髋关节和肋骨骨折的危险性明显地增加。

心血管系统：心肌的变性和心脏起搏细胞减少。由于心脏和大动脉失去弹性，老年人容易发生心律不齐，β受体阻滞剂、Ca通道阻滞剂和利尿剂的使用会加重病情。心率的最大值随着年龄的增加而减小：心率的最大值=230-年龄。老年人损伤在没有肺损伤的情况下通常也会出现心输出量下降、低氧血症。作为心力储备的心脏搏动、心脏容量和心率均减少造成老年创伤患者的发病率和死亡率增加。老年病人的收缩压是15.96kPa（120mmHg），应当考虑有低血容量性休克直到被排除。

呼吸：潮气量，潮气量减少50%。脊柱的骨质疏松造成的驼背引起通气—灌流比例失调。老年人休克更容易出现低氧血症。胸廓的活动度减低，潮气量和每分钟通气量的减低具有代表性，毛细血管的氧和二氧化碳的交换减少，低氧血症进行性加重。

老年人存在的慢性疾病对于急诊疾病和创伤都有很大的影响，老年人遭受创伤有许多的因素影响着疾病发展早期的征象，可以快速地进入失代偿期而临床征象表现较少。即使单一部位的创伤也能造成快速的、全身的各系统损害，甚至可出现威胁生命的情况，所以对老年创伤患者的早期诊断、早期治疗是特别重要的。

急救人员必须仔细、小心地对老年创伤患者进行评估以防止病情的进一步的发展，老年人的创伤和存在的疾病相对于年轻的患者来说要提高警惕，不明显的、潜在的疾病可以引起严重的急症发作，老年人的病情变化常常不稳定，并且快速恶化的可能性非常大。

对于这些情况了解之后，急救人员对老年创伤患者的急救就会有把握，且能提供积极的、良好的、安全的治疗。

第三章

监 护 运 输

第一节 监 护

诸多的意外损伤，使重症伤病员病情各不相同，但其共同特点为危重、复杂、多变。因此，对重症伤病员进行系统监护是了解病情、指导治疗与护理的必要手段。

重症监护是运用先进的监护治疗仪器和先进的诊疗技术对危重病人进行连续的病情观察，并根据病情的变化随时做出正确的判断，准确无误地治疗和护理，以达到阻止病情发展、恢复受损害器官生理功能、挽救病人生命的目的。

（一）呼吸系统监护

肺部的通气、换气障碍是导致外伤重症病人死亡率增加的一个重要原因。所以，在呼吸系统监护中，保持呼吸道的通畅尤为重要。昏迷及危重呼吸困难的病人，取头后仰、抬起下颌的平卧位，舌后坠影响呼吸者可放置口咽通气道，随时吸尽气道分泌物；在循环稳定的情况下（昏迷病人除外），可取半卧位，以使膈肌下垂，改善通气换气。

1. 一般观察

（1）注意病人呼吸节律、频率、方式及呼吸音的强弱，呼吸困难程度与病人体位、病情的关系，并给予鉴别处理。

（2）注意病人神志变化。若病人出现烦躁不安、嗜睡等表现，可能为缺氧或二氧化碳潴留所致。

（3）观察皮肤色泽。若病人皮肤呈紫色、发绀或暗淡色为缺氧表现。

2. 呼吸功能监测

（1）潮气量（VT）：指平静呼吸时，一次吸入或呼出的气量。正常成人为500ml左右。当潮气量小于 3～5ml/kg 体重，需接人工通气辅助呼吸。

（2）每分通气量（VE）：指静息状态下每分钟进入肺脏的通气量。

$VE = VT \cdot f$（呼吸频率）。限制性通气障碍时，呼吸减速 VT 偏小，f 增快；阻塞性通气障碍时，呼吸相对深缓，呼气时间延长。

（3）每分肺泡的通气量（VA）：单位时间进入肺泡的气量称肺泡通气量。

临床上浅快呼吸只能增加无效腔通气，而有效肺泡通气量减少。深缓的呼吸则有利于提高肺泡通气。当肺泡通气量减少时，导致通气不足，产生缺氧和二氧化碳潴留。反之，肺泡通气量过多，则引起过度通气，肺泡氧分压增加，二氧化碳分压下降。

（4）通气血流比例（V/Q）：有效肺泡通气并不完全取决于吸入气在肺内的均匀分布，更重要的是各个肺泡通气量和流经肺泡周围毛细血管在数量上的协调。正常肺泡通气量为 4L/min，肺循环血量为 5L/min，比值为 0.8，比值增大提示肺内存在血流灌注不足，而比值减少，则表示肺泡通气不足。

（5）通气/血流失调：是外伤后肺部并发症引起缺氧的常见原因。如外伤后 ARDS、肺水肿、多发性肺栓塞等，都会出现低氧血症和呼吸性碱中毒。

（6）血液气体分析：是重症监护不可缺少的检查项目，它对诊断和治疗酸碱紊乱，判断呼吸、循环及肾脏功能不全程度有重要价值，分析项目多达 8 项，在判断结果时可主要抓住 pH、BE、$PaCO_2$ 及 PaO_2 四项。①pH 值，它反映体内酸碱平衡的综合情况，动脉血 pH 在 7.35～7.45，说明病人没有酸碱失衡，或者虽有代谢性和呼吸性酸碱失衡，但由于酸碱综合作用的结果已被代偿。若 pH 不在此范围则为失代偿。pH<7.35 是失代偿性酸中毒；pH>7.45 为失代偿性碱中毒。②BE（碱剩余），碱剩余是代谢性指标，BE<-3 为代谢性酸中毒；BE>

+3为代偿性碱中毒。临床监护中可直接引用BE计算补酸或补碱的量。③ $PaCO_2$（动脉血二氧化碳分压），正常值为4.655～5.985kPa（35～45mmHg），为呼吸性指标，主要反映酸碱平衡中的通气情况，是衡量呼吸性酸碱中毒的唯一指标。若$PaCO_2$升高，即表示有严重肺功能不全。④ PaO_2（动脉血氧分压），正常值为10.64～13.3kPa（80～100mmHg）。该指标是反映体内有没有缺氧和缺氧的程度，它比血氧饱和度的指标更灵敏，如果根据血氧饱和度判断，就会漏诊部分缺氧等。

3.人工气道护理　被置入人工气道者，如是清醒病人多不易耐受，自觉咽喉部异物感，呛咳憋气或挣扎，尤其是插管后出现的语言交流障碍，常使病人惊慌失措、急躁、恐惧，难与医护人员合作，甚至拒绝某些治疗。这种现象常使护理工作陷入被动，对此护士应给予必要解释以配合护理。

（1）固定好气管导管的位置。气管切开时，导管棉带在颈后打死结固定，松紧以能容纳2个手指为宜；经口气管插管，用胶布固定牢靠，在其通过门齿处做一标记，以便及时发现导管有无移位。

（2）插管前常规检查气囊是否完好，气囊充气容量（成人8～12ml）以充气后无漏气为度。每4小时左右放气囊一次。

（3）吸入气体充分湿化，注意保持湿化瓶及吸氧管的清洁无菌。

（4）保持切口部位的清洁、干燥，每日常规切口消毒更换敷料2～3次。气管导管内管清洁消毒2次。

（5）气管切开后24小时内应注意观察局部有无出血、渗血、血肿，有无皮下气肿、纵隔气肿及气胸。

（6）常规行口腔护理。

（7）保证气道通畅，有效吸痰，维持有效通气。

（二）循环系统监护

1.一般观察

（1）创伤性内出血的判断：是重症监护室护士监护的重要内容之一。若病人血压下降，呼吸困难，或有皮下气肿，心率增快，但无可见性的外伤大出血时，应高度怀疑有胸腔内器官损伤的可能，结合胸部叩诊、听诊，可初步判断有无胸腔积液、积气；若血压下降的同时有腹膜刺激征，应考虑有腹腔内实质性脏器损伤的可能。若腹穿抽出不凝固血液即可确诊，但穿刺阴性尚不能排除腹腔内脏器损伤，应做腹腔灌洗以明确诊断。

（2）意识观察：意识是中枢神经系统血流灌注量的直接观察指标。颅内轻度缺血、缺氧，病人表现为烦躁、胡言乱语，随着病情加重脑灌注不足时，病人表现为表情淡漠，与外界接触不良，意识模糊，甚至昏迷。

（3）血压、脉搏：创伤重症病人儿茶酚胺释出增多，可使心率和脉搏加快，周围血管收缩，故舒张压可上升，收缩压接近正常或稍高，脉压缩小。休克病人则因心每搏输出量明显减少，血压降低，脉搏细弱。通常血压低于16.65/10.56kPa（80/50mmHg），脉压<2.66kPa（20mmHg），且伴有毛细血管灌流量减少的表现，证明心排血量减少。

（4）皮肤色泽：是反映外周循环状态的基础指标。长时期的微循环不足，可使病人口唇、甲床发绀，皮肤色泽黯淡。

（5）体温：当体表温度与口腔温度相差较大时，多为微循环容量不足或淤滞现象。

（6）尿量：创伤性休克初期，肾血流量减少，反射性引起肾小动脉收缩，肾小球滤过率下降。加之抗利尿激素及醛固酮释放增加，尿量减少，有时甚至无尿。在排除了肾性和肾后性原因以外的少尿，每小时尿量少于30ml，则表示组织灌注不足。

2.临床监测

（1）心电监测：是创伤危重病人常规监护，它可直接而且连续地观察到心率及心律的变化，及时了解病人的心电活动情况。护士必须掌握心电图知识，了解心脏本身疾患可造成心电波异常，其他原因也可造成心电图的改变，如酸碱失衡、电解质紊乱、低血压、儿茶酚胺过多等。

（2）中心静脉压（CVP）监测：CVP是血容量、血管张力、胸腔内压及心功能等多因素的反映，其正常值为0.5～1.2kPa（5～12cmH₂O）。一般认为CVP低于0.5kPa（5cmH₂O）提示血容量不足；若高于1.2kPa（12cmH₂O）提示输液要慎重。然而CVP不反映左心压力，而且受多种因素的影响，胸腔内压力、中心静脉流量、监测零点的位置都对其压力值有影响，故CVP应和其他监测指标、临床表现结合起来综合分析，以提供准确的资料。

（3）Swan-Ganz漂浮导管监测：对重症创伤病人通过插入Swan-Ganz导管测定心排血量、每搏输出量、肺动脉压、毛细血管楔压，可全面了解血流动力学变化。这对分析判断影响循环功能的几个主要因素如血容量、外周血管阻力、心脏功能状况具有重要价值。

（三）泌尿系统监护

肾脏是人体的重要排泄器官，对调节体内水电解质、酸碱平衡功能，维持人体内环境的稳定起着重要作用。对肾脏功能的监测是了解肾脏疾病发生、发展及治疗措施、治疗效果必不可少的。

1.尿量　是估计肾血流量和肾排泄功能的有效指标。重症病人应记录每小时尿量和24小时尿量。如每小时尿量少于30ml，应考虑肾血流灌注不良；当液体量补足的情况下，尿量并不改善，应考虑肾功能损害存在。24小时尿量少于400ml称为少尿，少于100ml称为无尿。

2.尿液的浓度与稀释　是肾小管对水和钠等溶质的重吸收能力。临床判定指标为尿比重和尿渗透压。

（1）尿比重：即单位体积尿的重量。正常情况下，昼夜尿量比为3～4：1，比重为1.003～1.025。当肾功能受损时，昼夜尿量比<3：1，最高尿比重低于1.018，比重差<0.008，严重肾损害时，尿比重固定在1.010左右。

（2）血、尿渗透压比值：尿液的浓缩和稀释能力主要靠体液的渗透压变化来调节。血渗透压正常值为280～320mmol/L，尿渗透压正常值为600～1 000mmol/L。尿、血渗透压比值为2.50±0.8。当功能性肾衰竭时，尿渗透压大于正常，尿、血渗透压比值>1.4；急性肾衰竭时，尿、血渗透压相近，两者比值<1.1。

3.内生肌酐清除率　内生肌酐主要是从肾小球滤过排泄。正常值为（128±15）L/24h，或（90±10）ml/min。50～80 ml/min为轻度肾功能损害；20～50 ml/min为中度损害；<10 ml/min为重度损害。

4.尿液生化检验　主要是血尿素氮和肌酐。尿素氮为蛋白质代谢产物，正常值是3.2～6.3mmol/L。主要监测肾小球的过滤功能，当肾功能不全时，尿素氮不能正常排泄，而数值增高。肌酐为肌肉组织的代谢产物，正常值为88.4～176.8mmol/L，肾脏功能的损害将导致肌酐明显增高。

（四）中枢神经系统监护

颅脑受损的伤员病情变化快而复杂，因此，严密细致的病情观察是预防头颅伤后脑的继发性损伤和早期判断颅压增高的关键。凡有如下征象之一者常提示颅内压增高。

（1）清醒病人出现意识障碍或原有的意识障碍加重。

（2）一侧瞳孔进行性散大，对光反射迟钝或消失。

（3）瞳孔散大对侧肢体发生偏瘫。

（4）血压升高，呼吸变慢，脉搏慢而宏大有力。

（5）颅内压增高超过2.0kPa。

一经发现上述征象之一，应迅速做出处理并通知医生施行手术治疗。

（五）液体平衡监护

创伤病人需准确记录每日的出入量，以指导临床补液和了解心功能及改善循环。重症病人应记录每小时尿量和24小时总尿量。出量包括尿量、呕吐物、伤口渗出量、引流量（各种导管引流的量）、粪量及汗液评估量。入量包括静脉输入液量，进饮、进食量。

（六）创伤病人的心理护理

创伤往往是突如其来发生，由于其意外性和突然性，病人缺乏心理准备，这种急剧的变化使其心理状况受到极大的冲击，从而导致了一系列的心理问题，影响病人的抢救治疗。所以要求护理人员给病人以有的放矢的心理帮助和支持。

1."类休克状态"的心理帮助　大多数受意外创伤的病人，首先表现出意外的镇静，具体表现为既不呻吟，也不主诉，表情淡漠、麻木、呆板、不知所措，当与之交谈时，反应很冷淡，这就是急性心理创伤后的"类休克状态"。此时护理人员应用镇定的动作和语言稳定病人情绪，态度应热情持重，护理操作要熟练、迅速、有条不紊。病室光线应充足柔和，空气新鲜。环境应安静、整洁，各种治疗抢救设施应放置有序，使病人产生安全信赖感。

2."中期焦虑"的心理帮助　"类休克状态"过去以后，病人开始意识到自己的健康受到了摧残，面临着毁容、伤残的危险，因此产生极度的焦虑。此时护理人员应将病人的病情、预后、诊治过程以及康复过程，主管医生、护士的技术水平都给以必要的解说，多谈积极的一面，并可让同种伤情已痊愈的病人现身说法，以稳定其情绪、减少焦虑。在进行心理护理的同时，可配合一些抗焦虑的药物，以助病人情绪安宁。

3.给创伤者精神的置换与升华　创伤后卧床

或独自面对其伤残的肢体，难免不产生自哀、自怜、寂寞悲凉的情绪。此时护理人员可与其讨论人生价值、生存的意义、理想、信仰等，用一些模范人物的行动感召病人，使其认识到"家庭离不开我，工作岗位离不开我，社会离不开我"。并可让其听一些有益的广播音乐，以转移其注意力。恢复病人的自信心，消除自卑和心理上的孤独寂寞，使病人的精神从中得到置换与升华。

第二节 后送转运

重大灾害发生后，伤员多、伤情复杂，就地留治，吃、住、医方面都有许多难以克服的困难，急需要通过不同运输手段，将伤员分散到外地进行专科治疗。

（一）伤员后送的组织领导

1.建立伤员后送指挥组　为保证伤员的转运安全有序，在抗震救灾指挥部统一领导下，救灾运输领导小组和震灾医学救援领导小组，要共同协商，成立灾区伤员转运后送指挥组。

下设汽车后送调度站、铁路后送组、空运后送组、海运后送组。每个后送组都由指挥组、交通运输、医疗救护、搬运、生活保障人员组成，相互协作，各负其责，做到快速、安全转运伤员。

后送组的具体任务是：安排伤员去向，与接收单位协商安置伤员数量和到达时间；确定向周边地区和邻近省区转运伤员的伤情标准和数量；联系运输工具和乘坐不同运输工具的伤员数量；做好伤员后送前的准备和组织伤员上车、登机；及时向指挥部报告伤员后送情况（图2-3-1）。

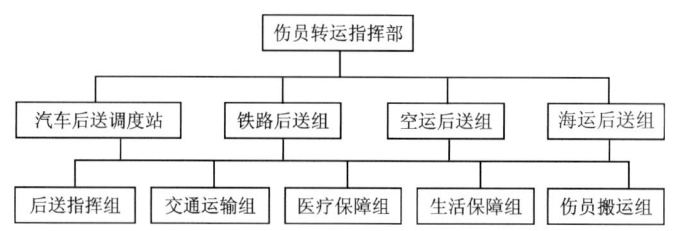

图2-3-1　伤员后送组织体系示意图

2.建立中转医疗所　中转医疗所是震区伤员后送的枢纽。在震区或震区附近的火车站、飞机场，视伤员数量可设一个或几个中转医疗所，它通常由一个医院或医疗队组成，并配属军工或民工担架队。

中转医疗所的任务是：安排过往伤员食宿；对伤员进行必要的急救，如纠正不正确的包扎、止血、固定，对危重伤进行救护；补填医疗文件；确定伤员转运次序，组织伤员换乘运输工具。

3.组建护送医疗分队　为保障伤员在后送中的安全和必要的急救治疗，不论远距离后送，还是近距离后送，都应有相应的医疗分队护送。护送医疗分队，可分为汽车、飞机、列车护送组。护送组或护送人数，可根据伤员人数确定。

护送分队的主要任务，一是对途中伤员进行观察，及时发现伤员有无异常情况；二是对伤员进行必要的急救和治疗；三是向接收单位介绍伤员的伤情，移交医护文书。

4.后送要求　伤病员后送的基本要求是迅速、安全。只有将伤病员迅速地送到上一级救治机构，才能使他们尽快获得进一步的救治。拖延时间会影响救治效果，甚至造成不良后果。同时，要保证伤病员的安全，不能在后送途中使伤病员的病情恶化或途中死亡。

1）确保伤员后送安全

（1）严格掌握后送指征：为确保伤员安全后送，必须规定后送指征、后送禁忌证，这样才能统一后送标准，明确后送责任，避免后送事故的发生。各级救治机构战时都要严格掌握后送指征与后送禁忌证。伤员后送前，应进行后送复查，严格把好后送关。如果伤病员存在随时危及生命的严重伤情，由于输送途中医疗救护条件有限，加上路途颠簸，反而加重伤情，甚至危及生命。制定伤员后送禁忌证的标准，目的是减少伤员后送时死亡，降低伤残和死亡率。因此，决定伤员后送必须以伤员的伤情稳定和途中保证无意外发生为前提。

伤员转运后送的基本条件如下：后送途中无生命危险者；经初步急救后伤情稳定者；有活动性出血者已行有效的止血、包扎；有骨折者已行妥善的固定；虽不完全具备后送指征，但现场急救条件有限，无法对伤员进行有效救治可在严密监护下紧急转运。

禁忌后送的标准如下：活动性大出血者，或经现场止血仍不彻底者；休克未得到纠正或途中可能发生休克者；四肢骨折未经固定，或虽经固定，但固定肢体末梢血液循环不良者；颅脑伤伤情深昏迷，或因颅内血肿、脑水肿等使颅内压增加，有发生脑疝可能者；颈椎损伤伴高位截瘫，且伴高热和呼吸功能障碍，尚未经适当急救而途中可能会使病情恶化死亡者；呼吸道梗阻，已造成极度呼吸困难或窒息尚未解除者；胸部伤伴大量血气胸，胸腔内继续出血或漏气，伤情继续恶化者，或开放性气胸伤口未封闭包扎，或因张力性气胸胸腔内压力未解除者；途中无医疗监护或未与接诊医院取得联系者。

（2）做好后送准备工作：对确定好后送的伤员，要做好后送前的医疗处置。除了检查规定的医疗措施执行情况，发现的问题予以补充或纠正外，还要采取某些必要的预防措施。

（3）做好后送途中的观察和护理：后送大批伤员或危重伤员时，应指派专门的医护人员携带急救的药材和器械护送。后送途中，要随时观察伤病员情况，特别注意有无休克、窒息和大出血发生，并及时给予急救。途中要防止冻伤或中暑的发生。

（4）选择好合适的运输工具：可减少颠簸和发生机械性外伤。如骨折的伤员要把担架固定牢固，胸部创伤的伤员要采取仰卧或侧卧位等。

2）争取时间，迅速后送

（1）不因等待运输工具而耽误时间：要准备充足的专用后送运力并适时派出使用。为此，救援前要根据伤员预计，多方筹措，周密安排运力；救援过程中要及时了解情况，适时派出和调整运力。

（2）不因等待伤员而耽误时间：车辆一到，迅速组织伤员上（下）车，缩短车辆停留时间。要求救治机构停车场地要构筑上（下）车台阶，或备有车梯；熟练掌握搬运和安置伤员的程序、方法；预先做好伤员后送准备工作。使用空运后送，要事先选好飞机降落场地，规定联络信号。

改善运输的组织方法：提高运输效率。

酌情空运和越级后送：对急、重伤员力争使用空军后送。对核武器、化学武器杀伤区的大批伤员可施行越级后送。

（二）后送运输工具

1.担架　是抬运卧姿伤员的专用工具，主要分为3类：制式担架、特种担架和简易担架。担架目前仍是紧急救援使用最为广泛的后送工具。优点是舒适平稳，简单便利，受天气道路影响较小，适用于各类重伤员的运输。缺点是用人多、速度慢、容量少。担架最适用于火线、杀伤区、连营间和各级救治机构内部搬运伤员。各国军队都在对担架进行研究和改进，并不断出现新的担架种类。

2.汽车　汽车是我军使用最广泛的后送工具，包括救护车和普通汽车。救护车又分小型、中型、大型3种。其优点是速度快、载量大，受气候影响小，前方后方、长途短途均可使用。救护车还有防风雨、防暑、防震和急救设备。缺点是要求道路条件高，震动对伤员影响较大。汽车适用于各级伤员后送。

3.火车　包括制式卫生列车和临时编组（普通客车、改装的货车）的卫生列车。随车编有列车医疗队和包乘组。其优点是卫生列车容量大，速度快，设备好，震动影响小，伤员比较舒适。可随时对伤员实施急救和治疗。适用于大批伤员远距离后送。缺点是目标大，受道路限制，一般只用于战役后方和战略后方地域转运伤员。

4.船只　是指水上后送伤员，并能在航行中施行救治的专用船只。一般按水域范围分为海上卫生运输船舶和内河卫生运输船。内河航行平稳舒适，航行中可进行救治和饮食，但受航道限制，航速较慢。海上航行颠簸大，受气象影响，两船之间伤员换乘困难。

5.空运后送工具　空运后送工具是当代伤员快速后送的现代化工具，包括直升机、客机和运输机。它们的优点是速度快、平稳、震动小，不受道路、地形的影响，可减少后送阶梯，空运途中可进行救治。不仅用于后主地域（包括越洋空运后送），而且可直接用于前方战场地区，形成前后衔接的空运后送体系。

(三)伤员后送护理

1. 担架护理

（1）伤员在担架上一般取平卧位。胸部伤呼吸困难的伤员取半卧位；颅脑伤、颌面伤及全麻未醒的伤员应使头转向一侧，以防舌后缩引起窒息；昏迷伤员可采取侧、俯卧位；颈椎骨折伤员应当取仰卧位，在颌下放一小枕，头部用软垫或沙袋固定两侧防止左右摇摆；胸腰椎骨折使用硬板担架，仰卧位，在胸腰部用小垫或衣服垫起，没有硬板担架使用软担架时，以俯卧位后送为宜。伤员使用担架后送时，应当系好伤员固定带。

（2）寒冷条件下伤员后送应当注意保暖，被内可置热水袋或化学产热带，但须防止烫伤。雨季应当防止淋湿伤员，炎热条件下设法不使伤员受到日晒，防止中暑。伤员运送过程中应当做好安全工作。

（3）担架后送伤员时，应当头在后、足在前，注意观察伤员的面部表情、脸色及呼吸。抬担架行走要平稳，防止颠簸。上下坡时应当特别注意不使担架过于倾斜。运送带有输液管和各种引流管的伤员时，管道必须固定良好，保持通畅。对烦躁不安的伤员，可用布带适当约束手足，伤员在后送途中，每2小时翻身1次。

（4）将伤员抬下担架时搬运者的手臂应当从伤员身下伸到对侧，先将伤员上抬，使伤员离开担架，再移至床上，不得将伤员拖下担架，防止造成皮肤擦伤。

2. 卫生车辆后送

（1）严格按照伤员后送指征，对伤员进行后送前的逐个检查。对休克未纠正、生命体征不稳定、较大出血未止、急性呼吸困难未解除的危重伤员，一般暂缓后送，留治观察。对短期可治愈的轻伤员按规定在灾害现场救治机构留治。

（2）做好后送车辆准备，对后送伤员的汽车和列车车厢进行统一编号，规定载运伤员的人数，备好各种物资、医学急救器材、药物、护理用具和医学文件等。

（3）做好伤员上车前的治疗和护理，根据伤员的伤势和受伤部位，以及有无晕车史，遵医嘱给予止痛、止血、镇静或者抗感染药物。长距离运送时，原则上不准扎止血带后送，应当尽量改为加压包扎或结扎止血。夹闭某些治疗管道，妥善固定。协助伤员换衣服、饮水、进食、解大小便等。

（4）按先重后轻的顺序组织好伤员上车。将出血、骨折、截瘫、昏迷等重伤员安排在下铺。每台车或每节车厢上可安排1~2名轻伤员，在途中协助医务人员观察重伤员。

（5）根据伤员的伤情选择后送适宜体位。胸部伤伤员无论手术与否均取半卧位；有呼吸困难时，可在吸氧条件下采取半卧位；昏迷或有窒息危险的伤员，取平卧位，头偏向一侧；长骨骨折伤员应当将伤肢放在合适的位置，两侧固定牢靠。重伤员每2小时翻身一次，预防压疮。

（6）途中采用看、摸、听的方法严密观察病情：看伤员的脸色、表情、姿势、呼吸、创口、指（趾）端颜色、瞳孔；摸伤员的头部、指（趾）端温度和湿度、脉搏、绷带及包扎物松紧度、腹肌紧张度及有无压痛；听伤员有无呻吟、异常声响，对于过于安静的伤员，应当引起高度重视。

（7）运送途中需要继续观察输液的伤员，采用塑料袋装液体，注意固定和观察。加强各种管道的护理，保持通畅，经常观察引流液的性质、量和颜色，发现问题及时处理。注意伤员安全，防止坠床。

（8）到达接收地点，危重伤员优先下车进行抢救。伤员下车完毕，对车厢逐个检查，防止遗漏伤员或物品。交清伤员总数、重伤员病情和需要做紧急处理的伤员，交换担架、被服等，办理交接手续。做好车厢清洁消毒，整理更换药品、器材、被服等。

3. 卫生船后送

1）伤员的搬运与换乘

（1）搬运：危重伤员使用海军担架吊、推、拉或通过扶梯时，应用担架固定件将伤员固定好，预防二次损伤；从较深部的住舱、机舱或舱口较小的舱室将伤员搬到舱面，可用吊带、吊兜吊运伤员。

（2）两舱船之间伤员换乘：根据情况选用舷桥换乘、舷吊换乘、高架索传递、马尼拉索传递等方法，也可以利用救生艇、救生筏、充气船等中介工具进行乘换。

2）协助医生进行分类检伤，登记编号，合理安排舱位。重伤员宜安排在机器震动小的船中上层的舱室内，轻伤可安排在船首、尾舱室内。根据分类标志，按先重后轻的顺序，由护士引导进入舱位，骨盆伤、脊柱伤伤员应当选择与船体纵轴方向垂直的床位。伤员上船完毕，清点人数。

3）危重伤员体位

（1）休克、昏迷伤员采用25～30cm宽的固定带将胸部、髋部、膝部固定于床上，注意松紧适宜。休克伤员抬高头胸部10～20度，抬高双下肢30度。昏迷伤员去枕平卧，头偏向一侧，头与床头间横置枕头。

（2）气管切开、气管插管伤员使用头颈部固定装置或头颈两侧放置沙袋枕固定。

（3）手术伤员用固定带将伤员、术者身体分别固定于手术床上，形成床—伤员—术者同步摇晃。

（4）胸、腹部创伤及手术后伤员取半坐位，床头靠背架抬高30～60度，床尾抬高15～30度，或用大单包裹枕芯放在两膝下，将大单两端固定于床缘处，伤员下肢屈曲，必要时用大单叠至30cm宽将胸部固定于床的靠背架上。

4）卫生运输船航行前遵医嘱给予止痛药、止血药或镇静药，防止休克和晕船的发生。伤员若携带输液、给氧、胸腹腔引流管等，上船前再次检查管道是否固定牢固。

5）护理人员在船上应当保持自身稳定。当船体横摇时，面向船头或船尾站立，两脚左右分开同肩宽；当船体纵摇时，面向船左右舷，两脚左右分开同肩宽。船体摇摆大时，应当取下蹲弯腰姿势，尽量使身体重心降低，或抓持固定桌椅等支撑物，两脚左右分开同肩宽，扩大身体支撑面。单腿半跪位时，非跪下肢蹬踩在舱底螺帽、钢板焊缝处着力；双膝分开跪地时，双肘或单肘支撑床面，形成多点支撑，保持身体稳定。

6）船上护理工作注意事项

（1）舰船摇摆度大、震动强时，避免口腔测体温，有条件使用电子测温表测量体温。测量脉搏时将烧伤伤员上肢抬起，采用悬空法测量脉搏。观察呼吸次数可用棉絮贴于伤员鼻翼或鼻尖上。心脏听诊时伤员取左侧卧位或身体前倾，听诊器头重压听诊区仔细倾听。

（2）测量血压使用表式血压计或者电子血压计。表式血压计测量血压听诊困难时，可用触摸法，袖袋充气的同时用手触摸肱动脉，动脉搏动消失后继续充气使指针摆高2.66～3.99kPa（20～30mmHg），缓慢放气，出现动脉搏动时即为收缩压，仔细观察压力表指针摆的变化估计舒张压。此法测量收缩压比听诊法低0.665～0.93kPa（5～7mmHg）。测量血压时，伤员肢体下垫软海绵垫。

（3）静脉输液采用软包装液体密封式输液，输液管长120cm为宜，墨菲滴管内的液平面2.5cm左右。穿刺进针方向宜与血管平行，不宜斜刺，持针手的第四、五指尖或持针手的小鱼际肌于伤员穿刺部位下部支撑牢靠，待船体摇摆相对平稳期，迅速进针，穿刺成功后，针头继续前行一段，随后另一手拇指即刻压住穿刺点前方针体，迅速固定针头。

（4）手术操作时，器械护士在腰带上增设挂钩或尼龙搭扣与手术床边固定，或设有围腰栏与手术床栏固定。穿针引线时宜采用坐位，双足支撑地面，两肘依托在手术床上，保持身体相对稳定。

7）组织伤员离船时清点人数，伤员编组，讲明离船注意事项与要求：尽量采用多通道平等法组织伤员离船，先重后轻，设安全员保护，防止伤员落水。交接伤员的总数、重伤员的伤情、伤员随身物品、医学用品及医学文件等，同时交换担架、被服，办理交接手续。伤员离船后，各舱室进行通风消毒，补充药品、器材，整理更换被服等。

4.空运后送

1）空运前应当对伤病进行下列处理：

（1）创伤性休克：配合医生明确失血原因，切实控制失血，并充分进行抗休克治疗，血红蛋白含量保持在70g/L上。

（2）颅脑损伤：开放性颅脑损伤应当妥善清创、止血、包扎伤口，无清创条件或需要紧急空运者，妥善包扎伤口，控制活动性出血，保持呼吸道通畅及良好的静脉通道。严重脑挫裂伤、脑水肿需要紧急空运者，配合医生做好颅腔减压术。深昏迷、痰多或有舌后坠的伤员，配合医生做气管切开，气管套管外气囊不用空气改用盐水充填。颅骨牵引（含其他骨牵引），用弹簧秤型弹力机械牵引装置。

（3）颌面颈部损伤：妥善止血，固定骨折，防止血肿形成或有骨折松脱梗阻呼吸道。上、下颌骨骨折性颌间固定者，预防晕机呕吐，常规于空运半小时肌注药物，必要时可重复使用。

（4）脊柱脊髓损伤：妥善固定脊柱，颈椎骨折或脱位的伤员选用各种固定方法保持颈椎稳定。高位截瘫伴呼吸困难时做气管切开，易受压部位垫软垫或海绵圈。

（5）气胸：单纯少量气胸，肺压缩不超过30%，无呼吸困难和发绀等症状，飞行高度在2 000～2 500m以下无需特殊处理；中等以上气胸或张力性气胸，空运前应当反复胸穿抽气，或做好胸腔闭式引流，使气体减少到最低限度，或气体完全吸收，保持肺的膨胀状态；带胸腔闭式引流，采用活瓣式引流装置，或牢固结扎或夹闭引流管。

（6）腹部伤：腹腔实质脏器损伤应当可靠止血，纠正休克，保持生命体征稳定。空腔脏器伤行修补和吻合术后，应当待肠道排空后空运。常规加压包扎腹部，胃肠负压引流。结肠造口术后，应当备较大的造口袋。

（7）骨盆、四肢：骨盆骨折应当积极控制出血，纠正休克，妥善固定导尿管。四肢骨折，以石膏托及小夹板固定为宜，避免采用管型石膏。

（8）烧伤：大面积烧伤早期，积极纠正休克，建立良好的静脉通道并可靠固定，常规留置导尿管，伴呼吸道烧伤应当做气管切开。

（9）血管伤：已行血管修补或吻合术者，应当用石膏托固定伤肢，做好详细记录，并备好止血带。紧急空运使用止血带控制出血者，应当醒目标明上止血带的时间，并开通良好的静脉通道。

（10）呼吸麻痹及心脏病：呼吸麻痹的伤员应用呼吸器辅助呼吸。对于心脏病伤员，控制心衰及心律失常，备好心电监护设备及急救药品，选择有增压密闭舱的飞机后送，飞行高度以不超过2 000～2 500m为宜。

2）空运前1～2小时让伤员进少量食物，排空大、小便，对有晕车、晕机史的伤员于空运前30～60分钟给予药物预防。清点伤员的个人物品并妥善包装，做好标记，准备好详细的伤情报告资料。

3）登机的顺序为先重后轻、先担架后步行伤员。一般轻伤员安置在上层，重点伤员在中、下层。需要输液的安置在靠机尾和下层。伤员的头朝向机头方向，脚朝向机尾方向，妥善固定担架。

4）伤病员空运途中机上护理应当符合下列要求：

（1）伤病观察：主要观察瞳孔、体温、脉搏、呼吸、血压、伤部状况等。观察意识可采用刺激的方法，如刺痛、压眶、捏胸肌等，通过精神状态、面部表情和对周围环境及刺激的反应等进行判断。噪声大时，可以借助询问牌和伤员交流。用电子血压计或表式血压计测量血压，必要时可以触摸法测量血压。检查创口包扎敷料，以及渗出物性质和量。骨折伤员观察周围固定肢体血液循环和疼痛情况，骨盆及脊柱骨折行髋"人"字石膏或石膏背心固定者，检查腹部创伤情况、有无呼吸困难及皮肤受压。

（2）协助伤情处理：呕吐误吸导致急性呼吸道梗阻者，立即吸出异物或行环甲膜穿刺或气管插管，必要时行气管切开；脑疝形成者，快速静脉用药降低颅内压、吸氧，协助医生松解头部绷带或拆除切口缝线；腹腔胀气者，胃肠持续负压吸引或肛管排气；血、气胸进行性加重者，协助医生胸腔排液、排气；石膏固定伤员出现在筋膜间隙综合征，进行脱水、止痛治疗，协助医生行筋膜切开术。

（3）护理操作：机上进行静脉穿刺时，尽量选择在飞行平稳时，避开关节部位，挑选走向平直血管，采取手腕与输液肢体紧贴方式进行穿刺。肌肉注射可采用二次进针方法，即针尖近距离垂直对准注射部位，绷紧皮肤，稍快进入皮下，再快速进入肌肉。

（4）体位：坐位伤员尽量使其背部支撑靠背或软物，椅凳高度合适，防止双脚悬空或过分屈曲；担架伤员防止骶部和四肢骨隆起部位受压或碰撞；四肢骨折及血管受伤者，适当抬高患肢；伤员有晕机反应时，尽量取平卧位，头部靠软枕固定并闭目，耳塞棉花或戴耳罩、耳塞，减轻震动及声、光刺激等。

（5）固定管道，保持通畅：静脉输液通道妥善固定，避免大幅度晃动，防止输入空气；导尿管堵塞时，及时用无菌生理盐水冲洗；胃肠减压管可靠固定，保持引流通畅、有效；胸腔引流管防止受压、扭曲或脱出，对已行夹闭的普通闭式引流管，检查夹闭是否严密、可靠；腹腔引流管及各种伤口、伤道引流管，应保持管道通畅，防止管道受压、扭曲、堵塞和脱落。

（6）饮水瓶尽量选择带嘴的塑料瓶；卧位员饮水应当用吸管或有医务人员协助，防止误吸和饮水泼洒。

（7）为呕吐伤员准备纸袋或容器，所有排泄物及呕吐物均应及时用污物袋收集并结扎污物袋口，或置于盛排泄物的盆、桶内，加盖后集中存放在远离伤员的地方。

5）接收单位组织人员、车辆，于飞机着陆前半小时到达机场，做好接收伤员准备。飞机着陆后，办理交接手续，组织伤员离机，交接伤员的人数、危重伤员伤情和医学文书等，并交换担架、被服。

6）伤员离机后对机舱进地彻底清扫，必要时对飞机进行消毒。机上消毒应当采取高效、快速、安全和使用方便的能杀灭化脓性细菌和厌氧芽孢菌的消毒剂。重点消毒担架、被服和机舱空气。运送传染病伤员后，机舱内使用强氧化离子水喷雾消毒，然后通风，或用 40~80ml/m² 的 0.5%~1.0%过氧乙酸进行喷雾消毒，并密闭舱门 30 分钟。消毒后清点药材、物品，补充消耗。

（四）后送方式

根据后送伤员的责任分工和分配使用运输工具的保障环节不同，将伤病员后送方式区分为前接和后转两种方式。

1.前接　前接是指由上级救治机构派出运力，接回下级救治机构的伤病员。优点是上级掌握可使上级机构掌握全局和伤员后送的主动性，更合理地使用运力，避免忙闲不均，以提高运输工具的使用效率，便于控制预备运力，以应付意外情况。缺点是当上下级通信联络不通畅时，影响下级伤员及时后送。此种方法多在战况比较稳定，上下级联络通畅，伤病员较多而运力又不够充分的情况下采用。前接又分逐级前接和越级前接。

（1）逐级前接：是通常采用的前接方式，即按建制由上一级救治机构到下一级接回伤病员。

（2）越级前接：是指越过下一级或两级救治机构接回伤病员。一般空运后送时常越级前接，在下级救治机构无力前接或即将准备转移时采用。

2.后转　后转指下一级用掌握的运力，将伤员送至上级救治机构。优点是使伤病员的后送及时、主动。缺点是由于运力分散使用，可能出现忙闲不均，应付意外情况困难。所以后转多在战况不稳定，部队机动性大，伤病员数量较少时采用。后转也分为逐级后转和越级后转。

（1）逐级后转：指将伤病员逐级送到上一级救治机构。

（2）越级后转：指将伤病员越过上一级或两级送达救治机构。通常在上一级救治机构无力收容，准备转移或后送道路被封锁破坏，以及因配置不便等情况时采用。

我军未来作战，伤病员后送通常采取"以逐级前接为主，前接与后转相结合"的原则。但根据需要，也可采取越级前接或越级后转，特殊情况下还可向友邻部队送伤员。战时主要作战方向部队应加强一定数量的运力，使其掌握后送主动权。

（五）后送文书

医疗后送文书是战时用来记载和传递伤员负伤情况和救治经过，并随伤病员后送而携带的医疗文件。第一次世界大战以来，各国军队都很重视医疗后送文书的作用，规定了各自的伤票和病历格式。我军在解放战争中开始使用伤票，抗美援朝战争中志愿军普遍使用伤票和野战病历。我军目前使用的医疗后送文书有：战时伤病员登记簿、伤票、野战病历、后送文件袋。医疗后送文书不仅是分级救治中传递信息、实施继承性救治的依据，也是战后总结经验和进行军事医学研究的重要资料。各级救治机构应认真填写。此外，根据国内外经验，师团卫勤领导应提倡填写战斗卫勤日志。

（1）伤票：伤票是伤病员随身携带的卡片，也是战时最主要的医疗文书，并随伤员转送。伤票主要记载伤员负伤时间、地点、伤部、伤类、伤型、伤情、伤势、诊断、救治措施和后送事项等内容，填好后装入后送袋随伤员后送。我军规定，伤票由团（或相当于团）救护所开始填写，核武器、化学武器伤员由早期救治机构（师）开始填写。以后的救治机构补填伤票或充实其内容，最后的救治机构应将伤票妥善保管。伤票及其存根均应在战争结束后，由团及团级以上救治机构将伤票做出统计的，将有关数据逐级汇总上报，再将伤票逐级上交至军区（海军、空军）卫生部。伤票样式、规格及其内容由最高卫勤领导机关制定。各级救治机构，战前要认真组织卫生人员学习填写伤票须知，以便正确填写和使用伤票。

（2）病历：病历是战时救治机构扼要记载伤病情况和救治经过，并随伤病员转送的医疗文书之一，由病历首页、体温脉搏记录、伤病情变化及其处理记录、手术和麻醉记录及其存根组成。中国人民解放军规定：野战病历从师（相当于师）救护所开始填写，师以后各级救治机构补填或充实其内容。每个住院伤病员（包括暂时不能后送的重伤员及留治的轻伤员），均要建立野战病历。对只是后送通过的伤病员，不填写野战病历，只将所进行的处置填入伤票背面"团以后各中转医疗救护单位处置记录栏"内即可。野战病历对伤、病情变化及其处置做简明扼要的记录，字迹要清楚，军医每次记录后均需签名。当伤病员后送时需在末次记录后写上医院番号，并在下边划一横线，以便以后救治机构接着填写。伤病员后送时，将野战病历和伤票装入后送袋内，随伤病员一起后送，由最终救治机构保存。战后整理装订逐级上交军区（海军、空军）卫生部保存。

（3）后送文件袋：用于装伤票、野战病历和记载后送途中对伤员注意事项的纸袋（简称后送袋），是战时医疗后送文件之一，后送袋从团救护所开始使用，要能防潮，尽量保证医疗后送文件的完整无损。后送袋正面印有伤员姓名、职别、后送方法、诊断和特殊注意事项等。背面印有后送单位、伤病员到达和离开日期。后送袋大小，以对折后能插入军装上衣左口袋为宜，随后送伤员带走。后送袋如有破损需要更换时，旧袋不能丢弃，应装入新换后送袋内。

（4）伤病员登记簿：战时伤病员登记簿是营以上救治机构使用的医疗文书之一。是战时各级救治机构分析救治情况的基础资料。战中卫勤报表和战后综合统计应以此为依据，各级卫勤机构和卫生人员应认真填写，妥善保存，以备查询。

第四章

直升机应急医学救援

人类社会进入近时期以来，日益增多的自然灾害、事故灾难以及突发事件给人类社会带来了不安和恐慌，造成的严重后果也超越了人们的想象。因此，世界各国政府都十分重视本国应对突发事件的能力建设，最大限度减少由于突发事件所造成的生命及财产损失。

众所周知，时间对医学救援来说至关重要，"黄金一小时，白金十分钟"充分说明了时间对医学救援成败的重要性。由于自然灾害、事故灾难等突发事件具有事发突然、时间紧迫、伤亡严重等特点，在救援过程中使医学救援力量到达现场得时间越短，对生命抢救的越及时，就越能减少生命的伤亡率。

由于在救援过程中使用直升机作为一种高技术装备，充分发挥直升机独特的空中悬停、垂直起降，能直接快速到达水、陆路不可通达的作业现场，实施搜索救援、空中指挥、医疗后送等项工作，使得其最适合担负特殊情况下的应急医学救援任务。因此，发达国家在不断完善的应急救援机制的同时，还十分重视空中救援力量的发展和建设，在经历半个多世纪的发展之后，他们均已经建立了各具特色的国家或地区航空救援体系与机构，并形成了以直升机为主体严密、高效、立体的应急救援网络。

第一节 国内外现状与发展前景

事实上，在各种救援活动中最重要、最紧迫的事情就是生命抢救的医学救援。而直升机具有反应速度快、不受地形限制、起降条件要求简单等特点满足应急医学救援的要求，作为医学救援一种新的救援载体其意义远大于普通意义的救援载体。我国在直升机医学救援与发达国家相比存在很大的差距，所以借鉴国外发达国家的经验，探索一种符合我国国情的直升机医学救援发展道路，才能使我国直升机医学救援能力得到迅速的提升。

一、国内直升机医学救援现状

（一）国内直升机医学救援起源与发展

早在 1953 年，我国专门成立了直升机救护大队以解决抗美援朝伤员后送问题。1976年唐山大地震，1984年越南战争中，曾大规模地使用直升机空运后送伤病员。此外，直升机也多次参与运送危重病员，或搜寻、救护在山区、海上失事遇险飞行人员等任务。随着我国直升机数量的不断增加，从20世纪 80 年代开始，国家和地方政府也开始重视在发生重大灾害或危急情况时使用直升机执行应急救援任务。一些有条件的医疗机构在新建大型医学急救中心、新建医院时，大多数都考虑规划可供直升机起降的停机坪，在直升机医学救援装备研制方面也取得了明显的成效。如自1994年以来，武汉、广东、深圳、北京等地公安系统，相继购置了警用直升机，并组建了警务航空队，用于社会治安、应急救援等工作。

我国直升机医学救援模式的雏形始于 20 世纪末，有些行业建立了直升机救援站点用于应急医学救援。2002 年 1 月，武汉市急救中心开始探讨直升机救援转送业务，7 月我国命名了首架被称为"空中救护车"的专用于空中医疗救护的急救飞机，即中国首架专业救援飞机，到次年8月武汉120急救中心成功进行空中急救转运任务 8 例。与此同时，我国交通部的海上搜救部门开始装备直升机，用于海上搜捞、医学救援组织指挥等紧急作业，在行业直升机救援方面，交通部在北海、东海、南海三大海区初步组建的 4 个救助飞行队发挥了巨大作用，这 4 个救助飞行队共引进和租用 11 架飞机（其中 10 架直升机，1 架固定翼飞机）。救助直升机在我国内地的海上生命救援工作中发挥的作用也越来越明显。自 2003 年 3 月 15 日执行救助值班待命任务以来，截止到 2007 年 11 月底，交通部救助飞行队共出动执行搜救任务 518 起，成功救起遇险人员 548 名。厦门空中"120"、舟山市空中救援中心、武汉市、青岛市等急救中心医疗服务直升机的运行，均标志着我国在直升机应急救援探索方面迈出了非常重要的一步。

2003 年 10 月 16 日，"神舟"五号飞船返回舱落地时，主着陆场医疗救护队创新性的把一个高质量 ICU 加强医疗病房全天候前移至医疗救护直升机内，此次医疗救护直升机在首次载人航天航天员的医疗保障中起到了第一到达现场的重要作用。

2008 年 9 月 25 日，"神舟七号"载人飞船发射升空。此次"神七"主着陆场的搜救及医疗保障工作，主要依靠直升机群组成的空中平台完成。在这次执行搜救、医疗任务的直升机有 10 多架，除了指挥机外，还有 6 架担任搜救任务，1 架担任医监医保任务，而医疗救护队使用 3 架直升机。执行"神七"搜救和医疗任务的直升机，与之前相比要更舒适，设备更先进，而且在医疗设备的安置上更为合理。

（二）国内直升机医学救援现状

近几年，随着我国各种灾害的不断增多，直升机在各种突发事件中充分展示并发挥了其在救援中的巨大作用，并且成为今后应急医学救援中不可缺少的要素之一。航空应急救援已成为整个应急救援体系中不可或缺的重要组成部分，尤其是以直升机为主体的航空救援应急队伍建设更是必不可少的。虽然目前我国目前直升机普及率不高，并且存在着空域管制，直升机数量少，性能不高，配置不合理等一些问题，但我们相信，以直升机为载体的应急医学救援行动必定成为我国的应急救援的发展趋势。

1.直升机医学救援能力状况　从管理层上看，我国目前能够执行航空应急医学救援的力量主要包括以下几个方面。一是军队力量。包括空军、陆军航空兵、海军航空兵、武装警察部队和第二炮兵部队，主要装备是各种载人航空器和无人机，其中装备直升机最多的是陆军航空兵部队。二是交通部救助打捞局，该局装备有 S-76C+型和 EC225 型直升机，是我国执行应急救援任务的唯一专业队和国家队。三是中国民用航空局，该局的下属部门和单位拥有一定数量的直升机，机型多为救援型直升机，且直升机专用救援装备较为先进。四是警用航空，主要是对事故的应急处置和救援功能。五是国家民政部，民政部是国家归口管理的救灾部门，其成立的中援应急投资有限公司，主要开展大众化、社会化、商业化的立体救援业务。

2.直升机医学救援模式　由于我国对空域实行管制，再加上直升机数量较少等原因，当重大灾害或危急情况发生时，主要是依靠国家、政府和军队调配指挥直升机。因此，直升机用于应急医学救援的实践较少，且发展较为缓慢。目前，全国省会城市及多数地级市城市都建立了急救中心，建立了专业的应急救援队伍，在突发灾害事故医学救援中均发挥了巨大作用，但将直升机纳入应急救援体系的地方还比较少。

当前，一些城市探索并建立了医学救援网络，并广泛的使用直升机开展医疗服务。其中较为典型、运作比较成功的是武汉市和青岛市急救中心。其救援模式主要是与地方航空公司合作，开展商业化的直升机医疗服务业务。如武汉市急救中心于 2002 年与武汉直升机通用有限公司合作，开展直升机医疗急救转运服务，成为全国较早开展并成功实施直升机急救转运的急救中心。青岛市急救中心与青岛直升机航空有限公司合作于 2001 年 9 月建成了全国首个"120 直升机立体急救网络"，用于海上搜救、急救、打捞等应急救援任务。但是，这种商业合作的模式存在着服务收费高、救援范围狭小等一些问题。在直升机装备数量最多的军队中，直升机以战争军事斗争装备为目的，参与地方应急救援时大多需要国家相关部门的协调才能使用，目前还没有形成军地联合一体的直升机救援系统。

3.直升机医学救援力量　目前，我国已开展直升机医学救援活动的城市中，医学救援人员主要是由急救中心经验较丰富的医护人员或由从各大型医院临时抽调的专家、医护人员组成，临床经验比较丰富，但存在航空医学知识缺少，空中急救经验缺乏及相关培训较少等一些问题。

国外直升机应急医学救援的机构均具有专门的应急救援医护人员。如德国空中救援中心（DRF）

为了保证急救的安全和质量，如要求每架救护直升机配备有飞行员、急救医师和救护助理（或药师）等3人。规定飞行员必须要有2 000小时以上的飞行记录，医师要有250~300次地面救护经验，辅助人员要经过职业培训并有100次以上地面救护的实践。

4.直升机医学救援设备　目前，我国直升机应急医学救援设备比较简单，功能比较单一，仅能满足简单救援和运送过程中生命维持等功能，缺乏齐全专业的机载急救装备。如武汉市急救中心直升机在初期仅有氧气袋等简单的急救设备，现在直升机上除配备担架、被褥外，医用设备主要是配置除颤器、呼吸机、供氧系统以及心电监护仪等。主要是将现场处理后的伤病员向医院进行运送，运送过程则只能满足维持生命功能，还不具备在运送过程中对重症伤病员实施复杂救护的功能。相对而言，一些国家在救护直升机设备方面研究较早，技术比较成熟。

随着直升机技术的不断进步和直升机性能的不断提升，国外发达国家针对不同机型先后研制了应急专业救援装备。如随着救援理论和需求的不断提升，专用医疗救护直升机上还配备了加热和降温系统，氧气生成系统，医疗监护设备等装备，大大提高了医疗救护的效果和质量。目前美军直升机上的各种急救设备均向小型化、一体化、通用化和模块化方向发展，专业的应急救援装备不但便于携带，而且功能也十分强大，实现了应急救援装备的现代化。如美军开始将救护直升机改装成为"航空医院"，直升机座舱被改装成了"空中ICU"和"空中手术室"。机载医疗救护系统在不用改动直升机的情况下，可在几分钟之内完成加装，并能够满足心电监护、供氧等急救需要，使用十分方便、快捷，功能更加先进和完善，救护工作质量也得到进一步提高。

（三）我国直升机医学救援存在的不足

我国是自然灾害多发国家，灾害种类多、发生频率高、损失严重。除自然灾害外，近年来我国的各类事故灾难、公共卫生、社会安全等突发事件也时有发生，已成为影响我国经济发展和社会稳定的重大制约因素。2008年汶川地震，直升机在空投救灾物资、运送专业救援人员、医学救援及灾情侦察等方面发挥了重要作用，但也暴露出直升机数量少、性能不高，救援装备落后，救援能力较弱等不足。主要有以下几个方面。

1.国家对空域的管制比较严格　空域管制是我国开展直升机应急救援面临的现实问题。目前，国家出于国防安全的考虑，对各种飞机的飞行管制严格，仍然实行空域管制制度，低空空域仍未完全开放。飞行的前一天或更早时间必须向飞行地所属的几个大军区空管局报批，经批复后方能实施飞行，由于涉及国防安全，报批的手续也非常烦琐，一般情况下报批下来需要四五天时间。这对直升机的发展影响较大。

目前已经开展空中应急救援服务的机构，实际上大多享有各种特殊政策。如武汉市空中急救经中国民用航空总局批准获甲类飞行资质，即该中心的直升机可以边起飞边汇报，随飞随报。借鉴国外经验，国家应该适当开放低空空域，大力支持和发展直升机产业，为直升机应急医学救援飞行开辟绿色通道，以吸引更多的具有资质的机构加入到应急救援队伍中来。

2.应急救援立法不健全、体制运行不畅　我国应急救援的法律法规体系不健全、不完善，其法制基础建设薄弱，应急救援缺乏统一有效的协调指挥机制。很多情况下，出现救援活动无法可依，救援行动以及协调工作缺乏必要的保障。由于我国目前的各种应急救援力量分散于多个部门，各部门根据自身灾害特点建立了相对独立的应急体系，但有关的应急救援力量在指挥和协调基本上仅局限于各自领域，应急救援工作缺乏统一的协调和指导。

由于应急力量分散，当发生涉及多种灾害或跨地区、跨行业和跨国的突发事件时，仅仅依靠某一部门的应急力量和资源往往十分有限；而临时组织应急救援力量，则往往存在职责不明、机制不顺、针对性不强等问题，难于协同作战，发挥整体救援能力。其次，应急救援职能交叉。多种专业的应急救援力量参与应急救援，但往往在应急救援过程中各种力量又难以整合。如在2008年抗震医疗救灾中，国家、地方、军队都成立了指挥部，在各种力量的统筹调配和指挥中发挥了巨大的作用，但存在军地协同不够顺畅、医学救援指挥与作战指挥协同不够紧密、医学救援系统内部协同不够理想等问题，影响了卫生资源效益的充分发挥。

3.应急救援体系不完善　虽然我国已建立了应急救援体系，但存在体系覆盖面积小，配套服务缺乏，指挥、管理和协调机制不完善、不健全等一些突出问题。

目前，世界上大部分经济发达国家都建立了全国性的救援协调中心，由专门机构统一指挥直升机的调配和使用，而我国由于救援体系建立较晚，直升机数量较少，且大多为军用直升机，使得我国直升机救援发展较为缓慢。当遇到重大自然灾害和突发事件，都是由国家临时下令，紧急调用军用或民用直升机对灾区进行救援，这样不仅响应启动时间较长，而且在一定程度上也影响了救援效果，同时由于直升机较为分散，也给使用过程中的管理和指挥带来不便。直升机作为应急救援体系中不可或缺的一部分，国家应根据抢险救灾、医疗救援和紧急救援等的需要，尽快建立军地联合的航空救援中心或紧急医疗服务机构，并配备一定数量的救援直升机，用于紧急情况下的快速救援。由于直升机采购成本和维护费用较高的现状，还应建立以政府为主导，积极依托社会保险机构，通过个人入保等方式，共同承担费用。此外，国家应放开部分低空空域，积极鼓励民间团体自发组织成立的直升机救援机构和应急救援志愿者队伍，配合国家救援力量在应急情况下开展救援工作。

当前，我国直升机大部分部署在军队中，而军队中的以陆军航空兵部队居多，且陆军航空兵部队大多位于大中城市。从2008年汶川地震应急救援中可以看出，陆航部队派出的直升机在地震应急救援中发挥了巨大的作用。成都军区某陆航部队在震后24小时内，就出动直升机27架次。救灾过程中直升机共飞行1 799架次，成功抢运伤员1 121人，向灾区运送医疗人员、技术人员、救灾专家等总计2 000多人。因此，以拥有直升机资源的军队单位为支撑，开展直升机应急救援服务则非常适合现阶段我国国情，这对增强我国的立体救护能力，提升应急医学救援能力，补充完善国家应急救援体系均具有十分重要的意义。

4.直升机数量少、性能不高　我国地域辽阔，人口众多，地理气候条件复杂，是世界上受自然灾害影响最为严重的国家之一。近年来，我国社会秩序也不太稳定，社会卫生、群体突发性事件较多。因此我国特别需要建立一个完整的救援体系。

我国直升机数量严重不足，这与我国国情以及经济社会发展状况极不适应。有数据表明，全球共4万余架直升机，其中民用直升机约2.4万架，平均每百万人拥有近4架，而我国2007年底在册的民用直升机仅124架（可以执行应急救援任务的仅64架），平均每1 200万人才拥有1架，为世界平均水平的1/48；如按国土面积计，我国每10万km^2 1.3架，为西方八国（美、俄、加、澳、英、法、日、德）平均水平的1/50，也仅为巴西的1/7，与国外民用直升机相比，我国民用直升机的数量非常少。而作为我军直升机拥有数量最多的陆军航空兵部队，也不过装备有近500架直升机。由此可见，直升机的数量与我国的大国地位极不相符，且直升机分布区域极度不平衡，直升机多分布在经济发达地区和中心城市，这些决定了在全国范围内开展直升机应急医学救援还不太现实，直升机用于应急救援的地区仅限于少数大城市和沿海地区，救援范围比较狭窄，还不能完全覆盖交通不便、偏远的城镇、农村等地区。

我国拥有的直升机型号较少，主要为直-8、直-9系列、米-17系列，且大多为轻型直升机，中大型较少，没有重型直升机，在灾区救援的直升机大多是国外直升机，国产直升机非常少。从2008年抗震救灾中可以看到，我国政府紧急调用的军用直升机虽然在震后2小时起飞，但由于天气恶劣返航，震后42小时，第一架军用直升机才到达灾区上空，可见直升机的性能较低，救援能力较弱。此外，由于直升机飞行半径的限制，导致一些偏远地区还不能享受到直升机应急救援带来的便利，但如果配置使用得当，也会大大提高直升机的使用效率。

5.直升机应急救援装备落后　我国的大部分直升机上的配套设施并不完善，应急救援设备比较单一，基本上都是在机舱内部或机舱底装有挂钩，或部分直升机上装有电动绞车，救援设备和救援手段非常简单，在突遇险情和人员急需救治的情况下不能提供专业的救援抢救支持，只能做普通的监视巡查、吊装运输等任务，远达不到应急救援的需求。此外，由于人们对直升机应急医学救援的认识层面不高，再加上应急医学救援实践较少、经验较缺乏等原因，导致直升机应急医学救援主要运送为主，运送中主要是尽可能地多放担架。适合直升机机上专用医学装备较少，还没有直升机机载应急救援专项装备。

6.缺乏专业应急救援队伍　由于我国直升机应急救援起步较晚，救援方式较为复杂，人员和社会对该救援方式意识缺乏等原因，使得专业的直升机救援救护人员较为缺乏。直升机应急救援中的随行的医护人员大多由各医院临时抽调人员组成，基本没有或很少参加过直升机应急医学救援任务，医疗水平参差不齐，缺乏灾害医学知识、急救医学及航空医学等相关科目的培训，野外条件下医学救援的适应性不强。而在军队中，虽然具有专业和野外医学知识，但由于平时参与直升机救援行动较少，空中救护能力和水平也十分有限。

7.救援费用较高　由于我国直升机应急医学救援起步较晚，人员和社会对该救援方式意识缺乏，再加上直升机数量较少、造价昂贵、运行成本较高等原因，导致开展直升机应急救援的热情度不高。开展直升机应急救援需要克服的一个重要难题是价格的居高不下。在中国已经开展空中救援的城市中，空中救援的报价都是以万元来计算的。深圳市急救中心的空中救护是按时间和机型收费的，不同机型收费3万~5万元/小时不等。武汉急救中心的空中救护收费每小时收费为6 800元人民币。如此高昂的费用，使得普通民众只能望而兴叹，无法享受直升机快速救援带来的便捷和益处。目前我国大部分直升机都装备在军队中，有条件的城市可探索与军队拥有直升机资源的单位开展合作，积极探索军地联合一体化的直升机应急医学救援新模式。此外，鉴于直升机应急医学救援收费价格昂贵，普通的民众无法接受的问题，可借鉴国外一些国家的模式，建立由政府为主导，社会保险公司参与，个人每年交纳少部分费用的可持续发展方式运作，使高效、快捷的直升机应急救援服务真正融入社会大众的日常生活。

二、国外直升机医学救援现状

国外直升机应急救援是在战争的推动下发展起来的。随后，直升机便不断地被用于人员搜索营救、医疗救护和抢险救灾等任务。随着直升机技术的不断突破和创新，直升机各项性能不断得到改进和提高，直升机不再仅仅被用于军事目的，而是越来越多地用于执行各种条件下的应急救援任务。发达国家之所以花巨资兴建空中应急救援医疗网络，原因也很简单，时间就是生命，遇难者如果在10分钟内能获得医疗救助，其生还的概率会大幅提高，而直升机的速度比救护车要快近3倍。如在美国"9·11"恐怖袭击、印度洋海啸、美国卡特里娜飓风、海地地震等救援活动中，直升机被大量运用，展现了其在应急救援方面的独特优势。由于发达国家在直升机应急救援方面的研究和实践较早，直升机已经成为其应急救援体系中非常重要的组成部分。

（一）美国

美国是世界救援组织中最为发达的国家之一。早在朝鲜战争中首次使用直升机运送伤病员，并获得了巨大的成功。其后便将部分直升机改装成为专用的救援直升机。美国空军于1946年建立了搜索救援机构，救援的主力是直升机，其主要任务是在各种气候和地理条件下实施救援。美军在通用型直升机UH-1A基础上改装了UH-1V型救护直升机，并增加了专用救护设备。1956年美国把军队和地方所有的救援组织联合起来，建立了全国统一的救援机构，负责组织协调军队和民间的航空救援活动。在军队里空军、海军、陆军和海岸警备队都设有航空救援机构来承担全国统一的航空救援组织分配的救援任务。从1980年底32个空中医疗服务机构、39架直升机、年送病人1.7万次，到2005年医疗服务机构增至272家、近760架直升机、年送病人50万次。发达国家之所以花巨资兴建空中医疗网络，原因也很简单，时间就是生命，遇难者如果在10分钟内能获得医疗救助，其生还的概率会大幅提高，而直升机的速度比救护车要快近3倍。

在美国，最早创建民用直升机空中救护系统的是库尔曼（E.V.Kuhlman），早在1964年他就设想在医院建立基于直升机的空中救护系统，并于1972年美国在圣·安森尼医院创建了第一个基于直升机的空中救护系统，用于近距离的紧急救援和医疗救援。此后，随着民间救援直升机数量的增长，美国空中医疗救援服务逐步向民用化、商业化方向发展，开始成为商业性经营和政府支持下的面向社会大众的福利性事业，成为医疗急救服务的补充和延伸，自此立体化、社会化的救援网络也逐步形成。2001年"9·11"事件后，为了防止恐怖主义袭击，时任总统布什合并了20多个政府机构，成立了一个新的国土安全部，联邦紧急事务管理局被并入该部成为"突发事件准备局"，应急救援直升机运行体系成为其国家危机管理系统的重要组成部分。"9·11"后在盐湖城（SLC）举行的2002年冬奥会期间出于各方面的考虑，更加重视空中直升机救援工作，当地的犹他大学医学院的直升机站担负了重要的任务。我国学者李宗浩教授此后专门与直升机站进行了研讨和空中医疗实践。

目前，在美国设有急救部的大型医院都建有直升机场，并拥有先进的救护直升机用以日常急救。美国的急救医疗系统中使用的救护直升机，除部分地区外，主要是以医院为基地的民间运送公司。截止2005年，美国到2005年医疗服务机构增至272家，近760架直升机，年运送患者50万次。

（二）德国

德国拥有世界上最密集、最完善的空中救援网络和最高的救援标准。有几十个空中直升机救援中心，紧急救援中心通常设有功能齐全的医院，配备经过专门训练的医务人员和有资质的空中救援员，是目前世界上航空救援体系最为发达的国家。德国的空中救援系统由联邦政府国防部、军队、德国汽车协会（ADAC）和德国航空救援组织（DRF）等共同组成。随着1970年来自ADAC空中救护公司的第一架救护直升机在慕尼黑的正式投入运营，德国开始了其空中救护工作。1971年德军在乌尔姆军医院设立了第一个参加地方急救网络的直升机急救站，配备1架Bell UH-1D直升机，机内可放置两副纵向担架，伤员头端还留有60cm的位置可供施行插管手术。自此以后，德军直升机也开始参加地方急救网络。

1972年德国空中救护中心（DRF）成立，6个月后，1973年3月，设立了第一个配备救援直升机的紧急呼叫服务基地。目前，DRF已经成为欧洲规模庞大、最现代化的非盈利性航空救援组织。我国急救专家李宗浩教授早在1983年为筹建北京急救中心赴德考察ADAC急救系统时，即对DRF做了详细准备和深入考察。随后多次应邀在ORF考察、参加实践，不仅考察了DRF直升救援机及德军乌尔姆军医院的网络直升机，而且参与了ORF轻型喷气救援飞机远涉地中海西班牙岛成功地抢救病人。为此，1987年德国DRF通过官方外交途径授予李宗浩荣誉称号，中、德政府于1988年开始讨论合作建立空中急救事宜。

目前德国参加急救的直升机多达53架，分属于德国空中救护中心、内政部、联邦国防军等，其中可用于危重症患者转院的直升机有22架，执勤半径一般不超过140km，日常急救的直升机值勤半径为基点医院的50～70km范围内。德国已经形成了覆盖全国密集的空中救护网络，国土内任何一点都可以在15分钟内得到航空救援服务。德国直升机救援组织配有EC145、EC135、BK117、MD"探索者"等直升机。

（三）英国

英国的空中救护是在第二次世界大战英军的航空营救中迅速发展起来的，目前英国是世界上用直升机救援最早最发达的国家之一。1941年1月，英国成立了海空搜索救援管理局并组成了救援协调中心，直升机救援在英国民间得到广泛应用，并在实践中证实了其巨大的应用价值和无法替代的作用。目前，英国形成了以直升机救援为主体的全国搜索救援和医疗救护网络。在整个海上、空中和山区都有救援系统。由军队、贸易部、海岸警卫队、皇家全国救援协会、两个商业直升机公司以及各种山地志愿救援组织组成多位一体合作，使直升机救援网络完善、高效。英国的海岸线或山区都有世界上最出色的直升机救援勤务。

当前英国有两个空中急救中心：伦敦空中急救中心和伯明翰空中急救中心。伦敦空中急救中心建立于1990年9月，拥有2架直升机。伦敦空中急救中心与地面急救中心形成一个现代化的立体救援网络体系。从伦敦空中急救中心建立到2005年底，共出动直升机飞行救助16万架次，仅2005年就出动直升机4 500架次，这足以说明近年来空中救助率明显提高。伦敦空中急救中心24小时全天开放，主要任务是对自然灾害和意外事故进行救援和医疗救援。自从伦敦空中急救中心成立以来，伦敦创伤死亡率下降50%，可见其作用之大。英国每个直升机飞行救援队由3～5人组成包括1名有资格的创伤医师，1名急救员两名飞行员和1名观察员。英国直升机装备是按照1个微型急诊科的标准来装备的，包括各种各样急救药品、创伤外科急救箱、各种监护仪和其他的急救设备，以便在最短的时间内将救援人员和最好的医师及急救设备送到现场使患者在现场能够及时得到救治。因此，要求直升机在10分钟内到达现场开展救治生命的工作。

（四）法国

法国拥有世界最发达的国家空中医疗救援网络，法国版图上任何一点离最近的救援站的距离不超过10分钟的直升机航程。法国于1936年就建立了一种以医师为主的全国性的急救医疗服务系统，并且派出专科医师进行现场急救服务。截止2003年底，法国的急救医疗网络已经遍布全国，共有105

个急救医疗系统中心和 350 个移动急救服务单位，有 31 个卫生直升机基地，覆盖 90%以上的国土，直升机覆盖半径为（21±14）km，医务人员保障在（12±7）分钟内抵达救护现场，开展医疗救护工作。应急救援体系基本都是采用政府统一垂直管理模式，军方航空器可以随时受命飞到灾区担任抢险救灾任务，政府可以随时征调民用直升机进行应急物资的运输工作。

（五）俄罗斯

俄罗斯设立的联邦民防、应急和减灾部（紧急状态部，EMERCOM）的主要任务是有效抗击自然灾害和人为灾害。依照俄罗斯 1994 年 1 月 10 日发布的总统令而建立起来的紧急状态部。该部由若干部门组成，下设 8 个区域指挥中心及 8 支直升机专业救援队伍。自此，俄罗斯逐步建立了一个以总统为核心，以联邦安全会议为决策中枢，政府各部门分工协作、相互协调的危机管理机制，建立了完善的应急救援直升机运行体系。1986 年 4 月 26 日切尔诺贝利核能发电站发生严重核泄漏及爆炸事故后，航空应急救援做出了极为重要的贡献。在 9 天紧张的救援行动中，直升机从空中共投放了 5 000 吨覆盖物，封住反应堆。有人评价，如果没有当时苏联空军的应急救援行动，可能会有超过数十倍的人员伤亡，核污染将会延续 800 年以上。

紧急状态部将俄罗斯的救灾活动划分为 9 个地区，89 个州，每个州设有该部的分支机构。各地的救灾中心相对较小，但工作效率很高，负责保持与紧急状钛部有关设施和协调机构的联系。该部的设备具有双重功能，既可用作人道主义援助，又可以在两小时内执行灭火使命。该部配备如下救灾力量和设备：中央空中机动营救小组，配置包括直升机和运输机（伊尔-76 和安-74）等航空器；民防部队承担搜索和营救服务，这种服务覆盖各地区和省，其力量包括驻扎在全国各地的军队的师或团，拥有 400 多架应急救援直升机，国家直属机构运作。当前俄罗斯配备的救援直升机主要为米-8、米-26、米-171sh 等。

（六）日本

日本是自然受灾多发国家，通过不断总结救灾的经验教训，日本建立了行之有效的应急救援与防灾体系，这一体系是以防御地震为主的各种自然灾害为目标。日本于 20 世纪 50 年代建立了航空救援机构，主要是民航救援系统和自卫队航空救援系统。1957 年日本组建了航空救援部，1958 年又设立了救援航空队，1961 年改编为航空救援群，1971 年升级为航空救援团。航空救援团由飞行群、救援群、维修群组成。20 世 90 年代以来，日本建立起一套应对突发事件的快速反应机制，形成了完善的国家级航空应急救援直升机运行体系。在日本，通过厚生劳动省（相当于国内的卫生部）和地方政府的财政支持，以各地的紧急急救中心为基础，直升机不仅仅是搭载医疗器械和迅速运送伤患，最主要的目的，在有危重患者或伤员的场合，直升机上搭载的专业急救医师和护士前往事发地后，可以迅速展开早期治疗，使伤患的生存率得到极大提高。

直升机的日常运行一般委托民营的航空公司，在日本各地急救中心都设置了直升机的起降点，在这里直升机处于随时待命起飞的状态。急救中心与附近市县的消防部门有合作协定，一旦消防部门发出出动请求，中心内的急救指挥中心收到请求后，首先将联系气象部门取得目的地的天气情况，在确认可以起飞后，3 分钟内立即出动。

在直升机飞往事发地的过程中，机上的急救医师通过无线电与地面联系，及时了解伤患的生命体征和症状，做好急救准备。另外，通过与地面消防部门的联络，直升机将在离事发地最近的空旷地带降落（如学校操场或停车场）。当然，如果情况允许，在地面消防部门和警察确保降落地点安全的前提下，也可直接在事发地降落。消防部门将确保降落地点处于良好状态。通常，直升机将在和救护车保持一定距离的前提下降落，避免影响到伤者。急救医师和护士将在救护车内展开早期急救。然后根据伤者的伤情、附近医疗机构的条件做出决定，若伤情严重，则将伤者通过直升机直接送回急救中心，若伤情较轻，则在经过早期急救后由救护车送往附近医院。

（七）瑞士

航空救援是一项复杂、艰巨而又庞大的系统工程，救援过程也是一个复杂的、充满变数的行为过程。航空应急救援离不开救援体系，离不开性能优异的飞机和直升机，离不开先进的应急救援装备。同时，应急救援飞行往往要在复杂环境条件下实施，地形地貌、恶劣气象、地质水平、人类活动等诸多因素都会给救援带来许多意想不到的困难，是高科技、高难度、高风险的飞行技术。瑞士航空救援服务队于 1952 年成立，是一个隶属瑞士红十字会的非盈利性慈善组织，为瑞士全境提供空中医疗救护。160万红十字会成员的会费可以解决瑞士空中救护2/3的经费。瑞士航空救援服务队拥有14架直升机，24小时随时待命；每年要接到1万个请救电话，每架直升机在接到电话之后15分钟之内起飞。此外，还拥有3架医疗运输机，可在这些飞机上直接进行手术等复杂救护工作。

三、我国直升机医学救援发展前景

在经历了2003年非典，2008年大雪灾和汶川大地震，以及频发的水、火、旱、涝灾害等重大突发事件的袭击后，我国医学救援在传统的救援方式上有了不少新的突破，直升机医学救援成为尽可能地赢得时间、抢救生命的有效手段。如果按直升机覆盖半径80~100千米计算，全国要规划救援场点352个，利用现有民用机场150个，通航机场106个（包括临时起降点），再新建96个机场，配置各种救援飞机500架左右。今后直升机医学救援应作为一项产业来发展，在绝对保证空中应急救援任务的前提下，发挥装备资源作用，为社会提供服务，力争做到以机养机，常年运行费用以市场来支撑，争取自给自足、减轻政府财政负担，才有持续发展的后劲。

（一）政府引导企业主导的产业化

从我国当前通用航空救援装备发展现状来看，无疑无法满足紧迫的需要，而救援航空器产业化的重点是直升机产业化。直升机的固有特点决定了它在应对突发灾害和事件中无可替代的重要作用。它是我国航空应急救援体系建设的不可或缺的重要组成部分。我国直升机工业已有50多年的发展历史，基本上形成了"预研一代、研制一代、装备一代"的良好格局和"一机多型、系列发展"的态势，基本上具备了研发第三代直升机的能力，不过与世界先进水平相比，差距仍然很大。只有大力发展我国的直升机产业，才能尽快缩小这种差距。

因此推动以政府引导、企业主导的直升机产业化，一方面满足航空应急救援之需，一方面推动相关企业产业链的关联拓展。突发公共事件的应急救援行动需要大量资源，产业覆盖广泛，这就为企业提供了拓展产品链的机遇，有利于拉动国内需求；突发事件应急救援对资源的巨大需求所带来的新的广阔市场，对许多企业来说是一种重要的发展机遇。当然，仅有企业的参与还远远满足不了直升机应急救援产业的发展要求。为了有效地支撑国家航空应急救援体系的建设，成功推进救援直升机产业化发展，需要各项政策的扶持和引导，当务之急是建立健全我国直升机产业发展政策。从我国直升机行业目前研发成功的直8、直9、直11型机和较先进的直15型机，其吨位和能力基本可以满足航空应急救援的需求，直升机救援的产业化形成只要措施得当，依靠国产直升机形成应急救援体系的合理配置是完全有条件实现的。同时，针对高原的需求、其他的特殊需求，尽快在国家的支持下开展直升机和重型直升机研发工作，充分利用国防合作的机遇，解决技术和设备存在的瓶颈问题。

为了推动航空应急救援产业的形成和发展，有必要在初期引入强制性政策，以国家公共安全需求为主导，建立国家对应急救援设备和技术发展的强制性公共需求，加速产业的形成并逐步进入自我循环的良性发展轨道之中，直升机本身具有军民两用性质，这种国家意志的主导地位有助于民用直升机系列发展，中国直升机产业才能强势崛起，国家应该尽快责成相关部门组织编制民用直升机中长期发展规划，确立民用直升机包括应急救援直升机的地位和发展战略。

（二）空中生命线和救援空中走廊

由于直升机具有垂直起降、空中悬停、前后左右飞行，且不受机场和跑道限制等独特性能，便于承担各种复杂的救援任务。直升机特别适用于应急救援，在灾情侦察、抢运遇险人员、转移受困群众和伤员、运输救灾物资、大型设备吊运等方面都可以发挥巨大的作用。因此在市场经济体制下，我国直升机服务单位已经基本成熟，市场观念不断强化。比如通过成本控制和其他手段，将服务价格定位在使用单位可承受的水平上，不断改进服务工作，让使用单位感到方便，以及与使用单位进行信息交流，遇到问题及时协商解决。

在党中央、国务院、中央军委的统一部署下，我国的航空应急救援工作得到长足进步，"5·12"汶川百年不遇的8.0级特大地震中充分显现了航空应急救援的巨大作用，在灾区近40万平方千米上空投、伞降各类物资超过1 100吨，极大地缓解了灾区对药品、食物和饮用水的迫切需求，特别是紧急调用150余架直升机参加抗震救灾工作，创造了我国历史上一次出动军民用直升机的数量之最，承担了载运党和国家领导人赴灾区视察、运送物资设备、抢运受困群众、撤离受伤人员、吊运大型设备等任务，架起了空中生命线和抢险空中走廊。以人为本的理念通过直升机这一高科技产品得到了完美体现。直升机在汶川地震灾害中发挥了不可替代的应急救援的作用。

国内直升机研制单位也在进一步强化市场观念，急起直追，以"让用户取得更大效益"的发展思路，不断扩大国产直升机在民用直升机中的比例。其一是直升机的研制工作要首先立足于取得民用适航证；其二是从实际情况出发，建立售后服务系统，包括驾驶员和维护人员的转机型培训和零备件支援；其三是控制使用成本，降低服务价格，采用灵活的服务方式；其四是加快适合中国国情的直升机的研制。这样，中国民用直升机才能真正普及和有一个较大的发展。

（三）创新医学救援大飞机救援模式

在发生重大或者特别重大突发事件的情况下，以军用航空和民用航空（包括运输航空和通用航空两部分）力量为依托，充分运用飞机救援方式快捷高效的特点，多机种、多架次、高覆盖、高密度空中作业，在最短的时间内实施救援，最大限度地降低灾害损失，确保灾区人民群众的生命健康和财产安全，实现最佳的救援效果。比如汶川"5·12"地震后，两周内投入救灾的飞机共出动4 802架次，创造国内单日出动飞机最多、飞行架次最多、投送兵力最多等多项纪录，是典型的"大飞机救援模式"其功能目标：

第一，稳定人心，坚定战胜困难的信心和勇气。当第一架直升机飞临灾区上空之时，灾区群众身心受到极大鼓舞。在经历了重大灾难之后，飞机带来的不仅仅是党中央、国务院和全国人民的无比关怀，更有共克时艰战胜困难的坚定信心和巨大勇气，在巨大灾难面前，战胜困难的信心和勇气比什么重要。

第二，集结兵力，为抗震救灾提供强有力的组织保证。地震后仅20分钟，空军航空兵某师就接到空军号令，立即启动应急预案，两架伊尔-76飞机紧急升空，最先将242名专业救援队员和33吨特种装备火速运抵灾区。2008年5月13日凌晨2点，在空军"紧急集结飞机，抢运救灾人员"的号令之下，23架飞机满载救援官兵和物资，编成两个集群从武汉、开封相继起飞，直奔灾区。

第三，调集物资，为全面战胜危机打下坚实的物质基础。除了救援队伍随身携带的救援装备、设备以外，包括国际救援物资在内的大量食品、药品等相当大的部分都是运用运输机从四面八方运抵灾区。据统计，截至2008年5月16日，仅民航局调动的近百架飞机就执行紧急专机、包机任务222班，从全国各地向灾区紧急运送了1 200多吨救灾物资，同时还运送了2万多名解放军、武警、消防官兵和医疗人员。

第四，搭建信息平台，为应急通信和应急指挥提供高效的设备装备。灾情发生后，灾区电力、交通、通信全部阻断，信息无法传递成为制约救援工作开展的首要难题。2008年5月16日，中国移动正式启动重灾区乡镇通信恢复行动，在最短时间内恢复8个重灾区70个乡镇的对外通信，为救援行动提供通信保障。

第五，转移伤员，发挥医疗资源的最大潜能。一方面，一批批被解救的危重灾民通过直升机快速送达医院抢救，尽最大努力挽救生命。另一方面，及时将医院中已经脱离危险的重伤员安全转移到广东等周边省份，最大限度地发挥医疗救护能力。

第六，空运设备装备，为消除隐患，防止次生、衍生灾害的发生，抢占先机。运用飞机作业实施大面积消毒，为确保灾后不发生重大疫情起到重要作用。在唐家山堰塞湖抢险中，来自俄罗斯的"空中巨无霸"米-26重型运输直升机起到了无可替代的重要作用，5天内将120台大型机械设备运抵堰塞湖的堰顶。

鉴于我国当前民用航空中运输航空与通用航空发展不平衡、通用航空力量薄弱和机构分散的现实，可加大对通用航空发展的扶持力度，加强航空救援能力建设、引导直升机医学救援模向大飞机模式发展。一是健全机制，为适应大飞机救援的指挥、协调和高效率运转提供保证，要进一步建立和完善快速反应机制，变灾后动员救援为灾时自动救援。二是完善指挥体系，尽力避免来源于不同地方的飞机指挥协调不畅的情况。建立和完善资金、资源、信息保障机制，为飞机作业提供强有力的科技支撑和安全保障。三是制定优惠政策，完善、修改相关法律、法规，为大飞机救援的实施提供必要的政策环境和法制空间。

为适应大飞机救援模式的新要求，国家应当适度放松一定区域（如低空）的空中管制，以便民用飞机平时的救援训练和演练。通用航空高昂的管理运行和训练成本也是制约我国空中救援力量发展的因素之一。通过修改航空法律、法规，充实关于规范和支持通用航空发展的内容，并充分利用工商、财税、金融等政策加大对通用航空事业的扶持力度。不断加快通用航空器、空中救援专业装备发展步伐，尤其加紧大飞机研究进度，加快实施人才强国战略，培养造就大批熟悉空中救援的专业人才。在重特大自然灾害频发高发地区规划建设必要的地面基础设施，如直升机升降场地、灯光、标志等等，制定特殊情况下的飞行规范以及将卫星导航等现代科技用于空中救援的技术标准和程序规范。

四、国际直升机应急救援发展趋势

（一）美国通用航空繁盛、空域管理宽松

美国的航空分为军事航空、商业航空和通用航空，后两者属于民用。其中，通用航空主要是除军事、警务、海关缉私飞行和公共航空运输飞行以外的航空活动。具体来讲，其经营范围主要包括公务飞行、私用飞行、飞行员训练、体育与娱乐飞行、空中出租、农业、建筑、摄影、勘探、观测与巡逻等航空作业以及搜寻与救援等特殊飞行。通用航空主要是在距离地面3 000米以下的低空空域飞行。

美国在册通用航空飞机约有22.2万架（全球通用飞机总数约为34万架），占全美注册民用飞机的96%。近60%的通用航空飞机为私人拥有，其中约有2.5万架飞机是由个人从事商业飞行，1.5万家企业使用通用航空飞机从事企业自身的公务飞行，另外约有8万架通用航空飞机用于从事社会公益性质的非经营性活动。美国现有近70万名飞行员，其中通用航空飞行员约59.7万人，在役的运输飞行员中有一半以上来自通用航空。美国有19 000多个供通用飞机起降的小型简易机场，占民用机场总数90%以上。通用航空年飞行量在2 600万到2 700万小时之间，累计飞行小时占民用飞机总飞行小时的80%。

据霍尼维尔公司预测：至2015年，美国通用航空制造业的产值将达到2 730亿美元。在美国，阿拉斯加州是通用航空最为发达的地区之一，每年商业飞行承运的人数是州人口总量的4倍（其他州为1.7倍）。由于陆路、水路交通不便且建设成本较高，自驾飞机飞行成为该地区公众出行的主要方式，甚至进行钓鱼等休闲活动也以飞行为主。阿拉斯加州拥有注册飞机9 900架、在册飞行员1.1万人，陆地机场387个、直升机机场33个以及有记录的起降场地640个。此外，还有数以千计的湖泊供水上飞机起降。

对于美国人来说，驾驶飞机的权利几乎和驾驶汽车的权利一样。公民有权使用任何民用机场，并以先到者先享受服务为基础。美国才采用了国际上通用的空域体系，命名了A、B、C、D、E和G类空域。

A类是绝对管制区（positive control area），横跨美国全境，高度为5 400～18 000米，ATC（空中交通管制人员）负责所有飞行间的间隔。此空域是只允许按仪表飞行规则飞行的空域，这个空域一般的小飞机是飞不到的，因为没有密封增压设备，寒冷和缺氧会使人致命。此空域只允许按IFR（仪表飞行规则，一般用于高空飞行和恶劣天气情况下）飞行，所有航空器之间配备飞行间隔，提供ATC服务，要求实现地空双向通信，航空器进入空域需要ATC许可。

B类是终端管制区（terminal control area），一般建立在繁忙机场附近，是从地面至最高2 400米的空域，其形状就像一个倒立的金字塔，此类空域是围绕在国内37个最繁忙的机场周围上空的空域，以按仪表飞行规则运行和执行客运任务的飞机为基础。在这个管制空域飞行，要有相应的机载设备，比如二次雷达应答机，以便管制部门能在雷达上确定飞行员的高度和位置；还要有相应的无线电设备，以便保持连续的双向沟通。事先还要获得进入这类空域的许可。这类空域也不是一般百姓去的。

C类是机场雷达服务区（airport radar service area），一般建立在中型机场，从地面或从某一高度至地面以上1 200米，该区域一般由两部分组成即内环（半径5海里）和外环（半径10海里，下限360米），飞行员要保持和管制员的通信联络，飞机具有应答机、间隔的提供取决于飞行的种类，此乃B、C类空域的最大区别之一。美国的C类空域涉及约120个不太繁忙的机场。这些机场有足够的能力和手段对所有的空中交通进行无线电通信和雷达管制。

D类是管制地带（control zone），一般建立在

有管制塔台的机场,半径5海里,从地面至此类空域的管制下限(通常是航路的下限300~900米)的空域,此空域包括除了上述以外的"机场交通管制区域",也就是有塔台的机场区域。这类空域对应的机场不太大或不太繁忙,流量与C类相当。

E类是过渡区(transition area),一般是从360米至此类空域的管制下限(美国中低空航路的主要运行空间,在美国东部为360~5 400米,在西部山区为43 500~54 000米),自此往下的空域都属于普遍意义上的低空。此类空域包括无塔台的机场,还包括那些机场管制塔台分时段运行的机场雷达服务区类机场,例如从午夜到早上6点钟,机场雷达服务区这段时间关闭机场塔台时,空域即属于过渡区。此类空域是美国面积最大、应用最广泛的一类空域。

G类是非管制空域,一般指360米以下的空域,飞行安全由飞行员本人负责。所有从地表到210米或360米,并且不属于A、B、C、D、E类空域的非管制空域即为G类空域。没有塔台的机场为G类空域的一部分。

当然,美国还有一些其他类型的空域:特殊用途空域、禁区、限制区和军事行动区(MOA)。其中,禁区是指在规定的时间内不能飞入的地方,比如射击区,政府敏感区(白宫、国会大厦等),这类区域很少,在航空图上有标注;限制区就是在特定的时间和特定的高度飞行员不能进入的空域,比如划归军事航空演习、跳伞、射击等活动的空域,"9·11"事件以后,政府强制划分了临时飞行限制区,以此来加强国家安全;最有意思的是军事行动区,它不是严格的限制区,如果有特殊需要也可以穿越。

美国对国际民航组织空域分类标准的引用和变通,较好地体现了"空域是国家资源,每个公民都享有使用空域的权力"这一原则,在安全与效率之间找到了一个平衡点,为目视飞行创造了宽松的空域条件,极大促进了通用航空的发展。可以说,目前世界上没有哪一个国家拥有如此广阔和宽松的目视飞行环境,人们可以像自驾车旅行一样,从纽约飞往加利福尼亚,从旧金山飞往华盛顿,而不需要与任何人通话。

(二)欧洲直升机应急救援需求急剧增长

全球直升机工业正处于空前繁荣期。为了跟上市场需求的步伐,制造商和供应商的资源已达到极限。正如欧洲直升机工业公司CEO卢茨·伯林博士在2008年直升机大会上对世界直升机工业现状的整体评述。

1.**市场空前繁荣** 当前直升机市场的繁荣景象是前所未有的。直升机市场的活力甚至可以与固定翼飞机业务相媲美,而且几乎对所有的任务细分市场和不同级别的直升机,市场需求都十分强劲。根据欧直的统计,并考虑到已交付和注册的飞机数量,欧洲直升机工业公司2007年在民用和准公共市场上所有各类直升机的份额略超50%,目前该公司在全球各个地区基本上都占有同上述相同的市场份额,即便是在美国也一样。这样的市场份额不会受到任何特定国家的这样或那样的优先考虑或选项的影响。当然,这样的市场份额也充分证明欧洲直升机工业公司的项目和技术是具有市场竞争力的。

2.**需求急剧增长** 直升机市场与其他航空航天产品市场一样,都具有周期性,但是直升机的市场需求仍在急剧增长。主要表现在:一是军用直升机市场更具活力。未来军用直升机市场在许多方面甚至要比日益繁荣的民用市场更具活力。这种需求的大部分是由于今天直升机的使用要求和任务正在发生改变。在欧洲,直升机的更新周期正在缩短,从而构成直升机需求量的激增。例如,欧洲直升机工业公司目前持有500架NH90订单,这些订单来自14个欧洲、亚太(澳大利亚和新西兰)以及中东的国家和地区。二是中、重型直升机的市场需求将保持强劲。轻型通用直升机领域也会引起人们的兴趣,这类直升机使用更广泛,如用比较轻型的直升机来完成运输、紧急医疗救护及搜索和救援任务。

3.**创新与发展并存** 到2025年,市场上将会涌现出几个新的参与者,如中国和韩国的企业。到时候很有可能将出现他们与目前的主要制造商合并的局面。直升机本身将不会比今天有很大不同,但是直升机的采购和使用将会更便宜,直升机的能力可能将大大提高。工业界可以提供能显著改善安全水平和环境友好性能的解决方案。未来在役的直升机数量将更多,可以完成更为广泛的飞行任务。直升机将采用大量先进的技术,将有一个很大的市场。

(三)世界范围直升机应急救援发展迅速

1.**国际直升机市场的发展** 根据国际预测公司

的数据，2004年至2013年世界直升机总产量为13 334架，其中民用为9 374架，军用为3 960架，10年间世界直升机总产值为925亿美元，其中民用为188亿美元，军用为737亿美元。截至2010年底，我国通用飞机仅1 000余架，机场仅70个。现在全球通用飞机约有34万架，其中仅美国就有约22万架，占全球的70%左右，每年飞行时间超过2 600万小时，有通用机场、直升机起降机场1.75万个。加拿大约有3.1万架通用飞机，澳大利亚、俄罗斯、巴西等国拥有的通用航空飞机也都在1万架以上。

（1）民用直升机市场：从预测的数据看，2004至2013年民用直升机产量比20世纪90年代中期有所增长，但是今后10年的年产量没有什么增长，而年产量趋势有所下降。在民用市场上，活塞式直升机占据了年产量的40%~45%，在2000—2001年不景气期间，活塞式直升机减少比涡轴直升机多得多，但是当2003年民用直升机复苏时，活塞式直升机反应比涡轴式直升机快得多。国际预测公司认为活塞式直升机目前的生产旺盛势头不会持续很长时间。

（2）军用直升机市场：军用直升机产值将有相当幅度增长，这种上升的势头保持到2012年。产值的增长之所以比产量的增长率高得多，是因为价格昂贵的直升机生产量增加了，如倾转翼机V-22和NH-90型。2012年军用直升机产值计划为99亿美元。

国际预测公司还定义了一个改装计划，所谓改装计划是指改装设计一个机型或者模块化改装一个机型（如CH-47D改装至CH-47F）。在下一个10年间预计总共有1 414架改装任务，全为军用。估计价值为121亿美元。这种项目包括贝尔公司的AH-1Z和UH-1Y，波音公司的AH-64D和CH-47F、卡曼公司的SH-2G和西科斯基公司的UH-60M。

2.几家直升机厂家的竞争 不论是民用和军用直升机市场竞争都非常激烈。军用直升机的市场竞争，给直升机厂家带来巨大的成功或者巨大的失落，这可从SIKORSKY、EUROCOPTER和AGUSTA的竞争中看出。在民用直升机市场竞争方面，不同的趋势证明这个市场的转变对生产厂家带来明显的冲击。今后，EUROCOPTER在产量上将上升为第一位。

（1）军用市场：在产量上军用机只有民用机的1/3，而产值是民用机的6~7倍。军用市场的竞争非常激烈。这种竞争是围绕着一些高利润的项目争夺而展开的。价值29亿加元的加拿大海事直升机项目（MHP），计划采购28架直升机更新现役的海王直升机。竞争机型是SIKORSKY的H-92——新的S-92的军用型和EH公司（是AGUSTAWESTLAND的子公司）的"鹞鹰"-EH-101的改型。在2004年中期公布中标者，落选的是NH公司的NH90。

今后美国军用直升机市场充满变数。美军正在进行一系列重大的计划调整，如阿帕奇、支努干和黑鹰。MARINE公司已开发了AH-12/UH-AY更新计划，并努力进行CH-53的升级。卡曼奇项目的终止将重新分配项目资金。

该项目的146亿美元资金将用于美军陆航其他项目上，一部分资金将用于比原计划多采购796架新机。波音公司正将美陆军中的501架AH-64A改装成AH-64D。这种升级包括一个开放的航空电子系统、联合战术通信系统（JTRS）、T700-GE-701D发动机、新减速器、复合材料桨叶、辨识决策系统、无人机的空中控制。

这种升级改装还涉及以色列、科威特、日本、希腊、埃及等国。波音的另一改装计划将是美陆军的CH-47运输机改装成CH-47F，数量有300架。波音/贝尔合作开发V-22倾转翼机的MV-22正在为美国舰队生产，将达360架之多。空军长距离运输和海军搜救也各有50架的采购计划。

（2）民用市场：目前的民用直升机市场只有少数的厂家处于强势位置，而其他厂家正面临着重大抉择，进一步保留其产品生产线。在民用市场中显示强劲的厂家之一是欧洲直升机工业公司，其系列民用型号在过去的直升机民用市场竞争中取得了相当大的成功。推出全新的系列机型（EC120和EC135）和正在发展的型号，如EC130、EC145、EC225，可以建立一个基本全新的生产线。欧洲直升机工业公司还显示出他的营销策略，不但用EC定义新的机型，还将原有机型改型，不用AS、Bo和BK代号而用EC系列来定义，以加强"新"的感觉。

罗宾逊公司在民用活塞式轻型直升机市场上，以其低价格、低寿命的策略，占住了相当大的市场份额。其他小公司群起争夺，在今后若干年的时间罗宾逊公司会有小幅下降，其他公司如施瓦泽公司的直升机会有小幅上升。

3.直升机国际市场分析

（1）产量方面：世界各国拥有的各类军用直升机数量保持在18 000架左右，美国一直是世界上军用直升机拥有量最多的国家，其拥有量约占总量的一半。俄罗斯大约有3 560架左右；英国有650余架；法国大约有800架左右；德国有约740架；意大利大约为560架；日本大约850架军用直升机。在世界各国中，每万名军人拥有军用直升机数量居前五位的国家依次是美国（39.9）、英国（36.9）、德国（31.4）、日本（30.8）和俄罗斯（17.9）。

今后各公司产量在竞争中不断地变化，排名不断沉浮。欧洲直升机工业公司产量排名仍然保持第一。罗宾逊产量虽然逐年下降，仍然保持第二名。西科斯基的产量以较大幅度上升达到第三名。施瓦泽产量有所增加达到第7名。在美国和欧洲，直升机的更新周期正在缩短，从而构成直升机需求量的激增。例如，欧洲直升机工业公司目前持有500架NH90订单，这些订单来自14个欧洲、亚太（澳大利亚和新西兰）以及中东的国家和地区。作战直升机和轻型通用直升机的情况也一样，像UH－145已被美国军方选中，作为其下一代轻型通用直升机。

（2）产值方面：据统计，2009年美国通用航空产业产出规模为1 500亿美元。其4.5万家通用飞机制造商和1万多个零部件供应商共创造了150万个就业机会和530亿美元的净收益。通用航空还在美国社会防灾救灾、应急救援、国土防卫、交通疏导、政府公务等方面带来了极大的社会效益。波音公司的产值每况愈下，由上10年间的第1名降到现10年的第3名（前5年）和第6名（后5年）。欧洲直升机工业公司公司产值比产量下降快一些，特别是它开始分阶段淘汰旧机型时，由第2名（前5年）降到第4名（后5年）。

（3）应用方面：按照美国等国家的经验，一般而言，通用航空伴随一个国家经济水平的提高而发展起来。随着通用飞行器的购买、托管、维修、租用等费用支付能力的提升，租用或自己购买飞行器进行私人或公务飞行的企业和个人会越来越多。然后将自有飞机租出，或受托管理企业及私人的自有飞机（直升机或固定翼飞机），所以这一市场"蛋糕会非常大"。如美国的直升机医学应急救援体系在"9·11"事件中发挥了巨大作用，保障在纽约市1 900多万人口中仅有1人死于心脏病突发，1个消防队员在灭火中受伤。又如2005年8月美国的"卡特里娜"飓风、2006年12月中西部暴风雪袭击，政府组织几万架直升机抢险救灾都取得十分满意的效果，极大地缓解了灾情。2006年8月14日美国东部地区突发大面积停电事故，涉及4个州，数千万人口收到影响，在国家的统一调度指挥下开展直升机救援行动十分有效，最大限度地避免了长达29小时停电可能引起的连锁灾害。

4.直升机中国市场分析

（1）总的竞争势态：一般情况下，把航空应急救援类型分为四类：自然灾害救援、事故灾害救援、公共卫生救援和公共安全事件救援。仅就自然灾害而言，我国每年都会遇到气象灾害、海洋灾害、洪水灾害、地质灾害、地震灾害、农作物和森林生物灾害和城镇森林灾害等。

我国是世界上因自然灾害损失最严重的国家之一，在一般年份，全国受灾人口约2亿人，因灾害死亡人数数千人，农作物受灾面积达到4 000多万公顷，直接经济损失超过2 000亿元，2008年更高达11 752亿元。在我国，有近70%的大城市、50%以上的人口、75%以上的工农业产值，分布在气象、海洋、洪水、地震等灾害严重地区。近年来，我国灾害呈现出日益加重的趋势，已经成为影响经济、社会持续发展的主要障碍之一。

因此，针对各种突发灾害和事件，实施航空应急救援日显重要，加强高科技赈灾、高效赈灾的救援行动，其目的就在于最大限度拯救民众生命、减少财产损失、抵御灾害蔓延和控制灾害损失。一句话就是经济社会的需要、人类文明的需要。

（2）民用直升机市场：中国的民用市场发展比较迟缓，在通用航空方面，最近10多年才发展起来，通航公司如雨后春笋般发展起来，这反映了民用市场的大量需求。

由于中国民用航空的广阔前景引来了世界直升机公司的竞争。欧洲直升机工业公司推出EC135，法、中、新联合开发EC120就是看中了中国市场。警用直升机方面先后有武汉、大连、郑州、广州公安局使用直升机，如280FX、申2B（300CB）、R22、R44、EC120、EC135、EC155、A109。最近几年可能还有一大批城市公安局要配备直升机。中国直升机市场特别是民用市场还在启蒙阶段。尽管这样，市场竞争已经很激烈。欧洲直升机工业公司在中国军民市场独占鳌头，从直-9，EC120到EC135、

EC155品种和数量都是第一名。今后几年中国的警用机市场竞争将会激烈展开，有可能主要份额将是欧洲直升机工业公司和阿古斯塔公司的。

总之，中国民用直升机市场发展前景很大，现在的直升机热潮只是序幕，高潮在后面。值得注意的是在空域限制，政策开放缓慢的条件下，现在的发展有限，需要一个较长时期的过程。

（3）国产直升机的发展：国产直升机从直-5开始有46年的历史，直-5是成功的产品，已经完成了历史使命；直-8产量不大，但有其特殊用途；直-9还在发展，应有前途；直-11已经出世，但有一段蹒跚的过程。值得注意的是，地方和民企办直升机产业已在艰苦挣扎，武汉直升机公司、上海雏鹰科技公司和上海西科斯基飞机公司都想借鉴外国技术走自己发展的道路。

国家民航局已将"通用航空规模快速扩大"列入民航"十二五"发展规划的主要目标，并出台一系列政策措施加快推动我国通用航空的发展，通用航空已成为我国战略性新兴支柱产业，作为高端装备制造业重要组成部分的通航产业，在国民经济建设中占有重要地位，在中国拥有巨大的发展潜力和广阔的应用前景，我国通用航空应急救援产业的发展将迎来黄金发展时期。

5.军用直升机发展分析 当今世界各国拥有的各类军用直升机数量保持在18 000架左右，美国一直是世界上军用直升机拥有量最多的国家，其拥有量约占总量的一半。俄罗斯大约有3 560架左右；英国有650余架；法国大约有800架左右；德国有约740架；意大利大约为560架；日本大约850架军用直升机。在世界各国中，每万名军人拥有军用直升机数量居前五位的国家依次是美国（39.9）、英国（36.9）、德国（31.4）、日本（30.8）和俄罗斯（17.9）。与我国比邻的日本和韩国，每万名军人拥有的军用直升机数量则分别是我国的20倍和5倍（2006年统计数据）。

为满足新军事变革和军队转型的需要，以及适应现代战争战场环境，在未来网络信息化战争中占据有利地位，国外军用直升机装备及其技术的发展将呈现以下趋势。

（1）新军事变革推动军用直升机装备标准化：综观世界各国，特别是美、俄两大军事强国的新军事变革，其核心就是：利用现代化高技术军事装备，打造机动灵活、快速反应、具备网络信息化作战能力的部队。具体特征就是部队建制模块化，军事装备标准化。反映在军用直升机装备方面，就是军用直升机装备的标准化。

例如，为适应新军事变革的需要，美国陆军航空兵正在实施重大转型，对建制进行全面调整，设立模块化的、多功能的航空旅。航空旅内建立连级规模的模块化建制单位，每个采用标准编制的连的规模一定，装备的军用直升机采用标准配置。如美国陆军航空兵未来的重型航空旅中，每个旅将装备攻击直升机288架，通用运输直升机228架，重型运输直升机和医疗救护直升机各72架，总计660架。同时，为了在保证作战应用有效性的前提下，便于管理和指挥，有利于构建战场信息网络，减轻后勤保障、补给和维护压力，保证在役直升机的战备完好率，配备的军用直升机型号种类将大幅度减少。

再如，美国陆军航空兵计划在未来几十年内，把其主战机种从目前的12种减少到只有AH-64、CH-47、UH-60和新型侦察直升机UH-72这4种。而俄罗斯陆军航空兵希望最终实现由卡-50、米-28、卡-52武装直升机和卡-60多用途直升机组成主战直升机机群，以大幅度提高陆军航空兵的作战能力。这充分表明：新军事变革正在推动军用直升机装备朝标准化配置方向发展。

（2）持续的现代化升级改造延伸直升机装备生命周期：长期以来，世界各国一直在对现役的军用直升机进行现代化升级改造，以此提高其技术水平和性能，提升其作战效能，延伸军用直升机装备的生命周期，同时，减少新机的采购、培训等各种相关费用，从而确保在役军用直升机装备的先进性和战备完好率。美国的AH-1、CH-47和UH-60，俄罗斯的米-8和米-24，法国的SA321，英国的"海王"等，便是典型的机型。

例如，为了满足武器装备发展的要求，美国陆军航空兵计划利用撤销"科曼奇"项目所节余的146亿美元，以及该项目所取得的技术成就，实施3大改进项目和3大新机研制项目。3大改进项目包括：继续将AH-64A改造成AH-64D，并将以前改造的AH-64D升级为"长弓阿帕奇"第三批次；将UH-60升级为UH-60M；将CH-47D升级为CH-47F，并使其服役至2030年，整个生命周期超过50年。可以断言，这种持续的现代化升级改造延伸军用直升机装备生命周期的途径，仍将是世界各国军用直升机装备未来发展的重要方向。

（3）无人直升机的研制受到各军事强国重视：无人直升机具有作战零伤亡优势，能够有效保障作战人员的生命，降低战争成本，特别是现代信息化战争中，无人直升机将成为一种理想的空中信息网络节点，因此，它已引起世界各国各兵种的高度重视。国外无人直升机的发展势头十分强劲，除研制无人直升机的国家数量大幅增加外，研制的和在研的无人直升机型号也大幅攀升据不完全统计，全世界现有的各类无人旋翼飞行器型号已超过100种。

例如，美国陆军正在研制RQ-8B"火力侦察兵"无人直升机，并进行了一系列相关试验。美国陆军打算将这种无人直升机作为Ⅳ级无人机系统使用。此外，英国、法国、德国和俄罗斯等国也在大力开展无人直升机的研制。可以预料，一旦这些无人直升机研制成功，必将成为世界各国一种全新的军事装备。

（4）新一代装备研制催生新构型、新概念旋翼类飞行器：常规构型直升机由于自身固有的空气动力特点限制，飞行速度一直难以突破360km/h，这不仅极大限制了其应用，也不利于其在现代严重威胁环境中生存。

因此，在发展新一代军用直升机装备的过程中，国外一直在努力探索新构型、新概念旋翼飞行器，其中最重要的有复合式直升机和组合式直升机两大类。复合式直升机是新构型直升机中最简单的，只需在常规直升机上加装固定的升力机翼和辅助推进装置即可。这种直升机在前飞时，由于机翼和辅助推进装置产生的升力和推进力可减小旋翼上的载荷，从而可以降低旋翼转速，推迟后行桨叶的失速和减轻前行桨叶上的压缩效应。这种复合式直升机的速度可提高到445km/h，实用升限达6 000m，而且航程也有所增大，其典型机种是美国研制的AH-56"夏安"武装直升机。

新概念旋翼机最成功的例子是倾转旋翼机，能做高速远距飞行，巡航速度可达600km/h。现在不仅已有几种军民用设计方案，如四旋翼倾转旋翼机，而且美国研制的V-22"鱼鹰"倾转旋翼机已经进入部队服役，并被派到伊拉克参加实战。随着世界各国对军用直升机技术性能和任务能力的要求越来越高，可以预料，各种新构型、新概念旋翼飞行器未来必将成为各国军用直升机装备中重要的组成部分。

五、直升机医学救援的脊梁作用

在汶川抗震救灾中，直升机应急救援中所反映出来的国内救援专用直升机数量太少、缺乏起飞重量20吨以上的重型直升机、专业救援能力亟待提高等问题已经引起了高度关注，直升机应急救援要做到满足党和政府的要求，符合人民群众的期望，我们就必须加速发展民族直升机工业，加速建设我国的直升机应急救援体系，用国产装备挺起直升机应急救援的脊梁。

（一）直升机救援的概念及作用

在我国，应急救援是指以政府为主体，动用军队以及非营利性组织参与组成救援主体，针对各类灾难及突发事件相互协调配合，共同实施的救援行动，其目的在于最大限度地拯救民众生命，减少财产损失。行动包括准确定位受灾、受难的地区以及公民所在的地理位置，提供避险信息，营救脱险，采取初步的应急医疗救护，阻止灾害及其次生灾害的蔓延和发展，帮助受灾地区和公众尽快恢复生产生活等。

1. 直升机救援的基本概念 直升机应急救援是应急救援的一种方式，特指采用直升机装备和技术手段实施的一种应急救援，其在救援的目的和对象上同其他应急救援方式相比没有本质区别。直升机是一种"以动力驱动的旋翼作为主要升力来源"的航空器，可以垂直起降、空中悬停、前后左右自由移动，并可以贴地超低空飞行。直升机应用于应急救援，具有快速、高效、受地理空间限制少等诸多优势，能快速到达水、陆路不可通达的作业现场，实施搜索救援、物资运送、空中指挥等项工作，是世界上许多国家普遍采用的最有效的应急救援手段。

2. 直升机在救援中的作用 直升机救援在美国影片《垂直极限》中得到了充分描绘：哥哥被困珠峰极顶，生命危在旦夕。正在大本营中的妹妹执意前往营救。关键时刻，直升机搭载包括妹妹在内的救援者一行，直飞珠峰7 000多米高度，为救援赢得了宝贵的时间。这是电影中描绘的一次直升机应急救援发挥关键作用的典型事例。在现实生活中，直升机应急救援的作用同样无可替代。

越是重重艰难险阻，直升机越能披荆斩棘。2008年5月12日，在令举世震惊的四川汶川8.0

级特大地震自然灾害中，党中央、国务院和中央军委及时做出决策，紧急调用150余架军民用直升机参加抗震救灾，创造了我国历史上一次出动军民用直升机的数量之最。架起了一条条"空中生命线"和"抢险空中通道"。震后仅24小时，成都军区某陆航团就出动直升机27架次，累计空运食品12.7吨。从16日到31日，有322架次民用直升机前往灾区开展搜救行动，运出灾民1 021人。在整个汶川地震救灾中，通过直升机共运送受困人员和伤员近万人。

（二）直升机医学救援体系的现状

经历了半个世纪的发展历程，欧美发达国家及我国周边的俄罗斯、韩国和日本，还有中国香港特别行政区都已经建立了各具特色的国家或地区航空救援体系与机构，形成了完善的救援体系。主要发达国家和部分发展中国家已形成了符合各自国情、较为完善的直升机应急救援体系，具有很强的应急救援能力。

1.国外直升机救援体系现状　美国空军为本土范围的搜救执行机构，管理28支城市探测和救援队，可用于执行救援任务的直升机近1万架，仅纽约市的民用直升机保有量就超过2 000架；俄罗斯在政府中专门设立俄罗斯联邦民防、应急和减灾部，管理4万余人的救援部队以应对各种灾害；日本归属警方、消防机构及民间企业所拥有的直升机1 000多架，在紧急时可随时应召投入救援行动；加拿大拥有可参与救援的各类飞机1 000多架，所需费用由政府拨款；德国建立了覆盖全国的航空紧急救援体系，救援用直升机数量已超过300架，在整个德国国土内的任何一点，15分钟内都可以得到国家的航空救援服务；法国航空紧急救援队可实施覆盖法国全境的航空紧急救援行动，空中救援医疗网拥有49个直升机救援中心；英国、瑞士等国均设立了国家航空救援中心；巴西、韩国等国也成立了专职的航空救援队。

2.我国直升机应急救援体系现状　我国直升机装备和应用水平与国外差距明显。我国目前在册的民用直升机总数只有124架，其中可用于应急救援的仅为64架，与每百万人口拥有5架直升机的世界平均水平比较，我国平均每1 200万人才拥有1架直升机，为世界平均水平的1/60；如按国土面积计算，我国每10万平方千米才拥有1.3架直升机，为美、英、法、德、日、俄、加、澳等西方八国平均水平的1/50，为巴西、南非平均水平的1/10。我国如果要达到世界平均水平的话，需要6 165架民用直升机。显而易见，我国民用直升机的使用量与世界平均水平的差距非常大。

汶川大地震中，我国政府紧急调用军民用直升机150余架飞赴灾区，直升机在这场生死救援中发挥了不可替代的作用。但恰恰是通过这场救援，给我们以深刻的警示：在150余架救援机队中，民用直升机只有30架，国产直升机只有14架，不仅数量少而且救援机型不配套，民用直升机以中小型号为主，大型和重型直升机几乎空白，同时也缺乏专业训练和绞车等相关配套基本救援设施。由此可见，我国还是一个直升机应用小国，直升机使用的专业化程度不高，远远满足不了经济建设和公众对直升机公共服务的需要，加速建立我国的直升机应急救援体系已经刻不容缓。

3.我国直升机救援体系的初步构架　我国幅员广阔，山区众多，海岸线漫长，是灾害多发国家。"5·12"汶川地震的发生，把组建由国家主导的直升机应急救援体系提上了紧迫的议事日程，加速建立我国的直升机应急救援体系已显得刻不容缓，而国产直升机装备在其中应该、必须且一定能发挥主要作用。建议由国家主导主持制订"国家航空抗灾救援体系建设总体规划"；并将抗灾救援航空装备发展和基础保障设施建设等急需项目，列入当前拉动内需的国家财政规划。建立常设的国家航空抗灾救援管理机构，贯彻"平灾结合"的原则，在"国家应急救援——省级应急救援——地市级应急救援"的框架下，建立我国的直升机应急救援体系。

具体可以采取建立直升机救援与探测总队的方式，总队设立在北京，在全国设立10个分队，100个站点，每个分队大体覆盖3个省，救援直升机在1个小时左右的时间可基本覆盖全国绝大多数地区。总队建设的初步目标要达到80至120架轻重型直升机，采购机型应以国产直升机为主，利用直升机进行空中监测和灾害的救援，以有利于我国国民经济的持续、健康、快速发展。与此同时，还应整合我国通航公司中的直升机应急救援力量，建立一种有效的运作机制，作为上述应急救援的有力补充。为此，国家应制订权威性、长期、稳定的民用直升机产业的发展规划和发展政策。从宏观上指导和把握直升机的产业发展方向，协调有关政府部门的政策、方针和管理。由于目前我国的直升机工业还处于发展壮大的初期，还需要国家的适当保护。

国家必须加大支持民用直升机的研制，加大投入民用直升机的科研费用。通过必要的资金投入，搞好预研、适时安排型号研制、保证民用直升机的发展。

首先，目前国产直升机中的直8、直9、直11等能满足国内救援体系的大部分需要；其次，直升机产业是属于关系国家安全、国民经济和社会发展的战略产业，应急救援体系建设突出国产装备为主，对建立不受外界因素影响的国家自主的救援体系将起到重要作用；第三，发展直升机产业能够促进我国产业结构的调整，是实现"军民结合，寓军于民"的重要举措，是加快形成我国直升机整体核心竞争力参与市场竞争的迫切需要，能更好地促进国民经济的发展，从这个意义上讲，应急救援体系建设突出国产装备为主，对支援民族直升机工业有强大的推动作用；第四，救援直升机应用国产直升机比国外直升机能得到更好的现场保障和技术支持，可以提供更好的后勤服务，保证良好的任务出勤率，更有利于应付大的突发事件。

4.大力发展民族直升机产业　我国航空应急救援产业的发展，离不开我国直升机产业的发展，同时，也必将直接带动直升机产业的发展。汶川地震中，国产直升机同样发挥了重要作用。当时，中航工业直升机公司生产的直8、直9共14架直升机全面参与了救灾工作。截至6月11日，执行飞行任务近百架次。其中，仅直8就累计飞行57架次，运送物资47.8吨，人员400多人，喷洒消毒药品1次。在第一阶段的抗震救灾中，直8系列型机主要负责运送救灾物资、抢送灾民和投放官兵等任务。

为提前做好救灾防疫工作，直8型机还完成了消毒粉喷洒设备改装，执行防疫飞行任务。通过加装目视观察设备、红外前视装置、全球定位系统、救援绞车等各类设备，中航工业研制的直升机完全可以满足森林火灾扑救、电力线路巡查、高原物资输送、海上吊装救人以及医疗救护等各项应急救援任务。

中航直升机公司正积极构建以天津为核心，哈尔滨、景德镇、保定四地优势互补、协调发展的全新的产业格局，以广泛吸纳、充分利用、有效整合资源，迅速抢占发展的制高点。进一步明确发展方向和重点，在国家及有关部门的支持下制定出我国直升机中长期发展规划。充分利用重点型号研制和国际合作机会，力争在未来3～5年内形成新一代、具有全球市场竞争力、能够支撑直升机产业发展的产品，并将有效延伸产业链，打造黄金价值链，不断创新商业模式，塑造自主品牌，提高我国直升机产业的国际竞争力。

随着我国正在广东、东北三省试点低空空域开放，全国低空空域开放的这一天正在日渐临近。未来几年，我国民用直升机的市场潜力巨大，据权威机构对中国民用直升机市场需求的调查，到2020年将达到2700架左右。这表明中国有可能成为21世纪全球最大的民用直升机市场。可以预见，我国直升机产业即将面临世界直升机产业的生死竞争。从这一点来看，用国产装备挺起我国直升机应急救援体系脊梁的同时，也正是在拓展民族直升机产业的发展空间，赋予民族直升机产业挺立国际竞争潮头的巨大力量。

第二节　直升机医学救援组织指挥

由于各类突发事件的内在特质和发生机理都有其自身的特定属性，处置突发事件的行动样式也针对这些特质而各不相同。因此，组织指挥各类突发事件行动的程序、方式和内容都有所差异。但就组织指挥的基本内容来说总体上是一致的，都需要在一定的应急决策框架内组织实施。

一、直升机医学救援的组织指挥

由于突发事件发生的性质、时间、地点不同，所造成的伤害也不尽相同，在应急医学救援行动中应用直升机应视突发事件自身情况而定。

1.总指挥部　主要负责突发事件应急救援期间应急救援行动的统一领导和决策，向现场救援指挥部下达指令、提出要求。并为现场救援指挥部提供各种信息支持，必要时可协调场外应急力量、救援装备、器材、物品等的迅速调度和增援，保证行动快速又有序、有效地进行。

2.现场救援指挥部　在落实总指挥部的决策和部署外，主要负责指挥整个应急救援行动的部署和安排，通过积极协调，统筹安排整个应急救援行动的方案以及人员、设备的布置,掌握现场救援进度。

3.抢险救援组 主要由公安、消防、专业救援队、军队救援人员等组成。职责是尽可能、尽快地控制并消除突发事件所造成的后果,营救受伤人员。

4.医疗救治组 通常由地方医院、急救中心和军队医院组成,主要负责现场医疗急救和现场的卫生防疫工作。现场救治主要是对伤员进行现场分类和急救处理,对危急重症伤员经及时处理后,及时合理转送医院进行进一步救治。或在突发事件现场建立医疗救护站,现场对伤病员进行医学救治和监护。

5.安全警戒组 通常由公安、武警、军队、联防等组成。主要负责规定范围内的安全警戒任务,阻止无关人员进入危害区,同时还负责指挥、调度各种保障车辆,防止阻塞。对重要目标实施保护,维护社会治安。

6.空中救援组 空中救援组在与其他救援组协作的情况下,主要负责特殊环境下的医学救援任务。主要配备直升机、运输机等,负责灾区伤员的后送,向灾区运送各种救援物资等任务。

7.信息处理组 主要由宣传部门、新闻媒体、广播电视等组成。负责向社会公众公布突发事件和救援信息的进展情况。

8.后勤保障组 后勤保障涉及众多部门,主要负责应急救援过程中所需的各种设施、设备、物资以及生活、医药等的后勤保障工作。

9.其他保障组 主要根据应急救援性质的差异,建立相关的保障组。

二、直升机应急医学救援组织指挥的意义

1.着眼险情事故多发性,灵活部署救援力量
大规模抢险救灾行动表明,直升机在救援过程中将面临灾点多、战线长、覆盖面广以及任务多变、灾害衍生等行动压力,因此,必须建立反应灵活的救援力量部署机制,以提高直升机任务完成率,并保证搜索救援安全。

(1)合理分布救援兵力:根据搜救任务要求、直升机数量和可供保障的起降场地等,对救援直升机进行总体调配。直升机数量较少时,采取"面向焦点"集中配置使用;数量足够时,采取"划分区域"分散配置使用,基本形成有利于发挥飞行效能和救援作用、有利于飞行指挥调度和飞行任务准备、有利于避免空中航线交叉危险的合理力量部署。

(2)灵活编组救援分队:根据具体搜救情况、灾区地形环境、直升机数量和性能以及机组执行任务能力等,对搜救直升机进行统一编组。围绕直升机可以担负的侦察、中继、运输、搜救等任务,科学指定灾情侦测机组、通信中继机组、空中指挥机组、搜索救援机组和人员物资运送机组,采取"专业机型形成专业分队、多种机型形成组合分队"的编组方式,根据灾情和任务量灵活确定力量编组。

(3)恰当配置救援机场:直升机特殊飞行性能决定在救援过程中应灵活布置起降场地。既要在灾区周边既有的机场,恰当配置不同救援机种,临时建立直升机综合保障基地,也要着眼直升机飞行特点,在灾区空旷地域、任务执行地域、片区联结地域分别开设野外起降场地、勤务保障场地和指挥监测场地,尽量缩短救援时间、保证通信畅通、防止航线交叉重叠,进一步提高直升机物资转运、搜索救援和勤务保障的效率。

2.着眼险情事故突发性,完善应急反应机制
自然灾害和事故灾难通常突发、突变,发生的时间、地点和受灾状况往往难以预料。这就要求军地直升机单位在平时飞行组训中深化预想预防、强化模拟训练、做好应急准备,进一步提高直升机快速反应能力。

(1)制订多样化抢险救灾预案:军地直升机单位应针对救援任务的多样性、救援方式的多变性、受灾环境的复杂性和直升机担负任务的全面性,加强对重要区域的灾情预测研究,着眼不同救援行动特点以及易发特殊情况,注重军地救援方案衔接,围绕救援力量部署、组织指挥调度、机组出动编成和勤务保障准备等问题,制订适用性较强的救援预案,使军地直升机能够从容应对紧急救援任务。

(2)建立直升机应急值班制度:军地直升机单位应当对可能发生的突发事件保持战备警惕,制订应急准备常态化、制度化的基本措施,确立应急值班分队,完善应急保障体系,确保直升机能在受灾第一时间快速反应、先遣行动,为后续展开大规模救援工作做好准备、赢得时间。并预先在航程范

围内选建直升机临时起降点、备降场、勤务保障站以及野外指挥所等配套场所，有效保证应急行动安全有序进行。

（3）加强模拟化抢险救灾训练：根据设定的救援预案，组织值班分队（机组）进行经常性、多样性的模拟演练。通过模拟应急出动训练、搜索营救训练、复杂环境领航训练、专用救援设备使用训练以及不同机种、不同机型同场救援训练，进一步完善救援预案，熟悉组织救援程序，密切协同救援动作，检验应急救援行动和突发特情处置的效果，不断提高直升机多种环境下执行救援任务的能力，确保形成军地、空地联合救援行动的合力。

3.着眼救援协同复杂性，提高指挥协调水平
救援直升机通常是多点分散部署、集中调配使用，除搞好内部协同外，还要周密组织与其他救援力量协作配合，组织协同的范围广、层次多、事项杂，对空指挥、空域调配的精确性要求高，只有不断提高指挥协调水平，才能保证救援协同的高效性。

（1）加入军地联合指挥部：救援单位通常涉及军、警、民等多种专业力量，救援空间分布于空、地多层区域。在联合救援的背景下，直升机单位必须建立和完善应急指挥机制，加入联合指挥机构，注重缩短指挥层次结构，优化飞行指挥程序，顺应救援任务发展变化，增强联合指挥的时效性。依据全局性任务统筹，加强对直升机的协调控制，区分轻重缓急，科学调配兵力，提高直升机应急反应能力和联合行动能力。

（2）建立前方救援指挥所：直升机单位根据联合指挥部相关要求和救援任务实际，通常应在救援前线建立由飞行指挥组、装备维护组、后勤保障组和协调工作组等机构组成的前方指挥所，对照任务指标，明确相关职责，对直升机力量分配、救援任务划分和综合勤务保障等进行统一协调控制，并落实信息通报制度，及时将灾情侦察信息、空中动态信息和任务执行信息汇总通报，不断完善"联指—前指—空指"三级指挥体系。

（3）建立任务分区指挥点：根据受灾区域分布、直升机数量及功能和"联指"具体要求，直升机单位应科学划分受灾区域、灵活布置救援力量，分区配置空中指挥平台、搜索救援分队、物资运输分队、综合保障分队和应急机动分队等机组、机群，形成多样化、模块化、组合化的救援力量结构。明确各分区的指挥机组、带队长机和小组机长，严格落实请示汇报、应急值班、情况通报、空地联络等制度，不断强化对任务分区内的指挥与协调。

4.着眼受灾环境多样性，加强装备配套建设
当前，军地直升机建设存在数量较少、种类单一、功能不全、通用性差等实际问题，难以形成专业救援体系，不能及时解决大型机械吊运、道路重物清障、批量物资转运等问题，尚不能实现全天候、全方位立体救援。

（1）重视发展与多样化任务相适应的直升机平台：针对目前军地直升机大型运输能力严重不足的缺陷，采取"自主研发"与"引进租借"相结合的方式，突破动力、传动系统以及旋翼等关键技术的研发瓶颈，积极填补大型、重型直升机空缺，增加中型、高原机型数量，使直升机平台在吨位和类型上协调发展，形成"大、中、小"运载能力体系配套。对通用直升机进行改装完善，升级改造勤务保障模块、救援设备吊仓，提高通用平台性能质量，真正实现"一机多能"。

（2）重视发展专业救援设备的加装改装：针对目前军地直升机配套救援设备相对落后、专业救援能力相对薄弱的实际，通过加装摄影摄像、绞车吊挂、生命探测、垂直补给、医疗救护等专业设备，改装空中指挥、监测、急救平台，完善空中通信中继站点，使直升机基本满足卫生医疗、信息处理、指挥通信、照相侦察和吊装运输等多种任务需求，拓宽直升机执行任务的能力和范围，提高灾区救援的快速性、准确性。

（3）重视发展野战保障及导航通信装备：受灾区域往往不具备直升机正常飞行的条件，严重限制了直升机应急救援。如地形复杂影响应急起降，海拔较高影响载重升限，沙尘砾石影响发动机工作，恶劣气象增加飞行难度。目前，军地直升机往往超气象、超条件飞行，尚不具备全天候、全时空救援水平。通过研制适应野战环境的起降平台、通信平台、导航定位系统和保障维护站点等，彻底解决直升机野外陌生地域救援"飞不到"、"落不下"、"救不了"等问题，提高直升机在各种受灾地域、天候条件下遂行救援任务的能力。

5.直升机医学救援的基本运用 在地面交通遭严重破坏后，直升机成为伤病员转送的主要工具。直升机具有机动灵活、适应性强的特点，在历次救灾中发挥了巨大作用。

直升机着陆场的选择及联络方法：一般应选择周围无高大建筑物，土质坚硬的空旷场地。面积为30m×30m，夜间着陆场地需要100m×100m。直升机着陆联络方法：着陆场四角各点燃一堆柴草，白天以发烟为主，夜间以发光为主。还可以用白色（雪地用红色）"T"字布标志着陆点。"T"字布横9m×2m，竖12m×2m。放在着陆方向的左侧距着陆地点5～10m处。为使机上人员及早发现着陆场地的联络标志，指挥员必须严密观察直升机飞行情况。当直升机临近上空前，可用无线电台联络，或向空中发射信号弹，以引导直升机及时进入空域。

三、警用直升机救援组织利用

近年来，警用直升机发展迅速，已经成为我国继军航、民航之后的第三个航空管理部门。警用直升机具有独特功能，在国民经济发展和应急事件处理中，作用无可替代，发展前景广阔，应急救援建设已成为各警务航空队的一项重要任务。

1. 警用直升机组织指挥相对独立、组织体系较为健全　在组织指挥上，公安部警用航空管理办公室作为一级航空管理部门，具体负责并统一领导全国警用航空器的运行、安全和管理工作。警用直升机应急救援方面的法规体系建设、飞行训练、人员培养、装备管理、队伍建设以及各类保障方面取得了一些成绩，中国警航发展也日趋规范，机队规模、人员素质、实战应用和保障能力得到逐步提高。

目前，全国已有20个警务航空队，35架直升机，而且，越来越多的公安机关开始着手组建警务航空队。可以预见，今后几年，警用直升机的规模数量将有一个大的增长，公安机关的实战能力和快速反应能力将有一个质的飞跃。

2. 利用警用直升机医学救援方便可行、发展前景好　在组织实施中，警用直升机是第一现场救援的绝对主力，可以说，越是在关键时刻，警用直升机的作用体现得就越明显。比如：郑州警务航空队多次参加黄河决堤抢险，南京警务航空队执行山火监控、峭壁救援，广东警务航空队执行水情监测、紧急运送重症病人，等等。

2006年，广东警务航空队在抗击"碧利斯"台风灾害中，救出人员57名，空投物资30吨，发挥了重要作用。2009年6月5日，重庆市武隆县铁矿乡鸡尾山发生大面积山体垮塌，一个采矿场、六户居民、过路的80余人被掩埋。重庆警务航空队第一时间参加救援，连续出动直升机19架次，飞行1小时45分，发挥了重要作用，得到了中共中央政治局委员、国务院副总理张德江同志的高度肯定和赞扬。2010年上半年，北京警航总队连续两天搜索营救登山被困人员，成功利用绞车救助5人脱离险境，保障了人民群众生命财产安全，充分体现了警用直升机在提升城市应急救援能力、拓展政府服务社会功能方面的重要作用，取得了良好的社会效果。世博会期间，上海警务航空队就与医疗急救中心配合，成功地组织实施了4起急救病人（伤员）转送救治工作。

3. 与医疗卫生系统联手、积极推进警用直升机医学救援机制的建立　直升机医学救援作为应急救援的一项重要内容，已越来越为人民群众所关注，而目前我国医疗急救快速反应还不够及时，"120"急救系统面临的最大制约是交通，特别是在交通拥堵状况短期内难以解决的大城市。因此，直升机的优势就更加明显。关于医疗应急救援，国际上有"黄金30分钟"的理念。据统计，伤员在突发事故发生后10分钟内被送往医院，生还可能性就提高15%，而直升机的速度比救护车要快近3倍，能够大大提高医疗救援的快速反应能力。在日本首都东京，有6支航空救援队，在市区内接警后，到达现场的平均时间不超过10分钟。在德国国内任何一点都可以在15分钟内得到航空救援服务。在香港，需要紧急救援的情况下调用直升机是最先想到的，也是最快、最有效的。

无论是政府部门，还是普通百姓，都有调用或请求直升机救援的意识。直升机救援体系的高效运行，有赖于这个体系是否拥有完善的法律依据、科学的管理体制、有效的协调机制、合理的地域布局、精良的救援装备、专业的救援队伍。更要有重点突出、兼顾全局的职业目标，不计得失、全力以赴的职业操守、随时待命、快速反应的职业水平。警用直升机作为近年来随着社会治安和公共安全需要，迅速成长起来的新生力量，应当、也有足够能力成为直升机应急救援的主力。主要建议：

一是公安机关具有体制和布局优势，最适合执行应急救援任务。公安机关遍布全国各省、市、县、乡（镇）、街道，甚至旅游点，县以上公安机关均建有指挥中心，通信手段齐全、调度系统完善，24小时担负值班任务。发生突发事件时，能够迅速建立覆盖全国的应急救援网络，构成"救援随时展开、支援持续加强"的强大救援体系，实现快速反应，快速施救。而且在我们的警航队中还专门装备有主要用于执行医疗急救、抢险救灾与环境保护、搜索营救服务等任务的救援型直升机。

二是公安机关生来就是为了公共安全，执行应急救援任务是分内职责。与承担对外"保家卫国"任务的军队，以及以盈利为目的的公司不同，公安机关的基本任务就是保障人民生命与财产安全。因此，在执行应急救援任务时，不计任何代价，不讲任何价钱，一切为了人民的安全。

三是警用航空器作为国家航空器，执行应急救援任务具有先天优势。在我国，飞行报批程序复杂，经常出现"有机飞不动"的现象。2003 年，国务院、中央军委明确：警用航空器为国家航空器，警用航空飞行保障纳入军航保障系列。2008 年，公安部与总参谋部联合发文，进一步明确：警用航空飞行报批，按军航飞行报批程序办理，特别紧急情况时，可按照边处置、边报告的原则，直升机起飞前或者起飞后通报有关飞行管制部门。也就是说：可以先起飞、后报告。这就从法律层面上保证了警用航空器飞行报批的及时与快捷，这是许多部门与行业无法做到的。

四是警用航空不断发展，具有较完善的航空管理经验和保障体系。经过十几年的努力，警用航空管理经验日益成熟，队伍规模不断扩大，机场网络逐渐形成，起降平台稳步增加，保障体系日趋完善，在实战中摔打出来的巡察监控、信息传输、绞车救援、运送人员技能水平越来越高。相比较另起炉灶、零起步建立直升机应急救援体系而言，公安机关承担航空应急救援任务，不仅反应迅速、处置有力，而且投入少、见效快。

五是公安机关培养、储备了一批航空专业人才。直升机应急救援对管理、飞行、机务、救援人员的要求非常高。警用航空自创建初始，就把队伍建设放在第一位，逐渐走出了一条"以院校正规培养为主，以在职提高培训为辅"的人才培养路子。与有关院校合作，零起点培养自己的飞行员、机务人员和绞车手。飞行员从航理起步，机务人员从机电基础入手，绞车手、救生员手把手地教。以实战为背景，组织全国警用直升机综合训练和演练，跨省长途转场，指挥、飞行、通信、绞车、吊挂的技术水平得到不断提高，队伍能力建设更上新台阶。

但是，必须明确指出的是警用直升机可具有医学救援的直升机的某些功能，和承担在当前我国种种原因尚未能建立专业的、专用的科学救援直升机情况下的任务，但从本质而言，它不能取代医学救援直升机，更无跨洲越洋远距离飞行的能力。

第三节 直升机医学救援装备建设

救援装备是顺利实施直升机应急医学救援的物质基础，直升机作为一种高技术军事装备，具有反应速度快、不受地形限制、起降条件要求简单等特点，其飞行速度比普通意义上的救护车等快 3～19 倍，因此，将直升机作为应急医学救援的应急救援载体具有十分重要的意义。虽然，我国的直升机应急救援装备条件及使用状况不尽如人意，存在着救援装备数量较少、配套设施不够完善等一些问题。但通过合理的装备规划和发展，将医学救援装备科学合理的配置到直升机上，可以大大提高医学救援的效率和质量，减少伤亡率。

一、装备建设原则

先进的直升机和适合的救援设备无疑是直升机救援中必不可少的装备。我国国土面积广大，海岸线漫长，山区众多，又是灾害多发的国家。因此，建立一支由国家主导的直升机航空应急救援队伍十分必要。由于我国直升机数量少，现役直升机全天候救援能力较低，且直升机造价昂贵、维护费用较高等特点，要求直升机装备建设必须按照一定的原则进行，统一对直升机及其应急医学救援装备进行规划和管理。

（一）快速高效的原则

突发事件一般具有突发性，而且情况变化迅速，容易产生次生灾害。因此，在最短的时间内有效处理突发事件是直升机应急救援的特点，也是决定突发事件救援成败的关键之所在。正因为如此，各类应急救援的主体必须设法用最快的速度，在最短的时间内到达现场，并采取一系列措施，及时提供各种救助，才能防止事态的进一步蔓延和恶化。直升机作为一种高技术装备，具有反应速度快，机动飞行，不依赖机场跑道，垂直悬停、起降的特点，使得其非常适合担负特殊地理和气象环境下的应急救援载体。因此，直升机装备的建设首要考虑快速高效的原则，在合适的地域，建立一定数量的直升机应急救援站点，并配备一定数量的直升机用于应急医学救援，真正体现出救援的快速与高效。

（二）协调一致的原则

在直升机应急救援行动中，通常会涉及多个救援主体，即使在一次救援行动中也要涉及多个政府部门的参与与协作。要确保直升机应急救援的高效和迅速，各相关机构和部门必须在指挥中心的统一协调下，密切配合，最大限度发挥各部门的作用。如在2008年汶川地震救援中，涉及了军队、武警、消防、公安、空管、通信、气象等许多部门的配合和参与。在航空救援方面由于救灾人员和物资源源不断空运到四川地震灾区，造成成都双流机场异常繁忙。但在四川众多中、小型机场，基本没法为成都双流机场分忧，究其原因，除中、小型机场自身硬件条件较差外，还存在军机与民机的空域资源划分，雷达、地面指挥系统不统一等问题，致使为救灾飞机提供保障的能力比较弱。

（三）配套发展的原则

直升机作为国家和社会的公共资源，其建设过程必须坚持配套发展的原则。近年来我国地方航空公司在采购国内外救援用直升机过程中，往往只注重购买直升机的品牌、型号、大小等外在的东西，不注重机载设备和专业作业设备等内在的东西，从而导致其配套的专业救援装备的不完善。突发事件发生时，这些所谓的救援直升机因为没有配备专业的应急救援设备，使得其与普通机没有什么区别，只能做普通的监视巡查任务，从而失去了其作为救援直升机的意义。直升机的使用效益只停留在了监察、监视上，而没有延伸到其他实际效益和社会效益上。某种程度上说这样飞行的直升机也是在做一种资源的浪费和国家有限财政支持的浪费。因此，在直升机装备建设发展中，要坚持配套发展的原则，通过科学合理的建设，实现装备资源的最佳配置，并发挥最大的效益。

（四）科学操作的原则

直升机应急救援在我国虽然起步较早，但于各方面的原因及限制，目前在国内开展依然较少，相对而言，与国外发达国家相比我国的直升机救援事业尚处于起步阶段，还没有形成成熟的经验和体系，缺乏关于这个领域的具体的操作经验。而美国、加拿大、北欧、日本等一些国家在直升机应急救援方面已经走在了世界前列，它们无一例外地十分重视直升机应急救援操作的科学性。在各类应急救援行动中，针对不同的灾害和事故，专门组织专家进行研究和论证，利用专家的专业知识和技术力量，有效开展工作。除此之外，他们还针对突发事件的性质不同，制定了相关的法律、规章制度，以及切实可行的救援预案，以保证直升机应急救援的效率和效果。

（五）机动灵活的原则

直升机机载应急救援装备是直升机实施应急救援工作的基础，以功能强大的应急救援装备和现代信息技术为支撑，一定程度上可迅速实现直升机应急救援能力的提高。机动灵活的配置不但能大幅提升直升机的应急救援能力，而且可以实现直升机救援效益的最大化。当前国外直升机应急医学救援装备均朝着机动化、模块化和信息化的方向发展。直升机上配置的应急装备尽可能做到小型、轻便，并且适宜携带、机动和展开，适应各种艰苦环境的使用，坚固耐用。在装备维修方面，尽量实行模块化，形成了具有不同规模、不同类型、不同保障能力模块化的装备组合。此外，他们还十分注重装备的信息化功能，通过利用现代计算机数字技术，使其配置的装备智能化程度较高，具备了一定的信息处理技术和传输能力。

二、装备建设途径

随着我国国民经济持续、稳定、高速发展，随着人们工作和生活方式的改变，直升机在国民经济建设和公共事业方面的作用逐渐显现，国家要尽快制定相关法律和政策，逐步开放低空空域，充分调动军民直升机的积极性，并积极筹建军事化专业救援队伍，逐步建立起适应我国经济社会发展、满足应急救援需要的现代化直升机应急救援体系。当前，由于种种原因，我国直升机应急救援装备条件及使用状况不尽如人意。鉴于现实存在的问题，应着重从以下几个方面加强直升机应急救援装备建设，建立与我国国情以及经济社会发展状况相适应的应急救援体系，以促进发展我国的直升机应急救援事业又快又好地发展。

（一）加快建立直升机应急救援体系

直升机应急救援水平的高低是一个国家社会经济发展水平、国家公共服务水平、文明程度、科技水平的重要标志之一。直升机作为应急救援体系中不可或缺的一部分，国家应根据抢险救灾、医疗救援和紧急救援等的需要，尽快建立军地联合的航空救援中心或紧急医疗服务机构，并配备一定数量的救援直升机，用于紧急情况下的快速救援。由于直升机采购成本和维护费用较高的现状，还应建立以政府为主导，积极依托社会保险机构，通过个人入保等方式，共同承担费用。此外，国家应放开部分低空空域，积极鼓励民间团体自发组织成立的直升机救援机构和应急救援志愿者队伍，配合国家救援力量在应急情况下开展救援工作。因为直升机的航程限制，大地区、省级区域范围内调机还能体现直升机的救急问题，像全国范围内跨地区调机基本都是72h以外了。因此，应该做好大地区、省级区域直升机救援中心的规划。因此，建立国家为主导的直升机应急救援体系，增强应对突发事件的救援能力已成为今后非常重要的一项任务。

（二）完善有关航空应急救援的法律法规

体系的建设必须以相关法律法规制度为基础，特别是对直升机救援面对三维空间的复杂行为过程，更需要切实可行、有效、科学的操作规范。没有完善的法律法规体系，各种救援行动以及协调工作将失去保障。目前，我国有关直升机应急救援的法律法规基本还是处于空白状态，很多情况下无法可依。国家应着手研究改变这种状态，很有必要对现行的灾害管理体制进行改革，以便达到有效整合灾害救援资源，提高效率，维护受灾群众的基本生活权益，实现经济社会可持续发展。

（三）加快救援直升机的发展

针对我国目前救援直升机数量少、性能不高，研制专用救援直升机周期较长的现状，国家应出台一系列相关政策，加快促进救援直升机的发展。

一是应加大型号和技术预研的投资力度。国家应增加对各类直升机型号研制和技术预研的支持力度。由于直升机军民通用性很强，"军民通用，一机多型"是国际上知名直升机公司的重要发展模式之一，国家通过对直升机型号研制和技术预研的支持，不仅满足了国防建设的需要，同时也推动了我国民用直升机的发展。同时，国家应在拿出一定资金的同时，加强政策引导和扶植，以图尽快解决我国民用直升机安全性、舒适性、经济性、适用性和适航取证等关键技术问题，突破制约我国直升机产业化发展的技术"瓶颈"。

二是加快直升机、运输类飞机及多用途通航飞机的发展。根据全国航空救援的需要和规划，建立以中型直升机为主，辅以部分重型直升机、特殊性直升机和少量小型固定翼飞机的航空救援机队。航空救援的主要装备是直升机和其他小型或轻型飞行器。机队建设可以逐步完善，初期以引进国外成熟的直升机为主，优先建立一只精干的救援航空队，再通过若干年的发展，补充国产直升机达到中等规模。国家可以制定政策，引导通用航空公司购买航空救援适用的机型，并根据情况给予一定的财政补贴，激发通用航空公司开展直升机救援的热情。

三是制订优惠政策，鼓励采购国产航空应急救援装备，扶植民族工业体系。中国作为一个人口众多、地形复杂、灾害频发的国家，随着国民经济的快速发展、综合国力的增长及人民生活水平的不断提高，广大民众对国家提供的公共服务提出了越来越高的要求。因此，国家财政应拿出部分资金购买一批国产航空应急救援装备用于抢险救灾、公安执法、医疗救护、消防等公共事业。一方面有利于促进我国航空应急救援产业的发展，另一方面有利于我国高效的公共服务体系的建设。

四是立足于对现有运输直升机的加改装，增强通用的模块化设计，快速提高直升机救援能力。此外，院校、科研院所和医疗机构应以直升机为载体，加快研制适用于平战时使用的便于运行、机动性强、通用性强、展收迅速、使用方便的机载应急医学救援专项装备，以提高直升机的应急医学救援能力。

（四）建立军地联合的一体化救援网络

当前，在我国的应急救援队伍主要是军队。军队作为国家的武装力量，以抵御外敌入侵、国防备战为主要职责。近年来，国家一直强调提高军队多样化任务的能力建设，纵观近几年，我国发生的一些大的灾难，每次都有军人奋战的身影，军队已经成为我国应急救援的一支主要力量。因此，有必要积极探索并建立军地联合一体化的直升机应急救援保障体系的可行性，依托部队、医院、专业救援队伍，实现资源共享，促进一体化直升机应急救援网络的尽快形成。地方政府可成立相应的、规模适中的应急救援管理机构和应急救援的分队，将驻地军民用直升机纳入其应急救援体系中，在灾害发生时及时上报申请，并迅速调集直升机赶往灾害现场进行救援。此外，军队也应加强与驻地政府之间的协调与合作，充分发挥部队直升机数量较多、装备先进、技术力量强和出动快速的优势，充分融入地方应急救援体系中。这样不仅可以弥补地方直升机资源的不足问题，同时也可以锤炼部队，提高部队应对突发事件的快速反应能力，为战时军事斗争准备打下良好的基础。

（五）解决配套建设与自主保障问题

解决救援直升机、机载设备和救援装备的配套与自主保障问题，积极引导地主政府、国有企业和民营资本进入航空应急救援专用装备的制造领域。专用的航空应急救援设备应由国家出资购买，一部分设备分配给各民用航空公司，随时备用，并允许其在商业作业时免费使用。另外，在各个地区，航空应急救援中心应保留一定规模的储备，以备大规模的救援之用。

（六）加强应急救援队伍建设

由于直升机应急救援是一个高度专业化，涉及知识面广的特殊急救方式，它涉及灾害学、地质学、急诊医学、航空医学、气象学、航空通信等多专业学科，要求较高。因此，国家和地方政府应建立适当数量的专业化的应急救援队伍，加强专业化抢救知识和技术培训，加强遂行直升机应急救援的演练，迅速提升应急救援能力。由于我国直升机救援抢救任务起步较晚，造成人员和社会对该救援方式意识缺乏。再加上专业的直升机救援救护人员的缺乏以及专业救援抢救知识、任务培训和技术支持的缺乏，使得我国直升机应急救援事业发展较为缓慢。因此，大环境下需要积极的引导和加大宣传，引起社会公众的关注度。此外，在建立部分专业应急救援队伍的同时，也要十分注重发挥军队在重大灾害和事件应急处置中的重要作用。不可否认，在我国现实国情下，军队拥有完善的后勤保障能力，强大的运输能力、救援能力、卫生防疫能力。因此，在建立应急专业救援队伍的同时，可以借助军队的现有力量作为应急救援体系的补充。

（七）注重后方医院配套建设

医院作为直升机应急救援重要的一个环节，在建设过程中也不能忽视。虽然在直升机上配备相应的救援抢救设备，可以突破应急救援时空限制，但是直升机单方面的扩大投入也是不科学的，毕竟直升机提供的也只是基本的抢救功能。真正的救治还是要靠实体医院来完成，所以一家医院是否有能力接收直升机送医的伤患，才是考量一家医院整体实力和综合能力的一种体现，也是医院社会公信力的一种体现和知名度的体现。这种能力主要体现在该医院是否有屋顶直升机起降坪台或者是医院停车场直升机起降点，只有具备这样的条件，才有可能和直升机搜救部门、飞机服务队、警察局、消防队进行联动。最大意义上的体现直升机抢救的高效性。

因此。在医院方面也应该具备一套相同或者相应设备，该设备应该在医务人员的操作下，在直升机未配备相应设备的前提下，为直升机提供相应的医疗设备支持。为伤患和危重患者提供直升机转院成为可能，不能在伤病员由医院转直升机过程中增加危险性。该设备也可以为没有直升机坪台或者起降点的医院或者地县级医院，提供直升机转院基本保障。该设备最好也能由其他交通工具进行运输，并保证输送过程中病患生命的安全。

三、装备配置方式

（一）直升机装备的选用

目前直升机型号多样，作为应急医学救援直升机，在选择时最好具有以下条件：操纵性好，安全系数高；主螺旋桨及尾螺旋桨的位置要高，人靠近直升机时无危险；便于患者进出；具有一定的空间，便于换乘医护人员、放置担架以及相应的医用设备等；振动与噪声要小；航程适中，具备一定的全天候救援能力；在执行特殊环境应急医学救援，如战场伤员救援时，自身具有一定的防护能力。

（二）应急医学救援设备配置

根据直升机救援需要及经济、实用的原则，正确地装备采购，编制品种、性能、精度适当的直升机应急医学救援装备。从国外直升机应急救援的发展趋势来看，机上配备的设备，一般分为机上固定式与携带式两种。固定式即将体积小、多功能、一体化、智能化以及抗干扰能力强的应急医学救援设备合理的固化到直升机舱内，使其成为专用的救援直升机。携带式也可以称之为移动式，也即是不将应急医学救援装备固化到直升机上，而是根据临时任务性质的不同，携带不同的装备登机。但从我国国情来看，给各个地区或救援阶段配备专用急救直升机目前尚不现实，而通过合作方式使用直升机，则是我国可行的策略之一。因此，直升机应临时根据需要配置便携式急救设备机。由于直升机内部空间有限，携带式设备应具备体积小、重量轻、多功能等特点，同时还应具备一定的抗干扰能力和抗摔、抗压性。

从国外救护直升机的发展趋势来看，具体应装备以下急救器材、药品。

1. 监护仪器　心电监护装置、自动血压测量装置、脉冲式氧量计等。

2. 治疗仪器　人工呼吸器、除颤器、自动输液注射装置、注射泵、万能床等。

3. 治疗器具　保证气管畅通用的器材有面罩、鼻管、气管插管、牙托、吸引用导管、咽喉镜、探针、甲状韧带穿刺工具等；静脉保护器材有血管留置导管、加管、三通阀、输血装置；其他器材有导尿管及储尿袋、乙醇、布、各种绷带、注射器、注射针等；医药品有乳酸林格氏溶液、肾上腺素多巴胺、麻黄碱、硫酸阿托品、盐酸利多卡因等。

（三）人员配置

救援直升机上的成员都必须经过严格的挑选和训练，无论是飞行员、其他机组成员、救援人员还是医护人员都必须达到一定的标准才能执行任务。直升机应急医学救援在医护人员配备应重点侧重外科，主要以普外科、胸外科、骨科、脑外科医师为主。一般情况下应以 4~5 人为一救援小组。在特殊情况下，若在直升机舱内需要实施手术，则还需要配备相应的麻醉师和手术室护士。

（四）药品、药材配置

药品、药材与应急医学救援装备一样，最好采用携带式，而不放置在直升机上。药品、药材最好采用组装式，常用的药品、药材采用分层方式放入急救箱（包）中，以节约空间、方便使用。同时，药品、药材容器能不用玻璃瓶的最好不采用，而改用塑料包装，防止由于直升机颠簸幅度较大，导致药瓶损坏。

（五）机载装备配置

直升机应急医学救援能力的强弱同样离不开机载设备，性能先进的机载设备，可以大幅度提高直升机的野外生存能力和全天候应急救援能力。如配备红外夜视仪、合成孔径雷达、搜索雷达等，直升机的自动驾驶仪、气象雷达等可以增加直升机搜索能力。配备普通绞车救援设备、多速绞车救援设备、无人绞车吊篮和有救护员的绞车吊篮（2~4人）、无人吊挂大型吊篮和有救护员的大型吊篮（20人左右）等可以提升特殊环境下的救援能力。而增加卫星通信设备、视频设备、传输设备等，可以增强与外界的通信联系能力。而配备海事卫星电话、救生包、GPS 定位器等可以提高救援人员的生存能力。

第四节　直升机医学救援技术培训

直升机应急救援具备响应速度快、机动能力强、救援范围广、救援效果好、科技含量高的特点，具有其他应急救援手段无可比拟的优势，有着极其广阔的应用前景，得到了各国政府的高度重视。直升机应急救援作为应急救援体系的重要组成部分，在国外发达国家发展迅速，其已被广泛应用于战场伤病员紧急救护、交通事故现场和火灾现场伤员紧急救护、城市危重患者医疗救护以及自然灾害救护等。直升机可以突破时空的限制，在第一时间到达地形复杂的救护现场进行应急医学救援，可以快速地将重伤人员运送到医院，而不受交通阻塞的影响。直升机作为应急救援载体，在医疗救护、紧急救援和打捞救生等各领域所起的巨大作用，是其他地面应急救援装备都无法替代的。但是由于直升机救援的特殊性，直升机应急医学救援对医护人员技术要求较高。因此，必须抓好应急医学救援人员的相关知识和技术的培训，实现人与装备的最佳结合，充分发挥直升机应急救援体系的巨大作用和效益。

一、直升机应急医学救援技术特点

直升机空中急救是一种特殊的医疗急救服务，

直升机属于低空飞行器，飞行高度一般为800～3 000m之间，可运用于多种疾病的空中急救。一般而言，直升机空中急救的基本情况与地面相同，其目的是给患者以持续的生命支持，为进一步的治疗赢得时机，将患者的病情变化和发展进行科学的记录和传递，从而使后续治疗更加准确快捷。但由于直升机应急救援具有一定的特殊性，因此也呈现出与其他应急救援不同的特点。

（一）直升机内空间小，不利于救援工作的展开

由于直升机具有特定的环境，大部分直升机的机舱空间较为狭窄。特殊情况下，若医护人员在舱内实施应急救治，则医护人员的活动范围将会受到严重限制，不利于救援工作的展开。因此，直升机应急医学救援除应规划好各种配置，尽可能减少所配置装备占用的空间范围外，还要求机上医护人员具有丰富的急救经验等。

（二）机内噪声过大，影响医护人员配合

由于直升机本身固有的特性，大部分机舱位于旋翼下方，在直升机启动或飞行过程中，旋翼提供动力所产生的噪声给机上救治带来了诸多不便，2人对面大声呼喊都很难听清楚，医师下达医嘱需多次重复，护士才能听清，这直接影响医护交流，为护士准确、迅速执行医嘱带来困难。此外，由于救护直升机上有专门与地面指挥部联系的特殊通信设备，不允许救护队员再使用直升机上的通信设备。因此，在这种情况下就要求机上救护人员相互配合要非常默契，才能保证不出任何差错。

（三）环境温度不同，给机上救治带为不便

由于直升机的飞行高度一般为800～3 000m，空气较地面稀薄，再加上直升机的密闭性较差，造成机舱内温度较低，医护着装较厚，造成在飞行过程中实施监护和救治时与地面有所不同，为开展急救工作带来不便。因此，在监护和救治过程中应特别注意这些因素的影响，防止在救治过程中出现意外。

（四）抢救节奏快，专业技术要求高

机上医护人员受救护直升机容量限制，机上主要安排大外科医师、麻醉师和护士，人员配备较少，当出现意外情况时，不可能再停下抽调相关专业医师。因此，在应急医学救援过程中，伤病员一旦出现伤情，急救工作必须将马上展开。这对医护人员的专业技术基础和熟练程度提出了很高的要求。

（五）稳定性较差，要求熟练程度高

由于直升机的稳定性较差，由于气流的影响和操作的原因，直升机在起飞、降落和飞行过程中，难免会出现比较明显的颠簸。因此，机上医护人员应做好机舱内应急医学救援装备的固定和安放工作外，在监护和救治过程中，要求有相当熟练程度，真正做到"快、精、准"。防止直升机在空中飞行时由于颠簸，而出现各种失误。

（六）医护人员心理压力大

直升机应急救援活动一般为脱离地面情况下的空中运送和救治，本身就具有一定的风险。再者，医护人员之间的配合能否准确、快捷等问题，也给医护人员造成很大压力。因此，要减轻医护人员的恐惧心理，保持良好的心态。

二、直升机应急医学救援技术培训

（一）加强院校教育培训

由于直升机应急救援是一个高度专业化，涉及知识面广的特殊急救方式，它涉及灾害学、地质学、急诊医学、航空医学、气象学、航空通信等多专业学科，要求较高。目前，第四军医大学已开展应急医学救援研究生教育，武警医学院和重庆大学也开展了这方面的教育，主要以培训应急医学救援人才的本科教育为主。专业以基础医学和临床医学为主干学科。开设有人体解剖学（系统解剖学、局部解剖学）、医用基础化学、医用有机化学、医学高等数学、医学物理学、组织胚胎学、病原生物学（寄生虫学、微生物学）、医学免疫学、生物化学、生理学、病理学、病理生理学、药理学、预防医学、诊断学、内科学、外科学、妇产科学、儿科学、急诊医学等必修课。此外，由于直升机应急医学救援是一门复杂的系统工程，从事应急医学救援人员的人员除学习上述相关专业外，还应学习航空工程理论、空气动力、医学工程以及野外生存等方面的一些理论和知识。同时还要加强健康教育，即个人卫生和防病、自我保健、自救互救知识教育。

（二）加强应急救援人员日常训练

直升机应急救援人员要勤学苦练，熟悉并熟练掌握相关的应急救援技术和所有急救物品。了解仪器、器械的名称、性能和使用方法，熟悉药品的摆放、药效、使用方法以及不良反应等，为保证在抢

救时"随要随到"奠定基础。如德军救护直升机要求随机编配有1个急救组，急救组有急救军医、急救卫生员、飞行员及机械师各1名。急救军医需经1年半或2年麻醉专科医师训练及6个月的实际工作锻炼才能正式成为急救医师。一般卫生员则需通过麻醉与急救医学的特殊训练，才能具备急救卫生员的法定条件。如德国空中救护中心（DRF）为了保证急救的安全和质量，如要求每架救护直升机配备有飞行员、急救医师和救护助理（或药师）等3人。规定飞行员必须要有2 000小时以上的飞行记录，医师要有250～300次地面救护经验，辅助人员要经过职业培训并有100次以上地面救护的实践。

（三）建立资质准入，实施定期考核

为提高参与直升机应急医学救援医护人员的能力水平，国家和地方政府可建立相应的考核制度，应急救援医护人员均需经过正规医学院校学习毕业，有系统的医学专业理论做基础，有丰富的地面急救经验做背景。医护人员经过一定时间的培训后，可参加相应的资格考试，成绩合格者发放合格证书，可参加应急救援。此外，还应完善复验制度。复验时间每年或2年1次，主要目的是对人员进行理论和技能的检查，以最大限度地保证急救的质量和效果。

（四）做好各种应急救援方案和保障

直升机应急救援人员要及时做到四熟悉，即熟悉预案、熟悉任务、熟悉人员、熟悉机组及机群情况。制定医药装备携行方案，备齐急救药品和医疗器械，并及时做好后期登记和补充工作。

（五）加强心理健康教育

针对直升机应急医学救援医护人员心理方面压力大的特点，要全面加强医护人员心理素质训练。首先在选拔人员时就应选择技术全面、心理素质好的人员；另外要加强医护人员的心理素质教育；新仪器、新设备在临床试用阶段医护人员应多操作；通过多次的演练使护理人员熟悉抢救程序，确保对整个直升机应急救援程序要做到十分了解。

三、"5·12"震灾直升机救援主要问题

2008年"5·12"举国抗震救灾，军、民航使用直升机空运食物和搜救、运送伤员，给各级政府和群众留下深刻的印象，也暴露出不少问题，对我国未来国家救助、救援体系建设工作和发展通用航空都是难得的财富。

（一）民用直升机救援的基本情况和存在问题

1. 民用直升机救援的基本情况 "5·12"举国抗震救灾共有32架民用直升机参加抗震救灾，外地调入31架。一次能带6副担架以上或外吊挂3吨以上的主力大型直升机有：M-171、M-26、EC-225（超美洲豹）、S-92、M-8等。超大型M-26直升机可载50副担架，100多人，外吊挂20吨。参加救援的中、小型直升机主要担当了配角和辅助作用，如巡视、小批量伤员接送、防疫药物喷洒等，参加的机型有：S-76、Ec-155、Z-9、EC-135、A-119、AS-350、贝尔-206等。

2. 民用直升机救援中突出问题

（1）灾后组织机构的反应速度慢，任务派出时间晚，直升机到位时间晚。全国调集直升机的到位时间基本都超过48小时，晚的超过96小时。

（2）国内民用直升机运营单位布局不合理。国家没有考虑在西部地区特别是高原山区配置专业适用的直升机，东部和沿海地区临时调机距离太远。

（3）能调来且顶用的直升机太少。大载重量、长航程、大型以上级别的直升机的出动率远远高于中、小型直升机的出动率，将近半数的直升机没派上用场。

（4）救援直升机的专业装备存在问题。能全国调集的通用型（有救援能力）和专业搜救型直升机数量太少，搜救型直升机的专业装备配置存在较多问题。

（5）救援直升机的专业训练（指单机初级基础训练）存在问题。从外地调入的31架民用直升机，其机组的飞行技术条件、救援能力和训练水平参差不齐，到灾区作业飞行也与平时训练不对口。

（6）救援直升机的编队合成训练（指多机编队的中高级训练）存在问题。搜救型直升机的编队指挥、合成战术应用水平不高。参加抗震救灾的民航直升机，在完成整个救援与搜救任务中，始终使用同一级别的大型直升机米-171系列和超美洲豹系列，却没有搭配使用机载设备配置不同的中小型直升机，如只有大大搭配，而没有大中搭配和大小搭配。其搜救的编队战术效果始终是1+1=2，而不是1+1＞2。参加抗震救灾的民航直升机，在完成

整个救援与搜救任务中，始终未见有为搜救配套使用的固定翼飞机和无人机为直升机展开搜救引导和观察指挥。就是香港政府飞行队的搜救型固定翼飞机到位后也未见派上用场。

（二）民用直升机救援中问题分析

1. 灾后组织机构的反应速度慢　任务下达时间晚，直升机到位时间晚。

（1）问题原因主要在指挥机关和指挥机关各部门之间的协调上。同时行业内缺乏常设的协调组织机构，行业运营标准管理当局并不能什么事都管，也不是什么事都能协调。

（2）行业管理部门对国内通用航空运营单位的动态技术实力掌握的不细，特别对救援实力现状情况、具体特点等掌握的不细，信息动态更新的间隔时间太长。

（3）行业管理和指挥部门的本部门、本系统应急救援"预案"长期没有及时升级，且与外部门、外系统的应急救援"预案"在接轨和兼容上出现问题。

2. 国内民用直升机运营单位布局和扶持不合理　国家没有考虑在西部地区特别是高原山区配置专业适用的直升机，东部和沿海地区临时调机距离太远。

（1）国家对民用直升机运营单位布局和扶持不合理，没有在七大地区主动扶持一些有能力承担该地区应急救援任务的民用直升机运营单位。缺乏对为应付大规模自然灾害和突发事件而加强通用航空建设的前瞻性和预见性。

（2）对西北和西南地区的民用直升机运营单位布局和扶持尤为不合理，也没有引起重视。国家在东部沿海地区建立了交通部海上搜救飞行队模式，为什么不能在西部地区建立呢？西部地区能飞高原的机型就是美国的S-60（黑鹰）和俄罗斯的M-17（W5）。而美国的S-60（黑鹰）已对我禁运，对俄罗斯的M-17（W5）民航当局还未发机型适航证。长期以来我民航的通用航空执行西部高原的飞行任务都是空白。

（3）长期依赖军队救援的心理。军队的通用航空装备不是按应付自然灾害和抢险救灾配置的，而操纵这些装备的人平时的主要训练课目也不是按应付自然灾害和抢险救灾设置的，不能把应付自然灾害和抢险救灾的全部责任交给野战军。简单说：就是野战军可以救火，但野战军救火绝对没有消防队救火专业。

（4）西部虽有几家小型通用航空运营企业，但其实力就是老式的M-8和贝尔-206机型，根本无法应付中型级别以上的低海拔地区应急救援任务，更无法应付高海拔地区的专业搜救任务。一旦出现中级以上或高海拔地区的应急救援任务，只能从外部调机或动用本地区军队的直升机。

3. 能调来且顶用的直升机太少　大载重量、长航程、大型以上级别的直升机的出动率远远高于中、小型直升机的出动率，将近半数的直升机没派上用场。

（1）在国家所经历的装备直升机发展过程中，已经走过了首先拥有的时期，现在已经到了根据专业使命需要来装备能执行各种专业任务的直升机的时期。但灾害直升机救援中，仍暴露出我国直升机总量的不足，特别是大型化、大载重量、长航程的直升机总量不足，唯一的一架超大型M-26直升机还是租赁俄罗斯的（后期俄罗斯又支援了一架）。

（2）抽调参加抗震救灾的民航直升机，在我国民用直升机总量中约占30%~40%。不能更多抽调救援直升机的原因有：一是我国通用型、救援型直升机在直升机总量中所占有的比例就不高；二是飞行员的专业使命不一样，平时的训练内容也不一样，能执行并胜任通用救援任务的飞行员总量有限；三是救援空域的管制调配能力受管制设备和手段的限制，已达到最大限度了。

4. 救援直升机的专业装备存在问题

（1）直升机的专业性能决定了其通用型与搜救型不可互相取代。抽调参加抗震救灾的民航直升机中（含香港政府飞行队），真正接近国际专业搜救标准的直升机，加上中型机也不过10架左右，是我国搜救型直升机的全部家底。像我们这样一个幅员辽阔、地形复杂的大国，搜救型直升机至少应再增加数倍。

（2）买得起马配不起鞍。搜救直升机其特点就是专业，没有专业设备配置的直升机就是通用型直升机。往往许多单位购买直升机只注重直升机的品牌、型号、大小等外在的东西，不注重机载设备和专业作业设备等内在的东西。

5. 救援直升机的专业训练（指单机初级基础专业训练）存在问题　外地调入的31架民用直升机，其机组的飞行技术条件、救援能力和训练水平参差不齐，到灾区作业飞行也与平时训练不对口。

（1）我国各直升机运营单位平时注重基础训练，专业任务训练重视不够。如直升机的机外载荷飞行、物资空投飞行、工程施工保障飞行等。未参加过基础救援飞行训练的直升机飞行机组，不可能完成高难度、高海拔山地救援飞行任务。

（2）民航各通航企业之间，即便拥有相同的机型、相同的机载设备配置，但由于使命不同、平时的飞行训练科目不同，在此次救援飞行中的出动率和完成救灾任务的成功率也不尽相同。

（3）即便是相同专业的飞行救援单位，在"5·12"汶川震灾中，擅长地震灾害搜救和擅长高原山区搜救的单位取得的战绩也相距甚远。

6.救援直升机的编队合成训练（指多机编队的中高级训练）存在问题　搜救型直升机的编队指挥、合成战术应用水平不高。

（1）长期以来民航直升机的飞行训练大都是以单机为主，编队训练很少，合成训练就更少。两架以上搜救型直升机编队在执行搜救任务时，到达任务区上空后，其职责分配应该是：一架直升机降低飞行高度担任搜救任务；另一架应继续留在原飞行高度盘旋，担任指挥观察、定位引导、通信中继、备份救援等任务。多架搜救型直升机编队在执行搜救任务时，也是应至少安排一架继续留在原飞行高度盘旋，担任上述任务。

（2）双机以上的编队合成训练很少组织，也不重视合成编队的技术研发。反而电视上出现的直升机舱内镜头，大都带了一个黄色的机内副油箱。从常识上讲，直升机执行任务时带上副油箱，肯定增加了直升机的空机重，减少了直升机的任务载重量，降低了直升机单架次飞行的利用率。一般搜救型直升机在救援过程中，"搜"用油耗约在单架次救援飞行中油耗的 10%～20%，有时甚至达到 30%～40%。所以，目前国际上较成熟的、通用的搜救方式是，使用长航时、速度快的固定翼飞机或无人机先行出发进行"搜"，滞后出发的直升机主要承担"救"的任务。这种合成"搜救"的方式，将两类机型的优势进行了有效结合，提高了搜救速度，提高了各自机型的搜救利用率。同时，一架专"搜"型飞机，可引导多架专"救"型直升机进行合成"搜救"任务。

（三）构建国家级直升机应急救援系统的建议

（1）将国内现拥有直升机运营资质企业的救援资源进行整合，构筑国家级紧急救援联盟形式的服务系统；凡是国家二级响应以上级别的紧急救援，入盟单位均可以直接调机前往。三级以下响应级别的紧急救援，由该大地区所在的入盟单位自行解决，或协商临近大地区的入盟单位调机前往。

（2）国家级紧急救援联盟形式的服务系统，设立入盟条件和标准。除必须拥有直升机运营资质的条件外，还要对其配置的直升机机型、机载设备配置标准、机组人员技术条件是否符合紧急救援的条件进行考核。

（3）国家级紧急救援联盟，专门设立一个紧急救援专业的培训检验平台。入盟单位的入盟直升机、入盟机组均要每年度接受紧急救援的专业保持性训练和检验，达不到入盟技术标准检验的立即暂停其入盟资格，也不得参加联盟级别的紧急救援服务任务，待其达标后方能恢复入盟资格。

（4）每年度要至少组织一次入盟单位的演习合练。具体组织实施由分盟承担，每年度由分盟轮流承担。每年度的演习合练要有一个针对未来救援方向而专门设计的主题，如自然灾害救援、交通事故救援、公安消防救援、海事海难救援、公共卫生事故救援等，要通过演习集训，吸收国际救援的先进技术、探索出一条符合我国通用航空救援技术发展的路子，打造出一支能应付各种自然灾害和突发事件救援专业队伍。

（5）国家级紧急救援联盟的上级主管部门，国家级紧急救援联盟只接受国家行业主管部门、国家紧急救援部门和国家军事动员部门的领导和指挥调动。各大地区设立的分盟可以接受地区行业主管部门、地区紧急救援部门和地区军事动员部门的领导和指挥调动。

（6）入盟的直升机和飞行机组的流动动态汇报制度，进入国家级紧急救援联盟服务系统的直升机和飞行机组，其平时的年度作业合同区域、过夜机场、机组人员等均要在原所在地区和现作业的分盟备案，以便于总盟掌握其位置、动态和技术状况。

（7）入盟的直升机和飞行机组的经费保障问题，进入国家级紧急救援联盟服务系统的直升机和飞行机组的经费保障问题。主要分两块：一是入盟年度补贴；二是联盟派遣的紧急救援任务作业收入。

（四）对医学救援装备直升机应注意的几个问题

1.未来装备直升机的布局问题

（1）大地区、省级区域的布局和配置。因为直升机的航程限制，大地区、省级区域范围内调机还能体现直升机的救急问题，全国范围内跨地区调机基本都是72小时以外了。直升机的待机值班布点至少应2个以上，长度或宽度接近1 000千米的大地区、省级区域，其直升机的待机值班布点应3~5个，如：西南、西北、华东、华北地区。

（2）全国七个大地区每个地区至少应配置10架以上大载重量、长航程、大型以上级别的直升机。国家未来应注意：应在全国七个大地区内按每个地区扶持专业的直升机运营企业或承担地区任务的专业直升机运营单位，每个地区至少扶持2个专业单位，以保障每个大地区至少装备10架以上大载重量、长航程的大型专业救援直升机。西部地区还要增加考虑救援直升机的高原性能。

2.通用型、救援型直升机在我国直升机总量中应占有合理的数量

（1）我们这样一个幅员辽阔、地形复杂的大国，西部地区拥有世界最高的高原，南部拥有世界最大的水网地域，东部拥有辽阔的海域，拥有高山、江河、湖泊，大型以上级别的通用型、搜救型直升机在我国至少应保有70架以上。

（2）超大型直升机其突出的工程特性，在未来应急救援中的具有不可替代性。参加抗震救灾的民航直升机中，M-171、EC-225（超美洲豹）、S-92等大型直升机其外吊挂能力基本在3~5吨，国内目前缺乏的是外吊挂5~20吨级别的超大型直升机，如欧美国家的NH-90、EH-101、CH-53、CH-47和俄罗斯的M-26。欧美国家的上述机型一般不会对我国出售，但超大型直升机M-26我国又迟迟未引进。

在抢险北川县唐家山堰塞湖的任务中，M-26凸现了其绝对的不可替代性，为我国通用航空在未来的救灾中铺垫了特殊的地位。假设没有M-26超大型直升机，整个抢险任务的结果很难让人想象。而我们国内十多年前就有许多有识之士呼吁引进此机型，俄罗斯喀山罗斯托夫米里制造厂甚至表示愿意在中国设立该机型的组装厂，现在超大型直升机在中国正式落户应摆上日程。

3.搜救型直升机应配置专用的搜救装备

（1）专"搜"装备：红外夜视仪、合成孔径雷达、搜索雷达等，与直升机的自动驾驶仪、气象雷达交连使用。

（2）专"救"装备：普通绞车救援设备、多速绞车救援设备、无人绞车吊篮和有救护员的绞车吊篮（2~4人）、无人吊挂大型吊篮和有救护员的大型吊篮（20人左右）、机载医疗急救设备等。

（3）专用搜救指挥机的特殊装备：除配置上述专"搜"装备外，至少还要增加卫星通信设备、视频设备、传输设备等。

（4）直升机的被搜救配套装备：搜救型直升机的被搜救配套装备至少应装备应答机、GPS定位器、海事卫星电话、救生包。有条件的话，每个机组成员均应配有一个救生包，一个小型GPS定位器，其设备电池至少应能保有三天的工作电能。每个机组至少配有一部海事卫星电话。

4.救援直升机飞行机组平时的救援飞行训练水平决定了救灾飞行的出动率和完成救灾任务的成功率

（1）我国民航应急救援预案已明确救援直升机和救援飞行机组，每年应进行一定时间专业救援科目的救援飞行训练，民航合理配套救援飞行训练的资金补贴。

（2）各省或地区的应急救援预案已明确的救援直升机和救援飞行机组，除每年应进行一定时间救援科目的救援飞行训练外，还应服从甲方的要求，进行一些特殊相关专业的补充训练，同样也要给救援飞行保障方以资金补贴。

（3）建立国内同行企业间的应急救援飞行技术的交流平台，同时还可以建立培训中心形式的专业培训单位，聘请国内外优秀、先进的搜救单位前来执教，保障国内同行企业的专业搜救单位每年度进行搜救科目的技术保持训练。

（4）建立军民航之间关于应急救援飞行技术的经验交流平台，有交流才能有竞争，有竞争才能有提高，且这些技术和经验均属于国家财富和国家资源。

（5）直升机的机外载荷飞行、物资空投飞行等救援训练课目飞行一定要重视，应始终保持一定的难度水平，才有执行应急救援任务以及实战的把握性和可靠性。

5.搜救编队的指挥位置和指挥与搜救任务分工的问题　比如搜救编队的指挥位置是应该设在基指，还是在前指，还是在空中的编队群内，应该根据每一次搜救任务的具体情况来确定。直升机医学救援指挥水平和能力的高低也是决定搜救水平的重要条件。

（1）搜救型直升机的编队使用的问题。两架以上飞机编队在执行搜救任务时，应明确指定一架是指挥机，可以指定指挥机的机长担任指挥员，也可以指定一名非机长驾驶员担任专职指挥员。一般情况下，担任指挥的直升机，继续留在原飞行高度盘旋，担任指挥观察、定位引导、通信中继、备份救援等任务。以避免执行搜救任务的直升机发生意外后，基指和前指均无人掌握情况，让（使）救援工作陷于新的被动。

（2）搜救型直升机其他专业搜救机型的合成编队使用的问题。合成多架飞机编队的指挥员应采用后一方式。搜救直升机执行搜救任务的安全保障和参与应急救援任务的其他直升机的安全保障均是特别需要引起重视的问题。

第五节　医院直升机医学救援解决方案

本节针对我国空中应急救援发展现状，指出目前存在的一些问题，并以河北省保定市为例，以陆航部队直升机参加汶川地震应急救援为背景，对驻地军队医院以驻地陆航团为支撑开展直升机应急救援提出解决方案。

众所周知，医学救援的时间对伤病员来说至关重要。由于突发事件具有事发突然，时间紧迫，伤亡严重等特点，医学救援力量到达现场时间越短，抢救越及时，就越能减少伤亡率。根据我国国情，当自然灾害或突发事件发生时，军队医院作为担负"平时应急、战时应战"双重使命的军队医疗机构，最重要的一项职能就是能担负起紧急情况下的应急救援任务。当前，以直升机为主体的应急救援网络在国外发达国家已经形成规模，但在我国由于各方面的原因，只有个别城市开展了商业性的直升机医疗救助服务，发展比较缓慢。因此，在我国现阶段国情下，军队医院如何以直升机为载体，开展应急救援就成为亟待解决的问题。

一、医院直升机医学救援发展现状

早在1953年，我国为解决抗美援朝伤员后送问题，专门成立了直升机救护大队。1976年唐山大地震，1984年中越自卫反击战，曾大规模地使用直升机空运后送伤病员。此后，随着直升机数量的不断增加，从20世纪80年代开始，国家也开始重视在应急救援行动中使用直升机。当前，我国已建立了空中救援体系，探索并建立了部分以直升机为主的救援中心。如厦门市空中"120"，武汉以及青岛市急救中心等。

虽然，我国在直升机应急医学救援方面取得了一定的成果，但我们也应看到，由于受国家空域管制限制以及直升机数量型号少、专业应急救援设备落后等方面的原因，我国在直升机应急医学救援方面起步较晚，且发展相对缓慢。目前，在仅有的几个开展直升机应急医学救援服务的城市中，主要是商业化的运行模式，即在地方政府的支持下，急救中心与拥有直升机的制民用航空公司合作，开展商业化的医疗救助服务。主要存在着以下几个方面的问题：

一是直升机数量较少，难以满足社会对直升机应急医学救援服务的需求。据统计，截至2006年我国民用直升机总计178架左右，与国外民用直升机相比，我国民用直升机的数量非常少。

二是直升机应急医学救援费用昂贵，社会大众接受程度较低，如武汉急救中心的空中救护每小时收费为6 800元人民币，而深圳市的费用更高。

三是医护人员主要是由急救中心经验较丰富的医护人员或由从各大型医院临时抽调的专家、人员组成，临床经验比较丰富，但存在航空医学知识缺少空中急救经验缺乏及相关培训较少等一些问题。

四是直升机应急医学救援手段落后，主要以后送为主，且机上现有的应急医学救援设备功能简单，缺乏现代化的机载应急医学救援专业装备。

当前，我国直升机大部分部署在军队中，而军队中的以陆军航空兵部队居多，且陆军航空兵部队大多位于大中城市。从2008年汶川地震应急救援中可以看出，陆航部队派出的直升机在地震应急救援中发挥了巨大的作用。因此，军队医院以当地陆航部队为支撑，开展直升机应急救援服务则非常适合现阶段我国国情，这对增强城市间立体救护能力，提升军队医院的社会影响力，补充、完善国家应急救援体系均具有十分重要的意义。

二、医院直升机救援模式构建设想

中国灾害防御协会救援医学学会会长李宗浩认为"急救社会化，结构网络化，抢救现场化，知识普及化"，已经成为目前急救医学发展的原则和趋势。将军队医院和陆航部队直升机纳入地方应急救援体系，是世界各发达国家普遍的做法，军地联合一体化的应急救援网络的建立，将大大提高医学救援的效果和效率。

以河北省保定市建立城市间直升机应急救援体系为例，探讨一下驻地大型军队医院开展直升机应急救援的构建设想。

1. 基本情况　保定市位于河北省中部，冀中平原西部，地处京、津、石三角腹地，距京、津、石三市直线距离不超过150km。保定市总面积2.21万平方千米，下辖4个市，18个县，总人口1100多万。西北部山区较多，总面积占保定市面积的二分之一，山区部分矿产业比较发达。由于山区所属各县市交通极不方便，且距市内大型医院距离较远，此时用救护车作为运载工具则显得耗时较长，这就为开展直升机应急救援提供了前提条件。目前，保定市医院急救体系主要是依托城120急救中心，交通工具是救护车。随着现代城市规模的不断增大，道路上的车辆越来越多，使得救护车受交通状况等环境条件的限制较大。比如对于城市20km的运送距离，救护车大约需要30~40分钟，而直升机则只需要6分钟，由此可见救护车的速度明显滞后于直升机。一般情况下，救护直升机的运送速度比救护车快3.3~19倍，平均快5.28倍。医院利用直升机将院内急救提前到院前急救，突破时空界限，缩短急救时间，可以挽救更多危重症病人的生命。因此，将直升机作为一种新的医学救援载体的意义远远大于其他普通意义的救援载体。

2. 可行性　驻保定军队医院，是一所大型综合性中心医院，技术力量雄厚，具有全军现代化的战备库，野战医疗分队成员接受过灾害医学、卫生勤务学训练，平时定期参加组织野战医院训练和演习，经常参加大型军事行动卫勤演练，反应快速，这为参加应急医学救援提供了重要保证。当地陆航部队曾多次参加地方抢险救灾任务，机动性好，经验十分丰富。陆航部队每天有直升机战备值班，反应速度快，一般在机组全部人员全副武装遂行的情况下，直升机昼间能在30分钟内完成升空。当执行城市间应急医学救援时，由于不需要全部机组人员全副武装遂行，出动准备时间则可以更短，直升机可以在15分钟之内完成升空。直升机稍加改装或不加改装，完全可以完成紧急情况下应急医学救援。在现有条件下，形成军地联合的快速应急救援力量，不但可以迅速提升城市的立体化应急医学救援能力，同时在发生大规模灾害或紧急情况下亦可对北京、天津等城市形成支援。

3. 构建设想

（1）组织机构：军队医院和陆军航空兵团隶属大军区管理，经国家和军队相关部门批准后，军队医院成立相应的应急医学救援办公室，并与地方"120"、"119"等急救体系联网，负责协调日常急救，安排医疗救援力量。陆航部队成立相应的战备协调中心，协调直升机的准备和出动，并与军队医院应急医学救援办公室相连通。由此，两者可形成一支联合的、反应快速的空中应急救援队伍。

（2）管理指挥：根据我国国情和军情，两者由大军区统一管理、调配和使用。但经上级机关部门批准后，可加入地方应急救援体系，用于平时城市间的应急医学救援。平时参加地方规模较小的急救任务时，可由地方应急指挥机构统一协调指挥，当发生自然灾害和突发事件规模较大时，则由军队相关部门统一管理指挥。

（3）人员组成：根据应急医学救援任务不同，人员组成不同。城市间的应急医学救援医护人员主要是1名有丰富经验的急诊医生，1名护士或1名药师组成，特殊情况下，根据需要可加派1名医生。直升机团出动的直升机上搭乘1~2名飞行员，1名空勤机械师，必要时也可搭乘1名特设师（员）及1名无线电师（员）。

（4）应急救援出动程序：①急救"120"或"119"接到求救电话后，根据情况，用电话或网络将信息快速传递给军队医院应急医学救援办公室；②军队医院立即通知陆航部队战备协调中心，并派出医护人员，准备药品、器材；陆航部队立即向大军区航管部门申请报批航线，并迅速准备直升机；③医院医护人员乘车到达直升机处或直升机启动后到达医院，医护人员携带药品器材尽快登机，前往事发地点；④直升机到达现场后医护人员进行现场救治，或进行简单救治后，立即启动直升机后送；⑤直升机后送到达医院后，转入院内急救。

（5）物资配备：物资以日常急救药品和便携式急救设备为主，由医护人员携带登机。主要配备担架、除颤器、呼吸机、供氧系统以及心电监护仪等便携式急救设备。药品主要根据情况需要携带登机。

总之在社会和谐发展的背景下，军队医院作为国家和军队应急医学救援力量的重要组成部分，正在逐步与地方医疗体系相融合，并且越来越多的参与到地方应急救援中。军队医院以当地陆航部队空中力量为支撑开展直升机应急救援，既是在我国现实国情下的一种研究和探索，又是完善和增强现阶段我国应急救援体系的一种有益尝试。通过开展直升机应急救援，不但可以弥补地方应急救援力量不足、救援装备匮乏的现状，而且还可以扩大部队的社会影响力，提高部队的快速反应能力，增强医护人员在各种复杂环境下的适应能力和处置能力，对提升军队医院完成多样军事任务卫勤保障具有十分重要的军事意义。

三、医院运用直升机核事故救援训练案例

2012年6月19日下午，一场应急专业力量地震灾害救援行动实兵演练在江南某市举行。演练以某市发生里氏8.0级地震为背景，模拟因地震和海啸导致交通中断、建筑物倒塌、核电站发生放射性泄漏事故的救援，重点演练交通应急抢险、核事故应急救援、城市废墟搜索与营养救援等内容（图2-4-1）。

15时15分，演练命令下达，各参演分队迅速展开救援行动。

作为国家交通应急抢险队的解放军某军区某工兵团官兵采取"兵分两路、平行展开、逐次推进、逐段抢通"和爆破巨石的方法抢通通往灾区震中的交通路段。救援装备挖掘机清运塌方土石，滑移转向装载机移除倒塌树木，推土机快速开辟简易救援通道。由于余震不断，山体边坡出现数道明显裂缝，抢险官兵采用SNS柔性防护系统对山体边坡实施加固作业，他们运用锚杆和支撑绳将钢丝绳网覆盖在危石上，并喷涂水泥砂浆进行加固。

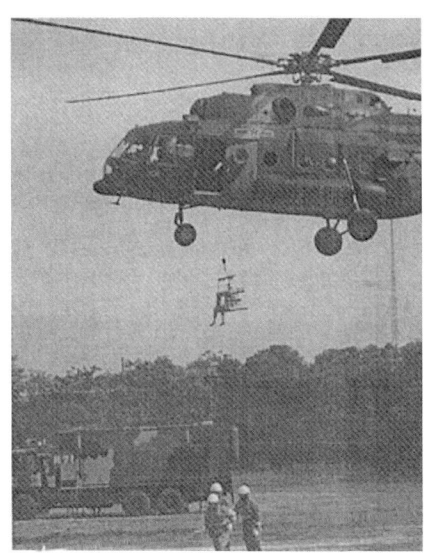

图2-4-1　直升机转运危重伤员后送至医院治疗

近年来，解放军某部某工兵团主动顺应应急专业力量建设形势，着眼"战时能应战、平时能应急"的目标，大力加强应急专业救援力量建设。2009年被确定为国家级交通应急抢险队和省级抗洪抢险应急抢险队之后，及时重组各专业力量体系，结合专业训练、野营驻训、演习演练等时机，展开装备精熟操作训练，突出多功能扫雪车、气压植桩机、金刚石链锯、液压切割锯等体制外装备，强化恶劣条件下机动保障、救护打捞、工程作业等技能训练。在救援实践中加强抢险相关知识的研究，根据我国地震、台风、强降雨雪等自然灾害情况，掌握各类灾区交通、气象、水文等情况，整理形成一套集道路阻塞清障、路基垮塌修补、简易桥梁架设、路面结冰除雪、水上打捞救援、铁道事故处理等抢险预案。

接近实战的演练综合运用了3G远程视频、北斗等系统进行实时指挥控制，实现了掌握态势与研判情况联动、指挥决策与准备行动衔接、直升机救援与医学应急同步。

15时25分，道路疏通后，担负省级应急专业力量的某防化团核生化应急救援队迅速进入场地开设综合洗消站，对撤离污染区的辐射值超标人员、车辆、设备实施综合去污。

15时40分，废墟内发现幸存者。某工兵团官兵使用液压破碎镐破碎坍塌水泥板，打开救援通道，并使用高压起重软垫撑开压在幸存者身上的水泥板。由于楼层较高，救援人员对其进行现场包扎

固定，在地面人员引导下通过船形担架安全转移至地面，跟随的某卫生队救护车迅速将伤员后送。

15时47分，搜索人员又在地下车库内发现一名幸存者，救援人员立即实施竖井救援。随着地下室顶部通道的打开，余火复燃引起的大量浓烟喷涌而出，救援官兵迅速使用某型正压式排烟机对救生通道实施排烟供氧。幸存者救出后，由于伤势危重急需送至后方医院救治，指挥员立刻呼唤运输直升机支援。

几分钟后，担负国家空中紧急运输任务的陆航某旅一架运输直升机飞抵救援现场上空并放下吊篮，地面救援人员将伤员小心转移至吊篮并固定，机舱内2名官兵稳稳地将吊篮拉进机舱，直升机立即飞向后方医疗站。

16时，演练结束。

45分钟的演练虽然以顺畅的指挥、密切的协同和有效地救援圆满落幕了，但留给现场观摩人员的还有深深的思考：直升机医学救援没有终点，只有新的起点。

第五章

灾害中的药物管理

灾害事件中，药物供应是至关重要的。平时条件下，对于灾害事件中药品需要、使用和可能存在的问题的前瞻性预测是比较困难的。但是，现有文献的确肯定了在灾害中药物供应的一些共同点。飓风、地震、火山等灾害后的经验，被历史上发生在东欧、前苏联地区、非洲和南美洲的大规模救援努力一再证实。这些问题表明灾害救援中亟须药物使用指南。随着对灾害研究的深入，对药物和器材供应更精确预测的模型构建变得更加现实。这些数据能够用以发展相关模式以指导有效的灾害规划和救援努力。

灾前供应的准备清单对于确定灾害救援供应和反应协调都大有裨益。来自一些救援机构，如红十字会和红新月会提供切实有效的清单。另外，世界卫生组织[1]（world health organization，WHO）和救援捐助国家根据清单提供必须药物。灾害救援展开的预评估滞后了接受药品的时间，却能够更有效地控制成本并提高救援质量。随着更为快速、系统、精确的灾害评估不断地出现，针对性明确的配给将加强灾害应对，并降低发病率和病死率。

第一节 药物捐赠管理

对于任何一场灾害而言，药物都是关键，对其管理都将占据灾害应对中大量的人力资源。这是一个已经明确并有大致解决方法的问题。因此，WHO制订了药物捐赠的大致指导意见，如表2-5-1所示。

表2-5-1 药物捐赠指南

在受赠国提出专门要求并开具票据之前是不能进行药物捐赠的
不能送出受捐国或WHO必须药品清单中没有的（或者是不可用的）药物
药物在其保质期一年到达之日之内送达
外包装的标签语言必须适合于当地情况,其内容应当包括通用名、适用范围、生产厂商和保质期
外包装的标签应当包含上述内容，以及在此包装内药物的总量

一、药剂容量

处理大量捐赠的药物占据了救援工作人员的主要精力。1976年危地马拉地震仅仅6天后，100吨7 000箱各式型号大小包装的药物抵达受灾地点。40名学生在3名药师的指导下，进行了长达1 120小时的分类工作；同时，更多的集装箱货船不断抵港。

1988年12月7日亚美尼亚地震之后，超过5 000吨捐赠药物和其他医疗救援器材送达地震地区。尽管迅速建起了24座临时仓库，也只能容纳仅仅70%的捐赠品。1989年1月之前，捐赠物品只能送至莫斯科。大约50人花了6个月时间清点药品，以明确该把哪些送往亚美尼亚地震灾区。从1992年到1996年上半年，27 800～34 800吨捐赠药品及其他医疗设备被送往波黑地区，其中50%～60%，亦即13 900～20 900吨药物是不可用的。

如此大量的未经分类的捐赠药品，有许多并非灾难急需，这给工作人员带来更为繁重的工作。统计数据表明，灾难后的国际援助物资的数量和规模有逐渐增加的趋势，1976年危地马拉大地震的救援

---
[1].世界卫生组织：简称世卫组织或世卫，是联合国属下的专门机构，国际最大的公共卫生组织，总部设于瑞士日内瓦。世界卫生组织的宗旨是使全世界人民获得尽可能高水平的健康。

物资总计共 100 吨，1985 年墨西哥城大地震后达到 383 吨，到了 1988 年亚美尼亚大地震救援物资总重已经超过了 5 000 吨。因此，为了取得更高的救助效率，灾后伤害的评估变得尤其重要。

二、分选物资

药物以经过分选或未经分选援助物资的方式送往灾区。所谓经过分选的物资，就是那些以某种方式进行标记使之容易辨别的物品，包括那些含有多种物品的大箱及单一用途的物品。未经分选的物资内含多种物品却没有进行明确标记。这些物资给救援人员的工作带来巨大的麻烦。在亚美尼亚大地震的早期医疗救助工作中，医疗人员大约花费了三分之二的时间来寻找和辨别合适的用药，但只有 20% 的药品被分选和辨识出来。1976 年危地马拉大地震时仅有 10% 捐赠药品被分选出来。1988 年亚美尼亚大地震中，共有超过 70% 药品被鉴别出。虽然捐赠物资的识别效率已大幅上升，但不易识别的物资严重影响了救援工作的开展。未经分选的物资浪费了本已十分紧张的人力资源，将本应集中投入紧急灾后救援的资源分散，致使救援工作效率降低。

三、药品倾销

对灾难的大量宣传引发了大规模的捐赠活动，这些捐赠却常常由于不合适而引发受害者后续的不良反应。这种不合适的捐赠可能源于"有总比没有好"的观点。此外，捐赠者们认为不论他们捐赠的是什么，总会在灾区找到合适的用途。事实上，大部分捐赠都能够合理规划和利用，但有时候捐赠者们的不合适捐赠被认为是一种药品倾销行为。

药品倾销是指对灾区捐赠无效或没法使用的药品。从 1983 年到 1987 年五年间，苏丹处理了大约 8 000 000 片过期氯喹及 500 000 片哌嗪。1994 年佐治亚州花了数月时间才将一批超过 20 吨的过期磺胺嘧啶软膏焚烧完毕。而波黑地区获得的捐赠更加令人瞠目结舌，包括早在二战期间出品的军用医疗物资，1961 年生产的石膏绷带，以及用于治疗从未在该地区发现过的麻风病的氨苯砜。

这种倾销所带来的利益是可观的，包括降低风险和减少储存费用，税费减少，且避免了销毁库存产生的费用，倾销每吨药品可以节省约 2 000 美元的相关支出。波黑地区共收到大约 17 000 吨毫无用处的医疗用品。即使去除了运输费用，捐赠者们也节省了 25 500 000 美元，却给受赠地区增加了 34 000 000 美元的销毁支出。

灾区必须花费大量财力储存、运输、分选、管理、销毁无用的药物，以及识别在本国内禁用、非法、未注册的药品。在波黑地区获得的全部物资中，遵照 WHO 规定的捐赠物资只占不合要求的物资总量的 5%。

四、后勤

捐赠物资的包装和运输也是一个重要的问题。药用物资一般成箱包装，动辄数百千克的重量，令搬运工作进行困难，而在灾后可用运输线路紧张，搬运器械稀缺的情况下，运输困难更甚。因此小型的包装更适用于灾后紧急投放和运输。WHO 规定捐赠药品须以硬纸盒包装，重量不得超过 50kg。此外可运输的药品储藏仓库和后勤机械的运输也需要纳入考虑范畴。

根据 WHO 规定，药物一般以包装好的试剂盒的形式进行发放，当然对于个人捐赠物品会适当放宽包装规定。关于波黑和克罗地亚纠纷期间的国际救援药品包装的一份统计报告却与 WHO 规定有出入。一份 WHO 的评估报告中提到受赠者更青睐收到试剂盒包装的药品，但另一份医院报告却发现只有 14% 的受赠者希望收到试剂盒包装，高达 70% 的人更希望获得散装的药品。原因是在实际应用中，试剂盒包装常出现内含试剂数量搭配不合理的情况。试剂盒中有些非必需物品却仍然需要储存或丢弃，而其他的急需物品却相对短缺。当然，试剂盒包装的好处在于针对不同的用途进行的合理包装和储存，运输方便且费用节约。

五、包装

包装简陋和标签不合格会导致药物在运输过程中受到污染或毁坏，无法辨认。药品标签应制作精良。捐赠药品可能会经受风吹雨淋，也可能没有条件按照标准进行存放。药物的商品名，用法，数量，使用期限，批号，储存方法均应以受赠灾区的文字印刷在防水的标签上。国际通用捐赠物品编码（绿色代表医疗用品和器械，红色代表食品，蓝色代表衣物）也应印于药品包装上。WHO 规定药品包装必须能与其他物品包装显著区分开。有时候药品过度包装也给当地救援人员带来麻烦。因此药品包装最好是能用锤子和起子这类简单工具就可以打开。

六、药物的使用期限

灾后大规模的救援工作中经常收到已经超过使用期限或即将过期的药物。这些药物危害颇多：一些药物过期后安全性降低，如四环素在到期后服用会引起肾毒性；还有些药品过期后药效减弱甚至可能对人体产生毒副作用。这就需要人们化费大量时间和精力对过期药品进行分拣。

亚美尼亚大地震中收到的捐献药品中高达 8%（约 40 吨）已超过了使用期限，约 12 吨被放入了位于佐治亚州的仓库中。许多美国的药学工作者们认为，虽然超过使用期限的大部分药物都是安全的，只是效果稍有减弱。虽然超过使用期限的药物中活性化合物仍然存在，但这不能作为药品生产和使用的准则。最新的 WHO 和全美健康组织（PAHO）发布的条令中明确规定：严禁向灾区运送过期或即将过期的药物。

七、药品的保存

对于灾区用药，药物稳定性和储存要求必须获得人们的高度重视。因为捐献的药品可能经历日晒雨淋，没法保证最适的保存条件和温度。亚美尼亚大地震中，大约 4%的药品，主要是静脉注射液、疫苗，在运输过程中由于结冰而被污染。

这些受损的药品都没有详细的运输储存说明。虽然大部分冻存的药物需要融化后使用，但是反复冻融药品的行为不利于药品保存。

由于热带地区潮湿的气候会影响药品稳定性，因此运往这一地区的药物包装中应加入干燥器。胰岛素和疫苗等某些生物学制剂还必须避免高温和剧烈振荡。总之，药物的稳定性在救援工作中亟须重视。

八、药物的鉴定

药物的鉴定是灾后救援中的基本工作之一。包装符合规定的药品即使经过长时间的运输，药品标签仍可清晰辨认。药品标签使用的印刷文字也很有讲究。将包装为法语印刷的药品运往苏丹，会给药品分拣带来难度。亚美尼亚大地震中，没有一盒捐赠药品的包装使用当地语言印刷。抗生素居然采用了 238 种名称，用 21 种语言印刷。只有三分之一的药品标签采用清晰可辨的通用药品名印刷。除此以外，70%的药品标签上仅有商标或商品名。在灾难救援时期，由非专业人员对这些数量庞大、名称多样的捐赠药品进行分类是一件异常棘手的工作。

因此，捐赠药物必须根据其功能主治进行标记和分类。如今，药学参考书如《Martindale 国际药物商品名参考目录》在亚美尼亚极为珍贵，能为今后的灾后国际援助药品的分拣工作提供便利。另一方面，药品适应证的说明对于医生用药的指导作用可以说是不言而喻的。1992 年在立陶宛，医生把抗长蠕菌素的捐赠药品误当成子宫内膜异位症药物使用，造成 11 名妇女暂时性失明。而 1991 年孟加拉飓风后，供给过多的甲硝唑被广泛地误用于腹泻治疗。因此，国际援助药品必须附有准确的药品使用说明和清晰易理解的标签。一些机构建议，在药品包装中放入 AHFS 药品说明以便于受灾地区能准确、清晰鉴别药品。如果不能及时识别药品，医疗救援工作将陷入僵局。

第二节　明确灾区药品需求

灾区投放药品的种类受到多方面因素的影响。首先是灾害的种类和发生时间；药品供应应与受灾地区的流行病学特点相吻合，避免浪费；此外灾区的医疗卫生水平也要纳入考虑范围；灾后传染病的传播条件是一个重要因素；最重要的是要考虑到灾区的实际需求，优先解决。

灾害中释放的有害物质是当地人类身体健康的潜在威胁。灾后组织的有害物质处理队对这些危害健康的物质进行统计、净化、处理，从而有效防治相关疾病。有效消除有害物质对人体健康不利影响的理想措施是解毒剂、药品、防护用品随时待用。1979 年三里岛核电站泄漏事故中，联邦政府为紧急救援工作焦头烂额，为了给附近地区 250 000 户家庭提供 10 天用量的碘化钾，动员了食品药品管理局（FDA）、药物管理局、两家药厂、一家包装瓶制造厂、两个州立警察局、宾夕法尼亚健康中心、核控制中心和紧急防御部门等多家机构，用了 72 小时发放完毕，合计支出超过 400 000 美元。

为了迅速应付突发事件，每座城市都必须有效利用他们的自身资源。国际性或大范围的国内援助完成组织、运输、分布至灾区至少需要 24~72 小时。而药品援助一般是在救援大规模开始后数天甚至数月才能够到达灾区，血液和血浆制品到达时间可能更晚。即使援助以最快速度到达灾区，也不能减少死亡和伤亡人数，因此各地均需要保证灾害常用的药品供应，以备不时只需。发生在人口众多的发达地区的灾害并不会完全破坏当地的药品储备和供应，但灾情的评估、灾区通信和分配后勤保障却常常影响到灾害发生早期对灾区的药品供应效率。若灾情严重急需外界援助，所需的也主要是常规治疗用药。

在灾害的恢复期，由于医疗基础设施极为紧张，很多患者得不到有效及时的医学和药物治疗，同时医生和药师们也没法收集病人的医疗记录。因此早期的医疗救助内容主要是急慢性创伤的基础护理。在决定运送药用物品的种类时，同时应考虑该地区的地方病治疗需求。在对病情进行医疗处理的同时，应进行流行病学观察。多米尼加的佐治亚飓风后启动的流行病学观察促使医疗人员给予难民们的营养支持和医疗护理卓有成效。

向灾区运送非当地实际治疗需求药物的情况比比皆是。1988 年亚美尼亚大地震后，国际社会向灾区捐赠了氯喹和敌百虫，但事实上疟疾并非当地流行病。亚美尼亚获得的药品捐赠中，11%（550 吨）被证实无效，另有 21%（1 050 吨）则对灾后医疗救援没有丝毫用处。

向灾区运输的药品中并不适用灾区特殊医疗需求。大量药品如维生素制剂、部分疫苗、鼻用喷雾对灾后创伤治疗没有任何助益。尽管受灾的苏丹没有 X 线机器，却收到大批照射辅助制剂。送往苏丹的单胺氧化酶抑制剂受到当地饮食习惯的影响没法发挥其应有的药效。降脂药物与食欲刺激剂不能用于饥饿患者，对于这些病人只能采用基础护理和长期药物维持进行治疗。

如今，已经很少出现灾后大规模传染病流行的情形。人类积累了大量灾后救助经验，发现相比灾后对某些疾病的预防接种，公共医疗救助能有效防止灾后传染病流行。总的来说，灾害早期并不会出现传染病流行，只是到了后期救援开始后，由于人口密集，公共卫生援助紧张，传染病获得有利传播条件而一触即发。例如，1907 年，医疗卫生条件简陋，检疫标准降低，导致旧金山大火后鼠疫暴发。进入 20 世纪以后，由于灾后人口密集和水源污染，流行性感冒、疟疾、伤寒、肝炎、胃肠炎、麻疹以及呼吸系统感染曾反复大规模流行。

大规模疫苗接种，尤其是伤寒预防接种，是灾后流行病预防的主要工作之一。有人认为这只是一种资源浪费。伤寒疫苗接种的作用尚无人证实。事实上，大范围接种疫苗并不是杜绝流行病发生的最有效方式，疾控人员应将疫苗接种的对象集中于流行病高危人群，如处于人口密集区的老人和慢性病人，对其接种抗麻疹、流行性感冒、肺炎和伤寒疫苗。在已知流行病如脑脊髓炎的暴发区域，应该对人群进行预防接种。营养不良、缺乏维生素 A 的儿童和成人对麻疹易感，应进行预防接种。灾害发生前曾保持定期预防接种对于灾后的疫病防控大有助益，因此政府应采取大量措施保证各地疫苗接种工作高效有序进行。

除了难民，救援工作人员也须给予疫苗预防接种。在出发往灾区之前，工作人员需进行可能发生的流行病的预防接种。具体根据 WHO 和疾病预防控制中心（CDC）的要求实施。CDC 每周各地区的高发流行病资料进行更新，救援人员前往灾区前须尽可能按照 CDC 推荐的方案接收流行病资料。

灾害发生后，致病病原体很少出现变异。但是，由于营养状况、环境因素、创伤、中断治疗的慢性病、水源污染、食品储存问题、人口过密等灾后不利因素影响，导致部分人对常见病原体易感。此外，来自各地的救援人员可能携带新型病原体，给灾区卫生援助工作雪上加霜。1983 年哥伦比亚大地震后发生的 35 例疟疾被证实是由于一名救援者体内携带的疟原虫新变种引起的。因此，选派身体健康的救援者，并对他们预防免疫，既可以保护灾区人群，又可以控制部分救援人员的隐性感染。

灾后急诊术后常发生软组织感染，因此白喉破伤风疫苗需求量巨大，灾区本地存货常常告急，如俄克拉何马州爆炸后，白喉破伤风疫苗是急缺药品之一。

抗生素类药品如青霉素、大环内酯类、一代头孢菌素、磺胺类在灾后医疗救援中发挥了强大的作用。1994—1995年波斯尼亚和克罗地亚纠纷期间，抗生素尤其是头孢菌素的供应极为紧张。且在灾后救援中由于静脉滴注器材不足，抗生素用药方式常为肌肉注射。

一、药物供应需求

灾害事件后药品急缺。安德鲁飓风发生后，当地一个野战医院的破伤风类毒素、抗生素和胰岛素在24小时内全部用尽。采用药物的替代治疗成为灾后医疗救护的一个亟待解决的问题。在这所野战医院的1 544名病人中，仅有五例病人是在飓风灾害中直接受伤，285人是在清理救援过程中受伤，高达1 254人则是在医院接受常规护理。1992年袭击夏威夷的飓风，救援队接收的病人中，40.4%为轻微受伤，38.6%入院是因为自身疾病，9%则是为了预防治疗，仅5.4%的病人的治疗需要特别医疗设施，大部分人没有生命危险。类似的情形也同样发生在弗雷德里克、艾琳娜、格洛利亚飓风后的救援工作中。大量经验告诉我们，灾后紧急医疗队应重视对病人的基本医疗护理。在本地医疗资源急缺、医疗设施大规模破坏的特殊情况下，基本医疗护理是灾后医疗救援工作的主要内容。医疗救援的药品供应密切考虑灾后基本医疗护理的需要。救援时期，人群需要从灾区大规模撤退，此时患者的伤情无法得到医疗救治，只能依赖转移过程中救援队的基本医疗辅助。在撤离过程中，受灾者们常发生晒伤、脱水、晕动病，此时应保证撤离队伍足够的药品供给。

灾后受灾者的不安情绪可能造成基础医疗设施突然遭到破坏。1992年洛杉矶暴力事件发生后，很多市民无法获得基本医疗救助。超过五天的时间里，共53人死亡、2 325人受伤、248人入院。在这场动乱中，至少38所医院、15个健康中心、45个药店、20个毒品麻醉品中心和大量妇女儿童健康中心遭到破坏。基本健康救助设施遭到破坏，20 000个病人的医疗记录丢失。国家卫生局为此提供了大量医疗服务用品和器材，并迅速恢复药品供给。

在不同的灾难，不同的受灾地区，药品使用有所不同。虽然某些药品在国际范围内使用规范和习惯有所不同，但大部分药品的分类和用途仍是被人们广泛承认的，如抗生素、破伤风类毒素、胰岛素、镇痛剂、心血管药物、避孕药。此外，灾后救援队还要使用非通用药物进行紧急治疗，如心血管病人支持药物、止泻止吐药、抗高血压药、抗炎药、支气管扩张药、静脉注射剂、儿童处方药、肌松剂和激素。应严禁向灾区供应复杂的非通用药物，因为当地医生并不熟悉这类药物，在救援队离开后不能正确使用。药厂和药品批发商握有各地区最常订购的药物目录。这些目录有助于了解各灾区的药物治疗习惯，确定药品供应种类。

二、药品使用

灾后药品的使用必将遇到一些困难，包括停电，失去有效医疗供给和麻醉品安全。电力和通信障碍会使药房被迫关闭，药师们不能给予用药指导或及时针对病情调整用药。因此国家药物委员会应指导药师如何在灾难后有效应对公共卫生需求。

在过去的多次灾难中，药师们根据自己的专业知识对各地区的药物需求迅速做出判断，在获得医疗人员反馈前即向各地区发放了足够的所需药品。使用的药品需参考病人病情，并迅速录入病情治疗记录，麻醉剂的用量应严格控制。当药房毁坏或安置在临时点时，应及时向安全地址转移。

如果有必要将药房设在临时点时，必须严格参照相关法令进行。根据各州药物委员会规定，设置药房的地区必须符合合适的环境要求，如流动的水源和适中的环境温度。灾后救援时期，对药房发放药品的包装要求可以适当放宽。采用小型的密封的塑料袋包装，钢笔或铅笔书写的药品标签是可以被允许的。因为这些塑料袋重量轻，体积小，方便运输。

受灾国家必须给予国际救援队足够的协助，便于药师们迅速适应灾后救援的特殊工作环境。在安德鲁飓风后，共有 7 名药师在临时医疗点参与医疗救助工作，给予医生们包括药物替代治疗、剂量调整以及新治疗方案在内的专业的用药指导，使得处方迅速及时下达。但是对于这些国际救援者来说，语言问题是他们的主要工作障碍。

三、人员选派

各地救灾时的医疗救援人员任用方案都有所不同。有医学或药学专业技能的人员能帮助分选国际救援物资。在亚美尼亚大地震后，大量医疗人员遇难，致使当地对大量包装标签印刷不合格的药品分选速度缓慢。而在危地马拉大地震后，由于政府选派了大量药学专业学生和技师，令物资分选和发放效率大幅提高。而在美国本土发生的安德鲁飓风灾难之后，向灾区派遣拥有准确判断力，能提供医疗建议，熟悉药品标签印刷规范的专业执业药师成了首选。总之，药学专业人员在灾后医疗救援中能发挥重要作用。

药物供应和捐赠是灾后救援工作的重要组成部分。历史经验表明，受灾地区在相当长的一段时间内会收到来自各界的医疗用品捐助。获赠药品数量极为庞大，有些药品包装或标签不规范，甚至有大量过期和未分选药品混杂其中，这些都给受灾地区的救援工作带来巨大困扰。药品鉴别、分选、运输和发放消耗了大量人力、物力和财力。很多获赠药物并不适用于当地的医疗救援需要，本地的医疗工作者可能并不熟悉药品的用途，麻醉药品的使用也常不合规范。这就对灾区医生提出了更高要求。长期收集的流行病学资料和准确的灾难受损状况评估能帮助政府和救灾人员做出合理的判断，这也给今后卓有成效的灾后救援工作提供了宝贵的经验。

第六章

灾难事件中的心理应激

灾难引发的疾病复原后的很长一段时间，人们依旧在解决灾难引发的一系列心理问题。这些心理问题将长期存在并影响着受灾者的余生。由于灾难会影响所有受灾者的精神心理健康，且不易与身体的疾病分辨，故而对灾难事件中心理应激问题的处理比肉体创伤难度更大。长期以来，灾难医学将研究重点放在了灾后患者迅速有效的手术处理和内科治疗，却鲜少注意受灾者的情感精神需求；另一方面，作为创伤处理体系，急诊医疗服务中针对精神健康问题的培训不超过 3～5 小时；此外，现行的伤员鉴别分类标准不能在反应早期将可能发生灾难心理应激问题的高危人群筛选出来——这些都严重影响了医务人员迅速、准确地判断和及时有效地处理。

每一次灾难都会产生大量精神疾病患者，即使不在受灾现场，也有发生心理疾病的可能性。因此，根据发生灾难事件中的心理应激的可能性，一些著书者将患者分为三类：第一类，为亲身经历灾难事件的患者，这一人群有罹患身体和精神疾病的可能；第二类，是未受伤的救援人员，灾难事件中的心理应激的症状在这一人群中逐步显现，他们将可能长期受到心理问题的困扰；第三类，则是那些身体未在灾难中受创的受灾者的亲友或灾难的目击者。可以说，在灾害事件中，患者的感触越深刻直接，就越有可能发生心理应激问题。危机事件[2]会扰乱患者的自我控制能力，患者突然或不自主地改变了日常工作和生活规律，甚至可能发生情绪失控，其人生观和价值观也会发生根本的转变。

第一节 灾难时期的心理健康

灾难给人们带来的情绪刺激将影响他们的一生。很多灾难并没有明确的前期预警，但人类特征性的心理变化和情绪波动却可能在灾害发生前就表现出来。根据灾难全程人类的心理健康状况变化，灾害被人为地划分为初期：警戒期、作用期、缓解期和恢复期。在灾害发生前，初期的心理应激问题是对即将来临的灾害感到不安，大部分人表现出焦虑，另一些人则出现不同程度的抵触情绪，这与他们对意外事件的心理承受能力有关。发出公共灾害预警后，心理应激问题将随之而至，心理健康问题进入警戒期，一些人开始采取一些自我保护措施，而另一些人则仍然表现出严重的抵触情绪。研究表明，超过25%的受灾者能在灾难中保持镇静并进行适当自我保护，75%的人可能出现暂时性惊慌，手足无措，其中大约12%～25%会出现意识错乱、焦虑、极度兴奋等表现。到了缓解期，心理应激状况开始减轻，超过90%的患者意识恢复，感觉到周围发生的事件并能够开口表达他们的感受。随着时间的推移，恢复期的患者经受着灾害的残余影响，出现悲伤、抑郁、创伤后情绪紊乱及其诱发的一些身体疾病。在战争中，由于这些反复循环刺激受害者，因而能够引起更加严重的心理疾病和精神障碍。另一方面，尽管大规模恐慌在灾难事件中不常发生，但在拥挤的地铁、高楼、火车站、恐怖袭击中容易引发。

一、灾难事件的心理应激

灾难事件的心理应激发生的主要危险因素，又名人类应激反应，是与精神创伤直接或间接相关的。在《精神疾病的诊断和统计手册》第四版中认为，灾难事件，是指能引起正常健康个体产生严重异常的情绪反应的事件。可以说，灾害事件的心理应激是一种在突发重大事件下的人类的正常反应。由于职业的特殊性，救援人员、急诊医务人员、火警、法律强制执行者、护士、医生都是罹患灾难事件心理应激的高危人群。研究表明，相比正常人群，这些高危人群具有较高的心血管病发病率、更严重的心理障碍及相关的机体功能紊乱，与此同时，高离婚率、酗酒、自杀也与之伴随。

事实上，每一个灾难的亲历者们都会产生一个情绪波动过程，其中的大部分人都能够自发恢复正常，但经历灾难的患者们由于收到了大量的、蓄积的刺激而可能出现某些特征性症状。尽管一些研究者认为这种灾后心理健康问题的发生源于个体在压力下的自我调节失败，但反对者们依然坚持辅助治疗的重要性。影响灾后精神障碍症状的因素有很多。那些平时行动有预见性，问题解决能力强的人，心理应激症状要轻得多。年龄因素的影响也屡有报道，有人指出中年患者的症状常常较严重，但近期的一项研究对此表示质疑，认为中年人常比老年人更好地克服灾害所带来的不良影响。生活经验也会影响灾后人群心理表现。如果对人群事先进行灾害知识普及，灾后的心理应激问题将会有所减轻。此外，社会和家庭的重视和支持有助于患者心理健康状况的改善。

二、灾难事件心理应激治疗中心

从纽约世贸大厦恐怖袭击事件、俄克拉马州的 Alfred Murrah 大楼爆炸，到 TWA 飞机坠毁事件，在每一次灾后救援重建时期都曾设立一个机构，用于评估和缓解毁灭性灾害引起的心理创伤，这就是灾难事件心理应激治疗中心。在过去的十年间，这个机构已经被反复设立了四百余次。灾难事件心理应激治疗中心收集灾难图片，记录每次灾难的受灾情况及对其受灾群众的影响，通过对灾难幸存者、目击者及第一急救者心理情感状况的全面综合性评估，促进在突发性灾难事件中发生心理应激的患者恢复健康。事实上，这一机构成立至今，已获得了可喜的成果，显著缩短了患者恢复时间，有效减轻了他们的精神症状。

三、危急事件压力报告

危急事件压力报告是一项致力于解决灾难期心理问题，避免创伤后精神紊乱的正式文件。灾难事件心理应激治疗中心在每一次救灾工作中都雇用一些受过危机干预、救援和灾后服务专业训练的人，而危急事件压力报告的目标是帮助普通人在异常危机发生时保持正常、冷静的心态和迅捷的反应。

危急事件压力报告的团队至少包括一个精神健康专家治疗小组。在他们的工作中，专业的心理辅导者要么作为工作的唯一参与者独立完成任务，要么参与精神卫生专家组的联络工作。心理健康辅导者包含一群受过正式训练的快速反应人员。Mitchell 认为采用心理辅导员能够促进信息收集者与受害者之间的沟通，通过他们的经验帮助信息收集者更直接、完整地理解关于灾难和受灾者所表达的信息。在 Mitchell 的文章中指出是那些远离灾难区域的研究所或团队负责组织危急事件压力报告工作。那些从同一个机构而来的工作人员可能会因彼此的朋友和同事关系不能对这项工作做出公正、准确的判断。小型危急事件一般只有一名工作人员负责危急事件压力报告收集工作；而严重的危急事件则可能需要更多的精神医生，甚至心理辅导员，参与到对受灾者反馈信息的收集中。

四、危急事件压力报告的完成阶段

完成危机事件压力报告分为如下阶段：最初，灾难参与者对压力报告的目的和目标充分理解，并明确他们在这项工作的任务。进入实施阶段后，对参与者们进行细致分工，重点在于对工作事项的理解，而不是对于工作表现进行评估。由于这些参与者的分工及事发时所处地点各不相同，所以他们对于事件的回忆和描述也会有所差异。这个过程有助于他们对整个事件获得全面、清晰地认识。由此，在感受阶段，参与者们将他们对事件的感受进行交流讨论。此后，在症状期，工作人员向这些参与者们收集其身体和精神症状信息并进行分析。进入指导阶段后，参与者们向大家形容彼此的主要症状。最后就是回馈期，工作人员提供治疗、保障及随访方案。

数据显示，对于灾难心理健康进行早期干预，可以有效降低危机事件应激的发生率。在消防队员中心理应激问题的发生率为 17%，而正常人只有 3%。如果一个消防队员一年接触过四次危机事件，那么他的心理应激问题发生率是正常人群的 150 倍。而如果这些消防队员能够得到家庭、同伴的支持和有效的心理咨询，他们的患病率将会降低 40%。

五、心理应激的紧急疏导

在灾难事件发生后，部分人可能会出现严重的情绪失控。这些人需要紧急精神控制和心理治疗，而绝不能延迟。心理应激问题的紧急疏导应及时对患者实施，整个过程大约持续 1 小时，分为三个部分：介绍，探索和信息。实施者们应该是那些专业的心理咨询人员。

六、灾难事件后的及时恢复措施

在大难或伤亡事件过后，干预措施应被迅速有效实施，从而帮助人们从伤痛中恢复。这一过程大约持续 10 分钟，专业人员对于心理应激问题的发生信号和症状进行讨论，并给出相应的治疗建议。

第二节 危机事件后的心理应激问题

危机事件后的心理应激问题汇报机构由多个机构和管辖部门组成。这一机构成员由志愿者们组成，机构的主要费用支出用于信息收集花费。而联络部门并非由志愿者们组成，办公地点、图书管理、档案保存、文件发送、信息联络都需要外界支持。

机构会议会定期召开，讨论相关的工作计划，及对新生力量的培养。所有机构成员都需要经受过相关工作训练，并定期接收最新技术更新。训练内容包括心理应激问题的症状识别和处理，治疗指导方案，心理应激压力报告。这个机构还研究社会资源和对需要深度治疗患者的病情处理方针。接受过正规训练的工作人员严格按照 Mitchell 制定的指导方针执行工作。国际危机事件心理应激问题基金会为正式的心理应激问题汇报机构及向相关组织和部门提供资金支持。

一、在机构发展过程中工作水平不断提高

心理问题汇报机构对参与者们进行分组定期回访，从而保证他们的治疗效果。随访工作的组织比较随意，组与组之间各不相同。工作站回访，电话回访，会议，讲座都是有效的回访方式。每个工作人员被要求严格保证收集信息的机密性和保守受访者的个人隐私。此外，通过国际危机事件心理应激问题基金会每年定期会议，心理应激问题工作机构对近期的灾后工作方法和结果进行讨论，从中得到新的工作启迪。

二、救援过程

心理应激问题主要训练内容包括心理应激问题救援工作的基本理念和最新方法，危象干预以及心理学知识。每次工作时，灾难特点和急救服务，工作要求和重点都将被详细记录并作为工作的指导文件。训练内容还包括救援机构的组织和评估，正式救援方案，公共健康卫生，对突发事件的生理和心理迅捷反应。

心理应激问题救援汇报机构能有效辅助灾难后处理工作。受访者包含灾难的受害者，亲友，救援者等。在当地，急救部门以及其他卫生部门人员也应该参与灾后信息收集。

三、心理应激问题控制中心的组建

中央政府签署的工作方案充分体现了对心理应激问题控制预防的重视。一些专业组织机构把心

理应激控制治疗和危机事件心理应激问题处理方针也纳入了他们的专业训练课程。工作人员工资以及人员培训和日常消耗费用也将因此出现增长。

四、创伤后精神紊乱

在19世纪后期，Janet提出，严重创伤会使正常人心理适应力、信息处理和事件应对能力遭到破坏。这种现象被认为是人体对创伤自发的生理心理修复所致。Pavlov证实在重复的创伤刺激之后，自主神经系统会出现慢性变。大量一战的老兵发生了一种自主神经系统综合征，被称为士兵的心，这种疾病的发生与战争中重复性爆炸和随之而来的神经外伤有关。如今，这些症状被统称为创伤后精神紊乱综合征（PTSD）。《精神疾病的诊断和统计手册》第四版（DSM-IV）里将创伤后精神紊乱综合征归属于一种焦虑症，其定义为"当经历、目击、面对威胁自己或他人生命，或造成严重创伤的事件，并感受到极为害怕，无助和恐惧时"，所产生的精神症状。PTSD的危险因素包括严重事故，创伤，精神异常等（表2-6-1）。PTSD与其他一些情绪异常，如焦虑、易怒、抑郁等精神症状相关。

表2-6-1 创伤后精神紊乱综合征的危险因素

曾受到严重创伤或濒临死亡
曾面对死亡的幸存者
有生命危险的威胁
从未经历过的灾难
强烈的初始刺激
没有预警的人为造成的灾难
影响范围广
受到反复心理应激刺激

五、病程

PTSD可能在灾后1周至30年这个漫长的时间段里发生，它的病程被分为三个阶段。第一阶段与迅速的肾上腺素分泌有关，但多数患者会迅速恢复，一般持续1个月，如果超过5周没有好转，那么患者的病情已进入了第二阶段。第二阶段的特征是无助感强烈和自控力减弱，行动出于自发的躯体反应，且伴随生活习惯和个性发生改变。进入最后一个阶段后，患者的表现则是极度沮丧和悲伤。

六、预后

总体上大约70%~90%的PTSD病人可以从疾病中恢复。30%的患者恢复迅速，40%会保持轻微症状，另外还有10%可能会病情恶化。那些起病迅速，症状持续时间短的病人预后较好。这些病人可能得到社会多方面的心理援助支持，并可能参与了灾后的危机事件压力报告的收集工作。东京地铁毒气泄漏事件后，60%的患者（大约5 500人）声称他们的身体出现了后遗症。事实上，这是因为在事件发生后没有任何援助机构对这些受害者们进行生理和心理辅导所造成的。

七、治疗

对PTSD患者的治疗主要是由精神健康专家（如精神内科医师和心理学家）来完成。心理疗法和行为治疗是主要的治疗方法，并取得了显著的成效；此外，也有一些病人通过药物治疗恢复心理健康。当接收病人后，一定对病人病情仔细分析，做出准确的鉴别诊断，再因病施药。

第三节 灾难中的人员

一、灾难中的儿童

灾难对于儿童造成的精神创伤往往被人们低估。这种错误估计的原因是多方面的，至今为止对儿童灾后精神状况的研究方法仍有不足。人们没有意识到也不愿意承认他们的孩子会受到灾后心理健康失常的困扰，从而导致灾后统计结果不能反映真实情况。将对非灾难时的儿童心理评估方法用到灾难突发事件，这种做法将导致评估结果严重失真。大部分的童年时期情绪反应与年龄有关，但指的是心理年龄，而非生理年龄。灾难还会放大儿童心中常见的焦虑症状，如兴奋、不易睡眠、依赖他人、害怕孤独等。由于学龄后儿童不再过于依赖父母，因此他们的灾后心理应激问题相对较轻，仅出现一些鲁莽行为或身体不适。到了青春期，由于他们的独立，可能会参与一些救援和辅助工作。然而也有一些人会发生抑郁、孤僻的情绪反应。儿童精神创伤的危险因素如表 2-6-2。

表 2-6-2　儿童精神创伤危险因素

高度紧张
对儿童的伤害
失去父母或重要的人
对死亡的恐惧
对孤独的恐慌
对灾难再次发生的恐惧

二、灾难中的老年人

过去人们认为经历了灾难的老年人比年轻人更容易发生严重精神创伤，但这个说法过分夸大了事实。老年人确实容易在突发事件中发生身体创伤，但精神疾病的发生率与普通成年人相当。然而，丧失配偶、亲友甚至是宠物对于老年人的影响都非常显著。此外，他们还可能在灾害中丧失自信心。有时候，日常生活作息和生活环境的改变会导致老年人发生意识错乱和行为异常，但他们丰富的生活经验能有效帮助他们精神恢复，并重新建立起对现实的新期望。

三、灾难中的救援人员

灾难中的救援人员也不能够抵抗灾害所造成的心理创伤，大部分的后期心理创伤病人就是那些参与过灾后救援的人们。这些灾后救援人员不仅包括研究和救援重建职员，还有医生、护士和医疗工作者。这些专业救援人员也可能发生严重的精神症状。当他们怀着强烈的救援意识却行动失败的时候，他们往往会出现更加严重的心理创伤，但90%的工作人员能较好地克服这一问题。专业救援人员灾后心理创伤的主要症状如表 2-6-3，这些症状不利于他们心理健康的回复。此外，有一些特殊因素可以降低专业人员心理创伤的发生率，并缓解病情（表 2-6-4）。

表 2-6-3　专业救援人员灾后心理创伤的主要症状

对危险的判断力降低
领导能力的降低
工作效率降低
工作的协调力降低

表 2-6-4　专业救援人员灾后心理创伤症状的缓解因素

灾前专业培训
灾害知识培训
心理成熟度
以前的灾后工作经验
领导能力

最严重的心理应激反应常常发生在那些尸体搬运工身上。这项工作对于他们是一种极大的心理

刺激，而经验丰富的搬运人员相比那些新手们能更好地处理这种心理障碍，精神症状相应减轻，此外他们搬运的尸体数量也会影响到心理应激的症状。有几种方法能够有效帮助他们克服工作所带来不良心理影响，如表2-6-5。

表2-6-5　预防救援人员心理创伤的有效方法

避免把尸体当作活人
不要看尸体的脸
切勿记忆罹难者的姓名
将注意力集中于手中的工作
想象自己的工作对社会的帮助

每次灾害发生给人类带来情感创伤都各不相同，但它的趋势是可预见的。所有经历过灾难的人们都会情绪受创。人为灾害比自然灾害对人类心理健康的破坏力更强。心理应激症状预测的最常用标准就是人们接触灾害的方式和程度。目前已采用了多种方式，如建立心理问题汇报机构（CISD），用于减轻灾害对受灾者和灾后工作者心理健康的长期影响，而针对灾难中人们的正常应对能力，则应广泛采用灾后心理应激问题处理的指导方案。

参 考 文 献

1. 邓小明.危重病医学[M].北京：人民卫生出版社，2011.
2. 李宗浩.为促进院外急救的社会化和优质高效而努力[J].中华医学杂志，1996.
3. 李宗浩.现代救援医学[M].北京：中国科学技术出版社，1999.
4. 李宗浩.实用急救学[M].北京：人民卫生出版社，1975.
5. 李宗浩.现代急救医学[M].杭州：浙江科技出版社，1993.
6. 康宁，时立强，徐克钧.浅论武警医疗救援队应把握的关键环节[J].中国急救复苏与灾害医学杂志，2008，3（7）：647-649.
7. 邓小明.危重病医学[M].北京：人民卫生出版社，2011.

第三篇

心肺复苏

第一章

心肺复苏国际指南

第一节 概 述

心肺复苏（cardiopulmonary resuscitation，CPR）是一个极其重大、影响广泛、意义深远的医学乃至社会学课题。近年来，随着我国进一步重视应对突发公共事件，国务院于 2006 颁发了《国家突发公共事件总体应急预案》及医学救援等预案，各地各级医疗卫生部门及社区十分重视对医学、急救人员及公众进行以心肺复苏为主的专业教育和普及培训，这是十分可喜的，是社会进步。

《2000年心肺复苏和心血管急救国际指南》开宗明义地介绍了口对口吹气和胸外心脏按压。1950年，沙法（Safar）等通过阅读一位助产士用口对口通气的方法复苏刚出生的婴儿，使他们再次发现了这一方法。1958 年，Safar 等证实了 Elam 等所提出的口对口通气的有效性。1960 年，Kouwenhoven 等人观察到用力在胸外挤压可产生相当可观的心输出量。他们通过对一系列麻醉剂引起的心脏骤停的观察，确认了单独的胸外挤压可以维持血液循环。现代的口对口吹气式的人工呼吸和胸外心脏按压术，即现代的心肺复苏（CPR）由此诞生。这种方法十分简单，"所需要的一切，只是两只手"。

2000 年 9 月在美国圣地亚哥，由美国心脏协会（AHA）主持举行了学术发布大会。世界不少国家的医学专家、学者 3 000 多人参加了大会，并对新指南进行了学习。内容丰富、学风严谨、研究深入、讨论热烈的会议，显示了 CPR 在 20 世纪历经 40 年为挽救垂危濒死病人所取得的重大成就。

1992 年 10 月，美国心脏协会在权威的美国医学杂志（JAMA）发表了"生命链"这一现代急救的重大观念和技术。"生命链"是指对在医院外环境中突发危重病人，采取的一个系列有序的救护措施，这些措施共同构成一条挽救生命的链。专家们认为，从院外急救到医院救治，这一系列的步骤，其中任何一步被延误，抢救难以成功，生命可能因此丧失或病情加重。这个链得以存在，不仅应具有院外专业急救机构、健全的急救网络（EMS，EMSS）及具备基本的急救知识、技能，还有赖于社区民众急救，即"第一目击者"培训的状况。生命链，环环相扣，紧密相连。

2005 年国际心肺复苏指南做了修定，2010 年又做了进一步修订。本书（以下均简称"国际急救指南"）均做历史、发展的介绍。

从 2000 年发布的"国际急救指南"首版，历经十年，2010 年发布的"国际急救指南"，中间基于大量的复苏文献的研究，专家会议讨论，最后由多名国际复苏专家及美国心脏协会心血管急救委员会进行深入讨论后编写成最新版即 2010 年版，同时发表于《循环》和《复苏》两份杂志上。该版的国际证据评估过程包括由来自 29 个国家的 356 名复苏专家，通过亲临会议，电话会议和在线研讨会（网上研讨会），对复苏研究进行为期 36 个月的分析，讨论和探讨，以及其他大量的工作，所以，2010 年版在科学内容和有关有效性、培训和应用的方便性等都有了进展。

以科学发展观为统领的现代文明社会，在我国全面建设小康、构建和谐社会里必须重视，并大力推广、规范、应用它。因此，制定符合中国国情，尤其适合医院外现场环境的心肺复苏指南，规范我国心肺复苏技术，提高心肺复苏的成功率意义重大，这是我国医学救援、心血管急救行业乃至整个医学界和社区安全领域的一项重要任务。中国医学救援协会、中国医师协会急救复苏专业委员会以及中国灾害防御协会救援医学会作为我国急救急诊医师的行业协会，以及从事社区基层医疗卫生工作、心血管病领域的医护人员对制定我国心肺复苏指南具有义不容辞的责任。

本书总主编参与了"国际急救指南"首版的有关工作，并担任了 AHA 该急救项目的中国顾问，并与有关专家成立了研究培训班组，负责完成本篇的编写工作。

第二节　心肺复苏的基本内容

一、心肺复苏的定义

根据国际急救指南对此的定义，心肺复苏（cardiopulmonary resuscitation, CPR）是针对呼吸心跳骤停的急症危重病人所采取的抢救关键措施，即胸外按压形成暂时的人工循环并恢复自主搏动，采用人工呼吸代替自主呼吸，电除颤除去心室纤颤，以重新恢复自主循环和呼吸的急救技术。

二、心脏骤停的判定标准

（1）意识突然丧失。
（2）呼吸停止或抽搐样呼吸（急救人员应该询问旁观者关于倒地病人生命体征表现，特别注意临终呼吸的识别，并将其作为心脏停搏的标志）。
（3）大动脉（颈动脉和股动脉）摸不到搏动。

心脏停搏后出现脑供血丧失，脑组织代谢转为无氧代谢及代谢停顿，导致脑功能丧失。心脏骤停病人随即出现呼吸停止。

三、实施 CPR 的紧迫性

大脑缺氧 4~6 分钟，即可造成脑组织损伤；缺氧超过 10 分钟，脑组织发生不可逆损害。因此抢救最佳时机在 4~6 分钟内，可得到有效救治。CPR 意义在于不仅是心肺功能恢复，重要是大脑功能恢复，避免"植物人"发生。

由于心脏骤停事件的突发性，美国心脏协会采用"生命链"表明对心脏骤停患者紧急抢救的时间紧迫性：①早期识别心脏骤停时间，立即启动急救医疗服务系统（EMS）；②早期CPR，即刻的CPR能使心室纤颤导致的心搏骤停患者存活的机会提高2~3倍；③早期除颤，心搏骤停事件发生 3~5min 内实施 CPR，同时电除颤能把生存率提高到 49%~75%；④尽早实施进一步的高级生命支持；⑤综合的心脏骤停后治疗。

四、心肺复苏的重要步骤

（一）判断

1.现场判断　判断现场是否有威胁病人及抢救者安全的因素，应及时躲避或处置危险，在无危险的情况下尽可能避免移动病人。

2.判断病人意识　通过声音或行动刺激病人，观察病人是否有语音或动作反应。对无反应且无呼吸或无正常呼吸的患者进行下一步处理。

（二）病人的体位

准备 CPR 时，病人应采取仰卧位平躺于坚实平面上。

（三）心脏按压（C, circulation, 人工循环）

1.按压部位　胸骨下半部即胸骨下 1/2 处，两乳头连线与胸骨相交处。（图 3-1-1）

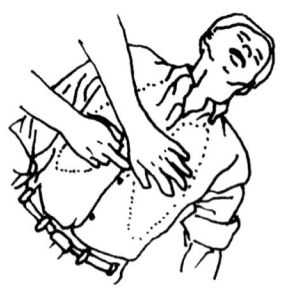

图 3-1-1　心脏按压

2.按压方法　急救者在患者一侧，将手掌贴在患者胸骨的下半部，另一手掌重叠放在这只手背上，手指交叉抬起，保证手掌全力压在胸骨上，可避免发生肋骨骨折，不要按压剑突。身体稍向前倾，肘关节伸直，上肢呈一直线，双肩正对双手，以保证每次按压的方向与胸骨垂直，用上身重力进行按压。

3.按压深度　至少 5cm。

4.按压频率　至少 100 次/min，按压与放松时间相同。

5.注意事项

（1）位置正确。

（2）上肢不能弯曲，如果按压时用力方向不垂直，有可能造成身体滚动，影响按压效果。

（3）"用力、快速按压"，每次按压后，放松使胸骨恢复到按压前的位置，放松时双手不要离开胸壁，一方面使双手位置保持固定，另一方面，减少直接对胸骨本身的冲击力，以免发生骨折。

心脏按压是抢救心脏骤停患者最重要的环节（2010 新指南已将 CPR 步骤改变为 C-A-B）。即使抢救者不愿意实施口对口人工呼吸，也需要进行标准的心脏按压，心脏按压的作用是提高心脏血管和脑血管的灌注压保证重要脏器的血液灌流，标准的按压可以达到正常心脏排血量的 25%~33%，这对心脏停搏患者极其重要。按压不标准、停止时间过长都可导致按压无效。如果排血量低于 10%，则只能形成"涓流"，会引起严重的再灌注损伤。研究表明，胸前区拳击有潜在危险，故不推荐在 BLS 中应用。

（四）开放气道（A，air way，开放气道）

1.仰头抬颏法　患者取仰卧位，急救者在患者一侧，将一只手的鱼际部放在患者前额用力使头部后仰，另一只手的食指和中指放在患者下颌骨性部分向上抬下颏，使下颌尖、耳垂连线与地面垂直。注意勿用力压迫下颌部软组织，否则有可能造成气道梗阻，避免用拇指抬下颌。开放气道后有助于患者自主呼吸，也便于 CPR 时口对口呼吸。（图 3-1-2）

2.托颌法　把手放置在患者头部两侧，肘部支撑在患者躺的平面上，握紧下颌角，用力向上托下颌。如患者紧闭双唇，可用拇指把口唇分开。如果需要行口对口呼吸，则将下颌持续上托，用面颊贴紧患者的鼻孔。此法效果肯定，但费力，有一定技术难度。对于怀疑有头、颈部创伤患者，此法更安全，不会因颈部动作而加重颈部损伤。（图 3-1-3）

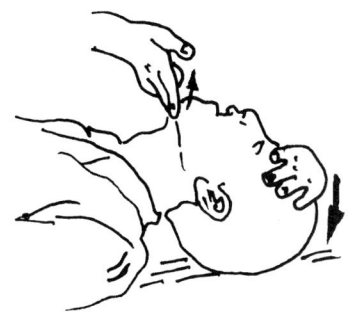

图 3-1-2　仰头抬颏法

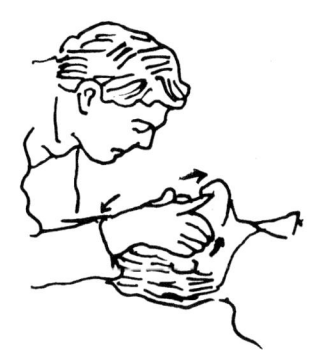

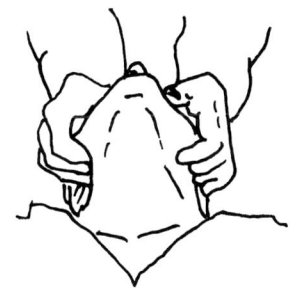

图 3-1-3　仰头推举下颌法

3. 异物清除

1）首先清除口腔内可视的异物：如假牙、呕吐物。

2）怀疑气道异物：可采用 Hemilich 手法。

（1）清醒患者：抢救者站在病人背后，用两手臂环绕病人的腰部。一手握拳，将拳头的拇指一侧放在病人胸廓至脐上的腹部。用另一手抓住拳头、快速向上重击压迫病人的腹部。重复以上手法直到异物排出。（图 3-1-4）

（2）无意识患者：同心肺复苏标准操作。采用心脏按压可以达到增加胸腔压力的作用，与 Hemilich 手法作用相同。

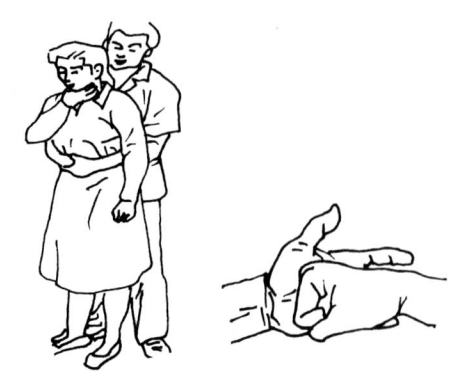

图 3-1-4 异物卡喉窒息的急救（Heimlich 手法）

（五）人工呼吸（B：breathing，人工呼吸）

1.口对口吹气　口对口吹气（呼吸）是一种快捷有效的通气方法，呼出气体中的氧气足以满足患者需求。人工呼吸时，要确保气道通畅，捏住患者的鼻孔，防止漏气，急救者用口唇把患者的口全罩住，呈密封状，缓慢吹气，每次吹气应持续 2 秒以上，确保呼吸时胸廓起伏。（图 3-1-5）

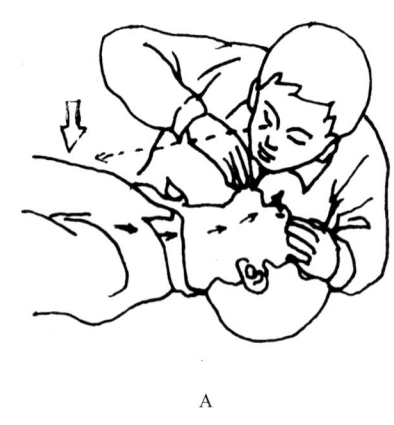

A

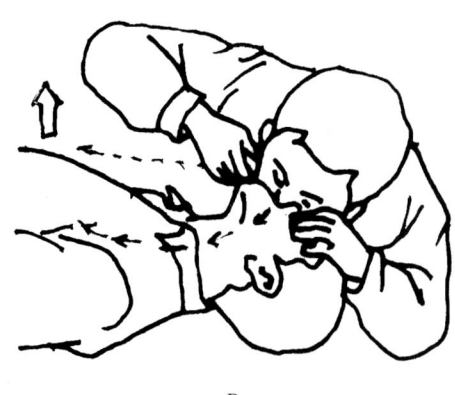

B

图 3-1-5　口对口吹气

2.口对鼻呼吸　在对患者不能经口呼吸时应推荐采用口对鼻呼吸，如牙关紧闭不能开口、口唇创伤口对口呼吸难以实施。救治溺水者最好应用口对鼻呼吸方法，只要患者头一露出水面即可行口对鼻呼吸。口对鼻呼吸时，将一只手置于患者前额后，另一只手抬下颏，使口唇紧闭。用嘴封罩住患者鼻子，深吹气后口离开鼻子，让呼气自动排出。必要时，间断使患者口开放，或用拇指分开口唇，这对有部分鼻腔阻塞的患者呼气非常重要。

3.口对导管通气　对有永久气管切开导管的患者，可通过导管进行人工通气。

4.面罩—气囊通气　选择合适的面罩，连接面罩、呼吸囊及氧气，调节氧气流量 5～10L/min，使贮气袋充盈。用面罩罩住病人口鼻，贴紧不漏气。若气管插管或气管切开病人使用简易呼吸器，应先将痰液吸净，气囊充气后再应用。两手捏住呼吸囊中间部分，两拇指相对朝内，四指并拢或略分开，两手用力均匀挤压呼吸囊，待呼吸囊重新膨起后开始下一次挤压，应在病人吸气时挤压呼吸囊。

5.人工呼吸注意事项　任何人工通气过程中均应保证气道开放：①吹气时间应超过 1 秒钟；②吹气量以能看到患者胸廓抬举为准。

人工通气是通过急救者呼出气给患者提供一定量的气体。正常情况下，吸入气体中 20% 左右的氧气被利用，呼出气中氧气含量为 16%～18%。人工通气过程中不再要求急救者深吸气，因为很多急救者在多次深吸气中出现头晕，也不要求过度吹气，因为过量气体可能进入胃内导致患者呕吐、反流窒息、大量气体还可以导致内源性 PEEP 增加，而影响静脉回流。

（六）电除颤

1.非同步电除颤

（1）适应证：心室纤颤/无脉性室速。

（2）除颤器与能量：根据电流的特点，除颤器被分为单相波和双相波除颤器。单相波除颤器的首次点击能量为 360J；双相波除颤器首次除颤能量为 150～200J；如不清楚厂家提供的最佳除颤能量，则可选择 200J。

（3）电极位置：右侧电极放在病人右锁骨下区，左侧电极放在左侧乳头外侧，中心在腋中线的位置。

（4）立即除颤 1 次。

（5）除颤后立即重开始心脏按压后再检查心律。

（6）注意事项：①适用于心室纤颤/无脉性室速。②除颤板应使用导电糊，并且使电极板与患者胸壁紧密接触。③电击时要提醒在场所有人员不要与病人和病床接触（使用球囊—面罩进行人工通气者在不接触病人的情况下可以继续通气）。

成人心脏骤停最常见的心电图改变是心室颤动，占心脏停搏病人的80%~90%。最初发生的心律失常也可能是心室颤动。终止心室颤动最迅速、最有效的方法就是电除颤。

"盲目电击"（指心脏停搏后尚不知心脏骤停属于哪种类型而进行电击除颤）对于急性心肌梗死和急性心肌缺血的患者可以争取时间。

2.AED除颤　由于AED问世及在抢救中的应用，目前已将除颤列为基础生命支持的范畴。如果任何施救者目睹发生院外心脏骤停且现场有AED，施救者应从胸外按压开始心肺复苏，并尽快能使用AED。在医院和其他机构使用现场的AED或除颤器治疗心脏骤停的医务人员应立即进行心肺复苏，并且尽可能使用准备好的AED或除颤器。以上建议旨在支持尽早进行心肺复苏和早期除颤，特别是在发生心脏骤停时现场有AED或除颤器的情况下。如果院外心脏骤停的目击者不是急救人员，则急救人员可以开始心肺复苏，同时使用AED或通过心电图检查节律并准备进行除颤。

患者仰卧，AED放在患者身旁，操作者站在患者左侧进行操作，同时另一人在患者右侧进行CPR，AED操作现已基本"自动化"，只需放置电极，按动开关，仪器即会自动分析心律，据此予以除颤。根据需要可进行一次或多次除颤，但需坚持进行CPR。

第三节　心肺复苏的操作流程

一、基本生命支持（BLS）

1.呼吸骤停　很多原因可造成呼吸骤停，包括溺水、卒中、气道异物阻塞、吸入烟雾、会厌炎、药物过量、电击伤、窒息、创伤、心肌梗死、电击伤以及各种原因引起的昏迷。原发性呼吸停止后，心脏仍可在数分钟内得到已氧合的血液供应，大脑及其他脏器也同样可得到数分钟的血供，此时，尚未出现循环停止的征象。当呼吸骤停或自主呼吸不足时，保证气道通畅，进行急救人工通气非常重要，可防止心脏发生停搏。

2.心脏骤停　心脏骤停时血液循环停止，各重要脏器失去供氧。心脏骤停早期，可出现无效的"叹息样"呼吸动作，但不能与有效的呼吸动作相混淆。

自动体外除颤（AED）的应用：心脏骤停时的心律主要是心室纤颤（VT）和室性心动过速（VF），最有效的治疗方法是早期电除颤，目前认为，AED是BLS中抢救生命的重要手段之一。经过培训的非专业急救或保健人员均可使用AED。

二、BLS的程序

复苏程序包括判断、启动EMS和心肺复苏（CPR）。

BLS是一系列的操作技术，包括判断技能和支持/干预技术。BLS的判断阶段极其关键，患者只有经准确的判断后，才能接受更进一步的CPR（纠正体位、开放气道、人工通气或胸外按压）。判断患者心脏呼吸骤停要涉及急救人员的反应能力，无论是判断过程，还是相继采取的急救，时间要求非常短暂、迅速。

开始CPR中A、B、C每一步，即气道、通气和循环之前，首先需要判断患者有无反应及呼吸和循环体征。如果发现无任何反应，应首先求救急救医疗服务（EMS）系统，即尽快启动EMS系统。如果有2名急救者，一名立即实施CPR，另一名快速求救。

1.判断患者反应　在判定事发地点易于就地抢救后，急救人员在患者身旁快速判断有无损伤，是否有反应。可采取轻拍或摇动患者，并大声呼叫："你怎么了"。如果患者有头颈部创伤或怀疑有颈部损伤，只有在必要时才能移动患者，对有脊髓损伤的患者不适当地搬动可能造成截瘫。

2.启动EMS系统　通过拨打当地的急救电话启动EMS系统，打电话的人要保持平静，不要慌张，准备回答下列问题：

（1）急救患者所处位置（街道或路名、办公室名称、房室号）。

（2）急救患者所在地/呼救人电话号码。

(3) 发生什么事件，心脏病发作或交通事故等。

(4) 所需急救的人数。

(5) 患者的一般情况。

(6) 已经给予患者何种急救措施（"正在行CPR"，"正使用AED"）。

(7) 其他任何被询问的信息，确保EMS急救人员无任何疑问。最好在急救医生对现场救治提出指导后，再挂断电话。

在急救中，如何启动EMS系统，应根据当地的实际情况、事发地点距医院的距离，决定具体如何实施急救。在美国，发现患者无反应，即启动EMS系统，在欧洲很多国家，是在打开气道、确定无呼吸时才启动EMS系统，在澳洲，急救人员开始给通气后才启动EMS。

3.患者无反应　急救人员在判断患者有无呼吸或通气是否充分时，应使患者取仰卧位，并打开气道。

4.患者的体位　为实施CPR，判断复苏效果，须使患者仰卧在坚固的平（地）面上，如果患者面朝下时，应把患者整体翻转，即头、肩、躯干同时转动，避免躯干扭曲，头、颈部应与躯干始终保持在同一个轴面上。将双上肢放置身体两侧，这种体位更适于CPR。

5.急救者的位置　经过训练的急救者应位于患者一侧，或两人分别在两侧，适于急救时人工通气和胸外按压，急救人员应携带AED到场，或准备一有AED即行电除颤。

6.开放气道　患者无反应/无意识时，肌张力下降，舌体和会厌可能把咽喉部阻塞，舌又是造成呼吸道阻塞最常见的原因，因为舌附在下颌上，因此把下颌向上抬，既舌离开咽喉部，使气道打开。有自主呼吸，吸气时气道内呈负压，也可将舌、会厌或两者同时吸附到咽后壁，产生气道阻塞。如无颈部创伤，就可以采用仰头抬颏法开放气道，并清除患者口中的异物和呕吐物，用指套或指缠纱布清除口腔中的液体分泌物；清除固体异物时，一手按压开下颌，另手食指抠出异物。

通常使用仰头抬颏法，为完成仰头动作，应把一只手放在患者前额，用手掌把额头用力向后推，使头部向后仰，另一只手的手指放在下颌骨处，向上抬颏，使牙关紧闭，下颌向上抬动，开放气道后有助于患者自主呼吸，也便于CPR时口对口呼吸。

如果患者假牙松动，应取下，以防脱落阻塞气道。

也可用托颌法，详见前项。

三、人工呼吸

1.评价　检查呼吸。开放气道后，先将耳朵贴近患者的口鼻附近，感觉有无气息，再观察胸部有无起伏动作，最后仔细听有无气流呼出的声音。若无上述体征可确定无呼吸，判断及评价时间不得超过10秒钟。

大多数呼吸或心搏骤停患者均无呼吸，偶有患者出现异常或不规则呼吸，或有明显气道阻塞征的呼吸困难，这类患者开放气道后即可恢复有效呼吸。开放气道后发现无呼吸或呼吸异常时，应立即实施人工通气，如果不能确定通气是否异常，也应立即进行人工通气。

如果在复苏中或之后患者恢复呼吸和循环体征（脉搏、正常呼吸、咳嗽或活动），应继续维持呼吸道通畅，此时，患者应处于恢复体位。

2.恢复体位　对无反应，但已有呼吸和循环体征的患者，应采取恢复体位。因为，如患者继续取仰卧位，患者的舌体、黏液、呕吐物有可能梗阻气道，采取侧卧位后可预防此类情况，没有哪一种体位能适用于所有患者，决定采取何种体位，可按以下6条原则：

(1) 患者尽量取正侧位，头部侧位便于引流。

(2) 体位应该稳定。

(3) 避免胸部受压，以免影响呼吸。

(4) 尽可能侧位，便于患者恢复到仰卧位，并可能估计到颈部脊髓损伤。

(5) 应易于观察通气情况，便于气道管理。

(6) 体位本身不应造成患者进一步损伤。

特别强调，因不当地转动体位可进一步加重患者的损伤，如有创伤或怀疑创伤，只有在气道难以维持通畅时，才转动患者体位开放气道。对肢端血流受损的患者，要密切监护，若患者恢复体位超过30分钟，要把患者转动到另一侧，以免造成肢体压伤。

3.人工呼吸　人工呼吸时，每次吹气必须使患者的肺膨胀充分。

(1) 口对口呼吸：口对口呼吸是一种快捷有效的通气方法，呼出气体中的氧气足以满足患者需求。人工呼吸时，要确保气道通畅，捏住患者的鼻孔，防止漏气，急救者用口唇把患者的口全罩住，呈密封状，缓慢吹气，每次吹气应持续2秒钟以上，确保呼吸时胸廓起伏，如急救者只人工呼吸，那么，通气频率应为10～12次/min。开始人工通气次数拟为2～5次。

口对口呼吸常导致胃胀气，并可能伴发严重并发症，如胃内容物返流，致误吸或吸入性肺炎，胃内压升高后，膈肌上抬，限制肺的运动。因而更易发生胃胀气。缓慢吹气，减少吹气量及气道压峰值水平，有助于减低事管内压，减少胃胀气的发生。对大多数成人，规定在2秒钟以上给予10ml/kg（约700～1000ml）潮气量，即可降低胃胀气危险又可提供足够的氧合。

（2）口对鼻呼吸：在对患者不能经口呼吸时应推荐采用口对鼻呼吸，如牙关紧闭不能开口、口唇创伤、口对口呼吸难以实施。救治溺水者最好应用口对鼻呼吸方法，只要患者头一露出水面即可行口对鼻呼吸。口对鼻呼吸时，将一只手置于患者前额后推，另一只手抬下颌，使口唇紧闭。用嘴罩住患者鼻子，深吹气后口离开鼻子，让呼气自动排出。必要时，间断使患者口开放，或用拇指分开口唇，这对有部分鼻腔阻塞的患者呼气非常重要。

（3）口对气管套管呼吸：气管切开的患者需人工通气时可采用口对套管呼吸，对套管主动吹气，被动呼气，易于操作。如果气管套梗阻，解除梗阻有困难时，要更换新套管，如放置套管出现困难，应立即从皮肤孔道处人工通气，气管套管的套囊可防止通气时漏气，如果发生漏气，用手或面罩把口鼻紧紧封严即可。

（4）口对通气防护装置呼吸：在工作场所，推荐使用有防护装置的通气，以防疾病相互传播。目前有两类装置：口对面罩和面部防护板。口对面罩是单向阀门，因此，患者呼出气进不到急救者的口中；面部防护板没有呼吸阀门，患者呼出气位于患者面部的防护板之间，通气装置气流阻力要低，以免影响患者呼气。

（5）口对面罩呼吸：用透明有单向阀门的面罩，可将急救者呼气吹入患者肺内，有的面罩有氧气接口，以便口对面罩呼吸时同时供给氧气。用面罩通气时双手把面罩紧贴患者面部，闭合性好，通气效果非常好。口对面罩通气时有两种疗法，一种是头部法，急救人员位于患者头顶部，此法可用于呼吸骤停而非心搏骤停患者，可以看到胸廓起伏，或两名急救人员在行CPR时的通气位置，托下颌时多用此法。另一方法是急救人员位于患者头侧，仰头抬颌法时多用此法，在一人CPR时比较理想，即可通气，又可行胸外按压。

（6）球囊面罩通气：使用球囊面罩可提供正压通气，一般球囊充气容量约为1 000ml，足以使肺充分膨胀，但急救中挤压气囊难保不漏气，因此，单人复苏时易出现通气不足，双人复苏时效果较好。双人操作时，一人压紧面罩，一人挤压皮囊通气。

成人球囊面罩通气应具以下特点：①具有入口阀门，允许最大氧气流量30L/min；②但如果有减压阀门，必须处于关闭状态；③标准的15mm/22mm装置；④有氧气存储器，能保证提供高浓度氧气；⑤不易被梗阻；⑥正常环境及高温情况下易于操作，功能良好。

如果仅单人提供呼吸支持，急救者位于患者头顶。如果没有颈部损伤，可使患者头后仰或下填毛巾、枕头，使之处于嗅闻位，便于打开气道，一手压住面罩，一手挤压球囊，并观察通气是否充分，双人球囊—面罩通气效果更好，如还有第三人，可通气时压住环状软骨。防止气体充入胃内。

（7）环状软骨压迫法：用力压迫患者的环状软骨，向环状韧带压迫，使气管后坠向后压住事管开口，以减轻胃胀气、胃内容物反流和误吸的危险，只有在患者意识丧失时才应用此法。而且，只有双人或三人CPR时才能用此法，即一人通气，一人胸外按压，一人按压环状软骨，其技术操作如下：①食指寻找并固定甲状腺韧带（喉结）；②食指沿甲状腺韧带茎部下滑并触及环状软骨下缘；③用拇指和食指以中等力量把环状韧带向后压，无胸外按压的人工通气，每分钟10～12次。

四、循环支持

1.判断 检查有无脉搏。自1968年欧美复苏指南颁布以来，脉搏检查一直是判定心脏是否跳动的金标准。在CPR过程中，如果检查无脉搏，表明心脏停搏，要立即胸外按压。现在，由于倡导早期电除颤，如无脉搏即是行AED的适应证。1992年以后，有些研究结果对检查脉搏提出质疑，尤其非专业人员使用这一方法问题更多，因为检查脉搏所需时间长，而且，10次中只有一次能确认无脉搏或没有心跳（敏感性差），但对有脉搏的10人中有4次被认为无脉搏（特异性差），表3-1-1是检查脉搏的敏感性、特异性和可靠性。

表3-1-1 脉搏检查敏感性

	有脉	无脉	总计
急救人员认为有脉	81	6	87
急救人员认为无脉	66	53	119
总 计	147	59	206

详细结论如下：

1）急救者需要相当长时间检查脉搏，通常绝大多数人，包括非专业人员、医学生、医护辅助人员、医生检查颈动脉所需时间都比标准规定的5～10秒要长，最长达24秒。对VF患者每延迟电除颤1分钟，死亡率增加7%～10%，按以往标准，只有15%的人能在规定时间内完成脉搏检查。

2）如果把颈动脉检查作为一种诊断手段，其敏感性和特异性均较差。

（1）特异性只有90%，即当检查者认为患者无脉时，仍有10%的机会，检查者认为有脉搏，那么，在100个患者中，有10人被误认为有脉而失去胸外按压或除颤的机会，患者最终失去复苏机会而死亡。

（2）敏感性（准确认识有脉而没有心脏骤停的患者），只有55%，即有脉搏时，急救人员认为45%的患者无脉，此时，就有可能错误地进行胸外按压和除颤。

（3）总的准确率只有65%，错误率35%。

基于以上结果，国际急救指南规定对非专业急救人员，在行CPR前不再要求将检查颈动脉搏动作为一个诊断步骤。因此，非专业急救人员无需根据脉搏检查结果来确定是否需要胸外按压或电除颤，而是要求检查循环体征，但对于专业急救人员，仍要求检查脉搏，以确认循环状态。

2.评价 检查循环体征。评价循环体征，对非专业人员是指以下内容：给人工呼吸并评价患者的正常呼吸、咳嗽情况，以及对急救通气后的运动反应，非专业人员看、听、感知呼吸以及患者其他机体运动功能，应仔细鉴别正常呼吸和濒死呼吸。对专业急救人员，检查循环体征时，要一方面检查颈动脉搏动，一方面观察呼吸、咳嗽和运动情况。

评价时间不要超过10秒钟，如果不能肯定是否有循环，则应立即开始胸外按压。1岁以上的患者，颈动脉比股动脉要易触及，方法是患者仰头后，急救人员一手按住前额，用另一手的食、中手指找到气管，两指下滑到气管与颈侧肌肉之间的沟内即可触及颈动脉。

3.胸外按压 CPR时胸外按压是在胸骨下1/2提供一系列压力，这种压力通过增加胸内压或直接挤压心脏产生血液流动，通过胸外按压使血液流向肺脏及全身，并辅以适当的呼吸，就可为脑和其他重要器官提供充足的氧气以便行电除颤。

动物和人体研究表明，CPR时，按压频率＞80次/min时血流最理想，因此，国际急救指南规定按压频率为100次/min时。单人复苏时，由于按压间隙要行人工通气，因此，按压的实际次数要略小于100次/min。BLS指南曾规定，单人CPR按压/通气比为15：2；双人CPR时，按压/通气比为5：1。15：2的按压/通气比率略大于5：1（64：50）。

心脏骤停期间，冠状动脉压随按压时间延长而逐渐增高，15次不间断按压比5次不间断按压所产生的冠状动脉压要高，在每次通气停顿以后，要连续几次按压后脑及冠状动脉灌注压才能达到呼吸停顿前的水平。基于这些原因，国际急救指南规定，在气道建立之前，无论是单人CPR，还是双人CPR，按压/通气比率都要求为15：2，气管插管以后，按压与通气可能不同步，此时可用5：1的比率。实际CPR中，按压频率可能达不到100次/min，这要求平时采取措施加强训练，尽量达到100次/min的按压要求。

1）胸外按压技术

（1）固定恰当的按压位置，用手指按压患者靠近你一侧的胸廓下缘。

（2）手指向中线滑动，找到肋骨与胸骨连接处。

（3）将手掌贴在患者胸骨的下半部，另一手掌重叠放在这只手背上，手掌根部长轴与胸骨长轴确保一致，保证手掌全力压在胸骨上，可避免发生肋骨骨折，不要按压剑突。

（4）无论手指是伸直，还是交叉在一起，都不应离开胸壁。

2）有效按压的标准

（1）肘关节伸直，上肢呈一直线，双肩正对双手，以保证每次按压的方向与胸骨垂直。如果按压时用力方向不垂直，有可能造成身体滚动，影响按压效果。

（2）对正常形体的患者，按压幅度为 4～5cm，为达到有效的按压，可根据体形大小增加或减少按压幅度，最理想的按压效果是可触及颈或股动脉搏动。但按压力量以按压幅度为准，而不仅仅依靠触及脉搏。

（3）每次按压后，放松使胸骨恢复到按压前的位置，血液在此期间可回流到胸腔，放松时双手不要离开胸壁，一方面使双手位置保持固定，另一方面，减少直接对胸骨本身的冲击力，以免发生骨折，按压频率为 100 次/min。

（4）按压与放松间隔比为 50%时，可产生有效的脑和冠状动脉灌注压。

（5）在 15 次按压周期内，保持双手位置固定，不要改变手的位置，也不要将手从胸壁上移开，每次按压后，使胸廓重新恢复到原来的位置。

研究表明，胸外按压时，血流产生的机制基于胸泵机制和心泵机制（直接对心脏的按压）。在 CPR 期间，CPR 的时间长短可影响血流产生的机制，短时间的 CPR，血流更多地由直接按压心脏产生。心脏停博时间较长或胸外按压时间较长时，心脏顺应性减低，胸泵机制则占优势。此时，胸外按压产生的心排出量明显减低。

心脏骤停期间，标准而有效的胸外按压可产生峰值达 7.98～10.64kPa（60～80mmHg）的动脉压力，但舒张压力较低，颈动脉平均压可超过 5.32kPa（40mmHg），胸外按压时的心排出量仅为正常心排出量的 1/3 或 1/4，而且，随着 CPR 时间延长进一步减低，只有按照标准进行按压，才能达到最理想的按压效果。

3）仅胸外按压的 CPR：由于害怕传染疾病，有人行 CPR 时，不愿对患者行口对口呼吸，因此，2000 指南规定，如给成人患者复苏时不愿或不能行口对口呼吸，则应开始即行胸外按压，而不能什么都不做。

研究表明，仅单独行胸外按压，而未做口对口呼吸，也比不采取任何 CPR 效果要好。另有研究表明，成人 CPR 最初 6～12 分钟，并非一定需要正压通气。比利时脑复苏研究小组研究表明，CPR 期间，接受口对口通气和单行胸外按压的复苏效果无区别。也有研究认为，在 CPR 期间，随胸廓按压起伏时的自动通气，可维持接近正常时分钟通气量，不需要正压通气，因为胸外按压时的心排出量只有正常的 25%，因而，也减低了维持通气灌流比例所需的通气量。

4）咳嗽 CPR：启动自主的 CPR 也是可能的，但有一定临床应用限制。临床上要求监护患者，心脏骤停一定要在目击下发生，在患者意识丧失之前要能用力咳嗽，这一情况只有心脏骤停前的 10～15 秒钟可行。咳嗽，使患者胸内压升高，使血液继续流动，以便维持清醒的意识。

5）电除颤：大多成人突发非创伤性心脏骤停的原因是心室纤颤，对这些患者除颤时间的早晚是决定能否存活的关键。室颤后每延迟电除颤一分钟，其死亡率会增加 7%～10%。要求装备除颤器，培训专业急救人员，并尽可能早期行电除颤。在社区，早期除颤是指 EMS 接到求救 5 分钟内完成电除颤。

在医院和其他医疗机构中也要早期除颤，无论在医院中的任何部位，或在救护车中，对因室颤造成的心脏骤停患者，急救人员应尽快采取早期电除颤（I 类），对大多数患者，应在心脏骤停后的（3±1）分钟内给予除颤。为达到这一目标，必须培训 BLS 的急救人员使用除颤器，而且，在临床医疗中要定期重复训练除颤器使用。

6）单人 CPR：对没有急救任务或责任的人员，在公共场合偶然会碰到心博骤停患者，他们可能是参加急救的非专业急救人员，只需接受单人 CPR 的训练。通常情况下，双人 CPR 不常使用，如现场有 2 名非专业人员，可以轮换行单人 CPR，单人 CPR 应按下述方法操作。

（1）评价：确定患者是否无反应（拍或轻摇患者并大声呼唤）；

（2）根据当地实际情况，及时启动 EMS 系统。

（3）呼吸道：将患者安放在适当的位置，采用仰头抬颏法或托颌法开放气道；

（4）呼吸：评价呼吸以确定是否无呼吸，还是通气不足。

如患者无反应，但有呼吸，又无脊椎损伤时，将患者置于恢复体位，保持气道通畅。如患者无反应，也无呼吸，即开始人工呼吸，如人工呼吸无效，则应重新尝试。非专业人员应开始做胸外按压，以 15∶2 的按压/通气比率进行。开放气道通气时，应查找咽部是否有异物，如有异物立即取出。每次通气时确保见到患者胸廓起伏，一经实施有效通气后，即判断循环状况。

（5）循环：检查循环体征，开始通气后，观察对最初通气的反应，检查患者的呼吸、咳嗽或运动，专业人员还应检查颈动脉搏动（不超过 10 秒钟），如无循环征象，立即开始胸外按压。

固定适当的按压位置，以 100 次/min 的频率连续按压 15 次，按压幅度为 4～5cm，每次按压后，手不离开原来位置，使胸廓恢复至按压前的状态；开放气道后，缓慢吹气 2 次，每次通气时间为 2 秒钟，再行胸外按压 15 次，完成 4 个 15：2 的按压/通气周期。

（6）重新评价：行 4 个按压/通气周期后，再检查循环体征，如仍无循环体征，重新行 CPR。

已有循环体征，检查有无呼吸。

如有呼吸，将患者置于恢复体位，监护呼吸和循环状态。

仍无呼吸，但有循环体征，则继续以 10～12 次/min 频率行人工呼吸，每隔几分钟检测一次循环；

如无循环体征，继续按 15：2 的按压/通气比率行 CPR，无特殊情况，不得中断 CPR。

如果恢复充分的自主呼吸，循环体征也存在，则将患者置于恢复体位。

（7）复苏人员的替换：现场有另一名急救人员时，可先启动 EMS 系统，而在第一名急救人员疲劳时，可替换第一人继续行 CPR，但尽可能缩短 CPR 的中断时间，当第二名急救人员到达时，第一名应检查患者的反应、呼吸和循环体征，再决定是否继续 CPR。

7）双人 CPR：所有专业急救人员，不但要培训单人 CPR，还要培训双人 CPR，如条件许可，还应学习辅助通气方法。

双人 CPR 时，一人位于患者身旁，按压胸部，另一人仍位于患者头旁侧，保持气道通畅，监测颈动脉搏动，评价按压效果，并进行人工通气，按压频率为 100 次/min，按压/通气比率为 15：2。气管插管前，每次通气时间为 2 秒钟，当按压胸部者疲劳时，两人可相互对换。

双人 CPR 中的再评价：急救人员必须监护患者的情况，以评价急救效果，进行通气的急救人员负责监护呼吸和循环体征。为评价胸外按压的效果，第一名做胸外按压期间，另一名负责检查脉搏。为确定患者是否恢复自主呼吸和循环。先行一分钟按压/通气后，停止按压进行检查，时间不超过 10 秒钟，以后，每几分钟，停 10 秒用于检查。

第四节　气道异物梗阻的识别和处理

气道完全梗阻（FBAO）是心肺复苏中往往遇到的重要问题，它既是单独存在的一种急症，如不及时治疗，数分钟内就可导致死亡，同时，也是心肺复苏人工呼吸中进行口对口吹气时，首先必须保持呼吸道通畅的第一个关键处理步骤。所以有必要单独列为一节，对气道异物梗阻的处理的汤姆立克急救法已成为当今一种重要的抢救技术。作者认为该法已是 CPR 的重要内容与进展。

上呼吸道梗阻最常见的原因是意识丧失和心肺骤停时发生的舌后坠，无反应的患者可因内在因素（舌，会厌）或外在因素（异物）导致气道梗阻，舌向后坠堵塞气道开口，会厌也可阻塞气道开口，都会造成气道梗阻。头面部损伤的患者，呕吐物反流，特别是意识丧失患者，血流和呕吐物都可堵塞气道，发生气道梗阻。

FBAO 造成的心脏骤停并不常见，是可预防的，与其他原因造成的死亡相比，FBAO 造成的死亡相对更少，每 10 万人中有 1.2 人因窒息死亡，1.7 人因溺水而亡，16.5 人因交通事故，198 人因冠心病死亡。

一、气道完全梗阻的原因及注意事项

任何患者突然呼吸骤停都应考虑到气道完全梗阻（FBAO），尤其是年轻患者，呼吸突然停止，出现紫绀，无任何原因的意识丧失。成人通常在进食时发生 FBAO，肉类是造成梗阻最常见的原因，还有很多食物都可使成人或儿童发生噎食，发生噎食的诱因有试图吞咽大块难以咀嚼的食物。饮酒后，血中酒精浓度升高，有假牙和吞咽困难的老年患者，也易发生 FBAO。下列注意事项有助于消除危险因素并预防 FBAO。

（1）食物切碎，细嚼慢咽，尤其是戴假牙的患者。

（2）在咀嚼和吞咽时，避免大笑或交谈。

（3）避免酗酒。

（4）儿童口含食物时，不要行走、跑或玩耍。

（5）将异物（如大理石、珠子、大头针）放在婴儿、儿童拿不到的地方。

（6）对较小的孩子，不要给需要仔细咀嚼的食物，如花生、黄豆及易堵塞气道的果冻等。

二、识别 FBAO

识别气道梗阻是抢救成功的关键之一。因此，鉴别以下急症非常重要。这些急症有：虚脱、卒中、心脏病发作、惊厥或抽搐、药物过量以及其他可能引起呼吸衰竭的急症，但治疗原则不同。

异物可造成呼吸道部分或完全梗阻，部分梗阻时，患者尚能有气体交换，如果气体交换良好，患者就能用力咳嗽，但在咳嗽停止时，出现喘息声。只要气体交换良好，就应鼓励患者继续咳嗽并自主呼吸。急救人员不宜干扰患者自行排除异物的努力，但应守护在患者身旁，并监护患者的情况，如果气道部分梗阻仍不能解除，就应启动 EMS 系统。

FBAO 患者可能一开始就表现为气体交换不良，也可能开始气体交换好，但逐渐发生恶化，气体交换不良的体征包括：乏力，无效咳嗽，吸气时出现高调噪声，呼吸困难加重，还可出现紫绀，要像对待完全气道梗阻一样，治疗部分气道梗阻而伴气体交换不良患者，且必须马上治疗。

气道完全梗阻的患者，不能讲话，不能呼吸或咳嗽，可能用双手指抓住颈部，气体交换消失，必须对此能明确识别。如患者出现气道完全梗阻的征象，急救者要马上询问患者是否被异物噎住，如果患者点头，就询问其是否能说话，如果患者不能说话，说明存在气道完全梗阻，必须立即救治。气道完全梗阻时，由于气体不能进入肺内，患者的血氧饱和度很快下降，如果不能很快解除梗阻，患者将丧失意识，甚至很快发生死亡。

三、解除 FBAO 的海姆立克急救法

该法由美国胸外科专家亨利·海姆立克（Henry HeimLich）所发明。1974 年，有一位老妇人在晚餐时被鸡块卡住了喉部，呼吸困难，不能作声，故无法打呼救电话，情急之中，她艰难地走出屋子，敲了邻居的房门，正巧该邻居刚在报纸上读过海姆立克急救法，他立即实施，迅速排出异物。

（一）腹部冲击法（Heimlich 法）

腹部冲击法可使膈肌抬高，气道压力骤然升高，促使气体从肺内排出，这种压力足以产生人为咳嗽，把异物从气管内冲击出来。虽腹部冲击法卓有成效，但也可产生并发症，如腹部或胸腔内脏的破裂或撕裂，故除非必要时，一般不随便采用此法。对已行腹部冲击法治疗的患者应仔细检查有无危及生命的并发症。为减少并发症，不应将手掌放在剑突上或肋骨下缘，手掌位置应位于腹中线，低于剑突和肋下缘而高于脐部。即使手法正确，仍有可能发生某些并发症，如胃内容物反流后造成误吸。

腹部冲击法用于立位或坐位有意识的患者时，急救者站在患者身后，双臂环绕着患者腰部，一手握拳，握拳手的拇指侧紧抵患者腹部，位置处于剑突下脐上腹中线部位，用另一手抓紧拳头，用力快速向内、向上冲击，用力将拳头压向腹部，反复冲击腹部，直到把异物从气道内排出来。如患者出现意识丧失，也不能停下来，每次冲击要干脆、明确，争取把异物排出来。当患者失去意识，应立即启动 EMS 系统，非专业急救人员应开始 CPR，专业救护人员要继续解除 FBAO。

（二）自行腹部冲击法

自身发生完全性 FBAO 时，患者可一手握拳，用拳头拇指侧抵住腹部剑突下脐上腹中线部位，另一只手抓紧拳头，用力快速将拳头向上、向内冲击膈肌，如果不成功，患者应快速将上腹部抵压在一块坚硬的平面上，如椅背、桌缘、走廊栏杆，然后用力冲击腹部，直到把气道内异物清除为止。

（三）对有意识孕妇或肥胖者的胸部冲击法

当患者是妊娠终末期或过度肥胖者时，可采用胸部冲击法代替腹部冲击法。其方法是，站在患者身后，把上肢放在患者腋下，将胸部环绕起来。一

只拳的拇指侧放在胸骨中线,应注意避开剑突和肋骨下缘,另一只手抓住拳头,向后冲击,把异物冲击出来,或冲击至患者已失去意识。

(四)对无意识 FBAO 患者的解除方法

对有意识的 FBAO 患者,第一名急救者何时开始急救,才不会出现致命性结果,而对无意识的患者,何时开始急救才不会出现致命性结果,目前尚无统计数据可资区别。一致认为,不再要求非专业人员掌握无反应/无意识患者 FBAO 的解除方法(Ⅱb 类)。如果成人噎住气道,在解除 FBAO 期间发生意识丧失,单人非专业急救人员应启动 EMS 系统(或让某人去启动 EMS),并开始 CPR。事实上,胸部按压有助于无反应患者解除 FBAO。最近,人尸体研究表明,胸外按压时气道峰压与腹部冲击产生的气道峰压相等,甚至超过胸部冲击法,非专业急救人员在 CPR 期间,经过反复通气后,患者仍处于无反应状态,又考虑为 FBAO,急救人员仍应继续进行 CPR,并严格按照按压/通气比率行 CPR。

在人工通气和胸外按压同时,仍然要排除患者的 FBAO,使用手指清除及舌—上颌上提法。若发生 FBAO 出现意识丧失时,只有专业急救人员才能用手指法清除异物,如果患者仍有反应或正处于抽搐时,则不应用手指清除异物。在患者面部朝上时,用托颌法可将舌从咽后壁及异物存留处拉开,单应用此法足以解除梗阻。也可沿患者颊内,一手食指在另一只手下面探入患者咽部,直达舌根,用食指把噎住的异物钩出来。有时无法直接将异物取出来,只能先用食指把异物顶在咽侧壁,然后再将异物挪动并取出来,取异物时避免用力过猛,以免将异物直接推入气道。

(五)专业人员对无意识 FBAO 患者的解除

FBAO 患者开始还能对外界有反应,随时间延长,而失去反应。急救人员应明白是因 FBAO 所造成的,也有 FBAO 患者开始时已无反应,此时,急救人员可能不知道患者发生了 FBAO,只有在反复通气几次之后,患者仍无反应,才可能想到发生了 FBAO。

先有反应后发展为无反应的 FBAO 患者解除方法。

如果你发现患者倒地,又识别是因 FBAO 引起的,建议采取下列方法:

(1)在 CPR 过程中,如有第二名急救人员在场,让其启动 EMS 系统,始终监护患者,确保患者平卧。

(2)用舌—上颌上提法开放气道,并用手指清除口咽部异物。

(3)开放气道,尝试通气,如通气时患者胸部无起伏,重新安置头部位置,再尝试通气。

(4)如果反复尝试后仍不能进行有效通气,则应考虑 FBAO。此时,骑跨在患者膝部,实施腹部冲击法(可连续冲击 5 次)。

(5)在异物清除前,如果通气仍不能使胸廓起伏,或还未进一步行抢救措施(如 Kelly 钳,Magilla 镊,环甲膜切开术)建立通畅的气道。

(6)如 FBAO 已去除,气道已清理干净,则应检查呼吸,如果患者仍无呼吸,就行缓慢的通气。然后,检查循环体征(检查脉搏及自主呼吸、咳嗽和运动),如果没有循环体征,即开始胸外按压。

实施腹部冲击法时,急救人员必须骑跨在患者的膝部,把一只手掌根部顶在患者腹部,位置在剑下与脐上之间,腹中线的位置,另一只手压在前只手背上,双手快速用力向内、向上冲击,如果位置正确,身体正好处于腹中部正上方,那么,你冲击到的部位也不会发生偏差,操作时,可借助身体重量实施冲击。

有两类钳或镊可用来取异物,即 Kelly 钳和 Magill 镊,只有在直视下才能用钳子取异物,咽喉镜或电筒都可用作照明工具,而环甲膜切开术只有专业医生才能完成。

(六)解除无反应 FBAO 患者

如果发现患者仍处于无反应状态,原因还不清楚,建议采取如下措施:

(1)启动 EMS 系统,适时行 CPR,如有两名急救人员,一名启动 EMS 系统,一名留在患者身边,监护患者。

(2)开放气道,尝试人工呼吸,如果通气时胸廓无起伏,重新开放气道,再次尝试通气。

(3)重新开放气道后,仍不能成功地实施通气,此时,应骑跨在患者膝部,实施腹部冲击法。

(4)行 5 次腹部冲击后,用舌—上颌上提法开放气道,用手指清除口咽部异物。

(5)反复尝试通气,腹部冲击法,舌—上颌上提及手指清除异物法,直到把异物清除或使用更高级的方法(钳夹术或环甲膜切开术),建通畅的气道。

（6）如 FBAO 已解除，气道清理干净，便检查呼吸。患者仍无呼吸，即提供 2 次缓慢通气，然后检查循环体征（脉搏及呼吸、咳嗽或运动的征象），如果没有循环体征，开始胸部按压。

第五节 与心肺复苏有关的其他问题

心肺复苏是一项重大的技术操作，必须涉及相关问题，故应予注意以保障安全、有效、有序实施。

一、CPR 中更换场地

如果事发现场不安全，如失火建筑，应把患者转移到安全区域，然后立即开始 CPR。在实施有效的 CPR 之前，患者循环重新恢复，或其他急救人员到来前，不应因方便，把患者从拥挤或繁忙的区域向别处转移。只要有可能，就不要中断 CPR。

楼梯：运输患者有时需上下楼梯，最好在楼梯口进行 CPR，预先规定好转运时间，尽可能快地转至下一个地方，立即重新开始 CPR，CPR 中断时间尽可能短，且尽可能避免。

担架：在将患者转至救护车或其他移动性救护设备途中，仍不要中断 CPR，如果担架较低，急救人员可在担架旁边，继续实施胸外按压，如果担架或床较高，急救人员应跪在担架或床上，以达到患者胸骨的高度，便于 CPR。一般情况下，只有在专业人员气管插管时，或应用 AED 或手动除颤时，或转运途中出现问题时，才能中断 CPR，如果只有一个急救人员，为启动 EMS 系统，要停一会 CPR。

二、BLS 易发生的问题和并发症

如果 CPR 措施得当，可为患者提供生命支持。但即使正确实施 CPR，也可能出现并发症，但不能因为害怕出现并发症，而不最大限度地进行 CPR。

（1）人工呼吸的并发症：急救人工呼吸时，由于过度通气和通气流量过快，易发生胃扩张，尤其是儿童更易发生胃扩张，通过维持通畅的气道，限制通气容量，调节通气容量足以使胸廓起伏即可。这样，才能最大限度降低胃扩张发生率。建议缓慢行人工呼吸，在呼气和吸气过程中，要确保气道通畅，也可进一步减轻胃扩张。单人 CPR 不易做到，而双人 CPR 可达到以上要求。如有可能，另一人应在急救呼吸时压迫环状韧带，也可以减少胃扩张。明显的胃扩张可引发胃内容物反流，而且，由于胃扩张，膈肌抬高，使肺容量降低，如果急救人工通气期间发生胃膨胀，要重新检查并重新开放气道，并观察在通气时胸廓是否有起伏。避免导致气道压力升高因素（快速呼吸、缩短吸气时间、用力通气），如果发生胃扩张，应继续缓慢通气，别试图排除胃内容物，经验表明，如果想用手按压患者上腹部解除胃扩张，常可导致胃内容物反流。如果出现胃内容物反流，将患者安置侧位，清除口内反流物后，再使患者平卧位，继续 CPR。

（2）胸外按压的并发症：正确的 CPR 技术可减少并发症，在成人患者，即使胸外按压动作得当，也可造成肋骨骨折，但婴儿和儿童，却很少发生肋骨骨折。胸外按压的其他并发症包括：肋骨骨折、肋骨从胸骨分离、气胸、血胸、肺挫伤、肝脾撕裂伤和脂肪栓子。按压过程中，手的位置要正确，用力要均匀有力，虽然有时可避免一些并发症，但不能完全避免。

三、CPR 训练和操作中急救人员的安全

在 CPR 训练和实际操作中急救人员的安全日益引起人们的重视。

（1）CPR 训练中疾病的传播：CPR 培训中疾病传播的可能性极小，运用复苏模型进行 CPR 训练不会造成感染蔓延。某些情况下，模型表面可造成感染传播，但发生率很小，尽管如此，每次训练完毕以后，要经常对其表面进行清洗消毒。

在训练期间，首先要注意不要让唾液或体液存到模型上面，其次，模型的内在结构，如瓣膜、人工肺、气道，在训练中必然受到污染，因此，每次使用以后都要清洗。

尚无证据表明，艾滋病可通过偶然的个人接触，与其他物体的非直接接触或空气途径进行传播，艾滋病病毒在室温下，很多消毒剂不到10分钟就可使其灭活，如果仔细清洗，感染艾滋病、乙肝以及细菌和霉菌疾病的可能性很小。

（2）CPR操作过程中的疾病传播：世界范围，CPR都由专业人员、公共安全人员实施的，很多急救人员对患者的一般情况并不了解，非专业急救人员与专业人员相比，实施CPR的机会要少得多，而且，多半是在家庭成员之间进行，有70%～80%的呼吸心脏骤停发生在家中。

口对口呼吸时传播疾病的危险性相当小，1960年至1998年间，只有15篇报道与CPR相关的感染，1998—2000年，尚未见此方面报道。研究发现，对家人基本没有人不情愿行CPR，即使呼吸时有呕吐物或酒精。传播的细菌和病毒有：幽门螺旋杆菌、结核杆菌、脑膜炎球菌、单纯疱疹、志贺菌痢杆菌、链球菌、沙门氏杆菌和淋球菌，但尚无HIV、HBV、HBC或巨细胞病毒感染的报道。尽管如此，大多数人在进行CPR时仍害怕传播疾病。行口对口呼吸，最常见的理由就是害怕感染艾滋病，调查显示，975人中，只有5%的人愿意对陌生人实施胸外按压的同时行口对口呼吸，68%的人回答是，如果能采用别的方法行CPR，那么，只愿意单纯行胸外按压，急救人员中，行口对口呼吸时对传染疾病危险反应不一，研究表明，一组行CPR目击者中，92%的人员声称不害怕传染疾病，访问了同组425名急救人员，99.5%的人声称，如果再要求他们行CPR，他们仍愿意做。

对经常实施CPR的人，尤其是专业急救人员，无论是院内还是院外，都应指导他们认识疾病传染的巨大危险，如平时注意、处理得当，防止接触血液或其他体液，即使院外实施急诊救护，传染疾病的危险也不会比院内高。急救人员（专业及非专业）由实施CPR感染HIV和HBV的可能性非常小，虽然在急救人员与患者之间，由于接触血液或污染血液的器具刺破皮肤，可发生HBV和HIV的传播，但尚无口对口呼吸时传播HBV和HIV的报道。另外，皮肤被叮咬、经皮接种、皮肤切割伤和开放伤污染HIV感染患者的唾液，也并不意味着能发生HIV感染。理论上，经唾液或飞沫传染的疾病有Neisseria、脑膜脑炎和单纯疱疹、其他经空气传播的疾病如结核等，CPR期间，很少发生单纯疱疹的传播。

对多种药物耐药的结核患者行口对口呼吸，有可能传染结核，免疫功能受损的急救人员尤其危险。大多数情况下，只有在家庭环境中长期密切接触才有可能传染结核，但在复苏过程中，通过空气传播或直接接触，可能发生结核的传播。对怀疑有结核患者进行了口对口呼吸的急救人员应在12周以后检查是否传染结核。对皮肤试验阳性者应考虑预防性治疗，对转为阳性者应开始治疗，对耐药的结核域区，或已知有多药物耐药的结核患者接触的急救人员，最理想的预防性治疗是二联或更多的药同时应用。

口对口呼吸或有创检查可造成患者与急救人员间血液发生交叉感染，创伤患者或急救人员或患者口唇或口腔黏膜软组织皮肤有破口时，口对口呼吸时传染HBV和HIV的可能性理论上是存在的。行CPR的急救人员应严格按照要求去操作，包括使用防护用品如手套，保护性通气装置，如球囊、面罩或其他能把患者呼出气流出来，而不与急救人员接触的复苏面罩。急救人员如果患有某种感染性疾病，有可能通过血液或唾液传给患者，如果能选择其他有效方式的通气就不要行口对口呼吸。

有关心肺骤停的很多情况，仍有很多问题有待解决，这些问题的回答是发展复苏技术的基础，为发展最理想的CPR操作程序，了解有多少机会是复苏，多少机会是人工复苏，是非常重要的，对公众开展除颤的很多方面问题都需要进行研究：对参加救护的急救人员，应间隔多长时间进行再培训？在社区实行AEDS，有哪些因素需要指导。除颤前，急救人员是否先进行CPR一分钟，如何确定最合适的按压通气比例和频率以及区分患者是否需要胸部按压的方法，另外，研究中需要增加学习CPR的人数，要研究明确培训非专业人员和专业人员最佳的CPR方法。CPR计划必须简化，去掉一些无关且易于混淆的信息，强调核心内容，然后再评价简化的训练学习计划，确保参与者能学会，能记牢，并能重复展开CPR的各个步骤。

第六节 电除颤

一、自动体外除颤器（AEDs）

自动体外电除颤包括：自动心脏节律分析和电击咨询系统，当建议实施电击，即由操作者按下"SHOCK"按钮，即可行电除颤。现在已有基本全自动的除颤器，则需除颤时仪器即自行电除颤，无需人工操作。

（一）室性心动过速

AEDs只适用于无反应，无呼吸和无循环体征的患者。使用AEDs时，急救操作者确定患者是否真的发生心脏骤停。对于无循环体征的患者，无论是室上速、室速，还是室颤，都有除颤指征。有少数报道，在患者仍有反应，心脏节律还是有效灌注的室性或室上性心律失常时，此时实施电除颤，多是急救者操作的失误。如果救护者受过正规的培训，并具有较好的评估患者病情的技能，这类情况是可以避免的。

（二）除颤波形和能量水平

除颤器释放的电流应是能够终止室颤的最低能量。能量和电流过低则无法终止心律失常，能量和电流过高则会导致心肌损害。目前AEDs包括二类除颤波形：单相和双相波，不同的波形对能量的需求有所不同。一般建议单相波形电除颤：首次电击能量200J，第二次200～300J，第三次360J。早期临床试验表明，使用150 J 有阻抗补偿双相波除颤可有效终止院前发生的室颤。低能量的双相波电除颤是有效的，而且终止室颤的效果与单相波除颤相似或更有效。

（三）除颤效果的评价

近来的研究表明，电击后5秒钟心电显示心搏停止或无电活动均可视为电除颤成功。这一时间的规定是根据电生理研究结果做出的，成功除颤后一般心脏停止的时间应为5秒钟，临床比较易于检测。第一次电除颤后，在给予药物和其他高级生命支持措施前，监测心律5秒钟，可对除颤效果提供最有价值的依据；监测电击后第1分钟的心律可提供其他信息，如是否恢复规则的心律，包括室上性节律和室性自主节律，以及是否为再灌注心律。

二、AED的操作

使用AED前，须首先判断是否有特殊情况，包括：患者在水中，为8岁以下或体重小于25kg的儿童，敷有外用药以及患者装有起搏器。

（一）AEDs的操作程序

患者仰卧，AED放在患者耳旁，在患者左侧进行除颤操作，这样方便安放电极，同时可另有人在患者右侧实施CPR。AED的4步操作法：

国内目前仍有不少需要人工按下电击除颤键。可按下述进行。

第一步，接通电源：打开电源开关，方法是按下电源开关或掀开显示器的盖子，仪器发出语音提示，指导操作者进行下面的步骤。

第二步，安放电极：迅速把电极片粘贴在患者的胸部，一个电极放在患者右上胸壁（锁骨下方），另一个放在左乳头外侧，上缘距腋窝7cm左右，在粘贴电极片前停止CPR。若患者出汗较多，应事先用衣服或毛巾擦干皮肤。若患者胸毛较多，会妨碍电极与皮肤的有效接触，可用力压紧电极，若无效，应剔除胸毛后再粘贴电极。

第三步，分析心律：急救人员和旁观者应确保不与患者接触，避免影响仪器分析心律。心律分析需要5～15秒。如果患者发生室颤，仪器会通过声音报警或图形报警提示。

第四步，电击除颤：按"电击"键前必须确定已无人接触病人，或大声宣布"离开"。当分析有需除颤的心律时，电容器往往会自动充电，并有声音或指示灯提示。电击时，患者会出现突然抽搐。第一次电击后，先不要重新开始CPR，AED会手动或自动重新开始心律分析。若心律仍为室颤，AED仪会发出提示并自动充电，后进行第二次甚至第三次除颤。以3次除颤为1组的目的是尽快判别，并治疗致死性心律失常。完成1组3次的除颤后，仪器会自动停止1分钟，以便再进行CPR。因此，

3次除颤后，应检查患者的循环并进行1分钟的胸外按压和人工呼吸。

（二）"电击指征"

重新出现室颤，3次除颤后，患者的循环仍未恢复，复苏者应立即实施1分钟的CPR，若心律仍为室颤，则再行1组3次的电除颤，然后再行1分钟的CPR，直至仪器出现"无电击指征"信息或进行高级生命支持（ACLS）。不要在一组3次除颤中检查循环情况，因为这会耽搁仪器的分析和电击，快速连续电击可部分减少胸部阻抗，提高除颤效果。

（三）"无除颤指征"

（1）无循环体征：AED仪提示"无除颤指征"信息，检查患者的循环体征，如循环仍未恢复，继续行CPR。3个"无除颤指征"信息提示成功除颤的可能性很小。因此，行1~2分钟的CPR后，需再次行心律分析。心律分析时，停止CPR。

（2）循环体征恢复：如果循环体征恢复，检查患者呼吸，如无自主呼吸，即给予人工通气，10~12次/min；若有呼吸，将患者置于恢复体位，除颤器应仍连接在患者身体上，如再出现室颤，AED仪会发出提示并自动充电，再行电除颤。

2010年版建议，无需3次系列除颤，因此，本书作者认为实施者可根据具体情况采用。

三、CPR和AED联合应用

患者发生心脏骤停，急救人员应立即联合实施CPR和AED。大部分情况下，心脏骤停复苏时常需要2名或更多的急救人员。一般包括以下3项：①启动EMS系统；②实施CPR；③实施AED操作。

电除颤成功使呼吸和循环恢复后，应将患者置于恢复体位，并继续连接AED行连续监测，密切观察患者的呼吸和循环体征。

四、心血管急救系统与AED

心血管急救（ECC）系统可用"生命链"概括，包括四个环节：①早期启动EMS系统；②早期CPR；③早期电除颤；④早期高级生命支持。

临床和流行病学研究证实，无论在院内还是院外，建立高效的心血管急救体系，要求每个环节间紧密相连，环环相扣。四个环节中早期电除颤是抢救患者生命的关键一环。早期电除颤的原则是要求第一个到达现场的急救人员应携带除颤器，并有义务实施CPR，急救人员都应接受正规培训，在有除颤器时，有权力实施电除颤。

（一）院外急救人员实施AEDs

在急救人员行BLS同时应实施AED，心脏骤停患者复苏的存活率会较高。使用AED的优点包括：人员培训简单，培训费用较低，而且使用比传统除颤器快捷。有研究证明，AED准确率较高，除颤所用时间短，与使用传统的除颤器相比，患者存活率可得以提高。早期电除颤应作为标准EMS的急救内容，院前5分钟内完成电除颤作为努力的目标。

（二）院内使用AED

回顾以往的抢救记录，发现在非监护病房、门诊等处，患者发生心脏骤停后，首次除颤时间往往在发病后5~10分钟。患者发病后，需要等待医院中心急救组携除颤器赶到现场，连接仪器后再除颤，这一般需要数分钟或更长时间。人们多强调复苏人员赶到现场的时间，而忽视了首次除颤的时间。与院前抢救相同，院内救治也必须把抢救的重点放在CPR上。BLS应包括：CPR和电除颤两部分，但相当多的医院缺乏评估复苏操作的方法，也未在非监护区配备AEDs。为使院内应用AEDs达到院前急救机构的水平，应有计划地在院内装备AEDs，培训并授权第一目击人员使用AEDs。

（三）公众普及电除颤（PAD）

为了发展社区早期除颤项目，应在社区配备AEDs，并开展使用AEDs的培训。ILCOR（1997年）和欧洲复苏学会（1998年）的建议报告均指出了早期除颤的重要性。在指定地点安装AEDs，由受过培训的非专业人员使用，这是提高院前心脏骤停复苏成功率的关键。实践证明，由受过培训的非专业人员操作AEDs是安全有效的，但操作AED的人还必须学习病情的评估（包括心脏骤停）和CPR。

（四）PAD的复苏人员

AED操作者包括社区内的人员，PAD的快速反应人员可分为以下三类：①非医务急救人员，如警察、消防员、保安、船员以及飞机上的服务员等。他们有职责对急性事件做出反应,只要求其掌握 CPR 技术。在 PAD 项目中,他们具有使用 AEDs 的能力。②岗位急救人员,又称工作场所救助人员或公众救助人员。其多为参加 PAD 项目的人员。由于岗位急救人员每天都在固定场所工作,所处的位置决定了他们是首先使用 AED 的人。这种部署可有效缩短社区或工作场所发生心脏骤停后的除颤时间,提高了患者的生存率。③高危人群的救护人员,是指与高危患者同住的家人或朋友。他们参加早期除颤课程的学习,掌握在家人或朋友可能发生心脏性猝死时如何进行 CPR 并使用 AED 的方法。

（五）PAD 的发展战略　AEDs 的合理放置非常重要。有人认为,50 岁以上人口较多的地区需备有 AEDs,经常人数超过 10 000 人的地点也应安装 AEDs。较理想的方法是总结该区域心脏骤停发病资料,以发病率最高的地点作为放置点。在某一区域建立 PAD 项目的依据包括:①心脏骤停事件的发生率水平[预计为 1 次/（1 000 人）·年];②求救 EMS 后,急救人员 5 分钟内无法到达现场;③社区 EMS 系统内经培训的非专业救护人员,能在收到呼救后 5 分钟内赶到现场,判断心脏骤停情况,拨打急救电话,并能实施 CPR 和电除颤。有研究表明,与其他医疗急救措施相比,由现场急救人员使用 AED 和开展 PAD 项目比较经济。合理地设计和实行 PAD 项目,可大大提高患者的生存率,并可获得可观的经济效益。

（六）急救人员的培训

（1）技术的巩固：社区调查结果显示,经培训的非专业急救人员,如果从未实践救治过心脏骤停患者,几年后就会忘记所学的技术操作。因此,必须采取合适的办法以保证现场急救人员掌握并牢记 BLS 和 AED 技术。建议要经常进行模拟练习,如在心脏骤停模型上使用 AED。

（2）训练的次数:通常 3~6 个月训练 1 次,这样的时间安排效果比较令人满意。保持长期不忘最成功的办法是让复苏人员定期经常性地快速检查仪器,具体内容包括:检查除颤器的各个组成部分和开关,在心中回顾如有患者发生心脏骤停后应进行操作的步骤。AHA 和 ECC 委员会和国际专家小组提倡,每 6 个月进行 1 次技术回顾和演练,要求必须在预计时间内赶到现场并履行职责。一般应在 4~5 分钟内赶到现场并完成除颤,取 AED 仪的时间不能超过 1.5 分钟。

（3）素质的培养:培训指导除了急救操作内容,还应包括责任心的培养,并保证训练质量。还必须注意参加 PAD 急救人员的情绪,这部分人员并不习惯于救治有生命危险的患者,与非专业人员逐例总结经验,详细询问急性事件时的紧张情绪,并给他们很大的支持。

五、电除颤的方法

对一个心室纤颤患者来说,能否给予成功地电除颤,使被抢救者存活,决定于从室颤发生到行首次电除颤治疗的时间。除时间因素,标准除颤器的使用,需选择适当的能量,以能产生足够穿过心脏（心肌）的电流,而达到除颤的效果,同时要尽量减少电流对心脏的损伤。如果电除颤时所给的能量或电流太小,而不能终止心律失常,能量或电流太大则会造成心脏损害。由于成人体型与除颤所需能量间无明确关系,而经胸电阻抗的大小却起着重要作用。

1. 双相波除颤　现代除颤器包括 AED 均以"除颤波"释放能量或电流,除颤器种类和波形不同,能量水平亦不相同。多种除颤器使用的是单相波除颤,而双相波除颤是新近除颤器发展的主要趋势,并已显示了其市场前景和临床应用的价值。1997 年来应用固定低能量双相波除颤器,对院外心脏性猝死救治疗效的回顾性总结发现:低能量双相波除颤器虽释放的能量无法递增,却能达到与可递增能量单相波除颤器相同的临床效果。单相波是以单方向释放电流,如果单相波逐渐降至 0 伏特点时,则称之为"正弦衰减",如果单相波同时下降,则称之为"指数截断"。相反,双相波电流在一个特定的时限是正向的,而在剩余的数毫秒内其电流方向改变为负向,双相指数截断（BTE）波形并能够有阻抗补偿。1996 年 FDA 批准了第一台双相波 AED,除颤能量固定在 150J,有研究比较其与传统单相正弦衰减（MDS）波形 200J 和 360J 能量水平的除颤效果。研究者发现,首次电除颤时 150J BTE 能达到与 200J MDS 相同的除颤成功率,而前者造成 ST 段的改变则明显小于后者。但双相波除颤最适当的能量尚未能确定,首次双相波电除颤在 <200J 的固定能量,再连续双相波电除颤均无效患

者比率亦不清楚。

2.除颤能量　传统推荐首次单相波除颤能量为200J，第二次和第三次除颤能量可仍是200J或者提高到360J。即使一种能量水平的除颤治疗暂时失败，仍可能通过简单的重复，在下一次电除颤时获得成功。临床上并不能因为首次除颤失败，就马上提高电除颤的能量。相同能量水平的重复除颤，能增加成功除颤的可能性。这个问题并非能够一目了然，但可通过一个简单的例子予以阐明，假定一种波形在一次除颤时的成功率是80%，另20%不成功。对于100个人来说，首次除颤后，仍剩余20个室颤患者，第二次除颤后仍可能剩余4个室颤患者（20人中20%）；第三次除颤后还剩1名室颤患者（4人中20%）。因此，这种一次除颤成功率为80%的波形，经过3次连续除颤后即可达到99%的除颤成功率，固定能量的除颤器本身就是一种单独干预的手段。

应用相同的能量，在随后的除颤过程中将会形成更强的电流，因为在重复除颤中经胸电阻抗值下降，这一结论也说明在前一次除颤后，室颤既使还持续，仍可以使用相同的能量再次行电除颤。当除颤能量增加时，电流增加更为显著，因此第二次除颤肯定比首次的能量更大。如果两次单相波电除颤均不成功，则应增加电流/电压，并立即给予360J的能量，如果室颤终止后随后再出现，则给予此前成功电除颤的能量水平。

目前还不能明确推荐首次除颤或随后的非递增双相波除颤能量标准。有研究已表明，≤200J的双相波除颤能量是安全和有效的。尽管现在有能量递增型和固定能量型两种除颤器，但还没有充分的证据说明哪一个类型更好，至今任何关于孰优孰劣的讨论都缺乏足够论据支持。

3.心律转复

（1）心房颤动转复的推荐能量为100～200J单相波除颤，房扑和阵发性室上速转复所需能量一般较低，首次电转复能量通常为50～100J单相波已足够，如除颤不成功，再逐渐增加能量。最近有对照试验显示，经胸行心房颤动电转复时，应用低能量（120J）、直线形、首次脉冲双相波效果优于200J单相波。双相波已应用于心律转复，但对其疗效还需要更多的研究予以证实。

（2）室性心动过速转复的能量大小依赖于室速波形特征和心率快慢。单形性室性心动过速（其形态及节律规则）对首次100J单相波除颤治疗反应良好。多形性室速（形态及节律均不规则）类似于室颤，首次应选择200J单相波行转复，如果首次未成功，再逐渐增加能量。

4.经胸电阻抗　电除颤是要求有足量电流通过心脏。电能的选择取决于经胸电阻抗或电阻，而经胸电阻抗决定电流的大小。决定经胸电阻抗的因素包括：能量选择、电极片大小、除颤器与皮肤接合物、除颤次数和时间间隔、呼吸时相、电极之间的距离（由胸廓大小决定），以及除颤器置于皮肤上的压力。成人平均电阻抗为70～80Ω。如果经胸电阻抗太大，不能产生足够的电流除颤。为了减少经胸电阻抗，除颤时通常需用一定的压力将除颤电极紧贴皮肤，并在电极片与胸壁间使用导电胶或垫湿盐水纱布。男性患者如胸毛太多会使阻抗明显增加，快速剔除胸毛是必要的。

5.电流除颤　心室纤颤和其他心律失常可通过电击产生足够的经心脏电流而终止。有前景的电除颤方法是用电流（安培）取代能量（焦耳），这种方法能够避免不恰当的低能量对高电阻抗的患者电除颤治疗，电流除颤还能够避免用高能量对低阻抗的患者行电除颤治疗，此时产生过强的电流造成心肌损害或除颤失败。应用单相波形电击的临床研究曾试图确定电除颤和电转复所需电流范围，对室颤最佳电流为30～40A单相波。而双相波电除颤的效果尚在研究。

6.电极位置　电极放置位置应能产生最大的经心脏电流。标准的部位是一个电极置于胸骨右缘锁骨下方，另一个电极置于乳头的左侧，电极的中心在腋中线上。另一种电极放置方法是将心尖电极放于心前区左侧，另一个电极（胸骨电极）放在心脏后面、右肩胛下角区。必须注意电极应该很好地分隔开，其间的导电胶等物质不能在胸壁上流出，因为这样可能会形成一个经胸壁的电流，而不流经心脏。

对安有永久性起搏器或ICDs的患者行电转复或除颤，电极勿靠近起搏器，因为除颤会造成其功能障碍。起搏器或ICDs装置可以阻止除颤过程中一些电流到达心脏，使到达心脏的能量少于最佳数值。最后，由于一些除颤电流流经起搏器导联，因此应在电治疗后重新评估起搏阈值，ICD功能也应评价。

7.同步与非同步电复律　电复律时电流应与QRS波群相同步，从而减少诱发室颤的可能性，如果电复律时正好处在心动周期的相对不应期，则可能形成室颤。在转复一些血液动力学状态稳定的心动过速时，如室上性心动过速、房颤和房扑，同步除颤可避免这种并发症的发生。室颤则应用非同步模式。值得注意，在室速时同步除颤非常困难，因为综合波的形态和心律失常的变化很大。室速时患者如无脉搏、意识丧失、低血压或严重的肺水肿，则应立即行非同步电复律，应该避免因试图用同步方式而延误治疗。发现室颤或无脉性室速应在数秒钟内给予电除颤。

8.盲目除颤　在无心电监护或心电图诊断的情况下，实施的除颤称为"盲目"除颤。目前盲目除颤的必要性已不大。现用除颤器的手握式电极带有"quick-look"监护设备，并且被广泛应用。自动体外除颤器可依靠计算机程序来鉴别室颤。

9."潜伏"室颤　对已经停跳的心脏行除颤并无好处，然而在少数患者，一些导联有粗大的室颤波形，而与其相对导联则仅有极微细的颤动，称为"潜伏"室颤，可能会出现一条直线类似于心脏停搏，在2个导联上检查心律有助于鉴别这种现象。更重要的是，有研究提出"误导"心脏停搏，由于技术错误出现心搏呈现直线（如无电源、未接导联、参数设置错误、导联选择不正确），这种情况大大多于潜伏的室颤。

为了应付随时可能发生的室颤，除颤器应随时处于待机状态。建立使用检查记录能避免除颤设备性能障碍和不正确操作，而不适当地维护或电源故障通常是除颤器性能障碍的主要原因。

第七节　高级心脏生命支持

完成基础生命支持 BLS 即初级 C、A、B、D 的基础上，相继需要进行高级生命支持 ACLS，也就是对自主循环恢复或尚未恢复病人的进一步的生命支持。即借助于器械设备及先进的复苏技术和知识，以争取较佳疗效的阶段。由医务人员到达急救现场或在院内进行。其中包括呼吸、循环支持，心电监护、电除颤及复苏药物的应用。这里主要介绍常用复苏药物的应用。

一、心肺复苏时药物治疗

（一）给药途径

1.静脉给药（IV）　静脉为首选的给药途径，一般选用上腔静脉系统给药，包括外周静脉和中心静脉两种。颈内静脉和锁骨下静脉为最佳给药途径。若心脏骤停前没有静脉插管，首选肘静脉，不要为了放置颈内和锁骨下静脉导管而中断CPR。抬高静脉给药一侧肢体及用药后用大量液体冲能加快药物到达中心循环。肢体远端静脉及下腔静脉系统给药，效果不好。

2.骨髓内给药途径（IO）　一般来说适用于小儿病人和静脉穿刺困难者。由于骨头具有不会塌陷的血管丛，胫骨给药途径提供了另外一种给药途径选择，其给药效果相当于中心静脉通道。

3.气管内给药　已行气管内插管或气管切开而静脉通路尚未建立时，肾上腺素、利多卡因、阿托品可以气管内给药。有人建议在未建立静脉通路及气管插管时，可先经环甲膜穿刺气管内给药。气管内给药时剂量比静脉内用药量大2～2.5倍，并用生理盐水或注射用水稀释，给药时应将一导管放在气管内插管的尖端，此时，应停止胸部按压，药物溶液应迅速沿气管内导管喷入，并迅速向肺内吹气几次，以使药物雾化而加快吸收，当吹气时应停止胸部按压。

4.心内注射给药　以前CPR中心内注射给药作为常规给药途径。研究表明：中心静脉和气管内给药与心内注射给药比较，其复苏成功率、血药浓度均无明显差别。但心内注射有导致冠状血管撕裂、心包填塞、气胸的危险，且心内注射时要中断胸部按压和通气。因此，目前认为心内注射给药只能用于开胸心脏按压或无其他给药途径时。

（二）血管活性药物的应用

1.肾上腺素　肾上腺素为 CPR 时首选药物。

室颤和无脉性室速：1mg/次，静脉/骨髓内给药，以后每3～5分钟重复一次。如未建立静脉/骨髓内给药通路，气管内给药2～2.5mg。多年来动物和人体CPR实验研究已证实，大剂量的肾上腺素可增加血管紧张度，增加冠状动脉血流量，改善自主循环的恢复率。但也能导致术后心功能不全，高肾上腺素状态。而且大剂量的肾上腺素不能改善患者长期预后。

心室停搏和无脉性电活动（PEA）：尚无证据支持或反对肾上腺素用于PEA，有待于进一步研究。

2.血管加压素　复苏时应用血管加压素可增加冠状动脉灌注压，重要器官的血流量。

室颤和无脉性室速：40U，静脉/骨髓内给药，单剂使用。与肾上腺素作用相同，可替代第一剂（或并用）肾上腺素。

心室停搏和PEA：有研究显示，血管加压素（较肾上腺素）增加PEA病人入院存活率，但不能显著改善神经系统功能预后。

（三）抗心律失常药物的应用

1.胺碘酮　可用于房性和室性心律失常。心脏停搏者持续性室速和室颤，在电除颤和使用肾上腺素后，建议使用胺碘酮。

室颤或无脉性室速，首剂为300mg，静脉/骨髓内给药，无效可追加150mg。

胺碘酮的副作用有低血压和心动过缓，预防方法可减慢给药速度，低血压可给予补液升压治疗，心动过缓应用临时起搏治疗。

2.利多卡因　利多卡因是治疗室性心律失常的药物，适用于电除颤和肾上腺素治疗后无效顽固性室颤和无脉性室速，在心肺复苏时，利多卡因只作为胺碘酮治疗无效时的第二选择。

用法：初始剂量为1.0～1.5mg/kg，间隔5～10分钟，增加0.5～0.75mg/kg，最大3mg/kg，静脉治疗。老年人及肝功能不全者应减量。

3.阿托品　阿托品主要用于迷走神经亢进引起的心动过缓、房室传导阻滞、血压降低者。

使用方法：心脏停搏或缓慢性、无脉性电活动，给予1mg静注，无效时3～5分钟重复1次，总剂量3mg（0.04mg/kg）。由于阿托品有可能引起心动过速，加重心肌缺氧，增加急性心肌梗死病人心肌缺血或扩大梗死面积，因此急性心肌梗死病人慎用。

4.硫酸镁　心搏骤停一般不常规给予镁剂，只用于尖端扭转型室速。

用法：1～2g加入5%葡萄糖10ml稀释，5～20分钟，静脉/骨髓内给药。

（四）复苏后处理

1.同时进行　如有条件在高级心脏生命支持的同时即可着手进行。

2.治疗引起心脏骤停原发病

（1）急性心肌梗死：冠脉血管重建。

（2）吗啡、海洛因中毒：纳洛酮。

（3）张力性气胸：胸腔闭式引流。

（4）心脏破裂：外科手术。

3.支持呼吸循环功能

（1）血气分析、胸片。

（2）补液，血管活性药物。

（3）抗心律失常治疗。

（4）机械通气。

4.纠正水电解质紊乱

5.营养支持

（1）胃肠外营养支持。

（2）鼻胃管：鼻饲。

6.检测肾功能、电解质、血糖、红细胞比积

7.维持理想体温

（1）防止高热、超高热。

（2）亚低温脑复苏。

8.神经病学评估

（1）组织循环恢复后反复进行神经病学评估。

（2）重点：脑干反射、格拉斯哥评分。

9.心肺复苏特殊问题

（1）不施行心肺复苏：复苏现场危及医护人员生命。

发现患者有下列情况：如尸斑，尸僵；有腐败分解证据，致命性解剖或生理异常（如断头）。

（2）临床死亡判断标准：患者对任何刺激无反应。

多次测量生命体征，如无自主呼吸、循环，无脉搏，血压测不出。

心肺复苏30分钟心脏自主循环不恢复，心电图为一直线（三个以上导联）。

致命性解剖或生理异常。

10.心肺复苏有效的体征和终止抢救的指征

（1）观察颈动脉搏动，有效时每次按压后就可触到一次搏动。若停止按压后搏动停止，表明应继续进行按压。如停止按压后搏动继续存在，说明病人自主心搏已恢复，可以停止胸外心脏按压。

（2）若无自主呼吸，人工呼吸应继续进行，或自主呼吸很微弱时仍应坚持人工呼吸。

（3）复苏有效时，可见病人有眼球活动，口唇、甲床转红，甚至脚可动；观察瞳孔时，可由大变小，并有对光反射。

(4) 当有下列情况可考虑终止复苏：①心肺复苏持续 30 分钟以上，仍无心搏及自主呼吸，现场又无进一步救治和送治条件，可考虑终止复苏；②脑死亡，如深度昏迷，瞳孔固定、角膜反射消失，将病人头向两侧转动，眼球原来位置不变等，如无进一步救治和送治条件，现场可考虑停止复苏；③当现场危险威胁到抢救人员安全（如雪崩、山洪暴发）以及医学专业人员认为病人死亡，无救治指征时。

第八节　特殊情况下的心肺复苏

一、几种常见情况

（一）创伤

1.创伤致心脏骤停主要原因

（1）气道阻塞、严重开放性气胸和支气管损伤或胸腹联合伤等导致缺氧。

（2）心脏、主动脉或肺动脉等重要脏器损伤。

（3）严重头部创伤影响生命中枢。

（4）张力性气胸或心脏压塞导致心排出量急剧下降。

（5）大量血液丢失导致低血容量和氧输送障碍。

2.院前现场急救

（1）确定创伤并发心脏停搏患者，应在现场行 CPR，并一方面持续 CPR，尽快转送至能做决定性处置的医院。

（2）如救护车上备有 AED，要掌握时机应用 AED 除颤。

（3）开放气道，最好行气管内插管。

（4）遇到多个严重创伤患者，若急救人手不足，应注意抢救的优先顺序，严重创伤患者而无脉搏者，应排在最后抢救。

3.急诊处置

（1）控制出血。

（2）解除气道阻塞，检查有无血胸、气胸、连枷胸等。

（3）做血型鉴定和交叉配型，以便随即可以输血。

（4）尽早建立 2 处以上静脉通道，以便快速补液和给药。

（5）留置导尿管检测每小时尿量，观察有无胁腹部压痛、血尿或泌尿生殖道损伤的征象。

（6）检查出血的隐蔽来源，如血胸、心脏压塞、腹腔内出血或骨折。

（二）低温

严重低体温（<30℃）伴随明显脑血流和氧需减少，心排出量下降，动脉压下降。因脑和心血管功能显著降低，患者表现出临床死亡征象，但有可能完全复苏保持神经功能完好，不应根据临床表现就停止救治。

（1）无脉搏患者立即开始 CPR，无呼吸应开始人工呼吸。

（2）防止热量进一步丢失，除去湿衣物，避风，用温湿热氧气通气，采取主动或被动复温方式，待情况稳定立即转送至医院。

（3）若发现患者为室颤，应立即除颤 1 次，立即继续做 5 组 CPR，再继续除颤及 CPR，直至复温至 30℃以上。中心体温在 30℃以下除颤往往不能成功。

（三）妊娠期复苏

妊娠期妇女发生心脏停搏的概率并不多，但妊娠会影响到呼吸系统，因黄体酮刺激引起的过度通气而产生部分代偿性呼吸性酸中毒，结果使血清 HCO_3 下降，使孕妇不易缓冲因低血压或心脏停搏引起的酸中毒。此外，妊娠时功能残气量下降，母体氧耗和基础代谢增加，致呼吸停止时更快地引起缺氧。呼吸骤停时孕妇动脉氧含量下降比常人快三倍，因此设法快速恢复呼吸，机械性的或自主性的，对减轻缺氧性损害极为重要。

孕妇发生心脏停搏，应按标准 CPR 进行复苏。做胸外按压和通气支持，并应注意减少妊娠子宫对静脉回流和心排血量的影响，在右侧腹部和颈部置一枕头，使孕妇略向左侧卧、子宫向左腹移位，药物治疗则和标准 CPR 相同。若有室颤应予除颤。如胎儿的存活可能性很大，应尽速在孕妇心搏停止 4～5min 内紧急剖宫产。这将使孕妇和婴儿有最大的存活机会。胎儿娩出后，可消除对主动脉和腔静脉的压迫，恢复静脉血回流至心脏。

孕妇CPR的要点如下：

（1）将孕妇略向左侧卧位，并在其右胁腹部垫一枕头。

（2）按标准CPR胸外按压和通气，并给以除颤、气管内插管和药物治疗。

（3）经CPR 4～5分钟内不能恢复脉搏，应迅速考虑紧急剖宫产，考虑的因素包括：①胎儿存活的可能性。②做紧急剖宫产医师的技术训练程度。③应能在剖宫产后对母体和婴儿做有效的生命支持。

二、小儿心肺复苏

小儿的心肺复苏（cardiopulmonary resuscitation, CPR）是指在心跳呼吸骤停，患儿突然呼吸及循环功能停止。这时需要心肺复苏，包括一组简单的技术，使生命得以维持的方法。

（一）心肺复苏技术的三个方面

1.基本生命支持（basic life support）　儿童基本生命支持包括一系列支持或恢复呼吸或心跳呼吸停止儿童的有效的通气或循环功能的技能。任何一个受过训练的医务人员或非医务人员都可以进行基本生命支持，它对伤病儿童的最终恢复是非常重要的。当心跳呼吸停止或怀疑停止时，同样需要迅速将患儿送到能给以进一步生命支持的医疗机构。

2.高级生命支持（advanced life support）　为心肺复苏的第二阶段，有经验的医护人员参与此时的抢救工作，并且常有明确的分工，协调处理呼吸、胸外心脏按压、辅助药物应用、输液、监护及必要的记录。

3.稳定及复苏后的监护　指为使复苏后的病人稳定而进行的进一步处理及监护。

（二）小儿心跳呼吸骤停病因

引起小儿心跳呼吸骤停的原因甚多，如新生儿窒息、婴儿猝死综合征、喉痉挛、喉梗阻、气管异物、胃食管反流、严重肺炎及呼吸衰竭、药物、严重心律失常、中毒、代谢性疾病、心肌炎、心肌病、心力衰竭、心血管介入治疗操作过程、各种意外损伤等。心跳呼吸骤停难以预料，但触发的高危因素应引起足够的重视，其中最危险因素包括：①心血管系统的状态不稳定，如大量失血、难治性心衰、低血压和反复发作的心律失常。②急速进展的肺部疾病，如严重的哮喘、喉炎、重症肺炎、肺透明膜病等。③外科手术后的早期，如应用全身麻醉及大量镇静剂足以使患儿对各种刺激的反射能力改变。④安有人工气道的患儿气管插管发生堵塞或脱开。⑤患儿神经系统疾病有急剧恶化时，如昏迷病人常无足够的呼吸驱动以保证正常的通气。

另外，临床的一些操作对于有高危因素的患儿能加重或触发心跳、呼吸骤停，包括：

（1）气道的吸引：能引起低氧、肺泡萎陷及反射性心动过缓。

（2）不适当的胸部物理治疗（如拍背、翻身、吸痰等），可使更多的分泌物溢出，阻塞气道，也可使患儿产生疲劳。

（3）任何形式的呼吸支持（如人工呼吸机的应用）的撤离：使病人必须从以前的人工呼吸转变为自主呼吸做功，如降低吸入氧浓度、撤离CPAP或机械通气、拔除气管插管等。

（4）镇静剂的应用：如麻醉剂、镇静药和止咳药的应用所致的呼吸抑制。

（5）各种操作：如腰穿时使呼吸屏住，可使心搏骤停。

（6）迷走神经的兴奋性增加：一些临床操作可引起迷走神经的兴奋性增加，如鼻胃管的放置、气管插管操作等。

此外，高危婴儿喂养时由于吞咽—呼吸的不协调也可引起心跳呼吸骤停。应特别注意循环的失代偿表现，包括外周循环不良、心动过缓、呼吸形式的改变或呼吸暂停、发绀、对刺激的反应性下降等。有上述表现时应尽可能停止相关的操作，并给以生命支持。

（三）诊断

1.临床表现　为突然昏迷，部分有一过性抽搐，呼吸停止，面色灰暗或紫绀，瞳孔散大和对光反射消失。大动脉（颈、股动脉）搏动消失，听诊心音消失。如做心电图检查可见等电位线、电机械分离或心室纤颤等。心跳呼吸骤停的诊断并不困难。一般患儿突然昏迷及大血管搏动消失即可诊断，而不必反复触摸脉搏或听心音，以免延误抢救时机。

2.抢救　如果婴儿或儿童无反应且不呼吸或仅仅是喘息，医务人员最多用10秒钟触摸脉搏（婴儿的肱动脉，儿童的颈动脉或股动脉）。如果在10秒钟之内没有触摸到脉搏或不确定已触摸到脉搏，开始胸外按压。

（四）治疗

对于心跳呼吸骤停，现场抢救十分必要，应争分夺秒地进行，以建立人工循环、建立呼吸及保持呼吸道通畅的顺序进行，以保证心、脑等重要脏器的血液灌流及氧供应。

1. 循环支持（circulation，C） 2010年新指南强调CPR顺序为CAB，即从胸外按压开始心肺复苏；通过从按压开始心肺复苏，可以缩短开始第一次按压的延误时间。并进一步强调实施高质量的心肺复苏。对新生儿或小婴儿按压时可将其置于硬板上，一手固定其头部，另一只手用两手指置于乳头线下一指处进行按压，或两手掌及四手指托住两侧背部，双手大拇指按压。对于1～8岁的儿童，可用一只手固定患儿头部，以便通气；另一手的手掌根部置于胸骨下半段（避开剑突），手掌根的长轴与胸骨的长轴一致。对于年长儿（>8岁），胸部按压方法与成人相同，应将患儿置于硬板上，将一手掌根部交叉放在另一手背上，垂直按压胸骨下半部。为进行有效的胸外按压，施救者的按压幅度应至少为胸部前后径的1/3。对于大多数婴儿，这相当于大约4厘米，对于大多数儿童，这相当于大约5厘米。每次按压与放松比例为1：1，按压深度为胸部厚度的至少1/3，频率至少为100次/min。按压后1分钟判断有无改善，观察颈动脉（对于1～8岁儿童）、股动脉搏动，瞳孔大小及皮肤颜色等。在临床上当触及大动脉搏动提示按压有效；如有经皮血氧饱和度监测，其值上升也提示有效。对于单人复苏，推荐按压与通气比例为30：2（大概2分钟5个循环）；尽量不间断胸外按压，并避免过度通气。

2. 保持呼吸道通畅（airway，A） 小儿低氧血症和呼吸停止可能引起或造成急剧恶化的心跳呼吸停止。因此建立和维持气道的开放和保持足够的通气是基本生命支持最重要的内容。首先应去除气道内的分泌物、异物或呕吐物，有条件时予以口、鼻等上气道吸引。将患儿头向后仰，抬高下颌，一只手置于患儿的前额，将头向背部倾斜处于正中位，颈部稍微伸展。用另一只手的几个手指放在下颌骨的颏下，提起下颌骨向外上方，注意不要让嘴闭上或推颏下的软组织，以免阻塞气道。当颈椎完全不能运动时，通过推下颌来开通气道。也可放置口咽导管，使口咽部处于开放状态，通过推下颌来开通气道。

3. 建立呼吸（breathing，B） 当呼吸道通畅后仍无自主呼吸时应采用人工辅助通气，维持气体交换。常用的方法有：

（1）口对口人工呼吸：此法适合于现场急救。操作者先深吸一口气，如患者是1岁以下婴儿，将嘴覆盖婴儿的鼻和嘴；如果是较大的婴儿或儿童，用口对口封住，拇指和食指紧捏住患儿的鼻子，保持其头后倾；将气吹入，同时可见患儿的胸廓抬起。停止吹气后，放开鼻孔，使患儿自然呼气，排出肺内气体。重复上述操作，儿童18～20次/min，婴儿可稍加快。口对口呼吸即使操作正确，吸入氧浓度也较低（<18%），操作时间过长，术者极易疲劳，故应尽快获取其他辅助呼吸的方法替代。

（2）复苏囊的应用：在多数儿科急诊中，婴幼儿可用气囊面罩进行有效的通气。气囊通气装置为自膨胀气囊，递送的氧浓度为30%～40%。气囊尾部可配贮氧装置，保证输送高浓度的氧气。带有贮氧装置的气囊可以提供60%～95%浓度氧气。气囊常配有压力限制活瓣装置，压力水平在3.5～4kPa（35～40cmH$_2$O）。将连接于复苏皮囊的面罩覆盖于患儿的口。正确的面罩大小应该能保证将空气密闭在面部，从鼻梁到下颌间隙盖住口鼻，但露出眼睛。用一只手将面罩固定在脸上并将头或下颌向上翘起。对婴幼儿，术者4、5指钩住下颌角向上抬，第3指根部抵住下颌，保证面罩与面部紧密接触。在面罩吸氧时，一定程度的头部伸展能保证气道通畅。婴儿和幼儿要最好保持在中间的吸气位置，而不要过度伸展头部，以免产生气道压迫梗阻。

（3）气管内插管人工呼吸法：当需要持久通气时，或面罩吸氧不能提供足够通气时，就需要用气管内插管代替面罩吸氧。小于8岁的患儿用不带囊气管内插管，大于8岁的患儿用带囊插管。插管后可继续进行皮囊加压通气，或连接人工呼吸机进行机械通气。气管插管内径（mm）=4+（年龄/4）。

4. 除颤（defibrillation，D） 对婴儿来说，应首选使用手动除颤器而不是AED进行除颤。没有手动除颤器，则优先使用装有儿科剂量衰减器的AED。如果两者都没有，可以使用不带儿科衰减器的AED。首次除颤能量仍为2J/kg，若需要二次除颤，其后续能量级别应至少为4J/kg，并可考虑使用更高能量级别，但不超过10J/kg或成人最大剂量。一次电击后立即进行CPR，无需检查心跳与脉搏。在室颤终止后数分钟内，心脏并不能有效泵血，立即实施CPR十分必要。

（五）CPR的药物治疗

大多数患儿，尤其是新生儿在呼吸道通畅，呼吸建立后心跳可恢复。如胸外心脏按压仍无效，可试用药物。在心跳骤停时，最好静脉内给药，但由于很难建立静脉通路，有些药物可在气管内给入，如阿托品、肾上腺素、利多卡因等。儿童气管内用药最佳剂量尚不肯定，气管内用药剂量应比静脉内用量大，才能达到同样的疗效。药物从骨髓腔注入能很好地被吸收，骨髓腔内注射与静脉内注射效果相同。心内注射仅用于以上方法失败时。常用药物有：

1.肾上腺素 儿科病人最常见的心律失常是心跳停止和心动过缓，肾上腺素的剂量：0.01mg/kg，（1：10 000溶液 0.1ml/kg），静脉或骨髓腔内给药，或气管内给药 0.1mg/kg。间隔5分钟可重复1次。

2.碳酸氢钠 儿科病人中，心脏骤停的主要病因是呼吸衰竭，快速有效的通气对于控制心跳、呼吸骤停引起的酸中毒和低氧血症很必要。碳酸氢钠用可促进 CO_2 生成，而 CO_2 比 HCO_3^- 更易通过细胞膜，可以引起短暂的细胞内酸中毒，从而导致心肌功能不全。鉴于这些潜在毒性，轻、中度酸中毒、特别是有通气不足存在时，不宜使用碳酸氢钠。改善通气和扩容一般可以解决酸中毒。碳酸氢钠剂量为1ml/kg，可经静脉或骨髓腔给予。

3.阿托品 用于低灌注和低血压性心动过缓、预防气管插管引起的迷走神经性心动过缓、房室传导阻滞所引起的少见的症状性心动过缓。剂量：0.02mg/kg，静脉、气管内或骨髓腔给药，间隔5分钟可重复使用。最大剂量儿童不能超过1mg，青少年不超过2mg。

4.葡萄糖 在婴幼儿心脏复苏时，应快速进行床边的血糖检测，有低血糖时应立即给葡萄糖。剂量：0.5～1.0g/kg，以25%葡萄糖液静脉注射。

5.钙剂 仅在疑有低钙血症时才可给钙剂，在治疗高钾血症、高镁血症、钙通道阻滞剂过量时，也可考虑使用。剂量：葡萄糖酸钙 100～200mg/kg（10%葡萄糖酸钙 1～2ml/kg）；氯化钙 20～50mg/kg（10%氯化钙 0.2～0.5ml/kg）。

6.利多卡因 当存在室颤时可用利多卡因。剂量：负荷量为 1 mg/kg，负荷量以后即给静脉维持，剂量为 20～50μg/（kg·min）。

7.胺碘酮 室颤/无脉性室性心动过速若经CPR、2～3次除颤及给予肾上腺素均无效，可考虑使用胺碘酮。若无胺碘酮，可用利多卡因。

8.多巴胺 可用于治疗液体复苏无效的持续低心输出量。禁止与碱性溶液混合使用。

（六）复苏后治疗

对复苏后患儿出现的低血压、心律紊乱、颅内高压等应分别给以预防及处理。

应避免过度通气，以免加重神经系统损伤，仅在出现脑疝症状时（如颅内压突然增高、瞳孔散大、对光反射消失、心率减慢或高血压），过度通气可作为临时救急办法。恢复循环后，应监测动脉氧合血红蛋白饱和度。如果有合适的装置，应该逐步调整给氧以保证氧合血红蛋白饱和度至少94%。假设有适当的装置，在恢复自主循环后，将氧流量调整到需要的最低浓度，以实现动脉血氧饱和度至少达94%，目的是避免组织内氧过多同时确保输送足够的氧。由于氧合血红蛋白饱和度为 100%可能对应 PaO_2 为大约 10.64～66.5kPa（80～500mmHg）之间的任意值，所以饱和度为 100%时通常可以撤离氧流量，前提是饱和度可以保持至少94%。

（1）复苏后密切监测体温，积极处理发热。对昏迷病人可实施控制低体温（32～34℃），并维持 12～24 小时。

（2）积极治疗缺血后的惊厥发作，同时注意寻找引发惊厥的其他可纠正的代谢原因，如低血糖或电解质紊乱。

（3）血管活性药物治疗复苏后心功能不全。

（七）停止复苏

患儿经过 30 分钟充分胸外按压、控制气道、辅助通气和各种复苏药物治疗仍不能恢复心输出量，则 CPR 几乎不可能成功，应考虑终止复苏。心肺复苏期间，脑死亡的征象有助于决定是否停止复苏，但瞳孔反射并不十分可靠，因可受药物和神经系统病变影响，而上述两种情况本身亦可致心跳呼吸骤停。某些情况下可能需延长复苏时间，如中毒和低体温所致心跳呼吸骤停。一旦复苏，应注意患儿亲属的心理需求。

（八）与成人CPR的比较

1.婴儿CPR 与成人不同点

（1）判断意识：拍足根，掐捏上臂。

（2）判断循环：触摸肱动脉。

（3）开放气道：不要过度头后仰，头后仰30度。定位操做：部位是两乳头连线正中下一横指。

定位方法是一手示指置于乳头连线与胸骨交界处，中指及无名指与示指并拢置于胸骨上，示指抬起，中指及无名指用力垂直下压，放松时手指不离开胸壁。

按压频率：大于 100 次/min。

下压深度：4cm。

2.儿童 CPR（1~8 岁）与成人不同点

（1）头后仰 60 度。

（2）单手掌根下压。

（3）下压深度 5cm。

附：有效的按压标准

（1）双手手指交叉并翘起，掌根部贴紧胸壁，肘关节伸直，并锁住，上肢呈一直线，保证每次按压的方向与胸骨垂直。

（2）按压深度、频率要按标准进行，最理想效果可触及颈或股动脉的搏动。

（3）每次按压后，放松时使胸骨恢复到按压前位置，在按压时保持双手位置固定不变，不要离开胸壁。

（4）按压与放松时间大致相等。

（5）五个按压周期后要再次评估病人的循环体征。

第二章

我国心肺复苏的进展

第一节 国际心肺复苏指南

心脏骤停是临床上最危重的病症之一。在我国，根据 2008 年的资料表明，每年因心脏骤停而致心脏性猝死的总人数估算约为 54.4 万人，其中 80%是由恶性心律失常（室性心动过速或心室纤颤）引起。

已有大量实验研究和临床实践证实，心肺复苏（CPR）是抢救心脏骤停最有效的措施。早期高质量的 CPR 及迅速电击除颤则是成功心肺复苏的关键。

现代 CPR 始于 20 世纪 50 年代末 60 年代初。经过半个多世纪几代医学家的努力，随着医学科学的进步，医疗技术和设备的快速发展，建立在循证医学基础上的现代 CPR 技术日益提高，其中 Peter Safar、Kouwenhoven 等著名医学家论证并确立了口对口吹气及胸部按压联合应用 CPR 的合理性，为现代 CPR 医学的创立、发展做出了重大贡献。从此，人工通气、人工循环以及电除颤作为 CPR 的三大核心技术在临床上开始广泛应用，从而奠定了现代 CPR 的基础。

1992 年美国心脏协会（AHA）提出了"生命链"的概念，包括对心脏骤停患者需要采取的 4 个紧急行动环节，即：①尽早对心脏骤停患者识别和启动 EMS；②尽早得到第一目击者的 CPR 救护；③尽早电击除颤；④尽早进行高级生命支持。从而形成了急救技术和社区人群（公众）急救相结合的新的理念，是心肺复苏的一次飞跃。

20 世纪末，体外自动除颤器（AED）的广泛应用，将 CPR 推进到一个新的高度，标志着社会文明的进步和对生命的关爱已深入人心。

2000 年美国 AHA 首次推出《2000 年心肺复苏和心血管急救国际指南》，该指南经来自世界各国 500 余位专家开会反复讨论，最终达成一致意见，于 2000 年 8 月 15 日在《Circulation》杂志上发表，指南涵盖了 CPR、AED、心血管急症、急性冠脉综合征及脑卒中等多项急救内容。指南集中了各国专家的智慧，并与实践相结合，指导医疗、急救人员以最有效的方法救治猝死、心血管急症。根据循证医学获得的科学证据制定各项指南建议，在方法学上确立了其安全性及有效性，为医疗、急救人员提供了有效、安全、简便易学及最先进的复苏理论、实施方法和实践经验。

上述指南是全球专家学者集体智慧的结晶，是获得广泛认可的国际性指南。近年来随着现代科学技术的进展，医学科学也日新月异，迅速发展，新理论、新技术及新疗法不断涌现，急救医学也在不断发展。为了能将新进展及时补充，该指南将已证明过时的内容删除，使指南始终保持其先进性和实用性，决定每 5 年修订一次。修订工作从 2002 年开始，国际复苏联络委员会（ILCOR）为了对有关 CPR 和 ECC 的新证据进行评估，成立了 6 个课题组，总计有 281 位国际专家被任命为课题组成员，先后召开 6 个国际会议进行讨论。2005 年 1 月由 AHA 及 ILCOR 主持召开 CPR 及 ECC 治疗国际会议，并达成共识。于 2005 年 11 月在《Circulation》及《Resuscitation》两家期刊上同时发表。随之于 2005 年在《Circulation》12 月增刊上发表"2005 年 AHA 心肺复苏和心血管急救国际指南"。2005 年版指南有以下三大特色：①指南的建议是根据已发表的（特别是 2000 年以后的）大量 CPR 文献资料，即循证医学的内容制定的；②指南对所有课题组成员要求必须披露其受聘的机构，被商业机构资助的背景以及潜在的利益关系，使指南完全透明，不受商业利益的支配，从而保证指南的公正性和科学性；③指南尽量减少施救者必须学习和记忆的信息，使最重要的复苏急救技术更为简明易学，便于实施。

2005年版指南最重要的改变是简化CPR的程序，提高CPR的质量，强调施救者在实施胸部按压时应"用力按压，快速按压"，每分钟按压100次，按压深度为4～5 cm，将胸部按压的按压通气比例改为30∶2。使胸部充分弹性复位，尽可能减少胸部按压的间断。

近10年来，全世界许多国家包括我国在内根据2000年及2005年两个国际指南版本重新调整了本国和本地区的CPR及ECC的实施方案，提高了CPR的质量。

最近，美国复苏专家Eey根据近年来的CPR的有关文献资料，特别是2007年发表的三项临床研究（Nagao K等，Twami T等，Bohm K等）的结果，证实对成人院外心脏骤停患者，目击者仅做胸部按压与进行传统CPR相比，存活无差别，从而著文对AHA的上述两个指南提出了质疑，认为其存在重要缺陷，主要是对两种截然不同的临床情况-原发性心脏骤停及因呼吸骤停引起的继发性心脏骤停，推荐使用相同的CPR方法，即传统CPR（胸部按压加口对口人工通气）。口对口人工呼吸对呼吸骤停引起的心脏骤停是必要的，因为这类患者的动脉血含氧量严重不足，可引起低血压及继发性心脏骤停。但大多数原发性心脏骤停患者在初期其动脉血含氧量尚充足，人工通气对这类患者的存活并非十分必要，可能有害，而且是目击者实施CPR的一大障碍。因而主张对这两种临床情况应进行不同的CPR，对呼吸骤停（如淹溺及药物过量等）而致继发性心脏骤停患者因实施传统CPR救治，但对于目击的意外突发虚脱患者（最大可能是由于原发性心脏骤停引起），宜只做胸部按压，不进行人工通气，并呼吁现行的CPR指南亟须改变，以提高心脏骤停患者复苏的成功率。

2008年美国AHA根据2005年以来的研究成果，向公众提出了以下科学建议：未经培训的目击者以及虽经培训但对实施传统CPR缺乏信心的目击者，对心脏骤停患者提供只需动手（只做胸部按压）的CPR，以简化CPR的操作，有利于提高CPR的质量，消除或减少目击者实施CPR的障碍和顾虑，更好地推广和普及目击者进行CPR，从而提高心脏骤停患者的存活率。但作者认为，建议仅供参考。

尽管CPR的研究和实施已进行了数十年，但院外心脏骤停患者的存活率仍然很低，平均约6%，其原因是多方面的。例如：进行临床试验难度大、在设计上受到限制、难以随机化、规模过小等，因而对心脏骤停心肺复苏救治的研究尚有待改进。如何提高心脏骤停复苏的成功率和患者的存活率，是医学救援、公共卫生领域和心血管急救学界面临的一项巨大挑战。现已认识到目击者实施CPR存在着两大问题：一是CPR的质量往往欠佳，方法不统一、不规范；二是目击者CPR的应用率低，据调查，仅15%～30%的院外心脏骤停（OH-CA）患者接受了目击者的CPR，这表明CPR的普及率离要求尚有很大差距，远远未能满足实际需求。

第二节　我国心肺复苏进展

早在两千多年以前，我国著名古代医学家，如公元前五世纪的扁鹊、公元二世纪的张仲景及华佗等，对心肺复苏的认识和实施方法与现代CPR大体相似，做出了历史性的贡献。

在国外现代心肺复苏的理论与实践的影响下，我国现代心肺复苏技术也获得了较快的发展。1956年天津王旭源在手术室用体外心脏按压术首次成功复苏一例心脏骤停患者。我国电力部也是在此期间将人工急救呼吸法纳入电工职业资格考试中。20世纪60年代即1963年群众出版社出版了李宗浩的《急救常识》，同年李宗浩受国家电力部、卫生部委托担任科学顾问，由北京科学教育电影制片厂拍摄了《触电急救》的科教影片，向非专业救援者普及了人工急救呼吸法，影片获得了国家科委等五部委颁奖。1974—1976年电力部和卫生部对中国六省二市开展了触电时呼吸、心搏骤停抢救的调研，李宗浩任组长由广东省和上海市的电力、医疗部门组成的小组进行人工呼吸心脏按压等抢救方法的研究。1975年人民卫生出版社出版了《实用急救学》，北京科学教育电影制片厂拍摄了《生命的复苏》影片，较系统地就心肺复苏的口对口吹气、胸外心脏按压、心脏除颤等结合我国的研究与实践做了详细介绍，明确提出心脏按压的位置是胸骨下1/2，较全面地反映了我国普及CPR技术和研究工作的进展和成果。20世纪80年代，中国第一个现代化的北京急救中心着力开展了现代CPR的实践、研究和教育、培训。在20世纪90年代初的4年中，抢救4 600例猝死患者均采用了CPR。1996年李宗浩等在《中华医学杂志》上发表了"院外猝死814例临床分析"的论著。以上反映了中国急救医护人员应用CPR及心脏除颤技术所取得的进步，经几代医务人员以及电力等部门的安全生产工作者不懈努力，伴随着我国开放改革，我国心肺复苏医学步入了崭新的时代。

尽管我国在心肺复苏领域积累了丰富的临床经验，取得了重要进步，但每年有50余万人发生心脏猝死，抢救成功率不高，原因是多方面的，如城市急救网络的不健全等，"第一目击者"培训人数太少，目击者实施CPR操作不规范，CPR技术远未普及也有重要关系。因此，制定符合中国国情尤其适合医院外现场环境的心肺复苏指南，规范我国心肺复苏技术，提高心肺复苏的成功率意义重大，是我国医学救援、公共卫生及心血管急救行业乃至整个医学界和社区安全领域的一项重要任务。

中国医学救援协会、中国医师协会急救复苏专业委员会以及中国灾害防御协会救援医学会作为我国急救急诊医师的行业协会，以及从事社区基层医疗卫生工作、心血管病领域的医护人员对制定我国心肺复苏指南具有义不容辞的责任。为此，协会牵头组织国内相关复苏与心血管急救专家，以2000年及2005年、2010年AHA的CPR及ECC两个指南为基础，吸取近年来国内外在本领域的最新科学研究成果，以及半个多世纪以来我国实施CPR的丰富临床实践经验，立足我国国情，遵循科学原则，着手编写《中国心肺复苏指南》初稿，以规范我国心肺复苏技术，有利于这一技术在专业急救人员及公众中普及，从而进一步提高我国心脏骤停救治的成功率。我们热切地盼望我国复苏和心血管急诊急救的专家以及广大医务工作者，关注这本初稿，提出宝贵意见，使之日臻完善，成为一部适合我国国情的现代化、规范化和法制化的中国心肺复苏指南，造福于人民。

第三节　中国心肺复苏指南（初稿）

由中国医学救援协会、中国医师协会急救复苏专业委员会等邀请国内从事心肺复苏的医院内、外的专家们，及在急救中心急救站从事现场CPR的医生们，经几年的努力，编写了立足我国的实践与理论、结合国际心肺复苏指南先进理论经验的指南，收录于本书供参考。

一、心脏骤停与心肺复苏

心脏骤停（SCA）是临床医学和公共卫生领域中最危急的情况之一，表现为心脏机械活动突然停止，患者对刺激无反应，无脉搏，无自主呼吸或濒死喘息等，如不能得到及时有效救治常致患者即刻死亡，即心脏性猝死（SCD）。

成人发生SCA最常见原因为心脏疾病，尤其是冠心病；其他包括创伤、淹溺、药物过量、窒息、出血等非心脏性原因。小儿发生SCA的主要原因为非心脏性的，包括外伤（如车祸、烧伤等），中毒（包括药物过量），呼吸疾病（如气道梗阻、烟雾吸入、溺水、感染、婴儿猝死综合征），神经系统疾病等。

SCA表现为4种类型，即心室纤颤（VF）、无脉室速、无脉电活动（PEA）和心室停搏，其中VF最为常见。如能得到及时有效救治，VF、无脉室速及PEA的复苏成功率相对较高，而心室停搏的复苏成功率仅为1%左右。

针对心脏、呼吸骤停所采取的抢救措施称为心肺复苏（CPR）。包括通过胸部按压建立暂时的人工循环，通过电除颤转复VF，促进心脏恢复自主搏动；采用人工呼吸纠正缺氧，并努力恢复自主呼吸。

CPR可分为基础生命支持（BLS）和高级生命支持（ACLS）。BLS主要是指徒手实施CPR，包括ABCD 4个步骤，即开放气道（A）、人工呼吸（B）、胸部按压（C）及自动体外除颤器（AEDs）电除颤（D）。ACLS是指由专业医护人员应用急救器材和药品所实施的一系列复苏措施,主要包括人工气道的建立,机械通气,循环辅助设备、药物和液体的应用,电除颤,病情和疗效评估,复苏后脏器功能的维持等。

早期识别与启动 EMS、早期 CPR、早期除颤和早期 ACLS 是构成 SCA 存活链的 4 个关键环节。患者发生 SCA 时,急救者如能使存活链环环相扣,将大大提高复苏成功的机会。研究表明,早期 CPR 加 3~5 分钟内电除颤可使 SCA 患者存活率高达 49%~74%。

二、现代心肺复苏医学的发展

2000 年美国 AHA 首次推出《2000 年 AHA 心肺复苏和心血管急救国际指南》。5 年后,AHA 又公布了第二版心肺复苏和心血管急救国际指南。

2005 年指南最重要的改变是简化 CPR 的程序,提高 CPR 的质量,强调施救者在实施胸部按压时应"用力按压,快速按压",每分钟按压 100 次,按压深度为 4~5cm,将胸部按压的按压—通气比例改为 30:2。使胸部充分弹性复位,尽可能减少胸部按压的间断。

近 10 年来,全世界许多国家包括我国在内根据 2000 年及 2005 年两个国际指南重新调整了本国和本地区的 CPR 及 ECC 的实施方案,显著提高了 CPR 的质量。

2008 年美国 AHA 根据 2005 年以来的研究成果,向公众提出了以下的科学建议:未经培训的目击者对心脏骤停患者提供只需动手(只做胸部按压)的 CPR,以简化 CPR 的操作,有利于提高 CPR 的质量,消除或减少目击者实施 CPR 的障碍和顾虑,更好地推广和普及目击者进行 CPR,从而提高心脏猝死患者复苏的成功率。2010 年第 3 版问世。

CPR 的研究和实施已进行了数十年,但院外心脏骤停患者的存活率仍然很低,平均低于 6%,其原因是多方面的,主要是城市急救急诊网络不健全、公共急救意识不强及普及率很低。同时,进行临床试验难度大,在设计上受到限制,难以随机化、规模过小等,因而对心脏骤停心肺复苏救治的研究尚有待改进,如何提高心脏骤停复苏的成功率和患者的存活率,是医学救援领域心血管急救学界面临的一项巨大挑战。现已认识到目击者实施 CPR 存在着两大问题:一是 CPR 的质量往往欠佳,方法不统一、不规范;二是目击者 CPR 的应用率低,据调查,仅 15%~30% 的院外心脏骤停(OH-CA)患者接受了目击者的 CPR,这表明 CPR 的普及率离要求尚有很大差距,远远未能满足实际需求。

三、中国心肺复苏指南制定的背景与目的

尽管近年来我国在心肺复苏领域积累了丰富的临床经验,取得了重要进步,但每年有 50 余万人发生心脏猝死,抢救成功率不高,这与目击者实施 CPR 操作不规范、CPR 技术远未普及有重要关系。因此,制定符合中国国情的心肺复苏指南,规范我国心肺复苏技术,提高心肺复苏的成功率意义重大,也是我国心血管急救医学界的一项重要任务。中国医学救援协会、中国医师协会急救复苏专业委员会以及中国灾害防御协会救援医学会作为我国急救医师的行业协会,对制定我国心肺复苏指南具有义不容辞的责任。为此,三个协会组织国内相关复苏与心血管急救专家,以 2000 年及 2005 年 AHA 的 CPR 及 ECC 两个指南为基础,吸取近年来国内外在本领域的最新科学研究成果,以及我国实施 CPR 的丰富临床实践经验,结合我国国情,特别是遵照国家公布的《医药卫生体制改革近期重点实施方案(2009—2011 年)》,遵循科学原则,着手编写《中国心肺复苏指南》初稿,以规范我国的心肺复苏技术,有利于这一技术在专业急救人员及公众中普及,从而进一步提高我国心脏猝死救治的成功率。

建议级别:

Ⅰ级建议,有高水平前瞻性研究支持该操作或治疗。

Ⅱa 级建议,证据的权重支持该操作或治疗,并且认为该治疗可接受和有用。

Ⅱb 级建议,证据表明仅能短期受益于该治疗或者阳性结果来自较低水平证据。

建议所采用的分类方法和证据水平:

Ⅰ级: 收益 >>> 风险、应该执行/实施的操作/治疗或者诊断性试验/评估。

Ⅱa 级: 收益 >> 风险、执行操作/实施治疗或者执行诊断性试验/评估是合理的、适当的。

IIb 级：收益 ≥ 风险、操作/治疗或者诊断性试验/评估可以考虑。

III 级：风险 ≥ 收益、操作治疗或者诊断性试验/评估不应执行/实施。无益和可能有害。

四、成人基本生命支持（BLS）

（一）现场复苏程序

BLS 的判断阶段极其关键，患者只有经过准确的判断后，才能接受更进一步的 CPR（纠正体位、开放气道、人工通气和胸部按压等）。判断要求迅速、准确。

1. 判断患者反应　目击者应迅速判断患者有无意识和呼吸。一旦发现患者无呼吸、意识丧失、对刺激无任何反应，即可判定为呼吸心跳停止，应现场立即开始 CPR（图 3-2-1）。同时应注意将有效的呼吸动作和心脏骤停早期无效的"叹息样"呼吸动作相鉴别。

2. 启动 EMS　①条件允许时应拨打急救电话，

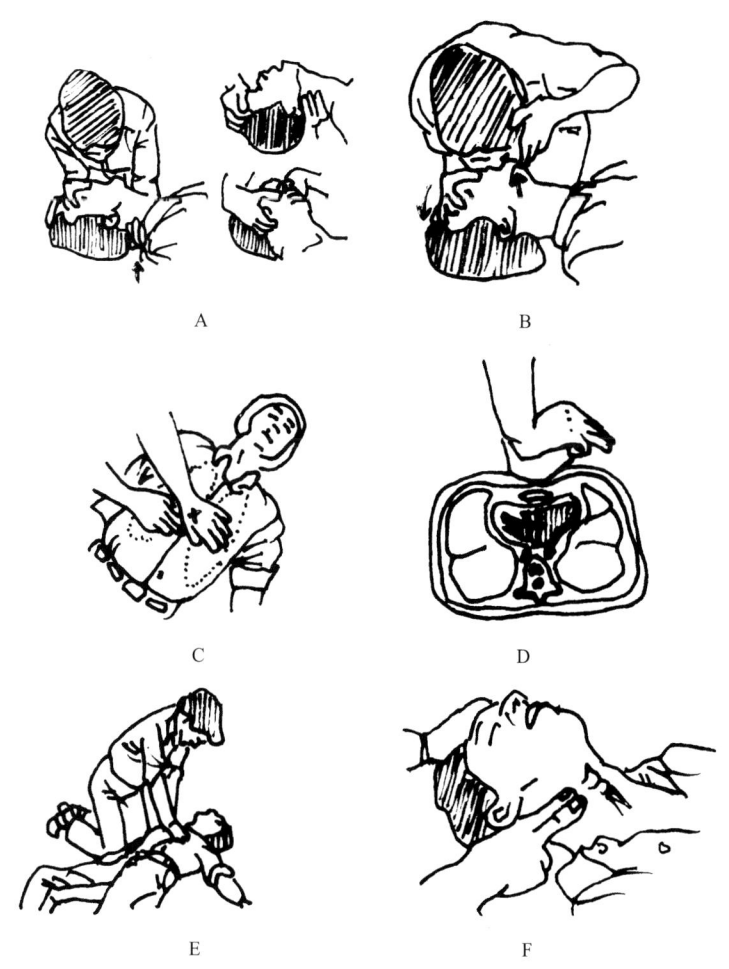

图 3-2-1　成人基本生命支持
A. 开放气道（仰头—抬颏法和托颌法）　B. 口对口人工呼吸　C. 胸部按压点
D. 胸部按压幅度　　E. 胸部按压姿势　　F. 脉搏检查（颈动脉）

然后立即开始 CPR；②对因严重创伤、溺水、中毒等导致呼吸心跳停止的患者，应先行 CPR 再行电话呼救，并可由医务人员在电话里提供初步的救治指导；③如果有多人在场，应同时启动 EMS 与 CPR；④若无法确定救治程序，则应优先进行 CPR。

3. 患者的体位　将患者仰卧位放置在坚硬的平面上，双上肢放置于身体两侧，以便于实施 CPR。如果已有人工气道（如气管插管）但无法放置为仰卧位的患者（如脊柱手术中），则应努力在俯卧位进行 CPR（IIb 级）。

对无反应但已有呼吸和有效循环体征的患者，应采取恢复体位。患者取侧卧位，前臂位于躯干的前面，以维持患者气道开放，减少气道梗阻和误吸的危险。

当怀疑患者有头颈部创伤时，应保持轴线翻身，避免不必要的搬动可能加重损伤，造成瘫痪。

4.开放气道　开放气道是CPR的首要措施，是保证其他操作的基础。舌根后坠和异物阻塞是造成气道阻塞最常见原因。

开放气道应先去除气道内异物。如无颈部创伤，清除患者口中的异物和呕吐物时，可一手按压开下颌，另一手用食指将固体异物钩出，或用指套或指缠纱布清除口腔中的液体分泌物。

意识丧失的患者由于颈部、下颌及舌肌无力，致使舌根后坠；有自主呼吸的患者，因吸气产生的负压产生"阀门效应"，将舌吸附到咽后壁，导致气道阻塞。此时将头后仰并上抬下颌，可使舌离开咽喉部，即可打开气道。

（1）仰头—抬颏法：将一手放在患者前额，用手掌用力向后推额头，使头部后仰，另一手指放在下颏骨处，向上抬颏。向上抬动下颏时，避免用力压迫下颌部软组织，避免人为造成气道阻塞（图3-2-1A）。对于创伤和非创伤的患者，均推荐使用仰头抬颏法开放气道（Ⅱa级）。托颌法因其难以掌握和实施，常常不能有效的开放气道，还可能导致脊髓损伤，因而不建议基础救助者采用（Ⅱa级）。

（2）托颌法：将肘部支撑在患者所处的平面上，双手放置在患者头部两侧并握紧下颌角，同时用力向上托起下颌。如果需要进行人工呼吸，则将下颌持续上托，用拇指把口唇分开，用面颊贴紧患者的鼻孔进行口对口呼吸（图3-2-1A）。

5.人工呼吸　急救者如果不能在10秒钟内确认有无自主呼吸，应先进行2次人工呼吸。当急救者不愿意或不会进行人工呼吸时，应立即开始胸部按压（Ⅱa级）。无论以何种方式进行人工呼吸均应持续吹气1秒钟以上，以保证进入足量的气体并明显抬高胸廓，避免迅速而强力的人工呼吸。无论是否进行人工呼吸，均不应停止胸部按压。如果已有人工气道，且有2人同时进行CPR，则通气频率为8～10次/min。人工呼吸最常见的困难是开放气道，如果患者胸廓在第一次人工呼吸时无明显起伏，应采用仰头—抬颏法进行第二次通气。无论胸廓是否起伏，不建议再做人工呼吸，而应立即进行胸部按压，因为过度通气可导致胃胀气及产生严重并发症。

（1）检查呼吸：开放气道后，将耳朵贴近患者的口鼻附近，感觉有无气流通过，同时观察胸廓有无起伏，最后仔细听有无气流呼出的声音。也可将少许棉絮放在口鼻处，观察有无气流通过致使棉絮飘动。若无上述表现即可确定患者无呼吸，整个判断及评价时间不应超过10秒钟。

（2）口对口呼吸：口对口呼吸是一种快捷、有效的通气方法，CPR时常作为首选。首先开放患者气道，并捏住患者的鼻孔防止漏气，急救者和患者形成口对口密封状，缓慢吹气，每次吹气应持续1秒钟以上，确保观察到胸廓起伏（Ⅱa级），然后"正常"吸气（而不是深吸气），再进行第二次呼吸，时间超过1秒（Ⅱb级），通气频率应为10～12次/min（图3-2-1B）。为减少胃胀气的发生，对大多数成人在吹气持续1秒钟以上，给予10ml/kg潮气量可提供足够的氧合。

（3）口对鼻呼吸：当患者牙关紧闭不能张口、口唇外伤或口对口封闭困难时，推荐采用口对鼻呼吸（Ⅱa级）。尤其是救治溺水者时，由于急救者双手要托住溺水者的头和肩膀，当患者头露出水面即可进行口对鼻呼吸。

（4）口对面罩呼吸：考虑到安全问题，某些急救者不愿进行口对口呼吸，但不可因此而延误人工呼吸。此时可用有单向阀门的透明面罩，避免与患者口唇直接接触，急救者可将气体吹入患者肺内，同时避免吸入患者呼出的气体。部分面罩有氧气接口，以便同时供给氧气，流量最小应为12L/min。用面罩通气时应双手把面罩紧贴患者面部加强闭合性，使通气效果更好。

（5）球囊面罩装置：球囊面罩通气装置可在无人工气道的情况下进行正压通气，但同时可能会导致胃胀气。一般球囊充气容量约为1 000 ml，足以使肺充分膨胀。单人急救时按压气囊难保不漏气，易出现通气不足。双人操作时，一人紧压面罩防止漏气，一人按压皮囊效果更好。无论是单人还是双人操作，都应观察胸廓有无起伏。理想的球囊应连接一个贮氧袋，可以提供100%的氧气。

6.循环支持

（1）脉搏检查：当非专业急救者遇到呼吸停止的无意识患者时，应立即开始单纯胸部按压，无需进行生命体征的评估，直至自动体外除颤仪

（AEDs）和专业急救者到达现场。但对于专业急救者，仍要求检查脉搏，在 10 秒钟内确认循环状态（IIa 级），如果在 10 秒钟内没有或无法检查出脉搏，应立即开始胸部按压。

1 岁以上患者的颈动脉比股动脉更易触及，触及方法是患者仰头后，急救者一手按住前额，用另一手的食、中手指找到气管，两指下滑到气管与颈侧肌肉之间的沟内即可触及颈动脉搏动（图 3-2-1F）。

（2）检查循环体征：评价患者呼吸、咳嗽情况以及对急救通气后的运动反应。专业急救者在检查颈动脉搏动的同时，要观察呼吸、咳嗽和运动情况，10 秒钟内鉴别正常呼吸、濒死呼吸以及其他通气形式，如果不能肯定是否存在自主循环，则应立即开始胸部按压。

（3）胸部按压：CPR 时胸部按压是在胸骨下二分之一处实施连续规则的按压。按压可以使胸内压力升高和直接按压心脏而引起血液流动。尽管正确的实施胸部按压能使收缩压峰值达到 7.98～10.64kPa（60～80mmHg），舒张压略低，但颈动脉的平均动脉压很少超过 5.32kPa（40 mmHg）。虽然胸部按压所产生的血流很少，但是辅以适当的人工呼吸，可为脑和其他重要器官提供有氧血供，同时也有利于电除颤的实施。

为了使按压有效，按压时应快速、有力。对成人的胸部按压频率为 100 次/min（IIa 级），按压幅度为使胸骨下陷 4～5cm。每次压下后应让胸廓完全回复（IIa 级），保证压下与松开的时间基本相等（IIb 级）。按压中应尽量减少中断（IIa 级），推荐按压—通气比值为 30：2（IIa 级），对婴幼儿和儿童进行双人复苏时采用的比值为 15：2（IIb 级）。如果已有人工气道，按压者可进行连续的频率为 100 次/min 的按压，无需因为人工呼吸而中断胸部按压（IIa 级）。

根据近年来的动物实验及人类临床试验的结果表明，对成人院外心脏骤停患者，目击者只做胸部挤压的 CPR 与常规 CPR（胸部挤压加通气）相比，其疗效相似，存活率无差别。根据这些近期的科学研究及 AHA 的专家共识，AHA 的 ECC 委员会于 2008 年 4 月 22 日对公众提出了科学建议：未经培训的目击者对心脏骤停患者提供只需动手（只做胸部挤压）的 CPR。单纯胸部按压优点在于：①减少由于通气造成的按压中断，保证重要器官的持续血供；②无需口对口通气，减少目击者实施 CPR 的障碍和顾虑；③简化了 CPR 程序，便于 CPR 技术的普及和应用。但对于儿科 SCA 患者以及溺水、药物中毒、气道阻塞等引起的 SCA 患者，仍应采用传统 CPR 方法。

（二）胸部按压技术

1.按压手法

（1）用手指触到靠近施救者一侧患者的胸廓下缘。

（2）手中指正对颈部凹陷处即天突穴位。

（3）手掌掌根正好压患者胸骨的下半部，另一手掌重叠放在这只手背上，保证手掌掌根全力压在胸骨下 1/2 处，可避免发生肋骨骨折，注意不要按压剑突（图 3-2-1C）。

（4）无论手指是伸直，还是交叉在一起，都应离开胸壁，手指不应用力向下按压。

2.确保有效按压

（1）患者应该以仰卧位躺在硬质平面（如平板或地面），保证最佳的按压效果。

（2）肘关节伸直，上肢呈一直线，双肩正对双手，以保证每次按压的方向与胸骨垂直。如果按压时用力方向不垂直，部分按压力丧失，影响按压效果（图 3-2-1E）。

（3）对正常体型的患者，按压幅度为 4～5cm（图 3-2-1D），为达到有效的按压，可根据体形大小增加或减少按压幅度，最理想的按压效果是可触及颈动脉或股动脉搏动。但按压力量以按压幅度为准，而不仅仅依靠触及脉搏。

（4）每次按压后，双手放松使胸骨恢复到按压前的位置（IIa 级），血液在此期间可回流到胸腔。放松时双手不要离开胸壁，一方面使双手位置保持固定，另一方面，减少胸骨本身复位的冲击力，以免发生骨折。

（5）在一次按压周期内，按压与放松时间各为 50%时，可产生有效的脑和冠状动脉灌注压。

（6）在 5 次按压周期内，应保持双手位置固定，不可将手从胸壁上移开，每次按压后让胸廓回复到原来位置再进行下一次按压。

（7）急救者应定时更换角色，以减少因疲劳而对胸部按压的幅度和频率产生不利影响。如果有 2 名或更多急救者在场，应每 2 分钟（或在 5 个比例为 30：2 的按压与人工呼吸周期后）更换按压者，每次更换尽量在 5 秒钟内完成（IIb 级）。

（8）CPR 应在患者被发现的现场进行，CPR 过程中不应搬动患者并尽量减少中断，除非患者处于危险环境，或者存在其他创伤需要紧急处理的情况。

3.单人和双人 CPR 程序见图 3-2-2。

1）单人 CPR

（1）判定患者有无反应：轻拍、轻摇或大声呼唤，确定患者有无反应。

（2）启动 EMS：根据现场实际情况，及时求助或启动急救。

（3）开放气道：将患者安放在适当的位置，采用仰头—抬颏法或托颌法开放气道。

（4）人工呼吸：确定是否存在自主呼吸，或是通气不足。如患者无反应，但有呼吸，且无脊柱损伤时，可将患者侧卧，保持气道通畅。如患者无反应，也无呼吸，将患者置于平卧位，立即开始以 30：2 的按压/通气比值进行人工呼吸和胸部按压。

（5）胸部按压：检查循环体征，开始通气后观察患者对最初通气的反应，检查患者呼吸、咳嗽、有无活动，专业急救者还应检查颈动脉搏动（不超过 10 秒钟）。如有确切的颈动脉搏动，每 5~6 秒钟给予一次人工呼吸。若无循环征象，应立即开始胸部按压。

（6）重新评价：5 个按压/通气周期（约 2 分钟）后，再次检查和评价，如仍无循环体征，立即重新进行 CPR。

2）双人 CPR：一人行胸部按压，另一人保持患者气道通畅，并进行人工通气，同时监测颈动脉搏动，评价按压效果。按压频率为 100 次/min，按压/通气比值为 30：2。如果有 2 名或更多急救者在场，每 2 分钟应更换按压者，避免因劳累降低按压效果。

4.特殊场所的 CPR　如果事发现场存在不安全因素，应立即将患者转移至安全区域并立即开始 CPR。尽可能不中断 CPR，直到患者恢复循环体征或其他急救者赶到。

运输患者有时需上或下楼梯，最好在楼梯口进行 CPR，预先规定好转运时间，尽快转至下一个地方，立即重新开始 CPR。

在将患者转至救护车或其他移动性救护设备途中，仍不要中断 CPR。

只有专业急救者进行气管插管或用 AEDs 除颤时，才能短时间中断 CPR。如果只有一名急救者，有必要暂时中断 CPR 而启动 EMS。

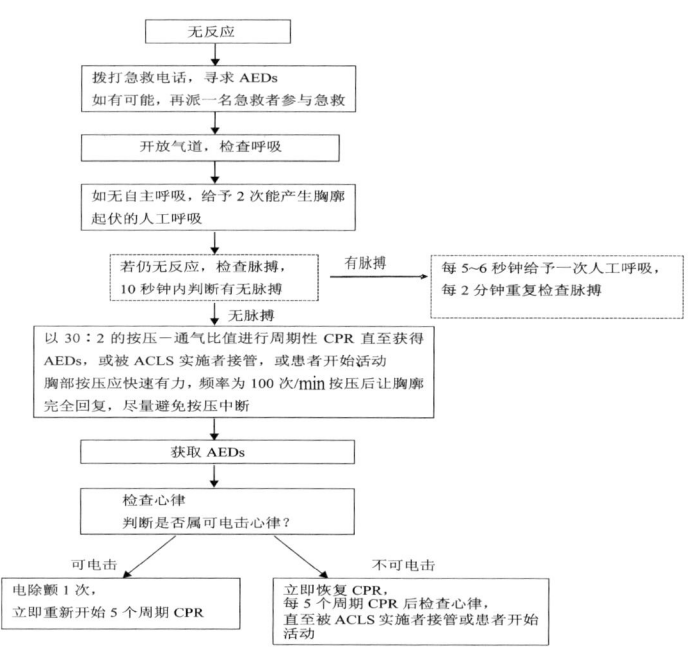

注：虚线方格中的操作仅适于专业急救者，非专业急救者不要求

图 3-2-2　ABLS 流程图

5.BLS 效果的判断　从五个方面判断：瞳孔、面色、神志、呼吸和脉搏。若瞳孔缩小有对光反射，面色转红、神志渐清、有脉搏和自主呼吸，表明 CPR 有效。

6.BLS易发生的问题和并发症　即使正确实施CPR，也可能出现并发症，但不能因为害怕出现并发症而不进行CPR。

（1）人工呼吸的并发症：人工呼吸时，过度和过快通气都易发生胃扩张。通过维持气道通畅、限制和调节通气容量，可最大限度地降低胃扩张发生率。在呼气和吸气过程中，如能确保气道通畅，也可进一步减轻胃扩张。一旦发生胃扩张，立即使患者侧卧，压迫上腹，使气体和内容物排出后再行人工呼吸。

如果出现胃内容物反流，应将患者侧卧安置，清除气道和口内异物后，再将患者平卧继续进行CPR。

（2）胸部按压的并发症：对于成人患者，即使实施正规的胸部按压，也难以避免造成肋骨骨折、胸骨骨折、继发心血管损伤、气胸、血胸、肺挫伤、肝脾撕裂伤、胃内容物返流和脂肪栓塞等。因此在按压过程中，定位要准确，用力要均匀适度，尽可能避免并发症的发生。

（三）除颤与除颤方法

1.电除颤　早期除颤对于SCA患者的抢救至关重要，其原因如下：①VF是临床上最常见的导致SCA的心律失常；②电除颤是终止VF最有效的方法；③随着时间的推移，除颤成功率迅速下降。在未同时实施心肺复苏的情况下，从电除颤开始到生命终止，每延迟一分钟，VF致SCA患者的存活率下降7%~10%；④短时间内VF即可恶化并导致心脏停搏。

1）除颤与CPR：2005年国际心肺复苏指南强调宜将CPR和AEDs联合使用。

院外目击SCA且现场有AEDs可用时，应尽早使用AEDs除颤；对于院内SCA患者，应立即进行CPR，一旦AEDs或除颤仪准备就绪，宜立即除颤（IIa级）；而对于院外发生的SCA且持续时间大于4~5分钟或无目击者的SCA患者，应立即给予5个周期约2分钟的CPR（一个CPR周期包括30次胸部按压和2次人工呼吸）后再除颤（IIb级）。

2）除颤方案：推荐1次（而非3次）除颤方案。主要原因包括：①动物实验表明，单次电击与3次电击相比，CPR中断时间减少，存活率增加；②如果1次电击未能终止VF，则再次电击增加的益处也很少，此时重新CPR或许比再次电击更有价值。因此推荐使用单次除颤方案。

（1）在实施CPR期间，当确认患者发生VT或无脉室速时，急救者应立即给予1次电除颤（IIa级），电击时所有人员应脱离患者。单人复苏时，急救者应熟练地联合运用CPR和AEDs。

（2）如患者带有自动电击功能的埋藏式复律除颤器（ICDs），则在实施人工电除颤前，允许30~60秒的时间让ICDs自行处理。如果ICDs未自动除颤，应给予1次电击。

注意事项：电除颤前后中断胸部按压的时间要尽可能短，胸部按压和电击间隔时间越短，除颤成功的可能性越大。因此，应在除颤器准备放电时才停止胸部按压，急救者一旦完成电击，应立即重新开始胸部按压（IIa级），实施5个周期的CPR后再次检查脉搏或评估心律。

3）除颤波形和能量水平：目前推荐优先使用较低能量双相波除颤（<200J）。因为双相波除颤的成功率相当或高于单相波能量递增（200J、300J、360J）除颤，且双相波的有效能量比单相波的有效能量低25%~60%，使用较低能量对心肌的损伤也较小。双相波除颤器首次电击能量可用该仪器标明的值，如未标明可选用150~200J。第二次和随后的除颤用相同或更高的能量（IIa级）。对于终止VF，目前仍无确切证据证明，能量非递增型与能量递增型双相波除颤哪一个效果更好，但二者终止短期和长期VF都是安全有效的。

单相波除颤器的首次除颤成功率低于双相波除颤器。尽管二者的最佳除颤能量尚未确定，但目前认为单相波除颤时首次电击可用360J。如VF再发，仍可用360J进行除颤。

4）除颤效果的评价：电击后5秒钟内VF终止即为除颤（电击）成功。电击成功后VF再发不应视为除颤失败。电击后5秒钟心电显示心搏停止或非室颤无电活动均可视为电除颤成功。除颤程序必须争取改善患者的存活状况，而不应仅仅以电击成功为目的。

5）心血管急救系统与自动体外除颤（AED）：作为"存活链"中的一个重要环节，早期电除颤的原则是要求第一个到达现场的急救者携带除颤器，并实施CPR。所有急救者都应接受正规培训，在进行BLS的同时实施AEDs除颤。早期电除颤应作为标准EMS的急救内容，争取在SCA发生后5分钟内完成电除颤。

6）心律转复：心房颤动转复的能量推荐为

100~200 J 单相波，房扑和阵发性室上速转复能量一般较低，首次电转复给予 50~100 J 单相波已足够，若不成功，再逐渐增加能量。

室性心动过速（VT）转复能量的大小依赖于室速波形特征和心率快慢。

（1）单形性 VT：对首次 100 J 单相波转复（同步化）治疗反应良好。如果首次未转复成功，以递增的形式逐步增加电击能量（即 100J、200J、300J、360 J）。

（2）多形性 VT：类似于室颤，首次应选择 200J 单相波电转复（非同步化），如果首次未转复成功，可逐渐增加电击能量。

对安装有永久性起搏器或 ICDs 的患者行电转复或除颤时，电极勿靠近起搏器，否则会造成其功能障碍。患者接受电击后，应对永久起搏器和 ICDs 重新程控。

尽管同步电复律对于处理整体室性心律失常更好，但对于某些心律失常要实现同步化是不可能的，如多形性 VT 由于 QRS 形态和频率的不规则，难以或不可能对 QRS 波群实现可靠的同步化。如果对血流动力学不稳定患者出现单形性还是多形性 VT 存在疑问时，不要因为详细分析心律而耽误电击，应立即运用高能量非同步电复律。

7）起搏治疗：对 SCA 患者不推荐使用起搏治疗。当脉搏存在时，推荐对有症状心动过缓患者进行经皮起搏治疗。急救者应针对那些对阿托品（或异丙肾上腺素等二线药物）无反应的患者着手准备起搏治疗。如果患者出现严重症状，尤其当阻滞发生在希氏束以下时，应立即施行起搏治疗。若患者对经皮起搏没有反应，则需要进行经静脉起搏。

2.自动体外除颤　AEDs 是电池供能的智能化便携式除颤器，它能通过声音和图像提示指导专业和非专业急救者对 VF 所致 SCA 进行安全除颤，并可在院内外多种情况下方便快捷的使用。所有 AEDs 均带有心律分析程序，可自动评估患者的心律是否为可除颤心律。该程序的敏感性和特异性均为 98%~100%，因此如果患者存在可除颤心律，AEDs 就能识别并做好除颤的准备。如果为不可除颤心律，则 AEDs 不会除颤。AEDs 对于不是 VF 和无脉 VT 引起的 SCA 没有价值，且对 VF 终止后产生的不可电击心律无效。某些 AEDs 的心律分析程序还可以分析初始室颤波形，并确定先除颤还是先 CPR 以增加除颤成功率。所有 AEDs 均使用双相波除颤，其中一部分除颤能量固定，而另一部分除颤能量递增，其能量范围为 150~360J。使用 AEDs 时，注意尽量减少中断 CPR 的时间，只能在心律分析和除颤时中断 CPR。由于心律分析程序运行时，不能有人为干扰，因此要短暂终止 CPR。除颤后应立即继续 CPR。AEDs 可以提醒操作者在除颤后持续进行 2 分钟 CPR，然后再分析心律。由于 AEDs 无法做到同步电击，如果单形性和多形性 VT 的频率和 R 波形态超过预计值，推荐用 AEDs 进行非同步电击。

使用 AEDs 除颤时，将右侧电极板放在右锁骨下方，左电极板放在与左乳头齐平的左胸下外侧部，其他可以放置电极的位置还有左右外侧旁线处的下胸壁、或者左电极放在标准位置，其他电极放在左右背部上方。当胸部有植入性装置时，电极应该放在距该装置 2.5cm 的地方。如果患者带有自动电击的 ICDs，则在使用 AEDs 前可以允许 30~60 秒的时间让 ICDs 进行自动处理。

3.公众启动除颤（PAD）　1995 年，美国心脏协会（AHA）制定了非专业急救人员 AED 程序以提高院外 SCA 患者的存活率。这些程序即是公众启动除颤方案（PAD）。其目的是通过在可能发生 SCA 的场所配备 AEDs 和已培训的非专业急救人员，缩短 VF 发生到 CPR 和电击除颤的时间。PAD 要求受过训练的急救者（包括警察、消防员等），在 5 分钟内使用就近预先准备的 AEDs 对 SCA 患者实施电击除颤。

4.高级生命支持（ACLS）

1）通气与氧供

（1）吸氧：在 SCA 最初数分钟后，组织缺氧逐步进展。CPR 可提供 25%~33% 的心输出量。这种低输出量状态能维持很少量但是非常关键的血流供应心脏和大脑，此时组织缺氧将持续，直到有效的自主循环重新建立。组织缺氧导致无氧代谢和代谢性酸中毒，酸碱失衡常会导致患者对化学治疗和电击反应迟钝。为了改善氧合功能，应在基础生命支持和循环支持过程中吸入 100% 浓度的氧。吸入高浓度氧可使动脉血氧饱和度达到最大值，从而达到最佳的动脉血氧含量，同时这种短期的氧疗方案不会造成氧中毒。

（2）通气：CPR 期间的通气目的在于保持足够的氧合，并使二氧化碳得以充分排出体外。在施救过程中，急救者应避免引起过度通气，因为 CPR

时过度通气可能会影响静脉回流并减少心输出量。

在VF所致SCA最初数分钟内，胸部按压相对人工呼吸更为重要，因为SCA时氧气向心脏、大脑和其他组织的输送受到血流的限制，血流下降对脑组织的负面影响超过了动脉氧含量下降带来的影响。因此，在抢救VF所致SCA的最初几分钟内，单人复苏者应减少因人工通气而造成的胸部按压中断。同时ACLS提供者在建立人工气道或检查心脏节律时，也须谨慎以减少胸部按压的中断。

对于VF导致的持续SCA以及窒息缺氧引起的呼吸骤停（包括淹溺、药物过量导致的原发性呼吸骤停），人工通气和胸部按压同等重要。

在CPR过程中，每30次胸部按压之后利用短暂的间歇（大约3~4秒）进行人工呼吸。当高级气道（如气管内插管、事管气管插管或者喉罩气道）建立后，急救者应每分钟给予8~10次通气，每次通气维持1秒钟，同时给予100次/min的胸部按压。对于存在严重的阻塞性肺疾病以及呼气阻力增加的患者，应用低呼吸频率（6~8次/min）。

2）球囊面罩：球囊面罩由球囊和面罩两部分组成，球囊面罩通气是CPR最为基本的人工通气技术，所有的急救者都应熟练掌握其使用。球囊面罩可为复苏开始数分钟内不能及时应用高级气道或应用失败的患者提供通气支持。使用球囊面罩通气时，急救者应抬高患者下颌确保气道开放，并使面罩紧贴其面部以防漏气，通过球囊提供足够的潮气量（6~7ml/kg或500~600ml）使得胸廓扩张超过1秒，该通气量可使胃胀气的风险最小化。

3）口咽、鼻咽通气道：口咽、鼻咽通气道适用于缺乏咳嗽或咽反射的无意识患者（IIa级），对于经口咽通气道有困难以及意识障碍不深的患者，鼻咽通气道更为适用。鼻咽通气道慎用于有严重头面部损伤患者。

放置口咽通气管方法：先将导管弯头向上送入口内，沿舌上方插入全长1/2时，将导管旋转180°，向前继续推进至合适部位后予以固定。

放置鼻咽通气管方法：先在导管表面涂以润滑剂，取与腭板平行方向插入，越过鼻咽腔转角处后再向前推进到气流最通畅处予以固定。

5.高级人工气道　相对于球囊面罩以及口咽、鼻咽通气道等，高级气道可保证更加确定的通气效果，并减少并发症的发生，但对于操作技术的要求也较高。

1）食管气管导管：食管气管导管相对于球囊面罩的优势在于隔离气道、减少误吸的风险以及提供更为可靠的通气。而与气管内导管相比，食管气管导管的优势主要在于更易于培训和掌握。因此，食管气管导管可以作为气管内导管的替代措施。其最为严重的并发症是管腔位置判断错误，其他并发症包括食管损伤及皮下气肿。

2）喉罩导管：喉罩导管由通气密封罩和通气导管组成，喉罩较面罩密封性好，通气更为可靠，且发生反流和误吸的概率远小于球囊面罩通气。训练置入及使用喉罩气道较气管内插管简单，因为置入喉罩不需要使用喉镜和直视声带。

喉罩导管可应用于颈部损伤、不能施行气管内插管以及气管内插管不能达到合适位置的患者。喉罩导管可作为气管插管的备选方案用于CPR的气道管理（IIa级）。据报道，喉罩导管的通气成功率为71.5%~97%，与气管内导管通气效果相当，但成功置入后仍有少部分患者不能成功通气，此时应立即更换其他人工气道。因此，使用喉罩气道的急救者应接受全面的培训，能熟练插入该装置，并掌握气道管理的备选方案。

3）气管内插管：急救者应充分考虑CPR过程建立高级气道的利弊，一般宜在患者对初步的CPR和除颤无反应或自主循环恢复后再实施。气管内插管包括经口气管插管、经鼻气管插管和经环甲膜气管插管。

气管内插管的优点：①能长时间维持气道开放；②方便抽吸呼吸道分泌物；③可进行高浓度供氧和潮气量可调的通气；④提供备选的药物输入途径；⑤避免误吸的发生。

紧急气管内插管的指征：①意识丧失且球囊面罩不能提供足够的通气；②气管失去保护性反射（如昏迷或SCA时）；③神志清醒但自主清理气管和排出分泌物能力不够；④可疑误吸或需长时间通气。

注意事项：气管内插管时应尽可能缩短胸部按压的中断时间。实施胸部按压的急救者一旦停止按压，实施插管的急救者应立即进行气管插管。插管时间限制在10秒钟以内，一旦气管导管通过声门，马上开始胸部按压。如果一次插管失败，应先予以通气和按压再进行下一次尝试。

经口气管插管主要禁忌证包括：喉头水肿、喉头黏膜下血肿或脓肿、主动脉瘤压迫气管、咽喉部烧伤、肿瘤或异物残留、颈椎骨折、头部不能后仰、张口严重受限者。

气管插管并发症包括口咽损伤、较长时间中断胸部按压和通气、气管导管位置错误导致低氧血症等，主要因操作者不熟练以及对导管位置检测不力引起。

4）经鼻气管插管和经环甲膜气管插管

（1）经鼻气管插管：适合于下颌活动受限，张口困难或头部后仰受限（如颈椎骨折）等情况。患者对经鼻插管较易耐受，长期插管通气时可考虑经鼻插管。经鼻气管插管禁忌证与经口插管基本相同。此外，鼻或颌面严重骨折、凝血功能障碍、鼻或鼻咽部梗阻和颅底骨折的患者也不宜进行经鼻气管插管。

（2）经环甲膜气管插管：又称逆行气管插管，是指先行环甲膜穿刺，将导丝经环甲膜送入气管，通过喉部到达口咽部，由口腔或鼻腔引出，再将气管导管沿导丝插入气管。

经环甲膜气管插管适应证：因上呼吸道解剖因素或病理条件无法暴露声带甚至会厌，不能完成经口或经鼻气管插管；头后仰受限不能经口气管插管。禁忌证包括：甲状腺肿大、口腔完全无法张开、穿刺部位感染、凝血功能障碍等。

插管完成后应立即检查确认气管导管位置（IIa级），方法包括：临床评价、呼气末 CO_2 监测或者食管探测（EDD）。

监测呼气末 CO_2 浓度是目前确认气管内导管位置的常用手段之一（IIa级），但呼气末 CO_2 浓度监测并不完全可靠，其敏感性为33%～100%，特异性为97%～100%，阳性预测值为100%，阴性预测值为20%～100%。

EDD 仅能作为确认气管内导管位置的一种辅助手段。某些情况如静脉注射肾上腺素、哮喘引起严重的气道阻塞以及肺水肿时，呼气末 CO_2 浓度可骤减，推荐使用 EDD。但当气管趋于塌陷时，EDD 可能会产生错误结论从而误导急救者的判断。此类情况包括：肥胖症、晚期妊娠、哮喘持续状态以及气道内有大量分泌物。目前，尚无证据表明 EDD 可以准确地对气管内导管的位置进行持续监测。

6.插管后的护理　在建立高级气道并确认导管位置正确后，急救者应立即记录导管的深度，以切牙作为标记，并对导管加以保护和固定（I级）。在转运过程中，特别是将患者由一个位置转移到另一个位置时，应对气管内导管的位置作持续监测。

建立高级气道后的注意事项：

（1）确定高级通气装置的位置正确。

（2）2 个急救者不再轮流实施 CPR，其中一人以 100 次/min 的频率进行持续的胸部按压，另一人以 8～10 次/min 的频率提供通气。2 个急救者每 2 分钟交换通气和按压的角色，以避免按压疲劳造成按压质量和频率的下降。如有多名急救者在场，应每 2 分钟轮换实施胸部按压。

（3）避免过度通气。

7.机械通气　自动呼吸机（ATVs）：无论院内还是院外 SCA，ATVs 均可用于已建立人工气道的成年患者，对于未建立人工气道的成年 SCA 患者，可使用不具备呼气末正压（PEEP）功能的 ATVs。如果 ATVs 潮气量可调，潮气量的设置应使胸廓有明显的起伏（6～7ml/kg 或 500～600ml），且送气时间大于 1 秒钟。如未建立人工气道，急救者应提供一个渐升渐降的压力以避免胃胀气的发生。一旦建立人工气道，CPR 期间呼吸频率应为 8～10 次/min。一个对 73 例气管插管患者的研究显示，绝大多数患者发生院内或院外 SCA 时，使用 ATVs 与使用带储氧袋的面罩比较，血气分析指标没有差别。ATVs 的缺点包括需要氧源和电源。因此，急救者应配备有效的带储氧袋的面罩作为备用。年龄<5 岁的小儿不宜使用 ATVs。

手动触发、以氧气为驱动源、流量限制的人工呼吸器：这种呼吸器较之于带储氧袋面罩通气更少发生胃胀气。一般用于 CPR 期间尚未建立人工气道仅以面罩通气时。应避免使用自动模式、以氧气为驱动源、流量限制的人工呼吸器，以免产生持续的 PEEP，减少心输出量。

（四）循环支持

1.阻阀设备（ITD）　阻阀设备与气管插管、面罩或其他气道辅助设备如喉罩导管、食管气道导管联合使用可增加回心血流量和心输出量，降低脑血管阻力，从而为心脏和大脑提供更多的血供。只要能够保持面罩和面部的密封，ITD 和面罩同时使用与 ITD 和气管插管同时使用均能产生气管内负压。ITD 是新的 AHA 指南高度推荐的能增加循环血量和复苏成功机会的 CPR 方式。有研究证实，ITD 联合传统的徒手 CPR 可使心脏和脑血流量倍增，患者血压升高一倍，24 小时存活和健康出院的概率增加50%以上。一旦恢复自主循环应立即除去 ITD。

目前尚未见正确使用 ITD 出现不良影响的报道，如果不恰当使用（比如忘记及时移除 ITD）理论上可导致肺水肿的发生。

2.主动按压-减压 CPR（ACD-CPR） ACD-CPR 是使用一个装配有负压吸引装置的设备，在减压阶段主动抬前胸以增加静脉回流。对于院内 SCA 患者，ACD-CPR 可作为标准 CPR 之外的备选方案。在一项对 610 例院外 SCA 的成年患者的随机研究中，同时使用 ITD 和 ACD-CPR 较之单一标准 CPR 可改善自主循环的恢复和 24 小时存活率。ACD-CPR 和阻力单向活瓣装置 ITD 联用，可改善机体的代谢，显著增加循环血量、血压、呼气末 CO_2 浓度和复苏成功率。关于应用 ACD-CPR 对生存率的影响还存在争议，其中一些研究显示一年生存率有显著提高，而另一些则显示应用此装置后没有明显获益。

3.充气背心 CPR（VEST-CPR） VEST-CPR 也称为负荷带 CPR，该装置可环绕胸廓行脉动式按压及减压，从而使胸腔内压力显著升高和降低。对于院内或院外 SCA 患者，负荷带 CPR 可作为标准 CPR 的辅助措施（IIb 级）。2006 年 JAMA 杂志上发表了关于 VEST-CPR 的一份大规模临床研究报告，结果显示 EMS 救护车配备 AutoPulse 未能改善院外非创伤性 SCA 患者的预后。另一篇发表在同一期的大规模临床研究报告指出，负荷带 CPR 与徒手 CPR 相比，存活率和神经功能的预后更差。目前对于该装置改进和临床价值仍在进一步研究中。

4.机械泵 CPR 对于难以开展手工 CPR 的情况可考虑使用机械泵 CPR（IIb 级）。机械泵设备通过安装在机器上的气动活塞按压胸骨部分达到胸外心脏按压的目的。它提供了一个可以连续进行机械胸部按压的方式同时又不阻碍胸廓回弹，相反有助于胸廓完全回弹。由 1 个成人前瞻性随机研究和 2 个随机交叉研究证实，由专业人员施行的机械泵 CPR 能改善院内和院外 SCA 患者的呼气末 CO_2 分压和平均动脉压。

5.有创 CPR 开胸 CPR 可考虑应用于心胸外科手术后早期或胸腹已被打开的情况下发生的 SCA（IIa 级）。目前尚无开胸 CPR 随机对照研究结果的报道。开胸 CPR 的优点在于改善冠脉灌注压和增加自主循环的恢复。开胸 CPR 不应作为常规，其在 SCA 救治早期的作用有待进一步研究和评价。

（五）心脏骤停的药物治疗

发生 SCA 时，基本 CPR 和早期电除颤是最重要的，然后才是药物治疗。在 CPR 和除颤之后应立即建立静脉通道，进行药物治疗。药物治疗目前以血管加压药和抗心律失常药为主。给药时应尽可能减少按压中断时间。

1.给药途径

（1）中心静脉与外周静脉给药：复苏时大多数患者不需要置入中心静脉导管，只需置入一根较粗的外周静脉导管。与中心静脉给药相比，外周静脉给药到达中心循环需要 1～2 分钟，药物峰浓度低、循环时间长，但建立外周静脉通道时无需中断 CPR，操作简单，并发症少，也可满意地使用药物和液体，所以复苏时首选外周静脉给药。如果从外周静脉注射复苏药物，则应在用药后再静脉注射 20ml 液体并抬高肢体 10～20 秒，促进药物更快到达中心循环。

（2）骨内给药：骨内导管置入能提供一条不塌陷的静脉丛，骨内给药能起到与中心静脉给药相似的作用。骨内给药对液体复苏、药物输送、血标本采集都是安全有效的，适用于各年龄组（特别是 6 岁以上患者）使用。如果静脉通道无法建立，可进行骨内注射（IO）。

如果除颤、外周静脉给药、骨内静脉丛给药均不能恢复自主循环，急救者应立即进行中心静脉穿刺给药。注意，中风或急性冠脉综合征溶栓后是中心静脉置管的相对禁忌证。

（3）气管内给药：如果静脉或骨内穿刺均无法完成，某些复苏药物可经气管内给予。利多卡因、肾上腺素、阿托品、纳洛酮和血管加压素经气管内给药后均可吸收。同样剂量的复苏药物，气管内给药比静脉给药（IV）血浓度低。气管内给药产生的低浓度肾上腺素，可能产生 β-肾上腺素能作用，这种作用是有害的，能导致低血压和低冠脉灌注压，有潜在降低自主循环恢复的风险。因此，复苏时最好还是采用静脉给药或骨内给药，以达到更高的药物浓度和更好药理学效应。大多数药物气管内给药的最佳剂量尚不清楚，但一般情况下气管内给药量应为静脉给药量的 2～2.5 倍。气管内给药时应用注射用水或生理盐水稀释至 5～10 ml，然后直接注入气管。

2.治疗药物与使用方法

1）血管加压药：到目前为止，在无脉 VT、VF、

PEA或心脏停搏患者的复苏中，尚无研究显示任何一种血管加压药能增加无神经功能障碍的存活出院率。但有证据表明，使用血管加压药有助于自主循环的恢复。

（1）肾上腺素：由于肾上腺素可刺激α-肾上腺素能受体，产生缩血管效应，增加CPR时冠状动脉和脑的灌注压，因此在抢救VF和无脉性VT时能产生有益作用。尽管肾上腺素已普遍使用，但很少有证据显示它能改善患者存活率。开始或逐步增加的高剂量肾上腺素偶尔能增加自主循环恢复和早期存活率，但在多项心脏骤停的研究中，与标准剂量（1mg）相比，高剂量肾上腺素并不改善病人的存活出院率或神经功能，即使在开始用高剂量肾上腺素亚组病人亦如此。在SCA的复苏中，每3～5分钟使用1mg肾上腺素，经静脉/骨内注射是恰当的。大剂量肾上腺素可用于某些特殊情况，如β受体阻滞剂或钙通道阻滞剂过量时。如果经静脉/骨内注射通道延误或无法建立，可用肾上腺素2～2.5mg气管内给药。

（2）血管加压素：为非肾上腺素能血管收缩药，也能引起冠脉和肾血管收缩。法国一项大规模的前瞻性研究发表，共有2 894名患者被随机地纳入研究，结果表明血管加压素、肾上腺素联合应用与单独应用肾上腺素相比，在自主循环恢复、出院率、一年生存率、神经功能恢复方面都没有明显差异。而最近一项系统回顾性研究表明，对心脏骤停病人，联合使用血管加压素和肾上腺素对ROSC恢复率有好处，但对生存率影响无差异。因此，目前没有足够的证据支持联合使用血管加压素和肾上腺素。基于以上多项研究发现，施救者可以考虑用血管加压素治疗心脏停搏病人，但并没有充分证据表明要求对心脏骤停病人用或不用血管加压素。肾上腺素每3～5分钟一次用于复苏，第一或第二次可用血管加压素替代肾上腺素。

（3）去甲肾上腺素：早期复苏时发现，对心脏停搏患者去甲肾上腺素产生的效应与肾上腺素相当。但在唯一的一项前瞻性研究中，对比标准剂量肾上腺素、大剂量肾上腺素和大剂量去甲肾上腺素，并未发现去甲肾上腺素有益，相反可导致更差的神经预后。

2）抗胆碱能药——阿托品：阿托品能逆转胆碱能介导的心率下降、全身血管收缩和血压下降。迷走神经张力增高能导致或诱发心脏停搏，阿托品作为迷走神经抑制药，可考虑用于心脏停搏或PEA的治疗。SCA时推荐的阿托品剂量为1mg，经静脉给药，如果停搏持续存在，可每3～5分钟重复使用一次，连续3次或直至总量达到3 mg。

3）抗心律失常药：目前尚无证据证明对SCA常规使用抗心律失常药能增加存活出院率。但是，胺碘酮与安慰剂或利多卡因相比，能增加短期存活出院率。

（1）胺碘酮：胺碘酮可影响钠、钾、钙通道，并有阻断α和β肾上腺素能的特性。在CPR中如2～3次电除颤和血管加压药物无效时，立即用胺碘酮300mg（或5mg/kg）静脉注射，然后再次除颤。如仍无效可于10～15分钟后重复追加胺碘酮150mg（或2.5mg/kg）。注意用药不应干扰CPR和电除颤。VF终止后，可用胺碘酮维持量静脉滴注。最初6小时以1mg/min速度给药，随后18小时以0.5 mg/min速度给药，第一个24小时用药总量应控制在2.0～2.2g以内。第二个24小时及以后的维持量根据心律失常发作情况酌情减量。对除颤、CPR和血管加压药无反应的VF或无脉VT患者，可考虑静脉使用胺碘酮。在对院外复发VF/无脉VT的随机、双盲、对照研究中，胺碘酮300mg或5mg/kg，静脉给药，与安慰剂或利多卡因比较，能增加存活出院率。另一项研究表明，对VF或血流动力学不稳的VT患者应用胺碘酮，能持续改善对除颤的反应。静脉应用胺碘酮可产生扩血管作用，导致低血压，故使用胺碘酮前应给予缩血管药以防止低血压发生。初始剂量300mg，经静脉/骨内注射后续剂量150mg，经静脉/骨内注射。

（2）利多卡因：室性心律失常应用利多卡因缘自早期的动物实验以及用药过程中发现它能抑制室性期前收缩和预防急性心肌梗死并发VT。院前双盲随机对照研究发现，使用胺碘酮的患者存活出院率高于利多卡因，而利多卡因更易引起除颤后心脏停搏。利多卡因是常用的两种抗室性心律失常药物之一，与其他抗心律失常药相比，具有更少的不良反应。然而，尚无证据证明利多卡因对SCA有长期或短期作用。起始剂量1～1.5mg/kg，静脉给药，如果VF/无脉VT持续存在，5～10分钟后可再用0.5～0.75 mg/kg，静脉给药，最大剂量为3 mg/kg。

（3）普鲁卡因胺：用于治疗VF和无脉VT。普鲁卡因胺仅限于慢灌注和不能确定效果的紧急情况下使用。

（4）镁剂：静脉注射镁剂能有效终止QT间期延长引起的尖端扭转型室速（TDP），而对正常QT间期的不规则/多形性VT似乎无效。当VF/无脉VT与TDP相关时，可给予1~2克硫酸镁稀释后，经静脉/骨内注射给药（5~20分钟）。如果TDP发作时不能触及脉搏，可先给予负荷剂量，然后用1~2克硫酸镁加入50~100ml液体中静脉滴注，给药速度要慢（5~60分钟）。

4）碳酸氢钠：在SCA和CPR时，组织无血流或血流较少，可产生代谢性酸中毒。自主循环是维持酸碱平衡的关键。CPR时应用碱性药物不能增加除颤成功率和患者存活率，且有很多不良反应：①降低冠状动脉灌注压；②引起细胞外酸中毒，氧解离曲线右移，氧释放减少；③引起高钠血症和高渗血症；④产生大量的CO_2，弥散至心肌细胞和脑细胞内，引起反常性酸中毒；⑤加重中枢神经系统酸中毒；⑥使儿茶酚胺失活。CPR时或自主循环恢复后，不推荐常规使用碳酸氢钠。主要用于合并代谢性酸中毒、高钾血症、三环类抗抑郁药物过量所致的SCA患者。首次剂量为1mmol/kg，静脉滴注。应用时须严密监测碳酸氢根离子和剩余碱，防止发生碱血症。碳酸氢钠最好不与肾上腺素类药物混合，以免后者失活。

5）其他药物：①纤维蛋白溶解药：标准CPR无效的SCA患者用纤维蛋白溶解药（Tpa）已有成功报道，特别是急性肺栓塞患者。尚无充分证据证明对SCA患者用或不用纤维蛋白溶解药治疗。只有对怀疑为肺栓塞引起的SCA患者考虑使用。继续CPR不是纤维蛋白溶解药物的禁忌证。②输液：目前没有足够的证据推荐CPR时常规输液治疗。仅当大量液体丢失导致PEA时需补液治疗。不推荐高渗盐水。除非存在低血糖，否则不用葡萄糖溶液。

五、复苏后监护与器官功能支持

已恢复自主循环的患者应在ICU实施监测与治疗。其意义在于改善血流动力学不稳定状态，降低多器官功能衰竭患者的早期病死率以及脑损伤引起的病死率。复苏后治疗应围绕降低患者病死率，改善长期生存和神经功能进行。重点是维护患者的心肺功能及器官和组织的有效灌注，特别是脑灌注。努力寻找引起SCA的原因，积极预防SCA再发。

（一）SCA和复苏无效患者可逆性病因的确定与处理

在ACLS期间，应对SCA和复苏无效患者的原因，尤其是可逆性原因进行排查，并给予及时处理（表3-2-1）。

表3-2-1 复苏无效的原因与处理对策

可逆性病因	处理对策
低血容量	输血、输液
低氧血症	氧疗
酸中毒	纠酸
高钾/低钾血症	控制血钾
低温	保温、复温
中毒	解毒、对症处理
心包填塞	手术减压
张力性气胸	抽气减压或胸腔闭式引流
冠状动脉或肺栓塞	溶栓或急诊介入治疗
创伤	优先处理致命性损伤

（二）复苏后监测

1.血流动力学评估

（1）冠脉灌注压（CPP）：与心肌血流量和自主循环恢复相关。≥1.99kPa（15mmHg）是自主循环恢复的前奏。复苏中如有动脉血压监测，应最大限度提高动脉舒张压以提高CPP。

（2）脉搏：胸部按压时能否通过触摸脉搏评价按压的效果尚有争议。颈动脉搏动并不能真实反映CPR中冠脉和脑血流的恢复情况。

2.呼吸功能评估

（1）动脉血气分析：主要用来了解低氧血症的程度和通气是否适当。动脉血CO_2分压（$PaCO_2$）是反映通气是否适当的指标，如果通气持续稳定，$PaCO_2$升高可能是潜在的灌注改善的标志。

（2）呼气末CO_2监测：作为自主循环恢复的指标，可用来指导治疗。与心输出量、CPP、复苏成功等有关。自主循环恢复后，持续或间断监测呼气末CO_2浓度，可了解气管导管是否在气管内。

（三）复苏后器官功能支持

1.循环功能支持 尽早进行心电图、胸部X线、超声心动图、电解质和心肌标志物检查及有创血压监测。

对于急性心肌梗死的治疗参照有关ACS指南。

2.围心脏骤停期心律失常的处理

（1）窄QRS心动过速：根据患者血流动力学

是否稳定及心率和心律采用电复律、物理方法、药物复律和控制心率等不同方法。

对于血流动力学不稳定者最好采用电复律。

心房纤颤的药物治疗：合并快速心室反应时可选用β阻滞剂、地尔硫䓬等控制心室率；复律可选用伊布特利、胺碘酮、普罗帕酮、氟卡尼等。

规则窄 QRS 心动过速的治疗：①血流动力学稳定的窄 QRS 心动过速：除房颤和房扑外，PSVT 首选刺激迷走神经的方法（颈动脉窦按摩，valsalva 动作），但老年人应避免按摩颈动脉窦。若颈动脉窦按摩无效，可选用腺苷、维拉帕米和地尔硫䓬等钙通道阻滞剂或胺碘酮治疗；②血流动力学不稳定的窄 QRS 心动过速：首选电复律，如果电复律不能立即施行，可快速静脉注射腺苷。

（2）宽 QRS 心动过速：对于血流动力学不稳定者最好采用电复律。

血流动力学稳定者可考虑药物治疗。胺碘酮对电复律或其他药物效果不佳的 VT 有效。静脉注射胺碘酮优于利多卡因；普鲁卡因胺终止自发性 VT 优于利多卡因；终止急性持续性 VT 时索他洛尔较利多卡因更有效。因此，终止稳定的持续性 VT 目前推荐使用胺碘酮、普鲁卡因胺和索他洛尔。

多形性 VT 的治疗：①正常 QT 间期的多形性 VT：镁剂和利多卡因无效，胺碘酮可能有效。②TDP：静脉注射镁剂能有效终止长 QT 间期 TDP，异丙肾上腺素或心室起搏能有效终止心动过缓和药物诱导的 QT 延长相关性 TDP，故推荐镁剂、异丙肾上腺素或心室起搏用于 TDP 的治疗。

（3）心动过缓：首先寻找和治疗心动过缓的可逆性病因。在缺乏可逆性病因时应以阿托品作为急性有症状心动过缓的一线治疗药物。二线药物包括：多巴胺、肾上腺素、异丙肾上腺素、氨茶碱等。如果阿托品治疗无效，应考虑经静脉起搏。

有症状心动过缓的药物治疗：①对于多数患者，静脉注射阿托品可提高心率，改善心动过缓相关的症状与体征；②对阿托品无反应时，可考虑氨茶碱、胰高血糖素静脉注射；③对药物诱导的心动过缓，胰高血糖素治疗有效；④心脏移植后应用阿托品可引起高度房室传导阻滞。

治疗推荐：①首选阿托品 0.5mg，静脉给药，每 3～5 分钟重复一次，直至总量达到 3mg；②对阿托品无反应时应准备经皮快速起搏，亦可选用多巴胺、肾上腺素、异丙肾上腺素、氨茶碱等二线药物；③症状严重特别当阻滞发生在希氏束以下时，应立即进行起搏治疗；④β 受体阻滞剂或钙通道阻滞剂诱导的心动过缓可用胰高血糖素治疗（3mg，静脉给药，必要时 3mg/h 维持）；⑤心脏移植患者不用阿托品。

3.呼吸功能支持　部分患者仍需要机械通气和高浓度氧疗，注意避免过度通气。

胸部 X 线检查，及时发现与处理复苏后心肺并发症（如气胸、气管导管移位等）。

适当镇静，尽量少用肌肉松弛药。

4.肾功能支持　监测尿量，检查尿常规、血尿素氮和肌酐。对非肾前性肾功能不全，若血压稳定宜早期血液净化治疗。

5.控制体温

（1）控制高温：所有 SCA 患者均应避免高热。

（2）诱导低温：动物实验显示亚低温治疗能够减少神经损害，而且低温治疗开始得越早，再灌注持续时间越长，低温保护作用就越明显越持久。Holzer M 等在对 3 个有关复苏后低温治疗的随机临床实验进行 Meta 分析后认为，SCA 后亚低温能改善神经系统预后，且不会产生明显的不良影响。最近的动物实验研究显示，在复苏的开始阶段即给予亚低温治疗，其自主循环恢复率也有明显提高。适应证：院外 VF 或院内外非 VF 所致的 SCA，以及自主循环恢复后无意识但有满意血压的患者。溺水、低温所致的 SCA 及复苏后低体温患者一般不实施诱导低温。方法：通过血管内置入冷却导管，膀胱内注入冰生理盐水，应用冰毯、冰袋、冰帽等，迅速将患者体温降至 32～34℃，持续 12～24 小时。

6.控制血糖　自主循环恢复后 12 小时内无需严格控制血糖至正常水平，但 12 小时后应用胰岛素控制血糖浓度，注意防止发生低血糖。建议用快速血糖监测仪加强血糖监测，开始至少每小时检测血糖一次，血糖稳定后可适当减少每日监测次数。

7.中枢神经系统支持　经 CPR 存活的患者中，80%都经历过不同时间的昏迷，其中 40%患者进入持续植物状态，80%患者在一年内死亡，脑功能完全恢复的很少见。因此，复苏后的脑保护治疗显得尤为重要。目前常用的脑保护措施包括：对无意识患者维持正常或略高于正常的平均动脉压；控制高热，诱导低温（亚低温治疗），尤其注意保持头部低温；酌情应用脱水剂和神经营养药；积极进行高压氧治疗。不推荐预防性使用抗癫痫药，但一旦出现抽搐应立即采取抗惊厥治疗。另外，中药用于脑保护治疗的研究也取得很大进展。业已证实，川芎嗪、左旋四氢巴马汀对脑缺血再灌注损伤具有很好的保护作用。此外，基因治疗在脑复苏中也可能具有良好的应用前景。

8.其他治疗 包括控制感染、营养支持等。

六、特殊情况下的复苏

某些特殊情况下发生的呼吸心搏骤停，需要急救者调整方法进行复苏。

1.气道异物梗阻

（1）原因：任何患者突发呼吸停止、发绀和不明原因的意识丧失都应考虑到气道异物梗阻（FBAO）。成人和儿童通常在进食时发生 FBAO，试图吞咽大块难以咀嚼的食物是造成梗阻最常见的原因。过量饮酒、装有假牙和吞咽困难的老年人也易发生 FBAO。头面部损伤特别是意识丧失的患者，血液和呕吐物均可堵塞气道而导致 FBAO。

（2）识别：异物可造成气道部分或完全梗阻。部分梗阻时，尚有气体交换。若气体交换良好，患者能用力咳嗽，此时应鼓励其继续咳嗽并自主呼吸，急救人员不宜干预患者自行排除异物的努力，但应守护在其身旁，并监护患者的情况，如梗阻仍不能解除，即应启动 EMSS。若部分梗阻患者一开始就呈现气体交换不良，表现为咳嗽无力、吸气时高调喘鸣、呼吸困难加重和发绀，应按气道完全梗阻对待。气道完全梗阻时，由于气体交换消失，患者不能讲话，不能呼吸或咳嗽，常用双手抓住颈部。如患者出现气道完全梗阻的征象，必须立即救治。否则，会因氧供急性完全中断而发生意识丧失，甚至呼吸心搏骤停。

（3）解除：如果 FBAO 患者尚有意识，应首选腹部冲击法（Heimlich 法）排除气道异物（IIb级，图 3-2-3）。实施腹部冲击时，急救者站在患者身后，双臂环绕患者腰部，一手握拳，拇指侧紧抵患者剑突下至脐上腹中线部位，另一手抓紧拳头，用力快速向内、向上冲击腹部，反复多次，直至异物从气道内排出。如 FBAO 患者比较肥胖或处于妊娠晚期，应采用胸部冲击法排除气道异物（推荐级别未确定）。有时可联合采用用力拍背、腹部冲击和胸部冲击法解除 FBAO。当患者出现意识丧失、呼吸心搏骤停时，应迅速启动 EMS，立即开始 CPR，并尽快通过喉镜取出异物，不能取出时应行环甲膜穿刺或气管切开通气。

2.体温过低 体温过低患者尚未发生心脏骤停时应重点考虑复温治疗，将患者迅速转移到温暖处，脱去其冷湿衣服，保持患者与寒冷环境隔离。复温措施包括：主动体表复温，如热水浴、热辐射或热空气包裹等；主动深部复温，如吸入 42～46°C 湿热氧气、43°C 生理盐水静脉注射或腹腔灌洗等。

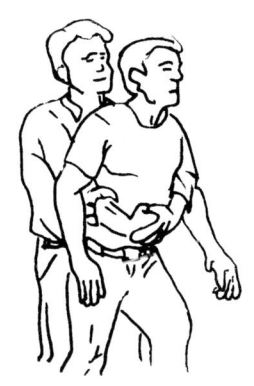

图 3-2-3 海姆之克手法

如体温过低患者发生心脏骤停，需立即进行 CPR。由于体温过低时脉搏和呼吸频率缓慢或不宜察觉，应在 30～45 秒钟内判断患者呼吸和脉搏情况，以确定是否存在呼吸停止、无脉性心脏停搏或心动过缓，从而决定是否需要 CPR。如无自主呼吸，应立即实施人工呼吸，通过球囊—面罩或气管插管给予 42～46°C 湿热氧气。如无脉搏且无可觉察的循环体征，应立即进行胸外心脏按压。在不能确定是否存在脉搏时也需进行胸部按压。若有室颤，电除颤一次后立即再次 CPR。如电除颤无效应首先考虑继续 CPR 和复温治疗，将患者体温恢复至 30～32°C 后再行除颤。因为深部体温<30°C 时电除颤和心血管药物治疗往往无效。

3.淹溺 淹溺可致组织缺氧，缺氧时间的长短和严重程度是决定预后的关键。因此，对淹溺患者应尽快恢复通气和组织灌注。

首先要设法将患者从水中救起。离开水面前，经过特殊训练的急救者可在水中对患者实施口对口或口对鼻人工呼吸（IIb 级）。由于胸部按压在水中难以进行，也不可能有效，而且会导致急救者和淹溺者受伤，故不提倡在水中实施胸部按压。出水后，应迅速开放气道，检查呼吸和循环情况。若呼吸心搏停止，应立即实施CPR（IIa级），特别强调人工呼吸的重要性，并尽快启动EMS。目前尚无证据表明水能成为阻塞气道的异物，因此对淹溺者不宜采用解除FBAO的手法如腹部冲击法，以免引起组织损伤、呕吐和误吸，或导致CPR的延迟。

4.电击 心脏骤停是电击致死的首要原因，因为电击（包括雷击）可直接造成室颤和心室停搏。呼吸停止常继发于：①电流损伤延髓引起呼吸中枢抑制；②电流刺激胸壁肌肉和膈肌强直性痉挛，后发展为呼吸肌瘫痪。

一旦发生电击或雷击，要迅速切断电源或将患者移出雷击区，去除燃烧的衣物，检查呼吸和脉搏。若心跳停止，应立即进行胸部按压、人工呼吸和电除颤。对呼吸微弱或呼吸停止但有自主循环的患者，无需胸部按压，注意保持气道通畅和充足的通气，以免继发缺氧性心脏骤停。

当电击或雷击引起大面积灼伤，特别是颜面部、口腔和颈部灼伤时，为避免软组织肿胀压迫气道，即使患者有自主呼吸也应及早气管插管，同时注意静脉补液。

5.中毒 对中毒患者应迅速采取洗胃、血液净化等治疗清除体内毒物。若有特效解毒药需尽早使用，如有机磷杀虫药中毒，应用阿托品或长托宁及氯磷定；吗啡和海洛因中毒，应用纳洛酮。发生呼吸循环衰竭时要进行呼吸循环支持。对中毒所致的严重心律失常，应使用抗心律失常药物或行起搏治疗。其中，血液动力学不稳定的多形性室速、无脉性室速或室颤患者应及时电除颤。对拟交感神经药中毒引起的顽固性室颤，需增加应用肾上腺素的时间间隔，且仅用标准剂量。

中毒患者特别是钙通道阻滞剂中毒者，发生呼吸心搏骤停时应尽量延长CPR的持续时间。有报道，严重中毒患者经3～5小时CPR后得以存活，且神经系统功能恢复较好。

6.过敏反应 过敏反应是一种多系统变态反应性疾病，严重时可致气道梗阻、心血管功能衰竭，甚至死亡。

对进行性声嘶、喘鸣、舌水肿和口咽肿胀的患者推荐早期选择性气管插管，以免发生气道梗阻和窒息。

过敏患者发生心脏骤停时，CPR、容量复苏及肾上腺素的应用是治疗的关键。

容量复苏：严重过敏反应可致广泛的血管扩张和毛细血管通透性增加，引起血容量绝对或相对不足，必须充分扩容，在数小时内快速输入4～8L等张晶体液。

肾上腺素：采用大剂量快速静脉注射。首次1～3mg，随后3～5mg，均在3分钟内注射完毕，然后以4～10μg/min的速度维持。

CPR：过敏患者大多年轻，心血管功能正常，对补液和肾上腺素治疗的反应良好。因此对过敏反应所致的心脏骤停，必须尽量延长CPR时间，以保证机体代谢所需的氧供，帮助患者度过过敏反应最危急的阶段。

其他：如抗组胺药、糖皮质激素等，也可酌情使用。

7.创伤 对严重创伤的无反应患者，不能排除颈椎骨折时，应保持颈椎固定，采用托颌法开放气道，清除口腔中的血液、呕吐物和分泌物，迅速检查呼吸和脉搏情况。如果证实为呼吸心跳停止，应立即进行胸部按压和人工通气，条件允许时还可电除颤。人工通气过程中要观察肺部呼吸音、胸廓扩张度及气道阻力，注意有无血胸、开放性气胸和张力性气胸，并予以相应处理。

当患者自主循环恢复后，应尽快送往有条件的医院抢救。积极处理可见的出血，建立大静脉通路，酌情补液。创伤患者如无血流动力学障碍不必过分强调液体复苏。发生低血容量性休克时，应根据地点（市内或郊外）和创伤类型（穿透伤或钝挫伤）决定是否进行容量复苏。对市内的穿透伤患者，不宜过度补充血容量，以免引起血压升高而加速失血，延误运送和手术治疗。对发生在郊外的穿透伤和钝挫伤患者，运送途中均需容量复苏，保证收缩压在1.97kPa（90mmHg）以上。

8.妊娠 妊娠伴心脏骤停时，复苏过程要同时兼顾母亲和胎儿，母亲存活是胎儿存活的关键。

孕期妇女呼吸、循环系统存在一些特殊的生理变化：①肺功能残气量、体循环和肺循环阻力、胶体渗透压下降；②心率、血容量和氧耗量增加；③仰卧时子宫压迫内脏血管和腔静脉，引起低血压及心排出量下降。这些变化使孕妇对损伤易感、耐受力降低。

孕期妇女发生心脏骤停的常见原因包括：肺栓塞、创伤、大出血、羊水栓塞、妊娠高血压综合征、先天性或获得性心脏病等。对心脏骤停的孕妇实施CPR时，为减少妊娠子宫对静脉和心排出量的影响,可在右侧臀部和背部下方放置垫子或枕头,使孕妇呈 15~30 度左侧卧位(图 3-2-4),然后进行胸部按压。目前尚无除颤直流电对胎儿心脏造成不良作用的证据,可采用 ACLS 推荐的标准能量除颤。由于孕妇体内激素水平的改变使胃食管括约肌张力下降,人工呼吸时应持续压迫环状软骨或尽快进行气管插管,防止胃内容物反流和误吸。肾上腺素、血管加压素及多巴胺等药物在有临床指征时应及时使用。

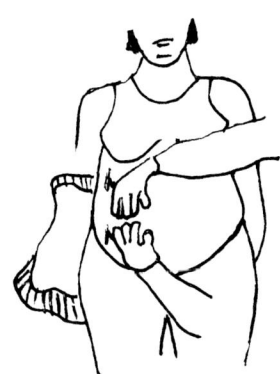

图 3-2-4 孕妇 CPR 体位

妊娠 24~25 周以上患者发生心脏骤停时,如经积极的 CPR 仍不能恢复有效循环,应在 4~5 分钟之内实施紧急剖宫产术,以增大母亲和婴儿的生存机会。因为婴儿的娩出可解除子宫压迫,允许静脉回流入心脏,有利于 CPR 的成功。

原则上对所有呼吸心跳停止的患者均应尽最大努力复苏,但存在下列情况时可考虑终止或不进行 CPR:①患者有有效的"放弃复苏"的遗嘱,或出现不可逆性死亡征象如断头、尸僵、尸腐等,可不进行 CPR;②如果 CPR 持续 30 分钟,患者仍深昏迷,无自主呼吸,心电图成直线,脑干反射全部消失,可终止 CPR。

七、小儿心脏骤停与复苏

小儿 SCA 主要表现为心室停搏,其次为心动过缓和无脉性电活动,室性心律失常的发生率较低。

从 CPR 的角度,小儿年龄段可划分为:1 个月以内为新生儿,1 个月~1 岁为婴儿,1~8 岁为小儿。8 岁以上儿童的 CPR 程序和方法与成人基本相同。

(一)小儿基本生命支持(BLS)

1.检查反应 迅速轻拍或大声呼唤患儿,观察其反应水平,判断患儿意识。对有头颈部创伤的小儿不宜移动和搬运。若患儿无反应或应答,应立即开始 CPR,并呼救和电话启动 EMS。

2.开放气道 小儿发生 SCA 时要优先开放气道。对非专业急救者仰头抬颏法适用于任何患儿(IIa 级);对专业急救者仰头抬颏法适用于脊柱无损伤或托颌法不能开放气道的脊柱损伤患儿(IIb 级)。托颌法优先用于脊柱损伤者。

上呼吸道梗阻所致的窒息在小儿 SCA 中占有很大比例,开放气道首先要清除气道异物。若咳嗽有力应鼓励患儿咳嗽,以咳出异物。若咳嗽无力(声音变小或无声音)或呼吸困难明显,尤其是神志不清的患儿,应及时采取措施解除气道梗阻。对婴儿推荐使用拍背和胸部冲击法排出异物,1 岁以上小儿建议采用 Heimlich 手法及卧位腹部冲击法。

1)拍背和胸部冲击法:拍背时将婴儿置于俯卧位,骑跨于急救者前臂上,头低于躯干;胸部冲击时将婴儿仰卧于急救者前臂上,头低位。

对于神志清楚的婴儿,急救者实施以下程序:

(1)急救者取坐位,保持婴儿俯卧于施救者前臂上,前臂可放于大腿上,手指张开托住患儿下颌并固定头部,保持头低位,注意不要压迫喉部软组织。

(2)用手掌根部在婴儿肩胛之间用力拍打 5 次。

(3)拍背后将空闲的手放于婴儿背部,手掌托住其头颈部,此时患儿处于两手之间,一手支持其头、颈、嘴、胸,一手支持其背部。

(4)当头、颈很好地托住后,小心地将婴儿翻转过来,使其仰卧于另一手的前臂上,手臂置于大腿上,继续维持头低位。

(5)施行 5 次快速的胸部冲击,位置与胸部按压相同(胸骨下 1/2 处),在乳头连线下一指宽处。冲击与按压不同之处在于持续时间较短促,利用肺内压力突然增高将异物冲出(如同咳嗽一样)。若急救者手较小或婴儿较大,施行上述程序有困难时,可将婴儿置于急救者大腿上,头于膝部,用手可靠地固定住头部并保持头低位。在行 5 次拍背后,翻转过来进行 5 次胸部冲击。

(6)如果气道梗阻仍未解除,可重复上述操作,直到异物解除或患儿神志转清。

对神志不清、无呼吸的患儿施行拍背及胸部冲击前，应使患儿嘴张开，用拇指和食指捏住其舌和下颌并将其提起，一方面可以使后坠的舌离开咽后壁，部分缓解阻塞，另一方面使异物容易排出。当发现异物时，直视下用手小心取出。对婴儿和儿童不要盲目用手指清除异物，以免将异物推向气道深部，造成进一步阻塞。随后采用仰头抬颏法开放气道，进行人工呼吸。如果呼吸无效，重新放置头部位置后再行人工呼吸。如呼吸仍然无效，施行拍背及胸部冲击，直到异物清除、气道通畅。

2）Heimlich 手法：适合于神志清楚的小儿。参照成人 CPR 相关章节。

3）卧位腹部冲击法：适合于神志不清楚的小儿。具体实施程序：

（1）将患儿置于仰卧位，用拇指与食指提起下颌及舌，使患儿口张开，检查咽部有无异物，如有异物，在直视下用手将其去除。

（2）采用仰头抬颏法开放气道，进行人工呼吸。如果呼吸无效，重新放置头部位置后再行人工呼吸。

（3）如人工呼吸仍然无效，考虑存在气道异物。急救者取跪姿双膝位于患儿一侧或骑跨于髋部，按下述方法进行腹部冲击。

（4）将一手的掌根放于小儿腹部正中线脐稍上方剑突下，另一手压在这只手上。

（5）两手同时用力在腹部快速冲击 5 次，冲击方向向头侧而不要向腹部两侧，每次冲击均为确切、间断的动作。

（6）重复步骤 1～5，直到异物清除或人工呼吸有效。

（7）如人工呼吸有效，应检查循环情况，必要时继续 CPR；如果患儿自主呼吸循环情况良好，放置于恢复体位。

3.呼吸支持

（1）判定有无呼吸：在 10 秒钟内判定患儿有无呼吸。通过观察患儿有无胸腹部起伏，听有无呼气的声音，急救者面颊贴向患儿口鼻部感觉有无呼出气流，综合评估患儿的呼吸征象。如不能确定呼吸是否有效，应立即施行人工呼吸。

（2）人工呼吸：对 1 岁以下婴儿可采用口对口鼻方法，通过对婴儿口鼻吹气使胸廓抬起。对 1～8 岁小儿采用口对口方法。实施人工呼吸时，急救者应连续吹气 2～5 次，每次持续 1～1.5 秒，至少保证 2 次有效通气。人工呼吸频率依年龄大小而定，一般为 12～20 次/min。潮气量一般以胸部抬起为度。

4.循环支持

1）检查脉搏：对 1 岁以上小儿，检查颈动脉搏动；对 1 岁以下婴儿，检查肱动脉或股动脉搏动。非专业急救者不要求检查脉搏，应在给予 2 次人工呼吸后立即进行胸部按压。专业急救者则应在 10 秒钟内检查患儿脉搏情况，若无脉搏或不能确定是否有脉搏，应立即进行胸部按压。

2）胸部按压：有效的胸部按压非常重要，具体方法如下：

（1）婴儿胸部按压：有两种方法，即双指按压法和双手环抱按压法。非专业急救和单人急救时，对婴儿应采用双手指按压法进行胸部按压，按压部位为两乳头连线中点下。双人急救时推荐专业急救者使用双手环抱按压法对婴儿进行胸部按压。双手环绕婴儿胸廓，拇指置于胸骨下 1/2 处，其余四指分开并环绕胸廓，拇指用力按压胸骨的同时，其余手指给予反压力以按压胸廓。

（2）小儿胸部按压：对小儿进行胸部按压时，非专业和专业急救者均可采用成人胸部按压的方法，即单手或双手掌跟按压胸骨下 1/2 处（约为乳头连线中点），注意不要按压剑突或肋骨。应根据患儿和急救者体型采用单手或双手按压法，但无论采用何种胸部按压方法均应使按压幅度达到胸廓厚度的 1/3～1/2。

3）按压/通气比值：单人急救时（包括专业和非专业急救者）按压/通气比值为 30∶2，即每进行 30 次胸部按压给予 2 次有效的人工呼吸，要尽量缩短胸部按压的中断时间。双人急救时（专业急救者）按压/通气比值为 15∶2，一人进行胸部按压，另一人维持气道开放并给予人工呼吸，并尽量缩短胸部按压中断时间，同时避免人工呼吸和胸部按压同时进行；患儿建立人工气道后不再按照上述按压/通气周期进行双人急救，其中一人持续给予胸部按压，频率为 100 次/min，另一人给予人工呼吸，频率为 8～10 次/min。系统操作见图 3-2-5。

（二）小儿高级生命支持（ALS）

高级生命支持是在 BLS 基础上，应用辅助设备、特殊技术以建立更为有效的通气和循环。

1.给氧与通气

1）吸氧：对气道通畅的患儿可用鼻导管或面

罩吸氧。口咽和鼻咽通气管可用于意识丧失无反应的患儿。注意根据患儿年龄选择口咽或鼻咽通气管型号。

2）喉罩通气：不推荐或反对常规使用。不需气管插管时，对于有经验的急救者可作为备选辅助设备。

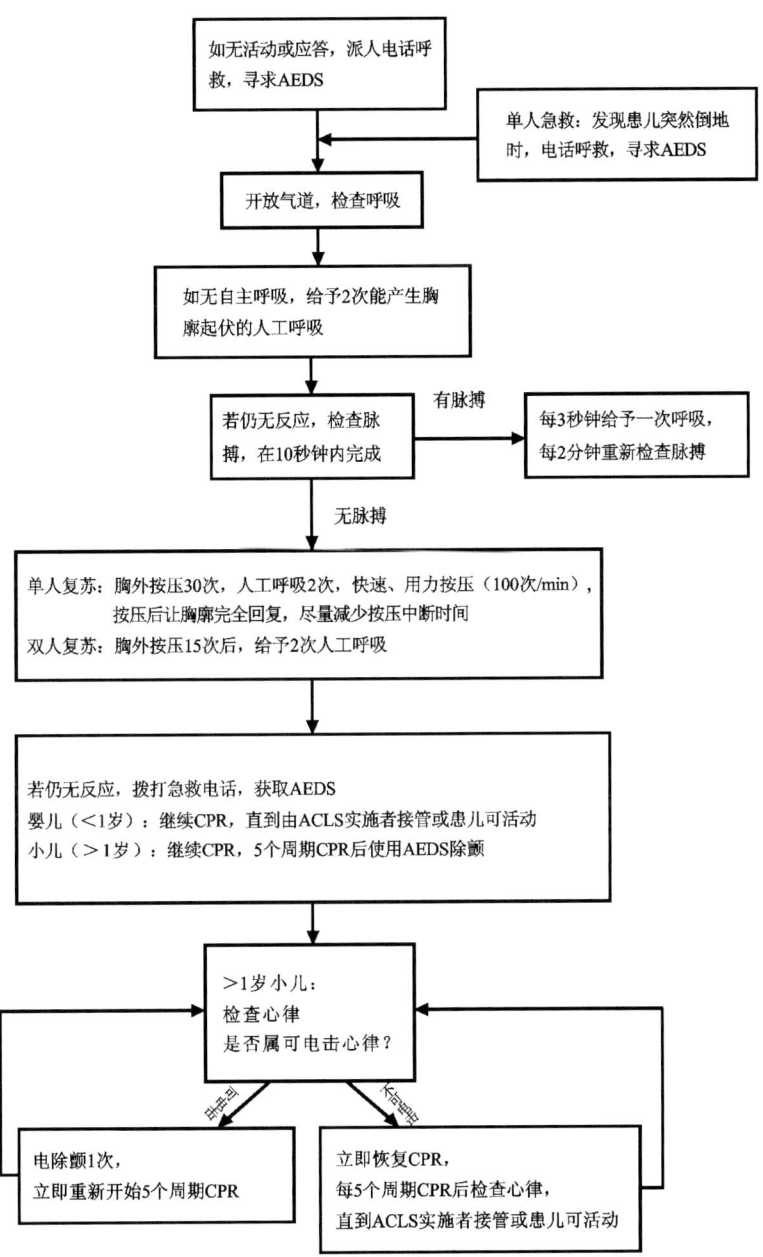

图 3-2-5 专业急救者实施 PBLS 流程图

3）球囊面罩正压通气：对尚未实施气管插管的患儿由经过培训的急救者在短期内使用球囊面罩正压通气是安全、有效的。操作时应注意开放气道、保持面罩与患儿面部紧密接触、提供合适的潮气量。球囊面罩正压通气时可使气体进入胃内引起胃胀气，对神志不清患儿可于环状软骨加压以减少胃胀气的发生，并防止胃内容物返流，但压力不可过大，以免气道受压阻塞。

4）气管插管：气管插管是最为有效和安全的辅助通气方法。必须由训练有素和具有丰富经验的急救者实施。为方便急诊插管，并降低并发症，可以实施快速顺序气管内插管（RSI），但必须有插管不成功的备选方案。根据年龄选择适宜的气管导管及插入深度。气管导管可选用无气囊导管和有气囊导管。基于带气囊的气管导管与不带气囊的导管同样安全，现推荐应用于院内发生 SCA 的婴儿和小儿，但气囊充气压力要保持在 2kPa（20 cmH₂O）以下。某些情况下（如肺顺应性差、气道阻力高或大量声门漏气），如气管导管内径、位置和气囊内压力选择恰当，应用带气囊的导管或许更好。对于 1～10 岁的儿童，导管型号可根据年龄（岁）估计：

用于估计无气囊气管导管型号的公式：

无气囊气管导管型号（内径，mm）=（年龄/4）+4

用于估计带气囊气管导管型号的公式不同于无气囊导管，公式如下：

带气囊气管导管型号（内径，mm）=（年龄/4）+3

根据公式计算的导管型号有时候不够准确，无气囊导管实际应用时建议依此型号再准备内径大于或小于 0.5mm 的 2 个型号的导管。

气管插管前应给予吸氧，以改善全身缺氧状态。插管过程中最好要有持续经皮氧饱和度监测。常用的气管插管方法包括：经鼻气管插管、经口气管插管和快速顺序插管法。

（1）经鼻气管插管：宜两人密切配合操作，助手固定患儿，使其仰卧，双手持头部使之略后仰，双前臂压住患儿肩关节，同时注意监护仪所示心电变化并及时通知术者。2 岁以上小儿头置于一小枕头上，轻微弯曲颈部，使喉处于良好位置易于插管。婴儿和 2 岁以下儿童插管时不需要弯曲颈部，头要放在一个平面上。如果有头颈外伤，插管前应固定颈椎。

术者位于患儿头侧，将导管用无菌注射用水或生理盐水湿润后，插入一侧鼻孔并向前下方推进，导管前端将经后鼻孔达咽部。术者左手持喉镜，将叶片从患儿右口角进入，用叶片将舌推向左侧，同时将叶片前推。当用直叶片时，叶片尖端通过舌面到达会厌，可以挑起会厌暴露声门；当用弯叶片时，叶片尖端可插入舌会厌窝处，舌会厌韧带受压，则会厌自行上抬，暴露声门。在直视下用插管钳将导管送入气管，使管端位于气管隆突上 1～2cm 处。注意小儿声带下环状软骨处是气道最狭窄部位，亦是气管导管最难通过的地方。

插管操作不应超过 20 秒钟，并且要连续监测生命体征。若出现异常，应停止插管操作，用球囊面罩正压通气给氧。发生急性呼吸窘迫综合征时，球囊面罩正压通气并不能完全缓解缺氧，即使在有发绀和心动过缓的情况下也应立即插管。

要正确计算插管的长度。插管长度的计算是自门齿至导管顶端的距离。婴幼儿气管插管时，导管通过声门后，根据不同年龄将导管推进 2～5cm 左右。

（2）经口气管插管：经口气管插管时，先用喉镜暴露声门，然后将导管直接插入声门。用管芯可使气管导管坚硬一些，易于弯成曲棍状，但使用时应注意其尖端要离气管导管顶端 1～2cm，以防损伤气管。安放牙垫，再用胶布将导管妥善固定，其余同经鼻气管插管。

（3）快速顺序气管内插管法：RSI 时应使用药物以保证最佳的插管状态，减少紧急气管插管的不良影响，不适用于心脏停搏和需要立即插管的深昏迷患儿。对以下患儿也应慎用：考虑气管插管及球囊面罩正压通气存在困难；面部及咽喉部有严重损伤、水肿及畸形；自主呼吸的维持有赖于上呼吸道肌肉张力者。RSI 由两种基本技术组成：诱导全身麻醉和直接喉镜插管。

在气管插管完成后，要进一步确定气管导管的位置：①观察双侧胸廓运动是否对称，双侧听诊呼吸音是否相同，听诊胃部是否有气过水声；②通过监测设备确定气管导管的位置：持续或间断检测呼气末 CO_2 浓度；若患儿有脉搏且体重>20 kg，可用事管检测仪判断导管是否在事管内；通过脉搏血氧饱和度测定仪监测氧饱和度；③若仍怀疑导管位置异常，可使用喉镜直接观察导管是否在声门内；④胸部 X 线检查可确定导管是否在右主支气管内，并避免插管位置过高引起导管移位。

2.维持和改善循环

（1）继续高质量的胸部按压：继续高质量的胸部按压：对尚未恢复自主循环的患儿，应继续进行高质量的胸部按压。SCA 时，若无高质量的胸部按压，高级心血管支持技术是无用的。高质量的胸部按压需要快的按压频率（100 次/分 min）、足够的按压深度（胸廓前后径的 1/3～1/2）、每次按压后胸廓要完全回复以及最短时间的按压中断。

在 CPR 期间，放置高级气道后，急救者将不再执行原 CPR 周期。急救者可连续实施 100 次/min 的胸部按压而不必因为通气而中断按压 min 的胸部按压而不必因为通气而中断按压。

（2）各种 CPR 技术的应用：技术的应用：在成人 CPR 时使用的胸部按压机械装置、腹部按压法、充气背心、开胸心脏按压等因缺乏相关研究或研究证实并无明显益处而不提倡使用。

3.复苏药物及抗心律失常药物治疗 在CPR期间应严密监测心律,如有用药指征,应及时给予药物治疗。实施CPR时除颤器在充电期间或电除颤后实施CPR过程中均可给药。给药时不能中断CPR(气管导管内给药除外)。急救者应在下一次检查心律之前准备好药物,以便在检查心律后尽早用药。用药前要估计患儿体重,预先根据不同患儿身长计算药物剂量。

(1)给药途径:经静脉通道和骨内通道给药优先于气管内通道给药。静脉通道是给药和补充液体最重要的途径,但在小儿不容易建立。骨内通道是一种快速、安全、可靠的给药途径,尤其适于婴幼儿。骨髓腔内充满海绵状静脉窦,经中央管滋养静脉等与血液循环相通,因此输入骨髓腔内的药物、液体可迅速进入全身循环。骨内给药可穿刺胫骨粗隆下方或股骨远端或髂前上棘。骨内给药时并发症较少见。若静脉通路尚未建立,患儿已气管插管,部分脂溶性药物可经气管内给入。适合于气管内给予的药物包括肾上腺素、异丙肾上腺素、阿托品、利多卡因及呼吸兴奋剂,而去甲肾上腺素、碳酸氢钠及钙剂禁用。气管内给药的最佳剂量目前尚不清楚。给药后至少用5ml生理盐水冲洗,随后给予5次人工通气。

(2)常用复苏及抗心律失常药物:见表3-2-2。

表3-2-2 小儿常用复苏及抗心律失常药物

药物	剂量	备注
胺碘酮	5mg/kg,IV/IO	监测血压和心电
	重复至12 mg/kg 最多不超过300mg	及时调整给药速度;合用其他延长QT间期的药物时要谨慎
阿托品	0.02 mg/kg,IV/IO 或0.03 mg/kg,ET* 必要时重复一次 最小单次剂量:0.1mg 最大单次剂量:0.5mg 最多剂量:1mg,IV/IO;10mg,ET	用于治疗迷走神经张力增高所致的心动过缓、高度房室传导阻滞等。但小儿心动过缓多因缺氧所致,改善通气和氧疗显得更为重要。更高剂量用于有机磷杀虫药中毒
肾上腺素	0.01mg/kg,IV/IO 或0.1mg/kg,ET* 最大剂量:1mg,IV/IO,10mg,ET	每3~5分钟可重复一次;是目前CPR中最重要的药物
利多卡因	浓缩剂:1 mg/kg,IV/IO 水剂:20~50μg/(kg·min),IV/IO 或2~3mg,ET*	儿科SCA以心脏停搏和心动过缓多见,VF发生率低,且常与电解质酸碱平衡紊乱有关,故只在电除颤失败或复律后预防复发时应用
硫酸镁	25~50 mg/kg,IV/IO,10~20分钟 最大剂量:2g	不推荐在SCA中常规使用镁剂,除非心律失常是由于镁缺失或尖端扭转型VT所致
碳酸氢钠	1mmol/kg,IV/IO	适应证:①正规CPR 10分钟后自主循环仍未恢复,尤其血pH<7.20;②SCA前已存在肯定的代谢性中毒、严重肺动脉高压、高血钾;③孕妇循环停止后pH<7.3

注:IV-静脉注射;IO-骨内注射;ET-气管内给药;*至少用5ml生理盐水冲洗,随后给予5次人工通气

4.除颤和电复律

1)除颤:成人电极板直径通常为8~10cm,可用于10kg以上小儿,体重<10kg的婴儿需用儿科电极板。首次除颤能量为2 J/kg,如VF持续存在可增加至4 J/kg,若仍无效,可再给一次4J/kg,应密切注意每次除颤后的复律情况,如有必要应迅速进行下一次操作。AEDs可对不同年龄患儿发生的VF进行准确检测,并区分可电击心律与不可电击心律,其敏感性及特异性均较高,可安全有效地用于年龄>1岁的小儿,但尚无充分证据证明适用于1岁以下的婴儿。1~8岁患儿应使用带有儿科除颤能量衰减系统的除颤器。若无除颤能量衰减系统,应使用能特异性识别儿科可电击心律的除颤器为佳。

除颤时需遵循以下步骤:

(1)CPR 直到除颤器准备电击时为止,首次电击(2J/kg)后立刻重新开始CPR。

(2)首次电除颤后实施5个周期CPR,检查心律,需再次除颤时电击能量为4J/kg。电击后立即恢复CPR,同时给肾上腺素(每3~5分钟重复一次)。

(3)第二次除颤后实施5个周期CPR,检查心律,需再次除颤时电击能量为4J/kg。电击后立即恢复CPR,同时考虑给予抗心律失常药如胺碘酮或利多卡因,尖端扭转型VT时给予硫酸镁。

(4)第三次除颤后实施5个周期CPR,检查心律,回到步骤(2)。

(5)一旦建立高级气道如气管插管,无需2个急救者做周期性CPR。其中一人以100次/min的

频率持续进行胸部按压，另一人以 8~10 次/min 的频率提供人工通气。2 个或更多急救者在场时，应每 2 分钟轮换胸部按压，防止按压疲劳而降低胸部按压的质量和频率。

（6）如果监护仪或 AEDs 显示存在有灌注的心律，应检查脉搏并进行相应处理。

（7）如果除颤成功但 VF 再发，在试图用先前成功电击的能量除颤之前，应弹丸式给予一剂胺碘酮，同时持续进行 CPR。

（8）寻找并治疗可逆性原因。

2）同步电复律：同步电复律是使心肌细胞同步去极化以恢复稳定节律，用于治疗伴有血流动力学不稳定的室上性或室性心动过速。

（三）复苏后处理

患儿恢复自主呼吸和循环后，即进入 CPR 的第三阶段：复苏后处理。患儿一旦病情稳定需迅速转入儿科 ICU。详细了解病史，反复进行各项生命体征评价和体格检查，及时处理各种原发病，加强对脑的复苏和保护，维持自主循环、呼吸及其他重要器官功能的稳定。

1.呼吸系统支持　保持气道通畅，继续维持有效通气和氧供。如自主呼吸不稳定，应给予气管插管和机械通气。机械通气时，注意对临床情况和呼吸机监控参数的评价。

2.循环系统支持　连续监测生命体征和循环功能。应用心血管活性药物维持循环系统功能稳定。除外感染性休克的一些病例，SCA 发生后外周和肺血管阻力均增加，血管活性药物可改善血流动力学状态，但所用药物及其剂量必须是患者可耐受的。

3.神经系统支持　保护脑功能是复苏目标之一。措施包括：控制高热；诱导低温（32~34℃维持 12~24 小时）；脱水剂治疗脑水肿；避免过度通气；控制寒战、抽搐、惊厥。

4.维持肾功能　尽快测定血尿素氮和肌酐值以评价肾功能。避免或慎用有肾毒性或通过肾排泄的药物，积极纠正导致肾功能损害的原因；有透析指征者要给予血液净化治疗。

5.维持胃肠功能　若肠鸣音消失，患儿腹胀或需要机械通气，均应上胃管以预防和处理胃胀气。面部严重创伤的患儿禁忌盲目经鼻插入胃管，以免误入颅内。

6.血糖控制　发生 SCA 时应监测血糖浓度并使其维持在正常水平。若发生低血糖要及时治疗，无低血糖时不推荐给予葡萄糖溶液。

第三章

中国心肺复苏的普及

第一节 心肺复苏普及的社会意义

一、概述

心肺复苏（CPR）是 20 世纪 60 年代后在全球范围内普及率最高的一项医疗技术。它不同于其他医疗技术的是，没有公众的参与、没有广泛的普及、没有规范的操作，就没有它的生命力，就失去其"救命"的真谛。因为在现场正确实施心肺复苏是呼吸心搏骤停病人能成功获救的基本保障。所以，心肺复苏普及的社会意义和政府、公众的认可程度至关重要。

1989 年，CPR 创始人彼得·沙法教授在香港的第六届世界急救灾害医学会期间，及随后在北京急救中心与李宗浩教授谈到了这一重要问题。2000 年 2 月，在美国达拉斯的国际心肺复苏与心血管急救指南的定稿会上，沙法教授、勃里切教授与李宗浩教授、北京红十字会急救培训中心主任金辉医师又谈到了，在中国，这个人口最多的国家，处在经济迅速发展年代，普及、规范心肺复苏急救知识、技能是何等的重要，同时强调了口对口吹气与心脏按压同等的重要。

20 世纪 90 年代，随着我国改革开放步伐的进一步加大，各项事业有了长足的发展。社会的进步和人民生活水平的提高，寿命的增长和疾病谱的改变，尤其是心脑血管疾病扶摇直上，它又往往以急症形式危及生命；而人类交往频繁，活动范围扩大，各种意外伤害以及地震洪水等天灾人祸此伏彼起。为了保障人民的健康，开展及时有效的急救已成为社会的迫切需求，构成社区卫生服务的重要内容。急救，已走出医院的围墙，走上社会，走进社区，走到家庭。

自从 1992 年，美国率先提出了"生命链"的概念，以早期通路、早期心肺复苏、早期心脏除颤、早期高级生命支持的可操作性实践，极大地推动了急救工作。2000 年 9 月，《2000 年心肺复苏与心血管急救国际指南》（以下简称"新指南"）的颁布学术大会，为社区开展急救培训教育提供了重要的学术保障，为我国与国际先进水平的接轨有了科学的、客观的标准。

二、社区急救服务及"第一目击者"

在社区已成为现代城市生活、工作的基本结构，和当今国内外严峻灾害挑战的态势下，在社区卫生服务中开展自救互救的急救知识、技能普及教育日益受到重视。社区急救服务，是指伤病人因各种危重急症或遭遇到意外伤害、突发事件引起危及生命的情况下，在当时、当地获得及时有效的基础医疗救护。

众所周知，危重急症、意外伤害导致的突发濒死病人，大多发生在医院外的环境中。一份研究报告指出，北京 1990 年 1 月～1994 年 5 月急救的猝死病例中，发病地点以家庭为主，占 87.80%，初步复苏成功率仅为 2.58%，多因现场急救不及时而死亡。所以在发病现场，如家庭、马路、工作场所及其他医院外的环境，几分钟、十几分钟，是抢救危重病人最重要的时刻，医学上称之为"救命的黄金时间"。在此时间内，抢救及时、正确，生命有可能被挽救；反之，则生命丧失或病情加重。现场及时正确急救，为医院救治创造条件，就能最大限度地挽救病人的生命和减轻伤残，这是现代的急救观念。

可见，现代急救观念是基于急救社会化。急救，决不能单靠专业急救机构（急救中心、急救站）或医院、诊所来完成，它还必须依靠社会各部门、民众的积极参与。社区的出现，社区内结构功能的完善，对此具有重要意义。而使这一观念得以在社区中体现，普及培训是最主要的形式与内容。所以，自20世纪80年代以来，国内外市政管理当局、医疗部门十分重视在社区开展急救培训，并为此创造良好的社会基础。开展对社区民众，包括基层卫生人员在内的心肺复苏知识、技能的培训，是危重病人获救的基本保证。

发达国家的社区急救服务，把重点放在对重点人群的急救培训上，称为对"第一目击者"的培训。社会的进步和需要，学习基本的急救知识和急救技能，已成为热心社会公益事业、无偿服务社会的志愿者队伍中最重要的内容，而警察、消防队员、宾馆、旅游、民航、超市以及其他公共场合服务人员，由于他们的工作特点，在现场遇到突发的危重伤病人机会多，成为"第一目击者"的可能性大，所以对这些人群的基础急救培训称为"第一目击者"培训。

我国一些大中城市近年来对社区的管理部门、宾馆饭店、涉外企业、交通运输、建筑工地、电力部门、体育场馆人员以及大专院校的志愿者，进行了适应常态和突发事件为特点的现代急救知识、技能的培训。

作得较好的城市、社区一般多能规范、有序地开展培训，而不是盲目、无序的进行。按照规范的教育大纲、教材和一系列程序，培训后获救护证。由于理论与实践相结合，尤重于规范操作技能，故学员实际运用能力较强。有关"第一目击者"在医院外生活、生产、旅游环境下成功救护的报道屡见不鲜，如在风景区现场，成功急救了一名因溺水而至心跳、呼吸停止的学生，在社会上产生了很好的影响。

三、生命链的提出及四个"早期"

1992年，国际急救界提出"生命链"这一观念。指出，这不仅是急救技能的提高，同时也是与现代城市管理相结合，易在社区实施，可以更有效地在现场挽救垂危病人的新观念。生命链是由四个环组织。

第一环称为早期通路，又称早期城市急救网络系统。它是指如心脏性猝死一旦发生，现场在旁的"第一目击者"具有识别猝死的基本知识，立即打电话给国家统一的急救号码或当地社区的急救电话。专业机构在城市、地区建立星罗棋布的急救网点，通信灵敏、缩短反应的时间，形成城市、地区的专业急救医疗服务系统（EMS）。提高公众急救意识，增强救死扶伤的责任感，是保证第一环建立的重要条件。

第二环为早期心肺复苏（CPR）。它是指现场人员与此同时立即对患者实施CPR。如果"第一目击者"缺乏CPR知识技能，专业急救部门的通信指挥系统在接到呼救后，在电话中给予技术指导。这就是说，不失良机地进行CPR，抓住"救命的黄金时间"，直到专业人员赶到现场及时救治。

第三环为早期除颤。它是指除去心室纤颤重建正常心律。在广泛普及并于现场实施CPR中发现，可提高抢救成功率的至关重要措施是尽早进行心脏除颤，因为CPR对于致死性的心室纤颤可以延缓、延长其发生，本身却无明显的救治作用，而十多分钟后，专业人员赶来使用心脏除颤器除颤，往往为时已晚。实践和研究报告指出，早1分钟实施心脏除颤，其成功率可提高8%～10%，如迟在15分钟后实施，则抢救几乎不能成功。

自动体外心脏除颤器（AED）是进行早期除颤的简便易学、效果可靠的仪器，现已被大力推荐并迅速普及。不仅救护车、巡逻车、消防车，乃至有严重冠心病人家中也可配置。医学专家、社会学家，乃至时任美国总统克林顿于2000年5月，在国会呼吁建议公共场所配置并普及AED装备、技术。

笔者认为，21世纪AED会像灭火器似的悄然而立于公共场所。现在国际消防协会、美国心脏协会、欧洲复苏协会等均认同支持这一早期除颤的新观念，并将AEDA也列入CPR的范畴。在一些地方，对医师、护士、急救医助乃至警察、保安人员、民航服务人员等进行培训，提供自动体外除颤器，复苏成功率明显提高。我国自1998年12月，笔者等正式提出实施这一措施。现在，一些民航班机上、保洁公司等部门已开始逐渐配备AED。

第四环是早期高级生命支持。它是指早期对生命支持给予相应的高级复苏措施，诸如气管插管、静脉输液、使用药物等。

《2010年心肺复苏与心血管急救国际指南》提出了第五环，即"综合的心脏骤停后治疗"，该环主要由医院的专业人员进行。

四、社会急救组织是实施心肺复苏的基础

就救治的成功率而言，仅仅靠专业人员实施心肺复苏（CPR）技术及有关医疗救护措施，是远远不够的。如果没有目击者的现场抢救，即使有高明的医疗技能的医师、现代化的高科技的医疗设备，对院外的猝死的抢救仍是杯水车薪。

随着科技进步、社会文明程度增高，"现场及高水平急救的现场"已成为新世纪急救的重要特征。国际急救界提出，将基础生命支持与高级生命支持不要再截然地区分的观点，这就给现场急救、"第一目击者"提出了更高的要求。

它要求在现场，尽量给予包括心脏除颤在内的各项医学处理，要求在现场的10~15分钟内的"第一目击者"，尽量掌握在既往原属于专业人员掌握的一些急救技术，要受到这样的培训，在公共场所得到这样的装备（如AED）。

在欧美等发达国家中，已经收到较好的效果。我们也在开始进行对"第一目击者"包括使用AED培训，因为只要及早地采用这类急救技术，就可以最大限度地获得抢救猝死成功。

社会的广泛参与，心肺复苏、生命链得以进一步应用，并尽可能地取得成效，显然，在很大程度上依赖于有一个健全的社区急救组织与急救网络，有一处规范的民众急救培训基地，有一支强大的"第一目击者"队伍。"第一目击者"在现场及时开展有效的急救，提高了现场抢救成功率，为专业急救奠定了良好的基础。

在北京急救培训上，我们提出了"自救互救工程"，专门成立以普及心肺复苏为主的救护培训中心，与国际接轨。用与最新科技进展相结合的观念、知识、技能的教材《自救互救》培训师资及各类重点人员。该教材不仅受到国内的欢迎，一些亚州国家、地区的救护机构也用此开展CPR的培训。在教学上，为与国际接轨，笔者2000年应AHA之邀赴美参加最新指南会议，使培训规范化。同时按照国家教委通用的培训要求，结合面向社区的特点，制定《培训计划》、《急救员师资、急救员班课程大纲》用于教学，使培训进入了规范的管理范畴。我们在管理、学习、实践上，充分利用社区基层组织向各层面普及心肺复苏，在有条件的地方如宾馆饭店、涉外企业培训现场，早期使用自动体外除颤器，在五年内，使北京市民150人中有一名经过我们救护培训并获合格证。

CPR的实施，有赖于社会的广泛参与，而社区基层急救组织在社会大层面上开展现代急救的普及培训，是其基础。2003年8月，由中国红十字会总会编著出版为师资培训使用的以普及CPR为主的《救护》已面世。笔者作为该书的主要参加者和主审，在书中将上述观念与知识技能渗透其中。

第二节 心肺复苏普及的基础

随着我国改革开放步伐的进一步加大，各项事业有了长足的发展，人们社会角色快速转变，生活节奏逐渐增快，许多突发急、危、重症、意外伤害事故发生在工作场所、途中、家庭等医院以外的地方，尤其心脑血管疾病的发病率更是扶摇直上，多种突发灾害事件也在频繁发生。为了保障人民的健康，把握抢救生命最关键的时间，普及包括心肺复苏术在内的基本救护知识和方法，开展及时有效的急救已成为社会的迫切需求。

一、政府重视

近年来，我国各级政府对普及现场ＣＰＲ技术开始重视。2001年，中国红十字总会与教育部、民政部、公安部、国土资源部、建设部、铁道部、交通部、卫生部、民航总局、国家林业局、国家旅游局、国家安全生产监督管理局、中国电力企业联合会及中国商业联合会联合，大力开展全民参与的救护普及培训，要求群众性的卫生救护训练要"与

安全生产相结合、与职业培训相结合、与精神文明相结合、与发展红十字组织相结合"。2012年，国务院专门颁发文件，要求各级政府应充分发挥红十字会在公众参与的应急救护培训中的作用。随着各种突发事件的频发，各地方政府也十分重视群众性自救互救水平的提高，不少省市把群众性救护培训工作纳入政府应急体系，作为城市现代化建设的重要部分或加大财政投入，作为政府为民办实事工程来抓。

二、社会需求与认知

进入21世纪以后，我国经济快速发展，生活节奏明显加快，人们的生活、工作方式发生了重大改变，相互交往日趋频繁，生活空间扩大，压力增大，寿命在增长，各种疾病，尤其是心血管疾病的发病率扶摇直上，以危险重症形式表现而危及生命。人们认识到掌握一定的急救知识、有效地进行自救互救，是挽救生命、减轻伤残的重要方法。

（一）国内外心肺复苏普及现状

一定意义上来说CPR普及率高低是衡量一个国家现代化文明程度的重要标志之一，其经济文化和文明程度越发达，公民的参与率就越高。3亿人口的美国，心肺复苏培训普及率到21世纪初已超过7 000万次。我国的普及规模、规范等存在很大差距。

（二）城市居民心肺复苏认知与需求

2012年，新华社北京分社、北京红十字会与零点研究咨询集团合作进行了北京、上海、深圳、天津、西安及南京等中国十大城市居民应急救护认知情况调查，调查工作从普通居民的角度来切入，客观展现目前中国城市居民应急救护知识技能的掌握水平、学习意愿以及对此项培训的各方面需求，分析影响城市居民学习和实施心肺复苏知识技能意愿的相关因素，为有效提高居民CPR的普及率和实施提供科学指导。

此次调查的抽样原则采取"随机抽样"，访问对象是北京、上海、广州、深圳、成都、西安、天津、南京、沈阳、武汉10个城市中的18～60岁常住居民，且本人在当地居住一年及以上。访问方法主要是电话访问的形式：电话接通后，由访问员人工读录，即由访员读出问卷，受访者回答，访问员同步在计算机中填写问卷。问卷系统具有访问员录音、在线监控、样本描述统计的功能，研究人员定时抽检，掌握样本构成情况，监控访问质量和进度。

所有电话访问结束后，进行数据处理，经过复核编码、逻辑查错形成最终数据库，然后使用SPSS13.0统计软件进行分析，在95%的置信度下调查的抽样误差为±1.04%。

1.CPR常识认知概况　调查显示，中国城市居民对应急救护知识认知情况，无论从认知深度还是认知广度看，均处于或略低于中等水平。

认知深度：反映了受访者对CPR知识和技能的掌握及熟练程度，本次研究中，居民对应急救护知识的认知深度均值得分2.18；进一步分析显示，7小项应急救护知识和技能中，"防灾避险"的了解度最高（2.43），受访者最陌生的两项是现场心脏复苏术（1.98）及化学或食物中毒急救（1.94）（表3-3-1）。

表3-3-1　居民对各项应急救护技能的了解深度

类别	应急救护技能	了解程度
第一类	防灾避险	2.43
第二类	溺水急救	2.40
	触电急救	2.22
	烧伤急救	2.10
	化学或食物中毒急救	1.94
第三类	创伤急救基本技术	2.18
	现场心脏复苏术	1.98
总体		2.18

注：数据来源于新华社与零点指标数据联合进行的2012城市居民应急救护认知调查

认知广度：反映受访者对多方面应急救护知识和技能了解的广泛性和均衡性，本次调查中平均每个受访者了解约2.5项应急救护知识；认知广度层次分布较均匀：高达22.3%的受访者对应急救护方面的知识毫无了解；仅了解一类应急救护知识的比例为20.7%；能达到两类的有31.2%；而三类应急救护知识都有所了解的受访者比例占总体的四分之一。

2.城市居民获取CPR等急救常识途径　进一步分析发现：0.8%调查者不知道何为CPR；53%获取信息的途径主要来源于电视，46.8%的人来源于网络，21.2%直接从专业书籍或其他媒介获取信息。88%的人表示非常愿意掌握CPR急救知识，可见城市居民对CPR等急救知识存在主观需求（图3-3-1）。

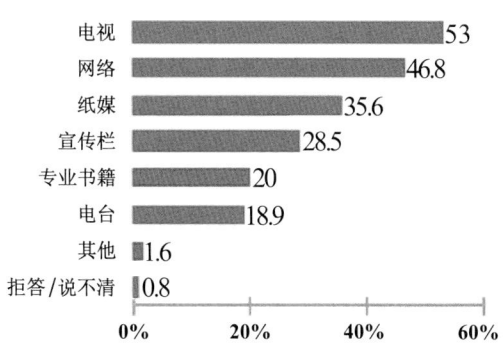

图 3-3-1 居民获取 CPR 等急救常识途径

注：数据来源于新华社与零点指标数据联合进行的 2012 城市居民应急救护认知调查

3.CPR 培训参与概况　调查显示，不足半数（43.7%）城市居民有过参与应急救护技能培训的经历，其中提及比例最高的是有关防灾避险的培训（19.9%），比例最低的是有关化学或食物中毒急救的培训（6.8%），CPR 培训参与率仅占 9.8%（图3-3-2）。

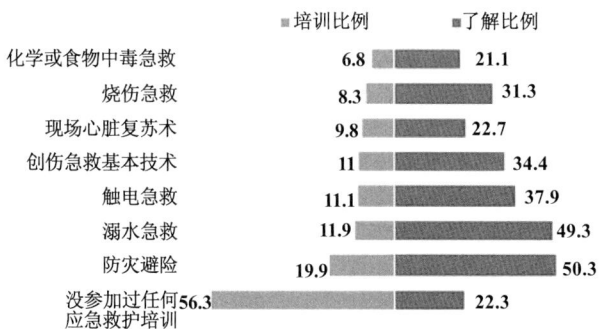

图 3-3-2 城市居民所了解的应急救护知识与参与的相关培训的情况（%）

注：数据来源于新华社与零点指标数据联合进行的 2012 城市居民应急救护认知调查

4."妨碍"居民参与急救培训的两大门槛　将城市居民不参与培训的原因分为信息门槛、时间门槛、费用门槛、心理门槛及能力门槛五类。调查发现，受限于信息门槛（"不知道什么途径能够获得培训"，58.3%）是居民未参与应急救护培训的首因，其次是"担心耽误时间"（35.3%）。能力门槛（"觉得一般人学不会，难度太大"，3.8%）最低。

值得注意的是，不看重培训价值的受访者不超过两成（"觉得没有必要"12.1%，或"对培训的效果或质量有怀疑"7.6%）。

综上所述，研究者认为大部分受访者对培训的价值持肯定态度，这些门槛多数可以通过加大宣传力度、合理设计培训形式来扫平（图 3-3-3）。

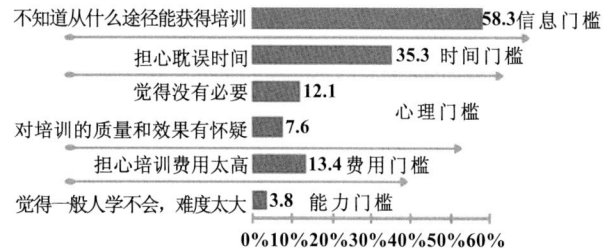

图 3-3-3 居民不参与应急救护培训的原因（%）

注：数据来源于新华社与零点指标数据联合进行的 2012 城市居民应急救护认知调查

5.高危行业群体急救培训率不足　我们将家政服务员、导游、教师、救生员、客运乘务员等视为需要对其服务对象实施应急救护的人群，该类职业群体参与应急救护培训的比例（42.4%）刚刚接近总体平均水平（43.7%）。

值得重视的是，采矿、建筑施工、危险化学品、爆破等高危行业受访者参与过应急救护技能培训的比例刚及四成（38.9%），比总体平均水平（43.7%）还略低，有很大的提升空间。

对比不同单位性质受访者参与培训的情况，我们发现国有企业（58.4%）、合资/外资企业（50.7%）、党政机关/非营利组织或社会团体（45.7%）的职员参与培训的比例高于其他类型群体（图 3-3-4）。

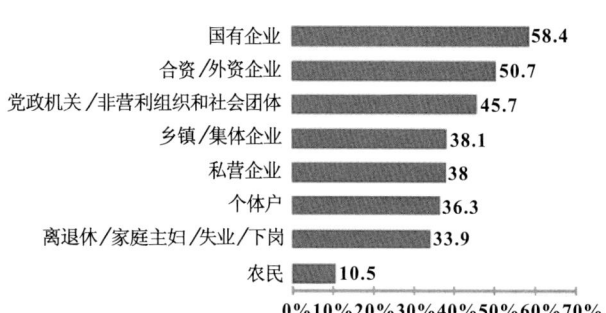

图 3-3-4 不同单位性质的居民参与应急救护培训的比例对比（%）

注：数据来源于新华社与零点指标数据联合进行的 2012 城市居民应急救护认知调查

（三）农村村民心肺复苏认知与需求

2012 年 7 月，广东医学院的大学生来到惠州市惠东县白盆珠镇新和村，在当地村民的配合协助下进行了关于"急救知识农村普及情况"的调查,大致了解了中国普通农村村民对急救措施的掌握情况。他们认为农村常见的意外伤害很多,农村心脑血管病患者越来越多,孩子异物卡喉等事件也时有发生,但大多数农民不知道如何急救,村民对心肺复苏知识的了解还是相当匮乏,村民对紧急情况如火灾、地震、户外受伤等紧急情况的处理也毫无头绪,政府对普及CPR等急救知识还做得不够,与此同时,人民群众相当渴望学习到更多的急救或医疗卫生常识。

由此可见,在我国城乡普及心肺复苏工作是有广泛的社会和群众基础的,通过加大政府支持力度以及建立符合社会期待的规范化培训体系,着重宣传心肺复苏的重要性和实用性,同时为公民接受培训创造更适合、更多的机会和条件,保证城市居民和农村村民都能有机会、有条件参与CPR培训。

第三节 心肺复苏普及的机构

当前,我国承担公众心肺复苏技能培训的主要力量包括红十字会、急救中心、医学院校、医院和民间有资质的培训机构。

一、中国红十字会

中国红十字会开展救护培训的历史已有百年,《中华人民共和国红十字会法》第十二条第二款明确规定了红十字会履行"普及卫生救护和防病知识,进行初级卫生救护培训,组织群众参加现场救护"的职责。

中国红十字会是中华人民共和国统一的红十字会组织,是从事人道主义工作的社会救助团体,是国际红十字运动的重要成员。中国红十字会以发扬人道、博爱、奉献的红十字精神,保护人的生命和健康,促进人类和平进步事业为宗旨,遵循红十字运动人道、公正、中立、独立、志愿服务、统一、普遍的七项基本原则。

中国红十字会于1904年在上海创立,起初叫"万国红十字会上海支会",建会后一直从事救护伤兵、救助难民和赈济灾民活动,并积极参加人道主义救援活动。1906年,清政府签署承认了《日内瓦公约》。1907年,"万国红十字会上海支会"改名为"大清红十字会"。1912年,"大清红十字会"改名为中国红十字会。红十字国际委员会于1912年1月15日通报各国,正式承认中国红十字会为国际红十字运动的成员之一。1919年,红十字会国际协会成立后,中国红十字会于当年7月8日加入该会。1952年7月,第18届国际红十字大会承认中国红十字会是中国唯一合法的全国性红十字会,中国红十字会因而成为新中国在国际组织中第一个恢复合法席位的团体。

改革开放以来,中国红十字事业进入了持续、快速发展时期。各级各地红十字会迅速恢复和建立。目前,中国红十字会有31个省级分会和香港、澳门两个特别行政区分会,7万多个基层组织,近2 000万会员。在人道领域里的工作不断开展,并得到了政府及社会各界的支持。1993年,中华人民共和国第八届全国人民代表大会常务委员会第四次会议通过了《中华人民共和国红十字会法》,使中国红十字会的工作有了法律保障。

中国红十字会的法定职责包括两个大的部分:一部分是"三救三献"工作,包括:应急救援、应急救护、人道救助、无偿献血、造血干细胞捐献、遗体和人体器官捐献;另一部分是积极开展国际人道援助和港澳台交流合作。

红十字救护培训的内容主要有:心肺复苏、创伤救护、急症处置、避险逃生等。红十字救护培训的特点是初级的、现场的、群众性的,而且是公益性的。

二、急救中心

"120"急救中心是各级卫生部门直属的医疗救援机构,承担"120"指挥调度、日常医疗急救服务和突发事件的紧急医疗救援、急救网络建设与管理、急救知识普及培训等任务。

急救中心组织的培训与红十字会的主要区别在于培训对象对象的不同:急救中心主要针对院

外急救专业人员的业务培训，目的是培养急诊医学新生力量，提高我国现场急救水平。在保证院外急救队伍专业培训的前提下，有条件的参与大众化的普及培训；而红十字会的培训对象则是普通民众，培训内容普及、实用、简单，目的是使受训救护人员树立救死扶伤的人道主义思想和自救互救意识，掌握常用急救知识和技能，在发生意外伤害和突发事件的现场，能迅速进行自救、互救，减少伤员的病痛、伤残和死亡。

三、社团、医学院校

医学社团及医学院校中的相关教学、培训机构，近些年来随着突发事件频繁的发生，在本领域、地区积极地开展了以心肺复苏、创伤救护为主体的专业和公众的培训。中国医学救援协会，一些医学院校的教学机构更多地侧重在对专业人员的教育培训，同时也顾及社区民众的普及。

第四节 心肺复苏普及的模式

各地救护培训主要有三种模式：①政府购买服务；②行业委托，主要是交管、运管部门委托红会对驾驶员进行培训；③市场化运作：广泛开展，自愿参加。具体采用哪种模式与当地政府的政策、社会需求的程度和群众的认识水平有关。

一、政府购买服务培训模式

北京、上海等地红十字会通过承接政府购买社区居民应急救护知识和技能培训服务，推广城市 CPR 普及、创伤现场救护、防灾避险等应急救护技能，提高人民的避险应急能力，政府出台相关政策予以支持。此模式的特点是政府利用社会建设专项资金，向包括红十字会在内的社会组织购买社会公共服务，是政府将原来直接提供的公共服务，通过直接拨款或公开招标的方式，交给有资质的社会服务机构来完成。此种做法有助于红十字会融入政府应急工作体系，保障应急救护培训工作持续、协调的发展，加大红十字会在备灾、应急、救灾以及社会建设、维护公共安全等方面的辅助作用；也有助于提高公共财政使用效率，增强公共服务供给，是政府转变职能、向"小政府、大社会"过渡的必经之路，符合国际趋势。

二、行业委托服务培训模式

最先在重庆、河北、贵州、云南等省市开展，以交通、运管部门为主体，针对机动车驾驶员取证培训设置的培训办法。交通运政管理机构委托红十字会承担机动车驾驶员的应急救护培训任务，并将卫生救护培训工作纳入对机动车驾驶培训机构的日常监督管理工作；培训的重点内容是交通事故伤现场处理和 CPR 的技能培训，把卫生救护知识、技能培训考核成绩纳入《培训记录》一并进行审核，对没有取得有效《红十字会救护员证》的初学驾驶员不得在学员培训记录上签章，不得安排进入第三阶段的学习；监督各机动车驾驶培训机构组织道路旅客运输和危货运输从业人员参加卫生救护培训，并将考核成绩纳入档案管理内容一并进行审核。交通警察部门充分发挥对驾校培训的监督职能，配合、协同红十字会和交通运政管理机构对初学机动车驾驶员和相关道路运输从业人员卫生救护培训工作进行督促检查。红十字会负责教材编写，指导各驾校培训站的建设及协调师资培训，及时向考核合格的学员发放《红十字会救护员证》，将相关信息录入省市红十字会卫生救护培训管理系统，对未通过考核合格的学员要再次补考。

现在，这种模式已经在部分地区的旅游、电力、家政、邮政及矿山等行业推广开来，从效果上看，优点是培训场地、生源、质量得到了保证，节约了培训成本；缺点是制度上还不够完善，培训的方式还有待于提高。

三、市场化运作培训模式

在我国，也有不少省市在进行 CPR 普及培训中引入市场机制，进行市场化运作，正确处理公益性与竞争性的关系，不失为 CPR 培训改革与创新的有益探索。参考各地 CPR 培训市场化动作较好的地区，认为市场化并不是指它的运行完全按照企业的运行模式进行，以追求利润为中心，而是指在符合社会需求为导向的下，引入市场机制，通过竞争、选择、价格、分散决策、金钱刺激等以实现培训资源的有效配置。所谓 CPR 普及培训的市场化，就是要在政府的有效监控下，通过市场机制配置资源，展开竞争，使权责利统一，使投入和收益均衡，以充分调动培训教师和培训机构的积极性，提高 CPR 培训的质量和效益。CPR 培训的市场化运作不仅是由培训的市场属性所决定的，也是制度化和多元化的必然要求。

除了几个较为典型、运用较普遍的培训模式，许多地方还根据地区特点采用了联合协作模式、政企合作模式、挂靠培训模式等向社会各阶层普及 CPR 常识。

第五节　影响心肺复苏普及的若干关键因素

美欧等发达国家心肺复苏术的普及率已达到相当高的程度，如美国已超过 7 000 万人次接受了心肺复苏术的训练；在欧洲，每年有超过 350 万人参加培训；我国香港地区亦已有超过十分之一人口接受了心肺复苏术的训练。与之相比，我国心肺复苏的普及率明显较发达国家低，掌握现场心肺复苏术的公众太少，而更重要的是普及的"规范"与实施的"免责"，应引起极大地重视和改进。影响心肺复苏普及的因素各地有所不同，但是也存在着共性，集中反映在法律、政策、标准、救护师资及群体意识等方面。

一、法律

近年来，网络上曝光的南京老太事件、佛山小女孩事件，引发了对公民道德、义务与良心的大讨论。陌生人遇到危险该不该救助？如何救助？遭被救助者诬陷怎么办？上述问题都需要相关法律来明确权利、义务和责任。

《中华人民共和国红十字会法》第三章第十二条"普及卫生救护和防病知识，进行初级卫生救护培训，组织群众参加现场救护"规定了各级红十字会应该履行的职责；第十五条"任何组织和个人不得拒绝、阻碍红十字会工作人员依法履行职责。在自然灾害和突发事件中，以暴力、威胁方法阻碍红十字会工作人员依法履行职责的，依照刑法有关规定追究刑事责任；阻碍红十字会工作人员依法履行职责未使用暴力、威胁方法的，适用《中华人民共和国治安管理处罚法》第五十条的处罚规定"。两条条文从法律上规定了红十字会救护培训方面的职能与保障，但是，法律没有规定什么样的部门、单位及个人必须接受培训，没有制定针对急救员的保护和奖励措施，没有制定针对违法行为的具体处罚标准，而且，用治安管理处罚法的有关条文处罚不配合工作的经济优越的单位与个人，震慑力非常有限。

类似的问题在欧美等国家得到了有效的解决，很多国家都有个撒玛利亚好人法，该法就是调节救助者与被救助者之间的关系。撒玛利亚好人法分为两个法系：普通法法系（英美法系）倾向于保护救助者免于民事侵权起诉，而在民法法系（大陆法系）则倾向于惩罚见死不救者。撒玛利亚好人法的初衷是保护好人，惩罚见死不救者，但如果好人做错事怎么办？美国加利福尼亚州议会成功解决了撒玛利亚好人法存在的漏洞，也就是《加利福尼亚健康安全法典》第 1799.102 条规定的：任何人出于善意且不是为了获得报酬，在紧急状况下提供医疗急救，可免除因任何行为或疏忽造成的民事伤害责任。这给我国的相关立法工作提供了很好的借鉴。

二、政策

CPR 等急救技能普及培训能否持续发展，需要有相关政策的支持。部分机关、企事业单位因为缺乏长远规划及没有相关强制要求等因素的影响，而不愿意开展此类培训，政府就必须首先基于目前实际和未来发展制定有关发展规划，明确发展的目标、方向、布局、步骤、策略等重大问题，设置权威的科研、认证机构，完善行业准入制度，以使该事业能沿着正确的方向发展。

三、标准

我国没有CPR培训师的职业资格认证。就培训而言，国内目前没有统一的标准，有的培训机构按照某些大中专教材的要求实施群众性的普及培训，有的培训机构选择美国心脏协会2010心肺复苏指南作为培训的依据。质量和实用性也各有优劣。在培训目标、对象、方法、教材及评价体系建立的选择上千差万别，由于我国目前没有制订标准，无法统一衡定培训质量。

四、救护师资

承担CPR等公众自救互救技能培训的主要力量，目前多来自于各地红十字会，据一份报告显示，师资来源中退休的普通医务人员约占总人数的24%，退休教师占10%，其他离退休人员占15%，在职各类人员占48%，经验丰富的急救医学专家仅占3%左右。随着红十字初级卫生救护培训事业的开展，救护师资作用日益突出，他们的专业素质和教学能力直接影响和制约了救护培训的发展，也间接影响着群众的学习兴趣。总的来看，救护师资数量不足，质量不高，培养渠道不畅，缺少救护师资培养、培训、选拔、上岗使用制度及途径和方法。从长远看，救护培训越来越趋向市场化，培训对象对培训机构和师资将会有更多更高的选择。从现实看，救护培训机构不统一，只要具有合法身份的组织机构，如急救中心、红十字会、医院都可以对公众进行救护培训，竞争将会越来越激烈。积极提高救护师资队伍的水平，增加救护师资队伍的数量，是当前迫切需要解决的问题之一。

五、群体意识

目前社会上很多人急救意识较差，对快速而有效的现场救护能挽救患者生命、减轻患者伤残的重要意义认识不够，认为救护伤病人员是医护人员的职责，与自身无关，对自己能否正确运用急救知识缺乏自信，害怕承担后果。有些公众认为一些自救互救技术难度较大，即使掌握了自救互救技术也不能保证被救者存活，而且还有可能要承担实施操作的后果，因此没有必要学习。

第六节 心肺复苏全民普及的倡议

心肺复苏"CPR"，既是专业的急救医学，现代医学救援的学术内容，也是最重要的急救知识技能，它是在生命垂危时采取的行之有效的急救措施。在日常生活中，健康人由于触电、溺水、中毒、高空作业、交通事故、旅游意外、心脏疾病、心肌梗死、自然灾害、意外事故等所造成的心脏骤停而发生意外时，我们第一要做的是使病人在最短的时间内得到正确的救护，心肺复苏就是针对骤停的心跳和呼吸采取的"救命技术"，学习并掌握了心肺复苏术即是掌握了基础生命支持技术，使伤病者能有机会获得有序而不是盲目的救护。如果公民都掌握了心肺复苏技术，那么在遇到类似情况的时候都可能得到"旁观者"有效的救护。

全民普及心肺复苏，根本在教育，关键在管理，保障在体制。要教育公民增强防范意识，从社会主义精神文明建设的战略高度，充分认识掌握CPR等急救技能对促进社会和谐、维护社会稳定的重要性；要健全民参与的社会保障机制，从法律、政策、机构、模式、标准、资源整合、队伍建设及知识普及等方面，完善群众性自救互救体制、机制，从而推动我国CPR全民普及事业的健康发展。

一、完善法律法规

随着CPR等急救技能普及培训工作的持续发展，目前法律保护施救人合法权益的滞后的现象日益凸显，应尽快对有关的法律法规进行修订。

一是尽快修订《中华人民共和国红十字会法》。红十字会是我国具有独特法律地位的组织，迫切需要有完备的法律规范。作为世界历史最悠久、范围最广泛、最具影响力和号召力的全球人道事业，红十字事业无论在战争年代还是和平时期，其基本使命都是在灾难面前捍卫人的生命，在病魔面前抢救人的生命，并通过维护人们的生存权和基本尊严，促进均衡发展。《中华人民共和国红十字会法》是1993年制定的，颁布实施以来，为我国开展应急救护技能培训工作提供了执法依据，但是，随着形势的发展，《中华人民共和国红十字会法》已经不能适应当前的要求，存在着诸多问题，与CPR普及密切相关的就是施救者的权益保护问题，如果没有法律、法规依据及相应的约束机制及奖惩制度，"施救"将是一个很难跨越的障碍。因此，呼吁有关政府部门尽快制订相关急救法规，通过法律规定保护公民拥有急救的权利和义务，每个公民都可以义务参与救护工作。

二是尽快完善《民法》、《诉讼法》、《劳动与社会保障法》、《治安管理处罚条例》及与职业安全相配套的法律法规。理顺监督体制和监督管理职能。有关条文要有可操作性，含义要明确，条文要清楚，便于正确实施。

二、增强全民自救互救意识

各地急救培训部门和机构应动员一切社会力量，充分利用电视、网络和广播等媒体，通过报刊、杂志、公共场所宣传栏、发放自救互救手册、深入学校、社区讲解，提高各级领导干部和广大民众对急救知识的重视，矫正"亡羊补牢"的事后补救意识，让他们意识到面临突发事故或灾害时自救互救能力的重要性，营造全社会支持自救互救技能普及培训工作。学校、单位、企业和社区经常开展救助常识讲座或展览，倡导以人为本理念，营造"关爱生命"的文化氛围，广泛开展向群众的宣传教育，树立公众防范、互救、自救的意识，参与和支持自救互救技能培训工作；政府有关部门把急救教育作为现代公民教育的一个基本内容，纳入义务教育体系，尽快在普通中小学开设CPR等基础急救课程，使中小学生循序渐进地学习和掌握自救互救的相关知识，进而逐步增强民众的自我保护能力，提高民众的自助互助意识，为急救培训打下良好的思想基础。

三、成立全国统一的权威认证机构

与欧美等发达国家相比，国内包括CPR培训在内的急救训练缺乏统一的培训认证。在美国，美国心脏协会（American Heart Association，AHA）是标准化的教材的制定者，全美各有关培训机构均遵循AHA制定的培训与考核标准。在欧洲国家，英国负责监管所有工作环境中涉及健康安全方面工作的部门（HSE）会授权并监督经过审核的培训机构发展培训工作，急救审批和监测科（FAAMS）的HSE的企业医疗单位将负责培训机构的审批和监督工作；瑞典心脏学会是瑞典急救培训的认证与考核机构，采用美国AHA的标准。

为规范和明确ＣＰＲ等急救培训认证，各相关部委与中国有关部门可以参考美国AHA的职能成立全国性的非政府卫生机构，推行全国统一认证标准、统一教材、统一考试、统一评审。机构履行下列职能：①参与培训机构分析、评估、认证过程；②制订中国心肺复苏及避险救急指南；③公众自救互救关键技术规范化研究；④公众自救互救技术培训方案标准化研究；⑤制订规范统一的培训课程；⑥发行统一的培训合格证书；⑦监察和支援全国避险救急培训课程及其导师团队；⑧发布与避险救急相关的科学建议；⑨关注新的与指南互相抵触的科学研究；⑩监督中国院内复苏的数据库。

四、建立救急员职业教育模式

在日本，救急救命士制度对增强院前急救能力，提升急救成功率起到了很大的作用，也对普及培训起到了很强的促进作用。救急救命士是指经厚生劳动大臣允许，以在医生的指示下实施救急救命处置为职业的人，取得救急救命士资格必须通过救急救命士国家考试，制度的核心是救急救命士对搬运到医院或诊疗所之前的危重病人进行救急救命处置。

我国也应建立类似的职业培训，在权威培训认证机构的框架下，允许多方面有资质的培训机构共同组成覆盖社会各行各业的实体培训网络，对中国有关部门培训单位等机构赋予相应职责，明确分工又相互配合，共同承担起救急员职业教育，使普及培训工作规范有序、长远发展。

（一）什么是"救急员"

救急员是具有一定避险应急常识，掌握CPR、创伤现场救护技能，当危及生命的灾害、事故及危重症发生时在第一现场、第一时间内承担起先期处置、控制事态，组织或帮助他人自救互救的人员。

（二）设立"救急员"职业的社会基础

设立"救急员"这一新职业，是适应日益增多的健康安全事件和突发公共事件严峻形势的需要，是及时快捷就地就近实施紧急救助的需要，也是完善我国应急体系，提高群众性自救互救能力的迫切需要。

一是灾害事故严重。我国是发展中的国家，在经济建设快速发展的同时，也面临着灾害事故频繁发生的严峻局势。近年来，自然灾害时有发生，如热带气旋、暴雨、雷电、强对流天气等气象灾害，以及崩塌、滑坡、泥石流、地面塌陷、地震等地质灾害，给人们的健康造成了极大的危害；经济的发展、机动车辆的增多，使交通事故发生率成倍增加，随时威胁着公众的生命安全。这类灾害和事故已给人民群众生命和财产造成了巨大损失，影响严重，已成为了社会问题。

二是心脏性猝死发生率增多。研究发现，我国心脏性猝死年龄分布为18～80岁（均值43.8岁），其中18～39岁的青年和40～59岁的中年猝死比较常见（43%和39%），而60～80岁老年猝死较少见（17.9%）。男女比例为4.3∶1。猝死地点各异，其中21.3%死于家中，28.6%在公共场所，26%在医院或诊所，其他场所占24.1%。死亡情形中15.6%为睡眠中，19.2%为日常活动中，仅8.1%在运动中或体力活动中死亡。

三是救护力量薄弱。国外发达国家大多拥有比较完善的救援机构和紧急救护人员，日本不足2亿人口，却拥有各类救急人员2万多人，平均每1万人就有1个通过国家考试取得救急救命士资格的人，还有大量的紧急救助志愿者。而我国除医疗、消防等少数行业具有专业救急队伍外，其他行业的专业救急人员少之又少，有的行业和单位几乎是空白。

四是救急人员素质不高。目前从事救急工作的人员，高学历的少、经过系统培训的少、具有综合救援技能的少，在第一线从事具体救急工作的大多数是高（初）中以下文化水平，文化知识相差较大，应急知识、安全救生教育学习渠道少，自救互救等应急技能的实际操练更是缺乏，且人员不稳定，人员数量不够，基本素质不高，这极大地降低了公众作为"第一目击者"救急的效能。

（三）"救急员"的来源及工作内容

"救急员"主要来源于从事特殊工作人员、汽车驾驶员、家政服务员、生产安全员、社区工作人员、教师、体育场工作人员、商场售货员、窗口服务员、导游等人群兼职，也需要从事此职业的专职人员。主要工作内容：①单独实施现场急救工作，也可根据特定的组织，实施统一救急；②确定灾情、伤病情性质、程度及范围等信息，并与有关部门或有关人员建立通信联络；③对现场情况进行初步判断，确定危险的可能性；④采取适当措施抑制危害因素的进一步发展；⑤指导和帮助受难者逃生以及创造避难、逃生条件；⑥抢救伤员，实施初步医疗救护；⑦及时沟通和交换信息，并协助搞好治安管理；⑧安慰受害者，实行心理干预；⑨对相关人员进行理论和实际技能的培训；⑩对广大人民群众开展宣传和教育活动，使他们掌握基本的避险救急技巧。

（四）发展"救急员"培训需要解决的问题

"救急员"培训将立足于《中华人民共和国突发事件应对法》的有关要求和社会各个层面，涉及社会各行各业，目的是通过"救急员"职业培训把现场急救的概念与规范化的技术推广到社会的每一个角落，让全民掌握规范化的现场急救技术，不断增强民众灾害预防、逃生避险和自救互救能力。

1.建立"救急员"制度政策保障机制　政府硬性规定各行业、各部门和各单位中救急员应占全部人员总量的比例，并将完成情况和参加CPR等普及培训情况纳入政府绩效考核范畴，纳入文明城市、文明城区、文明单位的考核内容，建立工作问责机制，切实提高"救急员"培训的覆盖面和普及率。

2.实行政府购买、社会联办的职业教育模式　"救急员"培训要走政府购买、社会联办的职业教育办学之路，政府将为社会培养"救急员"事项交给有资质的社会组织或民营教育培训机构来完成，鼓励培训机构与社会团体、企业结合，组成一定规模的"救急员"职业培训院校或职业技能训练基地，由该类院校或训练基地提供服务，政府按照一定的标准进行评估履约情况支付服务费用并给予政策性扶持，把"救急员"职业教育培训产业做大做实。

3.逐步规范"救急员"培训机构，建立健全制度和标准　政府制定行业准入制度和考评标准，为有资格承担"救急员"培训的机构颁发许可证，为参加培训、考试合格的人员发放国家认可的职业上岗资格证。致力于改变各地培训机构良莠不等、参差不齐的现状，建立标准化、合格的培训机构群，保证受训人员能得到正规、规范的避险救急培训。

4.制定"救急员"关键技术规范与培训方案标准化的考核评价体系　根据360℃全方位、全要素督导考评的要求，制定"救急员"关键技术规范与培训方案标准化的考核规范和操作指南，按照训考分离、督导与培训同步的原则，采用四级评估法对"救急员"技术培训效果进行评判：① 第一级评估看学员的主观反馈，这是反应层面，主要表现在学员培训前后对相关内容的掌握程度及学习意愿。② 第二级评估看学员知识和技能的收获，这是学习层面，主要表现在学员是否理解、掌握了培训目标中的知识、技能。评价指标包括课后的测评分数、技能的掌握程度。③ 第三级评估主要看学员的行为变化，这是行为层面，表现在学员对待突发事件的行为、能力、态度等是否由于本培训而发生了变化。通过用人单位的评价确认学员对待突发事件的认识、应急处置能力、执行情况等。④ 第四级评估看实际状况，这是结果层面，表现在当学员在现实生活中真正面临突发事件需要自救互救时，对培训知识和技能应用后的结果。主要评价指标是突发事件发生时的死亡率、伤残率等终极指标。

5.注重师资队伍建设，着力于培养执行国内统一的培训工作规范标准的培训导师　好的导师是救急培训稳步发展、实现"全民参与"的不可或缺的一部分，通过定期开展学习班等活动，不断加大师资培训力度，加强师资力量，从而解决师资不足的问题。

6.制定全国统一、适合不同层面的系列"救急员"培训教材　培训内容要全面，综合我国国情、地域、经济与文化水平、人群分布等因素，针对不同要求，不同知识水平的各层次人群分级与分类制定各种各样内容丰富并适合他们的教材，如针对院前急救工作者，可采用专业术语较多、倾向于临床的培训教材；针对社区志愿者和普通公众应采用图文并茂、浅显易懂的培训教材等。

7.针对"救急员"培训专门制定一套合理的课程安排计划，并投入力度制作多媒体教学资料将枯燥无味的填鸭式教学转变为丰富多彩、有形有色的趣味式教学　在医疗原则允许范围内，适当简化培训方法，因人施教，特别是一些复杂的操作培训和特殊的培训对象，可以在教材和大纲的范围内，选择简单有效的操作方法，使非专业人员易于接受、理解、记忆，增加学习兴趣、降低培训难度，达到更好地培训效果。培训合格，应颁发国家认可的"救急员"职业资格培训证书，并定期参加复训，实际演练。

五、创建覆盖全国的CPR培训网络

建立一站式的全国CPR在线教育网。这种在线学习方式是由多媒体网络学习资源、网上学习社区及网络技术平台构成的全新的学习环境，相对于传统的学习模式来说，它具有无可比拟的优势：通过在线教育平台，使得因材施教和个性化学习成为真正的可能，学习者不仅可从网上下载师资的讲义、课件和其他有关的参考资料，而且可向远在千万里之外的名师提问，从而激发了学习的积极性。欧洲急救教育参考中心是服务于欧洲的红十字会和红新月会的全欧洲协会，1996年即倡议成立欧洲急救教育网络。其主要任务是支持网络培训，传播最新的信息和做法，根据运动的方向发展国际急救科学指南，协助全社会开展急救培训，取得了非常好的效果。与之比较，我国的CPR在线教育平台应具备开展社会化服务、科学研究，适应人才培养模式改革和机制创新需求，满足社会成员多样化终身学习需求，实现与国内外各级各类培训机构互联互通，成为优质资源共建共享的枢纽。网络平台具体建设目标如下：

（1）支持CPR证书培训、在线培训、就业培训、休闲教育等非学历教育的需要。

（2）支持各类培训机构的资源共建、共享和应用接入，满足远程教育资源公共服务的需要。

（3）与社会用人单位相关系统对接，实现培训和人力资源信息的集成服务。

（4）支持人才培养模式创新，满足开展高质量高水平培训的需要。

（5）集教、学、管、服、研于一体，为学习者、教师、服务人员、管理人员以及公众、机构用户提供一站式服务。

（6）支持互联网计算机、移动终端等多种终端接入，满足学习者随时随地随身学习的需要。

（7）实现24小时安全、稳定运行与服务。

参考文献

1. Bunch TJ, Hammill SC, White RD. Outcomes after ventricular fibrillation out-of-hospital cardiac arrest: expanding the chain of survival. Mayo Clin Proc, 2005, 80: 774-782.

2. Lwami T, Nichol G, Hiraide A, et al. Continuous improvements in "chain of survival" increased survival after out-of-hospital cardiac arrests: a large-scale population-based study. Circulation, 2009: 119 (5): 728-734.

3. 张万里, 项公强, 张孚贺, 等. Thumper心肺复苏机在急诊心肺复苏中的应用[J]. 中国急救复苏与灾害医学杂志, 2009, 4 (2): 101-103.

4. 李宗浩. 论中国心肺复苏医学的创立与进展[J]. 中国急救复苏与灾害医学杂志, 2008, 3 (1): 1-5.

5. 李宗浩, 金辉. 论中国救援医学的创立及其在国家突发公共事件中的地位[J]. 中华医学杂志, 2005, 85 (22): 1591-1520.

6. Bobrow DJ, C1ark LL, EwyGA, et al. Mimmally mterruptedcardlac resuscitationby emergency medical services for out-of-hospital cardlacarrest[J]. JAMA, 2008, 299 (10): 1158-1165.

7. 钱方毅, 李宗浩. 只需动手（仅做胸部按压）的心肺复苏: 美国心脏协会（AHA）2008年的最新科学建议[J]. 中国急救复苏与灾害医学杂志, 2008, 3 (9): 129-131.

8. 钱方毅, 李宗浩. 目击者实施心肺复苏（CPR）应减少障碍[J]. 中国急救复苏与灾害医学杂志, 2008, 3 (11): 686-688.

9. Zepf B. Long-term follwo-up after rapld denbrillation[J]. Am FamPhysician, 2004, 69: 1-2.

10. 李宗浩, 高润霖, 王发强, 等. 救死扶伤, 让生命重现辉煌! ——心肺复苏与心脏除颤联合实施的启动创议[J]. 中国急救复苏与灾害医学杂志, 2008, 3 (1): 64.

11. 祁必富, 魏婕, 李文强, 等. 除颤前先胸部按压对延期室颤的复苏效果[J]. 中国急救医学, 2008, 28 (9): 835-836.

12. 赖大坤, 邬小玫, 方祖祥. 基于数值仿真方法的体外除颤电极配置分析与优化[J]. 中国生物医学工程学报, 2008, 27 (5): 728-734.

13. 李宗浩, 金辉. 心肺复苏突破性进展的自动体外心脏除颤[J]. 中国急救复苏与灾害医学杂志, 2007, 2 (3): 129-131.

14. 顾洁, 金玉, 杨克虎, 等. 大剂量肾上腺素对于儿童心肺复苏的Meta分析[J]. 中华儿科杂志, 2007, 45 (9): 650-654.

15. 胺碘酮抗心律失常治疗应用指南（2008）[J]. 中华心血管病杂志, 2008, 36: 769-777.

16. 苏明华, 周亚光, 杨光田. 川芎嗪对原代培养大鼠海马神经元L型钙通道电流和胞浆内钙浓度的影响[J]. 中国康复杂志, 2008, 23 (1): 17-19.

17. 蒋票慧, 杨光田, 汤彦, 等. 左旋四氢巴马汀在大鼠脑缺血—再灌流时对神经元凋亡的影响[J]. 中华急诊医学杂志, 2001, 10: 386-388.

18. Heimlich HJ. Alife-saymg maneuver to prevent food choking[J]. JAMA, 1975, 234: 398-401.

19. FarstadM, AndersonKS, KoUerME, et al. Rewarmingfrom accidentalhypothermia by extracorpomal circulatlon: aretrospectlye study[J]. Eur J CardiothoracStug, 2001, 20: 58-64.

20. 中国科协学会学术部. 心肺复苏、自动除颤与灾害自救互救生命链[M]. 北京: 中国科学技术出版社, 2012.

21. 中华人民共和国卫生部. 脑死亡判定标准[J]. 中华医学杂志, 2003, 83 (3): 262.

22. 刘忠英. 小儿心肺复苏用药进展[J]. 现代医药卫生, 2006, 22 (4): 522-523.

23. 钱方毅, 李宗浩. 心肺复苏和心血管急救的演变和进展[J]. 中国急救复苏与灾害医学杂志, 2006, 1 (1): 9-11.

24. 李宗浩, 金辉. 论心肺复苏的创立[J]. 中国急救复苏与灾害医学杂志, 2007, 2 (1): 3-5.

25. 金辉, 李宗浩. 论心肺复苏的进展[J]. 中国急救复苏与灾害医学杂志, 2007, 2 (1): 65-66.

26. 刘瑛琪, 钱方毅. 2005年美国心脏学会

（AHA）心肺复苏与心血管急救指南解读（五）心脏骤停的处理[J].中国急救复苏与灾害医学杂志，2007，2（1）：31-34.

27. 刘瑛琪摘译，钱方毅审校.2005年美国心脏学会（AHA）心肺复苏与心血管急救指南解读（六）有症状的心动过缓和心动过速的处理[J].中国急救复苏与灾害医学杂志，2007，2（1）：88-91.

28. 刘瑛琪摘译，钱方毅审校.2005年美国心脏学会（AHA）心肺复苏与心血管急救指南解读（七）监测和药物[J].中国急救复苏与灾害医学杂志，2007，2（2）：153-156.

29. 刘瑛琪摘译，钱方毅审校.2005年美国心脏学会（AHA）心肺复苏与心血管急救指南解读（八）复苏后的救护[J].中国急救复苏与灾害医学杂志，2007，2（3）：222-226.

30. 钱方毅摘译.2005年美国心脏学会（AHA）心肺复苏与心血管急救指南解读（九）稳定急性冠脉综合征（ACS）患者的病情（上）[J].中国急救复苏与灾害医学杂志，2007，2（3）：276-279.

31. 钱方毅摘译.2005年美国心脏学会（AHA）心肺复苏与心血管急救指南解读（十）稳定急性冠脉综合征（ACS）患者的病情（下）[J].中国急救复苏与灾害医学杂志，2007，2（4）：356-359.

32. 钱方毅，李宗浩摘译.2005年美国心脏学会（AHA）心肺复苏与心血管急救指南解读（十一）成人脑卒中[J].中国急救复苏与灾害医学杂志，2007，2（5）：408-411.

33. 刘瑛琪摘译，钱方毅，李宗浩审校.2005年美国心脏学会（AHA）心肺复苏与心血管急救指南解读（十二）致死性电解质异常[J].中国急救复苏与灾害医学杂志，2007，2（6）：536-540.

34. 刘瑛琪摘译，钱方毅，李宗浩审校.2005年美国心脏学会（AHA）心肺复苏与心血管急救指南解读（十三）ECC中的毒理学[J].中国急救复苏与灾害医学杂志，2007，2（7）：600-604.

35. 刘瑛琪摘译，钱方毅，李宗浩审校.2005年美国心脏学会（AHA）心肺复苏与心血管急救指南解读（十四）过敏性反应[J].中国急救复苏与灾害医学杂志，2007，2（7）：666-670.

36. 刘瑛琪摘译，钱方毅，李宗浩审校.2005年美国心脏学会（AHA）心肺复苏与心血管急救指南解读（十五）伴有外伤的心脏骤停[J].中国急救复苏与灾害医学杂志，2007，2（8）：732-736.

37. 李宗浩.论中国心肺复苏医学的创立与进展[J].中国急救复苏与灾害医学杂志，2008，3（1）：1-5.

38. 公众简易使用除颤器及"救心先锋"计划在香港的发展[J].中国急救复苏与灾害医学杂志，2008，3（1）：6-7.

39. 刘瑛琪译，钱方毅，李宗浩审校.2005年美国心脏学会（AHA）心肺复苏与心血管急救指南解读（十六）妊娠相关的心脏骤停[J].中国急救复苏与灾害医学杂志，2008，3（1）：31-34.

40. 刘瑛琪译，钱方毅，李宗浩审校.2005年美国心脏学会（AHA）心肺复苏与心血管急救指南解读（十七）电击和雷击[J].中国急救复苏与灾害医学杂志，2008，3（1）：92-95.

41. 刘瑛琪译，钱方毅，李宗浩审校.2005年美国心脏学会（AHA）心肺复苏与心血管急救指南解读（十八）2005年美国AHA的CPR及ECC指南的主要改变[J].中国急救复苏与灾害医学杂志，2008，3（2）：154-158.

42. 刘瑛琪译，钱方毅，李宗浩审校.2005年美国心脏学会（AHA）心肺复苏与心血管急救指南解读（十九）溺水[J].中国急救复苏与灾害医学杂志，2008，3（3）：221-224.

43. 刘瑛琪译，钱方毅，李宗浩审校.2005年美国心脏学会（AHA）心肺复苏与心血管急救指南解读（二十）低体温[J].中国急救复苏与灾害医学杂志，2008，3（3）：287-290.

44. 刘瑛琪译，钱方毅，李宗浩审校.2005年美国心脏学会（AHA）心肺复苏与心血管急救指南解读（二十一）濒死性哮喘[J].中国急救复苏与灾害医学杂志，2008，3（4）：364-366.

45. 郑成中，尹小梅译，钱方毅，李宗浩审校.2005年美国心脏学会（AHA）心肺复苏与心血管急救指南解读（二十二）儿科基本生命支持（上）[J].中国急救复苏与灾害医学杂志，2008，3（5）：414-417.

46. 郑成中，尹小梅译，钱方毅，李宗浩审校.2005年美国心脏学会（AHA）心肺复苏与心血管急救指南解读（二十三）儿科基本生命支持（下）[J].中国急救复苏与灾害医学杂志，2008，3（5）：490-493.

47. 郑成中，尹小梅译，钱方毅，李宗浩审校.2005年美国心脏学会（AHA）心肺复苏与心血管急救指南解读（二十四）儿科高级生命支持（上）[J].中国急救复苏与灾害医学杂志，2008，3（6）：552-555.

48.郑成中，尹小梅译，钱方毅，李宗浩审校.2005 年美国心脏学会（AHA）心肺复苏与心血管急救指南解读（二十五）儿科高级生命支持（下）[J].中国急救复苏与灾害医学杂志，2008，3（7）：616-619.

49.钱方毅，李宗浩译.目击者实施心肺复苏（CPR）应减少障碍[J].中国急救复苏与灾害医学杂志，2008，3（7）：686-690.

50.汤成波，高静.电击伤后院外心肺复苏成功一例[J].中国急救复苏与灾害医学杂志，2008，3（6）：570-572.

51.李宗浩.生命不该终止必将重现辉煌——纪念心肺复苏创立50周年[J].中国急救复苏与灾害医学杂志，2010，5（1）：1-3.

52.钱方毅，李宗浩.心肺复苏和心血管急救的新观点——解读2010 年AHA CPR& ECC 指南[J].中国急救复苏与灾害医学杂志，2010，5（10）：994-996.

53.刘琨，张擎，裴雅春，等.院外复苏成功36例临床分析[J].中国急救复苏与灾害医学杂志，2010，5（2）：144-146.

54.李宗浩，钱方毅.我国心肺复苏（CPR）技术亟须现代化、规范化及法制化——写在《中国心肺复苏指南》初稿发表之前[J].中国急救复苏与灾害医学杂志，2009，4（6）：353-355.

55.中国心肺复苏指南学术委员会.中国心肺复苏指南（初稿）[J].中国急救复苏与灾害医学杂志，2009，4（6）：356-357.

56．中国心肺复苏指南学术委员会.中国心肺复苏指南（初稿）续一成人基本生命支持（BLS）[J].中国急救复苏与灾害医学杂志，2009，4（7）：449-454.

57．中国心肺复苏指南学术委员会.中国心肺复苏指南（初稿）续二高级生命支持（ACLS）.中国急救复苏与灾害医学杂志[J].2009，4（8）：545-549.

58．中国心肺复苏指南学术委员会.中国心肺复苏指南（初稿）续三复苏后监护与器官功能支持[J].中国急救复苏与灾害医学杂志，2009，4（9）：641-645.

59.中国心肺复苏指南学术委员会.中国心肺复苏指南（初稿）续四小儿心脏骤停与复苏[J].中国急救复苏与灾害医学杂志，2009，4（10）：737-740.

60.李宗浩.新编急症手册[M].南昌：江西科学技术出版社，1997.

61.钱方毅，李宗浩.心脑复苏[J]．中国急救复苏与灾害医学杂志，2009，4（7）：455-459.

第四篇

输血学与急救医学

第一章

输血前检查和血液选择发放

免疫性输血反应的防治是现代输血的重要领域之一。红细胞、白细胞和血小板抗原及其相对抗体的检测鉴定以及其在供受血个体之间的相合、相配程度始终是输血安全的一个重要课题，也是预防血型系统相关的免疫性输血反应首要考虑的因素。输血后新的同种异体血型抗体的出现已作为一种不良输血反应被许多国家进行监控，其发生率是评价临床输血效果的指标之一。因此，输血前免疫血液学检查是保障输血安全、有效的重要基础。

第一节 输血前检查目的、内容和要求

输注不配合的血液可以刺激机体产生抗体，尤其是有输血史的病人，可以激活以前不能被检出的抗体的再次产生。输血前检查的目的是选择与患者血型配合的各种血液成分，使供者与患者之间的血液在免疫血液学方面"相配"和"相容"，使之能在患者体内正常存活并有效地发挥作用，不出现不良反应。

一、受血者的病史和标本等检查、核对及处理

在对患者血样进行检查前，核对确证血液申请单上的内容和受血者的有关资料，包括受血者姓名、年龄、性别、床号、种族、临床诊断、输血史、药物史、妊娠史，特别是以往输血反应的记录等，避免输血过程可能发生的各类差错和不良事件，并且有助于解决有可能出现的血清学问题。

输血前严格检查血液标本是否合格和正确，是安全输血的关键性措施之一。所有标本必须标记有正确的标签，以保证来自对应患者和献血者。标本必须符合患者血液的体内状态，能代表患者当前的免疫学情况，并且要防止血样的稀释和溶血的产生，溶血的标本一般不能使用。患者标本一般要求不超过2天的期限，反复输血的受血者更应注意抽取新的标本作配血试验，避免因回忆反应而产生的抗体漏检。如果患者使用肝素治疗，则应用硫酸鱼精蛋白，使标本凝结。如果患者使用右旋糖苷、聚乙酰吡咯烷酮（PVP）等治疗，应注意将红细胞做洗涤。输血后所有的标本均应妥善保存于 2~8℃ 中，至少一周，以备不良事件的核查。

二、受血者和献血者红细胞血型的鉴定和确认

目前不同人种和民族的血型流行病研究表明，ABO，MNS，P，Rhesus，Lutheran，Kell，Lewis，Duffy，Kidd，Diego，Cartwright，Xg，Scianna，Dombrock，Colton，LW，Chido/ Rodgers，H，Kx，Gerbich，Cromer，Knops 和 Indian 23个血型系统具有重要的临床意义。因此，这些红细胞血型的鉴定和确认成为临床输血前免疫学试验的核心。对所有的献血者标本进行 ABO 血型、Rh 血型、Du 表型鉴定以及 anti-A、anti-B IgG 滴度测定是临床用血的前提条件，根据库存或临床病人的需求，检测献血者的 Fya、Fyb、Jka、Jkb、S 和 s 等其他具有临床意义的血型抗原是满足临床特殊病人需求和急诊、急救和灾难救援中血液保障的基础。受血者的 ABO 血型和 RhD 抗原必须在输血前给予确

认，这是因为在各类血型系统中，以 A、B 抗原的抗原性最强，D 抗原次之。当受血者接受了所缺少的 A、B 抗原后，几乎每个人都产生特异性的同种抗体。大约占 2/3 的 D 抗原阴性的人，接受了 D 抗原阳性血液后可产生抗 D 抗体，因此每一个受血者除 A 和 B 抗原定型外，最好做 RhD 抗原定型，对 RhD 阴性的红细胞必须做确认试验，以避免将弱 D（Du）和 D 变异型误定为 Rh 阴性。然后选择合适的血型的献血者血液。

常规血型定型法包括红细胞定型（RBC typing test）与血清定型，即正定型与反定型。两者彼此可作核对之用。应用血型抗原抗体试剂检测红细胞上有无相应抗原的试验，也称直接或"正定型"分型试验（forward grouping test）。应用试剂红细胞检测血清中对应的抗体的血清分型试验（serum grouping test），被称为间接或"反定型"分型试验（reserve grouping test）。目前，除经典试管试验检测血型外，还有如微量板法（96 孔 U 型或 V 型）、凝胶试验法（gel test）、玻片或瓷板法、毛细管法、纸片法以及 PCR 等多种方法可用于血型的定型。这些方法可以手工操作完成，也可以借助自动化检测设备和计算机信息系统实现血型定型。但经典的试管离心方法目前仍被认为是最可信赖的定型方法。

三、不规则抗体筛选和鉴定

红细胞意外抗体因可以缩短红细胞寿命并导致溶血性的输血反应，而具有重要的临床意义。所谓不规则抗体是指抗 A 和抗 B 以外的血型抗体。对受血者的血清和血浆，做常规的抗体筛选试验，可以发现有临床意义的不规则抗体，抗体筛选试验的原则是让受检的血清与已知血型的试剂红细胞即筛选红细胞起反应，以发现在 37℃中有反应的抗体。做抗体鉴定时，必须灵活应用各种试验方法，可按抗体的血清学行为和试验的具体条件选择，成熟方法有盐水试验法、白蛋白介质法、低离子强度介质法（Liss）、聚凝胺法（Polybrene）、凝胶法、酶技术、抗球蛋白试验等，再结合吸收、放散等血清学手段，对抗体的特异性作分析。抗体筛选试验用的试剂筛选红细胞，通常是 2 或 3 个人份的 O 型红细胞成为一套试剂，每套试剂筛选红细胞中至少有以下常见的抗原：D、C、E、c、e、M、N、S、s、P、Lea、Leb、K、k、Fya、Fyb、Jka、Jkb。抗体筛选试验不一定能检出所有临床意义的抗体，一些低频率抗原的抗体或有剂量效应的抗体，可能被漏检，这时需采用抗原性更完全和特异性更强的筛选细胞做试验，或用敏感度更高的技术作检查。一旦抗体被检出，应做抗体鉴定试验，以确定其特异性。并根据最终鉴定结果，选择配合的血液。

四、交叉配血试验

交叉配血试验，也称为配合性试验，即使患者与借血者血液间没有相对应的抗原和抗体存在（例如：患者体内具有抗 D 抗体，则在选择的借血者红细胞上就不能有 D 抗原存在）。交叉配血试验通常包括：

（1）受血者血清对供者红细胞：一般称"主侧"配血，因为它是检测受血者体内是否存在针对供者红细胞起反应的抗体。

（2）受血者红细胞对供血者血清：一般称"次侧"配血，因为它是检测供血者体内是否存在针对受者红细胞起反应的抗体。

（3）在交叉配血的任何步骤中均不产生溶血或凝集的结果，供者的血液成分才可以给患者输注。

交叉配血试验方法除了盐水介质法外，还应有聚凝胺法、酶法、抗球蛋白试验、白蛋白介质、低离子强度介质、凝胶试验等方法。盐水介质法只能检出 ABO、MN 等系统的抗体，而不能检出 Rh、Kell、Kidd 等系统的抗体。前者多为 IgM 球蛋白，后者由免疫产生属 IgG 球蛋白。因此交叉配血不能只用盐水法，还应选用能有效检出 IgG 抗体的方法。

五、血小板输注前的检查配血

随着临床治疗技术的提高和输血医学的发展，血小板的输注量逐年上升。随之而来的血小板输注无效成为临床上极为突出的问题。为预防和减少血小板输注无效。对于长期输注血小板或血小板输血无效的患者，在输血前常规检查白细胞抗体和血小板抗体，必要时选择 HLA 和 HPA 相配的血液。

血小板的自身免疫和同种免疫是产生血小板

输血反应和输注无效的主要原因。因此通过实验室方法检出患者血清中的血小板同种特异性抗体、自身抗体及 HLA 抗体，可指导进行血小板交叉配型，保证临床获得有效的血小板输注。目前有关血小板抗体的检测方法有许多，其中简易致敏红细胞血小板血清学实验（SEPSA）技术是一种无毒性、特异性强，敏感性高，操作简单的方法，在临床上已获得相当好的评价。

总之，输血前的血型鉴定、抗体筛选及交叉配血等检测对提高输血的安全性具有互补作用，缺一不可，也是血液选择的依据。

第二节 输注血液选择原则和标示

给患者输注一袋血液是一个十分复杂的过程。输血前的过程涉及合理的输血申请、样品采集和接受、病史核查、实验室检测、血液成分的挑选、标示和发放、输血过程的监控以及和医院输血委员会的沟通和差错报告等许多不可缺少的步骤。

一、血液选择

输注血液的选择取决于准确 ABO/D 定型、Rh-Kell 表现型鉴定、其他血型系统的鉴定、抗体筛查和鉴定、血清学交叉配血结果以及输血病人完整的信息，这包括：姓名、出生日、住院号、病历、免疫血液学检测结果、所需血液成分及数量、申请时间、病人住院位置、输血史和妊娠史。病人的这些信息可以有助于发现错误的实验结果、错误的样品标示以及预防因既往抗体减弱无法检出而可能激发的迟发性输血反应。选择相配和相容的符合输血指征血液成分是血液选择的基本原则。

二、待发血液标示

在完成各项输血前的血液免疫学检查并找到相配合的血液后，则应该有一种标志表明该血可以输给该患者，最好是使用配血标签，在标签上实验者必须写清楚受血者的姓名、住院号、床号、标本号、ABO 及 Rh 血型、医院、献血者姓名、血型、编号、交叉配血日期及试验结果的解释、发出血液内容的名称、有效期（日期和时间），反复核对输血申请单和血液的标签，正确无误后，签名，将血液或血制品及时发出。

三、常规和紧急情况下的发血程序

（1）常规情况下发血的一般程序包括血液的申请、输血前检查、血液成分选择、交叉配血试验、血液标示和发放。

（2）紧急情况的发血程序视紧急程度来做决定，但不管你采取什么方法，都必须以确保患者的安全为前提。

危重病人须紧急抢救输血，时间紧迫不允许按常规配血。国家应制定、颁布紧急情况下输血的有关规定和指南实施。法国将紧急输血分为三个等级，第一级为必须立即输血，此时可以不做任何实验室检查，直接输注 O 型 Rh（-）的红细胞，必要时加 AB 型新鲜冰冻血浆，先给病人输用，之后再行常规化验和交叉配血；第二级是 30 分钟内必须输血的，可以不做病人的抗体筛查实验，选择 ABO 和 Rh 相配的血液；第三级是 2~3 小时内需要输血的，所有的实验室检查都必须完成，抗体筛查阳性的要做主次侧交叉配血。这样可以保证患者在任何情况下都能够得到及时的输血治疗。当然，这样的指导原则得以实施，要基于献血者血液免疫检测项目的设计和要求下，须由经治医生写明抢救原因及提出不交叉配血的申请，并记录入病例。

第二章

输血不良事件的预防与处理

第一节 不良输血事件概述

一、不良输血事件的定义和分类

不良输血事件（adverse transfusion events，ATE）是指输成分血或血液制品之前，期间或之后发生的意外非预期的事件，可能与血液制品本身有关，也可能与血液管理有关，它可能是一个错误或事件的结果，可能会或不会导致受血者发生输血反应。不良输血事件可分为三类：

（1）事故（incidents）：指病人接受了不正确的输血治疗，包括不满足输血指征、违反操作规程和输血方案等，可能或不会造成输血反应。

（2）临界失误（near misses）：输血前发现的能够造成错误输血或输血反应的差错或违反操作规程的行为。

（3）输血反应（reactions）：由输血导致的病人的非预期反应，可能或不是由差错造成的。

二、输血反应诊断相关度（Imputability）

在输血不良事件调查后，对其发生与输血的相关度的评价规则，通常分为五度：

（1）确定：证据证明不良事件由输血引起。

（2）90%可能性：证据支持并确定不良事件由输血引起。

（3）70%可能性：证据不能确定不良事件由输血引起或存在其他原因。

（4）可能性低：证据表明不良事件不仅仅由输血引起。

（5）排除：证据排除不良事件疑由输血引起。

三、输血反应程度分级

输血反应严重程度可分为4级，级别越高输血反应程度越严重。

第一级：受血者可能需要医疗干涉（消除症状），但不实施医疗干涉不会导致永久性的机体或功能的损伤。

第二级：由于输血不良事件直接导致病人需要住院治疗或延长住院期；和/或导致长期或明显残疾或功能丧失；或需要医疗或外科干预解除持久的机体或功能的损伤。

第三级：受血者需要充分的医疗干预（血管加压（vasopressors），插管（intubation），或转运至ICU（transfer to intensive care）以预防死亡。

第四级：受血者死于输血不良反应。

四、输血反应的分类

输血反应按发生的时间分为即发型反应和迟发型反应。即发反应（也称即时反应）指输血当时和输血后24小时内发生的反应；迟发反应（也称迟缓型反应），可在输血后几天、十几天或几十天后发生。按发病机理可分为免疫性和非免疫性两大类。也可按主要症状与体征分类，如发热反应、过敏反应、溶血反应、细菌污染反应，输血后紫癜、肺水肿、枸橼酸盐中毒、空气栓塞和含铁血黄素沉着症等。2011年国际输血协会按发病原因分传染性输血反应和非传染性输血反应。其中将非传染性输血反应分为两大类，一类是溶血性输血反应，包括：①急性溶血性输血反应（AHTR）；②迟发性溶血性输血反应（DHTR）；③延迟血清学反应（DSR）。另一类是非溶血性输血反应，包括：①发热性非溶血性输血反应（FNHTR）；②过敏反应；③输血相关急性肺损伤（TRALI）；④输血相关性循环超负荷（TACO）；⑤低血压输血反应；⑥输血相关呼吸困难（TAD）；⑦输血后紫癜（PTP）；⑧输血相关的移植物抗宿主病（TA-GVHD）；⑨其他的输血反应，例如，含铁血黄素沉着病、高钾血症及不可分类的输血并发症（UCT）等。

第二节　溶血性输血反应

溶血性输血反应是指由于输血造成的受血者出现临床症状或检验结果支持红细胞破坏增强。溶血的发生可以是血管外或血管内，也可以是急性或迟发型的。

一、病因与机理

1.免疫性溶血反应　典型ABO血型系统。缺乏免疫学证据的血清血型学异常不排除HTR，Rh，Kell，Duffy和其他non-ABO血型系统抗体以及病人自身红细胞抗体。免疫性溶血反应发病机制是抗原—抗体复合物触发有免疫介导的一系列病理生理变化，主要活化了三个相互关联的系统，即神经内分泌系统、补体系统和血液凝固系统，导致休克、弥漫性血管内凝血（DIC）和急性肾功能衰竭三个严重后果。

2.非免疫性溶血反应　供受者红细胞膜有缺陷，如红细胞膜缺陷、红细胞酶缺陷和珠蛋白异常、输注低渗制剂、冰冻解冻血液制剂或如泵、加热器等过冷过热及机械因素破坏红细胞类血液制剂以及药物等因素。也可导致红细胞破坏而发生非免疫性的溶血反应。

溶血分血管内溶血和血管外溶血两种。IgM类抗体主要见于血管内溶血。其溶血作用强，属于典型的即时溶血反应，一旦抗体-抗原复合物形成，则激活补体，导致红细胞在血管内迅速破坏，血红蛋白释放到血浆中，当血浆中血红蛋白超过1.5g/L时，结合珠蛋白已被饱和，就有一部分血红蛋白由尿中排泄。由于大量血红蛋白流入血液后，血浆间接胆红质升高，除非患者肝功能有障碍，一般这种胆红质可以正常排泄，患者无显著黄疸。红细胞被破坏后，又可激活神经内分泌系统、凝血系统等，病人可能产生休克、弥漫性血管内凝血（DIC）和急性肾衰竭，并导致死亡。

引起血管外溶血的抗体大多为IgG类抗体，不需要结合补体，常见的有抗Rh、Diego等血型抗原的抗体，其中以Rh血型系的抗体，尤其是抗D抗体最为重要。红细胞抗体包裹在红细胞上，变为致敏红细胞，由网状内皮系统（脾脏的巨噬细胞）吞噬和清除。这种红细胞的破坏主要在血管外，因此属于迟发型溶血反应。这种溶血时，血浆胆红质升高，而血浆血红蛋白不太高，输血后有黄疸、血红蛋白尿是其特征。

二、临床表现

1.急性溶血反应　临床表现很不一致，轻者类似发热反应，严重者迅速死亡，严重程度和发病时间与输入量有关。多在输血开始10~30分钟出现寒战、发热、心悸、头胀、面红、腰背痛、恶心、呕吐、腹痛、呼吸困难、烦躁等症状。血浆游离血红蛋白增高，出现血红蛋白尿、尿少、尿闭进而可发展为急性肾功能衰竭。

2. 迟发型溶血反应　常发生在有输血史者或经产妇输血后1天或数天发生溶血反应，偶尔数周后发生溶血反应。表现为黄疸、发热、贫血、网织红细胞增加，周围血有球形或聚集的红细胞，血红蛋白血症或血红蛋白尿少见。迟发性溶血性输血反应的进程很慢，不会引起凝血系统明显活化或触发大量血管活性物质释放。但也有少数病例发生急性溶血性输血反应，导致DIC、少尿、无尿和肾功能衰竭，甚至死亡。因此，在输血中要经常警惕这种输血反应的可能性。

3.延迟血清学反应　输血后出现已知的有临床意义的红细胞抗体且无溶血的临床表现和实验室特征。

三、临床治疗和预防措施

立即停止输血，但要保留静脉通畅。治疗重点是抗休克、防止 DIC、防止急性肾衰竭和换血疗法，以移除循环血内不配合的红细胞及其破坏后有害物质和抗原—抗体复合物。适当注射皮质类固醇和输液以纠正低血压、低血容量、电解质失衡和酸中毒等。如果还需输血，可输入配合的浓缩红细胞或全血。在急性期，可用多巴胺，扩张肾血管和增加心排血量，并监视尿量、心排血量和血压，以调整静脉注射的剂量。对严重肾功能衰竭的患者，在少尿或无尿期应限制液体输入量，每天检测血尿素，血浆钾和重碳酸盐，以及心电图检查，必要时应做腹腔透析或血液透析。

实施输血治疗方案的质量保证体系，对输血前检查的各项工作进行控制，根据血型鉴定、抗体筛查、交叉配血结果指导输血，避免不正确的血液输注。

第三节 非溶血性发热输血反应

非溶血性发热输血反应（FNHTR）是常见的输血不良反应。输血中或输血开始后 4 小时内，并排除其他可导致体温升高的溶血性输血反应、细菌污染和其他病因。并至少出现发热、寒战、恶心、呕吐、出汗、皮肤潮红等一种临床表现，即可诊断为发热性非溶血性输血反应。

一、发生机制

发热性非溶血性输血反应是一类免疫介导的输血反应，一是由血液储存过程白细胞产生的游离细胞因子像内源性热源质白细胞介素 1β（IL-1β），白细胞介素 6（IL-6）和肿瘤坏死因子（TNF-α）和血管活性肽引起的发热反应；二是受者血浆的抗体与供者淋巴细胞、粒细胞及血小板上存在的抗原发生抗体—白细胞/抗体—血小板相互作用和凝聚，导致白细胞释放炎性反应细胞因子。引起患者 FNHTR 的抗体除了 HLA 抗体外，也可以是粒细胞抗体和血小板抗体（这些抗体通常具有特异性）。三是血浆中的某些成分也可直接引起 FNHTR。这些成分除上述细胞因子（IL-1、IL-6、TNF）外，还有 IL-8、补体 C3a、C4a 和与中性粒细胞有关的脂质，这些物质在保存中含量增加，达到一定程度引起 FNHTR。

二、临床表现

FNHTR 一般不会危及患者生命，但可以引起患者严重的不适而使其不愿意再接受输血。在诊断 FNHTR 时必须排除其他可能引起患者发热的病因。由于接受输血的患者中许多为血液病、肿瘤和手术患者，这些临床疾病常伴有发热，再加上其他输血反应，如急性溶血性输血反应、细菌性输血反应等也伴有发热，因此应采取"排除"程序排除这些可能引起发热的原因后才能做出 FNHTR 的诊断。如怀疑是急性溶血性输血反应引起发热时，应通过抗人球蛋白试验、患者血浆游离血红蛋白等实验室检测判断是否存在输注血液不配合和溶血而做出诊断。如怀疑存在细菌性输血反应时，应从输注的血液制品中采样涂片做格莱姆氏染色和细菌培养。在鉴别诊断中应分析临床表现和症状出现的时间，此有助于鉴别诊断急性溶血性输血反应。一般急性溶血性输血反应在输入少量血液后即发生，FNHTR 在大部分血液已输入体内或输血后 1~2 小时发生。

三、非溶血性发热输血反应的处理和预防

首先应排除其他原因引起的发热，确诊后一般需用退热药治疗。是否需要停止或暂停输血应根据反应严重程度和病情决定。如决定继续输注，应选用去白细胞血液成分（如患者出现过 1 次 FNHTR，再次输血导致发热的机会是 1/8）、HLA 配型成份血和特定献血者的血液。

第四节 过敏反应

输血发生轻重不等的过敏反应。轻者只出现单纯的荨麻疹；中间型为过敏样反应；严重的可以发生过敏性休克和死亡。这些反应多由于血浆蛋白过敏所致。

一、发病机制

受血者体内存在针对供血者体中某种血浆蛋白成分的抗体。抗原抗体复合物激活补体，组织肥大细胞及循环嗜碱细胞释放血管活性物质组胺引起呼吸及消化道平滑肌收缩及毛细血管扩张，引起过敏反应，通常是由 IgE/IgG/IgA 介导的同种免疫。IgA 抗体类可以引起荨麻疹或过敏反应。这类反应往往可以产生重度休克反应甚至死亡。输红细胞、血浆、浓缩血小板、冷沉淀或 Rh 免疫球蛋白等，均可发生这类反应。IgE 导致迟发型变态反应。

二、临床表现

包括单纯荨麻疹、血管神经性水肿和更严重的呼吸障碍、休克等临床表现。

1. 荨麻疹反应　可以仅出现黏膜与皮肤的（mucocutaneous）体征。只发生风疹，少的只有几个，多的可以遍布全身，为局部红斑、瘙痒，不发热，无寒战，一般对患者无危险。

2. 严重过敏反应　症状可以有皮肤潮红、出汗、不安、脉快、血压降低、胸骨下痛、血管神经性水肿，甚至会厌水肿，最严重者发生休克和神志不清。也可以发生寒战和发热。在重反应患者重，差不多是输血或血液制品后立刻发生或只输注几毫升之后就开始反应。这些急性症状和体征大多数是由于抗原—抗体反应，激活补体，释放 C3a 和 C5a 片断所致。而白三烯作为这些反应的介导体也起重要作用，它是一种非常强有力的人支气管收缩物，至少血管紧张肽一般是一种强有力血管收缩物，在促成血浆漏出上比组胺的活性高 1 000 倍以上。

三、临床治疗和预防处理

过敏反应发生后，应立即停止输血，同时用生理盐水保持静脉输液畅通。抗组胺药物、激素、肾上腺素可以抑制或减轻过敏反应。倘若过敏反应严重，可以皮下注射肾上腺素、如发生会厌水肿，可施行喉插管或气管切开术，同时，可注射氢化可的松。

对已知有输血过敏反应史的患者输血，输血前半小时口服或肌注抗组胺药，对存在特异性抗-IgA 或抗-IgA 亚型患者应选择洗涤红细胞或缺乏 IgA 抗原的献血者，尽量接受自身输血。

第五节 输血相关急性肺损伤

输血相关急性肺损伤（transfuion-realed acute tung injury，TRALI）是近十年才被人们广泛认识的一种输血反应。

一、发生机制

一是抗体学说，即 HLA 抗体或人类白细胞抗原（HNA）抗原抗体复合物激活补体，导致粒细胞变形粘连，被肺部微管捕获，释放调节因子导致肺小泡受损漏液，出现广泛的临床症状，如呼吸困难、肺浸润等。二是中性粒细胞启动假说。不需要抗原抗体相互作用发生，但具备导致中性粒细胞和内皮细胞激活的临床条件如感染、手术的患者或炎症。血液成分中的生物活性因子使活化的白细胞产生黏附分子（CD11/CD18）并黏附与肺内皮细胞，间质渗出，中性粒细胞降解并释放破坏酶，毛细血管间隙增宽，肺水肿。结果是微血管闭塞及毛细血管渗漏，导致急性呼吸功能不全或肺水肿。

二、临床表现

临床主要表现为输血后不久（约半到1小时）患者出现肺水肿，症状包括发热寒战、干咳、哮喘\呼吸困难和紫绀，肺部听诊均可闻及细湿啰音、X射线可见双侧肺浸润，提示双侧肺水肿征象但无心力衰竭，可伴有血压下降，组织缺氧、休克、肾衰、肝功能衰竭，直至威胁患者生病。

从轻度的呼吸困难到非心源性肺水肿，疾病呈自限性，24~48小时内缓解，80%在96小时内完全缓解，但可能需要长达7天。临床上需注意和过敏性输血反应、和心源性肺水肿相鉴别。

三、临床处理和预防

停止正在进行的输血，多数患者需要吸氧或呼吸机，对供者进行HLA或中性粒细胞特异性抗体检测。再次输血应采用少白细胞血液制剂、洗涤RBC。供者宜为男性，HLA抗体阳性的供者不宜成为固定献血者，慎用多次妊娠的女性供血者的血液制剂。

第六节　输血相关循环超负荷

大量快速的输注血液制品极易造成循环负荷过重，重则死亡。最常见于伴有心肺功能不全老年人和慢性严重贫血或低蛋白血症患者等。

一、发生原因

当快速输入大量血液，特别是全血（含血浆）和/或血浆时，输入的血浆会引起血管内胶体渗透压的升高，导致血容量升高而引起循环过载。尤其在婴儿、老年人、心脏病及长期贫血患者中易发生。

二、临床表现

主要临床表现为输血过程中患者突然出现剧烈头痛、胸闷、咳嗽、呼吸困难，大量泡沫痰，紫绀、脉搏快、全肺湿啰音及心动过速、颈静脉扩张、四肢浮肿、充血性心力衰竭等。对于老弱患者，慢性贫血，心肺功能差，肾功能差的患者，要特别注意防止循环过载的发生。

三、临床处理和预防

一旦发生循环过载，要迅速停止输血，根据病情采取紧急措施抢救，包括输氧、强心、利尿等。为了预防循环过载的发生，要根据患者的心肺功能情况及血容量确定输血量；宜选用悬浮红细胞，多次、小量、缓慢输血，对有心力衰竭贫血患者必须输血时，可用小量换血法，即单抽患者血浆，输入相同量悬浮红细胞，患者保暖，使周围血管扩张，防止心脏负荷过重，取半坐位输血，必要时用利尿剂和强心剂，记录输血输液量及排尿量，注意出入量平衡，速度<1ml/min为宜。

第七节　输血后紫癜症

一、病因和机理

输血后紫癜（post-transfusion purpura，PTP）是由于受血者存在血小板特异性抗体，与供血者血小板上相应抗原起反应，形成抗原抗体复合物，后者附着到受血者血小板上，被吞噬破坏。是血小板输注后产生的同种免疫的一种不良反应，也是引起血小板输注无效发生的主要原因之一。

二、临床表现

多发生于曾输过血/妊娠女性。一般于输血后5~10天发生。大部分患者有突发性血小板减少性紫癜，主要表现为淤点（皮下点状出血）、淤斑和黏膜出血，严重者有内脏和颅内出血等，可持续 2～6 周，多数呈自限性，两周后恢复，个别患者因颅内出血而死亡。

三、预防措施

首先利用血小板抗体筛选和鉴定判断是否存在非免疫性血小板消耗的原因（如发热、DIC、感染等），根据抗体检测结果选择适合性血小板输注。

第八节　输血相关移植物抗宿主病

在输血时如果输入的异体淋巴细胞由于未被接受输血患者的免疫系统识别为外来者，从而在宿主体内植入和增殖。由于输入的异体淋巴细胞的 HLA 抗原性和接受输血的患者不同而将后者（宿主）的细胞视为异体细胞，产生特有的免疫反应导致宿主许多组织、器官的严重损害。由于此种反应和器官移植中的排斥反应类似，因此称为输血相关移植物抗宿主病（transfusion-associated graft-vs-host disease，TA-GVHD）。主要受到损伤的组织器官包括皮肤，黏膜，肝脏和造血组织。多发生在易感人群，如先天或后天免疫缺陷病人或输注粒细胞的受血者。

一、发生机制

TA-GVHD 的发病是由于在一定条件下输入的异体淋巴细胞通过免疫反应破坏输血受者的组织器官。因此，TA-GVHD 的发生需要三个基本要素：①输血受者和献血者 HLA 抗原性存在差别；②输入的血液中含有具有免疫活性的细胞；③输血受者的免疫系统不能排斥输入血液中具有免疫活性的异体细胞。由于输血受者的免疫细胞通常远多于输入血液中的 T 淋巴细胞，因此一般情况下通过宿主—移植物反应接受输血者机体能有效地清除输入的异体免疫细胞。但是，如果受者的免疫系统不能识别输入的免疫细胞为异体细胞，从而不能有效地清除这些外来免疫细胞，这些细胞就会在受者体内成功植入并扩增，攻击并损伤带有 HLA 抗原（对于它们来讲，这些为异体的"外来"者）的受者组织和器官，导致 TA-GVHD 的发生。有两种状态可能导致这种情况的发生：一是如果当输血受者免疫功能受损时，其识别外来 HLA 抗原的能力下降，因此容易发生 TA-GVHD。另一种状态是当供—受者 HLA 抗原部分相同时，即使输血受者免疫功能未受损，由于输入白细胞的 HLA 抗原性和输血受者部分相同，受者免疫系统未能识别其为外来者，也可能发生 TA-GVHD。

二、临床表现和诊断

A-GVHD 潜伏期短，输血后 8～10 天发病，死亡率高达 90%。由于治疗效果不好，患者一般在输血后 3～4 周死亡。常见皮疹，水泻，肝功能异常，发热，并常伴有厌食，恶心，呕吐。皮疹通常是在躯干出现，然后扩散到四肢，严重病例出现广泛的皮肤大疱。肝功能明显异常伴有严重的肝细胞损伤。骨髓严重受损，导致血小板和白细胞减少。患者最终因骨髓衰竭和感染而死亡。

由于 TA-GVHD 的许多症状类似于病毒感染和一些药物反应，因此常出现漏诊，这是目前诊断病例低于实际发生数的主要原因。但是，TA-GVHD 患者具有特殊皮肤、肝脏和骨髓的病理学变化，这些病理变化有助于做出诊断，如皮肤基底细胞层的破坏和空泡形成，真皮和表皮层的分离，淋巴细胞进入并浸润，表皮角质化和退行性角化不良。肝活检和骨髓检查表现为肝细胞严重受损，全血细胞减少甚至骨髓纤维化，伴有淋巴细胞浸润。在接受输血患者的循环或组织中检出来自献血者的淋巴细胞将提供确诊的依据。

三、治疗和预防

一般的免疫抑制治疗，如免疫抑制药物、抗淋巴细胞球蛋白、抗-T 细胞单克隆抗体等对 TA-GVHD 的治疗效果不好，一旦发病患者死亡率高达90%。为此，必须重视预防，目前主要的预防方法是严格掌握输血适应证，避免亲属间输血；高危人群输γ-射线照射后血液细胞制品，对血制品照射，能使淋巴细胞不能复制、分化、增殖。尤其是针对亲属之间的输血及所谓高危患者输血时已常规应用。

第九节 输血相关传染病

输血相关传染病，又称输血传播疾病，或输血传染病，是指受血者通过输入含病原体的血液或血液制品而被感染传染病。输血相关传染病可以有明显的症状和体征，也可无明显症状与体征，受血者成为无症状病原体携带者。

一、输血相关传染病种类

1. 病毒 肝炎病毒（A、B、C、D、E、F、G、SENV病毒）、巨细胞病毒（CMV）、人类免疫缺陷病毒（HIV）、HCMC、人类嗜T淋巴细胞病毒I型和II型(HTLV-I and II)、Epstein-Barr病毒（EBV）、人类微小病毒B19（HPV B19）、西尼罗河病毒（WNV）、基孔肯雅病毒(Chikungunya, CHIKV)、登革病毒（Dengue virus）、人类疱疹病毒8型（HHV-8）、猿泡沫病毒(Simian foamy virus, SFV)。

2. 细菌

3. 螺旋体 梅毒螺旋体。

4. 原虫 疟原虫（malaria）、巴贝西虫病（Babesiosis）、锥虫病（trypanosomiasis）、利什曼原虫病（Leishmanosis）、人粒细胞无形体病（Human granulocytic anaplasmosis, HGA）、弓形虫。

5. 朊病毒（Prion）

二、影响传染病经血传播的因素

（1）人群中该传染病的流行：由于献血者来自一般人群，如果人群中流行率高，参加献血的人群中阳性率必然会相对较高，发病率就高，处于感染"窗口期"的比例也高，经血传播的概率就高。

（2）病毒的感染力：经血液传播的各相关病原体尽管都可以通过输血传播，但各病原体的感染力存在差别，这必然影响到病毒经血传播危险的大小。病毒感染的临床后果决定输血传播病毒危险大小。

（3）病原体在血液中的含量，如果越高，传染的可能性就越大。

（4）输血传染病实验室筛查水平。

（5）病人的免疫状态。

（6）输血相关传染病的预防和控制方法

三、献血人群传染病的预防和控制

（1）通过招募无偿自愿重复的献血者，可以有效预防输血相关传染病的发生。因为该类献血者通过献血前咨询，了解到导致感染输血相关传染病的危险因子和可能对受血者的危害，会自愿规避危险因子，而成为低危险献血人群。

（2）献血前通过对献血者的既往医学史调查和传染病危险因子的征询筛查献血者，避免高危人群献血。

（3）对输血相关传染病进行筛查：根据献血人群流行病研究数据，对输血相关传染病病原体的标记物进行检测。我国目前规定进行乙型肝炎表面抗原（HBsAg），丙型肝炎病毒抗体（抗-HCV），艾滋病病毒抗体（抗-HIV），梅毒试验和丙氨酸氨基转移酶（ALT）共5项的血液筛查项目。HBV、HCV与HIV的核酸检测为自选检测项目。

（4）对各类血液成分血进行病毒灭活或加工。

（5）实施血液管理项目减少临床的用血。

第三章

血液保护和血液管理的基本原则

一、血液管理的定义

血液管理是一个以病人为中心，多学科，多模式，预定的病人治疗护理方法。患者血液管理（PBM）不是一种选择，是为保护患者自己的血液，减少或避免接受异体血液成分的输注而建立的标准的治疗护理方案，它涉及行政管理、血库、实验室、技术部门、药剂和研究部门，由外科医生、麻醉师、灌注师、输血专家、医生和护士共同完成。是在输血医学经历了无输血医学和血液保护阶段后的科学有效的实施输血治疗的新措施。

二、血液保护策略

1.术前评估　在术前对患者术后的出血和输血风险进行评估是围手术期血液管理的重要措施。有至少6种危险因素与手术后大量出血和额外输血有关：高龄、低红细胞容积（术前贫血或低体重）、术前抗凝或抗血小板治疗、急诊手术、预期体外循环时间较长和明确的并发症，如充血性心力衰竭、肾功能不全、慢性阻塞性肺疾病。手术前应识别高危患者，采用有效的围手术期血液管理措施。积极的术前干预，可改善贫血、增加红细胞容积和改变术前抗凝或抗血小板治疗。

2.术前管理　应对患者术前使用的抗血小板药物和抗凝药物进行干预。大多数抗凝和抗血小板药物（包括二磷酸腺苷受体抑制剂、凝血酶抑制剂、低分子肝素、血小板糖蛋白抑制剂、组织型纤维蛋白原激活剂、链激酶）与手术后出血增加相关，术前停药可以减少出血事件发生。

术前中重度贫血与手术患者死亡率增加相关，对于贫血和术后贫血高危患者，术前应用促红细胞生成素（EPO）和铁剂增加红细胞数量以纠正贫血。

自体输血（autologous blood transfusion），是指在一定条件下采集患者自身的血液，在适当的时候回输给患者本人的一种输血方式。作为血液保护的一种有效选择。术前自体血储备可降低接触同种异体输血，预防异体输血引起的输血传播疾病及其他各类不良反应。对符合特定条件的患者，自体输血还可以解决稀有血型来源的问题。术前自体血储备应掌握其适应证，禁为可能患菌血症的患者、肝功能不良、严重心脏病、贫血、出血及血压偏低者、采血可能诱发疾病发作或加重献血后迟发性晕厥史患者。自体输血有储存式、回收式和稀释式三种类型，分别适用于不同的临床情况，其中储存式适合术前，回收式适合术中，稀释式适合术前和术中。

储存式自体输血，多提前数天或数十天开始分阶段采集患者的血液或血液成分进行保存，当患者实施择期手术、术后或将来需要输血时，再回输这些已保存的自身血液或血液成分。适用于一般情况较好、外周血象及造血机能正常、符合血液采集条件和将来可能需要输血的择期手术患者，根据术中预计失血量和可能需要的输血量，进行自体备血。其中"蛙跳"式采血储存[1]适用于预计术中出血量较大的患者；直接采血储存适用于预计出血量和需要备血量较小的患者。

术前采用稀释式自体输血是对特定患者在术前采集一定量的血液储存，适量补充胶体、晶体溶液维持正常的循环血容量，在保证组织供氧的前提下，使患者体内的血液稀释，术中或术后回输已储

---

1 "蛙跳"式采血储存：是预计术中出血量较大的符合自体输血条件的患者，根据具体病情和采用的红细胞保存手段进行备血的方法。具体做法是患者于手术前一段时间开始采血，每间歇一周再进行采血、回输、采血，直到储存自身血液达到预期目的，该方法适合储存较大量的自身血液。

存的自身血液。血液适量稀释后，不影响组织供氧，但减低了血液黏度，有利于改善微循环，减少术中实际丢失红细胞数量，避免异体输血的风险。

3.术中管理　急性等容性血液稀释（acute normovolemic hemodilution，ANH）是术中稀释式自体输血的一种措施。ANH是根据人体对红细胞压积生理耐受能力，人为产生术中贫血，达到减少红细胞丢失的目的。在麻醉诱导后行等容性血液稀释对于术前血红蛋白正常的心脏手术病人是一种安全有效的血液管理措施。其适用范围广，特别是对需要深低温麻醉、体外循环条件下实施手术的患者更有参考价值。患者在深低温麻醉条件下，组织和重要器官的耗氧需求减少，较低的Hb浓度可保证组织的供氧。体外循环还可能造成一定量的红细胞破坏，通过血液稀释不仅可以储存一定的自身红细胞术后补充，降低的血液黏度也利于体外循环。血液稀释后，对保持手术视野清晰也有一定的帮助。是实现"无血手术"的措施之一。

回收式自体输血是将患者在手术过程中或其他情况下出血的血液收集、过滤和处理，回输给患者自体；主要适用于：某些突然大出血情况，如宫外孕、脾破裂腹腔内出血；整形外科、心外科、妇产科等无菌术野内术中较大量的出血。手术时可将术野的失血引到血液回收机内，将血凝块、异物、抗凝药等与红细胞分离洗涤，得到的浓缩红细胞经回输体内；体外循环管道中的血液回收和残存泵血也可回收；术后引流血通过离心洗涤处理后也可再回输，回输洗涤血还可减少脂肪栓塞和降低炎性细胞因子浓度。由于回收血液中不含血小板和凝血因子，因此，对于大量失血的患者应同时补充血小板和凝血因子。

实施回收式自体输血的前提条件是，患者出血的自身血液中红细胞基本正常、没有被严重破坏，回收后可重新利用。如果血液已经被胃肠液、胆汁、羊水、感染源、癌细胞等污染，则不能回收输注。通过回输经严格处理的自身出血的血液，可及时将患者丢失的形态功能正常的红细胞回输给患者本人，改善贫血和组织供氧。如果患者出血量小，没有输注红细胞的指征，即使符合开展回收式自体输血条件也没有必要实施。患者术后可以通过其他支持治疗和自身的造血机能代偿，逐步恢复。

回收式自体输血操作过程主要包括无菌收集、过滤、洗涤、浓集和回输等步骤。目前临床实践中有三种血液回收技术即未经处理而直接回收、通过离心洗涤回收和增加超滤处理。

为减少凝血系统激活、减少凝血蛋白和血小板的消耗，应关注术中药物的应用指证和计量。目前临床常用止血药物包括作用纤溶系统的氨甲环酸、氨甲苯酸、乙二酰胺和乙酸乙二胺。作用于凝血系统凝血酶和血凝酶以及作用血管壁和血小板的酚磺乙胺和卡巴克络。

熟悉的手术技术如微创手术和多种设备如微循环策略及真空辅助静脉回流以及最佳手术体位、手术环境温度设定调节等可以减少出血，达到血液管理的目的。术中控制性低血压是指在全身麻醉下手术期间，在保证重要脏器氧供情况下，人为地将平均动脉压降低到一定水平，使手术野出血量随血压的降低而平行减少，并使术野清晰，减少对神经血管的误伤，有利于手术操作，提高手术精确性，缩短手术时间，从而安全有效的发挥它减少出血、改善手术视野的优点，这样就可以使输血量降低或不输血。控制性低血压没有绝对禁忌证，凡适于全麻的病人均可施行控制性低血压。但麻醉医生须熟练掌握控制性低血压技术。对有脑梗塞史、严重高血压、严重糖尿病的病人，应谨慎降低血压。实施控制性低血压有多种方法，应尽量采用血管扩张的方法，避免抑制心肌功能，避免降低心输出量。实施控制性低血压时，应进行实时监测，内容包括：动脉血压、心电图、呼气末CO_2、脉搏血氧饱和度、尿量，对出血量较多的病人还应测定中心静脉压、血电解质、血细胞比积等。控制性低血压"安全限"在病人之间有较大的个体差异，应根据病人的术前基础血压、重要器官功能状况、手术创面出血状况来确定该病人最适低血压水平及降压时间。控制性低血压应用范围有：①血供丰富的手术：如头颈部、盆腔手术；②血管手术：如主动脉瘤、动脉导管未闭、颅内血管畸形；③创面较大且出血难以控制的手术，如癌症根治、髋关节断离成形、脊柱侧弯矫正术、颅颌面手术、巨大脑膜瘤；④区域狭小的精细手术、腭咽成形术。

手术中严格止血，选用合适的局部止血剂有助于吻合口止血，减少出血量。可吸收止血材料如止血剂、外科封合剂、生物胶和化学胶在外科手术中可减少伤口出血而达到止血作用。其中，止血剂氧化再生型纤维素作为纤维素衍生物，具有良好的生物相容性、可降解性，具有棉纱的外观和质地，便于包、覆、填塞等操作，可剪成符合出血部位的形状，与出血部位充分接触，提高止血效果。这种止血剂依赖于正常的凝血系统发挥作用，但对凝血机制障碍的患者效果较差。微胶原纤维（Avitene）是一种由牛胶原蛋白构成的疏水盐，能够黏附在吻合口部位，通过活化血小板促进血小板聚集达到止血效果。止血明胶类由来源于牛的动物胶和人凝血酶混合而成，与血浆蛋白结合后，引起动物胶基质的膨胀，并与高浓度的凝血酶共同促进血凝块的形成，通过局部压迫和凝血作用共同封闭出血点。微孔多聚糖止血粉是植物型止血材料，喷洒在伤口表面有很大的接触面，通过浓缩血清蛋白、血小板和其他血液成分，使接触面的血液迅速凝固。壳聚糖类止血材料不仅可以在去纤维化和肝素化的血液中直接作用红细胞细胞膜从而形成血凝块，还可刺激局部生长因子的释放，从而促进伤口愈合，这种止血材料主要用于外伤的创面止血。

　　含纤维蛋白原的纤维蛋白胶可用于吻合口的止血。这种生物胶含有两种单独的成分：冻干凝血蛋白（主要是纤维蛋白原）和冻干凝血酶，共同促进血凝块的形成。化学胶 α-氰基丙烯酸酯类组织胶是一种由2种氰基丙烯酸盐单体构成的聚合物。它不依赖于生理凝血进程，可以在出血部位形成一层胶膜，并且可以完全降解。α-氰基丙烯酸酯类组织胶对止血部位表面要求干燥、洁净，不能有血液等存在，另外应当避免与抗生素软膏或凡士林纱布联合使用，否则会降低其止血效果。

　　严格掌握输血指征和合理使用各类成分血和血液制品，是血液管理的另一个核心。临床需要输血的患者，都可能存在各种特殊情况。输血方案应该根据具体病情需要和输血的目的，在充分权衡输血利弊前提下，选择合适的血液成分制品和剂量，确定输注的顺序、速度及疗效监控手段等。大量输血是常见的特殊输血治疗之一。患者因外伤、出血、手术输血等病情需要，短期内需要迅速大量输血，以维持正常生命和生理功能。多用于消化道大出血、支气管扩张大量咯血、外科严重创伤出血、产后大出血、换血或红细胞置换治疗等情况。大量输血目前还没有确切的定义，一般主要参考以下指标：24小时流失血液量达到患者的总血容量或3小时内血液流失量达到患者的总血容量的50%以上都可视为大量输血。大量输血要求合理搭配成分血并根据实际情况进行特殊处理。大量输血的处理原则一般为：在使用晶体、胶体液充分扩容抗休克治疗的同时，紧急按比例输注红细胞、血小板和新鲜冰冻血浆。

　　另一个常见的特殊输血治疗是急性失血患者的输血。急性失血多见于严重外伤出血、术中及术后大出血、产后大出血、消化道大出血、宫外孕破裂腹腔内出血和创伤性肝、脾破裂出血等。其共同的特征是短时间内失血多，导致红细胞快速丢失，红细胞计数和Hb浓度迅速降低。在出血早期，组织液尚未代偿补充循环血容量时，可能血象检查红细胞计数和Hb浓度短时间内表现为"正常"，但代偿后可表现为不同程度的贫血血象。患者可表现为面色苍白、手足湿冷、尿量减少、心率加快，但随着出血量加大可表现为失血性休克。

　　通常认为，造血功能正常、出血前血象正常的成年患者，急性失血在20%以内时，首先应有效止血和用晶体盐液充分扩容，而不是先输注红细胞或全血纠正贫血。快速大量输注晶体盐液能迅速恢复血容量，同时也及时补充了因失血"代偿"丢失的组织液。急性失血早期不合适使用血浆、代血浆等胶体液扩容，这样会加重组织液丢失和组织细胞脱水。尽管患者因失血可能有一定程度的贫血，但大多数患者体内的红细胞足以保证组织器官的正常供氧，并不需要输注红细胞。在有效的治疗后，患者可以通过自身正常的造血功能逐步得以恢复，避免输血带来的不良反应。

　　急性失血20%～40%时，一般在积极止血和扩容同时应做好输血准备。当机体出现组织器官供氧不足时，应及时输注适量的红细胞以保证组织得到足够的氧供应，但不是以纠正贫血和单纯提高Hb浓度为目的。特别是造血功能正常的患者，更不能盲目通过红细胞输注纠正贫血。如果出血量>40%时，在积极扩容、输注红细胞同时，应注意到患者丢失红细胞同时还可能丢失、损耗大量的凝血因子、血小板；应根据具体临床情况和有关实验室指标，适量补充冷沉淀、新鲜冰冻血浆、血小板制品等血液成分或凝血因子制品。

　　总之，急性失血的患者，应根据患者失血前的情况、失血的原因及失血量等临床情况综合分析，决定是否需要输血或如何进行输血。如果患者急性出血前本身就存在造血功能异常、贫血、慢性失血、心功能不全、心肌缺血或其他重要器官疾病等情况，输血的指征应放宽。婴幼儿、老年患者的代偿功能较差，输血应十分慎重。部分存在心肌缺血基础疾病的患者，即使出血量较小，也可能发生严重的心肌供血不足导致心功能衰竭，应积极补充红细胞以保证心肌组织供氧。

4.术后管理　预防性术后出血是输后管理的重点。

血液管理是一个全方位协作的系统概念，贯穿于术前、术中及术后整个围术期。血液管理的目标在于减少出血量和用血量，是输血医学发展的一个新的领域。

第四章

灾害救援中的输血

输血作为一种无法替代的治疗手段，在非常规状态下，如现代战争出现新武器的高毁伤性情况下，各种重大突发灾害（如大火灾、雨雪冰冻灾害），重大疫情，技术事故，（如化学品泄漏），特大交通事故，地震或遭受恐怖袭击等，可造成受伤人群集中，发生危重症伤员在短时间内大批量出现的情况，及时获取血液不仅能降低致残、致死率，还能提高救治能力和抢救成功率。

第一节 灾害救援中的血液供应和输血特点

血液不同于一般的战备物资，是一种特殊的医疗救治物资，它具有来源困难、储存运输条件要求高、有效期短并且采集、制备、检验均需要专业人员、专业设备，因此，任何环节的破坏都将影响其保障效果。突发事件常常使血液保障能力面临巨大的考验，因此，灾害救援中的血液供应和输血具有其独特的特点。

一、灾害救援中血液供应特点

（1）采供血机构面临短时间内用血需求量较平常大幅度增加，短时间内采供血量的剧增，对采供血人员、设备、耗材，以及血源的组织协调和血液的质量控制工作提出挑战，使血液保障压力骤增。

（2）特大灾害，会交通陷于瘫痪，导致采供血机构血液采集、运输等能力受到限制或丧失，使血液采集能力和供血能力受到限制或丧失。

（3）无法充分评估血液需求，血液供应短缺。灾害初期血液短缺，短时间内用血量剧增，常造成采血机构集中采血，但灾难发展无法预测，血液不能长期保存且献血人员存在献血周期的问题，常导致血液浪费，继而出现血荒。

（4）相关辅助系统瘫痪。突发事件期间受不可预知的因素影响，可造成电力、计算机网络及通信系统瘫痪，这些均可影响采供血工作环境、仪器设备的正常开展。使正常血液供应无法进行，导致需求与供给矛盾。

（5）输血安全性下降，在灾难等突发事件下，正常医疗秩序受到威胁，医务人员面临很大压力，超时、超负荷工作加大输血的风险。

二、灾害救援中输血的特点

大多数突发事件，失血和失血性休克是伤死的最主要因素，而及时、有效输血是创伤救治的关键措施，因此，临床最先需要的是红细胞制品，以纠正伤员因大量失血而引起的贫血或缺氧性休克。如2005年5月12日四川汶川大地震，受伤人员达37万之多，需要大量红细胞；烧伤人员更多的需要新鲜冰冻血浆，如1987年的大兴安岭火灾。

O型红细胞表面没有A和B抗原，在突发灾害情况下可作为通用血来使用，应侧重进行储备。但不能排除某些危重伤员抢救中可能需要的其他特殊血液制品的储备和供应，如血小板、冷沉淀等。缺乏同型血小板制品时，可以考虑ABO不同型相容性输注，忽略Rh血型问题，至今为止，尚未发现血小板有Rh血型抗原。

总之，不同的灾害对人员造成的伤害不同，所需要的血液成分制品也不同，血液选择原则也有不同，以安全快速为原则。

第二节 突发事件灾害救援中血液保障

为积极防范和及时处置灾难情况下血液保障遇到的各种风险因素，增强血液储备应急反应及保障能力，应建立血液库存应急管理体系。

一、制定科学合理的应急保障预案

为使突发事件下采供血工作有序、高效，并保障血液工作的安全，按照各类突发事件的性质，制定各种应急采供血预案，并在演练中不断完善以满足应急需求，其内容应涵盖血液紧急采供方法、步骤及血液储存品种、数量等。

二、突发事件期间的血液保障措施

（1）血液储备：是保障伤病员救治初期的血液供应，因此，血站除了按日常需求进行储血外，对辖区血型分布调查，对献血队伍的血型配比及可供潜力进行全面评估，储备一定数量的献血者，对其建立信息档案并进行常规体检和血型的普查以备应急采血时召集。还应掌握一定数量的Rh（D）阴性血型应急献血者信息，保证应急情况下稀有血型伤病员的急救需要。协同建立军地兼容的流动血液储备模式，解决后续用血的衔接，保证应急血液的持续不间断供应，提高应对突发事件的整体水平。血液的储备必须和血液保存期统一起来，并非预计需求量大，就可以大量储备，应考虑储备血液的周转，否则将会造成血液的浪费。

（2）物资储备：采供血应有一定的所需物资的储备量，并建立紧急物资采购途径，将物资按先进先出的库存管理原则管理，以免浪费。

（3）人力储备：为防止突发事件下采供血专业人员的短缺，应平日培训后备技术人员，掌握基本的采供血的知识和技能，为采供血工作的应急储备力量。

（4）预测血液需求量建立应急库存，避免因血液供应不足使休克患者缺血死亡或延误治疗或血液过剩而废弃。如美国"9·11"事件后，AABB（美国输血协会）和ARC（美国红十字会）根据以往灾害紧急救治经验，号召公民献血，共采集76万单位的血液。但由于大量人员在灾害中丧生，血液需求量没有预计的那么多，6个星期后，过期血高达30余万单位。且由于之前许多献血者刚刚捐献过血液，在之后的3~6周，又发生了血液短缺的恶性循环。因此，应根据常规血液用量和突发事件的性质，评估临床血液的需求量，建立库存量。分A、B、O和AB型设定，可适当加大O型红细胞和AB型血浆的贮存量。

（5）建立手工应急发血程序：目前90%以上的采供血机构均应用计算机系统管理血液的采集、化验、制备、发放等工作，一旦计算机瘫痪，血液将无法发出。因此，应建立手工发血程序，明确规定手工发血过程、方法、记录内容以及注意事项，打印手工记录表格。同时，对血库工作人员进行手工接、贮、发血知识培训，必要时进行应急手工发血演练。一旦计算机血液供应系统瘫痪，可立即启动人工发血程序。

（6）申请调配以期在最短时间内实现血液的转移：重大灾害可能造成交通中断，使血液无法正常运送。主要方式运送为部分携行、实时运输。使用汽车、火车、舰船或飞机进行交通工具互补、分段运输方式。血液运输从单一的工具变成多样化组合的方式，预防不同的运输工具对血液质量的影响，血液质量不因运送条件而降低。野战血液保障箱组是一套适于野战条件下机动医疗机构使用的血液保障箱组。该箱组在野战条件下能及时提供可靠的血液保障，对于野战机动医疗机构实施抗休克、抢救危重伤病员等战伤救治具有重要意义，也可作为救援物资用于医疗救援联合行动和重大灾害中血液运输工作。

（7）建立临时采供血点：用于重大灾害造成血站采供血业务处于瘫痪状态、交通受阻、调配血液无法调入、患者生命垂危，而其他医疗措施又不能替代的情况下的采供血业务运转。

第五章

输血中的相关伦理问题

献血和输血的伦理规范（a code of ethics for blood donation and transfusion）是国际输血协会（international society of blood transfusion，ISBT）的道德委员会（standing committee on ethics）起草的，旨在限定输血医学领域必须遵循的伦理规范和原则。此规范的最初版本于1980年在加拿大蒙特利尔的国际输血协会第16届大会上通过。近年来，为适应输血领域先进技术的突飞猛进和由此引发的一系列伦理道德问题，道德委员会对此规范进行了修改，并于2000年7月在奥斯陆举行的国际输血协会第26届大会上通过。2005年国际输血协会理事会建议在规范中增加自愿无偿献血的定义（采用的是欧盟文件的表述），并将整个规范分成"采供血"和"临床输血"两部分，2006年9月5日在南非开普敦举行的国际输血协会第29届大会上通过这一修订版。目前该规范已经被世界卫生组织、国际红十字会和红新月会联合会、欧洲议会等采纳。

采供血过程中针对献血者和献血以及临床输血过程涉及患者输血必须遵循的伦理规范和原则包括：

（1）在任何情况下，献血，包括捐献用于移植的造血组织，必须完全是自愿和无偿的，不应让捐献者承受任何形式的压力。

自愿无偿献血是指个人出于其自主意愿捐出其血液、血浆或细胞成分，而不接受任何报酬，不论是金钱还是可以折算成金钱的其他形式的报酬，如休假（用于献血和来往交通的时间除外）。给予献血者小纪念品、点心和补偿直接交通费用是符合自愿无偿献血原则的。

献血者必须给予知情同意，同意捐献血液或血液成分，并且同意输血服务机构合法使用其血液。

（2）必须让病人了解输血存在的已知危险和好处，以及/或者替代性治疗。病人有权接受或拒绝输血。任何事先的指导都必须得到尊重。

（3）在病人无法事先给予知情同意的情况下，实施输血治疗必须以符合病人的最大利益为基础。

（4）血站的建立和运行不应该以营利为基础。

（5）必须向献血者说明献血过程中存在的危险性，必须保护献血者的健康和安全。为了提高血液中某种特定成分的浓度，对献血者施用任何物质都必须符合国际公认的标准。

（6）受血者和献血者的姓名应互相保密。如遇特殊情况，仍然必须保证献血者信息的隐秘性。

（7）献血者必须明白，如果捐献具有传染性的血液，将给受血者带来危险并对受血者负有道义上的责任。

（8）献血必须以医学选择为标准，而不应带有任何形式的歧视，如性别、种族、国籍或宗教等。任何献血者和潜在的受血者都没有权力要求实行任何一种歧视。

（9）血液采集必须由一名具有适当资质的执业医师总负责。

（10）所有与全血捐献和成分血单采有关的事宜必须与国际公认的标准相符合。

（11）如果献血者和受血者受到了伤害，必须通知他们。

（12）输血治疗必须在执业医师的全面负责下进行。

（13）实施输血治疗的唯一标准是真正的临床需要。

（14）申请输血不应受任何经济利益的驱动。

（15）血液是公共资源，用血不应受到任何附加条件的限制。

（16）患者应该尽可能只接受临床已证明有效且具有最大安全性的血液成分（成分血，血浆和血浆制品）。

（17）为了保护献血者和潜在受血者的利益，

应该避免浪费血液。

（18）由国家或国际卫生组织和其他具有相应资质的合法机构建立的输血服务机构必须遵守此伦理规范。

参 考 文 献

1. 苏庆军.野战条件下卫勤保障血液供应初探[J].解放军医药杂志,2011,23(1):80-81.
2. 高峰.输血安全和临床输血概论[J].外科理论与实践,2004,9(6):附11-16.
3. 王兵.输血史考[J].中华医史杂志,2000,30(3):142-145.
4. 王同显.转化医学与输血医学[J].中国输血杂志,2011,24(11):1005-1008.
5. 樊凤艳.红细胞4℃保存研究进展[J].中国输血杂志,2006,19(2):155-157.
6. 刘鹤.红细胞保存技术研究进展[J].医药论坛杂志,2008,29(9):124-127.
7. Naotaka Hamasaki.红细胞的功能及血液保存[J].国外医学输血及血液学分册,2001,24(6):534-535.
8. 唐秋民.冷冻生物技术在红细胞保存中的应用[J].中国医学文摘老年医学,2006,15(1):6-9.
9. 权国波.人红细胞冰冻干燥保存研究的进展[J].中国实验血液学杂志,2006,14(1):191-196.
10. 韩颖.人红细胞和血小板保存研究新进展,湖北,第五届全国低温生物医学及器械学术大会,2006年:6-9.
11. 韩宇平.成都公交车燃烧事故大批量烧伤病人血液应急保障机制探讨[J].西南国防医药,2009,19(9):945-946.
12. 王海林.地震灾区开设野战血站的体会及探讨[J].人民军医,2009,52(7):406-407.
13. 杨珊.红细胞存活的检测方法及其应用进展[J].重庆医学,2009,38(18):2374-2376.
14. 王全立.红细胞贮存损伤研究进展[J].中国输血杂志,2012,25(6):515-518.
15. 黎儒青.军队应急血液保障与医院感染管理的现状及对策[J].中国医院感染学杂志,2009,19(14):1848-1849.
16. 朱国标.批量烧伤伤员血液保障的特殊性[J].西南国防医药,2010,20(2):209-210.
17. 章金刚.生物制品的现状与展望[J].中国输血杂志,2006,19(5):349-351.
18. 王海林.四川汶川抗震救灾野战条件下血液的储存[J].中国输血杂志,2008,21(8):594-595.
19. 黎儒青.突发公共事件时的血液采集和供应[J].中国输血杂志,2008,21(8):620-621.
20. 伍四春.西北地区应急机动医院野战输血的探讨[J].实用医技杂志,2007,14(7):862-864.
21. 徐相瑞.现场输血在直升机立体急救中的应用[J].中国急救医学,2003,23(1):23.
22. 杨超.血小板功能检测的研究进展[J].中国实验血液学杂志,2007,15(5):1130-1134.
23. 李翠莹.血液成分在严重烧伤患者休克期急救中的应用[J].中国输血杂志,2009,22(9):712-714.
24. 朱国标.野战输血体系在汶川地震军队系统血液保障中的应用[J].西南国防医药,2009,19(3):348-349.
25. 李惠霞.野战条件下血液储存方法的分析[J].临床和实验医学杂志,2011,10(13):1040-1041.
26. 高军.野战血液保障箱组在医疗救援联合行动中的应用体会,人民军医"和平天使-2009"中加医疗救援联合行动论文专刊:60-61.
27. 郭琪.应急血液保障体系建设探析[J].东南国防医药,2008,10(6):467-469.
28. 李芳.战斗在四川汶川地震灾区一线的军队血液保障尖兵[J].中国输血杂志,2008,21(8):573.
29. 王良华.766例创伤外科临床输血的调查分析[J].中国输血杂志,2009,22(6):484-486.
30. 安万新.输血技术学[M].北京:科学技术文献出版社,2006.
31. 席惠君,叶萍.临床输血学[M].北京:科学技术文献出版社,2006.
32. 王培等.输血技术学[M].北京:人民卫生出版社,2002.
33. 世界卫生组织安全血液和血液制品.全球艾滋病项目.
34. 田兆嵩.输血技术学[M].北京:人民卫生出版社,2002.
35. 王拥军,孟忠华.应急跨地域血液联动中的质量管理实践与对策初探[J].中国输血杂志,2012(01):210-211.

36．梅静,郭祥萍. 采供血突发事件应急预案的建立与持续改进[J].中国卫生质量管理,2011(04):201-203.

37．严京梅,叶东,朱培元,等. 灾难情况下血液应急保障的探讨[J].临床误诊误治,2010(02):215-217.

38．唐荣才,韩玲,魏平. 采供血机构应急工作规范的框架研究[J].中国输血杂志,2009(05):181-190.

39．王俊平,曹晓莉,肖利涛. 突发事件期间血液库存管理的探讨[J].中国卫生质量管理,2009(01):171-179.

40．邱艳.全血成分血质量要求与血液标准化[M]. 北京：中国标准出版社,2003.

41．高国静.输血管理学[M].北京：人民卫生出版社 2002.

42．高峰.输血与输血技术[M].北京：人民卫生出版社,2003.

43．高峰.临床输血与检验[M].北京：人民卫生出版社,2007.

44．邱艳.血小板成分制品制备及临床应用现状[J].中国输血杂志,2008,21（9）:725-728.

45．邱艳,杨海平,苗天红,等 北京献血人群Rh血型抗原的分布[J].临床输血与检验,2006,8（2）：230-231.

46．邱艳,张评,高国静. 安全输血保障的策略[J].中华医院感染学杂志,2005,15（8）：1.

47．邱艳,苗天红.中法两国输血相关免疫血液学检测的差异与思考[J].北京医学,2012,34（11）：982-985.

第五篇

创伤急救原则

第一章

概　述

创伤是指各种物理、化学和生物等致伤因素作用于机体，造成组织结构完整性损害或功能障碍。其发生率高，危害大，如救治不及时，将导致严重后果。创伤目前已经成为现代社会的第一公害。

创伤常见原因及特点：①交通伤：常见多发伤和复合伤；②坠落伤：常见传导伤和对冲伤，以脊柱和脊髓损伤、骨盆骨折为主；③机械伤：常导致肢体开放性损伤或断肢、断指，组织挫伤，血管、神经、肌腱损伤和骨折；④锐器伤：伤口深，胸腹部可致内脏或大血管损伤，一般伤情较重；⑤跌伤：老年人常见，前臂、大腿骨折，脊柱压缩性骨折；⑥火器伤：既有穿透效应又有震荡效应，其损伤程度比弹道面积大数十倍。

创伤主要类型有：①闭合性损伤：无开放性伤口。②开放性损伤：有开放性伤口。③多发伤：同一致伤因素，多处受伤，至少有一处致命伤。④复合伤：多个致伤因素所致，至少有一处致命伤，如创伤加烧伤等。

创伤急救是急诊医学的重要组成部分，反映了现代医学进步和经济发展的必然需求，也受到社会广泛关注和高度重视。同时也是改进医疗质量，提高伤员存活率，减少伤残率的首要环节。为达此目的，国外发达国家都建立了创伤急救医疗体系，我国虽起步较晚，但创伤急救医疗体系在部分地区已初具规模。

创伤急救医疗体系由院前急救、医院急救、后续专科治疗三部分组成。

第一节　创伤现场救护

（一）创伤现场救护目的

维持生命：先救命，即首先支持生命体征。

减少出血：利用现场条件，控制大出血，防止休克发生。

保护伤口：防止暴露伤口的污染。

固定骨折：防止转运途中继发损伤。

防止并发症及伤势恶化：操作要轻柔、规范，目的明确。

快速转运：在病人情况许可条件下，尽快转运到有条件的医疗机构。

（二）现场救护的原则

保护自身安全，先救命后治伤。

树立整体意识，注意事故现场的环境安全，保护自身和伤员安全。

先抢救生命：重点判断是否有意识、呼吸、心跳，如呼吸和循环停止，立即行心肺复苏。

检查伤情：快速、有效止血。

优先包扎头部、胸部、腹部伤口以保护内脏，然后包扎四肢伤口。

先固定颈部，然后固定四肢。

操作迅速、准确，动作轻巧，防止损伤加重。

尽可能佩戴个人防护用品，避免医患交叉感染。

（三）现场检查内容和顺序

检查伤员意识：呼唤。

检查呼吸、循环体征：触摸到颈动脉其血压是 7.98kPa（60mmHg）、股动脉 9.31kPa（70mmHg）、桡动脉 7.98kPa（60mmHg）。

检查伤口：部位、大小、出血多少。

检查头颈部：凹陷、血肿，颈部强直、气管和血管损伤。

检查脊柱及脊髓功能：脊柱骨折和截瘫。

检查胸部：反常呼吸、连枷胸、浮动胸和开放伤。

检查腹部：腹式呼吸、板状腹、移动浊音和开放伤。

检查骨盆：骨盆挤压征，肛门指诊。

检查四肢：畸形、假关节活动、骨擦音、骨擦感和血管神经损伤。

（四）创伤基本生命支持

创伤基本生命支持（basic trauma life support, BTLS）主要包括：通气、止血、包扎、固定和搬运。

1. 现场心肺复苏　对有呼吸困难或呼吸停止的，应紧急开放气道，保证呼吸道通畅及进行呼吸支持，对心脏骤停者进行连续心脏按压。

2. 创伤止血技术

1）止血目的：控制出血，保证有效的血容量，防止休克，挽救生命。

2）出血类型：皮下出血，内出血，外出血（动脉出血、静脉出血、毛细血管出血）。

3）失血症状：无论外出血还是内出血，失血量较多时，伤病员面色苍白、口渴、冷汗淋漓、手足湿冷、软弱无力、呼吸急促、心慌气短。检查时，脉快而弱以致摸不到，血压下降，表情淡漠，甚至神志不清。

4）止血材料

敷料：创口贴、创伤敷料纱布垫等。

5）止血种类：加压包扎，大创面渗血。填塞，小创口出血。压迫，大血管搏动出血。止血带，断肢（指）注意记录时间。

加压包扎止血：

（1）直接压法：敷料覆盖，再用绷带适当加压包扎。

（2）间接压法：伤口有异物，保留异物，并在伤口边缘将异物固定。

用绷带加压包扎、指压止血法，动脉止血压迫位置：

（1）头颈部：多采用指压法，包括颞动脉、面动脉、颈动脉。

（2）上肢动脉：肱动脉，肘动脉。

（3）下肢动脉：股动脉，胫动脉。

止血带止血操作要点：

（1）部位正确：上肢在上臂的上1/3，下肢在大腿的中上部。

（2）上止血带的部位要有衬垫，松紧适度。

（3）记录上止血带时间，每隔40~50分钟放松3~5分钟。

（4）放松止血带期间，要用指压法、直接压迫法止血，以减少出血量。

止血带止血主要方法：

（1）气囊止血带止血：充气至远端动脉搏动消失为上。

（2）表带式止血带止血：拉紧止血带至远端动脉搏动消失。

（3）布料止血带止血：不可用铁丝、电线和绳索。只能用布料松扎，然后用笔杆插入圈内旋转至远端动脉搏动消失为度。

3. 现场包扎技术

1）包扎的目的

（1）保护伤口，防止进一步污染，减少感染机会。

（2）减少出血，预防休克。

（3）保护内脏和血管、神经、肌腱等重要解剖结构。

（4）有利于转运伤病员。

2）伤口种类

（1）割伤：利器。

（2）淤伤：钝器。

（3）刺伤：锐器。

（4）枪伤：火器。

（5）挫裂伤：既有淤伤又有裂伤。

3）伤口判断

（1）伤口深，出血多，可能有血管损伤。

（2）胸部伤口较深时可能有气胸或血胸。

（3）腹部伤口可能有肝脾或胃肠损伤。

（4）肢体畸形可能有骨折。

（5）异物扎入人体可能损伤大血管、神经或重要脏器。

4）包扎材料：创口贴、绷带、胶带和三角巾等。

第二节 创伤处理

随着社会生产建设和交通事业日益发达，创伤发生率有增高趋势。在和平时期以重大灾害或事故等生产和交通性创伤为主。

较重和重症创伤应从现场着手处理。

首要的是抢救生命。在处理复杂的伤情时，应优先解决危及生命和其他紧急的问题。

急救治疗创伤的目的是修复损伤的组织器官和恢复生理功能。

例如，骨盆骨折合并尿道损伤和休克时，处理的顺序应是先抗休克，其次处理尿道损伤，然后行骨盆牵引固定。必须优先抢救的急症有：心搏骤停、窒息、大出血、开放性气胸、休克、腹部内脏脱出等。

抢救危重伤者生命的基本措施可概括为"ABC"的支持，即 airway（气道）、breathing（呼吸）和 circulation（循环）的支持。（表 5-1-1）

表 5-1-1 重症创伤的急救

	初步处理	急症室处理
气道	头部侧向，抬起下颌，口咽吸引，用口咽通气管	经口/鼻气管插管，气管切开或环甲膜切开
呼吸	口对口呼吸，呼吸面罩及手法加压给氧	气管插管接呼吸机支持呼吸
循环	制止心脏出血，抬高下肢，抗休克裤使用；胸外心脏按压，静脉肾上腺素注射	输液，输血，电除颤，心脏按压，胺碘酮
颅脑伤	口咽通气管，给氧	气管插管，给氧，脱水剂注射
颈椎伤	颈部长短夹板/硬领	颅骨钳牵引
胸外伤	开放性气胸伤口闭塞；张力性气胸穿刺排气；连枷胸肋骨骨折胸壁固定；心包填塞穿刺抽血	心包切开缝合心肌伤口；连枷胸肋骨骨折使用骨牵引/气管插管接呼吸机
腹部伤	内脏脱出伤口覆盖包扎	腹腔大出血开腹止血（钳夹、堵塞），胃肠减压，输液，输血
骨折	外固定	

（一）一般处理

1.体位和局部制动 较重的创伤后伤员卧床休息，所取的体位应利于呼吸运动和保持伤处静脉血回流（减轻水肿），如半卧位利于呼吸、垫高受伤的下肢可减轻肿胀。受伤的局部应适当制动，可减缓疼痛，且利于组织修复。有骨折、血管损伤、神经损伤、肌腱损伤等，更应重视制动。制动可选用绷带、夹板、石膏、支架等。

2.预防和治疗感染 凡有开放性创伤，均必须重视感染的防治。腹内、胸内组织器官受损的闭合性创伤，也需防治感染。伤口的清洁、清创术处理和闭合伤的手术处理，必须及早施行。污染较多和组织破坏较重者需选用抗生素，并用破伤风抗毒血清等。

3.维持体液平衡和营养代谢 伤后有口渴和尿少提示体液不足，应及时检查和输液补充。较重的伤员更可有酸碱失衡和电解质紊乱，均需予以调整。较重的创伤可造成机体静息能量消耗增加和分解代谢加速，导致体质消耗、组织修复迟滞和免疫功能降低，容易出现并发症。因此，如果伤后患者不能经口进食和消化食物，就应选用要素饮食或静脉营养法。

4.镇静镇痛和心理治疗 选用药物镇静镇痛，使伤员可以安静休息和恢复生活起居。但成年伤员主诉疼痛可能含精神因素，不应一律给予麻醉镇痛药，要防止影响伤情判别和用药的副作用。心理治疗也很重要，由于伤员可有恐惧、焦虑等，个别可发生伤后精神病。适当进行心理治疗，使伤员配合治疗，利于康复。

（二）闭合性创伤处理

（1）小范围软组织挫伤伤后早期可用局部冷敷，以减少组织出血。继而可用温敷和理疗，以利炎症消退。还可选用中药（以活血化瘀药为主）外敷和内服，以缓解疼痛和促使肿胀消退。

（2）骨折和脱位先行复位，继用各种固定方法制动，直至骨折初步愈合和脱位关节周围组织修复。一部分骨折需手术复位和固定。

（3）胸腔和腹腔的器官损伤大多需行紧急手术处理，因为并发细菌污染、出血、消化液漏出等，延迟处理势将造成严重的不良结果。血气胸可先行穿刺或加以引流。较轻的腹内器官损伤、无明显腹膜炎者，可暂予支持疗法，密切观察。

（4）头部伤头皮血肿先加压包扎，待血肿液化后可穿刺吸液，继续加压包扎。脑震荡和脑挫伤，需用脱水剂以防治颅内压增高症，意识障碍者还应用头部降温法。颅内血肿和颅内压增高症用脱水等疗法无效，则需手术处理。

（5）其他：如挤压伤、冲击伤等各需相应的治疗。

（三）开放性创伤处理

1.清洁伤口　通常是指"无菌手术"（如甲状腺切除术、腹股沟疝修补术等）的切口，缝合后一般都达到一期愈合。意外创伤的伤口难免有程度不等的污染，但经过处理后可能使其污染减少，甚至变成清洁伤口，可以当即缝合。

2.污染伤口　是指污染有细菌，但尚未发展成感染的伤口。一般认为伤后8小时以内处理的伤口属于此类。如伤口污染严重或细菌毒性强，在4~6小时即可变成感染，已不宜按污染伤口处理。而头面部伤口，因其局部血液循环良好，伤后12小时或更多时间仍可按污染伤口处理。其他部位的伤口，如果污染较少、失活组织不多（如刀刃切伤）、伤后早期注射抗生素，伤后处理时间稍迟也仍可按污染伤口处理。

处理污染伤口的方法称为清创术，目的是使其转变成或接近于清洁伤口，当即缝合或延期缝合，争取达到一期愈合。

3.感染伤口　包括延迟处理的开放性创伤、脓肿切开、手术切口感染等，有渗出液、脓液、坏死组织等，周围皮肤常有红肿。伤口须经过换药逐渐达到二期（瘢痕组织）愈合。

4.伤后的异物　在原则上应取出。感染病灶内的异物尤其需要及早取出，使感染顺利治愈。伤口已愈合的异物，手术以前必须确定其部位和选择适当的手术途径，避免不必要的损伤。为了预防术后感染，可酌情用抗生素和破伤风抗毒血清。某些深部的异物或数量多、分散者，如果不至损及重要组织器官，可以保留和观察。

（四）功能练习

功能练习是创伤治疗的一项重要措施，因为治疗既要达组织修复，又要恢复生理功能。典型的例证是骨折治疗。如果伤后单纯行骨折复位固定，忽视功能练习，骨折虽能恢复连接，但可发生肌萎缩、僵硬等，明显影响伤肢运动功能。所以，骨折部位固定制动后，即应开始被动的肌按摩和主动的肌伸缩运动；待骨折初步愈合后，逐渐增加运动量，使肢体早日恢复功能。

机体各方面的结构与功能都存在密切的互相关系，结构的病损使其功能不全、而功能废用可使其结构萎缩。例如：胃肠外营养法使用较长久，胃肠道未被利用，其黏膜就可发生改变。因此，患者需要营养支持时应尽可能及早使用胃肠营养法。总之，创伤治疗过程中，在不干扰组织修复的前提下，积极进行功能练习，能促进伤员早日康复。

注意事项：

（1）抢救积极，但不慌乱，保持镇定，工作有序。

（2）现场有多个伤员，组织人为协作。不可忽视沉默的伤员，因为他的伤情可能更为严重。

（3）防止抢救中再次损伤，例如移动伤员时制动不够，使骨折端损伤原未受伤的血管神经。

（4）防止医源性损害，例如输液过快过多引起肺水肿、输入不相容的血液引起溶血等。

第二章

躯干肢体的损伤

第一节 骨折处理

一、骨折概论

1. 骨折的病因病机　外因（直接暴力、间接暴力、肌肉牵拉、疲劳骨折）、内因（年龄、健康、解剖位置与结构、骨骼病变）及骨折移位（成角、侧方、缩短、分离、旋转）。
2. 分类　根据骨折处是否与外界相通、损伤程度、骨折线的形态、稳定程度、就诊时间及骨质是否正常分类。
3. 诊查要点　受伤史、临床表现及 X 线检查。
4. 骨折的并发症　外伤性休克、感染、内脏损伤、血管损伤、缺血性肌挛缩、脊髓损伤、周围神经损伤、脂肪栓塞、坠积性肺炎、褥疮、尿路感染及结石、损伤性骨化、创伤性关节炎、关节僵硬、缺血性骨坏死、迟发性畸形。
5. 骨折的治疗　抚慰、固定、练功、药物治疗及畸形愈合及迟缓愈合、不愈合的处理原则。

二、上肢骨折

1. 肱骨外科颈骨折
（1）病因病机：多为传达暴力所致，可分为外展型、内收型及合并肩关节脱位等。
（2）诊查要点：局部疼痛、肿胀、淤斑、功能障碍、畸形及骨擦音等。
（3）治疗：着重讲解两种不同类型骨折整复手法、固定方法及练功疗法等。
（4）预防和调护：固定早期应注意保持适当体位。

2. 肱骨干骨折
（1）病因病机：直接或间接暴力均可造成，可发生在肱骨干的上部、中部或下部，应注意有无桡神经损伤。注意因肌肉牵拉而造成骨折移位的规律。
（2）诊查要点：除肿胀及功能障碍外，常有明显的骨擦音、假关节活动、畸形等骨折特征。
（3）治疗：重点讲解手法整复、夹板加压垫固定、练功活动等。在治疗过程中应防止过度牵拉及桡神经的损伤。
（4）预防和调护：注意防止断端分离。

3. 肱骨髁上骨折
（1）病因病机：常为间接暴力所致，多见于儿童。骨折可分为伸直型和屈曲型。
（2）诊查要点：局部急剧肿胀疼痛，甚至可出现水疱、明显畸形、骨擦音和功能障碍等。应与肘关节后脱位相鉴别。密切注意有无循环障碍及神经损伤。
（3）治疗：伸直型骨折整复位法、夹板固定及早期练功疗法。
（4）预防和调护：注意固定体位，密切观察患肢血运情况，应防止肘内翻和缺血性肌挛缩的发生。

4. 肱骨外髁骨折
（1）病因病机：常为间接暴力所致，可造成骨折不同程度的移位。
（2）诊查要点：肘外侧明显肿胀、疼痛、压痛、骨擦音、功能障碍等。骨片旋转移位时可摸到活动骨片。
（3）治疗：根据骨折不同移位，采用整复与固定方法，手法整复失败者，需手术切开复位。

预防和调护：注意观察血液循环，调整夹板松紧度，避免发生压疮。

5. 肱骨内上髁骨折

（1）病因病机：多数为间接暴力所致，临床可分为四度骨折。

（2）诊查要点：局部肿胀、疼痛、压痛，可摸及骨片。

（3）治疗：1~4度骨折的整复与固定。

（4）预防和调护：参照肱骨外髁骨折。

6. 尺骨鹰嘴骨折

病因病机：直接暴力或肌肉猛烈收缩而造成。

诊查要点：局部肿胀、疼痛、骨擦音、肘关节功能障碍，常可扪及明显的骨折裂缝。

治疗：根据不同类型，采用整复与固定治疗。

预防和调护：伸直位固定，逐渐屈曲肘关节，扎缚松紧适当。

7. 桡骨头骨折

（1）病因病机：多数为间接暴力所致。有裂纹、粉碎及歪戴帽等类型。

（2）诊查要点：局部肿胀、疼痛、关节功能障碍较为突出。

（3）治疗：根据不同类型，采用整复、固定等治疗方法。

（4）预防和调护：复位固定后注意患肢血运、感觉及运动情况。

8. 尺骨上1/3骨折合并桡骨头脱位

（1）病因病机：多数为间接暴力所致。根据暴力方向及移位情况，可分为伸直、屈曲、内收等不同类型。

（2）诊查要点：局部肿胀、疼痛、功能障碍及典型畸形。

（3）治疗：根据不同类型，采用整复、固定、练功等治疗方法。

（4）预防和调护：复位固定后注意患肢血运、夹板松紧度。

9. 桡、尺骨干双骨折

（1）病因病机：间接暴力或直接暴力所致。介绍不同外力所致不同类型的骨折。儿童常以青枝骨折多见。

（2）诊查要点：局部肿胀、疼痛、骨擦音、异常活动等。X线片应注意上、下桡尺关节位置是否正常。

（3）治疗：手法整复、夹扳、分骨垫及有柄托板固定，强调要正确使用压垫，在骨折尚未愈合前，禁止做前臂旋转活动，以防止骨折再移位。

（4）预防和调护：复位固定后，前臂维持在中立位，在骨折尚未愈合前，禁止做前臂旋转活动，以防止骨折移位。

10. 桡、尺骨干单骨折

（1）病因病机：多由直接暴力所致。因受肌肉收缩等因素影响，可使断骨向不同方向移位。

（2）诊查要点：局部肿痛、功能障碍、骨擦音、畸形或假关节活动等。

（3）治疗：手法整复、夹板固定、练功疗法等。

（4）预防和调护：应强调待骨折愈合后方可做前臂旋转活动。

11. 桡骨下1/3骨折合并下尺桡关节脱位

（1）病因病机：多由间接暴力所致。根据暴力方向及骨折移位情况可分为稳定、不稳定、特殊等不同类型。

（2）诊查要点：局部肿痛、功能障碍及典型畸形。

（3）治疗：根据不同类型，采用整复、固定、练功等治疗方法。

（4）预防和调护：经常检查夹板和分骨垫的位置、松紧度，防止再移位。

12. 桡骨下端骨折

（1）病因病机：多由间接暴力所效，可分为伸直型和屈曲型。

（2）诊查要点：局部肿痛，功能障碍。伸直型骨折可出现"餐叉样"畸形。

（3）治疗：整复方法、夹板固定及练功疗法。

（4）预防和调护：复位固定后注意患肢血运、夹板松紧度，保持正确体位。

13. 腕舟骨骨折

（1）病因病机：间接暴力所致，骨折可发生在舟骨近端、结节处和腰部。以腰部骨折多见，愈合较难。

（2）诊查要点：腕部活动受限，在"鼻烟窝"有明显的压痛，X线摄片可疑者，可于2~3周后重复摄片。

（3）治疗：多数骨折无移位，一般不需整复，可用塑形夹板、纸壳或短臂石膏管形外固定。

14. 掌骨骨折

（1）病因病机：多数为直接暴力所致，也可因强力扭转等间接暴力所造成。

（2）诊查要点：局部肿胀、疼痛、压痛、骨擦音、畸形等。

（3）治疗：重点讲解手法整复、夹板固定等。

15. 指骨骨折

（1）病因病机：多数为直接暴力所致，以近节指骨骨折为多见。

（2）诊查要点：局部肿胀、疼痛、压痛、骨擦音、畸形等。

（3）治疗：手法整复、夹板固定等。

三、下肢骨折

1. 股骨颈骨折

（1）病因、病机：多数为间接暴力所致。可分类外展型与内收型。内收型移位较多，血运破坏较大，骨折愈合率低，股骨头缺血性坏死率较高。

（2）诊查要点：髋部疼痛，不能站立步行，患肢屈曲、外旋畸形及腹股沟压痛等。

（3）治疗：重点讲解牵引、整复手法、内固定、练功疗法等。

（4）预防和调护：固定期间应注意预防长期卧床并发症。

2. 股骨转子间骨折

（1）病因、病机：多为间接暴力所致。骨折可分为顺转子间型，反转子间型，转子下型。

（2）诊查要点：局部疼痛、压痛、肿胀、功能障碍，患肢内收、短缩、外旋畸形，与股骨颈骨折鉴别。

（3）治疗：牵引、整复、内固定、练功疗法等。

（4）预防和调护：预防老年人长期卧床并发症。

3. 股骨干骨折

（1）病因、病机：多数为直接暴力所致，以儿童多见，骨折可发生在股骨上 1/3、中 1/3、下 1/3，因受附着肌肉的影响可出现不同的骨折移位。

（2）诊查要点：局部肿胀，疼痛剧烈，压痛明显，功能障碍，患肢有明显畸形、假关节活动等。下 1/3 骨折时应注意有无动脉受压。

（3）治疗：按上、中、下 1/3 骨折采取不同的整复方法，夹板固定加牵引及练功疗法等。3 岁以下儿童常采用双下肢垂直悬吊牵引法。

（4）预防和调护：注意牵引重量，方向的调整，防止压疮。

4. 股骨髁上骨折

（1）病因、病机：多为严重的间接暴力所致，可分为屈曲型、伸直型，以屈曲型多见。

（2）诊查要点：局部肿痛剧烈，功能障碍。应注意有无血管神经损伤；X 线片可确定骨折类型和移位情况。

（3）治疗：抽吸关节内积血、整复、固定加牵引等。要注意加强关节练习。

5. 股骨髁间骨折

（1）病因、病机：多为严重的间接暴力所致。常形成 "T" 或 "Y" 形骨折。

（2）诊查要点：局部肿痛剧烈，功能障碍，关节腔常有大量积血。注意有无合并腘血管损伤。

（3）治疗：抽吸关节内积血、整复、夹板固定加牵引等。骨折线波及关节面可影响日后关节功能，要注意加强关节练习。

6. 髌骨骨折

（1）病因、病机：多为间接暴力造成横断分离骨折。少数为直接暴力所致粉碎性骨折。

（2）诊查要点：局部肿胀疼痛，功能障碍，在上、下两断骨间可摸到间隙。

（3）治疗：根据骨折不同类型。采用整复，固定及练功疗法。

（4）预防和调护：注意调整抱膝圈、抓髌器的松紧度。

7. 胫骨髁骨折

（1）病因、病机：多数由间接暴力造成单髁或两髁同时骨折，骨折后影响关节面的平整，同时常合并膝部韧带损伤。

（2）诊查要点：局部严重肿胀疼痛、关节功能障碍，可出现膝关节内翻、外翻畸形等。

（3）治疗：整复、夹板或其他固定，要求胫骨平台关节面平整，加强关节练功疗法。

（4）预防和调护：早期练功，晚期负重，避免发生关节僵硬及创伤性关节炎。

8. 胫腓骨干骨折

（1）病因、病机：直接暴力或间接暴力均可引起骨折。可分为横断、斜形、螺旋形、粉碎性骨折。易造成开放骨折，在儿童可发生青枝骨折。

（2）诊查要点：局部严重肿胀、疼痛、骨擦音、假关节活动等。胫骨骨折发生在中下 1/3 时，血运较差，愈合较慢，同时检查中注意不要遗漏腓骨上段骨折。

（3）治疗：重点治疗胫骨骨折。整复、夹板固定、牵引、练功疗法等。应注意有无继发腓总神经损伤。

（4）预防和调护：夹板固定时应注意松紧度适当，外固定器固定者应防止针孔感染。

9．踝部骨折

（1）病因、病机：多为间接暴力所致。可有内翻、外翻等不同类型的骨折。根据骨折脱位的程度可分为单踝、双踝、三踝合并距骨脱位等。骨折的同时常有关节周围韧带损伤。

（2）诊查要点：局部肿痛、功能障碍、骨擦音等，合并距骨脱位者畸形明显。

（3）治疗：整复、夹板固定、练功疗法等。

（4）预防和调护：注意抬高患肢，检查外固定松紧度。

10．距骨骨折

（1）病因、病机：常为间接暴力所致。

（2）诊查要点：局部肿痛，功能障碍，明显移位时出现畸形。

（3）治疗：整复、夹板或石膏外固定。

（4）预防和调护：注意抬高患肢，防止足下垂，避免骨折再移位。

11．跟骨骨折

（1）病因、病机：多由高处跌下或跳下，跟部着地所造成。骨折常涉及跟距关节，易继发创伤性关节炎。

（2）诊查要点：跟部肿痛，功能障碍，足跟部横径增宽，足弓变平。

（3）治疗：整复与固定。

（4）预防和调护：骨折整复固定后，循序渐进地进行练功活动。

12．跖骨骨折

（1）病因、病机：多为扭伤或重物打击造成，第2、3、4跖骨骨折较为多见。

（2）诊查要点：局部疼痛、肿胀、压痛明显。

（3）治疗：整复与固定。

13．趾骨骨折

（1）病因、病机：多为扭伤或重物打击造成，第5趾骨骨折较为多见。

（2）诊查要点：局部疼痛、肿胀、压痛明显。

（3）治疗：整复与固定。

四、躯干骨折

1．肋骨骨折

（1）病因、病机：直接或间接暴力均可引起骨折。伤及胸膜和肺组织时，可出现气胸、血胸等并发症。

（2）诊查要点：胸廓疼痛、局部压痛、胸廓挤压痛、骨擦音，严重者可出现呼吸困难、紫绀等。

（3）治疗：固定，配合药物治疗。注意并发症的处理。

（4）预防和调护：整复固定后，注意保持适当体位，鼓励咳痰，防止肺部感染。

2．脊柱骨折

（1）病因、病机：多由间接暴力所造成。以胸11、12及腰1、2椎体单纯压缩骨折为多见。也有少数病例合并有附件结构骨折脱位。严重者可引起脊髓损伤而发生不同程度的瘫痪。按其受伤机制可分为屈曲型、伸直型、垂直压缩型、侧屈型、屈曲旋转型、水平剪力型、撕脱型等。以屈曲型多见。

（2）诊查要点：局部肿痛、压痛明显，头顶垂直叩击痛阳性。X线检查可进一步明确诊断，了解骨折轻重程度。

（3）治疗：急救搬运、骨折复位、卧平板床、腰部垫枕、练功疗法等。

（4）预防和调护：骨折整复固定后早期练功活动，预防褥疮。

附1．外伤性截瘫

（1）诊查要点：瘫痪性质，运动感觉区域，不同部位脊髓损伤的临床表现。

（2）并发症：褥疮、尿路感染、便秘等。

（3）鉴别诊断：脑外伤、脊髓出血性疾患、癔病性瘫痪、上、下运动神经元性瘫痪。

（4）治疗：正确急救处理原则，早期治疗，脊椎骨折整复、手术、药物、练功。

（5）预防与调护：并发症的防治和护理。

附2．骨盆骨折

（1）病因、病机：多因挤压暴力所致。按骨盆断裂的程度可分为三类。

（2）诊查要点：疼痛剧烈，功能障碍，骨盆挤痛等。应注意有无盆腔脏器损伤和创伤。

（3）治疗：骨盆骨折早期处理，单纯骨盆骨折复位、固定及牵引。

(4) 预防和调护：减少骨折端活动出血，预防褥疮。

第二节 颅脑损伤

颅脑损伤是外界暴力作用于头部而引起的颅和脑两部分损伤的统称。颅部包括头皮、颅骨；脑部包括脑膜、脑组织和脑血管。颅脑损伤无论在平时或战时都很常见，仅次于四肢损伤，但其病死率和致残率则高居首位。

运动损伤，意外事故和自然灾害等为致伤因素，创伤的发生率逐年增多。以致伤原因最多的交通事故为例，我国每年因车祸致死者约5万人。在美国，创伤已成为继心脏病、恶性肿瘤、脑血管意外之后的第四位死因。概括国内22个收治交通事故伤1 000例以上至18 556例的医疗单位分析结果，颅脑损伤的发生率在第一至第二位，男性较女性多2~3倍，病死率则占首位，它已成为严重的社会危害。

一般说来，送医院救治的颅脑外伤病人中，约72%属轻型颅脑外伤，仅需简单的对症处理并留院观察12~48小时。对于重型颅脑外伤或合并其他复合伤者，则应及时积极地进行神经外科及相关学科监护治疗，以减少死亡率和伤残率。

一、病因

平时颅脑损伤的常见原因为交通事故、房屋倒塌、高处坠落伤、打架、工伤等。

由于暴力作用于头部的方式、大小、速度、方向及次数等不同，加上致伤物体的物理性质不一致，头部受力的强度和部位不固定，颅脑各部位组织的结构与密度不相同，造成头皮、颅骨和脑损伤的情况有较大差异。常根据暴力作用方式分为直接颅脑外伤和间接颅脑外伤两种。

1.直接暴力 系指暴力直接作用于头部而引起的损伤。头部有着力点，根据头皮、颅骨损伤的部位及暴力作用的方式，如加速性、减速性和挤压伤等，常能推测脑损伤的部位和严重程度。

（1）加速性损伤：相对静止的头颅突然遇到外力打击，瞬间由静态转为动态。因此而造成的脑损伤，称为"加速性损伤"，其损伤效应主要是在打击部位。

（2）减速性损伤：运动者的头部突然碰撞在物体上，瞬间由动态转为静态，因此而造成的脑损伤称为"减速性损伤"，其损伤效应主要是在打击部位对侧，称对冲性损伤。

（3）挤压性损伤：头颅在相对固定的情况下，为两侧相对的外力挤压而致伤，尤指婴儿因产道狭窄或使用产钳以及弹簧门关闭时所致的损伤，可引起颅脑伤乃至颅内出血。

2. 间接暴力 系指暴力作用在身体其他部位而后传递到颅脑的损伤，着力点不在头部，一般头皮无损伤，属特殊的颅脑损伤类型，包括：

（1）挥鞭样损伤：指暴力作用躯干，使躯体突然加速或减速运动，出于惯性作用使头部和颈部交界处发生强烈过伸或过屈动作，从而导致脑实质的剪应力样损伤。

（2）颅颈连接处损伤：坠落伤时，外力作用于足部或臀部，经脊柱向上传导至枕骨，可引起严重的枕骨大孔环形陷入骨折，严重者预后极差。

（3）胸部挤压伤：是指胸壁突然遭受巨大压力冲击，致使上腔静脉的血流逆行入颅内，头面部、颈部直至脑内发生点状出血，常伴有窒息，故又称损伤性窒息。

临床上见到的损伤原因常较复杂，上述各类暴力可同时发生。

二、病理

由于颅脑解剖生理的特殊，头部受外力打击通常时间短暂，但其过程复杂，应考虑暴力的大小、致伤物的形状质地、作用的方向和部位等因素。如果暴力强度较小，则仅引起头皮的损伤，而脑部可以无损伤或损伤较轻微；如果暴力强度较大，则头皮、颅骨和脑组织将同时受损，如果暴力是通过身体其他部位间接作用于头部的，则只引起脑组织的损伤，头皮和颅骨往往完好。总之，颅脑损伤的要害是脑损伤，其严重度取决于脑损伤的程度、损伤范围和部位以及继发损害如颅内血肿和脑水肿的程度。

根据损伤的轻重不同，通常将脑损伤分为：

1. 脑震荡　脑震荡系指外力引起的中枢神经系统暂时的功能障碍。病理学研究发现脑震荡伴有神经元结构的轻微改变，包括核仁移位、染色体溶解及神经纤维部分断裂等。

2. 脑挫裂伤　暴力造成肉眼可见的损伤，轻者仅脑挫伤，重者为脑裂伤。脑挫伤时，损伤部位的软脑膜完整，脑皮质及深层可有局限或散在的损伤出血，静脉淤血，脑组织肿胀。脑裂伤除具有脑挫伤的表现外，肉眼尚可见软脑膜和脑组织断裂，断裂处有较严重的出血、水肿和神经组织坏死。脑挫伤和脑裂伤可认为是同一病变不同程度的表现，统称为"脑挫裂伤"。

3. 颅内血肿　颅脑损伤后继发颅内出血，血液积聚颅腔处，其体积一般在幕上 30ml 以上，幕下 10ml 以上即可引起脑压迫的临床症状，称为颅内血肿。当血肿不断增大，临床症状进行性加重，若不被清除，最终将因颅内压增高及脑疝形成而危及病人生命。按血肿在颅腔内的位置可分为：①硬膜外血肿；②硬膜下血肿；③脑内血肿；④脑室内血肿。

4. 脑水肿　脑损伤后早期可引起炎性介质释放、微循环障碍、脑血管痉挛、血脑屏障破坏、细胞膜 Na^+-K^+-ATP 酶活性下降等，造成脑细胞内水肿和细胞外水肿，也会由于下丘脑功能障碍，出现抗利尿激素不适当分泌综合征，导致 ADH/ACTH 比例失调引起渗透性脑细胞内水肿。此外，严重颅脑损伤后期可继发脑积水，脑室扩大，脑室壁室管膜破裂则会引起间质性脑细胞外水肿。

5. 脑疝　脑疝是严重颅内压增高引起的一种综合征。由于脑内血肿和脑水肿，造成颅内压力不平衡，部分脑组织从压力较高处经过解剖上的裂隙或孔道向压力较低处移位，移位脑组织压迫邻近神经、血管和脑干，产生意识障碍，生命体征改变，瞳孔不对称，肢体的运动、感觉和呼吸障碍等，常见的有天幕裂孔疝和枕骨大孔疝。

三、病理生理

急性闭合性颅脑损伤的临床分型，介绍如下：

1. 轻型（指单纯性脑震荡伴有或无颅骨骨折）

（1）昏迷 0~30 分钟。

（2）仅有轻度头昏、头痛等自觉症状。

（3）神经系统和脑脊液检查无明显改变。

2. 中型（指轻度脑挫裂伤伴有或无颅骨骨折及蛛网膜下腔出血）

（1）昏迷在 12 小时以内。

（2）有轻度神经系统阳性体征。

（3）体温、呼吸、脉搏、血压有轻度改变。

3. 重型（指广泛颅骨骨折，广泛脑挫裂伤及脑干损伤或颅内血肿）

（1）深昏迷，昏迷在 12 小时以上，意识障碍逐渐加重或出现再昏迷。

（2）有明显神经系统阳性体征。

（3）体温、呼吸、脉搏、血压有明显改变。

4. 特重型（指重型中更急、更重者）

（1）脑原发伤重，伤后深昏迷，有去大脑强直或伴有其他部位的脏器伤、休克等。

（2）已有晚期脑疝。包括双瞳散大、生命体征严重紊乱或呼吸已停止。

由于大脑皮质和脑干网状结构是维持觉醒的重要结构，当颅脑外伤造成广泛的皮质功能障碍或脑干网状结构功能紊乱时，病人即发生程度不一的昏迷，故此颅脑损伤的轻重程度常与昏迷时间和程度相对应。1974—1976 年美国 Teasdale 和 Jennett 提出格拉斯哥昏迷计分法（GCS 评分）。格拉斯哥昏迷评分（GCS）主要包括三方面的内容，即运动能力、语言能力和睁眼能力。

运动能力

6 分　按吩咐运动

5 分　对疼痛刺激产生定位反应

4 分　对疼痛刺激产生屈曲反应

3 分　异常屈曲（去皮层状态）

2 分　异常伸展（去脑状态）

1 分　无反应

语言能力

5 分　正常交谈

4 分　胡言乱语

3 分　只能说出单词（不适当的）

2 分　只能发音

1 分　不能发音

睁眼能力

4 分　自发睁眼

3 分　能通过语言吩咐睁眼

2 分　通过疼痛刺激睁眼

1分 不能睁眼

昏迷程度判定：昏迷程度以三者分数相加来评估，得分值越高，提示意识状态越好，正常人为15分，8分以下为昏迷，3分以下为深度昏迷。按检查时病人睁眼、语言和运动三项反应的情况计分，总分最高为15分，最低为3分。格拉斯哥计分法已为国内外广泛采用，对颅脑损伤病人的昏迷程度和伤情评估有重要价值。

四、临床表现

颅脑损伤的临床表现常因致伤机制、损伤部位和就诊时间而有差异，但就其伤后常见的症状和体征，仍有一定的规律和共性。

1.意识障碍 伤后绝大多数病人都有立即出现的原发性昏迷，是判断病人有无脑损伤的重要依据，意识障碍可有以下由轻到重的表现：①嗜睡：对周围事物冷淡，各种生理反射存在，对物理刺激有反应，唤醒后可以回答问题，但合作欠佳，不能迅速理解和回答。②朦胧：对外界刺激反应迟钝，瞳孔、角膜反射存在，蜷卧或轻度烦躁，检查不合作，不能正确回答问题。③浅昏迷：意识迟钝，反复呼唤偶能应，但不能回答问题，对疼痛刺激有回避动作，深浅反射尚存。④昏迷：意识丧失，常有烦躁、对语言无反应，痛刺激反应迟钝，浅反射消失，深反射减退或消失，角膜和吞咽反射尚存。⑤深昏迷：对外界一切刺激均无反应，深浅反射消失，瞳孔对光反射迟钝或消失，角膜和吞咽反射消失，四肢肌张力消失或轻度增强。

2.头痛，呕吐 头痛多因蛛网膜下隙出血、颅内血肿、颅内压的高低或脑血管的痉挛等引起，或因着力点头皮损伤而整个头部的持续性剧痛并进行性加重时，常提示颅内有继发血肿的可能。呕吐也是头部外伤的常见症状之一。早期的呕吐可因自主神经功能紊乱而致，凡频繁呕吐者，则应警惕颅内血肿形成。

3.眼球 ①瞳孔：伤后一侧瞳孔立即散大，光反应消失，或同时伴有眼内直肌麻痹，眼球外斜，若病人意识清醒，应考虑动眼神经原发损伤；伤后双侧瞳孔不等大，光反应灵敏。瞳孔缩小侧睑裂变窄，眼球内陷，同侧面部潮红，少汗，为Horner征，系颈交感神经节损伤所致；伤后双侧瞳孔扩大或缩小，而对光反应正常，病人意识清楚，则无临床意义；双侧瞳孔大小不等，一侧或双侧时大时小，眼球位置歪斜，意识障碍，表示中脑受损；双侧瞳孔极度缩小，光反应消失，并有中枢性高热，为桥脑损伤；一侧瞳孔先缩小，继而散大，光反应差，病人意识障碍加重，而对侧瞳孔早期正常，晚期随之散大，为典型的小脑幕切迹疝表现；深度昏迷双侧瞳孔均散大，光反应消失，多示濒死状态。②眼球运动：眼外肌是Ⅲ、Ⅳ、Ⅵ颅神经所支配，任何一根神经受损，均将出现眼球运动及位置异常，常有复视。双眼运动不协调，出现眼球分离、歪斜情况时，多示脑干损伤；双眼同向凝视，常表示对侧额中回后部有刺激性损伤，眼球震颤多见于小脑或前庭系统的损伤，前者呈水平粗大眼震，后者见水平或旋转眼震。

4.锥体束征 偏身运动或感觉障碍，多为中央区前后回脑挫裂伤和（或）出血；有双侧锥体束征，以下肢肌张力增加，腱反射亢进。病理反射阳性，则为脑干受压或后颅窝血肿所致；凡伤后早期没有锥体束征，继而逐渐出现伴行躁动和意识障碍进行性加重者，为颅内继发血肿的信号。一侧上肢及面肌瘫痪和（或）运动性失语，说明大脑半球运动区下部靠近Broca区的损伤；伤后单肢运动障碍，肌张力减低，可能为局限性脑皮质损伤，亦可能是周围神经损伤所致，后者常伴有感觉障碍，可资鉴别；当一侧肢体腱反射亢进伴有恒定的病理反射及有腹壁反射减弱或消失者，说明对侧大脑半球运功区损伤。

5.生命体征 脑损伤时，病人立即出现意识障碍、面色苍白及四肢松软等一过性表现，同时，伴有呼吸、脉搏浅弱，节律紊乱，血压下降，经数分钟后逐渐恢复正常，可为脑性休克。

持续性低血压则应注意有无复合伤、内脏出血。若呼吸、脉搏、血压的紊乱时间长，无恢复的迹象，则常表示严重的脑干损伤；伤后生命体征恢复正常，但随后又逐渐出现血压升高，脉压加大，呼吸及脉搏变慢等改变时，则提示有进行性颅内压增高，提示颅内继发血肿。

6.脑疝 ①小脑幕切迹疝：最为常见，多因颞叶钩回下移至天幕所致，因动眼神经受到牵拉压迫出现麻痹，致患侧瞳孔散大。继而中脑受压，使大脑脚锥体束纤维和中脑网状上行激活系统受损，病人出现对侧肢体偏瘫和进行性意识障碍恶化，如不采取及时有效的措施，迅速解除脑疝，则受压脑干相继发生移位变形，出现淤血、水肿、出血坏死，最终导致脑干功能性衰竭。②枕骨大孔疝，又称小脑扁桃体疝，是因后颅窝占位病变等导致全颅压力增高所致，出现血压升高、双侧锥体束征；急性者常突然发生呼吸障碍、昏迷，可迅速死亡。

五、诊断

颅脑损伤的早期诊断除根据病人的受伤机制和临床表现之外，在很大程度上还依靠多种辅助检查措施：计算机体层摄影[1]检查是颅脑外伤病人的首选检查，可以及时诊断有颅内血肿，了解损伤的病理及范围，同时，还可以动态地观察病变的发展与转归，对于一些特征性脑损害、迟发性病变及预后的判定也有重要意义。X线头颅摄片能较好地显示着力部位、颅骨骨折、有无异物等，有一定的诊断价值。MRI[2]不能显示骨组织且在伤后72小时内难以辨别急性出血与正常脑组织的影像差异，扫描时间长，对急性颅脑外伤不作为首选检查。

六、监测

原则上，有阳性或可疑神经系统体征并进行性加重的病人应留急诊室观察或ICU监护。重症性监护的适应证为：①昏迷病人，GCS 3～8分。②头部外伤造成颅内病变并经CT证实暂无需手术的病人，包括脑挫裂伤、少量出血可能发展成较大的血肿和继发脑水肿、中线移位和脑室受压者。③手术后病人（单纯凹陷性骨折未累及硬脑膜及脑实质者除外）。④颅内压升高明显或脑室外引流的病人。⑤有明显局灶神经功能障碍者。⑥复合伤的病人累及神经系统，胸腹腔损伤或需气道管理以及其他重要脏器失代偿者。

颅脑外伤病人常规的生理监护包括心电图，血压，血氧饱和度等。严重颅脑外伤病人还应进行如下监测：

1.颅内压（ICP）监护　适用于GCS 8分以下者：目前常用脑室内压监测法，将内径1mm的硅胶管准确植入侧脑室，外接三通开关与传感器及脑室引流装置相连；传感器排气调零后，固定在病人头部相当于室间孔水平，即可进行连续监测。当ICP持续大于5.32kPa（40mmHg）时应考虑有颅内血肿，介于2.66～3.99kPa（20～30mmHg）之间者应积极进行降颅压处理，ICP持续大于5.32kPa（40mmHg）者，预后不良。

2.诱发电位检查　①脑干听觉诱发电位（BAEP）：在头顶Cz点进行每秒10～15次的短节刺激，记录听觉诱发电位活动。根据Ⅰ～Ⅶ波之间的潜伏期反映听觉冲动在脑干中传导的时间，可用来分析判断外伤时听觉通路脑干损伤的部位和程度。②视觉诱发电位（VEP）：采用眼前30cm低频闪光刺激视网膜，在双枕部头皮记录视觉诱发电位，视神经损伤时患眼VEP第一峰波潜伏期延长、波幅下降。

七、治疗

1.颅脑损伤的急救　颅脑损伤病人的急救是否正确和及时，是抢救取得效果的关键，急救人员须先对受伤时间、受伤原因及过程做重点了解，随即对头部和全身情况认真检查；检查是为了急救，凡危及生命的征象必先注意。

为了便于记忆，按英文字母顺序，在紧急情况下做现场急救。

A-Airway，气道是否通畅，急性颅脑损伤由于病人失去主动清除分泌物的能力，可因呕吐物或血液，脑脊液吸入气管，造成呼吸困难，甚至窒息。应立即清除口、鼻腔分泌物，采取侧卧位保持呼吸畅通。

B-Breath，呼吸是否正常，呼吸异常，如通气不足应行辅助呼吸，必要时气管内插管直至气管切开，进行人工呼吸。

C-Circulation，循环是否有效，血压是否稳定，颅脑开放伤或身体其他部位复合伤常合并失血性

---

[1] 计算机体层摄影：简称CT，是1973年才开始应用临床诊断的X线检查新技术，它具有快速、安全、无痛苦、定位和定性准确的优点，能早期发现较小的病变。

[2] MRI：即磁共振成像，是断层成像的一种，它利用磁共振现象从人体中获得电磁信号，并重建出人体信息。

休克，首先应辨明出血部位及时给予临时止血或包扎；对已暴露的脑开放创面出血可用明胶海绵贴附再以干纱布覆盖，包扎不应过紧，以免加重脑组织损伤。

D-Diagnosis 诊断。尽管是初步的，应尽快做出定位、定性诊断并及时处理

E-Evaluation 病情估计。颅内压增高，生命体征改变明显，脑疝形成者情况危急来不及检查，凡具备开颅条件者应行钻孔探查，行开颅手术清除血肿。

F-Fluid，控制入液量，适度进行脱水，降低颅内压。

2.急诊室观察　伤情较轻，昏迷时间在20分钟以内 GCS 13～15分，神经系统检查阴性，生命体征基本稳定，辅助检查亦无明显阳性发现时，应留急诊室观察4～6小时，若病情加重即收入院做进一步检查或观察；若病情稳定或好转，则可嘱其回家休息；如有下列情况之一者，应立即返院复诊：①头痛、呕吐加重；②意识不清；③躁动不安；④瞳孔不等大；⑤呼吸抑制；⑥脉缓；⑦肢体出现瘫痪；⑧失语；⑨癫痫发作；⑩精神异常。

3.手术治疗　手术治疗是为了救治病人的生命，纠正或保存神经功能，降低死亡率和伤残率。颅脑损伤手术主要针对开放性颅脑损伤，闭合性损伤伴颅内血肿或因颅脑外伤而引起的并发症和后遗症。

4.非手术治疗　颅脑损伤病人需要手术治疗的只有15%左右，绝大部分的轻、中型及重型中的大部分无需手术治疗。非手术治疗主要包括：①抗脑水肿治疗，原则是解除引起颅内高压的脑组织水肿以控制颅内压力，常用甘露醇、甘油果糖等脱水剂以及利尿剂；②激素治疗：主要利用地塞米松等糖皮质激素，具有稳定膜结构的作用，减少因自由基引发的脂质过氧化反应，从而降低脑血管通透性、恢复血脑屏障功能，增加损伤区的血流量及改善 Na^+-K^+-ATP 酶的功能，使脑水肿得到改善。但有报道认为激素治疗并不能有效降低颅脑外伤死亡率。③亚低温治疗：采用32～35℃亚低温对严重脑挫裂伤，脑干和（或）丘脑下部损伤伴发高热和去脑强直者具有较好治疗作用，有助于降低脑代谢率和脑耗氧量，增加脑组织对缺氧的耐受性，改善细胞的通透性，防止脑水肿的发展，降温时可用冬眠合剂；温度依病情而定，以32～35℃为宜。

八、并发症及其处理

1.呼吸道梗阻　急性颅脑损伤病人经常伴有气道不畅或吸入性肺炎，脑缺氧致颅内压增高，加重病情。保持气道通畅，维持良好的气体交换极为重要：①周围性气道梗阻：应及时清除鼻咽部黏液及血性液体，放置通气道或气管切开，解除梗阻，降低呼吸阻力，提高通气功能改善缺氧。②中枢性呼吸障碍：应气管内插管辅助呼吸或人工呼吸，给予呼吸兴奋剂，快速静滴脱水剂，必要时紧急手术解除中枢压迫。③昏迷患者应尽早做气管切开，利于气体交换和清除呼吸道分泌物。

2.肺部感染　颅脑外伤病人肺部感染常见，故对昏迷病人早期即应加强预防措施，注意翻身吸痰，选用适当的抗生素。

3.消化道出血　严重颅脑外伤合并消化道出血，可能与丘脑下部或脑干损伤有关。由于伤后交感神经兴奋，体内儿茶酚胺类物质、糖皮质激素及胃泌素增高，致使胃肠黏膜缺血，胃酸增加，黏膜屏障破坏，氢离子逆向渗入，导致上消化道发生弥漫性溃疡。在治疗原则上，应以预防为主，及早给予雷尼替丁、洛赛克等制酸剂。一旦发生出血，应立即停用激素，必要时可经胃管注入冰盐水加去甲肾上腺素（6～8mg/100ml），4～6小时一次。

4.营养不足及高血糖　急性颅脑外伤病人常因意识不清，不能主动进餐，尤其当机体处于应激状态时，对能量的需求增加。如果外源营养及能量欠缺，机体往往进入负氮平衡状态。此外，伤后多数病人伴有血糖升高，目前主张尽早鼻饲料，胃肠高蛋白营养，能提高免疫力，降低感染发生，缓冲高代谢反应，防止胃肠黏膜萎缩，维持其屏障功能。直接静脉输入乳化脂肪、氨基酸、电解质以及特殊配制的静脉营养液，亦属于严重脑外伤患者的营养和热量供给的重要方法。

5.水、电解质紊乱与酸碱失衡　颅脑损伤病人常因昏迷、高热、呕吐和呼吸急促或抑制而造成代谢紊乱，加上在治疗上使用利尿、脱水、激素、气管切开以及肠道外补给液体，而脑内某些结构损伤则可能影响神经、内分泌功能的失调，这些综合因素易造成水、电解质紊乱和酸碱失衡。治疗期间，应注意检查血气，及时纠正电解质紊乱与酸碱失衡，十分重要。

九、预后

格拉斯哥结果分级（GOS）：

Ⅰ级：死亡。

Ⅱ级：植物生存，长期昏迷，去皮质或去脑强直状态。

Ⅲ级：重残，需他人照顾。

Ⅳ级：中残，生活能自理。

Ⅴ级：良好，成人能工作、学习。

影响颅脑外伤病人预后的因素很多，包括年龄、受伤到救治的时间、损伤类型、GCS评分以及并发症等等。一般运动功能受损明显者预后较差，而30岁以下病人比30岁以上病人者在同样受伤情况下预后明显较佳。

第三节 脊髓损伤

脊髓损伤是指外伤造成的脊柱骨折或脱位并导致脊髓或马尾神经受压、挫伤或断裂。

这是一种严重损伤，常致严重残废，甚至造成死亡，给国家、社会、家庭和个人造成巨大的经济损失及身心伤害。根据英国1990年统计，其发病率为40.1人/1 000 000，高峰年龄15～40岁，男性多于女性，比例为2：1。

一、病因

由于病因的不同，脊髓损伤可分开放性损伤与闭合性损伤两种。开放性损伤多见于战时，为火器或刀戳伤；闭合性损伤多见于平时，最常见的原因为车祸，特别是机动车辆事故，约占全部脊髓损伤的半数左右；其次为坠跌伤，约占全部脊髓损伤的30%，损伤较多见于颈段，亦可发生在胸腰段。此外，体育意外及杂技事故时有所见。自然灾害引起的建筑物倒塌，厂矿企业的各种事故亦是常见原因。

脊髓损伤大多是由于脊柱受到暴力的直接或间接打击引起。暴力作用有下列几种形式：

（1）暴力作用于头顶或与脊柱纵轴相平行的方向，使发生过屈或各椎体互相挤压而致压缩性骨折。可致腰间盘后突压迫神经根或脊髓。

（2）暴力的作用方向使脊柱发生过伸活动，增厚的黄韧带皱折而向前突入椎管，脊髓被挤压于前突的黄韧带与椎体增生的后缘之间。

（3）暴力作用方向与脊髓几乎垂直，引起脊椎椎板的骨折塌陷，脊髓可因椎板嵌入而受压。

（4）产伤，发生于臀位产时。由于臀部先露，牵拉胎儿的力量集中于颈椎而导致脊髓被拉长而受伤，甚至可使硬脊膜撕裂。

二、病理

脊髓损伤的病理变化取决于损伤的类型及伤后的时间，一般可分为以下类别：

1. 原发性脊髓损伤　①脊髓震荡，是脊髓因暴力造成的一种暂时的、可逆的脊髓功能障碍，大体和镜下均无明显病理改变；②脊髓挫裂伤，肉眼可见点片状出血、水肿、坏死，最显著的部位是中央灰质，组织学改变常随时间的延迟而不断发展；③脊髓压迫伤，动物实验观察脊髓长时间受压会导致灰质出现空泡、空洞，周围有纤维组织形成和吞噬侵润。急性严重受压未及时解除，预后很差。

2. 继发性脊髓损伤　脊髓损伤约有25%患者伤后症状逐渐加重，住院后感觉障碍水平上升，提示有继发性损伤，应及时排除血肿或骨片压迫或因受损脊髓水肿、出血等病理改变所致。

三、临床表现

早期在受伤平面以下脊髓功能完全缺失，包括感觉丧失，弛缓性瘫痪，各种深浅反射消失。大、小便潴留，称为脊髓休克。如脊髓震荡，数小时或多至十几天后即可恢复正常；如脊髓实质部分或完全损伤，脊髓功能不能完全恢复。随着脊髓休克期过后，损伤平面以下肌张力增高，反射亢进，出现病理反射，运动和感觉障碍者提示脊髓实质性损害，功能恢复与否取决于损伤程度。轻度损伤可能达到较好恢复，严重者可造成终生截瘫，大、小便障碍，高位颈髓损伤则可导致四肢瘫痪，呼吸障碍，可致死亡。

脊髓损伤的节段不同，表现症状亦不同：①上颈段损伤：膈肌和肋间肌瘫痪、呼吸困难、咳嗽无力，四肢呈痉挛性瘫痪。②下颈段损伤：双上肢麻木、乏力、肌肉萎缩，腱反射低下；下肢为痉挛性截瘫。③胸段损伤：有一清楚的感觉障碍平面，双下肢呈痉挛性瘫痪。④胸腰段损伤：感觉障碍平面在腹股沟处，脊髓在 11-12 胸椎处损伤，双下肢呈痉挛性瘫痪；在第 1-2 腰椎处损伤，双下肢呈弛缓性瘫痪；圆锥损伤时膀胱及肛门括约肌失去控制，大、小便失禁。⑤第 2 腰椎以下骨折：损伤马尾神经多为不全性损伤，可出现大、小便失禁。

四、诊断

脊髓损伤的诊断应包括：①脊柱损伤的水平、骨折类型、脱位状况：一般只需 X 线片即能判断，而骨折类型有时尚需参照 CT。②脊椎的稳定性，脊椎稳定性主要依靠小关节韧带肌肉组织的完整。临床上应重点观察脊椎骨折，脱位及神经组织受损情况综合判断。③脊髓损伤的水平、程度。根据神经系统检查，可确定感觉障碍平面，肢体运动功能障碍，浅反射、深反射消失和病理反射的存在及大、小便功能的障碍等，MRI 是迄今唯一能观察脊髓形态的直观检查手段，有助于了解脊髓受损的性质、程度、范围，有重要的诊断价值。

五、监测

脊髓损伤 ICU 监测目的在于防止原发性损伤的加重并减少继发性损伤的发生。必要的监测手段有助于制订治疗方案及评价预后。下列检测可作为临床的参考：

1.H 反射测试　H 反射指用电刺激腓总神经时可立即引起小腿腓肠肌的收缩。利用这一反射可测试脊髓中央灰质神经联合的完整性。伤后如 H 反射持续消失，表示脊髓中央灰质的神经元联合已经破坏。

2.体感诱发电位（SEP）和运动诱发电位（MEP）记录　SEP 的传导通路位于脊髓后索并且是交叉的，双侧 SEP 都正常表明脊髓的后索传导是正常的。动物实验证明 SEP 和 MEP 异常，但能在脊髓损伤后 3 小时内恢复者，将在 6 周内恢复到能行走的程度；3 小时内 SEP 和 MEP 不能恢复正常者则有长期瘫痪的可能性。

3.前庭脊髓束的传导测试　对前庭神经行温度刺激，同时记录下肢肌张力和肌电活动，以观察前庭脊髓束的传导是否完好。

以上测试需反复定期进行，如有明确的持续进步，对判断脊髓损伤的预后有帮助。

六、治疗

1.急救　首先抢救病人生命，处理威胁生命的其他重要脏器损伤，同时防止脊髓进一步损伤。

（1）抗休克治疗。

（2）呼吸困难时，做气管切开而不宜行气管插管，以防插管时头过度后仰加重脊髓损伤。

（3）搬动病人应平起平放或用滚动法，不得使脊柱前后晃动或扭动。严禁一人抬头，一人抬脚，身体呈屈曲的搬动方法。颈椎骨折须在保持头颅牵引下搬动。宜用硬板或木板床搬运。

（4）长途搬运截瘫病人，应定时翻身，防止发生褥疮。

2.非手术治疗　包括颅骨牵引、颈胸支架等，单纯锥体脱位如能及时复位，脊髓可获得早期减压。

3.手术治疗　①开放性脊髓损伤：在控制休克和应用抗生素后，即行彻底的清创术及椎板切除减压或硬膜修补术等；②闭合性脊髓损伤：行脊髓减压术，必要时可酌情行硬膜切开术，为防根痛可在损伤以上两个节段做双侧脊神经后根切断术等。

4.药物治疗　①应用大剂量甲基泼尼松龙，主要作用是抑制细胞膜脂质过氧化反应，减轻水肿。伤后尽早按 30mg/kg 一次静脉输入，然后每小时 5.4mg/kg。②甘露醇、呋塞米等脱水药物，可减轻脊髓水肿，宜早期使用。

5.高压氧和低温疗法　前者可提高血氧分压，改善脊髓缺血状况；后者可降低损伤部位的代谢，减少氧耗。

七、并发病及处理

1. 褥疮　每 2 小时翻身一次,保持皮肤干燥,骨突出部位垫以气垫或海绵。3、4 度褥疮久治不愈,可行转移皮瓣覆盖。
2. 肺部感染　颈 4 以下脊髓损伤可导致呼吸困难,排痰不畅,较容易并发肺部感染。应加强吸痰,雾化吸入及抗炎治疗,应做气管切开。
3. 尿路感染　患者入院后一般均留置导尿。导尿管应每周更换一次,并进行膀胱冲洗。
4. 深静脉血栓形成　由于截瘫和长期静脉补液易发生深静脉血栓形成,表现为下肢水肿、皮肤颜色改变,局部或全身发热,严重者可并发肺梗死致死,预防措施主要是活动下肢,应用抗血栓弹力袜等。一旦出现深静脉血栓,应行抗凝治疗。

八、预后

脊髓功能的恢复程度主要取决于受损的严重程度和治疗情况:完全横断者,神经功能不能恢复,马尾神经受压解除后恢复最好。不完全截瘫者治疗后功能恢复率为 80%～95%,对完全截瘫者的脊髓骨折脱位采用闭合复位,其功能有 10% 恢复;采用手术治疗者 10%～24% 恢复。高位完全截瘫者死亡率可达 49.0%～68.8%,死亡原因主要为呼吸衰竭、肺炎。

第四节　胸部创伤

胸部创伤可由多种创伤机制引起,包括车祸、运动伤、碾压伤、戮刺伤及枪弹伤。

一、解剖

胸廓是由肋骨组成的圆柱形空腔,在其后方有胸椎,在其前方有胸骨由肋软骨通过关节连接而成,有一条神经及静脉沿每根肋骨下缘分布,肋骨间肌于每根肋骨上方将其连接,这些肋骨与膈肌一起组成主要的呼吸肌。

胸膜由两层不同的薄膜组成,壁胸膜位于胸腔内面。脏胸膜覆盖于每叶肺的表面。有少量液体存在于肺表面与胸壁内层的胸膜之间,就如同一滴水存在于两块玻璃之间能够使两块玻璃很难分离一样,胸膜液能在这两层胸膜表面产生表面张力并使其黏合在一起,通过这种方式,胸膜对抗其自身弹性。正常情况下,两层胸膜间存在间隙,这两层膜被粘在一起,与外部空气的隔离也促使其能够保持现状,如果说胸壁或肺部出现空洞,此空间就会充满空气,肺叶则会塌陷,此潜在空间在成人达 3 000 cm^3 或更多。

肺脏分别占据着左、右胸腔的一半,一个称之为纵隔的区域位于胸腔中间,在纵隔中分布着胸腔所有的其他组织和器官:心脏、大血管、主支气管以及食管。所有这些结构均有可能在胸部创伤中发生损害。

二、生理学

（一）通气机制

彻底掌握胸部损伤的后果及处理,对通气机制的理解则显得非常重要。通气是气体自体外经由口、鼻、咽、气管、支气管进入肺和肺泡然后再流出的一个机械过程,呼吸是指外界空气和机体细胞进行的氧及二氧化碳的交换,这是一个生理过程,呼吸包括通气,尽管通气和呼吸这两个词经常可以互换,事实上它们代表着不同的功能水平,患者机体细胞获取维持生存的氧气的能力依赖于两个过程:机械过程（通气）使空气了进入肺,而生理过程（呼吸）则允许氧到达它能够用作机体燃料的细胞。

在呼吸期间,膈肌和肋间肌收缩,引发膈向下方运动,肋骨则扩展并上升,这种运动增加了胸腔内体积,由于在密闭系统中容积和压力呈反比,当胸内压下降至低于体外空气压力水平时,就会引发空气由口、鼻、咽、气管及支气管吸入肺。

当呼吸时，膈肌和肋间肌舒张，引发膈向上运动肋骨回到其静息位，胸内容积自吸气高峰下降，与此同时胸内压力上升至高于体外空气的水平，于是肺内气体被迫经由支气管、气管、咽、鼻及口排出体外。

肺泡是位于肺内部的组织腔，二氧化碳和氧通过毛细血管及肺泡壁进行扩散。

（二）呼吸的神经化学调控

呼吸中枢位于脑干，对体内某些含有神经受体细胞化学成分的变化较为敏感，这些细胞依次诱发控制呼吸神经活动。引起呼吸中枢化学感受器正常反应的化学物质是二氧化碳。

化学感受器能探测血液pH值的变化并刺激神经细胞增加呼吸频率及幅度排出多余的CO_2。CO_2的刺激可以增加通气效率致使肺泡接收比正常呼吸多10倍的空气，某些慢性呼吸疾病阻碍对CO_2的正常清除。机体能够代偿并对血液中CO_2水平（$PaCO_2$）的升高逐渐适应，在这种情况下，呼吸主要通过血氧（$PaCO_2$）进行调控，位于主动脉及颈动脉的感受器官在$PaCO_2$低于8.25kPa（62mmHg）能够做出反应，这些感受器提醒大脑并导致呼吸肌增加其活动进而增加通气量（每分钟的换气量）。

在正常自主呼吸通气时，每次气体的交换量约500ml，这被称为潮气量，正常静息呼吸时，多次呼气后附加深呼吸，可以吸入3 000ml气体，这被称作补气量。每次用力吸气后肺能够容纳的气体总量被称作肺部容量。

通常情况下肺泡及支气管中保留有部分气体，这些气体约1 200ml，且不能用力呼出，被称作残气量，肺泡中的残留气在呼吸周期中能够与血中的二氧化碳和氧气进行交换。

每次通气量（VE）等于每次呼吸的气体的容量（VI）乘以每分呼吸数（f）在正常静息状态下，肺的总通气量约每分钟6~7升。

因此，如果每次呼吸的容量（VI）等于500ml，且每分钟的呼吸频率（f）等于14次，那么

$$VE=VI×f=500×14$$
$$=7\ 000ml/min$$
$$=7L/min$$

无论何种原因导致患者呼吸方式发生改变时，每分钟通气量则变得至关重要。例如：一名肋骨骨折的患者，由于疼痛及损伤而呼吸浅快且可能出现如下的VE，从而可以迅速判断可致严重的呼吸窘迫。

$$VI=100ml \qquad f=40 \qquad VE=100×40$$
$$VE=4\ 000ml/min=4L/min$$

（三）病理生理

胸部损伤可以是开放性也可以是闭合性，开放性损伤是由于暴力作用于较小区域所引起，如枪弹伤、戳伤或跌落于尖锐物体上等，开放性损伤时胸腔的任何组织或器官可能发生损伤，最常见的情况是受损害器官沿创道分布。

闭合性创伤时，暴力分布于较大区域，且许多损伤由减速、爆炸及剪切力所造，闭合性创伤或当损伤机制涉及快速减速成时，应怀疑出现如气胸、心包填塞、连枷胸、肺挫伤及主动脉破裂等情况。

三、评价

（一）症状

胸部创伤与胸壁及肺有关的症状，是呼吸急促及胸痛，疼痛通常由胸膜炎引起，也就是说呼吸时出现疼痛，疼痛可能在活动时出现且可以被描述为胸部紧张感或不适感，诸如气胸，大血管损伤或食管损伤等情况可以无任何症状出现，胸部损伤的有关症状像机体其他损伤部位的症状一样，当症状出现时提示有病理情况，然而当缺乏症状时却并不能表示没有损伤。

（二）体征

由于呼吸及循环器官位于胸部，大的胸部损伤对呼吸和循环生理功能可以产生能危及生命的影响，出现休克时必须根据体检发现迅速做出诊断，以对患者进行适宜的处理及治疗，经典的胸部检查应遵循以下顺序：视诊、触诊、叩诊、听诊。

一次完整的胸部视诊可以在不到30秒的时间内完成，对颈部及胸部的视诊可见紫绀、擦伤、撕裂伤、颈静脉紧张、气管偏移、皮下气肿、胸部开放伤、双侧胸部不对称抬高及胸部反常运动。对颈胸部的触诊可以发现触疼、骨擦音、皮下气肿及局限性胸壁活动，由于疼痛、固定物，在呼气时可能会影响胸壁运动。应该对肺脏进行吸诊以检查有无呼吸音存在，吸气量及双侧运动的对称性。创伤患者单侧胸部呼吸音减弱或消失提示胸腹腔内可能存有空气或血液，对于胸部损伤的幸存患者来说，

快速评估、复苏及转送均是至关重要的。

四、特定损伤的处理

（一）肋骨骨折

尽管任何肋骨均可以发生骨折，但是最常见的部位位于3-8肋的侧面，这些肋骨细长且防护较差。

另一方面，最上方的肋骨，特别是第1及第2肋，短宽，相对较厚，且有肩胛骨、锁骨及上部胸肌的良好防护，要折断这些肋骨需要很强大的力量。

1.病理生理学　当有足够的压力作用于特定肋骨，并且超过了弹性限度时，会出现单发肋骨骨折，当在拘束力释放的瞬间，肋骨断端可在邻近组织如肺中移动数厘米，并能使之造成损伤，此组织可被撕裂。肋骨骨折的患者合并伤包括：肺挫伤，肋间动脉或静脉撕裂，气胸，血胸及胸壁、肺泡或周围组织中出现血肿。

2.评价　对于成人单纯的肋骨骨折本身很少有生命危险，肋骨骨折的症状及体征有运动性疼痛、局部触疼还可出现骨擦音，最为重要的是对有生命危险的合并伤的评估及诊断。下肋骨折（R8-R12）可以合并脾脏、肾脏、肝脏损伤。

3.处理　单纯肋骨骨折患者首选处理措施为固定，可使用患者手臂及吊带和布条，如果有严重的呼吸道梗阻则适用辅助通气。尽管可能并发疼痛但仍应鼓励深呼吸及咳嗽，这样做可以防止肺不张（肺泡或部分肺塌陷）导致的肺炎。禁止将折断的肋骨用捆扎法进行固定或用其他坚固的绷带、捆绑物环绕胸部行进固定。这种处理方式限制了胸部运动及通气并可导致肺不张及肺炎。

（二）连枷胸

连枷胸的病因通常为撞击胸骨或侧胸壁所致，如车祸时胸骨碰撞方向盘，后部胸壁继续向前运动可以使肋骨发生弯曲直至其断裂，在交叉路口发生侧撞，侧胸壁可以遭受撞击。

1.病理生理　当两根或更多的相邻肋骨，单根至少有两处发生骨折时可以形成连枷胸。

（1）反常运动：有的连枷病变胸壁已失去了其骨性支持及其依附，这块"自由"区域在吸气和呼气期间与胸壁其余部分的运动方向相反。吸气时，随着膈肌下降肋骨上抬并分离，胸内压下降，在胸内压较低、胸外空气压力较高的综合作用下，导致连枷部发在吸气时向内而不是向外运动。这种胸部的运动方式被称作反常运动。这两种胸壁反常运动的结果则是通气下降并产生低氧血症及高碳酸血症。

（2）疼痛：多根肋骨骨折断端的移动及相互作用产生疼痛，这种疼痛除了较为剧烈外，与单发肋骨骨折产生的疼痛相类似。因此，患者具有更大的静止趋势并使得吸入肺部的空气量不足。

2.评价　由触诊引出的触疼/骨擦音应促使对胸壁区进行更为细致的检查以发现有无反常呼吸运动。初期肋间肌痉挛可能阻止反常呼吸运动出现，但随着这些肌肉的疲劳，反常呼吸运动更为明显。

对呼吸频率进行的初始及进行性评估对认识低氧血症或呼吸衰竭的发展是至关重要的，随着患者变得逐渐呈低氧状态，呼吸频率将逐渐增加，只有通过对呼吸频率进行仔细地重复测定，救护人员才能够注意到提示患者陷入危机的微小变化。当条件允许时，也可测定脉搏血氧定量帮助认识低氧血症，然而这并不能代替对呼吸频率进行重复测定。

3.处理　连枷胸的后果：①与连枷部分大小成正比的有效腔的减少；②呼吸功增加；③肋骨骨折产生的疼痛限制了胸腔的扩张体积；④在临床尤为重要的是在边枷部分上方存在肺挫伤，在处理这种损伤时有多重考虑是非常重要的。

如果患者处于呼吸窘迫状态，在户外可以使用两种简单方法，可简单地用手也可以用大块敷料或布绑于胸壁以使连枷部分固定向内。这些步骤可以减少边枷部分的活动及疼痛，但是它们不能使通气减少得以纠正，因此，处理的关键步骤是通过面罩法利用正压通气协助病人进行呼吸。

无论是在连枷部位还是患者的固定部位，辅助呼吸可使塌陷肺泡扩张。血液流过塌陷（非通气）肺泡的毛细血管层时，肺部并未进行氧合，如果对未受损的肺泡另外给氧的话，再加上强迫扩张塌陷的肺泡就能够减少缺氧血流进入左心及主动脉的数量。

出现严重连枷胸的患者中多数将演化成呼吸衰竭，最终需要在医院中进行长期的呼吸支持。严重连枷胸的处理包括插管并实施正压通气，某些患者可能需要在户外插管。

给予连枷胸患者沙袋以阻止反常呼吸运动，肺换气能促使肺泡塌陷，此方法应予以禁用。

（三）肺挫伤

1. 病理生理　肺挫伤指某区域的肺脏曾遭受创伤并出现间质及肺泡出血，在毛细血管壁及肺泡壁之间的区域内，肺间质增加，结果是穿越已增厚的膜结构进行的氧转运的数量下降，肺泡腔内的出血阻止受累部分进行氧合，救护人员在对患者进行初始评价时，应警惕潜在性肺挫伤的可能。

肺挫伤可以是闭合性伤的结果，像连枷胸那样，也可以是开放性创伤的结果。无论是由闭合性创伤还是由于开放性创伤所引起，其临床后果均相同，部分肺脏不再进行通气，当肺脏无法维持正常功能，肺挫伤可以对氧合作用造成严重损害，这也是连枷胸最为严重的并发症，即使不合并有边枷胸，肺挫伤也是常见的、潜在有致命性的胸部损伤，由此产生的呼吸衰竭在开始的8～24小时内可以迅速发展。

2. 处理　肺挫伤患者不能很好地耐受液体过量，液体过量使得间质液量增加，且可使氧转运的下降更显著，因此，这些患者应该予以密切监测，如果血流动力学指标正常的话，静脉补液量应限制到仅能够维持生理需要。低血压或心动过速的多发伤患者不应有补液限制。

涉及肺脏的其他创伤，适当的处理包括：保护足够的通气并增加供氧量，如果可能进行脉搏血氧定量的话，则能够有助于指导治疗，应该输氧以保持氧饱和度约90%，如果患者不能维持足够的通气，或慢性肺部疾病患者意识障碍，救护人员应该使用面罩给氧，如果需要的话可以行气管内插管。

（四）气胸

单纯性气胸由胸膜腔内存在空气引起，这些空气可通过胸壁开口，来自体外或经由肺本身的塌陷来自体内，或二者皆而有之，空气使得两层肺脏表面（壁胸膜及脏胸膜）分离，并导致受累侧随着分离加大肺脏而塌陷，随着空气的持续积累及胸膜腔压力的增加，受累侧肺脏的体积持续减少，肺脏可能就此部分或全部塌陷。

对于健康青年来说，呼吸及循环系统的储备通常能够阻止急性严重后果的发生，对于由于高龄或心肺疾患而使得储备量下降的个体来说，将会更易受到损害。

1. 评价　气胸的症状及体征可以包括胸膜炎性胸痛及呼吸急促和受累侧呼吸音减弱或消失为典型体征。对处于院前阶段的创伤患者来说，呼吸音弱或消失再加以呼吸困难就等同于气胸，当出现局限性肺不张时，呼吸音减弱或消失于肺炎部及肺底部出现的时间需早于肺中部，对这些患者需进行持续监测以防止发生张力性气胸。

2. 处理　除非患者因可能的脊柱损伤、低血容量或其他损伤出现禁忌外，应将患者置于舒适体位（通常可半卧位），应输用高浓度氧气（FiO_2 0.85～1.0）。对于呼吸频率较低或较高，显示低氧血症体征的患者应实施面罩辅助呼吸。然而，正压通气可能增加张力性气胸发生的可能性，患者（快速转送并在途中仔细监测有无张力性气胸的体征）一旦出现张力性气胸，必须采取措施进行缓解。

当从事基层救护工作时，一旦推测患者可能出现张力性气胸时，尽最大可能地快速转送病人尤为重要。

（五）开放性气胸（吸吹性胸部创伤）

1. 病理生理　胸部开放性损伤可以导致开放性气胸，这种损伤最常见于枪弹伤或刀刺伤，但也可发生于碰撞、车祸跃落伤等，胸壁损伤严重性直接与其大小成正比，许多小伤口可自行封闭。一些大伤口将会完全开放，允许空气进出胸腔，损伤如同一个球阀，当胸内压为负值时允许气体进入，当胸内压为正值时空气释放，吸吹性胸部创伤即由此形成。这些损伤因其有引起张力性气胸的潜在可能而值得予以特别关注。

空气漏入胸腔的可能来源有两处，胸壁伤口及或支气管，即使胸壁伤口被封闭，自伤口漏入的空气也可造成气胸。

当胸壁呈开放性时，就形成了外界空气进入胸腔的通道，空气仅穿越胸壁伤口而不必经过鼻、口、咽、气管及支气管再到达肺及胸腔，这些空气存于患者肺周，通常位于胸膜腔内，肺脏受压出现肺不张，通过这种方式进入胸腔的氧气并不进入肺脏，不能通过肺泡毛细血管，因此不能给机体细胞供氧。

2. 评价　发生此情况的症状为损伤处疼痛及气促，体征可以包括当空气经由胸壁伤口进出胸膜时出现分泌物或肺泡音。

3. 处理　首要处理措施是封闭胸壁伤口，随后如能进行压力辅助通气则对患者是有益的，可用凡士林纱布外覆消毒纱布封闭伤口，或用其他的闭塞敷料以胶带粘牢。用敷料完全阻断可产生张力性气胸，如敷料形成一个有效的出口，发生张力性气胸时，能够自动减压。即使使用带有气孔的敷料，对于任何一名有胸部开放性伤口且被救护人员封闭的患者，都必须进行仔细地持续性监测以防张力性气胸的发生，直至将患者转给医院急诊工作人员手中。

（六）张力性气胸

1. 病理生理　当允许空气进入胸腔而不能排出，单向活瓣形成后就会有生命危险，当胸腔压力超过外界压时，单纯性气胸的生理影响将会扩大，这种损伤被称为张力性气胸，胸膜腔内压增加将会使患例肺脏塌毁并迫使纵隔（心脏及大血管）移向对侧。

张力性气胸极严重的后果有两个：①呼吸变得逐渐困难；②回流血量减少。

呼吸之所以遭受损害不仅是因为损伤侧肺脏塌陷，而且由于对侧肺脏因纵隔组织移位受到压迫，正常情况下，大静脉压力为 $0.665\sim1.596$ kPa（$5\sim12$ mmHg）。随着胸膜腔压力的增加，纵隔移位值（以气管偏离中点为特征）导致静脉压升高，后者由胸膜腔压力增加及腔静脉扭转引起，二者共同造成回心血量下降，静脉回心血量的不足导致心输出量的下降（心输出量等于心脏每搏输出量乘以心率，心输出量以"L/min"表示）。

2. 评价　张力性气胸的患者其病情是随着胸内压力的高低而变化，某些患者的症状及体征较为轻微而另外的患者非常严重，张力性气胸的症状与体征包括极度焦虑、紫绀、患侧呼吸急促、呼吸音减弱或消失、肋间肌膨隆、颈静脉怒张（JVD）、心动过速、血压压差降低、皮下气肿及气管移位。

颈静脉怒张是张力性气胸的典型体征，然而，由于张力性气胸患者可能失血较多，颈静脉怒张可能不明显，如果患者使用充气抗休克的话，颈静脉怒张可由此装置引起而不是张力性气胸。

紫绀在户外较差的光线下难以发现。皮肤颜色改变及创伤时合并污物及出血经常会误认为出现这个不可靠的体征。

最有帮助的体检是检查损伤侧有无呼吸音降低，然而要鉴别此体征就必须熟悉正常呼吸音与呼吸音降低的区别，接触每位患者时均听诊呼吸音会有所帮助。由于此体征获得较为困难，再加上实施此检查的时间及所需环境要求较高，因此不推荐利用此方法在户外诊断张力性气胸。

单纯性气胸或血气胸患者均有发生张力性气胸的可能性，对每位胸部创伤已行插管及需要正压通气的患者均应考虑其有发生张力性气胸的危险。在这些患者，单纯性气胸可能转变为张力性气胸，因为在每次通气时气体均被压入胸部，必须持续监测患者发生这种情况的可能，救护人员必须准备进行快速处理。

发生张力性气胸时常见的症状及体征如下：

早期体征，单侧呼吸音减弱或消失，虽经治疗仍有持续性呼吸困难及呼吸急促。

进展期体征，渐进性呼吸急促及呼吸困难心动过速及皮下气肿，插管患者有渐进性通气困难。

晚期体征，颈静脉怒张，气管移位，急性低氧血症体征，脉压差减少，及其他逐渐加重的代偿性休克的体征。

3. 处理　张力性气胸患者的处理应注意胸膜腔压力的降低。当胸壁存在伤口且出现张力性气胸的体征时，降低胸内压的首要步骤是将敷料移开数秒钟，如果敷料下的胸壁创口未封闭的话，空气将会出伤口，压力一经减低，应立即用密闭敷料封闭伤口，如果胸部压力再次上升，这种短暂释放也许需要重复进行，在某些罕见的情况下，需保持创口开放阻止胸腔空气的再聚积，此时需 FiO_2 在 $0.85\sim1.0$ 下进行辅助通气。

（七）闭合性张力性气胸

如果伤口再次开放并不能立即解决问题，或如果在无胸壁伤口的情况下发生气胸，需在患侧的胸膜腔中刺入大口径针进行减压，此过程可在户外由救护人员进行，如果无此类专业人员，应将患者以最快的速度转送至合适的医院。因为针头穿刺或移去敷料仅是暂时性处理，有待于进一步实施更为权威的救治措施。

针穿减压危险性小且可以通过改善氧合作用及通气极大地缓解患者病情。于患侧胸膜腔第二肋间锁骨中线刺入一支（直径）14号或16号的空针，穿刺区为胸骨的角，后者位于第二和第三肋骨间。锁骨中线位于锁骨中点，此区在穿针时可能损伤的组织结构较少，内乳动脉恰好位于胸骨旁，因此使用锁骨中线进行定位，因肺脏被压向纵隔，如果穿刺针被高置于第二肋间，将不会伤及肺脏。神经、动脉及静脉恰于肋缘下穿过，因此穿刺针应贴在第二或第四肋上方刺入，在急诊室中放置胸部引流管时，锁骨中线点要位于腋中线。在转送医院途中，穿刺针位于前胸部锁骨中线更有利于观察。此外，患者手臂也不必像选择腋中线时那样，需置放于穿刺区。

穿刺初期，随着胸腔压力的不断下降，空气从穿刺针溢出，此时，可在穿刺针上安装一个单向阀门以允许空气离开胸膜腔但不能进入。这样的阀门通过剪下无菌手套的一个手指即可容易地获得。在使用之前用无菌水或生理盐水冲洗指套内部。通过清洗以去除石膏粉从而当阀门闭合时可有更好的密封性，将穿刺针及导管穿过指套全长并在指套顶部穿刺。

如果穿刺针刺入患者胸部而未安装单向阀门，可以戴上消毒指套，只需简单地从手指上剪下指套在其顶部打孔，展开顶部套住导管，然后以橡皮膏固定，如果方便的话，可以在针尾安装导管和气阀而不使用指套。

（八）血胸

1. 病理生理　胸膜腔内存在血液形成血胸，成人单侧胸膜腔可容纳 2 500～3 000ml 血液，其来源可有多种，如肋间血管或肺自身及其血管撕裂，当血液离开心血管腔并进入胸膜腔时即出现（低血容量、体液量减少）。尽管张力气胸并不常见，但的确可以发生，单纯性气胸较为常见，其临床表现的危重程度与失血量有关。

2. 评价　血胸的症状与失血直接相关，与之相比，肺不张的容积则处于次要地位，根据呼吸受损的程度以及血容量降低的情况，患者可以出现思维混乱及神情紧张。血胸的体征包括呼吸急促，呼吸音减弱，叩诊呈浊音以及休克。

血胸同侧可有呼吸减弱回声（叩诊呈浊音）。此体征在与张力性气胸时的高回声相比在户外较难检查。气胸合并血胸通常出现于开放性创伤时，并初称作血气胸。

3. 处理　血胸的处理原则为纠正呼吸及循环问题（使用面罩和/或必需时气管内插管），在实施辅助通气时应予以氧气，对于其余胸部损伤则必须进行密切观察，低血容量或休克是重要的生理损害，应该给予静脉补充电解质溶解，并快速转至能够立即实施外科手术的医院。

在血胸的院前治疗中不适于使用气体抗休克，因其能促进出血进一步发展并能导致患者病情恶化，患者使用充气抗休克时只能在医生的指导下进行。

（九）心肌挫伤

1. 病理生理　心脏位于胸骨与胸椎之间占据了胸部中央的大部。在严重的胸部闭合性创伤时，如机动车正面撞击，胸部首先撞击仪表板或方向盘，然后心脏在胸骨及脊柱间受压，可以导致的心肌损伤有多种，但最常见的损伤为心肌挫伤。心室遭受剧烈压迫收缩，血压可高达 100.64kPa（800mmHg），并可导致心脏壁受压，这种压迫反过来可引起细胞壁受损或心脏本身发生破裂，由于右心室位于胸骨后，因此右心室的损伤最为常见。

心肌压迫损伤可有三种明确的类型：①干扰心电传导系统；②部分或全层的心脏壁挫（擦）伤；③心脏壁破裂，可能导致快速喷血（大量失血）或心包填塞。

2. 评价　心肌挫伤是胸部压迫伤的常见损伤方式，在户外有明显胸部创伤的患者应怀疑其有心肌挫伤，部分或全层心肌挫伤可以出现心输出量下降及心律失常，然而，也可以无任何体征，当运动机理分析及其他撞击及撞击后评估均提示存在心肌挫伤但却无临床指征时，医务人员应意识到其存在的可能性，汽车正面撞毁时如出现方向盘弯曲或方向柱折断均是须向急诊室报告的指征。

心肌挫伤通常无症状，但患者诉胸部不适及肋骨骨折或肌肉挫伤发生疼痛，心律失常患者可诉心悸，前胸触疼及方向盘弯曲是最常见的发现，此时应提示有心肌挫伤的打能。

心脏电传导系统的损伤可以表现出多种多样的心律失常，最常见的是心动过速，早搏（PVCS）是第二种最常见的心律失常，纵隔损伤可以产生以束支传导阻滞（BBB）形式出现的传导系统受伤，最常见的为右束支传导阻滞（RBBB）。心脏壁损伤在户外可由 ST 可抬高及心电图（ECG）变化来判断。

3. 处理　这种患者的处理包括输氧及监测患者脉搏。在院前急救水平较高的地区，由基层救护人员处理的患者，可再由较高层次人员进行交叉处理。

对胸部严重创伤，有心肌挫伤可能的患者，应进行心电监测，并应给予用药治疗心律失常，患者应迅速转送至合适的医院。

（十）心包填塞

1. 病理生理　心脏被一层坚韧的纤维性柔韧无弹性的膜所包绕，这层膜被称作心包，在心脏与心包之间存在一个潜在的腔隙，心包腔，如胸膜腔一样，正常情况下此腔内存在一些润滑液。如果心脏血管由于闭合性或开放性创伤撕裂或者心肌被刺破的话，血液可以进入心包腔，这种情况被称作心包填塞。

可救治的心包填塞最常发生于戮刺伤、枪弹伤，经常在心包上形成大的创孔以使血液流入心包腔。

然而，对于闭合性或开放性创伤，可能无法让血液自心包腔排出。

由于心包是一层包裹心脏的无弹性囊，当血液自心脏壁上的伤口漏出后就会充满此囊，当心脏在收缩期射血时体积缩小，更多的血液充满此空腔，因此，心脏不能重新扩张以使血回流，这样多次收缩时心脏泵出的血液就会逐渐减少，即使对于无低血容量的患者，其最终结局也是心输出量不足。

2.评价　发生心包填塞创伤的患者可能与胸部损伤休克症状没什么区别，在成人发生心包填塞前，心包腔能够容纳 200～300ml 血液；然而少量积血即可显著减少心输出量。

随着心包囊内血量的增加，脉搏也增加，可维持心输出量。也可能出现脉差减少及奇脉，当患者在吸气时收缩血压下降超过 1.33～1.995kPa（10～15mmHg），即可出现奇脉，这种血压下降在临床可通过发现吸气时桡动脉脉搏减弱甚或消失来确定。由于受压心室在舒张期（松弛阶段）扩张减少，只有少量血液能够进入心脏，吸气时肺血管的扩张储积了全部或几乎全部的右排出量的减少部分。这样就导致左心充盈减少并减少了左心排量，右心压力上升导致颈静脉怒张，心音可能深远，最后休克体征出现并逐渐加重，静脉压升高，休克及心音的减弱为心包填塞的典型体征，并被称为三联征，然则心包填塞并非所有这些体征均能够出现。

3.处理　这些患者需在良好监测下迅速送往医院，不在现场延误时间是至关重要的，对于任何类型的休克，均应静脉补充电解质溶液或通过升高静脉压来增加心输出量。尽管应用充气抗休克能够增加右心充盈压及改善脑供血，但它并不能控制心脏出血，因此应禁用于此类患者。

此类患者处理包括去除心包积血、有效阻断出血来源。去除心包积血可通过用穿刺针进行心包穿刺术来实施，这是在急诊室应用的专有方法，通常需进行外科的手术来修复损伤、控制出血。

（十一）主动脉破裂

1.病理生理　创伤性主动脉破裂通常由剪切伤引起，闭合性创伤时快速的高重力加速度的变化可引发许多不利情况，心脏及主动脉突然前压后移，心脏及紧紧固定于胸椎的主动脉弓被扯离降主动脉，巨大的剪切力作用于主动脉弓的远端，此处为主动脉约束区与非约束区的结合部，如果外力超出了主动脉弹性的话，这两部分就会被撕开，主动脉周围组织可能暂时保持完整并阻大出血的立即发生。

约 80%～90% 的此类患者出现动脉破裂且在第一小时出现左侧胸膜腔内大出血，剩余患者到达医院时仍然存活。三分之一幸存患者中在 6 小时内死亡，另外三分之一在 24 小时内死亡，其余三分之一能够存活 3 天或更长，及时进行手术治疗能够阻止大部分到达医院时仍存活的患者的死亡。

2.评价　主动脉破裂的诊断非常困难，在医院中需进行主动脉的放射学检查、计算机断层扫描（CT）或动脉造影以确定诊断。

来自现场的有关创伤严重性的信息会极有帮助，因为此类患者中有三分之一多并无胸部创伤的体征，对有无法解释的休克及正撞减速伤或侧撞加速伤的患者怀疑其有主动脉破裂，在某些病例中，可检测出上肢与下肢或左臂与右臂脉搏的差异，对桡动脉及股动脉的脉搏进行检测是重要的诊断步骤。

3．处理　发生主动脉破裂时的处理措施包括输用高浓度氧气（FiO_2 0.85～1.0），如有适应证则行辅助通气，立即转送并与医院进行联系也是重要的措施，对疑有主动脉破裂但并未表现出低血容量体征的患者不应进行过量补液，因为增加的体液可能加速残存主动脉壁组织的继续撕裂。

（十二）气管/支气管破裂

1.病理生理　气管/支气管的任何部分均可出现开放性或闭合性损伤，这种撕裂伤允许空气迅速进入胸膜腔，产生张力性气胸，张力性气胸可由穿刺针穿刺减压而缓解，空气由穿刺针中持续溢出，而不是简单地在穿刺时一次性放气，辅助通气经常使此种损伤的患者病情变化。空气被压入肺脏，又以同样的速度被压出气管或支气管的裂口。

2. 评价　这些患者可有严重的呼吸困难且经常咳鲜血，闭合性创伤引起破裂的典型的部位有气管上部、喉或主支气管隆突上方，开放性创伤时并发大出血并不常见，但其症状、体征及治疗与闭合性创伤相同。发生闭合性及开放性创伤时，可并发血胸或气胸，或局限性皮下气肿。

3. 处理　辅助通气可能非常困难，如果辅助通气使患者情况变差，那就恢复患者自主呼吸并输用 FiO_2 0.85 或更多的氧气，否则应实施高 FiO_2（0.85～1.0）辅助呼吸，快速转送到医院治疗。

（十三）创伤性窒息

1. 病理生理　使用创伤性窒息这个词本身并不十分恰当，尽管这类患者看起来像是勒颈受害者，但其病情与窒息无任何关系，当胸腹部发生严重的闭合性撞击伤时，胸内压急剧升高，迫使血液流出右心并进入上胸部及颈部的静脉中，此压力被传递至脑、头及颈部毛细血管，产生微小破裂，脑缺血，癫痫发作及静脉扩张。

2. 评价　患者仅表现出面部及上颈部颜色改变，除非存在其他问题，此区域下方的皮肤呈淡红色，也可能存在颈静脉怒张（JVD）、结膜肿胀或出血，大部分的皮色改变可消失。

3. 处理　由于涉及所受的外力，前述的任何其他损伤均可发现。处理包括判断病情，保持呼吸道通畅及治疗合并损伤。

（十四）膈肌破裂

1. 病理生理　当高压作用于腹部时，腹内压力可能升高，还可撕裂膈肌并使腹腔内容物进入胸腔，尽管机体双侧发生这种损伤的概率相同，但发生于左侧时产生的临床改变通常较重。结肠、小肠及脾脏可以进入胸腔，被这些器官占据的空间限制了肺扩张并减少了通气。通气减少可以严重至有生命危险。

膈肌裂伤也可发生于开放性创伤，由于膈肌是倾斜的，其位置是前高后低。在最大呼气时，膈肌前方可高达第四肋间隙，任何低于乳头连线的前部损伤均可导致膈肌裂伤。

2. 评价　膈肌破裂为另外一种极难诊断的情况，患者可以有腹部不适主诉或气短主诉。体检呼吸音降低，特别是左胸部比较明显，某些患者在左胸部听到肠鸣音，如果较多的腹内容物移位进入胸腔的话，腹部可以有空虚表现。

3. 处理　正压辅助通气，输用 FiO_2 0.85～1.0 的氧气将会有助于氧合作用充分进行，任何能够使腹内压力增高的情况，均可使患者病情变化。当抗休克服充气后，呼吸及氧合作用变差是存在这种情况的一个指征。

除头以外，机体中无任何部位和胸部一样包含有如此多的重要器官，胸部也有机体的大血管主动脉、腔静脉及肺动静脉。

胸部损伤常见于多发伤患者，且通常合并有致命性损伤，严重的胸部损伤易于损害呼吸及循环功能或造成呼吸、循环衰竭。

除特定的局部损伤外，胸部创伤通常造成如下后果：肺泡通气下降可由胸部呼吸运动幅度不足或胸壁完整性的丧失造成，胸部骨性结构（连枷胸）或肺完整性（开放性胸部损伤）的受损可导致血氧合作用下降。肺挫伤可引起肺短路，致使部分血液经肺泡——毛细血管膜时缺乏足够的氧合作用。即使在通气量充足的情况下，也可存在肺功能的丧失。肺泡功能可由气胸、血胸、肺挫伤或腹部脏器经膈疝突入而降低。

胸部循环功能可通过三种机制受损：①胸腔内出血可以是轻微的（肋骨骨折）或严重的（主动脉破裂）；②心功能不全可由心包填塞或继发于心肌挫伤的心律失常所致；③张力性气胸时出现的胸内压升高可以阻止静脉回心血流还可以损害心脏功能；④面罩辅助通气，气管内插管及胸针穿刺减压均为在现场即可实施的处理措施，伴随应用这些措施时还可输用高浓度氧（FiO_2 085～1.0）以维持氧饱和度高于90%。

胸部创伤时其他损伤的高发生率，要求将患者迅速固定于长板上（除非确定有严重问题外，可忽略无生命危险的损伤），合理使用充气抗休克服，静脉补液（通常开始于送医院途中）以及对心律失常使用心电监测。

许多此类患者要求迅速进行手术治疗，尽管手术通常可在急诊室进行并不需要送往手术室，但患者应被送往能够立即实施手术及具备先进的诊断技术（如主动脉造影）的医院。在仅有一所医院的小社区内，应把此医院作为首选治疗机构，在较大社会内应将此类患者直接送往创伤中心，而绕过那些不能对严重创伤患者提供明确治疗的医院。

现场处置：在胸部发现明显的枪伤伤口，皮下气肿及呼吸音降低，提示患者至少存在气胸，根据创伤形成过程，他还可能有血液进入胸腔，产生了血胸，此患者需紧急转送至创伤中心。把病人抬上救护车的同时开始输氧并进行静脉穿刺，然后检查生命体征，尤其是呼吸频率，因为呼吸频率的显著变化可以提示其肺功能的损伤正在加重，然后进行一次全面体检确认未遗漏其他损伤。照料病人的同时，通知接收机构此患者将在数分钟内到达，到达医院后，递交报告并把患者转交给创伤治疗人员。

第五节 腹部创伤

一、解剖及生理

腹部包括消化、内分泌及泌尿生殖系统的主要脏器，还有循环系统的主要血管部分。腹腔位于膈下方，其界限包括腹壁、骨盆、脊柱及肌肉。腹腔被分为两大空间，腹膜后间隙（腹腔后的潜在空间）中有肾脏、输尿管、膀胱、生殖器、下腔静脉、腹主动脉、胰腺、部分十二指肠、结肠及直肠。腹膜腔（真正的腹腔）中有大肠及小肠、脾、肝、胃、胆囊及女性生殖器。

向头侧的腹腔（朝向头部）前方被肋骨、后方被脊柱所保护，此区域包括肝、脾、胃及膈，其中任何部分均可由于肋骨或胸骨骨折受伤。肋骨骨折的外力最容易（同时造成）损伤的器官为肝脏和脾脏，腹腔向尾侧（朝向尾部）部分被骨盆所保护。该区域包含直肠及部分小肠（特别是当患者呈直立位时），膀胱及输尿管及女性内生殖器官，与骨折有关的腹膜外出血需重点考虑。盆腔以上及肋骨以下有腹壁肌肉的软保护，后方则有腰椎及其两侧的粗壮肌肉提供保护。

持续性腹内压升高，可由撞击汽车方向盘引起。可以造成腹腔脏器破裂，就像衣袋破损一样，左侧膈肌破裂在患者的早期救护中（院前阶段）最易出现问题。腹内容物异位进入胸腔可形成肺扩张。

把腹腔脏器分为空腔性、实质性及血管性，分类有助于从生理基础上理解它们。当遭受损伤时，实质性及血管性脏器可发生出血，而空腔脏器的内容物则可能污染腹膜腔或腹膜外间隙，这种损伤可导致腹腔内出血、腹膜炎（腹膜炎症）及脓毒血症（广泛感染）。院前处理包括快速抗休克并控制出血（对于有适应证的患者）。

为了对患者进行评价，腹部表面可分为四个象限。这些象限可通过两条线来进行划分，一条位于中线自剑突顶部至耻骨联合，另一条于平脐水平垂直于这条中线。

二、病理生理

腹部损伤可能由开放性或闭合性创伤所引起。开放性创伤如枪弹伤或戳刺伤，比闭合性创伤易发现，多脏器损伤可在开放性创伤时发生，尽管戳刺伤时其发生率要小于枪弹伤。抛射物弹道，如子弹或刀身通道，通常可被发现并有助于判断可能损伤的血管。

在最大呼气时，膈肌可向头侧延伸至第四肋间隙前方、第二肋间侧方及第八肋间后方。胸部或此界限以下部位的开放性损伤患者均可能合并腹部损伤。肋腹部及臀部的开放性损伤也可能损伤腹腔脏器。这些损伤可引大血管或实质性器官出血及肠穿孔，后者为腹部开放性损伤中最常见。

腹腔脏器的闭合性损伤通常是压迫性或剪切性损伤。在压迫性事故中，腹部器官在坚固物体中间受到冲击，如在方向盘及脊柱之间。剪切事故可以造成实质性脏器或腹腔内血管的破裂。例如：主动脉、肝脏及脾脏易于出血，且失血速度较快。骨盆骨折可能合并膀胱及输尿管损伤且通常合并有大容量失血。

失血进入腹腔，不管其来源于何处，均有助于休克的发展或是其发生的初始因素。胃肠道内的酸或细菌进入腹膜腔将导致另外的脏器受损及腹膜炎。

三、腹部创伤评价

对损伤的怀疑程度应基于损伤的机制及其外在表现或撞击痕迹，当患者有擦伤、疼痛、腹部触疼、腹部紧张或膨胀时，应怀疑有内出血，尽管这些症状及体征均提示有腹部出血，但潜在的腹腔内出血却经常被忽视了。

腹腔内出血最可靠的指征是不明原因休克的发生。对可疑患者进行腹部体检的可靠性不高。骨盆骨折后出现腹部疼痛，并非肯定合并有腹内脏器的损伤，而饮酒、吸毒或脊柱骨折均可掩盖这些症状，然而，腹腔内的新鲜出血非腹膜刺激物，大部分患者将不会发生腹膜刺激征。成人腹腔可容纳1~5升液体，而不表现出任何膨胀迹象。因此，患者腹腔有出血的同时，体检可以完全正常，对于昏迷或颅脑损伤患者，与其进行语言交流非常困难。因此，救护人员必须根据其他信息来源（包括：运动学原理，现场目击者和体检依据）迅速做出判断。对腹部损伤进行评价非常困难，下列各项是对腹部损伤建立怀疑指数的可靠指征：①损伤机制（方向盘弯曲）；②创伤的外在症状；③不明原因的休克；④休克程度用其他损伤无法解释；⑤存在板状腹，腹肌抵抗或腹部膨胀（较为罕见）。

（一）对疑有腹部创伤患者的评价

1.视诊　应暴露腹部并观察有无膨胀、挫伤、擦伤、贯道伤、脏器脱出附着物及/或明显的出血，这些症状均是存在潜在损伤的指征。

2.触诊　腹部触诊可以显示腹壁缺损或引发触诊区疼痛，腹肌自主或非自主的低抗，僵硬和/或弹性减弱可能是擦伤、炎症或出血的指征，然而，救护员不可用力触压有明显损伤的腹部，因为触诊能够加快已存在的出血并加重其他损伤。骨盆活动伴随有骨盆骨折，而后者通常伴发严重的出血。

3.肠鸣音听诊　并非有益的院前评价指标。救护员不应当费时间来试图确定其有无。因为此项诊断体征将不影响患者的院前处置措施。

（二）腹部创伤处置

下列原则即为腹部损伤患者处置的最佳步骤：

（1）对患者进行现场迅速评估。

（2）开始抗休克基础治疗，包括输氧（FiO_2＞0.85）。

（3）如收缩压≤7.98kPa（60mmHg）。应用气体抗休克服（PASG）。给受伤患者应用气体抗休克服的主要好处是能够减少腹腔内出血，当使用气体抗休克服的腹部部分是相对禁忌证时（如内脏脱出），如果患者状况危重且无改善迹象时，经有关医师同意后可以给此装置充气。

（4）迅速给患者包扎并送往最适当治疗机构。

（5）在送往医院的途中输注晶体液。

外科手术仍然是至关重要的，在院前处理中不应浪费任何时间来试图确定损伤，在许多情况下，直接开腹方能确定具体的损伤器官。

应该按照医疗水平及提供快速手术治疗的能力来选择接收患者的医院。

（三）当处置有停附物、内脏脱出或妊娠患者时应予以特别考虑

1.停附物　由于去除停附物可能引发严重的附加损伤且停附物末端可以控制出血，所以在院前背景下去除停附物被视为相对禁忌证，腹部停附物体只有当其形状和位置通过X线摄片进行判断和估计后，输用血液及手术人员在场且准备完毕的情况下方可移动或去除。救护员应该对停附物体进行支撑，既可用手也可用机械方式来阻止其在户外转送途中的进一步移动。停附物周围可能出血，可用手掌直接水平压迫于其周围的伤口上面以止血。

在这种情况下，不应进行腹部触诊，因为触诊可能使停附物末端产生附加的撕裂或突入损伤，当停附物有进行手术探查的适应证时需行进一步检查，此类患者应用抗休克服则为禁忌证。

2.内脏脱出　腹部内脏脱出即肠管或其他腹腔内脏经由腹壁开放伤口突显于腹腔外，保护突出的肠管及其他器官不受进一步的损害则带来了一个特殊的问题。禁止将突出的脏器直接还归回腹腔。将内脏置于腹部表面或持原样不变，大部分腹腔内容物要求有一个潮湿的环境，如果肠管或其他腹部器官变得干燥则会发生细胞死亡，因此，脱出的腹内容物应覆以用无菌盐水（可使用正常静脉用盐水）润湿无菌垫。

3.小结

（1）腹内损伤对生命造成的潜在威胁非常严重。腹部是在无明显身体损伤迹象下最容易出现大出血的部位，腹部损伤患者可以在无任何警告的情况下迅速衰竭。

（2）在院前背景很难判断腹部脏器损伤的具体情况，因此，迅速评估，安全稳定及快速转送则为保障幸存者生命提供了最佳时机。

（3）对疑有腹部创伤的患者进行适当的院前急救包括良好的气道管理及控制出血，这些措施应于送往合适医疗机构的途中实施并维持。

（4）对于患者应该快速予以包扎并迅速转送，不能延误。幸存者能否存活通常决定于从事故发生至手术台控制出血这段时间的长短。把不必要的时

间花费在户外从事不必要的任务或能够在送往医院的途中执行的任务，将延误这段至关重要的宝贵时间。

（5）将腹部创伤患者转送至能够有创伤手术人员待命的医疗机构也是至关重要的。

（四）现场处理方法

例如，现场的患者具有闭合性颅脑损伤的症状，因为其具有低水平的昏迷且仅对疼痛刺激有反应，应迅速实施解救并将患者包扎后予以转送，尽管此患者无心动过速且有正常的收缩血压，这些情况对于一名健康者来说并不能排除早期代偿性休克的可能。患者符合向创伤中心转送的标准。包括有低水平昏迷及其损伤机制。

在后续检查（集中于体检检查），发现安全带挫伤，此体征提示安全带使用不当，在这种情况下有腹内损伤的潜在可能非常大。此安全带损伤可以包括小肠及大肠、十二指肠及胰腺以及肠系膜撕裂出血。这些结构中部分位于腹膜后，因此可以在数小时或数天内无腹部体检阳性发现。因此，腹部体检无异常并不能排除这些损伤，此患者需要迅速进行外科检查，如发现腹部损伤应迅速实施急诊手术，此患者快速送往能够立即提供手术治疗的合适医疗机构。

四、腹部创伤治疗措施

（一）简介

患者进行首诊时腹内损伤可能比较明确也可能不明确，如果说患者有明确的腹内出血，应做剖腹探查的准备，腹部损伤的及时诊断和正确处理均依赖于对腹部损伤保持高度的警惕。

1. 在下列情况下应怀疑腹部损伤

（1）发生意外事故。

（2）有损伤出现。

（3）胸腹壁存在擦伤。

（4）胸腹壁存在开放伤口。

对腹部进行的仔细体检是首要的，并且大部分情况下对发生的病情变化需要进行持续性评估。

应用视、触、叩、听等方法，定期检测患者临床改变及其体征变化。

评价及处理腹部创伤的首要因素并非对损伤的具体类型进行明确诊断，而是需要明确有无腹内损伤存在及有无手术适应证。

在后续检查中需对腹部进行仔细体检，在体检时需对下列参数进行评估，根据所存结果决定是否需要进行重复检查。

视诊：应对后腹壁、下胸部、臀部及会阴部进行检查，确定是否存在挫伤、擦伤、撕裂伤及戳伤。某些损伤，如挫伤可能需数小时后才逐渐明显。

听诊：应对全腹进行仔细听诊，从而判断肠鸣音的存在与消失，肠梗阻时血液、细菌或化学性刺激物在腹腔中扩散可导致肠鸣音继发性消失，肠鸣音的变化是非特异性的，腹外损伤如胸部损伤、腰椎骨折及大面积烧伤导致的肠梗阻均可出现肠鸣音消失。

触诊：腹部触诊包括对进行明确的评估。

肌卫征：肌卫征是腹壁肌肉组织为避免腹膜刺激征的疼痛感而造成的自身张力增加，病理状态或腹壁的损伤均可以引起肌卫征。

叩击痛：叩击痛是反跳痛的一种变异形式，严重腹膜刺激征时可通过叩诊、轻摇患者或要求患者咳嗽引出此征，而不是利用手法压迫腹壁然后快速释放来引出，后者可引起腹膜的轻微移动。

2. 腹部评估　腹部可分为三部分进行评估

（1）胸腹部：胸腹部是被胸部保护的部分，进行触诊较困难。此区域包含脾、胃、肝及膈，均可能在肋骨骨折及胸骨损伤时合并损伤，肝区及脾区的直接打击均可导致肝、脾的直接损伤而出现破裂及出血。

击打下腹部可导致压迫腹内容物并将能量向上转移至膈，撞击胸廓及膈肌从而导致内脏、膈肌的损伤，这种机制的典型损伤为安全带伤。为鉴别此种损伤可能需要进行辅助检查，如膈肌 X 线检查，胃吞咽动力检查及腹腔灌洗术，某些大医院在检查此类情况时也进行 CT 扫描，膈肌位置可高达乳头水平或第八肋间，这依赖于患者的呼吸位移及/或患者体位。

（2）腹部：腹部脏器包括大肠、小肠及膀胱，易于检查，输尿管、输卵管及卵巢也可认为部分位于腹腔内。

大肠及小肠损伤的可能体征包括渐进性腹疼、肠鸣音减弱以及腹腔灌洗呈阳性结果，如果摄取立位胸片或左侧卧位腹部平片，发现游离气体时，也应怀疑有上述损伤。直肠指诊时指套染血通常提示直肠损伤，小肠腹膜后部如十二指肠的破裂，不易

(3) 腹膜后腹部：腹膜后腹部难以检查，区域内的损伤极其难以诊断，腹腔灌洗结果可能误导此类损伤的诊断。因为出血是一种共同的表现，保持高度警觉对于防止悲剧的发生则是至关重要的。

肾脏损伤行静脉造影时可能由于出血或尿外渗而夸大。输尿管损伤也可通过静脉造影或行腹腔检查时发现。腹部X片示右上象限出现异常或消化液外渗时应怀疑有十二指肠损伤，血清中酶的升高可以提示胰腺损伤，尽管此现象可能是欺骗性的。

患者在血管损伤时可以出现喷涌性出血，脉搏消失，急性缺血或出现血管杂音，脉搏存在并不能排除血管损伤，腹膜后静脉损伤可能隐匿，如怀疑此种情况存在，则禁忌穿刺下肢静脉。

(4) 直肠检查：①多发创伤患者应进行直肠检查；②检查会阴部；③触摸后括约肌的紧张度；④触摸直肠壁的完整性；⑤触摸前列腺的位置；⑥触摸前列腺的移动度；⑦察觉指套有无染血。

直肠损伤可以由骨折碎片、戳刺性创伤或经直肠的创伤引起，且后者极易被忽视。

(5) 会阴部检查：会阴部撕裂伤易于被忽视，此伤可以是开放性或闭合性损伤或会阴部戳刺性创伤的结果。骨盆骨折也可以造成这种损伤，通常可以通过仔细的骨盆检查或剖腹探查来明确诊断。

(二) 损伤类型

腹部损伤有两种基本类型：开放性损伤及闭合性损伤。

1. 开放性损伤 许多外科医生相信腹部开放性损伤最安全的处理方法为剖腹探查，如果腹部开放性损伤患者所在医院不能立即实施剖腹探查及相应处理，考虑将患者马上转送，在早期转运之前患者应先行稳定处理，包括：建立静脉通道，放置导尿管及包扎创口，医务人员应陪同患者到达接收医院。

下胸部、上腹部及臀部的开放伤经常涉及腹部，所有此类创伤的患者均应由外科医生进行检查。

开放性损伤通常导致：①大血管或实质性脏器开放性损伤出血；②肠穿孔。

出血通常在早期较为明确，且可以随着腹部膨胀、肠鸣音消失及休克的出现而加重，后期患者可以出现腹疼，肠穿孔时体检的阳性体征出现较慢，但同样是致命性的。

如果有物体，如匕首或棍棒停附于患者身体则不应随意去除，因可导致无法控制的出血。除非在极少情况下，去除停附物只能在手术室中进行。

一旦腹部损以明确，时间则是成功关键因素，患者必须被转送至能够进行腹部探查的医疗机构。不应浪费时间摄片寻找游离气体或进行其他影像检查。

2. 闭合性创伤 医生处理腹部闭合性创伤时的最大问题是明确诊断，此问题的解决依赖于对其病理生理的理解。具体措施是采集病史时保持高度的警觉，体检时综合运用视、触、叩、听等手段。此外还包括合理应用管道，腹腔灌洗术及明智地使用X线检查等。

腹部闭合性损伤是由于腹腔内容物撞击脊柱时能量直接转移至器官所造成或由于快速减速时组织撕裂所引起，安全带的使用是此种损伤增加的原因，但同时也减少了许多更为常见的致命性颅脑损伤，腹部损伤经常可治愈，严重的颅脑外伤经常导致死亡。

脾脏、肝脏、十二指肠、胰腺及小肠均为腹部闭合性创伤的好发部位，下胸部闭合性创伤也可引起腹部损伤，例如：折断的肋骨能够刺破腹腔内脏。对于此种类型的损伤应保持高度的警惕性。肠管破裂时腹膜炎逐渐出现，此类患者必须被转送至能够实施腹腔探查的医院。

(三) 腹部损伤的处理

当许多危及生命的问题及时处理后，对腹部创伤患者应采取下列治疗方式。

1. 静脉穿刺

(1) 取血检查全血细胞计数，交叉配血，并进行其他需要的化学分析。

(2) 放置两根周围静脉导管进行扩容治疗。

(3) 如果需要放置一根粗径导管进行中心静脉压监测。

2. 插管

1) 鼻胃管

(1) 治疗性：①减轻及阻止胃扩张；②去除胃内容物并防止可能的呕吐物吸入，如果需要可获取胃液样本进行药物或化学分析。

(2) 诊断性：观察出血情况以排除鼻咽部或胃肠道出血。

（3）禁忌证：筛骨骨折可通过脑脊液漏进行诊断，对于此种患者，胃管可通过口腔放置。

2）尿管

（1）治疗性：监测尿量循环灌注指标。

（2）诊断性：①肉眼/镜下血尿。②如有需要时实施腹腔造影或静脉肾造影。

（3）注意事项：当患者有尿道破裂时，如合并骨盆骨折时，在放置尿管之前应实施直肠检查。如果尿路损伤的可能性较少，如患者为胸部枪伤，直肠检查可以在后续检查时进行，首诊即可置放尿管。

（4）禁忌证：①尿道出血；②会阴血肿；③前列腺疾病。

（5）经皮耻骨上切开术：此方法可作为导尿的替代途径，然而，只有有经验者方可实施。

3. X线检查 当判断哪些患者需要外科治疗或转送时，需进行X线检查，切记进行X线检查时不应延缓对患者进行复苏治疗及迅速处理，时间是最重要的。

（1）直立位胸片或左侧卧位片：直立位胸片或左侧卧位腹片可以测游离气体，骨折、腰大肌阴影消失及腹部异物，应拍摄此片。

注意：腹腔灌洗不适用于腹部平片中有游离气体的患者，特别是当体检有游离气体时，如肝浊音消失，应给患者摄取X线片以证实诊断。而不应给患者实施腹腔灌洗。

（2）泌尿系X线片：如果需要应摄取泌尿系统X线片。

（四）腹腔灌洗

1.总则

（1）腹腔灌洗属于手术操作且可以显著改变对患者的后续检查，因引，手术非常重要，除非在非常情况下应由主管患者的外科医生实施手术，当根据检查结果决定将患者转送时，腹腔灌洗应由有关医生实施，获得所有灌洗液均应随患者一起转送。

（2）此外，腹腔灌洗的并发症虽然较小但的确存在，此手术只能由有经验的人员实施。

（3）腹腔灌洗在对经受闭合性腹部损伤的患者进行评估时是较为有益的，此手术在诊断隐匿性腹内出血时具有巨大价值，对胆管或肠道损伤也许能够提供最初的线索。

（4）腹腔灌洗并非排除腹膜后出血的可靠诊断手段。

2.适应证 腹腔灌洗适用于有闭合性腹部创伤史的患者。

（1）有腹部损伤史且疼痛反应已改变，如医生体检阳性颅脑损伤，饮酒或吸毒后，或脊髓创伤。

（2）多发创伤后出现无法解释的低血容量。

（3）可能有腹内损伤但并不能确定诊断，如低位肋骨骨折、骨盆骨折或脊柱骨折，为避免阳性结果，骨盆骨折时可以进行脐上穿刺。

（4）经下胸部、上腹部或臀部创伤，疑有腹部损伤者。

（5）经过严重创伤，体检阳性，且不能进行持续性监测者，如延长的全身麻醉，在这种情况下，通常由外科医生实施腹腔灌洗。

腹腔灌洗也适用于某些经仔细挑选的开放性创伤的患者。

3.禁忌证

1）绝对禁忌证

（1）有多次腹部手术史。

（2）具有明显的剖腹探查适应证，如腹腔、游离气体、腹膜炎、开放性创伤。

2）相对禁忌证：相对禁忌证包括妊娠期子宫。应用切开技术，腹腔灌洗可以在妊娠子宫上方实施或直接在子宫上方人工进行插管。

4.并发症

（1）腹壁出血导致阳性结果。

（2）腹腔出血需要手术修复。

（3）腹腔或腹膜后脏器穿孔。

（4）腹膜炎导致后续体检结果发生改变。

5.操作 在腹腔灌洗前应排空膀胱且应置放胃管进行胃肠减压。

6.吸引液

（1）如获得5～10ml的肉眼血性吸引液，患者应行手术探查。

（2）吸引液实验室检查的阳性结果包括：①红细胞大于100 000个/mm^3（未离心）；②白细胞大于500个/mm^3（未离心）；③离心液红细胞比积大于2；④存在胆汁、细菌或粪样（蔬菜）物，切记腹腔灌洗阴性结果并不能排除胰腺及泌尿生殖道的损伤。

五、泌尿生殖系损伤

（一）病史

与泌尿生殖系损伤有关的病史包括：

（1）腹部、下胸部、上腹部、生殖器的闭合性损伤或会阴部血肿尿量减少，腹部或上腹部肿块或生殖器肿胀。

（2）腹部、上腹部、生殖器或盆腔的开放性损伤，此类患者中约 20% 无肉眼血尿。

（3）任何跌落或车祸伤患者均应怀疑其具有泌尿生殖系损伤，这些患者易出现动脉内膜撕裂并继发血栓形成，对于儿童则可在输尿管进入盆腔处出现输尿管撕裂。

轻微损伤或小的创伤的患者出现血尿，此时应怀疑患者原来已经患泌尿生殖系疾病。

（二）体检发现

（1）第 10-12 肋骨骨折处体表出现血肿。
（2）上腹部颜色改变，开放性损伤或肿物。
（3）下腹部肿物块或触痛。
（4）外生殖器血肿或变色。
（5）创伤后尿失禁。
（6）尿道口出血。

（三）X 线检查

1.尿路及膀胱造影　可以同时进行排泌性尿路及膀胱造影，从而同时明确上下尿道的完整性，如果诊断不明确，通常可摄取腹部平片（KUB）并留置尿管（成人 16~18F，儿童 8~12F）。此时可以注射有机碘溶液进行静脉造影（IVP），在注射前尽管患者无过敏史，也应做过敏试验以避免发生此类情况的潜在可能性。

当时间较紧时，5 分钟经常足够使上尿路显影，如果说需要延时，特别是如果出现肾积水或肾脏显影不良的话，可以通过无菌注射器滴注 250ml 水溶性造影剂进行膀胱造影，在静止性膀胱造影后可摄取，根据临床情况及对上下尿路损伤怀疑程度的不同，IVP 及膀胱造影的顺序可以改变。

2.尿道 X 线　对于尿道口出血的患者应怀疑有尿生殖膈以下的尿道损伤，对于有骑跨伤，直接击打会阴部或发现骨盆断裂的患者，在置放尿管前应实施尿道 X 线检查，然而放置一软导尿管，深度不超过尿道口内 3cm，然后用较小压力注入造影剂。

六、骨盆骨折

骨盆骨折是一种潜在性的、致命性损伤。导致骨盆骨骼折断或其间的联结断裂所需要的力量是非常大的。骨盆骨折应该使医生对胸部、脊柱及腹部的合并损伤保持警惕，预期可有大量失血。

骨盆具有丰富的血供，且暴露的骨折出血活跃，这些骨骼周围的肌肉群也具有丰富的血供，骨盆分布有无数大静脉且非常易于破裂，骨盆创伤时的大动脉损伤可以导致大出血。

触疼、捻发音及异常活动均是决定性的诊断依据，X 线检查尽管有益但可能误诊，在时闭合性创伤后出现无法解释的休克的患者进行评估时，应该考虑到骨盆骨折的可能，一旦这些损伤得以明确，应该立即输用全血并准备进行扩容治疗，充气抗休克服对于骨盆骨折的治疗可能是有益的。

开放性骨盆骨折尤其危险，骨盆及会阴部的皮肤破口可能易于忽视，但却经常可以危及生命。

七、总结

腹部创伤有两种主要形式：开放性及闭合性，对于每个病例而言，外科医生进行早期评估是至关重要的。

1.开放性创伤　所有腹部的开放性创伤必须由外科医生进行评估，上腹、臀部及下胸部的开放性损也可以产生腹内损伤，应该对其保持高度警惕性。

2.闭合性创伤　熟悉掌握腹部闭合性创伤的主要损伤机制，特别是由于其征象通常隐匿且常有误导性，因此须对脏器的损伤保护高度警觉。此类损伤的诊断经常较为困难，且强制性实施有创伤检查已经广为接受，多发伤较为常见，其诊断是按照常见的症状及体征而得以明确，如果这些依据缺失或被其他损伤所掩盖，则需应用特殊检查，如果应用妥当，腹腔灌洗对于此类患者是一种很有价值的诊断方法。只要发现急性腹部损伤，必须对具体损伤器官做出明确诊断。

3.处理　腹部开放性及闭合性创伤的处理包括：

（1）重要生命功能的重建及维持。
（2）描述损伤的机制。

（3）对血管撕裂伤口及其他腹膜后损伤保持高度的警惕。

（4）进行重复细致的体检以对变化进行评估。

（5）按需要应用辅助诊断方法。

（6）实施这些步骤时尽可能少地浪费时间。

严重腹部损伤且合并低血容量性休克的患者可能需要在手术室实施复苏。

第三章

创伤休克的液体复苏

创伤导致的失血性休克死亡者占创伤总死亡例数的10%~40%。在一般创伤时,休克的发生率为10%~15%,未来信息化高技术局部战争,休克的发生率可高达25%~30%。继往资料显示约50%的伤员因大量失血致死。所以休克伤员的早期救治显得非常重要。创伤休克的特点为在组织器官及血管严重损伤的基础上发生休克,使其病理生理改变复杂,治疗难度增大。世界各国(包括军队)针对战(创)伤休克的早期液体复苏,在复苏时机、复苏方法与原则、复苏终点与标准以及复苏液体的选择上都提出了许多新的观点和概念。

第一节 创伤休克的早期诊断

创伤休克分为出血性休克和非出血性休克两类。非出血性休克的原因有心原性休克、张力性气胸、神经原性休克、感染性休克和肾上腺功能不足等。创伤病人心原性休克是心功能不良的结果,常由心肌挫伤、心包填塞、气栓或心肌梗死引起的(甚为少见)。张力性气胸引起的休克是静脉回流受阻引起的。典型的表现为低血压、颈静脉怒张、CVP升高。神经原性休克是由脊髓中下行交感通路受损引起,常有高位胸段和颈段脊髓损伤。神经原性休克病人有低血压,但无心动过速。交感性血管运动张力丧失引起的低血压继发于血管扩张和血管内血液贮备量增加。心脏去交感神经后出现心动过缓。

创伤休克的早期诊断对预后至关重要。传统的诊断主要依据为病史、症状、体征,包括精神状态改变、皮肤湿冷、收缩压下降<11.97kPa(90mmHg)或较基础血压下降>5.32kPa(40mmHg)或脉压差减少[<2.66kPa(20mmHg)]、尿量<0.15ml/(kg·h)、心率>100/min、中心静脉压(CVP)<0.665kPa(5mmHg)或肺动脉楔压(PAWP)<1.064kPa(8mmHg)等指标。然而,近年来,人们已经充分认识到传统诊断标准的局限性。发现氧代谢与组织灌注指标对低血容量休克早期诊断有更重要参考价值。有研究证实血乳酸和碱缺失在低血容量休克的监测和预后判断中具有重要意义。此外,人们也指出了在休克复苏中每搏量(SV)、心排量(CO)、氧输送(DO_2)、氧消耗(VO_2)、胃黏膜CO_2张力($PgCO_2$)、混合静脉血氧饱和度(SvO_2)等指标也具有一定临床意义。休克根据失血量分级见表5-3-1。

表5-3-1 失血的分级(以体重70kg为例)

分级	失血量(ml)	失血量占血容量比例(%)	心率(次/min)	血压	呼吸频率(次/min)	尿量(ml/h)	神经系统症状
I	<750	<15	<100	正常	14~20	>30	轻度焦虑
II	750~1 500	15~30	>100	下降	>20~30	>20~30	中度焦虑
III	>1 500~2 000	>30~40	>120	下降	>30~40	5~20	萎靡
IV	>2 000	>40	>140	下降	>40	无尿	昏睡

创伤休克的主要原因为脏器或血管损伤造成失血性休克,因此,在诊断休克的基础上,必须做出休克的病因诊断,明确损伤的组织器官及损伤程度,在抗休克治疗的同时解决出血性损伤,才能从

根本上解决问题。检查过程中发现危重情况如窒息、大出血等，必须立即抢救，不应单纯为了检查而耽误抢救时机。检查步骤应尽量简捷，询问病史和体格检查可以同时进行。

根据伤情需要，选择适当的辅助检查，对帮助诊断有重要意义。经过紧急处理，伤情允许时可做如下检查。

1.诊断性穿刺　主要为了观察体腔内改变，如血胸、气胸、血腹、腹膜炎等，判断内脏器官有无损伤。胸、腹腔穿刺由于操作简便、诊断正确率高，一直作为常规检查方法，尤其对伤情重，不便于做复杂检查的伤员意义更大，可及时明确出血等损伤。为了减少误差，除了注意操作，或改变穿刺点，或定时再次穿刺，或穿刺后置入导管，可提高诊断准确性。

2.实验室检查　血常规和血细胞比容，可提示贫血、血浓缩或感染等。尿常规可提示泌尿系损伤、糖尿等。血电解质和血气分析可提示体液紊乱。血尿素氮、肌酐可提示氮质血症。血清胆红素、转氨酶等可提示肝功能降低等。

3.X线透视或拍摄平片　对各部位的骨折、胸部伤、腹部伤或异物存留诊断具有重要意义。

4.超声波检查　超声检查具有操作方便、价格低、无损伤、可反复进行等优点，超声检查对胸腹腔积血、积液敏感性高，是诊断血胸及腹腔实质性脏器如肝、脾损伤的重要依据，超声根据发现积液的部位、范围、深度可估计积液量。

5.电子计算机体层扫描（CT）　适用于颅脑伤，能显示颅内血肿的部位，为治疗提供参考。也可用以观察肝、脾、胰等实质器官损伤和腹腔积液，可在试验穿刺等较简便的检查发生疑问时应用。CT检查对损伤脏器的定位诊断正确率较高，螺旋CT对胸腹腔或腹膜后血管损伤等诊断正确率较高，必要时可注射血管造影剂增强扫描（CTA）帮助诊断血管损伤。

6.数字减影血管造影　血管造影术对血管损伤的选择性和准确性均较高。但此种检查有一定的损伤作用，故用于可疑的血管破裂，或虽已诊断血管破裂、但要选择术式（修补、血管移植等）时。数字减影血管造影及栓塞治疗在创伤中的应用近年来日益增多。急诊情况下此方法主要用于两种情况，一种是怀疑血管损伤而出血量不太大，伤员生命体征及血流动力学尚稳定者采用，另一种情况是伤情危重，经损伤控制外科处理控制出血后采用，通过血管造影可明确损伤血管，在确定损伤血管的基础上，部分患者可行血管栓塞止血。

需要强调的是在实施各项特殊检查前一定要对伤情做出正确的判定。严重多发伤病人一方面因伤情复杂，需要进行一些相应的辅助检查帮助明确诊断，另一方面，因伤情重如进行较复杂的检查可能延误抢救时机。如何解决好这些矛盾，尽早确定诊断和救治方案，对提高救治成功率非常重要。除一般诊断措施外，如穿刺抽出大量不凝血，病人有失血性休克的临床表现，应立即送手术室行剖胸或剖腹探查手术治疗，解决胸腔、腹腔出血性损伤后，再做进一步检查明确有无其他部位合并损伤。CT检查对损伤脏器的定位诊断正确率较高，CT对确定血管损伤意义很大，血管重建可立体显示血管损伤情况。怀疑有头、胸及腹部脏器伤者，如病人血压、心率、呼吸等生命征稳定，快速行头、胸、腹部螺旋CT检查以进一步确定，怀疑有大血管损伤者同时行血管增强扫描及成像，可清晰地显示胸腹部等血管损伤情况。对高能量损伤如高速状态下的车祸伤、高处坠落伤可能造成头、胸、腹等多部位损害，应做头、胸、腹部全面CT检查，以防漏诊重要损伤。

第二节　创伤休克的病因治疗

一、及时止血、处理原发性损伤

创伤休克所导致的组织器官损害程度与血液丢失量及休克持续时间直接相关，因此尽快处理引起容量丢失的病因是治疗低血容量休克的根本措施。严重创伤对机体的主要危害是呼吸障碍和因脏器或血管损伤造成大出血，可很快危及生命，因此，"黄金时间（golden time）"的救治特别重要。黄金时间指从入院至诊断、复苏和确定治疗方案的时间。应尽量缩短院前时间，快速完成检诊、伤情评估、诊断及手术前准备等工作，在补充血容量的同时，应尽快止血。

（1）肢体或体表开放性外伤：可用止血带暂时止血，可先采用暂时止血的措施，待休克初步纠正后，再检查确定损伤的血管，进一步手术止血。

（2）紧急剖胸手术治疗心脏及肺损伤：凡在心脏损伤危险区的胸部开放伤如同时伴有大出血、休克或疑有心脏压塞者应立即送手术室或于急诊室行开胸术。急诊剖胸对危重及濒死的胸部创伤尤其是穿透伤的救治效果已得到公认，紧急剖胸对有生命体征者是有效的治疗手段，对有生存证据的钝性伤亦应考虑。现一般主张，到达急诊室有生命体征，进行性或不能控制的血胸，怀疑有胸部或大血管损伤、心脏压塞，均应行紧急剖胸。对严重的胸部钝性伤，应高度警惕心脏破裂的可能性，床旁进行二维超声心动图检查确诊并及时手术。手术对心脏裂口行修补，心脏压塞者行心包切开，严重肺及支气管损伤行肺部分切除。

（3）腹腔实质脏器损伤及血管损伤的处理：腹腔脏器如肝、脾等损伤及血管损伤而伴大量出血，由于失血性休克而危及生命，因此，必须紧急手术处理。这些损伤通过腹腔穿刺抽出不凝血，结合受伤史及查体即可做出初步诊断，如失血量大血压很低，直接到手术室紧急剖腹探查。如病情允许，可快速完成B超或CT检查进一步明确诊断，手术的首要任务是尽快控制出血，探明损伤脏器及性质后迅速结扎破损的血管，修复损伤的肝脏，损伤严重者可行清创性肝脏部分切除，对裂口较深或肝组织大块缺损手术难以达到满意止血者，可用大网膜、止血纱布等填入裂口，再用长纱条按顺序填入裂口达到止血。脾脏破裂应立即行裂口修补或脾切除术，其他脏器合并大出血亦应结扎血管或损伤修复达到止血。

（4）腹膜后血管损伤的处理：迄今腹膜后血管损伤的诊断及治疗仍存在一定困难，而腹膜后较大血管损伤常迅速而严重危及伤员的生命。传统方法为除大量搏动性出血需要切开后腹膜探查进行损伤血管修补外，一般采用非手术治疗，其理由为打开腹膜后广泛出血难以控制，且腹膜后血肿有自限性止血的作用。但非手术治疗也可能因大量失血使伤员丧失抢救时机，近年来一些学者的观点有所改变，认为大部分腹膜后血肿需要探查并清除，不论是由于钝性伤或贯通伤引起的搏动性、膨胀性血肿均应探查，先阻断腹主动脉再认真探查，在明确损伤血管的基础上能做血管修补者立即行修补、血管吻合或血管移植，对伤情严重不便于行复杂的血管修补或重建者可暂时性腔内插管分流，按损害控制的原则待病人情况稳定后再行确定性手术。非搏动性肾周的血肿、肝后血肿或钝性盆腔血肿不应探查，可用腹腔填塞处理，随后采用血管造影及栓塞术。打开骨盆骨折引起的盆腔腹膜后血肿几乎都是致死性的，即使行了髂内血管结扎。这种情况下不应打开腹膜后腔，而应该用大的腹部敷料填塞盆腔，此前应当使骨盆稳定。

二、损害控制的应用

损害控制外科（damage control surgery，DCS）本来是美国海军作战舰船遭到重创时的处理程序，1993年美国腹部外科医生Rotondo制定了损害控制的全面规范化的分阶段操作程序，经过20多年的发展，已经在创伤外科得到广泛应用。所谓损害控制手术，就是在救治严重创伤及失血性休克病人，病人全身情况很差，生理耐受程度低时，采用分阶段的方式完成手术治疗，即早期简化手术，然后复苏，待病人生理紊乱得到适当纠正，全身情况改善后再次确定性手术。这样可以较大限度地减少生理紊乱对病人的损害，避免由于低体温、凝血障碍、酸中毒致命性"三联征"而引起不可逆的病理损害，降低病人死亡率。随着理论认识的不断深化和技术方法的不断完善，逐渐将其确定为一项规范化的操作程序。

1.致命性"三联征"对机体的影响

（1）低体温：低体温指体温低于35℃。创伤病人低温通常是由多种因素导致的，包括创伤本身对正常的体温调节功能影响，寒战反应受抑制，失血所致组织氧摄取能力下降，代谢降低，热量散失和产热不足，这些变化从创伤初期即可存在。此外，创伤病人伤后在外界环境的暴露，以及诊疗环境室温过低，大量或快速输入未经加热的液体和血液制品，手术区域皮肤消毒或术野暴露、体腔冲洗等原因均可致低温发生。 低温对机体的危害主要在于：①使血红蛋白对氧的亲和力增加，不利于组织对氧的摄取而容易造成组织缺氧；②抑制心肌收缩力，增加外周循环阻力，从而使心肌做功和心肌组织耗氧增加，致心输出量下降，低血压，由此可能引起心肌缺血和心律失常；③低温时血小板功能减弱，凝血物质活性降低，凝血功能受到抑制。

（2）消耗性凝血病：创伤大出血是由于对血管的直接损伤，或者是由于继发于凝血病的微血管出血。消耗性血管凝血病所致微血管出血，是由于多种因素共同的作用，包括创伤后高凝阶段要消耗大量的血小板和凝血因子而未得到及时补充；低温以及代谢性酸中毒；在抢救时输入了大量的晶体液和胶体溶液，或输入了大量不含有凝血因子或血小板的血液制品，造成严重的血液稀释。消耗性凝血病的严重后果是血液不能自凝，加剧出血。

（3）代谢性酸中毒：虽然输血可以加重酸中毒，但不是创伤病人酸中毒的主要原因。创伤病人常有低血容量和组织灌注不足，导致乳酸酸中毒。酸中毒抑制凝血系统的活性，凝血蛋白酶在碱性范围内才有合适的 pH，在酸性组织中不能很好发挥它们的止血作用。pH 从 7.4 减少至 7.0 以下，可降低酶复合物的活性，使 70%以上的凝血酶难以激活。快速发生的代谢性酸中毒可能引起严重的低血压、心律失常和死亡。

2.损害控制的应用

（1）DCS 适应证：正确判断哪些患者需要实施 DCS 至关重要。病人从受伤到进行损害控制手术的时间越短，预后也越好，因此要求在术前或手术开始后尽快做出实施损害控制手术的决定，根据病人的最初生理状况，以及对体内损伤迅速做出伤情判断的基础上做出决定，不要等到代谢衰竭再决定。选择患者时应该综合考虑创伤类型，创伤部位，尤其是创伤引起的病理生理变化。①创伤类型：高能量闭合性腹部创伤、多发性腹部穿透伤等。②伤情：严重肝脏损伤；胰、十二指肠损伤；手术需要很长时间；腹部大血管损伤，如肝后腔静脉损伤和骨盆血肿破裂，常规方法难以止血。③病理生理变化：严重的代谢性酸中毒，pH<7.30；低温，体温<35.5℃；复苏过程中血流动力学状态不稳，如低血压、心动过速、呼吸过速、神志改变；严重创伤性出血，估计需要大量输血（>10U）。

（2）简化手术：首要任务是控制出血。腹部创伤紧急剖腹手术，进腹后立即开始填塞腹腔，探查确定出血的主要来源，用敷料压迫控制肝、脾、肾脏等脏器出血。非搏动性肾周的血肿、肝后血肿或钝性盆腔血肿不应探查，可用腹腔填塞处理，随后采用血管造影栓塞术。复杂的血管破裂可采用简单且安全有效措施如破口修补、结扎、暂时性腔内插管分流。大血管非离断伤、且血管壁未坏死时，可暂时行侧面修补，重要动脉离断伤可暂时分流。严重的肺及支气管损伤用切割闭合器快速行肺部分切除。

一旦出血得到控制，重点应转向肠内容物溢出引起的污染。肠管单个穿孔可单层连续缝合修补。复杂肠管损伤如结肠损伤或广泛小肠损伤时，切除失活的肠管，闭合器关闭远、近端，留于腹腔待二期吻合，不行肠造口或肠切除吻合。

（3）复苏及生命脏器功能支持：简化手术完成后，患者送回 ICU 继续进行复苏，机体复温，积极输入新鲜冰冻血浆和血小板纠正凝血障碍。纠正酸中毒，进行机械通气支持。复苏的同时还需对伤情进行评估，进行必要的辅助检查，找出可能在初期评估和手术中漏诊的隐匿性损伤，并计划好下一阶段的手术方案。

（4）确定性手术：如果病人的代谢性酸中毒、低温、凝血功能障碍得到纠正，生命体征平稳，治疗进入第三阶段，对病人确定性手术，手术在 24~48 小时内进行。手术时先取出填塞止血敷料，彻底冲洗腹腔并进行彻底探查以防遗漏损伤，检查初期手术时处理的损伤脏器的情况，对仍然存在的活动性出血进行彻底止血，然后对损伤的器官组织进行确定性处理，包括实质脏器的修补、切除或部分切除，空腔器官损伤修补或切除吻合，血管损伤的修复等。

第三节 液体复苏的原则和目标

一、液体复苏的原则

传统观点认为，创伤休克低血压应立即进行液体复苏，使用血管活性药物，尽快提升血压。但近年来，随着对创伤失血性休克病理生理过程的深入了解，人们对于液体复苏的时机和标准也有了新的认识。其要点是把严重创伤休克病程分为三个阶段，根据各阶段的病理生理特点采取不同的复苏原则与方案。

第一阶段：为活动性出血期，从受伤至手术止血约 8 小时。此期的主要病理生理特点是急性失血、失液。治疗原则主要用平衡液和浓缩红细胞复苏，比例 2.5 : 1，不主张用高渗溶液（因为高渗溶液增加有效血容量，升高血压是以组织间液和细胞内液降低为代价的，对组织细胞不利），也不用全血及过多的胶体溶液复苏（防止一些小分子蛋白质在第二期进入组织间，引起过多的血管外液体扣押，同时对后期恢复不利）。如病人大量出血，血色素很低，可增加浓缩红细胞的输注量。此外，此期交感神经系统兴奋，血糖水平高，可不给葡萄糖液。

第二阶段：为强制性血管外液体扣押期，历时大约 1~3 天。此期的主要病理生理特点是全身毛细血管通透性增加，大量血管内液体进入组织间，出现全身水肿、体重增加。治疗原则是在心、肺功能耐受的情况下积极复苏，维持机体足够的有效循环血量。同样，此期也不主张输注过多的胶体溶液，特别是白蛋白。值得注意的是，此期由于大量血管内液体进入组织间，有效循环血量不足，可能会出现少尿甚至无尿，这时不主张大量用利尿剂，关键是补充有效循环血量。

第三阶段：为血管再充盈期。此期大量组织间液回流入血管内。治疗原则是减慢输液速度，减少输液量，同时在心、肺功能监护下可使用利尿剂。

二、液体复苏的目标

（一）恢复有效循环血容量

复苏的液体分为晶体和胶体溶液两大类。晶体溶液有等渗和高渗溶液，胶体溶液有人工和天然之分。晶体溶液在血管内外的分布迅速，对于严重创伤血容量的维持难以持久；胶体溶液能够在血液循环中维持数小时，有利于生命体征的维持和组织的灌流。

等渗溶液相当于细胞外液，是在抢救低容量性休克病人时常用的基本溶液。常用的等渗溶液用 0.9%氯化钠溶液、乳酸复方氯化钠溶液等。

目前使用的高渗溶液主要是 7.5%氯化钠溶液，它的优点是适合于急诊抢救，有扩充血浆容量、增加回心血量、升高血压、扩张小动脉、增加心脏收缩力量和利尿等作用。维持时间约 2 小时左右，但一次不能大量使用，用量 4ml/kg 为宜。

天然胶体溶液中包括血浆、新鲜冰冻血浆、白蛋白等。现在输全血的机会越来越少，多采用成分输血。对输入血液和血液制品，最大的问题是传染疾病和免疫功能抑制。传染疾病主要有肝炎、梅毒、AIDS 等，以肝炎为多见。血液中的各种成分的功能不相同，应根据机体缺乏进行补充更为合理。在失血性休克时输血只能起补充红细胞、部分凝血因子和血浆蛋白的作用。新鲜冰冻血浆含凝血因子Ⅰ、Ⅱ、Ⅴ、Ⅶ、Ⅸ、Ⅹ、Ⅺ、Ⅻ。冷沉淀含有因子Ⅷ、纤维蛋白和纤维结合蛋白。

人工胶体溶液有右旋糖苷、羟乙基淀粉、尿联明胶或琥珀明胶等，这类溶液依据分子量大小可分为中或低分子量溶液。用胶体溶液纠正低血容量性休克，主要是争取抢救时间，维持或扩充血容量。

（二）维持血液携带氧的功能

晶体溶液和人工胶体溶液都缺乏携氧的功能。由于扩充容量、降低血液黏度、血液稀释后改善微循环，可改善对组织供氧。但是红细胞比积不能低于 0.2，低于 0.2 应补充红细胞。战伤在血源缺乏的条件下可用其他可以携氧的溶液，如氟碳、无基质血红蛋白、人造红细胞、交联血红蛋白和遗传工程人体血红蛋白等。全氟碳乳剂是一种具有携氧功能的人造血，有人提出小剂量氟碳溶液与晶体容量扩充剂合用可能十分有用。但由于制备技术及储存还存在一些问题，院前应用还受到一定限制。

无基质血红蛋白（SFHS）是通过直接溶解来携氧的物质。人 SFHS 是用过期的血液制备的。由于该溶液去除了基质磷脂，是一种非细胞携氧物质。经过几十年的努力，纯化和稳定的 SFHS 已用于实验动物。有人已把一种聚合的 SFHS 用于镰刀形红细胞贫血的病人，结果显示病人各项指标得以改善，无副作用。另一种具有稳定性的 SFHS，即双阿司匹林交联血红蛋白（DCLHb），用于复苏鼠致死性失血模型，结果证实 DCLHb 在恢复血液动力学作用方面与全血相同，优于乳酸林格液。无基质血红蛋白已除去了含 2,3-DPG 的细胞膜，在 P50 较低时，血红蛋白携带的氧不易被解离，因此人们研制了人造红细胞，也即用合成膜代替红细胞膜，目的是保留 2,3-DPG。

交联血红蛋白的目的是使血红蛋白分子被交联成血红蛋白多聚体，使之有较长的循环时间。此外，利用磷酸吡多醛可替代 2,3-DPG，以增加氧的释放能力。交联血红蛋白对凝血影响不大，不激活补体和血小板。组织工程人体血红蛋白是近几年通过组织工程方法制成的人工血红蛋白。大肠杆菌很容易生成功能性人体血红蛋白。

人造红细胞和交联血红蛋白研究取得了较大进展，但在临床应用前还需做大量的工作。

（三）维持正常凝血功能

晶体溶液、人工胶体溶液都不含有血小板和凝血因子，天然胶体中库存全血的血小板和凝血因子也大都破坏。中等度（300ml）以下失血的治疗，临床上输血、输液不存在问题，但严重失血（>3 000ml）时的救治，大量输入不含凝血因子和血小板的溶液，会发生凝血功能障碍。因此，创伤急救时输血、输液应同时考虑扩充血容量、携氧和凝血功能三个方面。

第四节 液体复苏的方案

一、晶体液的应用

液体复苏治疗常用的晶体液为生理盐水和乳酸林格液。在一般情况下，输注晶体液后会进行血管内外再分布，约有25%存留在血管内，而其余75%则分布于血管外间隙。因此，低血容量休克时若以大量晶体液进行复苏，可以引起血浆蛋白的稀释以及胶体渗透压的下降，同时出现组织水肿。另外，生理盐水的特点是等渗但含氯高，大量输注可引起高氯性代谢性酸中毒；乳酸林格液的特点在于电解质组成接近生理，含有少量的乳酸。一般情况下，其所含乳酸可在肝脏迅速代谢，大量输注乳酸林格液应该考虑到其对血乳酸水平的影响。

严重休克时主张采用晶体液和胶体液以及适当输注全血及血液成分进行复苏。一般晶胶体的比例为2∶1或3∶1。晶体液以平衡盐液为好，因其电解质组分与血浆相似，不易导致电解质紊乱，同时可补充血管外间隙的细胞外液丢失，适度的血液稀释可降低血液的黏滞度和外周阻力，疏通微循环同时也可使血红蛋白氧解离曲线右移，有利于红细胞的释氧。此外含有碳酸氢钠的平衡盐液有利于纠正酸中毒。轻度失血性休克于1小时内输注平衡液1 200~2 500ml，重者半小时内输入3 000ml。

近年来使用高渗盐液治疗失血性休克在临床应用上取得较满意的效果。输入失血量的 10%~12%即能收到明显的升压效果。常用的高渗盐液有7.5%NaCl，输注量为 100~200ml（2~4ml/kg），在 3~5 分钟内快速输入，15 分钟后可重复输注，总量一般不超过400ml，一般 15 分钟后血压明显上升，然后可迅速输血。高渗氯化钠可增强正常 T 淋巴细胞的免疫功能，恢复创伤失血后抑制了的 T 淋巴细胞功能，小容量高渗盐溶液的早期复苏对脑创伤合并失血性休克有良好的治疗作用，它可降低脑血管阻力，提高氧分压和脑血流量，减少脑组织含水量，最终降低颅内压。高渗盐水近年来单独应用的趋势减少，与羟乙基淀粉或右旋糖苷的合剂相继问世，对早期血容量的恢复有明显的改善。最新的临床研究认为高渗盐水的浓度 4.2%好于 7.5%（霍姆），可以更好地避免临床应用中出现的高钠问题。

二、人工胶体溶液的应用

人工胶体溶液是一种分子量接近血浆白蛋白的胶体溶液，输入血管后依赖其胶体渗透压而起到代替和扩张血容量的作用。当失血量为<20%血容量时，可单独用代血浆补充；失血量为 20%~40%血容量时，代血浆与全血各输一半；失血量>50%血容量时，则输代血浆 1/3，全血 2/3。

右旋糖苷（Dextran）：是一种由葡萄糖苷聚合成的多糖高分子物。抢救失血性休克，可快速输注500~1 000ml，使血压上升至 10.7kPa，但不宜输注过多，以免增加出血倾向。

羟乙基淀粉：（HES）是人工合成的胶体溶液，主要成分是不同分子质量的支链淀粉，最常用的为6%的 HES 氯化钠溶液。其电解质与血浆相近，含有钠、钾、氯和镁离子，并含有HCO_3^-，能提供碱储备，是一种较好的血浆增量剂，它不仅具有补充血容量、维持胶体渗透压的作用，尚能补充功能性细胞外液的电解质成分，预防及纠正大量失血和血液稀释后可能产生的酸中毒。输注1L HES能够使循环容量增加700～1 000ml。

明胶是一种蛋白质，可从动物皮胶、骨骼、肌腱中的胶原经水解后提取，其中含有大量羟脯氨酸。但其扩容作用较右旋糖苷和羟乙基淀粉弱。近年来临床常用的有尿联明胶和琥珀明胶两种溶液。

三、输血治疗

失血性休克时，丧失的主要是血液，但是，在补充血液容量的同时，并非需要全部补充血细胞成分，应考虑到凝血因子的补充。同时，应该认识到，输血也可能带来的一些不良反应甚至严重并发症。

1.浓缩红细胞　为保证组织的氧供，血红蛋白降至70g/L时应考虑输血。有活动性出血的病人血红蛋白保持在较高水平更为合理。无活动性出血的病人每输注1单位（200ml全血）的红细胞其血红蛋白升高约10g/L，血细胞压积升高约3%。输血可以带来一些不良反应如血源传播疾病、免疫抑制、红细胞脆性增加、残留的白细胞分泌促炎和细胞毒性介质等。

2.血小板　血小板输注主要适用于血小板数量减少或功能异常伴有出血倾向的病人。血小板计数<50×10^9/L，或确定血小板功能低下，可考虑输注。对大量输血后并发凝血异常的病人联合输注血小板和冷沉淀可显著改善止血效果。

3.新鲜冰冻血浆　新鲜冰冻血浆含有纤维蛋白原与其他凝血因子。有研究表明，多数失血性休克病人在抢救过程中纠正了酸中毒和低体温后，凝血功能仍难以得到纠正。因此，应在早期积极改善凝血功能。大量失血输注红细胞的同时应注意使用新鲜冰冻血浆。

4.冷沉淀　内含凝血因子Ⅴ、Ⅷ、Ⅻ、纤维蛋白原等，对大量输血后并发凝血异常的病人及时输注冷沉淀可提高血液循环中凝血因子及纤维蛋白原等凝血物质的含量，缩短凝血时间，纠正凝血异常。

5.自体血回输　自体输血是指收集自体血液回输，包括预存自体血回输、血液稀释法自身输血、手术中自体失血回输。创伤病人的自体输血主要还是指术中自体失血回输。符合下列情况均可采用此方法：腹腔或胸腔钝性损伤，如脾破裂；引流血液回输（6小时以内）。凡有下列情况者，应列为自体输血的禁忌证：①血液受胃肠道污染者；②血液可能受癌细胞沾染者；③合并心功能不全和心力衰竭、阻塞性肺部疾病、肝肾功能不全或原有贫血者。对污染血能否使用问题，至今仍存在着不一致的看法，综合许多研究和实践经验指出，如果情况紧急，不回输这种血就不足以抢救病人的生命，在合用大量广谱抗生素和激素以后，亦可慎重回输。自体失血回输的总量最好限制在3 500ml以内。自体失血回输可节约库存血，不需要进行交叉配血，能争取时间有利于急救复苏。其缺点是自身血中血小板和纤维蛋白原含量均较低，大量输入后易导致止血障碍，此外自身胸、腹腔中的游离Hb含量很高，可高于正常含量的数倍至数百倍。如果不注意预防，很可能发生弥散性血管内凝血（DIC）或急性肾功能衰竭。所以大量回输自体失血时，应适当补充新鲜冰冻血浆或富血小板血浆。

四、血管活性药物与正性肌力的应用

低血容量休克的病人一般不常规使用血管活性药，临床通常仅对于足够的液体复苏后仍存在低血压或者输液还未开始的严重低血压病人，才考虑应用血管活性药与正性肌力药。

1.多巴胺　是一种中枢和外周神经递质，去甲肾上腺素的生物前体。它作用于三种受体：血管多巴胺受体、心脏β_2受体和血管α_2受体。1～3μg/（kg·min）时主要作用于脑、肾和肠系膜血管，使血管扩张，增加尿量；2～10μg/（kg·min）时主要作用于β_2受体，通过增强心肌收缩能力而增加心输出量，同时也增加心肌氧耗；>10μg/（kg·min）时以血管α_2受体兴奋为主，收缩血管。

2.多巴酚丁胺　多巴酚丁胺作为β_1、β_2受体激动剂可使心肌收缩力增强，同时产生血管扩张和减少后负荷。如果低血容量休克病人进行充分液体复苏后仍然存在低心排血量，应使用多巴酚丁胺增加心排血量。若同时存在低血压可以考虑联合使用血管活性药。

3.去甲肾上腺素、肾上腺素和去氧肾上腺素仅用于难治性休克，其主要效应是增加外周阻力来提高血压，同时也不同程度地收缩冠状动脉，可能加重心肌缺血。

五、纠正酸中毒

低血容量休克时的有效循环量减少可导致组织灌注不足，产生代谢性酸中毒，其严重程度与创伤的严重性及休克持续时间相关。快速发生的代谢性酸中毒可能引起严重的低血压、心律失常和死亡。应用碳酸氢钠能短暂改善休克时的酸中毒，但不主张常规使用。应着眼于病因处理、容量复苏等干预治疗，在组织灌注恢复过程中酸中毒状态可逐步纠正，过度的血液碱化使氧解离曲线左移，不利于组织供氧。因此，在失血性休克的治疗中，碳酸氢盐的治疗只用于紧急情况。

参 考 文 献

1. 路剑新.1168 例道路交通事故伤院外救治分析[J].中国急救复苏与灾害医学杂志,2010,5(1):38-40.

2. 李海东,邱勇.上海市人口导入区域院外死亡患者分析[J].中国急救复苏与灾害医学杂志,2010,5(2):137-139.

3. 李自力,王映珍,龚海军,等.762 例危重患者院外长途转治分析[J].中国急救复苏与灾害医学杂志,2010,5(2):142-143.

4. 曹春燕,李浴峰,单学娴.维稳执勤官兵心理现状分析与对策[J].中国急救复苏与灾害医学杂志,2010,5(4):399-401.

5. 卓么加,公保才旦,杨阴飞.高原地区创伤患者的救治研究[J].中国急救复苏与灾害医学杂志,2010,5(6):506-508.

6. 刘爱兵,刘庆,李向晖,等.检验医学资源配置模型在灾难救援中的应用[J].中国急救复苏与灾害医学杂志,2010,5(6):687-689.

7. 李自力,王军,郭豫学,等.甘肃省紧急医疗救援体系现状调查与分析[J].中国急救复苏与灾害医学杂志,2010,5(7):693-695.

8. 贾志军,姜雯娟."120"急救调度指挥中心针对社会治安事件的早期甄别和应对——关于乌鲁木齐市"针刺事件"的启示[J].中国急救复苏与灾害医学杂志,2010,5(2):158-159.

9. 鲍德林.特大突发社会安全事件现场医疗救援分析[J].中国急救复苏与灾害医学杂志,2010,5(4):354-355.

10. 韦薇,沈爱华,李灵芝.灾害医学救援药材保障研究[J].中国急救复苏与灾害医学杂志,2010,5(4):355-356.

11. 樊琨,王克英,王雪.奥运期间北京市医疗急救调度对策研究:附 5 年同期调度数据分析[J].中国急救复苏与灾害医学杂志,2010,5(4):360-361.

12. 徐晓红,王海宁.突发公共卫生事件医疗急救体系长效机制的建立与实施[J].中国急救复苏与灾害医学杂志,2010,5(4):362-363.

13. 郝占国,陈锋,曹春霞,等.大规模伤亡事件的医学救援策略[J].中国急救复苏与灾害医学杂志,2010,5(5):433-434.

14. 郑本端,郑丽阳,赖昌建,等.泉州市急救指挥中心内科中毒类疾病院外急救特点分析[J].中国急救复苏与灾害医学杂志,2010,5(1):80-81.

15. 黄春红.公众救护知识的普及对院外急救效果的影响[J].中国急救复苏与灾害医学杂志,2010,5(1):81-82.

16. 张军根,蔡兆斌,袁轶俊,等.杭州地区突发灾害事件流行病学调查[J].中国急救复苏与灾害医学杂志,2010,5(10):981-982.

17. 张秋华,邱勇.城市边缘地区溺水 18 例院外急救[J].中国急救复苏与灾害医学杂志,2010,5(10):983-984.

18. 张长表,施慧鹏.创伤[M].北京:人民卫生出版社,2011.

19. 刘保池,郭瑞章.创伤鉴别与急救[M].北京:科学技术文献出版社,2009.

20. 张铁良,刘兴炎,李继云[M].创伤骨科学.北京:第二军医大学出版社,2009.

21. Ernest E.Moore,David V.Feliciano,Kenneth L.Mattox.创伤学[M].北京:人民军医出版社,2007.

22. 金鸿宾.创伤学[M].天津:天津科学技术出版社,2003.

23. 何鹏.创伤临床分类及救治[M].北京:清华大学出版社,2005.

24. 朱诚.颅脑创伤[M].长春:吉林科学技术出版社,1999.

25. 刘维永,蒋耀光.胸部创伤[M].长春:吉林科学技术出版社,1999.

26. 黄公怡,刘长贵,温建民.现代创伤骨科学[M].上海:第二军医大学出版社,2007.

27. 王正国.创伤学[M].武汉:湖北科学技术出版社,2007.

28. Bruce D.Browner.创伤骨科学[M].天津:天津科技翻译出版公司,2007.

29.王正国.灾难和事故的创伤救治[M].北京：人民卫生出版社，2005.

30.王正国,华积德,李主一.战伤救治手册[M].北京：人民军医出版社，1999.

第六篇

常见危重症

第一章

器官衰竭

第一节 多脏器功能衰竭

一、概念

多脏器功能衰竭（multiple organ failue，MOF）是 1970 年 Tilney 等人提出的一个新的临床概念和综合征。一般系指人体各器官功能正常或相对正常情况下，由于严重感染、休克、创伤、急性药物毒物中毒等致病因素导致人体两个或两个以上器官功能同时或相继发生衰竭。尽管临床上对各器官（肺、心、肾）衰竭的治疗措施有较大进步，但迄今 MOF 仍引起极高的病死率和致残率，而且治疗费用巨大，因此，深入研究 MOF 的病理生理，探索更为有救的防治手段，改善危重病人的预后和生活质量，已成为临床危重病和急救医学重点研究的一项课题。为提高对第一个器官衰竭以外其他器官功能变化的警觉，Bone 等提出采用多脏器功能不全或障碍（multiple organ dysfunction，MOD）或多脏器功能不全综合征（multiple organ dysfunction syndrome，MODS）的名称，以利早期识别与防治。对于那些慢性疾患引起各脏器功能衰竭一般不应称为多脏器功能衰竭，MOF 尚有急性和可逆性的含义。

MODS 是指严重感染、休克、创伤或中毒等因素导致两个或两个以上器官功能障碍，1991 年美国胸科医师学会和危重病学会在芝加哥联席会议上提出这一概念。MODS 与 MOF 等早期命名含义之主要不同在于前者强调"器官功能障碍"的概念，以利早期识别和防治。这次会议同时还对菌血症、全身炎症反应综合征（systemic inflammatory response syndrome，SIRS）、败血症、低血压和休克等有关术语也做了相应定义。如菌血症指血液中出现活菌，SIRS 指各种微生物或非感染性侵袭因素引起机体全身性炎症反应，临床表现为下列两项或两项以上病征：①体温高于 38℃或低 36℃；②心率 90 次/min 以上；③呼吸超过 20 次/min 或动脉血二氧化碳分压低于 4.26kPa（32mmHg）；④血白细胞计数超过 12×10^9/L 或低于 4×10^9/L 或未成熟白细胞大于 10%。败血症指血培养阳性或明显内毒素血症伴有上述 SIRS 二项改变；严重败血症指败血症伴有器官功能障碍、低灌注或低血压，低灌注可出现（但不限于）乳酸性酸中毒，少尿或神志急性改变。败血症低血压指败血症患者收缩压低于 11.97kPa（90mmHg），或收缩压较原先降低 5.32kPa（40mmHg）而无其他低血压原因可寻；败血症性休克指败血症患者引起低血压、低灌注状态，经足够容量补充仍有低血压，出现（但不限于）乳酸性中毒、少尿或神志的急性改变，即使使用血管活性药物或增加心肌收缩药物维持正常血压，仍有组织低灌注状态。

由于对某些器官系统衰竭或功能不全缺乏客观的评定指标，前一些器官系统衰竭常继发于其他器官功能改变的代谢影响。故 MODS 的诊断范畴和标准，目前尚未完全统一，一般包括肺、肾、胃肠道、凝血、心、中枢神经系统功能和代谢衰竭。较为合理而普遍使用的诊断标准为，①肺衰竭：指在机械通气过程中 $PaO_2/FiO_2<26.6kPa$（200mmHg）和胸部 X 片显示双肺浸润；②肾衰竭：指肾功能急剧减退，血清肌酐在数日内从正常升到 177～265 μmol/L（2～3mg/dl）以上或原有肾病患者较入院时上升一倍；③肝功能衰竭：血清胆红素大于 34 μmol/L，伴有血清转氨酶增高一倍；④胃肠道衰竭：因上消化道出血、24 小时内需输血 1 000ml 以

上、内镜或手术证实有应激性溃疡；⑤凝血功能衰竭：血小板减少、凝血酶原时间延长、低纤维蛋白血症及出现纤维蛋白降解产物；⑥心血管衰竭：无心肌梗死而出现低血压，心脏指数小于 1.5L/（min·m^2）；⑦中枢神经系统衰竭：仅对疼痛刺激有反应或昏迷；⑧代谢改变为低钠血症、高血糖、代谢性酸中毒等。

二、病因

与 MODS 发病有关的因素有：①严重创伤、烧伤；②严重感染；③各型休克，尤其是感染性和失血性休克；④超量输血（输血量超过 3L/d）；⑤急性药物或毒物中毒等。其中，严重感染是引起 MODS 的最常见和最重要的始动因素。MODD 病人 70%～90%有败血症。值得注意的是内科病因引起 MODS 亦较常见。复旦大学附属中山医院肾病科早期收治 164 例内科病因 ARF 中 64.6%合并 MODS，资料分析表明，与 MODS 发生有关的临床因素有严重感染、蛇咬伤、鱼胆中毒、出血性休克、流行性出血热和急性药物或毒物中毒；严重感染与 MODS 关系最为密切。

三、发病机制

MODS 发病机制尚未完全明了。细胞损伤引起器官功能和结构上的改变是导致器官功能衰竭的基础。在上述因素作用下，多系统器官同时或先后出现功能衰竭，提示可能存在共同的发病途径，也可能是器官之间相互影响的结果，有下列几种学说。

（一）全身性炎症反应综合征

现认为是 MODS 最重要的发病机制。SIRS 是病原体或其成分、细胞碎屑、补体产物或免疫复合物等刺激机体产生大量有重要作用的介质，如细胞因子、补体、凝集素、激肽、血小板活化因子、一氧化氮（nitrie oxide，NO）和氧自由基等，最终导致机体对炎症反应失控而引起的一种临床综合征。这些炎症介质以自分泌、旁分泌、内分泌等方式作用于局部和全身，以正、负反馈方式进行相互调控，瀑布式激活。介质可引起血管内皮功能障碍并刺激其产生血管活性物质，如 NO、内毒素和前列环素（PGI），从而导致血管张力降低、微循环通透性增加和广泛器官损伤。SIRS 是 MODS 的中间过程，MODS 是 SIRS 发展过程中的最严重的阶段。致病原在引起机体炎性反应的同时，也调动其抗炎机制，后者称之为代偿性抗炎反应综合征（compensatory anti-inflammatory response syndrome，CARS），已被证明参与 CARS 的因子有：IL-4、IL-10、IL-11、IL-13、TGF-β、集落刺激因子、可溶性 TNF 受体和 IL-1 受体拮抗剂等。这些介质可抑制 T、B 淋巴细胞活性，如抗原递呈 T 淋巴细胞的增生，从而起到抑制免疫的作用。致炎介质和抗炎介质的作用失衡，就会导致 SIRS 或 CARS，如代偿性反应过于强烈，病人就表现为对感染的易感性增加。目前对抗炎系统如何调节致炎反应以及两者在局部如何相互作用仍知之甚少。有研究表明，血中抗炎和致炎性介质浓度持续增高提示预后不良。

（二）SIRS 和 MODS 发生的凋亡学说

细胞凋亡又称细胞程序性死亡，是一种不同于坏死的细胞死亡形式，是个主动的、高度有序的、基因控制的由一系列酶参与的过程。MODS 时多种器官或组织内细胞凋亡明显增加。无论是腹腔注射细菌或 LPS 的小鼠，或是在烧伤、盲肠结扎穿孔等 MODS 动物模型中，其胸腺、肠系膜淋巴结、脾、肝、肺、肾、结肠和骨髓等处都可检测到大量凋亡细胞。脓毒血症患者多种器官中都有明显的细胞凋亡，尤以淋巴细胞和肠上皮细胞最为显著，脾脏白髓淋巴细胞耗竭伴外周血淋巴细胞显著减少。淋巴细胞大量减少，直接或间接地降低了机体的免疫功能，而各主要脏器细胞凋亡的大量发生，则可能是直接导致脏器早期功能不全的主要原因之一。一些在 SIRS、MODS 发生中起关键作用的因素，如细菌、内毒素、细胞因子等，已被证实有诱导或启动细胞凋亡的作用。例如 TNF 可诱导肝细胞凋亡，LPS、TNF-α 和 IFN-γ 可导致血管内皮细胞凋亡，使血管壁通透性增加。Fas 基因是 TNF 受体超家族中成员，通过与细胞表面 Fas 受体结合诱导细胞凋亡。Fas 基因是机体清除活化的免疫细胞所必需的，因此，Fas 基因表达障碍将不能有效清除活化的炎症细胞，导致过度炎症和自身免疫紊乱，而 Fas 基因的超量表达将引起多种炎症细胞和实质细胞的过度凋亡，导致淋巴细胞减少及免疫抑制而诱发脓毒血症和 MODS。有研究显示，SIRS/MODS 患者外周血单核细胞 Fas 表达显著增加,其程度与 MODS 严重度和病死率呈显著正相关。但也有人认为凋亡与 MODS 两者之间仅有一定的相关性,而并无所谓的因果关系。

(三) 一氧化氮的作用

NO 是 NO 合成酶 (NOS) 作用于底物 L-精氨酸而生成的一种小分子物质。NOS 有内皮型 (eNOS)、神经元型 (nNOS) 和诱导型 (iNOS) 3 种亚型,它们在体内的分布、活性和催化的生化反应所起的生物学作用不同,分解 L-精氨酸为 NO 的量有很大差异,eNOS 和 nNOS 只能分解少量 L-精氨酸产生极微量的 NO (pmol 级),这两种途径只是在正常生理条件下起维持生理功能作用,而 iNOS 在病毒、细菌或寄生虫等病原或其他理化因素诱导下产生,一旦被诱导,能长时间持续产生 NO,NO 生成量比原生型 NOS 者多 1 000 倍以上。几种类型 NOS 活性均可被 L-NNA、L-NAME 或 L-MMA 抑制。NO 具有广泛的生理功能,生理条件下,通过 eNOS 合成的 NO 对于维持正常血管舒张度起重要作用。

在动物实验和临床研究中都发现,败血症时 NO 生成增多,主要来自巨噬细胞。高水平的 NO 有杀灭多种病原微生物的能力,可上调一些炎症因子如 TNF 和 IL-8 以及致炎症的前列腺素的表达。过多 NO 会导致血管张力麻痹和严重低血压,甚至循环衰竭。使用竞争性 NOS 抑制剂能纠正或显著改善败血症动物的低血压,iNOS 基因剔除动物可明显抵抗 LPS 诱导的败血症性休克。用 NOS 抑制剂治疗 MODS/SIRS 患者,也可改善其低血压状态,但 NOS 抑制剂对 MODS/SIRS 患者病死率的影响报道不一。在一项对 700 多名脓毒血症患者应用 NOS 抑制剂的临床研究中发现,使用 L-NMMA 可致患者病死率增加,而以 L-NMMA 剂量分组后发现,接受小剂量 L-NMMA 的患者生存率提高。与脓毒血症时全身血管的低反应性相比,肾血管反应表现为血管收缩和 GFR 下降。NAME 加重肾血管收缩和肾小球内血栓形成,而特异性 NOS 抑制剂 L-NIL 则可保持肾髓质血流量,增加菊粉清除率。

(四) 其他学说

败血症病人外周血液中测出循环免疫复合物,Eiseman 等提出了免疫复合物致病学说,他们在败血症和 MODS 死亡病人及动物模型中,用荧光抗体染色证实了在肝、肾、肺等脏器病理标本中颗粒状 IgG、IgM、C3、C5 和纤维蛋白原的沉积。循环免疫复合物是通过单核吞噬细胞系统清除的,因此,单核吞噬细胞功能减退,在发病过程中起重要作用。目前此学说亦认为与内毒素血症有关。在内毒素刺激下形成抗原抗体复合物,激活补体系统造成各脏器细胞损伤。此外,尚存在微循环障碍与微聚物学说。已发现在败血症、创伤和出血引起的休克病人可出现血小板减少和 DIC。广泛的血小板微聚物形成,不仅引起机体重要脏器毛细血管机械性梗阻,还可释放 5-羟色胺、组胺等生物活性物质,导致毛细血管通透性增加、内皮损伤和血管收缩,从而造成组织缺氧,由栓塞组织释放的促凝物质加重了微循环障碍,补体激活而引起的白细胞聚集在微栓塞也起一定作用。动物实验表明,抗血小板凝集的前列腺素可逆转内毒素血症所致的血流动力学改变和凝血障碍,改善心、肺功能。但是上述理论并不能解释 MODS 病人的全部临床过程。

MODS 的发病机制十分复杂,从细胞及亚细胞水平研究发现,线粒体能量代谢的缺陷,氧的摄取和各种底物利用的障碍,ATP 生成减少和氧自由基造成组织损害是 MODS 的代谢基础。组织氧利用障碍以及细胞能量代谢障碍导致细胞膜离子主动转运功能紊乱,Na^+-K^+-ATP 酶活性下降,细胞内贮钠失钾,而钙离子内流增加所致线粒体中钙积聚,将引起细胞进一步损伤,最后导致细胞死亡。研究表明,膜系统供能和转运障碍的关键是细胞膜脂质过氧化反应和脂肪分解酶 (尤其是磷脂酶 A) 活性增加。这些改变也是细胞功能不全的始动与维持的根本因素。

四、临床表现

在严重创伤、大手术和休克早期,病人可能有不同程度的少尿、黄疸、呼吸功能不全或凝血异常,但一般均能在 3~5 天内恢复。MODS 的起病通常与感染有关,平均发病时间为 3~7 天。肺多是最早累及的器官,依次为肝、胃肠道和肾。大手术后发生 MODS,最早受累的器官和出现时间分别为肺 (2.3±3.8) 天、肝 (5.7±7.6) 天、胃肠道 (9.9±9.8) 天和肾 (11.6±19.1) 天。据国外 4 组报告不同脏器衰竭的发生率平均为肺 48% (32%~72%)、肝 67% (46%~100%)、肾 22.8% (5%~53%)、应激性溃疡 33.5%（8%～94%），死亡率平均为肺 65.5%（53%～74%）、肝 37%（0～53%）、肾 54.3%（0～82%）、应激性溃疡 32.5%（0～65%）。其中以肺衰竭和肾衰竭死亡率最高。随着衰竭脏器数目的增加，病死率累积性升高。1～4 个脏器衰竭的死亡率分别为 25.6%、52.3%、82.4% 和 100%。在合并 3 个脏器衰竭病人中，只有不伴肾衰者才能生存。累及 4 个脏器以上者 100% 死亡。MODS 平均病程为 30 天左右。急性肾功能衰竭，其原发病常同时可导致其他脏器的衰竭，值得指出的是不仅外科病因急性肾衰易引起 MODS，内科病因引起者亦不罕见。此外，诊断不及时，透析方法和时机选择不当，也是引起和加重 MODS 的原因之一，复旦大学附属中山医院肾病科资料分析表明，MODS 是影响急性肾衰预后的主要因素。

MODS 预后的影响因素有：老年人、原先存在慢性疾患者、营养不良、休克、感染、脏器衰竭数目多及病程长者预后差。原发感染灶手术引流的及时与否也与预后有关。

五、治疗

目前对 MODS 病人尚缺乏理想的治疗手段，故应重点强调预防。MODS 高危病人需要连续重点观察和监护，一般均应在加强监护病房（ICU）和在专门抢救小组主持下多学科协作抢救，强调多学科间的密切配合。医师应具备较全面的内科学基础，才能及时发现和处理治疗中各种问题。任何环节疏忽将会导致抢救失败。

（一）积极治疗

避免和消除诱发因素，对明确败血症等严重全身感染者应选用两种高效抗生素，力求迅速控制感染。及时彻底清除坏死组织和早期引流腹腔脓肿仍是控制外科感染的主要方法，腹部大手术后疑有腹腔脓肿，应早期剖腹探查，对不能解释的单个脏器功能衰竭或 MODS 病情恶化者，剖腹探查常可有阳性发现，近半数以上的病人经及时手术引流而得以生存。术前超声波检查或 CT 扫描可提高探查的阳性率。手术病死率可达 21%～53%。但如果不施行手术引流，抗生素治疗不能改善这些病人的预后。

（二）扩容疗法

低血容量是引起 SIRS 患者低血压和休克的主要原因。除了丢失增加外，体液分配异常起更重要作用。水分和血浆蛋白质外渗引起间质水肿和外周血管压力增加，进一步损害了微循环血流状况。晶体液即使在正常血浆胶体渗透压情况下，输入量的 80% 将进入组织间质，但有 20% 的晶体有扩容作用。因此其扩容效应较差，需用 4～5 倍于胶体的用量才能产生同样的循环效应。常用的胶体液有白蛋白和右旋糖苷，右旋糖苷的扩容效果较好，但存在着过敏反应和凝集异常[使用剂量超过 1.5g/（kg·d）]等不良反应。一般不主张应用新鲜冻血浆治疗危重患者的低血容量。贫血严重者可输注红细胞。

（三）营养支持

对败血症和 MODS 病人的代谢和营养支持研究表明，维持能量的正平衡，可明显改善病人的预后。而热量的缺乏与 MODS 的高发生率和死亡率有关。MODS 患者几乎都伴有高分解代谢，每日分解自体蛋白常可达 150～200g，每分解 6.25g 蛋白质就产生 1g 尿素氮和 3mmol 钾，故一旦少尿期延长，摄入热量长期不足，势必导致氮质血症迅速进展和促进高钾血症发生，创伤、脓毒血症和严重酸中毒等均使蛋白质储存减少，此外 MODS 患者均伴有氨基酸代谢紊乱和消耗增加，表现在肝脏释放支链氨基酸增加，肌肉蛋白分解加速亦使氨基酸释放增加，以及胰岛素促进肌肉摄取氨基酸作用减弱。再者透析疗法从透析液中丢失大量氨基酸，如一次血液透析丢失 10～13g，腹膜透析丢失量可达 12～20g，因此，MODS 时应补充足够能量（146～209kJ/kg）以减少蛋白质分解，并补充氨基酸（0.5～1.9g/kg）。多数认为使用必需氨基酸和非必需氨基酸混合液较单纯必需氨基酸更趋于氮正平衡。动物实验亦证明混合液能提高蛋白质和细胞膜磷脂的合成。此外增加支链氨基酸对氮平衡改善更为有利。

关于能量补充，60% 依靠葡萄糖，30% 由脂肪乳剂提供。一般情况下非高分解代谢患者的能量和氮需要分别按 126～146kJ/（kg·d）和氨基酸 0.5～1.0g/（kg·d）计算，而高分解代谢患者则需要按重度应激时计算，即 40 167kJ（kg·d）和氨基酸 1.0g/（kg·d）。由于 ARF 患者常存在糖代谢异常，高分解状态更易有高糖血症，高分解本身可引起机体对胰岛素的拮抗，并使肝葡萄糖产生增加和对葡萄糖的处理能力减少，此外 ARF 时肌肉亦存在糖代谢异常，肌肉糖原合成及糖氧化作用均加重了高糖血症。通常机体葡萄糖耐受量约为 0.5g/（kg·h），多数人每日若能逐渐增加葡萄糖量则可耐受 500g（20g/h）而不需给外源性胰岛素，但在 ARF 时若一开始即给 25%葡萄糖更易导致高糖血症，此外感染应激亦可突然发生和加重高糖血症，故必须密切随访血糖。由于 MODS 患者常有糖代谢异常和胰岛素拮抗，不能充分利用糖，常可引起高糖血症，以碳水化合物为主的高热量营养，可能导致脂肪肝和高碳酸血症，产生呼吸机依赖问题，因此在脱离呼吸机后更应注意或控制碳水化合物供应量，30%热量应以脂类供应。脂类具有总热量高、总液量少、胰岛素需要量少、渗透压低并可提供必需脂肪酸的优点，也有助于血糖的控制，减轻糖代谢紊乱，并参与生物膜的合成。使用 10%和 20%的脂肪乳剂每 500 毫升可分别提供 2 092kJ 和 4 184kJ 的热量。MODS 时脂肪代谢研究甚少，脂肪利用下降，静滴脂肪乳剂易引起高甘油三酯血症和血脂肪酸水平升高，一般临床使用的脂肪乳剂 Intralipid 为长链甘油三酯，能提供充足的必需脂肪酸，产生 CO_2 较少，但它在体内清除慢，有认为它可抑制中性粒细胞的趋化和游走，封闭网状内皮系统，损害补体的合成。而中链者能较快地氧化供能且组织内蓄积少，在血液中清除快，因碳链短，水溶性也较好，对伴有肝功能衰竭者更为合适。目前多主张用长链和中链混合液，静脉滴注速度宜慢，以免发生高酮体血症、高乳酸血症和中枢神经系统抑制作用等。静脉内输注大量营养液与维持体液平衡的矛盾，依赖常规透析疗法尚难保证足够补液量，只有采用连续性动、静脉血液滤过才能维持水平衡。

MODS 患者接受长期 TPN 治疗可能发生的并发症有静脉导管感染、营养液配制过程中污染，利用 TPN 输液系统兼作透析血管进路、输血、中心静脉压监测等易导致导管感染和堵塞；ARF 时的高凝状态和利用导管抽血检查易使导管尖处发生血栓。在代谢并发症中，易发生高糖血症、低糖血症和低磷血症。不能进食的 MODS 患者，若胃肠道功能无明显障碍，可考虑将部分营养物质经鼻饲补充，原则上少量多次灌注或连续滴注，以不发生腹泻为度。

在 MODS 病人中免疫营养有积极作用。通过所谓的免疫调节营养能改善已减弱的免疫反应，降低发病率和病死率。但目前仍需要对免疫营养剂的剂量和成分，运用时机和应用时间进行研究。①胃肠内营养：长时间肠外营养支持可引起胃肠黏膜逐渐萎缩，黏膜屏障崩溃使肠道细菌穿过黏膜及黏膜下移位入血。胃肠营养对胃肠道的免疫功能有良好的影响并能降低感染发病率。在动物实验及危重病人的治疗中证实早期使用胃肠营养可降低创伤所致分解代谢，保持胃肠黏膜的完整性，减少细菌毒素的易位，加速创伤愈合，降低败血症的发病率。目前国内外生产的各种肠内营养剂种类繁多，可根据肠道功能情况选择由结晶氨基酸等或水解蛋白等或以完全蛋白等组成的不同胃内营养剂。前者主要产品有爱伦多等具有易吸收及致肠黏膜再生的优点，但其渗透压较高易引起消化道不适等副反应。②谷酰胺：谷酰胺水溶性差且极不稳定性，因此，绝大多数氨基酸溶液不含有谷酰胺。尽管谷酰胺并非必需氨基酸，但在高分解状态，如手术后、创伤、烧伤、败血症，机体谷酰胺贮存易耗竭，肌肉中谷酰胺浓度下降可达 50%。许多研究发现补充谷酰胺能保护肠道黏膜并能防止肠道屏障的破坏，减少细菌移位。此外，谷酰胺是谷胱甘肽的必需成分，后者是一个重要的自由基清除剂。③脂肪酸：脂肪酸除提供能量，还参与构成和维持细胞的完整和功能，影响细胞膜受体和细胞内信号转导的膜磷脂的生成。使用 n-3 多链非饱和脂肪酸可改善危重病人的免疫指标。在大量前瞻性、随机双盲多中心研究中发现，早期使用这种含 n-3 多链非饱和脂肪酸的配方能明显降低病人住院时间和获得性感染的发生率。④中链甘油三酯：中链甘油三酯能很快地进入细胞并提供能量。其在线粒体的转运不依赖肉毒碱。中链甘油三酯不能被用来生成类花生酸类物质，因此可减少花生酸依赖型炎症介质的生成。⑤短链脂肪酸：短链脂肪酸对肠道黏膜细胞的增殖和分化有影响，调节小肠血流量及影响结肠对水和电解质的吸收。肠道内短链脂肪酸减少会引起黏膜萎缩、腹泻、结肠炎，甚至增加细菌或内毒素易位的可能性。⑥营养物的酸碱度：胃液 pH 值越高，胃内细菌繁殖的量就越大。含菌的反流胃内容物被吸入可致肺炎，故偏酸的营养剂似较合适。

（四）维持生命脏器的支持疗法

MODS 基本病因治疗，对衰竭的脏器系统不会产生立即的效果。因此，对不同系统脏器的支持疗法仍是十分重要的。肺衰病人应早期予以机械辅助通气，一般主张选用容量控制型呼吸机，但对早期轻型病人，压力控制型呼吸机仍能适用。正压呼吸（PEEP）是临床较常用的方法，早期使用可预防肺泡萎缩，提高功能残气量，增加肺泡通气量，减少肺内分流，改善缺氧。PEEP 治疗中，应监测吸入氧浓度、血流动力学及血气分析。每次增减 PEEP 后 30 分钟，应重复测定动脉血气。当所用 PEEP 大于 1.5kPa（15cmH₂O）时，应监测肺动脉压力。预防性 PEEP 值为 0.1~0.5kPa（1~5cmH₂O）。常用 PEEP 值为 0.5~2kPa（5~20cmH₂O），过高的 PEEP 可能产生心血管抑制和气压伤。一般以肺内分流量减少至 15% 以下的 PEEP 值或维持最大氧运输量的 PEEP 值为最佳 PEEP。近年出现的各种高频通气（HFV）疗法，对心血管功能影响较小，用于治疗急性呼衰已取得初步效果，但其作用机制有待进一步阐明。

（五）肝衰竭防治

目前对肝衰患者尚缺乏有效的支持措施。维持肝组织良好的血液灌流，控制感染和内毒素血症，适宜营养支持以及注意药物的肝毒性对防治肝衰有效。适当补充高渗葡萄糖液和维生素 K，对肝衰患者也有益处。用调理素制剂治疗 MODS，改善肝脏单核吞噬细胞功能，取得一定结果。若肝衰竭作为第一器官衰竭，死亡率甚高，肝昏迷、脑水肿和 DIC 是常见死亡原因，合并急性肾衰发生率甚高，常规透析常不能改善预后，因血透可加重脑水肿，此时宜选用连续性血液滤过。分子吸附再循环系统（molecular adsorbents recirculating system，MARS）对严重肝衰竭有一定疗效。

（六）预防应激性溃疡的发生

对 MODS 高危病人，用抗酸剂或联合应用 H₂ 受体阻滞剂，维持胃液 pH 值在 4 以上，可预防应激性溃疡的发生。如果胃液 pH 值不能纠正至 4 以上，常指示有潜伏的感染。因此，对胃液 pH 值的监测是很重要的。

（七）播散性血管内凝血（DIC）的治疗

DIC 与原发病常互为因果。轻型病人只要控制原发病、感染、酸中毒，加强支持疗法，常可纠正凝血异常。肝素治疗 DIC 的效果尚不肯定。对已并发 MODS 的 DIC 病人，肝素无明显治疗作用，故一般主张早期使用，对血小板明显减少和低纤维蛋白原血症病人应及时补充凝血因子，多选用新鲜全血。

（八）一氧化氮合成酶（NOS）抑制剂和抗炎介质的试用

竞争性 NOS 抑制剂治疗 SIRS 可取得明显的疗效，目前主要面临的问题之一是缺乏理想的特异性 NOS 抑制剂。转化生长因子 β（TGF-β）是有效的内源性、选择性 iNOS 抑制剂，用 TGF-β 治疗 LPS 诱导的败血症动物，可显著改善低血压，降低病死率，但全身使用 TGF-β 可能引起组织纤维化。另一个问题是降低机体的抗感染能力，使微血栓形成机会增加。

早期发现和有效干预 SIRS，通过调控炎症反应阻断其发展，可能是防治 MODS 的关键。但由于细胞因子作用的多向性和多样性，很难确定某一特定细胞因子在败血症和 SIRS 中的确切作用。发生 SIRS 时，早期出现的细胞因子往往是 TNF-α 和 1L-β，继之出现 IL-6 和 IL-8 等增高。针对 SIRS 过程的介质进行了大量动物和临床实验，如内毒素、TNF-α 抗体和 IL-1 受体拮抗剂等，但均无肯定的疗效。其主要原因可能是并没有某一种炎症介质起着唯一决定性作用。此外，调节炎症反应应考虑到用药时机，使 SIRS 和 CARS 获得新的平衡才能取得较好的效果。当 SIRS 占优势时，应加强抗感染治疗，而当 CARS 占优势时，则应予免疫刺激剂。单克隆内毒素抗体（AA-1A，E5）、脂多糖结合蛋白（CD14）、非甾体类抗炎药、黏附分子抗体、内皮素拮抗剂、血小板活化因子拮抗剂等的疗效现在都还不肯定。

（九）血液净化技术在急性肾衰合并 MODS 中的应用

MODS 病人多伴有高分解状态，故合并肾衰竭时应尽早施行透析治疗。早期透析可助维持水、电解质和内环境稳定和保护细胞正常的生理功能，保护心肺功能，预防威胁生命的并发症如高钾血症、心衰等。透析方法的选择可视病情及医疗单位最熟悉的透析操作为首选。

1. **血液透析** 对高分解代谢、严重高钾血症和代谢性酸中毒尚应列为首选。但应注意透析过程中勿发生低血压以免加重各脏器低灌注和缺血再灌注，故血流量、超滤量宜少，应选用高相容性透析器、碳酸氢盐透析液，透析过程中吸氧，以减少低氧血症和心血管并发症的发生。对腔道出血者应尽量减少低分子肝素用量或改用枸橼酸盐抗凝。MODS 时血液透析的缺点为：它每次超滤量一般不超过 2~3L，且不是每天透析，故远不能满足 TPN 所需补液量；对伴有肝功能衰竭者易发生或加重急性脑部症状；在感染性休克或低血压时常因血流量不足而不能有效进行透析；在这种情况下应使用连续性静脉—静脉血液滤过。

2. 腹膜透析　适用于不宜施行血液透析的MODS患者，如对颅内损伤、严重腔道出血用血透方法可能加重出血，则选用腹膜透析较为安全。但对有呼吸功能不全者施行腹膜透析治疗者宜减少每次透析剂量并增加透析次数，以减轻限制性通气障碍。MODS患者多伴有高分解状态，腹膜透析治疗常难满意控制氮质血症，此外，腹膜透析超滤量每日多低于2L，对需TPN者同样难达到进出液体平衡。

3. 连续性静脉—静脉血液滤过（continuous venous-venous hemofiltration and dialysis，CVVH，CVVHD）　主要适用于：①任何原因ARF伴MODS少尿期需全静脉营养支持者；②败血症性MODS伴循环衰竭、低血压；③急性肝肾功能衰竭伴脑水肿者。施行静脉—静脉血液滤过，每日超滤时间应根据MODS患者具体病情而定，24小时超滤可达20L，可清除氮质及炎症介质、细胞因子等，但一般不必强求24小时连续进行，以减少肝素用量和电解质易于平衡并减少严密监护时间，若在日间8~12小时内能超滤出体液8~12L，足以保证全静脉营养及抗生素等药物静脉滴注，容易做到水、电解质及酸碱平衡，减少肝素用量及避免夜间易出现的各种差错。对超滤量不足以清除体内潴留氮质时，可在连续性血液滤过的同时进行透析，若每小时透析量为2L，则尿素清除率为33ml/min，加上超滤17ml/min，这样12小时可达50ml/min，增加了氮质清除量，理论上CVVH方法简单、操作方便不需要透析机即可床旁抢救，但它属于血液体外循环且每小时超滤出体液多在1L以上，如何掌握每日进出液量及电解质、酸碱平衡甚为重要。故仍需在有一定血液透析经验的医护小组指导下进行。CVVH的并发症常见的有超滤液过多所致血容量不足引起低血压；24小时连续肝素输注，剂量掌握不当引起体内出血或滤器空心纤维内凝血影响超滤量；电解质或酸碱平衡失调；空气栓塞；穿刺部位感染、出血等。

（十）CRRT在SIRS和其他脏器不全中的应用

有报道CRRT可改善ARDS患者气体交换参数，提高存活率，这可能与其清除炎症介质、减轻肺间质水肿有关。CRRT时的低温可使ARDS患者代谢率降低，从而使CO_2产生减少，置换液中补充碳酸氢盐可减轻或纠正高碳酸血症。尚有报道CRRT可改善心脏的收缩功能，认为这与对心肌抑制因子的清除有关。大部分细胞因子分子量为10 000~30 000，故可通过对流机制清除，部分合成膜（如AN69）尚可吸附一部分细胞因子。近年有不少研究报道CRRT可因此降低败血症和SIRS患者血浆中多种炎症介质水平，减轻脏器损伤，或改善预后。对以上各结论都尚有不同意见。有学者提出若每日滤过量小于50L，CRRT排除炎症介质的量很有限，而对TNF等分子量较大的介质，则几乎不能通过对流清除。尽管滤过膜可吸附介质，但是膜很快就达到饱和，此外，CRRT在清除致炎介质的同时必然也清除了一些抗炎介质。鉴于此，笔者认为，不应盲目将CRRT应用于SIRS的治疗，而应进一步开展有关临床研究。

多脏器衰竭的抢救需要多学科间密切配合，要求肾科医师掌握较为全面的内科学基础，才能及时发现和处理治疗中各种问题，提高存活率。任何环节疏忽将会导致抢救失败。

第二节　急性呼吸窘迫综合征诊断与治疗

急性肺损伤（ALI）/急性呼吸窘迫综合征（ARDS）是一种常见危重病，病死率极高，严重威胁重症患者的生命并影响其生存质量。尽管我国重症医学已有了长足发展，但对ALI/ARDS的认识和治疗状况尚不容乐观，还存在许多不足之处。中华医学会重症医学分会以循证医学证据为基础，采用国际通用的方法，经广泛征求意见和建议，反复认真讨论，达成关于成人ALI/ARDS诊断和治疗方面的共识，以期对成人ALI/ARDS诊断和治疗进行规范。中华医学会重症医学分会以后还将根据循证医学证据的发展及新的共识对ALI/ARDS诊断和治疗指南进行更新。

指南中的推荐意见依据2001年国际感染论坛（ISF）提出的Delphi分级标准（表6-1-1，6-1-2）。将指南中涉及的文献按照研究方法和结果分成5个层次，推荐意见的推荐级别分为A~E级，其中A级为最高。但需要说明的是推荐等级并不代表特别建议，而只是文献的支持程度。

表 6-1-1 推荐级别

推荐级别	
A	至少有 2 项 I 级研究结果支持
B	仅有 1 项 I 级研究结果支持
C	仅有 II 级研究结果支持
D	至少有 1 项 III 级研究结果支持
E	仅有 IV 级或 V 级研究结果支持

表 6-1-2 研究文献的分级

研究文献的分级	
I	大样本、随机研究、结论确定，假阳性或假阴性错误的风险较低
II	小样本、随机研究、结论不确定，假阳性和/或假阴性错误的风险较低
III	非随机，同期对照研究
IV	非随机，历史对照研究和专家意见
V	系列病例报道，非对照研究和专家意见

一、ALI/ARDS 的概念与流行病学

ALI/ARDS 是在严重感染、休克、创伤及烧伤等非心源性疾病过程中，肺毛细血管内皮细胞和肺泡上皮细胞损伤造成弥漫性肺间质及肺泡水肿，导致的急性低氧性呼吸功能不全或衰竭。以肺容积减少、肺顺应性降低、严重的通气/血流比例失调为病理生理特征，临床上表现为进行性低氧血症和呼吸窘迫，肺部影像学上表现为非均一性的渗出性病变。

流行病学调查显示 ALI/ARDS 是临床常见危重症。根据 1994 年欧美联席会议提出的 ALI/ARDS 诊断标准，ALI 发病率为每年 18/10 万，ARDS 为每年 13～23/10 万。2005 年的研究显示，ALI/ARDS 发病率分别在每年 79/10 万和 59/10 万。提示 ALI/ARDS 发病率显著增高，明显增加了社会和经济负担，这甚至可与胸部肿瘤、AIDS、哮喘或心肌梗死等相提并论。

多种危险因素可诱发 ALI/ARDS，主要包括①直接肺损伤因素：严重肺部感染，胃内容物吸入，肺挫伤，吸入有毒气体，淹溺，氧中毒等；②间接肺损伤因素：严重感染，严重的非胸部创伤，急性重症胰腺炎，大量输血，体外循环，弥漫性血管内凝血等。

病因不同，ARDS 患病率也明显不同。严重感染时 ALI/ARDS 患病率可高达 25%～50%，大量输血可达 40%，多发性创伤达到 11%～25%，而严重误吸时，ARDS 患病率也可达 9%～26%。同时存在两个或三个危险因素时，ALI/ARDS 患病率进一步升高。另外，危险因素持续作用时间越长，ALI/ARDS 的患病率越高，危险因素持续 24 小时、48 小时及 72 小时，ARDS 患病率分别为 76%、85% 和 93%。

虽然不同研究对 ARDS 病死率的报道差异较大，总体来说，目前 ARDS 的病死率仍较高。对 1967—1994 年国际正式发表的 ARDS 临床研究进行分析，3 264 例 ARDS 患者的病死率在 50% 左右。上海市 15 家成人 ICU2001 年 3 月至 2002 年 3 月 ARDS 病死率也高达 68.5%。不同研究中 ARDS 的病因构成、疾病状态和治疗条件的不同可能是导致 ARDS 病死率不同的主要原因。

二、ALI/ARDS 病理生理与发病机制

ALI/ARDS 的基本病理生理改变是肺泡上皮和肺毛细血管内皮通透性增加所致的非心源性肺水肿。由于肺泡水肿、肺泡塌陷导致严重通气/血流比例失调，特别是肺内分流明显增加，从而产生严重的低氧血症。肺血管痉挛和肺微小血栓形成引发肺动脉高压。

ARDS 早期的特征性表现为肺毛细血管内皮细胞与肺泡上皮细胞屏障的通透性增高，肺泡与肺间质内积聚大量的水肿液，其中富含蛋白及中性粒细胞为主的多种炎症细胞。中性粒细胞黏附在受损的血管内皮细胞表面，进一步向间质和肺泡腔移行，释放大量促炎介质，如炎症性细胞因子、过氧化物、白三烯、蛋白酶、血小板活化因子等，参与中性粒细胞介导的肺损伤。除炎症细胞外，肺泡上皮细胞以及成纤维细胞也能产生多种细胞因子，从而加剧炎症反应过程。凝血和纤溶紊乱也参与 ARDS 的病程，ARDS 早期促凝机制增强，而纤溶过程受到抑制，引起广泛血栓形成和纤维蛋白的大量沉积，导致血管堵塞以及微循环结构受损。ARDS 早期在病理学上可见弥漫性肺损伤，透明膜形成及 I 型肺泡上皮或内皮细胞坏死、水肿，II 型肺泡上皮细胞增生和间质纤维化等表现。

少数 ALI/ARDS 患者在发病第 1 周内可缓解，但多数患者在发病 5～7 天后病情仍然进展，进入亚急性期。在 ALI/ARDS 的亚急性期，病理上可见肺间质和肺泡纤维化，II 型肺泡上皮细胞增生，部分微血管破坏并出现大量新生血管。部分患者呼吸

衰竭持续超过 14 天，病理上常表现为严重的肺纤维化，肺泡结构破坏和重建。

三、ALI/ARDS 的临床特征与诊断

一般认为，ALI/ARDS 具有以下临床特征：①急性起病，在直接或间接肺损伤后 12～48 小时内发病；②常规吸氧后低氧血症难以纠正；③肺部体征无特异性，急性期双肺可闻及湿啰音，或呼吸音减低；④早期病变以间质性为主，胸部 X 线片常无明显改变。病情进展后，可出现肺内实变，表现为双肺野普遍密度增高，透亮度减低，肺纹理增多、增粗，可见散在斑片状密度增高影，即弥漫性肺浸润影；⑤无心功能不全证据。

目前 ALI/ARDS 诊断仍广泛沿用 1994 年欧美联席会议提出的诊断标准：①急性起病；②氧合指数（PaO_2/FiO_2）≤26.6kPa（200mmHg）[不管呼气末正压（PEEP）水平]；③正位 X 线胸片显示双肺均有斑片状阴影；④肺动脉嵌顿压≤2.39kPa（18mmHg），或无左心房压力增高的临床证据。如 PaO_2/FiO_2≤39.9kPa（300mmHg）且满足上述其他标准，则诊断为 ALI。

四、ALI/ARDS 的治疗

（一）原发病治疗

全身性感染、创伤、休克、烧伤、急性重症胰腺炎等是导致 ALI/ARDS 的常见病因。严重感染患者有 25%～50% 发生 ALI/ARDS，而且在感染、创伤等导致的多器官功能障碍（MODS）中，肺往往也是最早发生衰竭的器官。目前认为，感染、创伤后的全身炎症反应是导致 ARDS 的根本病因。控制原发病，遏制其诱导的全身失控性炎症反应，是预防和治疗 ALI/ARDS 的必要措施。

（二）呼吸支持治疗

1.氧疗　ALI/ARDS 患者吸氧治疗的目的是改善低氧血症，使动脉氧分压（PaO_2）达到 7.98～10.64kPa（60～80mmHg）。可根据低氧血症改善的程度和治疗反应调整氧疗方式，首先使用鼻导管，当需要较高的吸氧浓度时，可采用可调节吸氧浓度的文丘里面罩或带贮氧袋的非重吸式氧气面罩。ARDS 患者往往低氧血症严重，大多数患者一旦诊断明确，常规的氧疗常常难以奏效，机械通气仍然是最主要的呼吸支持手段。

2.无创机械通气　无创机械通气（NIV）可以避免气管插管和气管切开引起的并发症，近年来得到了广泛的推广应用。尽管随机对照实验[1]（RCT）证实 NIV 治疗慢性阻塞性肺疾病和心源性肺水肿导致的急性呼吸衰竭的疗效肯定，但是 NIV 在急性低氧性呼吸衰竭中的应用却存在很多争议。迄今为止，尚无足够的资料显示 NIV 可以作为 ALI/ARDS 导致的急性低氧性呼吸衰竭的常规治疗方法。

不同研究中 NIV 对急性低氧性呼吸衰竭的治疗效果差异较大，可能与导致低氧性呼吸衰竭的病因不同有关。2004 年一项荟萃分析显示，在不包括慢性阻塞性肺疾病和心源性肺水肿的急性低氧性呼吸衰竭患者中，与标准氧疗相比，NIV 可明显降低气管插管率，并有降低 ICU 住院时间及住院病死率的趋势。但分层分析显示 NIV 对 ALI/ARDS 的疗效并不明确。最近 NIV 治疗 54 例 ALI/ARDS 患者的临床研究显示，70%患者应用 NIV 治疗无效。逐步回归分析显示，休克、严重低氧血症和代谢性酸中毒是 ARDS 患者 NIV 治疗失败的预测指标。一项 RCT 研究显示，与标准氧疗比较，NIV 虽然在应用第一小时明显改善 ALI/ARDS 患者的氧合，但不能降低气管插管率，也不能改善患者预后。可见，ALI/ARDS 患者应慎用 NIV。

当 ARDS 患者神志清楚、血流动力学稳定，并能够得到严密监测和随时可行气管插管时，可以尝试 NIV 治疗。Sevransky 等建议，在治疗全身性感染引起的 ALI/ARDS 时，如果预计患者的病情能够在 48～72 小时内缓解，可以考虑应用 NIV。

应用 NIV 可使部分合并免疫抑制的 ALI/ARDS 患者避免有创机械通气，从而避免呼吸机相关肺炎（VAP）的发生，并可能改善预后。目前两个小样本 RCT 研究和一个回顾性研究结果均提示，因免

---

[1] 随机对照试验：是一种对医疗卫生服务中的某种疗法或药物的效果进行检测的手段，特别常用于医学、药学、护理学研究中，在司法、教育、社会科学等其他领域也有所应用。其基本方法是，将研究对象随机分组，对不同组实施不同的干预，以对照效果的不同。在研究对象数量足够的情况下，这种方法可以确保已知和未知的混杂因素对各组的影响相同。

疫抑制导致的急性低氧性呼吸衰竭患者可以从NIV中获益。对40名实体器官移植的急性低氧性呼吸衰竭患者的RCT研究显示，与标准氧疗相比，NIV组气管插管率、严重并发症的发生率、入住ICU时间和ICU病死率明显降低，但住院病死率无差别。而对52名免疫抑制合并急性低氧性呼吸衰竭患者（主要是血液系统肿瘤）的RCT研究也显示，与常规治疗方案比较，NIV联合常规治疗方案可明显降低气管插管率，而且ICU病死率和住院病死率也明显减低。对237例机械通气的恶性肿瘤患者进行回顾性分析显示，NIV可以改善预后。因此，免疫功能低下的患者发生ALI/ARDS，早期可首先试用NIV。

一般认为，ALI/ARDS患者在以下情况时不适宜应用NIV：①神志不清；②血流动力学不稳定；③气道分泌物明显增加而且气道自洁能力不足；④因脸部畸形、创伤或手术等不能佩戴鼻面罩；⑤上消化道出血、剧烈呕吐、肠梗阻和近期食管及上腹部手术；⑥危及生命的低氧血症。应用NIV治疗ALI/ARDS时应严密监测患者的生命体征及治疗反应。如NIV治疗1～2小时后，低氧血症和全身情况得到改善，可继续应用NIV。若低氧血症不能改善或全身情况恶化，提示NIV治疗失败，应及时改为有创通气。

3.有创机械通气

（1）机械通气的时机选择：ARDS患者经高浓度吸氧仍不能改善低氧血症时，应气管插管进行有创机械通气。ARDS患者呼吸功明显增加，表现为严重的呼吸困难，早期气管插管机械通气可降低呼吸功，改善呼吸困难。虽然目前缺乏RCT研究评估早期气管插管对ARDS的治疗意义，但一般认为，气管插管和有创机械通气能更有效地改善低氧血症，缓解呼吸窘迫，并能够更有效地改善全身缺氧，防止肺外器官功能损害。

（2）肺保护性通气：由于ARDS患者大量肺泡塌陷，肺容积明显减少，常规或大潮气量通气易导致肺泡过度膨胀和气道平台压过高，加重肺及肺外器官的损伤。目前有5项多中心RCT研究比较了常规潮气量与小潮气量通气对ARDS病死率的影响。其中Amato和ARDSnet的研究显示，与常规潮气量通气组比较，小潮气量通气组ARDS患者病死率显著降低，另外3项研究应用小潮气量通气并不降低病死率。进一步分析显示，阴性结果的3项研究中常规潮气量组和小潮气量组的潮气量差别较小，可能是导致阴性结果的主要原因之一。

气道平台压能够客观反映肺泡内压，其过度升高可导致呼吸机相关肺损伤。在上述5项多中心RCT研究中，小潮气量组的气道平台压均<3kPa（30cmH$_2$O），其结论为小潮气量降低病死率的两项研究中，对照组气道平台压>3kPa（30cmH$_2$O），而不降低病死率的3项研究中，对照组的气道平台压均<3kPa（30cmH$_2$O）。若按气道平台压分组[<2.3kPa（23cmH$_2$O）、2.3～2.7kPa（23～27 cmH$_2$O）、2.7～3.3kPa（27～33 cmH$_2$O）、>3.3kPa（33cmH$_2$O）]，随气道平台压升高，病死率显著升高（$P=0.002$）。而以气道平台压进行调整，不同潮气量通气组（5～6ml/kg、7～8 ml/kg、9～10 ml/kg、11～12ml/kg）病死率无显著差异（$P=0.18$），并随气道平台压升高，病死率显著增加（$P<0.001$）。说明在实施肺保护性通气策略时，限制气道平台压比限制潮气量更为重要。

由于ARDS肺容积明显减少，为限制气道平台压，有时不得不将潮气量降低，允许动脉血二氧化碳分压（PaCO$_2$）高于正常，即所谓的允许性高碳酸血症。允许性高碳酸血症是肺保护性通气策略的结果，并非ARDS的治疗目标。急性二氧化碳升高导致酸血症可产生一系列病理生理学改变，包括脑及外周血管扩张、心率加快、血压升高和心输出量增加等。但研究证实，实施肺保护性通气策略时一定程度的高碳酸血症是安全的。当然，颅内压增高是应用允许性高碳酸血症的禁忌证。酸血症往往限制了允许性高碳酸血症的应用，目前尚无明确的二氧化碳分压上限值，一般主张保持pH值>7.20，否则可考虑静脉输注碳酸氢钠。

（3）肺复张：充分复张ARDS塌陷肺泡是纠正低氧血症和保证PEEP效应的重要手段。为限制气道平台压而被迫采取的小潮气量通气往往不利于ARDS塌陷肺泡的膨胀，而PEEP维持复张的效应依赖于吸气期肺泡的膨胀程度。目前临床常用的肺复张手法包括控制性肺膨胀、PEEP递增法及压力控制法（PCV法）。其中实施控制性肺膨胀采用恒压通气方式，推荐吸气压为3～4.5kPa（30～45cmH$_2$O）、持续时间30～40秒。临床研究证实，肺复张手法能有效地促进塌陷肺泡复张，改善氧合，降低肺内分流。一项RCT研究显示，与常规潮气量通气比较，采用肺复张手法合并小潮气量通气,可明显改善ARDS患者的预后。然而,ARDSnet对肺复张手法的研究显示,肺复张手法并不能改善氧合,试验也因此而中断。有学者认为,得到阴性结果可能与复张的压力和时间无关。

肺复张手法的效应受多种因素影响。实施肺复张手法的压力和时间设定对肺复张的效应有明显影响,不同肺复张手法效应也不尽相同。另外,ARDS病因不同,对肺复张手法的反应也不同,一般认为,肺外源性的ARDS对肺复张手法的反应优于肺内源性的ARDS;ARDS病程也影响肺复张手法的效应,早期ARDS肺复张效果较好。

值得注意的是,肺复张手法可能影响患者的循环状态,实施过程中应密切监测。

(4) PEEP的选择:ARDS广泛肺泡塌陷不但可导致顽固的低氧血症,而且部分可复张的肺泡周期性塌陷开放而产生剪切力,会导致或加重呼吸机相关肺损伤。充分复张塌陷肺泡后应用适当水平PEEP防止呼气末肺泡塌陷,改善低氧血症,并避免剪切力,防治呼吸机相关肺损伤。因此,ARDS应采用能防止肺泡塌陷的最低PEEP。

ARDS最佳PEEP的选择目前仍存在争议。通过荟萃分析比较不同PEEP对ARDS患者生存率的影响,结果表明PEEP>1.2kPa（12cmH$_2$O）,尤其是>1.6kPa（16cmH$_2$O）时明显改善生存率。有学者建议可参照肺静态压力—容积（P-V）曲线低位转折点压力来选择PEEP。Amoto及Villar的研究显示,在小潮气量通气的同时,以静态P-V曲线低位转折点压力0.2kPa（2cmH$_2$O）作为PEEP,结果与常规通气相比ARDS患者的病死率明显降低。若有条件,应根据静态P-V曲线低位转折点压力0.2kPa（2cmH$_2$O）来确定PEEP。

(5) 自主呼吸:自主呼吸过程中膈肌主动收缩可增加ARDS患者肺重力依赖区的通气,改善通气血流比例失调,改善氧合。一项前瞻对照研究显示,与控制通气相比,保留自主呼吸的患者镇静剂使用量、机械通气时间和ICU住院时间均明显减少。因此,在循环功能稳定、人机协调性较好的情况下,ARDS患者机械通气时有必要保留自主呼吸。

(6) 半卧位:ARDS患者合并呼吸机相关肺炎（VAP）往往使肺损伤进一步恶化,预防VAP具有重要的临床意义。机械通气患者平卧位易发生VAP。研究表明,由于气管插管或气管切开导致声门的关闭功能丧失,机械通气患者胃肠内容物易返流误吸进入下呼吸道,导致VAP。低于30°角的平卧位和半卧位（头部抬高45度以上）VAP的患病率分别为34%和8%（P=0.018）。可见,半卧位可显著降低机械通气患者VAP的发生。因此,除非有脊髓损伤等体位改变的禁忌证,机械通气患者均应保持半卧位,预防VAP的发生。

(7) 俯卧位通气:俯卧位通气通过降低胸腔内压力梯度、促进分泌物引流和促进肺内液体移动,明显改善氧合。一项随机研究采用每天7小时俯卧位通气,连续7天,结果表明俯卧位通气明显改善ARDS患者氧合,但对病死率无明显影响。然而,若依据PaO$_2$/FiO$_2$对患者进行分层分析结果显示,PaO$_2$/FiO$_2$<11.7kPa（88mmHg）的患者俯卧位通气后病死率明显降低。此外,依据简化急性生理评分（SAPS II）进行分层分析显示,SAPS II高于49分的患者采用俯卧位通气后病死率显著降低。最近,另外一项每天20小时俯卧位通气的RCT研究显示,俯卧位通气有降低严重低氧血症患者病死率的趋势。可见,对于常规机械通气治疗无效的重度ARDS患者,可考虑采用俯卧位通气。

严重的低血压、室性心律失常、颜面部创伤及未处理的不稳定性骨折为俯卧位通气的相对禁忌证。当然,体位改变过程中可能发生如气管插管及中心静脉导管脱落等并发症,需要予以预防,但严重并发症并不常见。

(8) 镇静、镇痛与肌松:机械通气患者应考虑使用镇静、镇痛剂,以缓解焦虑、躁动、疼痛,减少过度的氧耗。合适的镇静状态、适当的镇痛是保证患者安全和舒适的基本环节。

机械通气时应用镇静剂应先确定镇静方案,包括镇静目标和评估镇静效果的标准,根据镇静目标水平来调整镇静剂的剂量。临床研究中常用Ramsay评分来评估镇静深度、制定镇静计划,以Ramsay评分3~4分作为镇静目标。每天均需中断或减少镇静药物剂量直到患者清醒,以判断患者的镇静程度和意识状态。RCT研究显示,与持续镇静相比,每天间断镇静患者的机械通气时间、ICU住院时间和总住院时间均明显缩短,气管切开率、镇静剂的用量及医疗费用均有所下降。可见,对机械通气的ARDS患者应用镇静剂时应先确定镇静方案,并实施每日唤醒。

危重患者应用肌松药后,可能延长机械通气时间、导致肺泡塌陷和增加VAP发生率,并可能延长住院时间。机械通气的ARDS患者应尽量避免使用肌松药物。如确有必要使用肌松药物，应监测肌松水平以指导用药剂量，以预防膈肌功能不全和VAP的发生。

4.液体通气　部分液体通气是在常规机械通气的基础上经气管插管向肺内注入相当于功能残气量的全氟碳化合物，以降低肺泡表面张力，促进肺重力依赖区塌陷肺泡复张。研究显示，部分液体通气72小时后，ARDS患者肺顺应性可以得到改善，并且改善气体交换，对循环无明显影响。但患者预后均无明显改善，病死率仍高达50%左右。近期对90例ALI/ARDS患者RCT研究显示，与常规机械通气相比，部分液体通气既不缩短机械通气时间，也不降低病死率，进一步分析显示，对于年龄＜55岁的患者，部分液体通气有缩短机械通气时间的趋势。部分液体通气能改善ALI/ARDS患者气体交换，增加肺顺应性，可作为严重ARDS患者常规机械通气无效时的一种选择。

5.体外膜氧合技术（ECMO）　建立体外循环后可减轻肺负担、有利于肺功能恢复。非对照临床研究提示，严重的ARDS患者应用ECMO后存活率为46%～66%。但RCT研究显示，ECMO并不改善ARDS患者预后。随着ECMO技术的改进，需要进一步的大规模研究结果来证实ECMO在ARDS治疗中的地位。

（三）ALI/ARDS药物治疗

1.液体管理　高通透性肺水肿是ALI/ARDS的病理生理特征，肺水肿的程度与ALI/ARDS的预后呈正相关，因此，通过积极的液体管理，改善ALI/ARDS患者的肺水肿具有重要的临床意义。

研究显示液体负平衡与感染性休克患者病死率的降低显著相关，且对于创伤导致的ALI/ARDS患者，液体正平衡使患者病死率明显增加。应用利尿剂减轻肺水肿可能改善肺部病理情况，缩短机械通气时间，进而减少呼吸机相关肺炎等并发症的发生。但是利尿减轻肺水肿的过程可能会导致心输出量下降，器官灌注不足。因此，ALI/ARDS患者的液体管理必须考虑到二者的平衡，必须在保证脏器灌注的前提下进行。

最近ARDSnet完成的不同ARDS液体管理策略的研究显示，尽管限制性液体管理与非限制性液体管理组病死率无明显差异，但与非限制性液体管理相比，限制性液体管理（利尿和限制补液）组患者第1周的液体平衡为负平衡，氧合指数明显改善，肺损伤评分明显降低，而且ICU住院时间明显缩短。特别值得注意的是，限制性液体管理组的休克和低血压发生率并无增加。可见，在维持循环稳定，保证器官灌注的前提下，限制性的液体管理策略对ALI/ARDS患者是有利的。

ARDS患者采用晶体还是胶体液进行液体复苏一直存在争论。最近的大规模RCT研究显示，应用白蛋白进行液体复苏，在改善生存率、脏器功能保护、机械通气时间及ICU住院时间等方面与生理盐水无明显差异。但值得注意的是，胶体渗透压是决定毛细血管渗出和肺水肿严重程度的重要因素。研究证实，低蛋白血症是严重感染患者发生ARDS的独立危险因素，而且低蛋白血症可导致ARDS病情进一步恶化，并使机械通气时间延长，病死率也明显增加。因此，对低蛋白血症的ARDS患者有必要输入白蛋白或人工胶体，提高胶体渗透压。最近两个多中心RCT研究显示，对于存在低蛋白血症（血浆总蛋白＜50～60g/L）的ALI/ARDS患者，与单纯应用速尿相比，尽管白蛋白联合速尿治疗未能明显降低病死率，但可明显改善氧合、增加液体负平衡，并缩短休克时间。因此，对于存在低蛋白血症的ARDS患者，在补充白蛋白等胶体溶液的同时联合应用速尿，有助于实现液体负平衡，并改善氧合。人工胶体对ARDS是否也有类似的治疗效应，需进一步研究证实。

2.糖皮质激素　全身和局部的炎症反应是ALI/ARDS发生和发展的重要机制，研究显示血浆和肺泡灌洗液中的炎症因子浓度升高与ARDS病死率成正相关。长期以来，大量的研究试图应用糖皮质激素控制炎症反应，预防和治疗ARDS。早期的3项多中心RCT研究观察了大剂量糖皮质激素ARDS的预防和早期治疗作用，结果糖皮质激素既不能预防ARDS的发生，对早期ARDS也没有治疗作用。但对于过敏原因导致的ARDS患者，早期应用糖皮质激素经验性治疗可能有效。此外感染性休克并发ARDS的患者，如合并肾上腺皮质功能不全，可考虑应用替代剂量的糖皮质激素。

持续的过度炎症反应和肺纤维化是导致ARDS晚期病情恶化和治疗困难的重要原因。糖皮质激素能抑制ARDS晚期持续存在的炎症反应，并能防止过度的胶原沉积，从而有可能对晚期ARDS有保护作用。小样本RCT试验显示，对于治疗1周后未好转的 ARDS 患者，糖皮质激素治疗组的病死率明显低于对照组，感染发生率与对照组无差异，高血糖发生率低于对照组。然而，最近 ARDSnet 的研究观察了糖皮质激素对晚期 ARDS（患病 7～24 天）的治疗效应，结果显示糖皮质激素治疗[甲基泼尼松龙 2mg/（kg·d），分 4 次静脉点滴，14 天后减量]并不降低 60 天病死率，但可明显改善低氧血症和肺顺应性，缩短患者的休克持续时间和机械通气时间。进一步亚组分析显示，ARDS 发病大于 14 天应用糖皮质激素会明显增加病死率。可见，对于晚期 ARDS 患者不宜常规应用糖皮质激素治疗。

3.一氧化氮（NO）吸入　NO 吸入可选择性扩张肺血管，而且 NO 分布于肺内通气良好的区域，可扩张该区域的肺血管，显著降低肺动脉压，减少肺内分流，改善通气血流比例失调，并且可减少肺水肿形成。临床研究显示，NO 吸入可使约 60% 的 ARDS 患者氧合改善，同时肺动脉压、肺内分流明显下降，但对平均动脉压和心输出量无明显影响。氧合改善效果仅限于开始 NO 吸入治疗的 24～48 小时内。两个 RCT 研究证实 NO 吸入并不能改善 ARDS 的病死率。因此吸入 NO 不宜作为 ARDS 的常规治疗手段，仅在一般治疗无效的严重低氧血症时可考虑应用。

4.肺泡表面活性物质　ARDS 患者存在肺泡表面活性物质减少或功能丧失，易引起肺泡塌陷。肺泡表面活性物质能降低肺泡表面张力，减轻肺炎症反应，阻止氧自由基对细胞膜的氧化损伤。因此，补充肺泡表面活性物质可能成为 ARDS 的治疗手段。但是，早期的 RCT 研究显示，应用表面活性物质后，ARDS 患者的血流动力学指标、动脉氧合、机械通气时间、ICU 住院时间和 30 天生存率并无明显改善。有学者认为阴性结果可能与表面活性物质剂量不足有关。随后的小样本剂量对照研究显示，与安慰剂组及肺泡表面活性物质 50mg/kg 应用 4 次组比较，有降低 ARDS 28 天病死率的趋势（43.8%、50% vs 18.8%、16.6%，P=0.075）。2004 年有两个中心参加的 RCT 研究显示，补充肺泡表面活性物质能够短期内（24 小时）改善 ARDS 患者的氧合，但并不影响机械通气时间和病死率。最近一项针对心脏手术后发生 ARDS 补充肺泡表面活性物质的临床研究显示，与既往病例比较，治疗组氧合明显改善，而且病死率下降。目前肺泡表面活性物质的应用仍存在许多尚未解决的问题，如最佳用药剂量、具体给药时间、给药间隔和药物来源等。因此，尽管早期补充肺表面活性物质，有助于改善氧合，还不能将其作为 ARDS 的常规治疗手段。有必要进一步研究，明确其对 ARDS 预后的影响。

5.前列腺素 E_1　前列腺素 E_1（PGE1）不仅是血管活性药物，还具有免疫调节作用，可抑制巨噬细胞和中性粒细胞的活性，发挥抗炎作用。但是 PGE_1 没有组织特异性，静脉注射 PGE_1 会引起全身血管舒张，导致低血压。静脉注射 PGE_1 用于治疗 ALI/ARDS，目前已经完成了多个 RCT 研究，但无论是持续静脉注射 PGE_1，还是间断静脉注射脂质体 PGE_1，与安慰剂组相比，PGE1 组在 28 天病死率、机械通气时间和氧合等方面并无益处。有研究报道吸入型 PGE_1 可以改善氧合，但这需要进一步 RCT 研究证实。因此，只有在 ALI/ARDS 患者低氧血症难以纠正时，可以考虑吸入 PGE1 治疗。

6.N-乙酰半胱氨酸和丙半胱氨酸　抗氧化剂 N-乙酰半胱氨酸（NAC）和丙半胱氨酸（Procysteine）通过提供合成谷胱甘肽（GSH）的前体物质半胱氨酸，提高细胞内 GSH 水平，依靠 GSH 氧化还原反应来清除体内氧自由基，从而减轻肺损伤。静脉注射 NAC 对 ALI 患者可以显著改善全身氧合和缩短机械通气时间。而近期在 ARDS 患者中进行的 II 期临床试验证实，NAC 能缩短肺损伤病程和阻止肺外器官衰竭的趋势，不能减少机械通气时间和降低病死率。丙半胱氨酸的 II、III 期临床试验也证实不能改善 ARDS 患者预后。因此，尚无足够证据支持 NAC 等抗氧化剂用于治疗 ARDS。

7.环氧化酶抑制剂　布洛芬等环氧化酶抑制剂，可抑制 ALI/ARDS 患者血栓素 A_2 的合成，对炎症反应有强烈抑制作用。小规模临床研究发现布洛芬可改善全身性感染患者的氧合与呼吸力学。对严重感染的临床研究也发现布洛芬可以降低体温、减慢心率和减轻酸中毒，但是亚组分析（ARDS 患者 130 例）显示，布洛芬既不能降低危重患者 ARDS 的患病率，也不能改善 ARDS 患者 30 天生存率。因此，布洛芬等环氧化酶抑制剂尚不能用于 ALI/ARDS 常规治疗。

8.细胞因子单克隆抗体或拮抗剂　炎症性细胞因子在 ALI/ARDS 发病中具有重要作用。动物实验应用单克隆抗体或拮抗剂中和肿瘤坏死因子（TNF）、白细胞介素（IL）-1 和 IL-8 等细胞因子可明显减轻肺损伤，但多数临床试验获得阴性结果。近期结束的两项大样本临床试验，观察抗TNF单克隆抗体（Afelimomab）治疗严重感染的临床疗效，尤其是对与IL-6水平提高患者的疗效，但结果也不一致。其中MONARCS研究（n=2 634）显示，无论在IL-6高水平还是低水平的严重感染患者，Afelimomab治疗组的病死率明显降低。但另一项研究并不降低病死率。细胞因子单克隆抗体或拮抗剂是否能够用于ALI/ARDS的治疗，目前尚缺乏临床证据。因此，不推荐细胞因子单克隆抗体或拮抗剂用于ARDS治疗。

9. 己酮可可碱及其衍化物利索茶碱　己酮可可碱（Pentoxifylline）及其衍化物利索茶碱（Lisofylline）均可抑制中性粒细胞的趋化和激活，减少促炎因子TNFα、IL-1和IL-6等释放，利索茶碱还可抑制氧自由基释放。但目前尚无RCT试验证实己酮可可碱对ALI/ARDS的疗效。一项大样本的Ⅲ期临床试验（n=235）显示，与安慰剂组相比，应用利索茶碱治疗ARDS，28天病死率并无差异（利索茶碱31.9%，安慰剂24.7%，P=0.215），另外，28天内无需机械通气时间、无器官衰竭时间和院内感染发生率等亦无差异。因此，己酮可可碱或利索茶碱不推荐用于ARDS治疗。

10. 重组人活化蛋白C　重组人活化蛋白C（rhAPC或称Drotrecogin alfa）具有抗血栓、抗炎和纤溶特性，已被试用于治疗严重感染。Ⅲ期临床试验证实，持续静脉注射rhAPC，$24\mu g/(kg\cdot h)$，96小时，可以显著改善重度严重感染患者的预后。基于ARDS的本质是全身性炎症反应，且凝血功能障碍在ARDS发生中具有重要地位，rhAPC有可能成为ARDS的治疗手段。但rhAPC治疗ARDS的Ⅱ期临床试验正在进行。因此，尚无证据表明rhAPC可用于ARDS治疗，当然，在严重感染导致的重度ARDS患者，如果没有禁忌证，可考虑应用rhAPC。rhAPC高昂的治疗费用也限制了它的临床应用。

11. 酮康唑　酮康唑是一种抗真菌药，但可抑制白三烯和血栓素A_2合成，同时还可抑制肺泡巨噬细胞释放促炎因子，有可能用于ARDS治疗。但是由ARDSnet完成的大样本（n=234）临床试验显示，酮康唑既不能降低ARDS的病死率，也不能缩短机械通气时间。在外科ICU患者中预防性口服酮康唑，治疗组的ARDS患病率明显降低，提示在高危患者中预防性应用酮康唑可能有效，但仍需要进一步临床试验证实。因此，目前仍没有证据支持酮康唑可用于ARDS常规治疗，同时为避免耐药，对于酮康唑的预防性应用也应慎重。

12. 鱼油　鱼油富含ω-3脂肪酸，如二十二碳六烯酸（DHA）、二十五烯酸（EPA）等，也具有免疫调节作用，可抑制二十烷花生酸样促炎因子释放，并促进PGE_1生成。研究显示，通过肠道给ARDS患者补充EPA、γ-亚油酸和抗氧化剂，可使患者肺泡灌洗液内中性粒细胞减少，IL-8释放受到抑制，病死率降低。对机械通气的ALI患者的研究也显示，肠内补充EPA和γ-亚油酸可以显著改善氧合和肺顺应性，明显缩短机械通气时间，但对生存率没有影响。最新的一项针对严重感染和感染性休克的临床研究显示，通过肠内营养补充EPA、γ-亚油酸和抗氧化剂，明显改善氧合，并可缩短机械通气时间与ICU住院时间，减少新发的器官功能衰竭，降低28天病死率。此外，肠外补充EPA和γ-亚油酸也可缩短严重感染患者ICU住院时间，并有降低病死率的趋势。因此，对于ALI/ARDS患者，特别是严重感染导致的ARDS，可补充EPA和γ-亚油酸，以改善氧合，缩短机械通气时间。

第三节　呼吸衰竭的机械通气治疗

呼吸衰竭是一个常见的临床急危症，涉及多学科。机械通气作为呼吸支持的有效手段，对通气障碍所致的呼吸衰竭具有可靠的疗效，并可在一定程度上有助于氧合障碍的改善。近十余年国内外关于机械通气的基础与临床研究较前有更快的进展，气管插管材料和结构的改进使人工气道更易被医患接受，呼吸机研制水平的提高使机械通气向智能化发展，增加了如PSV、SIMV、PRVCV、VSV等模式，显著提高了机械通气的效果并可减少并发症的发生，结合对各型呼吸衰竭病理生理的深入研究结果，促使机械通气的策略发生了更趋合理的转变，如小潮气量、许可性高碳酸血症、容量控制气道压力限制策略的应用以及诸如液体通气等新的通气方式的应用，进一步提高了机械通气治疗呼吸衰竭的临床疗效，改善了呼吸衰竭患者的预后。

一、呼吸衰竭和机械通气的相关概念

（一）呼吸衰竭的定义

由于呼吸系统或其他疾患而致呼吸功能严重障碍，导致机体在呼吸正常大气压空气时发生较严重的缺氧或合并二氧化碳潴留，而产生一系列生理功能紊乱及代谢障碍的临床综合征。

（二）呼吸衰竭（RF）的分型

国内临床习惯根据血气的变化将 RF 简单分为两型，即只有 PaO_2 下降而无 $PaCO_2$ 升高者为 I 型呼吸衰竭，既有 PaO_2 下降又有 $PaCO_2$ 升高者为 II 型呼吸衰竭。此种分型方法可明确呼吸衰竭的严重程度，但为了有助于了解呼吸衰竭的病因和指导选择治疗方法，有学者提出根据病因和病程来对 RF 进行分类，具体如下：

（1）泵衰竭与肺衰竭：呼吸中枢、周围神经、呼吸肌、胸廓等驱动或限制呼吸运动的相关组织器官统称为呼吸泵。因呼吸驱动力不足或呼吸运动受胸廓限制而导致的 RF，称为泵衰竭。这类 RF 的特点表现为即有 PaO_2 下降，又可有 $PaCO_2$ 升高。因气道阻塞，肺组织本身病变，肺循环障碍引起的 RF 属于肺衰竭，不同原因所致肺衰竭的呼吸生理改变各不相同。上气道阻塞所致的 RF 与泵衰竭相似，主要表现为通气不足，既有 PaO_2 下降，又有 $PaCO_2$ 升高。根本治疗措施是解除气道阻塞。肺组织病变引起的 RF 病理生理改变随病因和病变程度不同而异，不仅有低氧血症，也可伴有高碳酸血症。如 COPD 患者因长期气道阻力增高，通气不足，PaO_2 降低的同时常伴明显的 $PaCO_2$ 升高；肺炎、肺间质纤维化、肺水肿在早期仅有 PaO_2 下降，无 $PaCO_2$ 升高，一旦 $PaCO_2$ 上升，往往提示出现呼吸肌疲劳，病情加重。肺循环障碍引起的 RF 在不合并其他病变时，其病理变化为 V/Q 比例失调，PaO_2 下降，机体在病程早期出现代偿性过度通气，$PaCO_2$ 下降甚至是呼吸性碱中毒，当病程后期呼吸肌疲劳失去代偿能力可出现 $PaCO_2$ 升高。

（2）通气衰竭和氧合衰竭：按呼吸衰竭的病理机制不同可分为通气衰竭和氧合（换气）衰竭，也可二者同时存在。通气衰竭可分为两个亚型：①分钟通气量不足：肺本身正常，多因中枢或周围神经系统或肌肉疾病所致的泵衰竭。②肺泡通气不足：可因肺循环障碍，V/Q 比值增大，生理死腔增大或机械通气时人工气道管腔过大所致，也可因呼吸频率过快，表浅呼吸所致。此种情况虽然每分通气量不少，但无效死腔通气比例大，有效肺泡通气仍不足。如 COPD 以通气不足为主，同时存在氧合障碍；而肺炎、肺水肿、肺纤维化主要为氧合障碍，晚期由于呼吸肌疲劳也可合并通气不足。

（3）急性与慢性呼吸衰竭：据起病缓急，呼吸衰竭可分为急性与慢性呼吸衰竭，二者无严格准确的时间界限。一般临床上将数小时至数天内发生的呼吸衰竭称为急性呼吸衰竭，数月至数年发生的呼吸衰竭称为慢性呼吸衰竭。此分类方法在对其采取治疗措施的策略方面，主要意义在于急性呼吸衰竭需及时给予合理、有效的处理，而慢性呼吸衰竭机体已逐渐产生一定的代偿功能，对低 PaO_2 和高 $PaCO_2$ 有一定的适应耐受能力，一般不需即刻的机械通气等特殊治疗，但在慢性呼吸衰竭的基础上急性加重时，需紧急处理。

二、通气机的概念

美国胸科医生学会将通气机定义为增加或代替患者的自主通气而设计的一种装置。通气机只能代行肺的通气功能，而对肺换气功能、肺循环、肺的防御、免疫和代谢功能没有直接帮助。

呼吸器（机）的概念：美国新世界词典，定义：①诸如罩在口或口鼻上，用以防止有害物质吸入，温热吸入空气的网罩一类的装置。②进行人工呼吸的装置。③气体面罩。机械通气治疗呼吸衰竭包括病因治疗、氧疗、机械通气、通畅气道、呼吸兴奋剂的使用、一般支持治疗等多方面，其中机械通气是改善通气功能衰竭最确实有效的方法。同时可在部分程度上有助于改善氧合（换气）功能。

（一）机械通气发展历史概况

1.背景　口—口人工呼吸。公元前数百年人们开始认识到空气中存在人身必不可少的物质，圣经中公元前 1300 年有口—口救人的记载，为人类人工呼吸的最早记载。我国公元 4 世纪左右，《中藏经》记载关于我国最早口—口人工呼吸救人记录。

2.早期机械通气　（15～19 世纪中叶）：1543

年欧洲科学发展迅速，Vesalius 首次对猪行气管切开、插管、正压通气。1667 年 Hooke 在狗身上重复试验，用风箱技术成功进行正压通气。200 多年后，1972 年 Curry 首次在人体气管插管，抢救病人，多用于溺水者的复苏。但因技术设备粗糙、缺乏经验，多致气胸等并发症，使其发展受到一定限制。在此局面下，对机械通气的研究从以下两方面继续展开，①改进原粗糙的人工气道技术，使之能适于人工正压通气的广泛应用，这点主要与 19 世纪麻醉科学的发展相关；②寻找其他的人工方法，避免有创人工气道，这个观点促进了体外负压通气技术的产生。

3. 近代机械通气（19-20 世纪中叶） 美、法、英国的外科、麻醉学科医生反复对经口气管插管、插管气囊、喉镜进行改良，1893 年，Eisenmenger 改进气管插管材料以柔软材料代替金属，1985 年 Kirstein 首次介绍直接喉镜的应用，1907 年，美国医生 Jackson 加以改进，从此，喉镜直视下气管插管方法成为气管插管的标准技术方法，由于人工气道技术的发展，1907 年，Drager 设计了自动供氧人工呼吸器，用于心肺复苏，当时仅供警察及消防队员复苏抢救用，未引起医学界的重视。1909 年，Janeway 发明"小型铁肺"，将患者头密封于铁箱内，施以间歇正压通气，并用于吸入麻醉，1913 年，他首次提出呼吸机可由病人自由呼吸的理论，为辅助通气模式（以前均为控制通气）的最早概念。1926 年 Drinker 和 Cecil、Shaw 制造了人体大小的金属圆桶，密封患者身体，头置于外部，电力驱动，使箱内压力变化而产生呼吸运动，为最早的体外负压通气机，这种通气机被称为"铁肺"，1928 年 10 月 13 日首次成功地抢救了一名 8 岁脊髓灰质炎呼吸衰竭的女孩，在 20 世纪 30 年代，这种"铁肺"对美国等地脊髓灰质炎流行期间呼吸衰竭病人的抢救起了一定的作用。但由于这种通气机使外科手术无法操作，气道管理困难，无法保证麻醉安全等原因，应用受到限制。

4. 现代机械通气（20 世纪 50 年代至今） 1948 年，美国发生脊髓灰质炎大流行，"铁肺"被大量用于抢救呼吸肌麻痹患者，在此过程中，发现其许多缺点，且抢救成功率低（死亡率 80%）。因此，Bennett 改进"铁肺"，给其增加了气管切开正压通气装置，使抢救成功率大大提高，死亡率降至 12%。此结果提示人们正压通气的疗效优于体外负压通气。20 世纪 40 年代末、50 年代初随脊髓灰质炎在美国和斯堪的那维亚地区的大流行，促使了机械通气由体外负压通气向正压通气的过渡，使机械通气从手术室走出，成为临床医疗中的一个重要治疗手段，并且该两地区成为研制新型正压通气设备的中心。促使机械通气临床应用的另一重要因素是动脉血气分析的监测，1952 年和 1956 年，Clark 和 Stor 分别发明了氧和二氧化碳电极，经过 Severinghaus 和 Bradly 改进后，可准确、快速测定血 PaO_2、$PaCO_2$ 和 pH 值，保证了机械通气疗效的监测与评价。当时具有代表性的通气机为 BennettMA-1A 和 BirdmarkVII 通气机，为压力控制型（定压呼吸机），可保证气道压力在安全范围。但在临床使用中发现常常不能保证潮气量供给，瑞典的 Engstrom 和美国的 Morch 呼吸机便采用容量控制型（定容呼吸机）。随着物理学及电子控制技术的发展，1967 年，BennettMA-1 型呼吸机首先采用电子控制潮气量及各报警系统，同时还有 Servo900 型呼吸机等也采用了电子控制技术。20 世纪 60 年代末至 70 年代末，瑞典的 Sjostranel 为了减少正压通气对血流动力学的影响，提出了低潮气量、高频率的高频通气模式（HFV），后来发展到高频喷射通气（HFJV）及高频振荡通气（HFOV），此模式可用低于解剖死腔量的潮气量与高呼吸频率结合进行有效的通气。20 世纪 60 年代越南战争中，大量"越南肺"或"湿肺"被认识，即为 ARDS，用 IPPV 模式通气难以纠正，Ashbaugh 运用 PEEP 及 Gregory 应用 CPAP 治疗 ARDS 与新生儿呼吸窘迫综合征取得满意效果，1973 年，Bowns 在撤机过程中，首创了 IMV 模式使撤机更为顺利。当时还由 Hill 应用体外膜肺（ECMO）取代肺的气体交换功能，但耗人力、财力大，未能推广。同时代，因气管导管的改进，经鼻气管插管的推广应用，留管时间明显延长，大大促进了医、患双方对机械通气治疗的接受程度。在机械通气技术不断进步的同时，其应用范围也在逐渐扩大，已不再局限于麻醉及脊髓灰质炎等神经、肌肉疾病所致的呼吸衰竭治疗。从 20 世纪 50 年代末、60 年代初，以机械通气为支柱技术的呼吸重症监护病房（RICU）在英国牛津大学 Churchill 医院、美国 Baltimore 大学医院、加拿大 Toronto 中心医院率先成立，后来欧洲等国家的大医院相继建立 RICU。RICU 的建立使以呼吸系统疾病为主的呼吸衰竭死亡率大幅度下降，但机械通气的治疗及监护费用昂贵,在一定程度上又限制了其广泛推广应用。20世纪80年代以来,随着对呼吸生理学认识的深入、流体控制原理的采用以及电子计算机技术的应用,机械通气新观点、新技术不断涌现,1981年Servo900C和Engstrom呼吸机开发出PSV模式,PSV和SIMV成为部分通气支持的常用模式。1989年美国伟康公司研制出双水平气道正压(BiPAP)通气机。20世纪90年代以来,机械通气的进展主要为液体通气和智能化通气。液体通气用全氟化碳,它具有低表面张力及在一定温度和压力条件下与空气和水不发生任何化学反应的特征,与常规机械通气结合,可增加肺顺应性,降低通气压力,气体交换效果好。智能化通气以PRVCV和VSV模式为代表,PRVCV每一次机械通气由电脑连续自动测量患者的胸/肺顺应性,呼吸机自动分析压力/容积关系,以确定下一次通气吸入预计潮气量所需压力,并自动予以调节,以保证实际潮气量与预调潮气量相符。这种电子计算机与机械通气相结合的技术,使机械通气更接近生理状态。

机械通气发展至今,其发展趋势重点在于:①致力于将机械通气的不良影响减少至最低程度。②探讨能确保疗效的无创通气方式。③使机械通气的作用更为全面,使其不仅能代行肺通气功能,而且能为气体交换甚至氧的运输提供理想的支持。

（二）应用指征

1.病理生理指征　①通气泵衰竭:呼吸中枢冲动发放减少；胸廓的机械运动功能障碍；呼吸肌疲劳；使用某些有呼吸抑制作用的药物等。②换气功能障碍:功能残气量减少。V/Q比例失调。肺血分流增多。弥散障碍。③需强化气道管理者:保持气道通畅,防止窒息者。

2.具体适应证　①支气管肺部病变所致的周围性呼吸衰竭（COPD合并Ⅱ型呼吸衰竭,ARDS、重症哮喘等）。②脑部炎症、外伤、肿瘤、脑血管意外、药物中毒等所致的中枢性呼吸衰竭。③严重的胸部疾病或各种原因所致的呼吸肌无力。④胸部外伤或手术。⑤心肺复苏。

3.判判是否需行机械通气参考以下条件　①呼吸衰竭用一般方法治疗不能纠正者。②呼吸频率（RR）>35~40次/min或<6~8次/min。③呼吸节律异常或自主呼吸微弱或消失。④呼吸衰竭伴意识障碍。⑤严重的肺水肿。⑥PaO_2<6.65kPa（50mmHg）,尤其是吸氧后仍<6.65kPa（50mmHg）。⑦$PaCO_2$进行性升高, pH值动态下降。

病种不同,需行机械通气的指标不同。

（三）禁忌证或相对禁忌证

①气胸及纵隔气肿未行引流者。②有肺大泡者。③低血容量休克未补充血容量前。④严重肺出血。⑤气管食管瘘。

出现致命的通气与氧合障碍时,无绝对禁忌证。

（四）正压机械通气的生理影响

1.对心血管系统的影响　①胸腔内压↑→腔静脉回流障碍→心排量↓→PB↓。②肺血管受压→右心后负荷↑、PAP↑（肺心病不同）。③心脏和大血管受压→类心包填塞作用。

2.对呼吸系统的影响　①肺泡通气量↑、萎陷肺泡开放[肺泡通气量=（潮气量－无效腔）×RR]、VD/VT↓→改善通气功能。②肺内气体分布及V/Q比值变化（双向调节）。③改变气道、肺力学性状（气道压力、阻力、肺顺应性）。④减少呼吸功。⑤在一定程度上改善氧合。

3.对肾脏影响　心排量↓→血压↓→肾血流量减少→排尿减少,同时抗利尿激分泌↑、肾素—血管紧张素—醛固酮系统兴奋→尿量减少。

4.对肝脏影响　腹腔内压↑→下腔静脉回流受阻→肝淤血→肝功能受损；腹压↑→门脉压↑→肝功能受损。

5.对中枢神经的影响　颅内静脉压↑,脑灌注压↓[脑血流量=（平均动脉压－颅内压）/血管阻力],过度通气使$PaCO_2$↓→脑动脉收缩→脑血流量↓。

6.对胃肠道影响　①胃肠黏膜的应激性损伤。②pH值↓,原因不清。③下腔静脉、门静脉回流受阻→消化道淤血→消化功能↓。④胃肠道防御功能↓。

（五）呼吸机的基本操作方法:

1.与病人连接　鼻/面罩；气管插管（经口、经鼻）；气管切开；喉罩。

2. 通气模式的选择

1）相送气方式

（1）辅助通气（assisted ventilation, AV）:靠自主呼吸触发呼吸机辅助通气,触发一次,按预置的VT送气一次。优点:易于与自主呼吸同步。缺点:触发呼吸机需一定功耗（触发灵敏度）[0.1~0.2kPa（1~2cmH_2O）],过低可致过度通气,过高不能触发或功耗增加。

（2）控制通气（controlled ventilation，CV）：控制机械通气/持续强制通气，不需患者触发，完全按设置参数予机械通气，适于无自主呼吸者。

（3）辅助—控制通气（assist-control ventilation，A-CV）：可补充 AV 的通气量不足，如 AV 频率＞CV 频率则与 AV 效果相同。同样有 A-CMV。

（4）间歇强制（指令）通气（intermittent mandatory ventilation，IMV），同步间歇强制（指令）通气（sychronized intermittent mandatory ventilation，SIMV）：优点为在指令通气之间可自主呼吸。指令通气成分在 0～100%之间。缺点为自主呼吸部分无辅助支持，一种为按需活瓣，需吸气触发，增加呼吸做功；第二种为吸气回路中恒定气流（70～90L/min 流速），称为 flow～by，不耗呼吸功，PB-7200 可扩展此功能。

（5）压力支持通气或吸气压力支持（pressure support ventilation，PSV；inspiratory pressure support，IPS）：自主呼吸触发，吸气相予压力支持，减少呼吸做功，R 和 I∶E 由病人自主。I-E 转换：当吸气流速降至最高流速 25%时即由吸气切换为呼气。调节参数：触发灵敏度[0.1～0.2kPa（1～2cmH$_2$O）]，当给 PEEP 时，低于 0.2～0.3kPa（2～3 cmH$_2$O）和压力支持（PS）水平，监测 VT 和 Rf，VT 达 8～10ml/kg，Rf15～25 次/min 时 PS 值最佳。优点是可给每一次自主呼吸予辅助支持。

（6）压力控制通气（pressure controlled ventilation，PCV）预设气道压力水平和吸气时间，持续气流供给维持压力。用于 ARDS 已用 PEEP 而效果不理想时，常与反比通气联用（inversed ratio ventilation，IRV）。缺点：当肺顺应性和气道阻力变化较大时，VT 不稳定。

（7）强制（最小）分钟气量通气（mandatory/minimum minute ventiltaion，MMV）：预设分钟通气量，MMV=MVs+MVm=TVs×Fs+TVm×Tm。优点：减少人工监测和呼吸机调节次数，补充自主呼吸通气不足。缺点：浅快呼吸时 Tvs 太小，Fs 快使 MVs 达预设值，实际仅为死腔通气。或 MMV 较好状态时突然呼吸终止，相当长时间内 IMV（IPPV）无法启动，发生窒息。多用于撤机，现多数学者不再使用。

（8）压力释放通气（pressure release ventilation，PRV）：分为气道压力释放通气（airway pressure release ventilation，APRV）和间歇指令压力释放通气（intermittent mandatory pressure release ventilation，IMPRV）；PRV 的特点是通过使气道压和功能残气量的减少来增加肺泡通气量，而气道峰压无明显增加。APRV 设定了压力释放的时间、频率、容量；IMPRV 需自主呼吸触发呼吸机进行压力释放，释放频率随自主呼吸频率增减而增减，且和自主呼吸同步，并可与 PSV 联合运用以减少患者的呼吸功耗。适用于急性呼吸衰竭过度焦虑患者、胸壁外伤者等。

（9）压力调节容积控制通气（pressure regulated volume control ventilation，PRVCV）：兼有 PCV 和 VCV 的特点，但不需随时人工调节 VT 和吸气压力，而由呼吸机微电脑连续测定肺的顺应性，计算下一次通气要达到预设潮气量所需的吸气压力，自动调整预计吸气压力水平，使实际送气潮气量与预设潮气量相符。需人工设置 VT、吸气压力水平、PEEP 的预置范围。其优点是：①人—机协调好。②避免人工频繁调机。③吸气流速波为减速波，气道峰压低。④减少气压伤、心血管系统并发症。

（10）容积支持通气（Volume support ventilation，VSV）：相当于 PRVCV+PSV，微电脑同时自动调节 PS 水平，既在 PRVCV 基础上增加了对每一次自主呼吸的辅助，随自主呼吸能力增强，自动降低 PS 水平，而如果自主呼吸停止过久（成人大于 20 秒），自动切换成 PRVCV 通气。适用于自主呼吸功能不健全，气道阻力肺顺应性不稳定者，如大手术手、麻醉恢复期、重症哮喘、ARDS 等情况。

2）呼气末状态调节

（1）呼气末正压（positive end expiratory pressure，PEEP）：呼气末使气道压高于大气压（一般<1.5kPa（15cmH$_2$O）。主要作用：①利于 CO$_2$ 排出。②利于氧合。③改善小气道、肺顺应性，防治肺萎陷。主要用于 ARDS、肺炎、肺水肿、术后肺不张、COPD 支持小气道。

（2）呼气末负压（negative end expiratory pressure，NEEP）：可用于上气道阻塞明显时及心功能不全者，一般不超过负 0.5kPa（5cmH$_2$O），但可促使肺泡萎陷的发生，较少使用。

（3）呼气末零压（zero end expiratory pressure，ZEEP）：呼气末不加任何压力。

3）双相状态调节

（1）持续气道正压（comtinuous positive airway pressure，CPAP）：吸气期恒定供给气流大于自主吸气气流，吸气省力，呼气期正压持续存在起到PEEP作用。与PEEP原理不同，有：①呼、吸期均成为正压，压力波动小。②呼吸做功小。③呼入VT大。④重复吸入CO_2少，排出CO_2多等优点。

（2）双时相气道正压（Biphasic positive airway pressure，BIPAP）：是在交替给予的两个不同水平气道正压的基础上进行自主呼吸或机械通气。其应用方式主要有三种：①自主呼吸基础上的BIPAP。②APRV+BIPAP。③PSV+BIPAP。优点是较CPAP改善氧合效果好，并发症少。

（3）双水平气道正压（Bi-level positive airway pressure，BiPAP）：相当于PSV+PEEP。

4）特殊通气方式

（1）分侧肺通气（independent lung ventilation，ILV）：双侧肺分别插管，用两台呼吸机设定不同参数同步实施MV。用于一侧开胸术、一侧肺胀肿或肺大泡等。

（2）液体通气（liquid ventilation，LV）：现用部分液体通气（patial liquid ventilation，PLV）或称为液气混合通气，用全氟碳（perfluorocarbon，PFC）液，其他学性能稳定，与氧亲和力高，表面张力低，对机体无毒副作用，按功能残气量注入肺内，采用压力控制+PEEP方式实施MV，FiO_2为100%。改善氧合效果优于单纯正压MV,现仅用于ARDS治疗。

（3）气管内吹气（tracheal gas insufflation，TGI）：作为MV的一种辅助措施，可促进CO_2的排出和提高PaO_2，减少肺损伤发生。用于气道阻塞性疾病至CO_2潴留者效果好，还可用于神经肌肉疾病致呼吸肌无力者。缺点主要有使下呼吸道分泌物浓缩、潴留，高速吹入气流（一般用4~6L/min流速）可引起气道黏膜损伤。

（4）体外膜氧合（extracorpreal membrane oxygenation，ECMO）：属于肺外气体交换技术，将从机体引出的静脉血进行氧合、排出CO_2，再泵回体内，使肺处于休息状况。该技术设备复杂、价格昂贵，未普及使用。

3.呼吸机参数的调定

（1）FiO_2：常用值<45%，>50%不易超过6小时，否则警惕氧中毒。

（2）VT：现多主张小潮气量，6~8 ml/kg，防止肺容量损伤。RR和VT决定分钟通气量。

（3）RR：常用12~20次/min，据病情而定。

（4）I:E：常用1:2，依通气、氧合、气道压等情况定。以上为定容方式通气的基础参数。

（5）气道峰压（peak airway pressure）：在定压方式时，决定压力切换值；一般<2.5kPa（25cmH₂O）（根据病种不同而定）。

（6）压力支持水平（pressure support level）：能保证有效潮气量、适当的气道压及RR时的值为最佳[0.4~3kPa（4~30cmH₂O）]。

（7）呼气末压力值（PEEP）：0.2~1.5kPa（2~15 cmH₂O），使用PEEP注意对循环影响，注意气压伤，加强对气道压、血压监测（平均气道压），>0.7kPa（7 cmH₂O）时易对循环产生影响，峰压>2.5kPa（25 cmH₂O）时易致气压伤。

（8）同步触发灵敏度（Trigger）：一般置于负0.1~0.3kPa（1~3 cmH₂O），流量触发常用负1~2L/min。

（9）气流波形（Wave form）：减速波可降低气道峰压。

（10）人机对抗的处理：①调整RR与自主RR相近。②增加通气量致相对呼吸性碱中毒。③使用Trigger。④改用IMV/SIMV方式。⑤存在PEEPi时加用PEEP。⑥抑制自主呼吸：镇静剂，神经—肌肉接头阻断剂。

（六）人工气道的原理

1.吸入气加温、加湿问题　要求吸入气温度32~36℃，相对湿度100%，24小时湿化液量至少250ml。

2.吸痰　每次吸痰前予高浓度氧吸入3~5分钟（FiO_2>70%），吸痰时间<15秒/次，注意无菌操作。

3.雾化吸入　5~10μm雾化微滴送入气道。常用药有：$β_2$受体兴奋剂、茶碱类、糖皮质激素、氨基甙类抗菌素、黏痰裂解剂等。使用与否有争议。

4.气管内滴入　用于稀化痰液，1/2~2小时注入气管深部，用注射用水，每次3ml。

5.气囊充放气　气管黏膜下毛细血管内压约2.5kPa(25cmH₂O)，气囊内压应<2.5kPa(25 cmH₂O)（在保证气管导管与气管间隙基本不漏气的前提下，尽可能降低充气压力，一般充气8~10ml即可）。每4~6小时气囊放气5分钟再充气（放气前必须吸净气囊上坠积物）。

（七）机械通气效果的观察

1. 体征变化　RR、胸廓起伏、唇色、肺部呼吸音、HR、BP（上机后5分钟、15分钟、30分钟、60分钟测BP）。人机是否同步，有无气囊漏气。

2. 血气监测　据以判断通气和氧合的情况，上机前、上机30分钟后、2小时后分别观察血气动态变化。

3. 通气力学监测　容量测定：VT、MV；压力测定：峰压、平台压、平均压、呼气末压；呼出气CO_2监测：呼气末CO_2浓度（借以大致估计$PaCO_2$）、有效和无效通气量、CO_2产生量；推算：气道阻力、肺顺应性、P（A-a）DO_2、VD/VT。

4. 血流动力学监测　PCWP、CO、PAP等。

三、机械通气（正压）并发症及其防治

1. 气压伤和容量性肺损伤　由于正压MV时肺泡内气压明显升高，可以使肺泡壁和脏层胸膜破裂出现肺间质气肿（pulmonary interstitial emphysema，PIE）、气胸、纵隔气肿、皮下气肿等肺部气压伤表现，发生率0.5%～39%。气压伤的发生主要与气道峰压和肺组织情况有关，当气道峰压超过4kPa（40cmH₂O）时，易引起气压伤，在COPD、肺炎等伴肺组织毁损的疾病中比较容易出现气压伤。PEEP是否对气压伤的发生具有明显和直接的作用尚有争议。

诊断与防治：尽早识别气压伤的发生具有极为重要的临床意义。X线胸片上有肺间质气肿（PIE）征象，应及时识别并尽早采取预防措施以避免进一步发展为气胸。接受MV病人出现躁动，查体发现颈、胸部皮下气肿，患侧肺部呈鼓音、呼吸音减弱，气管和纵隔移位、颈静脉怒张、低血压等体征，呼吸机显示气道压明显增高，应立即摄胸片以明确气压伤诊断并对张力性气胸采取即刻引流措施。识别气压伤需要注意：PIE是一种气体逸出肺泡后沿血管周围鞘走行形成的X线征象，常对气压伤有早期诊断意义；相当一部分气压伤病人仅表现为PIE、纵隔或皮下气肿而未出现气胸。预防气压伤的关键是在保证有效通气的前提下，尽量降低气道压和限制气道压的骤然升高。具体措施有：①调节呼吸机使气道压最小。合理设置压力释放阀开放水平（压力上限），通常将压力上限（报警限）调定在高于气道峰压15%的水平上。降低气道峰压，限制潮气量，使之处于达到满意通气的最低水平。尽可能鼓励病人自主呼吸以降低气道内压，SIMV、PSV、CPAP等允许病人自主呼吸的模式有助于达到这一目的；在COPD等伴外周血道阻塞的病例使用减速流量波型（骤升渐降波）送气；使用高频通气；降低吸气流速或使用反比通气，使在输入同样潮气量的情况下降低PIP。②减轻病人咳嗽和抑制人机对抗。③对两肺送气阻力和顺应性相差过大的病人采用双腔支气管插管对双肺分别进行MV。④换用或辅以体外膜肺排除CO_2。⑤采取低阻力呼吸管道和通气瓣膜。当病情好转时应及时调整通气参数，如已发生气压伤，须积极降低PIP，若肺萎陷明显，出现纵隔移位或致心肺功能抑制，应即刻行胸腔闭式引流。近年来多项研究提示大潮气量正压通气使肺泡过度扩张，对肺组织特别是疾病状况下的肺组织有损伤作用，引起肺泡壁的通透性增加，发生肺水肿或微气压伤，形成"容量性肺损伤（volume damage）"。因此，除压力因素外，对MV时的容量需限制。在潮气量选择上，以往采取比自主呼吸（VT5～8ml/kg）大得多的潮气量（VT12～15ml/kg），而目前主张用接近正常自主呼吸潮气量（VT6～8ml/kg），另辅以叹气、PEEP、吸痰、翻身拍背来预防肺不张。还可应用许可性高碳酸血症（permissive hypercapnia，PHC）策略以降低通气量、肺容积和气道压，避免气压伤、肺容量损伤。

2. 心血管系统并发症　机械通气所形成的气道内正压（以气道平均压为主要指标），经肺组织传送到胸膜腔、肺内血管和心脏，使①胸膜腔内压增高，外周静脉回流障碍。②肺血管床受压，右心后负荷增加。③心脏和大血管受压，心脏舒张受限，产生类似心包填塞作用。这些因素以综合作用导致心排血量减少，动脉血压降低，严重时引起心、脑、肾等脏器灌注不足。通常认为气道平均压大于0.7kPa（7cmH₂O）或PEEP大于0.5kPa（5cmH₂O）时即可引起血流动力学变化。肺脏的顺应性越高，正压通气对循环系统的影响越大；血容量不和/或心功能不全的患者，MV对循环的抑制更为显著。

一般认为，正压MV对机体的循环功能主要起抑制作用，引起不良的血流动力学效应，但应结合不同原发病做综合判断。首都医科大学附属北京红十字朝阳医院的一项研究表明对慢性肺心病并Ⅱ型

呼吸衰竭病人使用适当参数的 MV（ACMV 方式），可明显解除低氧性肺血管收缩，其对肺血管的扩张作用远大于正压通气对肺血管的压迫作用，从而使肺血管阻力和肺动脉压下降，右心后负荷减低；MV 后使交感神经高张态缓解和 $PaCO_2$ 下降，使心率、血压、肺毛细血管嵌顿压和中心静脉压下降，在无明显心排血量减少的情况下，MV 后左、右心室的负荷减轻。这一结果说明由于 MV 直接解除了导致肺心病患者急性发作期肺循环血流动力学恶化的通气和氧合障碍，对慢性肺心病这一特定病种的血流动力学的综合效应是改善了血流动力学状况。施行 MV 后最初一段时间内，由于静脉回流减少和原处于高张状态的交感神经相对弛缓等原因，可能出现一定程度的动脉血压下降，但随后通过神经反射的再调节，使周围静脉收缩，动脉血压部分恢复，这一过程一般不需特殊处理，但需严密监测，特别注意是否出现脏器灌注不良表现（如 ST-T 变化等）。有条件时可用 Swan-Ganz 导管直接对肺血内压、中心静脉压、心排量等指标进行监测。若病人血压下降幅度较大[舒张压下降大于 3.99～5.32kPa（30～40mmHg）]，持续时间长，或发生重要脏器灌注不良征象，需进行①核定呼吸机参数（改变 VT、I：E、采用 IMV 方式或降低 PPPE 水平等）尽量降低气道平均压；②注意补充血容量，必要时加用多巴胺静滴，血压稳定后将药物减量或停用。

3.医院内感染[1]　接受 MV 病人以呼吸系统为主的院内感染是极为常见的并发症。原因：①接受 MV 者常患严重疾病、体质较弱，加之部分患者经常使用抗菌素、激素等药物、机体抵抗力低下。②人工气道的建立使气管直接向外界开放，失去正常上呼吸道的过滤及非特异性免疫保护作用，病原体可直接进入下呼吸道。③吸痰等气道管理操作使污染机会增加。④气管插管或气管切开置管气囊上滞留物漏入气管下端至肺部。MV 后院内感染的主要表现形式为支气管—肺部感染（呼吸机相关肺炎）、人工气道周围感染、副鼻窦炎、中耳炎及可能继发的全身感染。呼吸机相关支气管肺部感染的诊断主要依胸 X 线片及痰菌检验，一旦确诊，即选用合适抗菌素治疗。

预防 MV 患者院内感染的措施：主要包括：①医护人员接触病人前洗手以避免交叉感染。②进行气管插管、气管切开、吸痰等操作时严格无菌操作。③及时更换呼吸机管道。一般 2～7 天更换一次。④及时清除呼吸机管道中凝水，严禁将之引流入湿化器或病人气管中。⑤防止咽部、气囊上滞留物流入下呼吸道。⑥有条件单位设置空气净化装置。⑦严格掌握抗菌素、激素等药物的使用指征。⑧对气管分泌物定期培养，监测病原及菌群变化，及时做出相应治疗反应。

4.呼吸性碱中毒　实施 MV 时若调控不当，可能因过度通气导致呼吸性碱中毒。主要原因有：呼吸机设置不当，分钟通气量过高和辅助通气时病人自主呼吸频率过快等。呼吸性碱中毒可使心输出量下降，心律失常、脑血管收缩，组织氧耗增加，血红蛋白氧离曲线左移，机体内环境碱化，出现躁动、抽搐等，对患者危害较为严重。在慢性 II 型呼吸衰竭患者，使用 MV 时特别注意控制 $PaCO_2$ 排出速度和下降水平，以免形成"相对性呼吸性碱中毒"。为避免呼吸性碱中毒，应控制分钟通气量不宜过大，对自主呼吸过快者，可采用 SIMV 方式，以控制自主呼吸触发的送气次数，可还使用镇静剂抑制自主呼吸，转用控制通气模式控制分钟通气量等。

5.其他脏器并发症

（1）肾脏：MV 时肾静脉淤血和心排量下降使肾血流量减少，肾素—血管紧张素—醛固酮系统兴奋致肾小球滤过率下降和肾小管重吸收增加，使钠水潴留。加之抗利尿激素分泌增加和心房肽分泌减少加重钠水潴留，致尿量减少及有关肾功能指标异常。在补足血容量的基础上可适量使用利尿剂（速尿）及扩张肾动脉、改善肾皮、髓质血流不良分布状况的药物（小剂量多巴胺或罂粟碱），以促进排尿。

（2）肝脏：MV 状况下使膈肌下移，腹腔内压、门静脉压、肝静脉压增高，肝脏淤血，加之心排血量下降，使肝脏易于受缺血性损害。表现为肝功能下降，转氨酶增高，胆红素增高等。一般不需特殊处理。

（3）消化道：无创 MV 或气管插管气囊处漏

---

[1] 医院内感染：原无感染又不在传染病潜伏期的病人入院后在医院内受到的感染。简称院内感染。这种感染不仅使病人的病情加重，而且延长住院日期，增加治疗费用，造成严重的浪费，甚至可引起残疾或死亡。

气可引起胃肠胀气。下腔静脉压升高使胃肠道供血减少、淤血，致消化功能下降，严重者出现胃黏膜糜烂或应激性溃疡、上消化出血等。可用 H_2 受体拮抗剂（雷尼替丁、泰胃美等）或酸尿抑制剂（洛赛克）及其他对症治疗用药。

（4）中枢神经系统：MV 时上腔静脉压力增高使头部静脉回流受阻，颅内压增高，加之动脉血压下降使脑供血减少；另一方面 MV 时血 $PaCO_2$ 下降使脑动脉收缩，颅内压下降，颅内压的最终变化取决于诸因素的综合效应。部分病人表现神志障碍，可予对症处理。

6. 氧中毒　长时间吸入高浓度氧可在体内产生超量氧自由基，损害细胞酶系统，发生氧中毒。氧中毒的损害程度取决于吸入氧的浓度高低和持续时间。氧中毒表现通常在 FiO_2 大于 50%，超过 6 小时后出现咳嗽、胸闷、血压下降、肺泡—动脉血氧分压差[P（A-a）DO_2]增大，X 线表现肺部斑片状模糊浸润影。氧中毒关键在预防，目前尚无可有效逆转氧中毒的方法，适当补充维生素 C 和 E 可配合预防其发生。

7. 呼吸机依赖　MV 后期的并发症，主要原因有：①原发病控制不满意。②呼吸衰竭的诱因或加重因素未完全去除。③呼吸驱动力不足或呼吸机疲劳。④营养不良或水、电解质平衡失调。⑤病人配合不满意。⑥撤机方法不当。

防止撤机困难的措施主要有：①有效控制原发病及去除呼吸衰竭诱因。②改善病人营养，如改善电解质平衡状况，恢复中枢及呼吸肌功能。③争取患者积极配合。④选择恰当的撤机方式。⑤对部分上机前就考虑到无撤机可能的患者，要严格选择适应证。

8. 呼吸机故障所致并发症　在 MV 过程中，呼吸机可能出现的各种故障，须及时识别并处理，否则会引起严重后果。其中呼吸机管道脱开或阻塞（积水、扭曲、连接不当、单向活瓣装反等）为常见故障，其他方面有断电、呼吸切换障碍、机械故障等。防止及处理措施主要有：①医务人员必须了解仪器性能和使用方法。②定期进行检测和维修。③上机前先用模拟肺检验仪器状况，确认无故障后方可使用于病人。④上机后设置各项报警极限，一旦报警须迅速确定并真正消除报警原因，切忌在未辨明原因的情况下仅简单消除或重置报警。⑤如不能在短时间内查明并消除故障，需先将呼吸机与人工气道断开，使用呼吸器维持病人呼吸，再对呼吸机进行检修。

9. 机械通气的撤离（weaning of mechanical ventilation）　指在使用机械通气的原发病得到控制，患者的通气与换气功能得到改善后，逐渐地撤除机械通气对呼吸的支持，使患者恢复完全自主呼吸的过程（简称撤机）。撤机过程主要有三方面内容：

（1）积极为撤机创造条件：①有效的纠正引起呼吸衰竭的直接原因。②促进患者呼吸泵的功能，如保持良好睡眠、避免使用镇静剂、纠正酸碱平衡失调及电解质紊乱、避免营养不良。同时尽量减小呼吸阻力，预防发热、感染等造成病理性通气量增加的因素。③帮助患者做好撤机的心理准备，取得患者的配合。

（2）准确把握撤机时机：撤机时机的掌握主要依据对各项撤机指标的综合分析和临床医生的经验判断。呼吸泵功能判断：下述指标提示呼吸泵功能可基本满足自主呼吸需要，可以考虑撤机：①最大吸气负压＞2～3kPa（20～30cmH$_2$O）。②肺活量＞10～15ml/kg，第一秒时间肺活量＞10ml/kg（理想体重）。③潮气量（VT）＞3～5ml/kg（理想体重）。④静息分钟通气量（MV）＜10L/min，最大分钟通气量（MVV）＞2MV。MV＜10L/min 提示呼吸负荷和死腔通过气未明显增加；MVV 较 MV 大幅度增加提示尚有较充分的呼吸功能储备。⑤呼吸频率（RR）＜25～35 次/min。⑥呼吸形式：浅快呼吸指数（rapidshallow breathingindex）=RR（bteaths/min）/VT（L）。若 RR/VT＜80，提示易于撤机；若为 80～105 需谨慎撤机；大于 105 则提示难于撤机，撤机前应无胸腹矛盾呼吸运动及明显的辅助呼吸肌参与呼吸的现象。

呼吸频率和呼吸形式是撤机前、中、后均需密切观察的指标。呼吸频率具有对撤机耐受性的综合评价意义；RR/VT 是近年来较受提倡的指标；出现胸腹矛盾呼吸可较为可靠地提示发生了呼吸肌疲劳，需延缓撤机。气体交换能力的判定：动脉血气指标应在可接受范围，撤机前 PaO_2≥7.98kPa（60mmHg）（FiO_2＜40%）；P（A-a）DO_2＜39.9～53.2kPa（300～400mmHg）（FiO_2=100%）；PaO_2/FiO_2＞200；$PaCO_2$ 达基本正常范围[3.99～6.65kPa（30～50mmHg）] 或在 COPD 病人达缓解期水平；pH 值在正常范围内；肺血分流率（QS/QT）

<15%～25%；死腔气量与潮气量之比（VD/VT）<0.55～0.6。反映组织氧合状况的指标——混合静脉血氧分压和氧饱和度、血乳酸水平、氧输送量和氧消耗量、胃黏膜内 pH 值等对判断是否具备有效的组织气体交换能力，预测撤机转归有一定价值。

（3）选择恰当的撤机技术方案：通常有以下几种撤机方式可供选择或将它们结合使用，如使用 T 型管间断撤机、CPAP 方式间断撤机、IMV/SIMV 方式撤机、PSV 方式撤机、IMV/SIMV 与 PSV 方式并用撤机、MMV 方式撤机等。目前使用较多的为 IMV/SIMV 与 PSV 方式并用撤机，这种方式在强制通气（IMV/SIMV）的间期仍向自主呼吸提供一定水平的吸气辅助压力（PSV）。撤机开始时将 IMV/SIMV 频率调至可使 IMV 方式提供 80%分钟通气量的水平，PSV 调至可克服通气管路阻力的水平以上[至少大于 0.5kPa（5cmH$_2$O）]，然后先将 IMV/SIMV 频率下调，其速度按每天下调 1～2 次/min 至每小时下调 1～3 次/min，直至频率达 2～4 次/min 后不再下调，再将 PSV 水平逐渐下调，直至 0.5～0.6kPa（5～6cmH$_2$O）左右，稳定 4～6 小时后可以撤机。撤机时需注意以下问题：①撤机时机的选择在综合分析各项撤机指标的基础上，临床医生主要根据自己的经验选择撤机方式。②撤机时间宜选在白天。③撤机时应选择坐位或半坐位。④撤机过程必须有医护人员密切监测患者的呼吸、循环、中枢神经状态等有关指标。如出现以下情况，应暂停继续撤机：ⓐ心率增加或降低 20 次/d 以上或出现心律失常；ⓑ动脉收缩压升高或下降 2.66kPa（20mmHg）以上；ⓒRR 增加 10 次/min 以上；ⓓVT 小于 250ml；ⓔ出现胸腹矛盾呼吸或明显的辅助呼吸肌参与呼吸的现象；ⓕPaO$_2$ 下降 1.33～2.66kPa（10～20mmHg）以上，PaCO$_2$ 升高 1.64kPa（8mmHg）以上，pH 下降 0.1 以上；ⓖ病人明显气促，有痛苦表情，意识状态下降，出汗；ⓗRR/VT>80。一旦暂停撤机并部分或完全恢复机械通气，一般应至少在超过 12～24 小时后再重新开始尝试进一步撤机，目的在于使呼吸肌得到比较充分的休息。⑤部分病例撤机失败，可考虑采用无创机械通气方式过渡到完全撤机，还可进行呼吸肌训练或试用生物反馈疗法帮助撤机。

正确掌握拔除气管内导管的时机与方法：撤机并不就意味着已经具备了拔除气管内导管（气管插管和气管切开导管）的条件，拔管前应确认病人咳嗽、吞咽反射正常，可以有效地清除气管内分泌物和防止误吸，无明显的发生舌后坠或喉水肿等可致气道阻塞的临床倾向后方可考虑拔管，否则应继续保留一定时间，直至具备上述条件。拔管前宜禁食，插管时间较长者拔管前 1～2 小时肌注或静注氟美松 5～10mg 以预防喉和气管黏膜水肿，拔管前充分吸除气管内分泌物和气囊上滞留物，拔管时病人取坐位或半坐位，抽出气囊内气体，嘱病人深吸气，于深吸气末顺气道自然曲度轻柔、迅速地将导管拔出。拔管后至少 2 小时内不能进食，半小时后复查血气，并密切观察病人呼吸、心率、血症等情况酌情处理，可适当提高吸氧浓度 10%左右，并鼓励病人咳嗽排痰。对高危患者，若出现气道阻塞、呼吸窘迫、血气恶化等情况应考虑再行插管。

第二章

内环境及电解质紊乱

第一节 低钠血症

一、临床表现

包括基本病因表现以及低钠血症本身所致改变两大组症状。血钠下降造成细胞外液渗透压下降,水分从细胞外进入细胞内,导致细胞水肿,特别是脑细胞水肿为主要原因。但近来也有许多实验提示:脑细胞为适应过低渗透压环境,细胞内一些离子可以转移到细胞外,某些氨基酸等可以进行再组合,以使细胞内渗透压下降,这种改变一方面可以缓解低渗所造成的症状,但有时也是导致本病特别是某些慢性恢复期时的临床症状形成原因的一部分。临床症状固然与低钠的严重程度密切相关,更和病情发展的快慢相关。根据统计,低钠血症所致的病死率除部分极严重的血钠过低以及在很短期内发生者外,更为密切的是其基本病变情况。大多数(约 2/3)病人并无症状,仅在化验时发现。另外老年人及小儿对低钠血症较成人相对敏感,也较易出现症状。

急剧出现的低钠血症患者常可出现明显的神经系统症状,血钠水平＜125mmol/L 时,常有恶心、不适,115～120mmol/L 时则有头痛、乏力及感觉迟钝等,血钠进一步下降可出现一系列更严重的症状,包括抽搐、昏迷等,如果原来有中枢神经系统病变者,则可能出现局灶性神经系统定位症状。相反,缓慢发生的低钠血症除非到极其严重程度一般症状较少,通常并无明显神经系统症状。这主要是由于快速出现的血钠过低,使水快速进入到细胞内,造成脑细胞水肿而出现神经系统症状;而缓慢产生的低钠血症,在血钠降低的同时,脑细胞可以通过释放细胞内 Na^+、K^+ 以及多种游离氨基酸,而使细胞内渗透压下降,防止脑水肿的产生。女性低钠血症较男性易出现神经系统症状,其机制不明。

二、诊断

根据病史、体征以及其他实验室指标判断。

一旦发现血钠过低可按图 6-2-1 步骤进行诊断。

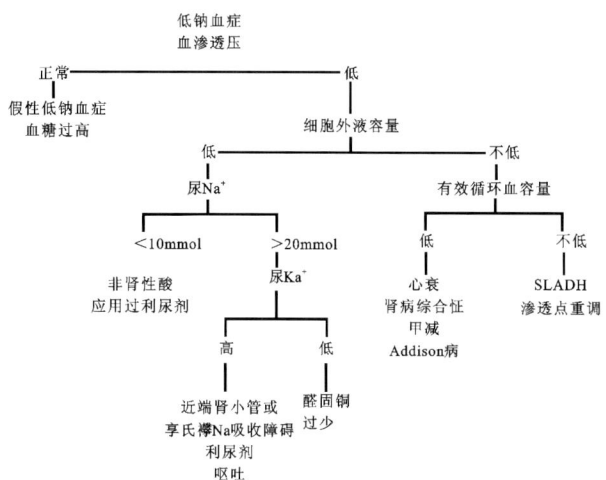

图 6-2-1 血钠过低诊断步骤

(一)确定是否真正有低钠血症 严重高脂血症可被测定为低钠血症,这是因为正常血浆含水量仅占93%,该部分为钠盐真正溶解部分。严重高脂血症时,血浆含水量相对减少,同等血浆测出的 Na^+ 浓度相对下降,此时血液渗透压仍正常,血浆呈乳白色可以作为佐证。少数情况时,异常高蛋白血症(如异常球蛋白血症),也可使血浆中含水分比例减少。事实上,上述两种情况的血浆内含水部

分血 Na^+ 及血液渗透压均正常。血中积聚过多具有渗透活性的物质也可出现低钠血症，此时因为渗透梯度差使细胞内水分被透出到细胞外液，使血浆被稀释，常见原因为血糖过高，使用渗透性脱水剂，例如甘露醇等。尿素虽然也可造成血渗透压上升，但由于很易进入到细胞内，因此不产生。

（二）估计细胞外液容量状况 低钠血症主要由体液绝对或相对不足所致。根据血压偏低或下降，皮肤弹性差以及实验室检查所见 BUN 上升，肌酐轻度上升等常易确定。如曾经胃肠道液体丢失、大量出汗、尿钠＜10mmol/L 者，提示经肾外丢失；尿钠＞20mmol/L，病史中又有应用利尿剂，或检查有糖尿或肾上腺皮质功能减退的症状者则可确定为经肾丢失。尿钾测定也很重要，高者常提示有近端或亨氏襻的 Na^+ 重吸收障碍，或者由呕吐、利尿剂等引起；低者则提示有醛固酮过低的情况。

细胞外液不低且同时有浮肿或第三体腔体液积聚者，低钠血症大多因心、肝、肾等疾病造成水肿的情况而致。如无浮肿，血压正常，同时无任何体液过少迹象的低钠血症，主要是由 ADH 分泌过多而引起。此时如果有严重少尿，血 BUN、肌酐明显升高，尿钠排泄仍＞20mmol/L 者，为肾功能衰竭引起；如果尿渗明显降低，且伴有明显多饮，则本病可能由多饮引起，常见原因为精神病，或者服用某些导致严重口渴的药物（如三环类抗抑郁药）引起。

三、治疗

除治疗原发疾病外，主要目的为提高血钠浓度。提高的速率则应根据病情发展的速度、症状严重程度等因素综合加以考虑。过快纠正低钠血症可能导致中心性桥脑髓鞘破坏，出现截瘫、四肢瘫痪、失语等严重并发症，应予以注意。一般主张按每小时提高 0.5～1mmol/L 并先将血钠浓度提高到 120～125mmol/L 为宜。

临床上用来治疗不同原因所导致的细胞内外液容量或渗透性异常溶液的组成及对细胞内外液的影响如表 6-2-1 所示。

等渗盐水主要用于治疗 ECF 容量不足者，但在血管内液容量极低时，应同时输注白蛋白血浆或红细胞；5%葡萄糖液主要扩张 ICF，少量扩张 ECF，

表 6-2-1 各种溶液成分对 ECF、ICF 的影响

溶液	成分	容量改变（L）	
		ECF	ICF
盐水		1	0
0.9%盐水	150mmol Na^+，Cl^-	0.67	0.33
0.45%盐水	75mmol Na^+，Cl^-	2.6	-1.6
3.0%盐水	512mmol Na^+，Cl^-	0.33	0.67
5%葡萄糖液	276mmol 葡萄糖		
5%葡萄糖盐水★	183mmol 葡萄糖，50mmol Na^+，Cl^-	0.55	0.45

★2/3 葡萄糖液，1/3 盐溶液；ECF 为细胞外液；ICF 为细胞内液

由于使用本液后首先需要先将葡萄糖氧化，而后者在重危病例或应激情况时每小时仅能氧化 0.2g/kg，如以一体重为 70kg 病例为例，即相当于每小时可代谢 14g 葡萄糖，亦即 50g 中的 30%，因此滴注 5%葡萄糖溶液时每小时不可大于 300ml。如果病者已有高糖血症，则宜更少。本溶液主要用于治疗细胞内液缺乏病例，主要表现为高钠血症。以同时扩张 ICF 和 ECF 容量者则可用 0.45%盐水，注射后 2/3 分布在 ECF。也可采用 5%葡萄糖盐水，该溶液注射后基本上对 ECF 和 ICF 的影响各为 50%。3%或 5%高渗盐水主要可造成水从细胞内转移到细胞外，适用于低钠血症患者，但应注意用后可造成 ECF 的快速扩张。有时宜同时给予襻利尿剂（呋塞米），同时注意补充从尿中丢失的水及 K^+。

临床上对由容量过低而同时伴低钠血症者，如尚无特殊症状，可先鼓励口服钠盐或静脉输注生理盐水：按 50～100ml/h 速率给予。大多病例注射开始阶段血钠上升并不快，主要因为由容量不足所致的 ADH 分泌过多，机制尚未解除，一旦容量得到纠正后，则 ADH 分泌被抑制，血钠常可较快上升。高渗盐水仅适用于较严重低钠血症，同时又伴有与低钠血症直接有关系的症状者，大多采用 3%盐水注射，注射时注意：①纠正血钠浓度不可过高，一般先纠正到 120mmol/L 为止；或虽未达到该水平，但低钠血症症状已改善；②注射速度不宜过快；③按计算所得先给 1/3 钠盐而非全数给予。按下列公式计算：ΔNa（mmol）$= \Delta PNa$（mmol/L）$\times TBW$，其中 ΔNa 为净失钠量，ΔPNa 为血钠浓度的改变，TBW 为总体水量。

以一体重 55kg 男性病者接受利尿剂后血 Na^+ 为 115mmol/L 为例，则：

$\Delta Na = (14-115) = 25$mmol/L，

$TBW = 55kg \times 0.55$（占体重水量）$= 30.25$，

缺 Na 量=25×30.25＝756.25mmol，

每 1 000ml 的 3%NaCl 含 512mmol NaCl，则所需补充量为 752.25÷512=1 477ml。

伴水肿型低钠血症通常采用限制入水方法，通过水的负平衡而使血钠浓度上升。严重情况可使用襻利尿剂如速尿，再合并高渗盐水注射，治疗过程测定尿量及尿钠量，再将排出尿钠量予以补充但不补充水。严重心衰引起者可同时使用血管紧张素Ⅱ转化酶抑制剂，后者可通过解除周围血管阻力，使组织灌注改善，促进前列腺素合成，对抗 ADH 作用，使血钠得以上升。

SIADH 造成明显低钠血症时，除处理可能的基本病因外（例如去除肿瘤，停用可能促使 ADH 分泌或作用过强的药物等），应严格限制入水。由于从皮肤、呼吸道持续损失低渗性水分，因此可以使血钠得到一定程度提高。使用襻利尿剂如速尿，可以促使尿中水分排泄增加，但在排水同时必然会伴随电解质丢失，一般情况下此时每升尿中已含 40～100mmolNaCl 以及 5～30mmol KCl，所以必须同时放置于尽量少的盐水中注射，可望提高血渗浓度。在纠正严重低钠血症过程中，一般相应症状应逐次好转，如果低钠血症已经得到改善，但中枢神经系统症状反而加剧，应除外中枢性脱髓鞘形成。

乙醇可以抑制 ADH 分泌，理论上可用来治疗 SIADH，但是实际应用多有困难。苯妥英钠可抑制垂体后叶 ADH 的释放，SIADH 时也可用，但临床使用效果也不理想，多仅用于确定 ADH 过多是因垂体后叶释放过多或垂体外组织（如肺癌）而来。锂盐可以对抗 ADH 对肾小管作用，但在 SIADH 治疗时，实际有效率大约仅十分之一，另外还可能引起间质性肾炎等。去甲金霉素（Demeclocyline）在临床上可以改善多饮、多尿症状。在人培养的肾乳头细胞中证实，它还可干预 cAMP 生成以及抑制 cAMP 依赖性的蛋白激酶形成。在一组实验中观察到 SIADH 者应用本药 5～14 天（600～1 200mg/d），几乎所有病例均有效。本药有时可以损害肾脏，致肌酐廓清下降等，在肝硬化腹水病人应用时尤其明显，因此也应谨慎应用。

第二节 高钠血症

高钠血症指血钠>145mmol/L 并伴血液渗透压过高者，主要因失水，少数因注射过多高渗 NaCl 等引起。

一、病因和发病机制

（一）水的丢失

1.不显性失水　高热、高温环境，剧烈运动引致的大量出汗可引起水从皮肤或呼吸道大量丧失，胃肠道渗透性水样腹泻也可造成本症，如果同时合并饮食障碍，则情况可以严重恶化。

2.经肾失水　主要由中枢性尿崩症及肾性尿崩症或应用大量渗透性利尿剂引起。一般尿崩症者可因失水造成烦渴，如果饮水充分并及时，不致产生高钠血症；如果水源供应障碍、中枢性疾病影响渴觉中枢或胃肠道疾病而不能饮水时，可出现严重高钠血症。高钙血症、低钾血症可造成肾性尿崩症，高钙造成肾间质小管损害，可使肾浓缩能力下降，同时又可干扰 ADH 对肾脏集合小管的作用。低钾血症也可使集合小管对 ADH 作用反应降低，还可能通过影响逆流倍增机制而影响肾脏浓缩能力而致。

3.渗透性及非渗透性利尿　未被控制的糖尿病使大量溶质微粒通过肾小管而致渗透性利尿，可使滤过液中 Na^+、K^+ 浓度稀释性降低，即失水大于失钠，血钠上升。

（二）下视丘障碍

可表现为饮水过少，称为原发性饮水过少症（primary hypdipsia）或渗透点重建。部分原发性醛固酮增多症患者，由于盐皮质激素过多造成慢性血容量过多，后者可延缓 ADH 分泌而造成高钠血症。

（三）水转移到细胞内

可见于剧烈运动、抽搐等后，一般持续不长。由于上述原因造成细胞内渗透压增加，促使水进入细胞内。乳酸性酸中毒时，糖原大量分解为小分子的乳酸，使细胞内渗透压过高，水从细胞外面被吸收，也造成高钠血症。

（四）钠输入过多

常见于注射 $NaHCO_3$、过多高渗性 NaCl 输入等。病者多伴有严重血容量过多。

二、临床表现

主要由于血钠浓度过高造成的高渗状态，使细胞内水分被析出，从而细胞失水，特别是脑细胞失水，可造成一系列神经系统症状。发病越快，症状越明显。与低钠血症一样，缓慢发生的高钠血症症状一般相对为轻，这是由于脑细胞在此时可以将细胞外 Na^+、K^+ 等转移到细胞内，同时还能合成许多小分子的具有渗透性的物质，主要为肌醇、谷氨酸及谷氨酸胶等。它们可参与细胞内渗透微粒组成，从而预防细胞过度失水而致功能障碍。

可能出现的症状包括乏力、头痛、易激动、兴奋等，可在较早期出现，而后逐步进展为震颤、抽搐，以至昏迷甚至因脑组织不可逆转性损害而死亡。合并颅内出血者可有定位症状。神经系统检查可出现反射亢进、颈项强直、锥体束征阳性等。不少病例腰椎穿刺脑脊液中有红细胞、蛋白量增多等。由尿崩症引起者有明显多尿，皮肤失水过多引起者则有发热，注射过多高张性 NaCl 或 $NaHCO_3$ 引起者则有高血压、呼吸困难、咳嗽等心衰症状。

三、诊断

根据过高的血液钠及血渗透情况可确诊。尿渗透压测定对病因有帮助。尿渗透压 <300ml/kg 者为尿崩症引起，包括中枢性及肾性尿崩症；300～800mmol/kg 者为中枢性尿崩症伴血容量减少、部分中枢性或肾性尿崩症以及渗透性利尿而致；>800mmol/kg 则多因过多不显性失水，原发性饮水过少症以及钠盐输注过多引起；注射垂体后叶素尿渗透压反应情况可以区别出中枢性或肾性尿崩症。

四、治疗

主要为补充水分，并采取措施制止水分继续丢失，以使过高血渗透压得以下降，如果能口服，尽量口服为宜。静脉注射等渗糖水可快速使血渗透压下降，但过快纠正严重高钠血症也可能导致严重并发症，一般希望在 48 小时以内将血钠降至接近正常水平。根据血钠水平，可根据下列公式，计算出缺水量：

缺水量 = 总体水 × ([PNa/140] − 1)

其中总体水男女不一，可根据每千克体重 60% 或 50% 干重计算，但通常按男女各为体重的 50%、40% 计算更安全。例如一男性 60kg 患者，血钠为 168mmol，

$$\begin{aligned}缺水量 &= 60 \times 0.5 \times \left(\frac{168}{140} - 1\right) \\ &= 30 \times (1.2 - 1) \\ &= 6L\end{aligned}$$

补液种类根据基本病因而异，单纯失水引起者用 5% 葡萄糖水，必要时注射少量胰岛素；如果同时合并有失盐，可将补液总量的 3/4 补充 5% 葡萄糖水，其余 1/4 为生理盐水。如果有血压过低者，应该先补充生理盐水，以改善组织灌注情况，有缺钾者可同时补充 KCl，但应注意尿量，加 KCl 本身也可增加补充液体成分的总渗透压，应予以注意。

第三节 钾代谢紊乱

一、正常钾代谢及其调节

（一）体内钾的分布及其功能

钾离子为机体最重要的阳离子之一。正常人体内钾总量约为 50mmol/kg。其中 98% 在细胞内，主要分布于肌肉、肝脏、骨骼以及红细胞等，浓度约为 150mmol/L，与细胞的容量调节，酸碱平衡，生长发育以及其他许多代谢例如蛋白质合成，葡萄糖、氨基酸代谢，三磷酸腺苷生成等都有密切关系。细胞外液中钾的含量仅占总体钾量的 2%，其中约 1/4 在血浆中。正常人血清钾浓度为 3.5～5.0mmol/L。正常静息细胞膜电位与细胞内外钾、

钠离子浓度有密切关系，可以下式来表示：

$$EM=611g\frac{[K^+]i+0.01[Na^+]}{[k^+]g+0.01[Na^+]g}=-88mV$$

其中细胞外钾浓度（$[K^+]e$）与细胞内钾浓度（$[K^+]i$）相比，其数值远远为低，微小改变都会影响 EM 值，即都会明显影响膜电位，进而影响细胞的极化功能。神经、肌肉以及心肌细胞等正常工作与膜电位情况关系甚为密切，因此钾代谢障碍时特别容易出现与它们有关的症状。

细胞内外钾浓度明显差别的维持和钠泵的正常运转有关。钠泵是一种酶，它可以利用由 ATP 水解所获得的能量将细胞内的 3 个 Na^+ 转运到细胞外；与此同时，细胞外 2 个 K^+ 被交换到细胞内。由交换而进入细胞内的 K^+，又可通过细胞膜上的特殊通道而渗漏到细胞膜外。由于这种过程持续地进行，细胞内 K^+ 浓度可保持在相当恒定的水平。这也是形成正常细胞呈极化状态的原因。

（二）血清钾恒定的调节

正常人每日摄入钾量相异甚大，每次进入体内的钾量也时有不同，但血钾水平相当恒定。这种相对恒定是由许多机制综合作用的结果，可包括肾外、肾内两大部分。

1. **肾外钾恒定调节机制** 主要通过细胞内外钾的转移而致。由于细胞内钾总含量甚大，因此即使短期内有大量钾转移到细胞内，也不至于产生明显细胞内钾浓度的改变。影响细胞外内转移的因素有以下几方面。

（1）胰岛素：可促使钾转移到横纹肌、脂肪组织、肝脏以及其他许多细胞内。胰岛素的这种作用主要通过活化分布上述组织细胞表面的 Na^+/H^+ 逆转子（Na^+/K^+ antiporter），后者在启动后，可将细胞外 Na^+ 转运到细胞内，同时细胞内 H^+ 转运出，因此属电中性转运（electronetral）。Na^+ 转运到细胞内后，细胞内 Na^+ 浓度暂时性上升，刺激了 Na^+-K^+-ATP 酶，再将 Na^+ 从细胞底侧端转运出外，K^+ 则从细胞外转运至细胞内。一般在胰岛素缺乏时可以使细胞外液$[K^+]$上升约 0.5mmol/L。胰岛素本身还可使 Na^+-K^+-ATP 酶合成增加以及促使葡萄糖转运体（glucose transporter）增加，间接使血 K^+ 下降。

（2）儿茶酚胺：对 K^+ 作用较为复杂。β 肾上腺素能受体阻滞剂可刺激 K^+ 从细胞外进入细胞内，其机制也可能是刺激 Na^+-K^+-ATP 酶。一般认为先是使细胞内 cAMP 上升，随后磷酸化，再活化 Na^+-K^+-ATP 酶起作用。应该指出儿茶酚胺对 K^+ 在细胞内外的影响可以通过另外一些间接作用，例如它可以刺激糖酵解，使血糖上升，进而刺激胰岛素从胰腺 β 细胞内分泌出，再促使 K^+ 进入细胞内。

α 肾上腺素能受体阻滞剂可使细胞内 K^+ 逸出到细胞外。其他激素凡能兴奋肾上腺素能受体阻滞剂或抑制胰岛素分泌者都有可能诱发高钾血症。急性心肌梗死、脑卒中、严重脑创伤时，体内可以分泌大量儿茶酚胺，有时可能成为促使严重低血钾产生的原因。相反，某些伴高钾状态的疾病，如糖尿病、低醛固酮血症、慢性肾衰等，使用非选择性β受体阻滞剂可能使高血钾进一步恶化，必须予以重视。

（3）醛固酮：主要通过作用于肾脏，使排钾增加而维持钾的平衡，但同时也作用于结肠、涎腺、汗腺，促进钾的排泄。当醛固酮被给予正常人时，一般血$[K^+]$并不改变，而当机体缺乏醛固酮，同时合并高钾血症时，给予醛固酮，可以造成血钾急速下降，这时尿、粪排 K^+ 量并未有增加，因此大多数人认为，在高钾血症时，醛固酮在此时，仅对 K^+ 进入细胞内起"应允"（permitting）作用。

（4）酸碱平衡状况：酸中毒促使 K^+ 从细胞内转移到细胞外，碱中毒则相反，促使钾从细胞外转移到细胞内。一般情况下，血 pH 值每改变 0.1 单位，血钾朝相反方向改变 0.6mmol/L。但是实际上影响因素甚多。例如因无机离子造成的酸中毒对血钾影响较明显；有机酸所致的酸中毒则对钾的影响相对不太明显。另外，由呼吸性引起的酸碱平衡障碍对血钾的影响，也与由代谢性引起的影响在程度上有所不同。

（5）血渗透压：细胞外液渗透压急速升高，可导致血钾过高。其机制可能是高渗后造成细胞脱水，使钾逸出细胞外所致。

2. **肾脏对钾恒定的调节** 摄入钾的 90%由肾脏排出，因此肾脏为维持血钾水平恒定，特别是慢性情况下的最关键的器官。

肾脏每日滤过 K^+ 为 600~700mmol，几乎所有这些肾小球滤过的 K^+ 都在近端肾小管（70%~80%）以及亨氏襻所吸收。而通常人每日排出的 K 量（70~90mmol/d）全部都是由远端部分肾小管所排泄，特别是远端的连接小管以及皮质及髓质的集合小管。

上述这些细胞的底端侧膜有活性离子泵（图6-2-2），可以将钾离子泵入到细胞内，从而使细胞内 K^+ 浓度明显增高，细胞内的 K^+ 可以从此逸出到管腔内。下列因素可以影响这些肾小管细胞对 K^+ 的排泄。

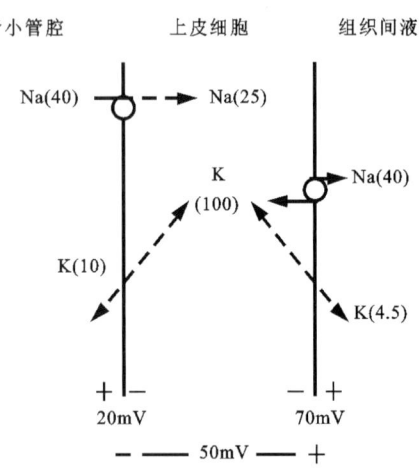

图6-2-2　远端肾小管泌钾示意图

注：括号内的数字为该离子的浓度（mmol/L）。实线表示主动转运，虚线表示顺电化学梯度转运

（1）醛固酮：可促使 K^+ 的排泄，血钾过高时，肾上腺皮质合成及分泌增多，过低时则抑制其合成与分泌。

醛固酮主要作用于远端肾小管，包括联结小管及皮质部集合小管的主细胞。排 K^+ 机制包括：①促使管腔侧膜对 Na^+ 的通透性增加，促进 Na^+ 的重吸收，带正电荷的 Na^+ 重吸收后管腔电负性加大，小管上皮细胞内 K^+ 更容易泌出；②增加底端侧膜 Na^+ 泵活性，使细胞内 K^+ 浓度提高，通过离子梯度差的增加，K^+ 排出增加；③管腔膜对 K^+ 通透性增加。

当盐皮质激素缺乏时，例如 Addison 病，K^+ 排泄减少，血 K^+ 浓度上升，但肾脏通过下列两机制可以部分代偿，以防过高血钾产生，它们是：①减少 K^+ 在亨氏襻重吸收，使输送到远端肾单位的 K^+ 增加；②远端肾单位泌 K^+ 能力增加，本机制与醛固酮作用无直接相关。

（2）血 pH：酸中毒可以抑制底端侧 K^+ 的泵入以及管腔侧对 K^+ 的通透性，因此排 K^+ 减少；碱中毒时则相反，排 K^+ 增加。另外血 K^+ 本身也可影响肾对 H^+ 的排泄。高 K^+ 可抑制 NH_4^+ 的分泌，排 H^+ 减少；低 K^+ 则刺激 NH_4^+ 的分泌，排 H^+ 增加。

（3）血容量状况：主要通过影响肾小球滤过液在远端肾小管及集合管流率而影响 K^+ 的排泄。流率增高，排钾增加，流率减少，排钾减少。血容量改变还可通过对醛固酮分泌的影响，进一步影响 K^+ 的分泌，其结果正好与血容量改变所引起的流率与排钾的变化相缓冲。例如，血容量过低时，刺激醛固酮使泌钾增加，但由于流经远端肾小管流率较少，因此排 K^+ 不致过多，临床上不易出现严重低钾血症。

小管液中不易被吸收的阴离子过多，包括磷酸盐、硫酸盐或碳酸氢盐等，也易促使尿 K^+ 排出过多。

（4）ADH：通常可促使 K^+ 的排泄，可能机制有：①由于促进了水的重吸收，远端肾单位小球滤过液流速减慢，管腔液中 Na^+ 浓度增加，减少了 K^+ 的分泌；②ADH 可直接作用于远端小管和皮质部集合管的管腔侧 K^+ 通道，直接促使 K^+ 的分泌。

二、缺钾与血钾过低

可因总体 K^+ 过少，或者总体 K^+ 正常，但 K^+ 在细胞内外重新分布使血 K^+ 过低而致综合征。一般血清 K^+ 浓度 <3.5mmol/L 时称为低钾血症；其中血 K^+ 在 3.0～3.5mmol/L 之间者称为轻度低 K^+ 血症，症状甚少；2.5～3.0mmol/L 之间为中度低 K^+ 血症，多有症状；<2.5mmol/L 者则出现严重症状，称为严重低 K^+ 血症。

（一）病因和发病机制

1. 摄入不足　一般不易发生，如果合并有慢性消耗性疾病，肌肉组织减少，整体 K^+ 储备量明显减少时易诱发。

2. 损失过多　根据损失途径又可分为以下几种。

1）经消化道丢失：严重腹泻可致。一般肠液中含 K^+ 量约为 30mmol/L，同时也含大量 HCO_3^-，因此腹泻后除低 K^+ 外还伴有高氯性酸中毒。少数肠道绒毛腺癌可以分泌大量 K^+ 而造成严重低 K^+ 血症。结肠黏膜中含 K^+ 并不多，因此一般性结肠疾病时，低 K^+ 血症并不常见。

2）经肾丢失：可因肾小管功能障碍为主的原发或继发的肾脏疾病引起，也可由肾脏以外疾病，通过对肾脏的影响而失 K^+。经肾失 K^+ 者多伴有酸碱平衡障碍或高血压等，主要有以下几种情况。

（1）肾小管酸中毒：可出现在远端或近端肾小管。

（2）各种伴盐皮质激素过多的疾病：包括各种原因所致的原发性醛固酮增多症、库欣病、先天性肾上腺皮质增生以及肾动脉狭窄或肾素瘤所致的高肾素状态。甘草服用过多也可致病。这是因为糖皮质激素受体与盐皮质激素受体在肾脏的远端小管起始部和皮质部集合小管的主细胞结构十分相似，它们均可与糖或盐皮质激素相互结合。正常血中糖皮质激素水平远较盐皮质激素为高，但实际上与该处盐皮质激素受体相结合并不多，这是因为这些地方有另一种酶即 11β-羟类固醇脱氢酶，它可以阻碍糖皮质激素与盐皮质激素相互结合。甘草可以阻断这种保护作用，因此糖皮质激素与盐皮质激素作用后，导致大量类似盐皮质激素作用的后果，产生低钾。除甘草外，一些药物，如 Carbenoxolone 也有类似作用。少见伴低 K^+ 情况的还有 Liddle 综合征，本病有高血压、严重低钾血症、血浆肾素活力很低，醛固酮水平也低，并有家族史。应用醛固酮受体阻滞剂并不能纠正病况，相反应用氨苯蝶啶（triamterene）或氯苯吡咪（ameloride）却可纠正。研究证实，本病为远端部分肾小管上皮钠通道基因变异，导致过多 Na^+ 盐在该处重吸收诱发一系列症状。Banter 综合征也有低钾。

（3）利尿剂：包括速尿等髓襻利尿剂或噻嗪类利尿剂。

（4）肾小管腔内阴离子排泄过多：大剂量青霉素族药物用于酮症酸中毒时有机酸离子等到达肾小管，管腔电负性增加，易于 K^+ 的分泌；如果有失水，容量不足时，Na^+ 容易吸收，K^+、Na^+ 交换增加，使失 K^+ 更多。

3. 钾转移到细胞内　即周期性麻痹，病人常有家族史。表现为突然而起的麻痹、瘫痪，但感觉正常。补 K^+ 后可迅速好转。

4. 经汗损失　仅在极大量出汗时出现。

（二）临床表现

1. 肌肉无力及瘫痪　一般从下肢开始，特别是股四头肌，表现为站立不稳，无力，或登楼困难。以后随着低 K^+ 的加重，肌无力可更严重，躯干、上肢肌力也渐明显减弱，直至影响呼吸肌，严重时甚至可出现呼吸衰竭，但脑神经支配的肌肉影响者则很少。无力呈对称性，各种感觉则正常。肌无力同时常伴有肢体麻木、肌肉压痛，有时还可出现手足搐搦等。胃肠道肌肉也常同时受影响，表现为气胀、便秘等，严重时也可出现麻痹性肠梗阻等。

2. 心律失常　包括房性或室性早搏，窦性心动过缓，阵发性心房性、交界性心动过速，房室阻滞，严重时甚至出现室性心动过速或心室纤颤。心电图对于低 K^+ 诊断有较特异价值。一般最早表现为 ST 段下降，T 波幅度减低，并出现 U 波，QT 时间明显延长，随着血 K^+ 浓度进一步下降，出现 P 波幅度增高，QRS 增宽。补充 K^+ 后，上述改变很快可以获得改善。低钾可促使洋地黄中毒发生。

3. 横纹肌肉裂解症（rhabdomyolysis）　正常肌肉收缩时，横纹肌中 K^+ 可释放出，使局部血管扩张以适应能量需要。严重缺 K^+ 时，上述作用障碍，肌肉收缩时，肌组织相对缺血，严重时可以出现横纹肌裂解，肌球蛋白大量从肾排出，有时可诱发急性肾功能衰竭。

4. 肾功能障碍　常可见于长期、慢性失 K^+ 患者，病理变化主要为肾小管上皮细胞空泡变性，间质淋巴细胞浸润，严重时有纤维性变等。临床常见症状为：①多尿，尿液浓缩能力下降，尿渗偏低，最大浓缩尿渗透压有时仍低于 150mmol/kg；②肾脏 NH_3 产生增加，排酸增加，碳酸氢重吸收增加，从而产生代谢性碱中毒。在严重肝脏肿瘤时，低 K^+ 所致的 NH_3 产生过多，有时可促使肝昏迷出现；③慢性肾功能减退，可能是由于反复发作慢性间质性肾炎等所致。

（三）诊断

根据病史、临床表现、血 K^+ 测定以及心电图等发现而做出诊断。尿 K^+ 测定对于判断病因常甚有帮助。肾外失钾引起者尿 K^+ 一般 <15mmol/L，>20mmol/L 则多表示经肾丢失引起。合并代谢性酸中毒者多为腹泻、糖尿病酮症酸中毒、肾小管酸中毒或失钾性肾病引起；合并代谢性碱中毒者则可因利尿剂应用、呕吐或胃肠减压、盐皮质激素使用过多等引起。尿 $Cl^->15mmol/L$ 者应考虑利尿剂所致。如果合并高血压，则应注意原发性醛固酮增多症、肾动脉狭窄、Liddle 综合征等引起。

（四）治疗

以补充 K^+ 为主，轻度低钾可鼓励进食含 K^+ 较多的食物，如橘子、香蕉、咖啡等，也可口服氯化钾，每日 3~6g。有较明显低钾症状者必须采用钾盐静脉滴注，但滴速不可过快，浓度以 1 000ml 中含 2g 左右为宜。补钾过程中应经常用心电图监护，并注意尿量，特别有肾功能障碍者更应慎重对待。缺钾的总量可以从 K^+ 下降的程度而大致估计出。一

一般情况下血 K^+ 浓度由 4mmol/L 下降到 3mmol/L 常表示机体失 K^+ 浓度 200～400mmol，血 K^+ 下降到 2.0mmol/L，失 K^+ 为 400～800mmol。但有许多因素影响，例如周期性麻痹时血 K^+ 可以很低，但实际上机体并无缺 K^+。在酸中毒时，K^+ 从细胞内逸出到细胞外，血 K^+ 虽表现为不太低，但有时可能已存在细胞内严重缺 K^+。碱中毒则相反。Bartter 综合征低钾血症部分病例可用消炎痛治疗而使症状缓解。

补钾剂型可依病因和发病机制不同而加以选择。KCl 为最常用者，特别适用于低 K^+ 合并有细胞外液量过少者。因利尿剂以及呕吐引起的低 K^+，由于同时伴有 Cl^- 的丢失，应用更适合。由腹泻引起的低 K^+ 血症可用 $KHCO_3$ 溶液，服用后可补充由肠道丢失的 HCO_3^-，并且同时钾盐得以补充。肾小管酸中毒者宜用枸橼酸钾。某些疾病恢复期而需要补充大量钾盐者，包括糖尿病酮症酸中毒恢复期、肠旁路营养等，可以补充磷酸钾。但应注意严重手足搐搦症的发生，这是因为过多磷酸盐进入体内后可以引起血钙特别是游离钙快速下降之故。

三、钾过多与血钾过高

高钾血症指血 K^+ 浓度高于 5.5mmol/L 而言，除因细胞内外转移而致者外，高钾血症常反映总体 K^+ 过多。

（一）病因和发病机制

1. 过多　摄入过多含钾食物一般并不会导致高 K^+，但在伴有肾功能不全者则可能发生。大量输入库存血，静注 KCl 等可致严重高钾血症。

2. 排泄困难　主要因肾脏功能障碍而使 K^+ 不能充分排出而致。又包括肾小球滤过率严重减退及肾小球滤过率相对充足但仍有排钾障碍两大类。

（1）严重肾功能衰竭：肾脏对 K^+ 的排泄有很强的代偿能力，一般直到 GFR<5ml/min 时高 K^+ 血症才可能出现；GFR 在 5～20ml/min 之间血钾一般仍可维持正常，但由于肾对钾负荷的敏感程度已有减退，如有较大量的钾一次摄入，仍可导致高钾血症的出现。

（2）醛固酮缺失：有绝对与相对缺乏两组，绝对缺乏多由原发性肾上腺疾病引起，包括 Addison 病、孤立性醛固酮缺乏症以及先天性 21 羟化酶或 3β 羟脱氢酶缺乏等。继发性者可因低肾素血症而致，包括部分药物，如前列腺素合成酶抑制剂、血管紧张素转换酶抑制剂、肝素（抑制 18 羟化酶而干扰醛固酮合成）以及环孢素 C 等。某些肾小管疾病可对醛固酮的反应降低而致高钾。常见的疾病为狼疮性肾炎、移植肾、梗阻性肾病、镰刀细胞贫血性肾病等。

3. 细胞内外转移　酸中毒可抑制 Na^+-K^+ 泵，同时刺激胰岛素分泌过多，使 K^+ 外移；高渗血症因细胞内脱水，K^+ 浓度相对增高而容易外溢；β 肾上腺素能受体阻滞剂导致高 K^+ 机制已如前述。琥珀酰胆碱可促使细胞膜对 K^+ 通透性增加。此外，洋地黄、盐酸精氨酸等都可促进 K^+ 外移，都可能导致血 K^+ 升高。

（二）临床表现

1. 肌肉无力　细胞外 $[K^+]$ 上升，使静息电位下降，出现肌肉无力，甚至瘫痪形成。通常也以下肢出现较多，以后沿躯干向上肢延伸，呼吸肌在极个别情况下才可累及。

2. 心律失常　较早出现，一般先呈 T 波高尖，Q-T 间期缩短，随后 T 波改变逐渐更加明显，QRS 波渐增宽，幅度下降，P 波形态渐渐消失。所有这些改变综合后使患者心电图呈正弦波形。由于许多高钾血症常同时合并存在低钙血症、代谢性酸中毒以及低钠血症等，上述情况也对心电图改变有影响，因此有时必须仔细加以分析，才能确诊。

（三）治疗

血 K^+ 浓度>6mmol/L，或者血 K^+ 尚不太高，但心电图已有典型高 K^+ 表现，或者有典型高 K^+ 所致的神经、肌肉症状时，必须进行紧急处理。促使血 K^+ 水平下降措施主要有以下几方面。

1. 葡萄糖酸钙　可直接对抗血钾过高对细胞膜极化状况的影响而使阈电位恢复正常。应静脉注射，常用为 10%溶液，10～20ml，直接或与等量 50% 葡萄糖液稀释后注射。本法起作用甚快，1～3 分钟即可见效果，但持续时间较短，仅 30～60 分钟。注射后可用心电图监护，如 10～20 分钟后未见效果，可再重复注射，但对使用洋地黄类药物者应慎用。在伴血磷过高的患者，过多钙盐注射可促使钙盐在组织中沉积。

2. 碳酸氢钠　除对抗高钙对细胞膜作用外，还可促使钾进入细胞内，可用 5%$NaHCO_3$ 静脉快速滴注，或 10～20ml 静脉推注，用后 5～10 分钟起作用，并持续到滴注完后 2 小时。本法优点为纠正高K^+，还可纠正酸中毒。但在合并有心力衰竭者宜慎用，小部分病例由于注射后导致的碱血症快速产生，可诱发抽搐或手足搐搦症，此时可同时注射葡萄糖酸钙或氯化钙以对抗之。

3. 葡萄糖、胰岛素　胰岛素可促使细胞对K^+的摄取，从而使血钾下降，同时注射葡萄糖则可防止低血糖出现。一般使用 10U 胰岛素加 50g 葡萄糖（10%葡萄糖液 500ml）在 1 小时左右滴完，注射开始后 30 分钟作用，持续时间为 4～6 小时。通常应用上述剂量后血K^+可下降 0.5～1.2mmol/L，必要时 6 小时后再重复一次。

4. 呋塞米　可促使K^+从肾脏排出，一般可静注 40～80mg，但有肾功能障碍时效果欠佳。

5. 离子交换树脂　可用降钾树脂，口服 25g，每日 2～3 次。如不能口服，可以灌肠，剂量为 50g，每 6～8 小时一次。本药容易产生便秘，常与泻剂同用，通常为山梨醇（70%山梨醇 15ml 口服或将灌肠的降钾树脂与 50g 山梨醇混于 10%葡萄糖液 200ml 灌肠）。降钾树脂口服 1～2 小时，灌肠为 4～6 小时起作用，每 50g 可使血钾下降 0.5～1.0mmol/L。除恶心、便秘等副作用外，本药还同时可使Ca^{2+}从肠道排出，另外，树脂中所含Na^+与血K^+交换后进入体内，心脏功能不全者可能促使心力衰竭产生。

6. 透析　为最快和最有效方法。可采用血液透析或腹膜透析，但后者疗效相对较差，且效果较慢。应用低K^+或无K^+透析液进行血透，可以使血K^+几乎在透析后即刻开始下降，1～2 小时后几乎均可使高钾血症恢复到正常。腹膜透析应用一般标准透析液时每小时交换 2L 情况下大约可交换出 5mmol K^+。连续透析 36～48 小时可以去除 180～240mmol。

7. 其他　包括处理原发疾病，如清创、排除胃肠道积血、避免摄入含钾过多饮食，如水果、咖啡及某些含钾盐较多的中草药等。如酸中毒为诱发高钾血症的原因者则应尽快同时纠正酸中毒。停用可使血K^+水平上升的药物，包括抑制肾素、血管紧张素、醛固酮轴系统药物（β 肾上腺素能阻断剂、卡托普利、吲哚美辛）、抑制K^+在远端肾小管分泌的药物（螺内酯、氨苯蝶啶）等。此外补液扩容可使到达远端肾小管的液体增加，有利于K^+的排出。如果循环功能允许，也常可同时应用。

第四节　钙磷代谢紊乱

一、正常钙、磷代谢

体内钙、磷代谢的平衡和钙磷在细胞内、外液中浓度的稳定性是维持全身脏器和组织正常生理功能的重要因素之一。钙、磷代谢紊乱可影响：①骨骼的代谢和生长发育，引起骨骼病变，血钙或磷过低可致骨质软化症；②神经肌肉兴奋性，血钙过低可导致手足搐搦甚而全身抽搐。正常神经肌肉功能有赖于 ATP 及有机磷化合物提供能量，血磷过低时可有乏力、厌食、震颤等；③血液凝固，需要钙的作用，红细胞的完整性和通透性需足够的含磷ATP 来维持，红细胞内 2,3-二磷酸甘油酸（2,3-DPG）和 ATP 足够的含量是供应组织氧的重要因素，血磷过低或缺磷时组织可发生缺氧，红细胞易破损，血小板也因 ATP 含量降低而发生功能障碍，容易有出血倾向；④腺体细胞的分泌功能，包括内分泌腺如肾上腺素、胰岛素、甲状旁腺素等多种肽类激素的释放或外释（exocytosis）以及外分泌腺如胰腺和涎腺的分泌均需钙离子的作用；⑤激活或抑制酶改变细胞膜及线粒体膜的通透性，特别是细胞膜对单价离子的通透性。作为第二信使之一，钙离子在细胞浆中浓度增高时，对腺苷环化酶起抑制作用，对许多激素的作用非常重要。

正常成人体内平均含钙 1～2kg，其中 98%以上均在骨骼中。如图 6-2-3 所示，经交换和代谢，体液内含钙 11～17g，骨骼表面有 4～7g 钙质经常地和血浆钙在进行着交换，成人每日约有 0.5g 钙沉积于新骨，生长发育期间，新骨形成很活跃。每日尿液中排出钙量根据摄入量的多少在 200mg 左右，粪内含钙量每日约 0.5g，故每日摄钙 0.8～1.0g 即可维持一般生理需要，可与粪、尿、汗及乳汁中丧失的钙取得平衡。妇女妊娠期、哺乳期需钙较多，总钙平均较正常低 5%～10%。

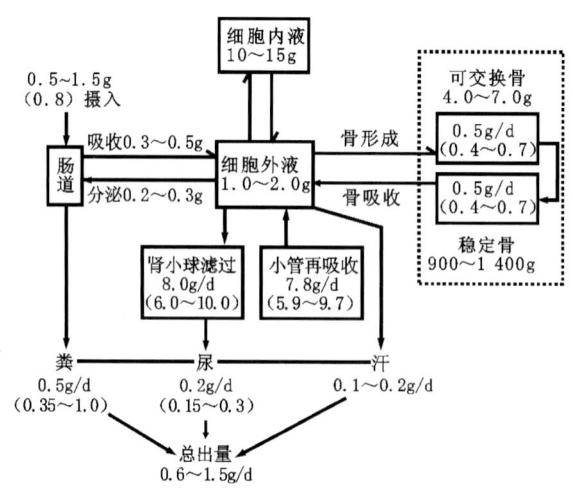

图 6-2-3 平衡时的钙池

正常成人体内磷约 85% 存在于骨骼中。血液中钙和磷正常时处于稳定的平衡状态，主要因钙和磷在细胞外液、细胞内液、骨骼、肠腔和肾小管液五个部分中不断转运和交换的结果，而甲状旁腺激素（PTH）、降钙素（CT）和胆固化醇（D3）在其间起着主要的调节作用。

（一）钙、磷的吸收和排泄

1. 钙、磷的吸收　一般每日钙的需要量成人为 0.8~1.5g，儿童、妊娠和哺乳时增至每日 1.5~2.0g。钙在肠道的吸收率主要取决于身体对钙的需要和维生素 D 的作用，食物中如含过多磷酸盐、植酸、草酸或脂肪酸，在肠道可和钙相结合而减少钙的吸收，肠液酸度降低（pH 增高）也可减少钙的吸收，但均非主要的因素。吸收钙的部位在小肠，尤其是十二指肠。

人体对磷的需要量每日为 1.0~1.2g，儿童和哺乳时增至 1.5~2.0g。饮食中磷容易被消化吸收，在空肠中吸收最快，很少有磷的吸收不良，但口服氢氧化铝凝胶，可在胸中与磷酸盐结合而减少其吸收。维生素 D 可促进钙的吸收从而增加磷的吸收。

2. 钙、磷的排泄　粪中排出的钙包括未吸收和肠道分泌的钙，每日约 500mg。肾脏是钙排出的主要途径，每日自肾小球滤过钙量可达 10g，但 99% 以上被再吸收，每日仅 150~400mg 钙自尿液排出，如饮食中低于 200mg/d，则尿钙排出常低于 200mg/d。钙的重吸收常同时伴有钠的再吸收，利尿和排钠时也同时伴有排钙，但噻嗪类利尿剂却相反抑制钙的排泄，机制不明。磷主要也自尿排泄。自肾小管滤过的磷有 85%~95% 被肾小管重吸收。尿磷排泄常随食物中磷含量而变化。当肾小管病变或甲状旁腺激素影响磷的再吸收时，尿磷增多并可导致血磷过低。

（二）血钙、磷和碱性磷酸酶

1. 血钙　正常时血浆总钙浓度为 2.2~2.7mmol/L（8.8~10.8mg/dl），以离子钙和蛋白结合钙以及少量弥散钙三种形式存在。和蛋白结合的钙中 75%~80% 和白蛋白结合，20%~25% 和球蛋白结合。血浆白蛋白明显下降时可影响总钙的浓度，临床上可应用下列公式推算结合钙：蛋白结合钙%=0.8×白蛋白（g/L）+0.2×球蛋白（g/L）+3。血浆总钙和血浆蛋白最好同时进行测定作参考。非弥散性钙无生理活性，占总钙的 47% 左右。弥散性钙约占总钙的 53%，包括和碳酸氢钠、柠檬酸和其他酸结合的非离子钙（占总钙的 6% 左右）以及离子钙（占总钙的 47% 左右）。只有离子钙才有生理作用，其血浆浓度平均为 1.2mmol/L（4.8mg/dl）。

在血中，$[Ca^{2+}]$ $[HPO_4^{2-}]$ $[HCO_3^-]$ 浓度的乘积除以 $[H^+]$ 为一常数（见下列公式）：

$$\frac{[Ca^{2+}][HPO_4^{2-}]}{[H^+]} = 常数$$

从公式中可见 $[Ca^{2+}]$ 与 $[H^+]$ 成正比，而与 $[HPO_4^{2-}]$ $[HCO_3^-]$ 成反比，当体液中酸度增高时，$[Ca^{2+}]$ 增高，减低时，$[Ca^{2+}]$ 减低。

2. 血磷　主要指血浆无机磷。成人正常值为 1.0~1.3mmol/L（3~4mg%），小儿较高，尤其新生儿为 1.83mmol/L（5.5mg%），6 个月后可达 2.16mmol/L（6.5mg%），以后至 15 岁时渐降至成人水平。在生长发育期时浓度可偏高，夏季浓度偏高，在同一天中，中午较早晨高。如有溶血，血清磷结果偏高。与血钙不同，仅 12%血磷与蛋白质结合，75%以游离 HPO_4^{2-} 和 $NaHPO_4^{2-}$ 以及 10%以游离 $H_2PO_4^{2-}$ 形式存在。

肾脏是调控无机磷的主要器官。自肾小球滤出的磷大部分在近端肾小管被再吸收，仅 10%～15%自尿排出。磷滤过减少时，近曲小管的回吸收增加，反之则回吸收减少，清除增加，故尿磷的排泄与摄入量和肾脏对磷的保留功能有关。

3. 血清碱性磷酸酶（AKP） 正常人浓度为 12 金氏单位%以下，在儿童中可高至 28 单位。血中 AKP 可来自骨骼、肝脏、小肠及肾脏等，一般如能排除肝病，则血清 AKP 的升高常提示成骨细胞活性增加。

（三）钙、磷代谢的调节

主要由甲状旁腺激素、降钙素和胆固化醇构成，三者相互密切配合而起调节作用。

1. 甲状旁腺激素（PTH） PTH 生物合成的程序未明。最早的前体为前甲状旁腺素原（preproparathyroid hormne），含有 115 个氨基酸，然后转变为甲状旁腺素原，含 90 个氨基酸，最后转变成含有 84 个氨基酸的 PTH。在某些恶性肿瘤时，癌组织可合成含有 144 个氨基酸的蛋白质，称甲状旁腺激素相关蛋白（PTHrP），虽与 PTH 系不同来源的蛋白质，但因二者的前 30 个氨基酸结构相近，因而功能相似，均可与 PTH 受体结合，引起血钙过高症。

PTH 主要作用于骨骼、肾脏和肠黏膜。

1）骨骼：PTH 对骨骼有动员骨钙的作用。

（1）促进经骨细胞的钙转移（钙泵）：线粒体为细胞内贮存钙离子的场所，PTH 可使进入骨细胞的钙离子迅速（在 10 分钟内）自线粒体内动员出来，不断经钙泵送回血液循环而使血钙升高，此过程不需通过酶的合成。

（2）促进骨骼重建（remodeling）：在骨代谢过程中，PTH 促进未分化的间叶细胞转变为破骨细胞，成骨细胞也可继发增多，或 PTH 使破骨和成骨细胞均增多，如二者作用相当，骨吸收和骨新生平衡。如 PTH 水平甚高时，则破骨细胞作用占优势而引起骨质吸收，破骨细胞溶酶体释放水解酶、胶原酶和羟化酶，一方面 PTH 使破骨细胞中钙离子增高，pH 降低。溶骨酶的增多以及酸度的增加，创造了骨质溶化吸收的有利条件，结果血钙升高。此作用需通过酶的合成来实现。

2）肾脏

（1）促进磷和碳酸氢盐排泄：PTH 对肾小管主要抑制磷的再吸收。在肾近曲小管 PTH 对磷、钙、钠的再吸收均有抑制作用，对钠的作用甚至大于对磷的作用 100 倍左右，但钠在远端肾小管仍被再吸收而磷则不被再吸收。

（2）增加钙在肾远曲小管的再吸收：在增加钙离子再吸收的同时，还增加镁离子、钠离子、氢离子的再吸收可引起高氯性酸中毒。PTH 使近曲小管细胞 cAMP 的产量增多，故尿中 cAMP 的排出增高。

（3）促进肾小管 α-羟化酶的活性，使 25-（OH）D_3 进一步转变为 1，25-（OH）$_2D_3$，后者又反馈抑制 PTH 的分泌，并对肾脏中 α-羟化酶也起反馈抑制作用。

3）肠黏膜：PTH 主要促进肠黏膜对钙和镁的吸收，也间接促进磷的吸收。钙的吸收主要通过肠黏膜的主动转运来完成，可能在肠黏膜微绒毛上有一种特殊的钙结合蛋白，对肠腔中钙离子有较强的亲和力，在钙泵的作用下，促进钙离子自肠腔吸收入细胞外液。PTH 对钙的吸收可能通过促进肠黏膜上的钙结合蛋白作用，也可能通过激活维生素 D_3，促进肠吸收钙。这种反应较慢，需 24 小时方见效，但于小肠以 PTH 灌洗后 30 分钟，也可见到钙的转运，这种即刻作用可能由于 PTH 直接增加肠黏膜对钙的通透性所引发。低钙饮食时，可促进肠钙吸收，可能是通过血钙过低，作用于肾近曲小管使 1，25-（OH）$_2D_3$ 合成增多之故。

PTH 的首要作用机制是改变其靶组织细胞膜和线粒体膜对钙的通透性，使钙离子自细胞外透入和自线粒体逸出至细胞浆，于是细胞浆中钙离子浓度增高，对腺苷环化酶起调节作用，胞浆内$[Ca^{2+}]$ 浓度增高后对 cAMP 有反馈抑制作用。PTH 又同时激活细胞腺苷环化酶系统，使细胞浆内第二信使 cAMP 和焦磷酸浓度增高。胞浆内 cAMP 和钙离子增高后钙离子和钙调素（calmodulin）结合成为复合体，激活蛋白激酶，产生生理效应以及各种代谢改变，同时也激活钙泵将钙离子转运到细胞外液，因此 PTH 的作用初期使血$[Ca^{2+}]$ 暂降低，继而又升高。分泌过多时，可引起高钙血症。

2. 降钙素（CT） 由甲状腺滤泡旁细胞分泌。人类 CT 是由 32 个氨基酸组成的多肽，分子量 3 419，血液循环中半衰期不到 10 分钟。主要通过破骨细胞及肾小管受体作用于骨骼和肾脏，有显著的降血钙、磷的作用，尤其是使餐后血钙降低。CT 可降低血钙或直接刺激 PTH 的活性。

（1）骨骼：CT 通过减少破骨细胞数目和活性，增加成骨细胞数目和活动，促进线粒体摄取钙离子，降低胞浆内钙离子浓度，从而拮抗 PTH 对骨骼作用。其结果是抑制骨质吸收，促进成骨，降低血钙，其降钙作用于切除肾脏和肠管后不受影响。

（2）肾脏：CT 可直接作用于肾曲小管而抑制钙磷的重吸收，增加尿磷及钙排泄，降低血磷和血钙。由于在切除甲状分腺后，CT 仍可使尿磷增多，故可能对肾脏有直接作用。CT 的降血磷作用主要是促进肾脏排泄增多。

（3）肠：CT 主要作用是抑制餐后血钙过高。实验证明，CT 能抑制肠吸收钙。小剂量长期使用 CT 能抑制维生素 D 促进肠壁吸收钙的作用。CT 尚能抑制胃泌素、胰岛素和胰高糖素等的分泌。

降钙素尚可与存在于脑、胃肠道和免疫系统的受体结合而产生额外的作用。如直接作用于下丘脑而产生止痛效应，此可能是与某些相关激素受体相结合所致，如降钙素基因相关肽（CGRP）或胰淀素，后者与降钙素受体同样也有特异的高亲和力。

3. 维生素 D 天然的维生素 D 有 D_2 和 D_3。植物中含有的麦角固醇以及人体皮肤内含有的 7-脱氢胆固醇，经紫外线的照射后即分别转变为麦角骨化酶（D_2）和胆固化醇（D_3）。人体在充分日光照射下，每日合成的 D_3 200～400U，可满足生理需要。维生素 D_2 和 D_3 的生理作用基本相同，经羟化后具有调节血钙、磷的作用，参与有关的内分泌反馈调节，因而是一种激素。维生素 D_3 是体内的储存形式，须在肝细胞线粒体内经 25-羟化酶系的作用转化为 25-羟胆固化醇[25-(OH)D_3]后，初具生物活性，25-(OH)D_3 具有抑制 25-羟化酶的作用，形成负反馈系统，以控制 25-(OH)D_3 生成过多，防止维生素 D 的过量。在羟化和运输的过程中维生素 D_3 和血浆中 α_1-球蛋白相结合。25-(OH)D_3 进一步在肾脏近曲小管上皮细胞线粒体中经 25-(OH)D_3-1 羟化酶进行第 2 次羟化后，生成 1,25-二羟胆固化醇[1,25-(OH)$_2D_3$]，系维生素 D 在体内的高度活性形式，对促进肠钙吸收的作用较 25-(OH)D_3 强 100～200 倍，对骨盐的作用较 25-(OH)D_3 强 50～100 倍，且对 1-羟化酶也有负反馈抑制作用，在防止维生素 D 中毒有重要意义，半衰期约数小时，成人血浆浓度约 30pg/ml。肾脏尚可合成 24,25-(OH)$_2D_3$ 及 25,26-(OH)$_2D_3$。在肝、肾实质严重损害时，维生素 D_3 转化为 25-(OH)D_3 及 1,25-(OH)$_2D_3$ 的作用减退，体内活化维生素 D 大量减少，造成维生素 D 抵抗性，则需分别使用 25-(OH)D_3 和 1,25-(OH)$_2D_3$，方能获得较好的效果。1,25-(OH)$_2D_3$ 与维生素 D 结合蛋白结合后进入小肠，而游离部分则为细胞所摄取并运输至特异的核受体蛋白，后者属于类固醇。1,25-(OH)$_2D_3$ 受体结合维甲酸 X 受体形成复合物，与维生素 D 反应元素（element），系一特异的 DNA 序列结合，从而改变基因的转录；在肠道合成钙结合蛋白，在骨骼产生骨钙素和碱性磷酸酶等。

（1）对肠黏膜作用：1,25-(OH)$_2D_3$ 促进肠黏膜对钙的吸收，此系其主要作用，可能是通过促进肠壁合成钙结合蛋白所致。对镁的吸收也增加，由于钙的吸收也增加磷的吸收。

（2）对骨骼作用：①当 1,25-(OH)$_2D_3$ 给予维生素 D 缺乏的动物或人，能直接通过破骨细胞数的增加，促进骨质吸收，但此需要 PTH 协同的作用；②当 1,25-(OH)$_2D_3$ 给缺乏维生素 D 的动物或人时通过不明机制，早期有直接兴奋成骨细胞，促进骨盐沉着的作用，此作用常早于血钙及磷上升的出现，但此作用也需有 PTH 存在。由于钙、磷吸收增加而引起的血钙、磷浓度增高也有利于骨盐沉着。缺乏维生素 D 时，虽能合成骨基质（蛋白质部分），但不能钙化。

（3）对肾脏作用：25-(OH)D_3 及 1,25-(OH)$_2D_3$ 均可增加肾近曲小管中钙、磷的再吸收，如将此二者分别静脉滴注后 30～60 分钟，肾小管再吸收钙及磷均增高。

4. 其他激素对钙、磷代谢的调节 肾上腺糖皮质激素有轻度抑制骨质吸收的作用，尚能抑制肠钙吸收，减少肾小管对钙、磷的再吸收而增加其排泄。雌激素和雄激素均有抑制 PTH 所引起骨质吸收的作用，常用于治疗骨质疏松。甲状腺激素可导致骨钙及镁更新增快，主要为骨质吸收及形成。但结果以骨质吸收为主，故可导致骨质疏松。生长激素对造骨的作用在生长发育前非常明显，但在成年人是否必须尚乏定论，因缺乏生长激素者骨矿物质代谢尚可维持，至于生长激素的作用机制也未明，可能通过生长激素介质（somatomedin），生长激素过多时骨重建增加。

（四）血钙、维生素D、PTH和CT的相互关系

血钙过高时可刺激CT和抑制PTH的分泌，反之，血钙过低则刺激PTH的分泌和抑制CT的分泌。此外，血钙超过9.4mg/dl时，可刺激25-（OH）D_3在肾脏转化为24，25-（OH）$_2D_3$，从而抑制1，25-（OH）$_2D_3$的形成，24，25-（OH）$_2D_3$的升血钙作用远逊于1，25-（OH）$_2D_3$；如血钙低于9.4mg/dl时，则刺激1，25-（OH）$_2D_3$生成，抑制24，25-（OH）$_2D_3$生成，有利于提高血钙。

二、钙、磷和碱性磷酸酶代谢紊乱

（一）血钙过高症

可见于以下情况：

1. PTH增高　原发性甲状旁腺机能亢进症。
2. 恶性病变相关　某些肿瘤可分泌甲状旁腺素相关蛋白（PTHrP），其分子结构与PTH不同，但具有升血钙作用，如乳癌、肾癌、多发性骨髓瘤、淋巴瘤和白血病等。
3. 维生素D相关　如维生素D中毒、结节病和肉芽肿病，可分泌过多的肾外1，25-（OH）$_2D_3$。
4. 其他　①甲状腺机能亢进症；②肾上腺皮质机能减退；③废用性；④家族性低尿钙伴高钙血症；⑤噻嗪类利尿药等。

（二）血钙过低症

①维生素D缺乏；②甲状旁腺机能减退；③假性甲状旁腺机能低下；④慢性肾功能衰竭；⑤急性胰腺炎；⑥慢性腹泻及小肠吸收不良综合征可使血钙降低。

（三）血磷过高症

①慢性肾功能衰竭；②甲状旁腺机能减退症；③活动性肢端肥大症；④维生素D过多；⑤继发性骨癌症。

（四）血磷过低症

1. 摄入和肠道吸收减少　①制酸剂如氢氧化铝在肠道和磷结合；②饥饿、恶液质；③吸收不良综合征；④呕吐；⑤维生素D缺乏。
2. 磷酸盐离子转移入细胞　①糖摄入或注射葡萄糖；②急性碱中毒；③甲状腺机能减退症；④败血症。
3. 肾脏丧失　①低血钾症；②低镁血症；③急性痛风；④肾小管酸中毒；⑤噻嗪类利尿剂；⑥遗传性血磷过低症。
4. 血液透析时丧失　特别是用含磷较低的透析液。
5. 混合机制　①酒精中毒；②糖尿病酮症酸中毒恢复期；③甲状旁腺机能亢进症维生素D缺乏。

（五）血碱性磷酸酶过高症

①维生素D缺乏；②肾源性骨病；③甲状旁腺机能亢进症；④结节病；⑤甲状腺机能亢进症；⑥Paget病；⑦肝脏病，炎；⑧某些小肠病，如吸收不良综合征；⑨肾癌。

（六）血碱性磷酸酶过低症

①先天性磷酸酶缺少症（hypophosphatasia）；②原发性甲状旁腺机能减退症。

甲状旁腺机能减退或亢进，并非单纯表现在血钙的降低或增高，同时尚伴随血磷增高或过低以及AKP的改变，引起的症状系综合性，需结合病理生理分析判断。

第五节　镁代谢紊乱

一、正常镁代谢

镁离子为细胞内仅次于钾离子含量的阳离子，正常成年人含量750～1 000mmol（150～2 000mEq）。其中约50%在骨骼，其余大部分在软组织，细胞外液镁离子仅占总数的1%左右，血Mg^{2+}浓度常人为2.0mg/dl（0.833mmol/L或1.7mEq/L），后者实际上包括三大部分，即离子化镁（60%）、复合物镁（15%）以及蛋白结合镁（25%）等。白蛋白是与镁结合的主要蛋白，其结合情况直接与血pH值、Ca^+浓度等有关。

食物中摄入为Mg^{2+}主要来源，其中以蔬菜、谷类等含量最多。一般饮水中含Mg^{2+}量不太多，但硬水中的含量可高达 120mg/L，摄入 Mg^{2+} 后主要在肠道被吸收，部位以十二指肠、空肠为主，回肠及结肠也可吸收一小部分。饮水及摄 Na^+ 或葡萄糖增加时可使吸收减少。维生素 D、甲状旁腺激素、生长激素、甲状腺素等促使 Mg^{2+} 在肠胃吸收；降钙素、醛固酮则减少其吸收。

肾脏为排泄 Mg^{2+} 的主要器官，正常肾脏仅排出滤过 Mg^{2+} 的 3%，其余经过肾小管各段处理而重吸收。其中滤过 Mg^{2+} 中 20%～30% 在近端肾小管重吸收。亨氏襻，特别是上升支将 40%～50% 重吸收，最后 10% 左右到达远端肾单位，再经重吸收后少量排出。血容量减少时近端肾小管重吸收 Mg^{2+} 明显增加，相反容量过多，或使用甘露醇后则抑制其吸收。低镁血症时促使亨氏襻上升支对 Mg^{2+} 重吸收，速尿、高钙血症、高镁血症则抑制之。甲状旁腺激素过多、代谢性碱中毒时也促使 Mg^{2+} 重吸收，但其作用部位可能在较远端的肾小管。

Mg^{2+} 参与机体甚多生理功能，它能与细胞内许多重要成分如三磷酸腺苷等形成复合物而激活酶系，包括磷酸转移酶及水解肽酶酶系，从而对葡萄糖酵解、脂肪、蛋白质、核酸、辅酶等形成，肌肉的收缩以及抗体代谢过程中的转移甲基作用、激活硫酸、醋酸基等起重要调节作用。镁离子又为氧化磷酸化的重要辅助因子，对线粒体功能有重要影响，因此与能量代谢特别有关。在蛋白质合成过程中，Mg^{2+} 参加 mRNA 以及蛋白质转录等机制，最后，镁与钙一起对于神经肌肉兴奋性的状况起重要作用，Mg^{2+} 缺乏或过多，神经肌肉系统常是早期症状。

镁离子主要从胃肠道吸收，小肠、结肠均可吸收，但以小肠为主。吸收方式具体机制还不清楚，可能有从细胞间隙吸收和经细胞吸收两大类，在结肠有人认为有 Mg^{2+}-H^+ 交换子（Mg^{2+}-H^+ exchanger），当某些可挥发性脂肪酸例如丁酸盐（butyrate）存在时，可促使 Mg^{2+}-H^+ 交换，使吸收增加，某些毒物可以减少镁在肠道的吸收。

饮食中镁、钙、磷酸盐等含量，以及维生素 D、甲状旁腺激素等影响镁的吸收。一般认为钙和镁在肠道吸收的情况正好相反，当钙吸收增加时，镁吸收减少，相反情况则增加，可能因为当钙在肠道增加时，特别伴磷酸盐也增加时，可以形成复合物而阻碍镁的吸收。维生素 D 促进镁吸收，甲状旁腺激素亦然，但其程度不如前者，其他如生长激素、$VitB_6$ 等也促进镁的吸收。

二、高镁血症

指血 Mg^{2+}＞（1.04mmol/L）2.5mg/dl 以上的情况，除少数医源性而致进入体内镁过多外，大多是因肾脏功能障碍以致排泄减少而致。

（一）病因

急性或慢性肾功能衰竭为主，但一般肾功能衰竭者血镁大多仍能维持正常或正常偏高，且无由高镁血症而致的症状，如果一时摄入过多（如使用抗酸剂），或经其他途径进入过多（例如肌注硫酸镁等），则有可能出现明显高镁血症并出现症状。少数 Addison 病者可有高镁血症，可能因为本病常伴血容量过低，而使肾脏重吸收镁过多而致。慢性银剂使用者也可出现本症，其确切机制不详。

（二）临床表现

主要是由于 Mg^{2+} 对神经肌肉接头功能以及对心血管系统作用等所致。早期病人常诉肌肉无力，检查示深反射减退，血压可轻度下降，主要由于 Mg^{2+} 对阻力血管的扩张作用而致，此时血 Mg^{2+} 检查常已超过 2.06mmol/L 以上；进一步可出现瘫痪，严重时因为呼吸肌累及而出现呼吸困难，心电图检查示 PR 间期延长、室内传导阻滞等，血 Mg^{2+} 常高达 3.29～4.93mmol/L；极严重高镁血症（血 Mg^{2+}＞6.17～7.40mmol）者可出现谵妄、木僵、昏迷，心脏可表现为完全性房室传导阻滞甚至心脏停搏等。如果高镁血症是由肾功能衰竭引起者，则除上述表现外，常合并其他尿毒症表现。

（三）治疗

因各种原因而使 Mg^{2+} 进入体内过多而引起者应立即针对病因处理，有明显心血管症状者可立即注射钙剂，可用 10%氯化钙或葡萄糖酸钙 10～20ml 静脉缓慢注射，常可暂时改善心脏情况；透析为治疗高镁血症最有效方法，应用一般透析液进行血液透析 3～4 小时后，绝大多数病人血镁可降至正常水平，如无血透设备单位可用腹膜透析治疗。

三、低镁血症

指血 Mg^{2+} 低于（0.7mmol/L）1.7mg/dl 时的情况。

（一）病因

有 Mg^{2+} 在细胞内外重新分布以及镁丢失过多两大类，后者又包括经肾、经胃肠道损失两大部分。

镁离子在细胞内外重新分布可使大量细胞外 Mg^{2+} 转移到细胞内，常见原因有：①甲状旁腺切除术后，特别是原来有骨病背景者，切除甲状旁腺后，大量 Mg^{2+} 进入到骨细胞内，血 Mg^{2+} 明显下降。上述情况也见于少数维生素D缺乏症治疗期，统称为饥饿骨骼综合征（hungy bone syndrome）；②急性出血性胰腺炎，主要因大量镁盐沉着于坏死的胰腺周围脂肪组织中；③高热量肠旁道营养：镁随营养物质进入细胞内供组织修复用而使血镁下降；④糖尿病酮症酸中毒治疗期：可出现低镁血症，其具体机制不明。大多数人认为可能因为在酮症期肾脏中丢失较多镁，使细胞内 Mg^{2+} 逸出到细胞外。一旦酮症纠正后，大量 Mg^{2+} 又进入细胞内而致血镁过低。

胃肠道障碍常可造成 Mg^{2+} 吸收障碍而致血镁过低，常见的情况有小肠切除或短路手术，各种原因所致脂肪下痢症、胃肠或胆管造瘘长期引流，维生素D代谢障碍等。

经肾脏丢失镁可见于多种情况，包括：①利尿剂（除保 K^+ 利尿剂外）或其他造成多尿情况，后者包括各种原因导致的容量扩张、急性肾小管坏死多尿期、尿路梗阻后多尿以及肾移植后多尿等；②药物：常见有慢性酒精中毒、氨基糖苷类抗生素、顺铂类抗癌药、洋地黄类、多巴胺等。它们的机制较复杂，酒精中毒造成肝硬化不仅仅摄 Mg^{2+} 减少，也造成 Mg^{2+} 排泄过多；氨基糖苷类抗生素可造成肾小管细胞膜损害而使 Mg^{2+} 从细胞内向管腔内丢失增多；顺铂类治疗者约50%有低镁血症，病者尿 Mg^{2+} 排泄常过多，胃肠道吸收常过少；洋地黄类药物可减少 Mg^{2+} 在胃肠道的吸收，由此所致的血镁过低则又是诱使洋地黄容易中毒的原因，与排钾利尿剂同时使用时，则更易发生，应予注意。③代谢障碍：常见有代谢性酸中毒、高钙血症以及磷缺乏，代谢性碱中毒常有肾镁的丢失，原因不详。④肾小管障碍疾病：主要为Bartter综合征。⑤内分泌障碍：包括甲亢、甲旁亢、原发性醛固酮增多症等。

（二）临床表现

1. 神经肌肉系统　手足搐搦最常见，大多是因合并甲状旁腺素分泌过少或组织对甲状分腺激素作用有抵抗力以及血钙过低而致。可以仅出现单个或一小块肌肉，也可出现眼球震颤、抽搐、失语等，不少病人同时有精神障碍症状，包括性格改变、反应淡漠、抑郁，甚至谵妄等，应用 Mg^{2+} 及 Ca^{2+} 以后可以好转。由慢性酒精中毒引起者多有肌肉萎缩，少数严重低镁血症者可因肌肉能量代谢严重障碍而出现横纹肌溶解症（rhabdomyoysis），出现血肌酐明显上升、急性肾功能减退等表现。

2. 心血管系统　心电图常见为QT延长、ST段压低、T波增宽呈低而平，其他各种心律失常，包括室性心动过速、室性颤动，甚至心脏停搏等也常见。由于同时多会合并 K^+ 和 Ca^{2+} 的障碍，因此很难肯定哪些是单纯性低镁引起的。

3. 其他　低 Mg^{2+} 可促使阻力血管收缩增强，有人证明血镁水平与高血压者肾素水平恰相反，提示低镁血症可能与原发性高血压发病有关，但未被人们广泛接受。另外，正常尿中 Mg^{2+} 可以抑制尿中钙盐结石形成，长期低 Mg^{2+} 者易发生尿路结石。

（三）治疗

轻度血镁过低不必治疗。一般无胃肠道吸收 Mg^{2+} 障碍者，可用氧化镁（0.5g，每日3～4次口服），如口服吸收有障碍者则应肌肉注射硫酸镁，但应注意心脏及血压等情况。对于有慢性营养不良而可能发生低镁血症者，在其纠正营养措施中宜同时补充镁，在确诊血镁严重过低时，同时有明显低镁血症（血 Mg^{2+} <0.5mmol/L）情况时应即刻静脉补充镁，一般可用50%硫酸镁2ml置于5%葡萄糖水中缓慢滴注，但应在心电图密切监护下进行。

第六节　代谢性碱中毒

代谢性碱中毒是指体内酸丢失过多或者从体外进入碱过多的临床情况，主要生化表现为血 HCO_3^- 过高、PCO_2 增高。pH值按代偿情况而异，可以明显过高，也可以仅轻度升高甚至正常。本病临床上常伴有血钾过低，部分伴有高血压。

一、病因和发病机制

正常血中 HCO_3^- 从肾小球滤过后大多数经肾小管重吸收，该吸收过程依赖于 H^+ 的分泌。当细胞外液量过少，Cl^- 缺乏，低钾，血 PCO_2 上升以及 pH 值下降时，都可以使 HCO_3^- 重吸收增加。远端肾小管泌 H^+ 则主要与醛固酮对肾小管作用有关。醛固酮通过作用于皮质部集合管的主细胞，将 Na^+ 重吸收，由此有利于 H^+ 的分泌；醛固酮还可促进肾脏氨的产生，保证了 H^+ 的排泄。另外，在血容量不足时，醛固酮的分泌还有利于 Na^+ 在远端肾小管的重吸收，从而保证了肾血流量，也保证了肾脏产氨的原料供给以及输送到远端肾单位以供重吸收的 Na^+。正常情况下，肾小管对 HCO_3^- 的重吸收有一阈值，其数值为 26mmol/L，一旦任何因素造成血 HCO_3^- 过多时，由肾小管滤过的 HCO_3^- 从肾小管排出也增加，因此，一般不会产生碱中毒。而在代谢性碱中毒的形成过程中，肾脏可以使血中暂时过高的 HCO_3^- 持续地维持着，为此则使代谢性碱中毒难以通过该生理调节而自动缓解。

造成上述持续存在过高 HCO_3^- 血症维持的原因尚不完全清楚。可能有：①肾小球滤过率不变，但肾小管重吸收过多；②肾小球滤过率下降，肾小管重吸收不变；③肾小球滤过率下降，肾小管重吸收增加。另外一个重要机制为持续性高盐皮质激素血症状况存在。低钾本身也有利于代谢性碱中毒的持续存在，可能是低钾有利于肾小管对 H^+ 的排泄的缘故。

临床上根据代谢性碱中毒是否能被补充 Cl^- 所纠正而分为对氯反应性及对氯耐受性两大类。

（一）对氯反应性代谢性碱中毒

指该碱中毒经补充 Cl^- 后可以被纠正者。除应用利尿剂引起者外，病者尿中含 Cl^- 很低，大多 <20mmol/L，而且大多伴有细胞外液容量的减少，不少情况 GFR 测定常略降低。

1.胃内容物丢失　以幽门梗阻者常见。正常胃壁有碳酸酐酶，可将 CO_2 和 H_2O 合成 H^+ 和 HCO_3^-。H^+ 经质子泵泵到胃腔，并与 Cl^- 相结合生成 HCl；HCO_3^- 则从胃腔重吸收回血与 Na^+ 和相结合成 $NaHCO_3$。幽门梗阻时或放入胃管后 H^+、Cl^- 大量丢失，新形成的 HCO_3^- 使血 HCO_3^- 水平过高。由于同时合并的细胞外液量减少，失钾等使经肾滤过的 HCO_3^- 重吸收过多，则高 HCO_3^- 血症可以持续存在，代谢性碱中毒产生。后期，由于有效血容量降低刺激肾素、血管紧张素、醛固酮系统，远端肾小管排 H^+，K^+ 增加，有时也是代谢性碱中毒形成的参与因素。

2.利尿剂　以噻嗪类和襻利尿剂引起为主。利尿剂应用后造成细胞外液减少，HCO_3^- 从近端肾小管重吸收增多可以造成碱血症。另外由于利尿剂应用后导致 K^+ 丢失，后者刺激氨的合成，也同时可使 HCO_3^- 形成增加。细胞外液量减少以及随之而产生的醛固酮分泌过多又使 H^+ 从远端肾小管分泌过多，后者更加促使 HCO_3^- 生成过多。利尿剂应用导致不少碱中毒者伴有细胞外液容量过多但实际有效血容量相对不足。

3.不吸收性阴离子进入体内过多　羧苄青霉素钠盐等含有较强不可吸收性阴离子。当机体血容量不足时，上述药物到达肾小管时，钠盐被大量重吸收，留下阴离子部分可使管腔电负性明显增加，H^+ 分泌增加，可造成碱中毒。

4.Cl^- 从粪便中丢失　通常肠道分泌液为碱性，丢失后主要为酸中毒。先天性氯泻症（congenital chloridorrhea）为一少见疾病，发病机制为肠道中 Cl^- 重吸收，HCO_3^- 分泌有障碍，因此粪便中 Cl^- 可以很高，有时甚至可达到 140mmol/L。大量这种酸性粪便丢失可以形成代谢性碱中毒。在某些小肠黏膜腺癌病者也可出现类似情况。

5.高碳酸血症后碱中毒　慢性呼吸性酸中毒时肾脏排出多量 H^+，使 HCO_3^- 产生增多，使血 pH 在一定程度上仍得以维持。当使用机械通气以后，PCO_2 快速下降，肾脏未能及时停止排 H^+，可以使 3~4 天内血 HCO_3^- 仍然保持高水平。

（二）对氯耐受性代谢性碱中毒

指代谢性碱中毒经补充 NaCl 或 KCl 不能纠正者，大多数并无细胞外液量的减少，且常伴有高血压（Bartter 综合征除外）。本组病人大多伴有盐皮质激素作用过强。

常见病因为原发性醛固酮增多症、糖皮质激素过多综合征（例如 Cushing 病）、肾动脉狭窄、肾素分泌瘤以及 Bartter 综合征、镁缺乏等。

在上述情况下，由于盐皮质激素过度活动，到达皮质部集合小管中的 Na^+、Cl^- 被重吸收，代之以 H^+ 及 K^+ 的分泌。大量 K^+ 的排泄造成低钾血症，后者刺激肾脏合成大量 NH_3 之后再以 NH_4^+ 方式排泄，新生成 HCO_3^- 加多，诱发碱中毒、低钾造成 GFR 下降，又可使代谢性碱中毒持续维持。

二、临床表现

常常为基本病因所遮盖，包括容量过低可致的肌肉无力、体位性眩晕，低钾所致的多尿、多饮、麻痹等。HCO_3^- 透入血脑屏障较慢，因此中枢神经系统症状出现相对较晚、较轻。手足麻木、面部及肢体肌肉小抽动等较常见，主要是因为游离钙减少所致。

碱中毒可使中枢神经系统血流量降低，病者可出现神志不清，反应迟钝，有时甚至出现谵妄等。碱血症抑制呼吸中枢，换气量减少，使 PCO_2 上升，一般 HCO_3^- 每上升 1mmol，PCO_2 增加 0.93kPa（0.7mmHg），如果同时合并有慢性肺部疾病，可导致严重低氧血症。K^+ 在碱中毒时容易从细胞外进入到细胞内，病人可因此出现各种心律紊乱，如果使用洋地黄类药物，很易产生中毒。此外，碱中毒还使 Mg^{2+} 转移到细胞内，血 Mg^{2+} 下降使细胞膜 ATP 酶活力下降，病人可以出现血压下降，心脏传导障碍，甚至心跳暂停。

葡萄糖酵解在碱中毒时明显增加，加上由于 O_2 与 2，3-二磷酸甘油结合明显增加，氧合血红蛋白解离曲线左移，组织缺氧，乳酸产生明显过多。过多的乳酸盐与 Ca^{2+} 相结合，使游离钙水平更为下降，后者更加剧了神经肌肉兴奋性的过高。

三、诊断及鉴别诊断

主要根据血气及血尿电解质结果而做出。呼吸性酸中毒血 HCO_3^- 也可增高，但根据血 pH 值及 PCO_2 检查数据，一般可以很容易分开。

在确定有代谢性碱中毒基础上，可根据尿 Cl^- 浓度而确定为对氯反应性或对氯耐受性代谢性碱中毒。前者尿 Cl^- 浓度常明显下降，一般均在 25mmol/L 以下，但如果由利尿剂引起且测定时利尿剂作用仍然存在时，尿 Cl^- 浓度可以偏高；后者尿 Cl^- 浓度多＞40mmol/L。尿 Na^+ 在对 Cl^- 反应性型中一般也较低，但不如尿 Cl^- 测定敏感，这是因为滤过 Na^+ 在肾小管液中存在过多的 HCO_3^- 情况下，必需与其相结合而排出，因此有时并不能真正反映血容量的情况。另外，在利尿剂应用病例中，Na^+ 排出也随利尿剂的作用而经常波动，后者有时成为提示由利尿剂作用所致的特点。

由呕吐所造成的代谢性碱中毒者，尿 pH、K^+、HCO_3^- 等变化常依发病的时期不同而异。在呕吐的早期，由于血 HCO_3^- 水平上升以及高醛固酮血症的作用，肾脏尚不能完全将过多滤过的 HCO_3^- 重吸收，因此 HCO_3^- 以 $NaHCO_3$ 的方式到达远端肾小管时可使尿液 pH 呈碱性，Na^+ 也较多量被吸收，K^+ 被换出，尿 K^+ 排出增加。后期（4～5 天后）则肾脏在近端肾小管即可将滤过的 HCO_3^- 全部吸收，尿 pH 转酸性，K^+ 排出也减少。但是应该指出：当同时合并肾脏功能明显障碍时，上述改变不再如此典型。

对 Cl^- 耐受性代谢性碱中毒可根据肾素活力、醛固酮等测定而加以诊断。二者均过高者可由肾动脉狭窄、肾素瘤以及恶性高血压引起；二者均过低者可因 Cushing 病或者外源性盐皮质激素使用引起；肾素活力明显下降但醛固酮水平却明显过高者应考虑有原发性醛固酮增多症。

四、治疗

1. 对氯敏感性碱中毒治疗　以补充 Cl^- 为主，再根据细胞外液容量情况、是否合并失钾以及肾功能情况等而决定所合并选用的阳离子。例如肾脏功能相对尚好，心脏负荷也可以耐受，则可以直接采用生理盐水滴注，其总量根据碱中毒及失水程度而定。如合并失钾，则可同时补充氯化钾。如果心脏功能差，而不能耐受 NaCl 注射并且碱中毒较严重，则可用稀盐酸（0.1%～0.2%HCl）或 NH_4Cl 注射。其中稀盐酸注射时必须选用大静脉，否则可能导致严重静脉周围炎发生。有肝病时不宜注射 NH_4Cl，此时可改用精氨酸钠或精氨酸钾注射。但应注意有时可出现严重高钾血症。如果病人有严重肾功能障碍，不能承受盐水或钾盐溶液等注射时，可采用血液或腹膜透析。如用血透，以用醋酸钠透析液为妥。口服或注射醋氨酸胺可以促使尿 HCO_3^- 排出，但一般仅适用于呼吸性酸中毒恢复期所致代谢性碱中毒时使用，同时还应注意补充钾盐。

2. 对氯不敏感性碱中毒　一般采用补充钾盐及

治疗原发疾病为主的治疗。钾盐以口服为宜，每日可用40~60mmol/L，分3~5次服用。伴有高血压的本型碱中毒宜同时使用药物控制血压。常用的有巯甲丙脯酸、安体舒通或氨苯蝶啶，或者采用外科手术处理。Bartter综合征可试用消炎痛口服。

第七节 呼吸性酸中毒

指由各种原因导致肺通气功能障碍，而使动脉血中CO_2张力（PCO_2）超过正常水平，同时血液pH下降的一组临床情况。临床上本病可以单独存在，也可与其他酸碱平衡障碍同时存在。根据发病的快慢可又分为急性呼吸性酸中毒以及慢性呼吸性酸中毒两大类。

一、病因和发病机理

1. 呼吸中枢抑制　主要造成急性呼吸性酸中毒，可由各种可以影响呼吸中枢兴奋性的药物引起，包括阿片类、各种镇静剂、麻醉剂等。少部分慢性高碳酸血症患者在不恰当用O_2后，可以使呼吸中枢刺激严重解除，出现急性呼吸性酸中毒，心脏骤停后也常有，但多和代谢性酸中毒合并存在。部分极度肥胖病者可表现为通气障碍，出现呼吸性酸中毒，即Pickwickian综合征，本病主要因为过度肥胖而致胸部运动障碍而致，但也有研究提示呼吸中枢被抑制可能也是原因。

2. 呼吸肌或胸壁障碍　急性可见于重症肌无力，周期性麻痹急性发作，严重低钾或低磷血症、格林-巴利综合征以及少部分氨基糖苷类抗生素中毒。慢性情况见于脊髓灰质炎后、肌萎缩侧束硬化症、多发性硬化症、严重黏液性水肿、严重胸廓畸形等。

3. 上气道阻塞　可由急性气管异物、急性咽部痉挛等引起。

4. 肺部疾病　急性者可由急性呼吸窘迫综合征、急性心源性肺水肿、严重支气管哮喘或肺炎、气胸、血胸等引起。慢性者最常见的为慢性阻塞性肺部疾病，包括慢性支气管炎、肺气肿等。

正常PCO_2在组织代谢过程中持续不断产生，而肺则以相等的速度而排出，因此PCO_2保持恒定。当各种原因导致CO_2排出障碍时，血中CO_2水平可以很快上升，造成严重酸中毒。由于细胞外液缓冲主要是碳酸盐系统，因此对CO_2过多不起缓冲作用，而过高CO_2主要靠细胞内的非HCO_3^-缓冲盐而缓冲，最后产生HCO_3^-增加，部分可从细胞内转移到细胞外，使血HCO_3^-增高。另外，在PCO_2过高情况下，肾脏排H^+增加，HCO_3^-重吸收也增加。后者虽然可以代偿，但为期需3~4天才可达到，在急性期一般PCO_2每升高1.33kPa，HCO_3^-上升1mmol/L；而慢性期则PCO_2每上升1.33kPa，HCO_3^-升高3.5mmol/L。

二、临床表现

急性严重呼吸性酸中毒可以出现呼吸急促、呼吸困难以及明显的神经系统等症状。起始时病者有头痛、视野模糊、烦躁不安等，进一步可进展为震颤、神志不清，以至谵妄，严重的可发展至完全昏迷。眼底检查可以发现视乳头水肿、脑脊液检查压力明显上升。上述这些症状是由于脑脊液中pH急剧下降所致，这是由于CO_2很容易透过脑细胞膜而进入细胞内，故造成严重细胞内酸中毒。除中枢神经系统症状以外，还可出现心律失常、心力衰竭等，这是因为酸中毒使心肌收缩力下降以及肺和外周血管阻力增加而致。

慢性呼吸性酸中毒症状远不如急性者严重，由于大多数是因肺心病、慢性阻塞性肺部疾病等引起，因此以这些疾病的相关表现为主，包括气促、呼吸困难、咳嗽、下肢浮肿以及其他缺O_2症状等。

三、治疗

急性严重呼吸性酸中毒主要根据基础疾病而处理，如由呼吸停止或气道阻塞引起者，应尽快气管插管，并保持气道通畅，由吗啡导致呼吸中枢抑制者可用纳洛酮（naloxone）静脉注射，慢性呼吸性酸中毒应注意原来慢性肺病基础上有否发生可使 PCO_2 骤然上升的情况，例如肺炎、肺栓塞或者不合理给 O_2 使呼吸中枢刺激受到抑制等，以便分别加以处理。除特殊情况外，$NaHCO_3$ 一般不宜使用。利尿剂加醋氨酸胺暂时可使尿 HCO_3^- 排出增加，但由此导致低钾、容量降低等有时反而促使低钾及代谢性碱中毒发生，使用时必须慎重。

第八节　呼吸性碱中毒

指由于各种原因导致肺部通气过度，而使 PCO_2 下降而致 pH 上升的临床情况，可以单独存在，也常可以与其他类型的酸碱平衡障碍一起存在，作为混合性酸碱平衡紊乱的一部分。

一、病因与临床表现

1. 癔病　女性多见，常在精神刺激后发病。

2. 急性高山病　由于缺 O_2 强烈刺激呼吸中枢可致 CO_2 呼出过多，出现本症。病者常有头痛、失眠、恶心、呕吐、心动过速等。

3. 中枢神经系统疾病　少数颅脑外伤、脑血管意外、脑炎、脑膜炎或脑肿瘤等中可见。

4. 严重肝脏损害　由于氨以及其他代谢产物对中枢刺激而致。

5. 阿司匹林中毒　早期主要由于药物本身对呼吸中枢的刺激，后来还由于水杨酸所造成高阴离子间隙性酸中毒及乳酸性酸中毒而对呼吸中枢刺激而致。

6. 肺部疾患　肺水肿、肺炎、支气管哮喘、肺纤维化等，可能通过刺激肺部感受器而兴奋呼吸，在合并缺 O_2 时则因颈动脉窦化学感受器被刺激后而兴奋呼吸。

7. 其他　休克、发热、急性严重贫血等都可能出现本症。

上述造成本病的各症状除基本病变以外，病人多有明显呼吸困难，以急而促的呼吸但紫绀不多为特点，此外常诉四肢发麻、胸部闷胀或疼痛，心电图检查有时可呈ST段下降而需与心肌梗死相鉴别。上述症状可能由于 PCO_2 过快下降，使游离 Ca^{2+} 下降，血红蛋白对 O_2 结合力增加而使到达组织中的 O_2 减少以及血磷快速下降等而致。

二、治疗

应尽量使其稳定情绪，注射安定，同时使用针灸常可收到好效果，10%葡萄糖酸钙注射可快速解除手足麻感，使病人过度紧张情绪得以解除，严重 PCO_2 下降者可将塑料口袋或纸袋置于口鼻中，使其呼出的 CO_2 再度吸回，或者应用 5%CO_2 混合气体吸入。持续较长时间的呼吸性碱中毒可用 β 肾上腺素能受体阻滞剂，有报告可以使通气过度的症状获得明显改善。由于呼吸性碱中毒本身可以使脑血流量降低从而使颅内压下降，因此在由中枢神经系统器质性疾病引起的呼吸性碱中毒，如无特殊情况，不必过于积极处理。

第九节　混合性酸碱平衡紊乱

混合性酸碱平衡紊乱是指同时发生两个或两个以上代谢性或呼吸性酸碱平衡紊乱的临床情况。常见于各种危重情况、药物中毒、严重电解质紊乱等等。根据同时合并酸碱平衡紊乱的性质，可以分为相加性酸碱平衡紊乱、相抵性酸碱平衡障碍以及三元性酸碱平衡障碍。上述三大类情况以及临床改变的特点，如表 6-2-2 所示。由表可看出，在相加性情况时，pH 改变可以十分明显，出现严重酸血症或碱血症，但 PCO_2 或 HCO_3^- 的改变常超出正常情况可预测的范围。正常情况时在各种单纯性酸碱平衡障碍时，PCO_2、HCO_3^- 等改变的数值可以按表 6-2-3 计算出。如果超出计算所得范围以外，则应注意有混合性酸碱平衡障碍存在。

表 6-2-2 混合性酸碱障碍分类

混合障碍	生化改变
相加性	
呼酸+代酸	pH 明显下降，HCO_3^- 降低，PCO_2 增加
呼碱+代碱	pH 明显上升，HCO_3^- 升高，PCO_2 下降
相抵消性	
呼酸+代碱	pH 改变不定，HCO_3^- 升高，PCO_2 增加
呼碱+代酸	pH 改变不定，HCO_3^- 降低，PCO_2 降低
代酸+代碱	pH 改变不定，HCO_3^-，PCO_2 均可不同改变 $\Delta AG > HCO_3^-$
三元性障碍	
呼酸+代酸+代碱	HCO_3^- 及 PCO_2 改变不定，最终 pH 根据哪一种酸或碱过程而定
呼碱+代酸+代碱	HCO_3^- 及 PCO_2 改变不定，最终 pH 根据哪一种酸或碱过程而定

（一）相加性混合性酸碱障碍

1. 呼吸性酸中毒加代谢性酸中毒　表现为 PCO_2 明显升高以及 HCO_3^- 显著下降。由于二者比值明显上升导致严重酸血症。常见原因如下：

（1）心肺暂停：因缺 O_2 造成严重代谢性酸中毒，呼吸暂停使 PCO_2 明显升高。治疗应从心肺暂停一开始即使用 $NaHCO_3$，待组织灌注情况恢复时即予以减量或停用，否则在未恢复期间积累的有机酸盐将转化为 HCO_3^- 而产生后继性碱中毒。

（2）肺水肿：大量水肿液在肺泡使 CO_2 潴留，加上缺 O_2 等因素综合而致。处理一般是针对肺水肿处理，包括强心剂、利尿剂等，如使用 $NaHCO_3$

表 6-2-3 单纯酸碱紊乱各指标代偿情况

障碍	原发性障碍	代偿情况	预测范围
代谢性酸中毒	↓↓↓HCO_3^-	↓↓PCO_2	$PCO_2=1.5[HCO_3^-]+8$（±2）
代谢性碱中毒	↑↑↑HCO_3^-	↑↑PCO_2	HCO_3^- 每上升 10mmol/L，PCO_2 上升 0.5kPa（6mmHg）
呼吸性酸中毒急性	↓↓↓PCO_2	↑HCO_3^-	PCO_2 每上升 1.33kPa（10mmHg），HCO_3^- 上升 1mmo合l/L
酸中毒慢性	↑↑↑PCO_2	↑↑HCO_3^-	PCO_2 每上升 1.33kPa（10mmHg），HCO_3^- 上升 3.5mmol/L
呼吸性碱中毒急性	↓↓↓PCO_2	↓HCO_3^-	PCO_2 每上升 1.33kPa（10mmHg），HCO_3^- 下降 2mmol/L
呼吸性碱中毒慢性	↓↓↓PCO_2	↓↓HCO_3^-	PCO_2 每上升 1.33kPa（10mmHg），HCO_3^- 下降 5mmol/L

需注意因钠潴留而使细胞外液过多，使肺水肿再次发生。

（3）慢性阻塞性肺部疾病伴低 O_2 血症：一般慢性阻塞性肺部疾病由于病变慢性进行，组织可以充分代偿，因此不会发生明显无氧代谢。但任何原因使 PO_2 明显下降，特别是 $PO_2 < 6.67kPa$（50mmHg）以下时，无 O_2 代谢必然出现，其所致的乳酸大量产生可以导致严重呼吸性酸中毒合并代谢性酸中毒。单纯使用 $NaHCO_3$ 收效很少，必须针对呼吸问题同时处理。

（4）低钾性肌病伴代谢性酸中毒：常见于肾小管性酸中毒、严重腹泻等。低钾造成的肌肉麻痹使 PCO_2 明显上升，加上代谢性因素形成明显酸中毒。治疗可补充钾盐。由于葡萄糖可能促使钾盐进入细胞内，使用时应予以注意。血钾过低时不宜立即使用 $NaHCO_3$，否则可能使低钾血症进一步恶化。

（5）磷缺乏：某些严重腹泻、糖尿病酮症时可发生。严重低磷血症可造成呼吸衰竭、肌肉麻痹等。治疗以补充磷为主。

（6）毒物或药物中毒：甲醇、乙二醇、酒精中毒等除本身引致代谢性酸中毒外还可以对中枢神经系统严重抑制而致呼吸性酸中毒。治疗以紧急血液透析或腹膜透析为主。

水杨酸中毒大多见于年长患关节酸痛者，可产生慢性酸中毒。当因疼痛而加用镇静剂或强止痛剂时，可以对中枢抑制造成代谢性酸中毒加呼吸性酸中毒。慢性阻塞性肺部疾病一般可以通过血细胞压积的增加、总携 O_2 量增加、氧合血红蛋白解离曲线右移等等，而代偿性使组织供 O_2 正常。当合并严重贫血，例如突然而来的消化道出血、血压过低、心律失常等，可以出现组织缺 O_2，乳酸产生增加，出现呼吸性酸中毒加代谢性酸中毒。如果合并肾功能减退、感染等，则代谢紊乱情况可以更为严重，更加重酸中毒的程度。

2. 代谢性碱中毒加呼吸性碱中毒　表现为 pH 明显过高，HCO_3^- 上升，但 PCO_2 并不平行上升。呼吸性碱中毒可以使脑血管收缩，代谢性碱中毒则可加剧该作用，因此可导致严重脑缺氧症状；另外，由于氧合血红蛋白解离曲线左移，O_2 与血红蛋白的结合力增加，携带着的 O_2 不易释放到组织，组织更加缺氧。上述作用都在临床上可出现严重意识障碍，甚至昏迷、抽搐。碱血症可使氨离子化增多，后者可以进入到脑组织，导致症状的出现。除中枢神经系统以外，严重时可出现心绞痛或各种心律失常，加上经常合并的低钾、低镁血症，更加使症状加剧。

常见情况有以下几种：

（1）严重创伤：因疼痛等刺激通气使 PCO_2 下降。如同时使用胃肠减压可诱发。治疗可用面罩以阻止过度通气，如肾功能正常，应补充生理盐水扩容，使肾对 HCO_3^- 的排出增多。如果伴有肾衰，碱中毒极为严重，应静脉注射酸性溶液。

（2）大量输血：常在外科手术后，因疼痛而致通气过度，PCO_2 下降，加上输血、枸橼酸代谢后产生大量 HCO_3^- 而致。

（3）妊娠：呕吐加上雌激素对呼吸中枢刺激而致。

（二）相抵消性酸碱障碍

1. 呼吸性酸中毒加代谢性碱中毒　常见的是由慢性肺部疾病服用利尿剂后引起。利尿剂导致低钾，出现代谢性碱中毒，另外低钾所致呼吸肌麻痹而对通气功能的影响又加剧了呼吸性酸中毒的存在。本型诊断要点主要是 HCO_3^- 水平的升高超过一般呼吸性酸中毒的代偿程度，根据基本机制参与的程度而决定血 pH 呈酸性或碱性。治疗以补充 KCl 为主，有时加用醋氨酸胺可收到更好效果。

2. 呼吸性碱中毒加代谢性酸中毒　血 HCO_3^- 水平的降低超过单纯呼吸性碱中毒代偿的程度，常见于以下几点：

（1）阿司匹林中毒：因水杨酸对呼吸中枢刺激以及本身代谢所致酸性产物两因素混合而致，治疗除使用 $NaHCO_3$ 外可同时加用甘露醇利尿以利排泄。伴肾功能不全者应尽早透析。

（2）严重肝脏疾病：由于腹水、弥漫性肺内动静脉瘘形成以及循环中孕酮水平过高等促使呼吸性碱中毒形成，另外肝病本身造成的代谢障碍，如乳酸性酸中毒等又使代谢性酸中毒形成。一般情况下以代谢性酸中毒为主，治疗也以针对肝病为主。

3. 代谢性酸中毒加代谢性碱中毒　一般影响较不严重。常见原因有腹泻与呕吐同时存在，治疗根据酸或碱中毒哪样为主而定。部分血容量过少而致的代谢性碱中毒因组织灌注不好而使乳酸产生过多，以致合并代谢性酸中毒。治疗以补液并恢复循环功能为主。

（三）三元性酸碱障碍

治疗根据主要的障碍是什么以及是否有威胁生命情况等而定，同时还应充分考虑到治疗一种紊乱后对另一种紊乱的影响等而定。

第三章

弥散性血管内凝血临床治疗

弥散性血管内凝血（DIC）是一种继发于很多基础病变的综合征，以全身凝血系统激活、纤溶系统紊乱、纤维蛋白沉积、多器官内微血栓形成等为特征。DIC 在临床上某些高危患者，如脓毒症、多发伤、产科急症、颅脑损伤等疾病中有相当高的发生率，许多情况下，患者最终出现广泛出血和多器官衰竭（MOF）而死亡。近年来，DIC 特别是全身病理性纤维蛋白沉积的机制比较明了，并被认为是多器官衰竭发生的原因之一，其中许多细胞因子在凝血和纤溶紊乱中起重要作用。

一、DIC 的治疗原则

目前还没有指导 DIC 治疗的确凿依据，很多有关 DIC 最佳治疗还有争论。

由于 DIC 患者存在血小板或凝血因子减少引起的广泛血栓形成和出血的危险，临床医生不容易直接选择适合的治疗。一般认为治疗 DIC 的关键是治疗引起 DIC 的基础疾病，根据对 DIC 机制认识而设计的支持治疗也是必要的，这些治疗包括血浆或血小板的替代治疗、抗凝治疗及使用生理性凝血抑制剂等。

二、血浆和血小板替代疗法

血小板和凝血因子降低可增加出血危险，但不能只根据实验室检查结果进行血浆和血小板替代治疗。只有在患者出现活动性出血、需要侵入性操作、不治疗就会出现严重出血等情况时才进行替代治疗。补充血液成分等于"火上浇油"的说法在临床和实验研究都还没有得到证实。血小板和血浆治疗效果在随机对照试验中也未得到证实。但这种治疗在出血患者及因这些成分降低而有出血危险的患者中似乎是合理的选择。要纠正凝血障碍可能需要大量血浆，尽管提高血浆中凝血因子的浓度可以减少这种需要量，但大量补充血浆仍不可取。因为补充的血浆中可能含有的即使是微量的活化凝血因子也可对 DIC 患者有害。另外，这些提高了凝血因子浓度的血浆中只包含了有限的几种凝血因子，而在 DIC 中，所有凝血因子都会减少。

三、抗凝疗法

实验显示，肝素至少可部分抑制全身感染等引起的 DIC 的凝血系统激活。在一些没有进行对照的病案报道中，普遍认为肝素治疗有效。但在临床对照研究中，还没有证实肝素治疗可以减少 DIC 患者严重并发症的发生。肝素治疗对有出血倾向的 DIC 患者的安全性也有争议。另一方面，大部分 DIC 患者应该用肝素预防以阻止静脉血栓形成，使用低剂量肝素即可达到这种效果。因此可以给 DIC 高危患者皮下或静脉注射低剂量肝素。大剂量肝素只用于暴发性紫癜或肢端缺血等明显的血栓栓塞和广泛的纤维蛋白沉积等患者。最近有报道认为，低分子量肝素可用于 DIC 患者，DIC 患者对低分子肝素有良好的耐受性，并可以取得有益的治疗效果。在一项随机临床研究中，低分子肝素同肝素相比，病死率无明显差别，但出血症状减少和器官功能不全评分降低。

由于 DIC 患者抗凝血酶III水平较低，肝素抗凝血酶III复合物不能抑制已经结合的凝血酶，不依赖抗凝血酶III的凝血酶抑制剂水蛭素就可能对治疗 DIC 有效，这在动物实验研究中已得到证实。一个小系列研究也显示，重组水蛭素治疗继发于血液恶性肿瘤的 DIC 效果确切。目前还没有关于水蛭素及其他直接抑制凝血酶的抑制剂治疗 DIC 的临床对照研究。但使用水蛭素出血风险较高，限制了其用于 DIC 的治疗。

理论上，治疗 DIC 最合理的抗凝剂应该直接针对组织因子活性。最近，研究出一种特异抑制组织因子——因子Ⅶa 及Ⅹa 组成的三聚体的抑制剂（rNAPc2），此抑制剂是线虫抗凝蛋白的衍生物，最先从嗜血细胞钩虫样线虫内分离，有关 rNAPc2 的研究已进入Ⅱ期或Ⅲ期临床研究，包括对 DIC 患者治疗的研究。

四、浓缩的凝血系统抑制剂

因为抗凝血酶Ⅲ是最重要的生理性凝血抑制剂，在 DIC 动物模型中，抗凝血酶Ⅲ治疗具有确切的疗效。用浓缩的抗凝血酶Ⅲ制剂治疗 DIC 也进行了相对广泛的的研究，已有数个使用抗凝血酶Ⅲ治疗 DIC 的临床对照研究，大部分研究集中在脓毒症和脓毒性休克的患者，所有研究的结果都显示其在降低 DIC 评分、缩短 DIC 的持续时间、改善器官的功能等方面具有有益的作用。

因为所有有关研究都使用变异较大的指标来评价治疗结果，很难将这些结果进行比较。在新近的临床研究中，使用高浓度的浓缩凝血酶抑制剂使其达到超生理水平血浆浓度，治疗效果更加显著。有些试验还显示可以降低患者的病死率，但这种结果还没有统计学意义。有人综合分析了其中 6 个有关抗凝血酶Ⅲ治疗 DIC 的研究，发现其可以显著降低患者的病死率。但还不能确定抗凝血酶Ⅲ治疗对哪些患者在降低病死率和器官衰竭发生率方面最有效。因此，合理的选择似乎应该是将这种昂贵的治疗用于一旦发生 DIC 病死率就很高的患者和一些病死率很高的 DIC 患者。

蛋白 C 系统的抑制在 DIC 病理产生中具有明显的作用，临床也显示蛋白 C 系统的抑制引起的 DIC 可以出现致命的结果。因此，提供蛋白 C 可能对 DIC 患者有益。动物实验已经支持这种观点。也有用蛋白 C 浓缩制剂治疗 DIC 的成功报道，但目前还没有严格的临床对照研究。用活化的蛋白 C 浓缩制剂治疗 DIC 的研究已经启动或正在进行，预计可以得出较好的效果。

由于组织因子在 DIC 凝血酶生成的启动中发挥重要作用，加用重组组织因子通路抑制剂（TFPI）可能有利于 DIC 的治疗，动物研究已经显示 TFPI 可显著减少多个器官内纤维蛋白沉积，并能阻止凝血因子的消耗；而且，在健康自愿者中使用重组 TFPI 可减少内毒素引起的凝血酶的生成，用 TFPI 治疗 DIC 患者的临床研究最近也已启动。

五、针对凝血激活在内弥散性血管凝血的治疗

最近研究表明，与凝血块结合的凝血酶在血栓的增长中起重要作用。含有活化的凝血酶的微血栓可以在血液中循环，引起凝血系统激活过程在血管内形成时间或空间上的"弥散"。因此阻断或抑制结合在纤维蛋白凝血块上的凝血酶也是治疗 DIC 的重要方法。血栓调节蛋白是一种凝血酶受体，可以与凝血酶形成 1∶1 可逆结合的复合物。这种复合物激活蛋白 C 的能力是凝血酶的 1 000 倍，可以将凝血酶由促凝蛋白酶转化为一种抗凝剂。体外研究表明，重组血栓调节蛋白可增加凝血块激活蛋白 C，减弱凝血块诱导凝血酶产生，抑制凝血块上凝血酶的活性。动物模型研究也证实重组血栓调节蛋白治疗 DIC 十分有效，并且不依赖抗凝血酶Ⅲ。使用重组血栓调节蛋白治疗人类 DIC 患者的随机双盲对照试验已在酝酿之中。

六、针对纤溶系统的治疗

抗纤溶制剂常用于出血的治疗，但 DIC 引起的出血一般不用抗纤溶制剂。纤维蛋白沉积是 DIC 的重要特征，其部分原因是纤溶不足，发生 DIC 后再用纤溶抑制剂似乎并不合适。只有在十分罕见的以原发或继发纤溶过度为主要临床特征时可例外。此情况见于与急性早幼粒细胞白血病有关的凝血病和一些继发于前列腺癌等恶性肿瘤的 DIC 患者。临床观察和一项随机对照临床研究显示在上述情况下用抗纤溶药物有效。

七、结　语

DIC 是一种以全身血管内凝血系统激活引起血

液循环中广泛纤维蛋白沉积为特征的综合征。凝血系统过度和持续激活可以导致凝血因子和血小板的耗竭，并进一步引起出血（消耗性凝血病）。含有活化的凝血酶的微血栓可以在血液中循环，引起凝血系统激活过程在血管内"弥散"。尽管由于基础疾病的不同，凝血系统激活的启动因素可能不同，但常常由几种细胞因子介导。凝血酶主要通过组织因子因子Ⅶa途径（外源性途径）及同时发生的蛋白C、蛋白S系统和抗凝血酶Ⅲ等抑制机制减弱生成。由于血液循环内纤溶酶原激活物抑制剂（PAI）Ⅰ水平升高引起的纤维蛋白降解受抑也增加了血管内纤维蛋白的沉积。治疗DIC的关键是特异有效地治疗引起DIC的基础疾病。以抑制凝血系统激活为主要目标的治疗方法在理论上可行，并在实验研究中已证实有效。大部分治疗措施还没有随机对照临床试验的结果作确定的证据。目前，基于对DIC的病理生理认识的新的方法还正在研究之中。

第四章

器官功能替代治疗

第一节 床旁血液净化在危重病中的应用

血液净化技术应用于临床已半个多世纪，随着生物医学工程技术和相关学科的发展，血液净化技术的设备、材料不断改进，使得血液净化技术在临床上应用更加广泛。尤其连续性血液净化（CBP）是近年来急救医学领域最重要的进展之一，广泛应用于肾脏疾病和非肾脏疾病领域，新技术的问世进一步扩大临床适用范围，是多种危重病救治所必需的辅助治疗措施。它不但是肾脏疾病的重要治疗手段，而且也是某些非肾脏疾患者或一些危重患者治疗的手段之一，并已成为危重病、急诊医学的重要组成部分。

自 1997 年 Kramer 提出了"连续动静脉血液滤过"（CAVH）并应用于临床，这也是血液净化技术一个具有历史性意义的转折点，至目前已有多种模式，这些模式构成了"连续肾脏替代治疗"（CRRT），这一命名已广泛使用，但有些学者对此也提出异议。首先是 CRRT 并不能完全替代肾脏功能，而且在临床上应用也不是局限于肾脏疾病，而是广泛应用于肾脏疾病和多种危重病全身炎症反应综合征（SIRS）、急性呼吸窘迫综合征（ARDS）、多器官功能障碍综合征（MODS）、多器官衰竭（MOF）等。其次 CRRT 实际上是由血液净化中血液滤过（HF）、血液透析（HD）衍生出来的，是一种连续的、缓慢的血液净化模式，所以部分学者建议将 CRRT 命名改为"连续血液净化疗法"（CBPT）更为妥当。

一、床旁血液净化模式

1. 血液透析　需有透析液系统，应用血液透析机，主要清除血中小分子溶质及电解质、可透性药物和毒物，且可利用超滤系统清除血浆中的水分。主要用于急慢性肾功能衰竭、可析性药物及毒物中毒及严重电解质紊乱的治疗。

2. 血液滤过　无需透析液系统，只需利用血泵式人体动静压力差，使血液通过血滤器过程中清除血浆中的水分、电解质和一部分小分子溶质。其优点是方法简便，不需任何复杂的机器，体循环稳定，而且对水分的清除十分有效，同时还有清除炎性介质的作用。除可用于肾功能衰竭外，尚可用于 SIRS、MODS、ARDS、重症胰腺炎、慢性心衰、重症肝炎、水中毒等。

3. 血液透析滤过　把血透、血滤序惯进行，可清除中小部分有害溶质，是治疗急慢性肾功能衰竭的有效办法，其集中了血透和血滤的作用。

4. 血液灌流　与血滤相同，均不需透析液系统，而是使用特别的灌流装置（如碳罐、树脂罐），主要用于药物、毒物中毒。

5. 免疫吸附　利用吸附材料，从血液中特异或选择性地吸附并除去与免疫有关的病因物质的方法。狭义上讲免疫吸附是利用抗原—抗体反应进行吸附的方法，主要用于免疫性疾病及肝脏疾病。

6. 血浆置换　使用血细胞分离机或血浆膜分离器，将患者的血浆分离出并弃掉，而有形成分输回病人体内，然后补充相应的正常血浆和/或置换液。主要用于清除血中的各种毒素、炎性介质、非可析性药物及血内异常物质（抗体、抗原—抗体复合物、巨球蛋白、冷球蛋白等）。临床用于 SIRS、MODS、MOF、ARDS、神经系统疾病（格林—巴利综合征、重症肌无力）、风湿性疾病、血液病、重症肝炎等。

7. 腹膜透析与结肠透析　利用腹膜、结肠黏膜作为半透膜，通过透析液的交换达到清除血中一部分有害溶质的目的。其疗效虽不如血液透析，但其方便易行，不需特殊机器，尚在一些地区应用。

8.持续血液净化治疗（CBPT） CBPT是指所有缓慢、连续清除体内水和溶质的一组治疗方式。它不但应用在急慢性肾功能衰竭而且已广泛地应用于非肾脏疾患，特别是在一些危重病，如SIRS、MODS、MOF、心力衰竭、电解质紊乱、肝功能衰竭、药物毒物中毒、重症胰腺炎等。它也是床旁血液净化的核心。其优点为操作简单、血流动力学稳定、溶质清除率高、生物相容性好、副作用少。由于CBPT治疗较常规间断血液净化时间要长，一般需要12～24小时，甚至有的达48小时，因此效果较常规方式明显。如采用静—静脉通道方式对患者心功能影响更小，所以可广泛用于合并心血管疾病和血流动力学不稳定患者。CBPT的各种方式可根据病人的具体情况去选择，可序惯式交替进行。

二、临床应用

1.急性肾功能衰竭 对于急性肾功能衰竭（ARF）患者，传统的血液透析可加重脏器的损害，特别是重症患者，当需要清除体内大量水分时，对于ARF合并心血管系统稳定、严重容量负荷过多、脑水肿、高分解代谢以及需要大量补充液体时应选用CBPT治疗。

2.慢性肾功能衰竭 由于CBPT的问世，IHD也逐渐被CBPT所替代，特别是CAVHDF或CVVHDF大大提高了慢性肾功能衰竭病人的生活质量。

3.SIRS和MODS SIRS主要是由于炎性介质和细胞因子的失控性释放。在其发病机制中，并没有一种炎性介质起着唯一决定性作用，这可能是以往设计的针对某一种炎性介质的治疗方法效果不理想的原因，如抗TNF单抗、抗IL单抗等均未能降低其病死率。MODS是SIRS的发展结果，也是大量炎性介质和细胞因子对机体损伤的结果，国内外已有许多文献报道应用血液净化可清除大量炎性介质，而CBPT效果更佳。

4.ARDS ARDS也是常见的一种危重病，Bone等认为SIRS患者中25%发生ARDS。而ARDS又是MODS中常见的受累器官。CBPT可改善ARDS的预后。其不但清除炎性介质，同时对于肺水肿也有益，使肺内分流下降，改善了其氧合功能。

5.重症胰腺炎 是一种非感染性SIRS，其发病机制是胰蛋白酶的活化，消化自身胰腺组织，同时胰蛋白酶进入血液，作用于不同的细胞，释放出大量血管活性物质和炎性介质。近年来应用单克隆和多克隆抗体中和各种炎性介质和毒素，但仍有局限性。

6.严重水与电解质、酸碱失衡

（1）高钠血症：血钠＞150mmol/L。首先应确定是脱水还是真性高钠；高钠血症致血晶体渗透压增高，从而导致细胞内脱水。对此患者如采用血液净化配合效果更佳且安全。可根据患者的原发病情况和血液生化检查决定其净化方式和透析液或置换液的内容。

（2）低钠血症：血钠＜120 mmol/L。由于透析液中的电解质浓度是可调的，所以无论是哪一类型的低钠应用血液净化均有效。根据病人的病因及并发症情况选择净化方式，如并发水中毒则以血滤为主，合并酸碱失衡可做血透或血液透析滤过（HDF）。

（3）高钾血症：血液净化，特别是血液透析是纠正高钾血的有效方法。一般内科常规方法是通过促使钾离子从细胞外向细胞内转移，均是临时性应急办法，均不如血液净化方便迅速，当然关键还不能忽略病因治疗。

（4）低钾血症：严重低钾血症除病因治疗外，重要的是尽快使血清钾恢复至3.0～3.5 mmol/L，应用血液透析或HDF将透析液中钾离子浓度调至5.0mmol/L，做净化2～4小时血钾即可达到3.5mmol/L左右，然后根据血钾水平再决定透析液中钾的含量或者决定从静脉补钾的速度及量。总之，血液净化调整纠正低钾血症是即迅速、又安全。

（5）水中毒：对任何原因所致的全身严重水潴留，凡一般常规方法治疗疗效不佳者，可采用血滤或CAVH或CVVH。

（6）酸碱平衡紊乱：对于重度酸中毒，包括乳酸酸中毒，使用药物治疗效果不佳者，可选用CBPT。

7.肝功能衰竭 无论是重症肝炎还是其他原因所致肝衰竭，目前国内外均较广泛地应用了血液净化方式去治疗并取得较好的疗效。

血液净化在肝功能衰竭可清除的毒素：血液透

析清除小分子毒素（氨、假性神经递质、γ-氨基丁酸）。血液滤过清除中分子物质（细胞因子、酚类、脂肪酸、硫醇等）。血液灌流可清除胆酸、胆红质、细胞因子、硫醇、酚类。血浆置换或清除与白蛋白结合的物质或大分子物质（芳香族氨基酸、胆酸、胆红质、内毒素、NO、细胞因子、吲哚类、硫醇、酚类等）。

8.药物或毒物中毒　药物或毒物中毒时，如内科治疗不能排出或缓解毒物作用应及时应用血液灌流、CBPT、血浆置换。另外高通量滤器对药物、毒物有不同程度的吸附能力，可大大提高药物、毒物的清除率。

9.神经系统疾病　感染性多发性神经根炎（格林-巴利综合征）、重症肌无力等，国内外采用血浆置换可缓解病情改善预后。

10.风湿性疾病、血液系统　据国内外文献报道，应用血浆置换、免疫吸附可治疗系统性红斑狼疮、类风湿关节炎、原发性巨球蛋白血症、血小板减少性紫癜、自身免疫性溶血。

11.顽固性心衰　对于利尿剂和血管扩张药物反应差的心力衰竭患者应用血滤清除体内水分，减轻前负荷疗效十分显著，血液净化还可纠正心力衰竭患者的生化异常和电解质紊乱。

12. 其他
（1）高脂血症。
（2）皮肤病、天疱疮

三、血液净化并发症

1. 血管通路有关并发症　感染、出血、血栓、动脉瘤形成、窃血综合征。
2. 净化相关并发症　失衡综合征、透析相关心包炎、心衰、电解质紊乱、出血。
3.抗凝有关并发症
（1）出血：时间长、抗凝剂量大，出血倾向者应该用其他方法。
（2）凝血：血流速小、抗凝不当。办法：监测凝血功能。
4.感染及热源反应　细菌、细菌碎屑、内毒素，体外循环及透析液污染。
5.过敏　膜、导管、残存消毒药。
6.低体温　时间长、交换液体量大。

第二节　血液灌流技术与临床应用

一、定义

利用体外循环中灌流器中吸附剂的吸附作用清除体内的外源性或内源性物质、药物，以达到血液净化目的的一种血液净化技术与方法。目前，以治疗药物中毒为其主要临床应用。

二、灌流器的吸附材料与吸附机制

常用吸附材料有活性炭、树脂、碳化树脂、离子型吸附剂、免疫吸附剂。

（一）活性炭

主要采用椰子壳为原料制成。经过蒸馏、炭化、酸洗、高温、高压、活化而成。可用于血液灌流的炭主要为石油炭、树脂炭、子母囊炭。

1.石油炭　利用石油胶、沥青成形、氧化、活化等制备；比表面积一般为$1\,000\sim1\,500m^2/g$，成本低，孔径、总孔容、孔结构易达到临床要求，吸附率也相对较高，一般在30%左右，优点较多。

2.树脂炭　合成树脂经过氧化、炭化、活化后形成的炭；比表面积多为$700m^2/g$左右，大孔少、强度高、中大分子吸附能力低，吸附率多在20%左右，相对成本高。

3.子母囊炭　天然果壳制备成300目的炭粉，利用微囊技术形成微囊；比表面积多在$700m^2/g$左右，存在较多缺点，如微囊脱落、排气困难、中分子吸附能力差、遇水易于膨胀、不耐浸泡等缺点，应用较少。

活性炭的形状有不规则粒状、球形、柱状、纤维状、粉状，其中以粒状的吸附能力最强，柱状次之。临床所血液灌流用活性炭多以 200 目为主；活性炭是多孔性结构，具有高比表面积的特点，为广谱吸附剂，孔径分布较宽，孔隙率较高，能吸附多种化学物质，如肌酐、尿酸、胍类物质、中分子物质，对于外源性小分子物质，特别是药物、毒物具有很高的清除率，但对于尿素、钠、钾、氯、磷、氢离子与水无清除作用；虽然活性炭的吸附能力强、速度快、吸附容量较高，但选择性差，机械强度低，有脱落形成微栓塞的可能，而且接触血液后有可能导致红细胞、白细胞、血小板破坏，引起血小板与白细胞的减少、补体活化、溶血、过敏反应、热原反应。

活性炭之改进：包裹技术的应用改善了活性炭的临床应用。表面包裹一层光滑的半透膜，即不影响吸附效果，又防止了活性炭微粒的脱落。材料有火棉胶、白蛋白、白蛋白－火棉胶、丙烯酸水凝胶、聚甲基丙烯酸羟乙基酯、甲基丙烯酸、聚乙烯醇缩丁醛、醋酸纤维素、尼龙、硅、交联明胶等。

（二）树脂

吸附树脂是一种球形合成交联共聚物，具有多孔性、高比表面积的特点，在制备过程中可能控制其化学反应、改变物理性状、达到调节其吸附特性。在骨架分子苯乙烯分子上带有极性交换基团的树脂称为离子交换树脂（对于极性大、溶于水的物质吸附较好，但对血液电解质平衡有一定的影响，少用于血液灌流；所带基团以酯基、羟基、酰胺基、烷氧基为主。带有酯基者对脂肪酸吸附较好，带有氨基的树脂对内毒素等阴离子吸附较好）；不带有可交换基团的树脂称为吸附树脂。

吸附树脂没有功能基反应过程，比表面积多在 $500m^2/g$，易吸附脂溶性物质，对各种亲脂性、带有疏水基团的物质，如胆红素、芳香族氨基酸、有机磷农药吸附率高，但略差于活性炭。虽然树脂吸附剂化学稳定、机械强度高、不易脱落、生物相容性较好，但包裹后更好。

孔径与表面积是影响树脂吸附特性的两个重要因素。所以在制备过程中调节树脂的孔径大小与比表面积大小改善吸附效果，并可通过改变系统内的亲水、疏水平衡条件而达到吸附增加与解吸附的作用。

树脂吸附直接与血液接触可能会导致有形成分的变化，特别是血小板减少，国外 Ronenboum 报道单次吸附后可降低血小板高达 50%。这在急性药物中毒患者关系可能不大，因为这些患者多没有重要脏器功能衰竭，也没有凝血机制异常；但是对于暴发性肝炎肝功能衰竭或尿毒症患者，此时的血小板减少有可能引起严重的临床病理过程，但包裹后血小板减少可明显减轻。

（三）碳化树脂

又称球形活性炭。是近年研制的新型吸附剂，基本分子骨架与活性炭相似，对水溶性的极性物质与脂溶性物质均有良好的吸附能力。外形呈球形，表面光滑，比表面积高达 $1\,000\sim1\,600m^2/g$，具备了活性炭与树脂的结构与吸附特性，可以不经包裹直接与血液进行吸附反应。

（四）阳离子型吸附剂

吸附剂表面带有一些阳离子功能基团，如固定有多黏菌素的纤维载体（PMX-F）、聚乙烯酰胺（PEI）与二乙烯二胺（DEAE）等阳离子修饰包裹的纤维素珠、琼脂糖、硅土、树脂等，对血液中带阴离子的溶质成分具较好的吸附能力，如内毒素等。

（五）免疫吸附剂

常用的免疫吸附剂有金黄色葡萄球菌蛋白 A、抗人免疫球蛋白抗体、补体 C1q、疏水性氨基酸、硫酸葡聚糖、己二异氰酸酯、合成多肽（如乙酰胆碱受体多肽），在制备过程中将这些吸附剂交联固定在载体分子上，而后者多为琼脂糖、聚乙烯醇、纤维素、聚丙烯酰胺等。

1.抗原抗体结合型吸附剂　将抗原结合在固定载体上，吸附血液中相应的抗体或免疫复合物的一种方法。

（1）重症肌无力：采用乙酰胆碱受体 183～200 片段结构制备的多肽作为抗原，特异性吸附患者血液中的抗乙酰胆碱受体抗体，而不干扰正常免疫球蛋白。

（2）天疱疮：采用天疱疮抗原 41～59 片段制备的多肽，可特异性清除天疱疮患者血清中的抗 PVA 抗体。

（3）抗排异：采用人工合成的 Gal 半抗原以共价键交联至可变形的亲水性聚合物作用基质，再共价结合至大孔玻璃珠上制备成免疫吸附柱，可特异性清除抗 Gal 抗体。为异种器官移植的临床应用奠定基础，因为抗 Gal 抗体是导致人与动物间异种器官移植超急性排斥反应的重要原因之一。

以上为固定抗原的吸附剂型。

（4）固定抗体型：指将抗体固定在载体上，吸附相应的抗原的方法。例如，将羊抗人Ig抗体，以共价键形式交联于琼脂糖凝胶制成的吸附柱上。该方法需要直接获取特异性针对体内致病因子的抗体，所以临床应用有限，目前主要用于清除低密度脂蛋白、抗HLA抗体、自身抗体性疾病。该方法Ig的清除率高达97%（但对不同亚型的亲和力有变化），对IgM、IgA清除率较低，不足30%。当吸附饱和后，用pH2.8的甘氨酸缓冲液进行洗脱，再经磷酸盐—生理盐水缓冲液冲洗，即可重复应用。

2.补体结合型　主要应用于系统性红斑狼疮等自身免疫性疾病。C1q是补体活化经典途径中的重要组成成分，具有一个胶原样片段，可吸附含有IgG与IgM的免疫复合物、纤维蛋白原、纤维连接蛋白、DNA、C反应蛋白、核小体、脂多糖、多种病毒蛋白、抗C1q抗体及其抗原抗体复合物。

3.Fc结合型　如金黄色葡萄球菌蛋白A吸附剂，可结合免疫球蛋白中的IgG_1、IgG_2、IgG_4、Fc片段，还可以非免疫反应方式结合IgG_3、IgM、IgA、Fab片段，此柱也可重复应用。对血浆中的正常免疫球蛋白影响较小。

4.静电结合型　指吸附剂与被吸附物质以静电作用相结合并清除出体内的方法。

（1）硫酸葡聚糖：因为该分子内含有多聚阴离子，故可以交联至纤维素珠制备的免疫吸附柱上。可有效地清除抗dsDNA抗体、抗磷脂抗体、低密度脂蛋白、抗凝血酶III、C3a。主要的不良反应是过敏反应，特别是在应用ACEI的患者。可重复应用。

（2）白蛋白：人血清白蛋白分子内含有较多的阴离子基团，故可共价交联至大孔径的聚甲基丙烯酸酯珠上。可清除脂多糖、脂质A、细胞因子如TNF及IL6等、胰岛素、前炎症因子。

5.疏水结合型　此法是将苯丙氨酸或色氨酸交联于含有微孔结构的聚乙烯醇凝胶的羟基上。通过疏水方式相对特异性地清除致病因子。为一次性应用吸附柱。一次可处理2.5L血浆，不良反应较少，但治疗量过大时可出现腹泻或休克等。色氨酸吸附可用于重症肌无力、Fisher病等。苯丙氨酸吸附剂主要应用于系统性红斑狼疮、类风湿性关节炎（表6-4-1）。

表6-4-1　吸附剂在血液净化治疗中的应用

吸附剂	类型	治疗方式	临床应用范围
活性炭	有包裹	血液灌流	解毒、肝衰竭
	无包裹	HDF、血浆吸附滤过	尿症毒、SIRS
吸附树脂	非极性树脂	血液灌流、血浆滤过吸附	中毒、肝衰竭、SIRS
	极性树脂	血液灌流	脓毒症、肝衰竭
阳离子吸附剂	多黏菌素B纤维柱	血液灌流	脓毒症、SIRS、MODS
免疫吸附剂	粉末吸附剂	血液透析吸附+再生型推拉式血浆吸附	HIV感染、中毒、肝衰竭
	抗原抗体结合型	免疫吸附	自身免疫性疾病、高脂血症
	补体结合型	免疫吸附	自身免疫性疾病
	Fc结合型	免疫吸附	自身免疫性疾病
	静电结合型	免疫吸附	脂蛋白肾病
	疏水结合型	免疫吸附	自身免疫性疾病

三、血液灌流过程中的抗凝方法

在连接灌流器后，当动脉血进入灌流器前，注射首剂肝素；首次剂量以1～2mg/kg为宜，因为吸附剂表面较透析膜粗糙，而且，比表面积比一般透析膜大，所以吸附剂表面与血液的接触面也相对较大，所以首次剂量的肝素也相对较大。以后每小时追加8～10mg的肝素。但存在个体差异，及时进行凝血指标的测定以调整肝素的剂量，如试管法监测时以保持体外血路45～60分钟较为安全，不至于发生体外血路凝血。

治疗结束后，由于所用的肝素量较大，最好应用空气回血法，因为生理盐水回血有可能导致被吸附的药物重新释放入血。结束前可静注鱼精蛋白25～50mg。

四、血流量的设定

血液灌流的血流量一般设定为100～

200ml/min 为宜。因为血流速越快，吸附率越低，治疗所需时间越长；反之，流速越慢，吸附率越高，治疗时间越短。在此流速下，一般治疗 60～90 分钟即可。治疗连续 2 小时后，多数灌流器开始释放已吸附的物质，特别是吸附特性低的树脂灌流器，活性炭者相对较好。如果中毒量较大时，可以间隔一段时间后，再进行一次灌流。多数患者经过 2～3 次的灌流即可清除全部药物。

五、治疗过程中系统的监测与管理

治疗过程中密切注意血路动静脉压力变化。如出现动脉监测器低压报警时，提示动脉针或留置导管血流不畅，多因为贴壁或出现血栓所致，应及时调整；如果动脉报警器高压报警时，提示存在灌流器内凝血，应加大肝素剂量；静脉压出现低压报警时，提示血流量不足，多因为灌器内凝血；如静脉压出现高压报警时，多提示除泡器内凝血，滤网已经堵塞；血流量不足的另外一个重要原因是患者出现低血压，可通过测定外周动脉压证实并进行相应的处理；如果动脉或静脉除泡器内有纤维蛋白沉积，动脉除泡器液平面较前开始升高或已经进入上方的测压管时，提示灌流器出现凝血，此时，静脉除泡器液平面多下降，应加大肝素剂量，必要时要更换灌流器。

六、治疗过程中并发症的处理

如同血透一样，灌流过程中也可出现发热、出血、凝血、空气栓塞、失血等常见不良反应。

1. 白细胞与血小板测定　于治疗前、开始治疗后 1 小时分别测定。

2. 生物相容性差或热原反应　多于治疗开始后 0.5～1 小时出现寒战发热、血小板与白细胞下降，可静注地塞米松，可不中断治疗。

3. 栓塞并发症　治疗过程中患者出现明显的胸闷、呼吸困难者，要非常注意；一旦确诊，立即中止治疗，并进行吸氧等处理。但目前灌流器多采用了微囊技术，经过预冲后，除非滤网破裂，一般不易出现炭粒栓塞。

七、灌流的反跳现象

治疗后血液中药物浓度明显下降，患者病情可能会明显好转，但经过几个小时或几天后再次加重。这可能是由于某些药物的脂溶性较高，外周脂肪组织中的药物再次重分配的结果，因此，在治疗后应密切注意病情的变化，如有反跳现象可再次进行灌流治疗。

八、血液灌流技术的临床应用

（一）急性药物或毒物中毒

临床急诊工作中经常遇到急性药物或毒物中毒，对于一般患者可以通过保守的治疗方法得以康复。但重症患者常需要进行血液净化措施方能有效治疗。如果药物或毒物的分子量较小、水溶性强而蛋白结合率较低，则可以通过常规血液透析有效清除；反之，如果分子量较大，与蛋白结合率较高，则需要进行血液灌流进行治疗以清除体内的药物或毒物。如果中毒导致急性肾衰或慢性肾衰基础上出现了药物或毒物中毒，则经常需要进行透析与灌流相结合的方法进行治疗，这样可以兼而治之。

（1）进行灌流的指征：药物或毒物分子结构中有亲脂性基团或带有多芳香环或有较长的烷基碳链者；毒物水平达到或超过致死水平或剂量者；中毒导致重要脏器功能不全、休克、低血压、低体温，经过抢救无效或继续加重者；具有严重肝肾功能不全导致毒物排泄不完全者；能够产生代谢障碍或延迟效应的毒物如甲醇、乙二醇、百枯草等。

（2）灌流的相对禁忌证：作用迅速的毒物如氯化物；毒物代谢清除率超过灌流清除率；可被常规透析清除而且又可诱导酸中毒者如乙酰水杨酸、非那西丁、咖啡因等；毒物作用不可逆如百草枯；毒物分布容积较大者如三环类抗抑郁药；没有严重毒性的药物如对乙酰氨基酚、半胱胺等。

另外，非脂溶性、伴酸中毒的毒物中毒如醇类（甲醇、乙二醇）、水杨酸、含锂化合物、溴化合物，灌流不如常规血透效果好，如有必要时可联合血透进行治疗。

一般而言，灌流技术对巴比妥类或安定类药物中毒效果最好，优于常规血透，为首选治疗模式。

由于这些药物脂溶性较高，很可能治疗后脂肪中药物二次释放再次出现意识改变，必要时可延长治疗时间或次数；三环类抗抑郁药物的分布容积大、脂溶性高，大剂量中毒时常规保守疗法与血透的效果较差，应及时进行灌流治疗；有机磷中毒经过内科保守治疗效果不佳，或治疗时机已晚，乙酰胆碱酯酶活性无法恢复时，应积极进行灌流治疗；地高辛进行灌流治疗存在争议，认为从临床角度没有收到效果。但有主张应用大孔树脂可能会增加其血浆清除，优于活性炭灌流。百草枯中毒进行灌流治疗效果不理想，但中毒过重时仍可考虑灌流治疗，有可能对于肺纤维化有预防作用，此时可进行连续灌流治疗；茶碱中毒时，灌流对于惊厥与其他并发症的效果迅速，从而消除症状。

值得注意的是，灌流治疗本身只能清除毒物，不能直接消除毒物导致的病理生理变化，所以应同时应用其他相应的药物治疗，以改善病理生理过程，从而增高治疗的有效性。如有机磷中毒时，灌流只能清除血浆中的药物，而不能恢复乙酰胆碱酯酶的活性，复能剂与阿托品的应用十分重要。

（二）肝性脑病

由于灌流可以有效地清除血氨、假性神经递质（如羟乙苯乙醇胺）、游离脂肪酸、酚、硫醇、芳香族氨基酸，提高支链与芳香族氨基酸比例，增加脑脊液中cAMP水平，达到治疗肝昏迷的作用。

肝性脑病时常有凝血异常，如血小板聚集性增加、血小板释放因子与肝素消耗增加。而灌流本身又可以引起血小板减少与凝血因子缺失。因此，在进行灌流时常需要同时输注血小板与冰冻鲜血浆。

（三）感染性疾病

脓毒症时血液中内毒素水平明显升高，同时内毒素所诱发的炎症性细胞因子水平也明显升高，这些物质很难用常规透析方法有效清除，但灌流技术则可比较有效地清除这些物质，不过要注意不同灌流器对于不同因子的选择性，如活性炭非选择性吸附、多黏菌素B选择性吸附（带正电荷的固定于聚苯乙烯衍生纤维素的多黏菌素B灌流器）、抗内毒素抗体吸附（固定于微球上的抗内毒素抗体吸附器）。

（四）尿毒症

尿毒症时体内的毒素种类高达200种以上，常规透析只能清除部分毒素。研究证明活性炭可以吸附肌酐、尿酸、胍类、酚类、吲哚类、中分子物质，但不能清除尿素氮、水、电解质等。

灌流技术对于尿毒症性心包炎、尿毒症神经损害、瘙痒、嗜睡、胃肠道反应、铁－去铁胺复合物、铁－铝复合物等方面具有明显的效果。

治疗尿毒症常用的灌流器：ACAC（白蛋白火棉胶微囊型活性炭）、Hemaco（丙烯酸水凝胶微囊型活性炭）、Adsorba300c（醋酸纤维素微囊型活性炭）、Hemodetoxifier（固定床活性炭），其中后者的生物相容性较差，易出现严重血小板减少。

（五）急进性肾炎

主要指抗GBM抗体型、Wegerner肉芽肿、冷球蛋白血症相关的坏死性血管炎，以免疫吸附为主。如应用抗Ig抗体吸附柱治疗血管炎、色氨酸吸附柱治疗丙肝并发的冷球蛋白血症所致坏死性血管炎，有一定疗效，但例数不多。

（六）狼疮性肾炎

最初应用火棉胶活性炭吸附柱治疗获得成功，后试用了多种吸附柱，如苯丙氨酸、色氨酸、硫酸葡聚糖纤维素、葡萄球菌蛋白A、多克隆羊抗人免疫球蛋白C1q，均有一定的疗效。

Schneider应用Immusorba PH350治疗50例SLE患者，39/50临床症状改善，疗效多维持6个月以上，但同时应注意应用免疫抑制剂。

Suzuki应用硫酸葡聚糖纤维素吸附柱治疗6例SLE，每次治疗4L血浆，吸附2～4次后，免疫复合物水平均明显下降，蛋白尿改善，疗效维持6个月。

（七）β_2-微球蛋白相关淀粉样变

采用含有烷基的有机化合物，以共价键方式交联在纤维素珠上如BM01吸附柱，能够以疏水方式结合β_2微球蛋白，在高通量透析过程中串联使用时，250mg吸附剂一次可清除158～258mg的β_2微球蛋白，其他中分子物质也会同时下降，如溶菌酶、视黄醇结合蛋白。

采用鼠抗人β_2微球蛋白单克隆抗体，交联在琼脂糖制成的免疫吸附柱如VFPR，具有直接分离与吸附血浆中β_2微球蛋白的能力，350ml吸附剂一次可吸附清除315mg的β_2微球蛋白，全血吸附20分钟清除率即可达到90%以上。

（八）其他方面的应用

精神分裂症、铝中毒、银屑病、系统性红斑狼疮、高脂血症、甲状腺危象等，均收到了一定的效果。

第五章

心脏危重症急救

第一节 心律失常急救

心律失常是心脏出现严重的电活动异常，常导致心脏性猝死。对猝然摔倒的患者或出现心肌缺血以及心肌梗死的患者应立即进行心电监护，为避免延误，对需要除颤的患者可采用"除颤电极板作为心电监护电极"的方法进行心电监护。对于急性心肌梗死或心肌严重缺血患者来说，最大危险是在出现症状后第1小时发生的严重心律失常所致猝死，此期间应尽可能早地行心电监测。

一、心律失常的识别

所有患者均应进行心电图检查和对心律失常的评价。高级生命支持（ACLS）时，由于急救人员仅注意到心脏的异常节律，而忽略患者的其他临床表现，如机械通气、给氧、心率、血压、意识状态及其他器官灌流不足征象，这常会出现诊断失误及导致治疗不当。因此，完整的临床诊断还需对患者代谢及酸碱平衡状况进行评价。临床上，还需考虑抗心律失常药的疗效、药物过量时不良反应及常规用药量时药物的毒副作用。

抗心律失常治疗后，还应重新检查心电图，重新评价心律状况。

（一）心脏节律的识别 进行ACLS的急救人员应对以下心律情况予以识别：

（1）正常窦性节律。
（2）窦性心动过缓。
（3）各种类型的房室传导阻滞。
（4）房性早搏。
（5）室上性心动过速。
（6）与旁路有关的过早激动。
（7）室性早搏。
（8）室性心动过速。
（9）心室纤颤。
（10）心室停搏。

（二）快速心律失常的分类

1. 窄QRS波形快速（室上性）心律失常
（1）窦性心动过速。
（2）心房颤动（AF）。
（3）心房扑动。
（4）异位或折返性房性心动过速。
（5）多形房性心动过速（MAT）。
（6）房室结折返性心动过速（AVNRT）。
（7）交界性心动过速。
（8）旁路折返性心动过速。

2. 宽QRS波形心动过速
（1）室性心动过速。
（2）心室纤颤。
（3）异常畸变的室上性心动过速（伴束支阻滞、室内传导延迟）。

3. 过早激动的心动过速（与旁路传导有关的室上性心动过速）
（1）旁路传导有关的房性心动过速。
（2）旁路传导有关的房扑或房颤。
（3）房室折返性心动过速。

行ACLS急救人员必须能识别室上性与室性心律失常，同时应明确大多数宽QRS波心动过速均为室性心律失常。如患者出现无脉、休克或充血性心衰时，此类危重病情是由室性心律失常所致，如发生此类病情应立即行12导联心电图检查，并立即处理心律失常。如对心律失常的性质有质疑，经事管心电图检测将对诊断有所帮助。同时急救人员应能判定哪些是干扰因素，并明确其临床意义，以便对常见心律失常行正确处理。

二、心脏停搏的药物治疗

美国心脏协会（AHA）1992年版心脏复苏指南建议，减少氯化钙、碳酸氢钠、去甲肾上腺素和异丙肾上腺素的应用。心脏复苏指南2000仍延续这一观点。新近研究表明，上述药物极少有效，因为它们既能应用于心脏停搏时，也能用于心脏停搏前心律失常。因此，心脏停搏时，应考虑用药基于其他方法之后，如急救人员应首先开展基本生命支持（BLS）、电除颤、适当的气道管理，而非先应用药物。开始BLS后，才尽快建立静脉通道，同时考虑应用药物抢救。

1.中心与周围静脉用药　心脏停搏前，如无静脉通道，应首选建立周围静脉（肘前或颈外静脉）通道，建立颈内或锁骨下静脉等中心静脉通道，往往会受胸外按压术的干扰。但外周静脉用药较中心静脉给药，其药物峰值浓度要低、起效循环时间较长。外周静脉给药到达中央循环时间需1~2分钟，而通过中心静脉给药时间则较短。但外周静脉穿刺易操作，并发症少，且不受心肺复苏术的干扰。在复苏时，行周围静脉快速给药能立即开始，而且在10~20秒钟内快速推注20ml液体，可使末梢血管迅速充盈。

如果在电除颤、周围静脉给药均未能使自主循环恢复，在急救人员有足够经验的前提下，尽管有中心静脉穿刺禁忌证，可能出现并发症，但权衡利弊，仍要考虑放置中心静脉导管。对接受溶栓治疗的患者行中心静脉穿刺更可能发生并发症，血管无法压迫，无论是否穿刺到血管，均视为相对禁忌证，如果无明显出血和血肿就作为绝对禁忌证。对要行药物再灌注治疗的患者应尽量避免做中心静脉穿刺。

2.气管内给药　如在静脉建立之前已完成气管插管，肾上腺素、利多卡因和阿托品都可通过气管给药，其用药量应是静脉给药的2~2.5倍，并用10ml生理盐水或蒸馏水稀释。蒸馏水比生理盐水在气管内的吸收更好，但对氧分压（PO_2）的副作用影响大。在气管末端插入导管，停止胸外按压，迅速向气管喷药，经过几次快速喷药形成可吸收的药雾后，再重新行胸外按压。

三、心律失常与药物治疗

心肺复苏指南2000中，心脏病学专家研究关于几个新指南对常见快速心律失常推荐治疗方案，特别注重临床疗效的结论。也强调心律失常时血流动力学不稳定性和不同程度心室功能的损害。由于此指南遵从循证医学原则，因而专家们把准则扩展到所有临床研究药物，而并非仅在某个国家批准应用的药物。

1.血流动力学稳定—宽QRS波形的快速心律失常　宽QRS波形心动过速的诊断较难，医生必须明确其诊断，以便能准确判定宽QRS波心动过速是否稳定并需加以处理，其标准如下：

（1）静息状态下，常规心动过速心室率大于窦性心动过速心率120次/min的上限。

（2）QRS波形态均一，宽度大于120毫秒。

（3）无意识障碍或组织低灌注的症状。患者血液动力学须维持稳定，以便有时间明确心律失常的诊断或前往医院确诊。抗快速心律失常的药物同时也有降血压作用，故此类患者应维持足够的血压水平以便使用抗心律失常药物治疗，如药物引起低血压需立即行电转复终止异常心律。表6-5-1为常见的宽QRS波心动过速。

表6-5-1　宽QRS波心动过速的分类

1.室性心动过速
2.伴随室内传导阻滞的室上性心动过速，包括以下类型：
（1）窦性心动过速
（2）异位或折返性房性心动过速
（3）伴房室传导阻滞的房扑
（4）房室结折返性心动过速
（5）交结性心动过速
3.与旁路有关的过早激动性心动过速，包括以下类型：
（1）房性心动过速
（2）房扑
（3）房室折返性心动过速

2.宽QRS波形快速心律失常的治疗　以往对成人宽QRS波心动过速的治疗，无论是否是室上性均应用利多卡因，但国际心肺复苏指南2000强调对血流动力学稳定的患者，应该明确诊断心律失

常的性质。治疗原则的改变基于对宽 QRS 波心律失常治疗的两条原则：①室性心律失常，利多卡因治疗使其逆转为窦性心律。②室上性心律失常则用腺苷转复。指南中，专家们认为腺苷在宽 QRS 波心律失常治疗中已应用过度，特别对利多卡因疗效欠佳的室性心律失常，腺苷的过度应用常会延误其他更有效的治疗。

情况允许时，应尽可能区分血流动力学稳定的室性心动过速与变异的室上性心动过速。有冠心病或其他心脏病史的患者多发生室性心动过速；而以往有心脏节律异常、旁路传导、提前激动的束支传导阻滞或频率依赖的束支传导阻滞的患者，如出现宽 QRS 波心律失常多提示为室上性心动过速。

3.十二导联心电图检查　在药物复苏前、复苏过程中和药物复转为正常心律后，均应做 12 导联心电图，心电图的 QRS 波形态有助于区分室上性心动过速与室性心动过速，但确诊需要经验。如果 12 导联心电图诊断价值不大，在设备及人员允许的情况下，经事管心电检测对诊断会有帮助。仔细分析 12 导联心电图、心电监测及经事管心电监测有助于识别房室分离现象、心房性电活动（P 波）与心室电活动（QRS 波）。对宽 QRS 波心动过速判断是室性或室上性非常关键，常见的错误是将室性心动过速误诊为变异性室上速，而采用治疗变异性室上速药物治疗室性心动过速。

4.利多卡因　利多卡因是治疗室性心律失常的药物，对 AMI 患者可能更为有效。发生 AMI 时，预防性使用利多卡因可减少早期 VF 的发生，但并不能降低死亡率。因该药的毒性剂量和治疗剂量接近，故并不建议 AMI 患者常规预防性使用利多卡因。在没有除颤设备的情况下，如果单支病变的 AMI 或心肌缺血，若出现频发室早可给予利多卡因。基于这一用法，有学者认为利多卡因还可用于：①电除颤和给予肾上腺素后，仍表现为 VF 或无脉性 VT；②控制已引起血流动力学改变的 PVCs；③血流动力学稳定的 VT。在上述情况下，利多卡因只作为其他药物无效时的第二选择（胺碘酮，普鲁卡因酰胺和索他洛尔）。给药方法：心脏骤停患者，初始剂量为静注 1.0～1.5mg/kg，快速达到并维持有效浓度。顽固性 VT/VF，可酌情再给予 1 次 0.5～0.75mg/kg 的冲击量，3～5 分钟给药完毕。总剂量不超过 3mg/kg（或>200～300mg/h）。VF 或无脉性 VT 时，除颤或肾上腺素无效，可给予大剂量的利多卡因（1.5mg/kg），只有在心脏骤停时才采取冲击疗法，但对心律转复成功后是否应给予维持用药尚有争议。有较确切资料支持在循环恢复后预防性给予抗心律失常药，持续用药维持心律的稳定是合理的，静脉滴注速度最初应为 1～4mg/min。若再次出现心律失常应小剂量冲击性给药（0.5mg/kg），并加快静滴速度（最快为 4mg/min）。

24～48 小时后，利多卡因在肝脏中的代谢会受到抑制，半衰期延长，因此，24 小时后应减量或测定血药浓度。若患者出现心输出量降低（如 AMI 患者发生低血压或休克、心衰、外周循环不良），或为年龄>70 岁的老人和肝功能不全者也应减量。这些患者首次用药的冲击量不变，维持量应减至常规剂量的一半。外周静脉冲击性给药后，药物达到中心循环的时间为 2 分钟。须严密观察疗效及有无毒副作用，包括口齿不清、意识改变、肌颤和心动过缓，监测血药水平可指导治疗。

利多卡因作为治疗宽 QRS 波心律失常的常用一线药，但事实上因对于室上性心动过速并无治疗作用。研究表明，应用利多卡因并不能区别室性心动过速或难以确定起源的宽 QRS 波心动过速。利多卡因对急性心肌缺血或急性心肌梗死引起的室性心律失常有效，但预防性用药常能导致较高的死亡率，并已禁止预防性应用。两项研究提示，利多卡因在终止血流动力学稳定的持续性室性心动过速无效，同时在治疗室性心动过速时，静脉注射普鲁卡因酰胺和索他洛尔较利多卡因效果要好。因此，综上所述，利多卡因对血流动力学稳定的单形或多形的室性心动过速有效，主要为以下 4 种情况：①心功能正常；②心功能异常但为单形室速；③伴有 Q-T 间期正常；④Q-T 间期延长。需要注意的是，对上述 4 种情况，利多卡因并非是首选药物。

5.腺苷　腺苷是一种内生性嘌呤核苷，可抑制 AV 结和窦房结。阵发性室上速（PSVT）最常见的形式是包括 AV 结在内的折返。腺苷可有效终止这类心律失常，若心律失常并非由包括 AV 结或窦房结在内的折返所致（如房扑、AF、房性或室性心动过速），腺苷则无法中断心律失常，但会产生一过性的 AV 或反向（室房）阻滞，有助于明确诊断。腺苷作用时间短暂，因为它很快会被血或周围组织中的酶降解。腺苷的半衰期<5 秒钟，建议初始剂量为 6mg，快速（1～3 秒内）推注完毕，给药后再静推 20ml 生理盐水。若 1～2min 内无反应，可以同

样方式重复给药，剂量为 12mg。大剂量用药经验有限，但已用茶碱类药物患者对腺苷的敏感性差，应加大剂量。腺苷的副作用往往呈一过性：以面色潮红、呼吸困难和胸痛最为常见。由于半衰期短，PSVT 可能再次发作。此时，可再给腺苷或钙通道阻滞剂。若心律失常未能终止，腺苷往往可能会促发持续性低血压。

腺苷的一些药物配伍反应较为重要，治疗剂量的茶碱类药物或相关的甲基黄嘌呤（包括咖啡因或可可碱）会阻断腺苷的电生理和血流动力学效应所作用的受体。Dipryidamole 能阻断腺苷的摄取并抑制其作用。对使用卡马西平和施行神经阻断性心脏移植的患者，腺苷的作用也会延迟。上述这些患者应调整药物剂量或换用其他治疗方法。

血流动力学稳定的各种起源不明的心动过速，是否使用腺苷鉴别 VT 和 SVT 尚存争议，不应鼓励这一作法。腺苷只应用于高度怀疑 SVT 的患者。腺苷通常对室性心律失常、房颤或房扑等治疗无效时。虽然腺苷有短效的血管舒张作用，但不恰当地应用治疗室性心动过速，有报道，可使原来代偿性血压发生变化。理论上，腺苷有引发心绞痛、支气管痉挛、心动过速和加速旁路传导的危险。故腺苷主要应用于血流动力学稳定的窄 QRS 波的室上速和宽 QRS 波室上速。

6.胺碘酮　静脉使用胺碘酮的作用复杂，可作用于钠、钾和钙通道以及对 α-受体和 β-受体有阻滞作用，可用于房性和室性心律失常。临床应用：①对快速房性心律失常伴严重左室功能不全患者，在使用洋地黄无效时，胺碘酮对控制心室率可能有效；②对心脏停搏患者，如持续性 VT 或 VF，在电除颤和使用肾上腺素后，建议使用胺碘酮；③可控制血流动力学稳定的 VT、多形性 VT 和不明起源的多种复杂心动过速；④可作为顽固性 PSVT，房性心动过速电转复的辅助措施，以及 AF 的药物转复方法；⑤可控制预激房性心律失常伴旁路传导的快速心室率。

对严重心功能不全患者静注胺碘酮比其他抗房性或室性心律失常的药物更适宜。如患者有心功能不全、射血分数小于 40%或有充血性心衰征象时，胺碘酮应作为首选的抗心律失常药物。在相同条件下，胺碘酮的作用更强，且对比与其他药物致心律失常的可能性更小。给药方法为先静推 150mg/10min，后按 1mg/min 持续静滴 6 小时，再减量至 0.5mg/min，对再发或持续性心律失常，必要时可重复给药 150mg，一般建议，每日最大剂量不超过 2g。有研究表明，胺碘酮相对大剂量，如 125mg/h，持续 24 小时（全天用量可达 3g）时，对 AF 有效。心脏骤停患者如为 VF 或无脉性 VT，初始剂量为 300mg，溶于 20～30ml 盐水或葡萄糖内快速推注。对血流动力学不稳定的 VT 患者的用药研究，推论对反复或顽固性 VF/VT，应增加剂量再快速静推 150mg，随后按 1mg/min 的速度静滴 6 小时，再减至 0.5mg/min，每日最大剂量不超过 2g。

胺碘酮主要副作用是低血压和心动过缓，预防的方法可减慢给药速度，若已出现临床症状，可通过补液，给予加压素、chronotropic 剂或临时起搏。胺碘酮通过改变旁路传导而对治疗室上性心动过速有效。虽对胺碘酮治疗血流动力学稳定的室性心动过速研究不多，但对于治疗血流动力学不稳定的室速或室颤效果较好。胺碘酮与普鲁卡因酰胺一样均有扩血管和负性肌力的作用，这些作用会使血流动力学变得不稳定，但常与给药的量和速度有关，而且通过血流动力学观察，静脉应用胺碘酮较普鲁卡因酰胺有更好的耐受性。

静脉注射索他洛尔、普罗帕酮、氟卡胺对室上性心动过速，包括有或无提前激动的房性心律失常均有效。有缺血性心脏病患者应用 IC 类药物如氟卡因和普鲁帕酮，其死亡率增加，故对此类患者要避免应用 IC 类药物。

7.溴苄胺　溴苄胺可用于对电除颤和肾上腺素治疗无效的 VT 和 VF。溴苄胺的心血管作用复杂，注射初时可引起儿茶酚胺释放，后产生节后肾上腺素能阻断作用，常常出现低血压。1999 年后因不再生产，由此引发了对该药的总结，提出理论上可继续使用溴苄胺治疗 VF/VT，并提出了一些适应证，包括低温致心脏骤停。相继，在 ACLS 治疗流程和指南中均取消推荐该药，主要原因是其副作用大，来源受限，而且已有同样有效又更为安全的药物。

8.阿托品　阿托品作用于逆转胆碱能性心动过缓、血管阻力降低和血压下降。可治疗窦性心动过缓，对发生在交界区的房室阻滞或室性心脏停搏可能有效，但怀疑为结下部位阻滞时（Mobitz II型），不用阿托品。使用方法：治疗心脏停搏和缓慢性无脉的电活动，给予 1.0mg 静注，若疑为持续性心脏停搏，应在 3～5min 内重复给药。仍为缓慢心律失常，可每间隔 3～5min 静注一次，0.5～1mg，至总量 0.04mg/kg。总剂量 3mg（约 0.04mg/kg）可完全阻滞人迷走神经。因阿托品可增加心肌氧需求量并触发快速心律失常，完全阻断迷走神经的剂量可逆转心脏停搏。如剂量小于 0.5mg 时，阿托品有拟副交感神经作用，并可进一步降低心率。阿托品气管内给药也可很好吸收。

AMI 患者应慎用阿托品，因致心率过速会加重心肌缺血或扩大梗死范围。静注阿托品极少引发 VF 和 VT。阿托品不适用于发生在浦肯野纤维水平的 AV 阻滞（Ⅱ型 AV 阻滞和伴宽的 QRS 波的三度阻滞），此时，该药很少能加快窦房结心率和 AV 结传导。

9. β-受体阻滞剂　β-受体阻滞剂对急性冠脉综合征患者有潜在益处，包括非 Q 波 MI 和不稳定性心绞痛。若无其他禁忌证，β-受体阻滞剂可用于所有怀疑为 MI 或高危的不稳定性心绞痛患者。β-受体阻滞剂也是种有效的抗心律失常药，在再灌注时代前的研究已证实，β-受体阻滞剂可降低 VF 的发生率。作为溶栓的辅助性药物可减少致死性再梗死和心肌缺血的复发，而不适于溶栓的患者早期使用 β-受体阻滞剂也可降低死亡率。

氨酰心安、倍他乐克和普萘洛尔可显著降低未行溶栓 MI 患者 VF 的发生率。一般建议使用剂量 5mg，缓慢静注（5 分钟以上），观察 10 分钟，患者如能够耐受，可再给 5mg 缓慢静注（5 分钟以上），而后每 12 小时口服 50mg。倍他乐克按每 5 分钟缓慢静注 5mg，一次至总量达 15mg，静注 15 分钟后开始口服 50mg，2 次/d，患者如能耐受，24 小时后改为 100mg，2 次/d。esmolol 是一种静脉用短效（半衰期 2~9 分钟）的 β-受体阻滞剂，建议 SVT 紧急治疗应用，包括 PSVT，并在以下情况中用于控制心率：非预激 AF 或房扑、房性心动过速、异常窦性心动过速和尖端扭转性 VT 或心肌缺血。Esomolol 用药剂量控制较复杂，需要使用输液泵。静脉应先给予负荷量：0.5mg/kg，1 分钟给完，而后按每分钟 50 μg/kg 维持 4 分钟，如药物作用不够充分，可再给予冲击量 0.5mg/kg，1 分钟内给药完毕，并将维持量增至 100 μg/kg。可每 4 分钟重复给予冲击量 0.5mg/kg 和维持量［按 50 μg/(kg·min) 递增］，直至最大剂量每分钟 300 μg/kg，如有必要，可持续 48 小时静脉滴注。

β-受体阻滞剂的副作用包括：心动过缓、AV 传导延迟和低血压，有少数患者会出现心功能失代偿和心原性休克，因此，对严重充血性心力衰竭患者应禁用。轻、中度心衰的患者，用 β-受体阻滞剂应注意加强监护，并酌情给予利尿剂。β-受体阻滞剂的绝对禁忌证：Ⅱ、Ⅲ度房室阻滞，低血压，严重充血性心力衰竭，与支气管痉挛有关的肺部疾病，此外，对有预激性窦房结性心动过缓和病窦综合征患者应慎用。

10. 钙通道阻滞剂　异搏定和硫氮䓬酮属于钙通道阻滞剂，可减慢 AV 结传导并延长其不应期，此作用可终止经 AV 结的折返性心律失常。对 AF、房扑或频发房性早搏患者，给予钙通道阻滞剂可控制心室率。由于此类药物可能会降低心肌收缩力，因此对严重左心功能不全患者，可能会导致心功能恶化。

静脉给异搏定可有效终止窄 QRS 波形的 PSVT，并可用来控制 AF 时心室率，但须注意，腺苷应是治疗窄 QRS 波形 PSVT 的首选药物。但由于腺苷的半衰期极短，在控制 AF 或房扑时心室率往往无效。异搏定初始剂量为 2.5~5mg，2 分钟内静脉给药完毕，若无效或无副反应，可每 15~30 分钟重复给药，5~10mg，最大剂量 20mg。只有为窄 QRS 波形 PSVT 或确定为室上性心律失常患者才使用异搏定。切不能用于左室功能受损或心衰患者。

硫氮䓬酮初始剂量为 0.25mg/kg，第二次剂量为 0.35mg/kg，与异搏定作用相似。其优点是心肌抑制作用比异搏定小。硫氮䓬酮控制 AF 或房扑心室率的给药方法为 5~15mg/h 静滴。

11. 多巴胺　多巴胺是一种内源性儿茶酚胺类药物，对多巴胺受体、β-受体和 α-受体均有激活作用，在每分钟 3~7.5 μg/kg 给药剂量范围，对 β-受体激活作用明显，可增加心排出量和心率。但人们往往更重视其类似异丙肾上腺素的作用以及静滴速度易调节的优点。多巴胺的正性肌力作用与多巴酚丁胺比较，一般认为多巴胺更安全，对阿托品治疗无效的心动过缓或有用阿托品禁忌证时，可用于替代异丙肾上腺素。多巴胺可引起肺静脉收缩已被增加用药剂量而增加肺毛细血管嵌压所证实，左室充盈压增高不明显。此外，当儿茶酚胺贮备量减少，会出现药物失敏感现象。小剂量的多巴胺［2μg/(kg·min)］有肾血管舒张作用，但对急性少尿性肾衰并无治疗作用，因而并不建议在急性少尿性肾衰时使用。

12. 异丙肾上腺素　异丙肾上腺素是 β-受体激

动剂，具有正性肌力作用和加速时相效应，可增加心肌氧耗、心排血量和心脏做功，对缺血性心脏病、心衰和左室功能受损患者会加重缺血和心律失常。建议在抑制尖端扭转性室速前给予异丙肾上腺素，可作为临时性措施，此外，对已影响血流动力学的心动过缓，而应用阿托品和多巴酚丁胺无效，又尚未行经皮或经静脉起搏处置时，予以异丙肾上腺素可作为临时性治疗措施。但在上述情况中，异丙肾上腺素均非作为首选药。小剂量使用时，异丙肾上腺素有加快心率作用，会引起血压升高以代偿血管扩张作用。用药方法：建议静滴速度为 2~10μg/min，并根据心率和心律的反应进行调节。将 1mg 异丙肾上腺素加入 500ml 液体中，浓度为 2μg/ml。治疗心动过缓必须非常小心，只能小剂量应用。大剂量时会导致心肌耗氧量增加，扩大梗死面积并导致恶性室性心律失常。异丙肾上腺素不适用于心脏骤停或低血压患者。

13.镁剂　严重缺镁也可导致心律失常、心功能不全或心脏猝死。低镁时可能发生顽固性 VF，并阻碍 K^+ 进入细胞，紧急情况下，可将 1~2g 硫酸镁用 100ml 液体稀释后快速给药，1~2min 注射完毕。但必须注意快速给药有可能导致严重低血压和心脏停搏。有学者建议，镁剂可能是治疗药物引起的尖端扭转性室速有效方法，即使在不缺镁的情况下，也可能有效。给药方法：负荷量为 1~2g（8~16mEq），加入 50~100ml 液体中，5~60 分钟给药完毕，然后，静滴 0.5~1.0g（4~8mEq）/h，根据临床症状调整剂量和滴速。但不建议 AMI 患者常规预防性补镁。心脏骤停者一般不给予镁剂，除非怀疑患者心律失常是由缺镁所致或发生尖端扭转性室速。

14.普鲁卡因酰胺　普鲁卡因酰胺可抑制房性和室性心律失常，可用于转复室上性心律失常（尤其是 AF 或房扑），控制预激性房性心律时旁路传导所致的快速心室过速，或无法确定是室上性还是室性心动过速。按 20mg/min 的速度静滴至心律失常得以控制。冲击量给药可出现毒性反应、严重低血压，而对给药速度的限制影响了该药在紧急情况中应用。一般情况紧急，可按 50mg/min 给药，至总剂量为 17mg/kg。心脏骤停患者快速给予普鲁卡因酰胺的危险性需进一步研究，维持剂量为 1~4mg/min 静滴。肾衰患者需减低维持量，且持续静滴 3mg/min 以上超过 24 小时者需监测血药浓度。

预激性 Q-T 延长和尖端扭转性室速的患者禁用该药，给药期间需持续 ECG 和血压监测，若给药速度过快可能出现血压急剧下降。

15.二异丙吡胺　根据 Williams 分级，二异丙吡胺属于 Ia 类抗心律失常药，可减慢传导速度，延长有效不应期，其作用类似于普鲁卡因酰胺。有抗胆碱能作用，负性肌力作用和低血压等副作用。用药剂量为 2mg/kg，10 分钟内静推完毕，然后 0.4mg/（kg·h）持续静滴。由于本药的给药速度相对较慢，因而在急诊情况下使用不实际，效果也不确切。

16.普罗帕酮　普罗帕酮与氟卡胺属 IC 类药物，可减慢传导并具有负性肌力作用。此外，该药可非选择性阻断 β-受体，在美国允许无器质性心脏病的患者口服治疗室性或室上性心律失常，静脉用药（在美国未获许可）的适应证与氟卡胺相似。由于有明显的负性肌力作用，因左室功能受损者禁用。由于普罗帕酮与氟卡胺属于同一类抗心律失常药，而已证实后者可增加 MI 患者的死亡率，因此对疑有冠心病的患者禁用本药。给药方法：静脉给药剂量为 1~2mg/kg，给药速度为 10mg/min。副作用包括：心动过缓、低血压和胃肠道反应。

四、心脏功能不全和抗心律失常药物致心律失常

国际心肺复苏指南 2 000 对心动过速的治疗提出了更改，1992 年以来，抗心律失常药物经多次更改以适合对致心律失常和受损心脏伴心律失常的治疗。所有抗心律失常药均有致心律失常作用，其中快速心律失常占大多数，而这些快速心律失常中尖端扭转性室速占主要部分。药物间的作用是复杂的，连续合用两种或两种以上抗心律失常药物会产生副作用，特别是快速心律失常、低血压和尖端扭转性室速，故除绝对必须，应用抗心律失常药不要超过一种。对多数患者，如单一抗心律失常药物用量足够而不能终止心律失常时，应尝试应用电转复而不是再继续加用另一种抗心律失常药。

临床有充血性心衰或左心室功能不全的患者，应用抗心律失常药物应小心谨慎，这些患者中许多抗心律失常药物可进一步加重左心室功能不全，从而使充血性心衰加重，但胺碘酮和利多卡因对左室功能影响较小，故胺碘酮目前是治疗心动过速的主

要药物。如果胺碘酮治疗效果不佳,应尽早采用电转复方法。

降低心室率或将房颤(AF)转复为窦性心律,可能会导致心动过缓甚至窦性静止,尤其是患有传导系统疾病或病窦综合征者。因此,有人建议行临时起搏或给予药物支持(阿托品、多巴胺或异丙肾上腺素)。如 AF 持续 48 小时以上,在心室率、抗凝指标均控制在较为满意的水平,对持续房颤或明显左心室功能不全的患者(尤其是伴有预激综合征者)应行电转复,若不能行电转复或转复不成功,还有许多药物可供应用,包括静脉注射 inbutilide、氟卡胺、普罗帕酮、普鲁卡因酰胺、胺碘酮、索他洛尔、二异丙吡胺。由于氟卡胺、普罗帕酮、索他洛尔和普鲁卡因酰胺等药物的负性肌力作用和 inbutilide 潜在的致心律失常作用,因此对左室功能不全患者应慎用。这种情况下静脉注射胺碘酮比较合适,特别是伴有预激综合征时。伴预激的房颤或房扑时,静注普鲁卡因酰胺、胺碘酮、氟卡胺、普罗帕酮和索他洛尔也是可行的。

真正的交界性心律很少见,大部分把 PSVT 误当作交界性心动过速,应按窄 QPS 波心动过速进行治疗。成人的交界性心动过速通常是洋地黄中毒所致。若无明确的原因,交界性心动过速可应用胺碘酮、β-阻滞剂或钙通道阻滞剂可能均会有效。

第二节 心肺复苏后续治疗

心肺复苏后,由于各脏器各系统血液灌注不足和缺氧,必然会引起组织细胞不同程度功能损害或再灌注损伤。常可出现心、肺、脑、肝、肾和消化道等器官功能不全或衰竭,甚至发生 MOF。因此加强复苏后续治疗,及时发现问题、解决问题,对于稳定各脏器功能降低死亡率显得尤为重要。

一、心搏骤停后自主循环恢复

自主循环恢复(ROSC)后,经常会发生心血管功能和血流动力学的紊乱,常见有:低血容量休克、心源性休克和与全身炎性反应综合征(SIRS)相关的血管扩张性休克。多种致病因素均可导致复苏后综合征的发生:如无再灌注、再灌注损伤、缺血后代谢产物引起的脑中毒及凝血障碍。

自主循环恢复后,是否会发生复苏后综合征的四期病理变化,还取决于组织器官的缺血程度和缺血时间。

(1)几乎 50% 的复苏后综合征患者,其死亡多发生在发病后 24 小时内。这因为在自主循环恢复后,心血管功能处于不稳定状态,12~24 小时后才可逐渐趋向稳定。同时,由于多部位缺氧造成的微循环功能障碍,使有害的酶和自由基快速释放至脑脊液和血液中。并随代谢紊乱的进一步发展,大脑和微血管异常状态将持续存在。

(2)1~3 天后,心功能和全身情况将有所改善,但由于肠道的渗透性增加,易于发生脓毒血症。如同时多个器官均有严重的功能损害,特别是有肝脏、胰脏和肾脏的损害,则会导致多器官功能障碍综合征(MODS)的发生。

(3)最终,严重的感染经常会发生在心跳骤停数日后,此时患者常迅速发展为多器官衰竭(MOF)。

(4)发生死亡。

心肺复苏后主要的治疗目标是完全地恢复局部器官和组织的血液再灌注,但单纯恢复血压和改善组织的气体交换,并不能提高复苏后的生存率。值得注意的是,这些观测指标并不能表明周围器官组织成功的复苏和有效的血供,特别是内脏和肾脏血液循环的恢复,而这些器官对缺氧缺血心搏骤停后导致 MODS 起到重要的作用。

多数情况下,足够的通气和血液灌注恢复后,心搏骤停后出现的酸血症可以自行纠正。一直没引起注意的内脏血流低灌注的情况,只有经特殊的监测方法和恰当治疗方可确定。目前。除应用尚有争议的有创性肺动脉导管监测血流动力学外,还可应用定量测定胃黏膜 PCO_2 梯度来指导内脏的复苏。胃黏膜 PCO_2 梯度可在 ICU 病房中作为有创血流动力学监测重要的辅助手段。其目的是在复苏后早期最大限度地恢复内脏血流灌注,避免发展为 MODS。

ACLS 指南 2000 中,总结了对复苏成功患者如何纠正其血流动力学异常状态的经验。从创伤后的研究和 SIRS 的治疗中得到许多有用的数据，指南中所有的建议就是根据这一依据提出的。有关心搏骤停患者脑神经复苏后的血流动力学支持方面，目前尚无临床随机试验所触及。

心肺复苏后治疗的近期目标：

（1）提供心肺功能的支持，以满足组织灌注，特别是对大脑的灌注。

（2）及时将院前心搏骤停患者转运至医院急诊科，再转运至设备完善的重症监护病房（ICU）。

（3）及时明确诊断心脏停搏可能的原因。

（4）完善治疗措施，如可以则给予抗心律失常药物治疗，以免心律失常再发。

心肺复苏后，患者的机体状况会发生很大变化。有的患者可能完全康复，血流动力学和大脑功能均恢复正常。相反，有的患者可能仍处于昏迷状态，心肺功能仍不能恢复正常。对所有患者都需要仔细、反复地评估其一般状况，包括心血管功能、呼吸功能和神经系统功能。临床医生还应该及时发现复苏时的各种并发症，如肋骨骨折、血气胸、心包填塞、腹内脏器损伤和气管插管异位等。

二、心肺复苏后的最佳反应

心肺复苏后最好的情况是患者恢复清醒状态，有知觉和自主呼吸。需给患者维持多导联心电监护和提供足够的氧供。如在复苏时还未能开始治疗，可先予以生理盐水静脉滴注。如果患者有低血糖病史，可以静滴葡萄糖液。如果周围静脉或中央静脉内置入导管时不能保证无菌操作，或保护不完善时，需要重新更换导管。心脏停搏的原因是心室纤颤或室性心动过速，未给抗心律失常药物治疗时，除非有明确禁忌证（如室性异搏心律），应考虑用利多卡因推注后及维持静滴治疗。当室颤为原发性，排除继发于急性冠脉综合征并纠正其他室颤原因时，利多卡因可以维持静滴几小时。

临床医生应该仔细寻找心搏骤停的原因，特别需要注意是否有急性心肌梗死、电解质紊乱或原发性心律失常。如果复苏过程中发现一种抗心律失常药物应用有效，可以维持静滴该药治疗。如果出现影响血流动力学的心动过缓，可参考有关心动过缓治疗的方案。复苏成功的患者，如果在复苏后的 12 导联心电图发现伴有 ST 段抬高的心肌梗死，如无溶栓禁忌证，可以考虑溶栓治疗。如有禁忌证，应该考虑急诊冠脉造影检查，并行相应的介入治疗。此时，要考虑患者的神志状况，但昏迷并非介入治疗的绝对禁忌证。

三、体温的调节

脑组织的代谢率决定脑局部血流的需求量。体温每升高 1℃，脑代谢率大约增加 8%。复苏后，体温增高可导致脑组织氧供需关系的明显失衡，从而影响到脑的康复，故在缺血后期，退热治疗十分必要。

1.低温　相对而言，低温是降低大脑代谢率的一种有效方法，曾广泛应用于心血管外科手术中，但低温对心搏骤停复苏后的患者可以产生明显副作用，包括可增加血液黏滞度、降低心排血量和增加感染的易感性。但许多报告表明，脑缺血后低温疗法确实可产生较好的效果。最近研究表明，轻度低温（34℃）对于减轻脑缺血损伤有很好的疗效，而且损害作用也较小。正常脑组织中，脑部温度每降低 1℃，大脑代谢率可降低 7%。

心搏骤停后，高代谢状态可导致发热，并扰乱大脑氧的供需平衡。这表明临床上轻度低温治疗可能有十分重要的地位。低温作为脑损伤的一种治疗方法，重新开始于 20 世纪 80 年代末和 90 年代初。啮齿类动物脑缺血模型对照实验（利用脑血管阻塞技术）和犬心搏骤停实验均表明，即使轻度内出血，低温也可能起到保护神经的作用。Marion 等人提出快速安全降低人体的体温，可以改善脑损伤后神经系统功能的学说。低温副作用的发生和严重程度与低温的程度和持续的时间呈比例。研究表明，心搏骤停后轻—中度低温（≥32℃）持续 24～36 小时，可导致低温相关的副作用发生。

对于血流动力学平稳的患者，如果心搏骤停后自发产生的轻度低温（>33℃），无需积极地复温治疗，轻度低温可能会有益于神经系统功能的恢复，并且也可能使脑组织有很好的耐受性。但对心搏骤停患者复苏后不要过于积极去诱导产生低温。

2.高温　很多脑损伤动物模型研究表明，心搏骤停时或之后如伴有体温或脑局部温度的升高会加重脑损伤。还有实验研究表明，人脑缺血损伤如伴有体温升高可使神经系统功能恶化，所以心跳骤停复苏后,应密切观察体温变化,积极采取降温退热治疗。

四、单器官或多器官系统衰竭

自主循环恢复后,患者可能在相当长的一段时间内始终处于昏迷状态。此时,自主呼吸可能消失,呼吸机辅助呼吸治疗十分必要。血流动力学处于不稳定状态,可伴有异常的心率、心律、体循环血压和组织器官低灌注。低氧血症和低血压可加速脑损伤,一定要注意避免其发生。患者也可能处于昏迷状态或表现为反应能力降低。当有足够的通气和血液再灌注后,多数心搏骤停导致的酸血症可以自然缓解,而无需缓冲液的治疗。

在转送患者去重症监护病房的过程中,必须持续给予机械通气、氧气供应和心电监护。并可以通过触诊颈动脉和股动脉的搏动、持续动脉内压力监测或肢端氧饱和度的监测对患者的循环状态做出评估,这样如果再次出现心搏骤停可以立即进行心肺复苏治疗。同时转运时一定要有设备和人员随行,以便随即行电除颤和药物治疗。

五、呼吸系统

自主循环恢复后,患者可有不同程度的呼吸系统功能障碍,一些患者可能仍然需要机械通气和吸氧治疗。进行详细临床检查,并检查胸部 X 片都很必要。此时,需要特别注意心肺复苏潜在的并发症,如气胸和气管插管异位。机械辅助通气可根据患者动脉血气结果、呼吸频率和呼吸做功的程度来调节。当自主呼吸变得更加有效时,机械辅助通气应逐渐减少,直至完全变成自主呼吸(减少间断控制通气的频率)。如果患者需要高浓度氧气方可以稳定时,要注意检查是否存在心、肺功能不全的情况。呼气末正压通气(PEEP)对肺功能不全合并左心衰的患者可能很有帮助,但需注意此时血流动力学是否稳定。如果合并心功能不全,对心肌的支持治疗十分重要。临床上可以依据一系列动脉血气结果和/或无创监测来调节吸氧浓度、PEEP 值和每分通气量。为便于采集动脉血标本,放置动脉导管十分必要。动脉导管同时也可以精确地、持续地检测动脉血压的变化。

最近研究表明,持续性低碳酸血症(低 PCO_2)可能会加重脑缺血。心搏骤停后,血流的恢复可以导致持续 10~30 分钟反应性的一过性充血,之后,经常伴随持续长时间的低血流状态。在这段低灌注时间内,较少的血流(低携氧)和较高的氧代谢将出现矛盾。如果患者在这段时间内给予高通气量治疗,由低 PCO_2 产生的额外的脑血管收缩剂将进一步减少脑血流量,进一步加重脑缺血。目前尚无证据表明,心搏骤停后高通气量治疗可在进一步的缺血性损害中起到保护重要器官的作用。因为,存在进一步加重脑缺血的潜在危险,所以,应避免心搏骤停后高通气量。Safar 等还间接地发现高通气量常可以导致神经系统的进一步恶化。在高血压造成的犬心搏骤停模型中,应用低温治疗并用上述方法调节呼吸机参数使血碳酸达正常,可以改善实验结果。

高通气量可以导致高气道压力和内源性 PEEP 的产生,从而导致脑静脉压和颅内压的增高。而脑血管压力的增加又可以导致脑血流的减少,进一步加重脑缺血。这种机制与 PCO_2 或 pH 作用于脑血管后反应性的效应不同。总之,无论是心搏骤停后还是脑外伤后,昏迷患者都需要机械通气治疗以达到正常的血碳酸浓度。常规的高通气治疗方法可能有害,应注意避免发生。只有在特殊的情况下,此种方法才可能有效,例如可以用高通气治疗脑疝患者。另外,肺动脉高压导致的心跳停搏,采用高通气治疗也可能有效。随着心排血量的恢复,代谢性酸中毒经常可以随治疗的进行而自行纠正,高通气治疗不应该作为其基础的治疗方案。同样,也不建议使用缓冲碱的治疗,而只有在特殊的适应证时方考虑应用。

六、心血管系统

评估心血管系统功能须全面检查心血管功能状态,包括对生命体征和尿量的观察。如可能,应对最近 ECG 检查与原来 ECG 结果对比,检查胸部 X 线,检查血清电解质,包括钙离子和镁离子,检测血清心肌标记物水平,重新评价现用和以往的药物治疗。在心跳骤停或低血流状态,发生全身缺血时,复苏本身可以造成血清心肌标记物水平的增高。如果患者血流动力学状态不稳定，则需要评估全身循环血容量和心室功能。因为低血容量可以损害脑功能的恢复，所以需极力避免低血压的发生。对低心排血量和使用血管收缩剂的患者，无创性血压评估可能不准确，动脉内血压监测可能更为准确，并且可以更好地调节静滴儿茶酚胺量。如果使用了较强的血管收缩剂，远端动脉血压测量将不准确，此时可以考虑插入股动脉导管监测血压。

对危重患者经常需行肺动脉漂浮导管有创血流动力学监测，应用肺动脉漂浮导管来测定肺循环压力，还可以通过热稀释原理测量心排血量。如果心排血量和肺动脉嵌压都低，需加强补充液体后重新测量压力值和心排血量。急性心肌梗死患者，心室顺应性下降，充盈压升高。此时因没有正常的心排血量，肺动脉嵌压的精确程度会发生改变，它有可能高于正常，也可能随不同患者和不同病理条件发生变化，但其数值经常在 2.40kPa（18mmHg）。如果充盈压正常的情况下仍持续存在低血压和低血流灌注，需要给予正性肌力药物（多巴酚丁胺）、血管收缩药（多巴胺或去甲肾上腺素）或血管舒张药（硝普钠或硝酸甘油）治疗。

七、肾脏系统

留置导尿是必须的，这样才可能以每小时计算尿量和精确计算出量（出量包括胃液引流液、腹泻、呕吐物和尿量）。对于少尿患者，肺动脉嵌压和心排血量的测量以及尿沉渣、电解质、滤过钠少量分泌测量可能对于鉴别肾脏衰竭很有帮助。速尿可以维持尿量以避免发生肾脏衰竭。小剂量多巴胺（每分钟 1～3 μg/kg）并不增加内脏血流或予以肾脏特别保护，对于急性肾功能衰竭少尿期已不再推荐使用。此时肾毒性药物和经肾脏排泄的药物要谨慎应用，及时监测肾脏功能，并调节用药剂量。进行性加重的肾功能衰竭以逐渐增高的血清尿素氮和肌苷为标志，并经常伴有高血钾，这些患者需要经常进行血液透析治疗，而且死亡率和发病率都很高。

八、中枢神经系统

能使患者恢复正常的脑功能和其他器官功能应是心肺脑复苏的基本目标。血液循环停止 10 秒便可因大脑乏氧而出现神志不清，2～4 分钟后大脑储备的葡萄糖和糖原将被耗尽，4～5 分钟后 ATP 耗竭。随着低氧血症或高碳酸血症的发展或在二者的共同作用下，大脑血流的自动调节功能将消失。此时脑血流状态是由脑灌注压所决定。脑灌注压等于平均动脉压与颅内压之差（CPP=MAP－ICP）。随着自主循环的恢复，由于微血管功能不良，在开始充血期结束后，将出现脑血流的减少（无复流现象）。此时，脑血流减少甚至在脑灌注压正常也可以发生。任何导致颅内压升高或体循环平均动脉压减少的因素均可以减少脑灌注压，从而进一步减少脑血流。

对无知觉的患者应维持正常的或轻微增高的平均动脉压，减少增高的颅内压，以保证最好的脑灌注压。因为高温和躁动可以增加需氧量，所以必须维持正常体温并控制躁动；可以选用的药物有鲁米那、苯妥英钠或安定或巴比妥酸盐。头部应抬高 30°，并保持在中线位置以利于静脉回流。由于气管内吸痰可以增加颅内压，因此实施时需要仔细观察，同时为防止低氧血症发生，吸痰前要给予 100% 氧气。尽管有实验结果表明，有保护中枢神经系统功能的方法，但尚无一项治疗措施可以在复苏治疗后作为常规治疗而长期使用。无论如何，注意复苏后大脑氧合和灌注的细节问题，可以极大地减少继发性神经损伤的发生，并尽最大限度地增加整个神经系统康复的概率。

九、胃肠道消化系统

对于肠鸣音消失和机械通气伴有意识障碍患者，应该留置胃管，并尽早地应用胃肠道营养。如果不能耐受，要及时给予多巴胺 H_2 受体阻滞剂或硫糖铝以减少发生应激性溃疡和胃肠道出血的危险。

十、全身炎性反应综合征（SIRS）和脓毒性休克

SIRS 是一个复杂的疾病发展过程，可由创伤、烧伤或感染等不同的原发损伤所诱发。炎症反应本

身可以导致组织损伤，并且可以启动自身持久的免疫反应，而造成局部组织损伤和多脏器功能衰竭。全身炎症反应的表现（发热和白细胞增多）在长时间的心肺复苏后也可以发生。当感染作为原因时，该综合征可以明显地表现为脓毒血症。此时，休克患者发生的多器官功能障碍综合征（MODS）常伴有血管舒张，导致相对的和绝对的血容量不足。

维持正常的血流动力学的目的是保证正常组织的摄氧。开始治疗时需补充血容量，随后可能需要正性肌力药或血管收缩药。多巴酚丁胺和去甲肾上腺素可能要应用于严重的中毒性休克患者，但扩血容量和正性肌力药治疗并不能改善预后。当临床上怀疑脓毒血症时，应采用经验性抗生素治疗。

关于中毒性休克患者是否应该应用糖皮质激素治疗的问题，在重症急救界已经讨论了半个世纪，至今仍无结论。目前争论的焦点集中在正常肾上腺对脓毒血症的反应，应激状态下皮质醇的"正常"水平，是否会加重感染程度和导致严重的代谢紊乱。无论是正常的还是较高的皮质醇水平，中毒性休克患者经常发生相对肾上腺功能低下。已经发现甲基强的松龙对降低死亡率无效，而且实际上服用该药者死亡率还会轻度增加。目前，尚未发现该药在预防休克、纠正休克或降低死亡率上有显著意义。甲基强的松龙治疗患者继发感染导致死亡的人数明显高于对照组。

现在使用小剂量，"超生理"剂量皮质类固醇的研究业已完成。这些实验结论表明，甲基强的松龙可以缩短休克的压力—依赖性期，减轻器官系统功能不全程度。但目前无证据表明皮质类固醇可以增加生存率。

在大剂量广谱或器官特异性的抗生素治疗下，超生理剂量的皮质类固醇可能会对持续性血管收缩抵抗性休克患者有益。总之，对心搏骤停复苏后患者的治疗应包括对多个器官缺氧—低氧损伤的详细评估。正如 SIRS 和 MODS 的机制已被阐明的那样，复苏后综合征患者的诊治也将进一步完善。为改善长期预后和生存率，内脏循环和肠道应作为治疗的重点。

第三节 急性冠脉综合征

过去的数十年，人们对急性心肌梗死（AMI）的认识和治疗已发生显著变化。目前认为，AMI 和不稳定心绞痛只是一种临床综合征——急性冠脉综合征（acutecoronary syndrome，ACS）其中的部分，ACS 包括不稳定心绞痛、非 Q 波 MI 和 Q 波 MI。病理上表现为动脉粥样斑块破裂或机化，心电图改变包含 ST 段抬高的心肌梗死、ST 段下移（不稳定心绞痛和非 Q 波 MI）和无诊断意义的 ST 段和 T 波变化异常。有 ST 段抬高的大多数病人将发展为 Q 波型心梗，仅有小部分伴有休息时缺血性胸部不适，且无 ST 段抬高的病人可能发展为 Q 波型心梗，而大多数病人最终诊断为非 Q 波心梗和不稳定心绞痛。另有一小部分病人早期诊断为心绞痛，但却可能并非是缺血性心脏病。心脏性猝死可能因急性冠脉综合征所致，绝大多数成人中，ACS 可能是心脏性猝死或心绞痛的最主要原因，ACS 病人早期治疗目标：

（1）减少梗死心肌的坏死面积。

（2）预防主要心脏性并发症的发生。

（3）防止室颤的发生。

患有冠状动脉粥样斑块的病人，临床上可表现出不同程度冠状动脉堵塞症状，典型的 ACS 是由于斑块纤维帽破裂所引起。大多数斑块破裂前是处于稳定状态，由于炎性成分侵入血管内膜下，从而进一步削弱斑块的稳固性，使之容易发生破裂。血流速率和涡流（紊乱）以及血管结构的改变，也可能是引起斑块破裂的重要原因。大约 25% 斑块表面出现糜溃的病人，会伴有明显的全身炎症反应。血管堵塞的程度和持续时间以及是否有侧支循环决定心肌梗死发生的类型。

斑块糜溃和破裂后，血小板聚积在破溃斑块的表面（血小板黏附），黏附的血小板填充斑块破裂处并产生聚积。纤维蛋白原与血小板相互结合产生的纤维蛋白进一步激活凝血系统，部分血管堵塞可产生缺血的临床症状，这种表现可延期发生，也可在静息时发生。在这个阶段中，血栓主要由血小板组成，治疗上应使用抗凝药物，如阿司匹林和血小板 IIb/IIIa 受体抑制剂，多数病例治疗后有效。此时纤维蛋白溶解治疗往往无效，并有可能因血栓的点状释放，血小板进一步聚积而使血管阻塞加重。

间歇性血栓闭塞可引起由 Culprit 动脉支配区域内远端心肌的坏死，表现为非 Q 波心肌梗死。当血凝块不断扩大时，来自于血栓的微血栓可以堵塞并嵌在冠状动脉微血管处，引起心肌肌钙蛋白（troponins）轻度升高，这可作为一个新的敏感性心肌损害判断指标。

一、院前治疗

在到达医院前，约有一半的 AMI 病人会发生猝死，大多数死亡原因为无脉性室性心动过速（VT）或心室纤颤（VF）。在 AMI 发病后前 4 小时最主要危险是 VF。发生在心肌梗死急性期的 VF 被称为"原发性 VF"，AMI 病人 VF 发生率为 4%~18%。

病人入院后，院内 VF 发生率大约为 5%，VF 的发生出现下降的趋势。进入再灌注时代后，根据 GISSI 调查显示，早期 VF 发生率为 3.6%，晚期 VF 为 0.6%。发病前 3 小时内实施溶栓治疗可以减少早期 VF 的发生率，而 VF 发生对预测再灌注的意义并不大。早期 VF 出现可以增加院内死亡率，但并不意味着会增加长期死亡率。

1.早期电除颤　所有急诊医疗服务体系（EMSS）和救援机构人员都应接受培训，并使急救人员有责任致力于心脏急救，因为 VF 在院前有很高的发生率。每辆救护车都应装备除颤设备，医护人员能熟练运用。理论上，一个 EMS 系统应有足够受过训练的人员作为第一目击者，在接到求救后 5 分钟内即可到达任何地方的病人身旁。由于 AMI 病人发病第 1 小时内存在心脏性猝死的高风险，因此院前 EMS 系统能够提供立即电除颤是至关重要的。如此时发生 VF，立即电除颤非常有效，并可使多数病人因此获救。

当患有 AMI 和其他类型 ACS 病人，在到达急诊室和冠心病监护病房（CCU）时，常因恶性心律失常而存在心脏性猝死的危险，这种危险可应用早期再灌注治疗、β-受体阻滞剂的应用以及其他辅助治疗，使这种危险性明显下降。此期间，死亡原因主要包括：VF/VT、充血性心力衰竭、心原性休克和左室泵衰竭，或出现血管再堵塞的梗死面积扩展，伴有心脏破裂或心脏结构破坏的机械并发症。针对这些因素，专业急救人员应该将注意力放在限制梗死面积扩大、治疗心律失常、保护左心室功能上。

2.病人教育与治疗耽误　ACS 发病后，影响治疗时间的有 3 个主要因素：①病人对发病的认识；②院外转运；③医院内评价。

潜在的时间耽误还可表现在从挂号→检验→心电图→确定诊断→药物选择四个环节。

由于心肌存活与血管闭塞时间紧密相关，在发病最初几小时明确诊断并得以及时治疗，患者将会获得最大限度的益处。因此，在患者到达医院后，尽可能快地做出诊断和予以治疗是至关重要的。患者本身、EMS 人员以及医院三方面的延迟，均可减少溶栓治疗的效果，从而增加死亡率。

患者对病情的认识不足是延误治疗最主要方面。ACS 发病时常伴有前驱症状，但这些症状常被患者忽视或误判，尤其是老年人、妇女以及糖尿病和高血压病人是最可能延误的人群，部分原因是他们发病时缺少典型的症状和体征。其他耽误原因还包括：工作单位或住址位置、家庭其他成员的表现等。在美国，早期快速冠心病的治疗（REACT）试验表明，非拉美黑人、老年人、残疾人、家庭妇女、享受国民医疗补助者平均院前耽误时间≥2 小时。但 REACT 同时也发现在社区生活的人员，可以认识到 EMS 的价值，警惕心脏发作时的征象，并能及时选择救护车以减少院前耽误时间，在病情严重之前获得及时治疗。

院前转运时间仅占延误时间的 5%，而医院内评价时间延误治疗占 25%~33%。这与 EMS 机构、医院、社区人员对患者病情认识有关。缺血性心肌病发作时，应根据病情快速给予适当的治疗，对缺血性胸部不适，能提供快速除颤和心脏监护。对病人教育就是在发病早期使之减少对症状的忽视或误判。强调对症状的认识，医生要向病人宣传关于在发病时如何求救当地 EMS 系统和可提供 24 小时急救服务的最近医院以及自身如何获得快速适当的治疗，如硝酸甘油和阿司匹林的使用。

3.院前溶栓治疗　临床试验表明，典型缺血性胸痛发作后，尽可能快地接受溶栓治疗可以获得最大限度的益处。因为 AMI 早期心肌具有潜在最大存活可能。一些研究机构已经对院前诊断治疗进行了研究，有结果显示，院前溶栓治疗是可行和安全的，但也有些结果对这种方法的实施以及溶栓效果提出质疑。

在 GREAT 试验中，医生发现在家实施溶栓治疗比在医院要早 130 分钟，死亡率降低 50%。5 年随访发现，院前治疗者与院内治疗者相比死亡率下降 25%～36%（P＜0.025）。溶栓治疗每延误 30 分钟可以减少平均寿命一年，延误 1 小时将增加死亡率 20%，即在 5 年内每 1 000 例病人中增加死亡 43 例。

欧洲心梗研究小组（EMIP）发现，院前溶栓治疗平均时间比院内溶栓治疗时间减少 55 分钟；心源性死亡原因院前治疗组较院内组有明显下降（8.3%，9.8%），其危险因素下降程度为 16%～29%（P=0.04），但前者 30 天内总的死亡率仅有轻度下降，两组比较无统计学意义（9.7%，11.1%），危险因素下降程度为 13%～26%（P=0.08）。

MITI 试验显示，院前溶栓治疗与院内治疗比较，死亡率无明显差异。

在回顾性分析研究中，人们注意到，不论病人在到达医院前或之后时间如何，如在发病平均 70 分钟内能接受溶栓治疗，其效果令人满意。EMIP 对院前溶栓治疗多因素分析发现，17%病人预后相对改善。当病人比院内早 60～90 分钟接受治疗，可获得最大限度收益。医院内减少耽误时间，可以使 "door-to-needle"（到急诊室至注射药物）时间缩短至少 30 分钟。

总之，病人在转运途中时间过长，在院前立即进行溶栓治疗可以减少死亡率。1996 年 ACC/AAA 指南建议：院前抢救系统重点应放在早期诊断，当医生在现场或转运医院时间>90 分钟时，就可以进行溶栓治疗。欧洲心脏病协会和欧洲复苏协会建议：当来医院途中时间 >30 分钟或者医院 "door-to-needle" 时间预计>60 分钟时，可进行院前溶栓治疗。来自院前溶栓治疗试验表明，大多数 EMS 系统应该重点放在早期诊断和快速转运，而非治疗方面。

4.院前心电图　在院前以及转运病人去医院急诊室途中，心电图（ECG）检查可以发现并观察 AMI 患者病情变化。多中心研究显示：院前获得一份 12 导联心电图是切实可行的，对胸痛病人其诊断准确性可达 85%。记录一份 12 导联心电图时间大概需 4 分钟。此外，病人到达医院前获得一份 12 导联心电图比到医院之后再检查，更有利于及时诊断。

院前心电图对胸痛病人进行评价，能避免院前时间的耽误，在到达医院后更有利于诊断和采取溶栓治疗。有研究表明：这些措施可以缩短时间耽误 20～55 分钟。美国国家心脏病预警机构建议：EMS 系统应该提供院前 12 导联的心电图，所有急救车应有能力在转运病人去医院途中做一份 12 导联心电图。

院前心电图更有利于决定是否进行溶栓治疗、早期冠脉球囊扩张术或架桥手术。根据统计：曾做过院前心电图的患者病院内死亡率为 8%，而未曾做院前心电图者死亡率为 12%（P<0.001）。

综上所述，院前获得 12 导联心电图可以使病人得到早期诊断、快速溶栓治疗以及减少在医院内的时间耽误，同时由于计算机技术的发展可以使心电图机更敏感，更有利于病人的准确诊断。本指南建议在城市内和部分地区急救医疗机构应完成 12 导联院前心电图。使 EMS 系统能够根据社区人员在 ACS 发病时症状和体征，做出早期诊断和治疗。

5.心源性休克和治疗对策　溶栓治疗与 PTCA 两者中哪一个再灌注的效果最佳，仍然存在着争议。AMI 病人伴心源性休克的死亡率很高，早期恢复血流动力学平稳是有益处的，并可以减少一些病人的死亡率。GUSTO-I 研究对 AMI 心源性休克的病人进行了回顾性评估，发现心源性休克发生率为 11%，利用 PTCA 方法比溶栓疗法可减少病人死亡率。在美国，早期进行侵入性的治疗是很常见的，病人在经过这种血管重建术后，生存率得到提高，大量有记录的休克病人中，接受早期血管重建术，如 PTCA 或者 CABG 可明确降低死亡率。

目前一项随机试验发现，在伴有心源性休克的病人中使用主动脉内球囊反搏术（IABP）和机械性或外科血管重建术可减少患者死亡率。在 SHOCK 试验中，302 例患者被随机分为两组。152 例病人进行早期血管重建术（ERV），150 例病人为一般性治疗（IMS）。所有 ERV 组病人，均行急诊早期血管重建术，60%接受 PTCA，40%行外科血管重建术。但在两组病人中，80%病人曾使用 IABP 术，63%的 IMS 病人接受过溶栓治疗，25%接受延期血管重建术。30 天死亡率 ERV 组病人较 IMS 组低，但无统计学意义。试验第二终点，即 6 个月时，ERV 组死亡率较 IMS 组明显降低，有统计学意义（50.3%，63.1%，P=0.027）。对 75 岁以下的病人分析显示，早期血管重建术 30 天死亡率下降 15.4%，（IMS 组 56.8%，ERV 组 41.4%，P<0.01），而 75 岁以上病人则相反。对于 75 岁以下高危病人

或有严重左室功能不全伴有休克征象、肺水肿、心率>100次/min和SBP<13.3kPa（100mmHg）的病人，应尽快行心导管和快速血管重建术（PTCA或CABG），对院前有溶栓治疗禁忌证的病人，也应考虑送可进行侵入性治疗的医院，并能使病人从中获益。

二、初期一般治疗

对缺血性胸痛的病人，立即开始心电监护并建立静脉通路，在无禁忌证的情况下，应用止痛剂：吗啡、吸氧、硝酸甘油和阿司匹林。快速确立诊断，及早给予再灌注治疗以及必需的辅助治疗。

1.吸氧　实验结果显示，吸氧可以限制缺血性心肌的损伤，还可以降低心肌梗死病人ST段抬高。即使在无并发症的心肌梗死病人最初也有中度缺氧，这可能是由于通气/灌注失衡和肺内液体过多所致。在严重CHF、肺水肿或AMI有机械性并发症的病人，单纯给氧不能纠正严重的低氧血症。这些病例往往需要持续正压呼吸或气管内插管和机械性通气，不可延误。

应当注意，对无并发症的病人，过度给氧可导致体循环血管收缩，高流量给氧对慢性阻塞性呼吸道疾病的病人是有害的。所有主诉缺血性胸部不适病人均应吸氧治疗，对拟诊ACS病人，常常行鼻导管吸氧。虽然临床实验已表明：吸氧可以限制缺血心肌损伤，但还不清楚这种治疗是否会限制心肌损伤范围或降低病死率。

血氧饱和度<90%即有给氧指征，由于无并发症的心肌梗死病人最初也有中度缺氧，对疑为ACS的病人应至少吸氧2~3小时。

2.硝酸甘油　硝酸甘油常用于AMI和不稳定心绞痛的治疗，静脉滴注硝酸甘油时应经常测量血压和心率，应用输液泵控制滴注10~20μg/min，而后每5~10分钟增加5~10μg，同时监测血流动力学和临床反应。治疗的终点是控制临床症状，使血压正常者的平均动脉压下降10%，或高血压者的平均动脉压下降30%（收缩压不低于12.0kPa），心率增加10次/min以上，但不超过110次/min，肺动脉舒张末压降低10%~30%。平均血压降至10.6kPa（80mmHg）以下或收缩压低于12.0kPa（90mmHg）时，应减慢滴注速度或暂停使用。尽管没有绝对的上限剂量，但剂量超过200μg/min，可能会增加低血压的危险，应考虑替代治疗。

适当的病人静脉联合应用硝酸甘油和β-受体阻滞剂，耐受性良好，并可降低心动过速的危险性。出现耐药时，可以增加静脉滴注速度。如使用剂量>200μg/min时，应当换用另一种血管扩张剂（如硝普钠或ACEI类药物）替代，因为硝酸甘油的疗效通常在停药后12小时恢复。

硝酸甘油除经常可引起头痛外，还可因加重通气/灌注失调而加重低氧血症，其最严重的副作用是低血压及反射性心动过速，从而加重心肌缺血。下壁心肌梗死者因常伴有右心室心肌梗死，并依赖心室前负荷来维持心排血量，使用硝酸酯类可出现严重的低血压，静滴硝酸甘油时应谨慎。出现心动过缓和低血压，适当的处理方法是终止用药、抬高下肢、快速输液和给予阿托品。

目前为止，所有的临床随机试验均不支持对无并发症的AMI病人常规长时间使用硝酸甘油，但对AMI伴再发性心肌缺血、CHF或高血压，可静脉使用硝酸甘油24~48h。对CHF和大面积透壁心肌梗死病人，应继续口服或局部用药。AMI早期主张静脉使用硝酸甘油，因其作用快，容易定量，出现副作用时易于迅速终止用药。

3.吗啡　吗啡是对硝酸酯类药疗效欠佳的持续胸痛一种有效的镇痛剂，同时也对AMI伴血管充血性并发症有效，主要因为其有益的血流动力学作用。吗啡可减轻心室前负荷和氧需求，基于这点，而不宜用于有低血容量的病例。如果仍存在低血压可通过抬高下肢或补液来改善。AMI时的持续疼痛说明在梗死区仍有存活的缺血心肌，β-阻滞剂对抗缺血较为有效，通常也可减轻或控制梗死时疼痛。

4.阿司匹林　尽管尚未证实阿司匹林的时间—效果依赖关系，但只要无过敏反应就应尽早给疑有ACS病人服用。160~325mg阿司匹林即可快速、完全抑制血栓素A_2的合成，减少溶栓后再闭塞和反复心绞痛。第2次国际心梗生存率研究（ISIS-2）显示，单用阿司匹林即可使心梗死亡率降低，与链激酶合用效果更好。血小板研究协作小组145个试验证明，阿司匹林可使心梗病人血管事件由14%降至10%。在高危病人阿司匹林能使非致命的心梗减少30%，血管性致死减少17%。阿司匹林对不稳定心绞痛也有效。因此，阿司匹林应是急性冠脉综合征的早期治疗药物之一。活动性溃疡和哮喘是阿司匹林的相对禁忌证。

三、急诊危险评估，初期和再灌注治疗

缺血性胸痛病史和心电图被作为筛选危险病人和确定治疗策略的重要依据。有缺血性胸痛及心电图 ST 段抬高的病人应被早期识别，并及时实施再灌注治疗。如病人来院前未做心电图，应在到达急诊科后 10 分钟内完成，并由上级医生阅读。接诊医生如能掌握再灌注指征，确定心梗病人是否需要溶栓治疗，做到溶栓开始时间小于 30 分钟。延误再灌注治疗会增加死亡率。

1. 12 导心电图危险评价　12 导心电图检查可将病人分为 3 组：①ST 段抬高；②ST 段压低（≥1mm）；③心电图无变化。

对怀疑急性冠脉综合征病人进行危险分级有重要的意义。透壁心梗和心内膜下心梗的概念已被 Q 波心梗和非 Q 波心梗的概念所取代，急诊科医生虽无法肯定一个心梗究竟是发展为 Q 波心梗，还是非 Q 波心梗，最初的评价和治疗须依据有无 ST 段抬高、ST 段压低和 T 波改变来决定。

有典型的缺血性胸痛和相邻两个导联 ST 段抬高≥1mm 的病人，诊断为急性心肌梗死的敏感性和特异性分别为 45% 和 98%。TIMI-ⅢB 研究发现，60% 不稳定心绞痛和非 Q 波心梗病人心电图无变化。曾认为：12.4%ST 段压低>1mm 胸痛病人处于高危状态，其中 11% 的病人一年内将死亡或发生非致命心梗，但 ST 段压低=0.5mm 的病人一年死亡率和心梗率为 16.3%。因此，ST 段压低 1mm 的标准值得商榷。T 波倒置的预后意义不大。左束支传导阻滞中，34% 病人的无明显的冠脉疾病，其住院事件发生率仅为 1%，但其一年死亡率最高，心衰率也很高。

首份心电图即符合心肌缺血或心梗改变时，较以往心电图是有意义的。剔除非急性冠脉综合征的病例可提高诊断和治疗的正确性（提高特异性），但不影响其敏感性。具备临床症状而心电图不典型时，应在一小时内复查。

急性冠脉综合征早期即可出现 Q 波，但并不影响溶栓，只提示临床预后差。一项研究中，53% 病例在发病一小时即出现 Q 波，Q 波出现似乎表明梗死的范围大，但并不提示此时溶栓对降低死亡率、改善心功能作用小。虽临床上判断溶栓是否再通较为困难，但最近研究显示，溶栓后 ST 段回落与冠脉再通有很强的相关性。

2. 危险评价与临床指标　TIMI-Ⅱ和 TIMI-9 研究发现，高龄、女性、心梗史、前壁心梗、啰音、低血压、心率快、糖尿病、房颤是增加 30 天内死亡的危险因素，而无上述危险因素的病人住院死亡率为 1.6%，多于 4 个危险因素的为 22.3%。临床指标可用于估计冠脉病变的可能性和由不稳定心绞痛恶化为严重心脏事件的危险性（表 6-5-2、6-5-3）。不稳定心绞痛的危险性可被划分为高、中、低三个组，以效益/价格评估法来确定是否采用积极治疗方法和新的疗法。最近有关血小板Ⅱb/Ⅲa 受体拮抗剂研究发现，除年龄外，ST 段压低、心衰体征和心脏标记物阳性，预示死亡率和心梗率高。

新的心脏标记物比 CK 更敏感，可被用于危险评价和确定诊断。死亡率随肌钙蛋白的升高而增加，肌钙蛋白升高的价值比临床指标和心电图价值更大。此外，肌钙蛋白水平可用于评估新的治疗方法，如血小板Ⅱb/Ⅲa 拮抗剂和 LMWH。肌钙蛋白逐渐升高也提示血栓形成加速和微血管栓塞，肌钙蛋白不升高的病人，炎性标记物的存在提示斑块不稳定和活动性炎症。CRP 或肌钙蛋白升高具有独立诊断价值。CRP 可预示 6 个月急性冠脉综合征发生的恶性心脏事件，而似乎不能预示短期的。还需进一步试验以确定 CRP 能否作为判定病人是否从积极的治疗中和早期再灌注手术中获得益处的指标。

表 6-5-2　据临床表现和心电图判断缺血性胸痛病人冠脉病变的可能性

高危组（≥1）	中危组（=1）	低危组（≤1）
心梗史，致命性心律失常或晕厥，已知冠心病	青年人心绞痛	可疑心绞痛
确定为冠心病	老年人可能的心绞痛	1 个危险因子、无糖尿病
伴症状的动态 ST 改变糖尿病和另外 3 个危险因子	可能有心绞痛	T 波倒置<1mm
前壁导联 T 波明显改变，T 波倒置≥1mm	ST 段压低≤1mm，R 波直立	正常心电图

表 6-5-3 可疑缺血性胸痛病人近期死亡和非致命心梗的危险性

死亡和非致命心梗高危组	死亡和非致命心梗中危组	死亡和非致命心梗低危组
胸痛>20 分钟休息不缓解	胸痛>20 分钟，已缓解	胸痛的频率、时间
中度可能的冠心病	程度增加	
与缺血有关的肺水肿	静息心绞痛>20 分钟	活动耐量降低
ST 或 R 波降低	一个危险因子但非糖尿病	
合并高血压	年龄大于 65 岁	2 周至 2 个月新发心绞痛
静息心绞痛伴晕厥	心绞痛和 T 波动态改变	心电图无改变
ST 段>1mm	病理性 Q 波或多个导联	
肌钙蛋白 T、I，ST 段压低<1mm		

四、ST 段抬高的心肌梗死

对 ST 段抬高的病人应迅速确定再灌注治疗。再灌注治疗策略包括：溶栓治疗、介入性治疗和冠脉架桥手术。

1. 再灌注药物治疗 溶栓治疗。

近十多年，冠心病治疗最值得称赞的进展是对急性心肌梗死的溶栓治疗。此外，溶栓治疗的实施进一步丰富了我们对心肌梗死和其他急性冠脉综合征的认识。

第一个能证明溶栓能降低心梗死亡率的大规模临床研究是 GISSI-I 试验。将 11 721 名病人随机分为链激酶组和安慰剂组，试验证明，溶栓组 21 天死亡率低于安慰剂组，且这一优势可保持 10 年。GISSI-I 试验还证明，发病 3 小时内溶栓效果最好，1 小时内溶栓可降低死亡率 47%。ISIS-II 试验则证明，急性心肌梗死病人单独使用阿司匹林可降低死亡率 23%，单用链激酶降低 25%，两者合用可降低 42%。死亡率降低的大部分病例发生在最初 4 小时内（53%）。1990 年两个最大的随机试验显示，短期死亡率下降 24%（治疗组 12.8%，安慰剂组 10%，$P<0.0001$）。这标志着溶栓时代的到来。

决定长期预后和心肌挽救的主要因素如下：

（1）早期溶栓。

（2）梗死相关动脉早期和足够的再通，恢复充分的血流≥TIMI-III 级。

（3）正常的微血管灌注。

早期动物试验提示，梗死区心肌 6 小时内发生完全性坏死，溶栓试验也表明了相似的结果。死亡率的降低主要针对在梗死后几小时内能得到溶栓治疗的病人。GISSI-I 试验中，发病 4 小时开始溶栓的病人死亡率降低 50%。MITI 试验显示，发病 70 分钟内开始溶栓的病人梗死面积缩小>50%，死亡率从 8.7% 降至 1.2%。这导致在美国最初建议溶栓病人限定在发病 6 小时内。

以后的研究表明，12 小时内进行溶栓仍有益处。有统计数据表明，溶栓治疗 1 000 例 AMI 病人较未溶栓者少死亡 18 人。此建议扩大了溶栓治疗时间窗，只要病人的风险/效益比令人满意的即可接受溶栓治疗。早期溶栓的好处来自于闭塞动脉快速再通和恢复正常灌流，而使心肌得以挽救（称为"时间=心肌"）。闭塞动脉开放的晚期好处是降低死亡率，并可能对减少瘢痕形成、减轻心室扩张和心室重构起作用，这是独立于再灌注的功能。减少坏死心室重构可减轻充血性心力衰竭、改善梗死周围的电不稳定性、增加缺血渗出区（交界区）恢复的可能性，对依赖侧支循环的心肌更是如此。

2. 溶栓的风险/效益比 应用溶栓治疗必须牢记其适应证、禁忌证、效益和主要危险。勉强地采用溶栓治疗会带来出血，特别是颅内出血的危险。然而，许多病人界于标准边缘，很难掌握，只有熟悉风险/效益比原则才能使临床医生正确估计每个病人可得到的益处。

大量证据表明，给有缺血性胸痛、ST 段抬高（相邻两个导联≥1mm）和发作 12 小时以内的病人使用溶栓治疗可获得最大益处。临床医生可依据有用的信息推测风险和效益。GISSI 试验发现，梗死部位（前壁、下壁、后壁、多壁）和 ST 段抬高导联的数量可预测溶栓治疗的收益和死亡率，ST 段抬高导联的数量与死亡率呈直线相关。

为评价溶栓治疗的安全性和益处，曾进行了一次大规模多中心的对比研究。结果显示：性别、高血压（≤24.kPa）、糖尿病、陈旧心梗不影响病人从溶栓治疗中获益；心动过速、低血压病人也能受益（心源性休克未被专门分组）；12 小时内溶栓均有帮助，但主要在 3 小时以内；下壁梗死获益较小，但合并右室梗死除外（V_4R ST 段抬高，或前壁导联压低）；心肌梗死的死亡率随年龄的增加而升高，但年长者所获得的绝对益处与年轻人相似。

尽管年龄不是溶栓的禁忌证，且其益处是肯定的，但中风的发生率确实随年龄增加而增高，因此导致受益减少。老年人易发脑梗死。GUSTO 试验发现，小于 85 岁的老人快速注射 t-PA 死亡率低，但该组对 85 岁以上病人分析太少。一项回顾性调查显示，75 岁以上病人接受溶栓治疗死亡率无明显降低，但危险性也不增加。需进一步试验，以弄清老年人溶栓的风险/效益比。最近一项大样本调查显示，由于老年人中风发生率增加，故老年人溶栓应当慎重。

溶栓治疗收益的表述方法之一是每千人存活数。其概念：假设 1 000 人接受溶栓治疗，1 000 人接受常规治疗，计算每千人增加的存活数。近来一项研究列举了 1983—1993 年发表的 22 个随机对比试验结果（表 6-5-4）。

表 6-5-4 溶栓治疗与常规治疗比较

溶栓开始时间	每千人增加存活数（人）
1 小时内	65
2 小时内	37
3 小时内	29
3～6 小时	26
6～12 小时	18
12～24 小时	9

3.颅内出血　颅内出血是溶栓治疗中较小但却肯定的危险，可使早期死亡率增加。t-PA 与肝素合用比 SK 与阿司匹林合用危险性大。其危险因子包括：年龄>65 岁,体重<70kg,高血压≥24.0/14.7kPa 和 t-PA。危险因素的数量可用来估价中风的可能性，无危险因素为 0.25%，3 个危险因素为 2.5%。

发病超过 12 小时不主张溶栓，但若梗死面积大，且仍有胸痛时则可以考虑。胸痛超过 24 小时是溶栓的禁忌证，即便 ST 段仍抬高，溶栓也可能是有害的。12～24 小时的溶栓治疗益处较小。收缩压>23.3kPa（175mmHg）中风的危险性增加，尽管不能证明溶栓前降压可减少中风的危险，但临床上仍倾向于这样做。血压>24.0kPa（180mmHg）是溶栓治疗的相对禁忌证，需仔细考虑风险/效益比。由可卡因诱发的心梗溶栓是安全的。

总体上看，ST 段压低的病人溶栓死亡率增高。然而 LATE 研究发现，这群病人中的某个亚组可能会从溶栓中获得益处。依据新的诊断方法（如心脏标记物）对病人进行更精确的分类是前瞻性研究结果，目前不主张给不稳定心绞痛和非 Q 波心梗的病人溶栓。

4.药物组合　SK、anistreplase、alteplase、reteplase、tenectaplase 的疗效已被证实。GUSTO 试验对 4 种药物组合对 40 000 例病人进行了临床试验。结果表明，alteplase 加肝素组 3 天死亡率最低，脑出血仅略增加，最终可获得千分之九的存活增加值。GUSTO 冠脉造影研究显示，4 组的开通率与各自的存活率相对应，提示早期再灌注是提高存活率的生理机制。

另有研究显示，血流完全恢复（TIMI Ⅲ级）能改善预后，部分恢复（TIMI Ⅰ和Ⅱ级）不改善预后。Alteplase 加静脉肝素能使血管早期完全开通。从而获得早期完全的再灌注。近年研究显示，微血管的功能对心肌功能的恢复也十分重要。

血小板活性影响溶栓剂的作用，还有与更有效血小板抑制剂（如Ⅱb/Ⅲa）的组合，可使再灌注的速度加快。评价新的溶栓剂和其组合的研究正在进行，可望得到对心梗和心绞痛都有效的新的溶栓组合。

继 GUSTO 试验比较风险/效益比之后，人们试图比较价格/益处。t-PA 在大面积心梗中获益最大，颅内出血的风险性最小；SK 似乎对老年人小面积心梗和颅内出血危险性较大的人较为合适。此外，SK 对 3 小时以内的血栓似乎更有效，急诊医生应能够认真评估这些事实。

5.PTCA　试验显示，PTCA 比溶栓疗法有潜在的优势，PTCA 后 TIMI Ⅲ级开通率大于 90%，再闭塞率和梗死后缺血发生率低。早期小规模随机试验发现，PTCA 使 6 周内死亡率和再梗死率降低。近来一项荟萃分析表明，30 天死亡率降低 34%（6.5%：4.4%）。死亡率和再梗死率相加降低 40%，出血率降低 90%（0.1%：1.1%，P<0.001）。

1969 年报告的大部分试验都进行了随访，分析显示，PTCA 的近期结果有明显的优势，中风减少 66%，但远期结果尚不能确定。最近一项研究显示，冠脉造影 2 年内在再缺血发生率、再介入治疗率、再住院率比溶栓组低。介入组再梗死和死亡率为 14.9%。tPA 组为 23%。GUSTO Ⅱb 试验证明，冠脉成形术对颅内出血危险性较高的老年人同样有益。

已获得的资料证明，动脉支架在提高血管开通率，减少梗死后缺血和反复的血管成形术方面有优势。有意义的是，死亡率没有像预期的那样降低，这可能与微血管不正常有关，似乎可用 Ⅱb/Ⅲa 阻滞剂改善。

开展 PTCA 的主要障碍是需插管设备和熟练的操作人员。大面积前壁心梗和严重左室功能不全的病人，有必要行 PTCA。目前的"进门—球囊时间"并不理想，但熟练人员可将此耽搁时间减少，从而使再灌流时间能与溶栓剂比较。

对有休克征象、肺淤血、心率>100 次/min、收缩压<13.3kPa（100mmHg）的严重左心衰的病人和死亡危险性高的<75 岁的病人，有再灌注适应证且有出血等溶栓禁忌证的病人，如有条件应该及早使用 PTCA。

五、ST 段压低：非 Q 波心梗和高危不稳定心绞痛

非 Q 波心梗和 ST 段压低的不稳定心绞痛是稳定心绞痛和 Q 波心梗间的过渡类型，它们属高危亚组。随人口老龄化，非 Q 波心梗人数增多，更严重病情变化也增多。溶栓剂、阿司匹林和 β-阻滞剂的广泛应用也可能是其发生的原因。尽管 ST 段压低病人的死亡率较高，但溶栓对其并无好处。对 ST 段压低或心脏标记物升高，却无心电图心梗变化病人常规使用溶栓疗法尚未得到研究证据的支持。

阿司匹林和肝素可用于 ST 段压低，或 T 波倒置伴有典型的缺血性胸痛的病人。反复心绞痛可用硝酸甘油和 β-受体阻滞剂治疗，也可用钙拮抗剂治疗。对持续性心绞痛伴左心功能不全，心电图有广泛病理变化或陈旧性心梗的高危病人，可考虑血管造影，有适应证者可行冠脉球囊扩张术或支架。这些病人特殊的实验室检查，快速心脏标志物检测，2D 超声心动显示心室壁局部运动障碍，心肌灌注显像都具有极大的重要性。对那些心电图改变不具有诊断意义、不能确定心肌梗死或低危险度心肌梗死的病人，应该接受阿司匹林和其他临床治疗，也应行其他心脏监测来确定是心肌坏死，还是不稳定的冠脉综合征。在急诊科、胸痛病房或 ICU 胸痛的病人，如果 ST 段或 T 波有动态变化，动态心电图检查也是非常重要的。对那些可以除外心肌坏死的病人应在临床检查、仪器检查和医师评价基础上进行心功能评价。

积极的药物治疗，适用于可能有严重心脏病的高危病人。TIMI-Ⅲ试验用下述 4 个独立危险因子来区别不稳定心绞痛和非 Q 波心梗。

（1）未做 PTCA。
（2）疼痛时间>60 分钟。
（3）ST 段偏移。
（4）新发心绞痛。

具有 0、1、2、3、4 五个危险因子的病人，其非 Q 波心梗的发生率分别为 7.0%、16.9%、24.4%、49.9%、70.6%。对高危病人积极的药物治疗包括：肝素、阿司匹林、静注硝酸甘油、β-受体阻滞剂、血小板 Ⅱb/Ⅲa 拮抗剂。保守治疗或非侵袭性治疗对病人是否有益尚不清楚。许多医生选择给高危病人做冠脉造影，尤其是反复发作或药物治疗不缓解的病人。

不稳定心绞痛和非 ST 段抬高心梗治疗方法进展很快。溶栓剂在降解纤维蛋白的同时增加凝血趋势，这可能是溶栓用于此类病人失败的原因。有血栓的病人应同时应用抗纤维蛋白和抗血小板的制剂。目前新的药物和新的疗法正在不断地出现。

1.血小板 Ⅱb/Ⅲa 拮抗剂　冠状动脉斑块破溃后，其组织因子暴露与凝血因子Ⅶa 形成复合物，促进Ⅹa 因子产生。在凝血机制中，相对低浓度的Ⅹa 可导致大量凝血酶形成，使纤维蛋白沉积、血小板激活、血小板聚积，导致动脉血栓形成，并启动急性冠脉综合征的病理过程。血小板 Ⅱb/Ⅲa 受体被认为是血小板凝集的最后共同通道，其连接循环中小分子可聚集物如纤维蛋白原，并可与邻近的血小板交联，最终使血小板凝集。给予血小板 Ⅱb/Ⅲa 受体拮抗剂可作为斑块破裂或糜溃后减轻急性缺血症状的一个方法。

超过 30 000 个无 ST 段抬高的急性冠脉综合征的病人服用多种剂型的血小板 Ⅱb/Ⅲa 拮抗剂以评价其作用，虽然血小板 Ⅱb/Ⅲa 拮抗剂能减少恶性心脏事件的发生，而低分子肝素，也能降低不稳定心绞痛和非 ST 段抬高心梗病人的死亡率。

PURSUIT 试验对 10 948 名病人进行了多中心随机设安慰剂组对照的血小板 Ⅱb/Ⅲa 受体拮抗剂试验，判定终点是 30 天内的死亡和非致命性心梗，被纳入的病人平均在发作 11 小时以后，eptifibatide 平均用药 72 小时，有明显证据表明，死亡率和心

梗率降低,到96小时死亡和梗死发生频数降低1.5%,这一优势可保持30天。

一项32 134病例的荟萃分析,对16项对比试验用Bayesian随机—效果模型分析血小板Ⅱb/Ⅲa在不同时间点(48~96h、30天、6个月)对死亡率、心梗率和血管再成形术的影响。结果显示:血小板Ⅱb/Ⅲa拮抗剂能降低死亡率和梗死率。在ACS试验中血小板Ⅱb/Ⅲa拮抗剂对死亡率无影响,但如将死亡率、心梗率和血管再成形术率作为综合终点则可见明显的益处。以往的血小板Ⅱb/Ⅲa拮抗剂采用的标准和判定终点有很大不同,如高危不稳定心绞痛的判定、纳入心电图的标准、心脏标记物结果的判定、心脏事件发生后随机分组的时限、再发或新发心梗以及持续缺血的界定均有明显差别。所有试验均服用了阿司匹林,但是否用肝素、肝素的剂量、部分凝血酶活动时间则不同,并没有一个试验用肌钙蛋白作为危险指标,不稳定心绞痛病人危险分级指标也不同。

结果,血小板Ⅱb/Ⅲa拮抗剂在降低心脏恶性事件方面优于阿司匹林和肝素,仅出血轻微增加。出血主要发生在注射部位,加压和调整肝素用量可减少发生,而颅内出血未见增加。在PRISM、PURUIT、PRISM-PLUS试验中K-M曲线早期即见血小板Ⅱb/Ⅲa拮抗剂组分离,尚不能比较不同的血小板Ⅱb/Ⅲa拮抗剂效果,因此无法做出选择。基于这些新的证据,建议对非ST段抬高的心梗和高危不稳定心绞痛使用血小板Ⅱb/Ⅲa拮抗剂。血小板Ⅱb/Ⅲa拮抗剂加上传统的肝素疗法是有益处的。

2.低分子肝素　破溃的斑块不仅激活血小板,还可激活内源性凝血系统。肝素作为间接的凝血酶拮抗剂被广泛用于溶栓的辅助治疗,并可同阿司匹林一起治疗不稳定心绞痛。肝素也能激活血小板,还可造成血小板减少,并可导致这部分病人出现严重并发症甚至是致命的。

临床上现使用的三种低分子肝素(速避凝、法安明、Lovenox)与肝素进行了比较。TIMI-ⅡB试验研究了Lovenox对3 910名高危不稳定心绞痛和非Q波心梗病人的作用。结果第8天复发心梗需进行急诊冠脉成形术,肝素组为14.5%,Lovenox组为12.6%;合计死亡和心梗发生率肝素组为5.9%,Lovenox组为4.6%(P>0.05);Lovenox应用延长至35天,未见额外益处。

ESSENCE试验是一项多中心、前瞻性、随机、双盲平行分组试验,它共入选了3 171名发作24小时的心绞痛病人。观察终点是死亡、心梗、14天内再发心梗,结果为Lovenox组明显降低(16.6%:19.8%),这一益处可维持超过30天。

一项研究显示,不稳定冠脉疾病的病人皮下注射法安明,30天和3个月的死亡率和心梗率明显降低,但6个月内未见有益。该研究同时比较了侵入性治疗和保守治疗的效果,结果表明,早期冠脉球囊扩张术,可使心梗发生率降低,死亡率也有下降趋势。

六、复杂急性心肌梗死

1.心源性休克、左室功能衰竭和慢性心功能衰竭　左室心肌发生40%以上的坏死经常导致心原性休克和死亡。1975—1988年间急性心肌梗死心原性休克的发生率保持在相对稳定水平(接近7.5%)。尽管最近试验研究中心源性休克的发生率有所下降,但死亡率仍然很高,平均在50%~70%。ST段抬高和ST段压低的病人之间亦有所不同,休克的病人中无ST段抬高病人发展为休克的时间明显晚于有ST段抬高病人。糖尿病和3支血管病变者死亡率均较高,其中ST段抬高组为63%,ST段不抬高组为73%。非诊断性ECG改变在老龄病人和梗死前病人更为常见。

心梗范围不大但病情严重者可能出现血流动力学不稳定状态和慢性心功能衰竭(CHF),当每搏心排血量减少时,心脏射血分数亦下降。心室舒张末容积增大导致心室腔扩大,这些变化均增加心肌耗氧量。存活心肌或远处冠肌的缺血可导致心肌梗死延展,进行性心功能障碍可表现为心率加快(窦性心动过速),以补偿下降的每搏排血量。随着左心室充盈压的上升,病人会出现肺淤血和肺水肿,随着心排血量的下降而出现低血压。低血压和肺水肿的共同作用将导致临床心源性休克。在血流动力学方面,左室功能障碍常表现为心脏指数<2.5L/(min·m^2)、PCWP>2.4kPa(18mmHg)和SBP<13.3kPa(100 mmHg)。当心脏指数下降至2.2L/(min·m^2)和尚无SBP降至12.0kPa(90mmHg)时即出现明显的末梢循环障碍。

左室功能障碍的起始治疗包括静注利尿剂和

硝酸酯类药以降低心脏前后负荷。硝酸酯类的使用应从小剂量（5 μg/kg）开始，逐渐增加剂量直至平均 SBP 下降 10%～15%，小心避免出现低血压（SBP<12.0kPa）。如果病人血压明显下降，应静注去甲肾上腺素使 SBP 达到 10.7kPa（80mmHg），然后应用多巴胺使血压升至 12.0kPa（90mmHg），加用多巴酚丁胺以减少多巴胺的用量，如果需要可考虑应用主动脉气囊反搏（IABP）或将病人转送行介入治疗。GUSTO-I 和 SHOCK 试验结果显示，积极的介入治疗可增加存活率和减少死亡率。

对心源性休克病人，溶栓治疗并未能得出一致性有肯定意义的结果，并且这种治疗有一定的限制性。因临床试验的样本量较小，限制得出可推广性的结论。在早期临床试验中，报告了经溶栓治疗后院内存活率为 20%～50%。仅有的一个溶栓与空白对照试验比较了链激酶未与阿司匹林合用的结果，治疗组和对照组的死亡率均为 70%。FTT 试验未能证实对休克病人的益处，但却发现窦速和低血压的病人从再灌注治疗中得到了一定的收益。GUSTO 试验发现，休克病人用链激酶治疗减少了死亡的发生和 t-PA 治疗病人较少发生休克。对心源性休克病人提倡应用 PTCA，一些非随机试验报告了 70% 的高存活率。近来的随机试验更证实了 PTCA 对休克病人的有益作用，GUSTO 试验中，积极的药物治疗和 PTCA 治疗病人 30 天和 1 年的死亡率均较低，早期再灌注对于 75 岁以下的病人是有益的。

在可能的情况下，对高危的心源性休克病人应转送到有导管介入治疗条件的心血管科，对广泛前壁心梗、CHF 或肺水肿病人应考虑分类、转送，心源性休克并非是溶栓治疗的禁忌，但在介入治疗可快速使冠脉再通的情况下，可不行溶栓治疗。而在无介入设备条件的医院，应尽快行溶栓治疗，如果出现低心排综合征和缺血持续存在，应将病人转送到能行 PTCA 术的医院。

2.右室梗死 急性下壁梗死 50% 以上的病人可能发生右室缺血或梗死，右室梗死临床表现为颈静脉怒张、Kussmaul's 征和不同程度的低血压。下壁心梗时应检查右心前 V_4R 导联 ST 段抬高，这是院内并发症和死亡率敏感（达 90%）和有力的预测指标。右房压≥13.3kPa（10mmHg）或 PCWP 不高表示为右室功能不全，合并右室功能不全病人院内死亡率为 25%～30%。对这些病人常规应考虑再灌注治疗，溶栓治疗可减少右室功能不全的发生率，心源性休克是 PTCA 的指征。

应该认识到急性心梗并右室功能不全病人，维持右室充盈压以维持心排血量非常重要，应避免应用减轻前负荷的药物，如硝酸酯类药、利尿剂，以避免造成更严重的低血压。如果急性下壁心梗病人给予舌下含服硝酸酯类药便产生低血压，则应考虑有无右室梗死。首选治疗是补充循环容量，可用生理盐水静脉注滴，但需注意监测有无肺淤血。如果补充循环容量后血压并没有改善，可给予多巴胺增加右室收缩力。对于难治性低血压，可考虑应用 IABP 来增加重要器官血压，以减轻右室后负荷，同时联合应用血管扩张药物。

七、ACS 的辅助治疗

1.肝素 对接受溶栓治疗的 AMI 病人应用肝素还有争议，且有些问题还未得到解决。再灌注时代之前，已完成的随机试验显示，肝素能降低 17% 的死亡率和 22% 的再梗死的危险。最近一项分析表明，对可疑心梗病人在应用阿司匹林的情况下，应用肝素仅能减少 6% 的死亡率，极少有数据证明在应用阿司匹林、β-受体阻滞剂、硝酸酯类和 ACEI 的情况下应用肝素有额外的益处。非选择性溶栓药物治疗合用肝素效果也是模棱两可，且皮下和静脉应用肝素疗效相似。

血管造影试验显示，使用 t-PA 时肝素能增加梗塞血管的再通，但从总的临床结果来看，目前肝素只推荐用于接受选择性溶栓药物（t-PA）的病人。

1999 年 ACC/AHA 指南中急性心肌梗死的处理推荐应用低剂量肝素，推荐剂量为 60U/kg，而后每小时静脉滴注 12U/kg（冲击量极限为 4 000 U/kg，静滴剂量对 < 70kg 体重的病人极限为 1 000 U/h）。aPPT 在 50～70 秒被认为是合适的，出血率增加与缺血性心脏病（ICD）强化肝素治疗使 aPTTs 延长（>70 秒）。大面积前壁梗死或室内附壁血栓、严重左室功能不全、房颤和曾有过栓塞史近期卒中的发生率增高的病人，这些病人肝素应用的时间应延长，某些病人可选用华法林。

目前推荐肝素的用法是集随机试验结果与专家意见相一致的综合。如表 6-5-5 示 ST 段抬高的急性心梗病人应用肝素，表 6-5-6 示非 Q 波心梗/不稳定心绞痛病人应用肝素。

表 6-5-5　肝素在 ST 段抬高心梗中应用

1. I 类（确定证据支持）　所有行 PTCA 的病人
2. IIa 类（有较强证据支持）接受选择性溶栓药物治疗的病人静滴肝素；接受非选择性溶栓药物（链激酶）治疗，有较高栓塞危险（大面积前壁 MI、房颤、室内血栓、曾有栓塞史）的病人应用肝素
3. IIb 类（有较少确定证据支持），皮下注射（>500U，2 次/d）预防肺栓塞直至可完全下床活动，特别是对明确 CHF 的病人
4. III 类（无益，可能有害）　接受非选择性溶栓药物治疗却无栓塞高危险性病人，6 小时内常规静滴肝素。

表 6-5-6　肝素在 ST 段压低、非 Q 波 MI/不稳定心绞痛中应用

1. 对高和中度危险病人标准是静滴肝素 3~5 天，ACC/AHA 指南推荐治疗 48 小时，然后个体化治疗
2. 低分子肝素（LMWH）可作为治疗选择
3. 有证据表明，LMWH 和 GP IIb/IIIa 抑制剂联合应用是安全和有效的
4. 所有不稳定心绞痛病人应每天 325mg 阿斯匹林治疗

2. β-肾上腺素受体阻滞剂　β-阻滞剂可缩小未接受溶栓药物治疗病人的心肌梗死面积，亦减少室性早搏和室颤的发生率。对接受了溶解药物治疗的病人，β-阻滞剂减少梗死后缺血和非致命性 MI。心梗后短期内给予 β-阻滞剂已经观察到死亡和非致命性心肌梗死明显减少。

心梗发生后 12 小时内开始应用 β-阻滞剂，在急诊科除非有禁忌证，通常可静脉使用（表 6-5-7）。再发或持续缺血亦是应用 β-受体阻滞剂的指征。β-受体阻滞剂亦是吗啡特别有效的辅助治疗，且有助于控制房颤的心室率。在非 Q 波梗死中的应用尚有争议。

表 6-5-7　β-阻滞剂治疗的绝对禁忌证

1. 严重的左心衰和肺水肿
2. 心动过缓（心率<60 次/min）
3. 低血压（SBP<13.3kPa）
4. 末梢循环差
5. 二度或三度传导阻滞

3. 硝酸甘油　在溶栓治疗之前的年代，静脉应用硝酸酯类药（硝酸甘油）的试验表明，其能缩小梗死的面积。一个最大试验的亚组分析表明，大部分大面积前壁心肌梗死的病人可获益其中，硝酸甘油能有效地降低死亡率。ISIS-4 和 GISSI-3 的证据不足以得出 AMI 病人应常规使用硝酸甘油的结论。

AMI 病人出现胸痛和缺血是应用硝酸甘油的指征，但要除外右室梗死病人。对于再发缺血病人在最初 24~48 小时内是应用硝酸甘油的指征。高血压、CHF 和大面积前壁梗死病人可能有益。但当出现低血压并已应用其他已知有效减少死亡率和发病率的药物（β 受体阻滞剂和 ACEI）时，应停用硝酸甘油。

4. 钙通道阻滞剂　钙通道阻滞剂以前推荐用于非 Q 波 MI，射血分数正常且没有心衰的病人，但无试验证实其能减少死亡率或减少心血管终点事件的发生。全部证据和目前推荐方案都将 β-受体阻滞剂作为一线药物，除非存在有禁忌证。如有使用 β-受体阻滞剂的禁忌证或已达最大使用剂量，钙阻滞剂可作为替代或辅助治疗作用。

ACC/AHA 指南对 AMI 病人应用钙阻滞剂的建议如下：

钙通道阻滞剂未显示能降低 AMI 后死亡率的作用，且证实在某些心血管病人中是有害的。ACC/AHA 急性心梗指南委员会一致认为，这些药物在 AMI 病人中应用仍很频繁，而 β-受体阻滞剂对 AMI 病人从更广的范围来看应是更合适的选择。

速效硝苯地平在心梗后早期或晚期应用都不能减少再梗死的发生率和死亡率，并可能是有害的，特别是对低血压或心动过缓病人。如果左室功能储备尚好，且无心衰临床证据的 AMI 病人在最初数天内应用维拉帕米可能会减少死亡和再梗死的发生。一些研究认为，地尔硫䓬对非 Q 波 MI、对左室功能储备好而无心衰的病人可能有益，但是这些证据是在再灌注时代早期阶段获得的，且有可能有 50%的病人混合应用 β-受体阻滞剂。最近一项临床试验（INTERCEPT）发现，地尔硫䓬对初次接受溶栓治疗的病人在减少累积死亡率、非致命 MI 或再梗性缺血方面并无效果。一般只在 β-受体阻滞剂有禁忌或已达临床极量时，才考虑给钙阻滞剂治疗。

5. ACEI　ACEI 能早期改善心肌梗死病人的存活率，使死亡率下降。可能机制包括对早期心梗扩展的限制，对心室重构过程的影响，减少神经体液因素对心脏的影响，增加梗死周围缺血区域的侧支循环。

较大规模的试验一直集中在 AMI 早期阶段，开始研究 ACEI 治疗所带来对存活的益处。汇总 4 个试验近 100 000 例接受 ACEI 治疗病人数据进行评估，总体上每 1 000 例病人可减少 5 例死亡。并且这个益处大多数发生在第一周的早期，有较高危

险的病人死亡率下降 7%，左室功能不全和前壁心梗病人获益更大。但由于 ACEI 治疗老年病人时可引起低血压从而引起了人们的担心。这项研究应用依那普利的静脉制剂——依那普利钠，很大程度地基于这个试验，静脉 ACEI 治疗不被推荐。口服 ACEI 在心梗 6 小时病人稳定后，且其他治疗已开始时（β-受体阻滞剂、硝酸酯类）开始应用。

目前，有证据支持的应用方法为：普通 AMI 病人应用 ACEI，随后在 4～6 周时重新评价其持续治疗的必要性；左室射血分数<0.35 或者对临床有心衰或大面积梗死的高危病人选择性应用 ACEI，其治疗应在心梗后第一天病人再灌注后情况稳定，其他治疗开始后应用。

下列情况应避免应用 ACEI：低血压（SBP<13.3kPa）、肾功能衰竭、双肾动脉狭窄和过敏病人。

6.镁剂　7 个小样本随机试验发现，死亡率明显下降 55% 和应用镁剂有关。此后镁剂被建议在 AMI 病人常规应用，其机制被认为与降低室性心律失常和室颤发生有关。LIMIT-2 试验随后报告可使死亡率下降 24%，但此结果并非与心律失常减少有关，随后研究表明，死亡率下降和 CHF 减少有关，这一发现引起人们重新考虑细胞保护作用的重要性，因为镁能阻止钙离子流入缺血区。

大样本的 ISIS-4 试验中并未发现死亡率下降，且注意到了一个可能和镁剂应用有关的轻微损害，应用溶栓剂后相对晚地应用镁剂被认为是阴性结果的一个可能原因。一个小样本对不能行溶栓治疗病人的试验发现，由于 CHF 和心源性休克发生率降低，而引起死亡率的明显下降。ISIS 的回顾性研究显示，比较早期或晚期应用镁剂，也未发现益处和死亡率不同。

为进一步明确这一问题，MAGIC 试验评价急性心梗中镁剂的作用，特别在高危病人，包括老人和不能行溶栓治疗以及应用溶栓药物治疗前使用镁剂作用的评价，但目前尚无对 AMI 病人常规应用镁剂的标准。

八、梗死心肌的代谢调节——葡萄糖—胰岛素—钾

早在 1962 年，Sodi-Pallares 等首先提出了急性心肌梗死时的代谢调节，1969 年开始临床试验，早期的实验和临床研究主要集中在缩小梗死面积，心衰和死亡率。此后处于停顿状态，直至 DIGAMI 研究组报道了对 AMI 的糖尿病人有益的结果后，重新引起了人们对这一简单、又便宜治疗的兴趣。最近两个临床试验报道了相矛盾的结果，一个大样本的临床试验是肯定的，确定治疗亚组明显受益。

葡萄糖—胰岛素—钾（GIK）可能通过几种机制来减少死亡率，GIK 具有抗游离脂肪酸（FFA）的作用，FFA 对缺血心肌是有害的，GIK 可以减少循环中的 FFA 和减少心脏对 FFA 的摄取，GIK 亦能抵消儿茶酚胺和肝素增加 FFA 的作用，在缺血区三磷酸腺苷的增加对低灌注心肌可能有益。

溶栓时代之前试验分析显示，死亡率下降 28%～48%与 GIK 治疗有关。研究者亦发现，相对死亡率下降了 29%～58%。ECLA 合作组报告了死亡率相对减少了 66%。但 POL-GIK 试验没有发现死亡率的下降，却发现了对病人有不显著的损害。这两个试验的差异可能是因病人的选择不同造成的。因为 ECLA 试验中的病人比 POL-GIK 试验病人病情更重，且接受了高剂量的 GIK。

总的来说，GIK 对 AMI 病人可能有帮助，容易应用且无副作用，静脉应用只有 2% 的病人发生静脉炎，且没有严重的代谢后果，甚至在糖尿病病人中亦可应用。在 GIK 普遍推广之前，还需要有更大样本的临床试验来进一步评价其效果和确定哪些亚组病人会获益更多。

九、与缺血、梗死及再灌注相关的心律失常

1.室性心律失常　心梗后室性心律失常的治疗是过去 20 年一个研究的重点。再灌注治疗和新的辅助治疗以及临床证据和流行病学研究，使得心梗急性期室性心律失常的处理水平不断提高。

原发性室颤是心梗早期（24 小时内）重要的死亡原因。原发性室颤高发在冠状阻塞后 4 小时内（3%～5%），而后明显下降。原发性室颤应与充血性心力衰竭和心源性休克所致的继发性室颤相鉴别。流行病学资料提示，原发性室颤是可以降低的。随机试验的一项荟萃分析表明，虽然预防性应用利多卡因可使原发性室颤的发生率减少 1/3，但却不

能使总的死亡率降低。由于例数太少，随访时间受限，目前尚无法评价这种方法的利弊。因此，常规预防性注射利多卡因的方法已被基本放弃。

如无血流动力学和心电生理方面的禁忌证，注射β-受体阻滞剂可减少室颤的发生。室性心律失常和低血钾（而非低镁）相关。通常维持血钾>4.0mmol/L，血镁>2.0mmol/L。

急性心肌缺血和心梗时的室性心律失常包括：室性早搏、室速和室颤。由于体外除颤器的应用、CCU的建立和除颤技术推广，使住院病人死亡率降低了一半。利多卡因在减少室颤和复杂的室性心律失常方面是有效的。建议预防性应用利多卡因来防止室颤和治疗"预警性心律失常"是符合逻辑的，并与临床试验结果相符。利多卡因可使几乎50%早期出现室颤的病人不再出现严重的室性心律失常。同时，由于β-受体阻滞剂的应用，使得室颤的发生率已降到较低的水平。ISIS-Ⅲ的一项数据分析显示，利多卡因虽能降低室颤率，却同时有增加死亡率的倾向，这可能与对心脏收缩力减弱有关。一项荟萃分析和新临床证据支持这一观点，而使其在降低室颤方面的好处被抵消了。目前，不提倡利多卡因做预防性应用或治疗无症状预警性心律失常。

尚无结论性证据表明，利多卡因或其他方法能预防室颤再发作。如果已使用利多卡因，可持续应用但不要超过24小时，除非持续存在有症状的室速。注意识别和纠正诱发因素，如低钾是室性异位节律和室颤的危险因素，同时应积极纠正缺氧和心衰。

2. 心动过缓和传导阻滞的治疗以及心脏起搏的适应证　大约1/3的急性心梗病人由于迷走神经兴奋出现窦性心动过缓，常见于右冠状动脉闭塞所致的下壁心梗。因为右冠状动脉支配窦房结和房室结的血供。右冠状动脉再灌注时也可出现窦性心动过缓。缺血的窦房结和房室结内腺苷堆积，可产生对抗阿托品的窦性心动过缓和传导阻滞。

有20%的心梗病人出现Ⅱ°～Ⅲ°房室传导阻滞。42%的病人住院时即有心脏传导阻滞，2/3的病人24小时内发生过心脏传导阻滞。接受溶栓治疗的病人有12%出现心脏阻传导滞。这些病人的住院死亡率相应较高。死亡率增高通常是由于广泛心梗伴随心功能不全，很少有人死于心脏传导阻滞。心脏传导阻滞并非死亡的独立预测因子，其对出院病人死亡的预测作用也不大。预后与梗死部位（前壁或下壁）、传导阻滞高度（结内或结外）、逸搏心律及血流动力学改变的程度相关。

通常，用阿托品治疗Ⅱ°或Ⅲ°房室传导阻滞是不必要的。有明显症状和体征时，可注射阿托品每次0.5～1.0mg/3min，直到总量0.3～0.4mg/kg。阿托品用于某些特殊病人治疗是不合适的，如心脏移植的病人，其心脏神经缺失，故对阿托品无反应。阿托品不能应用于Ⅱ°型房室传导阻滞，对房室传导（结外阻滞）无效，并可因加快窦性心律而使阻滞加重，甚至形成Ⅲ°传导阻滞。阿托品由于可改善房室传导，加速逸搏心律，对发生在房室结的Ⅲ°传导阻滞（窄QRS波）有效，但不要将阿托品用于宽QRS的Ⅲ°房室传导阻滞。注射利多卡因可抑制逸搏心律，导致心室停搏，故禁用！

经皮起搏器治疗那些因溶栓而不宜行静脉穿刺的病人，可作为急诊治疗与永久性起搏器安装间的桥梁，适应证见表6-5-8。

注意稳定性心动过缓、新发的或非由年龄造成右束支传导阻滞，新发的或非由年龄造成的Ⅰ°房室传导阻滞的病人，预置除颤电极片以备急用。

表6-5-8　经皮起搏器治疗的适应证

1. 血流动力学不稳定的心动过缓（<50次/min）
2. Ⅱ°Ⅱ型房室传导阻滞
3. Ⅲ°房室传导阻滞
4. 双束支阻滞（交替性束支传导阻滞或右束支阻滞和交替左转阻滞）
5. 左前分支阻滞
6. 新发获得性或与年龄无关左束支阻滞
7. 左或右束支传导阻滞并Ⅰ°房室传导阻滞

3. 急性心肌梗死并房颤　10%～15%的心梗病人并发的新近房颤，通常是一过性的和自限的，一般不需治疗。常见于高龄、大面积心梗、左室肥大和心衰。房颤也可以是心房梗死结果的表现，它由右冠状动脉窦房结之前栓塞或左旋支动脉左房支之前栓塞所致。晚期心包炎也可促发房颤。

t-PA和SK溶栓治疗可减少房颤的发生。心室率<110次/min，一过性房颤不需立即治疗。应努力寻找和治疗诱发和促进房颤的潜在原因（低氧血症、心衰、电解质紊乱）。

当房颤导致心室率过快，引起缺血症状或血流动力学改变时，立即转复是适宜的。如果无心力衰竭、哮喘和其他禁忌证，β-受体阻滞剂可有效地降低心室率。β-受体阻滞剂禁忌时可静注地尔硫草。心衰和射血分数下降的病人慎用维拉帕米。钙阻滞剂因有负性肌力作用，未被作为第一线药物推荐。快速洋地黄应用有时是有效的，但作用慢，毒性明显，尤其对急性缺血病人。

急性心梗并持续房颤可使死亡率增加，中风危险性增加，全身栓塞的可能性比一般房颤病人高3倍，50%房颤发生在 AMI 后24小时内。建议使用超声心动图检查，估计大面积前壁心梗、心尖部心梗的左室附壁血栓的可能性。如房颤持续存在，应用肝素并使 APTT 保持在 50~70 秒。

十、未来的曙光

我们正在急性冠状综合征诊断、紧急处理和长期康复方面取得成绩。溶栓时代把我们引入了一个对该病深入理解的快速发展阶段。下一个十年，必然聚焦在血小板的作用和不同程度急性冠状综合征的治疗方面。将进一步研究炎症反应和其对预后和治疗的影响，相关血管的研究将进一步深入，微血管功能在 ACS 中的作用也开始被注意，并将加深我们对治疗方法的领会。

第四节　急性卒中的再灌注治疗

卒中是由脑局部血供异常而引起神经功能的损伤。大多数国家，脑卒中是引起死亡的前三位原因，并可导致成人脑损伤。全球范围内，每年有数以百万人新患卒中或再度复发，并有近四分之一的病人发生死亡。由于越来越多的国家采取有效的预防性治疗，目前许多国家卒中的致死率和发病率正逐渐下降。

卒中可分为缺血卒中和出血性卒中两大类，约有85%为缺血性卒中，缺血性卒中多由脑血管闭塞引起的，通常为栓塞或血栓形成。出血性卒中多由脑动脉破裂引起，并有与其相关血管痉挛和不同程度的出血。至今，卒中病人的治疗多倾向于支持呼吸和心血管疾病的预防及治疗。目前还没有特别有效的方法可影响病程和疾病的进展，故对快速转运或干预治疗也无显著进展。

溶栓治疗可能对卒中病人的进行性神经功能损伤有一定的限制作用，并对预后也有一定的改善。与急性心肌梗死相似，溶栓时间与预后改善有相关作用，因其治疗时间窗是有限的。在急诊科进行早期诊断、分类和评价以及提供准确处理都是非常必要的。

一、早期诊断

卒中病人的早期处理与早期诊断密切相关，可由病人本人、家庭成员或旁观者提供病史。短暂性脑缺血发作（TIA）和卒中的常见症状见表6-5-9。

表6-5-9　TIA 和卒中常见症状和体征

偏侧麻痹——无力、笨拙或沉重，通常为一侧肢体
偏侧麻木——感觉缺失、针刺感或感觉异常，常为一侧肢体
语言障碍——理解或说话困难或构音困难
单　眼　盲——静息时持续性视物旋转，眩晕也常为许多非血管性疾病的常见症状
共济失调——平衡困难，慌张步态及一侧肢体连带运动能力差

二、EMSS 在卒中急救中的作用

EMSS 快速行动对卒中病人的良好预后非常重要。通过 EMSS 到达医院的病人较未启用该系统的病人得到救治更加快速，并能在关键的时间窗内获得有益的治疗。EMSS 人员可以将病人快速转运至卒中治疗中心，并在到达前给予一定的评估处理。任何耽搁都可导致病人丧失溶栓治疗的良好时机。

仅有50%的病人通过 EMS 系统送至医院。卒中病人独处时或睡眠中发作可能被耽搁。85%的卒中发生于家中。因此，公共教育计划主要集中在卒中危险人群以及他们的朋友和家庭成员。公共教育可以减少到达急诊的时间。

三、气道和通气

气道阻塞是急性卒中的主要问题，特别是意识丧失的病人。由于心脏和呼吸功能差及不适当的通气，常可导致低氧血症和高碳酸血症。内分泌和胃肠道的紊乱是致死和致残的严重并发症。EMSS人员必须确保病人的气道通畅。并适当予以辅助呼吸或气管内插管。

四、生命体征

生命体征检查常可发现一些异常变化（脉搏、血压、呼吸及体温）。呼吸异常常见于卒中的昏迷病人，表明病人有严重的脑功能损伤。卒中后常出现高血压，无需处理可恢复正常。

卒中病人可有各种各样的心血管问题。心律失常房颤可导致脑栓塞，同时，脑损伤后也可引起心律失常，年长者或糖尿病病人更易引起。如怀疑急性或再发心肌梗死，应行12导心电图检查。心律失常是威胁生命的严重并发症，特别对一些颅内出血病人，所以，连续心电监护也是卒中病人早期处理的一个主要部分。

五、常规医疗评价

对病人的体检是为发现头颈部损伤，因为卒中病人需与颅脑外伤相鉴别。测定双上肢血压，如相差＞1.33kPa（10mmHg）应考虑主动脉病变或脑供血问题。如必要时应行CT或血管造影予以确诊。在心血管检查时也要注意心脏或动脉杂音或其他异常情况，眼底出血可能是颅内出血的一个早期证据。

急诊简便神经功能应检查下列6项：
（1）卒中筛选或评分。
（2）症状发作时间。
（3）意识状态。
（4）卒中类型（出血或非出血）。
（5）卒中定位（颈动脉或椎基底动脉）。
（6）卒中的严重程度。

1.卒中筛选或评分 在院外要求进行较细致的神经系统检查是不现实的，会耽搁病人的转送。采用Cincinnati院前卒中评价表（表6-5-10）或Los Angeles卒中筛选表（LAPSS）（表6-5-11），可进行院外神经功能评估。Cincinnati院前卒中评分表有下列三个发现：面瘫、肢体活动障碍和言语异常可提示卒中。LAPSS要求检查者除外其他原因引起的意识障碍（癫痫史、严重高血糖或低血糖史），再证实鼻唇沟或肢体力量非对称性改变，这种非对称性变化常提示卒中发作。这两种评分表对未明确卒中病人的诊断有其敏感性和特异性，并可快速做出评估。一旦怀疑发生卒中，应在最短的时间内送至急诊中心。

卒中病人的临床症状和体征常为不确定，反复神经系统检查常可发现病人的症状是恶化或改善。Glasgow昏迷评分表可检测眼球运动、言语反应及肢体运动。它对评估伴有意识改变病人早期神经功能损伤的严重性是非常有用的，特别是对由颅内出血引起损伤的病人。

表6-5-10 Cincinnati院前卒中评价表

查体发现下列体征（任何一项异常均有力提示发生卒中）
1.面肌运动（让病人示齿或发笑）
正常：两侧面肌运动对称完好
异常：一侧面肌运动差
2.上肢运动（让病人闭眼并上举上肢10秒）
正常：两侧上肢运动正常
异常：一侧上肢不动或很快下坠
3.言语异常
正常：病人言语正常
异常：言语缓慢、用语错误或不能言语

注：93%的卒中病人都有阳性发现（敏感性为93%），97%的阳性病人有卒中发作（特异性为97%）。

Los Angeles院前卒中筛选表用于评价急性、非昏迷、非外伤性神经功能损伤（表6-5-11）。

如1～6项均为"是"（或不知道）则在病人到达前通知接收医院。如果"否"则选择适当的治疗。如果LAPSS阴性的病人并非完全除外卒中。

表6-5-11 Los Angeles院前卒中筛选表（LAPSS）

1.年龄＞45岁 [ ] [ ] [ ]
2.无癫痫史 [ ] [ ] [ ]
3.症状持续＜24小时 [ ] [ ] [ ]
4.病人平常不坐轮椅或卧床 [ ] [ ] [ ]
5.血糖在3.3～22.2mmol/L [ ] [ ] [ ]
6.下面三项有明显的不对称
（必须为单侧）

	相等	右弱	左弱
表情	[ ]	[ ]	[ ]
咀嚼	[ ]	[ ]	[ ]
上肢力量	[ ]	[ ]	[ ]

★标准：是，不知道，否。

不要因获取更加详细的评估而耽搁转送，快速转送是非常必要的。

2.症状发生时间 如果EMSS人员在病人发病

6小时内到达，在到达医院前应立即通知接收医院，便可缩短医院诊断和救治时间。除一些常规信息外，可提供卒中评分或筛选结果、Glasgow昏迷评分结果及发病时间等重要信息，以保证医院急诊对病人做好最佳时间治疗的准备。接收医院应拟定一个尽快开始治疗的书面计划。

3.意识状态　判定卒中病人的意识状态是非常关键的。发病后数小时内意识障碍加重常表明伴有颅内压增高的严重脑损伤，通常由颅内或蛛网膜下隙出血引起。昏迷、对外界刺激缺乏有目的的反应是大脑半球或脑干受损的结果。昏迷常表明有大量出血、基底动脉闭塞或伴有全脑缺血的心脏病发作，较少见大范围缺血性卒中伴脑水肿而引起昏迷。但也应考虑药物过量、败血症或严重的代谢异常情况。

如表6-5-12出血性与缺血性卒中的病史及体检有部分重叠，不能单独依靠临床特点进行诊断。大多数病例，CT平扫可用于鉴别缺血性与出血性卒中。

表6-5-12　出血性和非出血性卒中的临床特点

	头痛	意识障碍	定位体征
脑梗死	++	+	+++
颅内出血	+++	+++	+++
蛛网膜下隙出血	+++	++	+

4.卒中的定位　伴有脑梗死的清醒病人应检查其皮层、言语、视觉、颅神经、运动和感觉功能。神经体征可助于确定是颈动脉或椎基底动脉系统梗死。交叉性或双侧受损体征提示梗死位于脑干。特殊形式的功能缺损，如纯感觉区卒中、构音障碍—手笨拙综合征等，它们提示由小血管病变所致皮层下或腔隙性梗死。一些临床特殊体征，如纯运动功能障碍等较少见。基于临床特点来区别腔隙性梗死和非腔隙性梗死比较困难，特别是发病数小时以内的卒中。

5.卒中的严重程度　国家卒中研究所（NIHSS）对缺血性卒中病人的神经功能评价，认为卒中的严重程度与长期预后相关。该评分表为缺血性卒中病人提供了一个可信的便于操作的标准神经功能评估方法，并被当作对不同治疗方法选择的依据。NIHSS总分范围从0～42分，主要评估五项功能：

（1）意识水平。
（2）视觉功能。
（3）运动功能。
（4）感觉功能。
（5）小脑功能。

NIHSS评分表并不是一个详细的神经查体方法，更详细的神经功能评估可依据具体病例而定。Scandinavian卒中评分表主要在欧洲运用，适用于对卒中病人的早期预测和晚期病程的评估。Hunt和Hess评分表（表6-5-13）常用于蛛网膜下隙出血（SAH）病人卒中严重程度的分级，并与蛛网膜下隙出血后存活和血管痉挛等并发症的危险性相关。

表6-5-13　Hunt和Hess评分表

分级	神经功能状态
1	无症状
2	严重头痛或颈强直，无神经缺损
3	嗜睡；神经缺损较少
4	木僵；中至重度偏瘫
5	深度昏迷；去脑强直

六、鉴别诊断

极少有非血管性神经疾病导致局部脑功能的突然丧失。如果病人昏迷及病史不清，则需与许多疾病鉴别。如果病人在数天后病情逐渐恶化，则可能存在非血管性疾病（表6-5-14）。

七、院前转运

EMS系统应对有症状和体征的急性缺血性卒中病人提供优先检诊、转运和处理，同于对急性心肌梗死和严重外伤病人处理。对疑有卒中发作或有

表6-5-14　卒中的鉴别诊断

出血性卒中
缺血性卒中
颅脑/颈部外伤
脑膜炎/脑炎
高血压性脑病
颅内占位肿物
肿瘤
硬膜下/硬膜外血肿
伴有神经体征的癫痫发作
伴有神经体征的偏头痛
代谢紊乱
高血糖（非酮症性高渗昏迷）
低血糖
心脏病发作后缺血
中毒性原因
内分泌紊乱
尿毒症
精神综合征
休克和CNS低灌注

意识障碍的病人也应考虑优先。此外，对有症状的急性卒中病人，其分诊和转送均应快速进行，以便在发病后一小时内行溶栓治疗。

八、急诊病人分诊和处理

急诊科须在卒中病人到达前做好准备，以便病人到达后可立即进行分诊和处理。作为溶栓治疗病人各种检查所需的最多时间见表6-5-15。

表 6-5-15 NINDS 溶栓治疗候选病人卒中评估表

评估项目	所需时间
病人到达至接诊医生检查	10 分钟
病人到达至做完 CT 检查	25 分钟
病人到达至 CT 阅片	45 分钟
病人到达至接受治疗	60 分钟
神经内科医生参与	15 分钟
神经外科医生参与	2 分钟
住入监护病房	3 分钟

1.急诊诊断　急诊诊断的目的是明确症状是否由卒中引起、鉴别脑梗死与脑出血以及确定引起卒中的最可能原因，应提供一系列检查方法。

CT 是鉴别脑梗死与脑出血或其他颅内占位性病变的最重要手段。为了避免血肿和增强剂的混淆，应做 CT 平扫，而不建议做增强 CT。在排除脑出血后才可行抗凝或溶栓治疗。绝大多数新发颅内出血病人，CT 可见出血部位高密度影，SAH 病人的 CT 表现可能很少，约有 5%的 SAH 病人 CT 表现可能正常。这些病人通常有少量的蛛网膜下隙出血，并可能没有神经系统表现。对临床怀疑为 SAH，而又无 CT 表现的病人，应做腰穿检查。

MRI 不作为急性卒中病人的常规检查，但 MRI 较 CT 对小病灶更敏感，尽管 MRI 可以发现早期脑出血，但其并不如 CT 检查。同时，MRI 检查花费时间，并妨碍急诊病人的连续观察。

对许多 SAH 疑为动脉瘤的病人可行急诊脑血管造影；必要时行动脉瘤线圈栓塞、动脉成形术及动脉内溶栓等神经介入治疗。同时可选择性地进行超声心动图、颈动脉超声及多普勒检查。

2.急诊处理　应对所有出现症状和体征的病人进行快速确诊、评价和治疗。急诊医生应掌握 t-PA 治疗的禁忌证。

（1）急诊一般治疗：在转送途中或急诊科建立静脉通道（表 6-5-16）。滴注盐水或林格液 50 ml/h，除非病人有低血压，否则应避免快速灌注，以防增加脑水肿的危险性。除非高度怀疑病人发生低血糖，否则应避免静注葡萄糖液，该液体的低张性可加重脑水肿。注意纠正高血糖和高体温。对轻中度非缺氧的卒中病人，无需吸氧。但对严重的卒中病人，吸氧是有益的。

表 6-5-16 急性卒中的一般处理

1.静脉液体：避免 5%葡萄糖和过度补液体
2.血糖：立即检查。如低血糖，则静注 50%葡萄糖；高血糖，使用胰岛素
3.维生素 B_1：如营养不良，饮酒，注射 100mg
4.氧气：如 SO_2<90%
5.扑热息痛：如发热
6.NPO：如有呼吸困难
7.心脏监护

（2）血压升高的处理：急性缺血性卒中或出血性卒中后血压处理是相反的。许多病人在缺血性或出血性卒中后会出现高血压，但极少需要急诊治疗。除非有其他医疗问题（如 AMI 或主动脉夹层），卒中后血压升高并非高血压急诊。就大多数病人而言，当疼痛、躁动、呕吐及颅内压增高得到控制后，血压自然会下降。有特殊情况或血压显著升高时，可用抗高血压治疗。表 6-5-17 为抗高血压治疗的建议，但是一个通则，对具体病人应个体化治疗。

表 6-5-17 急性卒中病人抗高血压治疗建议

非溶栓治疗的病人
1. DBP>18.7kPa（140mmHg），硝普钠（每分钟 0.5 μg/kg），使 DBP 下降 10%～20%
2. SBP>29.21kPa（220mmHg），脉搏 121～140 次/min，MAP>17.3kPa（130mmHg），拉贝洛尔 10～20mg/1～2min 静注。20 分钟后可重复或双倍，至最大量 150mg
3.SBP<29.2kPa（220mmHg），DBP<16.0kPa（120mmHg）或 MAP<17.3kPa（130mmHg），无主动脉夹层、AMI、严重 CHF 或高血压脑病时需区别急诊抗高血压治疗
溶栓治疗的病人
治疗前处理
SBP>24.6kPa（185mmHg）或 DBP>14.6kPa（110mmHg），20～40mg 拉贝洛尔静推。如果血压仍不下降和维持在 <24.7/14.6kPa（185/110mmHg)，则不能注射溶栓剂
治疗期间和治疗后
1.监测血压：2 小时内每 15 分钟测血压一次，随后 6 小时内每 30 分钟测血压一次，其后 16 小时内 1h 测血压一次
2.DBP>18.7kPa（140mmHg），硝普钠（0.5 μg/kg）
3.SBP>30.6kPa（230mmHg）或 DBP16.1～18.7kPa（121～140mmHg）拉贝洛尔 10～20mg 于 1～2 分钟内静推，10 分钟后可重复或双倍至最大量 150mg，或静推后以 2～8mg/min 静滴；如仍不能控制，可用硝普钠
4. SBP24.0～30.6kPa（180～230mmHg）或 DBP13.9～16.0kPa（105～120mmHg）拉贝洛尔 10mg 静推，10～20 分钟后可重复或双倍至最大量 150mg；或静推后以 2～8mg/min 静滴

抗高血压治疗可能是有害的。它可降低灌注压，导致卒中恶化。另外，卒中病人抗高血压治疗可能较其他病人更敏感。短效心痛定治疗是不合适的，因为动脉闭塞病人维持适当的侧支循环是非常重要的。对溶栓适应证病人，严格控制血压是为了减少了可能出血的危险性。SBP＞24.6kPa（185mmHg）或DBP＞14.7kPa（110mmHg）的病人不适宜采用溶栓治疗。

（3）癫痫的处理：反复发作癫痫是卒中可能威胁生命的并发症，可使卒中恶化，应很好地控制。首选静注抗癫痫药物，但不提倡预防性用药。支持治疗包括：保持气道通畅、供氧及维持正常体温。苯二氮䓬类是癫痫治疗的一线药物，也可静推安定5～10mg，常可控制发作，可重复使用，但应注意其抑制呼吸作用，同时应使用长效抗癫痫药物。

（4）高颅压的处理：卒中后第一周内死亡通常由脑水肿和颅内高压引起，但只有10%～20%的卒中病人发展为脑水肿，并不足以使症状恶化。临床怀疑存在脑水肿时，适当控制液体滴入，床头抬高20°～30°。吸氧，控制躁动和疼痛有助于降低颅内压。治疗的目的是：①使增高ICP降低；②维持脑灌注压预防缺血性恶化；③预防脑疝。

通过插管和高流量给氧降低 $PaCO_2$ 是降低ICP最迅速、有效的方法。理想的 $PaCO_2$ 是4.00～4.66kPa（30～35mmHg）。一些病情迅速恶化的病人偶然 $PaCO_2 \leq 3.33kPa$（25mmHg），但该数值持续存在可导致脑缺血。应避免粗暴动作行气管内吸引可使ICP增高，并保持气管通畅。

甘露醇脱水治疗可减少间脑的占位效应，并可增加脑灌注压，用量为0.25～0.5g/kg，20分钟内迅速静滴，每隔6小时重复使用，最大剂量为2g/kg。急诊时起始可予大剂量，降ICP作用通常在用药后20分钟起效，低剂量（每隔4小时给予20～50g）较长期使用。速尿、高渗盐液等也有助于降低ICP。大剂量巴比妥类药可迅速降低ICP，并抑制脑电活动，同时也可抑制呼吸并产生血管扩张和心肌抑制作用，因此，必须在机械通气和血压监控下使用。如果出现巴比妥诱发的昏迷，应监测ICP，但不提倡常规测定ICP，ICP测定值对恶化病人有益处，并可指导治疗和预测预后。

卒中后出现高颅压、颅内出血和水肿或明显占位效应的病人，神经外科降低颅内压是挽救生命的一个重要手段。卒中后小脑出血或水肿的外科治疗可使病情得到明显改善。小脑损伤的药物和通气等保守治疗，对ICP的作用不如手术治疗明显。小脑水肿或出血通常引起阻塞性脑积水，可行脑室引流。激素治疗无效，不应使用。

九、缺血性卒中的药物和干预治疗

1.溶栓治疗　许多临床试验均对动脉或静脉内溶栓治疗进行了评估。溶栓治疗可明显增加发病前10天和其后时间内的死亡率，主要因为致命的颅内出血。而3小时内得到治疗的病人，比3～6小时内接受治疗的病人死亡率明显减低，病人的死亡或致残率下降。

NINDS r-tPA卒中试验对发病3小时内单剂注射治疗行前瞻、双盲、随机对照临床观察，与安慰剂组比较，病后3小时内静注t-PA其病死率及致残率下降30%，但致命性颅内出血的危险性却增加了10倍。基于上述试验，t-PA治疗应严格掌握适应证及发病时间。其禁忌证见表6-5-18。

表6-5-18　急性缺血性卒中tPA治疗的禁忌证

发现颅内出血的证据
怀疑有SAH
近期（3个月内）有颅内或脊髓内手术，严重脑外伤或既往有卒中发作，颅内出血病史
不能控制的高血压
卒中后癫痫发作
活动性内脏出血
颅内新生物、动静脉畸形或动脉瘤
已知出血体质，包括但不限于：
口服抗凝剂（如华法林）、国际标准化比值1:7，凝血时间15秒
发病前48小时内注射肝素及正在使用抗凝剂
血小板计数 $100 \times 10^9/L$

人们试图通过不同的溶栓剂及新的给药方法来扩大治疗时间窗。有研究表明，症状发作后的3～6小时内给予t-PA静脉治疗，对一些病人有利的。

最近，动脉内注射尿激酶的随机试验结果表明，在发病后3～6小时进行动脉内溶栓治疗对大脑中动脉闭塞病人有一定的好处。曾报道三个大规模链激酶随机试验结果，对颅内出血和死亡率的增加均无明确答案。

2.抗凝治疗　目前，对急性卒中的抗凝治疗效果尚无明确结论。肝素是一种常用药物，但其治疗价值未被证实。可有助于防止再发血栓或相继血栓形成，也可导致出血并发症，包括脑出血。对肝素治疗开始时间及剂量尚无一致的意见。低分子抗凝剂疗效正在进行评估。

阿司匹林、华法林等可减少 TIA 病人卒中的危险性。这些抗血小板药物应在 TIA 发病的前几天内开始服用。在缺血性卒中病后 48 小时内服用，阿斯匹林可起到很小，但较明确的作用。在发病前 48 小时内每天服用阿司匹林 160～300mg 可减少缺血性卒中的危险性，长期作用无出血并发症。

对大量抗凝病例行回顾分析结论：急性缺血性卒中病人立即进行抗凝治疗，与短期或长期改善无关。不提倡急性缺血性卒中病人常规应用抗凝剂。

3.其他治疗　钙通道阻滞剂、扩容、血液稀释等，对缺血性卒中的临床预后无改善。对急性缺血性或出血性卒中的病人应用细胞保护剂治疗，虽在动物实验中有一定作用，但对人类尚无明确作用。

十、出血性卒中

1.蛛网膜下隙出血　SAH 病人需行动脉造影检查，如发现有浆果样动脉瘤，早期行颅内手术夹闭或弹簧线栓塞瘤体。钙通道阻滞剂尼莫地平可改善 SAH 的预后。纠正低钠血症和水丢失是非常重要的。避免严格限制液体入量，否则，可不适当地刺激抗利尿激素的分泌。

2.颅内出血　出血进入脑组织非常有害。因压迫或使深部脑结构扭曲或使 ICP 增加，都可引起死亡。死亡率与颅内出血的大小及部位有关。理想的治疗是阻止继续出血、降低颅内压及必要时行外科手术减压。大量脑出血或小脑血肿常需外科手术。CT 检查用于鉴别诊断。

参 考 文 献

1. 王辰，席修明.危重症医学[M].北京：人民卫生出版社，2012.
2. 谢灿茂，陈升汶.危重症加强监护治疗学[M].北京：人民卫生出版社，2011.
3. 万献尧，马晓春.实用危重症医学[M].北京：人民军医出版社，2008.
4. 孙明，杨侃.内科治疗学[M].第3版.北京：人民卫生出版社，2010.
5. 李欣,熊艳,黄钊阳.内科危重症诊治指南[M].北京：人民军医出版社，2010.
6. 杨志寅.内科危重症[M].北京：人民卫生出版社，2006.
7. 复旦大学上海医学院，实用内科学编委会.实用内科学[M].第13版.北京：人民卫生出版社，2009.
8. 张训，侯凡凡.危重症肾脏病学[M].北京：人民卫生出版社，2009.
9. 管向东，杨晓光，周启栋.中毒急危重症诊断治疗学[M].北京：人民卫生出版社，2009.
10. 吴晔良，龚仁泰.危重症心电图及临床处理[M].合肥：安徽科学技术出版社.2003.
11. 刘长文，严静.危重症临床基本监测与处置[M].北京：人民卫生出版社，2009.
12. 朱蕾.机械通气[M].第3版.上海：上海科学技术出版社，2012.
13. 张文武.急诊内科学[M].第3版.北京：人民卫生出版社，2012.
14. 郭国际.急危重症脑卒中[M].合肥：安徽科学技术出版社，2009.
15. 刘志勇.急重症诊疗学[M].北京：中国中医药出版社，2010.
16. 张在其，黄子通.急危重病临床救治[M].武汉：湖北科学技术出版社，2010.
17. 张劲松.急危重症诊断流程与治疗策略[M].北京：科学出版社，2007.
18. 黄元铸，胡大一.急诊心脏病学[M].南京：江苏科学技术出版社，2003.
19. 任引津.实用急性中毒全书[M].北京：人民卫生出版社，2003.

第七篇

检验技术

第一章

灾害检验医学理论

第一节 我国灾害检验医学救援的发展历程

人类社会不断遭受各种各样的自然灾害和人为灾害的磨难，所有的灾害，不管其发生的原因是什么，都会造成不同程度的医疗和公共卫生后果。灾害发生后，对灾区居民和官兵实施紧急卫生保障，抢救生命，医伤治病，最大限度地减少受伤人员的死亡和伤残，是减灾对策中的首要问题。灾害检验医学的救援与灾害的救护关系最为密切，在战争早期：鼠疫、伤寒、疟疾、黑热病等传染病是导致士兵死亡的主要原因，而这些疾病的预防和诊断是检验医学研究和工作的重点。在和平时期，灾害检验医学面临新的挑战，随着全球人口的迅速增长，环境平衡的不断被打破，资源的逐渐减少，生存竞争的逐渐加剧，使得灾害发生的频数不断增加，从恐怖分子的爆炸、非常规战争、核泄漏和生物污染、传染病大流行和化学物质的排放，到洪水、饥饿、地震、龙卷风、暴风、火灾和其他自然灾害，世界正面临更为广泛的疾病谱，检验医学救援的重点也发生了转变，从简单的传染病的诊断和防疫，到灾害的评估、救治和防疫方面都起到了重要的作用。

国外检验医学救援的发展比我国早十年，他们早期就建立了各式各样的流动医院，海陆空三方都有专业的医疗救护队员和相对完善的流动医院，并配备了完善的高精尖检验设备，欧美等发达国家也相继成立了全国性灾害医学学术组织和灾害医学救援中心，进行了广泛的理论与实践探索，在检验检疫方面，对从事紧急救援工作的人员进行两级强化培训，并不断提高灾害检验医学工作人员的工作能力。我国的检验医学救援虽然实践兴起比较早，在战争年代的流动医院或野战医院都会有相对专业的检验人员参与救护，有相对简易的检验设备，如显微镜等。在和平年代，野战医院和驻军医院逐渐转型为军民共用医院，在各次重大自然灾害救援中也发挥了重要作用，但从中也发现灾害医学救援的不适性。

目前检验设备不断更新，人员专业素质不断提高，但不适宜也不利于现阶段的灾害救援。我国地大物博、幅员辽阔、地理复杂、气候多变，是一个自然灾害多发的国家。例如地震、洪涝、暴风、冰雹、滑坡、森林大火等几乎每年都会不同程度地发生。加之近些年新增的社会灾害，如恐怖袭击、暴力犯罪、交通事故、空难、海难、火灾和淹溺等，都给我国人民带来巨大损害。灾害检验医学在世界范围内已得到越来越广泛的重视，建立与发展国家灾害检验医学迫在眉睫，应从单纯的学术研究演变成为国家的政府行为。

第二节 我国灾害检验医学实践

灾害医学救援离不开检验医学，从一开始的医学救援参与到灾害救援中开始，检验医学就发挥着重要的作用，可以说是每一次的人类在暴发生物灾害时，都是检验医学挽救了人类。尤其是在现阶段战争的多样性、灾害的多样化的情况下，更是如此。我国的灾害检验医学发展的速度很快，但总是赶不上时代的变化，在战争时期，我国的野战医院和流动医院建设仅限于军队，由于财力、人力的匮乏又疲于战斗性伤员的救治，很难进行体系的研究。新中国成立后，我国的流动医院和野战医院逐渐减少，有的转型为民用医院，目的是参与经济建设，职能上也开始了转变。这其实也不利于灾害检验医学的发展。随着国际救灾经验交流和数次国内的自然灾害救援，我国逐渐意识到灾害医学救援部队的重要性，21世纪初以中国国际救援队（China international search and rescue team，CISAR）为标志的救援医学初步建成体系。CISAR成立于2001年，由温家宝总理亲自授旗，以"边组建、边训练、边实践"为原则，实施"一专多能、专兼结合、军民结合、平战结合"，成为一支达到联合国重型救援队标准的专业地震灾害紧急救援队。其中由200余名医疗救护、搜索营救和地震方面的专家组成，协助灾区进行紧急医疗救援、疫病防治、搜救和地震灾后恢复重建工作。救援队成员中，医疗队员共有36人，均参加过SOS机构培训并考取灾害急救资格证书。救援队先后参加过阿尔及利亚、伊朗、印尼亚齐、巴基斯坦、印尼日惹、海地等国外大型地震、海啸灾害救援，积累了宝贵的经验，为未来的发展奠定了坚实的基础。

灾害检验医学是伴随中国国际救援队的成立、成长、发展而诞生的，事实上，它也是伴随检验医学学科的发展而提出的。在建立中国国际救援队之初，并未设置检验医学专业。当时，CISAR的宗旨以地震灾难救援为主，其任务为现场搜救、抢救和队员自身卫勤保障。2004年底印度洋诸岛地震并发生海啸，我国政府曾先后2次派CISAR参加救援，医学救援的职能突显其重要作用，人员结构发生了改变，医疗队员人数逐步增多，医疗队员在全队中所占比例增加。医疗队员的专业领域，已从起初的急诊内、外科扩展到包括内科（呼吸、心血管、消化、神经内科）、外科（脑外科、胸外科、普外科、泌尿外科、骨科）、妇产科、儿科、五官科、眼科、皮肤科、检验科在内的多学科、多领域的灾难救援医学学科。2005年初，CISAR根据联合国世界卫生组织/泛美卫生组织（WHO/PAHO）"突发灾难事件外国流动野战医院应用指南"原则建立了野战流动医院（mobile hospital，MH）。MH的建立使检验专业在灾难救援医学学科设立上成了必要学科。

检验医学从原来的医学检验发展而来，随着CISAR的历次国内外灾难救援实践，检验医学由原来医院传统的辅助诊断转变为诊断、防疫和保障的作用，形成了新的学科领域——灾难检验医学。灾难检验医学是基于检验医学专业在随着时代对医学检验的要求而发展起来的。

纵观我国灾难医学发展历史，不难发现灾难检验医学发展经历了三个阶段：实践—理论—再实践三大阶段，已经形成了一整套的医学检验救援体系，在大学、院校设立灾难检验医学专业，对发展和完善我国灾难医学教育体系是必要的。

第三节　灾难检验医学学科建设及意义

灾害医学救援理论体系离不开灾害检验医学理论的建立，灾害检验医学理论是灾害医学救援的重要和必不可少的部分。虽然检验医学隶属临床检验实验诊断学学科，主要研究如何通过实验室技术、医疗仪器设备为临床诊断、评估、治疗提供依据，但遇到重大自然和社会灾害以及病情复杂时，检验医学救援的作用就会体现得非常明显，可以说是灾害医学救援中的"上上医"。

我们认为，灾难检验医学应成为灾难医学一门分支学科，它隶属灾难医学范畴，基于检验医学专业的发展而发展。其学科范围涵盖灾害学、工程力学、临床检验诊断学、实验技术学、预防医学、卫生统计学、心理学、地质环境学科等多个学科领域。在规模和建制上，它不同于综合医院检验科，也有别于军队野战医院化验室。应服从灾难紧急救援这一宗旨，以配合抢救生命为首要目的。在检验医学专业设置和装备配备上，应根据灾区地域特点，设置相应专业范围。装备应精良、便携，具有快速机动和全天候保障等特点。在大学、院校应设立灾难检验医学专业，发展和完善我国灾难医学教育体系。

第四节 灾难检验医学人力资源配置

灾难紧急救援，要求至少1人能独立完成检验工作。检验专业人员要有熟练操作技能和丰富的工作经验，要有临床检验学、临床化学、微生物学和预防医学多学科专业知识和技能，具有熟知仪器性能特点，维护、保养仪器和排除常见故障的技能。要有能够独立应对各种不利条件和极端条件的能力，应有充分的知识准备和克服困难的能力。要求这样的检验人员知识全面、业务熟练、操作技能强、吃苦耐劳，即是检验医师，又是技师，并兼卫生防疫医师职责。在人员准备上，至少应有3名具有中级以上职称、10年以上工作经历的检验专业人员，接受过灾难医学救援培训，身体素质好，具备优秀心理品质，随时完成紧急出队任务。

通过多次海内外灾难救援发现：检验医学专业人员应具备检验医师、检验技师和卫生防疫医师三大职能。在灾难现场起到如下作用：

1.实验诊断作用 2005年10月在巴基斯坦巴拉考特救援时，曾遇到1名昏迷原因待查老年男性患者，由当地陆军医院转送我流动医院抢救。患者已经昏迷，意识障碍，临床医生决定气管切开实施抢救，检验医师检查完病人后，判断可能是贫血或脱水造成的昏迷，及时查了血常规及血糖。血糖测定结果为3.0mmol/L，诊断为低血糖昏迷。经注射高渗糖，补液后，患者意识恢复、清醒。这次血糖测定结果，抢救了患者的生命，避免了盲目的气管切开术。可看出检验医学在灾难救援中的实验诊断价值。另外，此次医学救援共完成近千人检验工作量，对当地灾民急、慢性疾病的实验诊断起到重要作用。

2.检验医师 2004年12月末，中国国际救援队在印尼班达亚齐总医院建立起"中国实验室"。在14个工作日内，共检验316人，每天约30个检验项目。其中血常规120个；尿常规92个；便常规60个；血型鉴定20个；伤寒、副伤寒血清学诊断试验15个；肠道致病菌筛查培养10个；疟原虫末梢血涂片染色镜检23例，阳性5例，确诊疟疾患者5例；乙肝五项血清学快速诊断试验5例，全部阴性；艾滋病抗体、梅毒螺旋体快速血清学诊断试验各8例；血糖测定120个。分析这些检验结果及受检者的临床表现确定病人的诊断结果，可见检验医师在诊断疾病的过程中的重要作用。检验医师要有临床检验学、临床化学、微生物学和免疫学多学科专业知识和技能，也要具备一定的临床医学知识和技能。不仅能对在应急状态下的疾病做出快速诊断，也能对当地常见病多发病的诊断起到重要的作用。

3.检验技师 应急出队时，检验人员到达灾难现场后，在野战条件、没有维修保养工程师支持情况下，能在2小时内全部展开仪器并使仪器处于工作状态。并能独立解决各种温度和环境下的不利因素对仪器造成的故障。在巴基斯坦巴拉考特救援时，由于当时灾区即将进入冬季，早晚温差极大，夜间气温平均8℃，昼间气温可达20℃，该地区地处山区，风沙、尘土极大，所带Sysmex poch-100 i 血液分析仪运行1周后出现背景计数高、血小板不能测出的现象。经检查后发现仪器是由于天气寒冷，不能处于良好状态；风沙、尘土大，污染试剂，微粒阻塞测试小孔管所致。检验人员及时对仪器进行检修，彻底清洗小孔管；更换风沙、尘土污染的稀释液和溶血素，并坚持每日关机前进行一次保养，得以使仪器正常运转，完成全程救援任务。同样，在热带地区执行任务时也遇到热带条件下的仪器故障问题。2006年5月印尼日惹地震救援，当地属热带雨林气候，地理位置位于赤道南7度，全年温度、湿度很大，最高气温达40℃。携带的血液分析仪、尿液分析仪和生化分析仪常不能正常运转，试剂很容易污染，影响检验工作正常进行。后来在检验单元内及时安装一台空调才解决上述问题。

4.卫生防疫医师及对疾病防控的促进作用 有这种说法"大灾后必有疫"，灾后的疫情监测和预防非常重要，检验医学在灾后疫情的监测和预防中也起到了重要作用。巴基斯坦巴拉考特地区基础设施差，居民基本医疗卫生条件得不到保障，当时WHO及当地政府已向灾区发出痢疾等肠道传染病的预警警告。但我们在分析上千例急性腹泻患者的粪便标本后，并未发现出血性肠炎的粪便形态学表现，仅为一般肠炎的形态学表现。结合当地气候和灾情特点，判断出现肠道传染病疫情的可能性不大。据此结果，我们及时通告WHO和当地卫生部门，使他们在关注疫情的同时，告诉居民，消除不必要的恐慌和混乱状态，也为灾区制订防疫策略提供客观依据。另外，印尼日惹地震后，我们首先发现急性细菌性痢疾病例，随后的几天内，又查出痢疾患者5例。我们对这6例患者进行了详尽的流行病学调查，并及时控制、治疗病人，采取切断传播途径，及时通报当地政府和灾区世界卫生组织，对疫情的监控和采取防治措施提供了决策依据。还对患者及家属所驻难民营场所和水源进行杀消工作，发放防疫药品，开展卫生宣传教育。

5.卫生检疫　每次执行国际重大灾难救援任务时，检验医学专业人员携带的必备装备之一是检水检毒设备。所到之处，尤其对流动医院周围的水源、垃圾场、尸体处理场要进行检验，以确保流动医院周围环境相对生物安全，也为当地的水源及环境评估提供客观实验依据。

综上所述，检验医学在灾难救援中即起检验医师、检验技师和卫生防疫医师的作用，还起到实验诊断、疾病防控和卫生检疫的作用，是灾难救援医学学科中对人力资源要求掌握知识最全面的专业。

第五节　灾害检验医学设备保障

根据检验医学专业在紧急灾难救援行动中的三大职能，检验医疗装备应包括检验、检疫、血库和卫生防疫相应装备。所有设备配备专门定做的制式箱子，该制式箱子具有抗震、防暴、防水等功能，完全适用于野战条件下搬运、装卸，可空投到海域而不影响设备使用，所占空间为4～6平方米。在灾难现场能够开展全血细胞分析、生化分析、血气分析、尿液分析及其镜检。同时还能开展ABO血型鉴定，HIV、肝炎标志物检测。所有装备应与检验医学学科发展方向一致，即装备的自动化或半自动化。应便携，体积小，维护保养方便，适宜在多种条件下使用，不宜携带大量液体试剂。包括干式血液分析仪，干式尿液分析，干式便携生化分析（包括肝功能、肾功能、心肌酶、血糖、电解质等急诊项目），便携式血气分析仪，便携式凝血分析仪，微生物、毒物样本采集箱（供后方进一步分析鉴定），微生物快速培养、鉴定仪（现场用），血型鉴定卡，检水、检毒箱。相应配套设备：显微镜、离心机、小型冰箱、试管、滴管、玻片等。灾难现场或伤员转运距离很长而必须抢救患者生命时，可配备现场采血、输血设备，如采血器、血液保存液等，这不符合我国输血、献血法规定，供商榷。检验单元应依托流动医院、医院船、医院飞机或车载式流动医院等综合体作技术支撑。

灾难救援任务紧急，抢时间到达灾区抢救生命是第一位的。仪器维护保养和校对必须做在平时，如果较长时间不出队，仪器应每隔3个月检查、保养、试运行一次。如装备液体式临床化学分析仪、血气分析仪时，平时可以检验科为依托，将仪器在日常工作中运转，这样的模式可能会发挥仪器更大的效能。常用液体试剂，如稀释液、溶血素、干式尿液分析试条、快速测试卡等，如果与检验科常用试剂规格、型号一致，可不必储备，以免过期失效。如试剂不一致，必须储备最小基数以备急用。各种设备的易损零部件，耗材如保险丝、热敏纸也要有一定备份。出队任务完成后，要及时维护保养仪器、更换损毁部件，做好登记、统计工作，补充各种试剂、耗材，直接参与人要逐项交接，仪器及时入库或移交检验科继续运转。

第六节　灾害检验医学模块化资源配置

地震灾难的突发性，要求应急救援行动迅速、高效，但充分的灾难医学装备（disaster medical preparation）是前提。检验医学设备、试剂耗材的准备在应急救援行动中是灾难医学准备内容之一，准备的好坏是衡量一个救援队水平高低的标志，直接影响救援效率。近十年，CISAR经过了快速发展时期，已经壮大并向发达国家救援队看齐；灾难检验医学随着CISAR的足迹而成长。科学、客观、充分的灾难医学准备领域的研究是我们必须探讨的问题。在中国国际救援队赴国外的救援实践中，应急救援时间多在灾害发生后 15 天内，即包括了灾难医学救援阶段的早期（1 周内）和中期的前 1 周。在实践中我们也发现，流动医院同时携行并展开工作是最有效的方式，这种模式贯穿现场搜救、检伤分类、近距离转运重伤员到流动医院救治，它是最大限度抢救、挽救生命的途径。

选取两个典型震例：2005 年 10 月巴基斯坦巴拉考特地区发生 7.9 级地震，造成 7.5 万人死亡，10 万多人受伤。2006 年 5 月印尼中爪哇岛日惹特别行政区发生 6.3 级地震，5 700 多人死亡，2 万人受伤。对两个典型震例流动医院检验设备、检验项目及数量进行统计分析。两个震例的疾病谱作为建立模型的首要条件；地理气候特点作为首要影响因素，确定配置系数，建立检验医学资源配置模型（表 7-1-1）。

两次震例救援检验项目及数量统计结果见表 7-1-2。

表 7-1-1　一个标准流动医院各种试剂耗材的配置模型

项目	血液检验（X1）模块	尿液检验（X2）模块	便常规（X3）模块	血糖（X4）模块	抗-HIV（X5）模块	乙肝五项标志物（X6）模块	抗-HCV（X7）模块	血型（X8）模块	其他（X9）模块
配套耗品	稀释液、溶血素和清洗液等	干化学试纸条	潜血试验	干化学试纸条	干化学试纸条	干化学试纸条	干化学试纸条	ABO 定型血清	相应配套试剂
所需人份数	$X1=N×R1$	$X2=N×R2$	$X3=N×R3$	$X4=N×R4$	$X5=N×R5$	$X6=N×R6$	$X7=N×R7$	$X8=N×R8$	$X9=N×R9$
模型推导	$X1=M×K×R1$	$X2=M×K×R2$	$X3=M×K×R3$	$X4=M×K×R4$	$X5=M×K×R5$	$X6=M×K×R6$	$X7=M×K×R7$	$X8=M×K×R8$	$X9=M×K×R9$
巴基斯坦	$X1=M×0.019\ 74×0.055\ 72$	$X2=M×0.019\ 74×0.065\ 86$	$X3=M×0.019\ 74×0.013\ 2$	$X4=M×0.019\ 74×0.023\ 3$	$X5=M×0.019\ 74×0.010\ 1$	$X6=M×0.019\ 74×0.010\ 1$	$X7=M×0.019\ 74×0.010\ 1$	$X8=M×0.019\ 74×0.013\ 17$	$X9=M×0.019\ 74×0.002\ 53$
印尼	$X1=M×0.138\ 95×0.043\ 18$	$X2=M×0.138\ 95×0.044\ 26$	$X3=M×0.138\ 95×0.013\ 3$	$X4=M×0.138\ 95×0.030\ 95$	$X5=M×0.138\ 95×0.017\ 99$	$X6=M×0.138\ 95×0.017\ 99$	$X7=M×0.138\ 95×0.017\ 99$	$X8=M×0.138\ 95×0.017\ 99$	$X9=M×0.138\ 95×0.029\ 51$

表 7-1-2　巴基斯坦和印尼地震救援检验项目及数量统计

时间	2005	2006
温度（℃）	8～20	32～40
救援国家	巴基斯坦	印度尼西亚
震后出队时间（天）	3	4
受伤人数（万）	10	2
工作日（天）	15	15
血液分析（人）	110	120
尿液分析（人）	130	123
便常规（人）	26	37
血糖（人）	46	86
抗-HIV（人）	20	50
乙肝五项标志物（人）	20	50
抗-HCV（人）	20	50
血型（人）	26	50
其他（人）	5	82
检验总数（人）	403	565
救治人数（人）	1 974	2 779

M 为估计的总受伤人数，K 为救治人数与总受伤人数的比例。总受伤人数能粗略估算，也能更为准确估算。则救治人数 $N=M×K$，各检验项目所需人份数用 X 表示，X 与流动医院在一次救援行动中救治人数 N 的比值用 R 表示，即 $R=X/N$，换算为 $X=N×R$。巴基斯坦 K 值为 0.019 74，印尼 K 值为 0.138 95。

根据表 7-1-1 和表 7-1-2 能推算巴基斯坦和印尼两次地震的检验耗品的设计模块。由于两次震例典型的气候、地理位置和相似的检验资源配置，可以利用归类的方式进行资源相似度的配置。巴基斯坦巴拉考特地区属于干旱山区，当地基础设施差，居民生活水平不高。当时灾区即将进入冬季，早晚温差极大，夜间气温平均 8℃，昼间气温可达 20℃。该地区风沙、尘土极大，灾后中期易发急性上呼吸道疾病。印尼日惹特别行政区位于中爪哇岛，热带、多雨地区，地震时正值旱季，气温在 32℃左右，最高达 40℃。湿度大，灾后中期易发消化道、虫媒传染性疾病。巴基斯坦受伤人数达到 10 万人，15 个工作日内共救治 1 974 人，完成 403 人份检验，其中血液分析 110 人，尿液分析 130 人，其他检验 163 人。平均每天 27 人份工作量。印尼中爪哇岛日惹特别行政区地震，MH 在灾后第 4 天展开全面医疗救治工作，据报道大约 2 万人受伤，CISAR 在 15 个工作日内，共救治 2 779 人，完成 565 人份检验，其中血液分析 120 人，尿液分析 123 人，其他检验 322 人。平均每天 38 人份工作量。两次救援行动检验医学仪器、试剂耗材基本满足了整个行动全过程的需要。为今后在紧急救援行动中，流动医院的检验仪器试剂耗材配置研究提供模板。

第七节 流动医院检验单元的配置

流动医院装备、设备配置及管理的科学化是目前急需解决的问题。美军第212流动野战外科医院（MASH）常年执行全球突发事件任务，下设84张病床，以急救外科专业为主，有急诊内科、放射学、实验室、ICU、手术室综合支持的外科单元。美国政府对2005年巴基斯坦地震派MASH救援，MASH工作期间4个月，接收、治疗病人20 020人，处方量41 000张。住院病人518例。美国空军远程医疗支持单元（EMEDS）与中国国际救援队流动医院的配置相似，是对外伤及灾难有关疾病的现场医学支持系统，2周内救治能力3 000~5 000人，可在全球执行任务，在灾难现场设立在危险程度相对较小的地方，执行任务10~14天，设有25张床、1个ICU、1个手术室、数字放射学系统、CT、检验学科。另配有心理卫生、内分泌疾病、心血管疾病、呼吸系统疾病、公共卫生、环境生物学专业。我国二十世纪六、七十年代也曾对军队野战医院规模、装备进行过大量研究，但是针对当前形势下的国际医疗救援任务需求，流动医院应如何配置以有效完成不同强度、不同持续时间的任务，尚待进一步研究。

在巴基斯坦地震救援中，我们在以往经验的基础上首次采用了"现场救援—流动医院"模式实并取得了较好的效果，成功救治了3名幸存者，591名重伤员，为3 000多人提供了医疗救助，得到了包括巴基斯坦政府在内的国际社会的广泛认可，全面提升了医学救援能力。

流动医院模式的应用方面包括组织结构、实施、现场救治单元、外科手术单元和重症抗休克单元和检验防疫单元。其中检验防疫单元的位置、人员和设备以及耗材物品配置都采取电脑信息化模块化处理。

信息资源管理包括四个方面：①伤病员登记制度：为每一名伤病员建立野战病例，严格登记病史信息（包括姓名、性别、年龄、受伤方式、受伤时间、受伤部位）、诊断意见、治疗措施及后送建议，对危重病人建立特殊护理、诊疗记录。②传染病检疫制度：在诊疗过程中及时发现可疑的传染病，对疑似病例应严格按照要求取样检测，进行流行病调查并向医疗官汇报。③水源检疫报告制度：每天对驻地周围水源进行检疫并汇总后上报。④疫情跟踪制度：通过互联网查询及灾害协调会议两种途径了解联合国、世界卫生组织及当地政府卫生行政部门公布的疫情动态并制订相应的应对措施。

第八节 灾害现场检验、检疫及卫生防护

灾害现场情况复杂，很可能会造成传染病的流行。灾害医学检验人员进入灾害现场首先要确定救援队驻扎的位置，安排垃圾分类，保证救援队员的卫生防疫和人身安全。并且要能评估灾害的发生，防止、控制和消灭传染病及与灾害相关疾病的诊断。研究对传染源、传播途径、易感人群的管理；检疫；疫苗接种；灾害相关疾病的防治。

在国内、外自然灾害史上，曾出现几次巨大疫情，如：1556年陕西大地震，死亡10万多人，但第二年发生大瘟疫却死亡70万人。1976年唐山大地震，震后第3天发生大量肠炎、痢疾，一周后达到高峰，市区患病率达10%~20%；农村20%~30%。2004年孟加拉国洪水后，1.7万病例出现腹泻症状，霍乱弧菌、产毒大肠杆菌都曾被检出。1991年哥斯达黎加地震，导致了蚊虫孳生地环境变化，随后就是疟疾病例的急剧上升。

如何科学对待灾后传染病？在国内、外自然灾害史上，采取措施有力，成功的经验非常多，如：1976年唐山地震，由于及时采取防疫措施，震后当年流感、流脑发病率比常年同期下降95%和71%。第二年各种传染病发病数比1971—1975年每年同期下降47%；比常年同期下降78%。震后第三年也是如此。2004年印度洋海啸，印度政府在贯彻落实WHO/PAHO灾难行动指南中灾难前有准备，对一个约50平方千米4万人口受灾地区进行调研发现，由于灾害发生后评估准确、反应迅速，不但人员死

亡率极低，而且无疫情发生。

对我国四川汶川地震的卫生防疫问题进行分析，认为我们有成功的经验、也有需要反思的问题。成功经验：实现了"大灾之后无大疫"的目标——决策果断、措施得力！反思一，过度消、杀、灭，使用禁止使用的有机磷农药，严重破坏生态环境；反思二，灾难准备体系的卫生防疫体系不完善。那么，如何科学认识灾后传染病？人们常常会误解自然灾害与传染性疾病之间的关系。常会从尸体联想到传染病，担心"大灾之后必有大疫"。事实上，灾后疫情暴发的风险主要是与人口迁移相关；与是否有清洁水源和卫生设施、人群密度、人群平时健康状况及当地医疗服务体系是否完善有关。

灾后注意的防疫要点如下。

（1）尽早发现有流行倾向的病例是保证迅速控制疫情的关键——及早建立监测/早期预警系统。

（2）持续提供安全饮用水，是大灾后最重要的防病措施（水是生命之源）。

（3）临时迁移人群基本生存补给不足，传染性疾病可能流行。建立监测/早期预警系统　前线指挥中心应设立疾病监测组，负责应急疾病监测方案具体设计、数据收集分析解释和监测报告的撰写。我国国内已建成较为完善的四级卫生防疫组织体系。在国外的现场救援行动中，除当地政府卫生防疫组织体系外，世界卫生组织（WHO）设立了灾区协调中心，负责现场协调工作。印度洋海啸时WHO灾难现场协调中心有来自各个国家的救援队每天召开例会，总结工作、布置任务。

第九节　灾害现场流行病学及疾病谱统计

灾后卫生防疫学指自然灾害后，防止、控制和消灭传染病及与灾害相关疾病措施的一门学科。研究内容包括对传染源、传播途径、易感人群的管理；检疫；疫苗接种；灾害相关疾病的防治。这门学科是集灾难医学、临床医学、流行病学、传染病学、防疫、检验医学等领域的交叉学科。

与自然灾害相关的疾病包括：水相关的传染病；与人群密集相关的疾病；与难民营环境相关疾病；媒介传染病；与自然灾害相关的其他疾病；灾难供给中断造成的疾病；尸体与疾病等几个领域，分述如下：

1.与水相关的传染病　自然灾害，如地震、洪水、飓风，使安全的水源和卫生设施遭到破坏。腹泻类疾病最常见，以霍乱弧菌、伤寒沙门菌、产毒大肠杆菌、诺罗病毒等病原微生物多见。腹泻疫情暴发的风险发展中国家比发达国家高。甲型、戊型肝炎也常见，通过粪—口途径传播。细螺旋体病，在啮齿动物（鼠类）尿液中含有大量的细螺旋体病菌，通过皮肤和黏膜与水、潮湿的土壤或接触被这种尿液污染的泥巴传播。洪水后啮齿动物的扩散，人与它们共占高地后的近距离接触，加剧该病菌传播。

2.与人群密集相关的疾病　灾后常会出现人群密集，助长传染性疾病的发生与流行。

（1）急性呼吸道感染（ARI）：是导致灾民发病或死亡的重要原因，特别是儿童与老年人。缺乏医疗手段和抗菌药物加重了急性呼吸道感染引起的死亡。灾民面临的危险因素包括：人群拥挤、在室内使用明火煮食、营养不良、没有住所、御寒衣物、帐篷。2004年印尼亚齐海啸、2005年巴基斯坦地震，灾民中ARI和由此死亡的病例最多，如表7-1-3、7-1-4所示。

表7-1-3　中国国际救援队在巴基斯坦巴拉考特灾区救治疾病构成比（2005.10）

疾病分别	例数	构成比（%）	疾病分别	例数	构成比（%）
外伤/伤口类	651	29.2	神经系	48	2.2
呼吸系	381	17.1	内分泌系	12	0.5
消化系	221	9.9	泌尿系	103	4.6
骨骼肌肉	215	9.6	循环系	58	2.6
皮肤病	155	7.0	眼及附属器	68	3.1

表7-1-4　中国国际救援队在印尼日惹灾区救治疾病构成比（2006.5）

疾病分类	例数	构成比（%）	疾病分类	例数	构成比（%）
外伤/伤口类	1 217	43.8	急性肠炎	1	0.03
急性上呼吸道感染	402	14.5	其他类	1 153	41.5
出血性肠炎	6	0.2			

在地震巨灾后的疾病谱中，ARI发病率占第二位，即除地震直接外力导致外伤/伤口类疾病外，ARI占内科类疾病的首位。

（2）脑膜炎：通过人与人传播，尤其在拥挤的环境中。如及时采取抗菌防疫措施，可以阻止脑膜炎的传播。

（3）麻疹：传播的风险取决于受感染人群中预防接种率的基础状况，尤其是在儿童中的接种率。拥挤的生存环境会助长麻疹等疫病的传染。

3.与难民营/临时避难所环境相关疾病　捐赠物品，不分解的包装盒、代、牛奶、矿泉水瓶等，不断聚集，环境中长期滞留污染环境。没有简易、合格的临时厕所，粪便随处可见。最终导致肠道、虫媒传染病流行。

4.媒介类传染病　指在疾病传播过程中，使病原体（细菌、病毒、原虫、蠕虫）与感染对象（多为脊椎动物）发生联系的中介因素。传病媒介多为昆虫（双翅目昆虫、跳蚤等），也有水生软体动物。自然灾害会影响传病媒介孳生地以及传病媒介疫情传播，取决于媒介种类和它们的栖息地环境；感染者或者易感人群的聚集、受到削弱的公共健康基础设施、现有疾病控制系统中断，都是导致媒介传染病传播的因素。

（1）疟疾：洪水过后导致了蚊虫孳生地环境变化，随后疟疾病例急剧上升。图7-1-1为印度洋海啸后损毁的房屋，周围有大量积水。医务人员在灾区查出第1例疟疾病例。

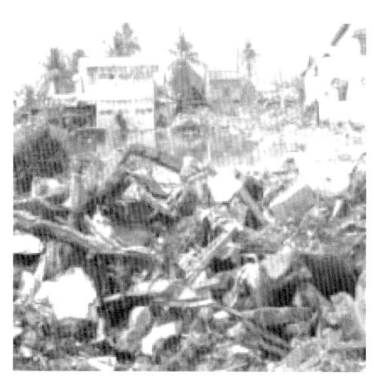

图7-1-1　印度洋海啸后现场

（2）登革热：受气候条件影响，包括降雨量和湿度。印度洋海啸后曾有登革热病例报道。

自然灾害中基本供水系统和垃圾处理设施遭到破坏，带来更多的传病媒介滋生地（大多数是盛水容器）而加重疫情。

5.与自然灾害相关的其他疾病

（1）泌尿系感染：从表7-1-3巴基斯坦地震救援10类疾病分类统计中，泌尿系感染病例占第六位。主要与灾区的气候、环境、饮水、饮食卫生差有关，也与民族习惯、宗教信仰等因素相关。图7-1-2为中国国际救援队流动实验室单元工作人员在做血、尿、便标本分析及超声检查泌尿系统。

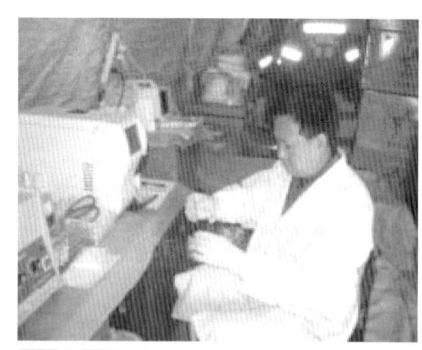

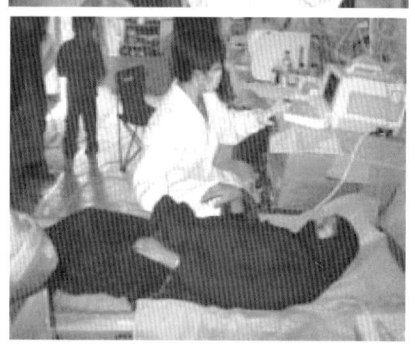

图7-1-2　巴基斯坦地震后中国国际救援队工作人员工作照

（2）破伤风：由厌氧性破伤风杆菌感染伤口造成。印度洋海啸发生后，印尼Aceh省发生了106例破伤风，其中20例死亡。2005年巴基斯坦地震同样报告了破伤风病例。图7-1-3为伤口感染破伤风病例。

（3）球霉菌症（俗称河谷热）：1994年美国南加州地震后发现，这种病的感染不通过人—人传播，而是由粗球霉菌造成，这种真菌存在于美国北部和南部一些半干旱区域的土壤中。地震后发生山体滑坡，导致空气中漂浮的尘埃量增加，从而引起了这次疾病暴发。

6.灾难中供给中断造成的疾病　供水中断、水井破坏会造成饮用水和补给供应中断，从而增加由饮水途径传播疾病的机会。电力中断造成腹泻疾病的大规模传播，一些医疗设备的正常工作、包括疫苗的贮藏和低温运输受到严重影响。

7.尸体与疾病 灾难导致的大量死亡往往会加重人们对于疾病暴发的忧虑,然而事实上,目前并没有证据说明大量尸体会导致灾后传染病暴发。由自然灾害本身造成的死亡,对于幸存者,并不存在引起传染病暴发的风险。特殊情况,如霍乱、出血热、尸体可引起传染病暴发的风险,需要做特殊处理。

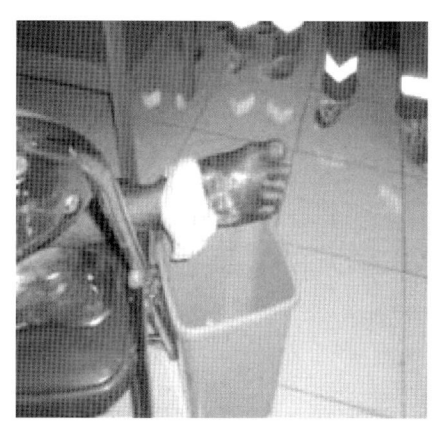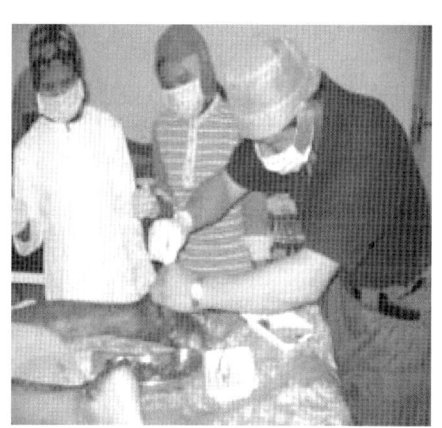

图7-1-3 巴基斯坦地震后发生的破伤风病例及我国救援人员对患者的处理

第二章

灾害检验医学实践

第一节 灾害现场检验单元的设置

检验医学专业在灾难救援行动中经历了从无到有、得以发展的过程,其作用显得越来越重要。2004年印度洋诸岛地震并发生海啸,检验医学专业首次参加国际救援行动,开展了常规检验工作。2005年初,按照联合国世界卫生组织/泛美卫生组织(WHO/PAHO)"突发灾难事件外国流动野战医院应用指南"原则建立了CISAR的野战流动医院(field mobile hospital,FMH)。为适应发展需要,检验医学专业正式设立并在随后的救援行动中得以发展。配备有全自动血细胞分析仪、尿液分析仪、显微镜、离心机、冰箱等设备,并做成制式化箱子,具有抗震、防暴、防水功能,能够长途跨区搬运,空投入水域而不影响仪器的使用。使灾难救援检验医学装备向自动化或半自动化方向发展。在人员配备上,有3名具有中级以上职称、15年以上工作经历的检验专业人员,有长期出国公务护照,随时完成紧急出队任务。

检验单元中参考值范围应根据实际情况制作,或者根据经验和临床资料判断参考值。

第二节 血液学及输血检验

一、常见血液学检查

(一)红细胞(RBC)计数意义

1.红细胞增多

(1)血液中红细胞绝对值增多,见于真性红细胞增多症。

(2)机体长期缺氧,如慢性肺源性心脏病、发绀性先天性心脏病引起继发性红细胞增多。

(3)因一时性血浆中水分丢失过多、血液浓缩,如剧烈吐泻、脱水、烧伤引起相对性红细胞增多。

(4)某些高山居民、新生儿、剧烈运动后会引起红细胞生理性增高。

2.红细胞减少 见于各种原因引起的贫血,如骨髓造血功能障碍,造血原料缺乏,红细胞破坏过多、过早等。

(二)红细胞形态学检查

1.红细胞大小异常

(1)小红细胞,直径小于6μm,厚度薄,常见于缺铁性贫血。

(2)大红细胞,直径大于10μm,体积大,常见于维生素B_{12}或叶酸缺乏引起的巨幼红细胞性贫血。

(3)红细胞大小不均,大小相差1倍以上,常见于各种增生性贫血,但不见于再生障碍性贫血。

2.红细胞形态异常

(1)球形红细胞,直径缩小,厚度增加,常见于遗传性球形红细胞增多症、自身免疫性溶血性贫血。

(2)靶形红细胞,呈靶形,主要见于珠蛋白生成障碍性贫血、某些血红蛋白病、脾切除术后等。

（3）椭圆形红细胞，长径增大，横径缩小，呈椭圆形，见于遗传性椭圆形细胞增多症，也可见于巨幼红细胞性贫血。

（4）镰形红细胞，如镰刀形、柳叶状等，主要见于镰形红细胞性贫血。

（5）红细胞缗线状形成，呈平行叠串状排列，见于骨髓瘤、高球蛋白血症、高纤维蛋白血症等。

（三）血红蛋白（Hb）测定意义其增减的意义

大致与红细胞增减相似，但在各种不同类型贫血时，红细胞数与血红蛋白量的减低不一定呈平行关系。如小红细胞性贫血时，血红蛋白含量比红细胞数减少更为明显；在大红细胞性贫血时，则红细胞减少的程度较血红蛋白减少更为严重。

1.红细胞染色异常　红细胞染色深浅反映着血红蛋白含量，包括：

（1）低色素性，红细胞内含血红蛋白减少，见于缺铁性贫血及其他低色素性贫血。

（2）高色素性，红细胞内含血红蛋白较多，多见于巨幼红细胞性贫血。

（3）嗜多色性，是未完全成熟的红细胞，呈灰蓝色，体积稍大，见于骨髓造红细胞功能旺盛的增生性贫血。

2.红细胞结构异常

（1）嗜碱性点彩，见于重金属（铅、铋、银等）中毒，硝基苯、苯胺等中毒及溶血性贫血、恶性肿瘤等。

（2）卡波（Cabot）环，可能是幼红细胞核膜的残余物，见于溶血性贫血、某些增生性贫血。

（3）何—乔（Howell-Jolly）小体，可能是细胞核的残余物，见于巨幼红细胞性贫血、溶血性贫血及脾切除术后。

（四）白细胞（WBC）计数和形态意义

1.白细胞增多

（1）急性感染：包括化脓菌感染、杆菌感染引起肾盂肾炎、胆囊炎等，病毒感染引起传染性单核细胞增多症、乙型脑炎等，寄生虫感染引起急性血吸虫病，螺旋体病引起的钩端螺旋体病等，重度感染时可引起白细胞总数显著增高并可出现明显核左移。

（2）严重烧伤、较大手术后、心肌梗死等引起的组织损伤、坏死。

（3）数量极度增高时，见于恶性肿瘤、白血病，尤其是慢性白血病。

（4）见于急性失血，尤其是内脏破裂、宫外孕等引起的内出血。

（5）见于急性化学药物有机磷中毒，也见于糖尿病酮症酸中毒、尿毒症等引起的代谢性中毒。

2.白细胞总数减少

（1）革兰阴性杆菌感染，如伤寒、副伤寒沙门菌，病毒感染，如流感、病毒性肝炎；寄生虫感染，如疟疾等。

（2）某些血液病，如再生障碍性贫血、粒细胞缺乏症、白细胞不增多型白血病等。

（3）自身免疫性疾病，如系统性红斑狼疮、免疫抗体导致的白细胞减少。

（4）理化损伤及药物反应，如苯及其衍生物引起的放射线损伤、化学品中毒，如氯霉素、保泰松、抗癌药等引起的各种反应。

（5）其他，如肝硬化、脾功能亢进等。

3.白细胞分类　中性粒细胞（N）总数的增多或减少的临床意义与白细胞相似。

（五）嗜酸性粒细胞

1.嗜酸性粒细胞（E）增多

（1）过敏性变态反应，如支气管哮喘、药物性皮疹、血管神经性水肿、血清病等。

（2）寄生虫病，如肠道寄生虫钩虫、蛔虫等。

（3）某些皮肤病，如湿疹、天疱疮、剥脱性皮炎等。

（4）急性传染病恢复时，一般在起病时细胞数减少，当开始恢复时可呈现增多，提示病情好转。

（5）某些血液病及恶性肿瘤，如慢性粒细胞性白血病、淋巴瘤、肺癌等。

2.嗜酸性粒细胞减少

（1）当肾上腺皮质功能亢进或应用肾上腺皮质激素治疗时。

（2）急性发热性传染病，尤其在伤寒、副伤寒、严重烧伤、大手术后。

（六）嗜碱性粒细胞

1.嗜碱性粒细胞增多　见于：①某些血液病，如慢性粒细胞性白血病、红细胞增多症。②脾切除术后、疫苗预防注射后等。

2.嗜碱性粒细胞减少　一般无临床意义。

（七）淋巴细胞

1.淋巴细胞（L）增多

（1）初生婴儿、儿童的生理性增多。

（2）某些血液病，如再生障碍性贫血、粒细胞减少症可引起淋巴细胞相对性增多。

（3）某些感染，如病毒感染性疾病、细菌性感染如百日咳、慢性感染如结核病的恢复期。

（4）急、慢性淋巴细胞性白血病。

2.淋巴细胞减少　大多是相对性减少，或见于长期接触放射线或应用肾上腺皮质激素治疗后。

（八）单核细胞

1.单核细胞（M）增多

（1）某些感染如结核病活动期，亚急性细菌性心内膜炎、疟疾等。

（2）某些血液病，如淋巴瘤，单核细胞性白血病且可出现原、幼单核细胞。

2.单核细胞减少　一般无特殊临床意义。

（九）白细胞的常见形态变化

1.中性粒细胞的核象变化

（1）核左移，常见于感染，尤以急性化脓性感染最常见，其他如急性中毒、急性溶血时也可出现。

（2）核右移，主要见于营养性巨幼红细胞性贫血、使用抗代谢药物治疗后、感染恢复期等。

2.中性粒细胞的形态异常

（1）中毒颗粒：常见于严重的化脓性感染、大面积烧伤等。

（2）空泡变性：常见于严重感染，特别是败血症，因粒细胞受损发生脂肪变性所致。

（3）核变性，临床意义同空泡变性。

（4）棒状小体，仅见于白血病细胞中，但在急性淋巴细胞白血病则不出现棒状小体。

3.淋巴细胞形态变异　根据形态特点分为3型。Ⅰ型（空泡型）、Ⅱ型（不规则型）、Ⅲ型（幼稚型）。除以上3型外，尚可有呈浆细胞样或组织细胞样的异形淋巴细胞。

（1）病毒感染性疾病。

（2）某些细菌性感染，原虫、螺旋体感染。

（3）某些免疫性疾病、药物过敏等。

（十）血小板计数和形态意义

1.血小板减少

（1）血小板生成减少，如再生障碍性贫血、急性白血病、骨髓纤维化、放射线损伤。

（2）血小板破坏过多，如免疫性血小板减少性紫癜、过敏性药物损伤。

（3）血小板消耗过多，如弥散性血管内凝血、血栓性血小板减少性紫癜。

（4）血小板分布异常，如脾肿大、输入大量血浆血液受稀释等。

2.血小板增多

（1）急性大失血和溶血后可呈反应性增多。

（2）骨髓增生病，如原发性血小板增多症、慢性粒细胞性白血病、真性红细胞增多症等。

3.血小板学形态检查　正常血小板呈圆形或椭圆形，直径 $2\sim4\mu m$，含嗜天青颗粒。功能正常的血小板多数个成簇聚集，若呈单个分散分布提示血小板功能不良。幼稚血小板体积大，胞质蓝色加深。当血小板异常增生时，呈大小不等，形态异常。

二、血液学其他检查

（一）网织红细胞（RC）计数意义

（1）网织红细胞增多，表示骨髓造红细胞能力旺盛，如溶血性贫血，缺铁及巨幼红细胞性贫血时呈轻度增高。

（2）网织红细胞减少，表示骨髓造血功能减低，如再生障碍性贫血，也可由慢性苯、铅中毒，骨髓病性贫血，如急性白血病、骨髓纤维化时骨髓受异常细胞浸润所致。

（3）抗贫血治疗的疗效观察，如缺铁性贫血铁剂治疗有效时，网织红细胞明显增多，随后红细胞及血红蛋白逐渐增高，网织红细胞下降，这种网织红细胞反应，可被作为抗贫血治疗的疗效判断。

（二）红细胞沉降率（ESR）测定意义

1.红细胞沉降率增快

（1）各种急、慢性感染或非感染性炎症，如急性细菌性炎症；慢性感染，如结核病；非感染性炎症，如风湿热。

（2）组织损伤及坏死，如大手术、创伤、心肌梗死等。

（3）恶性肿瘤时因肿瘤组织坏死、贫血、继发感染等因素致血沉增快，可随手术切除、有效化放疗而渐正常，如肿瘤复发或转移时又可增快。

（4）其他，如各种原因导致的贫血、高球蛋白血症、高胆固醇血症等。

2.红细胞沉降率减慢

（1）红细胞数明显增多，如真性红细胞增多症。

（2）血浆纤维蛋白原明显减低，如弥散性血管内凝血（DIC）等。

（三）红细胞比容测定意义

1.红细胞比容增高

（1）严重脱水、大面积烧伤致血液浓缩，使红细胞相对增多。

（2）真性红细胞增多症时显著增高。

2.红细胞比容减低

（1）各种贫血，因贫血的类型不同，红细胞数及体积大小也不同。

（2）充血性心力衰竭、妊娠、输液过多所致的血液稀释。

（四）红细胞平均值的计算

1.平均红细胞体积（MCV） 指每个红细胞的平均体积。

2.平均红细胞血红蛋白含量（MCH） 指每个红细胞内所含有的血红蛋白的平均量。

3.平均红细胞血红蛋白浓度（MCHC） 指平均每升红细胞中所含血红蛋白浓度。

三、贫血、出血和凝血检查

（一）红细胞破坏过多的检查

1.外周血液常规 红细胞计数、血红蛋白含量减低，血涂片中可见破碎红细胞、异形红细胞等。出现典型的异形红细胞或自身凝集现象时，可提供溶血原因的线索。

2.血浆游离血红蛋白测定意义 正常血浆只有微量游离血红蛋白，>40mg/L 是溶血尤其是血管内溶血的重要指标，如阵发性睡眠血红蛋白尿、血型不合输血反应等。血管外溶血，如遗传性球形细胞增多症，一般不增高。

3.血清结合珠蛋白测定（Hp）意义

（1）血清结合珠蛋白降低见于：①各种溶血性贫血，包括血管内或血管外溶血；②肝细胞损害、传染性单核细胞增多症、先天性无结合珠蛋白血症等。

（2）血清结合珠蛋白增高见于感染、组织损伤、肝外阻塞性黄疸、恶性肿瘤等。

4.血浆高铁血红素白蛋白试验意义 本试验有助于鉴别血管内或血管外溶血，阳性表示严重血管内溶血。如阵发性睡眠性血红蛋白尿时，出现一条高铁血红素白蛋白区带，而球形细胞增多症系血管外溶血，则无此区带。

5.尿液检查

（1）尿胆原排出增多。

（2）隐血试验阳性，这是因为当血浆游离血红蛋白显著增高，超过结合珠蛋白的量和肾小管再吸收功能时，出现的血红蛋白尿。

（3）尿含铁血黄素试验呈阳性反应，是反映慢性溶血，尤其是血管内溶血。

6.红细胞寿命测定 是检测溶血的可靠指标，常用 ^{51}Cr、3P-DFP 或二异丙基氟磷酸标记红细胞法，能反映红细胞寿命的指数。此项测定显示红细胞寿命缩短，则表明有溶血。

（二）红细胞代偿性增生的检查

（1）网织红细胞增多在 5%～20% 以上。

（2）外周血出现幼红细胞，主要是晚幼红细胞。由于网织红细胞及幼红细胞的出现，故可表现大红细胞增多。

（3）骨髓幼红细胞显著增生，以中幼红和晚幼红细胞增生为主，粒红比例常发生倒置。

（三）红细胞膜缺陷的检查

1.红细胞渗透脆性试验意义

（1）红细胞渗透脆性增高见于：遗传性球形细胞增多症、自身免疫性溶血性贫血伴继发球形细胞增多等。

（2）红细胞渗透脆性减低见于：缺铁性贫血、珠蛋白生成障碍性贫血等。

2.红细胞孵育渗透脆性试验意义 本试验对轻型遗传性球形细胞增多症的检出敏感，也见于丙酮酸激酶缺乏症等酶缺陷的溶血性贫血。

3.自身溶血试验及纠正试验意义

（1）遗传性球形细胞增多症，在低渗盐水中溶血显著增强，加葡萄糖后溶血明显纠正，加 ATP 后溶血明显纠正。

（2）先天性非球形细胞溶血性贫血 I 型（G-6-PD 缺乏症），低渗盐水中正常或溶血稍增强，加葡萄糖后溶血部分纠正，加 ATP 后溶血部分纠正。

（3）先天性非球形细胞溶血性贫血 II 型（PK 缺乏症），低渗盐水中溶血显著增强，加葡萄糖后溶血不能纠正，加 ATP 后溶血明显纠正。

（四）红细胞内酶缺陷的检查

1.高铁血红蛋白还原试验意义 当红细胞 G-6-PD 活性正常时，还原率>75%；如 G-6-PD 缺陷，形成高铁血红蛋白，还原速度远较正常红细胞慢，还原率显著降低。本试验是反映红细胞对高铁血红蛋白的还原能力，特异性较低，可用作 G-6-PD 缺乏的筛选试验。

2.变性珠蛋白小体检查意义 当 G-6-PD 缺乏时，变性珠蛋白小体易于检出，变性珠蛋白小体增多可见于某些药物中毒、不稳定血红蛋白病、脾切除术后。

3.红细胞 G-6-PD 活性测定意义 G-6-PD 缺乏时，常延迟出现或不出现荧光点，可作为 G-6-PD 较特异的筛选试验。进一步可用紫外线分光光度测量法，对 G-6-PD 活性做定量测定。

4.红细胞丙酮酸激酶测定意义 丙酮酸激酶缺乏时，常延迟消失或达 60 分钟仍不消失，可作为丙酮酸激酶较特异的筛选试验。进一步可用紫外分光光度测量法，对丙酮酸激酶活性做定量测定。

（五）珠蛋白合成异常的试验

1.血红蛋白电泳意义

（1）如 HbA、HbA2、HbF 减少，见于 α-珠蛋白生成障碍性贫血。

（2）如 HbA 减少，HbF 明显增加，见于 β-珠蛋白生成障碍性贫血。

（3）缺铁性贫血时 HbA2 常减少，巨幼红细胞性贫血时 HbA2 可增高。

（4）若出现新的区带则可能为异常血红蛋白，应进一步检查。

2.胎儿血红蛋白（HbF）测定 抗碱血红蛋白测定意义在于以下几方面：①抗碱血红蛋白显著增高，见于 β-珠蛋白生成障碍性贫血，轻度增高除见于 β-珠蛋白生成障碍性贫血外，也见于正常孕妇、再生障碍性贫血、遗传性球形细胞增多症、阵发性睡眠性血红蛋白尿、白血病、骨髓转移癌等。②HbF 酸洗脱的意义同抗碱血红蛋白测定。

3.HbH 包涵体染色意义明显 增高见于：珠蛋白生成障碍性贫血（α-海洋性贫血），HbH 病、某些血红蛋白病时可见轻度增高。

4.红细胞镰变试验意义 出现镰形红细胞的多少与 HbS 含量有关，除 HbS 病外，某些血红蛋白病也可出现镰形红细胞。

5.不稳定血红蛋白检查 ①异丙醇沉淀试验意义：不稳定血红蛋白病加入异丙醇溶剂在 5 分钟后即可发生沉淀，20 分钟可成絮状。HbH、HbF 或高铁血红蛋白升高时也可出现阳性。②热变性试验意义：同异丙醇沉淀试验。

（六）免疫性溶血的检查

1.抗人球蛋白试验意义

（1）直接试验阳性见于：①自身免疫性溶血性贫血（AIHA），除原发 AIHA 外，也可继发于结缔组织病、恶性淋巴瘤、白血病、某些感染、药物等引起的 AIHA；②新生儿溶血病；③少数冷抗体型的免疫性溶血性贫血。

（2）间接试验阳性见于 Rh 和 ABO 血型妊娠免疫性溶血，母体血清中不完全抗体。

2.酸溶血试验意义 本试验阳性，支持 PNH 的诊断。严重的 AIHA、明显的球形细胞增多症偶可呈阳性。

3.蔗糖水溶血试验意义 本试验在 PNH 患者常呈阳性，且较酸溶血试验敏感，但特异性不强。再生障碍性贫血、自身免疫性溶血性贫血、遗传性球形细胞增多症等也可呈轻度阳性反应。

4.冷热溶血试验意义 本试验阳性支持 PCH 的诊断。某些病毒感染，如传染性单核细胞增多症、流行性腮腺炎偶可见阳性。

四、贫血、出血和凝血的检测技术

（一）血清铁（SI）测定意义

1.血清铁降低

（1）体内铁总量减少，最常见于由各种原因引起的缺铁性贫血。

（2）铁丢失增多，如各种原因引起的慢性失血。

（3）铁需要量增加，如妊娠、哺乳期、婴幼儿生长期。

（4）铁转运障碍，如严重感染、恶性肿瘤、肝硬化等。

2.血清铁增高

（1）红细胞破坏过多，如溶血性贫血。

（2）铁利用减少，如再生障碍性贫血。

（3）铁吸收增加，如铁剂治疗、长期接受输血、血色病。

（4）贮存铁释放增加，如急性肝炎等。

（二）血清总铁结合力（TIBC）测定意义

1.血清总铁结合力降低

（1）运铁蛋白丢失，如肾病、尿毒症。

（2）运铁蛋白合成减少，如遗传性运铁蛋白缺乏症。

(3) 铁蛋白减少，如肝硬化。

(4) 其他，如感染、肿瘤、溶血性贫血等。

2.血清总铁结合力增高

(1) 运铁蛋白合成增加，如各种原因引起的缺铁性贫血。

(2) 铁吸收过多，如长期接受输血、注射铁剂治疗。

(3) 铁蛋白释放增加，如急性肝炎、肝细胞坏死等。

3.其他　如 TIBC 增高，血清铁降低主要见于缺铁性贫血；TIBC 降低，血清铁增高提示血红蛋白合成障碍，如珠蛋白生成障碍性贫血；两者均增高，提示慢性感染、肝硬化、肾病尿毒症等。

(三) 血清未饱和铁结合力 (UIBC) 测定意义

参见血清铁及 TIBC 项。在缺铁性贫血时 UIBC 增加。

(四) 转铁蛋白 (Tf) 测定意义

参见 TIBC 项。

(五) 血清铁蛋白 (SF) 测定意义

1.血清铁蛋白降低

(1) 缺铁性贫血，具有早期诊断价值。

(2) 营养不良、严重慢性疾病体内贮存铁减少导致的继发性贫血。

2.血清铁蛋白增高

(1) 体内铁贮存过多，如长期接受输血和不恰当的铁剂治疗。

(2) 恶性肿瘤。

(3) 急性感染和炎症。

(4) 肝脏疾病，如肝硬化、肝坏死和心肌梗死等。

(六) 红细胞体积分布宽度 (RDW) 意义

1.根据 MCV、RDW 值可将贫血分为 6 种

(1) 小细胞均一性贫血：MCV 减小，RDW 正常，如轻型珠蛋白生成障碍性贫血。

(2) 小细胞不均一性贫血：MCV 减小，RDW 增大，如缺铁性贫血。

(3) 正细胞均一性贫血：MCV、RDW 均正常，如各种慢性疾病所致的贫血。

(4) 正细胞不均一性贫血：MCV 正常，RDW 增大，如早期缺铁性贫血、营养性贫血。

(5) 大细胞均一性贫血：MCV 增大，RDW 正常，如再生障碍性贫血。

(6) 大细胞不均一性贫血：MCV、RDW 均增大，如巨幼红细胞性贫血。

2.用于缺铁性贫血治疗时的观察　缺铁性贫血 RDW 值增大，当给予铁剂治疗有效时，RDW 值可一过性进一步增大，随后再逐渐降到正常。

(七) 血小板比容 (PCT) 意义

1.血小板比容增高　见于骨髓纤维化、脾切除、慢性粒细胞性白血病等。

2.血小板比容降低　见于再生障碍性贫血、血小板减少症、化疗后等。

(八) 平均血小板体积 (MPV) 意义

1.平均血小板体积增大　见于骨髓纤维化、原发性血小板减少性紫癜、血栓性疾病、脾切除、慢性粒细胞性白血病、巨血小板综合征、镰刀细胞性贫血等。

2.平均血小板体积减小　见于再生障碍性贫血、巨幼细胞性贫血、脾亢、化疗后等。

(九) 血小板体积分布宽度 (PDW) 意义

血小板体积分布宽度增大见于：巨幼红细胞性贫血、慢性粒细胞性白血病、脾切除、巨血小板综合征及血栓性疾病等。

(十) 出血时间 (BT) 测定意义

出血时间延长见于以下几种情况：

1.血管结构或功能异常　如坏血病、毛细血管扩张症、血管性假血友病 (vonWillebrand 病)。

2.血小板数量异常　如各种原因所致的血小板减少性紫癜、血小板增多症。

3.血小板功能异常　如血小板病、血小板无力症。

4.其他　如低/无纤维蛋白原血症、原发性和继发性纤维蛋白溶解、血液循环中有抗凝物质等。

(十一) 6-酮-前列腺素 F1a (PGF1a) 测定意义

6-酮前列腺素减低见于：

(1) 先天性血小板花生四烯酸代谢缺陷性疾病或口服阿司匹林等非甾体抗炎药后。

(2) 高凝状态和血栓形成性疾病，如冠心病、脑动脉硬化、脑血栓形成、糖尿病、肾小球病变、外周血管血栓形成等。

(十二) 血小板黏附功能 (PAd) 测定意义

1.血小板黏附功能减低

(1) 血小板无力症、巨大血小板综合征。

(2) 血管性假性血友病。

(3) 尿毒症、严重的肝脏疾病。

(4) 长时期应用阿司匹林、保泰松等降低血小板黏附的药物等。黏附功能增高见于高凝状态与血栓性疾病，如心肌梗死、脑血栓形成、糖尿病、静脉血栓等。

2.血小板聚集功能（PAg）测定意义

(1) 血小板聚集功能减低见于：血小板无力症（继发于尿毒症、肝脏病）、骨髓增生综合征、异常蛋白血症。

(2) 血小板聚集功能增高见于：高凝状态疾病，如动脉粥样硬化、糖尿病、肾炎、肾病综合征、血栓形成、高脂蛋白血症、外科大手术后等。

3.血块退缩（RT）试验意义

(1) 血块退缩不良或血块退缩率<40%见于：①血小板功能异常，如血小板无力症；②血小板减少性紫癜；③纤维蛋白原或凝血酶原减低；④原发性或继发性红细胞增多症。

(2) 血块过度收缩见于：先天性或获得性 XIII因子缺乏症及严重贫血等。

4.血小板第3因子有效性（PF3A）测定意义

PF_3 有效性减低见于：先天性血小板病、血小板无力症、尿毒症、肝脏病、异常蛋白血症、骨髓增生综合征、纤维蛋白溶解、血小板减少性紫癜、系统性红斑狼疮以及某些药物的影响。

5.血小板 β-球蛋白（β-TC）和血小板第4因子（PF_4）测定意义　增高表明血小板被激活及释放反应亢进，见于：

(1) 高凝状态和血栓性疾病，如心肌梗死、脑血管和周围血管病变、DIC、糖尿病、高脂血症、妊娠高血压等。

(2) 其他，如恶性肿瘤、尿毒症、系统性红斑狼疮等。

6.血栓烷素 B_2（TXB_2）测定意义

(1) TXB_2 增高见于：动脉粥样硬化、心肌梗死、血栓性疾病、糖尿病、高脂血症、恶性肿瘤等。

(2) TXB_2 减低见于：先天性血小板花生四烯酸代谢障碍性疾病或服用阿司匹林等药物后。

7.血小板相关抗体测定意义

(1) 免疫性血小板减少性紫癜患者 80%以上PAIgG 增高明显，如同时测定PAIgM、PAIgA，则阳性率更高。经皮质激素治疗有效者，PAIgG 下降，复发时增高，可用于观察病情及疗效的估计。

(2) 某些免疫性疾病，如系统性红斑狼疮、淋巴细胞性白血病、淋巴瘤、慢性活动性肝炎、多次接受输血者等，PAIg 也会增高。

（十三）凝血时间（CT）测定意义

1.凝血时间（玻璃试管法）延长

(1) 血友病患者血小板因子Ⅷ、Ⅸ、Ⅺ显著减少和血管性假血友病。

(2) 严重的凝血酶原减少，如肝病、阻塞性黄疸、新生儿出血等。

(3) 严重的纤维蛋白原减少，如肝病、低/无纤维蛋白原血症。

(4) 应用抗凝剂，如肝素、双香豆素等。

(5) 纤溶亢进，如 DIC、原发性纤溶等。

2.凝血时间缩短

(1) 血液呈高凝状态，如 DIC 早期。

(2) 高血脂症和高血糖。

(3) 抽血时混有组织液。

（十四）复钙时间（RT）测定意义

同凝血时间，但较凝血时间敏感。

（十五）白陶土部分凝血活酶时间（KPTT）意义

1.延长

(1) 因子Ⅷ、Ⅸ、Ⅺ、Ⅻ缺乏。

(2) 因子Ⅴ、Ⅹ，凝血酶原及纤维蛋白原减少。

2.若同时作凝血酶原时间测定　同时延长见于因子Ⅴ、Ⅹ，凝血酶原，纤维蛋白原及有抗凝物质存在。

3.缩短

(1) 因子Ⅷ、Ⅴ增多。

(2) DIC 高凝期、血小板增多症等。

（十六）凝血酶原消耗试验（PCT）意义

1.凝血酶原消耗不佳

(1) 内源性凝血活酶生成障碍，如因子Ⅷ、Ⅸ、Ⅺ、Ⅻ减少及因子Ⅴ严重缺乏。

(2) 血小板第 3 因子缺乏，如血小板病、血小板无力症等。

(3) 血液循环中有抗凝物质存在。

（十七）凝血活酶生成试验意义

本试验对血友病类出血性疾病的诊断和鉴别诊断很有价值，即使轻型者也可检出，并可检查血小板第3因子缺陷。但本法操作复杂，采血量大为其缺点，可作简易凝血活酶生成试验替代。

（十八）简易凝血活酶生成试验意义

异常见于以下几种情况：

(1) 血友病或血管性假血友病。
(2) 严重肝病。
(3) 抗凝治疗或血液循环中有抗凝物质等。

（十九）血浆凝血酶原时间（PPT）测定意义

1. 凝血酶原时间延长　可见于各种外源性凝血因子缺乏。
2. 血浆凝血酶原时间缩短　见于血栓性疾病、DIC 早期及口服避孕药等。

（二十）蜂蛇毒时间（RVVT）测定意义

1. 蜂蛇毒时间延长
(1) 纤维蛋白原减少，凝血酶原减少及因子Ⅴ、Ⅹ减少。
(2) 血小板减少或血小板病。
(3) 循环中有抗凝物质、肝素、纤维蛋白裂解产物等。
2. 时间缩短　血小板增多症及各种高脂血症。

（二十一）纤维蛋白原定量测定意义

1. 纤维蛋白原含量减少　先天性低（无）纤维蛋白原血症、严重肝脏疾病、原发性纤维蛋白溶解、DIC、异常纤维蛋白原血症、新生儿及早产儿、某些产科意外、恶性肿瘤等。
2. 纤维蛋白原含量增多见　各种血栓前状态及血栓栓塞病、月经期及妊娠期、糖尿病、动脉硬化、结缔组织病、手术后、休克、癌肿、骨髓瘤、放射治疗后等。

（二十二）凝血时间交叉试验意义

是检测血液抗凝物质的初筛试验，灵敏度低，且不能分辨抗凝物质的类型。

（二十三）复钙交叉试验意义

本试验可区别复钙时间延长的原因，鉴别是凝血因子缺乏，还是有抗凝物质存在，比凝血时间交叉试验敏感。

（二十三）凝血酶时间（TT）测定意义

延长见于：
(1) 循环血液肝素增多或有其他抗凝血酶类物质。
(2) 纤维蛋白（原）降解产物增多、DIC 等。
(3) 低（无）纤维蛋白原血症、异常纤维蛋白原血症。

（二十四）抗凝血酶Ⅲ（AT-Ⅲ）测定意义

1. 减低　先天性和后天获得性 AT-Ⅲ缺陷，前者少见，后见于高凝状态性疾病，如妊娠中后期、糖尿病、动脉粥样硬化、心绞痛、心肌梗死、肝脏病、肾病、深静脉血栓形成等。
2. 增高　DIC 低凝血期、某些肿瘤、血友病的出血期等。

（二十五）蛋白 C 活性测定意义

1. 减低　先天性和后天获得性蛋白 C 缺陷。先天性缺陷者常有反复血栓形成史，后天获得性缺陷见于 DIC、呼吸窘迫综合征、手术后、口服双香豆素类抗凝药等。
2. 增高　冠心病、肾病综合征、糖尿病、妊娠后期等。

（二十六）蛋白 S 测定意义减低

先天性蛋白 S 缺陷，常伴有严重的深静脉血栓。后天获得性缺陷见于肝脏疾病、口服双香豆素类抗凝药物。

（二十七）纤维蛋白溶解系统检查

1. 血块溶解试验意义　如血块在 24 小时内完全溶解，表示纤维溶活力增高。见于原发性及继发性纤溶亢进。若凝块在 1 小时内溶解，表示纤溶力极强，若凝块在 6 小时内溶解，表示纤溶有中度活力。
2. 优球蛋白溶解时间（ELT）测定意义　溶解时间<90 分钟表示纤溶亢进，见于原发或继发性纤溶亢进。
3. 纤溶酶原（PLG）测定意义
(1) 含量减低见于：原发性及继发性纤溶，如 DIC、羊水检查、肿瘤播散等。
(2) 含量增高：表明纤溶活性减弱，见于血栓性疾病。
4. 组织纤溶酶原激活物（t-PA）测定意义
(1) 含量增高：表明纤溶亢进，见于原发性或继发性纤溶亢进，如 DIC、急性早幼粒细胞性白血病。先天性 t-PA 活性增高极为罕见。
(2) 含量减低：见于血栓前高凝状态、冠心病、心肌梗死、血栓性疾病等。
5. 纤溶酶活性（PLA）测定意义
(1) 活性增高见于：原发性或继发性纤溶亢进以及应用尿激酶溶栓药物后。
(2) 活性减低见于：高凝状态、DIC、血栓性疾病等。
6. 血浆硫酸鱼精蛋白副凝试验（3P 试验）意义
(1) 原发性纤溶时呈阴性反应。
(2) DIC 发生继发性纤溶时呈阳性反应，但到晚期或肝素治疗后可呈阴性。

（3）深部静脉血栓形成患者，或局部有纤溶时可呈阳性。

（4）溶栓治疗时，阳性反应表示药物治疗有效。

7. 纤维蛋白降解产物的免疫学检查意义 增高时是血栓形成的重要分子标志物，见于血栓性疾病、DIC继发纤溶亢进。D-二聚体测定是鉴别原发性与继发性纤溶症的重要指标，原发性纤溶症时正常，继发性纤溶症则显著增高。

五、血液学检验技术

（一）手工

血液检验在灾害检验现场和后方都是很重要的，在经历了传统手工检验方法的发展，已经逐步发展到先进仪器。但灾害检验医学现场如果没有任何检验仪器或仪器出现不可修复性错误，必须手工操作。

（二）仪器

血液学检验是临床实验室最重要的检验项目之一，是许多疾病预防、诊断、鉴别诊断及预后判断的重要指标。但由于实验室所用的仪器、试剂、方法、检验人员素质的不同，检测结果往往差异较大，各实验室的结果缺乏认同性，往往给临床诊疗工作带来负面影响。血细胞自动化计数仪的普及大大地提高了工作效率，缩短了检验时间，方便了病人，也减轻了操作人员的劳动强度，但是也带来新的问题。有的工作人员过分地依赖仪器报告的数据，忽视了显微镜检验，造成漏诊和误诊，特别是急性白血病、血小板疾病的漏诊率和误诊率较高。目前，血细胞分析仪主要有三分类和五分类两种，在流动医院以三分类仪器最为常用。五分类仪器由于采用除电阻抗原理外，还采用了电导、光散射原理，即VCS技术，甚至有的仪器还应用了射频技术、细胞化学染色技术、多角度偏振光散射技术，提高了血细胞计数的准确性，特别是血小板计数的准确性。由于采用多种技术，它们显示的不是细胞体积的直方图，而是三维状态的散点图。正常的血细胞在散点图上有其固定的位置和分布，如果散点图异常，也同样提示有异常细胞出现，应当进行血涂片检查。

仪器一定要保持良好的工作状态，在安装血细胞分析仪时，仪器使用人员要对仪器进行校准。空白测试，理论上RBC、WBC、HB及PLT均应为0；工作中，其血小板空白测试结果可控制在$10\times10^9/L$以内（对于某些血液病可用手工方法比对），反之，则应追查原因，如仪器管道是否清洁、稀释液是否合乎要求及仪器是否有不恰当的地线连接或其他外源性脉冲干扰等。仪器用后应及时冲洗、定期维护、保养以排除仪器本身的干扰因素。

校准物及质控物的选择。目前使用的主要有两种：即用戊二醛处理的全血细胞质控物和微粒质控物。前者细胞真实但保存时间短，易发生细胞裂解；后者大小过于均一，真实性欠佳。可以根据经验和实际救援情况，选择合适的供应厂家。当试剂、校准物、质控物超过其有效期或质量不合格时，不应使用。

六、输血相关性检验技术

血型是以血液抗原形式表现的一种遗传性状。狭义地讲，血型指红细胞抗原在个体间的差异；但现已知道除红细胞外，在白细胞、血小板乃至某些血浆蛋白，不同的个体之间也存在着抗原差异。广义的血型包括血液各成分的抗原在个体间出现的差异。通常人们对血型的了解往往仅局限于ABO血型以及输血问题等方面，实际上，血型在人类学、遗传学、法医学、临床医学等学科都有广泛的实用价值，因此具有重要的意义，同时，动物血型的发现也为血型研究提供了新的问题和研究方向。血型一般常分A、B、AB和O四种，另外还有Rh、MNS、P等极为稀少的10余种血型系统。AB型可以接受任何血型的血液输入，被称作万能受血者，O型可以输出给任何血型的人体，被称作万能输血者，实际上，不同血型之间一般只能小量的输送，不能大量。要大量输血的话，最好还是相同血型的个体之间。

我们常说的血型系统是ABO血型。ABO血型不仅在输血上有重要意义，而且在人种学、遗传学、法医学、移植免疫、疾病抵抗力（或易感性）等方面都有应用价值，在输血前，一定要检查病人（受血者）和输血人（供血者）的血型，并且要进行交叉配血试验。在临床医学中，除输血、移植免疫外，对新生儿溶血病、自身免疫性溶血性贫血特异性抗体的检查，也都需要血型知识和有关技术。

不同血型的人，血浆中有不同的血型抗体，例如 A 型的人红细胞上有 A 型抗原，血浆中有抗 B 抗体（而 B 型人血浆中有抗 A 抗体），如果 B 型血输入 A 型人体内，带有 B 抗原的红细胞就会和受血者血浆中的抗 B 抗体发生反应，使红细胞大量破坏，产生溶血性输血反应，严重时有生命危险，所以输血前必须先鉴定血型。然而由于血型的复杂性，即便是 ABO 血型相同的输血也可能有反应，所以必须将献血者和患者的血在体外做配血试验，俗称交叉配合试验，相互配合的血液才能给患者输注。

（一）盐水介质配血试验意义

能检出完全抗体和 IgM 不完全抗体，主要用于 ABO 系统血型检测。无输血史和妊娠史的病人多采用此配血法。

（二）酶介质配血试验意义

可检出多数 IgG 不完全抗体。主要用于 Rh 系统血型检测。有输血史和妊娠史者采用此配血法。

（三）牛血清蛋白介质配血试验意义

用于 Rh 系统血型检测。

（四）抗人球蛋白配血试验意义

1.直接抗人球蛋白试验　用于检测被不完全抗体致敏的红细胞。阳性见于新生儿溶血病、溶血性输血反应、自身免疫性溶血性贫血等。

2.间接抗人球蛋白试验　用于检测血清中不完全抗体，主要用于有多次输血史且有输血反应病人的配血。

（五）吸收和放射试验意义

用于 ABO 血型亚型的鉴定、全凝集或多凝集红细胞的定型等。

第三节　尿液检验

一、尿液常规检验

（一）尿量意义

1.少尿　见于急性肾炎、急性或慢性肾功能衰竭、急性心功能不全、严重腹泻、呕吐和各种原因引起的脱水及肾移植术后发生排斥反应等。

2.无尿或尿闭　见于严重急性肾性功能衰竭。

3.多尿　见于尿崩症、糖尿病、慢性肾炎、肾盂肾炎、急性肾功能衰竭多尿期、肾小管性酸中毒、肾移植术后肾血液循环恢复 24 小时内、精神性多尿及使用利尿剂等。

4.夜间多尿　见于各种肾脏疾病、肝硬化腹水、心功能不全等。

（二）尿液颜色意义

1.稀薄尿　多见于尿崩症、糖尿病等。

2.血尿　见于肾结核、肾肿瘤、肾或泌尿道结石、急性肾小球肾炎、膀胱炎、血小板减少性紫癜、血友病及肾外伤等。

3.血红蛋白尿　见于蚕豆病、阵发性睡眠性血红蛋白尿等溶血性贫血、血型不合的输血反应等。

4.胆红素尿　见于阻塞性黄疸及肝细胞性黄疸。

5.菌尿和脓尿　见于各种泌尿系统感染。

6.乳糜尿　见于丝虫病或其他原因引起的肾周围淋巴循环受阻。

（三）尿气味意义

1.氨臭味　多见于尿潴留、慢性膀胱炎等。

2.烂苹果样气味　多见于糖尿病酮症酸中毒。

（四）尿酸碱度意义

1.酸度增高　见于酸中毒、肾炎、糖尿病、痛风、严重腹泻及服用氯化钙、氯化铵等药物。

2.碱度增高　见于碱中毒、膀胱炎、肾盂肾炎、持续呕吐、胃扩张及服用碳酸氢钠、硫酸镁等药物。

（五）尿比重意义

1.比重减低　见于尿崩症、慢性肾炎、尿毒症、恶性高血压、使用利尿剂等。

2.比重增高　见于脱水、高热、急性肾炎、心功能不全、休克、使用造影剂等。

（六）尿渗量浓度意义

1.低渗尿　见于慢性肾盂肾炎、多囊肾、尿路阻塞性肾病、尿酸性肾病、原发性肾小球疾患、肾浓缩功能严重受损等。

2.高渗尿　见于高热、脱水、心功能不全、周围循环不良、肾淤血等。

二、尿液化学检查

（一）尿蛋白质意义

1.肾小球性蛋白尿　见于肾小球疾病，如急性肾小球肾炎、急进性肾炎、肾病综合征、免疫复合型肾病等。

2.肾小管性蛋白尿　见于肾小管病变，如肾盂肾炎、间质性肾炎、中毒性肾病及器官移植排斥反应等。

3.混合性蛋白尿　见于慢性肾炎、各种肾小管间质病，全身性疾病累及，如糖尿病肾病、狼疮性肾炎等。

4.溢出性蛋白尿　见于浆细胞病，如多发性骨髓瘤、巨球蛋白血症、急性溶血性疾病等。

5.淋巴性蛋白尿　多见于丝虫病。

6.组织性蛋白尿　见于肾组织代谢性分泌黏蛋白（肾脏疾病时排出量增多）、病毒感染、肿瘤患者等。

7.假性蛋白尿　见于泌尿系统炎症，如膀胱炎、尿道炎等时，尿内混有大量血、脓、黏液或阴道分泌物。

（二）尿葡萄糖意义

1.血糖增高性糖尿　见于糖尿病、甲状腺功能亢进、嗜铬细胞瘤、肢端肥大症、库欣综合征等。

2.血糖正常性糖尿（肾性糖尿）　见于多发性肾小管糖吸收功能障碍、慢性肾炎或肾病综合征、妊娠期糖尿、新生儿糖尿等。

3.应激性糖尿　见于颅脑外伤、脑血管意外、急性心肌梗死、静脉滴注大量葡萄糖等。

4.其他糖尿　如肝硬化时易出现果糖尿或半乳糖尿，哺乳期妇女易出现乳糖尿以及某些遗传性疾病等。

5.假性糖尿　尿中混有还原性物质如维生素C、尿酸，可使尿糖定性试验呈阳性，某些药物，如链霉素、阿司匹林、异烟肼等也可导致糖尿。

（三）尿酮体意义

见于糖尿病酮症酸中毒、饥饿、妊娠、新生儿呕吐腹泻等。

（四）尿隐血意义

见于各种肾脏疾病引起的血尿、肌红蛋白尿、阵发性睡眠性血红蛋白尿症、自身免疫性溶血性贫血、血型不合的溶血反应、外伤等。

（五）尿胆原意义

见于肝细胞性病变、溶血性黄疸、心力衰竭、败血症等。

（六）尿胆红素意义

见于胆管阻塞、病毒性肝炎、肝细胞性黄疸等。

（七）尿亚硝酸盐意义

多见于泌尿系统细菌感染。

三、尿液的仪器检验

（一）显微镜检查

1.尿红细胞意义　常见于急、慢性肾小球肾炎，急性膀胱炎，肾结核，肾结石，肾下垂，肾外伤，各种泌尿系统肿瘤；邻近器官的疾病如前列腺炎或肿瘤，如直肠、子宫等肿瘤；血液病如白血病、血友病、过敏性紫癜；全身感染性疾病如流行性出血热、感染性心内膜炎、败血症等。

2.尿白细胞意义　常见于肾炎、膀胱炎、尿道炎、间质性肾炎、肾结核、肾肿瘤等；生殖系统炎症如前列腺炎、精囊炎、附睾炎等。妇女可因白带混入尿液导致白细胞增多。

3.尿上皮细胞意义　①扁平上皮细胞：来自尿道前段和阴道黏膜表层。尿道炎时大量出现，妇女白带污染尿液也会增多。②大圆上皮细胞：来自膀胱上皮表层和阴道上皮中层。偶见于正常尿，膀胱炎时成片脱落。③小圆上皮细胞：来自肾小管。急性肾盂肾炎、肾小球性肾炎时最为多见，成堆出现时表示肾小管坏死性病变。④尾形上皮细胞：来自肾盂，也可来自输尿管及膀胱颈。肾盂、输尿管或膀胱颈部炎症可成片脱落。

4.尿管型意义

（1）透明管型：多见于急性肾小球炎、肾盂肾炎、肾病综合征、恶性高血压、充血性心力衰竭等。也可见于发热性疾病、麻醉后、剧烈运动后。

（2）颗粒管型：见于急性和慢性肾小球肾炎、肾病综合征、肾动脉硬化、严重感染等。

（3）细胞管型：①红细胞管型，见于急性肾小球肾炎、慢性肾小球肾炎急性发作期、急性肾小管坏死、肾充血、肾出血、血型不合所致的溶血反应、肾移植后急性排斥反应等；②白细胞管型，多见于肾盂肾炎、急性肾小球肾炎、间质性肾炎、肾病综合征、狼疮性肾炎等；③上皮细胞管型，偶见于肾病综合征、间质性肾炎、肾小球肾炎、高热、重金属中毒、子痫等；④混合型管型：见于肾炎后期、结节性动脉周围炎症等。

（4）脂肪管型：多见于类脂性肾病、慢性肾小球肾炎和肾小管中毒、亚急性肾小球肾炎、肾病综合征等。

（5）蜡样管型：见于重症肾小球肾炎、慢性肾炎晚期。

（6）细菌管型：多见于尿路感染。

5. 尿结晶意义

（1）酸性尿液中结晶：①尿酸结晶，正常尿中可见，大量出现并伴细胞、上皮细胞等可提示有膀胱或肾结石，或为机体尿酸代谢障碍；②磺胺药物结晶：服用磺胺类药物易出现此结晶；③亮氨酸和酪氨酸结晶：见于重症肝炎、急性肝萎缩、肝硬化、急性磷和氯仿中毒、某些恶性肿瘤，如肺癌等；④胆红素结晶：见于黄疸、急性肝萎缩、肝硬化、肝癌等；⑤胆固醇结晶：见于肾炎、肾变性及泌尿系统肿瘤等。

（2）碱性尿液中结晶：①磷酸钙结晶，见于慢性膀胱炎、前列腺增生、慢性肾盂肾炎、尿滞留等；②尿酸胺结晶：新鲜尿出现此种结晶，提示膀胱有细菌感染。

（二）特殊检查

1. 尿本—周蛋白意义　主要见于多发性骨髓瘤、巨球蛋白血症、单克隆丙球蛋白病，也可见于恶性淋巴瘤、骨肉瘤、癌骨转移、慢性肾盂肾炎等。

2. 尿 β_2 微球蛋白意义　是肾脏早期受损尤其是肾近曲小管受损的灵敏指标。

3. 尿乳糜试验意义　多见于丝虫病、腹腔内结核和肿瘤、胸腹腔外伤、先天性淋巴管畸形等。

4. 尿含铁血黄素试验意义　主要见于阵发性睡眠性血红蛋白尿症，在各种血管内溶血的溶血性贫血、溶血性输血反应及出血性胰腺炎时，也可呈阳性反应。

5. 尿肌红蛋白试验意义　见于挤压综合征、电击伤、多发性肌炎、肌肉大手术后及遗传性肌红蛋白尿症等。

6. 尿卟啉意义　见于各种卟啉病、重金属中毒、严重肝病等。

7. 尿纤维蛋白降解产物（FDP）意义　见于DIC、原发性或继发性纤溶亢进等。

8. 尿溶菌酶意义　可反映肾小管病变程度，并作为肾小管病变或肾小球病变的鉴别诊断指标；某些白血病如急性单核细胞性白血病时尿溶菌酶也可升高。

9. 尿电解质意义　判断体内电解质代谢情况以及临床用药监护，如利尿剂使用等。

10. 尿蛋白电泳意义　用于判断蛋白质组分的性质与相对分子质量大小。肾小球损害为主的疾病，如急性肾炎、肾病综合征、慢性肾炎早期等；肾小管损害为主的疾病如急性和慢性肾盂肾炎、肾小管酸中毒、慢性间质性肾炎、重金属中毒等；整个肾单位受损，如慢性肾炎晚期、严重间质性肾炎、急性肾功能衰竭、尿毒症等。

第四节　便　检　验

一、理学检查

1. 粪便意义　胃肠、胰腺有病变或肠道功能紊乱时，因分泌、渗出及消化吸收不良粪便量可增加。

2. 粪性状意义　便秘者可呈球状便块；粥状或水样稀便见于各种原因引起的腹泻；扁条状、铅笔样便见于直肠狭窄；米汤水样便见于霍乱。

3. 粪颜色意义　正常粪便呈黄褐色，婴儿粪便呈金黄色。柏油样便见于上消化道出血；灰黑色便见于服用炭剂、铁剂、中草药、铋剂等；白陶土色便见于阻塞性黄疸；灰白色便见于钡剂造影后；绿色便见于婴儿消化不良；果酱样便见于阿米巴痢疾等。

4. 粪气味意义　正常粪便具特殊臭味。胰腺疾病、慢性肠炎、肠道吸收不良、肠癌溃烂时，粪便有腐败恶臭味；脂肪或糖类消化吸收不良可产生酸臭味；阿米巴肠炎粪便有鱼腥臭味。

5. 粪黏液意义　正常粪便无或少量黏液。大量黏液提示肠道炎症或有过敏反应。

6. 粪血意义　正常粪便无血液。鲜血便多为小肠下段或结肠上段出血；血液附于粪便表面多见于肛裂、痔疮出血；溃疡性肠炎或结肠癌常为黏液血便。

二、化学检查

1. 粪隐血试验意义　正常粪便呈阴性反应或因饮食影响呈弱阳性。隐血见于胃十二指肠溃疡、肠结核、克隆病、溃疡性结肠炎、钩虫病、消化道肿瘤、伤寒、出血性疾病等。

2. 粪便素定性试验意义　增加可见于溶血性贫血或各种血管内溶血；减少或阴性见于胆总管阻塞。

3. 粪脂肪测定意义　当慢性胰腺炎、胰腺癌、梗阻性黄疸（胆汁分泌不足）、Whipple's 病、蛋白丧失性肠病等可增多。

三、显微镜检查

（一）粪细胞

1. 粪白细胞意义　正常粪便无或偶见白细胞。肠炎、菌痢患者以中性粒细胞为主；过敏性肠炎、肠道寄生虫者可找到嗜酸性粒细胞。

2. 粪红细胞意义　正常粪便无红细胞。肠道下段炎症、痢疾、溃疡性结肠炎、结肠癌、肠息肉、痔疮、肛裂等可见不同程度的红细胞。

3. 粪吞噬细胞意义　正常粪便无吞噬细胞。见于细菌性痢疾及直肠炎症。

4. 粪上皮细胞意义　正常粪便无上皮细胞。肠道炎症时可增多。

（二）粪食物残渣

1. 淀粉颗粒意义　正常粪便可有少量淀粉颗粒。腹泻、慢性胰腺炎、胰腺功能不全时增多。

2. 脂肪滴意义　正常粪便无或少见脂肪滴。腹泻、胰腺功能不全，尤其是脂肪消化吸收不良时大量出现。

3. 肌肉纤维意义　腹泻、胰腺外分泌功能减退时可增多。

4. 结缔组织意义　正常粪便可见少量结缔组织。胃液缺乏蛋白酶时增多。

（三）粪结晶意义

正常粪便可见少量结晶。夏科—雷登结晶多见于阿米巴痢疾及过敏性肠炎；血晶可见于胃肠道出血。

（四）粪原虫及寄生虫卵检查意义

正常粪便无原虫和寄生虫卵。检查结果是各种寄生虫感染的重要诊断依据。

第五节　浆膜腔液、脑脊液检验

一、浆膜腔液

（一）理学检查

1. 浆膜腔液量　浆膜腔积液量可因病情或部位及抽取目的而异，可由数毫升至数百毫升。

2. 浆膜腔液颜色意义　正常浆膜腔液多为深浅不一的黄色，一般滤出液较淡，渗出液较深。红色多为血性，可能因结核、肿瘤、出血性动脉瘤等引起，也可因穿刺损伤所致；乳白色见于胸导管或淋巴管破裂（即乳糜液）；乳酪色多为大量脓细胞所致；绿色则见于绿脓杆菌感染。

3. 浆膜腔液透明度　滤出液多比较透明；渗出液常因细胞、细菌等原因呈不同程度混浊；乳糜液则因含大量脂肪呈混浊。

4. 浆膜腔液凝固性　滤出液中含纤维蛋白原少，一般不凝固或放置久后仅有少量纤维蛋白析出；渗出液因含纤维蛋白原较多并存在大量细胞和组织碎解产物，故可自凝并有凝块出现。

5. 浆膜腔液比重　滤出液小于 1.016；渗出液多在 1.018 以上。

6. 浆膜腔液 pH　滤出液 pH 为 7.41～7.51；渗出液则较低。

（二）化学检查

1. 浆膜腔液李凡他试验意义　滤出液多为阴性，渗出液多为阳性。

2. 浆膜腔液蛋白测定意义　滤出液一般小于 25g/L；渗出液多大于 30g/L。

3. 浆膜腔液葡萄糖测定意义　一般滤出液或大多数渗出液都为正常，少数如结核性、类风湿关节炎、恶性肿瘤转移等渗出液可减低。

4. 浆膜腔液乳糜测定意义　阴性（乙醚抽提法）。阳性乳糜液，见于结核、肿瘤等疾病（因淋巴循环障碍引起）。

5. 浆膜腔液乳酸脱氢酶与血清乳酸脱氢酶比值测定意义　比值大于0.6多为渗出液，乳酸脱氢酶（LDH）绝对值大于500U/L可提示为恶性积液。

（三）仪器检验

1. 显微镜检查

（1）浆膜腔液细胞计数意义：滤出液多低于$300×10^6$/L，渗出液一般超过$1\,000×10^6$/L。

（2）浆膜腔液细胞分类意义：①红细胞增加：多见于恶性肿瘤、结核和其他出血性疾病等；②中性多核粒细胞增加：见于化脓性渗出液；③淋巴细胞增加：见于慢性炎症、病毒或结核感染，以及结缔组织病等渗出液；④嗜酸性粒细胞增加：多见于变态反应和寄生虫病所致的渗出液，其他如脓胸、肺梗死、充血性心力衰竭、SLE、霍奇金病、间皮瘤等，也可见于多次穿刺刺激等；⑤组织细胞：多见于滤出液中；⑥其他细胞：如间皮细胞、肿瘤细胞、狼疮细胞、含铁血黄素细胞等亦可在积液中找到。

（3）浆膜腔液胆固醇结晶意义：多见于胆固醇性胸膜炎。

2. 浆膜腔液细菌涂片检查意义

（1）滤出液：见于静脉栓塞、肿瘤压迫、肾病、充血性心力衰竭、肝硬化、营养不良等。

（2）渗出液：脓性渗出液多见于以下几种情况。①多见于各种细菌感染的化脓性炎症；②血性渗出液：见于自发性气胸、肿瘤、结核等的积液，也可因穿刺创伤所致；③乳糜性渗出液：见于丝虫感染，胸导管阻塞、破裂、淋巴结核、胸腹部创伤等；④浆液性渗出液：常见于结核性胸、腹膜炎，化脓性胸、腹膜炎，结缔组织疾病，癌转移等；⑤胆汁性渗出液：多见于胆汁性腹膜炎的腹水。

二、脑脊液

（一）理学检查

1. 脑脊液颜色意义　正常脑脊液无色。均匀红色为蛛网膜下隙出血；淡黄色多为陈旧性出血，或脑部肿瘤、脑栓塞、重度黄疸、胡萝卜素血症等；白色常见于脑膜炎双球菌所致的脑膜炎；绿色见于绿脓杆菌、甲型链球菌感染；黑色或褐色见于中枢神经系统黑色素瘤。

2. 脑脊液透明度意义　正常脑脊液清晰透明。穿刺时脑膜损伤可呈红色微混；脑脊液中如有较多的细胞或细菌存在时可呈混浊，如化脓性脑膜炎时细胞数大量增加，可呈乳白色混浊；结核性脑膜炎时细胞数中度增加，可呈毛玻璃样微混；病毒性脑炎、梅毒性脑炎脑脊液仍呈透明。

3. 脑脊液凝固物意义　正常脑脊液不产生凝固。①块状凝固：见于化脓性脑膜炎。②胶样凝固：多见于脊髓肿瘤或蛛网膜下隙梗阻所致的脑脊液浓缩。③膜样凝固：多见于结核性脑膜炎。

4. 脑脊液比重意义　炎症时升高。

5. 脑脊液pH意义　炎症时多降低。

（二）化学检查

1. 脑脊液潘氏试验意义　阳性见于各种脑膜炎、脑炎、脑出血、蛛网膜下隙梗阻和出血、多发性神经炎、变形性脊椎病等。

2. 脑脊液葡萄糖测定意义　①增高见于：糖尿病、乙型脑炎、病毒性脑膜炎、脊髓灰质炎、脑卒中、脑肿瘤等。②降低见于：化脓性脑膜炎、结核性脑膜炎、真菌性脑膜炎、蛛网膜下隙出血、原发性或转移性脑膜肿瘤等。

3. 脑脊液氯化物测定意义　①结核性脑膜炎、化脓性脑膜炎、真菌性脑膜炎、脊髓灰质炎、中毒性脑炎、脑肿瘤等脑脊液中氯化物有不同程度减少；②尿毒症、肾炎、浆液性脑膜炎时可增加。

4. 脑脊液李文生试验意义　用于结核性脑膜炎与化脓性脑膜炎的鉴别诊断。

5. 脑脊液梅毒试验意义　阴性（凝集法）。阳性见于中枢神经梅毒感染。

6. 脑脊液免疫球蛋白测定意义　①IgG增加见于多发性硬化症、亚急性硬化性脑炎、结核性脑膜炎、梅毒性脑膜炎、舞蹈病等；②IgA增加见于化脓性或结核性脑膜炎、神经性梅毒、肿瘤等；③IgM出现提示中枢神经系统近期有感染。

7. 脑脊液谷氨酰胺测定意义　肝硬化、肝昏迷时明显增加；出血性脑膜炎患者可轻度增加。

8. 脑脊液乳酸脱氢酶测定意义　脑膜炎、蛛网膜下隙出血、脑膜白血病、脑肿瘤等患者脑脊液中LDH有不同程度的增高。

9. 脑脊液色氨酸测定意义　外观无色透明的

脑脊液色氨酸测定阳性，多为结核性脑膜炎。

10.脑脊液堂试验意义　阳性反应多见于革兰阴性杆菌感染；革兰阳性菌感染、结核性脑膜炎、真菌性脑膜炎及脑膜白血病等呈阴性反应。

（三）仪器检验（显微镜检查）

（1）脑脊液细胞计数意义中枢神经系统炎症时增加。

（2）脑脊液细胞分类意义：①红细胞增多：见于脑室或蛛网膜下隙出血；②中性粒细胞增多：见于化脓性脑膜炎、结核性脑膜炎、流行性脑膜炎急性期以及肿瘤转移、脑室造影、脑血管栓塞、多次腰椎穿刺后等；③淋巴细胞增多，见于病毒性脑膜炎、结核性脑膜炎、真菌性脑膜炎、梅毒性脑炎以及多发性硬化症、药物性脑病、脑结节病、多神经炎、动脉周围炎、格林—巴利综合征；④巨噬细胞，多见于结核性脑膜炎和真菌性脑膜炎；⑤肿瘤细胞的白血病细胞，见于脑部肿瘤及脑膜白血病。

（3）脑脊液细菌涂片检查：①革兰染色检查意义，革兰阳性多为肺炎双球菌、链菌；阴性为脑膜炎双球菌；②抗酸染色检查意义，阳性多为结核杆菌。

第六节　血液化学检验

一、血液脂类相关检验

1.血甘油三酯

（1）血甘油三酯增高可见于家族性高甘油三酯血症，饮食大量甘油三酯和继发于某些疾病，如糖尿病、甲状腺功能减退、肾病综合征和胰腺炎等。

（2）血甘油三酯降低见于甲状腺功能亢进、肾上腺皮质功能降低、肝功能严重低下等。

2.血总胆固醇

（1）胆固醇升高：胆固醇升高可见于各种高脂蛋白血症、梗阻性黄疸、肾病综合征、甲状腺功能低下、慢性肾功能衰竭、糖尿病等时。此外，吸烟、饮酒、紧张、血液浓缩等也都可使血液胆固醇升高。妊娠末三个月时，可能明显升高，产后恢复原有水平。

（2）胆固醇降低：可见于各种脂蛋白缺陷状态、肝硬化、恶性肿瘤、营养吸收不良、巨细胞性贫血等。此外，女性月经期也可降低。

二、血清脂蛋白

（一）血清脂蛋白的分类

（1）电泳法：可将脂蛋白分为前β、β脂蛋白及乳糜微粒（CM）。

（2）超速离心法：分为乳糜微粒、极低密度脂蛋白（VLDL）、低密度脂蛋白（LDL）和高密度脂蛋白（HDL）分别相当于电泳分离的CM、前β、β、α-脂蛋白。

（二）血清脂蛋白及常见载脂蛋白变化意义

1.游离脂肪酸　某些生理或病理条件下（如兴奋、饥饿、糖尿病等），糖供给或利用有障碍时，血中脂肪酸可增加。静脉内高营养治疗也可影响血中脂肪酸含量。

2.极低密度脂蛋白（VLDL）　VLDL增高主要是甘油三酯增高，临床多表现为Ⅳ、Ⅴ或Ⅱb型高脂蛋白血症，常伴有HDL-C降低和糖耐量降低、血尿酸过多等，可见于酗酒、胰腺炎、肥胖、未经控制的糖尿病、低甲状腺素血症、肾病综合征、尿毒症、系统性红斑狼疮以及禁食、妊娠等。由于糖是合成VLDL的主要原料之一，所以过量进食糖类食物易于诱发VLDL的合成增加。

血中浓度增高可使血清呈乳浊状，4℃放置过夜时血清呈半乳状均匀悬混而无奶油样的白色上浮层。某些情况下，当甘油三酯≤4.52mmol/L时，临床上可采用Friedewald公式来估算VLDL-C，即VLDL-C=0.4588×甘油三酯。

3.低密度脂蛋白（LDL）

（1）LDL增多：主要是胆固醇增多并可伴有甘油三酯的增高，临床多表现为Ⅱa或Ⅱb型高脂蛋白血症。可见于：饮食中富含胆固醇和饱和脂肪酸、低甲状腺素血症、肾病综合征、慢性肾功能衰竭、肝脏疾病、糖尿病、血卟啉症、神经性厌食以及妊娠等。

（2）LDL减低：可见于营养不良肠吸收不良

慢性贫血、骨髓瘤、急性心肌梗死、创伤、严重肝脏疾病、高甲状腺素血症、Reye综合征等。

4.高密度脂蛋白　HDL-C降低常见于吸烟、急性或慢性肝病、心肌梗死、创伤、糖尿病、甲状腺功能异常、慢性贫血、严重营养不良等疾病或静脉内高营养治疗等。流行病学的研究表明，HDL是具有抗动脉粥样硬化功能的脂蛋白。适当运动锻炼可增加血中HDL的含量；而仅仅饮食控制对HDL没有明显的影响。

（三）血清载脂蛋白分类及功能

载脂蛋白使构成血浆脂蛋白的蛋白质组分，主要分A、B、C、D、E五类。基本功能是运载脂类物质及稳定脂蛋白的结构，某些载脂蛋白还有激活脂蛋白代谢酶、识别受体等功能。主要在肝（部分在小肠）合成，按ABC系统命名，又可细分几个亚类，以罗马数字表示。如Apo A-I降低被认为是心、脑血管病的危险因素，Apo A-I降低见于冠心病、未控制的糖尿病、肾病综合征、营养不良、活动性肝炎或肝功能低下等。Apo A-I缺乏症（Tangier病）属常染色体隐性遗传，血清中几乎无Apo A-I、A-II和HDL，患者体内合成异常的Apo A-I后迅速分解代谢，中年后得冠心病的患者较多见。

三、糖代谢相关性检验

（一）血葡萄糖测定及其意义

血糖指血液中的葡萄糖，正常情况下糖的分解代谢与合成代谢保持动态平衡，血糖的浓度相对稳定，病理状态下血糖浓度的改变对于判断糖代谢的异常及相关疾病的诊断有重要意义。测定血糖的标本以血浆最为方便，测得结果最可靠。一般情况下全血葡萄糖浓度比血浆低10%～15%，毛细血管血样与静脉血样二者的测定值在空腹时无区别，但餐后1小时血样，二者血浆血糖水平可相差2.27±0.66mmol/L。测血糖的血浆中取空腹、进食一小时或随机取血，一般采用空腹血样本。抗凝剂用草酸钾氧化钠（2mg/ml可在24小时内阻止葡萄糖酵解）。正常人空腹血浆葡萄糖浓度的参考范围为3.9～6.7mmol/L。若空腹静脉血糖浓度大于8mmol/L，且有临床症状，可诊断为糖尿病。若小于6mmol/L，则可除外糖尿病；若在6.0～7.0mmol/L之间，应做进一步检查。进餐后1小时，血糖浓度可一时性升高，并伴有胰岛素分泌增多。若餐后1小时血糖明显增高，而血浆胰岛素为低水平，则可论断为糖尿病；若餐后2小时，血浆葡萄糖浓度大于7mmol/L，可怀疑为糖尿病。因为正常人餐后，葡萄糖的来源增加，血中葡萄糖浓度会反应性的一时升高，但多不超过肾糖阈，故尿糖试验为阴性。高糖的刺激使胰岛素分泌增加，后者作用的结果，使餐后2小时内血糖浓度恢复到空腹水平。只有在胰岛素不足时，餐后血糖才持续升高，且不恢复到空腹水平。如果随机血样浓度大于11mmol/L，也可诊断为糖尿病。

1.血糖升高

（1）生理性或一时性升高：如单胃动物饲后2～4小时、精神紧张、兴奋、疼痛以及注射可的松类药物等。

（2）病理性升高：见于糖尿病（犬、猫）、胰腺炎、酸中毒、癫痫、抽搐、脑内损伤、肾上腺皮质功能亢进、甲状腺功能亢进及濒死期等。

2.血糖降低　见于胰岛素分泌增多、肾上腺皮质功能不全、甲状腺功能减退、坏死性肝炎、肝炎后期、消化吸收不良性的胃肠炎、饥饿、衰竭症、慢性贫血、牛酮血症、母羊妊娠病、仔猪低血糖症、功能性低血糖症及毒物中毒等。

（二）糖尿病实验室诊断方法

1.血糖的测定　是糖尿病生物化学检测中最常见的方法之一。

2.OGTT　是一种葡萄糖负荷试验，用以了解机体对葡萄糖的调节能力。当空腹血浆葡萄糖浓度在6～7mmol/L之间而又怀疑为糖尿病时，做此试验可以帮助明确诊断。

3.糖化血红蛋白　糖化血红蛋白是人体血液中的红细胞内的血红蛋白与血糖结合的产物。该指标的测定可反映患者近8～12周的血糖控制情况。其在临床上对糖尿病人治疗效果、监测病人对治疗的适应性方面应用较广，且是一个很好的参数，而对糖尿病的诊断作用不如血糖和OGTT灵敏。

四、电解质及酸碱平衡与血气分析

（一）血清电解质

1.血钾　血钾参考值3.6～5.0 mmol/L。

（1）血清钾减少：①钾供应不足，如长期

禁食、幽门梗阻、厌食等，钾摄入量不足，而肾脏对钾的保留作用差，尿中几乎仍照常排钾，致使血钾降低；② 钾的不正常丢失，如频繁呕吐、腹泻、消化道内瘘管、胃肠道引流等丧失大量消化液，使钾丢失；又如长期使用利尿剂，钾自尿中大量排泄而致血清钾降低；③ 激素的影响，如原发性和继发性醛固酮增多症、库欣综合征或应用大剂量肾上腺皮质类固醇或促肾上腺皮质激素（ACTH），促使肾脏排钾，使钾排泄增多，血清钾降低；④ 酸碱平衡失调，如代谢性碱中毒时，肾脏对HCO_3^-重吸收减少，K^+随之排泄增多，肾小管性酸中毒，H^+排泄障碍或HCO_3^-重吸收障碍，前者使K^+-Na^+交换增多，钾排泄增加；后者尿中排泄HCO_3^-增多，使肾小管泌K^+增加，K^+排泄增加，致使血清钾降低；又如糖尿病性酸中毒经纠正，细胞外钾向细胞内转移，同时尿量增多，尿内含大量乙酰醋酸、β-羟丁酸，K^+随之排泄增多，可出现低钾血症；⑤ 周期性麻痹，发作期间血清K^+明显降低。主要是由于血清钾大量移入细胞内，使细胞内外梯度差扩大，使肌肉动作电位不易产生和传布，从而出现肌肉麻痹，发作间歇期血清K^+的水平亦偏低；⑥ 血液透析，也可能引起低钾血症。

（2）血清钾增加：① 肾功能不全，尤其在少尿或无尿情况下，排钾功能障碍可导致血钾增高，若同时又未限制钾的摄入量更易出现高钾血症，这种情况在急性肾功能不全尤易发生；② 肾上腺皮质功能不全，可发生高血钾，但很少增高至钾中毒的情况；醛固酮缺乏或应用抗醛固酮药物时，因排钠滞钾而致血钾增高的趋势；③ 酸中毒，由于H^+进入细胞内，细胞内K^+向细胞外转移，引起高血钾；④ 大量组织损伤、急性血管内溶血，可导致高血钾，这是细胞内K^+大量逸至血液中所致；⑤ 输入大量库存血，因库存血时间越久，红细胞内钾逸出越多，这是因为离体红细胞能量消耗，Na^+-K^+泵活性渐减弱，红细胞膜钾离子通透性增加，大量钾逸入血浆中。

2. 血钠测定　血钠测定参考值 136～145 mmol/L。

（1）血清钠降低：①钠的丢失，如自肠胃道丢失（呕吐、腹泻、肠瘘管等）；②高血糖，如糖尿病，因高糖浓度使血浆渗透压增高，细胞内的水向细胞外移行，血浆稀释，钠被稀释而降低；③ 高温并大汗，可丢失钠，但血清钠常呈正常范围，这与同时有失水、细胞外液浓缩有关；④ 高脂血症，由于血清中脂质多，钠浓度下降，血清水份被大量疏水分子所占据，实质上，总体钠并不减少；⑤急性严重感染，可出现低血钠，其原因可能系体液和电解质调节不全；慢性感染，如肺结核也可现低血钠，这可能因细胞代谢障碍，Na^+进入细胞而发生轻度低血钠；⑥慢性肾功能不全，如尿毒症可出现低血钠，因血中尿素浓度增加，为了维持血浆渗透压，水从组织间移向血液，钠被稀释而降低；另一方面肾功能不全病人的肾脏保钠能力削弱，钠的内稳态机制变得脆弱。慢性肾功能不全病人常有血浆心钠素增加，可能与低钠发生有关，因心钠素有利钠作用。失盐性肾炎（或称肾性失盐综合征），是因肾小管病变，肾小管上皮细胞对醛固酮的反应降低，钠大量排泄，而致血清钠降低；⑦ 内分泌疾病，如慢性肾上腺皮质功能减退，因肾上腺皮质激素分泌不足，削弱了肾脏的保钠作用，水和钠从肾脏丢失；⑧ 肝硬化，常有低钠血症，可能与反复放腹水，或常用利尿剂有关，肝硬化患者常有血浆心钠素水平升高，可能是引起血清钠降低的另一因素；⑨ 脑部疾病，如脑炎、脑脓肿、脑脊髓膜炎、脑外伤、脑出血等也可出现血清钠水平降低，可能涉及一系列的神经体液因素；⑩心血管疾病，如充血性心功能不全、急性心肌梗死等也可发生低血钠。

（2）血清钠增高：①体液容量减少，如脱水；②肾脏疾病，如急性和慢性肾小球性肾炎，常有钠、水潴留，但由于同时有水潴留，故临床检测血清钠可以无明显变化；③内分泌疾病，如原发性或继发性醛固酮增多症出现高血钠，库欣综合征可能有轻度血清钠升高，或长期服用肾上腺皮质激素使肾小管钠重吸收亢进，而致血清钠偏高；④脑损伤，可引起高钠血症，由于渗透压调节中枢障碍，成为外伤性尿崩症，尿不能被浓缩，液体丢失，血清钠增高，血浆渗透压升高，而出现低渗尿。这种情况即使大量补水也难以使血清钠正常化。

3. 血钙　血钙测定的参考值 2.25～2.75 mmol/L。

（1）血清钙增高：①原发性甲状旁腺亢进，促进骨钙吸收，肾脏和肠道对钙吸收增强，使血钙增高；②恶性肿瘤，某些恶性肿瘤可产生甲状旁腺素（PTH）样物质，如肾癌、支气管腺癌等可产生PTH，以致促进骨钙吸收释入血中，使血清钙增高；

③维生素 D 中毒，可引起高钙血症，这是由于促进肾脏和肠道对钙的重吸收所致；④肾上腺皮质机能降低，常可出现高血钙。正常时肾上腺皮质类固醇拮抗维生素 D 和甲状旁腺素抑制肠道内钙的吸收，由于肾上腺皮质机能减低，这种拮抗作用减弱，就易引起高血钙；⑤骨髓增殖性疾病，特别是白血病和红细胞增多症，发生骨髓压迫性萎缩，引起骨质脱钙，钙进入血中，出现高血钙，也可能从白血病细胞分泌甲状旁腺样物质所致。

（2）血清钙降低：①甲状旁腺机能低下，如甲状腺手术中误切了甲状旁腺、特发性甲状旁腺机能低下，或由于自身免疫和炎症等原因所引起，都可出现低钙血症；②慢性肾功能衰竭，可因 1, 25 $(OH)_2$-D_3 生成不足而致血钙降低，引起继发性 PTH 分泌亢进，可导致肾性佝偻病；③急性胰腺炎，亦可发生低血钙。

4. 血镁　血镁测定的参考值 0.87～1.12 mmol/L。

（1）血清镁降低：①摄入不足，如长期禁食、营养不良、厌食等，常可引起低血镁；②丢失过多，如严重腹泻、胃肠道减压、脂肪泻等使镁丢失或吸收障碍；肾小管损害，如庆大霉素中毒、慢性间质性肾炎影响肾小管对镁重吸收，镁从尿中丢失过多而致血清镁降低；糖尿病酸中毒经治疗后镁向细胞内转移，同时因尿量增加亦可导致低镁血症；③高钙血症，尤其是由于甲状旁腺机能亢进，亦引起低镁血症，这是因 PTH 分泌增多引起高血钙；原尿中钙浓度增高，而钙与镁在肾小管中被重吸收时二者有相互竞争作用，导致镁重吸收减少，尿中排出增多，引起血清镁降低。甲状旁腺机能减退，PTH 分泌减少，使镁迅速沉积于骨质，同时促进肾脏排镁增加，导致血清镁下降；④其他疾病，低镁血症亦可发生在急性胰腺炎、肺炎等疾病时。

（2）血清镁增加：①肾功能不全，急性或慢性肾功能不全有少尿或无尿时镁可潴留而使血清镁增加；②严重脱水，因少尿使镁容易滞留；③某些内分泌疾病，如阿迪森病，由于肾上腺皮质激素分泌不足，肾小管重吸收镁增加，可出现高镁血症；甲状腺机能降低亦可使肾小管镁重吸收增加而出现高血镁；④糖尿病性酮症酸中毒，未治疗前，可因细胞内镁向细胞外转移而导致血清镁升高。

5. 血磷　血磷测定的参考值：维生素 C-磷钼酸比色法，成人：0.97～1.61mmol/L，儿童：1.29～1.94mmol/L。

（1）血清磷增高：①甲状旁腺功能减退，因 PTH 分泌减少，肾小管对磷重吸收亢进；②甲状腺机能亢进，可出现高血磷；③维生素 D 中毒，出现高血钙同时有高血磷。因为维生素 D 亦可促进肾小管对磷的重吸收，也促进肠道对磷的吸收；④垂体前叶机能亢进，如生长激素分泌过多，可使尿磷排泄减少，故肢端肥大症患者可出现高血磷。血清磷升高与否可作为肢端肥大症病情是否活动的指标；⑤慢性肾功能不全，可有磷潴留而致高血磷。

（2）血清磷降低：①甲状旁腺机能亢进，使尿中磷排出量增加，导致血清磷减少；②肠道吸收不良或维生素 D 缺乏，可引起血磷降低；③肾小管重吸收功能缺陷，如范可尼综合征、肾小管性酸中毒等可出现血清磷降低。

6. 血氯　血氯测定的参考值 98～106 mmol/L。

（1）血清氯离子增加：①急性肾小球肾炎和慢性肾小球肾炎，有 Cl^- 潴留，它常与 Na^+ 同时滞留；②碳酸氢盐丧失，常有相对的 Cl^- 增高，导致高氯性酸中毒，如 II 型肾小管性酸中毒；或输入含 Cl^- 量高的药物时，如盐酸精氨酸的输入、大量服用氯化铵，可引起血清氯增高。

（2）血清氯离子减少：①频繁呕吐和胃肠道减压，丢失大量胃液，使血清氯离子减少；②急性肾功能不全，常出现低氯血症，这是因尿素潴留影响血浆渗透压，血浆中 NaCl 减少，以此来调节渗透压的变化；③肾上腺皮质机能亢进，如库欣综合征，可表现低钾和低氯性碱中毒；④慢性呼吸功能不全，如肺心病等引起的呼吸性酸中毒，因 CO_2 潴留，血浆$[HCO_3^-]$相应增加，Cl^- 自肾脏排泄增加，血清 Cl^- 减少；⑤心功能不全，肝硬化腹水，不适当地限制盐和应用襻利尿剂。如速尿等可使 Cl^- 丢失，而引起血清 Cl^- 降低。

7. 血浆二氧化碳含量

1）二氧化碳含量增加

（1）代谢性碱中毒：由于碳酸氢钠过多所致，如胃酸分泌过多、小肠梗阻、呕吐、摄入碱过多等。

（2）呼吸性酸中毒：由于二氧化碳过多所致。当呼吸发生障碍时，二氧化碳不能自由呼出，血液中碳酸浓度增加，见于肺气肿、肺炎、心力衰竭等。

2）二氧化碳结合力减低

（1）代谢性酸中毒：由于碳酸氢钠不足所致，见于长期饥饿、肾炎后期、严重腹泻、服用氯化铵

（2）呼吸性碱中毒：由于二氧化碳不足所致，如换气过度呼出二氧化碳过多，见于发热性疾病、脑炎等。

五、特殊生化项目检验

1.血清碱性磷酸酶　血液中碱性磷酸酶主要来自骨骼、牙齿和肝脏（经胆管排出），因此正常情况下，幼儿血清中含量较高，随年龄的增长逐次下降。在妊娠期也有轻度增高。

（1）病理性的升高：肝脏阻塞性黄疸，肝实质性损害时仅见轻度升高。骨骼疾病，如纤维素性骨炎、骨瘤、佝偻病、骨软症、骨折等。

（2）病理性活性下降：贫血、恶病质。此外，出现低镁血症抽搐时也可见降低。

2.谷丙转氨酶　谷—丙转氨酶主要存在于组织细胞内，以肝细胞含量最多，心肌细胞中含量其次，只有极少量释放血中。所以血清中此酶活力很低。当肝脏、心肌病变、细胞坏死或通透性增加时，细胞内各种酶释放出来，使血清中此酶活性升高。所以测定血清中此酶的含量可作为诊断、鉴别诊断及预后观察的依据。

3.血尿酸　此项指标有助于较早期的诊断肾脏的病变。

尿酸含量升高：①痛风症，尿酸含量可升高；②急慢性肾小球肾炎，一般伴有血清尿酸增高；③白血病，多发性骨髓瘤，红细胞增多症或其他恶性肿瘤也可导致血尿酸升高；④氯仿，四氯化碳及铅中毒等均可使血尿酸增高。

4.血肌酐　血中的肌酐由外源性和内源性两类组成，主要由肾小球滤过，肾小管基本不重吸收。内源性肌酐由肌肉代谢产生，每天生成量相当衡定，在外源性肌酐摄入量稳定的情况下，血液中肌酐的浓度取决于肾小球的滤过功能。当肾实质受损时血中肌酐浓度升高，这是检测肾小球滤过功能的重要指标。

5.尿素　血中尿素氮主要经肾小球滤过，从小便中排出体外，当肾小球受损时滤过率降低，血中BUN升高。所以BUN是反映肾小球滤过功能的重要指标。

六、生化项目的仪器检测

随着现代医学科学技术的迅速发展，临床检验技术不断改进、完善和更新，实验方法学研究在微量、简便、快速、准确的基础上，正朝着超微量、高精度、大批样、多指标和自动化的方向发展。血液生化检验主要用血浆和血清。目前，在临床检验中多采用检验试条或试剂盒，或干式、湿式生化仪。根据仪器的自动化程度分为全自动生化仪和半自动生化仪。血液生化检验绝大部分都是使用仪器、试剂盒或试条检验。

第七节　免疫学检验

抗原是一种能刺激人或动物机体产生抗体或致敏淋巴细胞，并能与这些产物在体内或体外发生特异性反应的物质。一个完整的抗原应该具有免疫原性和抗原性两大性能。前者是说抗原能刺激机体产生免疫应答，诱导产生抗体或致敏淋巴细胞的能力。后者是指抗原能与抗体或致敏淋巴细胞在体内外发生特异性结合反应的能力。也就是说外界的异物不一定都是抗原，只有具有以上两大性能的异物才能被称作抗原。

抗原的性质主要有以下几个：①异物性，化学结构与人体的自身结构不同或者机体的免疫活性细胞从未与它接触过的物质叫做异物，对人体而言，具有异物性的物质不仅包括异种物质（如鸭血清蛋白对家兔呈强免疫原性），还包括同种异体物质（如人类不同血型的血液相遇会发生凝集），而且在异常情况下自身成分也可以具有免疫原性。②大分子量性，具有免疫原性的物质通常为大分子的有机物质，在一定范围内，分子量越大，免疫原性越强。③宿主反应性，不同种动物，甚至同种动物的不同个体，对同一抗原的应答性差别很大，这与不同的遗传性、生理状态及个体发育等因素有关，一般来说青壮年比幼年和老年人免疫应答强。④特异性，就是指物质之间的相互吻合性或针对性、专一性，例如伤寒杆菌诱导机体产生的免疫应答只能针对伤寒杆菌。

一、免疫细胞

（一）T 淋巴细胞

T 淋巴细胞即胸腺依赖淋巴细胞（thymus dependent lymphocyte），亦可简称 T 细胞，来源于骨髓的多能干细胞（胚胎期则来源于卵黄囊和肝）。目前认为，在人体胚胎期和初生期，骨髓中的一部分多能干细胞或前 T 细胞迁移到胸腺内，在胸腺激素的诱导下分化成熟，成为具有免疫活性的 T 细胞。成熟的 T 细胞经血流分布至外周免疫器官的胸腺依赖区定居，并可经淋巴管、外周血和组织液等进行再循环，发挥细胞免疫及免疫调节等功能。T 细胞的再循环有利于广泛接触进入体内的抗原物质，加强免疫应答，较长期保持免疫记忆。T 细胞的细胞膜上有许多不同的标志，主要是表面抗原和表面受体。这些表面标志都是结合在细胞膜上的巨蛋白分子。

（二）B 淋巴细胞

B 淋巴细胞亦可简称 B 细胞，来源于骨髓的多能干细胞，是由骨髓中的淋巴干细胞分化而来。与 T 淋巴细胞相比，它的体积略大。这种淋巴细胞受抗原刺激后，会增殖分化出大量浆细胞。浆细胞可合成和分泌抗体并在血液中循环。B 细胞淋巴瘤是一种最常见的淋巴细胞白血病，有关这种疾病的研究不断涌现。哺乳类动物是在类囊结构的骨髓等组织中发育的，又称骨髓依赖淋巴细胞。从骨髓来的干细胞或前 B 细胞，在迁入法氏囊或类囊器官后，逐步分化为有免疫潜能的 B 细胞。成熟的 B 细胞经外周血迁出，进入脾脏、淋巴结，主要分布于脾小结、脾索及淋巴小结、淋巴索及消化道黏膜下的淋巴小结中，受抗原刺激后，分化增殖为浆细胞，合成抗体，发挥体液免疫的功能。B 细胞在骨髓和集合淋巴结中的数量较 T 细胞多，在血液和淋巴结中的数量比 T 细胞少，在胸导管中则更少，仅少数参加再循环。B 细胞的细胞膜上有许多不同的标志，主要是表面抗原及表面受体。这些表面标志都是结合在细胞膜上的巨蛋白分子。

（三）单核—巨噬细胞

单核—巨噬细胞包括骨髓中的前单核细胞、外周血中的单核细胞以及组织内的巨噬细胞（Mφ）。Mφ 来源于血液中的单核细胞，而单核细胞又来源于骨髓中的前体细胞。功能：单核—巨噬细胞是机体重要的免疫细胞，具有抗感染、抗肿瘤和免疫调节等重要作用。①抗感染：非特异性吞噬杀伤多种病原微生物，是机体非特异性免疫防御中的重要细胞。②提呈抗原、启动免疫应答：在特异性免疫应答中，绝大多数 TD 抗原（胸腺依赖抗原）都需经巨噬细胞吞噬和加工处理，并与其表面的 MHC 分子形成抗原肽-MHC 复合物，表达在细胞膜表面，提呈给 T 细胞。巨噬细胞表面有很多黏附分子，可与 T 细胞表面的协同刺激分子受体结合，产生协同刺激信号，诱导 T 细胞的活化，启动免疫应答。③抗肿瘤：巨噬细胞被某些细胞因子，如 IFN-γ 激活后能有效地杀伤肿瘤细胞，是参与免疫监视的重要效应细胞。④免疫调节：在特异性免疫应答中，巨噬细胞可分泌释放多种细胞因子，参与免疫调节。主要的细胞因子有 IL-1 和 IL-12。

（四）NK/LAK 细胞

自然杀伤细胞（natural killer cell，NK）是机体重要的免疫细胞，不仅与抗肿瘤、抗病毒感染和免疫调节有关，而且在某些情况下参与超敏反应和自身免疫性疾病的发生。NK 细胞确切的来源还不十分清楚，一般认为直接从骨髓中衍生，其发育成熟依赖于骨髓的微环境。小鼠和人的体外实验表明，胸腺细胞在体外 IL-2 等细胞因子存在条件下培养也可诱导出 NK 细胞。小鼠脾脏在体内 IL-3 诱导下可促进 NK 细胞的分化。NK 细胞的杀伤活性无 MHC 限制，不依赖抗体，因此称为自然杀伤活性。NK 细胞的靶细胞主要有某些肿瘤细胞（包括部分细胞系）、病毒感染细胞、某些自身组织细胞（如血细胞）、寄生虫等，因此 NK 细胞是机体抗肿瘤、抗感染的重要免疫因素，也参与第 II 型超敏反应和移植物抗宿主反应。

（五）细胞因子

细胞因子（cytokine，CK）是一类能在细胞间传递信息、具有免疫调节和效应功能的蛋白质或小分子多肽。细胞因子是免疫细胞产生的一大类能在细胞间传递信息、具有免疫调节和效应功能的蛋白质或小分子多肽。化学性质大都为糖蛋白。免疫球蛋白、补体不包括在细胞因子之列。

1. 根据产生细胞因子的细胞种类不同分类 如淋巴因子：IL-2、IL-3、IL-4、IL-5、IL-6、IL-9、

IL-10、IL-12、IL-13、IL-14、IFN-γ、TNF-β、GM-CSF和神经白细胞素等；如单核因子：IL-1、IL-6、IL-8、TNF-α、G-CSF 和 M-CSF 等；如非淋巴细胞、非单核—巨噬细胞产生的细胞因子：EPO、IL-7、IL-11、SCF、内皮细胞源性 IL-8 和 IFN-β 等。

2.根据细胞因子主要的功能不同分类　如白细胞介素：IL-1-IL-15；如集落刺激因子（colony stimulating factor, CSF）：G（粒细胞）-CSF、M（巨噬细胞）-CSF、GM（粒细胞、巨噬细胞）-CSF、Multi（多重）-CSF（IL-3）、SCF、EPO 等。不同CSF不仅可刺激不同发育阶段的造血干细胞和祖细胞增殖的分化，还可促进成熟细胞的功能。

3.干扰素（interferon，IFN）　根据干扰素产生的来源和结构不同,可分为 IFN-α、IFN-β 和 IFN-γ,他们分别由白细胞、成纤维细胞和活化 T 细胞所产生。各种不同的 IFN 生物学活性基本相同,具有抗病毒、抗肿瘤和免疫调节等作用。

4.肿瘤坏死因子（tumor necrosis factor，TNF）根据其产生来源和结构不同,可分为 TNF-α 和 TNF-β 两类,前者由单核—巨噬细胞产生,后者由活化 T 细胞产生,又名淋巴毒素（lymphotoxin, LT）。两类 TNF 基本的生物学活性相似,除具有杀伤肿瘤细胞外,还有免疫调节、参与发热和炎症的发生。大剂量 TNF-α 可引起恶液质,因而 TNF-α 又称恶液质素（cachectin）。

5.转化生长因子-β家族（transforming growth factor-β family，TGF-β family）　由多种细胞产生,主要包括 TGF-β_1、TGF-β_2、TGF-β_3、TGF$\beta_1\beta_2$以及骨形成蛋白（BMP）等。

6.趋化因子家族（chemokinefamily）　包括两个亚族：①C-X-C/α 亚族,主要趋化中性粒细胞,主要的成员有 IL-8、黑素瘤细胞生长刺激活性（GRO/MGSA）、血小板因子-4（PF-4）、血小板碱性蛋白、蛋白水解来源的产物 CTAP-Ⅲ和 β-thromboglobulin、炎症蛋白10（IP-10）、ENA-78；②C-C/β 亚族,主要趋化单核细胞,这个亚族的成员包括巨噬细胞炎症蛋白 1α（MIP-1α）、MIP-1β、RANTES、单核细胞趋化蛋白-1（MCP-1/MCAF）、MCP-2、MCP-3 和 I-309。

7.其他细胞因子　如表皮生长因子（EGF）、血小板衍生的生长因子（PDGF）、成纤维细胞生长因子（FGF）、肝细胞生长因子（HGF）、胰岛素样生长因子-I（IGF-1）、IGF-Ⅱ、白血病抑制因子（LIF）、神经生长因子（NGF）、抑瘤素 M（OSM）、血小板衍生的内皮细胞生长因子（PDECGF）、转化生长因子-α（TGF-α）、血管内皮细胞生长因子（VEGF）等。

二、免疫学检测技术

利用免疫学原理建立的免疫学检测技术,主要应用于对多种免疫性疾病（感染性疾病、免疫缺陷病、超敏反应、自身免疫病、免疫增殖病、移植排斥反应和肿瘤等）的诊断、疗效评估、发病机制探讨以及对抗原性物质或免疫细胞的定性、定量,对细胞因子、黏附分子及细胞受体的检测等。

抗原—抗体反应包括沉淀反应、凝集反应、溶解反应、补体结合反应和中和反应等。抗原—抗体反应可用已知的特异性抗体检测未知的抗原；也可用已知的抗原检测未知的抗体。

免疫荧光技术、免疫酶技术、同位素标记技术、发光免疫分析等免疫标记技术提高了抗原抗体反应的敏感性。

第八节　微生物检验

在灾害检验医学的发展过程中和职能扩展方面主要是生物检验方面的发展,此处所指生物主要是致病菌、病毒、寄生虫和介于之间的一些物质,能引起感染和传染病的暴发。其中霍乱、鼠疫等35种疾病在我国确定为法定传染病。

病原微生物对同一宿主群体并非都引起相同的疾病,这取决于病原菌特有的毒力因子和宿主的防御能力即免疫力。细菌的致病性是指细菌能引起感染的能力。细菌的致病性是对特定宿主而言,有的仅对人类有致病性,有的只对某些动物有致病性,有的则对人类和动物都有致病性。不同病原菌对宿主可引起不同程度的病理过程和导致不同的疾病,例如伤寒沙门菌感染引起人类伤寒,而结核分支杆菌则引起结核病,这是由细菌种属特性决定的。

一、检验流程

完成一个细菌的鉴定要做很多项试验，然后将试验的结果与已知的细菌特性进行比较，才能最后确定病原菌。在选择试验项目以及分析试验结果时应遵循一个合理且思路清晰完整的思维模式，避免不必要的重复，少走弯路。因此，在临床细菌鉴定中常借用一些简便的流程。临床标本细菌学检验基本程序如图7-2-1。

二、检验项目与临床意义

临床标本检验项目与临床意义之间的关系见表7-2-1。

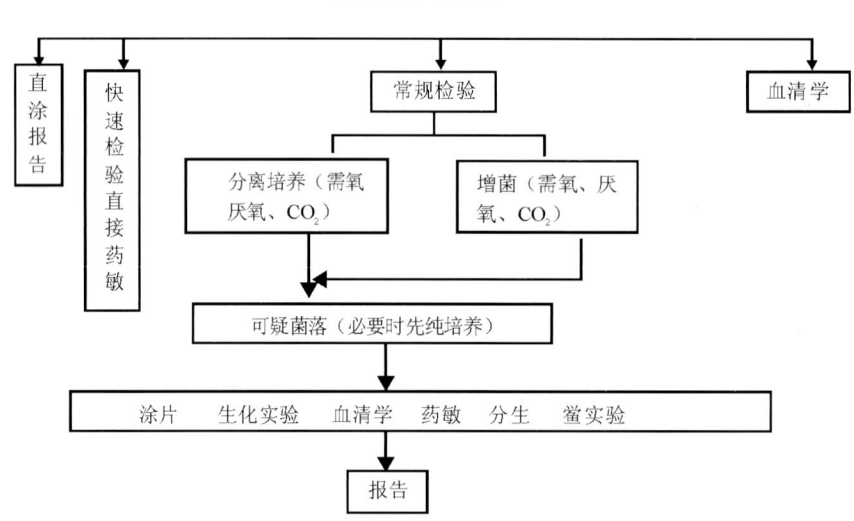

图7-2-1 临床标本细菌学检验基本程序

表7-2-1 微生物检验项目与临床意义

项目	标本	参考值	临床意义
血液、骨髓的培养	血液、骨髓	无细菌生长	菌血症、败血症可为阳性
脓、伤口分泌物的培养	脓、伤口分泌物	无细菌生长	细菌感染可为阳性
尿液培养	导尿或中段尿	无细菌生长或菌落计数 $<10^3$cfu/ml	尿道、膀胱、前列腺、输尿管、肾盂细菌感染可为阳性
粪便培养	新鲜粪便	无致病菌生长	志贺菌引起痢疾；沙门菌引起肠炎；伤寒沙门菌引起伤寒；霍乱弧菌引起霍乱、副霍乱；致病性大肠杆菌引起腹泻；细菌性食物中毒引起腹泻等
痰液培养	新鲜肺深部晨痰	无致病菌生长	肺部细菌感染，痰培养可检出致病菌
脑脊液培养	无菌留取的脑脊液	无细菌生长	由某一细菌引起的脑膜炎为阳性
生殖道分泌物培养	分泌物	无致病菌生长	宫颈、阴道、前列腺等部位炎症。常见菌有淋病奈瑟菌、白色念珠菌、阴道加德纳菌等
穿刺液培养	胸腔积液、腹水、关节液	无细菌生长	引起胸膜炎、腹膜炎、关节炎等
浅部真菌培养	甲鳞屑、皮屑、毛发	无真菌生长	引起甲癣、体癣、头癣

三、血液标本的细菌学检验

正常人的血液是无菌的，当细菌或真菌进入血流并在血液中迅速繁殖超出单核吞噬细胞系统清除这些微生物的能力时，即产生持续的败血症，并且可感染血管外组织。临床上怀疑为败血症、脓毒血症或其他血液感染的患者，需要做血液细菌培养以明确病原，这是诊断菌血症或败血症的基本方法。只有及时、准确地从患者血液中分离出病原菌，才能正确实施有效的抗菌治疗，从而有助于提高治愈率并降低医疗花费。

(一) 标本采集、运送及注意事项

1.采集部位、方法　一般从肘静脉采集，亚急性细菌性心内膜炎等病人则以从肘动脉或股动脉采血为宜。

2.时机

（1）高热、寒战初期采血：不宜在发热高峰时采血，因为在高热时血液中可能已经没有细菌，寒战或高热后细菌很快从血液中消失，故观察发热或寒战的发作规律，掌握最佳采血时机，对提高血培养阳性率是一个重要的关键。

（2）抗生素使用之前采血：在抗生素使用之前或在血中抗生素浓度达低谷时采集，避免抗生素达到峰浓度时采集。如难于避免，则使用含有抗生素吸附剂或中和剂的培养瓶。

3.采血量　培养液量与血液的量之比为10:1。成人一般采集5～10ml，新生儿与婴幼儿为1～3ml。采集的血液应立即注入适当的液体增菌培养基内，迅速轻摇，使之充分混合，防止血液凝固，有利于病原菌的生长。

4.采血次数及间隔　对于急性发热性疾病，如脑膜炎、细菌性肺炎，需马上做抗菌治疗急性骨髓炎、化脓性关节炎等要紧急手术的患者，应立即从患者的两臂肘静脉分别采集2份标本。对感染性心内膜炎患者，在24小时内取血3次，每次间隔不少于30分钟；必要时次日再做血培养两次。对发热原因不明者两次抽血间隔60分钟；必要时于24～48小时后再抽血2次。

5.标本采集注意事项

（1）血培养的关键是防止皮肤正常菌群或环境引起的污染。采血和接种时应严格注意无菌操作，避免污染杂菌。无论采取何种方法，在血液培养的全过程，从皮肤消毒、标本采取、运送、分离培养等，都要十分注意无菌操作。用头皮针为新生儿和婴幼儿取血时，应更换针头再将血液注入培养瓶中。

（2）多次采血应在不同部位的血管穿刺以排除皮肤正常菌群污染的可能。要避免从血管插管内取血。

（3）在感染局部的附近血管中采血，可提高阳性率。

（4）血标本接种到培养瓶后，轻轻颠倒混匀以防止血液凝固，并要立即送检，切勿冷藏！

（5）如同时做需氧和厌氧培养，应先将标本接种到厌氧培养瓶中，然后再注入需氧培养瓶，严格防止将空气注入厌氧培养瓶中。

（6）有血的培养瓶若不能立即送检，可在35℃保温2小时。

(二) 检验程序

血液标本的细菌学检验基本程序见图7-2-2。

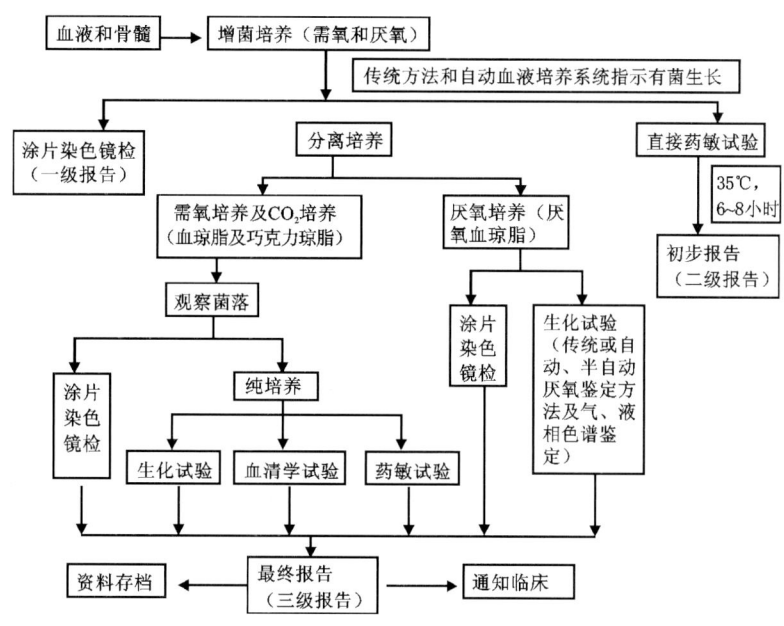

图7-2-2　血液标本的细菌学检验基本程序

（三）检验方法及结果报告

1. 增菌培养　将血培养瓶置于35℃培养，每日观察1次；或将血培养瓶置于全自动血培养仪中培养。肉眼观察有无混浊、沉淀、菌膜、色素、血液变色、指示剂变色等细菌生长迹象或全自动血培养仪发出阳性警报信号的血培养瓶应及时进行检验。

2. 分离培养、鉴定及报告

（1）革兰染色——第一级报告。标本涂片革兰染色镜检，将细菌的染色性质和形态及时报告给临床作为一级报告。根据细菌的染色特性和形态来判断革兰阳性或革兰阴性，球菌或杆菌，临床可及时得到对感染性疾病的诊断和治疗非常有价值的信息。

（2）分离培养——第二级报告。一旦见有细菌生长，要及时接种血平板、麦康凯（或同时做菌种鉴定）及巧克力琼脂平板（CO_2环境）进行分离培养并同时进行初步药敏试验。得到纯菌落后，在做鉴定和药敏的同时，再做革兰染色，根据细菌的形态和染色特性进一步判断革兰阳性或革兰阴性及球菌或杆菌，将所生长细菌的信息及初步药敏试验传回临床作为第二级报告，并进一步印证第一级报告。

（3）最后鉴定——第三级报告。将分离的菌株进行菌种鉴定和抗生素敏感试验，全部完成后，发出终报告。可报告为培养×天有×菌生长，同时报告最终的药敏试验结果。

（四）血液常见细菌

血液是病原菌极易生长和增殖的场所，血液受到病原菌侵袭后，在控制不当的情况下往往易发生菌血症或败血症而危及病人生命。侵入血液的病原菌是相当复杂的，其种类常常与感染的原发灶、细菌的入侵途径、机体免疫状态等有关。血液标本中常见的病原菌见表7-2-2。

四、尿液标本的细菌学检验

尿路感染是指尿道内有大量微生物繁殖而引起的尿路炎症。尿路感染是人类最常见的感染之一，可发生于各个年龄段的人群，好发于女性，男：女之比为1：10。根据感染可分为上尿路感染（如肾盂肾炎）及下尿路感染，男性还可出现前列腺感染，不同部位同时感染也很常见。感染并非是一种单一的疾病，而是一种临床综合征。典型的临床表现为发热、尿频、尿急、尿痛、排尿困难和耻骨上压痛等，表现可因患者的年龄和健康状况不同而异。新生儿尿路感染的症状往往是非特异性的、模糊的，可表现有厌食、呕吐、倦怠、无发热的菌血症等；老年患者的尿路感染常缺乏明显的症状，更易造成菌血症和急性肾功能衰竭，应引起重视。诊断尿路感染最常用的方法是进行尿液标本的细菌学检查。

表7-2-2　血液标本中常见的病原菌

	G^+	G^-
球菌	金黄色、表皮葡萄球菌 A群、B群链球菌 草绿色链球菌 肺炎链球菌 肠、厌氧链球菌	脑膜炎奈瑟菌 卡他布兰汉菌
杆菌	炭疽芽胞杆菌 产气荚膜梭菌 结核分支杆菌	（副）伤寒沙门菌 变形杆菌 铜绿假单胞菌 流感嗜血杆菌 大肠埃希菌 沙雷菌 梭杆菌 布氏杆菌
其他	真菌、钩端螺旋体	

（一）标本采集、运送及注意事项

1. 采集方法　①清洁中段尿：最好留取早晨清洁中段尿标本，嘱咐患者睡前少饮水，清晨起床后用肥皂水清洗会阴部，女性应用手分开大阴唇，男性应翻上包皮，仔细清洗，再用清水冲洗尿道口周围。将前段尿排去，将10~20ml中段尿直接排入专用的无菌容器中，立即送检，2小时内接种。该方法简单、易行，是最常用的尿培养标本的收集方法，但容易受到会阴部细菌污染，应由医护人员采集或在医护人员指导下由患者正确留取。②耻骨上膀胱穿刺：为避免尿道正常菌群的污染，收集尿液最好的方法是膀胱穿刺。耻骨上皮肤经碘酒消毒后，再以75%乙醇擦拭，用无菌注射器做膀胱穿刺，吸取尿液后排去注射器中的空气，针头插入无菌橡皮塞中送检。③直接导尿：可能将下尿道细菌引入膀胱，导致继发感染，一般不提倡使用。④两侧肾盂尿采集法：应由泌尿科医师采集。左右两侧标本必须标明，防止混淆而误诊。⑤留尿法：结核分支杆菌的检查，应留取24小时尿，取沉渣部分送检。

2. 注意事项　①严格无菌操作，防止正常菌群污染。②晨尿：尿液在膀胱内应停留 6~8 小时以上，使细菌有足够的时间繁殖。③用药前：因为很多药物都能够通过泌尿系统排泄，故应在用药前采集。④容器应由不与尿液成分发生反应的惰性材料制成，不得加防腐剂、消毒剂。⑤立即送检、立即接种：尿液是营养要求一般的病原菌的良好培养基，如不及时送检，则非病原菌容易在尿液中增殖，使原本正常的尿液易被误诊为菌尿。

（二）检验程序

尿标本的细菌学检验基本程序见图 7-2-3。

（三）检验方法及结果报告

1.涂片检查 尿路感染标本可直接做细菌培养，无需常规进行涂片检查。对于临床上怀疑为淋病奈瑟菌、假丝酵母菌或结核分支杆菌感染的标本可用无菌吸管吸取尿液 5~10ml 置于无菌试管中，3 000~4 000 转/min 离心 30 分钟，倾去上清液，取沉渣涂片，进行革兰染色或抗酸染色后镜检。

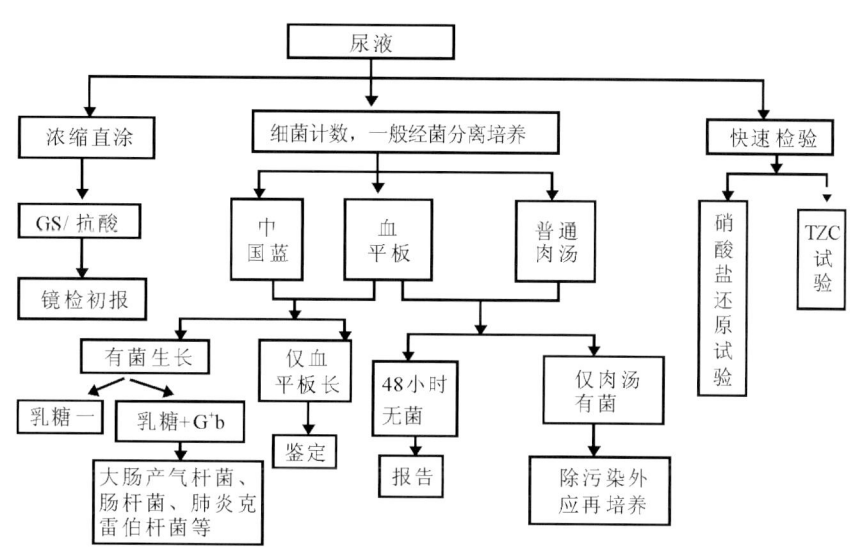

图 7-2-3 尿液标本的细菌学检验基本程序

如查见革兰阴性双球菌，肾形，位于细胞内或细胞外。报告"找到革兰阴性双球菌、存在于细胞内外，形似淋病奈瑟菌"。如未查见上述细菌可报告"未查见淋病奈瑟菌"。

检查结核分支杆菌时，取 10ml 尿液经 4 000 转/min 离心 30 分钟，取沉渣涂片进行萋—尼抗酸染色及潘本汉染色，如两张涂片上均查见红色的杆菌，可报告为"找到结核分支杆菌"。如萋—尼抗酸染色查见红色的杆菌，而潘本汉染色未查见红色的杆菌，则为结核分支杆菌。

2.细菌分离培养 根据标本来源及临床对目标菌的要求选择适合的培养基和培养条件。普通培养推荐使用血平板和麦康凯（或中国蓝）平板，不能以血平板代替麦康凯或中国蓝平板。

（1）一般细菌培养（普通培养）：将收集标本的容器轻轻旋转混匀，用定量接种环分别取尿液 1μl 接种于血平板和麦康凯平板（或中国蓝平板），35~37℃培养 18~24 小时观察，根据菌落特征和涂片、染色结果，选择相应的方法进一步鉴定。如普通培养 18~24 小时无细菌生长时，应将所有培养基继续培养 24 小时。

（2）特殊细菌培养：对怀疑有厌养菌感染者应采用耻骨上膀胱穿刺或导尿法采集标本，同时加种一块巧克力平板，置 5%CO_2 环境中培养 48 小时。进行厌氧菌培养时，必须用膀胱穿刺法采集尿液标本，接种厌氧琼脂平板。检查淋病奈瑟菌、结核分支杆菌感染时无需做定量培养，可将标本离心后取尿沉渣进行培养，以提高阳性率。

3.尿液细菌计数 正常人体膀胱中的尿液是无菌的，但是由于自然排尿收集的标本很难避免会阴部及下尿道细菌污染，所以需要定量接种、合理评价才能判断培养的细菌是否与尿路感染有关。一般认为取清晨第一次中段尿做培养及菌落计数时结果不应超过 10^4~10^5cfu/ml，若每毫升尿液细菌 10^5 以上时，应考虑为泌尿系感染。若每毫升尿液中细菌数少于 10^4 个，则考虑尿液污染。

取定量接种环蘸取尿液标本，然后均匀划线接种于培养基表面，37℃培养 18～24 小时，计数平板上的菌落数。采用 1μl 定量接种环者，将菌落数乘以 10^3，采用 10μl 定量接种环者，将平板菌落数乘以 10^2，即为每毫升尿液中所含有的细菌数（cfu/ml）。如菌落过多无法精确计数，则报告＞10^5 cfu/ml。革兰阴性菌菌落计数＞10^5 cfu/ml，而革兰阳性菌菌落计数＞10^4 cfu/ml 为诊断尿路感染的标准。

4.尿液硝酸盐还原试验

原理：有些细菌能将硝酸盐还原成亚硝酸盐+醋酸——亚硝酸+ 对氨基苯磺酸——氨基苯磺酸+α-奈胺—— 红色 α-奈胺偶氮苯磺酸。

操作：取新鲜尿 1ml 与 100g/L KNO_3，于 22～25℃水浴 1 小时，加入新鲜混合的试剂 1ml，立即观察结果。

结果：立即变淡红至红色为＋，不变色为－。

注：＋肯定为尿路感染，－不排除感染。

注意：硝酸盐还原试验仅能反应部分细菌的存在（即能还原硝酸盐的细菌），可出现一部分假阴性，应予以注意。

5.氯化三苯四氮唑（tetrazolium chloride，TZC）试验

原理：尿液中部分细菌可还原无色可溶性的 TZC 为红色的三苯甲潜。

操作：取中段尿 2ml 与 TZC 试剂应用液 0.5ml，混匀，37℃培养 8 小时。

结果：红色为＋，淡红弱＋，不变色－。

注：TZC＋，尿培养＋，95%为感染。

TZC－，尿培养＋，可能为感染或污染，结合临床及其他检查判断。

TZC－，尿培养－，非感染。

6.结果报告　结果报告方式：培养 48 小时无细菌生长，报告："培养 2 天无细菌生长。"查见细菌，报告菌名及菌落计数（cfu/ml）和药敏结果。

7.常见的病原菌　正常人膀胱中是无菌的，但外尿道有正常菌群存在，容易污染尿液。因此对于检验结果的判断和解释也具有重要意义。在正常菌群中，有的确实能引起感染，如大肠埃希菌是引起膀胱炎、肾盂肾炎的常见致病菌，尿路结石常有变形杆菌感染，尿道手术及插管后易发生铜绿假单胞菌的感染。常通过多次反复检验鉴别是污染菌还是造成感染的病原菌，如多次反复培养均检出同一细菌时，一般可认为是病原菌。尿液标本中常见的病原菌见表 7-2-3。

表 7-2-3　尿液标本中常见的病原菌

	G^+	G^-
病原菌	金黄色葡萄球菌	淋病奈瑟菌
	化脓性链球菌	变形杆菌
	肠球菌	肺炎克雷伯菌
	结核分支杆菌	铜绿假单胞菌
		沙雷菌
		产气肠杆菌
		沙门菌
		不动杆菌
正常菌群	葡萄球菌	大肠埃希菌
	肠球菌	变形杆菌
	非致病性棒状杆菌	
	枯草杆菌	
	四联球菌	
	八叠球菌	

五、粪便标本的细菌学检验

（一）标本采集、运送及注意事项

1.标本采集

（1）自然排便采集法：选取自然排出的黏液、脓血部分的新鲜粪便 2～3g 于灭菌广口瓶或蜡纸盒中。液体粪便取絮状物 1～3ml 立即送检或置于运送培养基中送检。

（2）直肠拭子采集法：对难以获得粪便或排便困难的患者和婴幼儿，可用直肠拭子采集标本。方法是先将肛门周围洗净，用一根浸有无菌生理盐水（保存液）的直肠拭子插入肛门 4～5cm（幼儿 2～3cm）处，轻轻旋转拭子，擦取直肠表面的黏液后取出，放入卡—布（Cary-Blair）运送培养基内或无菌试管内送检。

（3）样本亦可从直肠指诊时，于手套上取得。

2.采集送检注意事项

（1）虽粪便含多种杂菌，但应尽量采用无菌容器。

（2）为提高检出率，要采集新鲜粪便做培养，及时送检，必要时置于 Cary-Blair 运送培养基中送检，否则需冷藏保存（4℃，<24 小时）。

（3）腹泻病人应尽量在急性期采集标本（3 天内），以提高阳性率。

（4）标本最好在抗生素治疗前采集。

（5）选取有脓血黏液部分检查。

（二）检验程序

粪便标本的细菌学检验基本程序如图7-2-4。

（三）检验方法及结果报告

1.直接涂片　粪便标本中因含有大量的正常菌群，仅从染色性和形态上无法分辨是否为病原菌，因此粪便标本一般不进行直接涂片镜检，只有在怀疑霍乱弧菌感染或假膜性肠炎、葡萄球菌小肠结肠炎、白色念珠菌病时才做直接涂片镜检。粪便直接涂片染色检查可协助诊断菌群失调，在标本片上可观察正常菌群是否减少，酵母菌是否过度生长。看到大量有芽孢的革兰阳性大杆菌可能是艰难梭菌，结合临床情况可协助诊断抗生素相关性腹泻和假膜性结肠炎，分离时可用（cycloserine-cefoxitin-fructose-agar，CCFA）选择性培养基做厌氧培养。

（1）霍乱弧菌的检查：涂片，粪便通常呈米泔水样，取新鲜标本涂片2张，干燥后，用乙醇或甲醇固定，分别用革兰染色及1:10稀释的石炭酸复红染色，油镜下检查有无革兰阴性呈鱼群状排列的弧菌。

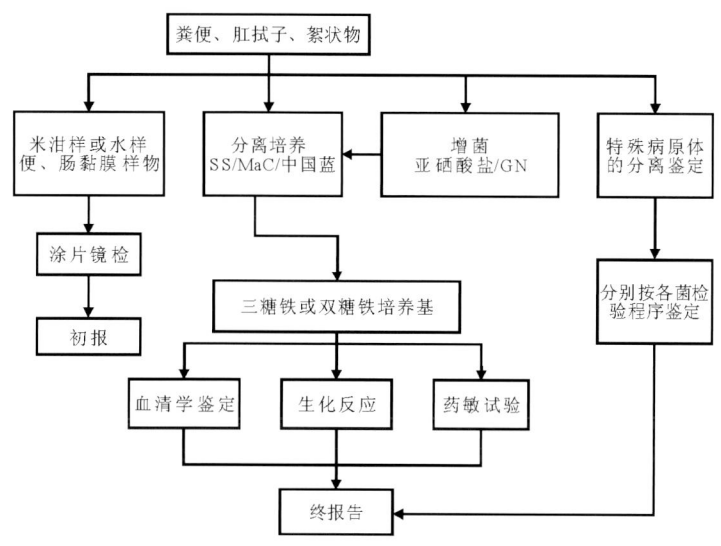

图7-2-4　粪便标本的细菌学检验基本程序

动力和制动实验：取患者粪便，制成悬滴标本或压滴标本，检查细菌动力，霍乱弧菌和El Tor弧菌均呈现极度活动的运动，常呈穿梭状。在有活泼运动的悬滴涂片中加霍乱弧菌多价诊断血清后进行制动实验，显微镜下观察如原来活泼运动的现象中止，为制动试验阳性，可初步诊断是霍乱弧菌。

（2）葡萄球菌：疑似葡萄球菌假膜性肠炎的患者，可取水样便或肠黏膜样物进行涂片，经革兰染色后镜检，若发现大量革兰染色呈阳性、葡萄串状排列的球菌可说明有葡萄球菌性结肠炎，培养时应用血平板。

（3）结核分支杆菌：取黄豆大小粪便与10~15毫升饱和盐水混合，静置1~2小时，用接种环取液面少许液体进行涂片，萋—尼抗酸染色。找到红色杆菌，报告"找到抗酸杆菌"未找到红色杆菌，报告"未找到抗酸杆菌"。

（4）艰难梭菌：取假膜性肠炎患者的粪便涂片革兰染色镜检，若发现革兰阳性粗大杆菌，无荚膜，大多能形成卵圆形芽孢，位于菌体一端者，可报告"找到G^+芽孢杆菌，形似艰难梭菌"。

2.分离培养

（1）志贺菌、沙门菌属培养：将粪便或直肠拭子划线接种于强选择性培养基（SS、HE琼脂平板）及弱选择性培养基（麦康凯、EMB、中国蓝琼脂平板）各一个，37℃培养16~24小时后，挑取小而透明的可疑菌落，接种于双糖铁斜面和尿素—动力—靛基质（UMI）试验管内，依次区别细菌属，然后进一步用生化反应和血清学试验进行鉴定。

注意：①常规培养只检测沙门菌、志贺菌和弯曲菌，不能只用一种培养基，一个粪便标本仅进行志贺菌、沙门菌的检验，阴性结果只能报告为："未找到志贺菌和沙门菌"；②如需检测弧菌、气单胞菌或$O_{157}H_7$，应通知实验室；③粪便标本一般不做厌氧培养。

（2）霍乱弧菌：取米泔水样粪便数滴，接种于碱性蛋白胨水中，经 37℃ 6 小时增菌后，取表面生长物或菌膜，划线接种于碱性琼脂平板或硫代硫酸钠—枸橼酸盐—胆盐—蔗糖（TCBS）琼脂平板。如不需增菌，可直接将标本接种于上述琼脂平板上。37℃ 培养 16～20 小时后，观察菌落特征。霍乱弧菌在 TCBS 上形成黄色、微凸起、较大的菌落。选择 5～10 个可疑菌落与霍乱弧菌多价"O"诊断血清做玻片凝集试验，阳性者通常在 1～2 分钟内出现肉眼可见的凝集颗粒，并做盐水对照。

对多价诊断血清凝集的菌株，应进一步做生化反应和型别鉴定，特别是从第一例病人分离到的可疑菌株，更应迅速、准确地做出鉴定。

（3）金黄色葡萄球菌：怀疑葡萄球菌引起的急性胃肠炎，可取呕吐物或粪便接种于高盐甘露醇琼脂或高盐卵黄琼脂半板，37℃ 培养 18～24 小时，挑取黄色菌落，涂片革兰染色镜检，如查见革兰阳性葡萄状排列的球菌，做凝固酶、耐热 DNA 酶等试验进行验证。肠毒素检测可用幼猫喂饲法或免疫学方法进行。

（4）副溶血弧菌：将粪便、可疑食物接种于副溶血弧菌增菌液，同时划线接种于副溶血弧菌选择性平板和 SS 琼脂平板上。根据菌落形态、生化试验及耐盐试验进行鉴定。

（5）艰难梭菌：将黄色带有假膜的新鲜标本立即接种于环丝氨酸—头孢西丁—果糖琼脂（CCFA）平板上，37℃厌氧培养48小时后，观察有无直径约 5mm，表面粗糙、中央呈脐凹状、边缘呈丝状或齿状、不透明、黄色、略带荧光的菌落，涂片如为革兰阳性杆菌，芽孢卵圆形，位于菌体一端，可进一步做生化反应、耐氧试验及动物毒素试验确定。

（四）临床意义

在健康人肠道中寄居有大量的种类繁多的微生物，如大量的厌氧菌和大肠埃希菌、肠杆菌、变形杆菌、粪产碱杆菌等，这些微生物在机体免疫力正常的情况下不致病。但是有少数为致病性微生物，引起胃肠道感染的微生物主要为大肠埃希菌、沙门菌、志贺菌、耶尔森菌、弯曲杆菌及弧菌等。如霍乱弧菌可引起霍乱，志贺菌可引起细菌性痢疾，伤寒沙门菌引起伤寒。有些细菌本身或其代谢产物可引起食物中毒，如葡萄球菌、副溶血弧菌、蜡样芽孢杆菌。

对粪便标本进行细菌学检查，一方面可对肠道正常菌群进行监测，预防菌群失调；另一方面可从大量的微生物中分离出病原菌，对肠道疾病进行病原学诊断并通过药敏试验为临床治疗提供参考或依据。再有在肠道传染病暴发时可协助及时查找传染源，从而采取相应措施，控制感染的扩散。粪便标本中常见的病原菌见表 7-2-4。

表 7-2-4 粪便标本中常见的病原菌

	革兰阳性菌	革兰阴性菌
球菌	金黄色葡萄球菌 厌氧链球菌	
杆菌	结核分支杆菌 产气荚膜梭菌 难辨梭菌 厌氧菌	致病大肠埃希菌 沙门菌 变形杆菌 志贺菌 霍乱弧菌 副溶血弧菌 弯曲菌 小肠结肠炎耶尔森菌
其他	真菌	

六、痰液标本的细菌学检验

呼吸道感染是临床常见的病症。呼吸道分为上呼吸道和下呼吸道。下呼吸道包括气管、支气管、细支气管、细支气管末端、肺泡。在健康人体的口、鼻咽部寄居的微生物种类繁多，可以条件致病，引起下呼吸道感染。下呼吸道分泌物（痰）培养主要针对下呼吸道感染的病原菌进行调查，如细菌性肺炎、肺结核、慢性支气管炎、支气管扩张症、肺脓肿、深部霉菌性肺部感染及肺炎支原体引起的感染等。

（一）标本采集、运送及注意事项

痰标本的细菌学检查对病原学诊断起着非常重要的作用，但采集标本时容易受到口咽部正常菌群的影响，如果不注意采集标本的质量，往往可造成检测出的病原菌和实际引起感染的病原菌脱节，导致抗菌药物的不合理应用，甚至耐药菌的出现和流行。因此痰标本的细菌学检查首先应注意标本的采集质量。

1.标本采集

（1）自然咳痰法：清晨起床后，用温开水漱口数次，然后经深呼吸数次后用力咳出气管深部的痰液，吐到无菌痰盒内，盖上盒盖不要再打开，马上送检，尽量不要混入唾液和口水。咳痰较困难者可用雾化蒸气吸入以利于痰液咳出。幼儿可用手指轻扣胸骨柄上方以诱发咳痰。

（2）咽拭采集法：患者用清水漱口后，用压舌板将舌向下向外压，用灭菌棉拭子在咽后壁或悬雍垂后侧涂抹数次。检查脑膜炎奈瑟菌或百日咳杆菌时应从鼻咽部采集标本。

（3）气管镜采集法：通常见于在患者进行纤维支气管镜检查时顺便抽取。

（4）胃内采痰法：多用于可疑患有肺结核的患者有可能将痰液咽下的情况时采用。

（5）气管穿刺法：仅用于昏迷患者，由临床医师进行。此法适用于厌氧培养。

2.标本采集注意事项

（1）痰液标本的采集以清晨为好，咳痰前嘱咐病人漱口三遍以减少口腔正常菌群的污染。指导病人深咳痰以取得下呼吸道标本，置于无菌容器内。

（2）标本采集后应立即送检，微生物实验室收到标本后，应立即进行标本的质量检查及分离培养。

（3）有1/4～1/2肺部感染的病人可能发生菌血症，可同时采集血液进行培养。

（二）检验程序

痰液标本的细菌学检验基本程序如图7-2-5。

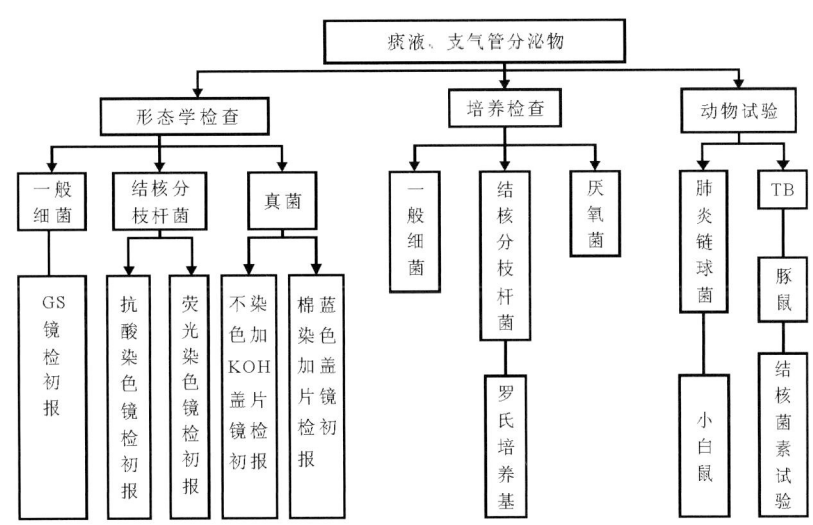

图7-2-5 痰液标本的细菌学检验基本程序

（三）检验方法及结果报告

1.直接镜检

（1）直接涂片检查：确定是否适宜做细菌培养。

由于痰标本绝大多数是以自然咳痰方式采取的，因而易受上呼吸道分泌物的污染，痰液标本普遍存在的问题是质量不好，导致结果不准确。因此，痰标本的质量检验非常重要，可根据痰涂片镜检中的白细胞、鳞状上皮的量来初步判定标本是否合格。

（2）涂片染色镜检：取脓性痰液制备2张涂片，分别进行革兰染色及抗酸染色，根据细菌形态、排列、染色性进行初步报告。

2.分离培养

（1）分离培养前处理：①痰液均质化，痰的均质化以胰酶法最为常用，在痰液中加入等量pH为7.6的10%胰酶溶液，37℃ 90分钟就可使痰液均质化，而对细菌培养无影响。②痰液净化：由于痰液中含有正常菌群，影响病原菌的检出，因此，可先将痰液净化后再进行检查。将痰液加入含有15～20ml无菌生理盐水的试管内，剧烈震荡5～10秒，用接种环将沉淀于管底的痰液吸出，同法反复洗2次，然后将洗涤后的痰液接种到培养基上。

（2）普通细菌培养：将处理后的脓痰接种于血平板，37℃培养18～24小时，最好在含有10% CO_2的环境下。培养后挑取可疑菌落进行涂片，革兰染色镜检，然后按各类细菌的特征进行鉴定。

（3）厌氧菌培养：将标本接种于硫乙醇酸盐培养基或血琼脂平板，置于无氧环境中培养，如见典型菌落，按其生物学特性进行鉴定。

（4）白喉棒状杆菌培养：将处理的痰液或假膜接种于血清斜面上，37℃培养2~8小时，刮取菌苔，划线接种于亚碲酸钾血琼脂平板，37℃培养48小时，如见典型菌落，经形态学检查和生化试验、毒力试验证实后即可报告。

（四）临床意义

痰液及支气管分泌物的细菌学检查对于某些疾病的诊断，治疗具有重要的意义，但是痰标本容易受到口腔中正常菌群的污染，因此对于普通细菌的感染，常需进行优势菌的分离与鉴定。如分离到结核分支杆菌、肺炎支原体或深部霉菌，则可确定与感染有关，如分离到金黄色葡萄球菌，肺炎链球菌等则要小心判断，因为它们也可能是上呼吸道的正常菌群。

急性细菌性鼻炎、鼻前庭炎、鼻腔脓肿、鼻中隔脓肿等常常是由金黄色葡萄球菌、化脓性链球菌、铜绿假单胞菌感染引起的。慢性鼻旁窦炎常为需氧菌与厌氧菌的混合感染。急性咽炎最常见是由链球菌引起的，其次为金黄色葡萄球菌、流感嗜血杆菌和肺炎链球菌。溃疡性咽峡炎常由奋森螺旋体和梭杆菌和肺炎链球菌引起。痰液标本中常见的病原菌见表7-2-5。

表7-2-5 痰液标本中常见的病原菌

	G^+	G^-
球菌	金黄色葡萄球菌 肺炎链球菌 厌氧球菌 化脓性链球菌	脑膜炎奈瑟菌
杆菌	结核分支杆菌 白喉棒状杆菌	流感嗜血杆菌 肺炎克雷伯菌 大肠埃希菌 产气肠杆菌 铜绿假单胞菌 嗜肺军团菌 鼠疫耶尔森菌
其他	假丝酵母菌、放线菌、螺旋体	

七、化脓及分泌物标本的细菌学检验

（一）标本采集、运送及注意事项

1.封闭性脓肿 先用碘酊和75%酒精局部消毒后用无菌注射器抽取脓液，放入无菌容器中送检。也可在切开排脓时用无菌棉拭子采集。

2.开放性脓肿和脓性分泌物 首先用无菌生理盐水洗净病灶表面的污染菌，以无菌棉拭子采集脓液及病灶深部分泌物，放入无菌试管中送检。怀疑为放线菌感染时，选取脓液中的"硫黄样颗粒"于无菌容器内送检。亦可用灭菌纱布条塞入病灶内，次日取出送检。

3.大面积烧伤的创面分泌物 无菌棉拭子采取，也可将沾有脓汁的最内层敷料放入无菌容器内送检。

标本采集及送检过程中一定要注意无菌操作。对怀疑有厌氧菌感染的标本，为避免标本与空气较长时间接触，最好用注射器抽取脓汁，排净针筒内空气，再用橡皮塞堵塞针头送检。

（二）检验程序

化脓及创伤感染标本的细菌种类是多种多样的，不同细菌的分离鉴定方法也各异。因此检验程序也不完全一样，对大多数化脓性细菌来说，分离鉴定的一般步骤大体包括染色镜检、培养鉴定、药敏试验及细菌定量培养几个方面，根据不同的情况有选择的采用。

化脓及分泌物标本的细菌学检验基本程序见图7-2-6。

（三）检验方法及结果报告

1.直接涂片镜检 取脓液及创伤分泌物涂片，革兰染色镜检，观察细菌的形态、大小、排列及染色特点。根据形态和染色特点报告"找到革兰×性××菌，呈×状排列，疑似××菌"。如镜检未出现细菌时，可报告为："直接涂片未找到细菌"。

怀疑有结核分支杆菌感染的标本，用抗酸染色后镜检。

2.分离培养与鉴定

（1）普通细菌培养：将标本划线接种于血琼脂平板及EMB或中国蓝琼脂平板上，37℃培养18~24小时后根据形态、菌落、生化反应等进行鉴定。报告："检出××菌"。如培养48小时仍未见生长报告"经48小时培养无细菌生长"。

（2）厌氧菌培养：怀疑为厌氧菌感染时，将标本接种于血平板或厌氧血琼脂平板，置于无氧环境中培养。分离厌氧芽孢杆菌，如破伤风梭菌及产气荚膜梭菌时，应将采集的标本置于80℃水浴中加热20分钟，杀灭非芽孢菌，37℃培养18~24小时，根据形态、菌落、厌氧菌生化试验等鉴定。报告："检出××菌"。如培养3~5天仍未见生长，报告"厌氧培养×天无细菌生长"。

(3) 炭疽芽孢杆菌培养：怀疑为炭疽芽孢杆

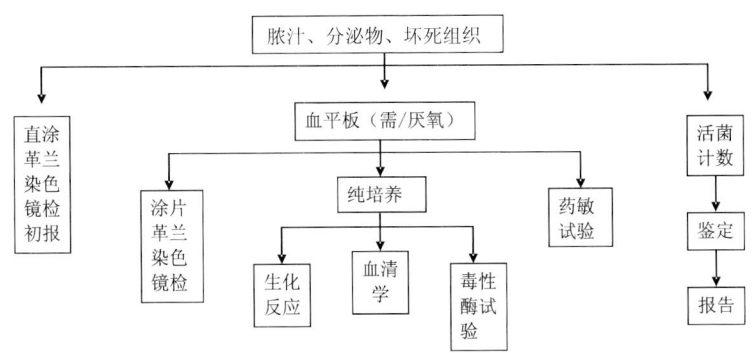

图 7-2-6 化脓及分泌物标本的细菌学检验基本程序

菌感染时将标本接种于血平板。如标本已受到严重污染，可首先在肉汤培养基中增菌一夜后，经 80℃加热 20 分钟，杀灭非芽孢菌，然后再移种血平板于 37℃培养 18~24 小时，挑取大而扁平、边缘不整齐似卷发状、不溶血的菌落进行革兰染色，如为 G^+ 竹节状的大杆菌，排列呈链状，悬滴检查为无动力，可做出初步报告。必要时进一步进行动物试验、串珠试验、噬菌体裂解试验等，报告"培养出炭疽芽孢杆菌×型"。

（四）临床意义

尽管现代化的手术室具有高度有效的净化设备，但是真正达到完全无菌是不可能的。人体本身是一个可扩散的细菌源，临床上几乎所有的创伤性手术均可不同程度的污染细菌。但是并不是说切口内有细菌存在，就一定会使伤口感染。感染现象的出现与创伤情况、感染菌的种类和数量、处理过程、机体免疫状态和术后抗生素的应用情况等多种因素有关。

慢性化脓性创伤多数是由葡萄球菌、链球菌的混合感染引起的。战伤以铜绿假单胞菌、金黄色葡萄球菌、表皮葡萄球菌、枯草芽孢杆菌等感染多见。气性坏疽常常是由一到多种产气的厌氧菌感染所致，同时又常有化脓性细菌感染并存，往往以产气荚膜梭菌、水肿梭菌、败毒梭菌等最为多见。小的和浅表的疖、痈多数是由表皮葡萄球菌感染所引起，而大的和严重的则多由金黄色葡萄球菌引起。痈肿可以是单独由金黄色葡萄球菌或乙型溶血性链球菌感染所引起的，也可以是两者混合感染所造成的。化脓及分泌物标本中常见的病原菌见表 7-2-6。

表 7-2-6 脓汁标本中常见的病原菌

	革兰阳性菌	革兰阴性菌
球菌	金黄色葡萄球菌 溶血链球菌 化脓性链球菌 肺炎链球菌 消化（链）球菌	
杆菌	炭疽芽孢杆菌 结核分支杆菌 破伤风梭菌 溃疡棒状杆菌	大肠埃希菌 铜绿假单胞菌 变形杆菌 肺炎克雷伯菌 腐败假单胞菌 梭杆菌 嗜血杆菌
其他	放线菌、奴卡菌、假丝酵母菌	

八、脑脊液标本的细菌学检验

脑脊液标本的病原学检查是诊断脑膜炎的重要手段。对于被怀疑为脑膜炎的病人，其脑脊液标本不论是清亮的还是混浊的，都要进行微生物学检查。

（一）标本采集、运送及注意事项

由临床医师以无菌操作通过腰椎穿刺采集脑脊液 3~5ml 于无菌试管或小瓶中，立即送检或床边接种。由于脑脊液中的许多病原体离体后会很快死亡或自溶，因此必须立即送检，天冷时注意保温，可在 35℃下保温运送。

（二）检验程序

脑脊液标本的细菌学检验基本程序见图 7-2-7。

（三）检验方法及结果报告

1.直接涂片镜检 脑脊液涂片检查对疾病的诊

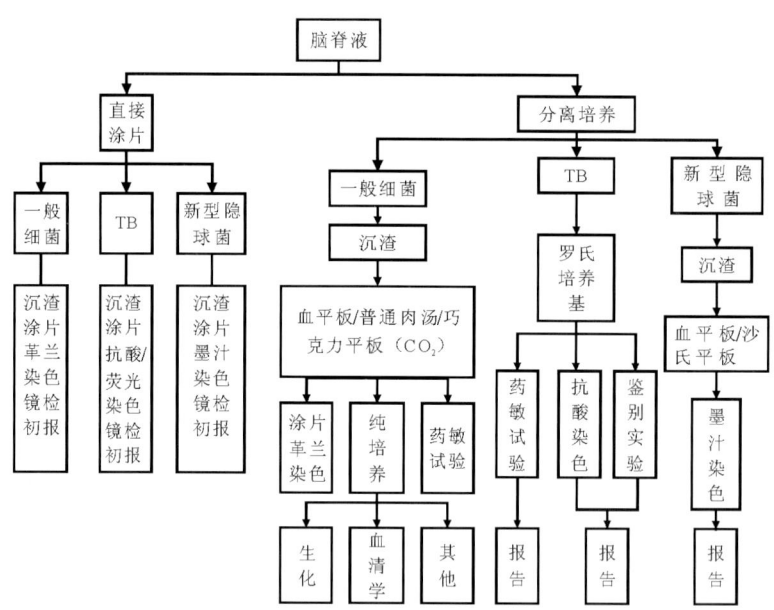

图 7-2-7 脑脊液标本的细菌学检验基本程序

断以及及时治疗发挥着非常关键的作用。接到标本应立即进行涂片染色镜检，混浊或脓性脑脊液可直接进行涂片染色镜检，无色透明的脑脊液应 3 000 转/分钟离心 10~15 分钟后取沉淀涂片染色检查。对于镜检发现的阳性结果必须立即向医师报告，绝不能耽误。

（1）发现革兰阴性、凹面相对的双球菌，位于中性粒细胞内外，则可报告"找到 G 双球菌，位于细胞内（外），形似脑膜炎奈瑟菌"。

（2）发现革兰阳性矛头状的双球菌，菌体周围有明显的荚膜，可报告"找到革兰阳性双球菌，疑似肺炎链球菌"。用肺炎链球菌抗血清进行荚膜肿胀试验，阳性者报告"荚膜肿胀试验检出肺炎链球菌"。

2.分离培养与鉴定　立即将标本接种在35℃预温的血平板和巧克力平板上，置5%~10%CO_2环境中35℃培养 18~24 小时，然后对生长的细菌，依据菌落形态及镜下形态，选择相应的手段进行细菌菌种的鉴定。如培养 3 天仍未见有细菌生长，则报告"经 3 天培养无细菌生长"。

（四）临床意义

脑脊液的细菌学检验主要用于神经系统细菌、真菌和结核分支杆菌等感染性疾病的诊断。脑脊液在正常情况下是无细菌的，检出任何细菌，在排除为污染外，均应视为病原菌。

引起化脓性脑膜炎的最常见致病菌是脑膜炎球菌、肺炎链球菌及流感嗜血杆菌；其次为金黄色葡萄球菌、链球菌、大肠杆菌、变形杆菌、厌氧菌、绿脓杆菌等。结核性脑膜炎的脑脊液沉渣涂片抗酸染色以及结核杆菌培养或动物均应为阳性。真菌性脑膜炎的病例中约60%~80%脑脊液涂片墨汁染色可发现带有荚膜的新型隐球菌。脓汁标本中常见的病原菌见表 7-2-7。

表 7-2-7　脑脊液标本中常见的病原菌

	革兰阳性菌	革兰阴性菌
球菌	金黄色葡萄球菌、化脓性链球菌肺炎链球菌、消化链球菌肠球菌	卡他布兰汉菌脑膜炎奈瑟菌
杆菌	炭疽芽孢杆菌、结核分支杆菌、产单核胞李斯特菌、类白喉棒状杆菌	流感嗜血杆菌、大肠埃希菌、产气肠杆菌、不动杆菌、铜绿假单胞菌、变形杆菌、肺炎克雷伯菌
其他	新型隐球菌、假丝酵母菌	

九、常见病毒感染的检验

（一）病毒的分类

1.病毒分类原则　病毒分类的目的在于从整体上对病毒的起源、进化、共性和个性特点进行归纳和研究，以便更好地揭示病毒的本质、生物遗传特性和控制病毒感染。病毒分类的原则是：①宿主种类：动物病毒、植物病毒和细菌病毒（噬菌体）；②病毒形态与大小，病毒呈球形、砖形、杆状或多形状；③核衣壳的对称型，立体、螺旋或复合对称；④有无病毒包膜及对乙醚等脂溶剂的敏感性；⑤核酸类型，基因组是 DNA 或 RNA 分子，核酸是线状、环状或是分节段，分子量大小等；⑥抗原性；⑦病毒在宿主细胞中的增殖部位、过程及生长特性；⑧人类病毒还考虑传播方式、媒介种类、流行病学特征及病理学特点等。

2. 病毒的系统分类　依据分类原则，将病毒分为 DNA 病毒、RNA 病毒两大类，每大类分科、亚科和属。①科：由结构、性状相关和有亲缘关系的病毒属组成，科名后用后缀-viridae 表示，如痘病毒科（poxviridae）。②亚科：是一群具有某些共同特征的种，亚科名后用后缀-virinae。③病毒属：由结构、性状相关并亲缘关系相近的病毒成员组成，属名后用后缀-virus，如小 RNA 病毒科中的肠道病毒属（enterovirus）。

国际病毒分类委员会（ICTV）大约每隔 3 年发布一次新的病毒分类命名系统，每次均做些适当的调整和修改。1995 年公布了病毒分类和命名的第六次报告，将 4 000 多种病毒分 49 个科、11 个亚科、164 个属，统一使用科、属、种分类单元。2004 年 ICTV 公布的病毒分类和命名第八次报告中病毒分类系统将病毒分为 73 个科、11 个亚科、289 个属（表 7-2-8，表 7-2-9）。

3. 病毒的临床分类　习惯上，常根据病毒的传播途径和临床特点而将病毒分成以下几种：

表 7-2-8　DNA 病毒科分科及医学重要病毒

病毒科名	分类的主要特点	重要成员
痘病毒科	dsDNA，有包膜	天花病毒，痘苗病毒，传染性软疣病毒
疱疹病毒科	dsDNA，有包膜	单纯疱疹病毒Ⅰ型、Ⅱ型，水痘—带状疱疹病毒，巨细胞病毒，EB 病毒，人疱疹病毒 6、7、8 型
腺病毒科	dsDNA，有包膜	腺病毒
嗜肝病毒科	dsDNA，复制过程中有逆转录	乙型肝炎病毒
乳多空病毒科	dsDNA，环状，无包膜	乳头瘤病毒
小 DNA 病毒科	+ssDNA，无包膜	细小 B_{19} 病毒，腺病毒伴随病毒

表 7-2-9　RNA 病毒科分科及医学重要病毒

病毒科名	分类的主要特点	重要成员
副黏病毒科	-ssRNA，不分节，有包膜	副流感病毒、麻疹病毒、腮腺炎病毒、呼吸道合胞病毒、偏肺病毒
正黏病毒科	-ssRNA，分节，有包膜	流感病毒 A，B，C 型
逆转录病毒	两条相同的+ssRNA，不分节，有包膜	人类免疫缺陷病毒，人类嗜 T 细胞病毒
小 RNA 病毒科	+ssRNA，不分节，无包膜	脊髓灰质炎病毒、埃可病毒、柯萨奇病毒
冠状病毒科	+ssRNA，不分节，有包膜	冠状病毒
沙粒病毒科	-ssRNA，分节，有包膜	拉沙热病毒
弹状病毒科	-ssRNA，不分节，有包膜	狂犬病病毒，水疱口炎病毒
纤丝病毒科	-ssRNA，不分节，有包膜	埃博拉病毒，马堡病毒

（1）呼吸道病毒：主要指通过呼吸道进入机体并在呼吸道初步增殖的病毒，也有一些病毒可进入血流或其他系统。包括流感病毒、副流感病毒、麻疹病毒、风疹病毒、腺病毒、流行性腮腺炎病毒、呼吸道合胞病毒、冠状病毒和呼肠孤病毒。

（2）肝炎病毒：主要引起人类肝炎的甲型、乙型、丙型、丁型及戊型肝炎病毒。

（3）肠道病毒：主要是通过消化道进入机体，并在消化系统内初步增殖后可侵犯其他器官，包括小 RNA 病毒科的病毒。

（4）痘类病毒：包括天花病毒、类天花病毒、牛痘病毒、传染性软疣病毒。主要由呼吸道飞沫传播与皮肤接触传播，引起皮肤和黏膜的病变。

（5）疱疹病毒：大部分可引起皮肤病变，大多有潜伏感染的形式，和致肿瘤有关。包括单纯疱疹病毒、水痘—带状疱疹病毒、巨细胞病毒、EB 病毒等。

（6）虫媒病毒：由吸血节肢动物传播，病毒能在节肢动物中增殖，通过叮咬引起感染。包括多种病毒，主要有流行性乙型脑炎病毒、森林脑炎病毒、登革热病毒、黄热病毒以及出血热病毒等。

（7）狂犬病病毒：属弹状病毒，引起狂犬病。主要在野生动物及家畜中传播。

（8）逆转录病毒：包括一大组含有逆转录酶的 RNA 病毒，有 RNA 肿瘤病毒亚科、泡沫病毒亚科及慢病毒亚科的病毒。

4.亚病毒　近来发现一些比一般病毒更小的传染因子，称为亚病毒（subvirus），包括卫星病毒、类病毒和朊粒，是一些新的非寻常病毒的致病因子。

（1）卫星病毒（satellites virus）：多数与植物病毒有关，少数与噬菌体和动物病毒有关。如人类腺病毒卫星病毒。卫星病毒分两大类，一类卫星病毒是 RNA 分子，必须靠辅助病毒的蛋白衣壳。另一类则可编码自己的衣壳蛋白。卫星病毒共同特点是：基因组为 500~2 000 核苷酸的单链 RNA，它们与辅助病毒基因组之间没有同源序列，复制时常干扰辅助病毒的增殖，这是与缺陷病毒明显不同之处。

（2）类病毒（viroid）：均为植物病毒，仅由 200~400 个核苷酸组成，为单链环状 RNA，有二级结构，不含蛋白质，无包膜和衣壳。病毒 RNA 在植物细胞核内复制，主要依赖宿主细胞 RNA 多聚酶进行 RNA 合成。目前认为人类的丁型肝炎病毒（HDV）具有部分卫星病毒和类病毒的特征，是一种特殊的嵌合 RNA 分子。

（3）朊粒（prion）：结构仅由一种耐蛋白酶 K 的蛋白分子组成，具有传染性。由于它仅含朊粒蛋白（PrP），不少学者认为不宜列入病毒范畴，译为朊病毒欠妥。近来发现，动物和人类中枢神经系统慢性进行性传染病与朊粒感染有关，如羊瘙痒病、疯牛病、人类的库鲁（Kuru）病、克雅病（CJD）与其有关。

（二）医学重要病毒

1.呼吸道传播的病毒　呼吸道传播的病毒是指一大群主要通过呼吸道途径传播，侵犯呼吸道并引起呼吸道局部病变或引起呼吸道以外组织器官病变的病毒。包括正黏病毒科的流感病毒，副黏病毒科的副流感病毒、呼吸道合胞病毒、麻疹病毒、腮腺炎病毒及其他科的，如腺病毒、鼻病毒、风疹病毒、冠状病毒与呼肠病毒等。急性呼吸道感染中 90%~95% 是由呼吸道病毒引起，这类病毒的传染源主要是患者及病毒携带者，经飞沫传播，速度快，传染性强，所致疾病潜伏期均短，患者多为小儿和体弱多病的老人。

流感病毒在分类上属正黏病毒科，根据宿主不同可分为人、猪、马、鸟流感病毒等。根据病毒核蛋白和基质蛋白抗原性不同，分为甲、乙、丙三个型，其中甲型流感病毒易发生变异，形成新的亚型。当新变异株与原来流行的毒株抗原性差异性较大时，则引起流感世界性大流行。乙型流感病毒也存在抗原变异，有时可引起流感中小型流行。而丙型流感病毒抗原性稳定，很少造成流行，多累及儿童和青年人，只引起轻微的上呼吸道感染。

副黏病毒科的病毒主要有副流感病毒、呼吸道合胞病毒、麻疹病毒、腮腺炎病毒。其中副流感病毒可引起轻型流感样症状，但对婴幼儿可引起严重的下呼吸道感染。该病毒通过飞沫或人与人接触传播。初次感染多发生在 5 岁以下，病毒在上呼吸道上皮细胞内增殖，约有 25% 的病例病毒可扩散到下呼吸道，引起细支气管炎和肺炎，有的可引起严重的哮喘。

麻疹病毒是麻疹的病原体，分类上属副黏病毒科。麻疹是儿童时期最为常见的急性传染病，可感染任何年龄段的易感人群，感染率约 85%，但发病率几乎达 100%。常因并发症的发生导致死亡。近年来由于疫苗的普遍应用，发病率下降，发病年龄出现推迟的现象。人是麻疹病毒的自然宿主，急性期患者为传染源，通过飞沫直接传播或经鼻腔分泌物污染玩具、用具等感染易感人群。冬春季发病率最高，潜伏期 10~14 天。麻疹一般可治愈，最常见的并发症为肺炎，占麻疹死亡率的 60%。亚急性硬化性全脑炎（SSPS）是麻疹晚期中枢神经系统并发症，发生率为 0.6/10 万~2.2/10 万麻疹患者。

腮腺炎病毒是流行性腮腺炎的病原体，该病毒只有一个血清型，人是其唯一宿主。腮腺炎是以腮腺肿胀、疼痛为主要症状的儿童常见病，呈世界性分布。学龄儿童为易感者，好发于冬春季节。潜伏期 2~3 周，病毒侵入呼吸道上皮细胞和面部淋巴结内增殖后，进入血流再通过血液侵入腮腺及其他器官，如睾丸、卵巢、胰腺、肾脏等。主要症状为一侧或双测腮腺肿大，有发热、肌痛和乏力等。病程 1~2 周，病后可获得牢固的免疫力。典型病例无需实验室检查即可做出诊断。

呼吸道合胞病毒（RSV）是在婴幼儿中引起严重呼吸道感染最重要的病原体，典型的是引起细支气管炎和细支气管肺炎，但对较大儿童和成人主要引起鼻炎、感冒等上呼吸道感染。呼吸道合胞病毒所致疾病在临床上与其他病毒和细菌所致类似疾病难以区别，因此需要进行病毒分离和抗体检测，但需相当长时间才能获得结果。快速诊断常用荧光抗体技术、免疫酶技术等，检查咽脱落细胞内病毒抗原，数小时即可得出结果。

其他呼吸道传播病毒，如腺病毒可经呼吸道、消化道或眼结膜等部位侵入机体，引起肺炎、小儿急性发热性咽炎、流行性角膜炎等。风疹病毒属皮膜病毒科，是风疹的病原体。若孕妇妊娠早期感染此病毒，可引起流产或死胎，还可引起胎儿畸形或先天性风疹综合征。鼻病毒属小 RNA 病毒科，是普通感冒最重要的病原体，约 50%的上呼吸道感染是由该病毒引起，疾病具有自限性，1 周左右可自愈。

2.消化道传播的病毒　经消化道途径传播的病毒包括肠道病毒及引起急性胃肠炎的病毒，如轮状病毒、杯状病毒、肠道腺病毒、星状病毒等。肠道病毒归属小 RNA 病毒科肠道病毒属，主要包括脊髓灰质炎病毒、柯萨奇病毒和埃可病毒，由粪—口途径传播。肠道病毒虽然在肠道中增殖却很少引起胃肠道疾病。病毒的靶器官以神经系统、肌肉和其他系统为主，引起脊髓灰质炎、脑膜炎、脑膜脑炎、心肌炎、眼病、手足口病等。一种肠道病毒的血清型可引起几种不同的疾病综合征，而几种不同的血清型又可引起同一种疾病。脊髓灰质炎病毒是脊髓灰质炎的病原体，病毒侵犯脊髓前角运动神经细胞，导致弛缓性肢体麻痹，多见于儿童，故又称小儿麻痹症。由于有效的疫苗预防，脊髓灰质炎病毒野毒株的感染已显著减少，但疫苗相关麻痹型脊髓灰质炎病例的出现应引起足够的重视。柯萨奇病毒、ECHO 病毒和新型肠道病毒很多血清型可引起脊髓灰质炎样的麻痹症、无菌性脑膜炎、脑炎、发热、心肌炎、皮疹和轻型上呼吸道感染。急性胃肠炎病毒所致的胃肠炎临床表现相似，主要为腹泻与呕吐，但流行方式却明显分为两种：5 岁以内的小儿腹泻和与年龄无关的暴发流行。

3.肝炎病毒　肝炎病毒不是病毒分类学上的名称，它是主要引起肝炎的一组病毒。病毒性肝炎发病率高，传染性强，流行范围广，是全球最主要的传染病之一，我国将其法定为乙类传染病。目前公认的人类肝炎病毒至少有 5 种，分别是甲型肝炎病毒（HAV）、乙型肝炎病毒（HBV）、丙型肝炎病毒（HCV）、丁型肝炎病毒（HDV）及戊型肝炎病毒（HEV）。其中甲型肝炎病毒与戊型肝炎病毒经消化道传播，乙型肝炎病毒与丙型肝炎病毒主要由输血、血制品或注射器污染而传播。丁型肝炎病毒是一种缺陷病毒，必须在乙型肝炎病毒等辅助下才能复制，故传播途径与乙型肝炎病毒相同。还有一些与人类肝炎可能相关的病毒，如己型肝炎病毒（HFV）、庚型肝炎病毒（HGV）、输血传播病毒（TTV），其中 HFV 的病毒分离和基因克隆均未成功，HGV 和 TTV 的基因组序列虽已明确，但其在人类肝炎中的病原学作用尚未肯定。

4.疱疹病毒　人类疱疹病毒已发现的有 8 种，分别为单纯疱疹病毒 1 型（HSV-1）、单纯疱疹病毒 2 型（HSV-2）、水痘—带状疱疹病毒（VZV）、EB 病毒（EBV）、人巨细胞病毒（HCMV）、人疱疹病毒 6 型（HHV-6）、人疱疹病毒 7 型（HHV-7）和人疱疹病毒 8 型（HHV-8）。有数种疱疹病毒是最为重要的人类病原体。

HSV 有 2 个不同的型别，即 HSV-1 和 HSV-2。其感染在全球人群中十分普遍，人类是唯一的宿主。主要通过人群与易感者之间的密切接触感染。HSV-1 常见的感染部位为口腔和唇，但也可侵犯任何器官；HSV-2 主要通过性接触传播。HSV 常见的临床表现是皮肤或黏膜局部出现水疱。

VZV 可引起水痘和带状疱疹，这两类疾病在世界范围均很常见。水痘是一种常见儿童呼吸道传染病，传染性强，好发年龄为 2~6 岁。其传播途径为飞沫或者直接接触，潜伏期为 2 周。临床特征是全身性皮肤和黏膜疱疹。带状疱疹仅发生于过去有水痘病史的人，老年人或免疫功能低下者多发。带状疱疹为潜伏在感觉神经节中的 VZV 复发感染所致，以一个感觉神经节支配的皮肤疱疹为特征。

HCMV 感染在人群中极为常见，其感染率因社会经济状态、生活条件和卫生习惯而异。人是 HCMV 的唯一宿主。感染者通过尿液、唾液、精液、乳汁和宫颈分泌物排出病毒。口腔和呼吸道传播可能是 HCMV 的主要传播途径，但还能通过胎盘传播、输血传播、器官移植传播和性传播。

EBV 大多数初次感染发生在幼儿时期，且没有明显的症状，但终生携带病毒。我国 5 岁以下儿童 90%以上存在 EBV 抗体。病毒主要通过唾液传播。青春期发生原发感染，可引起传染性单核细胞增多症。EBV 与非洲儿童恶性淋巴瘤、鼻咽癌、霍奇金病和某些其他淋巴瘤有密切的病因学关系。

HHV-6 感染在人群中也十分普遍，90%以上的儿童在 3 岁以下时发生 HHV-6 原发感染，大多数无临床症状，少数发生幼儿急疹。在器官移植等免疫功能缺损患者，可发生 HHV-6 重症感染，如脑炎和肺炎等。HHV-7是幼儿急疹的另一种病原体。目前认为，HHV-8是一种新的人类肿瘤病毒，它以潜伏的形式存在，与卡波济肉瘤的发生、增生性淋巴细胞系统疾病和部分增生性皮肤病密切相关。

5.逆转录病毒　逆转录病毒是一大组含有逆转录酶的RNA病毒，其中对人致病的主要是人类免疫缺陷病毒（HIV）和人类嗜T细胞病毒（HTLV）。

HIV是获得性免疫缺陷综合征（AIDS）即艾滋病的病原体，包括HIV-1和HIV-2两个型别，两型病毒的核苷酸序列相差超过40%。世界上的艾滋病多由HIV-1引起，HIV-2只呈地域性流行。HIV传播途径主要有性传播、血液传播、垂直传播三种，病毒感染损伤免疫系统导致机体免疫力低下，一些对正常机体无致病作用的病原微生物常可造成AIDS患者的致死性感染，如真菌（白色念珠菌）、细菌（分支杆菌）、病毒（巨细胞病毒、人类疱疹病毒8型）等感染。部分AIDS病人可并发肿瘤，如卡波济肉瘤、恶性淋巴瘤、肛门癌、宫颈癌等。也有许多患者出现神经系统疾病，如AIDS痴呆综合征等。AIDS患者发病后5年内死亡率约占90%。

人类嗜T细胞病毒1型（HTLV-1）和2型（HTLV-2）是20世纪80年代初期分别从T淋巴细胞白血病和毛细胞白血病病人的外周血淋巴细胞中分离出的人类逆转录病毒。HTLV-1主要引起成人T细胞白血病，HTLV-2则引起毛细胞白血病。HTLV-1可通过输血、注射或性交等方式水平传播，也可经胎盘、产道或哺乳等途径在母婴间垂直传播。

6.其他病毒　狂犬病病毒是狂犬病的病原体，在分类上属于弹状病毒科。狂犬病病毒可在野生动物（狼、狐狸、蝙蝠等）及家畜（狗、猫等）中传播，人被病兽咬伤后感染而发病。狂犬病是一种中枢神经系统的传染病，病死率极高。

引起人类出血热的病毒众多，我国现已发现的有汉坦病毒、新疆出血热病毒和登革病毒。汉坦病毒又名肾综合征出血热病毒，是流行性出血热的病原体。流行性出血热的主要病变是全身小血管和毛细血管广泛损害，临床上以发热、出血、低血压、蛋白尿等为特征，病死率高达10%。新疆出血热病毒在分类上属于布尼雅病毒科，在我国是从新疆塔里木盆地出血热病人的血液，尸体的肝、脾、肾，以及在疫区捕获的硬蜱中分离获得的，故得名。人被带病毒蜱叮咬后，经2～10天潜伏期后发病，表现为发热、全身肌肉疼痛、中毒症状和出血，但无肾综合征。登革热病毒在分类上属黄病毒科黄病毒属，为登革热、登革出血热的病原体。登革热是以伊蚊为主要传播媒介的一种带有季节性的急性传染病。我国广东、广西发病高峰为5～10月份，海南省为3～10月份，主要临床表现以高热、头痛、肌痛、关节痛为主。登革出血热通常发生于曾感染过登革病毒的成人或儿童，主要特征为出血、高热、休克和高死亡率，发病的程度与病人血清中存在的登革病毒抗体有密切关系。

人乳头瘤病毒（HPV）属于乳多空病毒科，主要侵犯人的皮肤黏膜，引起瘤或疣，有些型别可引起组织癌变。人类是HPV的唯一自然宿主。该病毒主要通过直接接触传播，也可经共用毛巾、洗澡、游泳等间接接触传播。生殖器感染主要由性接触传播，新生儿可在通过产道时被病毒感染。病毒感染仅停留于局部皮肤和黏膜中，引起病变而形成各种疣，如扁平疣、趾疣、尖锐湿疣，但不产生病毒血症。

十、常见真菌感染的检验

（一）真菌的生物学性状

真菌是真核细胞型微生物，其形态结构是微生物中最复杂的。从大小看，其宽度比细菌、放线菌的菌体大几倍到几十倍，用普通光学显微镜放大100～500倍就可清楚地观察其形态。从结构看，真菌的细胞壁比细菌的细胞壁厚、占菌体干重的30%左右，但真菌的细胞壁缺乏构成细菌细胞壁的肽聚糖，其组成成分主要是己糖或氨基己糖构成的糖肽链。这些多糖有葡聚糖、甘露聚糖、几丁质、脱乙酰壳多糖等，此外还有少量蛋白质、脂质和无机盐。真菌根据形态和结构可分为单细胞真菌和多细胞真菌。

单细胞真菌细胞呈圆形或椭圆形，常见于酵母菌和类酵母菌。酵母型真菌不产生菌丝。由母细胞长出芽体方式繁殖，它们的菌落和细菌的菌落相似。类酵母型真菌也是由母细胞长出芽体繁殖，芽体不脱离母细胞而延长呈链状排列，称为假菌丝（pseudohypha）。它们的菌落形态和酵母型的菌落基本相似，不同之处在于它有假菌丝伸进培基内。

多细胞真菌由菌丝和孢子两个部分组成。菌丝多呈丝状，分支交织成团，形成菌丝体，故称为丝状菌，即一般通称的霉菌（mold）。但某些真菌可因寄生环境及培养条件（营养、温度、氧气供给等）不同而出现单细胞和多细胞两种形态（二相型真菌 diphasic fungi），例如孢子丝菌（sporotrichum schenckii）、皮炎芽生菌（blastomyces dermatitidis）等，当其寄生在人体内或培养于含有血液或牛肉浸液培养基中，37℃孵育，可呈现酵母样单细胞形态（组织相成酵母相）；若培养于室温的沙保弱（sabouraud）培养基上，则出现明显的菌丝（菌丝相）。

1. 菌丝（hypha）　当多细胞真菌在基质上开始生长时，由孢子出芽繁殖，芽体逐渐延长呈丝状，这种长成的细长丝状物称为菌丝（hypha）。菌丝又可长出许多分支，交织成真菌的菌丝集团称为菌丝体（mycelium）。菌丝是真菌形态上一个重要特征，肉眼观察菌落有的呈疏松的网状，有的呈絮状，或呈绒毛状。有的菌丝体甚至变化成坚实的菌核。真菌的菌丝体或无色透明，或暗褐色至黑色，或呈现鲜艳的颜色，甚至分泌出某种色素于菌丝体外部或分泌出有机物质并附着在菌丝的表面。不同种类真菌的菌丝形状各有特征，可作为初步鉴别真菌的要点之一，如结节状、梳状、球拍状、鹿角状、螺旋状等。有的真菌在菌丝生成过程中，由基底向顶端在一定距离依次形成横隔，将菌丝分隔成许多细胞，称为有隔菌丝（septate hypha）。该横隔中央有孔，可使细胞浆从一个细胞流到另一个细胞。但有些真菌的菌丝无隔膜，称为无隔菌丝（N-septate hypha）。无隔菌丝整个菌体就是一个细胞，内含多个细胞核，是多核单细胞。

2. 孢子（spore）　孢子是真菌的生殖器官。孢子在适宜的环境下，可发芽而伸出芽管，发育成菌丝。不同种类真菌的孢子形态和产生孢子的器官也有所不同，根据其特征可对真菌分类，因此孢子也是鉴定真菌的一个重要依据。根据真菌孢子细胞核融合与否，可分为有性孢子和无性孢子两类，有性孢子是由两个不同性别的细胞经过配合（质配和核配）后而产生的孢子。无性孢子由细胞直接形成，不经两性细胞的配合便能产生新的个体。大多数病原真菌都是通过无性孢子进行繁殖，故无性孢子在病原性真菌的鉴别上甚为重要。无性孢子种类较多，大体可以分为以下三类。

（1）叶状孢子：由菌丝细胞直接形成（故也有称为菌丝孢子或无梗孢子），或由细胞出芽而形成的无性孢子。叶状孢子有以下三种：①芽生孢子，由菌体细胞通过发芽的形式形成的孢子。芽体达到一定大小时可以生芽，或长到正常大小时脱离母细胞，或伸长的芽管不与母细胞脱离而形成假菌丝。在假菌丝的收缩点，也可出芽形成芽生孢子。如白色念珠菌、小球类酵母菌、园酵母菌等均可产生芽生孢子。有的菌种在假菌丝两个细胞相连处的其他侧面（或四周），又可出芽，此芽也可称为芽生孢子，见于真酵母菌、念珠菌及隐球菌等。②厚膜孢子，又称厚垣孢子或厚壁孢子，是真菌的一种休眠或静止细胞。它是由于菌丝中的原生质浓缩密集在一处，特别是类脂物质的密集，然后在四周细胞壁增厚而形成的。厚膜孢子的产生可能与不良的环境条件有关，在不利的环境中，各种真菌均可形成此类孢子。当转变为有利条件时，又可产生芽管而繁殖。厚膜孢子的折光性强，寿命比较长，对外界环境抵抗力很强，与细菌芽孢的作用相当。常见的形成厚膜孢子的真菌有白色念珠菌、黄癣菌及总状毛霉菌等。③关节孢子，形成关节孢子的真菌大多是多细胞菌丝在横隔处断裂，形成数个短的长方形节段状并呈链状排列的孢子，胞壁稍厚，类似关节，故称为关节孢子。此类孢子移植到新鲜培养基中，又可萌发形成新的菌丝。形成关节孢子典型者为球孢子菌及地丝菌。在陈旧的培养物中其他真菌也常可出现，对外界的抵抗力也较大。

（2）分生孢子：分生孢子由生殖菌丝或生殖菌丝分支的末端分裂或收缩而成，也可由菌丝的侧方出芽形成。按分生孢子的组成、细胞的多少及其形态大小，可将分生孢子分为两类：①小分生孢子，单细胞，形态小，呈圆形、卵圆形、梨形或棍棒状，一般真菌均能产生小分生孢子，无特殊诊断价值。②大分生孢子，多细胞，体积比较大，它的内部有横隔或纵隔，常呈梭状或棍棒状或梨形等。不同真菌可产生不同形态大分生孢子，具有一定诊断价值。③孢子囊孢子，一些真菌无性繁殖产生的孢子在孢子囊中，称之为孢子囊孢子。孢子囊一般生长在营养菌丝的顶端或孢子囊梗的顶端。孢子囊的形状不一，因菌种不同而异，有长筒形、圆球形、梨形等。常见产生孢子囊孢子的真菌如毛霉、根霉、犁头霉等。

（二）真菌的培养

1.生长繁殖条件 ①营养要求，真菌为异养生物，对外界环境的适应能力较强，大多数真菌对营养的要求不高；②温度，真菌生长繁殖的温度范围一般在 0~42℃之间，浅部真菌最适宜的温度在 22~28℃，深部真菌为 37℃，一般能在 37℃生长的真菌就有可能致病（内脏）；③湿度，真菌的生长繁殖需要有一定的湿度，但中等湿度比高湿度时繁殖更为活跃，故培养真菌多用半固体培养基，而不用液体培养基，原因可能就在于此。干燥环境不利于真菌的生长繁殖；④酸碱度（pH 值），真菌对酸碱度的适应范围较细菌广泛，pH 3~10.5 皆可生长，但适宜的 pH 为 5~7。因此，培养真菌所用的培养基常呈弱酸性，酸有利于真菌的发芽。

2.真菌的菌落形态 作为真菌培养用的培养基种类很多，但在不同培养基上表现不同，故为统一鉴别标准，常用沙保弱（sabomraud）培养基（由葡萄糖或麦芽糖、蛋白胨、琼脂组成）。大多真菌生长速度比细菌缓慢，需要几天到几周才能形成菌落。其菌落特征随着真菌的种类不同而有区别，可作为真菌鉴定分类的依据之一。真菌的菌落形态基本上有下列三种类型。①酵母型菌落：为单细胞真菌的菌落，类似葡萄球菌菌落，为圆形或卵圆形，菌落较大，边缘整齐，表面密实光滑，湿润黏稠、柔软，不透明，多数呈乳白色或奶油色，少数呈红色，如酵母菌、隐球菌的菌落。②类酵母型菌落：也为单细胞真菌的菌落，与酵母型菌落相似，可观察到伸入培养基中的假菌丝，如念珠菌属的菌落。③丝状菌落：为多细胞真菌的菌落，由无数分支的菌丝体及孢子形成的菌落。形状可为棉絮状、绒毛状、粉末状、颗粒状、细茸状、蜡状、皮革状、膜状、毡状等；不同的菌落在正面和背面有不同的颜色，如白色、灰白色、棕黄色、淡红色、红色、紫色、黑色等，可作为鉴别真菌的依据。

（三）真菌的致病性

自然界存在的真菌中，已发现可致人类疾病的真菌（包括条件致病菌）超越百余种。真菌可引起人类传染性疾病、过敏性疾病、真菌毒素中毒性疾病。从临床角度看，真菌可分为致病性真菌、条件致病性真菌和污染性真菌。

1.真菌感染性疾病 按感染来源，真菌病可分为以下几种：

（1）内源性感染：一部分真菌，一般正常的寄生于人体，并不致病。但常常是因过多或不当地使用抗生素而引起菌群失调后，导致发生自身真菌性机会感染，也可由于应用免疫抑制剂及皮质类固醇药物后，使机体的细胞免疫功能和免疫球蛋白含量降低，从而促进了内源性感染的发生，或者使机体内隐藏的真菌病灶重新活动，而引起全身扩散性或系统性内脏真菌病，如隐球菌病和球孢子菌病等。此外，一些用放射线治疗的肿瘤病患者，若同时又应用皮质类固醇激素，两者往往有协同作用，导致重症真菌感染，常见于白色念珠菌和其他非致病性真菌，如曲霉菌、毛霉菌等，在此种情况下均能引起重症感染。

（2）外源性感染：为真菌从外界侵入人体引起的真菌感染。绝大部分的浅部真菌病都属于外源性感染，如皮肤、指（趾）甲、毛发等癣病。深部真菌病，如孢子丝菌病、着色真菌病、组织胞浆菌病以及曲霉、毛霉菌等条件致病菌引起的感染。按侵害部位的不同，又可分为：①浅部真菌感染，主要指由侵犯皮肤及其附属器官（毛发、指甲）的真菌所引起的疾病，这类病原性真菌主要是皮肤丝状菌，它们在人类体表的角质层，因对富有角质蛋白组织具有特殊的亲和性，在感染过程中能产生一种角蛋白水解酶，分解角质蛋白，并利用其分解产物作为营养，因此一般不侵犯非角质化组织，只引起各种癣病；这些浅部真菌主要有毛癣菌、小孢子癣菌、表皮癣菌以及角层癣菌；②深部真菌感染，是指侵犯皮下组织、内脏器官及中枢神经系统的真菌感染，在机体内部可引起全身感染，大多数引起慢性肉芽肿性炎症和组织坏死溃疡，如白色念珠菌、新型隐球菌、孢子丝菌、着色芽生菌、荚膜组织胞浆菌、曲霉菌、毛霉菌等。深部真菌感染的诊断很困难，多数没有真菌病特有的症状，大多数依赖于真菌的分离、培养和鉴定。深部真菌感染依病原真菌的种类不同，又可分为机会致病性（条件致病性）真菌感染：如白色念珠菌等；皮下组织感染：如孢子丝菌等；系统感染：如新型隐球菌、球孢子菌、组织胞浆菌和皮炎芽生菌。

2.真菌过敏反应性疾病 真菌的菌丝和孢子在接触或被食入机体后，也可能引起过敏性疾病。如曲霉、青霉、镰刀菌、着色真菌等真菌的菌丝、孢子污染空气，通过呼吸或接触引起哮喘、荨麻疹、过敏性鼻炎、接触性皮炎等变态反应性疾病。

3.真菌中毒性疾病 一般是指产毒真菌在自然

界，主要是在粮食或饲料上腐生或寄生后产生了毒性代谢产物或毒素，当人、畜食用这些食物或饲料后，发生的不同种类和程度的急性或慢性真菌中毒症状。某些食用真菌本身含有毒素，人、畜误食后直接发生中毒，如蘑菇中毒；某些真菌及其产生的毒性物质，污染了粮食作物或饲料后，被误食引起中毒，如赤霉菌中毒、曲霉毒素中毒、青霉毒素中毒等。真菌产生的毒素根据其作用靶器官的不同，可分为：肾脏毒、肝脏毒、神经毒、造血器官毒、过敏性皮炎毒等。

十一、微生物学检验

（一）微生物学检验的作用

1. 提供快速、准确的微生物学诊断　不同种类的病原微生物引起的感染性疾病往往具有相似的症状与体征，例如化脓性细菌感染通常引起病变部位红肿、疼痛、出现脓液，还可能伴有全身发热，但致病菌可能是葡萄球菌、链球菌等多种类型；消化道微生物引起的疾病都有可能出现腹痛、腹泻、恶心、呕吐等表现，但其病原体可能是细菌也可能是病毒。此外，由于同一种病原体在不同情况下可以引起不同类型的感染，如沙眼衣原体寄生于眼结膜可引起沙眼，而在泌尿生殖道则为尿道炎。这些情况都会增加病原学检验的难度和复杂性，必须依赖微生物检验学提供准确的实验室依据，才能为临床医师提供必要的参考，以利于对患者有针对性的治疗。

2. 指导合理应用抗菌药物　抗生素（即俗称的"消炎药"）是治疗细菌感染的特效药，然而由于细菌的耐药性越来越显著，使得抗生素的治疗效果往往不尽如人意。有不少细菌感染患者都有这样的体会，去医院输液，尽管用了很高级的"消炎药"，但好几天也没有缓解。这就是目前抗菌治疗的一个弊端，在没有查清到底感染了哪种细菌的情况下，不分青红皂白选择广谱的抗生素给病人使用，其不良后果：一是如果细菌对该药物具有耐药性，则起不到治疗作用，白白延长病痛，增加患者经济负担；二是致病菌没有消灭，反而伤及无辜，导致体内正常菌群大量死亡，出现以腹痛、腹泻为主要表现的二重感染，对病人来说可谓雪上加霜。

因此，微生物检验学的主要工作除完成由临床标本检出病原体外，还应掌握抗菌治疗的最新进展，迅速对分离病原体进行抗生素敏感性分析，参与病人治疗方案的制订，提出进一步合理用药的建议。由于人体内抗菌药疗效会受到诸如药物吸收、渗透、体内失活和其他细菌的作用等因素的影响，同时也要考虑用药途径和病人状况（肝、肾功能和免疫状态）等特点，微生物检验学工作者必须加强与临床医生的合作，避免盲目使用药物和忽视病人情况，单纯依据实验室结果选择药物和剂量的两种倾向，以便充分发挥抗生素的治疗作用，防止不恰当用药所造成的不良后果。

3. 对医院感染进行监控　医院感染指发生在医院中的感染性疾病。病人去医院本来是为了治病，但是由于病人抵抗力低下，在住院期间自身正常菌群有可能导致内源性感染；或者在与其他患者、医护人员接触或接受医疗器械检查等过程中也可能发生感染，这些都属于医院感染。例如有些卧床的病人必须通过导尿管排尿，在长期插管的过程中外界的病菌可能进入尿道，引起泌尿系统感染（尿道炎、膀胱炎或肾盂肾炎）。世界卫生组织调查，各国医院感染患病率内3%~20%，平均约9%。微生物检验学对于医院感染特点、发生因素、实验室监测、控制措施等研究方面能够承担主要任务。在医院感染中的微生物学检验和医院环境的微生物学调查，保证灭菌、消毒的质量以及建设和执行医院的卫生制度和措施等方面发挥重要作用。

（二）细菌的生物化学试验

1. 碳水化合物代谢试验

1）糖（醇、苷）类发酵试验

（1）原理：不同种类细菌含有发酵不同糖（醇、苷）类的酶，因而对各种糖（醇、苷）类的代谢能力也有所不同，即使能分解某种糖（醇、苷）类，也产生不同的代谢产物。通过对这些代谢产物的检查，可以对细菌种类进行鉴定。

（2）方法：在基础培养基中加入0.5%~1%的特定糖（醇、苷）类，如单糖、多糖、甘露醇等。将待鉴定的纯培养细菌接种到试验培养基中，置35℃孵育数小时到2周（视方法及菌种而定）后，观察结果。若用微量发酵管，或要求培养时间较长时，应注意保持其周围的湿度，以免培养基干燥。

（3）结果：能分解糖（醇、苷）产酸的细菌，培养基中的指示剂呈酸性反应（如酚红变为黄色），产气的细菌可产生气泡，固体培养基则产生裂隙。

若不分解，培养基中除有细菌生长外，无任何其他变化。

（4）应用：糖（醇、苷）类发酵试验对肠杆菌科细菌的鉴定尤为重要。如沙门菌可发酵葡萄糖，但不能发酵乳糖；大肠杆菌则可发酵葡萄糖和乳糖。

2）氧化—发酵试验（O/F试验）

（1）原理：细菌在分解葡萄糖的过程中，必须有分子氧参加的称为氧化型。氧化型细菌在无氧环境中不能分解葡萄糖。细菌在分解葡萄糖的过程中，可以进行无氧降解的，称为发酵型。发酵型细菌无论在有氧或无氧的环境中都能分解葡萄糖。不分解葡萄糖的细菌称为产碱型。本试验可区分细菌的代谢类型。

（2）方法：将待检菌同时穿刺接种在两支HL培养基上，其中一支培养基滴加高度不少于1 cm的无菌液体石蜡，以隔绝空气，另一管不加。置于35℃培养48小时或更长。

（3）结果：两支培养基均无变化为产碱型或不分解糖型；两支培养基均产酸为发酵型；若仅不加石蜡的培养基产酸则为氧化型。

（4）应用：主要用于肠杆菌科与其他非发酵菌的鉴别，肠杆菌科、弧菌科细菌为发酵型，非发酵菌为氧化型或产碱型。也可用于鉴别葡萄球菌（发酵型）与微球菌（氧化型）。

3）甲基红（MR）试验

（1）原理：某些细菌在糖代谢过程中，分解葡萄糖产生丙酮酸，丙酮酸进一步被分解为甲酸、醋酸和琥珀酸等，使培养基pH值下降至4.5以下时，加入甲基红指示剂呈红色，为阳性。如细菌分解葡萄糖产酸量少，或产生的酸进一步转化为其他物质（如醇、醛、酮、气体和水），培养基pH值在5.4以上，加入甲基红指示剂呈黄色，为阴性。

（2）方法：将待检菌接种于葡萄糖磷酸盐蛋白胨水中，35℃孵育48～96小时后，在培养基中滴加甲基红指示剂，立即观察结果。

（3）结果判定：呈现红色者为阳性，黄色为阴性，橘黄色为弱阳性。

（4）应用：主要用于鉴别大肠杆菌与产气肠杆菌，前者为阳性，后者为阴性。

4）β-半乳糖苷酶试验（ONPG试验）

（1）原理：有的细菌可产生β-半乳糖苷酶，能分解邻-硝基酚-β-D-半乳糖苷，生成黄色的邻—硝基酚。

（2）方法：从克氏双糖铁培养基上取菌，于0.25ml无菌生理盐水中制成菌悬液，加入一滴甲苯并充分振荡，使酶释放。将试管置37℃水浴5分钟，加入0.25 ml ONPG试剂，水浴20分钟至3小时观察结果。

（3）结果：红色者为阳性，黄色或类似铜色为阴性。

（4）应用：可用于迟缓发酵乳糖细菌的快速鉴定，本法对于迅速及迟缓分解乳糖的细菌均可短时间内呈现阳性。埃希菌属、克雷伯菌属、枸橼酸菌属、哈夫尼亚菌属、沙雷菌属和肠杆菌属等均为阳性，而沙门菌属、变形杆菌属等为阴性。

5）V-P试验

（1）原理：某些细菌，如产气肠杆菌，分解葡萄糖产生丙酮酸，丙酮酸进一步脱羧形成乙酰甲基甲醇。在碱性条件下，乙酰甲基甲醇被氧化成二乙酰，进而与培养基中的精氨酸等含胍基的物质结合形成红色螯合物，即为试验阳性。

（2）方法：将待检测菌接种于葡萄糖磷酸盐蛋白胨水中，35℃孵育48小时，加入甲液（6% α-萘酚酒精溶液）和乙液（40%KOH溶液），轻轻振摇试管，然后静置观察结果。

（3）结果：在数分钟内出现红色为阳性；如不出现红色且于35℃ 4小时后仍不变色为阴性。

（4）应用：主要用于大肠埃希菌和产气肠杆菌的鉴别。本试验常与甲基红试验一起使用，一般情况下，前者为阳性细菌，后者常为阴性，反之亦然。

6）七叶苷水解试验

（1）原理：在10%～40%胆汁存在下，有的细菌可将七叶苷分解成葡萄糖和七叶素，七叶素与培养基中的枸橼酸铁的二价铁离子反应，生成黑色的化合物，使培养基呈黑色。

（2）方法：将被检菌接种于胆汁七叶苷培养基中，35℃孵育18～24小时，观察结果。

（3）结果：培养基完全变黑为阳性，不变黑为阴性。

（4）应用：主要用于鉴别D群链球菌与其他链球菌，前者阳性，后者阴性。也可用于肠杆菌科的某些种、某些厌氧菌的初步鉴定。

7）葡萄糖氧化试验

（1）原理：某些细菌能够氧化葡萄糖酸钾，

生成的 α-酮基葡萄糖酸为还原性物质，可与班氏试剂起反应，出现棕色或砖红色的氧化亚铜沉淀。

（2）方法：将待检菌接种于 1ml 葡萄糖酸盐培养基中，置35℃孵育48小时，加入班氏试剂1ml，于水浴中煮沸 10 分钟并迅速冷却，观察结果。

（3）结果：出现黄色或砖红色沉淀为阳性，不变或仍为蓝色为阴性。

（4）应用：主要用于假单胞菌的鉴定和肠杆菌科菌分群。

2. 氨基酸和蛋白质的代谢试验

1）硫化氢试验

（1）原理：某些细菌能分解含硫氨基酸生成硫化氢，与亚铁离子或铅离子结合形成黑色沉淀物。

（2）方法：将待检菌接种于醋酸铅的培养基或克氏双糖铁琼脂（KIA）中，35℃孵育 18～24 小时，观察有无黑色沉淀出现。

（3）结果：有黑色沉淀物为阳性。

（4）应用：主要用于鉴别肠杆菌科细菌，如沙门菌属、枸橼酸杆菌属、变形杆菌属、爱德华菌属等为阳性，其他菌属大多为阴性。但沙门菌属中亦有部分硫化氢阴性菌株，如甲型副伤寒沙门菌等。

2）明胶液化试验

（1）原理：某些细菌分泌的明胶酶能分解明胶，使明胶失去凝固能力而成为流动的液体。

（2）方法：将待检菌接种于明胶培养基中，35℃孵育24 小时到7天或更长时间，每 24 小时取出放入 4℃冰箱约 30 分钟后，观察有无凝固。

（3）结果：如无凝固，则表示明胶已被水解，液化试验阳性。如凝固，则继续培养，至第 7 天仍不凝固为阴性。

（4）应用：用于肠杆菌科细菌的鉴别，如沙门菌、普通变形杆菌、奇异变形杆菌、阴沟杆菌等可液化明胶，而其他细菌很少液化明胶。有些厌氧菌，如产气荚膜梭菌、脆弱类杆菌等也能液化明胶。另外多数假单胞菌也能液化明胶。

3）吲哚试验（靛基质试验）

（1）原理：具有色氨酸酶的细菌能分解蛋白胨水中的色氨酸生成吲哚（靛基质），当加入吲哚试剂（对二甲氨基苯甲醛）后则形成红色的玫瑰吲哚。

（2）方法：将待检菌接种于富含色氨酸的蛋白胨水培养基中，35℃孵育24～4 小时，加入吲哚试剂，观察结果。

（3）结果：红色为阳性，无色为阴性。

（4）应用：主要用于肠杆菌科细菌的鉴定。

4）苯丙氨酸脱氨酶试验

（1）原理：某些细菌可产生苯丙氨酸脱氨酶，使苯丙氨酸脱去氨基，形成苯丙酮酸，加入三氯化铁试剂后产生绿色反应。

（2）方法：将待检菌大量接种于苯丙氨酸琼脂斜面培养基中，35℃孵育 18～24 小时，滴加 10% 三氯化铁试剂 4～5 滴，立即观察菌落生长处有无绿色出现。

（3）结果：有绿色出现为阳性。

（4）应用：用于肠杆菌科细菌的鉴定。变形杆菌属、普罗威登斯菌属、摩根菌属均为阳性，肠杆菌科其他细菌均为阴性。

5）氨基酸脱羧酶试验

（1）原理：某些细菌可产生氨基酸脱羧酶，使氨基酸脱羧生成胺和二氧化碳。由于胺的生成使培养基变为碱性，使指示剂改变颜色。

（2）方法：将待检菌分别接种于氨基酸（赖氨酸、鸟氨酸或精氨酸）培养基和氨基酸对照培养基（不含氨基酸）中，各覆盖至少 0.5cm 的无菌液体石蜡，35℃孵育 1～4 天，观察结果。

（3）结果：若以溴甲酚紫为指示剂，则试验管紫色为阳性，黄色为阴性，对照管应为黄色。

（4）应用：主要用于肠杆菌科细菌的鉴定，如沙门菌属中除伤寒和鸡沙门菌外，其余沙门菌的赖氨酸和鸟氨酸脱羧酶均为阳性。志贺菌属除宋内和鲍氏志贺菌外，其他志贺菌均为阴性。

6）精氨酸双水解酶试验

（1）原理：精氨酸经两次水解后，生成鸟氨酸、氨及二氧化碳。鸟氨酸又在脱羧酶的作用下生成腐胺。氨及腐胺均为碱性物质，使指示剂改变颜色。

（2）方法：将待检菌接种于试验培养上，置 35℃孵箱孵育 1～4 天，观察结果。

（3）结果：溴甲酚紫指示剂呈紫色为阳性，酚红指示剂呈红色为阳性。黄色为阴性。

（4）应用：主要用于肠杆菌科及假单胞菌属的鉴定。

7）尿素酶试验

（1）原理：某些细菌具有尿素酶，能分解尿素产生大量的氨，使培养基呈碱性。

（2）方法：将待检菌接种于含有尿素的培养基中，35℃孵育18~24小时，观察结果。

（3）结果：红色为阳性，不变为阴性。

（4）应用：主要用于肠杆菌科变形杆菌属的鉴定。奇异变形杆菌和普通变形杆菌尿素酶阳性，另外雷氏普罗威登斯菌和摩根菌为阳性，而斯氏和产碱普罗威登斯菌为阴性。

3. 碳源和氮源利用试验

1）枸橼酸盐利用试验

（1）原理：某些细菌能以铵盐为唯一氮源，并且利用枸橼酸盐作为唯一碳源，可在枸橼酸盐培养基上生长，分解枸橼酸盐，使培养基变碱性。

（2）方法：将被检菌接种于枸橼酸盐培养基中，于35℃培养1~4天，每日观察结果。

（3）结果：培养基中的溴麝香草酚蓝指示剂由淡绿色变为深蓝色为阳性；不能利用枸橼酸盐作为碳源的细菌，在此培养基上不能生长，培养基则不变色，为阴性。

（4）应用：用于肠杆菌科中菌属间的鉴定。埃希菌属、志贺菌属、爱德华菌属和耶尔森菌属均为阴性，沙门菌属、克雷伯菌属通常阳性。

2）丙二酸盐利用试验

（1）原理：某些细菌能利用丙二酸盐作为唯一碳源，丙二酸盐被分解生成碳酸钠使培养基变碱。

（2）方法：将被检菌接种于丙二酸盐培养基中，35℃培养24~48小时后观察结果。

（3）结果：培养基由淡绿色变为深蓝色为阳性，不变色为阴性。

（4）应用：肠杆菌科中亚利桑那菌和克雷伯菌属为阳性，枸橼酸杆菌属、肠杆菌属和哈夫尼亚菌属中有些菌种也呈阳性，其他各菌属均为阴性。

3）马尿酸钠水解试验

（1）原理：某些细菌具有马尿酸水解酶，可使马尿酸水解为苯甲酸和甘氨酸，苯甲酸与三氯化铁结合，形成苯甲酸铁沉淀。

（2）方法：将待检菌接种于马尿酸钠培养基中，置35℃孵育48小时，离心沉淀，取上清液0.8毫升，加入三氯化铁0.2毫升，混匀后10~15分钟观察结果。

（3）结果：出现沉淀物为阳性。

（4）应用：主要用于B群链球菌的鉴定。

4. 酶类试验

1）氧化酶试验

（1）原理：氧化酶（细胞色素氧化酶）是细胞色素呼吸酶系统的最终呼吸酶。具有氧化酶的细菌，先使细胞色素C氧化，然后此氧化型细胞色素C再使对苯二胺氧化，生成有色的醌类化合物。

（2）方法：直接滴加氧化酶试剂（1%盐酸四甲基对苯二胺或1%盐酸二甲基对苯二胺）于被检菌落上。或者取洁净滤纸条，蘸取菌落少许，加氧化酶试剂1滴，1分钟内观察结果。

（3）结果：5~10秒内呈深紫色者为阳性，无色者为阴性。

（4）应用：主要用于肠杆菌科细菌与假单胞菌的鉴别，前者为阳性，后者为阴性。奈瑟菌属、莫拉菌属细菌也呈阳性反应。

2）触酶试验

（1）原理：具有过氧化氢酶的细菌，能催化过氧化氢生成水和原子态氧，继而形成分子氧出现气泡。

（2）方法：取菌置于洁净玻片上，滴加3%过氧化氢一滴，立即观察结果。

（3）结果：出现大量气泡为阳性，无气泡为阴性。

（4）应用：常用于革兰阳性球菌的初步鉴别。葡萄球菌和微球菌均产生过氧化氢酶，而链球菌属为阴性。

3）硝酸盐还原试验

（1）原理：能使硝酸盐还原的细菌从硝酸盐中获得氧而形成亚硝酸盐和其他还原性产物。但硝酸盐还原的过程因细菌不同而异，有的细菌仅使硝酸盐还原为亚硝酸盐，如大肠杆菌；有的细菌则可使其还原为亚硝酸盐和离子态的铵；有的细菌能使硝酸盐或亚硝酸盐还原为氮，如假单胞菌等。

（2）方法：将待检菌接种于硝酸盐培养基（内含小倒管）中，35℃孵育1~4天。将甲液（对氨基苯磺酸0.8 g+5 mol/L醋酸100毫升），乙液（α-奈胺0.5g+5 mol/L醋酸100毫升）等量混合液（用时混合，0.1 ml）加于试管内，立即观察结果。

（3）结果：出现红色为阳性反应。如欲检查培养基中硝酸盐是否被分解，可取少许锌粉加入培养基内，如出现红色，表明硝酸盐仍存在；若不出现红色，表示硝酸盐已被分解。如欲观察有无氮气产生，可于培养基管内加1支小倒管，有气泡产生，则表示有氮气生成。

（4）应用：本试验广泛用于细菌鉴定。肠杆菌科细菌均能还原硝酸盐为亚硝酸盐；铜绿假单胞菌、嗜麦芽窄食单胞菌等假单胞菌可产生氮气；有些厌氧菌如韦荣球菌等也为阳性。

4）凝固酶试验

（1）原理：致病性葡萄球菌可产生两种凝固酶，一种是结合凝固酶，它直接作用于血浆中纤维蛋白原，使发生凝集，包围于细菌外面而凝聚成块，可用玻片法检测。另一种凝固酶是分泌至菌体外的游离凝固酶，具有类似凝血酶的作用，使纤维蛋白原变为纤维蛋白，从而使血浆凝固，可用试管法检测。

（2）方法：

a.玻片法：在一张洁净玻片中央加 1 滴生理盐水，用接种环取待检培养物与其混合（设阳性和阴性对照）制成菌悬液，加入人或兔新鲜血浆 1 环，与菌悬液混合，观察结果。

b.试管法：于 2 支试管内各加 1∶4 稀释的兔或人血浆 0.5 毫升，再分别加 1~2 个待测菌获阳性对照菌菌落，置 37℃水浴，3~4 小时后观察结果。

（3）结果：玻片法以血浆中有明显的颗粒为阳性，试管法以血浆凝固判为阳性。

（4）应用：作为检测葡萄球菌致病性的重要试验。

5）卵磷脂酶试验

（1）原理：某些细菌产生卵磷脂酶，在钙离子存在时，能迅速分解卵黄或血清中的卵磷脂形成混浊沉淀状的甘油酯和水溶性磷酰胆碱。

（2）方法：取待检菌划线接种或点种在卵黄琼脂平板上，置 35℃孵育 3~6 小时，观察结果。

（3）结果：3 小时后在菌落周围形成乳白色混浊，即为阳性，6 小时后该混浊圈可扩大到直径 5~6 mm。

（4）应用：主要用于厌氧菌的鉴定。产气荚膜梭菌和诺维梭菌为阳性，其他梭菌为阴性。

（三）其他试验

1.克氏双糖铁或三糖铁琼脂培养基试验

1）原理：克氏双糖铁（KIA）或三糖铁琼脂（TSI）培养基中葡萄糖含量仅为乳糖或蔗糖的 1/10。若细菌只分解葡萄糖而不分解乳糖和蔗糖，因产酸使 pH 值降低，最初斜面和底层均呈黄色，但因葡萄糖量较少，所生成的少量酸可因接触空气而氧化，并因细菌生长繁殖利用含氮物质生成碱性化合物，使斜面部分又变成红色；底层由于处于缺氧状态，细菌分解葡萄糖所生成的酸类一时不被氧化而仍保持黄色。细菌分解葡萄糖、乳糖或蔗糖产酸产气，使斜面与底层均呈黄色，且有气泡。细菌产生硫化氢时与培养基中的硫酸亚铁作用，形成黑色的硫化亚铁。

2）方法：用接种针挑取待检菌菌落，先穿刺接种到 KIA 或 TSI 琼脂斜面培养基深层，距管底 3~5 mm 为止，再从原路退回，在斜面表面自下而上划线，置 35℃孵育 18~24 小时，观察结果。

3）结果：常见的 KIA 反应有如下几种：

（1）斜面碱性/底层碱性：不发酵碳水化合物，系不发酵菌的特征，如铜绿假单胞菌。

（2）斜面碱性/底层酸性：葡萄糖发酵、乳糖（TSI 中的蔗糖）不发酵，是不发酵乳糖菌的特征，如志贺菌。

（3）斜面碱性/底层酸性（黑色）：葡萄糖发酵、乳糖不发酵并产生硫化氢，是产生硫化氢不发酵乳糖菌的特征，如沙门菌、亚利桑那菌、枸橼酸杆菌和变形杆菌等。

（4）斜面酸性/底层酸性：葡萄糖和乳糖（TSI 中的蔗糖）发酵，是发酵乳糖的大肠菌群的特征，如大肠杆菌、克雷伯菌属和肠杆菌属。

4）应用：鉴别肠道杆菌用。特别用于对初分离出的、可疑为革兰阴性杆菌的鉴定。

2.胆汁溶菌试验

1）原理：胆汁或胆盐可溶解肺炎链球菌，可能是由于胆汁降低细胞膜表面的张力，使细胞膜破损导致菌体裂解，或者是由于胆汁激活细菌体内的自溶酶所致。

2）方法：

（1）平板法：取 10%去氧胆酸钠溶液一接种环，滴加于被测菌的菌落上，置 35℃孵育 30 分钟后观察结果。

（2）试管法：纯培养物制备 1 毫升生理盐水浓菌悬液，pH 值调至 7.0，分装 2 支试管，各 0.5 毫升。试验管加 0.5 毫升 10%去氧胆酸钠，对照管加 0.5 毫升生理盐水。35℃孵育，每小时观察 1 次结果。

3）结果：平板法以菌落消失为阳性；菌落不消失为阴性。试管法以试验管 3 小时内液体透明为阳性，而对照管仍混浊为阴性。

4）应用：主要用于肺炎链球菌与甲型链球菌的鉴别，前者阳性，后者阴性。

3. CAMP试验

（1）原理：B群链球菌产生的cAMP因子能促进葡萄球菌的β-溶血素的活性。因此，可在两种细菌的交界处溶血力增强，出现箭头形或半月形透明溶血区。

（2）方法：血琼脂平板上先以产β-溶血素的金黄色葡萄球菌划一横线接种，再将待检菌与前一划线做垂直接种，两者不相交，应相距1cm，于35℃孵育18～24小时，观察结果。

（3）结果：两种细菌划线交界处出现箭头形或半月形溶血区为阳性。

（4）应用：主要用于B群链球菌的鉴定，其他链球菌均为阴性。

（四）血清学试验

血清学试验是利用已知的抗体检测抗原，或用已知的抗原检测抗体的试验方法，在辅助诊断细菌性疾病和鉴定病原菌方面有广泛应用。血清学试验分血清学鉴定和血清学诊断两方面。血清学鉴定，即用含有已知特异抗体的免疫血清去检测标本中或分离培养物中未知的细菌，以确定致病菌的种或型；血清学诊断，则用已知的细菌或其特异性抗原检测患者血清中有无相应特异性抗体和其效价的动态变化，作为某些感染性疾病的辅助诊断。

1. 凝集反应

（1）直接凝集反应：直接凝集反应指颗粒性抗原与相应抗体直接结合出现的凝集现象，以玻片凝集试验最为常见。该试验用含已知抗体的诊断血清检测未知抗原，主要用于细菌的鉴定或分群（型）等。方法是取已知诊断血清滴加在载玻片上，从培养基上刮取待检菌混匀于诊断血清中，数分钟后，如出现细菌凝集成块或肉眼可见的颗粒，即为反应阳性。

（2）间接凝集反应：是将可溶性抗原或抗体吸附于某种与免疫无关的一定大小的颗粒载体表面，制成致敏载体，再与相应抗体或抗原作用，在电解质存在的适宜条件下，被动地使致敏载体凝集。常用的载体有红细胞、聚苯乙烯胶乳、活性炭等。由于载体颗粒增大了可溶性抗原的反应面积，当颗粒上的抗原与少量抗体结合后，就能出现肉眼可见的反应，故可提高反应的敏感性。

胶乳凝集试验由于操作简单，反应快速，被临床广泛应用。该试验是用吸附有已知抗血清的聚苯乙烯胶乳颗粒，与待测抗原接合产生肉眼可见的胶乳颗粒凝集现象，借以鉴定细菌。于玻片两端分别加一滴生理盐水，取待检菌分别混悬于生理盐水中，在一端加一滴胶乳试剂，而另一端加空白胶乳试剂作为对照，混匀后2～3分钟即可观察结果。若试验端出现明显凝集块，而空白对照均匀混浊，即为阳性。

2. 沉淀反应　沉淀反应是指可溶性抗原（如细菌的培养上清液，细菌感染患者的血清、脑脊液及组织浸出液等）与相应抗体混合，在比例适合和适量电解质存在等条件下，形成肉眼可见的沉淀物。利用沉淀反应进行血清学试验的方法称为沉淀试验。

（1）环状沉淀试验：在一根长75 mm，内径1～3 mm的玻璃管内加入约1/3高度的已知抗血清，然后沿管壁缓慢加入适当稀释的待测抗原溶液，使两者成为分界清晰的两层，置35℃培养5～30分钟后，如在两液面交界处形成肉眼可见的白色环状沉淀物为阳性反应。本试验主要用于鉴定微量抗原，如链球菌、肺炎链球菌、鼠疫耶尔森菌的鉴定及炭疽的诊断。

（2）絮状沉淀试验：可溶性抗原与抗体在试管内以适当比例混合后，在电解质存在的条件下，会出现絮状沉淀物，利用此现象可检测未知的抗原或抗体。将恒定量的抗体分别与一系列稀释的抗原溶液在试管内混合，或者将恒定量的抗原分别与一系列稀释的抗血清在试管内混合，随后观察各管沉淀物出现的时间和量。通常在抗原与抗体比例最适管，出现沉淀物最快、量最多。本试验常用于毒素、类毒素、抗毒素的定量测定，还用于已知抗原测血清中的相应抗体，如肥达试验用于诊断伤寒、副伤寒。

3. 补体结合反应　在补体参与下，绵羊红细胞能够被溶血素破坏，出现溶血现象。但如果补体事先被待检标本中的抗原抗体复合物所结合，再加入绵羊红细胞和溶血素就不会发生溶血。本试验先将定量补体（使用新鲜的豚鼠血清）加入待检系统中，使抗原抗体优先结合补体。如果待检系统中抗原与抗体相对应，加入的补体可被抗原抗体复合物所结合而固定，不再与以后加入的溶血系统起反应，不出现溶血现象，为补体结合反应阳性。如待检系统中的抗原抗体不对应，则游离的补体与后面加入的溶血系统反应，从而出现溶血，为补体结合反应阴性。本反应可用已知抗原测定未知抗体，也可用已知抗体测未知抗原。多用于检测某些病毒、立克次体和螺旋体病患者血清中的抗体。

4. 荚膜肿胀试验　细菌的荚膜能够与特异性抗血清结合形成复合物，导致细菌荚膜显著增大出现肿胀，用于细菌的鉴别。本试验取载玻片 1 张，两侧各加待检菌 1～2 接种环，于一侧加抗血清，另一侧加正常兔血清各 1～2 接种环，混匀；再于两侧各加 1%亚甲蓝水溶液 1 接种环，混匀，分别加盖玻片，置湿盒中室温放置 5～10 分钟后用显微镜观察。若试验侧在蓝色细菌周围可见厚薄不等、边界清晰的无色环状物而对照侧无此现象，为荚膜肿胀试验阳性；试验侧与对照侧均不产生无色环状物则为荚膜肿胀试验阴性。本试验常用于肺炎链球菌、流感嗜血杆菌和炭疽芽孢杆菌等检测。

（五）细菌形态学检查

细菌的形态学检查是细菌检验的重要方法之一。它可用于细菌的分类与鉴定，并为进一步做生化反应、血清学鉴定提供依据；可以迅速了解标本中有无细菌及大致的菌数，并可根据其形态、结构和染色性初步确定其种属，对及时选用抗生素治疗疾病有一定参考意义；还可根据形态特征对少数细菌做出初步诊断，如痰中的抗酸杆菌和脑脊液中的脑膜炎奈瑟菌等；此外还可验证培养物是否为纯种等。

1.显微镜检查　观察细菌的基本工具是显微镜。一般形态和结构可用光学显微镜观察；对其内部的超微结构则需用电子显微镜才能看清。根据目的不同常使用以下几类显微镜：

（1）普通光学显微镜：通常用日光或灯光为光源，其波长约 0.5 μm。在最佳条件下，显微镜的最大分辨率为波长的一半，即 0.25 μm，而肉眼能看到的最小形象为 0.2 mm，故用油镜放大 1 000 倍，能将 0.25μm 的微粒放大到 0.25mm，肉眼可以看清。一般细菌都大于 0.25 μm，故用普通光学显微镜均能看到。

（2）暗视野显微镜：本法是将光学显微镜上的明视野聚光器换成特制的暗视野聚光器，使反光镜反射过来的光线不能进入镜筒，故背景视野变暗。光线只能从暗视野聚光器周围边缘斜射到菌体上，由于散射作用而使菌体发光，反射到物镜映入眼中。在暗视野中看到的物体映光发亮，易于观察不染色活菌，故此法又称为暗视野映光法，常用于检查活细菌、螺旋体及其动力。

（3）相差显微镜：在检查未染色标本时，由于细菌的折光性与周围环境的折光性相近，明暗对比不明显。用暗视野映光法只能看到发亮的菌体轮廓，看不清内部结构。相差显微镜能加强明暗对比，弥补上面两种镜检法的不足。本法是利用相差板的光栅作用，使光波穿过标本中密度不同的部位时，引起位相差异，并显示出光强度的明暗对比，使细菌中的某部分结构比其他部分深暗，衬托出鲜明的对比。故本法主要用于检查不染色活细菌的形态及某些内部结构。

（4）荧光显微镜：荧光显微镜的主要特点是以紫外光或蓝紫光为光源，这是通过高压汞灯发射出来的，因其波长短，故比普通显微镜的分辨率高。细菌预先经荧光色素染色后，置于荧光显微镜下，即可激发荧光，故可在暗色背景中，看到发射荧光的细菌。由于荧光素在菌体各种结构中溶解、吸附和化合情况不一，因此发生不同色调和不同亮度的荧光。所以使用荧光素染色能观察细菌的不同构成部分。荧光素与特异性抗体结合后称为荧光抗体。利用荧光抗体可与相应抗原结合形成抗原抗体复合物，在荧光显微镜下发出荧光，用于鉴别细菌、病毒等。

（5）电子显微镜：电子显微镜的顶端装有供电系统，产生强烈的电子流代替光源，电磁圈代替放大透镜。电子流波长极短，仅为可见光波长的几万分之一（约为 0.005 nm），故其放大倍数很高，可达数十万倍，能分辨 1 nm 的物体。

电子显微镜有透射电子显微镜和扫描电子显微镜。前者可以观察细菌及病毒等的超微结构，观察的形象，可以投射到荧光屏上显示，也可以照相拍摄，还可用磷钨酸作负染色，或用金属喷涂投影，增加对比度，使图像具有立体感。后者是用电子流对物体表面进行扫描，可以更清楚地显露物体三维空间的立体形象，特别适用于对细菌表面结构及附件的观察。

2.不染色细菌标本检查法　细菌的个体微小，无色透明，因此不染色标本在普通光学显微镜下虽可观察细菌形态结构，但显示不清，故不染色标本主要用于检查细菌的动力。有鞭毛的细菌，在显微镜下呈现活泼的运动。但不染色标本如用相差显微镜检查时，可看到细菌的结构。本法常用压滴法和悬滴法等。

（1）压滴法：用于观察细菌的形态及动力。用接种环挑取细菌培养液一小滴置于洁净载玻片的中央，加盖玻片压住，一边接触菌液，缓缓放下覆盖于菌液上，勿产生气泡，也不使菌液外溢，静止数秒钟后用高倍物镜观察。有鞭毛的细菌为真正运动，无鞭毛的细菌则为布朗运动（即分子运动）。

（2）悬滴法：取洁净的凹玻片及盖玻片各一张，于凹孔四周的平面上涂一薄层凡士林；取一接种环菌液于盖玻片中央，将凹玻片的凹面向下，对准盖玻片中央的液滴并盖于其上，然后迅速翻转凹玻片，用小镊予轻压，使盖玻片与凹孔边缘粘紧封闭，置镜下观察。其结果与压滴法相同。

（3）毛细管法：本法主要用于检查厌氧菌的动力。先将待检菌株按厌氧培养要求转种于适宜的液体培养基中，置37℃培养18～24小时，用60～70 mm长，孔径为0.5～1.0 mm的毛细管轻触液体培养物，使菌液进入毛细管后，用火焰将毛细管两端熔封，以塑胶纸将其固定于载玻片上进行镜检。

检查细菌动力时需注意其是真正运动还是分子运动，前者是由于鞭毛引起的有方向性的位移，而后者只在原地颤动，是由于水分子撞击细菌而引起的布朗运动，无鞭毛的细菌亦可有此种分子运动。

3. 细菌染色标本检查法　细菌标本经染色后，由于细菌与周围环境间在颜色上形成鲜明对比，故在普通光学显微镜下可清楚地观察到细菌的形态特征（如细菌的大小、形状、排列等）和某些特殊结构（如荚膜、鞭毛、芽孢等），并可根据染色反应性对细菌加以分类鉴定。

1）常用染料：用于细菌染色的染料，大部分是人工合成的含苯环或苯的有机化合物，在其苯环上带有色基与助色基。由于大部分染料是带色的有机酸或碱类，难溶于水，而易溶于有机溶剂。为使染料易溶于水，通常都制成盐类。医学检验中常用的染料有四类。

（1）碱性染料：常以氯化物的形式存在，电离后带色离子带阳电荷，易与带阴电荷的被染物结合而着色。由于细菌的等电点在pH 2～5之间，在接近中性的环境中细菌都带有阴电荷，易与带阳电荷的碱性染料结合，故常用碱性苯胺染料，如亚甲蓝、结晶紫、碱性复红等。

（2）酸性染料：电离后带色离子带阴电荷，易与带阳电荷的被染物结合。通常细菌都带阴电荷故不着色。若降低菌液的pH，使细菌带阳电荷，则被染色。通常酸性染料可与细胞浆结合，故常用酸性染料如，伊红、酸性复红、刚果红等做细胞浆染色，很少用于细菌染色。

（3）复合染料（中性染料）：是碱性染料与酸性染料的复合物，如瑞氏染料的伊红亚甲蓝、姬姆萨染料中的伊红天青等。

（4）单纯染料：大多数为偶氮化合物，其化学亲和力低，不溶于水，可溶于脂溶剂，其染色能力取决于能否溶于被染物。此类染料如苏丹染料，常用于脂肪组织的染色。

2）细菌染色的一般程序：细菌染色的一般程序是：涂片（干燥）—固定—染色（媒染）—脱色—复染。

（1）涂片制备：随标本的性质和种类略有不同。血液、分泌物、排泄物、穿刺液和液体培养物，直接在载玻片上做薄膜涂片；尸检或感染动物组织、病变局部涂抹采样的棉拭子，直接涂片。固体培养基上的菌落或菌苔的制片，先用接种环取一环生理盐水置载玻片中央，再用无菌接种环取少量的培养物在生理盐水中磨匀，涂布成1 cm²大小的涂面，置室温下自然干燥或远火慢慢烘干。切勿在火焰上将菌体烧焦。

（2）固定：细菌涂片在染色前要进行固定，其目的是：①杀死细菌，使细菌蛋白凝固，使染料易于着色；②改变细菌的通透性，以利染料进入细胞内，而染料通常难以进入活菌细胞；③使细菌附着于玻片上，不至于在染色过程中被水冲掉；④尽可能保持细菌的原有形态和结构。常用火焰加热法固定，即将已干燥后的细菌涂片标本面向上，以中等速度通过火焰3次，以玻片触及手背皮肤不烫为宜。

（3）染色：根据检验目的不同，选择不同的染色方法进行染色。染色时滴加染液覆盖标本为度。

（4）媒染：需用媒染剂。凡能增加染料和被染物的亲和力，使染料固定于被染物及能使细胞膜通透性改变的物质，称为媒染剂。常用的有石炭酸、碘液、明矾、酚等。也可用加热法促进着色。媒染剂可用于初染与复染之间，也可用于固定之后或浸在固定液或染液中。

（5）脱色：凡能使已着色的被染物脱去颜色

的，化学试剂称为脱色剂。脱色剂有多种，有起溶媒作用的如醇类、丙酮等；有的能影响蛋白质的电离程度，改变其电荷性质或数量，从而影响细菌与染料的结合程度，如酸类能减少细菌的阴电荷，故可作碱性染料的脱色剂；而碱类可作为酸性染料的脱色剂。无机酸的脱色能力大于有机酸。醇类中分子量小的脱色能力大，如甲醇的脱色能力大于乙醇和丙醇。乙醇是常用的脱色剂，其浓度在70%左右时，脱色能力最强。脱色剂常用于细菌鉴别染色，以检查某种染料与细菌结合的稳定性。

（6）复染：又称对比染色，是为了衬托主要颜色而设计的。复染剂是为了与主要染色剂的着色形成鲜明的对比，常用的有稀释复红或沙黄（与紫色对比）、亚甲蓝或苦味酸（与红色对比）等。用复染剂使已被脱色的细菌复染上颜色以便于观察。复染剂应与初染液的颜色不同，且色不能太深，以免遮盖初染的颜色。

3）常用的细菌染色法

（1）单染色法：用一种染料将细菌和周围物体染成同一种颜色，称为单染色法，如吕氏亚甲蓝或稀释复红染色法。细菌经单染色法处理后，可观察其形态、排列、大小及简单的结构，但不能显示各种细菌染色性的差异。

（2）复染色法：细菌先用主要的染色液着色后，有时需经过脱色剂脱色，再用复染剂染色，称复染色法或鉴别染色法，如革兰染色法、抗酸染色法。本法可将不同种细菌或同一细菌的不同结构染成不同的颜色，既可观察细菌的形态和结构，还可根据染色反应及着色深浅用于鉴别细菌的种类，故又称鉴别染色法。常用的有革兰染色法和抗酸染色法。

a. 革兰染色法（Gram stain）：本法是丹麦细菌学家ristion Gram首创，广泛沿用至今已有100多年历史，是细菌学中最经典、最常用的染色法之一。其操作程序是：①细菌涂片经火焰固定，加结晶紫染液初染1分钟，水洗，甩干；②加碘液媒染1分钟水洗，甩干；③用95%乙醇脱色，轻轻摇动约30秒，至无紫色洗落为止，水洗，甩干；④加稀释石炭酸复红或沙黄染液数滴进行复染，约30秒，水洗；⑤干后显微镜下镜检观察结果，革兰阳性菌染成紫色，如葡萄球菌、链球菌等；革兰阴性菌为红色，如大肠埃希菌、伤寒沙门菌等。

革兰染色法的原理可能与下列因素有关：①G^+菌的等电点（pH 2～3）比G^-菌的等电点（pH 4～5）低，在同一pH条件下，阳性菌比阴性菌所带负电荷要多，与带正电荷的碱性染料结合力牢固，不易脱色；②G^+菌含有大量核糖核酸镁盐，可与进入胞浆内的结晶紫牢固结合成大分子复合物，不易被95%乙醇脱色；而G^-菌含此种物质量少，吸附染料量也少，形成的复合物分子也较小，故易被乙醇脱色；③G^+菌细胞壁结构较致密，肽聚糖层很厚，含脂质少，乙醇不易透入，而且95%乙醇可使细胞壁脱水，细胞壁间隙缩小、通透性降低，阻碍结晶紫与碘的复合物渗出；而G^-菌的细胞壁结构较疏松，肽聚糖层很薄，含脂质量多，易被乙醇溶解，致使细胞壁通透性增高，细胞内的结晶紫与碘复合物被乙醇溶解逸出而致脱色。目前认为，细胞壁结构与化学组成上的差异是染色反应不同的主要原因。

革兰染色具有重要的实际意义。①鉴别细菌：通过本法可将所有细菌分为革兰阳性菌和革兰阴性菌两大类，这样可以初步识别细菌，缩小范围，从而有助于进一步鉴别。②选择药物的参考：革兰阳性菌与阴性菌在细胞壁结构上有很大差别，因而对抗生素等药物的敏感性不同。如大多数革兰阳性菌对青霉素敏感，革兰阴性菌（除脑膜炎奈瑟菌、淋病奈瑟菌外）对青霉素不敏感而对链霉素敏感。临床上可根据病原菌的革兰染色性，考虑选择有效的药物进行治疗。③与致病性有关：如许多革兰阳性菌能产生外毒素，而革兰阴性菌则大多能产生内毒素，两者致病作用不同，因此，可采用有针对性的方案进行治疗。

b.抗酸染色法：分支杆菌属的细菌（包括结核分支杆菌、麻风分支杆菌等）为抗酸性细菌，一般染色法不易着色，须用抗酸染色法。方法是：①细菌涂片经火焰固定，加石炭酸复红溶液，徐徐加热至有蒸气出现，且不可沸腾，染液因蒸发减少时，应随时补充，防止染液蒸干，持续染5分钟（诺卡菌需要加长时间），水洗，甩干；②滴加3%盐酸乙醇脱色，不时摇动玻片至无红色脱落为止，水洗，甩干；③加吕氏亚甲蓝复染液数滴复染1分钟，水洗；④干后显微镜下镜检观察结果，抗酸杆菌染成红色，非抗酸杆菌为蓝色。所以，抗酸染色法也将细菌分成两大类：即抗酸性细菌和非抗酸性细菌。由于抗酸性细菌种类较少，大多数细菌为非抗酸性，故一般仅在有目的地检查抗酸性细菌时应用。

c.特殊染色法：细菌的特殊结构，如芽孢（结构特殊）、鞭毛（过于纤细）、荚膜（和染料的亲和力低）以及异染颗粒等，用普通的单染色或上述的复染色法均不易着色，必须用相应的特殊染色法才能显示其结构。

鞭毛染色（改良 Ryu 法）：①玻片的处理，将新载玻片浸泡在 95%乙醇中。临用时取出，以干净纱布擦干；②在玻片上滴蒸馏水 1 滴；③挑取培养物少许，轻触蒸馏水滴顶部，仅允许极少量细菌进入水滴，不可搅动以免鞭毛脱落；④置 37℃孵箱自然干燥，不能用火焰固定，滴加鞭毛染液染 1~2 分钟，轻轻水洗；⑤干后显微镜镜检观察结果，鞭毛和菌体呈紫色。

荚膜染色：①奥尔特荚膜染色法，将已固定的细菌涂片滴加 3%沙黄染液，用火焰加温染色，持续 3 分钟，冷却后水洗，待干镜检，结果是菌体呈褐色，荚膜呈黄色；此法主要用于炭疽芽孢杆菌；②硫酸铜法，染液的第一液为结晶紫乙醇饱和液 5ml 加蒸馏水 95ml 的混合液；第二液为 20%硫酸铜水溶液；方法是细菌涂片自然干燥，乙醇固定。滴加第一液，微加热染 1 分钟。再用第二液将涂片上的染液洗去，勿再水洗，倾去硫酸铜液，以吸水纸吸干镜检；③结果是菌体及背景呈紫色，荚膜呈鲜蓝色或不着色。

芽孢染色法：①染液的第一液为石炭酸复红液，第二液为 95%乙醇，第三液为碱性亚甲蓝液；②方法是将已固定的细菌涂片滴加第一液，微加热染 5 分钟，冷却后水洗、用第二液脱色 2 分钟，水洗，加第三液复染 1 分钟水洗，待干镜检；③结果：菌体呈蓝色，芽孢呈红色。

（六）气相色谱技术及其在微生物学检验中的应用

色谱法又称层析法，创始于 20 世纪初，是 1906 年由俄国植物学家 Tsweet 提出而命名的，是一种物理或物理化学的分离分析方法。近年来由于气相色谱法、高效液相色谱法及薄层扫描法的飞速发展，而形成一门专门的学科——色谱学。色谱法已广泛应用于各个领域，成为多组分混合物分离分析的最重要分析方法。

气相色谱（gas chromatography，GC）技术是一种以气体为流动相，采用柱色谱分离技术，并与适当的鉴定手段相结合的一种分离分析方法。根据混合物在色谱柱内不同的分离机制，又可分为气—固色谱法（GSC）和气—液色谱法（GLC）两类，

其中最为常用的为 GLC 气象色谱法。其原理是由于样品中各被分离的组分在固定相和流动相中的溶解度不同（即分配系数不同），因此在色谱柱内向前移动的速度也不相同。分配系数大的组分易溶于固定相内，在固定相中停留的时间就长些，移动的速度也就慢些。分配系数小的组分不易溶于固定相，移动速度就快些。这样，样品在色谱柱中的反复多次分配，就使得原来均匀混合的气体彼此发生了分离。被分离的组分按先后顺序进入各种检测器，在那里将根据各组分的物理变化或化学变化转换成电压的变化或电流的变化，并用记录仪把这种变化自动记录成色谱图。

若操作条件不变，同一物质通过色谱柱的流出时间（即保留时间）是不变的，因此，从已知物的保留时间可检测出未知的流出组分，同时依据输出信号的大小测出被测组分的含量。

（七）分子生物学技术在细菌检验中的应用

分子生物学是生物学中一个非常重要的领域，它是从分子水平阐述疾病的发生及诊断机制，特异性强、敏感度高，所以应用愈来愈广泛。由于分子生物学技术的迅速发展，拓展了微生物学检验方面的应用空间，为微生物学实验室对细菌的快速鉴定，尤其是对难分离细菌的快速鉴定提供了有利条件，在微生物检验中发挥着日益重要的作用。目前在细菌鉴定中应用的分子生物学技术主要有核酸杂交技术和聚合酶链反应及生物芯片技术等。

应用核酸杂交技术检测病原微生物核酸是临床诊断学的重大发展。

核酸分子 DNA 两条链之间是靠氢键将互补的核苷连接起来的，当 DNA 受热时，两条链之间的氢键打开，分解成两条核苷酸单链，此过程称为变性。在适当条件下，原来互补的两条单链又借碱基的互补性通过氢键恢复成双链，此过程称为复性。若来自两个不同个体的单链 DNA 互相结合成互补的 DNA 双链，这个过程就称为杂交。

用带有酶、化学荧光物、放射性核素或生物素标记的已知序列特定 DNA 片段（称为探针），在一定条件下，按碱基互补原则探针与待测标本中的核酸杂交，就可以通过对杂交信号的检测，来鉴定标本中（如血清、尿、粪便或活检组织等）有无相应的病原微生物基因及其分子大小。核酸杂交技术可分液相杂交和固相杂交，而固相杂交比较常用。固相杂交是将待测标本固定在固相载体上（如硝酸纤

维素膜、尼龙膜、玻片）进行杂交。

（八）生物芯片技术

生物芯片技术是近年来随着生命科学领域迅速发展起来的一项高级技术，它通过微加工技术和微电子技术在固体芯片表面构建微型生物化学分析系统，以实现对细胞、蛋白质、DNA以及其他生物组分的准确、快速、大信息量的检测。

该技术将大量的生物分子（DNA、RNA、抗体、酶、蛋白质等）作为探针固定于支持物（塑料、玻璃、滤膜等）表面。每一种分子或几种分子探针的组合代表一种病原体或疾病的特征，可快速、微量、准确地诊断疾病、了解病情。而且，生物芯片技术在生化、免疫和分子生物学检验方面，在生命科学领域的研究方面显示出了广泛的前景，分析效率比传统的测定方法高百倍甚至千倍。

生物芯片按固定的生物分子及材料不同，可分为基因芯片、蛋白质芯片、组织芯片和芯片实验室。

基因芯片（gene chips）是指将大量的基因探针分子固定在固体芯片表面，然后与标记的样品分子进行杂交，通过监测杂交信号的强度，进而获取靶分子的数量和系列信息。一张芯片上有成千上万密集排列的分子微阵列，能够在短时间内分析大量的生物分子，并能快速准确地获取样品中的生物信息，效率提高成百上千倍。

生物芯片技术在疾病诊断方面具有独特的优势，病原性细菌基因诊断芯片可以在一张芯片上同时对多个标本进行多种病原菌的检测，仅用极少量的样品，在极短的时间内即可提供大量的诊断信息，为临床感染性疾病的诊断提供了一个快速、敏感、高通量的平台。

1. 病毒性疾病诊断　将各种病毒的特异性序列制成探针，有序的点阵到芯片上，再与处理的样本进行杂交，一次就可以检测出多种病毒并能鉴定出病毒的亚型。

2. 细菌性疾病病原体的鉴别　由于细菌的RNA在长期的进化过程中变化不大，在碱基组成、碱基序列及功能等方面均有保守性，因此，可快速准确地鉴定细菌。

3. 生物芯片技术还可用于细菌的基因分型、基因结构分析和耐药基因的研究　如分支杆菌对利福平等药物的耐药性研究、幽门螺杆菌的基因诊断和基因结构分析等。

随着基因芯片特异性的进一步提高，信号检测灵敏度的增加，样品制备和标记操作的简单化，芯片制备及检测仪器的开发和普及，基因芯片将会在临床实验室得到广泛应用。而且还可以应用在药物筛选、药物基因组图谱、物种鉴定、农作物的优选以及司法鉴定、卫生监督、环境监测和国防等许多领域。生物芯片技术将对21世纪人类生活和健康产生极其深远的影响。

（九）质粒指纹图谱分析

生化分型、血清学分型、抗生素敏感性分型、细菌素分型和噬菌体分型等都属于细菌表形分型方法，而大多数表型特征的稳定性受到普遍存在的环境选择性压力的影响，因此，应用表型特征来鉴定特异的暴发流行菌株存在许多不足。

质粒是细菌细胞内染色质外的遗传物质，为双链环状的DNA分子，可单独复制。不为细菌生长繁殖所必须，但是质粒可以使宿主菌具有某些非染色体决定的生物学性状，如质粒可以编码耐药性、溶血性、细菌的毒力和传染性等多种性状。质粒的获得和丧失，也可以造成耐药菌株和毒力菌株等的流行或消失。细菌的质粒特征相对稳定，因此细菌的质粒指纹图谱具有相对特异性，质粒不同的细菌可以根据其不同的质粒指纹图谱相区别。

质粒指纹图谱分析是近几年发展起来的作为质粒分析的间接生物学技术。包括琼脂糖凝胶电泳和采用限制性内切酶对质粒DNA做同源性分析。该技术已广泛应用于葡萄球菌、耶尔森菌、军团菌及淋球菌等多种细菌的流行病学调查，具有特异性高、简单、稳定及分析周期短等优点。可作为由多种病原菌引起的感染性疾病进行流行病学调查时的有益工具。

1. 流行菌株和质粒的调查　几乎所有感染人类的病原菌都可用此方法进行鉴别分型。

2. 追踪传染源和传播途径　当某些菌株引起暴发流行时，可根据其质粒指纹图谱与非流行菌株的质粒指纹图谱相区别，由于大多数广泛分布的细菌往往含有数种大小、数目不等的质粒，在一定的时间和空间内是相对稳定的，有特异性，所以可用于细菌的流行病学调查。如美国疾病控制中心对俄亥俄州、密歇根州、佐治亚州和阿拉巴马州暴发的一起州级肠炎流行进行了研究。开始没有发现同源性食物，后来进行质粒指纹图谱分析时，找到了传染源。

3. 医院内感染的调查　造成医院内感染，在医院内传播的菌株往往具有耐药性,耐药性可由质粒介导,并可在细菌间流行传播,这在抗生素的选择性压力下更加明显。流行的耐药性质粒可在多个菌属、种内或多个血清型间检出。对不同时间,不同地点分离到的菌株,从其共有的质粒 DNA 序列的微小变化上可观察到菌株传播的精确路线,并可找到看来似乎无关菌株的内在联系。

（十）自动化技术在微生物学检验中的应用

以往对微生物,尤其是细菌的鉴定,主要是根据其形态、染色性和生化特性等进行手工鉴定。自 20 世纪 70 年代后,随着光电技术、色谱技术的发展和计算机的介入为微生物检验的自动化开辟了广阔的前景,微生物数码分类鉴定技术已达到了商品化和标准化。微生物自动鉴定和药敏试验分析系统可快速准确对数百种常见细菌进行自动分析鉴定和药敏试验。

第九节 食品污染

食品污染是指食品所受外来的多种微生物的污染,这些微生物主要有细菌、霉菌以及它们产生的毒素等,它们可直接或间接通过各种途径使食品受污染。

（一）食品的污染源

1.土壤　土壤是微生物的大本营。土壤中存在着大量的有机质和无机质,为微生物提供了极为丰富的营养;土壤具有一定的持水性,满足了微生物对水分的要求;各种土壤的酸碱度多接近中性,渗透压在 303.9～607.8kPa,基本上适合微生物的需要;土壤的团粒结构调节了空气和水分的含量,适合多种好氧和厌氧微生物的生长;温度一般在 10～30℃之间,适宜微生物生长,土壤的覆盖保护微生物免遭紫外线的杀害,因此为微生物的生长、繁殖提供了有利条件。所以土壤素有"微生物的天然培养基"之称。土壤中的微生物种类多,有细菌、放线菌、霉菌、酵母、藻类、原生动物。其中细菌占有较大比例,作为食品污染源危害性最大。其次是霉菌、放线菌、酵母,它们主要生存在土壤的表层。

2.空气　空气中虽有微生物存在,但空气并不是微生物的繁殖场所。因为空气中缺乏营养物质。但空气中仍然存在着数量不等、种类不同的微生物。这主要是由于其他环境中微生物进入空气的缘故。在空气中存活时间较长的微生物主要有各种芽孢杆菌、小球菌、霉菌、酵母的各种孢子等。有时也出现一些致病菌,如结核杆菌、炭疽杆菌、流感嗜血杆菌、金黄色葡萄球等。

3.水　各种水域具有微生物生存的一定条件,自然界的水源中都含有不同量的无机物质和有机物质。不同性质的水源中可能含有不同类群的微生物。一般来说,水中的微生物的数量取决于水中的有机质的含量。水中的微生物可分为两大类。一类为清水型水生微生物,如硫细菌、铁细菌、衣细菌及含光合色素的蓝细菌、绿硫细菌、紫硫细菌等化能自养类型。另一类为腐败性的水生微生物,它们是随腐败的有机质进入水体,获得营养而大量繁殖的微生物类群,是造成水体污染、传播疾病的重要原因,主要是革兰阴性杆菌,如变形杆菌、大肠杆菌、产气杆菌及各种芽孢杆菌、弧菌和螺菌。土壤中的微生物是污染水源的主要来源。主要来自污水、废物、人畜排泄物中的微生物。

4.人和动植物　人及动物因生活在一定的自然环境中,体表会受到周围环境中微生物的污染。健康的人体和动物的消化道、上呼吸道均有一定种类的微生物存在。当人和动物有病原微生物寄生而造成病害时,体内就会有大量的病原微生物通过呼吸道和消化道排泄物向体外排出,其中少数菌是人畜共患病原微生物,如沙门菌、结核杆菌、布氏杆菌。它们通过污染食品和饲料而造成人、畜患病或食物中毒。

5.食品加工设备与包装材料　各种加工机械设备本身无微生物所需的营养物质,但在食品加工过程中,由于食品的汁液和颗粒黏附于内表面,食品生产结束时机械未得到彻底的灭菌,使少量的微生物得以在其上大量生长繁殖,成为污染源。

6.食品原料

（1）动物性原料：健康的畜禽具有健全而完整的免疫系统,能有效地防御和阻止微生物的侵入和在肌肉组织内扩散。所以正常机体组织内部是无菌的,而在体表、皮毛、消化道、上呼吸道等器官有大量的微生物存在。患病的畜禽其器官及组织内部可能带有病原微生物。这些微生物在加工过程中如操作不当均可作为污染源污染食品。

（2）植物性原料：健康的植物内部是无菌的，但体表存在大量的微生物。主要来自其原来所生活的环境，如细菌（假单胞菌属、微球菌属、乳杆菌属和芽孢菌属等）、霉菌（曲霉属、青霉属、交链孢霉属、镰刀霉属等）、酵母，有时还附着有植物病原菌及来自人畜粪便的肠道微生物及病原菌。受伤的植物组织或患病植物的果实，其内部可能含有大量的微生物。

（二）污染途径

1. 通过水而污染　食品被微生物污染是通过水作为媒介造成的，如果用不清洁、含菌数较高的水处理食品就会造成食品污染，采用清洁水，使用不当也会造成对食品的污染。

2. 通过空气而污染　空气中微生物分布是不均匀的，往往随尘埃飞扬和沉降将微生物带到食品上。

3. 通过人及动物而污染　人接触食品，特别是人的手造成食品污染最为常见。

4. 通过用具及杂物而污染　应用于食品的一切工具，都有可能作为媒介使食品受微生物的污染。

（三）细菌性食物中毒

食物中毒是指摄入了含有生物性、化学性有毒有害物质的食品或者把有毒有害物质当作食品摄入后出现的非传染性的急性、亚急性疾病。主要有以下几个特点：潜伏期短；发病与食物关系密切；中毒病人有相同或相似的症状；发病率高，没有人与人之间的传播；当停食该种食物后，发病即可控制。食物中毒类型很多，这里仅叙述与微生物有关的食物中毒。

1. 引起食物中毒的细菌种类　该类型的中毒有明显的季节性，多发生于5~10月份间，发病率高，但死亡率较低。可分为感染型和毒素型两种。感染型是由于食入大量活细菌而引起的；毒素型是食入细菌所产生的毒素而引起的。

（1）沙门菌食物中毒：沙门菌属肠道病原菌，现已发现有2 000多种血清型，其中有引起人类发病的菌群，引起哺乳动物及鸟类发病的菌群。

沙门菌为G^-的短杆菌，不产生芽孢和荚膜。菌体有鞭毛，能运动，为兼性厌氧菌，最适生长温度为37℃，但在18~20℃也能繁殖。对热的抵抗力较差，在60℃经20~30分钟即可杀死。

沙门菌引起感染型食物中毒。表现为急性胃肠炎，如有毒素则伴有神经症状，本菌引起中毒必须有大量的活菌存在，潜伏期长短与进食菌数有关系，平均为12~24小时，病程为3~7天，死亡率为0.5%。

常引起的中毒食品有：鱼、肉、蛋、乳等。

（2）金黄色葡萄球菌食品中毒：由于食用被金黄色葡萄球菌污染并产生肠毒素的食品而发病，属毒素性食物中毒。

金黄色葡萄球菌为G^+，无芽孢，无鞭毛，不能运动，兼性厌氧性细菌。最适生长温度为35~37℃，加热60℃，30分钟即可杀死。

其毒素的抗原性有6种以上，即A、B、C、D、E、F，以A型毒力最强，摄入$1\mu g$即可中毒，毒素抗热力很强，煮沸1~15小时仍保持毒力。完全消除毒性须经218~248℃，30分钟才能去除。

其中毒症状是急性胃肠炎。潜伏期2~5小时，特别短的仅10分钟，一般1~2天可恢复，死亡率较低。儿童对毒素较敏感，可因吐泻而导致虚脱，甚至出现循环衰竭。

造成中毒的食物有乳及乳制品、腌肉，鸡和蛋以及剩饭也易发生金黄色葡萄球菌食物中毒。

（四）真菌性食物中毒

真菌性食物中毒主要是指真菌毒素的食物中毒。真菌毒素是真菌的代谢产物，主要产生于碳水化合物性质的食品原料，经产毒的真菌繁殖而分泌的细胞外毒素。其中产毒的真菌以霉菌为主。

霉菌产毒仅限于少数的产毒霉菌，而产毒菌种也只有一部分菌株产毒。产毒菌株的产毒能力还表现出可变性和易变性。产毒菌株经过累代培养可以完全失去产毒能力，而非产毒菌株在一定的条件下，也会出现产毒能力。霉菌毒素的产生并不具有一定的严格性。即一种菌种或菌株可以产生几种不同的毒素，而同一种霉菌毒素也会由几种霉菌产生。产毒霉菌产生毒素需要一定的条件，主要有食品的基质、水分、湿度、温度及空气流通情况等。

1. 主要的产毒霉菌

（1）曲霉属：曲霉在自然界分布很广，对有机质分解能力很强，很多种是生产发酵菌，同时曲霉也是重要的食品污染霉菌，主要有黄曲霉、赫曲霉、杂色曲霉、烟曲霉、构巢曲霉和寄生曲霉等。

（2）青霉属：青霉分布很广，种类多，常存在于土壤和粮食及果蔬上。有些具有很高的经济价值，能产生多种酶及有机酸。青霉可引起水果、蔬菜、谷物及食品的腐败变质，有些株还产生毒素，如岛青霉、橘青霉、黄绿青霉、红色青霉、扩展青霉、圆弧青霉等。

（3）镰刀霉属：镰刀霉属包括的种很多，其中大部分是植物的病原菌，并能产生毒素，如禾谷镰刀霉、三线镰刀霉、玉米赤霉、梨孢镰刀霉、茄属镰刀霉和分红镰刀霉等。

（4）交链孢霉属：交链孢霉广泛分布于土壤和空气中，有些是植物病原菌，可引起果蔬腐败变质，产生毒素。

（5）其他菌属：粉红单端孢霉、木霉属、漆斑菌属、黑色葡萄穗霉等。

2. 主要的霉菌毒素

（1）黄曲霉毒素：黄曲霉毒素是由黄曲霉和寄生曲霉中的一些菌株产生的毒素，目前已发现17种，是一类结构类似的化合物。其基本结构有二呋喃和香豆素（氧杂萘邻酮）。其毒性与结构有关，凡呋喃末端有双键的毒性强，并有致癌性。造成中毒的食品主要有粮油及其制品。

（2）赤霉病麦中毒：引起麦类赤霉病的病原菌是几种镰刀霉，主要是玉米赤霉。此菌在18～24 ℃，湿度85%时，繁殖最快。病麦中含有赤霉毒素。耐高温，人畜食用后发生中毒。已知的赤霉毒素有两大类，即赤霉病麦毒素及赤霉烯酮。其中毒症状为恶心、头痛、呕吐，有时手足麻木、步伐紊乱等，潜伏期为0.5～2天。也有表现为慢性中毒。

（3）霉变甘蔗中毒：霉变甘蔗中毒主要发生在北方冬末春初，贮藏甘蔗出售的季节。甘蔗在不良条件下贮藏，到第二年出售时，多种霉菌在其上面生长繁殖，并产生毒素而造成中毒。其中毒症状表现为恶心、呕吐、头痛、复视等，严重者可导致死亡。病程长短不一，潜伏期最短为15分钟，长则几小时。中毒严重者预后不良，甚至可留下终生残疾。

（五）食品介导的病毒感染

在食品安全方面，与细菌和真菌相比，对食品中病毒的了解还相对甚少，这有几个方面的原因：首先，就已发现的大规模食品介导感染或食物中毒而言，病毒不如细菌或真菌等重要，因此，人们对其重视不够。第二，由于病毒不能在食品中繁殖（但可在食品中生存），可检出数量较低，且方法复杂、费时，一般食品检验室难以有效地检测。第三，有些食品介导的病毒感染还难以用现有的技术进行分离培养。

病毒通过食品传播的主要途径是粪—口传播模式。但由于病毒对组织有亲和性，所以真正能起到传播载体功能的食品也只是针对人类肠道的病毒。引起腹泻或胃肠炎的病毒包括轮状病毒、诺沃克病毒、肠道腺病毒、冠状病毒等。引起消化道以外器官损伤的病毒有脊髓灰质炎病毒、柯萨奇病毒、埃可病毒、甲型肝炎病毒、呼肠孤病毒和肠道病毒等71种。

在食品环境中胃肠炎病毒常见于海产品和水源中。主要是水生贝类动物对病毒能起到过滤浓缩作用。

发病机制：存在于食品中的病毒进入肠道后，聚集于有亲和性的组织中，并在黏膜上皮细胞和固有层淋巴样组织中复制增殖。病毒在黏膜下淋巴组织中增殖后，进入颈部和肠系膜淋巴结。少量病毒由此处再进入血流。并扩散至网状内皮组织，如肝、脾、骨髓等。在此阶段一般并不表现临床症状，大多数情况下因机体防御机制的抑制而不能继续发展。仅在少数被病毒感染者机体中，病毒能在网状内皮组织中复制，并持续地向血液中排入大量病毒。由于持续性病毒血症，可能使病毒扩散到靶器官。病毒在神经系统中虽可沿神经通道传播，但进入中枢神经系统的主要途径然是通过血液，直接侵入毛细血管壁。

第十节 毒物检验及核生化防护

（一）毒物检测

世界上已存在的物质或人类创造的物质或附带创造的物质，有些是人类生存和发展所必需的，有些是有害的，但是有害的物质也并非一无是处，只要合理的使用和保存，对人类不但无害反而有利，所以作为人类与其为创造利益而害人害己，不如为了子孙后代而和谐、合理地利用地球上多姿多彩的"潘多拉宝盒"。

日常生活中存在着各种有毒的物质，如前所述，有毒的物质也是有用的物质，只要合理应用和处理就不会对人类有毒，反而有利。如医神标志——蛇杖，人们一般认为蛇是有毒、有害的动物，但是在象征医生的魔杖之下，就成了致病救人的良药。

我们先笼统的认识一下毒物的概念，毒物的概念很广泛，所有物质都可能是毒物，只是在剂量和用途上的区别。毒物只是个限制词，所以不要谈毒色变。古语即有"物无美恶，过则为灾"，意思是毒物与剂量有关。有的传统认为是毒物的，对其合理加以利用反而治愈了很多疑难杂症。

毒物的现代概念范围窄了，毒物现在的概念是指在一定条件下，较小剂量就能够对生物体产生损害作用或使生物体出现异常反应的外源化学物。

根据现代毒物的概念，像砒霜、硫酸和二氧化硫这些状态的物质都是毒物，可以是固体、液体和气体，没有固定的性状。绝大多数毒物是化学物，也有天然的或合成的，无机的或有机的，单体或化合物；但也可能是动植物、细菌、真菌等产生的生物毒素。这些物质通过皮肤黏膜进入体内，产生中毒症状。所以说毒物无固定的形状，要根据它们的性质决定是不是毒物。

我们的地球有一定的自净能力，一旦有毒有害物质进入空气、水或者土壤，会慢慢地被消耗和减毒，当自然界难以形成足够应对它们的环境时，会随着环境迁徙。以本应该在人类工业活动密集的城市出现的溴化阻燃物质为例，有一类有毒有害物质叫做溴化阻燃剂，它对人的大脑、卵巢和男性生育等功能都有毒害作用。它能够在食物链中累积传播，又随着季风和洋流，甚至藻类和鱼虾，来到北极熊的体内。然而北冰洋中最大的有毒有害物质的受害者不仅仅是北极熊而已，科学家们还在挪威虎鲸的身体里发现了更多的溴化阻燃剂、杀虫剂和多氯联苯（PCBs）。也许可以这样说，这个地球上的生物，不管是在天涯还是海角，在陆地还是海洋，都难以逃脱有毒有害物质的阴影。

有毒有害物质以有形的形式通过皮肤黏膜进入我们体内，这是常见的途径，还有一种是通过间接的方式在人体中沉积。如人造麝香是一种被用在洗衣粉中的添加剂，当我们洗完衣服把废水倒掉以后，人造麝香也随着废水排出，有些就停留在泥土中的其他物质上，而有些经过水处理系统最终进入江河，在那里这些人造麝香迟早会被水里或泥里的生物吞下，从这时开始，它们就开始在食物链中传播。由于人造麝香这种物质结构的特殊性，它们在鱼类体内也不会被分解，而是停留在鱼类的脂肪中。接下来这条鱼被捕获并在市场上出售，不巧被您吃掉，人造麝香就这样进入了您的身体。 有毒有害物质沿食物链传递时既不被呼吸消耗，又不容易被排泄，而是富集在生物体的组织中，逐级向食物链上游转移。即使某些物质在环境中的起始浓度不很高，通过食物链的逐级传递，其浓度会逐步提高，最后形成了生物富集或生物放大作用。在2002年，香港的一位科学家还在珠三角的母乳中发现了已经被禁止生产20多年的DDT（滴滴涕），由此可见，在空间和时间上，人类的繁衍和迁徙都已经成为有毒有害物质的载体。

21世纪上半叶全球面临的核生化威胁呈多样化趋势，既有传统威胁，如核生化战事、核生化威慑；也有非传统威胁，如核生化扩散、核生化恐怖、次生核生化灾害、核生化工业事故、生物疫病等。所有核生化威胁都具有相同的大规模伤害人生命和破坏环境的效应，是现代国家安全的重大忧患。

（二）核生化防护

核生化威胁是核生化武器和有毒、有害核生化物质对人类社会和生态环境形成的威胁。随着核生化工业科技的发展及其对政治、军备作用力的增加，核生化威胁也在逐渐增加，表现为以下一些主要的形式。

1.核生化袭击　第一次世界大战的化学战、日本侵华战争化学战、两伊战争化学战和美军原子弹轰炸日本广岛、长崎，都是核生化袭击的史例，造成的伤亡十分巨大。未来战争中使用核生化武器的可能性依然存在，并可能出现两个变化，一是生化武器由战术使用、战役使用向战略使用转变，将生化武器作为对敌战略后方进行警告、威慑、骚扰的工具；核武器则由战略使用向战术使用转变，将核武器用于解决一些常规武器难以解决的战术目的，如攻击地下坚固堡垒等。二是运载工具和方式的变化。以前的化学袭击有钢瓶吹放、化学炮弹袭击、化学航弹轰炸、飞机布洒毒剂、布设化学地雷等；生物袭击有特工布洒、飞机布洒、航弹轰炸等；核袭击有航弹轰炸。随着远距离精确制导武器技术的发展，未来核生化武器的战场使用将主要采取导弹发射的方式。

2. 核生化威慑　核武器诞生后，除美国在日本使用外，一直没有再使用，但它发挥的威慑作用，长时间影响着国际安全，制约着被威慑一方的政治、军事和经济活动。20世纪70年代，我国全民深挖洞，搞国防工业三线建设，就是对苏联核威慑的反应。

3. 核生化扩散　在核武器出现后的20年里，核国家只有美、苏、英、法、中五国。此后印度、巴基斯坦、以色列、朝鲜等国也成为事实上的核国家。在化学武器扩散方面，据美国国防部1997年发表的《大规模毁伤性武器扩散的威胁与对策》年度报告称，已有25个以上的国家研究过或正在发展化学武器。在生物武器扩散方面，据美国中央情报局1996年《武器扩散威胁》报告显示，20世纪90年代与80年代相比，被怀疑拥有生物战计划的国家和地区已增加了一倍。目前，全世界至少有15个国家和地区可能拥有生物战计划。

4. 核生化恐怖　随着国际恐怖主义活动方式和手段的不断发展，核生化恐怖因其杀伤力强、行动隐蔽、影响范围广等"优点"成为恐怖主义活动的重要选择。恐怖组织或个人通过直接使用核生化武器，散布放射性物质、生物制剂和化学有毒有害物质，破坏核、生物及化学相关设施或威胁采取上述行动来达到某种政治目的。据统计，1987—2005年，全球约发生24起核及辐射恐怖事件；1945—2005年，全球约发生121起生物恐怖事件；1946—2005年，全球约发生146起化学恐怖事件。每年发生的核生化恐怖事件，从1995年的约60例上升至2001年的178例。

5. 次生核生化灾害　在最近几场战争中，利用常规武器打击核化设施，引发核化危害，已成为美军惯用的作战手段。用常规武器打击这类目标尚无国际公约限制，不承担违约风险，却可以收到与核化攻击相似的结果。如1991年海湾战争中，美军不仅在空袭作战中打击、摧毁了10余处伊拉克核、化学、生物武器研究、生产、储存设施，还用飞机轰炸了伊拉克的油井、储油设施和炼油厂，从而造成大范围原油污染、生态环境破坏，甚至使大批海鸟和鱼类死亡。1998年的科索沃战争中，美军对贝尔格莱德、潘切沃等20个城市的30个化工设施进行频繁轰炸，大量的氯、氨、氢氧化物被释放到空气中，燃烧中产生了氯乙烯、光气等有毒气体，令人刺眼、窒息。有评论说："北约打了一场没有使用化学武器的化学战。"

6. 核生化工业事故和生物疫病　除了以上来自敌对国家或敌对集团的核生化威胁，还有核生化工业事故和生物疫病，它们来自工业社会和自然界，成为重大的非传统安全问题。1984年12月3日，印度中央邦首府博帕尔市郊一家农药厂装有45吨液态剧毒——异氰酸甲脂的储气罐阀门失灵，剧毒物质以气态迅速向外扩散，覆盖面积达49平方千米，1小时后毒云团已笼罩全市上空，80多万城市人口中有32万人中毒，死亡约3 000人，全世界为之震惊。这起核化工业事故是全球频发的核化事故的典型代表，凸现了新的威胁的严重性。随着核生化工业的发展，核生化工业事故还将呈现多发趋势，大面积造成人员伤亡、环境污染。其远期效应和心理影响更是难以估算。

应对各种核生化威胁，可以用军事的、外交的、公共安全的途径和手段。如美国2002年9月颁布《应对大规模杀伤性武器国家战略》，指出：应对大规模毁伤性武器是"美国国家安全战略不可缺少的组成部分"。此后，又于2006年3月制定《应对大规模杀伤性武器国家军事战略》，提出若干指导原则、战略举措和作战任务。军事防御战略是国家防御战略的主干，它可以应对核生化袭击、核生化恐怖、次生核生化灾害等军事性威胁，也可以在应对核生化扩散、核生化工业事故和生物疫病中发挥后盾支援作用。

核生化军事防御有两个支点，一是核生化防护，二是对核生化袭击的抗击反击。有的国家偏重前者，如瑞士瑞典，实施总体防御战略，不谋求也不具备抗击反击能力，着重做好军民防护，避免和减轻核生化袭击造成的伤害。有的国家偏重后者，如俄罗斯、美国。美国政策更进一步，主张主动的核攻击。我国的核生化防御保持两个支点，实施"防护+反击"战略。它符合中国的安全需求，也有国力和军事力量的保证，与我国"积极防御"的军事战略方针相吻合和匹配。

核生化防护的目的是避免或减轻核生化军事袭击、恐怖袭击、次生核生化危害等造成的损失，及时消除可能造成的短期和长期后果。各国都十分重视核生化防护。美国的核生化防护不仅介入海外危机、冲突、和平行动、人道主义援助、全球范围的非战争军事行动等各种类型的军事行动，并对本土、多国的民用目标、军队和军事设施实施核生化防护，以保障美军在核生化环境中持续作战并把对战斗力的影响降低到最低程度。民众核生化防护也是军事防御的组成方面，在现代战争中，核生化袭击以民生目标的概率越来越大。瑞士为人口676万人的"永久中立国"，奉行军事防御为核心的总体防御战略，有统一、完善的民防体系，平时在民防服役的有48万人，全国建成可防核生化袭击的众多地下掩蔽所，可容纳580万人，辅助掩蔽所可容纳210万人。

国际核生化军控是当今外交的重要议题，国际安全热点问题几乎都离不开核生化军控问题。参与国际核生化军控、裁军和防扩散，消减和限制核生化武器的数量和质量，防止更多国家和集团获取核生化武器和技术，建立国际监督、信任机制，降低核战争和生化战的风险和危害程度，是一个国家核生化防御的重要方面，是依靠外交和国际合作降低本国核生化威胁的必要手段，与军事防御手段相辅相成，核生化军备控制的成效将降低军事防御的压力。现代国家的安全更多地依托于国际合作，由此国际核生化军控裁军和防扩散在国防中的作用也在提高。我国应以更积极的态度参与国际核生化军控活动和相关组织，争取更多的主导权。我国2006年国防白皮书表述了我国履行国际核生化军控和防扩散条约的任务：认真做好《全面禁止核试验》的履约准备工作；支持旨在加强《禁止生物武器公约》有效性的多边努力；严格履行《禁止化学武器公约》规定的义务；坚决反对大规模杀伤性武器及其运载工具的扩散等。

参 考 文 献

1. 玉兰兰. 医学检验项目选择与临床应用[M]. 北京，人民卫生出版社，2010.

2. 张秀明，兰海丽，卢兰芬. 临床微生物检验质量管理与标准操作程序[M]. 北京：人民军医出版社，2010.

3. 刘金福. 临床微生物学检验技术[M]. 石家庄：河北科学技术出版社，2007.

4. 吴佳学. 临床医学检验[M]. 天津：天津科学技术出版社，2008.

5. 宿振国. 新编临床检验学[M]. 上海：第二军医大学出版社，2010.

6. 李雅江. 医学检验实验室基本技术[M]. 哈尔滨：黑龙江科学技术出版社，2010.

7. 王景阳. 临床医学检验技术[M]. 天津：天津科学技术出版社，2010.

8. 贺仆. 医学检验技术与临床[M]. 济南：济南出版社，2009.

9. 赵久斌. 实用临床医学检验[M]. 天津：天津科学技术出版社，2008.

10. 张展. 临床检验名医解读[M]. 郑州：河南科学技术出版社，2010.

11. 范宪周，孟宪敏. 医学与生物学实验室安全技术指南[M]. 北京：北应大学医学出版社，2010.

12. Morris JA Jr，Mucha P Jr，Ross SE. Acute posttraumatic renal failure：a multicenter perspective. [J] J Trauma，1991，31（12）：1584-1590.

13. Vivino G，Antonelli M，Moro ML. Risk factors for acute renal failure in trauma patients[J]. Intensive Care Med，1998，24（8）：808-814.

第八篇

水系灾害

第一章

洪涝灾害医学救援

第一节 概 述

洪涝灾害也称"洪灾",民间又称水灾或泛滥,是由洪水引发的一种自然灾害。由于河流、湖泊、海洋所含的水体上涨,超过常规水位的水流现象,威胁沿河、湖滨、近海地区的安全,甚至造成淹没灾害,常因自然降水过量或排水不及时造成的人员伤亡、财物损坏、建筑倒塌等;此外,泛滥使商业活动停顿、学校停课、古迹文物受破坏,水电、煤气供应中断;同时更因污染受灾地区的食品、水源,引发次生灾害,传播疾病。多数洪涝灾害会给人类带来灾难,造成巨大的人员、财产损失,但另一方面,却也有一些洪水现象会给人类带来益处,如尼罗河定期的泛滥,给下游三角洲平原带来大量肥沃的泥沙,有利农业生产。

一、洪涝灾害的成因

通常水流通过河道排入大海,或储存于湖泊、土壤或海洋里。各种因素导致水流增加并超过河道、湖泊以及土壤的容纳能力,水流将溢出河道形成洪水,淹没河道周围的区域,造成洪灾。引发洪灾的因素可分为自然因素和人为因素。

(一)自然因素

1.短期突增或长期累积增加的水量超过河道的排放能力或蓄洪区的储存能力 区域河道内短期突然增加或持续增加水量,如持续的大雨、台风带来的大量雨水,发生洪涝灾害的可能性就会增加。受季风影响的国家,气候变化很大。夏季时,潮湿的季风会为当地带来大量雨水。当降雨量超过河道的容纳能力时,洪水便会溢出河道,造成灾害。

2.蓄滞洪区的"分洪滞洪"能力不足 蓄滞洪区主要是指河堤外洪水临时贮存的低洼地区及湖泊等,其中多数历史上就是江河洪水淹没和蓄洪的场所;包括:

(1)行洪区,是指天然河道及其两侧或河岸大堤之间,在大洪水时用以宣泄洪水的区域,其主要作用是在河道泄洪能力不足时用于扩大淮河的泄洪断面,增加泄洪能力。

(2)分洪区,是利用平原区湖泊、洼地修筑围堤,或利用原有低洼圩垸分泄河段超额洪水的区域。

(3)蓄洪区,是分洪区发挥调洪性能的一种,它是指用于暂时蓄存河段分泄的超额洪水,待防洪情况许可时,再向区外排泄的区域,主要起存蓄洪水削减洪峰的作用,以减低洪水对河道两岸堤防的压力。

(4)滞洪区,是分洪区起调洪性能的一种,这种区域具有"上吞下吐"的能力,其容量只能对河段分泄的洪水起到削减洪峰,或短期阻滞洪水作用。

蓄滞洪区的"分洪滞洪"能力减弱多因湖泊、洼地面积减少,缓冲洪水的能力减弱。当河水满溢,湖泊无法储存过多的河水。过多的河水便冲垮堤坝或溢出河道,淹没河道周围的区域。

3.河道淤积萎缩,排洪能力下降 黄河水少沙多,年均来沙量16亿吨,平均含沙量28.57 kg/m³,居世界各大江河之冠。黄河水量无法全部输沙入海,导致河道淤积抬升、容量减少,使河道的排洪能力下降。一旦出现流经水量增加超过河道的容纳能力或出现强降雨,洪水便会溢出河道,造成洪灾。

4.地心引力直接改变洪水的流速、流量 以往人们认为拦河截江建造大水库把上游的水截住,就能保住中下游不遭受洪灾。因为水库只能截住上游的水，被吸力点吸引着向中游靠拢的下游的水在流速、流量上都足够满足潮峰高度的要求，所以水患成不成灾，根本不在乎上游流的水多、水少，而是决定于吸力点是比上一回靠近了一尺还是远离了一寸。

5.温室效应引起的地球表面变热　温室效应会导致地球上的病虫害增加；海平面上升；气候反常，海洋风暴增多；土地干旱，沙漠化面积增大。特别是海洋风暴带给近海岸地区的特大雨发生频率增加、或是热带性低气压或台风带来的瞬间雨量变多，导致洪灾发生率上升。

（二）人为因素

1.滥垦滥伐、与河争地　随着人口的不断增加，与林争地、围海造田解决了一部分人口的温饱问题。而滥垦滥伐导致土壤的固水能力减弱，加速土壤侵蚀。每逢下雨，雨水便迅速流往下坡，到达河道；另外，土地表面因失去植被保护，大量砂石被雨水冲走，流入河道，造成淤积，发生洪灾的可能便会增加。除了伐林外，不良的耕作方式和在山坡上过量放牧，也使土地失去植被的保护，加速斜坡土壤侵蚀的现象。同时，不断升高的水线导致不断加高的提防，使得人造的建筑物更接近河道，使河道的截面积变更小，因此当瞬间雨量到达预估以上，水就无法排放。若超过抽水站的处理量，便会造成淹水的灾情。

2.地层下陷，堤防质量不符要求　过度抽取地下水导致地下水位下降；使用水库或拦河堰使地表水截流，将水直接经由管线送至用户端，导致原本经由河川渗透至地下水补注的量不足；大型建设导致地表载重增加；地震或地盘移动或开采矿产，导致地层下陷，以上几种原因均导致地层下陷严重的区域成为洪灾影响最显著的区域。由于底层下陷后导致地势下降、地貌改变，使得积水不易流出。同时不合理的生态工程或偷工减料，导致堤防的强度不如预期。

3.不合理的排水设计　大量沥青与水泥的应用中国快速的城镇化过程中，因过度修建住宅区、地铁修建的地址改变了原本设计就不科学的城市地下排水系统，降低了污水排放能力，同时地表大量使用沥青与水泥这类不能吸收水的建筑材料，增加了污水管道的排放负荷。一旦出现大面积的强降雨，必然导致市区内"水漫金山"。

4.城乡建设的资金分配不均　地方政府多将资金用于城市建设，获得的效益往往立竿见影。重视都市景观工程却轻忽农村水利是中国目前比较普遍的现象。美化市容、改善投资环境、带动房地产开发等，可为市政官员带来直接、看得见的利益，而把钱投在农村，获得的是缓慢的、隐性的收益。

二、洪涝灾害的类型

洪涝灾害依照洪水的来源可分为河流洪水与海岸洪水。

（一）河流洪灾

我国内陆水系较多，按照地域可分为黄河流域、长江流域、淮河流域等，其造成的河流洪灾是我国较常见的洪水类型。河流洪灾依照成因可分以下五种类型：

1.暴雨洪灾　该洪灾是我国最常见、也是危害最大的类型，多发生于我国的沿海地带、盆地等区域。它是由较大强度的降雨形成，主要特点是峰高量大、持续时间长、灾害波及范围广。

2.山洪灾害　该洪灾具有突发性，水量集中流速大、冲刷破坏力强，水流中挟带泥沙甚至石块等，常造成局部性洪灾。其发生具有典型的地形特征，多集中于中高山区，相对高差大，河谷坡度陡峻。山洪及其诱发的泥石流、滑坡，常造成人员伤亡，毁坏房屋、田地、道路和桥梁等，甚至可能导致水坝、山塘溃决，对国民经济和人民生命财产造成严重危害。

3.融雪洪灾　融雪洪灾由积雪融化形成的洪水，简称雪洪。融雪洪灾在春、夏两季常见，多发生于中高纬度积雪地区或高山积雪地区。影响雪洪大小和过程的主要因素是：积雪的面积、雪深、雪密度、持水能力，融雪的热量（其中一大半为太阳辐射热）和积雪场的地形、地貌、方位、气候和土地使用情况，这些因素彼此之间有交叉影响。

4.冰凌洪灾　该类洪灾是由于河流中阻塞的冰凌和河道内蓄冰因冰凌融化，原本蓄积的冰水突然释放，引起河道中水量突增，导致洪灾的发生。冰凌洪灾是热力、动力、河道结构等因素综合作用的结果。按成因可分为：①冰塞洪水，河流封冻后，冰盖下冰花、碎冰大量堆积，当冰塞融解时，蓄水下泄形成洪水过程；②冰坝洪水，冰坝一般发生在开河期，大量流冰在河道内受阻，冰块上爬下插，堆积成横跨断面的坝状冰体，严重堵塞过水断面，使坝的上游水位显著增高，当冰坝突然破坏时，原来的蓄冰和槽蓄水量迅速下泄，形成凌峰向下游演进；③融冰洪水。封冻河流或河段主要因热力作用，使冰盖逐渐融解，河槽蓄水缓慢下泄而形成的洪水。

该类洪灾主要发生在黄河、松花江等北方江河上，由于某些河段由低纬度流向高纬度，在气温上升、河流开冻时，低纬度的上游河段先行开冻，而高纬度的下游河段仍封冻，上游河水和冰块堆积在下游河床，形成冰坝，容易造成灾害。

5. 溃坝洪灾 该类洪灾是指任何原因导致水坝或其他挡水建筑或物体突然溃决，其内储水突泄所形成的洪水灾害。这类灾害的破坏力很大。此外山区发生地震时，有时山体崩滑阻塞河流会形成堰塞湖，一旦堰塞湖溃决也形成类似的洪水，这种堰塞湖溃决形成的地震次生水灾的损失，往往比地震本身所造成的损失还要大。

（二）海岸洪灾

世界人口的60%居住在距海岸100km的沿海地区。我国沿海12个省区基本上都是环境条件好、经济发达、人口承载力高的地区。这些沿海省市仅占国土面积的14%，但占全国人口总数的42.5%，其国内生产总值一直占全国的60%以上（2007年数据）。因此，一旦发生海岸洪灾将会对人民的生活、工作造成极大的影响。

海岸洪灾是风暴潮，即在台风、温带气旋或寒潮等强风作用和气压骤变等强烈天气系统引起的海面大范围异常增水现象，其具有增水幅度大、破坏性强及突发性等特点。当遇特大风暴潮时，常出现大幅度破纪录的水位值，又常伴随暴雨和强浪。此外它的可预见期短，仅1~2天，甚至几小时，这更增加了其危害性。海岸洪灾在各国沿海地带均常有发生，在纬度较高的地区，如西欧的荷兰、英国及中国北方，多为冬季风暴潮（寒潮）引起，而在太平洋西海岸、中国东部和南部以及日本、菲律宾、印度、孟加拉等国沿海，多为夏季台风（或热带气旋）引起。

三、洪涝灾害的危害

（一）国外情况

全球范围的洪涝灾害主要发生在多台风暴雨的地区，这些地区主要包括孟加拉北部等南亚地区、中国东南沿海、日本等东南亚地区、加勒比海地区和美国东部近海岸地区。此外，在一些国家的内陆大江大河流域，也容易出现洪涝灾害。

1. 东南亚地区 ①泰国：2005年12月19日，泰国南部地区的水灾死亡人数至27人，40万人患病。泰国当局把超过1万2千人疏散到地势较高的地区。②印度尼西亚：2006年1月3日，印尼东爪哇省潘蒂地区周末连降暴雨，并导致卡利普提河水决堤，洪灾导致至少51人死亡，许多人无家可归。4日清晨暴雨引发的泥石流掩埋了爪哇省中部一个村庄，造成至少200人死亡，100多座民居被毁。

2. 南亚地区 ①印度：该国易受洪水淹没的面积约占国土面积的1/8。平均每年受洪涝灾害的土地面积为800万公顷，受灾人口1 700万~3 200万人。主要洪灾地区为恒河流域、布拉马普特拉河流域等。1954年印度发生大洪水后制定了国家防洪计划，采取了一系列工程措施。由于各河下游缺乏修建水库的坝址，已建大型水库的有效库容仅占年径流量的1/10。江河下游主要依靠堤防和排洪道抗御洪水。②孟加拉国：该国大部处于恒河、布河、梅格纳河的下游三角洲，河网密布，洪水灾害频繁。70%的国土面积都受到洪水威胁。每年约有260万公顷土地遭受洪水灾害，占国土面积的18%。1988年大洪水，全国56%的土地被淹，死亡2 379人，经济总损失13亿美元。据统计，布河出现10年一遇洪水时全国就会有30%以上国土受淹，出现100年一遇洪水就会有60%国土被淹。

3. 东北亚地区 ①朝鲜：2012年7月30日，朝鲜安州市暴雨引发了洪灾；朝鲜西海岸和东海岸局地在7月29日和30日再次遭遇暴雨袭击后发生山体滑坡和泥石流，导致119人死亡、16人失踪，8.4万人无家可归，4 900多套住宅完全及部分遭破坏，8 530多栋住宅被淹，200多栋公共及生产建筑被淹或受损，约1.5万公顷农田被冲毁。②韩国：2011年7月26日韩国首尔、京畿道、江原道地区开始连降三天暴雨，韩国全国至少60人死亡、10人失踪，避难灾民共有5 193户10 776名灾民。③日本：日本9~10月为台风季节，常伴有大暴雨，洪水急促而严重。全国约有5 000万人和近万亿美元的财产在洪水威胁地区。为减轻洪灾损失，日本政府做了许多努力。虽然防洪能力有了明显提高，由于人口增加，经济发展，洪灾损失反而呈增加趋势。第二次世界大战前，日本每年因洪水灾害死亡与失踪人数平均为 280 人，1978 年已增加到 2 000 人。每年财产损失也由 0.92 亿美元增加到近 30 亿美元。

4.加勒比海地区　2004 年 5 月加勒比海地区的多米尼加共和国和海地连降暴雨，引发洪水泛滥。根据有关部门公布的统计数字，至少已经有 270 人在洪涝灾害中丧生。在多米尼加西部临近海地边境的吉马尼地区，救援人员找到了 110 具尸体，另有 200 人失踪。据海地民防办公室官员介绍，过去两天，该国大约有 160 人在洪水中丧生。

5.美国　美国的洪水灾害也较频繁，洪泛区面积占全国总面积的 7%。密西西比河洪水最重，洪灾损失占全国的一半。由于洪水预报和警报系统的发展，因洪水而死亡的人数大量减少，不过，洪灾经济损失仍呈上升趋势，近十多年，平均每年洪灾损失 10 亿美元，1966 年为 17 亿美元，预计 2020 年将达 50 亿美元。

（二）国内情况

我国处于低纬度的季风区，同时受台风的强烈影响，暴雨洪水频繁发生。历史上洪水灾害对中国社会经济的发展有重要影响。20 世纪内，全国主要河流，除黄河外，都曾发生过接近历史调查最大的洪水灾害。近 40 年间，涉及大江大河较大范围的大水灾占 1/3 年份。平均每年水灾受灾面积 800 万公顷，成灾 400 万公顷，损失 100 亿元以上。洪水灾害仍是中国最严重的自然灾害。其损失约占自然灾害总损失的 40%。如 1998 年夏季的"98 大洪水"，中国长江流域泛滥，为中国带来严重的损失，共有 29 个省、市、自治区都遭受了这场灾难，受灾人数上亿，近 500 万所房屋倒塌，2 000 多万公顷的中国土地被淹，经济损失达 1 600 多亿人民币。

如果分别从 7 大流域来看，各流域水灾有不同特点。

1.黄河流域　黄河流域是中华古文明的发祥地，尤其是黄河中下游各省，人口聚居，经济发达，历来是水灾集中和最为严重的地区。从历史上看，黄河水灾有突出的特点。由于黄河对下游河床的不断淤积和主槽的反复游荡，黄河洪水虽然水量不很大，但却决口频繁。除伏秋大汛之外，凌汛也常常构成威胁。据史料统计，自 1883 年至 1938 年的 56 年间的 21 年中，都有黄河凌汛决口发生。

2.长江流域　长江流域在唐宋以来发展迅速，逐渐位居全国经济重心的地位。由于人口的密集和财产增加，水旱灾害损失逐渐增大。同时，虽然自明代以来，长江中下游堤防建设加速进行，然而长江洪水来量巨大，除河道容水之外，由于两岸通江湖泊对洪水的调蓄功能显著，明代以前防洪压力较小，所谓"洞庭增长一寸，即可减江水四五尺"、"江水势减，则江陵、公安、石首、监利、华容等县俱可安枕"。此后，随着上中游山区的广泛垦殖，水土流失加大，河道和通江湖泊的淤积和湖区的围湖垦殖，显著增加了长江防洪的负担，水灾发生频率因而增加。围湖垦田并成为明清以来治江争论的焦点之一。

3.淮河流域　淮河流域位居中纬度的气候过渡带，除了降水概率大成为本区水旱频繁的关键自然条件之外，黄河南泛对于淮河的影响，也是水灾加重的重要原因。此前淮河排水畅通，水灾较少，黄河南泛后，不仅抬高了淮河下游河床，直到徙夺淮河入海通道，造成中游比降过缓，支流汇流困难，而且对淮河北面支流的淤积也加剧了洪灾的严重程度。这种情况在 1855 年黄河北徙后遗留了下来。因而，中游的滞涝地区，自然演变成为日后的蓄滞洪区。

4.海河流域　海河流域是我国水灾最严重地区之一。海河水系呈扇形分布，五大支流汇聚天津入海，历史上形成的这个不利于防洪的分布形势，也主要是由于黄河决口，巨量泥沙淤积，从南向北压迫海河南系所致。此外，历史上就已显现的由于太行山的影响，本区又是暴雨强度和变率最大的地区之一，因此，洪涝旱灾对于政治经济占据重要地区的海河流域是主要威胁，而由于支流扇形汇注和暴雨的影响，本区历史上防洪，除依靠河道宣泄外，洼淀滞洪占据重要地位，成为海河防洪的重要特点。

5.珠江流域　珠江流域自然灾害中以洪涝危害最大。涝灾自汉代已有记载，明清以来灾害逐渐增多。珠江流域由西、北、东三江构成，地区跨度大，一般多局部地区性洪灾。流域性洪灾以西江为重，主要威胁平原地区和珠江三角洲。本区水灾与台风和风暴潮有直接关系。台风往往挟带暴雨，潮水顶托也使洪水更难下泄。以广东省为例，自宋代以来的一千年间，有大水灾 33 次，平均 30 年一大灾。

6.辽河流域和松花江流域　近百年来，辽河流域曾发生大小水灾 50 多次。而自 1746 年至 1985

年的 240 年间，松花江流域共发生洪涝灾害 104 次，其中特大洪水 15 次。1932 年大水是松花江历史上最严重的一次水灾，64 个县市被淹，受淹耕地 3 000 万亩。哈尔滨市被淹达一个月之久，最大水深 5 米以上，死亡 2 万人。凌汛也是松花江防洪的重大威胁。

就我国而言，洪水灾害的威胁将是长期制约社会经济发展和影响社会安定的重大因素。防洪建设是我国的长期任务。中国的防洪能力在发展中国家里居领先地位，但比起发达国家来，还有较大差距。

（三）原生灾害与次生灾害

洪涝灾害的危害按照危害的发生时间可分为原生灾害和次生灾害。

1. 原生灾害　在灾害链中，最早发生的灾害称原生灾害，即直接灾害，洪涝直接灾害主要是由于洪水直接冲击破坏、淹没所造成的危害，如人口伤亡、土地淹没、房屋冲毁、堤防溃决、水库垮塌；交通、电讯、供水、供电、供油（气）中断；工矿企业、商业、学校、卫生、行政、事业单位等停课、停工、停业以及农、林、牧、副、渔减产、减收等。

2. 次生灾害　是指在某一自然灾害或人为灾害直接作用下，连锁反应所引发的间接灾害。洪涝灾害发生时都会同时或伴随发生一种或多种灾害，持续给人类社会带来危害。次生灾害与洪涝灾害的规模、程度、历时、损坏与影响等因素有密切关系。

一些强度大、灾情重的洪涝灾害，其诱发的一连串灾害也愈严重，有时甚至比原生灾害更为严重。次生灾害对灾害本身有放大作用，它使灾害不断扩大延续，如一场大洪灾来临，首先是低洼地区被淹，建筑物浸没、倒塌，然后是交通、通信中断，接着是疾病流行、生态环境的恶化，而灾后生活生产资料的短缺常常造成大量人口的流徙，增加了社会的动荡不安，甚至严重影响国民经济的发展。洪涝灾害的次生灾害主要造成社会经济影响和生态环境影响。

（1）社会经济影响：农业是国民经济基础，农作物受灾、成灾面积越大，农作物产量越小。重大洪涝灾害造成大量农田被冲毁淹没，农作物减产甚至绝收，农产品加工业、轻工业等缺乏原料或原料成本提高，致使工厂减产、停产，随之则是工人失业。交通、通信中断，使信息、运输闭塞或延误，造成大量产品积压变质，原材料供应不足，使生产能力下降。特别是紧急救灾物资受阻，很有可能扩大已有灾害。重大洪涝灾害使灾区人民生活水平下降，缺乏基本生活保障，会出现大量灾民，使正常的社会秩序被打乱，冲击社会的各个方面。我国历史上曾多次出现因洪涝灾害而引发的社会动荡，甚至发生改朝换代。新中国成立以后尽管国家投入大量人力、物力，由于措施得力，成效显著，但灾害对社会稳定的潜在威胁还存在，需要引起重视。俗话说"大灾之后必有大疫"，大水灾之后同样会产生大疫病，洪灾对疫病的流行会产生严重影响。随着我国社会经济的发展，国力得到极大增强，加上科学技术的进步，防洪减灾预测预报水平有了长足进步，洪涝灾害后造成的疫病人员伤亡等灾情已得到有效控制，大面积瘟疫流行的情况已杜绝，但是灾后传染病发病率上升的情况仍不可避免。

（2）生态环境影响：洪水灾害不仅带来巨大经济损失，而且对人类赖以生存的环境造成极大破坏。环境恶化对人类社会的影响是长期的，不仅对当前经济、人民生产与生活造成直接损害，还影响到子孙后代的利益。如洪灾每年都会引起水土流失，大量土壤及其养分流失，致使土地贫瘠，同时水流中泥沙含量增加，导致河流功能衰减、湖泊萎缩、耕地沙化，造成的严重后果是难以估量的。水冲与沙压是洪水对耕地的又一种破坏现象。河道及堤防的漫溢溃决，使大片土地被淹没和冲毁，夹带大量泥沙的洪水还会覆盖土地，甚至掩埋地上建筑物。洪涝灾害对耕地的破坏还表现在盐碱地的扩大和盐碱化加剧。在地势平坦的平原坡洼地区、水网圩垸地区以及山区谷地、封闭盆地低洼区、已基本脱盐的滨海地区，一旦遇到洪水泛滥，地下水位就抬高，土壤含水量加大，富含盐碱成分的地下水和土壤将被洪水浸渍，碱性物质被分解，随着地下水的不断蒸发，地表盐分被大量累积，使土壤盐碱化，造成农业生产与生活环境严重恶化。

洪水泛滥对水环境的污染主要包括病菌、寄生虫、工业废渣废液、化肥、农药等有毒有害物质的蔓延和扩散，它会严重危害人民的生命健康。此外，洪水还会对航运、交通运输、旅游业、水产业等产生重大的影响。

第二节 洪涝灾害医学救援的组织与实施

洪涝灾害医学救援的组织工作必须充分考虑到其伤病伤情的发生特点、当地的流行病以及寄生虫病的发生特点。依据其特点，进行针对性地组织开展救援工作，不仅能在最短的时间内救治最多的伤病员，提高救治的时效性；同时也能提高救灾人员的自我保护能力，维护救灾力量的持续运用。

一、洪涝灾害医学救援前的准备

洪涝水灾的医学救援，与其他自然灾害的医学救援一样，都应有完备的组织机构准备、方案预案准备以及救援力量准备。同时也应考虑洪涝灾害与其他自然灾害的不同性，特别是其特殊的疾病发生以及灾害防疫工作的重要性。

（一）组织机构准备

借鉴国内外大型灾害救援工作的成功经验，洪涝灾害的医学救援应有完善的组织机构，包括国家、地区、地方以及军队的各级组织，并且应建立统一的指挥协调机构，每一层面都应有相应的组织协调分支机构，负责将最高指挥层的指示落实到本层并向下传达。组织机构的专业不仅涵盖医学救治、卫生防疫以及心理卫生，同时也应包括地理、环境、气象、交通、气象、社会以及经济等方面。

（二）方案预案准备

通过深入分析并总结以往洪涝灾害医学救援过程中存在的问题，结合组织自身的特点，制定操作性强、救治时效性高、能够上下接应的各类救援方案。充分考虑救援过程中可能出现的意外情况，制定相应的应急预案，确保在发生紧急情况时，救援工作仍能有条不紊、井然有序。在洪涝灾害医学救援的方案预案制定中，应特别重视预防控制传染性疾病、疫情的爆发，以及一旦出现上述情况的自我防护措施和救援措施。

（三）应急救援力量准备

应急救援力量的准备包括人力资源的准备和药品器材的准备。在人力资源的选拔中，除考虑到技术专业素质强、身体素质好、心理素质佳等方面外，还应适当编配女性成员，便于救援工作的顺利开展。在药品器材准备方面，除准备洪涝灾害中常见伤病、多发伤病的救治所需用药，同时也应充分考虑到当地的流行病学特点和疫情发生的可能。

二、洪涝灾害医学救援的组织

医学应急救援力量，是一种具有快速反应、野外生存、早期治疗能力的医疗救护组织。当需要应急医疗救护时，能在数小时内完成人员装备准备，开赴指定地点，迅速开展救治。洪涝灾害所造成的破坏范围和程度通常仅依靠当地的有限力量无法完成，况且当地医疗能力在灾害中遭到一定程度的破坏。因此需要跨地区、跨部门、多机构的协调组织，统一指挥，才能在最短的时间迅速抢救受伤的群众、尽快地恢复当地正常的生活工作。

我军设有人员、装备、专业体系健全、训练有素的应急卫勤力量以应急需。同时，地方机构也应依据本地区灾害发生规律和特点，建立适当规模的应急医学救援组织。

（一）出发至任务地点前

1. 平时待命 应急救援医学力量的所属成员平时工作于医院的临床科室之中。医院建立人力资源库，从而便于在任务人员抽组时挑选出合适的人选；医院建立应急救援物资装备库，定期对库内物资进行清点保养，确保物资备便；根据当地常见、多发的灾难类型和上级指定的担负任务，确定人员编制、携带装备以及实施的方案预案。每年定期举行1~2次以灾害发生为背景的应急医学救援演练，增加人员之间的默契程度、人—装适应性。

2. 出发前筹备工作 在接到上级下达的出动命令后，立即开展以下出发前筹备工作。

（1）救援力量：从人力资源库中挑选合适的医学救援人员。集中任务人员，传达上级命令，说明灾情和上级要求，明确人员分组和职责以及各组任务。装载各类药材、装备、物资。按分组分发到各组。做到"定人、定车、定位"。

（2）个人物资：检查落实救援单位奔赴灾区后的生活物资准备情况，包括炊具、生熟食品、衣服被褥、照明设备、帐篷、野外露宿防寒、防暑、防雨、防虫害和净水、消毒药品等。

（3）指挥协调交通工具：搭乘快速交通工具，迅速向任务地点开进。中途若遇道路中断、交通堵塞时，应视情进行调整，如条件允许，立即携带必须急救药品、器材徒步前往。

（二）抵达任务点

当应急医学救援力量抵达任务地点后，在开展应急救援前，需确保与其他救援力量之间的有效沟通，救援任务的开展必须在上级的统一部署下进行。这样不仅能最大限度提高应急救援的时效性，同时也能确保在任务不能及时完成时，得到上级力量、周围其他救援力量的有效支持。

1.建立畅通快捷的沟通渠道

（1）到达灾区后，立即前往救灾指挥部报到，了解灾情，领受任务，确定与指挥部之间以及与其他救援力量的有效联系工具与方式。如指挥部尚未成立，应向当地居民了解灾情以及其他已经抵达的救援力量的情况，掌握伤病员分布情况。在抢救实施前最好找到街区道路与建筑物分布图，或由熟悉情况的居民担任向导进行勘察与搜索，以确定抢救区域。

（2）加强与其他救援力量协同救援。洪涝灾害发生后，影响面积较大。由于参加救灾任务的医疗单位较多，容易出现力量分布不合理。在救灾指挥部尚未统一部署之前，应急医学救援单位应尽快与已其他已抵达灾区的救援力量取得联系，划分救援区域，明确分工。特别是洪涝灾害中伤病员的后送对于病情的稳定与康复十分重要，因此与交通运输救援力量之间的有效联系就显得十分的重要。

2.确认救援地区，尽快展开救援力量
一旦确认救援区域，应立即派遣前出小分队携带必要的急救药材装备和通信器材迅速前往，同时在交通便捷的主干道附近建立救护站。选择救护站展开地点需考虑：地势要相对较高，避免洪水淹没，首先确保自身的安全性；有足够的展开面积，确保医疗设备有足够的空间开展工作；靠近主要交通干线，便于伤病员的前接后送。

3. 救护过程中的组织要点
当出现大批量伤病员的情况下，搞好组织指挥，是保证救治质量、提高救治效率的关键。因此需考虑以下几点：

（1）伤病员分类准确迅速：由有急诊或 ICU 工作经验的医生负责组成分类组。在固定的场所建立分类区，应保证有充足的光线以及足够的空间放置急救车。抵达分类区的伤病员应首先进行登记，登记内容包括：姓名、性别、年龄、住址、联系方式以及伤情、伤势、伤类，下一步救治的地点，并挂上分类标志。将需要施行紧急救命手术的伤病员立即送入手术区域；休克伤病员送入重症监护区域；传染病患者送入隔离区域。

（2）灵活调配人员分工：洪涝灾害中伤情伤类复杂，而应急医学救援力量的人员编制有限，专业设置不可能完全覆盖受灾地区的伤病需求。因此，救治机构除了按灾难类型考虑配备相应专业力量外，在救治过程中还要经常进行技术力量的调整。面对大批量伤情、伤类各异的伤病员，就需要专科人员进行本专业以外的医疗活动，非医学专业的人员进行简单的如包扎、固定等救治工作。

（3）有效完成伤病员的"前接后送"工作：应急救援小分队在现场搜救出受伤人员，在稳定生命体征后，立即施行医疗后送，将伤病员送往位于交通主干道的后方救护站。同时在救护站得到初步治疗的伤病员，如仍需进一步的确定性治疗，则需要将其转送至专科医院进行进一步的治疗。因此救护站的伤病员转运职责就包括"前接"应急救援小分队后送而来的伤病员，同时还应尽快将上病情稳定，但仍需进一步治疗的伤病员"后送"至后方医院。无论是前方后送的或是准备后送的伤病员都必须进行再一次的伤情分类，同时做好登记工作。

（4）依照任务重点，及时调整救援重心：在自然灾害发生之后，医学救援的工作内容随着救援工作的逐步深入而发生内容上的改变。在受灾初期，救援重心主要放在受困伤病员的现场救治；随着受困伤病员逐步从现场救出后送至救护站后，救援重心主要放在救护站医疗活动的正常运行以及伤病员的后送；随着医疗任务的逐渐减少，救援重心将转移到卫生防疫工作和帮助灾区重建卫生机构方面来。所以应急医学救援力量的领导应随时掌握工作重心，不失时机地调整力量，圆满地完成卫生救援的各项任务。

三、洪涝灾害医学救援实施

灾害应急医学救援工作是一项系统工程，救援队伍中除医学救援人员外，还有大量其他系统的人

员。这就需要在统一指挥下搞好协同。根据分工不同，各尽其职、各负其责、相互支援。灾害救援的医学救援一般均实施分级救治。经过多次灾害救援队的实践检验，该救治方式是目前救治时效性最高的途径。

（一）自救互救

在易受洪涝水灾地区的居民当中广泛进行洪涝水灾和自救互救知识的宣传教育，普及一些简单的紧急救护措施，如：游泳、水中救护、溺水的抢救等，提高灾区居民现场自救互救的能力。

洪涝灾害现场的自救互救过程中应注意：

（1）洪涝水灾发生时候，不要心慌意乱，要保持头脑清醒，尽快离开危险区域，有组织地撤离到高坡或山地上，尽可能寻找可用于救生的漂浮物，作为救生器材。落水人员应尽量避开主流和水面上的漂浮物。当水面上有柴油、汽油物质时，应赶快离开，以免吸入呼吸道和肺部。

（2）被洪水围困或落水后，必须尽可能地保留身体的能量。水中漂浮是专门用于水中求生的一种方法，而不是尽快地游离现场，因此，漂浮时所有的动作必须是自主性和松散性的，以尽量保留体力。

（3）人在水中所遇到的最大威胁之一是寒冷。若体温迅速下降，会导致冻僵或冻死。在水中，穿衣服比不穿衣服体温下降慢得多，静止比游泳时体温下降慢得多。在预防和防止低体温的过程中，除了接近高处、船只、救生人员或其他可抓靠的物体外，一般不要游泳。不必要的游泳动作可使人体与衣物之间稍热的水流失。另外，手臂和腿部的运动可增加外周的血液循环，亦可导致体热的迅速流失。因此，在水中尽可能地减少活动对预防低体温非常重要。

（4）在等待救护时，应尽可能地靠拢在一起，一方面心理上可得到一些安慰和鼓励，更重要的是可以进行互救，并且易于被发现，从而得到及时的救援。

（5）在水中救护时要注意不要被溺水者紧抱缠身，以免累及自身。如被抱应放手，使溺者离开再救。若被溺者紧抓不放，则可将手滑脱，然后再救。

（二）现场救治

直接暴露的伤病员，应急医学救援人员可以直接进行抢救；对困在危房或废墟下的伤病员，应与其他抢险救灾人员积极配合，对伤病情严重的人员，应一边进行急救处理，一边进行营救。

（三）紧急救治

由应急医学救援力量负责。展开地点是位于交通主干道附近的救护站。主要负责对灾害现场转来的危重伤员继续进行抢救，完成一些必需的急救手术；对灾害现场转来的重伤员进行复查，做进一步处理后，并进行分类、后送，有的可以进行留治。

（四）后方医院

主要是未受灾害影响的大型综合性医院或具备其类似功能的医疗机构。其主要任务是收治由医护站后送而来的伤病员，为其提供确定性的专科治疗和康复治疗。

四、洪涝灾害后的卫生防疫

俗话说"大灾之后易有大疫"，各种自然灾害之后都会产生一些次生灾害，从而严重威胁到灾区人民的身心健康和生命安全，因此加强灾后的卫生防疫工作至关重要。

（一）洪涝灾害后传染病流行特点

（1）发病速度快。由于灾后生化条件、卫生条件极具恶化，个人抵抗机能下降，易感染各种传染病，一旦发生很快就流行，发病率急剧上升，约1个月左右达到高峰，因此防病措施要及时跟上。

（2）传播速度快。通常受灾群众都会被统一地安置在空旷的大型避难建筑内，便于人员管理和救治。这也造成一旦发生传染病的流行，将很可能迅速波及至整个避难建筑物内的任何人应尽早采取措施控制其流行。

（3）控制传播媒介可有效控制传染病。灾后传染病的流行多以肠道、呼吸道传染病为主。人体排泄物的卫生管理、食物得到充分加热可有效控制肠道传染病的发生；加强建筑物内的有效通风可有效控制呼吸道传染病的蔓延。其他传染病可因地区不同，疾病的种类也不同，与当地传播媒介有关，如疟疾、流行性脑炎与蚊子传染有关，多在南方流行。也与自然疫源地有关，灾区也是疫源地区，易流行自然疫源性传染病。

（二）加强灾区卫生防疫工作

暴雨洪水导致受灾群众失去基本的物质生活保障。水源、厨房、澡堂、厕所以及垃圾箱等卫生设施受到严重的破坏；停水、停电、交通中断、通信中断，导致救援物质不能马上运入灾区。污水、粪便、垃圾无法管理，蚊蝇孳生密度很快增高，水源污染严重，形成大量传染源。大批灾民逃离自己的家园，而又集中住在临时的帐篷或露宿野外。夏秋季炎热、蚊蝇又多、生活环境极差，加上灾区居民精神上受到打击，正常生活秩序被打乱，机体抵抗力下降等，这些条件极有利于传染病的发生和流行。因此，必须加强灾区的卫生防疫工作。

洪涝灾害过后，城市自来水系统遭到严重破坏，供水中断；城乡水井受到严重污染，供水极为困难，有时不得不饮用污染的洪水、江、河、湖、塘及水库水。能否解决群众饮水问题是关系灾区能否控制传染病发生和流行的关键。其中主要是选择合适的水源，其次是对水质进行检验，并给予消毒。

1.水源选择 灾后一切水源，要根据灾前水源的分布，并通过现场调查，选择水量大、水质好，便于保护的水源最好是地下水如井水。由于水源被污染，因此，对选择的水源要进行严格检验，以确定能否饮用。水源选定后要加强保护。清除周围50m以内的厕所、粪坑、垃圾以及人畜尸体等污染物。建立水源保护制度、设岗哨看管，以防止坏人破坏。

2.对混浊或不符合卫生标准饮用的水，要净化、消毒后方能饮用 ①混水澄清法：用明矾、硫酸铝、硫酸铁或聚合氯化铝作混凝剂，适量加入混水中，用棍棒搅动，待出现絮状物后静置沉淀，水即澄清。没有上述混凝剂时，可就地取材，把仙人掌、仙人球、马齿苋等捣烂加入混水中，也有助凝作用。②饮水消毒法：煮沸消毒效果最可靠，方法也简便易行。也可用含氯石灰（漂白粉）、漂白粉精等进行消毒。按水的污染程度，每升水加氯1～3mg，15～30分钟即可饮用。个人饮水每升加净水锭1片或2%碘酊5～6滴，振摇1分钟，放置10分钟即可饮用。

3.供水方式 在保证水量和水质的前提下，做到供水方便，以分散供水为主。水源选择不宜离居民点太远，如果水源距居民点很远，可考虑用运水车拉水，但要有专人负责，并消毒后再供给居民饮用。

4.确保水源卫生保护 水井要建井台，挖排水沟，由当地居民中的优秀分子管理周围清洁卫生；取水要用公用水桶；禁止在井旁洗脏物和喂饮牲畜；并由防疫人员定时消毒。

5.抓紧修复自来水工程系统和水井 若短时间不能修复，可在靠江、河、湖、塘边打临时岸边井。

（三）控制饮食卫生，防止食物中毒和肠道传染病的流行

灾后初期，饮食业和家庭厨饮具、餐具以及各种食品均被洪水淹没或冲走，灾民主要靠救济食品维持生活，饮食卫生工作的重点是做好救灾食品的卫生监督。

（1）指派专人对救灾食品的贮存、运输、分发进行卫生监督。救灾食品不得与汽油、杀虫剂、灭鼠剂以及其他毒物一起贮存，也不得用同一辆车运输；食品仓库和堆放食品的地点要干燥、通风、清洁。发放食品时要有卫生防疫人员把关；禁止发放和食用霉变、腐败、浸水和被污染的食品以及膨胀、漏气与严重锈蚀的罐头食品。

（2）对从水中打捞出的食品进行检验和质量鉴定。对从冷库内搬出的肉类食品要经卫生检验，明显腐败变质者要深埋；轻度腐败者炼工业油；未腐败者经高温处理后方可食用；对淹死的牲畜除经兽医人员检验确定可食用外，一律深埋处理。

（3）恢复经营的餐饮服务要有防疫设备。要保证供应食品的清洁卫生，要创造条件对食具做到用后洗净、消毒。饭菜要烧熟煮透，做到现吃现做。严禁出售腐败变质的食品和病死的禽畜肉。饮食业服务人员要健康，至少无患传染病者。

（4）加强饮食卫生的宣传教育。要求人人不喝未经消毒的生水，不吃腐败变质和不洁食物。

（四）大力消灭传染病传播媒介

洪涝灾害后由于厕所、粪池被冲坏，粪水外流，大批人畜尸体腐烂形成大量蚊蝇孳生条件，在短期内繁殖大批蚊蝇，必须采取一切有力措施，大力消灭蚊蝇。其方法：

1.专业队伍与群众相结合 灾后早期大规模的消灭蚊蝇往往由外援的专业队伍负责，但也可组织群众中的骨干分子和学生协助。在当地卫生防疫机构和群众卫生组织恢复工作后，清除蚊蝇孳生地以及经常性的灭蚊蝇工作，必须在当地卫生机构领导下依靠群众进行。

2.灭蚊蝇与消灭蚊蝇孳生地结合 消灭蚊蝇，如果忽视控制和消灭蚊蝇孳生条件，不仅不能巩固成果，当蚊蝇繁殖速度超过杀灭速度时，蚊蝇密度仍会升高。因此对大的或一时无力清除的孳生地，要定期喷洒杀虫剂进行控制；对能清除的孳生地，要发动群众予以彻底清除。

3.普遍喷洒杀虫剂与重点喷洒结合　蚊蝇密度高，分布面积广时，应普遍喷洒杀虫剂。蚊蝇密度较小时，应重点控制水塘、污水沟、厕所、垃圾堆等蚊蝇孳生和栖息场所。

4.飞机喷洒与地面喷洒结合　飞机喷洒会留有死角地区，而且只适用于大面积突击性杀灭蚊蝇。因此，必须与地面喷洒紧密结合，才能使灭蚊蝇工作保持经常，巩固效果。

5.多种杀虫剂混合使用或交叉使用　以防止蚊蝇产生耐药性，降低杀灭效果。

6.用烟剂熏杀　对室内、地窖、地下道等空气流动较慢的地方和喷雾器喷洒不到的地方，可用敌敌畏、敌百虫、西维因、速灭威等烟剂熏杀蚊蝇，也可用野生植物熏烟杀灭。

（五）做好尸体处理工作

洪涝灾害后，漂浮、暴露散在的人畜尸体很快腐烂，散发尸臭，污染环境，对灾区人民的身心健康是一种严重威胁。处理尸体是救灾的当务之急。为保障处理尸体工作的安全，必须做好卫生防护工作。

（1）尸体消毒除臭：尸体打捞、掩埋作业小组要配备消毒人员。消毒人员要紧跟作业人员边打捞边喷洒高浓度含氯石灰（漂白粉）、"三合二"乳剂或除臭剂。尸体搬走后，现场还要做再次喷洒消毒除臭。要将尸体用衣服、被褥包严，装入专用塑料袋内将口扎紧，防止尸臭逸散、并尽快装车运走。要先在运尸车厢板上垫一层沙土或垫塑料布，防止尸液污染车厢。要有计划地选择离城镇和水源较远（5km以外）地点，深埋于1.5~2.0m地下。在农村，要使用指定的牛车、架子车等运尸。

（2）打捞、搬运和掩埋尸体作业人员要合理分工，采取多组轮换作业，防止过度疲劳，缩短接触尸臭时间。

（3）掩埋尸体的作业人员要戴防毒口罩，穿工作服，扎橡皮围裙，戴厚橡皮手套，穿高腰胶靴，扎紧裤脚、袖口，防止吸入尸臭中毒和尸液刺激损伤皮肤。

（4）作业人员掩埋尸体完毕，先在距生活区50m左右的消毒站脱下工作服、围裙和胶靴，由消毒人员消毒除臭，把橡皮手套放入消毒缸内浸泡消毒。双手用消毒液浸泡消毒，再用乙醇（酒精）棉球擦手，最后用清水肥皂洗净，有条件时淋浴或擦澡，然后，进宿舍换穿清洁衣服。对运尸车和掩埋尸体工具，要停放在消毒站，由消毒人员用高浓度漂白粉精、"三合二"乳剂或除臭剂消毒除臭。

（5）要把开水送到作业人员口中，防止污染饮用水和水碗。掩埋尸体的作业人员应在特设的临时食堂就餐。

（六）控制避难区域环境卫生

洪涝灾害后的粪便管理是群众生活中的突出问题。灾民居住在临时搭建的简易棚内，要搞好周围环境卫生。卫生防疫人员要指导居民选择合适地点，利用就便材料，建立应急公共厕所要求做到坑深（1~1.5m）、窄口（15~20cm）、加盖，四周挖排水沟，外围草帘。建临时垃圾坑及污水坑，要定期喷洒杀虫剂。发动群众建立灾区卫生公约，并教育群众自觉遵守。

（七）建立疫情报告制度

灾区防疫机构要与居委会密切配合，组成疫情报告网，发动群众有病自报互报。各医疗队要开展巡回医疗，可组成3人小组，其分工为：1人负责治疗和发现新病人，同时进行口头宣传；1人携带喷雾器，边走边喷洒杀虫剂；1人为居民消毒饮用水。

五、灾后重建过程中的卫生防疫工作

（一）协助当地重建卫生防疫机构并恢复工作

要从人员组织、药材装备、房舍建筑、人员培训以及工作制度等方面抓紧恢复或重建，力求在外地支援的卫生防疫队撤出后，当地能独立完成本地区的卫生防疫工作。

（二）重建群众卫生组织，积极开展爱国卫生运动

在抢救伤员基本结束，人民生活得到临时安排后，必须重建各级爱国卫生运动组织，建立健全卫生工作制度。对临时居民点要建立划区负责、分工包干、门前三包以及卫生检查等制度。要大力开展以除害灭病为中心的爱国卫生运动，搞好评比竞赛，及时总结交流经验。在爱国卫生运动中，要重点搞好水源卫生、厨房卫生、环境卫生和个人卫生，清除垃圾，改造环境。发动群众采用多种方法消灭蚊蝇和老鼠。在开展爱国卫生运动取得成绩的基础上，逐步建立和恢复各项生活卫生制度，使人人养成良好的卫生习惯。

（三）做好修建生活卫生设施中的卫生指导

生活卫生设施是群众生活的物质基础，卫生防疫机构要与政府有关部门密切协作，对房屋、水源、食堂、供水系统、下水系统、厕所、垃圾箱以及畜圈等修筑提出卫生要求，务必使布局合理，符合卫生标准。卫生防疫人员要深入施工现场，进行具体指导。

（四）培训当地卫生防疫力量

积极培训当地卫生防疫人员和当地群众骨干人员，使他们掌握必要的卫生防疫基本知识和技术，了解灾区卫生和流行病学情况，学习如何搞好饮食卫生、环境卫生和个人卫生的要点与消灭蚊蝇、老鼠的技术，以及灾后多发病的预防方法，使他们在群众中起带头和骨干作用。

（五）参加重建家园的规划工作

对重建城乡总体规划中的各项卫生设施的合理布局和质量要求提出具体建议。

第三节 洪涝灾害后常见伤病的医学救护

洪涝灾害常导致大范围的建筑损害、削弱当地医疗卫生能力，而且其引发的次生灾害对受灾地区人民的生活造成极大地影响。通过深入分析洪涝灾害发生后常见伤病的发生特征，从而制定切实可行的医学救护措施，尽可能减轻洪涝灾害对受灾地区人民的健康水平的影响，有利于灾后经济生产的重建、正常生活工作的恢复。

一、洪涝灾害后的伤病发生特点

洪涝灾害后的伤病发生特点具有伤病员数量巨大、伤情发生迅速、伤情复杂多样等。由于各地区的卫生条件不同、受灾群众自我卫生意识的差异，洪涝灾害发生后的伤病分布也具有一定的差异性。分析国内外洪灾后伤病发生的情况，呼吸、皮肤、外科、消化和妇科系统疾病的发生情况均较多。儿童伤病的发生率尽管不高，但由于儿童的免疫系统尚不成熟，因此其产生的症状较重，如得不到及时有效地医治，一般预后皆不佳。因此儿科系统疾病也是洪涝灾害后医学救护过程中必须重视的疾病。

与此同时，救灾人员身处在环境恶劣的受灾地区，同时救灾活动所需的体力负荷较大，不同程度地降低其免疫机能。因此在救灾过程中，对于救灾人员的常见伤病更因深入了解，从而做到"未雨绸缪"，提高救灾能力。

（一）受灾人员的常见伤病发生特点

1.普通成人的常见伤病特点 洪涝灾害发生的地区多气候炎热、湿度较大，同时灾后居住环境的卫生条件极具恶化，当地水源受到污染，以上都是导致洪涝灾害后伤病发生的常见原因。不明原因发热、腹泻、呼吸道感染、皮肤感染4种感染性疾病症候群较为多见，其中腹泻症候群随着救灾医疗力量的进入呈明显下降趋势；其他发热、呼吸和皮肤感染症候群的发生率无显著变化。从系统疾病看，呼吸系统疾病主要有上感、支气管炎、肺炎、结核等；皮肤系统疾病主要有皮肤感染、湿疹、皮肤瘙痒症、皮炎等；消化系统疾病主要有腹泻、胃肠炎、消化不良、肝炎等。这些疾病均与上述因素有直接关系。

2.儿童的常见伤病特点 洪灾对儿童的影响远大于成人。其原因是洪灾发生后，由于水源污染、食物匮乏、居住条件简陋、蚊虫孳生等生化环境恶化，导致儿童免疫力普遍下降，导致儿童的疾病发生率明显上升。洪涝灾害后儿童常见的与洪灾有关的疾病有呼吸道感染、皮肤病以及外伤；而与洪灾无显著相关性的疾病，如肺炎、支气管炎以及贫血等发病率也显著增多，多器官疾病的发病率也有所增高。

3.老年人的常见伤病特点 老年人与儿童的致病原因相同，多是由于居住环境突然恶化、突发事件应激导致免疫力下降、加重身体机能负荷有关。除常见的灾后常见疾病以外，较为多见还有原有基础疾病的病情恶化，这与灾后"缺医少药"有极大地相关性，同时也与受灾前疾病的控制程度有一定的联系。老年人在洪涝灾害后容易恶化的疾病有心脑血管疾病、糖尿病及其他多器官疾病。

（二）救灾人员的常见伤病发生特点

救灾人员在抗洪救灾中最为常见的伤病为皮肤病和皮下组织疾病、呼吸系统疾病、损伤和中毒、消化系统疾病。皮肤病和皮下组织疾病中手足癣、体癣、股癣发生较多；而呼吸和消化系统疾病中上呼吸道感染和腹泻的发生较多；损伤中毒和中暑最为常见，其次是外伤性骨折和摔伤。

救灾人员在抗洪救灾中的疾病发生时间也具有一定的规律性。救灾初期呼吸系统疾病多见，主要与受凉、过度劳累导致免疫力下降有关；随后皮肤病和皮下组织疾病的发生率明显上升，主要与无法获取干净、干燥的衣物有关；而消化系统疾病和传染病寄生虫病的发病率在后期逐步上升，主要与洪涝灾害后的次生灾害以及当地流行病特点有关。

二、洪涝灾害后常见伤病的救治措施

（一）受灾群众常见伤病的救治

洪涝灾害后常见伤病的发生与年龄有极大地相关性，以下将从普通成人、儿童及未成年人、老年人三个年龄段进行阐述。

1.普通成人的常见伤病

1）呼吸系统疾病：普通成人在受凉、劳累等情况下导致免疫机能下降，其次受灾人群多聚居在狭小的空间内，单位空间内致病菌、病毒的密度上升，容易发生呼吸系统疾病。

（1）上呼吸道感染：①治疗原则：居住环境要注意清洁、安静、光线充足，定时开窗换气，避免对流风直接吹患儿；高热时卧床休息；给予易消化物，供给足够水分；注意口腔、鼻及眼的局部清洁；注意呼吸道隔离，减少继发细菌感染的机会。②对症处理：39℃以上高热可采用物理降温或药物降温。③咳嗽：一般不用镇咳药，常用祛痰止咳药物。④抗生素的适应证：病毒感染一般不宜应用抗生素。对年龄较小的婴幼儿，体温较高（肛温39.5～40℃以上），且白细胞总数增高，伴有核左移，或已有细菌性扁桃腺炎、中耳炎、咽炎等，可选用适当的抗生素（青霉素，先锋霉素Ⅵ）。

（2）支气管炎：①控制感染：视感染的主要致病菌和严重程度或根据病原菌药敏结果选用抗生素。轻者可口服，较重病人用肌注或静脉滴注抗生素。常用的有青霉素G，红霉素，氨基甙类，喹诺酮类，头孢菌素类抗生素等。能单独用窄谱抗生素时应尽量避免使用广谱抗生素，以免二重感染或产生耐药菌株。②祛痰、镇咳：对急性发作期患者在抗感染治疗的同时，应用祛痰药及镇咳药物，以改善症状。迁延期病人尤应坚持用药，以求消除症状。常用药物有氯化铵合剂、溴己新、维静宁等。中成药止咳也有一定效果，对老年体弱无力咳痰者或痰量较多者，应以祛痰为主，协助排痰，畅通呼吸道。应避免应用强的镇咳剂如可卡因等，以免抑制中枢及加重呼吸道阻塞和产生并发症，导致病情恶化。③解痉、平喘：常选用氨茶碱、特布他林等口服，或用沙丁胺醇等吸入剂。若气道舒张剂使用后气道仍有持续阻塞，可使用皮质激素，泼尼松20～40mg/d。④气雾疗法：气雾湿化吸入或加复方安息香酊，可稀释气管内的分泌物，有利排痰。如痰液黏稠不易咳出，目前超声雾化吸入有一定帮助，亦可加入抗生素及痰液稀释剂。

（3）肺炎：①抗感染治疗是肺炎治疗的最主要环节。细菌性肺炎的治疗包括经验性治疗和针对病原体治疗。前者主要根据本地区、本单位的肺炎病原体流行病学资料，选择可能覆盖病原体的抗菌药物；后者则根据呼吸道或肺组织标本的培养和药物敏感试验结果，选择体外试验敏感的抗菌药物。此外，还应该根据患者的年龄、有无基础疾病、是否有误吸、肺炎的严重程度等，选择抗菌药物和给药途径。②肺炎的抗菌药物治疗应尽早进行，一旦怀疑为肺炎即马上给予首剂抗菌药物。病情稳定后可从静脉途径转为口服治疗。③肺炎抗菌药物疗程至少5天，大多数患者需要7～10天或更长疗程，如体温正常48～72小时，无肺炎任何一项临床不稳定征象可停用抗菌药物。④抗菌药物治疗后48～72小时应对病情进行评价，治疗有效表现体温下降、症状改善、临床状态稳定、白细胞逐渐降低或恢复正常，而X线胸片病灶吸收较迟。如72小时后症状无改善，其原因可能有：药物未能覆盖致病菌，或细菌耐药；特殊病原体感染如结核分支杆菌、真菌、病毒等；出现并发症或存在影响疗效的宿主因素（如免疫抑制）；非感染性疾病误诊为肺炎；药物热。

2）皮肤疾病：皮肤瘙痒症、湿疹、皮炎是洪涝灾害后常见的皮肤疾病，其多发的原因主要与灾民长期接触疫水无条件洗浴、皮肤多汗、汗渍污渍反复刺激，未能及时就医及长期拖延疾病有关。

（1）皮肤瘙痒症：①首先应去除病因，如因风寒或暑热而致者，应调适寒温，避免暑热及寒冷刺激；如对食物诱发者，当忌油腻酒酪、鱼虾海味等。②瘙痒处应避免过度搔抓、摩擦、热水洗烫等方式止痒，不用碱性强的肥皂洗浴。内衣应柔软松宽，以棉织品为好。避免羽绒、尼龙及毛织品衣服贴身穿戴。③阴痒患者，应保持局部清洁卫生，切忌搔抓不洁。不滥用强刺激的外涂药物。同时应积极治疗原发疾病，防患于未然。④治疗皮肤瘙痒常用抗组胺药（敏迪、开瑞坦）、钙剂（普通钙片，必要给予针剂）及激素（含地塞米松类的）等。

（2）湿疹：①急性湿疹。无渗出时，炉甘石洗剂，每日4~6次外用。瘙痒明显时酌加糖皮质激素乳膏外用。如1%氢化可的松乳膏或0.1%丁酸氢化可的松软膏、0.1%曲安奈德乳膏或0.1糠酸莫米松霜（商品名艾洛松）等，每日1~2次外用。有渗出时，首先用2%~3%硼酸溶液或生理盐水等作冷湿敷，每次30~60分钟，每日2~4次湿敷或持续湿敷，湿敷间歇或晚间可用40%氧化锌油外涂，渗出减少后改用氧化锌糊膏。②亚急性湿疹。可选用糊剂，如氧化锌糊膏或5%糠馏油糊膏，糖皮质激素乳膏剂，每日2~3次外用。③慢性湿疹。可选用糖皮质激素乳膏剂、软膏或硬膏、氧化锌软膏剂焦油类软膏。

（3）皮炎：①除非发现及除去发病因素，否则治疗无效。光过敏或光毒性接触性皮炎的病人应避免接触光敏物或避免光照射。②皮炎急性期用纱布或薄布浸水后湿敷在皮损处可使其缓解和凉爽，每日4~6次，每次30分钟。出现大泡每日可抽液3次，但泡壁不能去除。③对于广泛发疹的病人或严重面部炎症的病人可口服皮质类固醇激素治疗，连服7~14天。强的松的剂量可以每3~4天减少10~20mg。水疱期外用皮质类固醇激素治疗无效，一旦皮炎转入亚急性期，可在患处每日轻涂皮质类固醇激素霜剂或软膏3次。抗组胺药除有镇静及减轻痒感外，对过敏性接触性皮炎无治疗作用。

3）消化系统疾病：洪涝灾害后出现的消化系统疾病多与食源性感染有关，常见的急性腹泻、胃肠炎、消化不良。

（1）急性腹泻：①一般治疗。尽量卧床休息，口服葡萄糖—电解质液以补充体液的丢失。如果持续呕吐或明显脱水，则需静脉补充5%~10%葡萄糖盐水及其他相关电解质。鼓励摄入清淡流质或半流质食品，以防止脱水或治疗轻微的脱水。②对症治疗，必要时应用止吐药：例如肌肉注射氯丙嗪每天25~100mg。解痉药：如颠茄8撇/次，1日3次。止泻药：如思密达每次1袋，1日2~3次。③抗菌治疗。抗菌素对本病的治疗作用是有争议的。对于感染性腹泻，可适当选用有针对性的抗菌素，如黄连素0.3g口服，1日3次或庆大霉素8万单位口服，1日3次等。

（2）胃肠炎：①解痉止痛。阿托品0.5~1mg，或645-2，5~10mg，肌肉注射。②消炎止痛：细菌感染，除选用致菌培养有效抗生素外，可选用黄连素0.3g，每日3次；元胡止痛片3片，每日3次；胃肠灵4片，每日3次。病情出现发热、脱水、休克可适当选用抗生素，必要时输液输血或吸氧。③止泻剂。可选用次碳酸铋1~2g，每日3次；复方樟脑酊4mg，每日3次。

（3）消化不良：①促胃动力药物。多潘立酮（又称吗丁啉、胃得灵）能增加胃肠平滑肌张力及蠕动，使胃排空速度加快，胃部得以畅通、消化和推进食物，促进食物及肠道气体排泄，从而消除消化不良的各种症状。用于消化不良、腹胀、嗳气、恶心、呕吐。②菌群调节药物。乳酶生（表飞鸣）为活肠球菌的干燥制剂。能在肠内分解糖类，生成乳酸，使肠内酸度增加，从而抑制腐败菌的生长繁殖，并防止肠内发酵，减少嗳气，促进消化和止泻。用于消化不良、腹胀及小儿饮食失调所引起的腹泻、绿便等。③酶类药物。胰酶（又称胰液素，胰酶素）在中性或弱酸性环境中可促进蛋白质、淀粉及脂肪的消化；胃蛋白酶本品能在胃酸参与下使凝固的蛋白质分解，用于消化机能减退引起的消化不良；多酶片由胰酶与胃蛋白酶组成，用于消化不良、食欲缺乏；复合消化酶胶囊能促进各种植物纤维素分解，促进蛋白质、脂肪及碳水化合物的消化吸收，促进肠内气体排除，消除腹部胀满感。同时，其所含三种不同颜色的药丸可定位释放，保证各种酶的活性在合理部位释放。

4）肌肉骨骼系统损伤：洪涝灾害中，因暴雨、洪水的破坏，导致部分建筑及其附属设施倒塌、损坏，容易引起人员骨折、软组织损伤。骨折，特别是骨折断端损伤了周围动脉，将出现威胁生命的大出血，因此必须予以重视。

（1）骨折：①保守治疗。如果骨折移位不明显，或经过手法复位后，可以通过石膏、夹板或持续牵引或等治疗维持骨折端的位置直至骨折愈合，则可以考虑保守治疗；但必须考虑保守治疗所致并发症的影响。如老年患者髋部骨折，无明显移位，保守治疗需卧床6~12周甚至更长的时间。②手术治疗：通常为切开复位内固定术。以下情况需考虑切开复位：骨折端之间有肌或肌腱等软组织嵌入，手法复位失败；关节内骨折，手法复位后对位不良，将影响关节功能者；手法复位未能达到功能复位的标准，见严重影响患肢功能者；骨折并发主要血管、神经损伤，修复血管、神经的同时，宜行骨折切开复位；多处骨折，为便于护理和治疗，防止并发症，可选择适当的部分行切开复位。

（2）软组织伤：①如有休克首先治疗休克。②如有出血，应立即止血。轻微或中度出血，可采用加压包扎或填塞法止血；四肢大血管出血，先上止血带并准备尽快手术止血，术前应每30分钟放松止血带1次。失血较多时，应及时输液输血。出血不止时，应紧急手术止血。疼痛较重者，可给哌替啶或吗啡，也可给其他镇静剂、镇痛药。有骨折时，应适当固定伤肢。③如有筋膜间隙综合征和挤压综合征者，应及时处理。④严重闭合性挫伤的治疗：早期在肢体周围放置冰袋或做冷敷，待出血停止（一般在24~48小时后），改用热敷，促进局部淤血吸收。必要时，予抗生素防治感染；若水肿严重，影响肢体血液循环，或小腿、前臂严重挤压伤有肌肉功能障碍及动脉搏动减弱者，应早期切开减张，将皮肤、深筋膜和肌膜纵行多处切开，然后用生理盐水纱布条填上；⑤开放性创伤，除表浅的擦伤及小的刺伤外，应尽早做初期外科处理（清创术）。⑥预防破伤风常规处理。基础免疫：儿童用百日咳菌苗、白喉、破伤风类毒素混合制剂做皮下或肌肉注射，第一年2针，各0.5ml，间隔4~6周；次年再注射1针；15岁以上及成人用霍乱、伤寒、副伤寒甲乙菌苗、破伤风类毒素混合制剂皮下注射3针，分别为0.5ml、1.0ml、1.0ml，间隔2~4周；1年后再注射1ml。加强免疫：曾经基础免疫者，可隔5~10年注射0.5ml。伤后免疫：经全程基础免疫或加强免疫者，在末次注射1年半内受伤时，不需注射类毒素或抗毒素；超过1年半者，可注射破伤风类毒素0.5ml。开放性创伤或伤前未经全程免疫者，除注射破伤风类毒素外，可酌情在创口周围组织内或另一部位肌肉注射精制破伤风抗毒素1 500~3 000U。

2. 儿童常见伤病的救治

1）呼吸系统疾病

（1）急性上呼吸道感染：①多饮开水，饮食宜清淡、稀软、少油腻，以清淡、爽口为宜。②高热、食欲不好者，适宜流食、半流食，如米汤、蛋花汤、豆腐脑、豆浆等。③流感高热、口渴咽干者，可进食清凉多汁的食物，如莲藕、百合、荸荠等。④饮食宜少量多餐：如退烧后食欲较好，可改为半流质饮食，如面片汤、清鸡汤、龙须面等。⑤多食蔬菜、水果等食物；预防交叉感染。⑥对患儿进行呼吸道隔离。⑦一旦发现合并细菌感染症状，因立即进行抗感染治疗。

（2）肺炎：退热与镇静。①一般先用物理降温，如枕部冷敷、温水擦浴，若体温不下降可给药物，APC每次5~10mg/kg，对个别病例可用氯丙嗪与异丙嗪静注或肌注，使体温维持在38℃以下。患儿即能安静入睡。如有惊厥，立即给予10%水合氯醛每次60mg/kg灌肠，如无效改用安定0.3 mg/（kg·次）肌注或静注。②祛痰止咳平喘：一般痰稠不易咯出，可口服少儿氯化铵合剂，每次1ml/岁，一日3次，必嗽平每日0.7 mg/kg，分三次服。痰稠咳嗽剧烈可采用超声雾化吸入，喘甚口服咳喘宁1ml/次，一日三次，亦可口服654-2，每日0.5mg/kg，每12小时1次，可肌注维生素K_1，每次1 mg/kg，肌注或静椎。③治疗肺炎除使用消炎、止咳、祛痰等中西结合治疗外，做好日常的饮食调理也是缓解病情一个重要措施。

2）皮肤病：儿童在洪涝灾害发生后常见的皮肤病有皮肤瘙痒、湿疹、疥疮以及过敏性皮炎。

（1）皮肤瘙痒与湿疹：见前述。

（2）疥疮：以外用药物治疗为主，最常用的外用药物是5%硫黄软膏，用法如下：先用温热的水洗澡，之后换上一身干净的衣裤；再外用5%硫黄软膏涂抹（涂抹部位从颈部以下涂遍全身，包括手缝、脚心、乳房腋窝下、大腿根部、肛门及外生殖器部位等部位都要涂抹均匀。需要注意无皮疹的部位亦要涂遍；有皮疹的部位多抹一些，之后反复按摩一会儿），每日需要1~2次，连续3~5天。第5天后洗澡。换上清洁衣裤，连续治疗2~3个疗程，治疗后1~2周内如有新疹发生需重复治疗。需要注意在用药期间为了充分保持药效，更好杀灭疥虫，涂药期间应不洗澡、不换衣服，保证皮肤及衣物上沾的药物能够充分发挥杀虫作用。另外，患者换下的衣裤、被单、枕巾等需要煮沸消毒。被褥等无法煮沸的物品可在太阳下曝晒消毒，也可用密闭的大塑料口袋密封暂时贮存起来，等2~3周后疥虫饿死才能够继续使用。

（3）过敏性皮炎：减少诱发加重因素及刺激因素如机械因素（搔抓、摩擦）；物理化学因素（热水洗烫、高温、低湿度、刺激性药物）；生物因素（动植物、微生物感染等）；精神紧张或情绪低落或消化功能紊乱。远离致敏因素，这是预防过敏性皮炎最根本的办法。尽可能减少环境中的变应原，如吸入性过敏原（凡是能够经呼吸道吸入的物质都是潜在的过敏原），包括尘土、尘螨、棉絮、花粉（春夏和秋季）、动物毛、真菌、昆虫和烟等。食物过敏原（是指通过食入引起过敏反应的过敏原），包括鱼虾、蟹、牛羊肉、鸡蛋、牛奶、花生、黄豆和坚果等。接触性过敏原（通过与皮肤或黏膜接触引发过敏），包括衣物、染料、化妆品、首饰、外用药、漆胶、有机溶剂、染发剂和消毒剂等。为创造健康卫生环境，经常保持室内卫生、开窗通风、保持适宜温度湿度、不随便使用消毒剂等；春季尽量少让孩子接触花粉；夏季避免直射阳光；家里不要养宠物，尤其不能在室内养；少用地毯，勤吸尘；不用电热毯；避免刺激性强的化妆品等。呵护皮肤，科学合理地洗澡，选择酸碱度（pH）中性、无刺激性的香皂；不可乱用护肤产品，内衣要选择柔软的棉织品，不宜穿羊毛、化纤织物，这些织物较粗糙，且对皮肤有刺激性，容易引发皮炎、湿疹。

3. 老年人常见伤病的救治　老年人在洪涝灾害后，因应激、劳累等因素容易突发心血管疾病以及现有基础疾病的进一步恶化。

（1）急性冠脉综合征（ACS）：在怀疑或发现该诊断时，可进行早期保守治疗，与此同时尽快安排冠状动脉造影，必要时行介入性治疗。早期保守治疗：口服阿司匹林；阿司匹林禁忌时选择氯吡格雷，氯吡格雷服用至少1个月至9个月。

在急性冠脉综合征中，抗栓治疗处于非常重要的地位。对于非ST段抬高的ACS，抗栓治疗可以阻止血栓进发展，保护缺血心肌不进一步坏死；对于ST段抬高的ACS，抗栓治疗可以加速溶栓剂诱发的血管再通，提高溶栓再通率，减少溶栓后血管再闭塞和（或）再梗死的发生，减少心绞痛复发，提高生活质量。通过上述机制，抗栓治疗可以改善ACS患者的近、远期预后，降低病死率。

（2）肺炎：①抗菌药物治疗。应尽早合理的应用抗菌素，直接关系到老年肺炎的预后，必要时联合用药，并适当延长疗程，开始时刻进行经验治疗，待病原明确后可由针对性的选药或参考药敏结果来选择抗生素，由于老年人对药物的吸收分布、代谢及排泄率的差异比较大，胃酸分泌的缺乏、胃肠功能的改变，口服药物吸收不稳定，因此，对老年患者应静脉给药，可以根据痰培养、院内感染或院外感染选择抗菌素，对老年肺炎，应关注耐药菌感染的问题，如 ESBLs，MRSA、PRP、VRE、Ampc、MDR 等问题，针对性选择药物抗感染治疗，选择药物时要注意，由于老年人常伴肾功能减退，故最好选用肾毒性小的抗生素，如病情需要选肾毒性抗生素时，应减少用量，一般为常规剂量的2/3～1/2，若已经有肾功能损害者，则尽量不用。②并发症的治疗。老年肺炎的并发症有时可引起严重的后果，积极治疗并发症尤为重要。呼吸衰竭的发生率较高，应加强吸氧机呼吸兴奋剂使用，如仍不能改善，可考虑机械通气治疗；心力衰竭是老年肺炎的主要死亡原因之一，应给与强心、利尿、扩血管、适当镇静等综合治疗；心律失常可以引起血流动力学不稳，对这类心律失常应给与抗心律失常药物干预；同时要纠正水、电解质、酸碱平衡的紊乱，积极抗休克，对脓毒性休克液体的复苏及有效的抗感染治疗显得尤为重要，必要时根据病情选用血管活性药物。③全身综合治疗。在老年肺炎的治疗中，精心护理显得极为重要，对活动不便的老年人要定期翻身、严密观察病情变化，同时警惕误吸的发生；发热、活性急促使得患者的不显性失水增加，应维持液体平衡；注意呼吸道的湿化及化痰、痰液的引流，保持呼吸道通畅，一般不用镇静药物和少用止咳药物；低氧血症患者应给与氧疗；加强营养支持治疗，纠正贫血及低蛋白血症有利于病情的恢复。保持大小便的通畅，鼓励适当的活动，减少肢体静脉血栓形成或肺栓塞的发生；对糖尿病病人，要适当控制血糖。

（3）糖尿病：患有糖尿病的老年，在遭遇洪涝灾害时，如不能及时获得药物控制或长期被困而不能获得能量来源时，容易出现昏迷，此时需注意以下几种可能，并立即救治。①低血糖昏迷。当血糖低于3mmol/L时称为低血糖，严重低血糖会发生昏迷。常见的原因有：胰岛素用量过大或口服降糖药用量过大而进食少。②酮症酸中毒昏迷。原因有：糖尿病病人胰岛素停用或减量过快，或病情加重；各种急慢性感染；应激状态，如外伤、急性心肌梗死、甲状腺机能亢进等；饮食失调，进食过多或过少。③非酮症性高渗性昏迷。这种昏迷多见于60岁以上的老年糖尿病病人，以严重脱水、高血糖、高血浆渗透压和神经精神症状为主要临床表现。

4. 洪灾中特殊伤病的救治　洪涝灾害中出现的部分伤病在其他自然灾害或在正常生活中并不经常发生，如淹溺、毒蛇咬伤、电击伤。尽管相对其他伤病情况，以上三类伤病在洪涝灾害中的发生率并不高，但一旦发生常常会有生命危险，因此需引起高度的重视。

1）淹溺

（1）病因：溺水主要是由于人体被卷入水中或落水后，大量水进入呼吸道使呼吸道阻塞，或虽进入少量水，却反射性引起声门紧闭，空气不能进入肺内，发生窒息性缺氧死亡。

（2）病理生理：溺水后气管吸入液体，少数人由于水的刺激，引起严重的反射性喉痉挛，造成单纯性窒息；大多数人在挣扎与闭气之后，出现不自主的痉挛性吞咽，使大量的水被吸入肺而窒息；个别人在全部被水淹没之前过度深呼吸，排出大量二氧化碳，引起呼吸中枢过度抑制，淹没后发生昏迷而死亡；另有少数人在水中发生心室纤维性颤动而死亡。以上这些均可引起伤病员立即死亡。

溺水时，肺内进入大量低渗液体，很快被吸收入血，导致循环负担过重，红细胞破坏溶血，释放出大量钾离子，血钾升高，造成心力衰竭、肺水肿或血红蛋白尿、肾衰竭，最终出现伤病员死亡。

溺水后还可出现并发症，最常见的为肺部并发症，主要是肺泡毛细血管上皮炎性反应，使含有蛋白质的渗出液溢入肺内或呕吐物吸入，导致肺水肿，继而继发肺部感染。严重者可以发生成人呼吸窘迫综合征。除此之外，由于严重缺氧，可形成脑部并发症，出现脑水肿。

（3）现场急救：尽快将溺水者打捞到陆地或船上，用手指探查口腔，清除口腔和咽部异物（泥沙、水、草等），然后托起下颌，进行口对口人工呼吸。心脏停搏时，及时进行胸外心脏按压。昏迷者可针刺人中、涌泉、内关、关元等穴。倒水虽是习惯性动作，但根据实践经验和理论研究，证实其实际意义并不大，不宜过分强调，尤其在淡水溺水时，否则弊多利少。

2）毒蛇咬伤

（1）病因：洪涝水灾多发生在夏秋季，正是毒蛇繁殖和活动最频繁的季节。水灾时，大批居民寄居野外，因而易被毒蛇咬伤。常见的毒蛇有眼镜蛇、银环蛇、金环蛇、五步蛇、响尾蛇等。

（2）病理生理：蛇毒是一种复杂蛋白质，其成分主要有3大类：①神经毒素：主要引起神经麻痹，表现为眼睑下垂，吞咽困难，呼吸肌麻痹，呼吸困难；②血液毒素：引起凝血功能紊乱，如鼻出血、牙龈出血，伤口流血不止，血尿，消化道出血，甚至脑出血、休克、循环衰竭等；③细胞毒素：可引起局部组织大面积肿胀、坏死。

（3）现场急救：被蛇咬伤的部位多在四肢，应立即在伤口近心端5～10cm处，用止血带或绳子扎住肢体，阻断静脉血和淋巴回流，减少毒素扩散和吸收。每结扎30分钟后放松止血带或绳子2分钟，然后再次结扎。紧接着，用清洁冷水冲洗伤口表面毒液，可用嘴吸吮伤口毒液，也可用三棱针或缝衣针在伤口周围穿刺，再用拔火罐、吸奶器等局部吸引，使毒液外流。或者采用扩创排毒法，即在咬伤处做"十"字形切开，切开皮肤及皮下组织，促使毒液排出。有条件时送往医院，全身可应用抗蛇毒血清治疗。四肢以外的地方被咬可参照处理。

3）电击伤

（1）病因：洪涝灾害时，可破坏高压输电设备致人体电击损伤，也可有雷电击伤。前者多为人们直接接触电源线后损伤，后者往往是在暴雨时雷电击伤躲在树下和屋檐下的人员。

（2）现场急救：立即切断电源，距电源开关较近时，即刻关闭电源；距电源开关较远时，可就近取用竹竿、木棍等绝缘物将电源线挑开。将伤病员移至通风处，平卧，解开衣扣，抬起下颌，以保持呼吸道通畅。若呼吸心跳微弱或停止者，应立即进行心肺复苏。伴有软组织烧伤或骨折者，应包扎止血，妥善固定，然后送医院进一步治疗。

（二）救灾人员常见伤病的救治

皮肤病和皮下组织疾病的发生率最高、其次为呼吸系统疾病、消化系统疾病以及损伤和中毒。

1. **皮肤和皮下组织疾病**

（1）手足癣、体癣、股癣：癣是较顽固的疾病，极容易复发，对很多药都敏感，但治疗结束后一定时间内仍可以复发。常用复方达克宁，见效快，止痒效果好。但容易复发；也可使用1%克霉唑、1%益康唑霜等。

注意事项：经常洗涤，勤换内裤，每日清洗阴股部，保持局部洁净，有利痊愈；积极治疗身体其他部位的癣疾，如手足癣、甲癣和体癣等，以利根治，防止复发；股癣患者少吃辛辣刺激性食物和发物，戒烟酒，饮食以清淡为宜，多吃些新鲜蔬菜和水果。

（2）湿疹：见前述。

2. 呼吸系统疾病　救灾人员常发生的呼吸系统疾病有上呼吸道感染、咽喉炎、肺炎，其主要原因与体力负荷过大、夜间受凉、相互之间传染有关。如发现人员出现上呼吸道感染、咽喉炎，应积极治疗，避免进一步演变成肺炎。

3. 消化系统疾病　救灾人员常出现的消化系统疾病有急性胃肠炎、消化性溃疡。前者主要与饮食不洁有关；后者主要与进食不规律、焦虑有关，仔细询问病史，多数人员既往即存在反酸、嗳气等消化性溃疡症状。

（1）急性胃肠炎：见前述。

（2）消化性溃疡：根据溃疡的部位、大小、胃酸分泌量的高低，在病人全身情况好、溃疡较小、无恶性证据者，可行药物治疗。

内科治疗效果良好，通常消化性溃疡都与幽门螺旋杆菌感染有关，从而影响内科治疗的最终治愈率，因此通常都加用抗生素。在规律用药4周后，一般的溃疡均可愈合。

对于低胃酸者主要选择黏膜保护剂，如硫糖铝（Sucralfate）对胃溃疡有较好的疗效，对十二指肠溃疡的疗效相当于西咪替丁，本药的主要优点是安全，可为孕妇女消化性溃疡治疗的首选药物。

对于高胃酸者应选用胃酸分泌抑制。常用质子泵抑制剂，如奥美拉唑、洛赛克。其作用强于 H_2 受体拮抗剂，能强烈抑酸至 pH>7.0，造成完全缺酸状态，使得蛋白酶变性失活，促进溃疡愈合。抗酸剂：这是一类历史最悠久的抗溃疡药物，通过化学中和减少胃酸。其在消化性溃疡治疗中占有的地位不逊于 H_2 受体拮抗剂，如含氢氧化铝和硫酸镁的咀嚼片。

抗菌治疗：应用抗菌药物清除幽门螺杆菌感染，可促进溃疡愈合，减少复发，尤其对某些顽固性溃疡，常有较好效果。临床上常联合应用，如：三甲二橼络合铋、四环素或羟氨苄青霉素和甲硝咪唑等。目前认为在消化性溃疡的治疗中抗菌素的应用是必要的。

如内科保守后，症状仍不能得到有效控制，应尽快后送至后方医院，必要时行手术治疗。

4. 中暑、外伤和毒蛇咬伤　救灾人员因长期在酷日下从事抗洪救灾的任务，因此容易出现中暑、外伤以及毒蛇咬伤。

1）中暑：中暑患者应迅速转移到阴凉通风处休息或静卧。口服凉盐水、清凉含盐饮料。有周围循环衰竭者应静脉补给生理盐水、葡萄糖溶液和氯化钾。一般经治疗后 30 分钟到数小时内即可恢复。如症状未得到有效缓解，故应立即采取以下急救措施：

（1）物理降温：为了使患者高温迅速降低，可将患者浸浴在 4℃ 水中，并按摩四肢皮肤，使皮肤血管扩张和加速血液循环，促进散热。在物理降温过程中必须随时观察和记录肛温，待肛温降至 38.5℃ 时，应即停止降温，将患者转移到室温在 25℃ 以下的环境中继续密切观察。如体温有回升，可再浸入 4℃ 水中或用凉水擦浴、淋浴，或在头部、腋窝、腹股沟处放置冰袋，并用电扇吹风，加速散热，防止体温回升。老年、体弱和有心血管疾病患者常不能耐受 4℃ 浸浴，有些患者昏迷不深，浸入 4℃ 水中可能发生肌肉抖动，反而增加产热和加重心脏负担，可应用其他物理降温方法。

（2）药物降温：氯丙嗪的药理作用有调节体温中枢功能、扩张血管、松弛肌肉和降低氧消耗，是协助物理降温的常用药物。25～50mg 加入 500ml 补液中静脉滴注 1～2 小时。用药过程中要观察血压，血压下降时应减慢滴速或停药，低血压时应肌肉注射重酒石酸间羟胺（阿拉明）、盐酸去氧肾上腺素（新福林）或其他 α 受体兴奋剂。

（3）对症治疗：保持患者呼吸道通畅，并给予吸氧。补液滴注速度不宜过快，用量适宜，以避免加重心脏负担，促发心力衰竭。纠正水、电解质紊乱和酸中毒。休克用升压药，心力衰竭用快速效应的洋地黄制剂。疑有脑水肿患者应给甘露醇脱水，有急性肾功能衰竭患者可进行血液透析。发生弥散性血管内凝血时应用肝素，需要时加用抗纤维蛋白溶解药物。

2）外伤性骨折、蛇虫咬伤：见前述。

3）手皮肤擦伤：见软组织伤部分。

三、洪涝灾害后常见伤病的护理要点

（一）呼吸系统疾病

1.上呼吸道感染

（1）观察体温、脉搏、呼吸、血压变化及头痛、咽痛、鼻塞、流涕、咳嗽咳痰等症状。

（2）卧床休息，尽量保持充足睡眠，补充易消化、高热量、高维生素膳食，鼓励患者饮水。

（3）体温＞38.5℃按高热护理常规执行，年老体弱者观察降温后的病情变化，大量出汗者及时补充体液，以防止发生虚脱。

（4）遵医嘱给予对症、抗炎治疗。

2.支气管炎

（1）观察生命体征变化、咳嗽咳痰的性质及量、有无胸骨后闷痛等症状。

（2）卧床休息，注意保暖，给予生活上的必要协助，补充易消化的高热量、高维生素膳食，鼓励患者饮水，以稀释痰液。

（3）遵医嘱给予镇咳、祛痰、解痉、抗炎治疗。

（4）给予心理支持。

3.肺炎

（1）观察生命体征变化、咳嗽咳痰的性质、胸痛、畏寒等，如有体温不升、呼吸急促、血压下降、四肢厥冷等异常，及时报告医生，并做好抢救准备，警惕休克的发生。

（2）卧床休息，注意保暖，给予生活上的必要协助，补充易消化的高热量、高蛋白、高维生素膳食，鼓励患者饮水。

（3）遵医嘱给予止咳、祛痰、抗炎及对症治疗。

（4）做好症状护理：协助患者有效咳嗽、咳痰，保持呼吸道通畅；高热患者，按高热常规护理；有胸痛患者，协助患侧卧位，并正确进行疼痛评估，必要时给予止痛药。

（5）做好心理护理，向患者讲解疾病过程和预后，消除紧张情绪。

（二）皮肤疾病护理要点

洪涝灾害中常见的皮肤疾病包括：皮肤瘙痒症、湿疹、皮炎、癣。因以上疾病护理要点类似，故以下一并介绍。

（1）保持环境卫生清洁、床铺清洁、柔软；光敏性皮炎患者避免阳光照射。

（2）皮肤损害广泛并伴有高热、关节痛等全身症状者，应严格卧床休息，轻者无明显全身症状者，生活可自理，必要时协助。

（3）协助患者剪短指甲，避免搔抓，急性渗出性或化脓性皮肤病禁止洗浴。

（4）帮助患者正确使用外用药物，大面积皮损患者换药时注意保暖。

（5）饮食指导：过敏性瘙痒性皮肤病患者，避免烟、酒、辛辣刺激食品，慎用鱼、虾、蛋、奶等食品；全身明显皮损渗出或表皮剥脱者，给予含蛋白和维生素丰富膳食；水肿明显者，限制钠盐摄入。

（6）具有传染性皮损患者，应进行床旁隔离并对使用后敷料进行焚毁处理。

（7）做好心理护理。

（三）消化系统疾病护理要点

1.急性腹泻

（1）观察患者生命体征，腹泻次数、大便性状及量，有无腹痛、呕吐等伴随症状，准确记录患者出入量，保持出入量平衡，防止脱水。

（2）及时留取标本送检，如可疑肠道传染性疾病时，采取肠道隔离。

（3）遵医嘱给予抗炎、补液治疗。

（4）急性腹泻期禁食，采用静脉补液支持，逐渐由流食、半流、软食过渡至普食，忌生冷刺激饮食。

2.胃肠炎

（1）观察患者生命体征，准确记录患者排便次数，有无腹痛、呕吐等伴随症状。

（2）及时留取标本送检。

（3）遵医嘱给予抗炎、补液治疗。

（4）忌生冷刺激饮食。

3.消化不良

（1）遵医嘱给予促胃动力药物、菌群调节药物。

（2）注意记录排气、排便次数以及腹胀感觉是否缓解。

4.消化性溃疡

（1）注意病情观察，观察病人疼痛的特点，包括疼痛的部位、程度、持续时间、诱发因素、与饮食的关系，及有无放射痛、恶心、呕吐等伴随症状出现。

（2）病情较重的活动性溃疡病人或大便潜血

试验阳性病人应卧床休息。

（3）嘱病人定时进餐，少量多餐；进餐时应细嚼慢咽，不宜过快、过饱，溃疡活动期的病人每天可进餐5～6顿，忌暴饮暴食；同时以清淡、富有营养的饮食为主；避免粗糙、过冷、过热、刺激性食物或饮料，如油煎食物、浓茶、咖啡、辛辣调味品等。

（4）遵医嘱正确服用药物，如抗酸药应在餐后1小时及睡前服用，避免与牛奶同时服用；酸的食物及饮料不宜与抗酸药同服；H_2受体拮抗药，应在餐中或餐后即刻服用，若同时服用抗酸药，则两药应间隔1小时以上。抗胆碱能药及胃动力药如吗丁啉、西沙必利等应在餐前1小时及睡前1小时服用。

（5）注意关心病人心理变化，鼓励其说出心中的顾虑与疑问，帮助病人减轻焦虑紧张心理，以避免由于精神紧张所造成的迷走神经兴奋，从而减少胃酸的分泌。

（四）肌肉骨骼系统疾病护理要点

1.骨折

（1）要注意观察受伤肢体的末梢循环，每隔一两个小时看一次，看手指或脚趾有无发紫，询问有无肢端麻木。用指尖轻轻按压病人指（趾）甲，如放松后很快充血红润，说明末梢循环良好，否则应警惕。试着扳动伤肢的手指或脚趾，看有无剧痛的感觉。如有这些症状，或发现皮肤起水疱、感觉减退，应立即请医生前来检查，以防肢体坏死的严重后果。如有伤口，伤后三四天疼痛不见减轻，反而加重，并伴有发热症状，很可能是感染，应尽快复查、换药。

（2）石膏完全干燥固定的时间大约为24小时。在石膏未定型前，移动病人时要注意保护。石膏下面不能直接垫坚硬的东西，以防变形、折断，或压迫里面的皮肤而发生组织坏死。为使水分蒸发，促进干固，也不宜用衣、被捂盖。寒冷季节，石膏干固时间较长，可用架子支起再盖被；或用家用电吹风打低档吹干，吹烤时一定要注意防止烫伤。

（3）石膏、夹板固定时间较长，里面的皮肤往往积下一层脱落的上皮组织及污垢，患者会感到发痒不适，尤其是夏天因气温较高、出汗较多，更为明显。切记不宜用筷子等硬物插入其中搔抓，以免损伤皮肤，引起溃烂感染。拆除石膏重新固定时，亦不宜乘机擦洗，否则再次固定后里面更加发痒难忍。可在打石膏前于患处涂上止痒药膏如皮炎平软膏、顺峰康王等。

（4）如有钢针等固定物留在皮外的病人，要用75%的酒精滴钢针眼，每日2～3次，以防针眼感染。

（5）终日卧床的病人，要定时翻身，防止骨骼突起处的皮肤长期受压发红、糜烂，形成褥疮。

2.软组织伤

（1）忌烟酒，少吃甜食、油腻与辛辣刺激性食品。

（2）多饮水，软组织损伤患者常饮些绿豆汤、银花茶、菊花茶，有清热解毒、清心消暑之功。

（3）保持伤处皮肤干燥清爽，汗腺通畅，是防止机体发生化脓性感染的有效措施。

（4）尽量防止蚊子、昆虫等叮咬，避免玻璃、钉子割伤刺伤以及水火烫伤等，防止感染。

（5）患有瘙痒性皮肤病的软组织损伤患者，一定要积极治疗，避免搔抓，不可任意挤压排脓，以免炎症扩散。

（五）心血管系统疾病护理要点

1.生命体征的观察　严密观察心率、心律、血压的变化。注意是否有心律失常发生，尤其是室性心律失常。如发生慢性心律失常可给予阿托品0.5～1mg静注。患者常以房性早搏、室性早搏、心房颤动、短阵心动过速为主，心肌缺血可减轻或消失而自行控制。当为变异型心绞痛时，并发的心律失常较突出，护理中应及时发现、及时报告处理。一般心绞痛发生血压下降较少见，但严重的心绞痛发作时有可能使血压下降，尤其是在使用各种扩血管药物之后，血压会有改变；血压下降时刻采取多巴胺治疗，以保证各器官的有效灌注。

2.饮食与排便　饱食或饮食不当是引起心绞痛发作的额原因之一。这与餐后血脂、血黏稠度、血小板黏附性均增高有关。护理中应嘱患者进食不可过饱和低脂饮食。保持大便的通畅，避免排便用力，必要时给予缓泻剂，临床中3天不排便者应及时对症处理。

3.心理护理　当心绞痛发作时，情绪紧张会加重心绞痛的发作。心绞痛发作时除给予药物治疗之外，应安抚患者给予心理支持，生活中给予合理的关照，使患者满意、放心。

（六）糖尿病护理要点

1.调整生活规律　糖尿病属慢性病，生活规律非常重要,在身体情况允许的情况下,按时起居,有利于糖代谢。

2.合理饮食调配　患者应少进食糖、根茎类蔬菜(如:土豆、白薯、山药)。要适当限制水果。应多吃粗纤维的食物,如糙米、玉米、豆类、绿叶蔬菜、白菜、绿豆芽、黄瓜、芹菜、西红柿等。多食用精蛋白如:瘦肉、蛋、奶、鱼类。选用植物油,少进食动物内脏类食物等。

3.坚持适当的活动　适当规律的活动是治疗糖尿病的一种重要手段,可采取多种活动方式,如散步、做健美操、打太极拳、跳老年迪斯科舞、打乒乓球、游泳、跑步。可根据自己的身体情况及爱好,选择活动方式,要持之以恒。活动时间选餐后1～1.5小时开始,是降血糖的最佳时间。老年肥胖病人早起床后可轻度活动。注射胰岛素的老年人,应避开高峰时间进行活动,以免发生低血糖。

4.保护皮肤　首先要注意个人卫生,一般情况下每周要洗澡,换衣裤1～2次。保持皮肤清洁,尤其是要保持外阴部清洁。每天清洗会阴部,防止发生泌尿系感染。

(七)特殊伤病的护理要点

1.淹溺

(1)保持呼吸道通畅:立即清除口鼻淤泥、杂草及呕吐物,将舌头拉出,松解领口及紧裹内衣、腰带,采用膝顶、肩顶、抱腹法排出呼吸道水分。心跳呼吸停止者,立即给予心肺复苏。

(2)组织后送:迅速转入附近医疗单位继续复苏,后送途中不能间断救治,施救的同时应通知救治医院做好准备工作。

(3)建立有效静脉通路:95%高浓度酒精吸氧,配合医生做好心肺复苏、防止肺水肿、纠正代谢性酸中毒等抢救治疗措施。淡水淹溺者静脉输注2%～3%高渗盐水500ml或全血或红细胞。

(4)脱去浸湿衣物:注意保暖,并可进行向心性肢体按摩,促进血液循环。

(5)复苏后患者禁食:必要时给予胃肠减压,胃肠功能恢复后可酌情进食。

(6)加强心理护理:在护理全过程中,不仅要对患者实施生活上的照顾,更要热心安抚患者情绪,尽早安排患者与亲友见面,缓解患者紧张、恐惧情绪。

2.毒蛇咬伤

(1)绑扎伤肢:立即在伤处近心端用8cm左右的宽棉带或止血带结扎,松紧适度仅使静脉回流受阻即可,每隔10～20分钟放松数秒以免肢体坏死。绑扎后用手挤压伤口周围,将毒液挤出,一般在服用有效蛇药半小时后即可除去绑扎带。

(2)伤肢休息:绑扎后立即患肢放低休息,并尽可能固定不动,以减少毒液的吸收和扩散。

(3)清除残留的毒素:用等渗盐水、0.1%高锰酸钾或温开水反复冲洗伤口,若无灭菌用水也可以用清水(溪水、自来水)冲洗,然后以牙痕为中心切开伤口或"+""卄"形切开,但切开不宜过深,以免损伤血管。如咬伤手和足还可以用三棱针或尖刀在八风穴(足背趾骨小头上面)处刺破排毒,向近端皮下刺下1cm,由近向远轻轻按摩以排除毒液。

(4)吸出毒液:用吸奶器或拔火罐从切口处吸出毒液至吸出血液呈鲜红色为止。在无吮吸设备时亦用口直接吮吸,将吸出的毒液吐出,再用清水或0.1%高锰酸钾漱口。但吮吸者必须口腔、牙龈、口唇无破损。

(5)遵医嘱正确使用抗蛇毒血清、肾上腺皮质激素、利尿剂及对症支持治疗。

(6)用冰袋、冷水局部冷敷,可减少毒液的吸收和扩散。

3.电击伤

(1)脱离电源:应及时关闭电源或用绝缘原理使患者脱离电源,同时应防止救助者自身触电或误伤他人。如无法立即切断电源开关时,急救者应使用耐电压的绝缘手套,使触电者脱离电源。

(2)如发现患者心跳呼吸停止,首先必须进行心肺复苏支持生命,对轻型触电,神志仍清除,仅感心慌乏力、四肢麻木者,应就地休息,严密观察1～2小时,以减轻心脏负担,促使患者恢复正常状态。

(3)观察患者生命体征及尿量变化:在配合医生抢救的过程中,除了不断的观察患者的神志、瞳孔、血压、脉搏、心率、呼吸并向医生报告外,要特别注意观察尿量,警惕发生肾功能衰竭。电击伤休克期尿量要求不少于30～50ml/小时。

(4)细心观察有无其他的合并伤:护士在配合医生抢救的过程中,要充分想到发生合并伤的可能性,严密观察,及时发现,以免延误抢救时机。

(5)卧床休息,警惕意外情况的发生。部分电击伤患者醒后可出现性格和精神异常,应严加看护，按医嘱给予镇静剂，以免出现其他意外而死亡。一般早期均需卧床 2 周，并进行心电监测。

4.中暑

（1）严密观察生命体征，降温过程中每 10～15 分钟测体温一次，热衰竭者每 15～30 分钟测血压一次。

（2）昏迷者按昏迷护理常规护理，譬如头偏向一侧，做好口腔、皮肤清洁，预防感染。

（3）高热者可物理降温，冰水或酒精全身擦浴，同时按摩四肢、躯干皮肤，使之发红充血以促进散热，大血管处可放置冰袋。

（4）惊厥者，遵医嘱用安定静脉或者肌肉注射。

（5）保持病室温度以 20～25℃ 为宜，要有良好通风，病床下可以放置冰块。

（6）年老体弱者静脉补液不可过多过快，降温宜缓慢，不宜冰浴以防心衰。

第四节 洪涝灾害的减灾措施与防范对策

各国防洪减灾事业的发展水平差异很大。对于发达国家来说，例如美国、日本和欧洲国家，防洪设施都已具备较大规模，主要河道都已形成比较完整的防洪工程体系，一般大洪水基本得到控制。因此这些国家在不断加固已有工程（如日本修建过水堤防和堤岸保护工程），并在尽力避免超标准洪水可能造成的工程破坏的基础上，大力进行非工程措施的研究，减少出现超标准洪水时的受灾范围，尽量减少灾害损失。

在发展中国家里，大多数国家除重点河段及重要城市和工矿区已经修建了一批防洪工程设施外，大部分河道尚无完整的防洪体系，例如印度和孟加拉国等。洪水灾害对社会经济发展的制约作用十分突出。这些地区一方面需要进一步修建各类防洪工程，提高防御洪水的能力，另一方面也需要积极采取非工程措施适应洪水特点来安排生产方式（如调整作物品种和产业结构等）和生活防洪设施（如加高房屋地基和增加居民避难的措施等）。

一、防洪道路任重道远，防洪能力仍需不断加强

我国地处欧亚大陆东南部，东邻太平洋，直接受到世界上最大陆地和最大海洋的影响，夏季湿热多雨，形成雨季，常出现大范围的暴雨、大暴雨，造成山洪暴发，酿成严重的洪涝灾害。近 40 年来，我国建设与加固了 20 万千米长的抗洪堤堰，具备了抵御 10～20 年一遇洪涝水灾的能力，修建了 8 万多座大、中、小型水库。但是目前我国预防洪涝灾害的能力仍较低；一些地区水利工程老化以及人口增长与资源利用矛盾突出；城乡工农业生产建设与河、湖争地，束窄河床，降低了排洪能力；湖面缩小，可调蓄水能力下降，大部分地区仍面临着暴雨洪涝灾难的严峻局面。尤其是集中我国一半人口、三分之一耕地和 70% 以上工农业产值的七大江河，其中下游约 100 万平方千米的土地，正是我国洪涝水灾的主要多发地区。

二、提高群众自我救护能力，加强防洪演练

目前我国在防洪基础设施的建设上早已投入大量的人力与物力。与防洪设施相配套的维护规范也早已出台。因此，我国防洪体系中的制度以及硬件设施方面，应该大致已完成了整体框架的建设。而如何保证这些防洪设施的使用效果，切实提高群众在洪水出现时的生存率。还需要进一步加强各级政府部门对于制度的执行力度以及群众的自我救护意识和能力。

防洪演练的经常性举行可以增强地方政府部门的防洪意识，提高政府官员在洪灾来临时的正确决策能力，增强群众在灾害面前的自我救生能力。与此同时，防洪演练还能发现目前制度上、装备上、方案上等存在的缺陷与不足。

三、建立及时有效的预报、预警信息平台

洪涝灾害的发生具有突发性。随着科学技术的进步与发展，目前人们已能提前预报、预警洪涝灾

害的来临，并通过各类通信工具（如电视、广播、短信等）告知群众，灾害即将来临。及时预报、预警能够使人们的应急意识提前、行动有准备。预报、预警信息平台的建立不仅能让当地政府部门在抗洪抢险的指挥过程中始终掌握主动，为疏散人群、物资运输等工作提供了良好的信息基础，同时也为群众安全撤离、减少损失赢得宝贵的时间缓冲。

第二章

海难医学救援

第一节 概 述

海难，又称海上事故，是指造成海上船舶、设施及人员损失或伤亡的事故。海难有以下三个特征：从起因上看，海难通常指由于意想不到的、不寻常的原因造成的；从发生时间上看，强调突然性和不可预测性；从结果上看，强调事故导致船舶、设施沉没和人员伤亡。

世界各国对海难的定义不同，有关国际公约对海难的定义也不同。《1969年国际干预公海油污事件公约》第2条和《1982年联合国海洋法公约》第221条将海难定义为："船舶碰撞、搁浅或其他航行事故，或是在船上或船舶外部发生的对船舶或货物造成物质损失或造成物质损失的紧迫威胁的事故"。我国有关法规对此没有明确定义。就国内一般认识而言，海难事故同海损事故、海上事故一并统称为海事，并将造成船舶、设施沉没和人员伤亡的海事称为"海难"。

造成海难的事故种类很多，大致有船舶搁浅、触礁、碰撞、火灾、爆炸、船舶失踪，以及船舶主机和设备损坏而无法自修以致船舶失控等。海难最严重的是造成生命伤亡，除此之外，海难还会造成环境污染和财产损失等后果。海难发生后，无论是遇难舰船上的幸存者，还是落水者，如不能得到及时的营救，其生存将会受到严重威胁，故救援工作颇为棘手，本章内容主要针对海难发生后的医学救援进行介绍。

一、重大海难回顾

人类进入20世纪以来，随着全球海上航运和海洋开发的蓬勃发展，船舶安全营运变得愈来愈重要。根据英国劳埃德船级社统计，1945—1975年全世界营运商船共沉没2 570艘，平均每年沉没99艘；军事舰船方面，1900年以来，美、俄、英、法共发生较大潜艇事故434起，二战中美国海军损失军舰3 282艘，51 000人丧生。

回顾20世纪以来的世界重大海难史。1912年4月15日，"泰坦尼克"号这艘当时世界上最大的豪华客轮撞上大西洋的冰山而沉没，死亡船员和旅客达1 500余人。电影《冰海沉船》就是以这次海难为题材拍摄的。此事件的发生产生了巨大的历史影响，也对航运安全敲响警钟。由于这次海难事件，1913年12月12日，在伦敦举行了第一届国际海上生命安全会议，要求加强安全与救护措施。规定每艘船上的救生艇必须能容纳船上所有人员，每次航行中必须进行救生艇训练，船上的无线电报员必须保持24小时值班等等。

"泰坦尼克"号海难在和平时期民船事故中，按死亡人员并不是最高的。世界历史上最大的海难，是1945年1月30日二战时德国客轮"威廉·古斯特洛夫"号在波罗的海被苏联潜艇击沉，造成9 343人死亡，死亡人数是泰坦尼克号事件的6倍之多。

世界和平年代最惨重的一次大海难，是1987年12月20日"多纳·帕兹"号渡轮在菲律宾附近海域同"维克托山"号油轮相撞，致4 300多人遇难。

历史上最大的海上油污事件，是1978年3月19日美国油船"阿马柯·卡迪兹"号在法国西北部沿海搁浅遇难，23万多吨石油流散，造成海洋大面积污染，被迫赔款达8亿美元。

菲律宾是世界上发生海难最多的国家之一，对于岛国菲律宾来说，小型船或渡轮是他们在 7 000 多个岛屿间往来搭载的主要交通工具，海上事故经常发生。最近的一次菲律宾重大海难发生在 2008 年 6 月 21 日，"群星公主"号客轮在菲中部朗布隆省附近海域由于台风袭击而沉没，造成 690 人死亡。

不仅菲律宾，英国、印尼、埃及等世界上大部分有过航海历史的国家都曾有许多海难事故，中国未能幸免。1948 年 12 月 3 日，中国上海"江亚轮"在长江吴淞口遭遇水雷沉没，约 3 000 人遇难，为中国最大海难。最近的一次重大海难发生在 1999 年 11 月 24 日，山东"大舜"号客货混装船在从烟台地方港出发赴大连途中，因恶劣天气，超载和操作不当而倾覆沉没，致 282 人遇难，直接经济损失约 9 000 万元人民币。

据不完全统计，20 世纪以来，仅仅因为起火导致死亡超过百人的海难就不下 10 起。20 世纪 90 年代以来，由于造船业的进步以及一系列导航科技的发展，像 20 世纪早期那样死亡上千甚至几千人的海难呈现下降的趋势。但 20 世纪末期，21 世纪以来发生的世界重大海难仍然伤亡惨重。

表 8-2-1 为 20 世纪以来发生的遇难人数在 1 000 人以上的世界重大海难事件。所列内容挂一漏万，单就其中后果严重、影响面大或受世人特别关注的事件而言，绝不止于本文所列举的。

表 8-2-1　20 世纪以来世界重大海难列表

序号	时间	国别	船舶名称	事故地点	事故情况	死伤人数
1	1904-6-15	美国	"斯洛克姆将军"号	美国纽约港湾	由于火灾遇难	1 031
2	1912-4-14	英国	"泰坦尼克"号	加拿大纽芬兰以东 600 多海里的洋面	因疏忽大意，撞上冰山而沉没	1 513
3	1914-5-29	英国	"爱尔兰女皇"号	圣劳伦斯河父亲角一带	因大雾天气和设计缺陷，与挪威"施托尔斯塔特"号相撞而沉没	1 024
4	1915-5-12	英国	"露西塔尼亚"号	爱尔兰外海	潜艇击沉	1 198
5	1916-2-26	法国	"普罗旺斯"号	地中海	沉没，原因不详	3 100
6	1917-12-6	比利时 法国	比利时救生船"伊莫"号；法国军火船"勃朗峰"号	加拿大哈利法克港	相撞起火	1 600
7	1940-6-17	英国	"兰开斯特里亚号"号邮轮	英吉利海峡兰西卢瓦尔河口海域	飞机轰炸	至少 3 500
8	1944-4-14	英国	载有易燃易爆物品的英国货轮殃及港湾停泊的 13 艘轮船	印度孟买港	因起火爆炸而遇难	1 500
9	1944-8-22	日本	"对马丸"号民用船	冲绳开往九州途中	潜艇击沉	1 508
10	1945-1-30	德国	"古斯特洛夫"号邮轮	今波兰格但斯克港附近海域	潜艇击沉	9 343
11	1945-4-1	日本	"阿波丸号"客货轮	台湾海峡福建平潭牛山岛附近海域	潜艇击沉	2 008
12	1947-4-16	美国	"格技肯"号货船	停泊在美国得克萨斯州西基城港内	爆炸起火	1 500
13	1948-12-3	中国	"江亚号"客轮	东海长江吴淞口（东经 31.15°、北纬 121.47°）	撞上水雷或飞机炸弹误炸	至少 3 000
14	1954-9-26	日本	"洞爷丸"号	日本津轻海峡	因遭遇台风而沉没	1 155
15	1987-12-20	菲律宾	"多纳·帕兹"号渡轮"维克托山"号油轮	菲律宾中部塔布拉斯海峡	因客轮掌舵者缺乏熟练的技术导致相撞沉没	4 375
16	1993-2-16	海地	"海神"号大型货轮	加勒比海域	沉没，原因不详	至少 1 000
17	2002-9-26	塞内加尔	"乔拉"号客轮	大西洋冈比亚海域	超载，暴风雨，船的稳定性问题	1 863
18	2006-2-2	埃及	"萨拉姆·博卡乔 98"号客轮	红海	由于火灾遇难	1 000

二、海难发生的原因

目前有史料记载的海难已有数千起，大的海难事故几乎每年不断。发生海难事故的原因是多方面的。由于海上情况复杂多变，台风、巨浪、海啸、暗礁、冰山等不仅会影响船只运行，甚至还会造成船只葬身海底。此外，各种机械故障、超载、碰撞、爆炸等也是造成海难的致命原因。据史料分析，能够对船舶造成致命性打击的历次重大海难事故，往往是人类有意或无意的疏忽和过失行为再结合各种大自然的因素共同造成的。探究各种海难发生的原因，对从事航海运输、科学研究、医学救援等方面都有着现实的意义和价值。

（一）自然因素

在自然因素中，恶劣天气、水下地理障碍及海洋生物等是造成海难的重要原因，属不可抗外力因素。

1.恶劣天气　大风大浪、海啸、暴风雨、雷电、台风、大雾等是影响船只航行以至出现海难的重要原因，多数海难事故都是由于恶劣天气灾害造成的。特别是在人类早期航海技术水平落后的情况下，船舶结构强度差，抗风浪能力低下，受天气影响很大，在航海活动中常出现海难，而海难中的幸存者也常常将其归因于海上灵异等超自然现象。如21世纪第一大海难——2002年9月26日塞内加尔的"乔拉号"即因遭遇暴风雨发生沉没；1983年"爪哇海"钻井船在海南岛南侧莺歌海外60海里水域作业时遇台风袭击沉没；1999年发生的"大禹"号滚装船海难也由遭遇强风浪引起。

2.地理危害　由于火山爆发、地震等自然灾害发生，以及水面以下不易被发现的暗礁、浅滩、冰山等与船只发生碰撞而引发海难。如1912年当时世界上最大的豪华客轮"泰坦尼克"号即因撞上冰山而沉没。

3.海洋生物损害　海洋生物也会造成海难，如鲸鱼、鲨鱼、旗鱼等大型生物直接碰撞造成的损坏，也有海洋生物附着在船只表面造成的腐蚀损害。

4.声、光、电污染　声、光、电的大量开采和使用引起大量电离辐射的污染，引起无线电中断，运行的仪器设备瘫痪，从而引起空难、海难事故发生。如"南丫四号"海难的事故原因调查就发现有航道照明太亮的因素。

5.海水腐蚀　海洋环境对船舶的长期腐蚀极为严重，主要包括电化学腐蚀、机械作用腐蚀、生物腐蚀和化学腐蚀几种。其中电化学腐蚀是最重要的因素，即腐蚀过程中有微电流产生；机械作用腐蚀包括腐蚀作用和机械磨损；生物腐蚀主要由海洋生物的船底附着引起；化学腐蚀直接在船体金属表面区域发生，无电流产生。各种海水腐蚀是影响船舶寿命，导致船舶老化的重要因素之一，常常与海难的发生也有密切关系。

（二）人为因素

尽管有些突然性或非人力所能控制的自然因素会导致船只遭遇厄运，但人类自身往往也是难辞其咎的。在大部分情况下，人为因素也是造成海难的主要原因。

1.操作疏忽或不当　资料显示，大多数海难事故是由于驾驶人员的疏忽和过失造成的。由于船舶管理或驾驶人员技术水平或经验欠缺、对航海安全重视程度不够、港口设施和管理水平不达标等原因，导致船舶机械损坏、失火、爆炸等，或偏离航线，进入礁石、冰山、浅滩等危险区域发生碰撞、搁浅或是与其他船只互撞而造成海难事故。如2006年2月3日，埃及"萨拉姆98"号客轮发生火灾在红海沉没事件就是由于船员技术训练不达标和安全标准不严格等造成的悲剧；经济损失最大，后果最为严重的美国油船"阿莫科卡迪斯"号海难，于1978年3月19日在法国西北部沿海搁浅遇难，造成22万多吨石油流散，海洋大面积污染；1986年8月31日，豪华游船"纳希莫夫将军"轮因船速过快，驾驶技术过于糟糕，在黑海港口新罗西斯克港附近海域与一艘巨轮相撞而沉没。

2.超载或运载不当　为了最大限度获取利益，一些货运船舶公司忽视安全运载标准，超量运载货物，从而增大航行危险。许多重大海难事故原因分析显示，货物超载是造成海难的一个极其重要的因素。而许多客运船上的乘客超载往往会造成更大的悲剧。如2002年，冈比亚海域上一艘"乔拉"号客船失事的原因之一即是过度超载。

运载不当，即运载了本不该运输的违规货物或船舶本身不适宜装载的货物，或货物装载及货舱安置不当等，也会导致海难发生。如1915年5月12日，英国满载平民乘客的"露西塔尼亚"号客船被装载了弹药，导致其被德国鱼雷击中后发生再次爆炸，20分钟后船体沉没，约1 200人丧生。

3.船舶质量不达标　由于船舶本身设计缺陷以及制造工艺、当时科技水平等因素限制，船舶在结构、强度、韧性、耐腐蚀性等方面存在欠缺，其整体抗击性能不强。以"泰坦尼克号"为例，当时造船所用的所谓优质钢板在低水温下脆性较大，而且造船工程师有重大设计失误，完全没有考虑侧面船体被撞坏的可能性，忽视了如何避免船的两侧舱房进水影响整体船的安全，救生艇数量太少，与乘船人员数量不匹配，这些原因导致了"泰坦尼克号"船体被冰山撞破后迅速下沉，且死伤惨重。

总之，发生海难事故的原因是多方面的，而且绝大多数海难都是综合上述多种原因共同导致的，了解海难事故发生的原因，有利于提高人们对海难的认识，为海难的预防和医学救援提供参考。

第二节　海难医学救援的组织与实施

一、海难医学救援的组织

我国拥有300余万平方千米的海洋国土，在海洋管理、经济开发、海洋防卫等所有的海上活动中，海难事故等不可避免。海难发生后，海难救援即随之展开。虽然，近年世界各国逐步加强海上安全救援力量，通信设备和救援手段也逐步完备，国际海事组织和各国政府针对发生海难的各种原因采取了一些有力的预防措施和解决办法。但海难损失率仍没有下降趋势。

海难发生后，反应迅速和组织严谨的救援，特别是针对不同海域的迅速高效的海难医学救援组织，是决定救援效果的关键。成功的医学救援组织能够最大限度地降低海难中的人员伤亡，将海难损失率降到最低。

（一）国家灾害医学救援的组织体系

新中国成立以来，医学救援的地位得到重视。国家在水系灾害救援工作上投入了大量的精力，国家灾害应对体系逐步完善。自1951年起，先后成立了由政府主导的中国人民打捞公司及其分公司。1978年，交通部正式成立海难救助打捞局，形成了覆盖全国沿海水域的救捞网络。1989年，中国海上搜救中心成立，负责全国海上搜救的统一组织协调工作。以上救援组织在历次海难救援中均发挥了重要作用。

1989年根据第42届联合国大会第169号决议，我国成立了中国国际减灾十年委员会，部分地方政府也成立了响应减灾综合机构。医学救援作为灾害救援体系组成部分的重要性和独立性得到进一步的突出。1995年卫生部颁布了《灾害事故医疗救援工作管理办法》。1999年"大舜"号海难造成282人遇难。海难救援的重要性更加凸显。2003年国务院颁布了《突发公共卫生事件应急条例》，2006年国务院发布了《国家突发公共事件总体应急预案》，陆续发布了4项公共卫生类突发公共事件专项应急预案。我国灾害医学救援逐步走上正轨和日常化。

1.医疗卫生救援的事件分级　医疗卫生救援应急预案根据突发公共事件导致人员伤亡和健康危害情况将医疗卫生救援事件分为：特别重大（Ⅰ级）、重大（Ⅱ级）、较大（Ⅲ级）和一般（Ⅳ级）四级。

2.医疗卫生救援组织体系　各级卫生行政部门要在同级人民政府或突发公共事件应急指挥机构的统一领导、指挥下，与有关部门密切配合、协调一致，共同应对突发公共事件，做好突发公共事件的医疗卫生救援工作。医疗卫生救援组织机构包括：各级卫生行政部门成立的医疗卫生救援领导小组、专家组和医疗卫生救援机构[指各级各类医疗机构，包括医疗急救中心（站）、综合医院、专科医院、化学中毒和核辐射事故应急医疗救治专业机构、疾病预防控制机构和卫生监督机构]、现场医疗卫生救援指挥部。

（1）医疗卫生救援领导小组：国务院卫生行政部门成立突发公共事件医疗卫生救援领导小组，领导、组织、协调、部署特别重大突发公共事件的医疗卫生救援工作。

（2）专家组：各级卫生行政部门应组建专家组，对突发公共卫生事件医疗卫生救援工作提供咨询建议、技术指导和支持。

（3）医疗卫生救援机构：各级各类医疗机构

承担突发公共事件的医疗卫生救援任务。其中，各级医疗急救中心（站）、化学中毒和核辐射事故应急医疗救治专业机构承担突发公共事件现场医疗卫生救援和伤员转送；各级疾病预防控制机构和卫生监督机构根据各自职能做好突发公共事件中的疾病预防和卫生监督工作。

（4）现场医疗卫生救援指挥部：各级卫生行政部门根据实际工作需要在突发公共事件现场设立现场医疗卫生救援指挥部，统一指挥、协调现场医疗卫生救援工作。

（二）现场医学救援的组织

1. 突发海难事故应急准备和响应　突发海难事故管理小组设立组长、副组长、组员和紧急事件联络人。

2. 小组成员管理职责

（1）组长、副组长职责：接到海难报警后，担当指挥员，沉着冷静、及时观察和掌握事故发生的动态，积极组织成员进行海难事故报警，组织联络各个相关救援部门救援，最早到达海难现场进行救援。

（2）组员职责：绝对听从指挥员领导，按照分工和指挥部指令，密切配合，在海难事件发生的初起阶段做好应急救助，将事故损失和人员伤亡降至最低。

（3）联络员职责：海难事故发生后，联络员在第一时间向相关救援单位报警，清晰讲述事故现场的地理位置、事故情况、人员受伤情况以及联系电话号码。海难救援中，联络员应做到始终保持联络通畅，及时向管理小组指挥员和组长报告救援中的进展。

3. 紧急联络电话和联络员　救援指挥中心成立即刻，向相关人员公布。

4. 救援装备器材的配备　根据发生海难事故的季节、地理位置、时间、失事船只或潜艇的编制和结构，救援器材和物资分为不同的模块。指挥中心接到事故报告后，进行评估确定携带救援装备、器材和药品。

5. 医疗机构海难救援　根据海难现场救援指挥中心的指挥，各医疗中心迅速召集救援医疗队，迅速前往失事海域或失事海域近岸。同时，医疗中心召集各医疗科室人员迅速到工作岗位，准备相应医疗设备、器材，腾出足够空床位，做好迎接伤病员到院治疗的相应准备。

二、海难医学救援的实施

随着科学技术的突飞猛进，国际贸易的频繁和海上活动的进一步发展，海上财产日趋多样化，海洋环境保护的需要更加迫切，海难医学救援需要在遵循公平合理、"无效果无报酬"、保护海洋环境和人道主义原则的基础上，根据海域、水文、气象和船舶遇难的情况，灵活应用下列原则实施医学救援。

（一）海难医学救援实施的原则

（1）弄清船舶、潜艇遇难性质、船号、方位，遇险人员数量，海区自然条件，救生器材的完备程度等。

（2）一边迅速投入救援力量，调配快速运送工具，搜索投放救生器材；一边布置岸基待收床位，调剂药品、器材，实施捞救、治疗、后送一体化全程保障并协助做好海难救援的善后处理。后送方式采取水面船只、快艇、空中救护直升机等立体后送模式，将重伤员快速送达后方治疗。

（3）先发现先救，后发现后救。因为在浩瀚的海洋上不易发现落水人员，一旦发现应立即救援，不要失掉机会。特别对少数或个别漂浮人员，更应及时救援。

（4）先救单人，后救集体。个别漂流的落水人员多系伤病较重，或受风浪的影响单独漂流，精神紧张，恐惧、孤独，体力不支，且不易被发现。集体漂浮人员，能互相帮助，有支持力，目标较大，容易被发现。因此，在两者被同时发现时，应先就单人，后救集体。

（5）先救无救生器材者，后救有救生器材者。因前者身体支持力小，危险性大。后者有救生器材，救生有望，被发现可能性大。

（6）先近后远，主次兼顾。所谓的"近"就是与捞救人员距离短，易接近，捞救节省时间，以便救出更多的落水者。

（7）先救伤病员，后救健康者，最后打捞死亡者；对落水的健康人员，可令其向援救船浮游，沿舷梯上救生船，船上的人员会给予必要的协助。

（8）先抢救治疗，再快速后送。对落水的危重伤员有条件就地紧急救护治疗，在转送途中也应坚持边送边治的原则，使伤病员始终保证良好的救治，降低伤亡率。

（9）先稳定伤情，后确定性治疗；对伤员首先进行分类检查，按照轻重缓急等实施确定性治疗。

在一般情况下，如果水中遇难船只和救生艇上均有遇难者，应首先营救水中的人员，给最需要者以优先救援，这是一个不可动摇的救援原则。

（二）海难医学救援实施的措施

海难发生后，积极有效的应急医学救援可以挽救更多遇险者的生命。海难中的应急医学救援实施措施主要由两个方面组成：遇难船上的医学自救互救和救援力量的应急医学救援。

1.遇难船上的应急医学保障　根据《海员保健医疗公约》的要求，船舶上一般配备一定的医务人员和药品，在发生海难时可以作部分的紧急医学保障。海难原因的不同，造成受伤类型的不同。因爆炸、火灾等导致的海难会出现部分烧伤、创伤，甚至失血性休克的伤员，这时应该组织自救、急救。

1）受伤者的急救：事故发生后，船上的医务人员应积极组织抢救伤者。将受伤人员转移到相对安全区域，进行初步的救治。急救的原则是：恢复心跳和呼吸、止血、防止休克发生和其他针对性救治。要做到认真检查伤病，对危及生命的首先处理，如心搏骤停、大血管破裂的止血等。对一般伤病进行包扎、固定。给予伤者心理上的安慰，稳定伤者慌乱焦急情绪。尽量收集、抢运药物、食品和淡水等。

2）组织自救：首先消除威胁船舶、船员生存的因素。如组织灭火、堵漏、防止有毒有害物质泄漏等。其次帮助克服妨碍自救的异常情绪。海难发生后，特别当船舶有沉没的危险时，可能引起船上人员的骚动、混乱，导致场面失控。应组织好遇险人员，根据自救方案积极准备自救、互救。安排好老、弱、病、残人员和妇女儿童，让他们首先乘救生艇。同时做好宣传，增强大家求生欲望。

3）弃船落水时的医学保障：船舶失事后，故障无法修复而遇难船将沉没，为了保存遇险者的生命，不得已弃船时应做好弃船的医学保障。弃船前，医务人员应对伤者进行系统检查，伤口应用防水材料如塑料膜、乳胶制品包扎好；受伤生病人员应服用药物，并尽可能多饮水，多进食，特别是高热量食品。还要做好弃船前的动员工作，内容包括：

（1）弃船前的准备：尽可能穿上保暖的衣服，尤其要注意保护好头、颈、手和脚等部位，防水衣穿在外边，袖口、裤管口和腰带等扎紧；救生衣穿着要正确。伤病员应尽量安排在救生艇和救生筏上，并且应有医务人员陪同，这样可以进行一定的医学处置。使用单人救生器材浸泡在海水中的遇险者应组成集体，不可单独行动。可以适当服用抗晕药物。

（2）弃船时机和方式的选择：遇难船在短时间内无沉没危险，也无发生爆炸、火灾等威胁时，应继续留在遇难船上等待救援。弃船的时机一般选择在遇难船过快下沉前，船体在短时间内有倾覆危险时，以及存在无法控制的火灾或存在发生爆炸危险时。弃船时应避免从 5m 以上的高度跳入水中，防止因突然受到冷水刺激引起的休克。入水应该缓慢，不得已需要跳海时应一只手捂住口鼻，另一只手托住捂口鼻手的腕部或肘部跳入水中。不要在船的尾部跳水，以防止被船螺旋桨伤害。另外，海面上有油火时，应在上风侧跳水，跳水后逆风潜游离开油火区。

（3）落水后的处理：落水后为保存体力和热量，应避免不必要的游动，除非是要游向附近的救生船只或可以依托的漂浮物体。落水者应采取 HELP（heat escape lessening posture）姿势，即三人一组，肩搭肩围成圈，每个人都蜷缩双腿、双脚、双膝贴近腹部，以减少体温扩散，互助互惠，保存体力，浮于水面等待救助。为缩短在水中的浸泡时间，应争取尽快登上救生艇、救生筏或其他漂浮物。在水中应防止鲨鱼和其他海洋生物如水母、海蛇等伤害。应包扎好伤口，防止血腥味引来鲨鱼。附近有鲨鱼时应暂停排尿，因为除了血，汗、尿也会招来鲨鱼。发现鲨鱼应保持镇静，不能急速游泳逃跑，这样反而会引起鲨鱼注意，危险性更大。鲨鱼靠近时，应猛击水面或急速蹬水，强烈刺激鲨鱼较敏感的侧线系统，可能会迫其游开。遭遇鲨鱼攻击时，如能击中鲨鱼鼻部可以迫使其逃走。带有驱鲨剂应正确使用：当遇有鲨鱼时，将外包打开，提出药包放入水中；鲨鱼离开后，将药包重新放回外包，每包可连续使用 4 小时。

2.救援力量的应急医学救援　海难发生后，海难救援就随之展开。援救力量一般包括附近船舶和专业救援力量。

1）附近船舶救援：近年来，国际、国内的海事搜救组织已趋健全，通信设备和救援手段也逐步完备，但是由于海域广阔，海难发生以后往往是在附近海域的船舶第一时间到达出事地点并展开救援工作。船员平时一般都接受过援救常识和技能训练，能够实施损害管制、架设软梯、传递器材、营救落水人员等救援作业。由于普通船舶医务人员和医疗设备比较薄弱，只能进行简单的应急医学处理。

2）专业医学救援：救援队在赴海难发生地点前，应首先要建立海难医学救援体系，主要包括以下四个方面内容：

（1）制定操作性强的海难医学救援预案。当接受救援使命之时，领导层应高度重视快速反应，立即启动救援应急预案，相关信息人员迅速查阅及收集海难发生地的灾情动态、地域天气、风俗习惯、地方性疾病及海难后出现的流行性疾病等信息。

（2）建立医学救援组织体系。健全医学救援组织体系负责人的任命，集结相关医务人员组成救援医疗队，使该医学救援组织体系具备组织建设、医疗救治、宣传报道、安全防御等多方面的职能。

（3）建立适应海难的医学救治体制。应依据发生海难的时间、地域状况，突出选拔具有多次救援实战经验的技术骨干来完成医疗救助、医疗诊治、医疗防御等医疗救援任务，合理调配救援技术力量，内科以呼吸科、消化科等为主导，外科以普外科、骨科等为中坚，医技以检验、超声为辅助，同时也应加强药剂科、感染控制、传染病防控、卫生防疫及消毒灭菌专家等技术力量的配备，做到医疗科系全方位覆盖。

（4）医学救援装备及配置。常规携行药械：包括海难所需的一些基本药品，如抗感染类药、清热解毒类药、补充电解质药类药、解热镇痛药及镇静类药等；外伤类药品：主要以清创、换药、皮肤溃烂感染处理等为主；海难后防病防疫药品及设备：包括消毒药类（碘伏、过氧化氢、生理盐水）、预防疫苗（破伤风、霍乱）、口服药（防疟药、暴露艾滋病预防药）、消杀类（手消毒药、生活用水及饮用水消毒药）等。

救援船舶到达遇难地点后，应尽快转移失事船舶上遇险人员。转移系统一般由抢运队和救护队组成。而救护队一般包括医疗救护组和担架组（伤员搬运组），其使命是搜寻、急救和搬运伤病员，使其脱离险境。救护组携带小型急救箱、固定骨折用的夹板等，以便对发现的伤病员进行急救和初步的医学处理。搜寻伤病员时按照一定的顺序进行：一般是从前到后、从上到下、由近舷到远舷、由内到外，以防遗漏。在船体受损部位附近可能存在较多伤病员，应特别仔细搜寻。救援船上的医疗救治系统由医务人员组成，其使命是接纳、救治、安置被救的伤病员。救援船备有一定的床位和安置伤员的场所，一般具备实施清创、包扎、固定和气管切开等急救手术的条件，可以进行输血、输液、抗感染和抗休克治疗。救援船备有常用的急救药物，并且可以对体温过低的落水者进行水浴复温。

伤病员通过一定的方式转移到救援船后，首先根据伤情、伤类分类安置，再采取相应的救治措施，同时注意保暖，给予充足的饮水和合理膳食。疑似传染病病人应进行隔离和医学观察。对于病情较重的伤病员，进行急救处理后应争取尽快后送到上一级有条件进行救治的医院进行进一步处理。

第三节　海难后常见伤病的医学救护

一、海难导致的伤病发生特点

海难发生后，受伤（如烧伤、创伤等）和未伤人员落水，或被困于暂时未沉没的遇难船上，寒冷、恐惧、饥饿、缺水、伤痛和海水浸渍等多种因素威胁着遇险者的生命。遇险者往往存在体温过低、脱水、电解质平衡紊乱，严重时还会发生心功能不全、急性肝肾衰竭、脑水肿和肺水肿等。此外，由于体温下降导致的神经错乱、意识模糊和肌肉痉挛等，常常会引起落水者发生淹溺。海洋中易受有害生物如鲨鱼、海蛇、水母和其他有毒鱼类等的伤害。落水幸存者为生存与恶劣自然环境抗争，极度疲劳，孤立无援，其中心理素质薄弱者，往往一念之差而引发悲剧。

（一）海难导致的伤病生理特点

1.海水淹溺　海水淹溺，是指人体淹没于海水，液体经口鼻进入呼吸道，造成呼吸道阻塞或肺水肿；或因吸入寒冷液体的刺激，反射性引起喉、支气管痉挛，声门关闭，空气不能进入肺内，发生窒息性缺氧。海难发生时，由于缺乏游泳能力或由于某种原因丧失游泳能力可造成溺水。通常海面风浪很大，落水者很容易呛水，由于冷水刺激、恐惧导致的过度换气等原因引发手足抽搐，外伤、烧伤或其他疾病导致的昏迷、休克等均可能引起溺水，甚至死亡。

溺水时，肺内进入高盐/高渗的海水，大量水分从血管渗到肺泡，导致肺水肿，引起的低氧血症较淡水溺水严重而持久。海水中的盐分很快被吸收入血，导致水、电解质平衡失调、高渗性脱水、血流动力学紊乱和酸中毒，极易出现呼吸循环衰竭。濒临淹死者被救后，常神志不清，呼吸浅快而不规则甚至停止，脉搏细弱或不能触及，面部肿胀，双眼充血，四肢冰冷，皮肤苍白，黏膜青紫。溺水后常见肺部并发症，主要是肺泡毛细血管上皮炎性反应，使含有蛋白质的渗出液溢入肺内或呕吐物吸入，导致肺水肿，进而继发肺部感染，严重者发生成人呼吸窘迫综合征。此外，由于严重缺氧，可形成脑部并发症，出现脑水肿。

2.体温过低症 体温过低症（hypothermia）是指各种原因引起的中心体温低于35℃时的状态。分为轻度（35~32℃）、中度（32~28℃）和重度（28~20℃）。海难中遇险者的生存率与海水温度和海上漂游时间密切相关，水温越低，在水中生存的时间越短。人体在水中比在同样温度的空气中热量散失更多、速度更快，而落水者由于恐惧，盲目运动，也可加速体热的丧失。因此，海水低温比陆地低温环境更易引起人体低体温征。落水伤员的低体温和死亡率明显相关，在体温低于32℃时，死亡率基本上为100%。

当中心体温低于35℃，可发生"低温昏迷"，意识逐渐模糊，动作笨拙、呆滞。当中心体温低于32℃，就会完全失去知觉，出现心房、心室纤维颤动。当中心体温低于28℃，血管出现硬化。当体温下降到24~26℃以下时，人员就会死亡。体温过低症患者继发一系列病理生理改变，突出表现在严重休克、水电解质紊乱、酸碱失衡和凝血障碍，其中体温过低、酸中毒和凝血功能障碍三者之间又相互促进和影响，被统称为死亡三联征。（表8-2-2）

表8-2-2 体温过低征生理特点

分级	轻度	中度	重度
能量代谢	寒战、氧耗量增加	氧耗量增加	酸中毒
心血管系统	血管收缩	房性心律失常、心动过缓	室性心律失常、心输出量下降
呼吸系统	呼吸急促、支气管痉挛	呼吸减弱	呼吸暂停
神经系统	意识混乱、反射亢进	意识模糊、反射减弱	昏迷、反射消失
泌尿系统		冷利尿	
消化系统	蠕动减弱		
凝血系统	血小板功能障碍、凝血紊乱		

3.高渗性脱水和电解质紊乱 高渗性脱水是指水和钠同时丧失，但缺水多于缺钠，细胞外液呈高渗状态，细胞内水转移到细胞外，导致细胞内脱水。在海上环境恶劣，落水者长时间浸泡于高渗、碱性的海水中，水丢失大于盐；由于缺乏淡水和食物，遇难者长时间口渴、饥饿，淡水摄入过少；有些人过度挣扎，加快体力消耗，以及晕船引起的呕吐等都可能造成机体高渗性脱水，特别是气温较高时，脱水症状更严重。无食物，有淡水，遇险者可生存30~50天；有食物，无淡水，只能生存2~3天。

轻度脱水（缺水量占体重的2%）表现为口渴、软弱乏力；如继续缺水，细胞外液渗透压进一步增高，细胞内液移向细胞外，最终引起细胞内缺水程度超过胞外液，导致严重脱水（缺水量占体重6%以上），表现为极度口渴，唇干舌燥，皮肤失去弹性，眼窝下陷，还会出现躁狂、幻觉、谵妄等精神症状，最后可导致脑细胞缺水而引起脑功能障碍。局部创伤被海水浸泡后会出现细胞脱水、细胞间隙水肿，动脉供血不足和静脉回流受阻。

当落水人员伴有开放性胸、腹部伤时，海水进入体腔不仅对脏器有压迫、损伤作用，海水中的高盐成分可通过体腔浆膜透析作用，引起机体高渗性脱水，循环高钠、高氯、高凝状态，引起严重的血流动力学及电解质紊乱，常伴有各脏器多发性微血栓形成、多器官功能衰竭等。伤员生存时间短，死亡率高，救治困难。

4.海洋生物伤害　海难中，遇险者落水后可能被有毒生物攻击，毒液经过破损的皮肤进入人体，可以引起机体一系列病理生理反应。

海蛇毒素的毒力很强，被海蛇咬伤最初只有皮肤被刺感觉，无疼痛，无红肿现象。通常被咬伤后0.5～1小时出现运动功能障碍，四肢沉重，全身无力，呼吸短促，随后出现轻度呼吸困难，全身疼痛，四肢麻木，嗜睡，眼睑下垂，严重者可导致呼吸衰竭或肾衰竭。

海蜇、水母、珊瑚及海葵等腔肠动物主要造成皮肤螫伤。主要的症状是受伤局部痛、痒，继而出现红斑、丘疹、荨麻疹或疱疹样皮疹。全身症状有焦虑、情绪低落、恶心等，严重的出现肌肉、气管痉挛、心血管功能衰竭和休克等，甚至死亡。

鲨鱼、箭鱼等凶猛鱼类，常主动攻击人类，引起创伤，严重者可致残或致死。

5.创伤　海上重度创伤以颅脑伤，胸部伤，腹部伤多见。由于舰船随波浪颠簸起伏而使甲板平面呈不稳定性，容易跌倒或高处坠落致颅脑损伤，以脑挫裂伤、颅内血肿及颅骨骨折多见，与陆上不同的是，开放性颅脑损伤的比例明显增加。海上风浪大时进行两船间的物资转运，风浪起伏造成吊台不稳，操作过程中易致撞击伤、砸伤、绞伤以及挤压伤，以脊柱和四肢损伤多见，又以上肢最多。因爆炸、失火引起的海难事故，通常有较多的烧伤伤员。

在创伤合并海水浸泡情况下，海水不仅加重伤口局部组织炎症水肿、变性坏死，延迟创口愈合，而且可以由开放性创口进入胸腔或腹腔，进而引起机体循环系统的高钠、高渗，全身各脏器的损伤更为严重，以肾、肺的损伤更显著。此外由于海上作业环境复杂，遇难者大多伤情复杂，常常伴有多个器官及系统的损伤，复合伤、多发伤和休克等较陆地伤多见。

6.海水浸渍　广义的海水浸渍伤害指人体浸泡于海水中，海水的理化因素、海洋生物包括微生物对人体造成的伤害。肢体长期浸泡于海水中，加上体位固定、缺乏活动，会使肢体局部循环功能发生障碍、麻木、肿胀等。海水浸泡可加重伤口局部及周围组织的水肿、变性、坏死及炎症反应。

（二）海难心理特点

海难发生后死亡威胁着每一个遇险者，使他们在生理和心理上发生一系列变化。遇险者要面对寒冷、恐惧、饥渴、晕船、伤痛、漫长的甚至是渺茫的等待救助等各种险恶的环境和困难，在心理上会产生应激和心理失衡。海难突然来临时，面对着死亡的威胁，遇险者会出现惊慌、恐惧心理。心理素质好者，可在较短时间内镇静下来，勇敢地面对困难。心理素质不好的则会持续处于惊恐、焦虑的状态。在船只遇险之后的头几天里，当食品和饮料还没有出现短缺时，有些人就已死去，这样的情况屡见不鲜。

1.海难初期的心理特点　海难突然来临的瞬间，很多人不愿承认眼前的事实，行为上可能出现一些不理智的甚至幼稚的表现。如在沉船前，有的人感到震惊、恐惧，面对灾难的惨痛景象，难以置信，陷入麻木、否认与退缩；有的人不知所措，惊恐万状，大叫，语无伦次，特别是弃船时，往往会出现失去理性控制的骚动、混乱场面；有的人感到强烈的不安全感，会盲目从众，采取不恰当的避险方法和行动，如在没有做好充分准备（如保暖、淡水和食物等）前盲目跳海，落水后拼命挣扎，无谓地消耗体力等。

2.长期待救的心理特点　随着落水时间的延长，渺无希望的等待救助，持续饥饿和缺水，体力进一步衰弱，长期睡眠剥夺，疾病造成的痛苦将增大，烈日的暴晒，寒冷的天气，艇、筏的颠簸，外界各种险情的发生和对生存不断的威胁，都使求生者疲乏不堪，精力枯竭，活力减退。这个时期是对遇险者生存意志极大的考验。面对难以忍受的险恶情况，遇险者可能发生一系列危险心理。如从恐怖到精神错乱，又从精神错乱到死亡。如1912年4月12日"泰坦尼克"号沉没，在沉没3小时后第一批救护人员赶到现场时，救生艇已有人发疯，表现为飞快地向海中游去的歇斯底里症状。由于虚弱和精神恍惚，有的遇险者是对周围环境产生了幻觉，以为前方就是海岸或救援船只，离开救生工具跳海。有的遇险者恐惧、悲观、绝望，对获救信心不足，失去求生的主动性，认为靠自己的力量无法继续生存，等待援救毫无希望，常常会失去理智，导致"自杀"行为。还可能表现出一些反常行为，甚至是丧失人性的行为，如自相残杀、吃人肉等。

3.海难幸存者的心理特点　强烈的求生欲望促

使遇险者克服重重险境获得重生,死里逃生的幸存者倍感生命来之不易。曾经目睹同伴坠海后死亡的情景,自己惊恐万分地在海上漂泊,忍受饥饿与疼痛,生死未卜的记忆,获救后急于求治的心态,都使他们产生焦虑、紧张、恐惧。这种强烈的刺激,使幸存者或表现为精神恍惚,寡言少语,目光呆滞,食欲不振或任性违拗,易激惹,不配合治疗。他们对突如其来的声响会感到心惊肉跳,拒绝回忆海难情景。

4.灾后常见心理障碍

1)急性应激障碍:急性应激障碍以急剧而严重的生理或精神刺激为直接原因,表现出强烈恐惧体验的精神运动性兴奋,或者精神运动性抑制。在灾害后数分钟至数小时之内发病,初期多为茫然或麻木状态,少言少语,目光呆滞,表情茫然,行为退缩;或表现为激动、喊叫、手足无措、慌乱无序、行为冲动、伤人毁物,并伴有自主神经功能紊乱的症状,事后不能回忆灾害事件。这些症状往往在24~48小时后开始减轻,一般不超过一周。

2)创伤后应激障碍:如果灾害应急障碍存在时间超过4周,在创伤后出现长期的焦虑与激动情绪,考虑诊断为创伤后应激障碍,又称延迟性心因性反应。患者的临床表现可能是急性应激障碍的延续,也可能是灾害后延迟发生的。多数在灾难后数天至半年内发病,一般在1年内恢复正常。主要表现为不由自主地出现灾难情景的痛苦回忆,噩梦等反复出现的灾难体验重现;沮丧、紧张、敏感、警戒、易怒和暴躁;逃避、不愿与人接触、社会退缩行为;淡漠、自责、罪恶感、消极行为等。

3)适应障碍:一般容易在妇女、儿童、老人以及灾难中受到生理重创的弱势群体中发生。个体处于烦恼、焦虑、抑郁等情感之中,存在各种生活和社会适应不良的行为障碍,主要症状如下:

(1)焦虑:经常或持续的无明显对象或固定内容的焦虑、紧张,伴头晕、头痛、胸闷、心悸、呼吸困难、口干、尿频、多汗、失眠、厌食等自主神经功能紊乱症状。

(2)抑郁:以频繁而持久的心境低落为主要临床表现。受治者自我评价过低,自责或内疚感,反复出现自伤行为或自杀意念,伴有精力减退、疲乏、意志减退、麻木迟钝、行动迟缓、人际交流能力下降等症状。

(3)恶劣情绪:表现为怨天尤人、易激惹、暴躁、嫉恨他人,甚至出现反社会心理或冲动型人格障碍。

(4)品行障碍:表现为强烈的依赖心理、意志力缺乏、自信自强减退等功能性行为失调。

二、海难后常见伤病的救治措施

海难发生后,应尽快打捞伤者,打捞起伤员后,可先给予淡水或饮料、液体食物,体力不足者要有专人协助;根据伤情严重程度及复杂程度进行划分,实行分级救治,首先抢救负伤严重人员,尽量减少伤亡;优先抢救危重伤员,努力减少伤员的早期死亡。在灾难的现场进行现场救治,以最快的速度使伤者脱离致伤现场,给予有效合理的急救措施;及时运送伤员到医院,在医院进行进一步的伤情治疗。

海难常见的伤病分类及其主要救治策略如下:

(一)海水淹溺

1.现场施救

(1)及时将溺水者打捞到陆地上或船上,立刻清除口中海草、污泥及其呕吐物,保持呼吸道通畅。同时,解开衣扣、裤袋,检查呼吸、心跳情况。

(2)救起溺水者若尚有呼吸心跳,但有明显呼吸道阻塞,可进行倒水,但是倒水动作要敏捷,尽量缩短倒水时间,切勿延误其他抢救措施。方法是将溺水者的腹部置于救护者屈膝的大腿上,使呼吸道及消化道内的水倒出。

(3)如呼吸、心跳已经停止,应立即进行人工心肺复苏。胸外心脏按压术和口对口进行人工呼吸,必须同时进行,两者都是溺水抢救工作最重要的措施。若有必要可做气管插管,吸出水并做正压人工呼吸。

(4)有外伤时应对症处理,如包扎、止血、固定等。

2.后方治疗

(1)评估淹溺者生命状态,观察其生命体征,实行进一步抢救。

(2)呼吸停止、心跳停搏者立即进行心肺复苏,给予开放气道、人工呼吸、心脏按压等。

(3)合并外伤应及时治疗,避免感染。

(4)预防并发症,注意监护缺氧引起的器官功能损害:如脑水肿、肺水肿、肺部感染、ARDS、DIC、急性肾功能衰竭及电解质紊乱等。

(5)维持水电解质、酸碱平衡:海水淹溺用

5%葡萄糖液500～1 000ml静脉滴注；酸中毒者给予5%碳酸氢钠100ml静脉滴注。

（二）体温过低症

1.现场施救

（1）捞救上来的落水者一般都存在低体温症，可采取被动复温，即对病人采取保暖措施，依靠病人自己的体温进行复温，此法仅用于体温过低程度较轻的伤员，对中、重度的病人不宜采用。

（2）采用主动体表复温措施，迅速将伤病员转移到温暖的房间里，脱掉潮湿的衣服，换上干衣服或裹上毛毯，使用热源使伤者体表温度升高，如热水浴、电热毯等，在不低于22℃的环境中休息，即可逐渐恢复体温。

（3）休息的同时给伤员提供热饮料等补充热量，但不能给伤员酒类或含乙醇（酒精）的饮料。

2.后方治疗

（1）在医院内对伤者进行复温，主要有主动体表复温的方法，如快速水浴复温法、热水冲浴复温法、湿热敷复温法、电热毯复温法等，这些复温的方法主要针对体温过低程度较轻的伤员。

（2）主动深部复温法：将热量直接传入到体内，较常见的方法是静脉输注40±2℃生理盐水或5%葡萄糖液；呼吸道复温，通过面罩或气管插管吸入热空气复温；经心肺旁路（CPB）复温；体外循环（ECC）复温；体外静脉循环（EVR）复温；血液透析复温；胸腔灌流复温；腹腔灌流复温；结肠灌流复温等。体内复温效果优于体表复温法，用于救治程度较重的低体温症的伤员。

（3）急性低体温者一般都存在血氧过低，应鼓励咳嗽和深呼吸以改善低氧症状，可给予面罩、鼻管吸氧。

（三）高渗性脱水

1.现场施救

（1）海难引起的高渗性脱水，救治的关键是去除病因，使病人不再失水。存在创口的伤者要充分冲洗创口去除残留海水。

（2）及时补充伤者饮料、白水等缓解体内的缺水状态。

2.后方救治

（1）治疗主要是及时补充已丧失的液体，能自主进水的患者，可以自主进水，否则可以通过胃管补充。常用的静脉补液首选等渗盐水与5%葡萄糖液按照一定比例混合配制，也可静脉滴注5%的葡萄糖溶液或低渗的0.45%的氯化钠溶液。要制定合理的补液计划，按照相应的公式计算所需的补液量。所缺水份一般分两到三天补足，以防止输注过量导致水容量过分扩张。治疗过程中应及时监测血钠浓度来调整输液的速度和类型。

（2）补液时需注意，虽血钠升高，但因缺水，使血液浓缩，有可能体内总钠量还是减少的，因此在补水时，适当补钠，以纠正缺钠。如同时有缺钾，应在尿量超过40ml/h后补钾，以免引起血钾过高。经过补液治疗后，酸中毒仍未得到纠正时可补给碳酸氢钠溶液。

（四）休克

1.现场施救

（1）尽早去除病因，保持气道通畅和正常通气。

（2）如有出血，立即止血，快速补充血容量，建立通畅的外周通路，改善微循环，恢复正常代谢和脏器功能。由外伤导致的休克，需要手术处理病灶，尽快恢复有效的循环血量。

（3）保持较舒适的平卧位，头及下肢各抬高20°；如需搬动，动作要轻，并观察病情变化。

（4）保持伤员镇静、制动、止痛、充分供氧。

（5）保暖，避免伤员体温降低。

2.后方救治

（1）抗休克的重要措施为迅速建立起两条以上的静脉通道，建立输液和药物的输入通道；扩张血容量、输血；补充足够的氧气。

（2）选用适当的液体，如晶体溶液和胶体溶液，首选等渗盐水或碳酸氢钠林格氏液，并配合使用适量的新鲜全血或低分子右旋糖苷，提高血容量并维持正常的渗透压。

（3）应用血管活性药，正确使用血管收缩剂和血管扩张剂。

（4）纠正酸碱失衡，早期休克时及时扩容改善微循环，一般酸中毒容易纠正；重度休克发生严重酸中毒时，一般应用5%碳酸氢钠溶液，并充分了解动脉血气和pH值，及时调整补碱量。

（5）维护重要脏器的功能，发生心衰给予西地兰改善心功能；恢复血容量后给予速尿、甘露醇等利尿药物预防急性肾衰；利用人工加压防止休克肺。

（6）发生弥漫性血管内凝血，可以利用肝素加葡萄糖注射液治疗DIC的出血倾向或顽固性休克，密切监测凝血时间、凝血酶原时间等凝血指标。

（五）挤压综合征

1. 现场施救

（1）现场救治时力争做到及早解除外力压迫，减少挤压综合征的发生；但是现场处理时一定要注意，长时间受压的肢体不能马上把受压的肢体解脱，会造成大量有害物质立刻涌入心脏，非常危险，可以先用绳子捆扎，待一系列救治后再逐渐放松，施救的效果会更好。

（2）伤肢制动，减少毒物的吸收及疼痛。

（3）切勿抬高伤肢或按摩和热敷，以免降低局部血压，影响血液循环，可暴露于凉爽空气中或用凉水降温，但应避免冻伤。

（4）有开放性伤口和活动性出血者，积极止血，切勿用绷带和止血带。

（5）受压超过1小时的伤员，给予碱性饮料，可在1 000～2 000ml水中加入碳酸氢钠8g，适量糖和食盐，以便利尿、碱化尿液，避免肌红蛋白在肾小管中沉积。

（6）运送过程中平卧位，使患肢制动，保持呼吸道通畅，密切观察伤员生命体征，及时进行适当的处理。

2. 后方救治

（1）入院后，及时处理脱水，首选等张的晶体盐溶液。

（2）伤肢的处理，可以早期切开减张，筋膜间组织压下降，也可减少有害物质进入血管。

（3）防止休克，早期吸氧、输液、输血及补充复合氨基酸。

（4）应用利尿药，20%甘露醇125～250ml，半小时内快速静脉输入。

（5）处理酸中毒，根据二氧化碳结合力水平调整碳酸氢钠的用量。

（6）处理高钾血症，控制摄入含钾食物及药物，不适宜用库存的血液，可静推葡萄糖酸钙或静滴碳酸氢钠。

（7）静脉滴注抗生素控制感染。

（8）抗分解治疗，用50%葡萄糖500ml加入胰岛素及辅酶A、ATP等，行深静脉插管注入。

（9）在高压氧舱内高压下吸氧，一旦发现有急性肾衰早期迹象应积极进行血液透析等综合处理，严格把握好透析指征，避免肾衰竭加重及多器官功能衰竭的发生。

（六）有毒海洋生物伤

1. 腔肠动物蜇伤及中毒

（1）现场救治：在伤口处浇海水，忌用淡水，因为会刺激未发射出的刺丝囊；不宜冰敷，可用温水（40℃）浸泡；用镊子等取出残留的触手或用剃须刀剃除触手和小刺，不宜用毛巾擦拭；大部分腔肠动物中毒以皮炎或过敏反应为主，可用5%醋酸（或食醋）或40%～70%异丙醇湿敷，再用1%氢化可的松处理；口腔蜇伤用可获得的任何饮料反复漱口；若有疼痛给予止痛处理，服用止痛药等。

（2）后方治疗：全身症状处理主要是对症和支持治疗，吸氧、静脉输液，怀疑发生过敏反应可给予肾上腺素等；预防感染，可以及时应用广谱抗生素；发生低血压时立即注射乳酸盐林格液，具有解毒和补液的作用；发生喉头水肿、呼吸困难的，注射安定、给氧，必要时可行气管插管或气管切开术，更严重的反应需要输氧辅助呼吸治疗；严重的疼痛和肌肉痉挛需要静脉给药。出现肾功能衰竭进行透析，出现肺水肿注射氯胺酮加安定，并且人工加压给氧、吸出分泌物等。

2. 软体动物伤

（1）现场救治：发生刺伤后立即处理，用镊子等取出残留断刺等；蜇伤的周围应清洗干净，涂上含抗组胺、止痛药和皮质类固醇的软膏。

（2）后方救治：依据接触史和症状、体征进行治疗，包括局部伤口处理和一般对症、支持治疗；对伤口进一步进行清洁，将受伤局部浸泡于43～46℃的热水中，可以破坏不耐热的毒素；有时需要手术取出刺入较深的棘刺；出现呼吸肌麻痹时应行气管插管和呼吸机辅助正压通气。

3. 海蛇咬伤

（1）现场救治：被海蛇咬伤后应采取措施，在伤口上部近心端结扎，减少毒液吸收；结扎后用可以找到的干净水进行伤口冲洗，有条件可以用2%高锰酸钾溶液或过氧化氢等冲洗伤口，冲洗量要大，冲洗时间长，尽量排出伤口内毒液、阻止毒液吸收入血等。

（2）后方救治：注射抗毒血清是最有效的急救治疗方法，使用抗毒血清必须早期、足量、准确；局部注射强氧化剂可以破坏蛇毒蛋白质，用高锰酸钾注射液2～4ml，在伤口周围局部注射，可减轻中毒程度，对中毒较深者需及时进行对症治疗；还可结合应用传统蛇药、糖皮质激素、广谱抗生素等药物；海蛇咬伤引起的呼吸肌麻痹所致的呼吸衰竭，需进行有效的人工呼吸，一旦发现呼吸困难，可行气管插管和气管切开进行人工辅助呼吸，高浓度给氧；早期使用广谱抗生素预防感染，维持电解质平衡，大量使用激素提高机体抗炎、抗毒、抗过敏、抗休克能力。

（七）多器官功能衰竭

海难后的伤员应检测生命体征，积极消除原发因素及致病因素，尽快进行有效的抢救、清创，防止感染、控制感染，如发生多器官功能衰竭需要抓紧时机将患者送往医院救治。院内救治期间需特别注意以下几个方面：

（1）控制感染，发生多器官功能衰竭时抵抗力差，易发生感染，尤其是肺部感染，应给予高度重视。救治伤员时首先采用广谱抗生素，但注意选用肝肾损伤小的抗生素，医院内治疗时选用药物敏感的抗生素，预防二重感染的发生；之后可采用口服给药。

（2）保持气道通畅；吸氧，改善和维持组织充分氧合，纠正缺氧、二氧化碳潴留；呼吸机支持疗法，保持机械通气。

（3）维持正常的循环功能，保证有效循环血量，尤其血压低时注意重要器官的保护；应用血管活性药物，保证组织血液灌注，恢复各器官功能的基础，确定输液量和液体输入速度，维持动脉压。

（4）在恢复血容量，保证肝脏血液供应的基础上，加强支持疗法。清除自由基，静脉滴注维生素C等；补充热量及新鲜血浆、白蛋白或支链氨基酸，保护肝脏和促进肝细胞合成蛋白。

（5）及时纠正血容量不足，纠正水电解质失衡，保护肾功能，消除体内毒素、碱化尿液、使用利尿药，避免应用对肾脏有损害的药物。密切注意尿液的尿量、色、比重、酸碱度和血尿素氮、肌酐的变化，警惕非少尿性肾功能衰竭。近年来有主张采用血液透析疗法和持续动静超滤。

（6）因血小板或凝血因子下降引起的出血，可输浓缩血小板或新鲜冰冻血浆。纤维蛋白原下降<1g/L时，应补充纤维蛋白原。如出现消化道等出血，立即给予输血并及时查明出血原因，进行止血治疗。

（7）尽可能改善伤员的全身营养状况，补充氨基酸、维生素及微量元素。

（八）颅脑损伤

发生海难时，船舶相互碰撞，或是伤员落海时，海中的漂浮物都有可能造成伤员硬器的伤害，灾难时颅脑外伤的发生率约占全身各部损伤总数的20%，死亡率居首位。

1.颅骨骨折

（1）现场施救：发生颅骨骨折时，在受伤的现场应了解受伤的经过，检查伤员的意识情况及脑脊液渗漏情况，凹陷骨折若有伤口应及时包扎，颅底骨折若有脑脊液耳漏可用棉球和纱布盖住外耳道，以避免感染；如伤员有意识障碍应注意保持气道通畅，及时清除口腔内的分泌物。

（2）后方救治：在医院内以预防感染为主，半卧位，头偏向患侧，1月以上不愈者，开颅修补硬脑膜裂孔；视神经受骨片或血肿压迫者，应争取尽早行视神经减压术。

2.头皮损伤

（1）现场救治：较小的头皮血肿，尽快用冷水敷伤口，减少出血和疼痛；头皮裂伤清洁消毒，采用无菌敷料加压包扎；头皮撕裂伤会造成出血，现场用镇静、消毒、抗休克及包扎止血。

（2）后方救治：头皮血肿指较大的血肿，进行加压包扎可以自愈，数日后未吸收者可进行抽吸后加压包扎；头皮裂伤应早期清创，尽快完成，切除污染严重及无生机的软组织，分层缝合帽状腱膜和皮肤；若直接缝合困难，可采用帽状膜下松解，裂口做S型、三叉型，局部转移皮瓣，以便缝合；头皮撕裂伤可根据病情行皮瓣再植、皮瓣移植、自体植皮术；灾难后及时清创复合，控制感染。

3.闭合性颅脑损伤 海难时由于重物的撞击作用的瞬间，即可产生脑组织的损伤，多导致昏迷。脑损伤包括脑震荡、脑挫裂伤等。

（1）现场救治：患者应保持镇静，注意休息，如出现头痛、头昏、恶心和烦躁，给予对症处理，症状严重者转送相关医院；对脑损伤患者应加强瞳孔、意识和生命体征的密切观察；脑挫裂伤患者如存在意识障碍及气道不畅，应托起下颌或放置口咽通气道，保持呼吸通畅；充分供氧，昏迷深、持续时间长的患者，应尽早进行气管插管或者气管切开。

（2）后方救治：脑震荡时给予输液、吸氧、脱水、止痛、镇静、中药等对症处理，严密观察病情变化，重视脑震荡后伴发严重脑伤，以免严重的颅脑内血肿漏诊；脑挫伤时以 10%葡萄糖液为主补液，保持电解质平衡，注意补钾和补足充分热量；治疗脑水肿及降低颅内压；预防性使用抗生素，预防肺部的感染；治疗各种并发症，如肺水肿、肺炎、抽搐、心跳缓慢等。

4.开放性颅脑损伤　颅脑开放性损伤除头部开放创伤外，常有不同程度的脑损伤、出血、水肿、感染等继发损伤，严重可致失血性休克及颅内感染等。

（1）现场施救：及时清创处理，尽早清除挫碎组织、异物；现场施救时致伤物嵌顿在露骨处，不要贸然将其拔除，以防引起大出血；昏迷患者保持气道通畅，头侧卧，以防误吸。

（2）后方救治：施行手术，及时清除创伤，预防感染，清除异物、血肿，修复硬脑膜及头皮的伤口，将开放伤变为闭合伤口；伤道与脑室相通时，应清除脑室内的积血，液化脑组织和异物，留置脑室引流管；术后注射破伤风抗毒素；加强全身支持治疗，定时观察伤员生命体征，加强抗感染。

（九）其他损伤

1.胸部损伤　由直接暴力或者间接暴力造成的，胸部很容易发生损伤，胸部损伤后常导致呼吸、循环功能障碍，病情危急，危害到伤者的生命。直接暴力是暴力直接打击在胸壁上，使打击的部位的肋骨向内弯曲以致折断；间接暴力多为挤压伤。

1）肋骨骨折

（1）现场施救：保持呼吸道通畅、清除上呼吸道分泌物；止痛；固定浮动胸壁，可用厚敷料放在软化的胸壁上，并加压包扎；开放性肋骨骨折，给予清洁敷料包扎，有胸膜破损者，放置闭式胸腔引流。

（2）后方救治：多根肋骨骨折、胸骨骨折与连枷胸以及严重的肺损伤需迅速转运至医院治疗；到医院后运用固定、牵引等固定方法纠正反常呼吸；对伴有呼吸功能不全者，应气管内插管或切开，早期应用机械呼吸，预防肺部并发症，预防 ARDS 的发生。

2）创伤性气胸

（1）现场施救：闭合性气胸，气体量不多，症状轻者在观察下送往医院。肺压缩超过 30%的伤员，应行胸腔穿刺抽气后送往医院。开放性气胸应立即封闭创口，使之变为闭合性气胸；肺压缩在 30%以下的伤员若无损伤，只需卧床休息，密切观察，气体可以自行吸收。肺压缩在 30%以上的伤员需采用胸腔穿刺抽气治疗或放置胸腔闭式引流，促使肺及早膨胀。

（2）后方救治：开放性气胸迅速清洁、消毒缝、合伤口，转变为闭合性气胸；张力性气胸立即排气，降低胸膜腔内压力，放置胸腔闭式引流管；经闭式引流一周后，仍有严重漏气，或者闭式引流后漏气严重、呼吸困难无明显改善，胸透未能复张，应积极行开胸探查术。

2.腹部损伤

（1）现场施救：及时施救，伤后 60 分钟内是救治的关键，要做好伤员抢救；伤者仰卧，密切观察患者的神智、呼吸、脉搏及血压的情况，建立和保持伤者通畅的气道，观察伤员有无腹内脏器的损伤；心跳呼吸骤停者，应施行人工呼吸和胸外按压心脏复苏；有休克的伤者立即建立静脉通道，快速输入平衡盐或代血浆；腹部伤口出血者，用消毒纱布或棉垫加压包扎止血；腹腔内脏器外露者不能现场回纳者，暂时用盐水纱布覆盖保护，然后用碗或盆盖住脱出的内脏，外加包扎，并用绷带、布带缠住，防止内脏受压干燥；防止感染；尽早使用抗生素。

（2）后方救治：确定及怀疑腹内脏器有损伤的伤员，应立即转运到医院进行急救处理；入院后排除可能危及生命的伤情，保持呼吸道的通畅，禁食胃肠减压；腹部有开放伤者，要及时手术，清创，缝合伤口，必要时插入引流管，尤其要控制感染；纠正呼吸功能障碍，抗休克、抗感染、积极防治休克，快速输液、输血、尽快保持血容量；对闭合性腹部伤者存在腹膜刺激征及腹痛等，必要时内脏剖腹探查，抓住手术时机，这是救治成功的关键环节。注意腹痛的原因未明确之前，禁止应用吗啡等。

3.脊柱骨折和骨髓损伤

（1）现场施救：发生海难后，优先抢救生命，脊柱损伤多为高处坠落或者高速损伤，常合并颅脑或胸腹脏器等损伤，对怀疑脊柱骨折者，应立即在现场进行简单的检查和处理，注意保持脊柱相对稳定，不宜搬动，避免脊髓再次损伤；迅速解除致伤原因，采用平托法或滚动法将患者平卧于平板上，做好固定，搬运时让伤者两下肢靠拢，两上肢贴于腰侧，体位为直线，保持呼吸道通畅，切勿暴力拖拉；有休克者应给与急救处理。

（2）后方救治：入院后救治脊柱骨折脱位，必要时行手术切开复位固定椎板减压术；早期大剂量激素及脱水治疗，预防肺部感染、泌尿系感染等并发症，给予神经营养剂及舒筋活血的药物；进行肌肉功能康复训练等。

4.四肢骨折

（1）现场施救：发生灾难时，首先要止血，骨折伴血管损伤引起出血者，就地取材，用干净的布条等，局部加压包扎进行止血。注意包扎的压力和时间；伤口用无菌的敷料或清洁敷料包扎，防止伤口的再污染；开放性骨折，骨折端露出伤口后极易受到污染，在未压迫重要血管神经时，不应立即复位；骨折后患肢肿胀较剧烈时应剪开衣物，为防止骨折端损伤血管、神经，可用手复位，使其伸直，然后固定，可用手边的筷子、平板等，防止再损伤，减轻伤者疼痛；转运过程中要保持伤肢的固定体位，搬运时动作轻柔平坦，避免不必要的组织损伤，注意观察伤肢的血液循环情况，如有变化，应及时给予处理。

（2）后方救治：入院后进行良好的复位和正确的固定，必要时可以行手术切开复位内固定术等；对症消炎、消肿、活血化瘀，进行促进骨折愈合等的药物治疗。

（十）烧伤、创伤

因爆炸、失火引起的海难事故，通常有较多的烧伤和创伤伤员。其症状、体征以及医学处理同普通烧伤、创伤，但由于海难事故中发生的烧伤、创伤，由于受条件、技术的限制，救治比较困难。应做好现场急救，条件允许时争取尽快转移后送。

（1）现场救治：迅速脱离现场，采取有效的措施消除致伤原因，可以用清洁的温水 5~20℃，冷敷或者浸泡创面，持续 1 小时左右，主要适用于中小面积烧伤；抢救生命，合并心脏骤停者先行心肺复苏，呼吸道烧伤，保证呼吸道通畅和吸氧，对于骨折、气胸等采取相应的急救措施；保护创面，用清洁的辅料等覆盖创面，避免污染或损伤，尤其是保护疱皮的完整。

（2）后方救治：补充液体，口服淡盐水或者烧伤饮料。如病情严重实行及早静脉输液，如生理盐水、右旋糖苷、血浆等；口服止痛片，口服及注射抗生素等，还应注意伤员的保温。

（十一）海难后心理疾病的治疗

灾难给人类带来的不仅是身体上的伤害而且在心理上也会有巨大创伤。灾难对幸存者来说是非常巨大的、无法承受的社会心理应激源。在这样的刺激下，大多数伤者会出现情绪不稳定、恐惧、无助、绝望等心理，甚至出现急性应激障碍、创伤后应激障碍、抑郁、自杀等严重的精神疾病。

伤员大多数遭受突然的意外伤害，缺乏思想准备，往往表现为惊恐万状、哭闹不止、不知所措，这时人员都具有强烈的求生欲望，会促使强忍着剧烈的伤痛，与海浪搏击。遭受巨大的心理应激，瞬间发生的海难，目睹同伴受伤，甚至坠海死亡的情景尤其造成焦虑、紧张、恐惧。首先让伤者尽快脱离灾难环境，避免持续刺激，这时救援者应该充当起心理师的作用，尽量以从容、镇静、急而有序的态度安慰伤者，以精湛的技术给伤员以安全感，赢得伤者的信任，鼓励伤员战胜困难，成功脱险。

给予伤者心理支持，建立良好的信任关系，鼓励他们表达和宣泄悲痛的情感，使伤者的情绪得到释放，帮助伤者面对现实，认识到人生会遇到不同的遭遇，因此要调整自己，发挥自己的能动性，努力适应环境。

进行家庭和社会环境治疗，积极的社会环境和良好的家庭氛围是创伤后伤者的保护因素，会降低伤者的心理疾病的发生；可以对伤员进行专业的心理治疗：包括焦虑控制训练、暴露疗法、认知行为治疗和眼动脱敏信息再加工。

对于临床症状明显的伤者，需要药物治疗（包括抗抑郁药、抗焦虑药和抗精神病药物），以便尽快减轻症状，增强伤员的自信心，缩短治疗时间。

三、海难后常见伤病的护理要点

（一）海水淹溺

1.保持呼吸道通畅　立即清除口鼻淤泥、杂草及呕吐物，将舌头拉出，松解领口及紧裹内衣、腰带，采用膝顶、肩顶、抱腹法排出呼吸道的水。心跳、呼吸停止者，立即给予心肺复苏。

2.组织后送　迅速转入附近医疗单位继续复苏，后送途中不能间断救治，施救的同时应通知救治医院做好准备工作。

3.建立有效静脉通路　95%高浓度酒精吸氧，配合医生做好心肺复苏、防止肺水肿、纠正代谢性酸中毒等抢救治疗措施。海水淹溺者静脉输注 5%葡萄糖溶液或血浆，不可输入盐水。

4.脱去浸湿衣物，注意保暖　可进行向心性肢体按摩，促进血液循环。

5.**复苏后患者禁食** 必要时给予胃肠减压，胃肠功能恢复后可酌情进食。

6.**加强心理护理** 在护理全过程中，不仅要对患者实施生活上的照顾，更要热心安抚患者情绪，尽早安排患者与亲友见面，缓解患者紧张、恐惧情绪。

（二）体温过低症

1.**迅速判断病情** 对生命体征微弱、意识不清、直肠温度<32℃、伴有明显外伤及其他疾病患者优先施救。无生命体征者给予心肺复苏。

2.**将患者移至温暖环境（25~26℃）** 脱掉或剪掉潮湿冻结的衣物，换干衣物或裹上毛毯保温，清醒伤员给予热饮料内服，饥饿者，给予热饭菜。

3.**给氧** 无 CO_2 潴留者 2~4L/min，合并肺水肿、肺炎 6~8 L/min，缺 O_2 伴 CO_2 潴留者 1~2L/min。

4.**快速复温的护理** 复温过程中经常测量水温，保持 38~42℃（最佳 42℃），观察患者生命体征及直肠温度，如直肠温度超过 34℃或患者四肢皮肤转红润，甲床潮红，恢复知觉，可停止复温。

5.**遵医嘱给予抗休克、对症、支持治疗**

6.**给予高热量、易消化饮食** 保证患者能量摄入。

7.**给予心理支持**

（三）高渗性脱水

严密观察伤病员的意识、皮肤黏膜等变化，高度警惕高渗性脱水的发生；正确及时收集血标本送检，及时了解化验结果。发现化验指标异常，尤其是电解质指标虽在正常范围，但已接近异常时就要及时报告医生；及时发现高渗性脱水征象，如病人持续高热、皮肤黏膜明显干燥时，要主动与医生联系，建议检查电解质情况，以便确诊是否有高渗性脱水存在；若血钠、血氯明显增高，已达到中度以上脱水，护士要当机立断，暂停钠盐的输入，并及时通知医生。

（四）休克

密切观察病情变化：休克病人病情严重，应置于重症监护病房，并设专人护理；准确记录 24 小时液体出入量，作为调整补液计划的重要依据。病房应保持安静、整洁、舒适。体位：平卧位或将头和躯干抬高 20~30 度，下肢抬高 15~20 度。可防止肠肌及腹腔脏器上移而影响心肺功能，并可增加回心血量及改善脑血流。保持呼吸道通畅：昏迷病人，头应偏向一侧或置入通气管，以免舌后坠或呕吐物误吸。病情许可时，鼓励病人做深而慢呼吸及有效咳嗽；痰液及分泌物堵塞呼吸道时，及时予以清除，必要时做雾化吸入。严重呼吸困难者，可行气管插管或气管切开，并尽早使用呼吸机辅助呼吸。休克病人均有不同程度的缺氧，应常规吸氧，用口罩法或呼气末正压通气，可提高 PaO_2，改善肺泡换气功能和机体缺氧状态，一般氧流量控制在每分钟 6L 左右。有效止血：对于创伤所致的大出血病人，应立即采取措施，如加压包扎、上止血带、钳夹血管等控制活动性大出血，必要时使用抗休克裤。

（五）挤压综合征

1.**急救护理** ①防止发生肢体组织缺血坏死，伤口包扎固定不宜过紧；使用止血带后注意按时松解；对单纯闭合性软组织损伤者，严禁按摩肢体；不可抬高患肢，避免热敷、烘烤，必要时给予冷敷。②对已发生挤压综合征患者，协助医生紧急切开减压，建立静脉通路，遵医嘱补液，防治休克发生。③伤肢放平，测量伤肢周径，做好标记，观察肿胀速度，及时汇报医生。

2.**一般护理** ①保持环境清洁，必要时给予床旁隔离，严格无菌操作，治疗和预防感染。②给予伤者口服碳酸氢钠或静脉补充碱性液体，留置导尿，观察尿量、颜色、比重，警惕急性肾衰的发生。③补充营养：给予高蛋白饮食，必要时静脉补充新鲜血或血浆，纠正低蛋白血症。④观察疼痛的性质及程度，寻找原因，及时与医生沟通。⑤多与患者交谈，给予安慰，消除焦虑、紧张情绪，做好心理护理。

（六）有毒海洋生物伤

1.**腔肠动物蜇伤及中毒与软体动物伤**

（1）迅速出水立即用衣服、纱布或水草擦去粘在身上的触须或毒液（忌直接用手）。有条件时，可用弱氨水或碳酸氢钠溶液擦洗，也可用新鲜人尿冲洗，然后用淡水冲洗干净。

（2）局部处理：局部使用白矾水擦洗，1%氨水、碳酸氢钠或 1：1000 高锰酸钾溶液冷敷。

（3）建立静脉通路，配合医生进行对症及急救处理。

（4）给予心理护理，安慰患者，消除紧张恐惧情绪，给予饮用浓茶，促进毒素排泄。

2.**海蛇咬伤** 详见毒蛇咬伤的护理要点。

（七）多器官功能衰竭

严密监测伤病员的生命体征、内环境变化，重视对其各脏器功能的保护支持，积极防治感染及其他并发症，注意伤病员的全身营养与代谢支持。

（八）颅脑损伤

1.急救护理要点

（1）迅速打捞、判断伤情、保持呼吸道通畅，同淹溺伤员。

（2）建立静脉通路，降低颅内压，遵医嘱快速输入20%甘露醇或呋塞米20mg。

（3）妥善处理伤口：用无菌敷料包扎伤口，遇有脑膨出，表面覆盖明胶海绵，上面再覆以无菌纱布，用纱布圈围在膨出组织周围，然后包扎，防止脑组织受压和干燥。最外层使用防水三角巾，防止海水接触伤口。

（4）遵医嘱给予药物降温或物理降温。

2.一般护理要点

（1）严密观察生命体征，及时发现患者的病情变化。如有脉搏洪大、呼吸深慢、血压升高等脑疝前期征象，或患者意识有所改变——由清醒转为嗜睡、昏迷，肢体由原来的运动自如到偏瘫等则提示有颅内出血的可能。应立即报告医生，并做好术前准备。

（2）脑脊液漏的观察与护理：有脑脊液漏应协助患者采取头高足低位，脑脊液漏要按无菌伤口处理，头部垫无菌中单和无菌棉垫，并视情况随时更换。禁止手掏、堵塞鼻腔和耳道，尽量减少用力咳嗽、擤鼻涕、打喷嚏等动作，绝对卧床休息，合并鼻漏的患者禁止鼻饲、鼻内滴药和鼻腔吸痰等操作，以免引起颅内逆行感染。

（3）心理护理人员应安慰、疏导患者，消除其紧张情绪，对外伤后烦躁阶段的患者，应适当给予约束，可配合进行抚摸式的安慰行为，同时保持周围环境安静。

（九）胸部创伤

（1）严密观察生命体征，注意瞳孔、胸部、腹部和肢体活动等情况，观察患者是否有气促、发绀、反常呼吸等症状，注意呼吸频率、节律、幅度及缺氧症状；有无气管移位、皮下气肿等；必要时立即通知医师予以紧急处理。

（2）连枷胸用厚敷料加压包扎患处胸壁，以消除反常呼吸。注意包扎固定的松紧度适宜。当患者咳嗽或咳痰时，协助患者用双手按压患侧胸壁，以减轻疼痛。遵医嘱应用止痛剂。

（3）开放性肋骨骨折立即用敷料（最好为凡士林纱布）封闭胸壁伤口，并用防水巾或防水胶布固定。使开放性伤口成为闭合性。

（4）引流海水，尽早清除海水对机体的有害影响。

（5）对呼吸困难者及时给予低流量吸氧。保持呼吸道通畅，防止窒息。鼓励和协助患者有效咳嗽、排痰，及时清除口腔、呼吸道内的血液、痰液及呕吐物。

（6）迅速建立输液通路，遵医嘱补充液体量，维持水、电解质及酸碱平衡。

（7）加强与患者的沟通，说明各项诊疗、护理操作及手术的必要性和安全性，帮助患者树立信心，配合治疗。

（十）烧伤、创伤

1.烧伤休克期的护理 烧伤休克是严重烧伤早期的临床表现之一，一般发生在伤后最初几小时或十几小时，属于低血容量性休克。它是由于受伤后毛细血管的通透性改变，使大量血浆及电解质渗出，造成有效循环血量的减少。渗出的速度以伤后6~8小时内最快，一般在伤后30~48小时渗出达最高峰。

2.休克期护理

（1）保暖，由于创面渗出，水分蒸发，大量热的丧失，病人大都表现畏寒，尤其是全身创面暴露的病人，所以室温保持在28~32℃，大面积烧伤病人多采用暴露疗法，创面可采用2 400W烤灯照射或远红外线烤灯照射，使创面干燥结痂。

（2）体位。采取去枕平卧位，每4小时翻身一次，保持创面干燥。有头面部烧伤的病人，注意听病人呼吸音的改变、说话声音的改变。

（3）保持呼吸道通畅。大面积烧伤病人和颜面部烧伤的病人，多伴有吸入性损伤，床边应备气管切开包，准备好吸引器，并给予持续低流量吸氧。

（4）尿量。留置尿管以观察每小时尿量，尿量的多少直接反应补液量是否充足、休克是否纠正，反应肾功能，是观察休克程度的1个比较简单可靠的指标。当尿量减少，并已排除尿管因素，应报告医生，然后调整输液速度。当血容量补足，仍长时间少尿，往往是肾功能衰竭的表现，所以大面积烧伤病人，一般都要求留置尿管，以观察尿量、尿比重和尿pH值，要求每小时测量1次，成人尿量要求每小时多于 30ml，儿童尿量每小时多于 20ml。

（5）补液的护理：严格遵守无菌操作，连续输液者一般每 24 小时更换输液器 1 次，每次输完血后，也应换输液器。口服补液的护理：口服含钠饮料，因为白开水可加重体液的低渗，使口渴加重，进而造成急性胃扩张。口服要少量多次地进行，当发生恶心、呕吐时，则改用静脉补液。

（6）严密观察，准确记录。做好出入量记录，从受伤时起，在伤后 48 小时内，分别做第一、第二个 24 小时总结，并且其中每 8 小时分别总结 1 次，计算出胶体、晶体及水分的输入量，包括口服液入量。出量包括：尿量、呕吐量、大便量及胃肠减压排出量。

（7）体温、脉搏、呼吸：这 3 项生命体征应每 2 小时测试 1 次，并记录。血压也应定时测量。

第四节 特殊海难的医学救援

从 20 世纪开始，世界上所有国家的海军都不约而同地把注意力聚集到具有巨大发展潜力的武器装备——潜艇。德国在第一次世界大战中对潜艇作用的高效运用，使各国积极发展潜艇作战力量的兴趣延续至今。

潜艇分为常规动力潜艇（包括俄罗斯"基洛"级等柴油动力潜艇和德国 212 型、瑞典"哥特兰"级等 AIP 动力潜艇）和核动力潜艇，是当今各国海军的重要战斗力量，特别是弹道导弹核潜艇（如美国"俄亥俄"级弹道导弹核潜艇和英国"前卫"级弹道导弹核潜艇）在各国国防战略中占有举足轻重的重要地位。

随着潜艇技术装备的不断更新、进步，潜艇的战术指标飞速提升，基本可游弋于全球所有海域。由于全球海洋海况复杂多变、海底地形错综复杂，再加上潜艇装备操纵难度加大、保养要求较高及潜艇部队训练强度不断加大，潜艇很可能因碰撞、触礁、机械故障等原因失去自主上浮能力，坐沉海底，严重威胁艇上全体艇员的生命安全，即发生了"潜艇失事"，甚至发生全体潜艇艇员死亡，发生严重"潜艇海难"。例如，2000 年 8 月 12 日，俄罗斯海军北方舰队"库尔斯克"号核潜艇在巴伦支海参加军事演习时失事沉没，艇上 118 名官兵无一生还，酿成俄罗斯海军第二次世界大战后最为惨重的一次潜艇事故。

各国海军潜艇失事、海难的不断发生，极大地推动了医学保障研究的不断发展。潜艇援救水平随着美国海军快速上浮脱险斯坦克头罩（steinke hood）在 1961 年的装备和 1972 年深潜救生艇（deep submergence rescue vehicle，DSRV）的开始应用等有了实质性进步。快速上浮脱险（自救脱险）和潜艇救生潜水器或潜艇救生钟营救（援救脱险）是现今失事潜艇坐沉海底后，潜艇艇员脱险的两种主要水下脱险方式。为保证圆满完成失事潜艇幸存艇员的援救任务，必须由现场潜水医生、急救医护人员完成对获救潜艇艇员的病情评估和现场急救，及时后送中心医院进行综合救治。

由于核动力潜艇存在核燃料泄漏，导致核辐射和放射性沾染的可能，因此以下将分别从常规动力潜艇和核动力潜艇失事后医学救援进行介绍，分别从救援准备、现场救护及后送后救护 3 个阶段进行详细的系统阐述。

一、常规动力潜艇海难的医学救援

（一）失事潜艇救援准备阶段的医学救援工作

在接到上级关于准备进行失事潜艇救援任务后，立即成立失事潜艇救援医学救援组，明确组员组成及各组员的分工，进行相关准备工作。

1.医学救援组组员及分工

（1）组长：负责救援组准备工作统筹安排、协调指挥、人员召集及负责与失事潜艇救援任务总指挥、各相关部门的工作汇报和协调等事宜。

（2）现场救护小组：潜水医生 1 名（负责潜艇艇内幸存艇员的生命支持、脱险医学保障和加压治疗等）、急诊科医生和护士各 1 名（负责脱险艇员急救处理和病情判别分类）、重症监护病房医生和护士各 1 名（负责重症伤员救治及在加压舱内应急处置）、外科医生 1 名（负责伤员外伤处理）和后备医生、护士各 1 名。

（3）医疗后送组：医生、护士各 1 名负责重

第八篇　水系灾害

（4）中心医院救治小组：由各科室协理医生组成，主要负责协调本科室医护人员对后送来的伤员进行接诊救治。

2.医学救援准备工作

（1）向个组员传达任务要求，明确各组员工作并听取各组员关于准备工作汇报，及时解决存在问题。

（2）协调安排救援组携行医疗急救药品和器材，安排组员接送及后送车辆、驾驶员等。

（3）进行救生船各救护点工作展开。

（二）失事潜艇救援现场救护阶段的医学救援工作

失事潜艇救援现场救护阶段的医学救援工作将分为快速上浮脱险和潜艇救生艇或救生钟援救两种情况进行说明。

1. 快速上浮脱险时现场医学救护　快速上浮脱险是一种具有调压快、高压暴露时间短、脱险深度大、操作简单等特点的潜艇艇员脱险方式。这种情况下，潜艇艇体损坏不很严重，且艇员在高压环境暴露时间未超过快速上浮脱险在此深度的安全极限，具备进行此脱险方式的基本条件，可以顺利脱险出水、待救。

（1）将脱险艇员转移至救生船，对其病情进行评估。

（2）发生外伤的，由外科医生进行现场处理。

（3）病情较重的艇员，及时进行后送。

（4）如经检查无明显病症。进行6小时严密医学观察。

2. 潜艇救生艇或救生钟援救时的现场医学救护　潜艇救生艇或救生钟援救多在失事潜艇艇体损坏严重或艇员在高压环境暴露时间过长，不能满足进行快速上浮脱险的基本要求的情况下进行。

（1）潜水医生掌握失事潜艇艇内环境状况，指导幸存艇员尽量维持环境卫生，并为其提供必要的生命支持保障。

（2）备潜水加压舱。

（3）如有艇员病情严重，可派一名医生随潜艇救生艇或救生钟对重伤员进行必要急救。

（4）将潜艇救生艇或救生钟内艇员转移至加压舱，潜水医生选择减压方案，进行减压。

（5）派医生、护士各一名进舱，为获救艇员进行体检，并对症进行急救处理。

（6）病情较重的艇员，及时进行后送。

（7）如经检查无明显病症。进行6小时严密医学观察。

（三）失事潜艇救援后送后中心医院救护阶段的医学援救工作

后送后中心医院救护是在经过现场救护，获救潜艇艇员生命体征有所稳定之后进行的，主要任务是针对获救潜艇艇员病情特征制定综合的医学救治方案，以期达到完全治愈的疗效。下面就对失事潜艇艇员可能发生的减压病、肺气压伤、氧中毒、急性缺氧症、二氧化碳中毒等疾病进行逐一阐述。

1.减压病　减压病（decompression illness，DCS）是指机体暴露于某一高气压环境，超过一定暴露时间，由于外界压力骤然下降，压力变化幅度太大，超过过饱和安全极限，溶解于机体组织的气体溢出，形成气泡，从而导致一系列病理反应的疾病。潜艇失事坐沉海底，如果发生潜艇艇体破损，潜艇艇员暴露于高气压环境，超过了快速上浮脱险在此压力的安全停留时限，再采取快速上浮脱险的方式自救时，很可能就会发生DCS。

1）病理生理发病过程：在水面暴露于1个大气压下，1个体重为66 kg的人体内可溶解850ml左右的氮气。在高压环境，吸入气各组分分压会相应升高，溶解于机体的"惰性气体"（不参与机体代谢的氮气、氦气等气体）会成倍增加。当在高压环境暴露过长时间的潜艇艇员通过快速上浮脱险方式上升出水时，周围压力急速下降，高压下溶解于机体的气体不能及时经血液运往肺排出（脱饱和），气体就会原地溢出，形成气泡，发生DCS。

气体在机体组织饱和、脱饱和的速度与组织血流灌流状况直接相关，供血良好的组织饱和、脱饱和速度都快；脂肪等供血较差的组织饱和速度慢，但一旦溶解气体饱和，脱饱和速度也同样很慢，极易形成气泡，从脂肪组织延伸出的静脉也最早出现气泡。当血管内气泡形成气栓时，就会发生淤血，进而发生血管壁通透性增加，导致水肿、出血，甚至出现营养障碍、坏死，出现相应症状。另外，韧带、关节囊、周围神经髓鞘和神经系统白质等溶解惰性气体较多、脱饱和速度很慢、供血条件较差的组织也较容易形成气泡，发生相应症状。

大静脉内的气泡可随血流进入右心室。而盆静脉及脊髓静脉内的气泡可通过奇静脉系统进入动脉，可在小动脉分叉等官腔狭小部位形成栓塞，引发严重的循环障碍，血浆大量渗出，导致血容量明显减少。

2）症状与体征：减压病症状大多数发生于减压结束后 6 小时，且症状出现越早，病情越严重。

（1）皮肤症状：皮肤瘙痒（skin itch）出现最早且较多见，是皮内毛细血管和小静脉内气泡或皮下组织小气泡形成，对感觉神经末梢的直接刺激到导致的，多表现为阵发性痒感、蚁爬感（formication）、灼热感等；气泡栓塞还可引起皮肤血管发生继发性扩张、充血和淤血，与阻塞动脉引起供血减少的呈苍白色的皮肤区域相间出现，形成地图样或大理石斑纹（marbling），消除充血、淤血等病症后可逐步消退。

（2）运动系统症状：肩、肘、膝、髋等四肢关节、肌肉疼痛较多见，初为刺痛、麻木等异样感觉，之后可发展为持续性针刺样、刀割样疼痛，疼痛剧烈，肢体保持屈曲体位可明显缓解症状，故称之"屈肢症（bends）"，可有疲劳、出汗等伴随症状，皮肤多无红肿表现。

（3）神经系统症状：脊髓损伤较多见，由于脑血灌流量较好，单纯脑部症状少见。快速上浮脱险的潜艇艇员高压暴露时间一般较短，中枢神经症状不多见。

（4）循环系统症状：严重减压病血管中存在大量气泡，进入右心室及肺循环，可导致明显的心血管功能障碍，多有周期性出现的脉搏细速、血压降低、心前区压迫感等症状。心电图检查，可有肺型 P 波、ST 段压低、PQ 间期延长等特征性变化。

（5）呼吸系统症状：呼吸系统病变出现较迟，一旦发生就很严重。少量气泡可经肺泡扩散排出。多量气泡可引起血细胞聚集，5-羟色胺、组胺、前列腺素等血管活性物质释放，引起肺血管收缩、肺动脉压升高和支气管平滑肌收缩，肺血管阻力和肺通气阻力增高，可导致一系列生理功能障碍。呼吸道组织中的气泡可引起小支气管痉挛，出现阵发性咳嗽、呼吸急促、气喘等症状。X 线检查可见肺充血。

3）诊断：有暴露于某高压环境超过快速上浮脱险在该压力安全暴露时限的病史，结合症状和体征表现，应用 Doppler 超声技术探测到气泡的快速上浮脱险潜艇艇员，可诊断为 DCS。如不能确诊，可进行鉴别性加压治疗。

4）治疗：加压治疗是 DCS 最根本、有效的治疗手段，必须由专业潜水医生根据患者病情选择正规、合适的加压治疗方案及时进行加压治疗。及时、正确的加压治疗是 DCS 治疗效果的关键。

对于肢体疼痛，甚至血容量降低、酸碱电解质平衡紊乱、休克等病症应在加压治疗的同时，由医务人员在加压舱内及时采取止痛、补液等相应临床治疗，才能取得良好的预后效果。

本阶段可进行一些旨在改善机体呼吸、循环功能和一般状态的辅助治疗，加速惰性气体排出和损伤组织修复，预防继发感染。

2.肺气压伤　1932 年，Adams 和 Pollak 通过对美国潜艇脱险训练后发生的一个死亡病例进行研究，第一次对肺气压伤进行了描述。当肺内压与外界压力差值超过一定程度[10.64~13.3kPa（80~100mmHg）]时，即可引起肺组织、血管撕裂，气体经撕裂空隙进入肺血管及邻近组织，产生气泡栓塞和皮下气肿等病症而导致的疾病，就是肺气压伤（pulmonary barotrauma）。

1）发病机制：潜艇艇员在快速上浮脱险过程中，如上浮速度过快，未正确掌握呼吸动作，出现不适当的吸气，甚至屏气，极易发生肺气压伤。当潜艇艇员肺内压过高发生肺气压伤时，肺静脉压与周围气压相同后，气体便可经肺静脉，随血流到达左心室，从而进入体循环，在机体不同部位动脉引起气泡栓塞，出现相应症状。在肺根部胸膜发生撕裂时，气体可进入纵隔和皮下，发生纵隔气肿和皮下气肿。另外，肺内压增高可减少腔静脉回心血量，增大右心室射血阻力，从而导致严重的血液循环系统功能障碍，最终发生心功能衰竭。

2）症状与体征：肺气压伤发病急骤，出水后即可出现严重的症状和体征，常见的临床表现如下：

（1）神经系统症状：昏迷（coma）是肺气压伤常见的神经系统症状，常发生于出水后几分钟内，可能是脑血管急性气体栓塞所致。因为栓塞部位不同，可出现视觉障碍、癫痫样惊厥、轻瘫等轻重不一的症状。

（2）呼吸系统症状：肺出血（pneumorrhagia）、咯血（hemoptysis）是肺气压伤特征性症状，可在出水后不久发生，表现为口鼻有粉红色泡沫状血液溢出，咯血时间在 1~2 天左右，甚至更久，但轻症患者可能只出现少量血痰，而无其他明显的肺出血症状。病人常有不同程度的胸痛，表现为呼吸急促、表浅。

（3）循环系统症状：病人常表现为口唇紫绀、脉搏细速、皮下静脉扩张等，听诊常可闻及心音低、心律不齐。由于气泡可随血液流动，栓塞部位随之变化，在大血管未造成完全栓塞，循环系统症状时轻时重。

（4）其他症状：颈胸部皮下气肿也较为多见，触之有"握雪感"及"捻发音"，严重者可出现发音改变，甚至导致呼吸、吞咽困难。

3）诊断及鉴别诊断：肺气压伤诊断时主要与DCS相鉴别，在快速上浮脱险出水后出现胸痛、口鼻流出泡沫状血液、咯血等症状和皮下气肿、气胸等特征性病症，X线、CT检查可见气胸、皮下气肿、壁层胸膜和膈肌间隙气囊存在，甚至腹膜外和腹膜内游离气体等表现，加压治疗效果并未不十分显著，多是肺气压伤；相反，如果潜艇艇员在某高压环境超过了快速上浮脱险的安全时限，出水后有不同程度的皮肤瘙痒、肢体疼痛等，无明显的呼吸系统症状，及时加压治疗后症状发生根本性好转，则发生DCS的可能性较大。

4）急救治疗：肺气压伤患者救护出水后，即卸除装具，取头低脚高的略向左侧的俯卧体位，防止气泡进入大脑，并在医护人员陪护下，快速转入加压舱，由专业潜水医生选择对症的加压治疗方案进行加压治疗。快速、正规的进行加压治疗，有效地缩小血液中的气泡，甚至使气泡消失或重新溶解于组织，消除气泡栓塞影响，是肺气压伤治疗成功的关键。

对于伴发的气胸，则由陪护医务人员在加压舱进行相应处理。如出现肺出血等病症，应进行止血、预防感染等对症治疗。

3.氧中毒 氧中毒是指机体暴露于一定氧分压（0.6个大气压）环境中经过一定时程，导致机体某些器官的功能与结构发生一系列的病理变化而表现的病症。

1）高压氧对机体的影响

（1）对神经系统的影响：高压氧对神经系统的影响大小，取决于高压氧作用的压力值和暴露的持续时间，而个体的神经类型及对氧的敏感性等因素亦有一定影响。高气压暴露和高压氧下，垂体前叶生长激素、甲状腺激素、垂体肾上腺皮质类固醇、17-羟皮质类固醇均有明显升高。实验研究证实，动物濒临惊厥时，海马、纹状体中生长抑素含量显著升高。有研究表明，垂体—肾上腺皮质、交感—肾上腺髓质参与了氧中毒过程。

（2）对心血管功能的影响：心率变慢是高压氧作用下典型和规律性的反应。研究表明，高压氧可降低外周血管上化学感受器的兴奋性，通过中枢反射性降低心率。

（3）对呼吸功能的影响：高压氧条件下，最大随意通气量、肺活量和肺容量均有不同程度的降低。由于吸入气体密度增加，呼吸肌的工作负荷加大。如果压力过高或时间过长，可导致肺动脉、小动脉收缩，肺泡壁的分泌细胞内板层小体的膜受损，使其分泌表面活性物质的功能缺损或丧失，造成肺表面张力增加，导致肺不张。

高压氧暴露中，肺内氧自由基的形成随暴露时间和肺氧中毒剂量单位的增加而逐渐增强，最早损伤线粒体。过多的氧自由基可使细胞膜脂质过氧化，造成肺毛细血管通透性增加，导致肺水肿，甚至肺出血；另外，氧自由基也能损害肺泡壁的分泌细胞内板层小体和线粒体。高压氧还能直接刺激血管平滑肌造成血管收缩，使毛细血管通透性增加，组织水肿。

（4）对血液系统的作用：高压氧对正常人及患者的血液有形成分及血液化学有一定的影响，如红细胞和血红蛋白减少，白细胞数增多，血液抗凝能力增强等。

（5）其他：过高的氧压可抑制心肌和脑细胞酶的活性，影响脑细胞和心肌的代谢和反应。机体组织中许多催化物质能量代谢的酶受高压氧的直接破坏或抑制，特别是三羧酸循环受到严重破坏，引起能量代谢障碍。有研究表明，高压氧对人体细胞细胞免疫功能有一定的抑制作用。

2）临床分类及表现

（1）肺型氧中毒：急性肺型氧中毒出现时间与氧分压大小直接相关，一般1个ATA氧分压环境暴露超过72h，2个ATA氧分压环境暴露超过12h及6个ATA氧分压环境暴露超过1h，实验动物便可出现肺充血、水肿和肺出血，最终因急性缺氧、窒息而死，但氧分压超过3ATA后，肺部症状常被氧惊厥症状所掩盖。

肺型氧中毒常有发热、胸骨后不适或刺激感、烧灼感，深吸气时疼痛；或伴有干咳、咽部不适和呼吸困难等。肺型氧中毒最灵敏的指标是肺活量减少。

（2）急性脑型氧中毒：通常发生于吸入气氧分压不低于3~4 ATA的情况，主要表现为惊厥、抽搐，类似癫痫大发作，分为前驱期、惊厥期和昏迷期。①前驱期：一般是指进入惊厥期前2~3分钟，大多数人会出现口唇或面部肌肉颤抖、视物模糊、面色苍白、眩晕、恶心、烦躁不安、肢体末端麻木等先兆症状。②惊厥期：前驱期后便会迅速进入惊厥期，主要表现为神智丧失、全身痉挛、抽搐、角弓反张、牙关紧闭、瞳孔散大、呼之不应等类似癫痫大发作症状，随后可出现不规则呼吸、面色苍白、口吐白沫等表现。如继续暴露于此高氧环境，可反复发作，最终进入昏迷期。③昏迷期：人在氧惊厥发作后，经及时抢救很少进入昏迷期。此期可有窒息性呼吸困难、口吐血沫等症状，还可因严重应激反应导致肺出血、水肿，最终可因窒息和严重的惊厥发作导致死亡发生。

（3）慢型眼型氧中毒：常发生于长期吸入氧分压为0.7~0.8ATA的气体，发病缓慢，在潜艇脱险过程中较少发生，不在此作介绍。

3）治疗：发生急性氧中毒的潜艇艇员经过现场救护阶段急救处理后，本阶段主要是进行镇静、抗惊厥、预防继发感染等正规疗程的药物治疗。

对于急性脑型氧中毒患者，应用安定、鲁米那等镇静、抗惊厥药物进行安神、肌肉松弛和抗痉治疗；对于急性肺型氧中毒患者，则主要根据病情选择适当的抗生素进行必要的预防感染治疗和支持治疗。

4.急性缺氧症 急性缺氧症（acute anoxia）是指人急性暴露于某一氧分压较低环境，机体不能获得足够氧气或机体组织不能有效利用氧气，导致的一系列病理生理变化。潜艇失事后，环境氧浓度持续下降，降到低于相当于常压状态下16%氧浓度时，便可出现急性缺氧症。

1）急性缺氧症的病理生理机制

（1）对中枢神经系统的影响：大脑代谢快，对氧浓度变化非常敏感。一般认为，停止供氧持续5~8分钟，大脑皮层细胞便发生不可逆损伤。氧分压降至9.31kPa（70mmHg）时，人会迅速出现意识丧失，发生昏迷。有研究表明，急性缺氧可诱发大脑海马区神经细胞水肿，神经元细胞骨架结构改变，其严重程度与缺氧程度和海马区的发生位置密切相关。

（2）对呼吸系统的影响：血液氧含量降低，可刺激颈动脉体和主动脉体的化学感受器产生神经信号，可兴奋呼吸中枢，反射性增强呼吸功能，呼吸加深加快，当肺泡气和血液中二氧化碳浓度减少到一定程度时，又会抑制呼吸中枢活动。当氧分压降至6.65kPa（50mmHg）以下时，中枢神经系统受到深度抑制，可很快发生呼吸功能障碍，甚至呼吸停止。

以往研究表明，急性缺氧可引发肺小动脉血管平滑肌细胞强烈收缩和肺毛细血管内皮细胞体积逐渐增大，使肺动脉血管官腔显著缩小，形成肺动脉高压，导致右心室射血阻力增加，甚至使右心室肥大，最终发生心力衰竭。

（3）对循环系统的影响：缺氧一方面可直接兴奋延髓心血管运动中枢，另一方面还可以刺激颈动脉体和主动脉体的化学感受器产生神经信号，兴奋心血管运动中枢，抑制迷走神经，兴奋交感神经，发生心率加快、血压升高。另外，缺氧还可使皮肤、骨骼肌及内脏血管收缩，减少供血；而使大脑和冠状血管扩张，保证大脑和心脏血供，代偿性维护中枢神经系统和心脏生理功能。严重缺氧可导致冠状动脉窦压力持续上升，可升至4.96kPa（37.3mmHg）（是正常值的7倍左右），与心室收缩力及冠状动脉窦的血流量增加直接相关。

另外，急性缺氧可通过抑制ET-1 mRNA生成、降低其稳定性导致冠状动脉内皮细胞ET-1分泌量减少；通过增加一氧化氮合酶（NOS）mRNA表达，NOS活性增加，导致NO分泌量增加；通过抑制前列腺素H合酶（PGHs）活性使PGI2合成量减少，可能与冠状动脉血流量的维持有关，有利于心脏对急性缺氧的适应。

2）症状、体征

（1）神经系统症状：在缺氧早期或轻度缺氧时，人可仅出现疲劳、反应迟钝、注意力不集中、精细动作不协调等症状；当氧分压降至6.65~9.31kPa（50~70mmHg）以下时，便可迅速出现意识丧失，发生昏迷。

（2）呼吸系统症状：在缺氧早期或轻度缺氧时，可有呼吸加深、加快等机体代偿性反应；但严重缺氧时，便可发生呼吸抑制，发生呼吸功能障碍，甚至发生呼吸骤停。

（3）循环系统症状：在缺氧早期或轻度缺氧时，可出现心率加快、心搏增强、血压升高等代偿性改变，随着氧分压的进一步减低［降至 6.65～9.31kPa（70～50mmHg）以下］，就会出现心动过缓、血压下降等失代偿性变化，逐步发生循环功能障碍，最终发生心脏停搏。

（4）心电图（electrocardiogram，ECG）变化：心电图检查可见心率加快、T 波减低和 S-T 段压低等心肌缺血特征性改变。

（5）脑电图（electroencephalogram，EEG）变化：急性缺氧时，闭目状态下的自发性 EEG 的波谱功率除了 α 波降低外，其他都可增加；睁开眼睛后，频带功率可出现短暂增加（110%～160%），α 和 β 波功率增加的峰值时间持续约 4.5 分钟，比 δ 和 θ 波的峰值时间（7 分钟）要短，之后脑电波功率水平趋于稳定。从以上变化可知，急性缺氧状态下的许多 EEG 特征与正常氧浓度空气环境条件下是明显不同的，α 波的变化最显著。

3）治疗：现场救护阶段已经对急性缺氧的艇员进行了必要的出水后急救。本阶段主要任务是预防和治疗继发性脑水肿，主要进行高压氧治疗，根据病情变化进行脱水治疗、肾上腺皮质激素和能量合剂等药物治疗。

5.二氧化碳中毒（carbon dioxide poisoning） 当吸入气二氧化碳分压超过 3.06kPa（23mmHg）（相当于常压下 3%的 CO_2 浓度），超过机体代偿能力，肺泡气 CO_2 分压开始逐步升高，静脉血中 CO_2 向肺泡中弥散速度减慢，机体组织 CO_2 含量不断蓄积，便可发生 CO_2 中毒。失事潜艇艇体破损，舱内气体被压缩，CO_2 分压升高，舱室内艇员停留一定时间，便可发生 CO_2 中毒。

（1）CO_2 中毒的病理生理机制：中枢神经系统对 CO_2 分压升高变化非常敏感。常压下，吸入气 CO_2 含量达到 3%时，人便会出现反应迟钝、工作效率降低等表现；当吸入气 CO_2 含量进一步升高时，可发生注意力不集中、嗜睡、思维能力减低等表现；当吸入气 CO_2 含量超过 10%时，就可发生明显呼吸困难、意识丧失等。如果周围环境 CO_2 浓度骤然升至 20%～30%时，人在几分钟内就可发生昏迷，甚至呼吸循环中枢麻痹，直接导致死亡。其发生可能与增多的氢离子抑制生物氧化酶活性，减弱氧化磷酸化过程，ATP 生成量减少，导致脑组织供能不足和脑内谷氨酸脱羧酶活性增高，抑制性神经递质 γ-氨基丁酸生成增多过程有关。

延髓呼吸中枢对 CO_2 分压升高变化更为敏感。血液中 CO_2 分压的升高刺激颈动脉体、主动脉体等外周化学感受器，神经信号传输至延髓呼吸中枢，使其兴奋，反射性增强通气功能，出现呼吸加深加快，肺通气量显著增加。但是，当肺泡气 CO_2 分压超过 10.11kPa（76mmHg）时，延髓呼吸中枢就会发生抑制，出现呼吸频率减低、不规则，最终导致呼吸停止。

CO_2 分压升高，主要通过对颈动脉体、主动脉体等外周化学感受器，经迷走神经、舌咽神经将神经信号传输给延髓心血管运动中枢和直接作用于心血管运动中枢，使交感神经兴奋，发生心率加快、心搏增强和血压升高等变化。

（2）症状和体征：急性 CO_2 中毒时，可出现疲乏、头痛、呕吐等先期症状，随之还会出现眩晕、恶心、出汗及呼吸困难感等症状，病程可分为三期：①呼吸困难期，吸入气 CO_2 分压在 3.33～5.99kPa（25～45mmHg），主要表现是呼吸急促、呼吸加深加快、头昏、头痛、出汗、面色潮红等；②呼吸痉挛期，吸入气 CO_2 分压在 5.99～10.11kPa（45～76mmHg），主要表现是表情淡漠、思维能力降低、运动协调能力下降等，并且一期症状更加严重；③麻醉期，吸入气 CO_2 分压超过 10.11kPa（76mmHg），主要表现是中枢神经系统明显抑制，呼吸深慢，心动过缓，最终导致呼吸、心跳停止，发生死亡。

（3）治疗：急性 CO_2 中毒的艇员已在现场救护阶段进行必要急救，本阶段主要是对其进行严密临床观察，并对其发生的一些继发病症进行对症治疗。

二、核动力潜艇海难的医学救援

核动力潜艇海难医学救援的基本过程及工作内容与常规动力潜艇海难医学救援大致相同，但是，当核动力潜艇失事发生核泄漏时，放射性物质可通过呼吸吸入、皮肤伤口及消化道吸收进入体内，使人受到放射性伤害。人体接受的辐射能量越多，其放射病症状越严重，致癌、致畸风险越大。下面仅对其一些特有的救援内容做一简述。

（1）在进行援救准备工作时，需召集一名核防护专家，并进行抗辐射药物、防护服、核辐射侦测和洗消器材等准备工作。

（2）快速上浮脱险的艇员，在转移至救生船前进行核辐射侦测,如有核污染,必须进行洗消处理;病情较重的,可在洗消区进行急救处理后再进行彻底洗消处理。

(3) 由潜艇救生艇或救生钟援救时,需携带核辐射侦测设备及必要洗消用品,在幸存艇员进入救生艇或救生钟前,进行核辐射侦测和洗消;病情较重的可先派穿着防护服的医护人员进入潜艇进行必要急救,之后再进行洗消,由潜艇救生艇或救生钟转移至救生船。

(4) 注意救护潜水员及其他援救人员的核防护和核辐射侦测。

(5) 在失事核潜艇援救现场,所有医学救援工作均需在核防护、核物理专家的指导下进行。

(6) 可能遭受核辐射的脱险艇员,无论病情轻重,原则上均需送至中心医院进行必要的医学观察(注意有无呕吐、腹泻、外周血象降低等症状)和详细体检,进行病情评估。

(7) 核潜艇内高温、高湿、微生物(埃希氏菌、变形杆菌、不动杆菌、肠杆菌和假单胞菌等)孳生多等诸多环境因素及发生的热应激,可严重减低艇员免疫抵抗力,增加了脱险艇员 DCS、感染性疾病等的患病概率,救治医生应该足够重视。

第五节 海难减灾措施与防范对策

为保障海上船舶和人命安全,最大限度地防御和减轻海难所造成的人员伤亡和财产损失,国际海事组织和各国政府针对发生海难的各种原因采取了一些有力的减灾措施与防范对策。例如,制定一系列国际公约和法规,包括《国际海上人命安全公约》《1972 年国际海上避碰规则公约》《1978 年海员培训、发证和值班标准国际公约》《1979 年国际海上搜寻救助公约》等,加强海洋资源与环境的法制与公共政策管理;加强对海洋灾害灾情的监测能力建设,包括发展海洋环境观测技术,健全海洋资料信息收集、传输和处理体系,完善海洋灾害预报警报系统等,提高整体监测水平;建立高效的海洋减灾工作运行机制,包括制定防御海洋灾害规划方案和可行性应急预案,成立海上搜救中心和医学救援队伍,整合和统筹有效救援资源,加强专业救援技术水平和装备力量等,提高减灾工作效益。

国内外减轻海难灾害方面的成就表明,由于社会发展和科学技术的进步,人类在运用所掌握的知识来减轻海难灾害方面的进步尤为突出。特别是,随着海难医学救援的研究与实践发展迅速,以及人本理念的深入拓展,海难医学救援这一针对救治人的生命的防灾减灾措施受到越来越多的重视。

海难发生后,积极有效的应急医学救援可以挽救更多遇险者的生命。海难中的应急医学救援主要由两部分组成:遇难船上的医学自救互救和救援力量的应急医学救援。因此,加强上述应急医学保障,是海难减灾防灾的重要措施。

一、加强遇难船上的应急医学保障

根据《海员保健医疗公约》的要求,船舶上必须配备医务人员和药品,作为海难发生时的部分紧急医学保障,以保证遇难船舶可在第一时间组织医学自救、互救。因此,准确把握现场初级救治的时效性,除了要求随船配备先进的诊疗设施外,更重要的是,要提高医务人员和船员应对紧急状况的能力。因海难原因的不同,受伤类型和伤情特点也不同。一方面,应根据不同伤病的危急程度,制定初步救治原则和规范化自救、互救方案,分别对医务人员与船员进行专业性、普及性培训。另一方面,应组织经常性的海上安全意识教育和海上安全技能训练,加强对事故的防范和紧急情况下的应变能力,以保证现场救治的有序组织和开展。

二、加强救援力量的应急医学保障

海难发生后,海难救援即随之展开。近年来,世界各国逐步加强海上安全救援力量,通信设备和救援手段也逐步完备,大大提高了海难事故救援的成功率。

1.建立和完善海上救援机构 世界各国十分重视海上航行安全和海难救援工作,建立和完善海上安全救援机构。美国海岸警卫队主要任务是助航、海洋环境保护、海上搜寻和救援等;日本海上保安厅负责海上安全和海上救援工作;英、德、加拿大、希腊、印度、泰国等国家都建立海岸警卫队,负责海上安全及救援任务。我国已成立了中国海上搜寻救援中心,沿海各城市也相继成立了搜救中心,负责海上搜救组织、指挥、预警以及培训等工作。世界已有30多个国家成立了海上安全管理机构,同时成立了很多民间救助组织,各国海上救援机构的建立,有利于发生海难时,国际海上救援工作的合作及协调,更好地完成海上救援任务。

2.制定海难救援应急预案 海难救援是一种紧急行动,平时要做好充分准备,制定海难救援应急预案,确保救援工作顺利进行。海难救援应急预案应包括海难救援组织指挥、人员抽组、医疗物资保障、落水人员打捞与救护、伤病员后送与接收、卫生防疫、心理干预措施等,明确救援任务、组织指挥、各级人员职责等具体内容。同时,要根据海难发生的具体情况,及时对各种应急预案加以修订和完善。

3.建立海难救援应急指挥系统 在国家突发公共卫生事件应急系统的框架下,协调气象、卫生行政、海事管理、红十字会、医疗、卫生防疫等机构和部门,建立我国综合水系灾害医学救援协调指挥网络,负责洪水、台风、海啸和海难等突发事件的医学救援力量的指挥和协调。海上救援应急指挥系统应制定各类海上突发事件如海难等医学救援的应急预案;建立不同规模、不同人员的海上救援应急队伍,并加强救援队伍的培训及演练;注意收集国内外海上应急救援信息,加强国际间的交流合作;做好海上救援物资和装备的储备,定期检查和更换;做好海上灾害预测预警、信息报告及处理,做好各部门之间的协调与配合,从而提高快速反应和指挥能力。海上救援现场的组织指挥,一般由海上专业救援部门负责,现场指挥员应根据救援部门提供的信息或遇难船发出的求救电报等,确定搜寻范围,找到遇险船舶后,安排适当的舰船进行拖救,并进行现场救助、协调。在整个搜救过程中,现场指挥员要不断向海上安全指挥部门汇报救援情况,听取指示,确保海上救援行动安全、有效地进行。

4.研制先进的海上救生技术和装备 1976年,美国在太平洋及大西洋发射同步卫星,实现了全球海上卫星通信,为全球性的海难救援工作提供了良好信息。经各航海国家积极努力和准备,1979年成立了国际海事卫星组织,并于1984年建立了全球卫星救生系统,实现全球、全时和全天候的陆地、海上通信,有效地提高了海难搜救效率。

(1)海上搜救系统和装备:包括①全球搜索救援体统,它是搜索遇险船只的卫星和卫星辅助搜索救援跟踪系统,由美国、加拿大、法国及俄罗斯共同建立,此搜索救援系统的建立大大缩短了遇险船只向救援机构发出报警的时间;②海上搜救系统,如美国海岸警卫队海上搜救系统主要针对美国长达9 500海里海岸线附近海域发生的各种海上遇险事件而建立的海上搜救系统,其覆盖面积广,定位准确,反应时间短;③救生手表,由英国McMurdo公司研制的新型海上落水人员救生设备,舰船人员一旦落水,救生手表就会发出报警信号,附近船只收到报警信号后就可展开救援行动;④落水人员跟踪监视系统,当水面舰艇人员或航母飞行员一旦落水,该系统的识别和定位信号经海水浸泡后自动激发,向舰艇指挥人员发出报警求救信号;⑤救生直升机搜救装备,搜索救援直升机搜救装备有自动驾驶仪、红外前视装置、变速绞车、浮筒、强光照明灯、收放式起落架、精确定位系统和直升机乘员用救生筏自动释放系统等;⑥搜索救援询答机,可迅速定位落水人员的确切位置,具有重量轻、体积小、抗震、防水及携带方便等特点;⑦微型搜索定位信标,它是潜水员使用的一种遇险报警和定位信标;⑧水下导航系统,潜水员水下导航系统,可向潜水员提供相对于潜水支援船的方位及距离。

(2)海上搜救定位装置:包括航海或海事应急方位指示无线电信标器,如用于航海人员救生信标器、艘救用定位信标器、脱险潜艇艇员用应急救生信标器、应急方位指示信标器;应急救生信标器,对落水人员进行迅速定位,为搜救人员提供精确信息;潜艇及潜水员的搜救装备,如新颖水下搜索定位装备和双频率侧扫描声呐,可对水底目标进行搜索和定位。

(3)海上救生寻找装备:海上救生寻找装备有人员寻找器和落水人员寻找器等。

(4)其他搜救装备:其他搜救装备有化学发光棒、多用途工具、救生衣、抗浸援救服、搜救蛙人装备等。美、英、日等国海上救生装备齐全,还配备打捞救生船、救捞拖船、潜水工作船和救援飞机等。我国应加快海上救生装备的研制,如新一代海上落水人员搜索定位系统、捞救系列装置、换乘工具、冻僵复温装置等，以解决海难落水人员搜救问题。

5.加强海上救生队伍建设和救生技能训练　加强海上救生队伍建设尤为重要，应根据海难救生需要，制定海难救生的条令、教范、手册，明确救援队伍的使命、任务、人员组成、职责、救援程序。海上救生队伍要具备指挥能力、复杂伤情救治能力、自身防护能力、快速反应能力，能适应海上各种复杂环境，确保发生海难时，能按时到达指定海域实施救援。海上救生涉及部门多，人员多，平时要加强海上救生理论和技能的培训，包括海上指挥协调能力、海难救援技术、卫勤保障能力、落水伤员救治能力，通过标准化训练，不断提高救生队伍的业务素质和现场救援能力。

第三章

海啸医学救援

第一节 概 述

一、海啸发生的原因

海啸是由水下地震、火山爆发或水下塌陷和滑坡等大地活动造成的海面巨浪并伴随巨响的自然现象，是一种具有强大破坏力的海浪，也可以说是地球上最强大的自然力。其在海洋内的传播速度大约每小时五百到一千千米，而相邻两个浪头的距离可能远达500~650千米，它的这种波浪运动所卷起的海涛，波高可达数十米，并形成极具危害性的"水墙"。

水下地震、火山爆发或水下塌陷和滑坡等大地活动都可能引起海啸。其中以海底地震引发海啸最常见，通常由震源在海底下50千米以内、里氏地震规模6.5级以上的海底地震可引起。地震发生时，海底地层发生断裂，部分地层出现猛然上升或者下沉，由此造成从海底到海面的整个水层发生剧烈"抖动"。这种"抖动"与平常所见到的海浪大不一样。海浪一般只在海面附近起伏，涉及的深度不大，波动的振幅随水深衰减很快。地震引起的海水"抖动"则是从海底到海面整个水体的波动，其中所含的能量惊人。

海啸时掀起的狂涛骇浪，高度可达10多米至几十米不等，形成"水墙"。另外，海啸波长很大，可以传播几千千米而能量损失很小。由于以上原因，如果海啸到达岸边，"水墙"就会冲上陆地，袭击岸边的城市和村庄，对人类生命和财产造成严重威胁。

二、海啸的类型

根据引发原因不同，海啸分为风暴潮、火山海啸、滑坡海啸和地震海啸等四种类型。

（一）风暴潮

由热带气旋、温带气旋、海上飑线等风暴过境所伴随的强风和气压骤变引起局部海面振荡或非周期性异常升高（降低），剧烈时可引发海啸。

（二）火山海啸

由海底火山爆发引起海水剧烈扰动，当产生特大海洋长波时引发的海啸。

（三）滑坡海啸

由海底滑坡引起海水剧烈涌动引发的海啸。

（四）地震海啸

由海底地震引起，是最为常见的类型。地震发生时，海底地形急剧升降变动引起海水强烈扰动。其机制有两种形式："下降型"海啸和"隆起型"海啸。

1. "下降型"海啸　某些构造地震引起海底地壳大范围的急剧下降，海水首先向突然错动下陷的空间涌去，并在其上方出现海水大规模积聚，当涌进的海水在海底遇到阻力后，即翻回海面产生压缩波，形成长波大浪，并向四周传播与扩散，这种下降型的海底地壳运动形成的海啸在海岸首先表现为异常的退潮现象。1960年智利海啸与2004年印尼海啸均属于此种类型。

2. "隆起型"海啸　某些构造地震引起海底地壳大范围的急剧上升，海水也随着隆起区一起抬升，并在隆起区域上方出现大规模的海水积聚，在重力作用下，海水必须保持一个等势面以达到相对平衡，于是海水从波源区向四周扩散，形成汹涌巨浪。这种隆起型的海底地壳运动形成的海啸波在海岸首先表现为异常的涨潮现象。1983年中日本海7.7级地震引起的海啸属于此种类型。

三、海啸的危害

海啸发生时，巨浪呼啸而来，越过海岸线，越过田野，迅猛袭击岸边的城市和村庄，瞬时人畜都会消失在巨浪中。港口所有设施及建筑物在狂涛的洗劫下被摧毁，或被席卷一空。事后，海滩上一片狼藉，到处是残垣断壁、残木破板和人畜尸体，海啸给人类带来的灾难是十分巨大的。

全球的海啸发生区大致与地震带一致。全球有记载的破坏性海啸大约有260次左右，平均大约六、七年发生一次。发生在环太平洋地区的地震海啸就占了约80%。而日本列岛及附近海域的地震又占太平洋地震的60%左右，故日本是全球发生地震及海啸最多，并且受害最深的国家。

（一）国外情况

据记载，人类史上最凶猛的一次海啸发生于1883年8月，由印尼火山岛喀拉喀托的火山爆发引发。此次火山爆发相当剧烈，远在澳大利亚都能听见。火山爆发引发的海啸巨浪高达130英尺（合40米）。根据美国地质勘探局（USGS）的报告，仅爪哇和苏门答腊岛，海浪就冲走165个村庄。海啸掀起的海浪直到远在7 000千米（4 350英里）的阿拉伯半岛才停息下来。死亡人数达3.6万。而造成死亡人数最多的一次海啸是21世纪发生于印度洋的海啸，2004年12月26日，强度达里氏9.0级大地震袭击了印尼苏门答腊岛海岸，持续时间长达10分钟。此次地震引发的海啸给印度洋周边国家，主要是印度尼西亚造成了巨大灾难，甚至还危及远在索马里的海岸居民。仅印尼就死亡16.6万人，斯里兰卡死亡约3.5万人，死亡总人数约22.6万。海啸造成包括印度、印尼、斯里兰卡、缅甸、泰国、马尔代夫和东非等各国约200多万人无家可归。仅印度尼西亚经济损失已达39万亿盾（约合42亿美元）。

（二）国内情况

我国位于太平洋西岸，大陆海岸线长达1.8万千米，沿海地区大多位于环太平洋地震带上，海啸影响不容低估。但由于我国大陆沿海受琉球群岛和东南亚诸国阻挡，加之大陆架宽广，越洋海啸进入这一海域后，能量衰减较快，对沿海大陆影响相对较小。尽管如此，我国学者发现，在公元前47年（即西汉初元仁年）和公元173年（东汉熹平二年），我国就记载了莱州湾和山东黄县海啸。这些记载曾被国外学者广泛引用，并认为是世界上最早的两次海啸记载。另据史料记载，1782年（即乾隆四十七年）由太平洋地震引发的海啸（称之为"华南海啸"）造成我国台湾省死亡人数在4万以上，当时淹没岛上土地纵深超过75英里（合120千米）。

（三）原生灾害与次生灾害

许多自然灾害，特别是等级高、强度大的自然灾害发生以后，常常诱发出一连串的其他灾害接连发生，这种现象叫灾害链。灾害链中最早发生的、起作用的灾害称为原生灾害，而由原生灾害所诱导出来的灾害则称为次生灾害。海啸作为原生灾害，由其引发的诸如有毒物质泄漏、核泄漏、传染病流行等均属于次生灾害。

四、海啸的预警

（一）海啸预警的物理基础

在大地震或火山爆发之后如何迅速准确地判断是否会激发海啸，这仍然是个悬而未决的科学问题。尽管如此，根据目前的认识水平，仍可通过海啸预警为预防和减轻海啸灾害，特别是迅速转移、疏散居民，减少人员伤亡等做出一定的贡献。

海啸预警的物理基础在于地震波传播速度比海啸的传播速度快。地震纵波即P波的传播速度约为6~7千米/秒，比海啸的传播速度要快20~30倍，所以在远处，地震波要比海啸早到达数十分钟乃至数小时，具体数值取决于震中距海岸距离和地震波与海啸的传播速度。例如，当距震中为1 000千米时，地震纵波大约2.5分钟就可到达，而海啸则要走大约1个多小时，如1960年智利特大地震激发的特大海啸在震后22小时后才到达日本海岸。

如能利用地震波传播速度与海啸传播速度的差别造成的时间差分析地震波资料，快速地、准确地测定出地震参数，并与预先布设在可能产生海啸的海域中的压强计（不但应当有布设在海面上的压强计，更应当有安置在海底的压强计）的记录相配合，就有可能做出该地震是否激发了海啸、海啸的规模有多大等的判断。然后，根据实测水深图、海底地形图及可能遭受海啸袭击的海岸地区的地形地貌特征等相关资料，模拟计算海啸到达海岸的时间及强度，运用诸如卫星、遥感、干涉卫星孔径雷达等空间技术监测海啸在海域中传播的进程、采用现代信息技术将海啸预警信息及时传送给可能遭受海啸袭击的沿海地区的居民，并在可能遭受海啸袭击的沿海地区，开展有关预防和减轻海啸灾害的科技知识的宣传、教育、普及以及应对海啸灾害的训练和演习。这样，就有希望在海啸袭击时，拯救成千上万生命和避免大量的财产损失。

海啸预警具有可靠的物理基础，它不但在理论上是成立的，实际上也是可行的，并且已经有了成功的范例。例如，1946年，海啸给夏威夷的"曦崂"（Hilo）市造成了严重的人员伤亡和财产损失。于是，1948年便在夏威夷建立了太平洋海啸预警中心，从而有效避免了在那以后的海啸可能造成的损失。倘若印度洋沿岸各国在2004年印度洋特大海啸之前能与太平洋沿岸国家一样建立起海啸预警系统，那么这次苏门答腊—安达曼特大地震引起的印度洋特大海啸，决不致造成如此巨大的人员伤亡和财产损失。

以上所述的海啸预警对于"远洋海啸"比较有效。但是，对于"近海海啸"（亦称"本地海啸"）即激发海啸的海底地震离海岸很近，例如只有几十至数百千米的海啸，由于地震波传播速度与海啸传播速度的差别造成的时间差只有几分钟至几十分钟，海啸早期预警就比较难于奏效。为了在大地震之后能够迅速地、正确地判断该地震是否激发海啸，减少误判与虚报、特别是"近海海啸"预警的误判与虚报以提高海啸预警的水平，必须加强对海啸物理的研究。

（二）海啸预警系统的建立

地震能引发海啸，因此海啸的预警信息要由地震监测系统提供。不过，海啸预报比地震探测还要难。因为海底的地形太复杂，海底的变形很难测得准。不过人类从未停止这方面的探索。1964年，国际上成立了全球海啸警报系统协调小组。太平洋由于海啸多发，所以海啸预警系统很发达。如果印度洋也有预警系统，也许人们就可以更好地利用从震后到海啸登陆印度洋沿岸的宝贵时间，迅速通知岸边游客、居民转移，明显降低人员伤亡及财产损失。经过近年努力，目前在全球地震多发地带如太平洋沿岸、印度洋沿岸等都已有完善的地震监测网络，建立了海啸预警系统。我国已建立国家海洋预报中心，与太平洋海啸警报中心、日本海啸警报中心信息实施互通机制，并正在积极推动建立南中国海区域海啸预警和减灾系统，开始牵头制定《南中国海区域海啸预警与减灾系统建设方案》，我国已经具备向南中国海周边各国发布海啸预警信息的条件和能力。

第二节　海啸医学救援的组织与实施

一、海啸医学救援的组织

（一）灾害应急预案

我国已于2006年10月由国家海洋局制定发布了《风暴潮、海浪、海啸和海冰灾害应急预案》。从国家层面建立、完善了海啸预警机制、海啸风险评估体系及海啸应急救援预案。对发生在我国近海地区的海啸等灾害开展监测、预报、预警、预防和应对工作。国家海洋局设立了相关灾害应急领导小组，各省市也分设领导机构应对海啸灾害。

海啸预警级别分为I级（特别严重）、II级（严重）、III级（较重）、IV级（一般）等警报，分别以红色、橙色、黄色、蓝色表示。例如I级海啸预警代表预计沿岸验潮站将出现3米以上的海潮波高，300千米以上岸段将严重受损，危及生命财产安全。

（二）灾后应急响应

海啸发生、发展及破坏规律等要求我们必须在建立、健全各级响应预案及相关人员、技术、装备充分准备的前提下，保证响应有效，才能使得灾害发生时最大限度减少人员伤亡和财产损失。应急响应包括：国家海洋环境预报中心发布海啸警报，并按要求在10分钟内传、报至国务院值班室、国家海洋局、国家防汛抗旱总指挥部、国家减灾委员会、中国地震局、中国气象局及解放军总参谋部等有关部门，进而传达至将受海啸影响的沿海省、市，迅速按各级《预案》采取行动。

（三）灾区特点与救援需求

（1）灾区伤病员大量增多，医学救援工作任务艰巨。灾后大量灾民无家可归，伤病员迅速增多，救援现场情况复杂，救援队必须快速反应，迅速到达灾区现场，展开救援工作。

（2）基础设施遭到严重破坏，医疗救援难度大。由于灾区公共设施无法运行，大部分公路和桥梁被冲毁，交通、通信、燃油、供电、食品及饮用水等生命线工程供应中断。加之灾害后许多设施近乎瘫痪，环境恶劣、道路拥挤、交通受限，这些都给伤病员的现场救治和后送带来困难。

（3）救援环境恶劣，救援工作持续时间长，卫生防疫难度大，救援队员自身健康保护问题突出。如印尼海啸期间，灾区炎热多雨，大量蚊虫孳生，而救援队为野外集体生活，蚊虫叮咬较多，加上医疗卫生资源匮乏，救援队员自身健康面临较大威胁。

二、海啸医学救援实施

（一）救援队伍建设与准备

水系灾害应急医学救援队的建设十分重要，应当按照预案要求平时即做好充分准备，包括队伍组建且保证人员相对固定，明确任务使命，即要满足其具有特殊的专业技术、能力及装备需求。每只救援队一般由40人左右组成，包括指挥组、分类组、手术组、医疗组、后勤保障组等，人员包括经验与技术全面的急诊或内、外科医生，以及诸如神经外科、心胸外科、骨科、妇产科等专科的医生，还应配备1名心理医生；护士配备应考虑急救、危重症与相关专科。携行装备包括个人携行背囊、专用救援帐篷、各种应急医疗装备、器械、药品、保障物资等。要保证各种随行装备准备到位，状态完好备用。更重要的是为保证灾害发生时救援队能够发挥其应有的作用，必须定期展开训练，甚至不定期组织拉动，使得人员、装备时刻处于"备战"状态。这不仅是国内救援需求，也是发挥国际人道主义，应对国际救援的需要。如2004年印度洋海啸发生后，中国政府就进行了迄今为止最大规模的对外救援行动，也是第一次派出国际卫生救援队。灾后共派出4批救援队，分赴印度尼西亚、泰国、斯里兰卡等国，开展国际卫生救援工作，通过救援行动提高了我国的国际地位和声誉，更有意义的是锻炼了队伍，学习了其他国家先进的救援理念和方法，积累了更多救援工作经验。

我国医学救援科学家李宗浩教授在印度洋海啸发生后，于2005年1月上旬应国际急救组织邀请赴印尼做救援评估，随后写出了科学报告，对提升医学救援能力等提出了一系列建议，受到学术界与我国政府的重视。

（二）应对灾害与救援展开

接到预警通报，各级政府及有关部门人员应迅速通知区域内居民及游客等，并组织人员远离海岸或向地势高处转移，注意人员撤离前要切断电源，关闭燃气等。安排停在港湾的船舶和航行的海上船只立即驶向深海区，不要停留在港口、回港或靠岸。调动应急医学救援队伍携带装备奔赴有关地域待命。如果灾害已经发生，则奔赴灾区展开流动医院，展开医学救援。

三、海啸后的卫生防疫

（一）灾后各种疾病高发与传染病流行原因

（1）饮用水水源污染，水质变差。洪水将大量人畜粪便、垃圾、动物尸体冲入水中，水中生物性污染急剧增加。大批灾民集中在临时住所，供水设施破坏，没有安全卫生的饮用水源，饮用水消毒剂供应不足，蚊蝇孳生，居住拥挤，环境条件恶劣，加之灾民疲劳、心理创伤等因素，免疫力下降，增加了肠道传染病感染机会，导致细菌性痢疾、伤寒、霍乱、各种肠炎和甲型肝炎等肠道传染病可能流行。

（2）食品卫生状况恶化，造成食源性疾病的发生和流行，如痢疾、伤寒、霍乱、肝炎、脊髓灰质炎等传染病发病率上升。由于儿童的生活卫生习惯差，抵抗力低，极易患感冒、麻疹、流脑及感染性腹泻。赤霉病麦中毒、毒蘑菇中毒和亚硝酸盐中毒等食物中毒急剧上升。灾民食用淹死、病死的家畜、家禽和水产品增加了食物中毒因素。人畜共患传染病炭疽也重新发生。由于粮食受潮霉变、腐败也易导致中毒。

（3）房屋倒塌，人口迁徙，易造成鼠疫、流行性出血热等鼠传疾病流行。露宿使人们易受到吸血节肢动物袭击，虫媒传染病的发病可能会增加，如疟疾、乙型脑炎和登革热。人口居住的拥挤状态，有利于人与人之间密切接触传播的疾病流行，如红眼病、疥疮和各种皮肤病。接触污染水源或河渠、湖泊浅滩的疫水又可能感染钩端螺旋体病和血吸虫病等。

（二）灾后防疫措施

（1）提供清洁饮用水。对微生物污染严重的水源，饮用水中余氯应采用世界卫生组织推荐值 0.7mg/L。饮水净化消毒可使用净水剂（即混凝剂，如硫酸铝、明矾、碱式氯化铝、硫酸亚铁等）和消毒剂（如漂白粉、次氯酸钠、优氯净、84消毒液、漂粉精片、健之素片、有机磺片等）。用于运水的工具，无论是消防车、洒水车、卡车水箱、盛水船舱、塑料水桶或临时送水管道，在正式送水之前，必须进行彻底的清洗和消毒。

（2）彻底清理环境，改善环境卫生。对水退后的居民区必须进行彻底的卫生整顿，打开门窗，搬动家具，全面清扫。在室外，要排除积水，清除垃圾杂物，填平坑洼。打捞水面的垃圾和动物尸体。在灾民点增设临时厕所，固定垃圾堆放点，专人管理，及时清运，严防污染水源。尸体要及时进行清理、运出和卫生处理，尸体消毒后，最好就地焚化。

（3）加强对灾区食品卫生监督工作。下发宣传品，号召灾民不吃腐烂变质的食品，不能吃淹死的家禽、家畜，不吃霉变的粮食，不喝生水，食前、便后要洗手，不生食、半生食水产品，不使用污水洗瓜果、碗筷，食品要现做现吃，生熟食品（包括炊具）一定要分开，不举行集体聚餐活动，积极防止食物中毒。

（4）对肠道传染病，要早发现、早诊断、早治疗、早报告、早隔离、早消毒，彻底治愈病人，密切接触者可预防服药，严防疫情传播和暴发。医学救援人员应协助当地卫生部门建立疫情报告制度的疫情监测网，组织当地灾民日常消毒、灭蚊蝇和灭鼠。

第三节　海啸后常见伤病的医学救护

一、海啸后伤病的发生特点

（一）即时损伤

海啸来袭，瞬时造成的人员伤害包括淹溺、坠落伤，及身体各部位的砸伤、撞击伤、皮肤软组织擦（划）伤等。

1. 淹溺　被海啸巨浪吞没者多数因淹溺窒息或同时被杂物砸、撞而迅速死亡。生存者存在缺氧性脑病、海水吸入性肺损伤及各种损伤并海水浸泡伤等。

2. 全身或多系统损伤　主要是逃生过程中摔伤及被水中杂物撞伤、划伤等，以皮肤、软组织损伤为多见。其中主要可能造成重伤，甚至危及生命的损伤包括颅脑损伤，胸部肋骨骨折（或并发血气胸），腹部肝、脾、肾脏、肠道等内脏伤，全身各部位骨折等等。

（二）续发疾病

海啸过后，由于各种基础生活设施被破坏，死亡人畜尸体的腐烂等，主要造成饮用水源污染，引发各种疫病流行或暴发。其中尤以感染性腹泻、细菌性痢疾、霍乱等肠道传染病为常见。污水泛滥致蚊蝇孳生，易引发疟疾、乙型脑炎和登革热等虫媒传染病。其他疾病还有呼吸道感染，皮肤、软组织损伤后感染等。这些疾病的多发也与灾后当地医疗设施被破坏，医疗资源稀缺等有关。

灾后心理疾患是不容忽视的问题。也是医疗救援中不可或缺的一部分。海啸灾难后易并发的相关精神障碍包括恐惧症、相关强迫症、相关癔症、急性应激障碍、创伤后应激障碍和适应障碍等。

二、海啸后常见伤病的救治措施

（一）淹溺

详见"淹溺"和"海水淹溺"。

（二）颅脑损伤

1. 头皮挫裂伤　单纯头皮擦伤、挫伤无需特殊处理，仅清洁消毒局部即可；头皮裂伤则需进行清创缝合，即使受伤达48小时，仍可在彻底清创后行一期缝合，并予以抗革兰阳性球菌之抗生素或广谱抗生素预防感染。同时予以破伤风抗毒血清（TAT）肌注，预防破伤风。

2. 头皮血肿　多不需特殊处理，待其自然吸收；对于帽状腱膜下血肿较大时或两周后仍不能吸收时，再行穿刺并加压包扎等处置。

3. 颅骨骨折　早期诊断的主要手段是头颅X线检查。对于线性骨折，主要需判断、除外颅内血肿，只要排除，就无需特殊处理；对于凹陷骨折，只要不在重要功能区，且深度不超过1cm，则暂不需特殊处理。

4. 颅底骨折　诊断主要依靠临床综合征，即出现延缓发生的着力点远隔部位的皮下或黏膜下出血；外耳道、鼻腔、咽部出血或脑脊液漏；颅神经周围性损伤症状。处理上，对于颅底骨折并脑脊液漏者应给予破伤风抗毒血清及可通过血脑屏障之抗生素预防颅内感染，保持局部清洁，禁止填塞、冲洗、滴药等，并迅速转往有条件的医院进一步诊疗。

5. 脑震荡　伤后有短暂意识丧失，清醒后不能记忆或不能准确回忆受伤前后情况，即逆行性健忘，或并头痛、恶心、呕吐者可诊断。一般无需特殊处理，主要予以对症治疗并观察。

6. 脑挫裂伤　受伤后出现昏迷，或并颅内高压、生命体征变化及定位体征等应考虑存在脑挫裂伤。此类患者应首先保护呼吸道通畅，维持生命体征平稳，颅内压增高时予以甘露醇脱水降颅压。同时尽快转送至有条件的医院进一步诊疗。

（三）胸部损伤

1. 闭合性肋骨骨折　包括单处肋骨骨折及多处肋骨骨折，主要处理原则是局部固定并镇痛等对症处置。对于局部损伤严重，大块胸壁软化者，行局部加压包扎固定，保持呼吸道通畅，给氧条件下尽快后送行进一步诊疗。

2. 开放性肋骨骨折　可暂时予以包扎，抗感染等处置；条件容许则将伤口彻底清创，修齐骨折端，分层缝合后固定包扎。如胸膜已穿破，尚需行胸膜腔闭式引流术。

3. 张力性气胸　必须现场紧急处置，即以无菌粗针头于伤侧第二肋间锁骨中线处刺入胸膜腔排气，后接闭式引流。在抗感染同时尽快转送。

4. 开放性气胸　现场即以无菌辅料覆盖胸壁伤口，送至医疗所后可行伤处清创、缝合，加压包扎并行伤侧胸腔穿刺排气或闭式引流。抗感染同时观察，必要时转送。

5. 血胸　对于非进行性少量血胸，可以观察为主；积血较多或并有气胸时，可尽早实施胸腔闭式引流，以尽快排出胸腔内积气积血。抗感染同时尽快转送。

（四）腹部损伤

1. 肝脾破裂　一般在钝性外力撞击、挤压或坠落伤时发生，在有上腹部受伤史的情况下出现血压下降甚至休克表现时要考虑。可立即行腹部B超检查，腹腔穿刺甚至腹腔灌洗，抽到不凝血或血水即可确定有肝、脾受损情况。处理上包括：保持呼吸道通畅，补充血容量、抗休克等，在此基础上迅速准备手术或转运。

2. 腹腔脏器穿孔　腹部钝伤或穿透伤时，可能导致胃、肠等空腔脏器穿孔，表现为伤后持续、剧烈腹痛，或伴恶心、呕吐等，查体腹部呈"板状"，腹膜刺激征阳性，肠鸣音减弱或消失，腹腔穿刺可能抽到混浊液体。X线检查膈下可能有游离气体。治疗原则为禁食水，胃肠减压，尽早实施手术。

（五）泌尿系损伤

1. 肾损伤　腰部或肾区受到冲撞等可导致。表现为伤侧肾区或上腹部持续性钝痛，伴有血尿（多为肉眼血尿，少数为镜下血尿），严重者可并失血性休克。B超易做出诊断。治疗用非手术疗法和手术疗法，前者适用于肾挫伤或轻度裂伤，嘱患者卧床，严密观察血压、脉搏、血尿等情况，使用血凝酶、止血敏、止血芳酸等止血药物，补充血容量等；若为开放性损伤，粉碎性损伤，肾盂破裂，严重出血无停止趋势或血尿48小时仍未减轻或再发出血等情况时，则应采取手术疗法。

2. 输尿管、膀胱损伤　受伤后出现血尿、无尿、尿漏或尿外渗，腹腔积尿等情况。B超可协助诊断。治疗上，应在抗休克、预防感染的基础上尽早转送，行手术治疗。

（六）骨折

1. 脊柱损伤　任何严重外伤（如坠落，重物打击头、颈、肩背等部位）均可能导致损伤（包括骨折，甚至脊髓损伤）。急救措施包括：现场评估伤情，注意保护脊柱，怀疑颈椎损伤时及时上颈托，搬运时采取滚动伤者的方法。

2. 骨盆骨折　臀部摔伤或骨盆砸伤可导致骨盆骨折，除局部疼痛外，其最严重的情况是发生腹膜后血肿，可表现腹痛、腹胀及休克症状。体征包括腹部膨隆，出现压痛、反跳痛，受伤部位腰、会阴、腹股沟及臀部可出现较大范围的软组织肿胀及广泛的皮肤淤斑。X线检查可见骨盆骨折表现，双侧腰大肌阴影模糊等。急救措施主要是抗休克，尽量不搬动或少搬动伤者，迅速转送医院，必要时行手术治疗。

3. 四肢骨折　判断有四肢骨折后，现场主要对开放性伤口实施止血、包扎、固定，非开放性伤口进行固定，注意固定过程中避免造成血管、神经等二次损伤。转运后送至医院进一步诊疗。

（七）皮肤、软组织损伤

皮肤软组织损伤主要以擦伤、划伤多见，皮肤擦伤不需特殊处理，局部予以消毒即可；皮肤划裂伤甚至伤及皮下组织时，则需要清创、缝合，并使用抗生素预防感染，由于海边气候潮湿，灾后环境脏乱等，易致伤口感染，甚至化脓，故应尽量保持伤口清洁、干燥。

（八）合并海水浸泡伤的救治

1. 初步救治　对于受伤并落水者，应尽快、尽量去除受伤体腔内的海水，伤口及腹腔可用大量加温的生理盐水或低张液反复冲洗。密切观察并及时处理海水浸泡后易出现的严重血流动力学紊乱、电解质紊乱、酸中毒等。四肢伤合并海水浸泡后，伤口清创不能以组织颜色改变判断活力，可采用"3C法"（切之不出血、触之软泥状、夹之不收缩）切除失活组织。

2. 海水浸泡伤早期专科救治

（1）肢体损伤合并海水浸泡：由于伤口经海水浸泡后，局部组织变性、坏死等进程较一般外伤更快且更严重，故在保温、纠正低体温、抗感染同时，可积极行初期外科处理。包括扩创，切开深筋膜，去除坏死组织，取出异物，彻底冲洗，引流，制动等。一般不行一期缝合。对影响肢体存活的重要血管伤，条件容许时，尽可能行血管吻合术，修复前应用温热生理盐水反复彻底清洗伤口。

（2）胸部开放伤合并海水浸泡：伤员救捞出水后，立即行伤侧闭式引流，封闭开放性伤口。有活动性出血者，在建立静脉通路补血、补液的同时，应积极止血。

（3）腹部开放伤合并海水浸泡：在引出腹腔内海水的同时，建立静脉通路输入5%葡萄糖溶液、5%碳酸氢钠溶液和低分子右旋糖酐等，随后在血气、离子等监测下调整补液种类、速度。对开放的腹腔，可应用温热低张盐水冲洗，对腹腔污染严重者可用稀碘伏冲洗。早期手术应遵循简便、快捷、安全、有效原则，积极止血并处置内脏伤。术后应放置引流并冲洗。

（4）颅脑开放伤合并海水浸泡：尽早清创，将头发、碎骨片、异（污）物及血肿等彻底清除。严密修复硬脑膜，缝合伤口。

（九）感染性腹泻等肠道疾病　灾害后导致传染病暴发的主要原因有：①传染源的散播；②密集型的帐篷生活；③环境和生活剧变；④生活用水和下水道等卫生设施破坏；⑤医疗服务保健机构损坏；⑥食品不足引起营养不良，抵抗力下降等。应针对以上原因展开防控。如消化道方面，应加强餐具消毒及个人卫生、保护饮用水源、妥善处理排泄物等，阻断病从口入，尽量减少肠道传染病发生。医学救援人员应具备常见肠道传染病诊断、隔离、治疗能力，治疗措施主要包括抗感染（氟喹诺酮类、头孢类抗菌药物），补液（生理盐水、复方氯化钠等），维持机体水、电解质平衡，止泻（蒙脱石散、消旋卡多曲等），对症支持等。应将维持患者水、电解质平衡作为治疗重点。医疗上主要备足生理盐水等静脉输注用液体、必要的血管活性药物及抗感染药物等。

1. 霍乱　由霍乱弧菌引起的烈性肠道传染病。

（1）临床特征：潜伏期1～3天，突发腹泻，初有粪质，后呈"米泔水"样便，多不伴发热、腹痛、里急后重等。随后呕吐，呈喷射状，少有恶心。频繁的泻吐使病人迅速出现脱水、电解质紊乱和代谢性酸中毒，严重者循环衰竭。

（2）诊断：流行病学史+临床表现+实验室检查（血象浓缩性升高，粪便动力、制动试验，便培养）。

（3）治疗：①补液，静脉输液应尽早、迅速、足量，先盐后糖，先快后慢，纠酸补钙，见尿补钾。最初24小时，轻度脱水者补液量为3 000～4 000ml，中度脱水者4 000～8 000 ml，重度脱水者8 000～12 000 ml。轻、中度脱水者可同时行口服补液。②病原治疗：环丙沙星（250～500mg，2次/d）或诺氟沙星（200mg，3次/d），连服3天。

（4）隔离与检疫：患者应严格隔离直至症状消失后6天，并隔日行粪便培养1次，须连续3次阴性。接触者应严密检疫5天，同时留便培养、服药预防。

2. **细菌性痢疾** 由志贺菌属引起的肠道传染病。

（1）临床特征：潜伏期 1~4 天，典型急性菌痢表现为急性起病，畏寒、发热、腹痛、腹泻，先为稀水样便，1~2 天后转为黏液脓血便，每日十余次至数十次，伴里急后重感。与其他感染性腹泻最大的区别在于其高热等感染中毒症状明显。

（2）诊断：流行病学史+临床表现+实验室检查（血象升高，粪便常规镜检白细胞≥15 个/高倍视野，便培养确诊）。

（3）治疗：病原治疗，氟喹诺酮类（如环丙沙星，500mg，口服，2 次/d），疗程一般 3~5 天。同时予以退热、解痉等对症支持治疗。

（4）隔离与检疫：严格地讲，患者应肠道隔离至症状消失后 7 天，或粪便培养 2~3 次阴性；密切接触者应医学观察 7 天。灾区只能视情况而定。

3. **伤寒与副伤寒**

（1）临床特征：起病相对缓慢，持续发热（表现稽留热），并表情淡漠、相对缓脉、玫瑰疹等，可出现肠穿孔、肠出血等并发症。

（2）诊断：流行病学史+临床表现+实验室检查（血象白细胞减少，嗜酸性粒细胞消失，肥达试验阳性，血、尿、便培养确诊）。

（3）治疗：病原治疗，氟喹诺酮类（如环丙沙星，500mg，口服，2 次/d），疗程一般 14 天。同时予以退热、解痉等对症支持治疗。

（4）隔离与检疫：患者应肠道隔离至体温正常后 15 天，或症状消失后 5 天和 10 天各做尿、便培养，连续两次阴性可解除隔离。

4. **病毒性肝炎** 由多种肝炎病毒引起的，以肝脏损害为主的一组全身性传染病。甲型和戊型肝炎主要表现为急性感染，经粪—口途径传播，易造成流行甚至暴发；乙、丙型肝炎多以慢性起病，不易造成流行，灾区防控重点为前两者。

（1）临床特征：甲、戊型肝炎起病较急，多有发热，伴乏力、纳差、恶心、呕吐、厌油、腹胀、肝区痛、尿色加深等；查体可见皮肤、巩膜黄染，肝脏肿大，肝区叩击痛等。

（2）诊断：流行病学史+临床表现+实验室检查（血象白细胞正常或减少，肝功能中 ALT 明显升高，血、尿胆红素升高）。

（3）治疗：甲、戊型肝炎以对症、支持、休息为主。

（4）隔离与检疫：对患者实施消化道隔离。

（十）呼吸道感染 灾后，居民的基本生活设施被毁，正常生活秩序、习惯被打乱，以上呼吸道感染为主的呼吸道感染性疾病病例会激增。对于普通上呼吸道感染，仅予以对症处理即可，如口服感冒药，必要时加用解热镇痛药等，同时加强卫生宣教。对于继发气管、支气管炎，甚至肺炎者，可加用抗生素、止咳化痰等治疗。

（十一）心理障碍 海啸灾难后易并发的相关精神障碍包括恐惧症、相关强迫症、相关癔症、急性应激障碍、创伤后应激障碍和适应障碍等。心理专家应在第一时间加入到救灾中去，事件发生后的 24~48 小时是最理想的干预时间，6 周后效果甚微。对海啸灾后的伤病员及早进行心理干预，可以舒缓伤病员的恐怖、悲痛、焦虑等不良情绪，减轻应激损害。尤其对于患有某些隐匿性疾病（如冠心病、消化道溃疡等）的伤病员，进行心理治疗、调整其心理状态尤为重要，同时也可减少灾后心理疾病的发生。

具体做法如下，首先对受灾群体进行评估筛查，筛选出重点人群，受灾人群分类：一级：在第一现场亲历灾难事件者，丧亲者；二级：与上述受灾者有亲密个人或家庭关系者；三级：救援人员，如消防队员、警察、战士、医生、心理卫生工作者、护士、红十字协会工作人员、志愿人员等；四级：灾区以外其他人员；五级：临近现场心理失衡的个体，易感性高。六级：不同人群的混合（包括救援者的家属）；针对以上分级，采用个别、小组、团体治疗等多种适宜方式进行心理救援。运用倾听、理解、支持、沟通、表达等方法，多种心理治疗技术都可用于危机干预。倾听要专心、真诚、积极关注、并恰当地运用肢体语言如拉着他的手、给他拥抱等，对于某些寻求理解、安慰、宣泄的患者，倾听的本身就有帮助的作用，倾听与关注相结合。语言沟通：适中，委婉，理解，不批评。表达：鼓励他的正性语言，解释其表现的可理解性，指导其面对，提供部分信息。共情：换位思考，真诚，具体。

三、海啸后常见伤病的护理措施

（一）淹溺

详见"淹溺"和"海水淹溺"的护理要点。

（二）颅脑损伤

详见"颅脑损伤"的护理要点。

（三）胸部损伤

详见"胸部损伤"的护理要点。

（四）腹部损伤

腹部损伤合并多发性损伤，首先应分清主次和轻重缓急。首先处理危及生命的情况，如心跳呼吸骤停、窒息、大出血等。对已发生休克的病人应迅速建立静脉通路，及时补液，必要时输血。对开放性腹部损伤，应妥善处理伤口，及时止血，包扎固定。如有少量肠管脱出应用消毒或清洁碗覆盖保护后再包扎，严禁现场还纳，以免污染腹腔。如有大量肠管脱出，先将肠管还纳入腹腔，暂行包扎，以免加重休克。病情观察期间护理：同非手术治疗。密切观察，禁食输液，胃肠减压，抗生素应用。手术后按腹部手术后常规护理。健康教育：平时多食易消化、富含维生素的食物；保持大便通畅，预防便秘；适当活动，防止术后肠粘连。

（五）泌尿系损伤

防治休克：扩容、止血、输血、止痛等。限制活动：肾损伤后应卧床休息10～14天，待尿内红细胞消失1周后方能下地活动。解除尿潴留：尿道损伤插入导尿管的病人，应留置尿管2周。防治感染：应用抗生素及切口感染的预防。做好手术前后护理：膀胱造瘘口护理注意引流通畅，保护造瘘口周围皮肤，暂时性膀胱造瘘管留置1～2周，拔管前夹管观察。如需长期留置，每2周在无菌操作下换管1次。耻骨上烟卷式引流或负压吸引术后2～3日拔除。心理护理，健康指导；保护肾脏，尿道扩张。

（六）骨折

详见"肌肉骨骼系统疾病"护理要点。

（七）皮肤、软组织损伤

详见"肌肉骨骼系统疾病"护理要点。

（八）感染性腹泻等肠道疾病

详见"消化系统疾病"护理要点。

（九）呼吸道感染

详见"呼吸系统疾病"护理要点。

第四节 海啸的减灾措施与防范对策

一、提升防灾意识，普及防灾知识

比起建造防灾设施，在海啸的防灾、减灾上，政府的紧急应对体制和居民的防灾意识更重要，我国在防灾、减灾的宣传教育方面做得还不够。在易受地震、海啸袭击的地区，政府的重要工作是隔段时间就通过印制相关防灾手册、组织参观防灾博物馆、定期避难演习等手段提醒居民提高防范意识、学习防灾知识，未雨绸缪。显而易见，有无海啸前兆知识，关系到生命的安危。即使还没有建立海啸预警机制，没有发布海啸警报，只要把预防海啸的经验和知识宣传普及到家家户户、人人皆知，就能发挥出意想不到的减灾作用，从而产生巨大无比的减灾效果。预防海啸灾害是这样，由此而论，预防其他灾害也同样如此。

二、防范对策

与日本、美国等发达国家相比，我国在海啸预警和防灾方面总体水平仍然较低，尤其在利用浮标、卫星遥感等先进设备监测海啸方面存在明显不足，在海啸预警发布系统建设方面也不够到位，在沿海区域社会经济规划布局、大型工程设计建设等方面对海啸危害的重视程度也不够，这些均应加强。

具体做法可参照国外先进、成熟经验，如可在地震海啸易发区域，特别是人员密集处，沿海修建各种紧急避难地（或场所）。如在距离海边十到数十米的地方，因地制宜，将小山、礁石等顶部削平修建成紧急避难地。保证一定高度，水泥加固并修建台阶，设定标志。如海上地震忽然发生，海啸来袭，来不及逃远的人们数十秒内就可登上这里，观察情况后再想办法求救或者转移。在距海岸更远的地方（约3千米左右）可建临时避难地，由钢筋水泥建造的坚固建筑，配套建有社区防灾中心。中心内设有防灾仓库，仓库中备帐篷、抽水机、发电设备等，海啸来袭时供来不及或者无力撤离的居民在此暂居。只要防患于未然，就可明显减少人员伤亡。

第四章

台风灾害医学救援

第一节 概 述

我国是世界上受台风灾害最严重的国家之一。台风灾害可造成人员伤亡、财产损失、交通中断、城乡被淹、住宅损毁、作物减产等严重后果，并且可引起一系列次生灾害和衍生灾害，从而给国家经济建设、人民生命财产安全和社会稳定运行带来巨大影响。因此掌握台风灾害发生的特点和规律，科学采取台风避让、人员财产转移措施，以及做好台风灾害的医学救援，对于减少经济和人民生命财产损失有重大意义。

一、台风产生的原因

台风（typhoon）或飓风（hurricane）是产生于热带洋面上的一种热带气旋（Tropical Cyclone）。根据世界气象组织定义：热带气旋中心持续风速在12级至13级（即每秒32.7米至41.4米）称为台风或飓风。几乎世界上位予大洋西岸的所有国家和地区，无不受热带气旋的影响，只是随着发生地点不同，给它的称谓不同罢了。印度洋和在北太平洋西部（赤道以北，国际日期线以西，东经100度以东），包括南中国海范围内发生的热带气旋称为"台风"；而在大西洋、加勒比海、墨西哥湾以及北太平洋东部的热带气旋则称"飓风"。

台风是发生在热带或副热带洋面上的低压涡旋，是一种强大而深厚的热带天气系统。它像在流动江河中前进的涡旋一样，一边绕自己的中心急速旋转，一边随周围大气向前移动。在北半球热带气旋中的气流绕中心呈逆时针方向旋转，在南半球则相反。

热带气旋的生命史可分为生成、成熟和消亡三个阶段。其生命期平均为一周左右，短的只有2～3天，最长可达一个月左右。

热带气旋的生成和发展需要巨大的能量，因此它形成于高温、高湿和其他气象条件适宜的热带洋面。热带气旋形成需具备以下几个条件：①广阔的暖洋面，海水温度在26.6℃以上，而且在60米深度内的海水水温都要高于26.6℃，提供热带气旋高温、高湿的空气；②对流层风速的垂直切变小，有利于热量聚集；③地转参数f大于一定值（纬度大于5°的地区），有利于形成强大的低压涡旋；④存在低层扰动，提供持续的质量、动量和水汽输入。因此，热带气旋主要产地有：①北太平洋西部包括南海：影响地区包括中国南岸和东岸、菲律宾、韩国、中国香港、朝鲜、日本、中国台湾、越南、太平洋上各岛，也可以越过中南半岛或马来半岛而影响老挝、缅甸、马来西亚、新加坡、印尼苏门答腊、婆罗洲北部、泰国、印度东岸及孟加拉。每年西北太平洋生成的热带气旋占全球约三分之一。中国的沿岸是全球最多热带气旋登陆的地方；而每年也有六至七个热带气旋登陆菲律宾。②北太平洋东部：第二多生产热带气旋地区，影响地区包括墨西哥、夏威夷、太平洋上岛国，罕有情况下可影响加利福尼亚及中美洲的北部地区。③北大西洋：包括加勒比海、墨西哥湾。每年生成数目差距很大，由一个至超过20个不等，每年平均大约有10个生成。主要影响美国东岸及墨西哥湾沿岸各州、墨西哥及加勒比海各国，影响可达委内瑞拉和加拿大。④南太平洋西部：主要影响澳大利亚及大洋洲各国。⑤北印度洋：包括孟加拉湾和阿拉伯海，主要在孟加拉湾生成。北印度洋的风季有两个巅峰：一个在季风开始之前的4月和5月，另一个在季风结束后的

10月和11月。影响印度、孟加拉、斯里兰卡、泰国、缅甸和巴基斯坦等国，有时更会影响阿拉伯半岛。⑥南印度洋东部：影响印尼及澳大利亚西部。⑦南印度洋西部：主要影响马达加斯加、莫桑比克、毛里求斯、留尼汪岛、坦桑尼亚、科摩罗和肯尼亚等地。

在海洋面温度超过26.6℃以上的热带或副热带海洋上，由于近洋面气温高，大量空气膨胀上升，使近洋面气压降低，外围空气源源不断地补充流入上升。受地转偏向力的影响，流入的空气旋转起来。而上升空气膨胀变冷，其中的水汽冷却凝结形成水滴时，要放出热量，又促使低层空气不断上升。这样近洋面气压下降得更低，空气旋转得更加猛烈，最后形成了台风。

台风形成后，一般会移出源地并经过发展、成熟、减弱和消亡的演变过程。一个发展成熟的台风，气旋半径一般为500～1 000km，高度可达15～20km，台风由外围区、最大风速区和台风眼三部分组成。在气象图上，台风的等压线和等温线近似为一组同心圆。台风眼位于台风中心区，呈圆形或椭圆形，直径约10～70km不等，平均约45km。台风眼区的风速、气压均为最低，天气表现为无风、少云和干暖。随着台风的加强，台风眼会逐渐缩小、变圆。而弱台风以及发展初期的台风，在卫星云图上常无台风眼（但是有时会出现低空台风眼）。台风眼附近为最大风速区，是漩涡风雨区，风大雨大，平均宽8～19km，它与台风眼之间有环形云墙。外围区的风速从外向内增加，有螺旋状云带和阵性降水。

台风移动的方向和速度取决于作用于台风的动力。动力分内力和外力两种。内力是台风范围内因南北纬度差距所造成的地转偏向力差异引起的向北和向西的合力，台风范围愈大，风速愈强，内力愈大。外力是台风外围环境流场对台风涡旋的作用力，即北半球副热带高压南侧基本气流东风带的引导力。内力主要在台风初生成时起作用，外力则是操纵台风移动的主导作用力，因而台风基本上自东向西移动。由于副高的形状、位置、强度变化以及其他因素的影响，致台风移动路径并非规律一致而变得多种多样。以北太平洋西部地区台风移动路径为例，其移动路径大体有三条：

（1）西进型：台风自菲律宾以东一直向西移动，经过南海最后在中国海南岛、广西或越南北部地区登陆，这种路线多发生在10～11月。

（2）登陆型：台风向西北方向移动，先在台湾岛登陆，然后穿过台湾海峡，在中国广东、福建、浙江沿海再次登陆，并逐渐减弱为热带低压。这类台风对中国的影响最大。

（3）抛物线型：台风先向西北方向移动，当接近中国东部沿海地区时，不登陆而转向东北，向日本附近转去，路径呈抛物线形状，这种路径多发生在5～6月和9～11月。最终大多变性为温带气旋。

当热带气旋登陆或北移到较高纬度的海域时，因失去了其赖以生存的高温高湿条件，会很快消亡。大量的热带气旋生成于赤道辐合带中，赤道辐合带的北侧是强大的副热带高压。热带气旋的移动主要受副热带高压南侧的偏东气流引导，向偏西方向移动，这类热带气旋常会在我国东南沿海至越南沿海登陆。有时副热带高压位置偏东，当热带气旋移动到副热带高压西缘时，受那里的偏南或西南气流引导，热带气旋会转向偏北或东北方向移动，登陆我国鲁辽沿海或朝鲜、日本，甚至在日本以东洋面上北上。

二、台风的分级

根据中国气象局"关于实施热带气旋等级国家标准"GBT 19201-2006的通知，热带气旋按中心附近地面最大风速划分为六个等级：

超强台风（Super TY）：底层中心附近最大平均风速≥51.0米/秒，中心附近最大风力16级或以上。

强台风（STY）：底层中心附近最大平均风速41.5～50.9米/秒，中心附近最大风力14～15级。

台风（TY）：底层中心附近最大平均风速32.7～41.4米/秒，中心附近最大风力12～13级。

强热带风暴（STS）：底层中心附近最大平均风速24.5～32.6米/秒，中心附近最大风力10～11级。

热带风暴（TS）：底层中心附近最大平均风速17.2～24.4米/秒，中心附近最大风力8～9级。

热带低压（TD）：底层中心附近最大平均风速10.8～17.1米/秒，中心附近最大风力6～7级。

在美国，飓风也分为六个等级：①热带风暴（TS），近中心最大风力63～118 km/h（即8到11

级)；②一级飓风（Cat 1），近中心最大风力 119～153 km/h（即 12 到 13 级风）；③二级飓风（Cat 2），近中心最大风力 154～177 km/h（即 14 到 15 级风）；④三级飓风（Cat 3），近中心最大风力 178～209 km/h（即 16 级风）；⑤四级飓风（Cat 4），近中心最大风力 210～249 km/h（即 17 级风）；⑥五级飓风（Cat 5），近中心最大风力 249 km/h（大于 17 级风）。

三、台风的危害

台风有时能起到消除干旱的有益作用，但台风是一种破坏力很强的灾害性天气。台风的危害性主要表现以下三方面：

（1）大风：台风中心附近最大风力一般为 8 级以上。其风速都在 17 米/秒以上，甚至在 60 米/秒以上。据测，当风力达到 12 级时，垂直于风向平面上每平方米风压可达 230 千克。其风力足以损坏以至摧毁陆地上的建筑、桥梁、车辆等。特别是在建筑物没有被加固的地区，造成破坏更大。大风亦可以把杂物吹到半空，使户外环境变成非常危险。

（2）暴雨：台风是最强的暴雨天气系统之一，在台风经过的地区，一般能产生 100～300mm 降雨，少数台风能产生 1 000mm 以上的特大暴雨。在山区的雨势更大，并且可能引起河水泛滥、泥石流及山泥倾泻等地质灾害。

（3）风暴潮：因为热带气旋的风及气压造成海洋水面上升，潮位高于海平面 5～6m，能够破坏海堤、淹没岛屿及沿海地区。这不仅破坏当地的生态环境，改变了人们原有的生活环境及生活习惯，而且造成有利于疾病流行的外部环境。倘若适逢天文高潮，危害更大。风暴潮与天文大潮高潮位相遇，产生高频率的潮位，导致潮水漫溢，海堤溃决，冲毁房屋和各类建筑设施，淹没城镇和农田，造成大量人员伤亡和财产损失。风暴潮还会造成海岸侵蚀，海水倒灌造成土地盐渍化等灾害。风暴潮往往是热带气旋各种破坏之中夺去生命最多的。

不完全统计，全球每年发生台风 80～100 次，对人类生活产生巨大影响，平均每年约 1.5 万～2 万人死于台风灾难之中，造成的经济损失则达 60 亿～70 亿美元。据资料统计，台风灾害频发，1965—1980 年，全世界平均每年发生台风 82.7 次，其中风力≥12 级的"强"台风平均每年发生 42.3 次。并且台风造成的人员死亡居群灾之首。世界历史上，一次造成死亡人数达 5 000 人以上的台风灾害至少有 22 次，其中死亡人数超过 10 万人的至少有 8 次之多。另据世界气象组织统计，1947—1989 年，全球 10 种主要自然灾害造成死亡人数是：台风 49.9 万人，地震 45.0 万人，洪涝 19.4 万人，暴雨龙卷风 2.9 万人，雪暴 1.0 万人，火山爆发 0.9 万人，热浪 0.7 万人，雪崩 0.5 万人，滑坡 0.5 万人，潮汐和海啸 0.5 万人。台风造成的人员死亡是群灾之首。

（一）国外情况

全球临近热带气旋发源地的国家均可受到台风侵袭，近五年来国际上影响较大的台风（台风称谓根据不同地区而异）灾害事件如下：

2008 年特强气旋风暴"纳尔吉斯"登陆缅甸，引发暴雨、洪水和风暴潮，造成至少 8.4 万人死亡，5.4 万人失踪。8 月中旬至 9 月中旬，大西洋热带风暴"费伊"、飓风"古斯塔夫"、"汉娜"和"艾克"相继袭击加勒比海岛国和美国，共造成至少 832 人死亡，其中"古斯塔夫"和"艾克"均达到 4 级飓风强度；"古斯塔夫"影响美国期间，新奥尔良 200 万市民被迫紧急撤离；"汉娜"和"艾克"为加勒比海岛国近 48 年来最严重的飓风灾害；在海地，三个飓风共造成 600 多人死亡。

2009 年受飓风"艾达"影响，尼加拉瓜、洪都拉斯、萨尔瓦多、墨西哥湾沿岸和美国大西洋沿岸普降暴雨，引发洪水、山体滑坡和泥石流，导致 198 人死亡，80 人失踪，20 多万人受灾。

2010 年强风暴"辛加"从法国西北部海湾登陆，掀起 8 米高的巨浪，在登陆法国之前，"辛加"袭击了西班牙和葡萄牙，随后以 150 千米的时速一路猛进。横扫比利时、荷兰、德国等国。袭击德国时，最大风速高达每小时 166 千米。"辛加"惊人的破坏力使得欧洲部分国家陆空交通严重受阻，沿海地区房屋被淹，62 条生命被卷走，为近 10 年来西欧最严重的一次风暴。

2011 年第 21 号热带风暴"天鹰"在菲律宾棉兰老岛东部沿海登陆，登陆时中心附近最大风力有 9 级（23 米/秒），中心最低气压为 992 百帕，造成千余人死亡，数以万计的灾民被迫住进临时避难所；受灾最严重的为港口城市卡加延德奥罗市和伊利甘市，各有 20 多个村庄被洪水淹没，热带风暴过后两市均处于"灾难状态"。"天鹰"是 20 世纪 70 年代以来首个对棉兰老岛造成重大灾害的热带风暴。

2012 年飓风"桑迪"在牙买加金士顿南偏西大约 600 千米的加勒比海海面生成，并加强为二级飓风，穿过古巴东部进入大西洋，以一级飓风的强度在美国新泽西州大西洋城附近沿海登陆，登陆时中心附近最大风力有 12 级（36 米/秒，相当于风力 12 级的台风）。"桑迪"的影响涉及美国东部 17 个州，其中 10 个州发布紧急状态，纽约州和新泽西州首当其冲，受灾最严重。美国全境因飓风"桑迪"造成的死亡人数达 113 人，毁坏大量设施、房屋、建筑物，使得数十万人无家可归，造成重大损失，损失估计可能达到 500 亿美元。同年，菲律宾遭受台风"宝霞"袭击，"宝霞"是近 20 年来登陆棉兰老岛的最强台风。"宝霞"引发了菲律宾南部多起洪水、泥石流等灾害，造成 620 人死亡，817 多人下落不明，31 万多人无家可归，经济损失约合 1.59 亿美元，全国进入灾难状态。

除上述台风灾害事件外，大家不能忘记 2005 年的飓风"卡特里娜"给人类带来的巨大灾难。"卡特里娜"是美国历史上造成损失最大的飓风，同时它也是历史上损失最严重的自然灾害，死亡人数超过 1 833 人。美国国家飓风中心估算"卡特里娜"造成的经济损失高达 812 亿美元（2005 年美元的）。"卡特里娜"从 2005 年 8 月 23 日在巴哈马群岛附近生成，8 月 31 日消散，巨大的风暴增水给密西西比州沿海带来巨大的灾害，新奥尔良市的防洪大堤不堪重负而垮塌。这导致新奥尔良市 80% 的面积淹没在近 6 米深的洪水里。先后有巴哈马、佛罗里达、古巴、路易斯安那、密西西比和阿拉巴马等州受到飓风袭击，整个受灾范围几乎与英国国土面积相当，被认为是美国历史上损失最大的自然灾害之一。

（二）国内情况

中国是少数几个受西北太平洋台风影响最严重的国家之一。中国从广西到辽宁的沿海省份经常会遭受到台风的袭击，而且内陆的湖南、湖北、安徽、江西和河南等均可受到台风直接或间接的影响。海南、广西、广东、福建、浙江及台湾是登陆台风较多、形成灾害较严重的省份。据统计，1949—1976 年平均每年登陆中国的台风次数占整个西太平洋总数的 1/3（35%）；强台风（风力≥12级）在中国登陆的占 38%。我国东南沿海自古以来就深受台风之害。新中国成立以后，有关台风灾难的记载日益增多。据 1951—1990 年的不完全统计，40 年间全国（除台湾省外）因台风袭击造成的死亡人数高达 11.5 万人以上，平均每年因灾死亡人数超过 2 880 人。从 1988 年到 2004 年，中国每年因台风造成的直接经济损失高达 233.5 亿元，死亡人数达 440 人，农作物受灾面积达 4 323.8 万亩，倒塌房屋 30.7 万间。近五年给国内带来损失较大的台风如下：

2008 年，西北太平洋和南海海域共有 21 个热带风暴生成，其中 10 个台风（热带风暴）在我国登陆，登陆个数比常年偏多，登陆比例为有观测资料以来最高。第 1 号强热带风暴"浣熊"于 4 月 18 日在海南省文昌市登陆，登陆时间比常年初台登陆我国时间提早了 2 个多月，比历史上初台最早登陆时间（1971 年 5 月 3 日）提前了 15 天，为 1949 年以来登陆我国最早的一个台风。海南省普降大暴雨，海口、三亚、文昌、琼海、万宁等五市受灾，其中文昌市受灾较为严重。据国家减灾委员会办公室统计，此次台风共造成海南省 131.38 万人受灾，紧急转移安置 21.33 万人；农作物受灾面积 36.42 千公顷，其中绝收面积 1.03 千公顷（其中荔枝、西瓜等经济作物受灾严重）；损坏房屋 550 间；直接经济损失 3.37 亿元，其中农业经济损失 2.52 亿元。同年第 8 号热带风暴"凤凰"于 7 月 25 日下午在西北太平洋洋面上生成，26 日下午加强为台风，27 日夜间加强为强台风。28 日 6 时 30 分前后"凤凰"以强台风的强度（45 米/秒，14 级）在台湾花莲南部沿海第一次登陆，22 时在福建福清东瀚镇再次登陆，登陆时为台风强度（33 米/秒，12 级）。受"凤凰"带来的风雨影响，国内多个省市受灾严重。据不完全统计，福建全省共有 57 个县（市、区）、138.69 万人受灾；房屋倒塌 1 220 间；农作物受灾 6.02 万公顷。广东河源、揭阳、梅州、汕尾、惠州、汕头等地有 44.02 万人受灾；倒塌房屋 2 160 间；农作物受灾面积 1.53 万公顷。江西赣州寻乌县有 19.2 万人受灾；紧急转移安置 5.8 万人；倒塌房屋 6 109 间。江苏扬州、盐城、徐州等地部分地区遭受龙卷风灾害，4 人死亡，46 人受伤。

2009 年第 8 号台风"莫拉克"于 8 月 4 日凌晨生成，5 日加强为台风，7 日 23 时 45 分在台湾花莲登陆，9 日 16 时 20 分在福建霞浦再次登陆，9 日晚上福建省境内减弱为强热带风暴，10 日凌晨减弱为热带风暴，12日02时停止编号。从生成到结束9天里给我国多省市带来严重创伤，其中台湾受创最严重。据不完全统计，"莫拉克"共造成福建、浙江、江西、安徽、江苏5省1 351.6万人受灾，因灾死亡9人，失踪3人，紧急转移安置161万人；倒塌房屋1.4万间；直接经济损失114.5亿元。造成我国台湾116人死亡，累计农林渔牧损失共新台币100亿6737万元。

2010年第11号超强台风"凡亚比"给广东省带来了严重的灾害，造成广东省8市26个县（市、区）126.3万人受灾，因灾死亡55人，失踪42人，紧急转移安置9.8万人，农作物受灾面积48.7千公顷；倒塌房屋0.42万间，损坏房屋0.91万间，直接经济损失20.6亿元。造成人员伤亡和失踪的主要原因是特大暴雨造成的洪涝灾害、泥石流地质灾害和其他次生灾害。

2011年7月24日第9号热带风暴"梅花"在西北太平洋洋面上生成，7月30日8时加强为强热带风暴，导致辽宁、上海、江苏、浙江、山东部分地区遭受大风和强降雨袭击，有364.98万人受灾，135.3万人紧急转移安置，房屋倒塌600余间，损坏4 800余间，直接经济损失31.28亿元。同年第17号强台风"纳沙"于9月24日上午在西北太平洋洋面上生成，在其生命历程中一共四次登陆。9月27日早上7时前后在菲律宾吕宋岛东部沿海登陆，29日14时30分前后在海南文昌市翁田镇沿海登陆后，21时15分前后在广东徐闻角尾乡再次登陆，30日11时30分前后在越南北部广宁沿海登陆。造成海南全省受灾人口达到了377.23万人，紧急转移45.67万人，死亡1人。农作物受灾面积164.967千公顷，倒塌房屋1 350间，造成直接经济损失58.1371亿元。广东紧急转移安置12.5万人，农作物受灾面积149千公顷，倒塌房屋2 904间，损坏房屋7 487间。广西306.42万人受灾，因灾死亡4人，失踪1人，紧急转移安置15.74万人，直接经济损失24.36亿元人民币。同年还有第19号热带风暴"尼格"，也给海南、广东、广西等地带来巨大损失，造成74.8万人受灾，5.8万人紧急转移安置；农作物受灾面积近11千公顷，其中绝收1.3千公顷；房屋倒塌100余间，损坏600余间；直接经济损失近3亿元。

2012年7月24至8月24日，短短一个月内有6个台风登陆我国，为1949年来历史同期罕见。8月2~8日七天内"苏拉"、"达维"、"海葵"三个台风登陆我国，其中第11号台风"海葵"重创浙江、江苏、安徽3省和上海市。由于强台风"海葵"正面登陆，风力大、暴雨强、防御难度大，浙江、上海、江苏、安徽部分地区受灾严重。4省市受灾人口超过600万人，倒塌房屋7 561间，农作物受灾338.18千公顷。另有3人死亡，7人受伤。8月中旬"天秤"、"布拉万"两个台风先后生成，影响范围从台湾一直到浙江、山东、辽宁、吉林和黑龙江等地。受"布拉万"影响，共有671.9万人受灾，农作物受灾面积1 891.1千公顷，直接经济损失129.88亿元。

2006年第8号超强台风"桑美"是新中国成立后登陆中国内地最强的台风，堪称中国内地的"台风之王"，具有风速大、降雨集中的特点。"桑美"在浙江省苍南沿海登陆，登陆时中心附近最大风力达17级（60米/秒）。登陆强度比2005年登陆美国的飓风卡特里娜还要强。"桑美"共造成浙江、福建、江西和湖北695万人受灾，死亡450人，失踪138人，紧急转移安置180.2万人；农作物受灾面积26.6万公顷，绝收3.8万公顷；倒塌房屋12.3万间，损坏房屋69.6万间；直接经济损失196.5亿元。由于"桑美"给中国内地带来损失巨大，2006年12月的第三十九次世界气象组织台风委员会会议中决定"桑美"这个名字退役。

（三）原生灾害与次生灾害

许多自然灾害，特别是等级高、强度大的自然灾害发生以后，常常诱发出一连串的其他灾害接连发生，这种现象叫灾害链。灾害链中最早发生的、起作用的灾害称为原生灾害。而由原生灾害所诱导出来的灾害则称为次生灾害。自然灾害发生之后，破坏了人类生存的和谐环境，由此还可以导生出一系列其他灾害，这些灾害泛称为衍生灾害。

1. 原生灾害　台风是许多自然灾害的、最常见的原生灾害。台风的巨大风力可使房屋、建筑、广告招牌、电杆、电缆被刮倒，房顶、汽车、行人、牲畜被卷走，给人类的财产带来巨大的损失；也可给人类的健康带来直接的损害。后者主要表现为人员被砸伤、压伤、失踪或丧命。屡屡造成人员的颅脑外伤、脊柱脊髓损伤、多发骨折、多发脏器损伤、严重出血等严重创伤。

2. 次生灾害　台风的狂风掀倒电线电缆，造成停电、停水、电讯中断、生产受影响。恶劣天气，影响飞机和车船运行，导致交通中断，运输受阻，人民生活以及工农业生产遭受严重影响。伴随台风而来的是暴雨和风暴潮，倾盆大雨使河水暴涨，洪水四溢，潮汐猛涨，惊涛巨浪拍击堤坝，可造成淹没农田、村庄，冲毁道路、桥梁，并且引发泥石流、滑坡等次生灾害。风暴潮还可以引起海水倒灌，使良田盐碱化，环境严重污染，破坏人类生存环境。这些可使灾区人民在经济上造成巨大损失，生活上带来严重困难，也可造成人、畜大量死亡。洪涝水灾后人畜尸体腐烂、粪尿外溢、水源污染严重，食物缺乏，衣被短缺，居住条件简陋拥挤，蚊蝇孳生，生活环境极差。灾民因饥饿和营养不良及精神上受到巨大的创伤，造成自身抗病能力普遍降低，易形成各种传染病的流行，且疫情往往比较复杂。

台风灾害后，常可发生以下传染病：①呼吸道传染病：由于洪涝水灾可能连降大雨，使气温骤降，灾民被洪水围困在某一高处等待营救，终日受风吹雨淋的寒气袭击，再加上缺衣少食，抵抗力下降，易患上呼吸道感染、流行性感冒及其他呼吸系统传染病，且极易流行。②消化道传染病：洪涝水灾极易引起水源严重污染，饮水来不及消毒，易引起消化道传染病的暴发流行。常见有细菌性痢疾、急性胃肠炎，甚至可发生伤寒和副伤寒疾病的流行。在灾后 1 个月左右可发生病毒性肝炎如甲型肝炎流行。③虫媒传染病：洪涝水灾后长期积水，使蚊虫大量孳生繁殖，传播疾病。如疟疾、流行性乙型脑炎、登革热、丝虫病、病毒性脑炎等均可在灾后 1 个月内流行。④动物传染性疾病：如流行性出血热、钩端螺旋体、布氏杆菌病和狂犬病在洪涝水灾时也有流行。除上述传染病之外，还可发生以下疾病：如外伤后继发严重感染、食物中毒、结毒蛇咬伤、浸渍性皮炎、各种营养缺乏病及原有疾病复发或加剧。

第二节 台风灾害医学救援的组织与实施

台风灾害救援是指台风灾害发生后，政府、社会团体、个体组织等各级各界力量参与救灾，以减轻人员伤亡和财产损失为目标的行动。

台风灾害台具有以下特点：①季节性强，多发生在沿海地区。台风从发生季节来看多发生在7、8、9 三月。灾害涉及范围主要为沿海地区、岛屿，如广东、福建、海南、台湾等省份。②破坏力强，危害性大。③波及面广，人员伤亡大。④防范困难，救援难度大。台风常常给我国人口最密集、经济最发达的沿海地区造成严重损毁，防范困难。由于强台风影响范围较大，造成灾情复杂、建筑垮塌多、人员伤亡重、交通和通信中断等，给灾后社会力量协同救援增大了难度。

实施台风灾害救援时难度较大，主要表现在：①灾前行动难展开：尽管人们对热带气旋的生成发展能够做出比较有效的预报，但尚无能力达到100%的准确，尤其是风暴登陆的具体时间、地点及强度等方面的不确定因素更多。②现场作业难实施：热带气旋登陆所产生的狂风，对救助作业人员形成揪拽作用，产生推拉影响，人在狂风中站立不稳，风力大时甚至会被掀出 10 米开外，在这种情况下组织救助作业十分困难。③自身防护难周全：参加救助的救援人员在狂风暴雨中作业同样面临着台风及其次生灾害的威胁，同时由于长时间风吹雨淋，救援人员容易患病，加上可能的疫情传染，对自身防护工作提出了很高的要求，如不注意，将严重影响救助工作的进一步实施。

因此组织和实施台风灾害救援，应根据台风灾害的严重程度，综合考虑地理、环境、气象、社会和经济等方面的因素。台风灾害救援重中之重是减少人员的伤亡，因此医学救援是台风灾害救援中最重要的组成部分。为减轻台风灾害后人员的伤亡，相关部门需及时组织各级救治力量，利用搜救、通信和医疗设备，在台风灾害现场给伤员及受灾人员提供及时有效的医疗救助，进行必要的医学处理，挽救生命，减轻伤残。并在医疗监护下，采用各种交通工具将伤病员尽快送到后方医院接受进一步救治。医学救援的任务不仅在于减轻台风直接导致的人员伤亡，还需重点预防台风所带来传染病流行等次生灾害及衍生灾害。

一、台风灾害医学救援组织

台风灾害是自然灾害之一，其医疗卫生救援的组织可根据我国 2011 年修订的《国家突发公共事件医疗卫生救援应急预案》展开。

应急预案根据突发公共事件导致人员伤亡和健康危害情况将医疗卫生救援事件分为特别重大（Ⅰ级）、重大（Ⅱ级）、较大（Ⅲ级）和一般（Ⅳ级）四级。特别重大级（Ⅰ级）由国务院及其有关部门确定开展医疗卫生救援工作，重大级（Ⅱ级）由省级人民政府及其有关部门确定开展医疗卫生救援工作，较大级（Ⅲ级）由市（地）级人民政府及其有关部门确定开展医疗卫生救援工作，一般级（Ⅳ级）由县级人民政府及其有关部门确定开展医疗卫生救援工作。

各级卫生行政部门要在同级人民政府或突发公共事件应急指挥机构的统一领导、指挥下，与有关部门密切配合、协调一致，共同应对突发公共事件，做好突发公共事件的医疗卫生救援工作。医疗卫生救援组织机构包括：各级卫生行政部门成立的医疗卫生救援领导小组、专家组和医疗卫生救援机构（指各级各类医疗机构，包括医疗急救中心（站）、综合医院、专科医院、化学中毒和核辐射事故应急医疗救治专业机构、疾病预防控制机构和卫生监督机构）及现场医疗卫生救援指挥部。

1.医疗卫生救援领导小组　由国务院、省、市（地）或县级卫生行政部门成立突发公共事件医疗卫生救援领导小组，领导、组织、协调、部署各级内突发公共事件医疗卫生救援工作，承担各类突发公共事件医疗卫生救援的组织、协调任务，并指定机构负责日常工作。

2.专家组　各级卫生行政部门应组建专家组，对突发公共事件医疗卫生救援工作提供咨询建议、技术指导和支持。

3.医疗卫生救援机构　各级各类医疗机构承担突发公共事件的医疗卫生救援任务。其中，各级医疗急救中心（站）、化学中毒和核辐射事故应急医疗救治专业机构承担突发公共事件现场医疗卫生救援和伤员转送；各级疾病预防控制机构和卫生监督机构根据各自职能做好突发公共事件中的疾病预防控制和卫生监督工作。

4.现场医疗卫生救援指挥部　各级卫生行政部门根据实际工作需要在突发公共事件现场设立现场医疗卫生救援指挥部，统一指挥、协调现场医疗卫生救援工作。

二、台风灾害医学救援实施

根据台风灾情情况，各级政府及有关部门应及时启动相应的医疗卫生救援工作，组建各有关部门组成的医疗卫生救援工作领导小组。

医疗卫生救援工作领导小组明确各部门协同抗灾系统任务，做好抗灾医疗卫生救援的组织指挥和协调工作；协调有关单位完善通信联络、交通运输、后勤保障系统。制订医疗卫生救援预案和方案，组织落实各种救援措施；组派医疗救治和卫生防病应急救援队伍，支援灾区的救援工作；恢复和重建当地医疗卫生机构，健全基层三级医疗预防保健网，充分发挥其中坚作用；积极协调争取国内外的人道主义援助，按受灾情况调拨援助物质和资金，提高抗灾能力。

实施台风灾害医学救援应做好救援工具和防护装备的准备，常用的有应急监测、预警、报警器材和设备，救援工具与器械，防护装备与救援工具，应急救援医疗器械与药品，救护通信设备及运输工具等等。在救援装备准备同时，应注意通风过后，当地电源设备的损坏，应准备各类应急电源。

应急救援医疗器械与药品包括：救援呼救系统、便携式专用急救箱、急救背囊、清创背囊、医用氧气、无创和有创呼吸机、心电图机、便携式B超仪、吸引器、多参数监护仪、各类担架、手术器械箱、各类救援用车以及各类急救药品。

医疗卫生救援应急队伍在接到救援指令后要及时赶赴现场，并根据现场情况全力开展医疗卫生救援工作。在实施医疗卫生救援的过程中，既要积极开展救治，又要注重自我防护，确保安全。医疗卫生救援应急队伍在灾害现场需进行灾情估计，伤员的复苏、分类、早期抢救和后送。救护组织的建立可根据具体情况而定，一般现场救护梯次可分为三线。

（1）第一线救护组织：主要依靠当地干部、民兵、驻军和广大群众的自救互救，红十字卫生员和其他医务人员的现场抢救。主要任务是寻找受困和受伤人员，对伤员及时进行就地抢救并转送出危险区。

（2）第二线救护组织：由灾区或灾区附近的卫生机构以及各医疗机构派出的医疗小分队组成，对伤员做进一步救护，这一线的主要任务是：对一线转来的危重伤员继续进行抢救，完成一些必需的急救手术；对一线转来的重伤员进行复查，做进一步处理后，并进行分类、后送，有的可以进行留治。

（3）第三线救护组织：由区、县医院，医学院校、各部门、各企业的医院，省、市医院和专科医院以及部队医院等组成。这一线的主要任务是，分工负责现场转送来的所有伤员。另外对由于短时间内发生的大批伤员，在现场经过初救、检伤分类后，因受当地医疗力量、条件的限制，有部分伤员必须组织力量继续后送。

台风灾害医学救援实施可分为三个阶段：

（1）现场抢救：到达现场的医疗救护人员要及时将伤员转送出危险区，在脱险的同时进行检伤分类，标以伤病卡，并按照先救命后治伤、先治重伤后治轻伤的原则对伤员进行紧急抢救。现场抢救的主要措施是止血、包扎、固定和合理搬运，准备转运至适宜的灾区医院。

（2）早期救治：灾区医院对接收的伤员进行早期处理，包括纠正包扎、固定、清创、止血、抗休克、抗感染，对有生命危险的伤员实施紧急处理。灾区医院要做好救治伤员的统计汇总工作，及时上报。按照救命第一，保护器官第二和恢复功能第三的原则进行。

（3）伤员后送：超出灾区医院救治能力的伤员，灾区医院要写好病历，在卫生部救灾防病领导小组或省级救灾防病领导小组统一安排下，及时将其转往就近或指定的后方医院，并妥善安排转运途中的医疗监护。

当灾害现场有大量伤病员需要急救时，搞好组织指挥，是保证救治质量、提高救治效率的关键，其工作要点是：

（1）做好伤病员分类：由有一定经验的医生负责组成分类组，本着"先救命后治伤、先救重后救轻"的原则开展工作，按照国际统一的标准对伤病员进行检伤分类，分别用蓝、黄、红、黑四种颜色，对轻、重、危重伤病员和死亡人员做出标志，即伤标。伤标用塑料材料制成腕带，扣系在伤病员或死亡人员的手腕或脚踝部位，以便后续救治辨认或采取相应的措施，分类的同时要进行登记，补填伤票。将需要紧急救治的伤病员，如窒息、大出血、气胸、颅脑伤等，迅速送往手术室；休克伤病员送往抗休克室；传染病员送到隔离室；其他伤病员送往伤病员室。对濒死伤病员要进行现场抢救。检伤分类工作要不断循环，及时根据病情变化及时修改伤标。

（2）激发人的潜能、提高救治机构的整体效能：灾难伤病种类复杂，救治机构除了按灾难类型考虑配备相应专业力量外，在救治过程中还要经常进行技术力量的调整。面对大量伤病员，各专科医生不得不暂时放弃自己的专业工作，从事本专业以外的任务，这就必须注意激发技术人员的潜在能力。这是出于从提高整体效能出发调动诸要素功能的考虑。如某医院在一次灾难伤病员救治中，内科医生做了血管结扎、气管切开、骨折复位和术后处理等外科工作；外科医生学会了治疗传染病；护士、卫生员在医师带领下，也做了清创、换药、换敷料等工作；其他人员如炊事员、司机等也为伤病员进行包扎、导尿、协助分类等。

（3）组织伤病员转送：对已经检伤分类待送的伤病员进行复检。有活动性大出血或转运途中有生命危险的急危重症者，应就地先予抢救、治疗，做必要的处理后再进行监护下转运。为了达到迅速、安全转送的目的，要做好伤病员后送准备，掌握好后送指征，填好伤票和简要病历。认真填写转运卡提交接纳的医疗机构，并报现场医疗卫生救援指挥部汇总。伤病员等待上车、船和登机前，医护人员应严密观察伤病情变化，如发现伤病情变化，及时进行急救处理。伤病员上车、船和登机时，将车编号，伤病员编组，每个伤病员编号，按先重后轻，轻重搭配上车。重伤员需科学搬运，避免造成其二次损伤。大批伤病员转送时，要有人指挥车辆进出。用卡车运载伤病员时，应修好伤病员登车土台。医护人员必须在医疗仓内密切观察伤病员病情变化，并确保治疗持续进行。

在地面交通道严重破坏后，直升机已成为伤病员转送的主要工具。根据转运伤员的需要，可考虑建立直升机起降场。因直升机具有机动灵活，适应性强的特点，在历次救灾中发挥了巨大作用。

（4）掌握工作重点，随时调整救治力量：根据过去救灾经验，救灾医疗队工作内容随着时间变化而有所不同。在灾难早期，多数伤病员处在困境中，有的虽然经过自救互救，但仍需医生救治。应把主要力量放在现场抢救上。当现场抢救的伤病员陆续转送到早期治疗机构时，医疗站和医院伤病员逐渐增多，此时应把抢救人员逐渐收拢到早期治疗机构去。在早期治疗机构，开始一段时间，伤病员大量拥入，医疗站的伤病员分类工作紧张，及时抽调人员参加分类是合理的。当伤病员进到各组室进行医疗处置时，又需把大部人员从分类场调回，立即投入组室内救治。随着救治高峰期的回落，医疗站伤病员大部转出，门诊、巡回医疗的任务便逐渐突出起来。随着医疗任务的逐渐减少，卫生救援工作的重点又要及时转移到卫生防疫工作和帮助灾区重建卫生机构方面来。所以医疗队领导要随时掌握工作重点，不失时机地调整力量，完成卫生救援的各项任务。

在组建成建制的应急医疗卫生救援队伍之前，当地卫生部门可先派出机动卫生救援队伍。机动卫生救援队伍是一种具有快速反应、野外生存、早期治疗能力的医疗救护组织。当某地发生灾害，需要医疗救护援助时，能在极短时间内做好准备开赴指定地点，迅速展开救治。其组织形式有医疗队、手术队、防疫队等。集中发生的大批伤病员，急需外界救治能力强的医疗机构给予援助。军队有完备的机动卫勤力量以应急需。除此，地方市县级医院应根据本地区灾害发生规律和特点，建立适当规模的能在本地区执行机动任务的卫生救援组织。基本做法是：在平时，要寓机动力量于医院各科室之中，即根据预测的灾难类型和机动救援组织应担负的任务，确定人员编制、装备和实施方案。职务分配到人，但担负救援组织职务的人不离开原工作岗位，定期组织训练。临灾时，做好行动准备，上级一声令下，立即集中，奔赴灾区执行救援任务。

机动卫生救援力量执行机动任务时的组织指挥程序：①平时需要做好执行任务的准备及相应演练；②任务下达时，立即集中人员，传达任务，说明灾情和上级要求，明确编组和各组任务。检查补充药材装备及各种物资，并按规定分发到组，落实到人，定车辆，定位置。③检查落实集体、个人赴灾区后工作生活的物资准备情况。包括炊具、生熟食品、衣服被褥、照明设备、帐篷、野外露宿防寒、防暑、防雨、防虫害和净水、消毒药品等。④搭乘快速交通工具，迅速向指定地点开进。中途若遇道路中断、交通堵塞时，要立即携带必需急救药品器材徒步前往。⑤到达灾区后，向救灾指挥部报到，了解灾情，接受任务。如指挥部尚未成立，应向当地居民了解灾情，掌握伤病员分布情况。为此，在抢救实施前最好找到街区道路与建筑物分布图，或由熟悉情况的居民担任向导进行勘察与搜索，以确定抢救区域。⑥加强与友邻联系，搞好协同。在大面积受灾的情况下，由于参加抢救的医疗单位多，容易出现力量分布不合理情况，在救灾指挥部尚未统一部署之前，医疗队领导应主动与友邻医疗队或地方医疗行政部门取得联系，协商划分抢救区域，明确分工。伤病员多处于残垣危房、急风暴雨、洪水急流等非常危险的境地，必须首先由救灾人员把伤员从险境中抢运出来，才能实施卫生救护。伤病员转送必须由运输部门参与。因此要同各类抢险救灾人员，如救灾部队、民兵、公安、消防、交通拯救队、运输部门等取得联系，搞好协作，以便及时得到各方配合。⑦选择展开地点。医疗站展开地点的条件是：尽量靠近伤病员多的地方；有较大的展开面积，靠近主要交通路口，便于车辆进出；避开可能出现的灾难威胁。

三、台风灾害后的卫生防疫

台风多在夏季，天热使受灾人畜尸体很快腐烂，加上下水系统被破坏，使粪便、垃圾和腐烂变质的有机物质（包括牲畜尸体）得不到恰当处理，蚊蝇大量孳生，蚊蝇密度很快增高，水源污染严重，形成大量传染源。同时受灾地区的水井、厨房、澡堂、厕所以及垃圾箱等卫生和生活设施受到不同程度的破坏，停水、停电、交通中断、通信中断，救援物质不能马上运入灾区，灾民失去衣、食、住等基本的物质生活条件。大批灾民逃离自己的家园，而多集中住在临时的帐篷或露宿野外，生活环境极差，并且灾区居民精神上受到打击，正常生活秩序被打乱，机体抵抗力下降等。这些条件极有利于传染病的发生和流行，受灾地区极有可能出现霍乱、痢疾、伤寒、副伤寒等传染病的暴发或流行。因此，台风灾害期间及灾后应积极做好灾区的卫生防疫工作。

（一）建立灾害疾病监测机制

台风灾害后灾区公共卫生和传染病防控工作即应全面展开。为了及时发现灾区和灾民中发生的传染病暴发和其他突发公共卫生事件苗头，迅速采取控制措施，应及时启动灾后应急疾病监测机制。

1.设立疾病监测组　在灾区前线救灾防病指挥部或指挥中心设立疾病监测组，负责应急疾病监测方案的具体设计、数据收集、数据分析解释和监测报告的撰写，向指挥部报送并向各灾区指挥分中心反馈监测信息。必要时，组织监测数据分析会商会议，研判疫情形势，研提控制措施建议。

2. 监测病种或/和临床症候群 根据灾害发生时的季节特点、地理区域特点、灾害程度、灾民数量及年龄结构特征、灾民安置方式以及当地既往传染性疾病谱和流行水平，确定应急监测病种或/和临床症候群。监测病种或/和临床症候群可根据救灾工作的开展进程和需要，适时调整。

3. 报告人和报告方式 报告人一般应包括尚在运转的医疗机构、灾民安置点的固定和流动医疗点、医疗队的医生、现场疾控专业人员。为了保证监测系统能够掌握每个灾民安置点的传染病或因病死亡发生情况，在未设固定医疗点的安置点，应指定人员每天在安置点询问了解疾病症状和发生人数等，向指定信息收集点报告。在灾害的初期，可采用电话报告。通信系统恢复后，可填报报表，用传真或电子邮件向指定的信息收集单位报告。

4. 报告内容和报告收集方式 报告内容可分两类，尚在运转的医疗机构除按传染病报告规范报告法定传染病病例和聚集性传染病事件外，各灾民安置点及固定、流动医疗队应进行传染病症状及死亡报告。发现鼠疫、霍乱、炭疽、疑似传染病相关死亡及疑似传染病聚集性病例时，应采用最快捷的方式立即进行报告，其他传染病或症状报告，可每日报告或每半天向指定疫情收集单位报告一次。各指定疫情信息收集点应确定联络人、联络电话、电子邮件地址，通报给各报告单位（尚在运转的医疗机构、灾民安置点医疗站、流动医疗队、流动和固定防疫队等）和报告人。各疫情收集点还要及时掌握各灾民安置点的灾民人数、年龄性别结构数据、医疗和防疫队伍的基本信息。各疫情信息收集点收到疫情报告后，要随时向指挥分中心的应急监测组报告，分中心每日完成所辖灾区疫情信息汇总后，及时向指挥中心监测组报告。

5. 数据的汇总分析 指挥中心监测组指定的数据收集单位收到鼠疫、霍乱、炭疽、疑似传染病相关死亡及疑似传染病聚集性病例时，应立即向指挥分中心和指挥中心负责现场疫情控制的负责人报告。其他报告数据应每半天和全天汇总分析一次。分析的主要指标包括分病种和症候群新发病人数、死亡人数、罹患率和死亡率，分年龄组的发病数、死亡数、罹患率和死亡率，发生地点、变化趋势等。

6. 疾病监测组应每日对监测信息进行分析会商研究提出防控建议，向指挥中心报告。

7. 尽快帮助恢复县、乡、村三级医疗预防保健网 加强对传染病监测和疫情报告各个环节的督导检查，落实各项防病措施。

疾病监测组还应收集灾区以下信息：①灾区人口学、免疫接种、卫生资源、往年主要传染病疫情资料、主要的地方病分布资料，以及主要的动物宿主与媒介的分布资料等（以上资料应尽可能收集）。②受灾户数、人口数，灾区人群死伤亡资料及人畜尸体处理情况，房屋倒塌或损坏情况，道路交通及通信情况，转移人口数等。③灾区卫生资源、卫生机构受灾情况，可以动用的临床资源（人员、药品、抢救器械）、可以动用的卫生防病资源（人员、消杀药械）、冷链及疫苗等。④食物和水资源情况，集中供水是否破坏，消毒药品是否足够供应灾民安全饮用水，食物是否充足、安全等。⑤环境卫生状况、动物圈养、厕所等污水污染情况，动物尸体处理情况，虫媒孳生情况等。⑥安置点的基本卫生状况与保障情况，饮用水及食品供应情况，水桶和香皂等卫生用品、燃料和烹调器具以及衣物等物质供需情况，临时厕所设置及排泄物处理情况，虫媒孳生情况等。

监测方法有被动监测和主动监测两种。被动监测是指患病灾民向驻点医生接诊处报告。医生接到报告后进行临床诊断、治疗和流行病学调查，有条件的情况下采集标本进行血清学快速检测。对可疑病例进行隔离及诊断性治疗，其密切接触者进行预防性服药和/或预防性免疫注射。临床医生每日或每周定期对诊疗情况进行汇总并上报属地疾控中心。主动监测是指医务人员定期到临时灾民安置区或挨家挨户入户调查、登记了解灾民健康状况，对可疑症状病例进行隔离及治疗。同时，对灾民安置点及外环境开展蚊、鼠等四害分布及消长监测。有条件情况下，对灾民的饮用水及食物进行快速检测，以防食源性疾病。

（二）灾后卫生防疫的处理措施

1. 生活用水消毒处理 城市自来水系统遭到严重破坏，供水中断；城乡水井受到严重污染，供水极为困难，有时不得不饮用污染的洪水、江、河、湖、塘及水库水。能否解决群众饮水问题是关系灾区能否控制传染病发生和流行的关键。其中主要是选择合适的水源，其次是对水质进行检验，并给予消毒。

饮用水水源的选择与保护：①在流动的洪水地区，应在上游水域选择饮用水水源取水点，并划出一定范围，严禁在此区域内排放粪便、污水与垃圾。②在灾区，应划出水质污染较少的水域作为饮用水取水点，制止在此区域排放粪便、污水与垃圾。③有条件的地区宜在取水点设水码头，以便离岸边一定距离处取水。④尽可能利用井水为饮用水水源。水井应有井台、井栏、井盖及井的周围30米内禁止设有厕所、猪圈以及其他可能污染地下水的设施。取水应有专用的取水桶。

饮用水的处理与消毒：①澄清：取水后将原水放置，较粗大的颗粒物可在数分钟内沉淀去除。当水中颗粒物小于 $10\mu m$ 时，短时间内不能下沉。②过滤：如采用慢沙滤池。③消毒：经上述处理水中病源微生物已大大减少，但仍不能保证符合卫生要求，尚需进一步消毒后才能成为安全饮水。煮沸是十分有效的灭菌方法，在有燃料的地方仍可采用。用超滤方法也可将细菌、病毒滤除，在有条件时与可采用。但在洪涝灾害期间，最主要的饮水消毒方法是采用消毒剂灭菌。

2.餐具消毒，搞好饮食卫生　餐具可煮沸消毒10分钟；也可将2片漂精片或1片泡腾片溶入1千克水中，浸泡餐具30分钟。但灾后初期，饮食业和家庭厨饮具、餐具以及各种食品均被洪水淹没或冲走，灾民主要靠救济食品维持生活，饮食卫生工作的重点是做好救灾食品的卫生监督。

指派专人对救灾食品的贮存、运输、分发进行卫生监督：救灾食品不得与汽油、杀虫剂、灭鼠剂以及其他毒物一起贮存，也不得用同一辆车运输。食品仓库和堆放食品的地点要干燥、通风、清洁。发放食品时要有卫生防疫人员把关。禁止发放和食用霉变、腐败、浸水和被污染的食品以及膨胀、漏气与严重锈蚀的罐头食品。

对从水中打捞出的食品进行检验和质量鉴定，恢复经营的食堂、饭店要有防蝇设备，要保证供应食品的清洁卫生，要创造条件对食具做到用后洗净、消毒。饭菜要烧熟煮透，做到现吃现做。严禁出售腐败变质的食品和病死的禽畜肉。饮食业服务人员要健康，至少无患传染病者。

3.做好尸体处理

（1）正常死亡者尸体的处理：自然灾害引起的死亡，一般死于外伤，该类属正常死亡者尸体应尽可能安排火葬或埋葬，特大灾害造成巨大死亡，可采用深埋处理，但必须按规定选择地点及进行消毒。在埋葬或火化之前，尸体必须鉴定并有记录，尸体运送应用塑料袋装后才能进行。

（2）甲、乙类传染病死亡者的处理：对甲、乙类传染病死亡者，应按相关要求做好卫生消毒，以最快速度运出火化。

（3）家畜、家禽和其他动物尸体的处理：家畜、家禽和其他动物尸体应用漂白粉或生石灰处理后进行深埋。

（4）尸体的消毒、防腐、防臭方法：人、畜尸体应尽早处理，现场应急处理可用0.2%过氧乙酸或用100g漂白粉加入25千克水中配成溶液将动物尸体喷洒湿润，30分钟后填埋，尸体运送应用塑料袋装后才能进行。需保存者送殡仪馆。

4.厕所卫生与粪便、排泄物消毒

（1）使用商品化的移动性厕所：灾害过后，卫生设施受损，应尽快设立应急临时厕所，粪池不得渗漏（或用陶缸、塑料桶等作为粪池）。

（2）尽量利用原有的储粪设施储存粪便，如无储粪设施，可将粪便与泥土混合后用泥封堆存，或用塑料膜覆盖，四周挖排水沟以防雨水浸泡、冲刷，在应急情况下，在稍高的地点挖一圆形土坑，用防水塑料膜作为土地的衬里，把薄膜向坑沿延伸20cm，用土压住，粪便倒入池内储存，加盖密封，发酵处理。

（3）特殊情况下粪便的处理：台风灾难发生后，在特殊困难情况下，为保护饮用水源，可采用较大容量的塑料桶、木桶等容器收集粪便，装满后加盖，送至指定地点暂存，待灾后运出处理，有条件时用机动粪车及时运走。船上居民的粪便应使用容器收集后送上岸集中处理，禁止倒入水中，以防止疾病传播。传染病病人的粪便必须用专用容器收集，消毒处理。

（4）散居病人的粪便处理：粪便与漂白粉的比为5:1，充分搅拌后，集中掩埋。对于粪便及排泄物，特别是病人的粪便和排泄物，应做好消毒后才能运送。

5.垃圾的收集和消毒处理　合理布设置垃圾收集点，可用砖砌垃圾池、金属垃圾桶（箱）或塑料垃圾袋收集生活垃圾。垃圾由专人负责清扫、运输，做到日产日清。传染病污染的垃圾要按相关的卫生消毒要求处理或直接采用焚烧法处理。

垃圾的消毒方法：可燃物质尽量焚烧，也可喷洒 10 000mg/L 有效氯含氯消毒剂溶液，作用 60 分钟以上后深埋。

6.做好环境与一般物品的消毒

（1）空气的消毒：房屋经密闭后，采用过氧乙酸熏蒸消毒，应确保公共场所的空调系统安全，防止疾病暴发流行。

（2）环境、物体表面消毒：受污染环境消毒，漂白粉、过氧乙酸溶液或有效氯等进行消毒，待室内消毒完毕后，再由内向外重复喷雾一次。以上消毒处理，作用时间应不少于 60 分钟。

（3）衣服、被褥、书报、纸张：耐热、耐湿的纺织品可煮沸消毒 30 分钟，或用流通蒸气消毒 30 分钟，或用含氯消毒剂浸泡 30 分钟；不耐热的毛衣、毛毯、被褥、化纤尼龙制品和书报、纸张等，可采取过氧乙酸熏蒸消毒。

（4）家用物品、家具的消毒：可用过氧乙酸溶液或含氯消毒剂进行浸泡、喷洒或擦洗消毒。

（5）运输工具的消毒：车、船内空间，可用过氧乙酸溶液或含氯消毒剂喷洒至表面湿润，作用 60 分钟。密封空间，可用过氧乙酸溶液熏蒸消毒，作用 60 分钟。

（6）畜舍：10%漂白粉上清液喷雾（200ml/m^2）或喷洒（1 000ml/m^2），作用 2 小时，如疑有炭疽杆菌污染则可用20%漂白粉上清液喷雾，作用 4 小时。

（7）手的一般卫生消毒：0.2%洗必泰或 0.5%新洁而灭作用 3 分钟。红眼病流行时，手的消毒可用 0.5%过氧乙酸擦洗 3 分钟。

（8）手巾、毛巾、脸盆：分别用煮沸 15 分钟，或含氯消毒剂过氧乙酸浸泡或擦拭。

（9）瓜果、蔬菜：0.1%高锰酸钾浸泡 30 分钟，或含氯消毒剂 100mg/L 作用 30 分钟。

7.大力开展灭鼠、灭蚊、灭蝇等工作　台风灾害发生后，野鼠与家鼠都向安全地迁移，与避灾的灾民混杂在一起。当鼠密度增高、野鼠与家鼠混居使鼠类间的接触密切、人鼠接触机会增加、人群抵抗力低下之时，钩端螺旋体病、流行性出血热、斑疹伤寒、鼠疫等鼠媒传染性疾病暴发流行的风险就大大增加，所以，必须开展鼠类控制工作。防鼠工作应从规划和整治环境入手。自然灾害发生后的灭鼠要多用器械，慎用毒饵。

台风等灾害之后，可形成大量的积水坑、沟、地面积水，各类储水容器、小型积水容器、废轮胎的积水等，广泛积水利于蚊虫孳生。可使用纱门和纱窗，药物浸泡过的蚊帐，点燃蚊香（或电热蚊香）和用驱蚊剂涂暴露部位等方法防蚊、驱蚊。

台风等灾害之后，有大量家畜、家禽等动物死亡，大量食物、植物腐败以及垃圾、粪便不能及时清运、处理，这些导致蝇类大量孳生。要加强防蝇措施，保护食品安全。重点控制、处理孳生地，用化学杀虫剂控制粪便、垃圾和人畜尸体等孳生场所，减少蝇类与人等接触。

（三）台风灾后各类急性传染病暴发控制要点

1.肠道传染病

（1）根据病人活动及排泄物污染情况划定疫点、疫区。

（2）早期发现病人，迅速就地隔离治疗和抢救，转送病人时要注意防止途中污染。

（3）疫点内应做好随时消毒和终末消毒，特别注意病人粪便、呕吐物及所有污染场所的消毒，消毒剂一般用漂白粉。

（4）疫点内密切接触者医学观察，必要时预防性服药（四环素、强力霉素等）。

（5）加强饮水卫生处理和粪便管理，搞好饮食卫生和灭蝇。主要是加强水源保护，维持饮用水中高游离性余氯水平（0.4～0.5mg/l），防止排泄物污染水源和食物，鼓励肥皂洗手，动物尸体及时掩埋或焚烧。

（6）疫点和疫区管理期间停止大型集会，禁止为婚、丧等举办各种聚餐活动。

2.呼吸道传染病

（1）隔离治疗病人：尤其是在灾民收治点，如果发生呼吸道暴发疫情，则主张将病人独立隔离。

（2）追踪密切接触者：根据监测信息，确定暴发流行的影响范围和人群，对密切接触者进行有效的观察，及时发现新病例。

（3）带菌者服药：对于细菌性呼吸道传染病的带菌者，在发生疫情时可考虑选用其敏感的预防性抗生素。

（4）保护易感人群：洪涝灾害时候，首先要保护小孩和老人等易感者，尽量让他们少受寒和少挨饿，提高抵抗力。

（5）健康教育：开展和加强预防呼吸道传染病的宣传，养成良好的个人卫生习惯，注意手的卫生，咳嗽或打喷嚏时用纸巾遮挡口鼻；保持室内空气的流通；远离病人或可能染疫动物。

(6) 医务人员分级防护原则：医务人员的防护采取标准预防的原则，根据危险程度采取分级防护，防护措施应当适宜。

3.自然疫源性疾病

（1）确定疫点、疫区及媒介控制区，对疫点进行随时消毒和终末消毒处理。

（2）控制传染源：疑似、临床诊断或实验室确诊病例应到定点医院进行隔离治疗；出现暴发疫情，病人较多时，应就地设置临时隔离治疗点。对可疑的动物进行扑杀、消毒、处理。

（3）媒介控制：开展灭鼠、灭螨、灭蜱、灭蚊等工作；县（区）疾控中心负责组织专业人员在疫区监测媒介密度，并及时把监测及控制结果上报上级部门。

（4）个人防护：重点搞好牧民、屠宰、医护人员等高危人群的个人防护。

（5）宣传教育与爱国卫生运动：通过印制宣传册、宣传海报、报纸、电视、电台、互联网等媒体向群众宣传，提高群众对自然疫源性疾病的自我防治能力。灾区要广泛发动群众，大力开展爱国卫生运动，搞好环境卫生，及时清除灾区垃圾及淤泥，对动物尸体进行无害化处理，清除四害孳生环境，预防疾病的传播。

（6）开展应急接种工作：对疫区范围内人群进行流行性出血热、乙型脑炎、狂犬病等疫苗的应急接种。

第三节 台风灾害后常见伤病的医学救护

一、台风灾害后的伤病发生特点

台风暴雨袭击时建筑物倒塌、树枝倒下、飞来物体和碎片，以及台风后继发泥石流或山体大滑坡是造成人员伤害的直接因素。有统计资料显示：碰撞伤、硬物击伤（压伤）、跌伤、割刺伤是台风灾害早期最常见的伤害。受伤好发部位依次为下肢、头颈和下肢。受伤害人群将近一半是骨折。伤害60%以上是由房屋倒塌造成的。其他的伤害还有土埋窒息、挤压伤、淹溺、CO中毒和电击伤等。灾后2~3天，常可发生伤口感染、呼吸系统和消化系统疾病和创伤后应急障碍等。下面把台风灾害后常见伤病的分级救治措施做些概述。

（一）砸伤

1.原因 当风力达到10级时（即风速25m/s左右）即可对建筑物、树木及电线杆等造成不同程度摧毁，导致人员砸伤。如同时有泥石流、塌方也可造成人员砸伤。砸伤种类常见有颅脑外伤、软组织挫裂伤、四肢和躯干骨折等。

2.现场急救

（1）最初接触伤员，首先需观察伤员有无意识，若无意识，立即让伤员头后仰或偏向一侧，防止舌根下坠阻塞呼吸道。

（2）伤员的呼吸怎样，若是呼吸已停止，立即保持呼吸道通畅，并用人工呼吸维持有效呼吸。

（3）能否触及脉搏？是否有心跳？若心跳已停止，立即开始胸外心脏按压术。

（4）是否有体表大出血？若有出血，应立即压住出血部位近端的大血管，或用加压包扎止血，尽可能少用止血带。对于肢体出血，应抬高患肢以减少出血。

（5）是否存在脊椎损伤的可能性？若有，搬动伤员前，必须采取良好保护性措施，防止脊髓的继发损伤。

（6）四肢有骨折时，固定材料常用的有木制、铁制、塑料制夹板。临时夹板有木板、木棒、树枝、竹竿等。如无临时夹板，可固定于伤员躯干或健肢上。经过上述紧急处理后，将伤员送到就近医疗单位，进一步抢救治疗。

3.医疗站（医疗队或医院）处理

1）迅速判断有无威胁生命的征象：特别注意有无呼吸道梗阻、大出血和休克。呼吸心跳停止者，立即进行心肺复苏。神志昏不清，应保持呼吸道的通畅，并观察神志、瞳孔、呼吸、脉搏和血压变化情况，为下一步诊断提供资料。

2）进一步检查和诊断：在伤员的窒息、休克和出血获得初步控制后，应进一步检查，以使创伤者能获得尽可能准确的诊断及有效的抢救与治疗。病史采集应简明扼要，不得时间太长，以免延误抢救。体检要系统多次重复进行，以免遗漏重要伤情。体检时要注意伤员一般情况和生命体征，从头、颈、面颌、胸、腹、脊柱、四肢的顺序进行仔细检查。有条件时可做必要的辅助检查。

3）抢救措施：多发损伤的全身处理，在急救站或医疗队（医院急诊室）的紧急处理主要是抗休克，解除伤员窒息和止血。

（1）各器官系统损伤的处理原则：对多发性损伤的处理应根据损伤对生命安全威胁程度，依次进行处理，一般骨骼和肌肉损伤都是放在最后处理。有反常呼吸者，可用厚棉垫压在浮动的胸壁处，用胶布固定。有气胸者，应尽快采取穿刺，闭式引流，必要时开胸手术治疗。有颅脑损伤，应注意防止脑水肿，如用脱水治疗、限制输液量等，可根据伤情对症处理，颅内有血肿者应尽快开颅减压。有怀疑腹部内脏伤者，应尽早剖腹探查。如受伤2天以上，腹内感染已趋局限化者，可考虑非手术治疗，使用抗生素和补充营养。多发性损伤中90%以上合并有骨折，而且其中半数以上合并2处以上骨折。

（2）骨折的固定：骨折固定的目的在于止痛和制动，减轻伤员痛苦，防止伤情加重，防止休克，保护伤口，防止感染，便于运送。骨折固定的方法要领在于先止血，后包扎，再固定；夹板长短与肢体长短相称；骨折突出部位要多加垫；先扎骨折上下两端，后固定两关节；四肢露指（趾）；胸前挂标志；固定四肢长骨骨折，可采用小夹板，前后石膏托或牵引支架固定，这样可减少局部疼痛刺激和继发性损伤。

（3）骨折的手术治疗：一般骨折的手术处理需等伤员全身情况改善后进行，通常在伤后第2周较为合适；如骨折本身为危及伤员生命安全的主要因素者，应在尽快改善伤员全身情况的同时积极进行手术治疗；骨折合并大血管损伤者，同样应尽快修补血管，才能控制出血休克，对开放性骨折，在全身情况允许下，争取时间，尽早处理，有时骨科手术也可和其他部位（颅脑、胸腹部）的手术在同一麻醉下（全麻）同时进行。

（二）土埋窒息

1.原因　台风暴雨袭击时可发生泥石流或山体大滑坡以及房屋倒塌，将人员掩埋于泥浆砂石土体中，使伤员不能呼吸发生不同程度窒息，如发现早，救援工作及时，可以减少伤员死亡率。

2.伤病员的表现　人体被掩埋在泥浆砂石土中时，可因吸入泥浆而引起呼吸道的梗阻，出现呼吸急促、喘息、恐慌，进而呼吸加深或浅、快，呼吸困难，颈静脉怒张，继而在颜面、口唇、指（趾）甲等部位出现紫绀，颜色由正常红润转为青紫色。伤员由于窒息缺氧，初起脉搏增快，血压上升，随着缺氧程度加重，脉搏变细、变弱，血压也逐渐下降。伤员由开始的紧张、挣扎，渐渐转为神志淡漠、表情消失，陷入昏迷状态，进而瞳孔散大，反射消失，最后引起循环、呼吸衰竭，心跳、呼吸停止而死亡。

3.现场急救　土埋窒息伤员的抢救处理原则是：首先从掩埋泥土和砂石或倒塌建筑物中把伤员抢救出来，对呼吸道梗阻和窒息的伤员，由于病情危急，需迅速移至安全地区就地抢救，以赢得时间、抢救生命为首要目的。

（1）伤员被掩埋在泥浆砂石中，口鼻会被异物堵塞，发生窒息。挖出后应立即清除口、鼻、喉腔内的泥土及痰、血和呕吐物等，保持呼吸道通畅。

（2）有呼吸停止者应辅以口对口人工呼吸，有条件的可做气管插管术，以解除上呼吸道梗阻。这是抢救窒息者的有效方法。

（3）对呼吸心跳均已停止的伤员，在施行人工呼吸的同时，进行胸外心脏挤按术等。

（4）昏迷的伤员，由于舌根后坠影响呼吸，可将伤员置半俯位或将舌牵出，必要时亦可做下颌骨折的临时性固定。

（5）就地抢救，对呼吸道阻塞和窒息情况好转的伤员，应在医护人员的护送下，迅速转送到附近医疗站或医院进行其他处理。

（三）挤压伤

1.原因　台风灾害发生后，由于建筑物倒塌而产生大量的挤压伤伤员，其肌肉部位受挤压后极易产生挤压综合征，严重威胁着伤病员的生命安全。

2.病理生理　病理生理改变主要由受压部位肌肉的变性、坏死和血管通透性的改变造成。肌肉的解剖特点是被厚薄不同程度的筋膜包绕。挤压时被挤压部分的血液循环被阻断，肌肉、神经、血管因而受损，细胞膜变性，血管通透性增加。因此，当解除挤压，血液循环恢复后，大量血浆样液体甚至血液从受伤的血管内逸出，肌肉及其间质明显肿胀，使筋膜内压力迅速增高，致使血液循环重新受阻。先是静脉回流受阻，血液渗出更加明显，进而又加重了肌肉肿胀的筋膜腔内压力。这样形成恶性循环，最终血流中断，组织缺血缺氧坏死。肌肉在长时间受压后可释放出大量肌红蛋白。肌红蛋白在酸性尿中很快沉淀形成肌红蛋白管型，阻塞肾小管，并对肾小管产生强烈的毒性作用，而且挤压伤的伤员由于血管活性物质的释放和大量的渗出可有肾脏缺血、缺氧，导致急性肾衰竭。

3.临床征象　伤病员受压时间越长、物体越重，受伤部位肌肉越丰富、范围越广，发生急性肾衰竭的可能性越大。受压部位常有压痕，解压后迅速肿胀，皮肤发硬，皮下淤血。严重者受压肢体运动失灵，远端皮肤发白、发凉。伤肢脉搏早期多可触及，以后逐渐减弱或消失。但少数病例的肢体外观改变不明显，易致漏诊。

由于局部肿胀，大量体液丧失流至"第三间隙"，因此伤员可有细胞外液减少，有效循环量不足的表现，如脉搏细速、面色苍白、血压降低，甚至发生休克，若不及时处理，严重的可致死亡。

4.现场处理　在接近受损建筑时，首先要考虑到救援人员自身的安全，因为还有可能出现再次坍塌。所以，对于已经部分或者全部倒塌的建筑物，绝对不建议医疗或医疗辅助救援人员自己试图解救被困人员。如需确定被困人员的位置，应向经验丰富的救援队求助，或取得其他救援人员及民众的协助。

即使在废墟中被困5天甚至更长时间，被困人员仍可能获救。很多伤者可能出现挤压综合征，因此必须迅速采取措施，积极预防肾脏及其他系统的并发症。

为达到这一目标，有必要了解以下规则：

（1）如果灾难现场发现尚存活的被困人员，在其被困期间，应尽可能在其四肢找到一条可用的静脉，并建立静脉通道以1L/h的速度输入等渗盐水（每小时每公斤体重10～15ml）。

（2）通常在45～90分钟之后被困人员就可被解救出，而静脉补液应该在整个过程中持续进行。如果救援时间延长（有时达4～8小时），则应对补液量进行相应调整。

被困者一旦从废墟中解救出来，首先检查生命体征；同时确定创伤的类型；并开始"初步的检查"。

如果初步观察显示患者清醒，能言语，定向力完整且能移动四肢，那么毫无疑问患者呼吸道通畅，能正常呼吸，大脑供氧充分，且没有严重的中枢神经系统损伤。这种情况下，如ABCDE检查未发现严重损伤，则进行常规处理。

如患者无反应，且有明显的潜在致命性（大多是穿透性或开放性）外伤，应按照当地情况进行处理。在重大灾害中，现场只能处理存活概率大于50%的患者，也就是说，受伤非常严重且救治无望的患者往往被忽略了（Pepe及Kvetan）。但是，如果灾难规模不大，且有足够的医疗救护人员，则可以通过抬举下颌的方法保持患者呼吸道的通畅。如果患者有活动性出血，可采取简单的止血措施（如止血带、压迫绷带、缝合等）。同时，应寻求帮助并尽可能早地将患者转运至最近的医疗场所。

对于挤压伤的患者，应例行检查是否有小便排出。如条件允许，应放置膀胱留置导尿管（尤其对于意识丧失，和/或有骨盆及腹部外伤的患者）以确定尿量。如没有导尿管，应该检查患者的内裤；内裤潮湿或有小便气味提示患者有小便。

少尿—无尿患者的处理：对无尿患者，应搜索低血容量的证据（如低血压；脉搏弱而快；四肢湿冷、紫绀或苍白）。如果上述症状明显，则应进一步搜寻低血容量的潜在原因。如发现活动性出血，应立即按照之前描述的方法进行止血；同时立即采取最合适的治疗措施，如输血；若没有红细胞制品，可输入血浆、人血白蛋白、右旋糖苷或羟乙基淀粉（贺斯）等胶体液；若胶体液也没有，可输入盐水或者其他的静脉用液体。但应注意，在排除高钾血症及急性肾肾功能衰竭（ARF）的可能前，切忌输入含钾液体。需注意的是：挤压伤患者即使没有出现ARF，仍然可以发生致命的高钾血症。对骨筋膜室综合征患者，应考虑到有大量液体渗出到病灶，因此应计划更多液体。

有尿患者的处理：对有尿患者，即使尿量很少，静脉补液仍应维持在1L/h。此阶段最好采用低渗盐水（半等渗：0.45%氯化钠+5%葡萄糖）进行补液。在第二组或第三组低渗盐水中加入50mEq碳酸氢钠（通常第一天总量为200～300mEq），以保持尿液pH值在6.5以上，预防肾小管内肌红蛋白及尿酸的沉积。若尿量超过20ml/h，可在液体中加入20%甘露醇50ml[甘露醇1～2g/（kg·d），总量120g，输入速度控制在5g/h]。这种加入了碳酸氢钠和甘露醇的混合液体在下文中统称为"甘露醇—碱性液"。切忌将甘露醇用于无尿患者！

从本方案施行起，就应密切小便情况。若医生不足，则护士、医学生，甚至志愿者都可进行尿量观察。治疗的目标是保证每小时尿量超过300ml。治疗反应良好的75kg成年人，甘露醇—碱性液使用量可达每天12L。通常情况，使用12L混合液后可排出8L小便。对于体重较轻或更重的患者，应根据体重调整混合液体输入量。挤压综合征患者大量体液渗入肌肉组织，保持体液出入量的正平衡很重要：入量可在过去24小时总的液体丢失量基础上增加4～4.5L。

本方案可持续到肌红蛋白血症消失（临床可以尿液颜色正常为终点），通常出现在创伤后2～3天。此后，可逐渐减少甘露醇-碱性液的输入量。

如果在混乱的灾难局面下缺乏足够人手对伤者进行观察和监护，则应适量减少甘露醇—碱性液的入量（如：每天4～6L），特别对于排尿困难的老年患者，应更加谨慎，以免引起医源性容量超负荷。

对无尿患者，为避免容量超负荷、高血压及急性左心衰，液体总入量应控制在3～6L/d。最好进行循环监测，指导个体化补液；例如，无胸外伤或急性呼吸窘迫综合征（ARDS）的患者，可尽早安置中心静脉导管（CVP），以便客观地依照患者循环状态进行治疗。

其他措施：在挤压伤患者中，最高发且最致命的内科并发症就是高钾血症。很多患者因为高钾血症而死于灾难现场，转运途中，或入院后不久。为了降低这种风险，对高钾血症可能性大的患者（严重肌肉外伤的男性）可采用经验性治疗。在灾难现场可首先使用阳离子交换树脂聚苯乙烯磺酸钠（如果患者可以口服药物）15～30g，同时服用等量山梨醇以避免肠梗阻。在有指征时可在现场救护所或医院急诊科对高钾血症进行处理。

使用血管（或肾血管）扩张剂量的多巴胺预防ARF是无效的。速尿（呋塞米）的有效性尚存在争议。

一旦发生急性肾小管坏死，唯一有效的治疗方案是透析。

5.医疗站（医疗队或医院）处理

（1）入院即刻的一般处理：接诊患者时，简要询问病史（患者本人或送医的陪护人员）。在病史采集过程中，注意尽量了解患者身份，包括他/她来自哪儿，获救的时间，在废墟中掩埋的时间，入院前接受过哪些治疗。

在首次评估时，应迅速进行简单的查体以评估患者生命体征。如在首次评估时发现任何威胁生命的情况，例如大量失血、休克、窒息，应立即进行心肺复苏，如发现严重的穿透性或开放性创伤，应立即进行外科评估以尽快修补伤口。在此阶段，应剪开或脱去患者衣物以彻底检查患者有无明显外伤（首次评估后立即进行）。如发现严重的体表出血，有导致低血容量的可能，应立即采取以下措施：压迫止血、止血器械或止血钳止血、迅速进行确定性缝合，吻合器或电凝止血。此外，应尽早开始输血。如果无法获得血液或代血制品（大规模灾难时经常出现）则应补充胶体。如胶体也没有，则补充晶体恢复血容量。在进行后续评估和处理前，首次评估和急诊治疗可能需要重复数次。

后续评估开始前，基本生命体征应该保持平稳。在后续评估的体格检查中，应首先检查瞳孔，接着检查颈部以发现颈椎损伤。如发现任何脊柱损伤的征象，应立即固定颈部。所有胸部创伤、严重局限性胸痛、呼吸困难的患者均应考虑气胸可能。胸部创伤的患者应仔细进行心脏听诊，心音减低可能提示心包积血和心包填塞。奇脉的体征可能提示心包积液。腹部查体时，应注意搜索腹腔内脏器损伤的表现，但未发现异常体征并不能排除内脏器官受损。

患者若出现不能解释的低血压或不典型的腹部体征，应行超声检查或诊断性腹腔灌洗。镇痛药的使用必须非常谨慎，以免掩盖一些致命的危险。瘫痪和麻痹提示脊柱损伤，但挤压导致的外周神经损伤可能产生相似的表现。在明确排除脊柱损伤前，应对脊柱进行严格制动。开放性创伤患者应对损伤部位进行X片或CT检查，而检查过程中必须有医护人员全程陪同，以便在患者出现危险时立即进行复苏。

保留灾难受害者完整的记录在医学、社会和法律意义上都至关重要。采取必要的措施记录患者的身份、血型并尽可能简要记录患者目前的临床状况、体检发现和采取的诊疗措施。可以要求医学生、护士或其他医疗人员的协助，节省时间以尽快开始下个患者的检查评估。

（2）收入院时的医疗处理：这一阶段的医疗处理主要是高钾血症和症状性低钙血症的治疗，以及液体复苏的开始。

（3）挤压综合征导致急性肾功能衰竭（ARF）的处理：外伤导致的ARF初期为肾前性肾衰。如早期处理不当，造成急性肾小管坏死，则引起肾实质性肾衰。一般说来，横纹肌溶解综合征不会造成不可逆性 ARF；因此，伤员如能在急性期得到及时正确的处理而顺利度过急性创伤期和 ARF，肾功能将会逐渐恢复。挤压导致的急性肾功能衰竭的特征是以少尿起病，并于起病 1~3 周后进入多尿期。ARF 少尿期和多尿期的处理是不同的。

少尿期的治疗：以保守治疗为主，避免可能造成肾功能恶化的各种危险因素。对低血容量和各种感染进行必要的治疗。避免使用可影响肾功能恢复的肾毒性药物（包括氨基糖苷类抗生素、非甾体类抗炎药、造影剂）。无法避免时应根据肾功能状况适当调整用药剂量。

当氮质代谢产物潴留，BUN≥100mg/dl 或血肌酐≥8mg/dL，或者血钾高于 7 mmol/L，或者酸中毒 pH 小于 7.1，或者 HCO_3^- 低于 10mmnol/L 时可考虑透析治疗。只要有条件，都应该首选间歇性血液透析。当血液透析不能开展时，再考虑其他的治疗方式。

多尿期的治疗：通常经过 2~3 周，肾小管上皮细胞再生，病人尿量逐渐增多进入多尿期。在这一时期应进行适当的补液，避免脱水；如果这方面被忽略，肾脏灌注不足可能导致肾功能再次受损，肾前性甚至肾性急性肾功能衰竭可能再次出现。

（4）防止感染：感染不仅可使局部状况恶化，伤肢发生湿性坏疽而加重肾脏的负担，而且可引起其他脏器的感染，如肺部感染等，这会直接威胁到伤员的生命还会导致死亡。因此需注意保护伤肢，及时减张，清除坏死组织。如有脓肿形成应做引流。根据细菌培养和药敏试验结果，选择合适的抗生素，但应避免使用损害肾功能的药物。

（5）伤肢的处理：处理伤肢的原则是快速解除局部压力，改善局部循环，减少有害物质的吸收入血和预防感染的发生。急救时，应尽快将重物移离，减少受压时间。解压后，肢体应制动，局部可冷敷，但不应抬高、热敷和按摩。病情严重可酌情进行筋膜腔的早期切开减压，以彻底解除筋膜腔压力，充分引流和改善局部与伤肢循环。肢体的切口依肢体的长轴进行，皮肤与筋膜切口应足够大，切开每一个受累筋膜腔，要充分暴露，切除坏死组织，清除血肿并止血。换药时，应随时清除坏死组织。切口用抗生素纱布填塞包扎，不宜加压，如伤口渗液过多，应注意水、电解质和蛋白质补充。治疗中应严密监护肾功能的变化，若发生急性肾衰竭，血尿素氮和血钾升高，应及早行透析治疗。

（四）淹溺和电击伤

详见相关内容。

三、台风灾害后常见伤病的护理措施

（一）砸伤

砸伤的常见伤类有颅脑外伤、软组织挫裂伤、四肢和躯干骨折等。其护理措施详见相关内容。

（二）土埋窒息

（1）救出险境。抢救全身被土埋者，根据伤员所处的方向，确定部位，先挖去其头部的土、物，使被埋者尽量露出。迅速清洁其口、鼻周围泥土，保持呼吸道畅通，进行口对口吹气，然后再挖出身体的其他部位。

（2）对各种外伤进行现场处置。

（3）对呼吸、心跳停止者，进行口对口吹气和胸部心脏按压。

（4）如果局部肢体受挤压，在局部解除压力后，应立即用夹板将伤肢牢牢固定住，严禁不必要的肢体活动，伤部应暴露在凉爽空气中，送医院处理。

（三）挤压伤

详见相关内容。

（四）淹溺和电击伤

详见相关内容。

第四节　台风灾害减灾措施与防范对策

台风是一种天气现象，为大自然的产物。虽然台风能量很大，影响范围极大，破坏力巨大，造成的危害不可避免，但只要我们积极采取有效的防御措施，趋利避害，受灾程度是可以大大减轻的。

一、普及宣传教育，提高民众防台风意识

各级政府已十分重视防台工作，制定了一系列符合我国国情的防灾、减灾对策，投入了大量人力、物力、财力，使我国的减灾事业具备了一定的基础，并且在数十年的抗灾斗争中取得了巨大成绩，积累了宝贵的经验。但是，必须看到，我国是个台风灾害频繁发生的国家，目前的综合防台抗台能力还不强，与世界上一些发达国家相比，还存在着不小的差距。近年来，一些人防灾意识有所淡化，滋生了麻痹思想和侥幸心理。对浙江苍南沿海居民的调查显示：仅有35.64%调查对象平时关注灾害信息；对防灾、减灾措施也认识不足，有48.44%的人认为台风时认为可以到低洼地区避险，44.12%的人认为可以在大树、电线杆和陡峭悬崖下躲避风雨。因此必须大力开展防台减灾教育，增强全民抗灾、减灾意识，动员全社会力量，把防台风工作当作大事来抓。教育居民台风来临12小时前要加固门窗，不要到时再去关门窗或者修房屋。

二、加强台风的监测和预报，是减轻台风灾害的重要的措施

对台风的探测主要是利用气象卫星。在卫星云图上，能清晰地看见台风的存在和大小。利用气象卫星资料，可以确定台风中心的位置，估计台风强度，监测台风移动方向和速度，以及狂风暴雨出现的地区等，对防止和减轻台风灾害起着关键作用。当台风到达近海时，还可用雷达监测台风动向。建立城市的预警系统，提高应急能力，建立应急响应机制。还有气象台的预报员，根据所得到的各种资料，分析台风的动向，登陆的地点和时间，及时发布台风预报，台风紧报或紧急警报，通过电视、广播等媒介为公众服务，让沿海渔船及时避风回港，同时为各级政府提供决策依据，发布台风预报或警报是减轻台风灾害的重要措施。

气象部门根据台风接近和影响程度，会及时发布不同的预警。台风预警分为蓝、黄、橙、红四个级别，若24小时内影响本市，一般会发布蓝色或黄色预警。若12小时内影响本市，会发布橙色预警。若6小时内影响本市，发布的是红色预警。

蓝色预警：24小时内可能或者已经受热带气旋影响，沿海或者陆地平均风力达6级以上，或者阵风8级以上并可能持续。防御指南：①政府及相关部门按照职责做好防台风准备工作；②停止露天集体活动和高空等户外危险作业；③相关水域水上作业和过往船舶采取积极的应对措施，如回港避风或者绕道航行等；④加固门窗、围板、棚架、广告牌等易被风吹动的搭建物，切断危险的室外电源。

黄色预警：24小时内可能或者已经受热带气旋影响，沿海或者陆地平均风力达8级以上，或者阵风10级以上并可能持续。防御指南：①政府及相关部门按照职责做好防台风应急准备工作；②停止室内外大型集会和高空等户外危险作业；③相关水域水上作业和过往船舶采取积极的应对措施，加固港口设施，防止船舶走锚、搁浅和碰撞；④加固或者拆除易被风吹动的搭建物，人员切勿随意外出，确保老人小孩留在家中最安全的地方，住在危房的人员及时转移。

橙色预警：12小时内可能或者已经受热带气旋影响，沿海或者陆地平均风力达10级以上，或者阵风12级以上并可能持续。防御指南：①政府及相关部门按照职责做好防台风抢险应急工作；②停止室内外大型集会、停课、停业（除特殊行业外）；③相关应急处置部门和抢险单位加强值班，密切监视灾情，落实应对措施；④相关水域水上作业和过往船舶应当回港避风，加固港口设施，防止船舶走锚、搁浅和碰撞；⑤加固或者拆除易被风吹动的搭建物，人员应当尽可能待在防风安全的地方，当台风中心经过时风力会减小或者静止一段时间，切记强风将会突然吹袭，应当继续留在安全处避风，住在危房的人员及时转移；⑥相关地区应当注意防范强降水可能引发的山洪、地质灾害。

红色预警：台风已经达到了最高级别，是指6小时内可能或者已经受热带气旋影响，沿海或者陆地平均风力达12级以上，或者阵风达14级以上并可能持续。防御指南：①政府及相关部门按照职责做好防台风应急和抢险工作；②停止集会、停课、停业（除特殊行业外）；③回港避风的船舶要视情况采取积极措施，妥善安排人员留守或者转移到安全地带；④加固或者拆除易被风吹动的搭建物，人员应当待在防风安全的地方，当台风中心经过时风力会减小或者静止一段时间，切记强风将会突然吹袭，应当继续留在安全处避风，住在危房的人员及

时转移；⑤相关地区应当注意防范强降水可能引发的山洪、地质灾害。

三、增强综合抗台风灾害能力

（一）提高房屋建筑质量

台风灾害造成的人员伤亡，很多是由于房屋倒塌所致。因此，提高建筑物的质量，是增强抗台风能力，减少人员伤亡的一个有效途径。在经济条件好的地方，房屋建筑要尽量选用高质量的建筑材料，如采用水泥、钢筋等来建造。条件差的地方也要因地制宜，就地采用抗台风效果好的材料建造房屋。如福建厦门、莆田一带石头资源丰富，采掘方便，用石头建房不仅费用低，而且抗风效果也好，深受群众青睐，不失为一项好的防台风的措施。

（二）大力开展植树造林

森林是调节气候、保持水土的卫士，具有良好的抗台风作用。科学家和经济学家都认为，沿海地区应该逐步开发成防风林带，而民居应该远离海岸，建设在安全地。据广东省农田林网科研协作组调查，珠江三角洲的白藤湖围垦区，1978年建立防护林后，林网内平均风速降低20%～40%，有林网保护的水稻和甘蔗，其受害程度比无林网保护的明显降低。

目前，我国沿海林地面积已发展到9 654万亩，这对减轻台风灾难起了很好的作用。但从人均占有林地面积来看，我国还处于世界低水平，有些地方毁林现象时有发生。因此今后仍要把沿海防护林建设作为生态建设的重点工程来抓，宣传、执行好《森林保护条例》，使沿海荒山、荒地、荒滩变成绿色长城，以减轻台风的威胁。

（三）充分发挥水利工程防灾效益

40多年来，我国兴建了8万多座水库、数十万千米堤坝及其他大量水利工程。这些工程在防灾减灾中发挥了巨大作用。如福建省先后建成了保护千亩以上农田的江海堤防383处，总长1 875km，大大减轻了台风暴雨的危害。但由于国力所限，我国现有海塘堤坝等水利工程标准偏低，质量不高，有的地方工程受损严重，维护保养也跟不上。因此，应当全面规划，统一标准，维修或增修堤防，及早加固老化、受损工程，使之发挥应有的防台作用。

另外，随着改革开放的深入，沿海一些不毛之地或大批荒滩，将会变成新型的经济密集区，所以在沿海经济开发大潮中，必须充分考虑台风影响，重大项目尽量不要建在易受台风袭击的地段。如果非建不可，也必须有抗台能力强的工程设施与之配套。

（四）合理安排农作物生产布局

因地制宜、合理安排农作物种植制度，使农作物生长关键期与台风频繁发生时间错开，可以大大减少损失。如华南沿海早稻在7月中旬以前成熟收割完，受台风危害的机会可明显减少。另外，选择具有较强抗风的或矮秆的优良品种种植，也是减轻台风灾难的一项有效措施。

（五）积极开展灾后自救

台风过后，要迅速、高效地投入抢险救灾，及时抢救伤员，切实保障灾民生活，组织群众尽早恢复生产，重建家园，力争把灾难减轻到最低限度。

第五章

医院船在水系灾害医学救援中的应用

第一节 概 述

一、医院船简介

(一) 概况

医院船作为收容、治疗伤病员的专用勤务船舶，是实施海上伤病员医疗后送的大型骨干装备，可承担海上伤病员的早期治疗与部分专科救治任务和灾害发生后的应急医学救援任务。

医院船吨位大、抗风力强、稳性好，有良好的海上伤病员救治条件和生活环境，舱内照明、通风良好，温度、湿度可以调节，医疗设施齐全并符合规定的要求，能在较复杂气象和海情条件下接收、搬运和救治伤病员；医技科室符合海上医院配置要求，舱室布局满足伤病员救治需要；船上舱室较充裕，可展开较多的床位；具有完善的诊疗室和辅助间，配有手术室、放射检查室、抢救室、五官及牙科治疗室、检验室、特检室、血库、药房，以及消毒供应室、储藏室、敷料器械洗涤室、洗衣房、烘干室等，大型医院船还设有较好的烧伤病房、监护病房和相应的救治设备；各诊室位置安排合理，相互衔接，手术室设置在稳定性较好的中部，放射室、血库、检验室与之邻近。

(二) 医院船使命任务

1. 使命任务　医院船勤务使命是根据各国海军伤病员救治的需要及当时的军事环境条件等因素而确定的。

(1) 美国医院船的使命任务是：①为前沿部署的舰艇编队伤病员提供救治；②为两栖特混编队内的海军陆战队、陆军和空军部队伤病员提供救治；③为灾害提供医学救援和世界范围的人道主义援助。

(2) 俄罗斯医院船的使命任务是：除用于紧急救治伤病员外，还可用于官兵的保健性疗养。

(3) 英国医院船的使命任务是：战时用于伤病员救治，平时恢复为民用船舶使用。

(4) 我国医院船的使命任务是：担负舰艇部队海上作战、两栖作战海上伤病员医疗后送工作；充任海上机动医院，为舰艇编队提供伴随保障，或在近岸和港口接收从陆上后送来的伤病员，实施救治任务。平时可执行海上巡回医疗，提供常规医疗保障服务。

2. 平时救治范围　平时，医院船医疗系统的救治功能是按相当于陆上中心医院规模救治能力进行设计的，其卫生设备配备也基本具有同等水平。医院船应具有处置下列伤病员的能力，对伤病员视情况做出诊断，或做适当处置后转院治疗，或视情况进行留治：

(1) 呼吸内科疾病包括：呼吸道霉菌病、肺胀肿、急性肺栓塞、慢性肺源性心脏病、原因不明的胸膜疾病、支气管囊肿和肺癌等。

(2) 消化内科疾病包括：原因不明的慢性腹泻、肝性脑病、肝脏海绵状血管瘤、肝脓肿、原发性肝癌、胰腺癌等。

(3) 神经内科疾病包括：急性感染性多发性神经根炎、急性脊髓炎、运动神经原疾病、病毒性脑炎、震颤麻痹、肝豆状核变性、多发性硬化、脑寄生虫病、重症肌无力等。

(4) 心血管内科疾病包括：Ⅲ型房室传导阻滞、病态窦房结综合征、冠心病心绞痛发作频繁或进行性加重、心肌病、急性心包炎、高血压心脏病、多发性大动脉炎等。

(5) 血液内科疾病包括：贫血、真性红细胞增多症、原发性血小板增多症、免疫性血小板减少紫癜、恶性淋巴瘤、多发性骨髓瘤、原发性巨球蛋白血症及白血病等。

（6）肾病学疾病包括：肾病综合征、淀粉样变肾病、糖尿病肾病、急、慢性肾衰竭等。

（7）内分泌疾病包括：垂体前叶功能减退症，尿崩症，皮质醇增多症，原发性醛固酮增多症，急、慢性肾上腺皮质功能衰竭，甲状腺功能减退症，重度糖尿病，胰岛素瘤等。

（8）普通外科疾病包括：甲状腺癌、颈动脉体瘤、严重的腹腔脏器损伤、肠瘘、胃大部切除后并发症、肝脏海绵状血管瘤、胰头及壶腹周围癌、坏疽性胆囊炎、门脉高压症、腹膜后肿瘤、血栓闭塞性脉管炎、深静脉血栓形成、创伤性动静脉瘘等。

（9）心胸外科疾病包括：重度胸外伤、肺爆震伤、漏斗胸、脓胸合并支气管胸膜瘘、支气管扩张症、食管疤痕性狭窄、食管上段癌、心脏创伤、缩窄性心包炎、动脉导管未闭等。

（10）神经外科疾病包括：重症颅脑闭合性损伤、重症火器性颅脑损伤、脑损伤后综合征、大脑半球与小脑肿瘤、脊髓肿瘤、脊髓疾病等。

（11）泌尿外科疾病包括：泌尿及男性生殖系先天畸形、复杂的泌尿系统结石及异物、泌尿及男性生殖系肿瘤、泌尿系梗阻性疾病、外伤性急性肾衰竭、肾上腺疾病、肾动脉狭窄、膀胱阴道瘘等。

（12）骨科疾病包括：危重型盆腔及四肢骨折，关节、软骨、韧带因外伤或疾病所致畸形，需成形术者；股骨头无菌性坏死、良性肿瘤切除需做大块异体骨移植者，各种畸形矫正有困难者，脊柱与脊髓损伤、血管损伤、神经损伤诊断不明，需进一步手术治疗者，复杂的大关节损伤等。

（13）烧伤及整形外科疾病包括：重度烧伤和特殊部位的烧伤。

（14）妇产科疾病包括：高龄初产妇、妊娠高血压综合征、新生儿溶血病、严重的盆腔炎、尿道膀胱膨出、尿瘘、直肠阴道瘘、子宫脱垂、子宫颈癌、子宫内膜癌、输卵管癌、子宫内膜异位症、恶性葡萄胎和绒毛膜癌等。

（15）小儿科疾病包括：新生儿肺透明膜病、新生儿坏死性小肠结肠炎、急性出血性坏死性小肠炎、先天性心脏病、缩窄性心包炎、肾病综合征、急性肾衰竭、重症再生障碍性贫血、急性白血病、溶血性尿毒综合征、尿崩症、原发性免疫缺陷病等。

（16）眼科疾病包括：重度角膜炎、重度葡萄膜疾病、晶体脱落、玻璃体疾病、眼内肿瘤、眼眶病、视网膜脱离等。

（17）耳鼻喉科疾病包括，鼻窦囊肿、咽角化症、副鼻窦肿瘤、鼻咽闭锁、鼻咽部纤维血管瘤、扁桃体癌、鼻咽癌、喉乳头状瘤、耳源性脑膜炎等。

（18）口腔科疾病包括：颌面部严重感染，口腔上颌窦瘘，颌骨缺损，软组织缺损，颌骨囊肿，面裂囊肿，血管瘤及淋巴管瘤，牙颌畸形，上、下颌骨肿瘤，补牙等。

（19）皮肤疾病包括：着色霉菌病、重症大泡性多形红斑、盘状红斑狼疮、皮肌炎、硬皮病、混合结缔组织病、天疱疮、非感染性肉芽肿、中毒性大泡表皮松解症、剥脱性皮炎等。

二、医院船的发展现状

（一）医院船装备的发展与展望

世界各海洋强国都十分重视战时海上医院船的装备，如英国国会曾专门做出决议，明确规定军队远征作战必须配置医院船实施保障，俄、日、英、美、法等国海军都先后装备了医院船。美国海军是装备医院船较多的国家之一，制式医院船先后共装备过26艘（表8-5-1）。

表8-5-1 美海军装备的制式医院船情况

序号	船名	舰号	服役时间
1	USS Intrepid		
2	USS Ben Morgan		
3	USS Rover		1862—1865
4	USS Home		
5	USS Idaho		
6	USS Relief（Ⅱ）		1908—1910
7	USS Relief（Ⅵ）	AH-1	1920—1946
8	USS Solace（Ⅰ）	AH-2	1898—1921
9	USS Comfort（Ⅰ）	AH-3	1918—1921
10	USS Mercy（Ⅰ）	AH-4	1918—1934
11	USS Solace（Ⅱ）	AH-5	1941—1946
12	USS Comfort（Ⅱ）	AH-6	1944—1946
13	USS Hope	AH-7	1944—1946
14	USS Mercy（Ⅱ）	AH-8	1944—1946
15	USS Bountiful	AH-9	1944—1946
16	USS Samaritan	AH-10	1944—1946
17	USS Refuge	AH-11	1944—1946
18	USS Haven	AH-12	1946—1957
19	USS Benevolence	AH-13	1945—1947
20	USS Traquility	AH-14	1945—1946
21	USS Cosolation	AH-15	1945—1955
22	USS Repose	AH-16	1945—1970
23	USS Sanctuart	AH-17	1945—1971
24	USS Rescue	AH-18	1945—1946
25	USNA Mercy（Ⅲ）	T-AH-19	1987—
26	USNS Confort（Ⅲ）	T-AH-20	1987—

回顾历史，历次重大海战和人道主义救援行动中，各国医院船在海上卫勤保障中均发挥了积极、重要的作用。目前医院船的发展主要在于医疗设备的不断更新；科学配备船上医务人员。为使船上有限的医疗技术人员能完成各种任务，要求医护人员既具备精深的专科救治、护理技术，又要"一专多能"，掌握包括高级生命支持、创伤急救以及基础的核生化、公共卫生疾病控制、心理卫生等知识。避免批量发生某种伤病时，相应人员、技术缺乏，影响救治。同时船上医护人员应训练有素并相对稳定。为尽可能扩大救治范围，提高救治成功率，还应大力提升直升机转运技术与能力，包括增加船载直升机数量、换乘平台等，立体换乘更能提高救治效率和救治水平。为应对可能发生的核、生、化等特殊袭击或传染病疫情，船上应加强相应的洗消、隔离技术和设备。考虑国际化人道主义救援活动的增多，医院船应增添妇科诊疗设施及婴幼儿救治设备，有需求时配备相关技术人员即可。

展望未来，装备精良的大型医院船，以其独特的可移动，又不乏稳定性的特点，必将在平、战等任何状况的海上医学救援中发挥不可替代的作用。

（二）医院船医疗系统的构成

医院船医疗系统配置的基本要求是，抢救室、手术室、术前准备室、监护病房、CT室、X线室、药房等，配置在与直升机平台、舷吊换乘装置同一层甲板上，以方便从直升机及舷吊换乘来的危重伤员可经分类后直接进入抢救室抢救或进手术室救治或做必要的检查以明确诊断；为保障手术室的手术器械、敷料的及时供应，消毒供应室设置在手术室的正上层甲板上，可随时通过升降机将消毒好的物品送到手术室；检验室、药房、血库、药材库紧靠电梯，方便检验取样、药品的分发与提取；各类病房根据伤病员对救治的不同要求结合船体结构进行布置，重伤病房设置在上层甲板，轻伤病房设置在下甲板，烧伤病房设置在方便进出的甲板层；隔离病房设置在独立的靠后部边缘的舱室内；其他一些医疗辅助舱室按方便使用的原则进行设置。但由于各国海军在装备医院船的理念、经验上的差异，采用的技术方法不尽相同，也存在一些结构上的不同，各国海军医院船的具体结构是：

1. 美海军医院船　采用了排水量为近70 000吨的超级油轮经改装而重建成医院船的技术，使民船加改装医院船的技术得到更大提高。设有可同时起降4架直升机的大型平台；该型船共设8层甲板，最上层为直升机起降平台，空运到船上的伤病员通过甲板前端的电梯送到主甲板上的伤病员收容室；从海上运来的伤病员则从主甲板下的第一层平台由电梯送至主甲板；主甲板设有放射性检查、初诊、化验等部门及手术室，康复病房和特护病房在船的中部，医疗仓库、药房及主化验室位于手术室上层甲板并紧靠电梯，其他病房和医护人员住舱、仓库、洗衣房及牙科诊室分布在各层甲板上；分设伤病员接收分类区、复苏室、手术室、病房、化验室、放射科和药房等7个主要区域或部门，并配置有相应的医疗设备；伤病员接收分类区位于主甲板，船中部直升机平台的下方，设5个舱室，共50张床位，每张床位配置有氧气终端、吸引器和心肺监护仪，伤病员可在此得到初步的分类和急救处置；复苏室位于主甲板，内设有监护控制中心、治疗室、护士办公室和贮藏室等；手术区位于甲板中部，由12个手术室组成，配有先进的手术设备，伤病员可在此进行紧急外科手术或早期手术治疗，以及部分专科治疗；病房分布在主甲板的后部及主甲板以下的舱室，包括特护病房、重伤病房、轻伤病房、普通病房和康复病房，共有1 000张病床；化验室设有中心化验室和急诊化验室，中心化验室主要负责采集和处理各种检验标本，进行生化、细菌学检验，急诊化验室能迅速提供分类区和手术区所需的检验结果；放射科设有4间X线室及CT室；药房设在上甲板，药品分散放置在各治疗区的贮藏柜内，可减轻药品供应强度；还设有设施完善的牙科诊治室、血库、理疗及验光配镜中心，500个氧气瓶及1台制氧量为181.4kg/h的制氧机。可见，现代医院船的先进性已达到了较高的程度。

2. 英海军医院船　在1982年4月发生的英国与阿根廷为争夺马岛的战争中，英军采用了由游轮改装成的"乌干达"号医院船，按照1949年第二次日内瓦公约要求，在出航前已声明它是"医院船"，且国际红十字会的人员首次登上了这艘医院船，国际红十字会救治伤员的准则是不分国籍，不分信仰；共设置床位1 070张，设有接收分类区、重伤病房、药房、手术室（配置3张手术台）、X线室及全自动显影设备、检验室（可进行血液、生化、细菌检验与交叉配血等）、手术准备室、加强治疗病房、备用病房、轻伤护理区、烧伤病房（设有20张护理大面积烧伤病人的床位）；共计配备医疗物资约 90 吨。

3. **俄罗斯海军医院船** 前苏联海军建造于 20 世纪 80 年代，外观形同远洋客船，有多层甲板，船体漆成白色，干舷两侧有 3 个醒目的红十字，并以 3 条宽的红色带贯穿，整体外观精美，符合船舶设计规范和国际法规定；配备一架"卡-25"型直升机，用于垂直转送伤病员和医疗物资；航海设备和无线电设备精良，能保证精确无误，安全可靠地在任何气象条件下航行于世界各大洋，续航力为 3 500 海里；设床位 500 张，1 个手术区，7 个治疗室，2～3 个药库；除医疗设施外，还配备有一大一小 2 个全套运动器材的健身房、2 个游泳池及排球场、篮球场、乒乓球桌和自行车练习器等，还有一个可容纳 100 人的影剧院和拥有 3 000 多册图书的图书馆，除用于紧急救治伤病员外，还可用于官兵的保健性疗养。

4. **中国海军制式医院船** 设计原则：依据确定的战技术指标及船体的实际条件，尽可能采用成熟技术与设备进行设计；着眼于合理，安全可靠，便于操作、维修与保养，以满足使用要求与管理要求；必须符合医疗救治规则、伤病员流程、感染控制等要求；科学合理规划各医疗功能区、室，尽可能具有一个舒适的工作空间，达到能迅速发挥高效的救治作用；使医疗资源、空间与设备能达到较佳的使用效率。该型船医疗舱室集中布置在 5 个甲板层上。

（1）03 甲板：设有小型重伤病房，专供收治干部伤员；隔离病房单独设在左舷后部。

（2）02 甲板：设有收治重伤员的大病房，检验室、特检室、眼耳鼻喉诊治室、口腔诊治室配置在电梯附近，消毒供应室可与 01 甲板的手术区通过升降机上下传递物品。

（3）01 甲板：设有术前准备室及 8 个手术室的手术区，监护病房、X 线室、CT 室、药房、检伤分类区与后部直升机平台及吊机换乘区相通，附近配置有抢救室。

（4）1 甲板：主要设有烧伤病房及另一检伤分类区，该分类区主要用于分类通过换乘桥换乘来的伤病员，附近设有另一抢救室，烧伤伤员可立即进入该甲板病房内，其他伤员可通过电梯进入其他救治舱室或病房进行救治。

（5）2 甲板：主要设有普通病房，用于收治一般的普通伤病员。

（6）各医疗甲板层间可通过两部大型医用电梯运送伤病员和医疗物资；还设有楼梯供上下。

（7）血库、药材仓库、太平间均设在 3 甲板的电梯附近，取用方便。

从上可见，医院船医疗系统科室较为齐全，但由于受船的吨位、大小、舱室结构等的限制，在数量配置上较陆上医院少，而在功能上与陆上医院基本类似。

5. **200 床位集装箱医院船** 集装箱医院船是将船载医疗集装箱组加装到集装箱船甲板上而成的；医疗集装箱组是采用 12.19 米和 6.10 米国际标准集装箱箱体材料，按船用和医用要求，经内部加装水、电、通信、空调、基本卫生装备及配套设施后，形成的一组特定医疗功能的模块化舱室。按集装箱运输船甲板上集装箱固定基座的设置规范要求进行布置，整个系统以双层集中安置在甲板上，分为医疗区、生活区、舷吊换乘区、直升机保障区和救生区。医疗区底层为主要救治功能区，设有卫勤指挥室、分类室、重症监护病房、护士站兼医生办公室、术前准备室、手术室、烧伤病房、药房、X 线室、特检室、检验室、消毒供应室、通道、升降机梯道及制氧、制水、卫生间等辅助设施，二层主要为病房；生活区设有八人住室、十六人住室、活动室、厨房、餐厅、冷库、主副食品库、小电站、杂物间、梯道等。布置方式以中央通道为纵轴向两侧辐射布置，整套系统为集中式密闭部署系统。为提高海上伤病员的换乘能力，设有一直升机起降平台及相应的保障模块，在船中前部两舷还配置了用于伤病员换乘的吊机，通过两者换乘来的伤病员都可经过分类后，进入医疗区。船载医疗系统是 200 床位的收容量，其结构主要采用模块化技术，将各功能箱相互连接而成，受结构影响，其规模较大型医院船医疗系统小，但医疗系统的组成与 300 床位制式医院船基本相同，救治能力也基本类同。

（三）医院船医疗系统的人员编配

医院船医疗系统人员编配依据是根据船上医疗系统的结构、科室组成及布局而确定的，各国没有统一的人员编配规定，取决于各国的实际情况；同时，受船舶吨位、船上条件的限制，不可能按陆上医院要求进行人员配置，床工比只能限止在适当的比例范围内；此外，海上接收伤病员易受天气、海况、水文、地理的影响，在收容量上也受到一定的限止，救治工作的繁忙程度不一，所以，医疗队人员编配必须考虑多种因素，根据各国海军的具体情况而而定，并留有适当的余地，随着救治任务的不同，可适当增减，以免人浮于事或过度紧张。

1. 各国医院船医疗系统人员配置情况

（1）美海军医院船人员配置情况：美海军医院船人员编配灵活，保障效率高。医院船的人员分成两部分，一部分为军事海运司令部人员，负责舰船操作和维护；另一部分为医疗机构人员，负责病人救治。军事海运司令部人员为地方人员，受船长指挥。医疗机构人员全部为军职人员，受海军军医队高级军官指挥。以美国"舒适"号医院船为例，其2/3的医务人员来自贝塞斯达的国立海军医学中心，其余来自东海岸的一些海军医疗机构。各科室的人员专业配置是，核化生去污染小组40人，负责在遭受核化生袭击后的医院船及伤员的去污工作；理疗室配1名理疗医生、5名理疗技师，负责术后伤员的机体活动与功能恢复，参与重症监护与烧伤患者的治疗，并负责监护战俘及平民伤员；重症监护室配9名呼吸技师及2名护理员，负责伤员的机械通风，维护空调器、呼吸机，确保伤员有足够的氧气与通风；医学检验室有34人，由病理学家、临床实验室专家、医学实验室技师、血库专家、组织学技师、细胞学技师、微生物学专家、临床药剂师、实验室主任等组成，分设临床病理组，负责化学、血液学、免疫学、微生物学、尿液分析；解剖病理组，负责细胞学、组织学培养、分析及血库工作。医学检验室还负责监测特种传染病、生物战剂；药房配3名药剂师，另有15名药技师负责配制静脉注射液，按处方供应药品；另有按摩小组负责为医务人员按摩，解除精神应激；21名士兵负责飞机起降及甲板安全、油料检测、装卸货物、搬运伤员。还有心理医生和牧师。

医院船上军医大部分经过专业培训，人数较多的专业为矫形、麻醉和普外科（表8-5-2）。

表8-5-2 美海军医院船上内外科专业人员编配情况

专　业	人　数
内科专业	
普通内科	2
全科医生	3
肾病学	1
肺脏学	1

续表

专　业	人　数
风湿病学	1
传染病学	1
内分泌学	1
应急医学	2
精神病学	2
皮肤病学	1
心理学	1
外科专业	
创伤科	6
普通外科	8
矫形科	8
心胸科	1
矫整形科	1
麻醉	26
神经外科	2
耳鼻喉科	2
眼科	2
泌尿科	1
妇科	1
颌面科	3
合计	77

配有160名训练有素的护士，许多接受过护理创伤、应急护理、紧急医学、应急药物学、烧伤和精神病学方面的专门培训，护理部主任曾在越战时的Sanctuary号上工作过，其他很少人有战伤护理和创伤护理的实际经验；具有创伤和应急医学经验的护士被派至伤员接收区，为该区提供基本的护理保障。当遇有大量伤员情况时，还需要从其他病区抽调护士和医务兵来支援，因此，需要对所有护士和医务兵进行综合培训。

医院船上的海军医务兵在地方上没有相等的人员。可执行许多护士的任务，包括看护患者、监测生命指征、抽血、输液、给药。船上编配有250名医务兵，大大增强了医院船护理能力。医务兵所受的培训和具备的经验不同，大多数受过基本护理学校培训，也有参加过越战具有实战经验的急诊医士。但由于他们参与抬担架、甲板保障、除污染、厨房和洗衣房等工作，往往使从事临床保障的看护兵人数大为减少。

(2)俄罗斯海军医院船医疗舱室和人员配备精干,保障效率高。俄罗斯海军医院船是接收前苏联海军医院船来的,满载排水量11 570吨,编制床位400~500张、设有7个治疗室、1个手术区、2~3个药库,编制船员80名、医护人员200名,床工比为1:0.4。

(3)英海军在1982年马岛战争中使用的"乌干达"号医院船医护人员编制少,完成救治任务出色。该船设置床位1 070张,如果再减少工作人员可扩大到1 300张,最初医护人员编配为:6名外科医生(2名普通外科、1名矫形外科、1名整形外科、1名颌面外科和1名眼科医生),2名麻醉师,2名内科医生,1名精神病专家,1名放射科医生和1名病理医生,14名护士长、24名护士、35名男医务兵,其中包括医务技术兵,如实验室和X线室技术员,共86名;后来还有小量医护人员上船,包括一个外科支援小组的大多数医护人员;另有23名海军陆战队的乐队队员上船充当担架员,共约为109名,即使另加外科支援小组人员也不会超过130名。在整个战争期间,共施行手术500余例,仅有3例死亡。

(4)我海军医院船医疗系统人员编配情况:以300床位医院船为例,医疗设备较为齐全,要求实施早期治疗和部分专科治疗任务,在医疗系统人员分组形式上,按战时分组较好,因医院船医疗系统人员多为临时组成,以战时编组较易执行和进行人员编组,可分为指挥组、分类组、医护部门、手术部门、医疗保障部门、后勤保障部门、直升机救护组等(图8-5-1)。

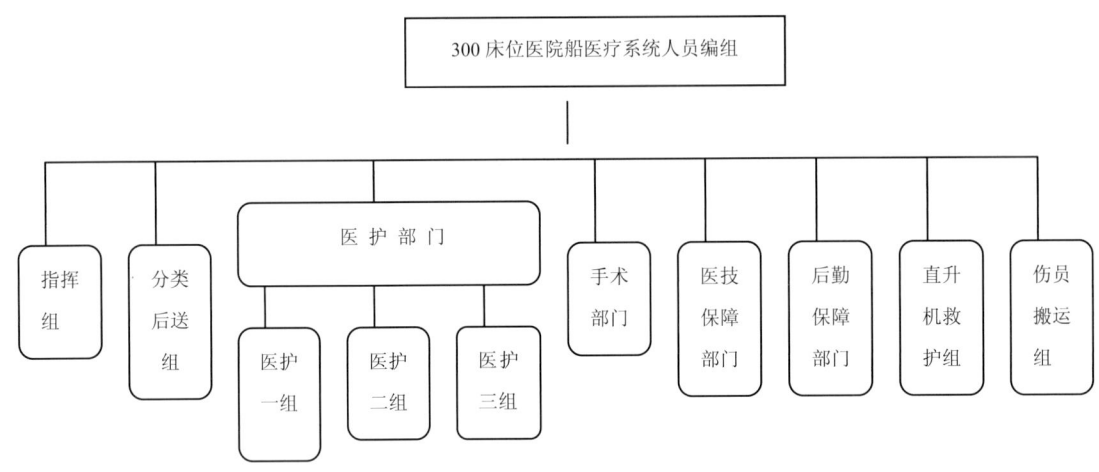

图8-5-1 医院船医疗系统人员编组

医院船医疗系统各组人员,经多年的训练和经验积累,已有较为成熟的、明确的职责分工(表8-5-3)。

表8-5-3 866医院船医疗系统人员组成及职责表

组名	职务	展开部位	工作职责
卫勤指挥组	院长 副院长 政委(船政委兼) 医务主任 护理主任 医务助理 信息工程师 政工干部 文秘员	展开于院办公室(卫勤指挥室)内,设有各工作台位及计算机终端,各人按规定工作位置就位	1.院长对医疗系统的组织管理负有全责及领导责任,在医护人员编配上院长可根据实际任务需求,对编制人数及专业结构进行调整,军事上接受船长的指挥。副院长协助院长工作;政委负责思想政治工作,对政治工作负有全职;并成立以院长和政委为核心的医疗系统临时党委,实施领导职能 2.指挥组成员在院长、政委直接领导下负责组织指挥和协调全院的医疗救治与护理工作及思想政治工作 3.利用信息中心监视、了解全院各组室的医疗工作情况,并适时进行调整 4.做好各类登、统计及报表制作工作 5.掌握全院人员,包括伤病员的思想情况,对发生的异常情况,及时做出判断、处理

续表

组名		职务	展开部位	工作职责
分类后送组		组长	1.分为2个小组,每个小组4人,分别由组长、军医、护士、卫生员组成。根据伤病员后送来的部位,就位于×甲板或×甲板的分类区,或于同一分类区内 2.后送伤病员时也按两组位于舷吊换乘甲板或直升机平台附近	1.对搬运到分类区来的伤病员实施分类 2.组长应协调好伤病员换乘、搬运与分类工作 3.正确挂分类牌、补填伤票、补挂伤标及完成填写伤员登记表等 4.在换乘区负责对后送伤病员的最后检查与确认,指导后送伤病员的注意事项的落实,确保换乘安全 5.分类后送工作完成后应积极参与医护部门的工作,按预先安排加入有关医护组的工作 6.会使用电子伤票进行有关数据的录入,并自动输入局域网管理系统
		副组长		
		军医		
		护士		
		卫生员		
医护部门		医护部门主任兼军医	位于医护部门医生办公室,根据情况参加医护工作	全面负责医护部门的管理及业务工作,执行医护部门人员分配及工作安排,监督救治及医护质量
	医护一组	组长兼军医	1.展开于监护病房,重伤病房 2.由组长根据病区情况,分配医护人员到各病区	1.军医中应按战伤救治专业技术要求,配置有主任医师、副主任医师、主治医师和住院医师,主管护师、普通护士,并按划分的病区分配人员,根据专业技术职务实施各自的职能 2.对接收的伤病员进行治疗分类,安置病床,确定救治方案,开具医嘱,对伤病员实施救治 3.对危重病员实施监护、抗休克、抗感染、止痛、伤部处理等医疗护理工作 4.填写战伤病历、医疗后送文件,组织经治伤员的后送等 5.掌握医疗信息系统使用方法,充分发挥信息化的作用
		军医		
		护士长		
		护士		
	医护二组	同一组	1.展开于烧伤病房和普通病房 2.由组长根据病区情况,分配医护人员到各病区	1.军医中应按战伤救治专业技术要求,配置有主任医师、副主任医师、主治医师和住院医师,主管护师、普通护士,并按划分的病区分配人员,根据专业技术职务实施各自的职能 2.对接收的伤病员进行治疗分类,确定救治方案,开具医嘱,对伤病员实施救治 3.对烧伤病员实施监护、抗休克、抗感染、止痛、伤部处理等医疗护理工作 4.填写战伤病历、医疗后送文件,组织经治伤员的后送等 5.掌握医疗信息系统使用方法,充分发挥信息化的作用
	医护三组	组长兼军医	位于医生办公室	负责组内各类专业技术人员的编配,并做好船上的配置工作
		口腔科军医	展开于口腔诊治室	平时负责口腔疾病的诊治;对收容的口腔及颌面部伤员进行救治,对收入病房的口腔伤病员实施入院后的跟踪治疗,填写战伤病历,做好后送准备工作
		眼科军医	展开于眼耳鼻喉诊治室	对收容的眼科伤员进行救治,对收入病房的伤病员实施入院后的跟踪治疗,填写战伤病历,做好后送准备工作
		耳鼻喉科军医	展开于眼耳鼻喉诊治室	对收容的耳鼻喉科伤员进行救治,对收入病房的伤病员实施入院后的跟踪治疗,填写战伤病历,做好后送准备工作
		传染科军医	展开于隔离病房	对需做隔离处置的伤病员实施隔离治疗,填写战伤病历,做好后送准备工作
		皮肤科军医	就位于指定的病房	负责收治治疗严重皮肤疾病患者,做好入院后的跟踪治疗,填写战伤病历
		护士长	就位于眼耳鼻喉诊治室	协调安排本组护理工作,实施护理人员的配置
		护士	按护士长的配置要求就位于指定的医疗舱室	根据护士长的安排,参加各科室的护理工作,完成医嘱

续表

组名	职务	展开部位	工作职责
手术部门	主任兼军医	展开于术前准备室及各手术室；各室人员组成及分工由手术部门主任负责安排 主任根据工作情况可在多个部位就位，必要时参加手术或其他工作	1.对送来的伤病员做术前检查，进行治疗分类，确定手术种类、方法，做术前准备 2.按规定的救治技术范围，实施早期治疗与部分专科手术，并做好手术记录 3.完成手术后的手术部门人员，根据指挥组的安排，参加病房工作，接受所在部门主任的业务领导，承担指定的救治工作
	军医		
	麻醉师		
	护士长		
	护士		
医疗保障部门	主任兼军医	根据所从事的专业就位	1.组长全面负责该部门的管理及业务工作，协调安排各科室的工作及人员的调配 2.完成三大常规、生化、细菌检验，供配血，B超、心电、放射检查，药品调剂，敷料及器械消毒供应，医疗设备检修等工作
	药师	展开于药房	
	检验军医	展开于检验室	
	检验技师	同上	
	放射军医	展开于CT室和X线室	
	放射技师	同上	
	特诊军医	展开于特诊室	
	特诊技师	同上	
	消毒供应护士	展开于消毒供应室	
	血库护士	展开于血液准备室	
	维修工程师	展开于医疗设备维修间	
直升机救护组	组长兼军医	展开于救护直升机机库内的救护组准备室	在组长的组织指挥下，随救护直升机出航前接或后送伤病员，并在途中对危重伤病员实施救命处置
	军医		
	卫生员		
后勤保障部门	主任	就位于住舱内办公	全面负责后勤保障工作，配置后勤保障人员，确保保障质量
	军需助理	就位于住舱内办公	完成军需保障工作
	财务助理	就位于住舱内办公	完成财务保障工作
	营养师	就位于住舱内办公	负责伤病员的营养保障工作
	炊事员	就位于厨房	与船上炊事员协作完成医院人员及伤病员的饮食供应
	洗衣工	就位于洗衣间	完成医院人员及伤病员的衣被清洗工作
	供氧、负压吸引维护工	就位于氧站或真空泵站	负责对氧站及真空泵站的维护保养及供应工作
伤员搬运组	组长兼搬运员	听候指挥组的命令就位	1.组长全面负责伤病员搬运的组织工作，合理分配人员，协调伤病员的搬运任务 2.听从指挥组的指令，伤员搬运员及时到达指定地点执行伤病员的搬运工作
	伤员搬运员		

（四）医院船的使用

从历史上看，医院船除在战争中使用外，已扩展到了平时。外国海军医院船的使用已有悠久的历史，1588年西班牙"无敌舰队"就开始配备医院船，此后俄、日、英、美、德、法等国海军都先后装备了医院船，并在历次战争中得到应用。1741—1743年俄国的"新希望"号等医院船参与了对瑞典的战争；1856年中英第二次鸦片战争中，英军使用了"美女岛"号医院船到达中国沿海实施伤病员的救治；1898年美国的"救护"号等医院船参加了对西班牙的战争；美军在第一、二次世界大战中分别投入了4艘和14艘医院船，在朝鲜战争中使用了3艘医院船，并在"安慰"号上首次加建了直升机降落平台，开创了利用直升机将伤员直接由战场送往医院船的先例，在越南战争中也使用了数艘医院船；1982年英阿马岛战争中，英海军使用了1000多床位的由游轮改装成的"乌干达"号医院船；1991年海湾战争中，美军使用了2艘由超级油轮改装成的现代化医院船。从医院船使用历史看，医院船主要用于：①为前沿部署的舰艇编队伤病员提供救治；②为两栖特混编队内的海军陆战队、陆军和空军部队伤病员提供救治；③为灾害提供医学救援和世界范围的人道主义援助。

以英、美、俄海军医院船近期的使用情况较为典型，具体如下：

1. **英海军医院船** 在1982年4月发生的英国与阿根廷为争夺马岛的战争中，英军采用了由游轮改装成的"乌干达"号医院船，按照1949年第二次日内瓦公约，在出航前已声明它是"医院船"，且国际红十字会的人员首先登上了这艘医院船，国际红十字会救治伤员的准则是不分国籍、不分信仰；共设置床位1070张，设有接收分类区、重伤病房、药房，手术室配置 3 张手术台，X 线室配置有全自动显影设备，检验室可进行血液、生化、细菌检验与交叉配血等；还设有手术准备室，加强治疗病房、备用病房、轻伤护理区，烧伤病房设有 20 张护理大面积烧伤病人的床位；共计配备医疗物资约 90 吨，在海上共航行了 110 天，每天接收伤病员约 10 名，最多一天接收了 159 名，共做外科手术 500 多例，展开使用的 2 张手术台每天工作都超过 12 小时，输血 361 单位，仅有 3 名伤员死亡，因此，伤死率极低。且在医院船上获得了很有价值的治疗经验，如在收治的伤员中，有 17 名（3.3%）为颅脑贯穿伤、头颅骨折或脑震荡，当硬脑膜受损时，联合使用青霉素、灭滴灵和磺胺异甲嘧啶后可预防脑脓肿，并使伤员在紧急手术后到被后送回国做开颅术之间 2 周内伤情不会恶化；对有腹部伤的伤员及其他大面积创伤的伤员也施用了灭滴灵；总共收治了 112 名烧伤伤员，由于采用了合理的输液量计算方法进行正确输液、植皮及败血症治疗措施，从而成功地挽救了这些烧伤伤员的生命。但"乌干达"号医院船没有专门的卫生直升机，需要临时抽调军用飞机，由他们将伤员运送到医院船上，因此，飞行中这些飞机是合法的攻击目标，但未受到损失。在收治的伤病员中，几乎有 20% 的伤病员是阿根廷人。在战争中组成了以医院船为核心的，辅以卫生运输船、救护直升机及陆上救治机构的海上医疗后送体系。

2. 俄罗斯海军医院船 俄罗斯海军医院船接收于前苏联海军的医院船，平时很少泊在基地，它们经常伴随编队在大洋上长期训练，为海上训练提供医疗保障。其中，首制船"鄂毕"号曾用作在安哥拉的古巴军队的前线医院，第四艘"伊尔蒂什"号曾于"海湾战争"期间长期驻扎在海湾地区。俄军医院船除医疗设施外，还配备有一大一小 2 个全套运动器材的健身房、2 个游泳池及排球场、篮球场、乒乓球桌和自行车练习器等，还有一个可容纳 100 人的影剧院和拥有 3 000 多册图书的图书馆。因此，除用于紧急救治伤病员外，还可用于官兵的保健性疗养。

3. 美海军医院船 美海军使用医院船实施海上伤病员救治已有多年的历史，经验丰富，第二次世界大战期间开始使用正规的医院船，用于保障海战和登陆作战中伤病员的救治与后送，性能、设备、救治能力都有明显的改进和提高，美国除了"安托"号和"救护"号两艘医院船外，又改建了"乐善好施者"号、"慷慨"号、重建了"避难所"号医院船及其他医院船，加强海上卫勤保障力量。二战结束前，美海军共拥有 17 艘医院船。此后医院船逐步退役，直至 1974 年随着越南战争的结束，美国海军二战中的最后一艘医院船"圣殿"号（AH-47）退出现役。1970 年代末，随着快速反应部队的建立，1983 年美国驻黎巴嫩大使馆被炸以及美军大规模入侵格林纳达战争的发生，美军认为有必要再发展海上浮动医院基地——医院船。1983 年和 1984 年，里根政府相继购买了"价值"号和"玫瑰红"号两艘"桑克莱蒙特"级油轮，耗资 5 亿多美元改装成"仁慈"级医院船。第 1 艘"仁慈"号（T-AH19）于 1982 年 12 月 19 日服役，第 2 艘"舒适"号（T-AH20）1987 年 11 月 30 日服役。美海军使用医院船具有以下特点：

（1）任务明确，平战兼顾。战时为作战部队提供机动卫勤保障，尤其是为两栖特混部队、海军陆战队、快速反应部队和海外作战部队，以及陆军和空军提供医疗支援，收治各类伤病员。平时为灾区提供医疗救护，能在世界范围内实施救援，接收各种伤病员，给予急救和治疗。

（2）设施齐全，人员配套。医院船是一所海上灵活机动的应急医院，不但配备有齐全的医疗设施，而且还配备整套医护人员。船上居住条件优良，膳食供应充裕。

（3）船机接合，提高效力。医院船与直升机接合，可以充分有效发挥两者的机动能力。早在朝鲜战争期间，美海军创造了用直升机运送伤员的方法，在以后的战争中得到了广泛的应用。在战时，医院船驶入战区沿岸，通过直升机把伤病员接收到船上，可越过战场医院和伤员集中地等中间环节，加快了伤病员的后送速度，使伤病员尽快得到治疗，死亡率明显下降。

（4）四级救治，管理科学。在 1991 年 1 月的海湾战争中，美国海军实施了医疗后送四级救治阶梯：第一级救护力量是指海军卫生兵，主要为海军陆战队员提供救护；第二级指营急救站，将伤员分类分别进行处理；第三级指医院船或舰队临时医院；第四级指战区后勤地带的医院，接收需要进一步治疗的伤病员。美海军的四级医疗后送体系，相互关联，自成系统，在海湾战争中取得了明显的效果。

美海军医院船在平时使用情况是：

（1）正规化的日常训练：是保持医院船良好医疗水平的关键。美医院船每个季度都要进行为期1周不离开码头的"系留航行"训练，床位展开标准不低于250张。主要训练课目有：检查船上的每件设备，消防演练，损管操演，压载水舱注水，人员落水及弃船后的求生等；出海训练每年不少于1次。

（2）进行巡回医疗：1987年，"仁慈"号改装完毕就进行了为期4个月的处女航，访问了菲律宾、巴布亚·新几内亚和斐济，以试验该船的工作能力及完成使命的适应性，并达到4个目的，一是产生公众友好效应和支持菲律宾政府；二是为船上人员提供操作和医疗训练；三是检验外科和医疗救治能力；四是确定需要纠正的船上设备和设计问题。人员来自美国海军、陆军、空军和公共卫生处的650名医务人员和保障人员，还有65名医务人员来自菲律宾部队，在8个港口展开了门诊治疗，每港停留8~10天，有1架直升机在门诊和医院船之间提供运输保障。共诊治了62 000人次，890例大手术，1 108例小手术，治疗牙病17 500例，6 000名儿童进行了免疫，捐赠了食品、卫生用品和眼镜等；修理医疗设备600多台，演讲300多场次。所花费用也较高，6个月的使命总费用约2 500万美元，包括船的运行费390万美元，军事人员工资760万美元等。但通过这次航行，表明了医院船在世界范围内在非军事行动中的价值，明显受益的是那些接受现代医学治疗的病人，否则在这些遥远的乡村、岛屿环境下的病人是难以得到医治的；同时，也使医院船上人员获得了良好的训练机会。

（3）非战争军事行动的医学救援与训练：1994年，"舒适"号为1 300多名海地移民提供了海上医疗救护。1994年底，又为古巴关塔那摩海军基地的3.5万名古巴和海地移民提供了250张床位的医疗支援。2001年5月底，在航渡过程中对船上所有设备进行了例行检查和物资消耗评估，利用直升机进行伤员换乘与后送演练。2001年，"仁慈"号参加了为期2周的年度"核心闪电"演习。2002年，"舒适"号参加了"2002波罗的海挑战"多国演习，进行了230名伤员救治演练，并训练了100多名来自其他国家的医务人员，进行了模拟伤情处理；并根据美国驻立陶宛大使馆的人道主义请求，船上的外科医师通过卫星与在贝塞斯达国立海军医学中心的专家进行远程会诊，成功地为1名13岁男孩切除了脑瘤。在2001年的"9·11"事件中，参加了长达18天的营救烧伤伤员的任务。美军提出，也愿意在联合国支持下，为执行维和使命的多国部队提供支持。

根据国外经验，医院船具有平战兼顾的使命任务，主要用于战时伤病员的救治，为作战部队提供海上机动卫勤保障，尤其为两栖特混部队、海军陆战队、快速反应部队和海外作战部队，以及陆军和空军提供应急医疗支援，救治各类伤病员；平时可用于对灾区的医疗救援，大型医院船还能在世界范围内实施伤病员的救治。

（五）医院船伤病员救治程序

见图8-5-2。

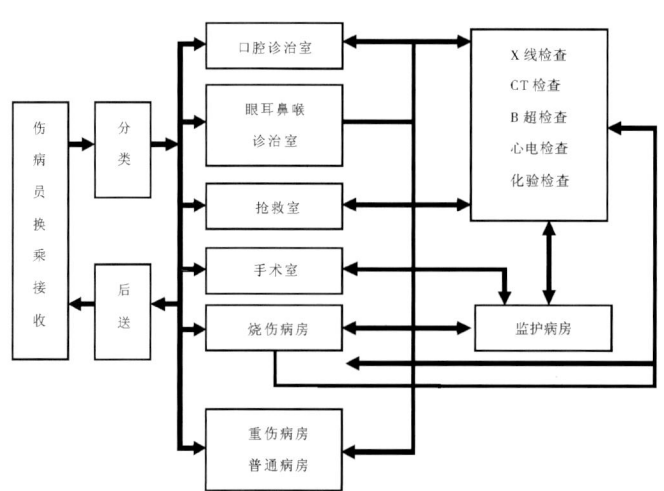

图8-5-2 医院船伤病员救治程序图

第二节 "和平方舟"号医院船的救治能力

海军"和平方舟"号医院船是一艘"920"型海洋医院船,舷号为"866",代号为"和平方舟岱山岛"号。该船是我国自行研制的新一代海上应急医疗保障平台,也是我国第一艘专门设计的万吨级专业卫生船舶。其使命任务是:担负战时海上伤病员救治和医疗后送任务,为作战部队发生的伤病员提供海上早期治疗和部分专科治疗;担负舰艇编队远航及重大训练活动、海上应急情况处置等卫勤支援任务;担负驻守岛礁等边远地区部队提供医疗保障及医学科研、试验和训练任务;参加国际维和、人道主义救援、重大灾难应急救援和撤侨护侨等行动;担负上级赋予的其他任务。

一、总体概况

866船船型为长艏楼、方艉、双柴油机、双可调桨推进的钢制海洋医院船,尾部设直升机起降平台及机库,舯部偏后设机舱,驾驶室位于前部,艏部设有侧推装置,舯前部设有一对减摇鳍。

866船长178米,宽24米,满载排水量为14 220吨,吃水6.8米,续航力5 000海里,自持力30昼夜,伤员满员时自给力15昼夜,最高航速20.8节,巡航速度18节。

866船医疗中心设置床位300张,其分布见表8-5-4。

医院船按前后分为三段:前段主要是船员医务人员生活区,中段主要是医疗区域,后段是机舱、厨房、直升机平台等,舱室分布上下共9层,其中03甲板设隔离病房和重伤病房;02甲板设院办公室信息中心。消毒供应室、检验室、血液准备室、特检室、口腔诊治室、眼耳鼻喉诊治室和重伤室;01甲板设手术室、术前准备室、X线室、CT室;1甲板为烧伤病房;2甲为普通病房。

表8-5-4 866船医疗中心床位分布

甲板顺位	病房(床位数量)
03甲板	重伤病房(48);隔离病房(10);干部病房(14)
02甲板	重伤病房(47)
01甲板	手术室(8);手术准备间(4);麻醉恢复室(10);ICU(10)
1甲板	烧伤病房(67)
2甲板	普通病房(94)

备注:麻醉恢复室和ICU为2个病区,2个护士站,共用1个医生办公室,应急时可同时作为ICU病房

二、人员编制情况

(一)当前基本情况

医院船医疗中心共169人,设主任、政委、副主任、医务主任、护理主任、医务助理、护理助理、信息技师、信息统计员各1人,包括检伤分类室8人,医疗一室、医疗二室、医疗三室各23人,手术室47人,医疗保障室21人,生活保障队12人(包括队长助理、军需助理、财务助理、营养护士、维修工各1人、炊事员5人、洗衣工2人)、直升机救护队3人。

(二)人员编配方案

医院船在平战时都可能执行伤病员的救治任务,由于所执行的使命任务将是多种多样,收治伤病员的数量不一,对医疗队人员的编配要求也不同,为正确合理编配医疗队人员执行不同的任务,应根据不同使命任务,设置医疗队的编制。

1. 不同救治任务区分与医疗设施的展开要求
866船可按执行不同任务,分级组织医疗队。

一级医疗队:执行巡回门诊。只开设门诊,不展开病房。门诊包括外科、内科、口腔科、眼科、

耳鼻喉科、皮肤科及有关保障科室。

二级医疗队：执行岛礁巡回医疗。开设门诊，展开30～50张病床，开设手术台1张。门诊包括外科、内科、眼科、耳鼻喉科、皮肤科及有关保障科室。

三级医疗队：执行平时中型灾害医学救援任务、战时小型海上作战医疗救治任务。开设门诊，展开100张病床，手术台3张。门诊包括外科、内科、口腔科、眼科、耳鼻喉科、皮肤科，及有关保障科室。

四级医疗队：执行平时大型灾害医学救援任务、战时中、大型海上作战医疗救治任务。展开300张病床及全部医疗设施，收治伤病员，但不开设门诊。

2．不同级医疗队人员的配备　根据上述不同使命任务及医疗设施展开要求，分为四级组织医疗队，分别称为一级医疗队、二级医疗队、三级医疗队、四级医疗队。

三、主要装备、设施配置及药材供应情况

（一）当前主要医疗装备、设施配置概况

全船共分为8层，其中医疗系统医务舱室主要分布在01、02、03、1、2、3甲板，总面积为4 000m^2，船上共有217种2406台（套）医疗设备，配有5个医生办公室，2个医护办公室和8个护士站，展开300张床位（监护病床20张，重伤病房109张，烧伤病房67张，普通病房94张，隔离病房10张）。医院船的医疗设备与设施的配置相当于目前国内三级甲等医院的水平。

1．医疗设备　医院船设有医疗诊断、治疗、护理、医务保障4个医疗系统，医疗设施达到中心医院标准。医疗诊断系统设有X线室、CT室、检验室、血液准备室、特检室。X线室、CT室壁板全部用铅板隔层进行防护，X线室设X线机一台、干式洗片机一台、数字化X线摄影系统1套、数字式移动拍片机1套、图形工作站1套。检验室、血液准备室按功能分为常规、生化检验区、微生物检验区和血液准备区。血液准备区配有血型鉴定仪、溶浆机等现代化医用器械；治疗系统分为检伤分类区、抢救区、手术治疗系统、眼耳鼻喉诊治室、口腔诊治室5个单元。该系统设有两个检伤分类区，伤病员进入检伤分类区后首先进行分类处理，特危重伤员可立即进行抢救。船上设有两个抢救区，可对检伤分类区分类后的危重伤进行及时抢救。手术区有8间手术室，其中2间带有X线机的放射手术室，眼耳鼻喉诊治室、口腔诊治室分别配有牙病诊治间、牙科X线机、五官科椅等先进医疗设施。护理系统设有监护病房、烧伤病房、重伤病房、普通病房、隔离病房5个区域，可安置不同症状的伤病员。医疗保障系统包括院办公室信息中心、消毒供应室、药房、中心供氧系统、中心负压吸引系统等部分，能为各个区域提供全方位保障服务。

2．机电主要装备　与应急救援相关的机电设备包括：23台均为洁净空调器，主要负责医院部分的手术室、病房及医院部分的通道等区域；制淡水装置2台，每天每台可制淡水120吨。

（二）甲板救援装置

主要有锚装置系统、救生及逃生系统、海上撤离系统、海上航行补给接受装置、横向换乘伤病员系统、靠帮系统、医用电梯等。

1．救生及逃生系统　医院船救生设备主要有：6艘救生艇。全封闭救生兼救助艇在正常状况用电动绞车进行收放；在应应急时的下放是依靠艇的自身的重量进行的，不需要船上的动力。当救生艇满足乘员24人，担架20副时，把艇内驾驶台前中座位全部拆除，可安放担架20副。

医院船配备了两套海上撤离系统。海上撤离系统系指将人员从船舶的登艇甲板迅速转移到漂浮的救生艇筏上的设备。与其他逃生、登乘设备相比较，海上撤离系统具有使用安全、操作方便、撤离快捷等特点。海上撤离系统的布放一般可在3～5分钟内即可完成，布放完毕后核定人员即可在30分钟（包括布放时间）内迅速、安全地撤离船舶，它适合各种年龄、身材和体质的人员使用，可在$-30℃～+65℃$的环境温度范围内存放，在$-1℃～+30℃$的海水温度范围内使用，3米浪高的海况下也能正常布放、使用，正常情况下海上撤离系统的布放只需一名船员操作。

船上还配有一只8人7米交通艇、一只13人敞开式工作艇，也可以作为撤离的工具使用，同时作为拖带救生筏的动力源，将救生筏脱离母船。

2．海上航行补给接收装置　海上航行补给接受装置主要包括：海上航行横向干货补给接受装

置、海上航行横向液货补给接受装置、海上航行纵向液货补给接受装置。

3. 靠帮系统　医院船的中部以及预期同救护艇相碰的范围内布置橡胶充气碰垫，用来吸收冲击能量和保持两船之横向间距。本船每舷设置3个水平碰垫。

4. 横向换乘伤病员系统　医院船01甲板艉后两舷设置伤病员换乘区，左右舷侧各设1台电动液压波浪补偿起重机，在3级海况下，两船靠帮，通过起重机进行换乘作业。主要作业用途包括：人员转运；药品、医疗器械补给；港口货物装卸等。

5. 医用电梯和升降机　医院船配置有医用电梯3部和医用升降机3部、食品升降机2部；医用电梯主要用于伤病员及担架和病床小车及其他医疗物品的转运，可同时放4副担架。

（三）无线电通信导航设备

医院船无线电通信导航设备主要有：广播电视内部系统、对外通信系统、导航系统。

（四）直升机舱面系统

医院船在01甲板尾部设有一个直升机平台及一个机库，可搭载直升机一架。直升机舰面系统为直升机提供舱面保障，在四级海况下为其在本船昼夜安全起降提供安全保障设施。

第三节　医院船医学救援的组织与实施

一、洪涝灾害医学救援的组织与实施

（一）情况判断

洪涝灾害多发生在内陆河流或是沿海地区。作为水上漂浮的移动医院，医院船能在较短的时间内将救援力量迅速投放至受灾地区，同时可以携带大量的救援物资；洪涝灾害后破坏了当地的卫生医疗设施，医院船可将大型、精密的医疗设备以及其他不易携带的救援设备迅速运往受灾地区，并为当地提供部分专科治疗。

根据受灾地区的救援需求，按照上级的指示要求，结合当地的疾病谱特点以及急需的医学专业，配置相应的医学救援人员和所需携带的救援物资。

（二）组织指挥

医院船受领任务后，出发前及机动过程中的组织指挥由医院船任务指挥所负责，抵达预定地域后，接受被加强单位的党政军部门领导的指挥。接到命令，海上医院通知所属医务人员在预定时间于预定地点迅速集合，海上医院院长宣布开进命令，经教育动员，并宣布行车序列、乘车注意事项，规定联络信号，命令各组装载物资、人员登车出发。

（三）组织实施

医疗队医学救援行动主要围绕五个阶段组织实施：

1. 响应准备阶段

（1）信息传报。医院船领受医学救援任务后，立即将灾情通报海上医院及各有关部门，内容包括时间、地点、信息来源、影响范围和灾情趋势等。

（2）力量准备。海上医院院长根据灾情，按照应急预案组织指挥，保证通信实时畅通，调整力量编组，补充物资器材和药品，检修医疗装备，进行教育动员，组织针对性训练，依上级命令及时转入救援准备状态，做好随时出动准备。

（3）快速到位。海上医院受领医学救援任务后，按照预定的机动路线向任务地区快速机动。机动途中加强沟通，及时了解研判情况，修订完善保障计划，调整力量部署，做好到位后快速展开医疗救治的准备。

2. 实施阶段

（1）展开部署，检伤分类。医院船进入灾区后，在当地救灾部门救援人员支持帮助下，首先搜寻、集中伤员，然后检伤分类，先重后轻，及时抢救、转送，确保危急伤员及有抢救价值的伤员优先得到抢救，一般伤员得到及时治疗。

（2）早期救治。呼吸道梗阻和窒息、心脏骤停，是地震伤员最多见的危及生命的急症。早期处理原则是：清除伤员呼吸道异物、血块、黏痰和呕吐物，解开伤员衣领和腰带，保持呼吸通畅。舌后坠造成的阻塞，立即用口咽管通气，或将舌牵出固定。心跳、呼吸骤停、脑外伤昏迷或严重胸外伤造成呼吸困难及窒息的，要尽早气管插管及辅助呼吸。

对创伤性休克伤员，采取平卧位或头略低位，

保持呼吸道通畅；有创伤、出血应立即采取止血等处理。建立静脉输液通道，快速补充血容量（明显失血者应立即输血）。如内脏出血要剖腹探查止血；颅脑伤伴有脑疝致休克，要对脑部创伤进行处理，并尽快脱水降低颅内压。待血压平稳和全身状态好转时，优先转送。完全性饥饿病人被困时间长，精神紧张、体力大量消耗、代谢紊乱、血压下降，可给予静脉输液、保温、吸氧和适当的热饮内服，在严密观察下后送。出血是造成创伤性休克的主要原因，现场早期可根据不同情况采取加压、填塞或上止血带等法止血。上止血带后要做出明显标记，记录上止血带时间，注意定时放松止血带。

对开放性的外伤，伤口出血不止时，可用加压包扎止血。如无敷料，可选用干净的毛巾、软质内衣、手绢将伤口扎紧。伤口的创面要尽早包扎，以免再污染；重伤肢体要加强固定，以减少继发损伤和止痛，便于搬运。

凡是骨折、关节损伤、大面积软组织损伤者均应予以临时固定。凡开放性骨折，断骨外露者，绝不能在现场随便整复或将断骨复位，以防止造成严重的感染。在现场只需做局部包扎固定，然后运送。固定器材可以是制式，也可就地取材，如树枝、手杖、雨伞、木棍等。找不到固定物时，大腿骨折的固定，可用健肢作固定，如左大腿骨折时用右大腿作固定。对火灾造成的烧伤病人，在脱离险区除去着火衣服后，要立即对其采取防止休克和感染的措施。

对挤压伤员，应尽快解除压迫，伤肢不应抬高，避免活动，对能行走的伤员应限制活动，不应热敷、按摩伤肢，以防加重肢体缺氧。肢体禁用加压包扎或止血带。病人口渴者，可给予碱性饮料，及时运送。凡发现、怀疑有脊柱骨折时，搬动应十分小心，防止脊柱弯曲和扭转，以免加重伤情。搬运时，严禁一人抱胸、一人抬腿的方式搬动，因此种方法极易造成脊髓损伤而致终生截瘫。正确的做法是，由3~4人托扶伤员的头、背、臀、腿部，抬放至平板（或其他硬质担架）上，然后固定后送。

（3）后送分类收容救治。加强伤病员收容分类和科室救治分类。在伤病员检伤分类区，按照统一的检伤分类要求开展分类工作。收容分类的重点是区分伤病员伤情的轻重缓急，确定伤病员收容科室，指定伤病员流向，开辟绿色通道，尽快将伤病员分别送往相应科室。应首先区分传染病员、需要紧急抢救和休克伤病员，严重铜绿假单胞菌感染和气性坏疽感染的伤病员应当送往隔离病房。在科室的救治分类中，利用各种设备和检查手段对伤病员进行详细检查，进一步核实伤部、伤类、伤型，判断伤势和预后，纠正收容分类的错误并做出判断，确定救治的先后顺序及护理等级等。抓好伤病员收容前三天的救治。一是立即建立针对灾害主要伤病的多学科协作救治体系，加强重点专科医生和护士力量、床位设置和设备器材，完善危重伤员救治方案和会议制度。二是在以外伤为主的救治中，组织手术力量采取轮台作业，同时加强手术力量调度和手术室管理。三是加强专家组的指导，对复杂、疑难、重点类型伤病员的救治进行重点指导。四是加强医疗工作的协调与控制，医务部门及时掌握伤病员信息、救治信息、药材装备使用信息、救治工作质量监控信息等，及时协调解决临床工作中遇到的实际问题。

（4）疾病预防控制。预防尸碱中毒。在灾害发生期间，大量人畜尸体经腐生菌腐化分解后（特别是夏季气温高时）污染环境和水源，可致尸碱中毒。因此，水源周围必须彻底清除掩埋的尸体，并进行消毒处理。掩埋尸体时，必须对尸体及局部土壤环境进行消毒处理，可采用一层漂白粉一层尸体的掩埋方法，掩埋深度应在2米以上。加强食品卫生措施。应注意加强集体食堂、临时饮食供应点、外援食品和食品生产的卫生管理和监督、监测，严防食品污染和食物中毒发生。

3. 响应终止阶段

（1）回撤归建。依令集结队伍，清点物资器材，检修装备，进行回撤教育，组织回撤。

（2）善后处置。紧紧依靠地方党委、政府和驻地军队指挥部，积极稳妥地处置善后事宜，深入细致地做好伤病员的思想稳定工作，提供心理援助。对行动中紧急调用的装备和物资，要按照规定维修保养和补充。

（3）总结评估。海上医院要及时对工作进行总结，并按程序上报。主要包括以下内容：洪涝灾情；组织救援经过；经验教训；存在问题和建议等。

二、海难医学救援的组织与实施

海上灾害医学救援是指对海上失事舰船伤病

员进行的救护治疗工作，是灾害医学的组成部分。随着海洋科学和航海事业的飞速发展，造船工业也随之崛起，各式各样的舰船也相继问世。目前，全世界注册船舶总数已达十万艘，总载重量约为7亿多吨，每年新造船舶约2 000万吨。由于海上舰船的密度迅速增大及受各种自然条件的影响，各种海难事故也在相应增多，给人们的生命财产造成了巨大损失。灾害发生后，为了最大限度地减少伤亡，必须做好医学救援工作。

（一）情况判断

海难发生地点多远离陆地，陆地救援力量无法触及；空中救援力量具有快速、及时的特点，但因其载荷有限，无法携带大型的检查仪器，以及无法展开病房和手术室，仅适合实施紧急救援。因此医院船因其携带精密的大型检查治疗设备，配有病房、手术室、检验、血库、药房等，能迅速赶赴受灾地点，为受灾人群开展部分专科手术和住院治疗；并且医院船具有远程医疗能力，因此能将国家权威专家的救治技术及时用于受灾人群的医学救援中。

依照海难发生后造成的原生灾害与次生灾害、受灾人群的估计以及可能发生的伤病类型，确认执行救援人员的数量、专业以及需要实施的化验、开展的病床数量等。

（二）医院船海难医学救援的组织

世界上各海洋国家基本上都建立了搜寻救助中心，并辅以救助站点。1974年我国正式成立了全国海上安全指挥部，即中国海上搜寻援救中心，组织协调全国的海上救助力量，负责海上船舶防台风、防海域污染、海域防冻破冰和中外船舶、民航飞机在我国海域失事遇险的搜寻救助工作。沿海有关省市成立了相应的海上安全机构和海难救助打捞局。当船舶航行在公海或别国海域发生灾难时，可求助外国进行救援。

中国海军卫生舰船是海上卫生救援力量的重要组成部分，尤其是医院船，除了担负舰艇、潜艇水上、水下卫生救援任务外，也广泛担负了国际商船、飞机以及遇险的海上或航天工程设施的医学救援工作。各级海军医院或联勤部所属海勤医院中，均设有医院船医疗队，除执行卫生战备任务外，还可遂行医院船执行海难医学救援任务。

（三）医院船海难医学救援的实施

医院船海难医学救援程序一般可分为受领任务、组织准备、海上援救、返航等4个阶段。

1. **受领任务阶段** 舰船在海上遇险后，为获得救助，危急关头发出求救信号。有关部门接到求救信号后即会迅速组织援救。此时，任务指挥所将给医院船下达任务，在受领任务时医院船海上医院领导应重点了解以下情况：

（1）海难的性质与原因。

（2）舰船损伤情况。

（3）人员伤亡及落水人员数量，落水人员有无救生设备。

（4）事件发生的海区和该海区的海情，包括风向、风力、浪涌、流向、流速、能见度等。

（5）主要任务，出发时间。

2. **组织准备阶段**

（1）人员组织。参加海难救援的医院船医护人员组成及数量应根据救援规模而定。

（2）医疗物资准备。充分利用医院船现有卫生装备，视情加强卫生装备配备力量。

人员、医疗物资准备完毕后，及时到达指定码头集结，装船出发。航渡期间，可进一步做充分的准备工作，海上医院按照组室分组医务人员，明确分工后依序展开医学救援。

3. **海上救援阶段**

（1）援救现场的组织指挥。援救现场的组织指挥，一般由专业援救部门负责。必要时可由上级指定临时指挥员，统一指挥现场所有的救援力量。遇难船舶遭受严重、复杂破损时往往伴有大量伤员，因此，援救工作应包括恢复船舶生命力的损害管制和对伤员的医疗救护两个方面。对遇难船只来说，前者主要由损管组完成，后者由海上医院完成。

（2）海上落水人员的捞救。由于人员落水的原因与情况不同，因而营救的措施各式各样。但不论采取何种营救措施，尽量争取营救时间和始终将落水人员置于营救者的监视之下，是共同的要求。在一般情况下，应首先营救落水者，这是一个基本援救原则。

（3）营救遇难船员。医院船（含舰载直升机）一旦发现遇难舰船应利用各种通信手段与遇难船取得联系，建议遇难船员登医院船接受治疗。

（4）灭火防爆时的医学救援。火灾与爆炸能在极短时间内给舰船带来十分惨重的损失和人员的巨大伤亡。烧伤伤员转移到医院船后主要采取的措施是：无休克症状的伤员，尽量口服烧伤饮料或含盐饮料；有休克症状或胃肠道功能紊乱者，应给予静脉输液；对呼吸道烧伤或面、颈部烧伤有窒息危险者，行气管切开术；对磷烧伤先用清水冲洗，后用2%～5%碳酸氢钠冲洗，并在暗处用镊子取出残留磷块，再用0.5%～1%的硫酸铜液冲洗，使难于取出的磷颗粒变为无害的磷化铜；对躁动伤员静脉注射吗啡或哌替啶；继续口服抗感染药物，应用抗生素等；迅速包扎后送至指定医院。

4. 返航阶段　原则上医院船接受伤病员后应抓紧时间立即返航，返航途中对伤病员实施救治，救治过程中注意以下几点：

（1）伤病员数量多时，应对伤病员进行分类，遵循先重后轻、先急后缓的原则，实施救治。

（2）重视对溺水伤员的急救。

（3）必要时进行紧急救命手术，如气管切开、气胸封闭、开颅减压、对腹腔大出血伤员施行剖腹探查术。

（4）对休克伤员应采取输液、输血、给氧、止痛、保暖等措施，积极进行抗休克治疗。

（5）对远海遇难舰船进行救援，航程较长，要对伤员进行清创术。

（6）返航途中重视伤病员的护理，保证良好的饮食和热水。

（7）做好伤病员后送准备工作。

三、海啸医学救援的组织与实施

（一）情况判断

为确保海啸发生后，各类医学救援力量将赶赴受灾地区进行救援。与陆地救援力量相比，由于医院船是水上漂浮的移动医疗力量，因此可快速抵达受灾地点；与空中救援力量相比，由于医院船具有巨大的空间，可运载大批的救援人员和设备。因此医院船在海啸医学救援的执行过程中具有极其明显的优势。

海啸医学救援的组织是一项复杂的系统工程。因此医院船必须服从上级的指示安排，同时综合受灾地区的疾病谱特点、结合受灾情况，开展海啸原生灾害与次生灾害的医学救援、海啸后当地医疗设施的重建、海啸后受灾地区的卫生防疫等工作。

（二）医院船海啸医学救援的组织

1. 成立海上医院救援工作领导小组　快速反应是决定海啸医学救援成败的关键。医院船接到上级指挥所命令后，立即启动医学救援预案，成立海上医院海上救援工作领导小组，全面负责海上医院医务人员配备、思想动员、后勤保障和协调指挥工作，迅速组建检伤分类组、内科组、外科组、重症监护组、手术组和医学保障组，为海啸医学救援工作打下良好基础。

2. 组织救援队伍　根据海啸引发疾病和卫生防病的特点，领导小组充分考虑知识结构、临床经验、专业特长和受训情况等因素，挑选受过专门训练的野战医疗队队员，成立由内科、外科、急诊科、心理科医生，以及检验科技师等组成的医学救援队。这种搭配合理的医学救援队伍，不仅能全面、准确地诊治各种疾病，而且能开展水质检测、疾病控制、卫生监督和心理干预，最大限度地发挥救援工作效用。

3. 筹措药材物资　根据灾区以皮肤病、消化系统及呼吸系统疾病为主的情况，海上医院有针对性地筹备了大量重点疾病药品，以及饮用水消毒药品。同时，还积极筹措海上医院全体医务人员的各类生活物资，在路况差、交通不便、多次发生交通阻塞的情况下，保证了医院医学救援工作的顺利进行。

（三）医院船海啸医学救援的实施

1. 开展流行病学调查　医院船出发前，组织医务人员学习查阅有关资料，了解掌握海啸条件下疾病流行的特点和规律，为有针对性开展工作并做好准备。

2. 前出医疗小分队一线救护工作　前出一线救护工作应在医院船抵达灾区后尽快现场展开，特点是条件艰苦，危险性大，任务艰巨。

一线现场救护的任务：一是组织群众，自救互救，转送危重伤员；二是尽快帮助伤病员脱困，并减少继发性损伤；三是对于救出的伤病员迅速处理，以维持伤病员的生命；四是对伤病员进行分类，根据伤情轻重，组织后送医院船。

3. 医院船展开二线收治工作　救治原则是对危重伤病员施行必要的紧急手术，完成分级救治任务，保障确需后送患者安全转运工作。

1）医院船的救治任务：一是确定治疗方案，进行确定性治疗；二是重点抢救危重伤病员；三是对所有伤病员进行复诊，避免漏诊、误诊；四是安排伤病员的进一步转送或康复出院；五是加强卫生宣传,开展卫生防疫工作。

2)医院船的组织工作:应分为若干组开展工作,包括分类组、手术组、医疗组和医疗保障组等,各自按其分工开展工作。

(1)分类组:任务是明确每一个伤病员的伤情轻重及救治计划,组织担架人员后送伤病员。要求由有经验的外科医生负责,并有足够的人员配备。

(2)手术组与抗休克组:前者实施紧急手术,后者进行抗休克治疗,要求在技术上配有骨干力量。这是整个医疗站抢救伤员的核心。

(3)医疗组:任务是集中治疗轻伤员和监护重症伤员,接受经手术或抗休克处理后病情稳定的伤病员,并确定是否需进一步后送。

(4)后送组:负责各类伤病员的后送。

(5)医疗保障组:负责医疗器材、药品的供应,保障医务人员及留治伤病员的生活。

4. 开展心理健康教育 海啸不仅给灾区群众造成身体的伤痛,而且造成了心理创伤,致使部分群众出现恐惧、焦虑情绪,甚至感到绝望。前出分队医务人员每到一地,都应对灾区群众开展心理健康教育与咨询讲解消除心理恐慌的方法,帮助解除心理问题,增强了群众战胜灾难的信心。

5. 开展技术帮带 医务人员应发挥医学基础理论和专业技术等方面的优势,以集中授课、现场示范、指导查房等方式,对灾区医务人员开展业务培训和技术指导,帮助当地医疗机构开展新技术、新业务。

参 考 文 献

1. 刘爱兵，王海燕，刘元明．灾害救援检验医学的作用及其未来发展思路[J].武警医学，2005，16（11）：547-549.
2. 李向晖，郑静晨，刘爱兵．从三次国外救援行动看中国国际救援队紧急医疗救援事业的发展[J].中国急救医学，2005，25（5）：360-361.
3. 刘爱兵，刘元明，李向晖，等．印尼海啸灾区患者血红蛋白血糖及疟原虫检验现状分析[J].中国急救医学，2005，25（4）：275-276.
4. 李向晖，程纪群，刘爱兵，等．印尼海啸灾区救援中的卫生防疫工作[J].中国急救医学，2005，25（4）：275-276.
5. 刘爱兵，王海燕，郝钦芳，等．从疾病谱变化规律划分灾难医学救援阶段及其意义[J].中华急诊医学杂志，2006，15（12）：1063-1066.
6. 席梅，侯建盛，刘爱兵．国际地震救援行动中的医疗力量配置分析[J].灾害学，2007，22（4）：138-141.
7. 刘爱兵，郑静晨，郝钦芳，等．流动医院医技检查专业组的发展、现状及未来方向[J].中国急救复苏与灾害医学杂志，2007，2（4）：204-206.
8. 刘爱兵，韩彬，刘元明．印尼班图尔地震灾区痢疾患者的流行病学调查[J].中国急救复苏与灾害医学杂志，2007，2（9）：543-545.
9. 刘爱兵，刘元明．灾害救援检验医学设备保障探讨[J].中国急救复苏与灾害医学杂志，2007，2（11）：671-672.
10. 郑静晨，刘爱兵．检验医学在灾难救援中的作用及发展方向[J].中华急诊医学杂志，2007，16（12）：1332-1333.
11. 刘爱兵.谈紧急灾难救援行动检验医疗资源的配置[J]．中国医疗器械信息，2009，15（10）：7-10.
12. 刘爱兵．灾难检验医学：灾难救援中不可或缺的力量[J].中国当代医药，2010，17（13）：2-3.
13. 刘爱兵，刘庆，李向晖，等．检验医学资源配置模型在灾难救援中的应用研究[J]中国急救复苏与灾害医学杂志，2010，5（8）：687-689.
14. 刘爱兵．灾难医学救援"三个阶段"[J].中国卫生，2008，275：19.
15. 刘爱兵．谈紧急灾难救援行动检验医疗资源的配置[J]．专题：中国医疗器械信息，2009，15（10）：7-10.
16. 刘爱兵．灾难检验医学：灾难救援中不可或缺的力量[J].中国当代医药，2010，17（13）：2-3.
17. 佳崔，吴芳，刘爱兵．海地地震救援药品保障分析[J].中国急救复苏与灾害医学杂志，2010，5（9）：805-807.
18. 李向晖，郑静晨，刘爱兵．印尼海啸救援中亚齐机场的伤病员医疗转运模式[J].中华航空航天医学杂志，2010，21（4）：287-291.
19. 刘爱兵，郑静晨，刘晓军，等．早期预测强震巨灾后死亡人员研究[J].中华急诊医学杂志，2012，21（9）：962-965.
20. 刘爱兵，郑静晨，刘晓军，等．强震巨灾后受伤人数的估计方法研究[J].中国急救复苏与灾害医学杂志，2012，7（8）：706-708.
21. 郑静晨，刘爱兵．检验医学（上、下）—看数字诊疾病[M].北京：中国科学技术出版社，2012.

第九篇

自然灾害

第一章

概 述

第一节 自然灾害及其危害

一、灾害及自然灾害

人类居住的地球是整个宇宙中很小的一个天体，但它却是一个完整的生态系统，其中各种相关的自然因素保持着一种相对的平衡。正是由于这种平衡，才使得各种生命能够在其中生存且繁衍不息。如果由于自然或人为的因素打破了这种平衡，危及人群的生存，就会造成灾害。联合国"国际减灾十年"专家组对灾害所下的定义为：灾害是一种超出受影响社区现有资源承受能力的人类生态环境破坏。根据灾害发生的原因不同，可将灾害分为自然灾害和人为灾害。由自然因素引起的灾害称为自然灾害，如地震、洪涝、干旱、台风、飓风、冰雹、雾灾、雷击、火灾、泥石流、火山喷发、海啸、寒流与热浪、雪崩等；由人为因素引起的灾害称为人为灾害，如战争、空难、交通事故、传染病暴发流行等。自然灾害又可分为气象性灾害和地质性灾害。气象性灾害包括干旱、洪涝、风暴、寒流、热浪、森林火灾等；地质性灾害包括地震、火山爆发、泥石流、雪崩、海啸等。

二、自然灾害的危害

（一）自然灾害的分级

根据灾害的定义可知，灾害的严重程度或等级应与受灾社区的承受或自救能力相关联，因此对灾害的分级是较为困难的。目前国际上尚无统一的灾害分级。我国根据国情，灾害分级主要以参考人口的直接死亡数和经济损失数来划分的，分为以下五个等级：

E级：死亡10人以下或损失10万元人民币以下者为微灾；

D级：死亡10～100人或损失10万元至百万元人民币者为小灾；

C级：死亡101～1 000人或损失百万元至千万元人民币者为中灾；

B级：死亡千人至万人或损失千万元至亿元人民币者为大灾；

A级：死亡万人以上或损失亿元人民币以上者为巨灾。

（二）自然灾害对人类的危害

自然灾害因其是由自然的，往往是人们难以抗拒的巨大动力引起的灾害，因而具有破坏面积大、程度重而对人类和社会构成极大的危害。

1.对人类生命的危害 人类生活在地球上，无时无刻不在受着自然灾害的威胁。从这个意义上讲，人类的历史也可以说是一部灾难史。如公元79年维苏威火山毁灭了意大利庞贝城，夺去2万人生命；1923年日本关东地震死亡14.3万人；1968—1986年非洲连年干旱，36个国家受灾，饥荒死亡200多万人；1970年强劲旋风袭击孟加拉国，死亡达30万人。我国也是一个多灾害的国家，文字有着清晰的记载：公元前18世纪到公元20世纪，几乎无年不灾。公元1117年黄河决口，死亡100多万人；1556年陕西华县地震死亡83万人；1877—1878年清朝光绪年间的北方旱灾，饥荒死亡达950万人；1887年黄河和长江洪水死亡210万人；1896年上海风暴潮死亡10万人；1915年珠江洪水死亡30万人；1920年宁夏海原8.5级地震死亡20万人；1923—1925年云南东部寒冷、饥荒死亡30万人；1928

—1930年陕西大旱死亡250万人；1931年黄河大水死亡370万人；1942—1943年河南旱灾、饥荒死亡300万人；1943年广东台山大旱死亡15万人；1976年河北唐山地震，死亡24.6万人。据统计，20世纪70年代以来，全球发生的自然灾害使约300万人丧生，至少有8亿人的生命受到威胁。为此联合国于1987年决定将20世纪最后十年即1990—2000年为国际减轻自然灾害十年。

21世纪以来的十多年间，自然灾害在全球、我国更加肆虐。2004年12月26日印度洋地震海啸，波及南亚十多个国家，死亡人数顷刻间达30万之众。2008年我国四川汶川8.0级地震，波及范围之广，一次性灾害之多为近半个世纪所罕见；2010年在青海玉树高原地区发生7.1级地震，处于海拔4000米寒冷季节少数民族地区在救援上更加困难。

2.对经济的危害 每一次自然灾害的发生，都伴随着人员伤亡和巨大的经济损失。巨大的灾害可使农作物绝收，房屋倒塌，交通、电力设施毁坏，还可使市场无市，工厂停工。仅1995年，我国就发生火灾（不含森林、草原、军队火灾）3.8万起，直接财产损失10.8亿元，发生5级以上地震48起，有17次形成震害事件，39万平方米房屋被毁坏，156万平方米的房屋被严重毁坏，直接经济损失达11.6亿元；6月长江中下游地区发生自新中国成立以来第二次大洪水，仅江西省就有88个县市受灾，114万人一度被水包围，造成经济损失190多亿元；8月人口密集的四川盆地连降暴雨，农作物绝收面积达57万亩，直接经济损失24.5亿元。1996年2月3日云南丽江地区发生6.9级地震，33万人受灾，200多人死亡；同年2月初，强劲的西南气流影响青海玉树、四川石渠两县，造成雪灾，使7000多人患雪盲，大量牲畜被冻死。21世纪第一个十年，自然灾害情况更加严重，造成的经济危害更大。

3.对社会的危害 重大灾害不仅能造成大批人员伤亡和经济损失，而且也会对社会产生重大影响。如20世纪80年代中期东非连续多年大旱，索马里、埃塞俄比亚、苏丹等国出现大范围饥荒，社会动荡，战乱不止，生灵涂炭，恶性循环至今尚未结束。1970年11月，位于孟加拉湾的东巴沿海地区发生了一次巨大的风暴潮，约50万人丧生，大批牲畜死亡，庄稼被毁，田地和水源遭淤积或盐化。

人类进入20世纪80年代以来，自然灾害日益频繁，危害日益严重。科学家预测，地球运动正在进入一个新的活动期，地球各圈层将发生一系列异变，世界将面临一个灾害频繁的时期。21世纪以来，自然灾害发生更加频繁，危害日益严峻，因此，搞好减灾、救援工作将面临十分艰巨的任务。

第二节 自然灾害救援中的若干问题

自然灾害以发生发展快、破坏危害性大而引起人类的高度重视，及时恰当的救援，尤其是医疗救援将对减灾起到积极的作用。随着人类生活现代化程度的提高，科学技术的进展，给救援医学赋予了许多新课题。在当前自然灾害救援中，应突出解决好以下几个问题。

一、大力普及医疗救援常识

人类抗灾救援的实践证明，迅速、正确的自救互救是挽救生命、减少伤残的关键。据统计，一些重大灾害中的幸存者，80%~90%是靠自救互救脱险逃生的。许多国家把警察、消防队员、司机作为救援服务的重点人员定期进行救援知识的专门培训。不仅要培训专门人员，而且要提倡全民树立现代救援意识，普及救援医学知识，有条件的可进行短期培训，以掌握灾害发生和自救互救的主动权。

二、制订周密的应急医学救援预案

各种重大灾害常常伴随群体人员伤亡，有备无患是医疗救援史上的重要经验教训。为使应急医疗救援工作有章可循，增强抗灾减灾的预见性和应变性，在注重灾后救援的同时，更应强调灾前救援预案的制订。1991年，我国江淮流域发生历史上罕见的特大洪灾，百万军民投入抗洪抢险工作，虽然洪灾本身造成了巨大损失，但由于准备充分，没有发生大的伤亡，灾后也没有发生疾病流行。因此，各地区应根据特定区域、不同灾情，制订特殊医疗救援预案，明确各级救援力量区分、组织编成、开进展开、前接后送、携行装具、药材筹措、卫生防疫等，使各级医疗救援人员能够在抗灾减灾中掌握本级职责、救援范围、开始方式、转运后送原则，熟悉救援药材品种、数量、筹措方法，了解灾区及邻近区域可协同的军地医疗、防疫机构等。避免在应急医疗救援中仓促应战。

三、积极协同搞好现场医疗救援

重大灾害发生后，必须首先确立政府领导在应急医疗救援中的主导地位，建立强有力的组织指挥系统和科学的应急救援网络，动员一切可以借助的卫生资源，统筹交通、通信、能源、军队、公安、消防、供水等部门的救援力量及物质、技术调配。必要时争取国际救援组织的支持和援助，充分发挥现有医疗技术力量的作用，使受灾群众的生命得到最快捷、最有效的救治。且灾害发生，现场往往秩序混乱，有瞬间发生的大量伤员，有军队、驻地和外来医疗救援机构，有抗灾抢险的军警大军，有宣传部门的记者，甚至有国外救援组织人员，交通不畅，通信不灵，现场初期尚不能组成强有力的组织机构和指挥中心。救援人员要在现场指挥组织的统一指挥下，建立畅通无阻的通信联络和运输渠道，与驻地救援组织密切配合，开展大协作、大救援，迅速及时解决现场施救、疏散、转送、收容、防疫等问题。

四、实施机动灵活的应急医疗救援

各种自然灾害瞬息万变，有的灾情不可预见，而且灾区救援情况复杂，生态环境破坏严重，公共设施无法运行，缺电、少水、食物匮乏、药品不足，灾区缺乏或远离医疗机构，医疗救援工作不可能按部就班地进行，需要打破时空、地域、阶梯界限，灵活机动，实施救援。重大灾害发生后，大批伤员同时出现，而且危重者居多，需迅速急救和复苏。如苏联亚美尼亚大地震伤员救援工作表明，灾后 3 h 内得到救护者，90%存活，若超过 6 小时，生存率仅 50%。灾害发生数分钟至数小时，开始还缺乏有组织的医疗救护，此时应组织救援小分队迅速穿插到第一线，对伤员实施初级生命救治，如临时止血、清理重伤员呼吸道、心肺复苏等，同时对大批伤员进行及时分类、指定后送，使伤员在最短的时间内获得必需的救治，而且在转送途中实施不间断的抢救和复苏。随着灾区正常秩序的恢复，行政机构的运转，外来救援力量的补入，有组织的对危重伤员进行高级生命支持，就地、就近、越级把重伤员转送到有条件的后方医院进行专科治疗或手术。

五、及时开展灾区卫生防疫

"大灾之后防大疫"。一场重大灾害往往会留下严重的公共卫生后果，水电设施遭到破坏，粪便、污物得不到及时清理，食物、药品缺乏，大量人畜死亡，尸体腐烂，蚊蝇孳生，为肠道传染病和虫媒传染病流行创造了条件。因此，医疗救援人员在实施救援和疏散重伤员的同时，要有计划地组织卫生防疫人员进入灾区，了解灾区疫情，开展流行病学调查，协助当地卫生防疫部门，保护、消毒、开发水源，加强驻地或灾区的粪便管理，深埋尸体，消灭蚊蝇，有针对性地进行普遍服药和预防接种，防止瘟疫流行。

第二章

地 震 灾 害

地震是一种地质性灾害。毁灭性大地震是严重影响人类繁衍生息和社会发展的一种可怕性天灾，又是瞬间突发性的严重社会灾难。随着现代都市建设的发展、工矿企业集中和人口密度的增加，地震造成的破坏亦越严重。20世纪以来，全球在地震中伤亡人数约几百万，经济损失（折合1979年的美元价值）约为几千亿美元。目前，由于地震灾害每年全世界造成平均10 000～15 000人死亡和几十亿美元的经济损失。

千百年来，人们在不断寻求减轻地震灾害的良策并积累了不少经验。但迄今在全世界范围内还未找到一种能阻止地震灾害发生的有效办法和技术，只能通过科学预测、政府对策、社会民众行动的组合措施，减轻地震对人类社会的灾害程度。地震发生不可避免，那么地震灾害造成人员伤亡也是不可避免的。为此，地震时人员的应急防护和地震伤员的医学救援，对减少人员伤亡显得至关重要。

第一节 地震的严重危害

一、地震的类型

地震是地球表面的震动，按其震动性不同可分为天然地震、人工地震、脉动地震三种类型。

1.天然地震 主要是构造地震。它是由于地下深处岩石破裂、错动把长期积累起来的能量急剧释放出来，以地震波的形式向四面八方传播出去，若释放能量巨大，可以在相当大的范围内激起地面震动，引起建筑物破坏和人员伤亡。构造性地震约占地震总数90%以上。其次是由于火山喷发引起的地震，称为火山地震，约占地震总数7%。此外，在某些特殊情况下也会产生地震，如岩洞崩塌（陷落地震）、大陨石冲击地面（陨石冲击地震）等。

2.人工地震 是由于人为活动引起的地震。如工业爆破、地下核爆炸造成的振动；在深井中进行高压注水以及大小水库蓄水后增加地壳压力，有时也可诱发地震。

3.脉动地震 是指由于大气、海浪等原因引起的地球表面的经常性激动。

一般所说的地震，多指天然地震，特别是构造地震，它对人类危害最大。

二、地震的危害

一次大地震释放巨大的能量，可造成自然环境破坏，产生可观的地表断裂、塌陷、喷沙、冒水等现象；它可以造成人为环境被破坏，摧毁人们生存所必需的建筑物和各种设施，造成人员伤亡，进而危害整个社会，形成地震灾害。

地震灾害的灾情可分为轻灾、中灾、重灾、特大灾四种类型。发生在平原地区的4.7～5.5级地震，发生在山区的6.5级左右地震，震中烈度Ⅵ～Ⅶ度，受灾范围1～2个县（市），社会功能基本不受影响，经济损失在数百万至上亿元，一般可就地救援为轻灾。发生在平原区的5.5～6.5级地震，发生在山区的7级左右地震，震中烈度一般Ⅷ～Ⅸ度，受灾范围为数个县（市），房屋倒塌和严重破坏在数千至数百间，破坏率为10%～30%，人员死亡数十人至数百人，经济损失数亿元至十数亿元，以省为主的救援是中灾。发生在平原区的 7 级左右地震,发生在人口较稠密山区的 7.5 级左右地震,震中烈度 X 度以上,受灾范围十个县（市）,房屋倒塌和严重破坏在数十万间,破坏率为 30%~70%,人员死亡数千人至万人左右,经济损失数十亿元,需全国范围内组织救援力量为重灾。发生在平原区 7.5 级以上的地震,发生烈度 XI 度以上,受灾范围数十个县（市）,震中区房屋倒塌和严重破坏达数百万间以上,破坏率 70%~80%,人口死亡数万人至数十万人,50%以上生命线工程被毁,50%以上社会组织破坏,社会功能几乎全部瘫痪,社会严重失控,直接经济损失数十亿元至上百亿元或更多,不仅需要广泛动员全国力量进行救援,而且需争取国际援助,为特大灾害。

地震灾害与其他自然灾害相比,具有突发性及难以预见性、惨重的灾难性、次生灾难的频发性、对经济及社会功能的巨大影响性、救灾与重建的艰巨性等自身特点和特征。充分认识地震灾害本身固有特征,对做好减轻地震灾害工作具有十分重要的作用。

三、我国是地震多发国家

从 20 世纪初到 1985 年,我国境内发生 6 级以上的地震就达 648 次,其中 7.0~7.9 级地震 95 次,8 级和 8 级以上地震 9 次。另据统计,20 世纪以来全球发生 7 级和 7 级以上地震近 1 300 次,其中发生在我国境内的就有 110 次,占全球总数 8%以上;在大陆地震中,我国大陆地区所占比例更大,约占全球大陆地震的 30%。发生在我国的地震多数是大陆板块内地震,不仅震源浅、频度高、强度大,而且分布很广。我国除台湾省外的 30 个省、自治区、直辖市中,处于地震基本烈度 6 度或 6 度以上地区的省会（除南昌市外）和直辖市有 29 个;处于 7 度或 7 度以上地区的有 22 个,占 73.30%;人口在 50 万以上的 61 个大、中城市中,处于地震基本烈度 6 度和 6 度以上的有 56 个,占 91.8%;处于 7 度或 7 度以上地区的大、中城市有 33 个,占 54.1%。由于我国人口众多、建筑物的抗震性能差、人们防灾意识薄弱等原因,地震的成灾率非常高。仅新中国成立以来,我国死于地震的人数就高达 27.6 万人,伤残 76.5 万人,因地震倒房 600 余万间,直接经济损失数百亿元,给人们心理上带来的创伤更是难以抚平。特别是发生在大城市和人口稠密、经济发达地区的强震,更给人类带来巨大的灾难。1976 年唐山发生 7.8 级地震,顷刻间使一座新兴工业城市变成一片废墟。

根据我国历史地震资料分析,我国的地震活动时间分布表现呈活动和平静交替轮回特征。20 世纪以来,我国已经历了四个地震活跃期,每个活跃期都发生过十几次 7 级以上大震。1996 年 2 月 3 日云南省丽江地区与迪庆藏族自治州中甸县交界处发生了 7 级强烈地震,波及四个地州。1996 年 3 月 19 日新疆阿图什发生 6.9 级地震,造成 120 多人伤亡,万余人无家可归。1996 年 5 月 3 日内蒙古包头地区巴盟乌拉特旗、伊盟达拉特旗发生 6.4 级地震,震中烈度 8 度。2008 年 5 月 12 日 14 时 28 分,四川汶川、北川 8 级强震猝然袭来。将近 7 万人遇难,40 万人重伤,失踪近 2 万人。2010 年 4 月 14 日,青海省玉树县发生两次地震,最高震级 7.1 级,造成 2 220 人遇难。从近几次地震发生的频率、强度来看,我们面临严峻的地震灾害形式,我们对此必须高度重视,尽早采取措施,以减轻因地震灾害造成的损失。

第二节　减轻地震的危害

20 世纪 90 年代,我国处在地震新的活跃期。为防患于未然,最大限度地减少地震灾害损失,国务院提出了"预防为主、平震结合、常备不懈"和"自力更生、艰苦奋斗、发展生产、重建家园"的防震救灾工作方针。1994 年正式提出了我国未来 10 年的防震目标。1995 年 2 月份国务院 172 号令发布了《破坏性地震应急条例》。现在各级政府正在按已定的措施认真进行落实,走综合防御的道路。要减轻地震危害,需做好以下几方面工作:

一、地震的预报

地震的预报,就是在地震发生前,通过对各种前兆资料的分析、研究,对未来可能发生地震强度大小、地点、时间做出明确的判定,并将此判断向社会公众发布。

对可能发生地震的区域做出准确的地震预报,采取积极的减灾行动,就能达到减少地震灾害损失的目的。1975年2月24日,辽宁省海城发生的7.3级地震,由于震前地震部门提出了临震预防意见,省人民政府发布了地震预报和地震警报,政府、社会和民众及时采取了有力的应急措施,大大地减少了人员伤亡和经济损失。但目前地震预报还属于探索性阶段,为此,还要采取其他综合手段。

二、地震医疗救援网络组织

地震灾害的医疗卫生应急救援工作是复杂的社会防灾减灾系统工程中的一项。近年来,联合国及一些国家建立了以急救医疗体系为主的医学救援网络。如联合国建立了国际救灾中心,在日内瓦设立了总部,在新加坡、墨西哥和罗马设立了3个地区中心,分管世界各地的救灾工作。美国从1985年把军民急救系统改为国家灾害医疗系统(NDMS),以军队医疗机构为骨干,在全国指定15所医疗机构为该系统中心,并将全国分成304个EMSS区。这些区相互连接成网,每个区都有自己的救援与后送计划,一旦某个地区受灾,其他区即可迅速进行救援。苏联为了加强灾害救援工作,于1990年成立了全国特种医学系统。在卫生部的领导下设立6个紧急救援中心,分片负责,组织实施救援工作。

近年来,我国也加强了急救网络建设,已建立省市级急救中心80多个,初步形成了适合我国国情的急救模式。为了提高对灾害事故的应急反应能力和医疗救援水平,1995年卫生部颁发了《灾害事故医疗救援工作管理办法》,成立了卫生部灾害事故救援领导小组。并要求各省、自治区、直辖市及县(市)政府卫生行政部门也成立相应的组织。各级灾害事故医疗救援领导小组,要及时了解掌握全国或当地灾害事故特征、规律、医疗救护资源、地理交通状况等信息,组织、协调、部署与灾害医学救援有关的工作。

在国家卫生部颁发的《灾害事故医疗救援工作管理办法》中,要求县级以上地方政府卫生行政部门要加强对急救中心、急救站、医院急诊科(室)为主体的急救医疗网络建设,建立数支救灾医疗队,制订医疗救援预案。并给救灾医疗队配备一定数量的急救医疗药械,提高应急反应能力。

当地震发生后,各级卫生行政部门要以"灾害事故医疗救援工作领导小组"为基础,迅速建立地震灾害医疗救援工作领导小组,下设医疗救护组织、伤员后送组、卫生防疫组、药材供应组,在地方抗震救灾指挥部领导下,组织、协调当地医疗救灾力量和外援野战医院、医疗队、防疫队实施现场医疗救援工作。

三、预警、预案及应急反应

(一)地震灾害预警

地震灾害的预警,是人们进行震前准备和应急避险的先决条件。

大地震之前,人们能观察到自然界一些反常现象。①动物异常反应:如骡马牛羊不进圈,老鼠成群往外逃;鸡飞上树猪乱拱,鸭不下水狗狂叫;冰天雪地蛇出洞,燕雀家鸽不回巢;兔子竖耳蹦又撞,游鱼惊慌水面跳;蜜蜂群迁闹哄哄,大猫衔着小猫跑等。②气象异常:如久雨忽晴、暴风大雨、突然酷热、久旱、洪涝等。③地下水位异常:水位升降大,翻花冒泡,有的变颜色,有的变味道等。④植物异常反应:如提前出苗、开花或重开花等。⑤地壳变化:在一些地震活动区,中小地震频繁,而后突然平静,这是大地震要很快发生的讯号。尤其是在大震前短暂时间内,可看见地光,听见地声等宏观异常现象。

另外,地震研究部门借助仪器观测,可发现地震前一些地球内部和表面的物理、化学变化等异常现象。如小地震活动异常,地磁场、地电场、重力场的变化,大地变形,地下水化学成分变化等地震前兆的微观预警现象。

地震部门可根据地震前的宏观、微观预警现象分析、判断而做出地震面积大小、强弱的结论。通过政府部门向公众社会发出地震警告或地震警报,要求人们采取防震措施。但是地震预报目前尚处在摸索阶段，临震预报成功率低，人们应特别注意临震宏观预警现象的观察，当感觉到地面小动、看见地光、听见地声等地震预警信号时，要迅速采取措施避险，防止地震的伤害。

（二）地震灾害医学救援预案

地震灾害医学救援预案是整个震灾救援预案中的部门预案，是可能发生地震区域或周围的各级政府卫生行政部门，根据抗震救灾指挥部门提供的地震可能发生的季节、时间、震中位置、震级和烈度等预测、预报材料而制订的预案。

地震灾害医学救援预案制订的内容包括：可能发生的伤员人数、伤类及其分布范围，所需的各种卫生机动力量的数量，各级医疗防疫机构的部署，药品、器材的数量和供应办法，灾区伤员抢救、运输后送、安置，震区卫生防疫措施与救援人员的卫生防护以及撤离居民的卫生保障措施等。制订的预案要根据震情的发展和应急准备情况，随时加以调整，使之更适合于地震灾害医学救援工作实际需要。卫生部1995年4月、7月分别颁布的《灾害事故医学救援工作管理办法》和《全国救灾防病预案》，对各级医疗卫生机构制订地震灾害医学救援预案，做好震灾医疗救援工作，具有重要的指导作用。

（三）地震灾害应急反应

地震灾害具有很强的突发性，做好应急反应工作，对减轻地震灾害起着十分重要的作用。地震灾害的应急反应工作，按照1995年4月国务院颁布的《破坏性地震应急条例》可分为应急反应准备、临震应急反应和震后应急反应三个阶段。

1. **应急反应准备** 本阶段主要是在卫生系统决策层做出反应，主要为战略性规划和部署，属于内部小规模范围的防灾活动，一般情况下不予公开。在接到政府发出的有关地震重点监视防御区确定的简报或预报1~2年可能发生破坏性地震的地区，该地区或邻近地区的各级卫生部门根据政府部门的指示，可采取以下行动。

（1）根据可能发生地震区的地理位置、城乡类别、人口密度、发震季节及地震部门预测的地震强度，估计其伤亡人数。

（2）结合城市（或地区）的总体规划和防震减灾对策，制订本系统防震减灾对策和实施计划。基于地震危险性和震害的评估，针对医疗系统的现状，事业发展需要与震后卫生保障的能力分析，拟定现场抢救、转运后送及医疗物资的运输、准备、供应和卫生防病等预案。以适应未来发展和震时的应急需要。

（3）对地震重点监视防御区及外围地区应急工作进行规划、指导、协调和管理，并以适度规模对群众开展地震应急卫生指导和咨询。但一定要防止因知道可能发生地震带来的负效应。

（4）了解震情的发展趋势，适时对应急方案做相应调整。

（5）加强地震预警地区卫生系统抗震管理。对新建的医疗卫生设施及新进的医疗设备安装要确保抗震能力，对旧有的设施、设备进行抗震能力鉴定，切合实际地进行加固处理。

（6）国家、省卫生部门对地区级应急活动进行指导，组织规划特大灾害性地震后全国、全省救援工作。地方政府负责对本地区卫生系统的地震灾害救援工作进行指导和监督，协调军队和地方卫生系统的防震活动。

2. **临震应急反应** 当国务院、省、市（或地区）政府发布临震（数天或数周）预警时，应急工作进入具体筹划安排，并对救援力量进行动员阶段；反应行动由战略部署转入战术准备，成为大规模的应急活动。职能参与部门除要采取具体反应行动外，还需动员其支持系统作出相应行动部署。

（1）建立抗震救灾的医学救援领导和急救网络系统。根据卫生部1995年颁布的《灾害事故医疗救援工作管理办法》，成立相应的省、市（地区）地震灾害医学救援领导小组。加强急救队伍网络建设和业务建设。对医务人员进行紧急动员，建立各级医疗队和伤员收容、现场急救、后送、专科治疗体系。根据抗震救灾指挥部的统一要求，按预定方案，人员、物资装备、车辆迅速到达指定位置，集中待命，做到一声令下，立即行动。

（2）从平、战两用出发及震灾救援需要，加强急救设施建设。配备先进、快速、机动性强的交通运输工具（救护车、直升机）、抢救设备及现代化通信联络设备。配备小型轻便的发电机、移动式高压照明设备。自备轻便水源设备以及适用于野战条件下的医疗救治、卫生防疫等野战应急物资，以增强震灾救援的快速反应能力。

（3）在地震外围区征集志愿输血预备人员，筹建中心血库及伤员转运集散中心。有组织、有步骤地向预报区及外围区运送和储备紧急医疗、防疫药品及器材，必要时可建立中转库，以适应震后及时分散供应，保证灾区医学救援应用。

（4）根据震灾对人员伤害的不同特点，对医务人员进行震灾医学救援技术短期训练。学习止血、包扎、固定、人工呼吸、伤员搬运、尸体处理中的卫生防护知识。还可由卫生行政主管部门牵头，协调有交通、通信、供应保障等部门参与的震灾医学救援模拟演习，提高震灾医疗救治的专业水平。

（5）根据地震部门对地震灾害程度的修订，迅速对地震灾害可能造成的伤亡进行估计，尽快调整、部署救援力量。如果调整变动较大，应立即上报救灾指挥部。

（6）做好群众紧急疏散中的卫生保障。为减少伤亡，让居民有组织、有计划地撤出危房，住进临时防震居所，卫生部门要根据不同季节可能发生的常见病、多发病进行预防治疗，加强预防接种和服药，提高人群免疫力。消灭有害昆虫动物，严格管理水源、食品、粪便及临时住所周围环境卫生，防止各种传染病发生。

（7）紧急疏散住院伤病员。对预报有破坏性地震区域内医院里的轻病员，动员出院，需要继续治疗的，可以进行巡诊或开家庭病房。必须留院的伤病员，要疏散到临近安全地区的医院治疗，或住进临时防震病房继续治疗。

（8）设立本部门不间断值班的应急反应协调机构，以协调本系统各参与单位间的配合行动，并与政府地震应急反应指挥部门保持密切联系，以便震后获取与本职能应急行动有关的支持力量。

（9）国家、省、市卫生部门，可派遣专家组前往预报区考查、协调和指导地区卫生部门完善医疗、防疫紧急支援体系，并给予一定的技术支援；对于预报的特大灾害性地震，根据地方卫生部门对外部支援的需求预测，组织协调各地援救力量，进行必要的应急部署；调集和储备急需紧缺的药品、器材；协助伤员收容、后送及专科治疗等的安排。

3.震后应急反应　震后初期是抢救生命、减少伤残全过程中的关键时刻。为此，国务院 1995 年颁布的《破坏性地震应急条例》第二十条中，对医疗卫生部门应急做了专门规定。结合我国历次地震灾害卫生保障情况来看，震后应急反应工作主要有以下几个方面。

（1）震后，当地卫生行政部门应按照临震反应制订的组织，行动方案紧急动员和组织所属的各级医疗、防疫系统救援力量，协调交通、铁路、电信及军队系统外部支援力量进入救灾现场，分级执行应急抢救伤员任务。

（2）充分发掘利用灾区现有医疗条件及幸存医务人员，按震前的组织、训练方案，迅速组成早期专群机构，建立现场临时救护点，实施外援力量没有到达的早期救援。

（3）各级医疗抢救机构，在震灾医学救援领导小组的统一领导下，按指定位置，分片包干，营救受伤人员。对严重的伤员进行急救、分检、中转、后送及专科治疗。

（4）卫生防疫机构，根据灾区可能发生的疫病流行情况，进行严密的监测；加强灾区水源、食品、粪便、垃圾管理，做好消毒、杀虫、灭鼠及尸体处理工作。普遍开展免疫接种和有重点的预防服药，防止各种疫病流行。

（5）向受灾人员提供精神、心理卫生方面的帮助，解决因地震劫难给人们心理上、精神上留下的创伤。

（6）药品、器材供应部门，要快速筹措灾区急需的药品器材，保证各级医疗救援单位应用。

（7）特大破坏性地震后，国家抗震救灾医学救援领导小组及红十字会，要组织有各部门代表参加的工作组赴地震现场，参与地方救援和领导工作。协调交通、铁路、航空、电信等部门及军队系统在更大范围内的支援活动。向世界卫生组织、国际红十字会机构通报地震灾情，并呼吁援助，接受国际组织的医疗物资，接待和安排国际组织代表及国外医疗队来现场考察救灾活动。

第三节 地震现场救援

一、地震现场脱险

地震发生是瞬间之事，一次地震持续时间数秒至数十秒，很少超过1分钟。当地震发生时，震区人员应镇定沉着、果断迅速采取以下脱险措施。

（一）发现地声、地光时立即避震

地声、地光一般先于振动到达，发现在震前10分钟内，到临震十余秒钟时声响最大。据以往震区群众反映，临震时先听到"呼呼"风声，接着是"轰轰"声，再就是"咚咚"声，之后地面开始振动。地光是地壳内溢出的气体，强化了低空静电场所致。其形有带状、片状、球状，颜色以蓝、白、红、黄居多。人们一听见地声、发现地光，立即避震，效果最好。如海城地震前，大连—北京31次快车于19时36分运行到地震区唐王山车站前，火车司机发现车头前方，从地面到天空出现大面积蓝白色闪光。这位司机马上意识到是地光，判断地震即将到来，他果断、沉着缓慢减速，减速过程中，19时36分07秒时地震发生了。由于车速很低，并未出现事故，列车安全停下来。根据唐山地震部分幸存者调查，震前有很多人觉察到地声、地光和地面微动，其中有5%的人判断出地震即将来临，迅速逃离建筑物保全了性命。

（二）瞬时抉择，珍惜几秒自救机会

地震发生时，人们能感到并受其害的主要有两种地震波，即专业人员常说的P波（纵波）和S波（横波）。两种波以不同的传播方式和速度运动，P波运动速度最快，传播速度每秒钟8~9km，最先到达地面。在震中区，P波使人感觉到的是上、下颠簸，造成损失不大，给人以发生地震的信号。S波的运动速度比P波慢，通常平均每秒钟4~5km，继P波后到达地表，其破坏性极大。它使人感到的是前后左右的摇晃以及建筑物等倒塌，直接危害人们生命财产安全。因此，自我救助主要是在P波到达地面后的数秒钟之内。当P波到达时，应立即意识到地震发生了，若能在S波到达并造成破坏之前的十几秒内，迅速躲避到安全处，就可给人们提供最后一次自救机会，一般称为12秒自救机会。

（三）果断采取措施，选择一个安全地点

1.高层建筑内避难措施　震前根据宏观异常现象和正式地震预报，可采取主动撤离的最佳方案。如果您感到大地抖动了，还没有撤离，就不要盲目逃离，最好躲在离建筑物中心远的墙根下，空间最小、支撑牢固的房间内（厨房或厕所等），或钻到书桌、床下，降低重心，伏而待定。一般来说，高层振动大、易塌，低层较安全。高层住户可伺机向下转移，但不要跳楼。为防止地震时门框变形打不开，在防震期间，最好不关门。夜间地震时，不要因为寻找和穿衣服耽误时间，要争分夺秒躲到安全地点。地震过后要迅速撤离，撤离时要走安全楼梯，不要乘电梯。

2.平房避难措施　震前听到地声、看见地光，可迅速撤离。如果感到地动而来不及撤离时，最好是躲到坚固的家具下，平房顶轻，躲在床下或桌子下比较安全。

3.大型公共场所避难措施　地震发生时，在饭馆中就躲到餐桌下，在电影院、剧院、体育场（馆）、大型竞技场内就躲在排椅下；如地震时还在上课，要迅速躲到课桌底下。在大型商业街和露天集会场所要就地停立不动，观察地震发展采取相应对策。公共场所避难切忌乱跑，以免造成不必要的伤亡。

4.室外避难措施　室外是地震时最安全地点，但要躲开高楼、大烟囱、高门脸、女儿墙、高压线及峭壁、陡坡或海边，不要在狭窄的巷道中停留。

5.在汽车内避难措施　只要不是在桥下或上面会有东西砸到车上，那么地震时汽车内是一个非常安全的地方。当地震开始时，假如正在驾驶汽车，就小心地减速躲开电线、路灯、桥、堤坝或高层建筑，停靠在路边。假如正在桥上驾车，那么就得保持低速行驶，与后面的汽车拉开距离，然后停下来，系好安全带留在车内。

寻找安全躲避点时，一定要远离易燃、易爆及有毒气体储存地域，远离高低压电线、玻璃门窗。另外躲避时要根据情况选择适当的体位、姿势，尽量缩小身体。为防止地震造成移动，要抓牢隐蔽物体。

二、地震对医院及其他设施的影响

医院是社会福利事业单位，政府和社会投资较大，建筑物一般是多层较高的结构，在地震中是最易受震波影响的地方。即使在主要建筑物或多或少保持完整的情况下，重要的设施、设备和实验室的玻璃器材及化学药品也常全部失去作用。医务人员和医疗设施、设备的损失，会严重影响震灾中伤亡人员的救护工作。

另外，破坏性地震使灾区建筑物和各种生命线（水、电、气、交通、通信等）毁坏，对外部医疗救援力量也会造成不同程度影响。如缺水会影响生活及清洗、消毒等；缺电使一些设备无法使用。所以要求担负对灾区实施医疗救援的医疗队、防疫队、野战医院，应尽量自备一些必要的设备，保证灾区早期医疗救援工作开展顺利。

三、地震造成的主要伤害

破坏性地震通过直接、间接及诱发的灾难对人造成以下伤害。

（一）造成人员大量死亡

世界历史上伤亡人数最多的一次地震，是1556年发生在中国陕西省华县的地震。死亡人口达83万之多。1976年唐山地震死亡人数达24.2万人。造成人员大量死亡最直接、最主要的原因，是建筑物（或其他物体）倒塌破坏引起，由此引起的死亡人数约占整个地震死亡人数的95%。其余是破坏性地震引发的次生、诱发灾害造成。如火灾引起的烧伤死亡；海啸、湖啸等水体激动发生水灾引起的淹溺死亡；工厂毒气泄漏造成中毒死亡；还有山崩、地陷、饥饿、瘟疫、社会动乱等原因造成的死亡。

（二）对人的生理伤害

这种伤害主要是建筑物倒塌等直接原因造成的。1976年唐山大地震使70万人受伤（仅指唐山市及所属县），大体相当于震亡人数的3倍，其中唐山市受伤36万人，为震亡人数的2.6倍。这些伤员的伤情复杂，多数人同时兼有数种伤。

（三）对人心理—精神的伤害

破坏性地震发生时，震区人们首先是心理上经受一次前所未有的大冲击，进而陷入一种罕见的情感危机中。强烈的地震摧毁人们平时司空见惯的空间世界，使人们生存空间突然压缩，在心理上失去了空间归属感，感到一种生存威胁，表现出极度惶恐和不安，单纯的求生欲望压倒一切；因为亲人遇难，而在心理上、精神上陷入了极度悲哀，对生活、爱情、婚姻等看法上发生变化；地震中受伤将要终生残废的人们，在人生观、价值观上也会发生根本的变化等等。因此，地震造成人的心理—精神伤害，在医疗救援中不能忽视。

四、地震受伤类型及特点

由于地震特具的致伤效应及地震继发性灾难的后果，对人造成的伤情严重，且种类复杂、特点突出。归纳主要有以下几种类型及特点：

（一）机械性致伤

人体受倒塌建筑物、室内设备、家具等直接砸、压、埋的机械力学损伤，一般占地震伤的95%~98%以上。在山区等地，也可受崩落的山石、土块、树木等砸击致伤。人体的各部位均可受到直接打击致伤。致伤轻重、部位与首先受砸的着力点和当时体位有着密切关系。

头面部颅脑伤是震伤中死亡率最高的，早期可达30%，伤员往往在到达医院前死去。颌面、五官伤常造成严重的功能障碍，往往可因血块、伤组织堵塞呼吸道而窒息。四肢伤发生率占各部位受伤的首位，常常伴有周围神经和血管损伤。腹部伤发生率不高，但往往因出血而早期死亡，骨盆部和胸肋部伤在夜间的发生率较白天高，骨盆部位往往伴有膀胱和性器官损伤。地震伤有40%甚至更多是两处以上的多部位复合伤，但因临床表现互相掩盖，往往检伤时被忽略。

据历次地震分析统计，在机械伤中，骨折占第一位，占伤员总数的55%~64%；软组织伤（包括周围神经损伤）占伤员总数12%~32%；第三位是挤压综合征；其余为内脏和其他损伤。但这种比例受地震发生的强度、时间、地区（山地、农村、城市）的影响。

地震骨折伤中约有1/4为脊柱骨折，其中30%~40%可并发截瘫，而截瘫中又有2/3为全截瘫。值得注意的是，相当数量的脊柱伤是由于搬抬不当发生截瘫或使症状加重。骨盆骨折女性比男性多两倍或更多。四肢骨折中闭合性骨折占90%以上。肋骨骨折大多数也为闭合伤，但断骨端常刺破胸膜、血管，引起气胸、血胸，症状危急，死亡率高，约占震伤死亡的25%。

土埋窒息亦属于机械伤。干旱山区地震诱发泥石流、大滑坡将人体埋于泥浆土体中引起窒息死亡，伤员无明显外伤。另外地震致房倒屋塌时，将伤员掩埋在下面不能呼吸而窒息，若迅速抢救可以存活。

（二）挤压伤和挤压综合征

这种伤是地震中的常见伤，特别是在城市伤员当中占相当大比率。当人体，特别是肌肉发达的肢体被重压1~6小时或6小时以上时，受挤压的肌肉因缺血坏死，并逐渐为瘢痕组织代替，挛缩而丧失功能，谓之挤压伤。当伤员被挤压的坏死组织释放大量有害物质进入体内，可发生休克和肾衰竭，成为挤压综合征。

（三）休克与地震伤感染

严重的创伤、大出血、饥饿、脱水、衰竭、精神创伤以及挤压综合征均可以引起休克，约占全部伤员的4%，或重伤员的12%~14%。

地震现场环境严重污染，抢救伤员设施差，伤员伤口极易被各种致病细菌侵入造成感染。尤其是破伤风杆菌和气性坏疽菌对创口的威胁最大，死亡率很高。所以，在早期抢救过程中应特别注意做好清创和预防注射工作。一经发生感染，应立即采取隔离治疗。

（四）完全性饥饿

被埋困于废墟中的人员，粮食来源完全断绝，仅依靠自身储蓄的营养物质维持生命。长时间的消耗，体内储存物质将枯竭，成为完全性饥饿状态，以致机体代谢紊乱、抵抗力下降、血压降低、虚脱而濒于死亡。

（五）淹溺

地震后继发海啸、水库、河堤、水坝毁坏，山崩滑坡造成河道淤塞、水位上涨，引起水灾，造成人员淹溺。城市工矿地区的地震，若发生地面冒水或水管、蓄水池毁坏时，溢水灌入地下作业坑道也可引起淹溺。

地震淹溺与平时溺水者在临床上没有什么不同，只是地震淹溺往往同时有外伤，增加了治疗难度。

（六）烧伤

地震可使电器、炉火、煤气或其他易燃品发生事故而酿成火灾，发生大批或散在烧伤伤员，这是地震中的多见现象。1923年9月1日日本关东地震，死亡142 807人，其中死于震后火灾达10万人。我国邢台地震后，因防震棚失火伤亡104人。

冬季居民多在防震棚中燃火取暖做饭，烧伤明显较夏天多。地震伤员在起火时因无法躲避，造成严重的烧、震复合伤。此外，化工企业、仓库、研究单位在地震时，可因设备损毁使毒剂大量外泄甚至爆炸，造成化学性中毒和化学性烧伤。

（七）冻伤

寒冷地区在地震前后，居民避震野营，生活艰苦，防寒条件差，往往发生大批冻伤。辽宁省海城地震，恰值严冬，居民在简陋的临时棚中，遇到寒流袭击，冻伤达6 905人，占震后总伤亡人数的26%。因此，防冻伤是寒区抗震救灾卫生保障的重点任务。

五、地震现场救护

地震灾害现场人员救护，是地震救灾初期的主要任务，其他各项救灾工作的开展都要紧密结合人员抢救来进行。

（一）提倡自救互助

自救互助是指在外援力量未到达之前，灾区人民抢救被压埋人员的应急行动。自救互救能够最大限度地减少伤员现场死亡，为后续治疗创造有利条件。据统计，新中国成立以来大震救灾中自救互救率达40%~80%。唐山地震中，唐山市被压的63万人员中，70%以上是通过自救互救脱险的。

1.自救互救的几种形式

1）个人自救：一次强烈地震经过几十秒钟后结束了，被埋在废墟下伤势较轻的人，凭借自己的力量、智慧，根据自己所处的具体情况，寻找脱险的方式，是完全可以自救的。这在历次大的地震中都有实例。若受伤重或暂时不能脱险，不要乱喊乱动消耗体力，要尽量保持呼吸道通畅，寻找可以利用的水、食物，设法延缓生命，等待外援。

2）灾民自发自救互救

（1）家庭自救互救：指未被埋压或者被压后陆续挣脱出来的人员，抢救家里亲人的活动。

（2）岗位自救互救：指厂矿、企业的生产人员，机关、学校、医院等值班人员，由于未睡处于清醒状态，有些人由于偶然原因而未遇难，这些在岗人员脱险后，立即抢救被压埋人员。

（3）邻里自救互救：指家庭、亲朋、岗位等脱险人员，自动结合起来对邻近街区、邻里人员的抢救活动。

3）有组织的自救互救：在自发自救互救过程中，脱险的各级干部、党团员，把灾区自发救援活动逐步演变为有组织的自救互救活动。

（1）街道居委会、村民委员会的自救互救：居委会、村民委员会由于管辖范围不大，彼此情况清楚，在人员营救中具有重要作用。

（2）单位组织的自救互救：在历次大地震中，各级干部大都能忠于职守，他们往往刚从废墟中脱身出来就立即奔赴领导工作岗位，把各部门脱险人员组织起来，进行有组织的抢救。

（3）驻军组织的自救互救：军队平时训练有素、纪律性很强，应变能力快。因此，当地驻军是灾区最早进行有组织自救互救的最有效力量。

（4）各级临时组织领导的自救互救：震后灾区市、县（区）、街道办事处（乡、镇）等机关、工矿企业及事业单位，根据震前预案迅速建起临时救灾指挥部，组织领导难度大的抢救活动。

2.自救互救应注意的几个问题

（1）注意人员抢救方法：在抢救过程中可通过被埋压人员亲属、邻里的帮助，迅速判断、查明被埋者的位置，或贴耳倾听伤员呼救和呻吟声，查看有无露在外边的肢体、血迹、衣服或其他迹象。特别是要注意门道、屋角、床下等处。或者让当地熟人和伤员亲属喊遇难者姓名，听有无回音。一旦弄清位置，立即实施抢救，避免盲目图快而造成不应有的伤亡。

（2）救出伤员后应首先暴露头部，迅速清除口、鼻内灰土，进而暴露胸、腹部。如有窒息应及时施以人工呼吸。若伤势严重不能自行出来，不得强拉硬拽，应设法暴露全身，查明伤情，进行止血、包扎、固定等急救处理，而后送往临时医疗站。

（3）在抢救中怀疑伤员有脊柱骨折，搬动时要小心，防止脊柱弯曲和扭转，搬运时要用硬板担架，严禁人架方式，以免加重骨折或损伤脊髓造成伤员终生瘫痪。

（4）在挖掘接近伤员时，抢救人员尽量用手挖刨，防止工具误伤。

（5）在抢救中，要优先抢救各级政府组织的领导，使之尽早恢复政府组织功能，建立现场组织指挥。优先抢挖医务人员及医疗药械，恢复医疗机构，使伤员尽早获得专业急救。

（二）专业急救

对地震灾区伤员实施现场专业急救，是最大限度地减少地震伤员死亡，使之早日恢复健康的关键措施。

1.损伤分类　破坏性地震后，由于伤员量大，伤类、伤情复杂，加之救治力量有限，救治时间紧迫，必须对伤员的损伤情况进行分类，以保证危急伤员优先得到抢救，一般伤员得到及时治疗。

为做到准确的分类，首先应指定专人从事各级医疗救援机构的分类工作。担任分类工作的医生，必须具备丰富的外科经验，并有较强的组织能力。地震灾区现场伤员的损伤分类，要抓住重点，重点是分出需要抗休克和紧急手术的伤员；其次是安排清创术和其他手术次序；再次是分出需要留治的轻伤员，按可能的条件组织留治。对复合伤和多处伤，必须全面考虑伤员损伤的程度和需要治疗的缓急，确定其主要伤害，分送到各有关组、室处理。

对地震伤员损伤分类，可采用伤部、伤型、伤因、伤情四考结合诊断方式。既可明确诊断，也能表明损伤的严重程度。

（1）伤部分类：按照解剖的生理关系，把人体分为颅脑部、颌面颈部、胸部、腹部、骨盆部、脊柱、脊髓部、上肢、下肢9个部位。

（2）伤型分类：根据伤员体表情况是否完整，可分为闭合性或开放性损伤等。

（3）伤因分类：依据致伤的因素分类，如建筑物倒塌砸伤、尘土掩埋造成呼吸道阻塞窒息、地震火灾引起烧伤等。

（4）伤情分类：根据伤员当时神志、呼吸、脉搏、血压变化、有无大出血、有无明显内脏损伤和其他危急生命现象，按卫生部1995年颁布的《灾害事故医疗救援工作管理办法》规定，可将地震中伤员分为轻、中、重、死亡四类。分别以"红、黄、蓝、黑"的伤病卡标志（伤病卡以5 cm×3 cm的不干胶材料制成），置伤员的左胸部或其他明显部位，便于医疗救护人员辨认，并采取相应的急救措施。

2.早期处理原则　地震灾害中，伤员伤情复杂、变化快，医务人员要以高度负责的精神，进行早期处理。

1）常见急症的早期处理

（1）创伤性休克早期处理原则：创伤性休克伤员的早期处理，要根据不同的季节、不同的致病原因和不同的现场环境采取相应的急救措施。冬天要注意保暖，夏天要注意通风以防中暑；伤员采取平卧位，保持呼吸道通畅；有创伤、出血应立即止血、包扎。有条件立即建立静脉通道和尿路通道，快速补充血容量（明显失血者应立即输血）。如内脏出血要剖腹探查止血；颅脑伤伴有脑疝致休克，要立即对脑部创伤进行处理，并尽快脱水降低颅内压。待血压平稳和全身状态好转时，可优先转送。

（2）呼吸道梗阻和窒息早期处理原则：呼吸道梗阻和窒息，是地震伤员最多见的急症。早期处理原则是：清除伤员呼吸道异物、血块、黏痰和呕吐物，解开伤员衣领和腰带，保持呼吸通畅。舌后坠造成的阻塞，立即用口咽管通气，或将舌牵出固定。采取半俯卧位，防止误吸。心跳、呼吸停止的伤员，可能时做心肺复苏（口对口人工呼吸和心脏按压）。脑外伤昏迷或严重胸外伤造成呼吸困难及窒息的，要尽早气管插管及辅助呼吸。颌面伤有移位的组织片阻塞呼吸道时，应立即进行复位包扎。外伤合并气体中毒时，在进行抢救复苏的同时，采取相应的解毒急救措施。经初步抢救后，转移到安全、通风、保暖、防雨的地方继续进行急救。待病情好转由医务人员护送到震区野战医院及医疗队。

（3）完全性饥饿的早期处理原则：伤员被困时间长，造成精神紧张，体力消耗大、代谢紊乱、血压下降。医务人员应针对病情给予静脉输入碱性液体及注射兴奋剂，给予保温、吸氧和适当的热饮料内服，在严密的观察下进行转送。

（4）出血、伤口、骨折早期处理原则：出血是造成创伤性休克的主要原因，对有明显出血者，现场早期可根据不同情况采取指压、加压、上止血钳夹、填塞或上止血带等法止血。上止血带后要做出明显标记，记录上止血带的时间，并争取在1～2小时内送到震区野战医院、医疗队手术止血。

伤口的创面要尽早包扎，以免再污染；重伤肢体要加强固定，以减少继发损伤和止痛，便于搬运。包扎物品可根据创伤不同部位采用急救包、三角巾、四头带、丁字带等。如无上述材料可就地取材，使用干净毛巾、衣物、布料等。包扎中接触伤口应尽量使用消毒敷料。包扎伤口可以和加压止血同时进行，包扎效果要可靠，动作要轻，尤其是骨折伤员，不要因为包扎伤口动作粗鲁而造成继发损伤。

凡是骨折、关节损伤、大面积软组织损伤者均应予以临时固定。固定器材可以是制式，也可以就地取材。四肢骨折时，固定范围应包括伤部附近的上下关节；固定中应将肢体末端外露，以便观察肢体血运。遇有伤员主诉剧痛、麻木或发现肢体末端苍白、发凉、青紫时，应及时检查，松开或检查固定器材及内层的绷带，重新固定。

2）常见损伤的早期处理

（1）颅脑伤的早期处理：用无菌敷料、急救包或干净布料将其伤口加压包扎。如有脑膨出，在伤口周围垫以棉圈、纱布或搪瓷碗盖上加以固定包扎。昏迷伤员宜置入通气道，或将舌头牵出口外，以安全针固定在颈、胸部衣服上，保持呼吸道通畅。以侧卧或俯卧位置于担架上，用衣物将头固定，适当给予镇静剂转送震区野战医院、医疗队。简要记录伤员意识、瞳孔及肢体活动情况，以供后续治疗参考。

（2）颌面颈部损伤的早期处理：将移位组织复位，再加压包扎。口中凝血块、碎骨片、异物等应及时取出；鼻、咽腔伤后水肿者，可用咽导管、鼻咽腔插管挽救生命，窒息严重者可以做环甲筋膜穿刺术。颈部大血管出血时，将伤口内填上止血粉，用对侧上肢做支架加压包扎（不可用绷带环绕颈部包扎）。下颌或上颌伤先用纱布填塞止血，然后包扎。伴有昏迷的颌面颈部损伤的伤员转送时，取侧卧位防止窒息。

（3）胸部损伤早期处理：遇有开放性气胸，应立即用厚垫、纱布、洁净毛巾或衣服等严密封闭伤口，再用敷料加压包扎。敷料处最好加盖塑料布等；有多发肋骨骨折或反常呼吸时，除用敷料包扎外，应加以厚棉垫或衣卷等物垫在伤处，再加三角巾或绷带包扎、固定。遇有张力性气胸时，应立即在伤侧第二肋间锁骨中线处，用粗针头穿刺排气，并在针头尾端套上一带孔的橡皮指套，作为排气活瓣，并尽快转运震区野战医院、医疗队做进一步处理。

（4）腹部损伤的早期处理：包扎伤部，如有腹腔脏器脱出不要送回，用纱布将脏器围好或用搪瓷碗盖上后再进行包扎。地震所致腹部伤，以闭合性为多，且常有脏器伤，应立即转送震区野战医院、医疗队，行剖腹探查术处理损伤脏器。

（5）骨盆部损伤早期处理：现场急救包扎伤

口，对伴有休克现象者，进行抗休克处理。臀部创伤伴有大量出血时，对伤口施行压迫填塞，或者加压包扎。有尿潴留和膀胱过度充盈者，进行膀胱穿刺术（沿腹中线，在耻骨联合上一指宽处，将长针头与皮肤成垂直刺入 4~5 cm，用注射器抽吸尿液）。对有骨盆骨折者，采用三角巾、多头带或宽皮带做环形固定。担架上取仰卧位，膝部垫高，两下肢略外展后送。

（6）四肢伤早期处理：对伤口进行包扎、止血，有骨折、脱位者要进行复位，并利用夹板或就便器材临时固定。对疑有或一旦确定有急性筋膜间隙综合征者，应立即将患肢置心脏水平位，松开一切外固定或压迫因素，同时应用封闭、解痉等药物并密切观察；如果初步解救无效，情况继续恶化，应立即切开筋膜间隙，进行彻底减压处理并尽快转送震区野战医院、医疗队做进一步处理。

（7）脊柱、脊髓伤早期处理：现场早期处理，主要是止血、包扎。对处于昏迷状态者注射强心剂及呼吸兴奋剂，注意保温及呼吸道通畅，小心搬运后送。

3）早期处理注意事项

（1）伤员搬运中防止再损伤：在搬运地震伤员时，对不同部位损伤，有不同要求。颈部损伤伤员，应有四人负责搬运，一人专管头部牵引固定，使头部与躯干成直线位置，维持颈部不动，其他三人蹲在伤员一侧，一人抱下肢，两人抱躯干，四人动作协调一致，避免偶然弯曲，将伤员放在担架上取仰卧位，在伤员枕后垫一棉布圈，颈两侧放沙袋固定。腰、胸部损伤的伤员，3~4 人搬运，都蹲在一侧，头、肩、腰臀部、下肢各 1 人，动作一致，将伤员放硬质担架上，取仰卧位，腰部垫 10 cm 高小垫。对脊柱损伤的伤员，禁止一人抬肩一人抬腿的错误搬运法。在搬运中应将伤员衣袋中硬质物品掏出，在骨突部位加用棉垫，防止发生褥疮。

（2）止痛药物的应用：疼痛可诱发和加重休克，给伤员精神上造成很大痛苦，对无昏迷和瘫痪的病人应注射止痛药，如杜冷丁 75~100 mg 或吗啡 5~10 mg 皮下或肌肉注射，但对血压低的病人应静脉缓慢给药。对颅脑、胸部外伤，颈部脊髓伤，腹腔脏器伤禁止应用止痛剂。

（3）早期防治感染：地震灾害中，伤员的伤口暴露污染严重，极易受到各种细菌的侵袭。早期使用抗生素，对防止地震伤员伤口感染有着十分重要的作用。2 小时内使用抗生素效果最好，故现场有条件时应及早使用。破伤风抗毒素或类毒素也应早期使用，防止破伤风发生。

3.转运破坏性　地震发生后，伤员多、伤情复杂，就地留治吃、住、医方面都有许多难以克服的困难，急需通过不同运输手段，将伤员分散到外地进行专科治疗。

1）伤员后送的组织领导

（1）建立伤员后送指挥组为保证伤员的转运安全有序，在抗震救灾指挥部统一领导下，救灾运输领导小组和震灾医学救援领导小组，要共同协商，成立灾区伤员转运后送指挥组。下设汽车后送调度站、铁路后送组、空运后送组。每个后送组都有交通运输、医疗救护、搬运、生活保障人员组成，相互协作，各负其责，做到快速、安全转运伤员。

后送组的具体任务是：安排伤员去向，与接收单位协商安置伤员数量和到达时间；确定向周边地区和邻近省区转运伤员的伤情标准和数量；联系运输工具和乘坐不同运输工具的伤员数量；做好伤员后送前的准备和组织伤员上车、登机；及时向指挥部报告伤员后送情况。

（2）建立中转医疗所：中转医疗所是震区伤员后送的枢纽。在震区或震区附近的火车站、飞机场，视伤员数量可设一个或几个中转医疗所，它通常由一个医院或医疗队组成，并配属军工或民工担架队。

中转医疗所的任务是：安排过往伤员食宿；对伤员进行必要的急救，如纠正不正确的包扎、止血、固定，对危重伤员进行救护；补填医疗文件；确定伤员转运次序，组织伤员换乘运输工具。

（3）指定护送医疗分队：为保障伤员在后送中的安全和必要的急救治疗，不论远距离后送，还是近距离后送，都应有相应的医疗分队护送。护送医疗分队，可分为汽车、飞机、列车护送组。护送组或护送人数，可根据伤员人数确定。

护送分队的主要任务，一是对途中伤员进行观察，及时发现伤员有无异常情况；二是对伤员进行必要的急救和治疗；三是向接收单位介绍伤员的伤情，移交医护文书。

2）汽车转送伤员：汽车是短途换乘或向灾区附近医疗体系转送伤员的基本工具。其简便、迅速，适用于各种情况。

汽车转送伤员，卫生车最好，但数量少，还需充分利用其他车辆，如公共汽车、普通卡车等。用普通卡车运送伤员时，车厢内要垫沙土，车厢上要带棚，以减少伤员受颠簸及日晒雨淋之苦；并备有伤员上下车的梯子。

3）铁路转送伤员：列车运载伤员数量多，运行平稳，车厢内可进行各项检查和治疗，是大批伤员远距离后送的理想工具。铁路转运伤员的列车有卫生列车和普通列车（旅客列车、棚车）两大类。

（1）卫生列车转运：卫生列车是专门为运输伤员而设计的铁路运输车辆。车体编组合理，设备齐全，是运送伤员最理想的列车。

按我国现行规定，卫生列车的专用技术车厢、治疗车厢等预制成套备用，伤员车厢则应当时任务临时编组。卫生列车一般是13节，除去工作人员的卧铺、手术室、餐车外，有8节是收治伤员的，载运伤员可达330名左右。

（2）普通列车转运：普通列车是卫生列车后送伤员的补充力量。普通列车每列一般12节，每次可运载伤员350~400人。普通列车因无专用设备，给治疗、护理工作带来诸多不便。需要承担普通列车转运伤员的单位，应想办法自己配备必要设备。

4）飞机转送伤员：飞机速度快、容量大，是大批伤员快速转运的理想运输工具。卫生飞机是专门为运输伤员而设计的飞机，机内设备、座位都考虑到伤员的特殊要求，所以最适合转送伤病员用。但由于突然大批伤员等待外运，单靠卫生飞机是难以满足要求的，必须充分利用其他型号飞机。在一般客机中，最好是选用安-12、安-24、安-26等型飞机，伤员上下方便。近距离的伤员转运以直升机最好。三叉戟飞机运输伤员数量多，但机门距地面高，并且窄小，梯子太陡，搬运伤员时费力。

大规模空运伤员是一项系统工程，要加强组织领导。空运伤员要建立空运后送领导小组，下设指挥组、运输组、检伤分类组、检疫消毒组、空中医疗护送组，以保证伤员转运顺利。

六、地震后的卫生防疫

破坏性地震发生后，卫生流行病学状况极度恶化。一是水电设施遭到破坏，供水困难，粪便、污物得不到及时清理，造成环境污染；二是大量人畜死亡，尸体清理困难，腐烂发臭，造成蚊蝇孳生；三是卫生机构瘫痪，管理乏人，这就为各种传染病暴发流行创造了条件。由此可见，加强震后卫生防疫工作是非常重要的大事，要与伤员抢救工作放在同等位置上来抓。在震区医疗救援领导小组的统一指挥下，灾区各级卫生防疫机构，要建立、恢复卫生防疫网络体系，组织动员群众，分区划片，各负其责。按照卫生部1995年8月印发的《全国救灾防病预案》，结合当地疫情特点，实施卫生防疫技术保障。

（一）抓好给水卫生

破坏性地震造成城市集中供水系统破坏，供水中断；乡镇水井井壁坍塌，井管断裂或错开、淤沙；地表水受粪便、垃圾、污水及腐尸严重污染，供水极为困难。解决灾区卫生供水是防疫工作的首要任务。

防疫机构要加强水质检验，保护和开发水源，消毒饮水，解决灾区供水问题。对灾民自挖土井供水，要求在土井口建立井台，加防护盖，清除周围50 m内污染源；打水用公用桶；防疫人员定时对井水使用漂白粉消毒；禁止在井旁洗衣服和喂饮牲畜。对灾民使用水车进行临时供水时，要设专人负责，将漂白粉加入水箱内进行充分消毒，测余氯在0.3~1 mg时，才可以供灾民使用。

对于恢复的自来水供水系统，也要加强卫生监督，定期检测、消毒，防止因水质污染而引起肠道传染病暴发流行。

（二）加强饮食卫生管理

地震使饮食业遭到破坏，家庭的厨具，餐具以及主、副食品被压埋在废墟中，灾民主要靠救济食品和挖掘出的部分食品来生活。为此，加强震区食品卫生管理也是卫生防病工作的重点。

1. 加强对救济食品的卫生监督　救灾食品必须保证卫生质量符合国家卫生标准规定，食品容器和包装材料也必须符合国家卫生标准要求，禁止用有毒或不洁的容器及包装材料。食品运输设备要专用，食品不得与有毒、不洁物品混装。救济食品到达灾区后，要有专人负责贮存、管理、发放。严防鼠吃虫咬，严防污染、腐烂变质。发放前，防疫人员要进行抽样检查，确保无问题再下发灾民。

2. 做好挖掘的食品检验鉴定工作　对从冷库挖出的肉、蛋类食品，防疫人员要进行卫生质量检测，对腐烂变质的要挖坑深埋。对轻度腐败、肉体表面黏滑、切割面肌肉暗红或灰变、组织失去弹性、已完全解冻、臭味不很强烈的，可以炼工业用油。对于未腐败的经高温处理后食用。震灾砸死的牲畜，未经兽医人员检查不得食用。对于厂、库、店震塌后挖出的各种常温食品，也要经过卫生防疫人员检验、鉴定，没有腐烂、霉变，符合食用要求的，方可发给灾民。

3. 做好震后恢复的饮食机构管理　对于震后恢复工作的食堂、饭店，要建立食品卫生制度；生熟食品分开存放、生熟刀板要分开；要有防蝇和洗手设备。服务人员要身体健康，工作时要着干净工作衣帽；制作和出售食品要用干净的公用工具；就餐人员使用的餐、食具要经过彻底消毒处理。严禁出售腐烂、变质及未加工熟透的食品。

4. 加强食品卫生宣传教育　对灾区所有人员要进行食品卫生宣传，要求人人不喝生水，不吃腐烂、变质及不洁食品，把住病从口入关。

（三）加强环境卫生管理

地震后，卫生设施被破坏，灾民住进卫生条件极差的临时防震设施里。卫生防疫人员要对灾民进行卫生防病知识宣传，要求灾民讲究个人卫生，不随地大、小便，不乱倒垃圾、污水，做好水源、食品卫生防护，控制蚊蝇孳生。并按照卫生部1995年8月印发的《全国救灾防病预案》，做好灾区环境保护工作。

1. 粪便处理原则　在灾民集中地区，建立临时厕所，要求做到有棚、有盖，粪池不渗漏，并远离水源及食品加工点。对建立的临时厕所要设专人负责清扫、喷药杀虫、消毒。掏出的粪便要集中堆积，用泥土覆盖，洒水抹平，再以塑料薄膜覆盖密封发酵。对散居病人的粪便，要用漂白粉（粪便与漂白粉比 5∶1）、生石灰充分搅拌后再集中掩埋。

2. 垃圾处理原则　在灾民居住地区，合理设置垃圾收集点，并有专人负责垃圾清扫、运输。垃圾运出居住区，选地势高、远离水源及食品加工点的地方，进行泥封堆存，用塑料薄膜覆盖，四周挖排水沟，同时用药消毒、杀虫，控制蚊蝇孳生。

3. 尸体处理原则　地震后，暴露散在的人畜尸体很快腐烂，散发尸臭，污染环境，对灾民的健康威胁很大，尽快做好尸体消毒、处理也是卫生防疫工作的紧迫任务。

尸体挖掘、搬运、掩埋作业人员，要戴防毒口罩、穿工作服、扎皮围裙、戴厚橡皮手套，穿高腰胶靴，扎紧裤脚、袖口，防止吸入尸臭中毒和尸液刺激损伤皮肤。作业人员要采取多组轮换作业，防止过度疲劳，缩短接触尸臭时间。

挖埋尸体人员作业完毕，先在距离生活区50米左右的消毒站脱下工作服、围裙和胶靴，由消毒人员进行消毒除臭，把橡皮手套放入消毒缸内浸泡消毒。双手用 3%～5%来苏液浸泡消毒，再用酒精棉球擦手，最后用肥皂清水洗净。有条件时可淋浴或擦澡。对运尸车和挖埋工具，要停放在消毒站，由消毒人员用高浓度的漂白粉精、三合二乳剂或除臭剂消毒除臭。挖埋尸体作业人员，应在特设的临时食堂就餐。作业时要由他人把开水送到作业人员口中，防止污染饮用水和水碗。

尸体的消毒、除臭方法：尸体挖埋作业小组要配备消毒人员。消毒人员要紧跟作业人员，边挖边喷洒高浓度的漂白粉、三合二乳剂或除臭剂。将尸体移开后，对现场要再次喷洒消毒及除臭。尸体用衣服、被褥包严，装塑料袋内将口扎紧，防止尸臭逸散，并尽快装车运走。在尸体装车前，车厢板上垫一层沙土或垫塑料布，防止尸液污染车厢。尸体少，可组织火化；尸体多，要计划选择远离城镇和水源（5 km以上）地点，深埋1.5～2 m。根据尸体多少，可采取公墓式的集中深埋或单个深埋。

（四）大力开展消毒、杀虫、灭鼠工作

地震后，各级卫生防疫机构要在有关行政部门的支持下，组织专业人员和群众相结合的消毒、杀虫、灭鼠（下简称消、杀、灭）工作队，根据分区划片，实施消、杀、灭工作。

1. 灾区消毒、杀虫　灾区由于人员居住拥挤，卫生设施简陋、条件差，环境与空气污染严重，消、杀、灭工作队要每天用 1%～2%漂白粉澄清液或 3%～5%来苏溶液，对居住区内外环境进行一次喷洒，净化环境，减少疾病发生。另外使用杀虫药物对居住区内外环境的蚊蝇孳生地也要进行处理，这样可降低蚊蝇密度。灾区蚊蝇灭杀主要有以下几种方法。

1）飞机喷药灭杀：用飞机进行超低容量喷洒杀虫剂灭虫，具有高效、迅速、面广、费用低等优点，是大面积杀蚊、灭蝇的理想方法。当飞机高为20米，速度为44 m/s，在无风或微风的气象

条件下喷药,每小时喷雾面积为1.4万~1.9万亩。用马拉硫磷、杀螟松、锌硫磷、害虫乱乳剂或原油,每亩喷药50~100毫升,蚊子密度可下降90%~98%,苍蝇密度平均下降50%,处理得当也能下降90%。但飞机喷洒杀虫剂受气象、地面建筑及植被条件限制,而且只能喷到地物表面,对室内、倒塌建筑物的空隙以及地下道内蚊蝇则喷洒不到,同时有大量药物在到达地面前就随风飘逸,起不到杀虫作用。因此,对飞机喷洒不到的地方和气象条件不适时,必须依靠地面喷洒。

2)地面喷药灭杀

(1)室内滞留喷洒:将5%奋斗呐可湿性粉剂,配成0.06%奋斗呐水悬液,按每平方米50毫升(每平方米30毫克有效成分)的量,用压缩喷雾器(雾化良好的)对四壁或棚顶等蚊蝇经常栖息的地方均匀喷洒,亦可用2.5%凯素灵水悬液,用压缩喷雾器均匀喷洒四壁及棚顶等。

(2)室内速效喷洒:可用各种商品喷射剂、气雾剂。喷射剂用量一般为0.3~0.5 mg/m^{2}或1.0 mg/m^2,气雾剂用量一般是40m^{3}房间喷10分钟。

(3)室外速效喷洒:将敌敌畏乳油(80%)加水稀释成1%浓度乳剂,用量每平方米1毫升,用压缩喷雾器喷雾。还可用80%马拉硫磷乳油8份,加80%敌敌畏乳油2份,混匀后使用WS-1型手提式超低容量喷雾机喷洒,一亩地面积用药量为混合药液50毫升。

(4)厕所、垃圾场及尸体挖掘掩埋等场所喷洒用东方红-18型喷雾机装入药液喷洒。药物可用0.1%敌百虫水溶液、25%敌敌畏乳剂、0.2%马拉硫磷乳剂、0.1%倍硫磷乳剂,每平方米喷洒以上药液500毫升。

3)用烟熏杀:对室内、地窖、地下道等空气流通较慢的地方和喷雾器喷洒不到的地方,可用敌敌畏、敌百虫、西维因、速灭威等烟剂熏杀蚊蝇。也可用野生植物熏杀。

2.灭鼠 震后房屋倒塌,除少数家鼠被压死外,大部分鼠类可通过各类缝隙逃逸。另外,啮齿动物比较敏感,在地震发生前,有些鼠类感觉到所在环境有异,它们可以成群迁移远离震区或逃到地震边缘地带。

鼠类需要取食,震后正常环境遭到破坏,鼠类仍需随着人群迁移到人口密集、卫生条件差的临时住处,增加了和人群接触的机会,极易导致鼠源性和虫媒性疾病的发生,所以地震后卫生防疫部门也应组织灭鼠。常用的灭鼠药物有磷化锌、杀鼠迷、杀鼠灵、氯敌鼠、溴敌隆、敌鼠钠等。

如果震后鼠密度高,可使用0.3%~0.5%磷化锌稻谷(或小麦)毒饵,晚放晨收,投放三晚。也可使用0.025%敌鼠钠毒饵连续布5~7天即可。灭鼠后发现死鼠用火烧掉或深埋。

(五)认真做好传染病预防工作

破坏性地震造成灾区人与其生活环境间生态平衡的破坏,构成了传染病易于流行的条件,因而控制灾区传染病发生,也是抗震救灾中卫生防疫工作的重要内容。

1.加强疫情监测和疫情报告 震区各级卫生防疫机构,都要根据自己的任务和范围,派出专业人员深入灾区基层开展疫情监测工作,尤其要加强对重点区域、重点人群、重点疾病(霍乱、鼠疫、肝炎、痢疾、伤寒、流脑、乙脑、出血热等)的监测,建立一般和重点结合的省、地、县、乡、村级监测点,及时分析疫情发展趋势,制订有针对性的预防措施。

在抗震救灾期间,对重点传染病和食物中毒,要实行疫情每日报告和"零"报告制度。报告由各级卫生防疫机构执行。上报程序:乡镇防疫机构向县(市)防疫机构报告,县(市)卫生防疫机构向省卫生防疫机构报告,省卫生防疫机构向国家卫生部防病机构报告。各级机构在上报同时也要向当地抗震救灾卫生行政领导机构报告。上一级卫生防疫部门接到疫情报告后,应指导、协助下级做好疫情控制和预防工作。

2.普遍进行预防接种和服药 普遍开展预防接种和服药,是降低地震灾区发病率,控制和消除传染病的有力措施。各级医疗卫生部门要向自己负责区内广大干部、群众宣传预防接种、服药意义,争取广大群众的主动配合。

针对灾区疫情、人群特点可接种流感、流脑、麻疹、百白破三联、乙脑、脊髓灰质炎、霍乱、伤寒三联、伤寒四联、伤寒五联、鼠疫等疫苗。在南方疟疾高发区,人群可普服抗疟疾药物,防止疟疾暴发流行。为预防肠道传染病发生和流行,对当地灾民和救灾人群要普服3~5天肠道抗生素。对发现的传染病患者,应按照传染病防治预案,做到早发现、早隔离、早治疗,并做好终末消毒,防止续发病例。通过采取以上措施,足以预防相应传染病的发生和流行，可消除"大灾之后，必有大疫"的现象。

第四节　现场救治对伤员预后的影响

地震按成灾机制可分为原生灾难、直接灾难、次生灾难和诱发灾难。①原生灾难：震源处产生断裂、断层错动、地面倾斜、升降和变形等原生现象造成的灾难。这一类灾难出现在震中区，因其破坏力大，灾害严重。②直接灾难：地震产生的弹性波引起地面震动而直接造成的灾难。它包括房屋建筑、工程设施等人工建筑的破坏；山崩、滑坡、地裂、坍塌、喷砂、冒水等地表破坏以及地震波引起的水振荡，如海啸、湖啸等。③次生灾难：由于建筑物、构筑物或其他设施遭破坏后导致的继发性灾难，如火灾、水灾、毒气污染等。④诱发灾难：由地震灾难引发的各种社会性灾难，如瘟疫、饥荒、停工停产、经济失调、社会秩序混乱及计算机损毁引起的各种混乱和灾难等。

一、地震灾难特点决定早期现场及时有效救治的重要性和必要性

地震灾害除了具有突发性、难以预知、成灾广泛、破坏严重等特点外，在灾害种类方面有如下特点：直接危害为建筑物倒塌，人员伤亡，财产损失。间接危害为山体滑坡、泥石流、水灾、火灾、疫情、停电、停业、停产、精神伤害。所以，地震灾害后应快速评估、上报。

地震灾害发生后，当地的医疗卫生单位或人员，应当及时将灾情报告其所在地的卫生行政部门或相邻地区政府卫生行政部门，卫生行政部门接到灾情报告应当立即组织有关单位现场抢救，并及时报告当地政府和上一级卫生行政部门。同时，组织人员快速评估，最好在24小时内完成，内容包括：估计伤亡人数，初步估计被埋人员、受伤人员的大致年龄和性别分布等。我国汶川大地震发生后，由于涉及范围及其广泛，受灾地区地形复杂，往往一个地区通信全部中断，给地震后的快速评估和上报添加了非常大的困难，需要我们吸取教训，完善以后的预案。

一般来说，地震初期人员的伤亡，98%以上是房屋破坏倒塌直接造成的。地震时房屋破坏倒塌的形式具有一定的特征。这些具有一定特征的不同类型的倒塌破坏物，统称为倒塌（破坏）体。不同形式的倒塌（破坏）体，对人的伤害效应不同，现场救治的难度也不同。现场抢救是对地震灾区伤病员给予及时有效的救护，并迅速脱离险情。

抢救工作的组织与展开：在地震后，必须迅速建立起现场组织指挥。抢挖、抢救各级政府、组织的领导成员，迅速掌握灾情和人员的伤亡分布情况，组织和领导现场抢救工作。要优先抢挖、抢救被埋压医务人员，在重灾现场建立临时包扎点、急救站；在外援医疗队伍到达后，合理调度医疗卫生力量，全面展开现场抢救、救护与救治工作。建立分散与集中相结合的救护站、医疗站，进行现场急救和伤员的运送工作，建立医疗站或野战医院，收治第一线运来的伤员，并及时组织后送工作。

二、地震后的自救互救

震后的自救与互救是灾区未受伤的群众自发的救助行动，能有效的救治那些容易救出的被埋群众，据统计，大型地震发生后自救互救率甚至可达40%～80%。当地驻军部队是自救互救的中坚力量，依靠他们，群众结合幸存的领导干部，在大体查明人员被埋情况后，就近分片展开，先挖后救，挖救结合，根据幸存人员的性别、年龄、是否受过医疗培训等进行分类，年轻男性优先安排抢挖工作，受过医疗培训者进行现场急救等合理分工，能有效地提高抢救工作效率。

群众性自救互救时要注意周围环境是否存在危险，首先在保证自身安全的情况下，才能进行救治。救人时首先确定伤员的头部，以准确、轻巧、快捷的动作，使头部暴露，清除口鼻内灰土和异物，然后暴露胸腹部。如果伤员不能自行挣脱出来的，不应强拉硬拽，抢扒露出全身查明伤情，进行急救、包扎固定后，迅速采取适宜方式搬动送医疗站。

三、地震后现场检伤分类原则

对伤员进行分类的方法很多，如国外处理大批伤员事件常用的 START 程序、修正的创伤评分法（RTS）、国际红十字会分类法、我国卫生部颁布的《灾害事故医疗救援工作管理办法》的分类方法等。根据 1995 年 4 月 27 日国家卫生部颁布的《灾害事故医疗救援工作管理办法》。在灾害现场救护中，按轻、中、重、死亡分类分别以红、黄、蓝、黑的伤病卡做出标志，置于伤员的左胸部。现场救治分类的原则有：①救命第一的原则，生命是最宝贵的，无论什么情况，救命第一是最主要的原则，汶川地震后，为了达到救命第一，很多被埋伤员进行了现场截肢，以挽救其生命；②快速准确的原则，分类医生应该是具有丰富急救知识的急救或内科医生，能在最短时间内，分清危重需要紧急救治的伤员，如血气胸、窒息等，达到挽救他们的生命；③默契配合的原则，大地震发生后，大量需要分类救治的伤员，需要分类医生和护士、分类医护和后送医护等非常默契的配合，才能忙而不乱，忙而有序地进行救治。在检伤分类中要注意将危重，同时也是最具抢救价值的伤病员，作为重点救治对象。

四、地震后现场救治原则

现场救护过程中，有以下原则：①先救命后治伤；②先救重后治轻；③先稳定后转运。需要进行现场紧急处理的伤种有：

（一）窒息和呼吸道梗阻的急救处理

地震时沙土等异物直接堵塞呼吸道、埋困时间长、颌面部外伤、肋骨骨折、气胸、血胸、纵隔气肿、颅脑严重外伤、昏迷舌根后坠等多种伤害均可造成此类急症。由于病情危急，抢救时间紧迫，以秒计算，针对病因进行急救，如果伤员呼吸停止，要判断是否需要人工呼吸及气管插管，以维持呼吸道通畅。经初步急救成功后，在转移或后送救治。

（二）创伤性休克的急救处理

严重创伤造成大出血、饥饿、脱水、疲劳和精神创伤等造成休克。救治要点：①早期有效的止血、止痛、包扎；②建立有效的静脉通路，可先迅速输注生理盐水或平衡盐溶液 1 000～2 000 毫升；③维持可靠的呼吸通路，迅速清除口腔及呼吸道内分泌物及异物；④改善微循环，这是抢救休克的关键；⑤迅速转送。

（三）颅脑伤的急救处理

头部开放伤应即用急救包或干净的衣物将伤口加压包扎，如有脑组织膨出，在膨出组织周围用纱布围好或用搪瓷碗盖固定包扎。将伤员置侧卧位或俯卧位。用衣物将局部固定，在搬运中避免震荡。对舌后坠伤员，在口腔内置咽导管，或用安全别针穿入舌中线（距舌尖 2 厘米处），将舌拉出固定在颈、胸部衣服上。同时观察记录伤员的意识状况、瞳孔大小、每分钟呼吸次数。

（四）开放性气胸的急救处理

立即用厚棉垫、纱布、洗净毛巾、衣服等严密封闭伤口，再用敷料加压包扎。敷料外最好加盖塑料。有多发肋骨骨折或反常呼吸时，除用敷料外，应以厚棉垫等垫在伤处，再用三角巾或绷带包扎固定。对张力性气胸，且呼吸困难、循环障碍病情危急的伤员，立即在伤侧第二肋间锁骨中线处，用粗针头穿刺排气，并在针头尾端套上一带孔的指套，作为排气的活瓣。取半坐位后送。

（五）腹部伤的急救处理

立即包扎伤口。如有脏器脱出，不宜送回，可用纱布将脏器周围围好或用搪瓷碗盖上包扎，尽快后送。腹部伤多为闭合伤，争取尽快或在伤 6～12 小时内行剖腹探查。取仰卧位，膝下垫高使腹壁松弛。

（六）挤压伤综合征的急救处理

急救措施应从解除压力时开始。用夹板固定肢体后再搬运，但包扎不宜过紧，伤肢应暴露在凉爽空气中，以降低组织代谢。有条件时给予烧伤饮料或小苏打水，注意记录尿量。禁止对肢体按摩和不必要的活动。

（七）严重烧伤的急救处理

地震常常伴发大量烧伤患者，对于处理严重烧伤，首先是要保持创面清洁，其次要进行现场补液，以救治低容量休克，条件允许时对创面进行清创包扎。有呼吸道烧伤者，要保证呼吸道通畅，必要时行气管切开。尽快后送到有条件的医院。

五、地震灾害早期救援对伤员预后的影响

地震发生后，早期现场救治可以挽救很多人的

生命，根据现场救治三原则，很多伤员经过救治，可以将伤残降到最低，甚至完全康复。

（一）早期现场救治对窒息伤员的影响

对于部分窒息伤员，如因为瓦砾等阻塞呼吸道和缺氧等，现场及时发现和救出，清除呼吸道梗阻，患者可能会完全康复；而对于可能影响呼吸道外伤的伤员，因为有了可靠的呼吸道通路，可以使伤员赢得后送救治的机会，能够最低限度的降低伤员的伤残。

（二）早期现场救治对多发伤伤员的影响

地震发生后，由于受伤因素的复杂性，很多伤员是多发伤，如颅脑损伤并发骨折、休克并发四肢骨折等，那么，现场救治对伤员的预后至关重要。在维持呼吸道通畅基础上，进行急救的现场干预，如进行现场抗休克治疗，病情稳定后转送有手术条件的医院进行手术，在一定程度上能挽救患者的生命。在汶川地震中，有一些伤员由于救治难度非常大，进行了现场的截肢手术，终于成功获救。

（三）常规现场处理对预后的影响

常规的现场处理，也会对伤员预后产生重要的影响，如常规进行破伤风抗毒素的注射，会极大地降低破伤风的发生率；常规的抗休克，能挽救相当部分休克伤员的生命，给了他们手术的机会；常规的给予被埋人员水、食物、氧气，甚至心理支持，都会有意想不到的惊喜。

第五节　地震伤员后送体系

我国是一个地震灾害频发的国家，加强地震灾害医学救援，构建合理的伤员医疗后送体系，对有效挽救受灾伤员的生命，具有重要意义。因此，从地震减员的特点、救灾卫勤资源、医疗后送环境等方面系统分析地震伤员医疗后送的影响因素，依据分级救治原则，构建地震伤员医疗后送体系。

一、地震伤员医疗后送影响因素系统分析图

地震伤员发生后，通常需要进入抗震救灾组织的医疗后送体系中进行必要的分类、救治与后送，使其得到逐步完善救治。医疗后送的基本目的是降低地震伤员死亡率与残废率，提高治愈率（图9-2-1）。

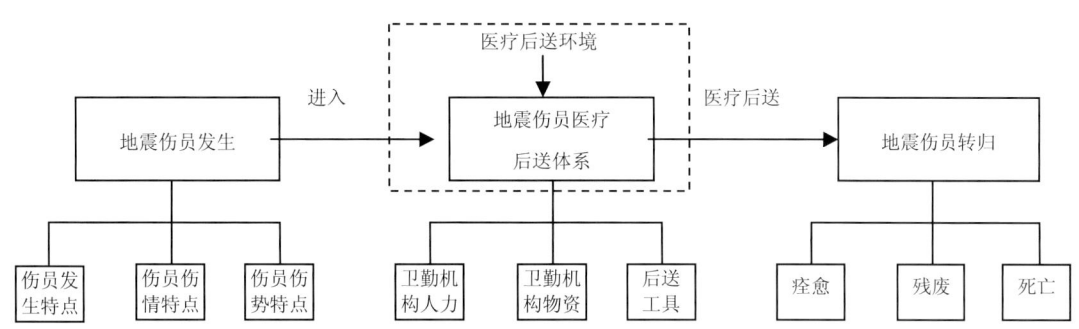

图 9-2-1　地震伤员医疗后送体系影响因素分析图

二、医疗后送体系构建的影响因素

（一）地震伤员发生特点是构建医疗后送体系的基本依据

明确减员数量与类型，是合理选择卫勤保障样式、科学构建医疗后送体系的基础，是实施高效卫勤指挥的前提。

1.突然集中发生大量减员，卫勤机构救治压力大　地震发生时，由于其强大的破坏力，在短时间内造成大量建筑物毁损，形成大量人员死伤。据资料记载，1923年日本关东大地震，至少死亡140 000人；1976年唐山大地震，死亡242 000人，16万余

人受伤；2008年汶川大地震，死亡人数超过8万人。由于突然集中发生大量减员，各级医疗救治机构收治压力巨大，需要平时预有准备。

2.地震伤员伤部集中，专科治疗要求高　地震伤往往是建筑物倒塌、火灾等引起的创伤，伤员伤情十分复杂，其中骨折最多见，多数（超过70%）为多部位复合伤。据某医院收治唐山地震伤员情况，其中骨折伤56.20%、软组织伤37.25%、四肢神经伤1.99%、颅脑伤0.87%、其他伤3.68%。因此，伤员现场救治时，救护人员应掌握骨折临时固定方法，并配备大量骨折固定器材；野战医疗队、野战医院等卫勤机构应编配较多骨科专业人员和外科医生，这样才能使地震伤员尽早得到专科救治。

3.地震伤员早期死亡多，现场救治任务重　据俄军文献，地震灾害人员死亡的主要原因，前三位分别是致命性脏器损伤（可达30%以上）、外伤性休克（约12.5%）、急性失血。按部位，最常见的是颅脑、四肢、软组织伤和挤压综合征。在死亡人员中，30%超过伤后1小时，60%超过伤后3小时才得到救治。如能给予及时医学救护，预计有20%以上的人员不致死亡。灾后人员的及时发现和救治，对人员死亡率有重要影响。据估算，若0.5小时内能发现并给予救治，伤员生存率可超过99%，1天内生存率则降为81%，超过3天生存率则不到20%。因此，及时发现和现场救治地震伤员，对降低伤员的死亡率具有重要意义。

地震对建筑物毁损严重，室内人员往往来不及逃离而被掩埋，伤员搜救困难。在发现伤员后，由于缺乏专业人员和器械，挖掘伤员难度极大。地震伤员被救出后，需及时进行处理，尤其对被压时间长的伤员，必须防止挤压综合征。以上因素，导致现场救治任务重。

（二）救灾卫勤资源是构建医疗后送体系的物质基础

1.卫勤力量技术高，能早期开展专科治疗　地震灾害医学救援，参加卫勤机构多，除军队卫勤机构外，地方医疗机构亦广泛参与。尤其当地大中型医院，房屋、设施未受大的破坏，除依靠自身力量外，还得到军队野战医疗队加强，可及时开展截肢、抗休克、损伤控制手术等专科治疗。在汶川地震救灾过程中，军队除建制性卫勤保障机构，还派出了大量由大中型医院抽组的野战医疗队，其机动性强，业务水平高，便于早期开展部分专科治疗。

2.卫勤物资保障有力，救治机构能靠前配置　随着国家经济发展与综合实力提高，地震发生后，通过公路、铁路、空投等方式，救灾物资保障迅速，有力地保障了卫勤机构的医疗救治工作，促其能尽量靠前配置，便于收治地震伤员，有利于专科治疗的及时开展。

3.后送工具多，能有效提高伤员后送速度　重大地震发生后，可动用的后送工具种类齐、数量多，既有空运工具（包括军队的直升机，地方的普通客机），又有公路交通工具（包括救护车、汽车等），必要时还可运用卫生列车。这样保障了地震伤员的后送速度，有利于其得到及时合理救治。

4.卫勤机构稳定展开，救治效率高　地震伤病员医疗后送与战时不同，没有敌火力威胁，因此，卫勤机构选择展开地域时，除需避开可能发生自然地质灾害的地点，主要考虑尽量便于救治伤病员。卫勤机构展开后，能相对稳定地进行伤病员救治，有效工作时间长，救治效率相对较高。

（三）医疗后送环境是构建医疗后送体系的约束条件

1.道路交通条件差，伤病员后送异常困难　地震对灾区道路破坏非常严重，加之时常发生山体滑坡、落石等，易发生公路交通中断，除影响后送速度外，还严重威胁后送人员的生命安全。在汶川大地震初期，尤其是重灾区映秀镇，公路交通完全瘫痪，加之震区地形复杂、气候多变、通信不畅等，伤员后送异常困难。

2.分级救治理论发展，对伤员医疗后送提出新要求　地震时由于伤员突然集中大量发生，不可能将大批伤员留在灾区或在某级救治机构，必须按照分级救治原则，组织伤员医疗后送。分级救治是针对战伤救治提出的，随着军事医学理论发展和人类文明进步，对伤员不仅局限于救命，更强调救治的时效性，要求伤员及早得到确定性治疗以及医学康复，从而降低死亡率与残废率。

三、地震伤员医疗后送体系的建立

（一）地震伤员医疗后送体系的结构

我军战时分级救治种类包括急救、紧急救治、早期治疗、专科治疗与康复治疗。然而，现代战争中，对伤病员往往采取越级后送，治疗种类相应简化。如俄军在 1999—2002 年车臣反恐行动中，由于敌方火力威胁不大，救治机构多靠前配置，并大量使用空运后送，主要的救治种类包括火线抢救、熟练医疗救护、专科治疗、医学康复。根据地震伤员医疗后送影响因素的分析，在确定分级救治种类时，同样可考虑减少救治种类，缩短伤病员后送阶梯。参照战时分级救治类型，可考虑确定地震灾害伤病员分级救治种类为紧急救治、专科治疗（含紧急专科治疗与完善专科治疗）、医学康复，从而确定如下的医疗后送体系。

（1）地震伤员紧急救治机构：通常由部队建制性卫勤机构负责组织实施，地方基层乡镇医院协助。对当地卫生力量受损严重的灾区，可由野战医疗队完成。

（2）紧急专科治疗机构：主要由军队野战医疗队、各种专科手术队负责实施，也可在地方二级医院以上单位进行。

（3）完善专科治疗机构：由地方三级医院或一些专科医院负责实施，军队医院可协助进行。

（4）医学康复机构：由军队或地方的大型医院和疗养院负责完成。

因地震伤员短时间集中发生，伤员分类工作任务繁重，可考虑在紧急救治阶段后，设立专门的伤员分类医院。

（二）各级卫勤机构的救治范围

（1）紧急救治机构的救治范围：伤员的现场救治（止血、包扎、固定等）、伤病员检伤分类、防感染、抗休克、实施紧急救命手术等。

（2）紧急专科治疗机构的救治范围：主要实施各专科的早期治疗措施，包括彻底清创、抗休克、截肢术、损伤控制性手术等。

（3）完善专科治疗机构：主要开展各种确定性手术，预防伤后并发症，并进行全面抗休克和全身性抗感染。

（4）康复治疗机构：开展心理治疗、康复工程等。

第六节 地震伤员计算机摄影质量管理与控制

在地震伤救治中，计算机摄影（CR）检查影像质量管理与控制措施和效果的保障十分重要，也是一个以前较少涉及的课题。根据汶川地震灾区德阳市人民医院对此实践研究的成果，收集汶川大地震期间 CR 检查病例 1 257 例，回顾性分析科室 CR 检查病例的照片质量和影像报告质量情况。认为通过加强应急管理，合理调整工作流程等综合措施，科室 CR 检查影像质量管理与控制各项指标基本达到震前水平。在大型抗震救治中加强环节质量控制，进行持续性改进，能保证影像质量管理和控制水平与震前无明显下降。

一、质量控制（quality control，QC）是获得优质图像的关键

质量管理（quality management，QM）是质量控制制定与实施的前提和保证，有了高质量的图像，才能满足影像诊断的要求，更好地为伤病员服务。汶川大地震中四川德阳市人民医院检查的计算机摄影（computed radiography，CR）病例实行质量管理与控制 1 257 例，男 759 例，女 498 例。年龄 3～92 岁，平均 37.50 岁。地震伤后 CR 检查部位：胸部 613 例次、脊柱 324 例次、骨盆和四肢 543 例次、其他部位 256 例次。

应用岛津 UD150L-30E 500 mA 和东软 500 mAX 线机，分别配置 KONIK 和 AGFA 公司 CR 系统。采用激光相机和干式热敏打印机打印胶片，曝光条件为胸部为 70～85 kv，20～40 mAs，距离 100～150 cm。脊柱为 70～90 kv，20～80 mAs，距离 100 cm。骨盆和四肢为 45～80 kv，5～40 mAs，距离 100 cm。并视伤员体质和病情适当增减曝光条件等检查条件，取得了一定的经验和科技成果。

二、科室人员安排和成果

地震伤员检查期间，实行全科人员统一调配，门急诊 24 小时不间断检查，打破平时排班，根据职称梯队合理配置人员组合，报告实行双人交叉复

核制度，质控小组成员对前一日检查病例及时进行质控分析。

（一）地震伤 CR 检查病例诊断情况

本组1 257例，共计检查1 736例次，其中胸部613例次、脊柱324例次、骨盆和四肢543例次、其他部位256例次。1 736例次地震伤CR摄片，发现肋骨骨折610例次，占35.14%；肺挫伤197例次，占11.35%；脊柱骨折284例次，占16.36%；脊柱滑脱59例次，占3.40%；骨盆和四肢骨折493例次，占25.29%；骨关节脱位72例次，占4.15%；其他部位骨折216例次，占12.44%。

（二）CR 照片评价

本组1 736例次CR照片，共计照片1 432张，其中甲级片1 168张，占81.56%；乙级片264张，占18.44%。乙级片多为摄影体位不正、图像后处理窗宽、窗位选择不当以及设备噪声等因素所致。基本达到了震前的质量管理与质量控制水平，影像报告无明显漏诊误诊。

三、大地震后放射科面临的任务

汶川大地震给国家带来了巨大的经济损失，给人民带来了巨大的身体损害。德阳市人民医院为离这次地震重灾区绵竹、什邡最近的一家三级甲等医院，在极短时间内收治了大量地震伤员，面临建院以来遇到的最大灾害救援压力。在地震期间已经有1 736人次在放射科接受检查，而且多为多部位检查，工作量是平时的3倍甚至4倍。根据全院统一安排，放射科随即启动了紧急医疗救援预案，重新进行了排班，加大了夜间工作的力度，及时迅速地完成了地震伤员的检查，为其随后合理救治提供准确诊断。

（一）CR 的质量管理

1.制订完善的制度　包括各项常规制度和大型突发事件下的应急预案。根据CR系统成像特点，结合工作经验，制订每个工作环节的详细质量控制细则；成立质量控制小组，不定期组织检查，对出现的问题定期进行讨论、分析、汇总，针对影响CR影像质量较突出的问题，再制订相应的措施与细则，完善质量控制的内容，对环节质量进行改进。在本次抗震救治CR检查中，科室严格操作程序和标准，用科学的制度来保证科室医疗质量。科室打破平时排班，及时启动应急预案。根据人员职称梯队合理配置人员组合，将科室质控人员分散到两小组进行质控指导、监督。门急诊CR均实行24小时不间断检查。

2.设备维护及保养　CR系统是依靠计算机控制的精密影像处理设备，严格按照常规程序操作是保证设备稳定运转的基础；同时，也需专业工程师定期保养、维护及检修。放射科有1名设备工程师每月对系统的控制和机械部分维护，各项维护记录、临时检修记录、设备运行状态记录完整。在抗震救治期间，科室工程师24小时留守科室，随时监测设备运行情况，并对出现的问题进行及时处理。

3.IP板保养　IP板作为载体用来记录原始X线影像信息，其价格昂贵，经常重复使用易磨损。因此，对IP的良好保养是CR技师的常规工作，也是获得高质量数字化图像的保证。在汶川大地震救治中，大批伤员来科检查时污物、血迹较多，在使用IP板时要求技师尽量轻拿轻放，避免磕碰变形，及时清除板上的污物，如血渍、砖、石碴、泥土、石膏等。

（二）CR 的质量控制

1.操作流程控制　①前台登记编写影像号：要求病人基本资料信息录入正确，避免影像号重复及错误。②投照：力求保证摄影体位准确、投照因素适当。③数字化图像显示、后处理、传输及胶片打印：技师把IP板正确放入读取装置插槽进行扫描，使IP记录的X线信息形成数字化图像；扫描后形成的原始数字化图像显示在后处理工作站的荧光屏上，CR操作技师根据申请单要求修正被检部位感兴趣区图像的大小、位置、窗宽窗位和黑白反转，调整图像至满意后，将图像信息发送到影像诊断工作站进行影像报告书写，同时将图像信息发送到相机，按规定格式打印出图像胶片。④严格交接班制度，下一岗位对前一岗位进行监督、反馈，各岗位相互配合协调；在摄影中稳、准、快，在摄取正侧位照片时，使用两张IP板，避免了使用铅板、铅皮遮挡的不便，根据摄影的部位，尽量使用大尺寸IP板影像报告描述与结论尽量简洁明了，报告实行临时双人交叉复核制度。

2.对影响CR质量因素控制　影响数字图像质量的因素有很多，我们对各环节加以控制。①X线摄影：IP板的原始记录信息十分重要，合适的投照条件和准确的体位是形成高质量数字化图像的基础，投照条件的偏差超出一定的限度，图像的后处理功能也不能补偿。因此，X线摄影一定要精益求精，不能盲目依赖后处理功能。②信息录入：只有正确录入病人的基本资料信息，包括病人姓名、影像号及检查部位等，才能使数字化图像存储有意义，否则，基本资料的错误录入将使存储于光盘库的图像不能被检索，而成为信息垃圾。③图像后处理：虽然数字化的CR图像具有强大的后处理功能，但不恰当的图像后处理仍能产生废片，因为只有满足诊断要求的图像，才是合格的图像。CR操作技师要认真审阅申请单，根据诊断要求对原始图像进行处理和完善。并配备1名诊断医师随机把关，以保证图像的质量。

总之，质量管理与控制是放射科一项重要工作，要常抓不懈。在此次特大地震中，通过启动紧急预案、加强管理、合理调配人力资源，保证了CR设备正常运行，确保了CR影像质量管理和质量控制较震前无明显下降，为临床合理、快速救治地震伤提供了准确的诊断，为今后地震医院内医学救援放射科的工作提出了重要的借鉴。

第七节 地震后幸存者心理创伤及危机干预

在地震灾难中幸存下来的人陷入了失去亲人的悲恸与自己对未来的担心中；救援人员亲身经历了大灾的场面之后，精神上也受到了一定的影响。灾后出现的精神上的不良反应和症状称为应激心理障碍。应关注地震后的心理问题，积极干预，减少心理创伤。

一、震后正常的心理反应

自然灾害后的心理应激反应主要有三个阶段。

（1）惊吓期：灾后数小时到数天，受害者对创伤和灾难丧失知觉，就像通常所说的"失魂落魄"的状态，事情过后往往对此不能回忆。

（2）恢复期：灾后数周到6个月，受害者出现焦虑、紧张、失眠、注意力下降等，这与通常所说的"后怕"相仿。正常的恢复期包括"否认－愤怒－讨价还价－抑郁－接纳"五个阶段。

（3）康复期：数月，症状缓解，社会活动恢复，怀念过去的好时光（症状可能在周年忌日复发）。康复期之后，心理重新达到平衡。

二、地震后易出现的心理障碍

（一）创伤后应激障碍（post-traumatic stress disorder，PTSD）

又称延迟性心因性反应。是指在遭受强烈的或者灾难性精神创伤事件之后，数月至半年内出现的精神障碍。如创伤性体验反复重现、面临类似灾难境遇可感到痛苦和对创伤性经历的选择性遗忘。

这是地震等严重自然灾难之后，最容易出现的心理障碍，尤其是对于精神打击比较大的人群，比如失去孩子的母亲、失去双亲的幼儿、目睹亲人惨死画面的人等等。在灾后的很长一段时间内，会在头脑中反复经历那些创伤性的画面，对于和创伤有关的信息反应剧烈，睡眠、食欲、生活都会被挥之不去的灾难性画面和经历搅乱，痛苦、紧张、无助感的长期体验，这些都是PTSD的典型症状。

（二）恐怖性神经症（phobia）

恐怖性神经症是一种灾难过后，对于那些本不该恐怖的事物、场景、话语等外界信息表现出的恐怖反应，不仅内心有恐怖的体验，而且躯体上会有明显的紧张、出汗、颤抖等恐怖状态反应，甚至会因此发生一些退缩和逃避行为，对个人的生活和工作造成影响。

（三）焦虑性神经症（anxiety disorder）

焦虑性神经症分为突发性惊恐障碍和广泛性焦虑障碍两种。症状都是表现出与现实处境不相符的紧张、焦虑不安、无所适从，突发性惊恐障碍表现得比较集中、急性和症状明显，而且在突发过程中，来访者有明显的濒死感，令其在经历一次发作之后，惶恐不安。

（四）强迫性神经症（obsessive-compulsiver disorder，OCD）

强迫性神经症包括强迫思维和强迫行为两种，

突出表现为自我强迫和反强迫同时存在，造成自我内部分离、对立的精神痛苦。

三、心理干预的必要性

重大的灾害会给经历过的人们带来一系列的心理创伤：比如说情绪上会觉得很不安，总觉得不安全了，焦虑不安，心跳加快、呼吸急促，睡不好觉，吃不下饭等等，这些都是情绪上的反应，有的人亲人去世、房屋倒塌了会很抑郁，有些人行为也会有所改变，比如变得坐立不安，做什么事情都没有目的，来回走动，或者回避，不愿意说这样的事情，在他们的行为上都会有所应。另外就是在认知方面，我们所说的认知就是记忆力不好、注意力不集中、做事情是干这个还是干那个拿不定主意，犹豫不决。另外最主要的是安全感下降了，担心会不会还有余震等等，会变得很敏感，一惊一乍，所有的人都会有反应，比如桌子动一下是不是地震啦？别人拍你一下就吓得一惊。这些反应我们都叫做应激反应，这是正常的，百分之百的人都会有这样的反应。但是也有20%～30%会更加严重一些，变成病了，达到精神疾病诊断的标准了。所以我们要进行心理干预，这是心理障碍的一部分，一个月内叫急性应激心理障碍，如果时间更长了，一个月以后叫创伤性应激障碍，还有人会变成焦虑症或者抑郁症，70%～80%的人都会恢复，还有些人处于亚健康状态，比较严重，但是达不到病的程度，我们给他们及时干预就可以了。

四、震后心理问题的干预措施

（1）惊吓期过后，号召未受伤的人们，全力投入抢险、抗灾、营救工作中，感受与灾难的搏斗，增加个人自我价值，体验生命的意义和珍贵，产生对死亡和灾难恐惧的自我免疫。

（2）受伤的人，应该积极配合医生的治疗，"留得青山在，不怕没柴烧"，面对灾难，我们首先要活着，这样才有机会去和灾难作斗争。

（3）正向的精神引导，感受来自党中央、国务院，社会各阶层，全国各组人民的关怀与救助，感受社会支持系统的保障和力量。

（4）告别仪式的重要性，和不幸遇难的亲人告别。相信他们在另一个世界也会祝福我们，他们虽然不幸离开，但是他们依然希望活下来的人能够更好、更健康、更勇敢地活下去。

（5）对于失去双亲的少年儿童，除了物质上的满足之外，帮助他们联络外地或者本地幸存的亲友，尽快给予精神上的安全保障。

（6）已经出现明显创伤后精神障碍表现的患者，尽快转精神科、神经内科进行药物干预。

发挥心理治疗师的作用。从幸存者的独特立场出发认识问题。抱现实的态度，处理好幸存者的强烈情绪。做个好的倾听者——用心理解和领会思想，即能"共情"，又能分担幸存者的痛苦与悲哀，又要保持适当的心理距离。鼓励正视困境和问题。随时播撒希望的种子。

五、震后危机干预是否合格的基本常识

（1）心理治疗是非常严肃的事，创伤治疗就更为慎重，否则的话会引起二次创伤。

在现有条件下，我们可以用来衡量一个"创伤治疗家"是否合格的最简单的标准是：他会不会要求他们暴露他们的心理伤口？会不会在"治疗"的同时允许外人观看或者让别人照相、摄像等等？此外，做治疗的时间也是一个问题，标准的心理治疗时间是每次50分钟，第一次会长一些，大约一个多小时，创伤治疗的第一次可能会再长一点，但是不会超过2小时。

（2）心理治疗是隐私：通常只有在有教学需要时会在征求来访者同意的情况下录像，而在公众媒体上的完全暴露是不合适的，我们有权利对"治疗师"和媒体说"不"！

（3）我们还可以凭借我们个人的直觉去做判断：如果一个"治疗师"关心的不是你这个人而是你的"问题"或者说他不顾你的悲伤一定要对你刨根问底，再或者他让你感觉更加痛苦或不舒服，你就要停止这样的"治疗"。

（4）衡量一个治疗师是否合格的另外的标准是看他是否关心你的感受，尤其是你的安全感，看他现在是否有足够的耐心和细心陪伴你，以你为中心，听你诉说你愿意诉说的事。

第三章

汶川地震的医学救援

2008年5月12日14时28分，我国四川省汶川地区发生了8.0级强烈地震。5月12日16时49分，国家地震局召开新闻发布会通报地震情况，并启动一级应急预案。由武警总医院医务人员、解放军某部工兵团官兵及地震局专家共计187人组成的下午由北京飞往灾区，于当晚9时许到达开展救援。从中央到地方，全国人民关心灾区的同胞，积极地极尽所能伸出援助之手，各地纷纷组织救援队开赴灾区。"医学救援"在这场罕见的灾难中发挥了"救死扶伤"的重要作用。本书的主要编写人员，包括中国地震灾害救援队队长等技术骨干，解放军总医院、海军总医院、唐山开滦集团医院、浙江等地方医院，当地灾区阿坝州、绵阳、德阳人民医院以及成都华西医院等医疗队的技术骨干，编著了亲身经历参与抢救的文章，为本卷专门整理，这是极为可贵的学术资料。

第一节 "5·12"汶川抗震救灾紧急医学救援和组织指挥

一、概述

2008年5月12日14时28分，四川汶川县映秀镇发生里氏8.0级地震，最大裂度达11度，余震3万多次，波及四川、甘肃、陕西等10个省区市417个县（市、区）、4 667个乡（镇）、48 810个村庄。灾区总面积约50万平方千米、受灾群众4 625万多人，其中极重灾区、重灾区面积13万平方千米，造成69 227人遇难、17 923人失踪，紧急转移受灾群众1 510万人，房屋大量倒塌、损坏，基础设施大面积损毁，工农业生产遭受重大损失，生态环境遭到严重破坏，直接经济损失8 451亿多元，引发的广泛崩塌、滑坡、泥石流、堰塞湖等次生灾害举世罕见是中华人民共和国成立以来破坏性最强、波及范围最广、救灾难度最大的一次地震。

汶川特大地震分布在四川西北部龙门山脉断裂带，共造成四川省20个市州、159个县受灾，重灾区和极重灾区面积达10万平方千米。汶川地震发生的瞬间，汶川映秀、绵竹汉旺、北川县城等重灾区大量房屋倒塌，成千上万人被埋压在废墟中，造成四川省68 738人死亡，17 900多人失踪，37万人受伤。地震发生后灾区广大干部群众和医务人员立即自发投入紧急自救互救之中。而全国各地派出的紧急医学救援队也迅速奔赴现场。随后不久，我国港澳台以及国际上派出了多支救援队参加救援。

汶川地震紧急医学救援的管理、学术、综合等资料的总结、提升，理论的初步形成、发展，是当代国际灾害急救医学科学文明史料中的一个重要部分。本节的编写者是时任四川省卫生厅、德阳人民医院、四川华西医院的领导和专家们，是中国国家地震灾害救援队、各地赴灾区救援队的专家学者，他们的亲力亲为，科学总结、提炼，值得一读。

二、紧急医学救援的组织指挥

震灾发生后，中共中央和国务院立即采取果断措施，迅速组织部署人民解放军、武警部队和医疗卫生救援队伍奔赴灾区，调动全国的医疗卫生力量，展开大规模医疗防疫救援工作。

震后30分钟，四川省省委、省政府紧急部署医疗救援，发出紧急通知，要求立即组织抢救伤员，尽最大努力保护群众生命安全。四川省卫生厅在震后半小时立即启动一级应急响应，紧急通知灾区开展紧急医疗自救，同时组织省级应急医疗救援队伍开赴都江堰、北川等重灾区。紧急向各市州发出指令，特别邻临近地区迅速组织医疗急救队伍和尽可能多的救护车，立即赴灾区开展医疗救援。迅速成立省卫生厅沈骥厅长为指挥长的抗震救灾医疗救援指挥部，在卫生厅大院平坝搭起帐篷，紧急了解灾情伤情，协调各方力量和资源。各厅领导分别奔赴重灾区一线全力组织指挥抗震救灾医疗紧急救援。同时紧急组织专家在一天内编写并下发《地震灾害医疗卫生救援医疗急救手册》和《地震灾害医疗卫生救援卫生防疫手册》，指导全省科学高效开展医疗救援。

震后1小时，中共中央总书记胡锦涛指示："尽快抢救伤员。保护灾区人民生命安全"。震后2小时，国务院总理温家宝赶赴四川灾区，在飞机上紧急部署伤员救治和卫生防疫工作。当晚，中央召开政治局常委会，全面部署抗震救灾工作。成立国务院抗震救灾总指挥部，由国务院总理温家宝任总指挥。总指挥部下设卫生防疫组，全面负责医疗防疫救援工作。23时40分，温家宝总理在都江堰帐篷内召开国务院抗震救灾会议，会议提出："现在第一位的工作是抓紧时间救人"。从5月12日晚至16日，温家宝先后赴成都、德阳、绵阳、广元、阿坝重灾市（州）了解灾情，看望受灾群众，指挥伤员救治和卫生防疫工作。

地震当天，卫生部成立抗震救灾领导小组，统一指挥协调全国医疗救援和卫生防疫力量对地震灾区的援助。5月14日，卫生部抗震救灾领导小组在成都设立前方综合协调组，指挥、协调四川灾区医疗救援、卫生防疫工作。卫生部部长陈竺，党组书记、卫生部副部长高强深入四川灾区一线，指导医疗防疫工作。

甘肃省因地震死亡365人，近万人受伤。有10个市、州、的70个县不同程度受灾。甘肃省卫生厅在震灾发生后紧急通知各市、州卫生局和各省属医疗卫生单位积极开展自救，及时抢修设备，搭建临时病房和手术室，全面开展伤员救治。陕西省因地震死亡124人，有1万多人受伤。震灾发生后，陕西省卫生厅迅速组建医疗救援和卫生防疫应急工作队，全面部署自救医疗防疫工作。

三、面对巨大灾害，迅速响应，紧急医学救援

震后30分钟，四川重灾市州派出医疗卫生救援队以最快速度奔赴灾区现场。震后2小时，第一批省级医疗卫生救援队赶赴灾区。地震当晚，省卫生厅派出96支医疗队共400人急赴灾区开展紧急医疗救援。

地震当天，在国务院抗震救灾总指挥部卫生防疫组统一指挥下，卫生部向各省（市、区）卫生厅（局）下达指令，卫生、解放军、武警、公安、农业、质检、安监等部门和方面抽调25 071名医疗防疫、卫生监督、食品药品监督等方面的专家和技术人员，携带医疗器械、药品、血液、帐篷等必需物资，从全国各地乘飞机、火车、汽车奔赴灾区开展医疗卫生救援工作。中国红十字会、中国残联也纷纷派出医疗救援队参加四川灾区伤员救治工作。震后第二天起，来自全国各地数千支医疗卫生队冒着余震、泥石流、滚石等危险，翻山越岭，克服难以想象的困难，以惊人的速度奔赴四川各重灾区，开展医疗救助。进入受灾地区后，为尽快抢救地震废墟下的遇难同胞，救援队伍以徒步跋涉、乘冲锋舟或空降等方式，想尽一切办法快速进入各个受灾严重的县乡村寨。在余震不断、滚石飞落的山间公路上，救援队员们冒着生命危险，不顾桥断路塌、山体滑坡以及泥石流、堰塞湖的阻隔，毫不畏惧，奋勇前进。

人民解放军和武警部队从5月12日至13日，紧急出动5万兵力奔赴灾区。全军医疗卫生救援队伍派出了现代化先进的野战手术车、X线车，远程会诊车，方舱医院等设备。全军先后派出397支医疗卫生救援队伍，共7 061人，赶赴地震灾区参加医疗救治、卫生防疫和心理救助，有39所军队医院参加了地震伤员的接收救治。总后勤部卫生部还组织医学专家指导团，分赴28所收治灾区伤员的军队医院进行救治技术指导，并组织全军知名医学专家为地震伤员进行远程会诊。

灾难像一道无声的命令，把社会各界紧急动员起来，来自四川及全国各地的100多万志愿者从四面八方赶赴四川灾区救援，在抗震救灾医疗防疫工作中发挥了重要作用。成千上万的学生、干部、工

人、农民、居民、个体医生、私营业主、律师、留学生、社会青年以及僧人等,组成志愿者队伍投身抗震救灾的斗争洪流。100多名来自美国、英国、日本、加拿大、澳大利亚、墨西哥等国家的外籍志愿者到四川灾区参与医疗救援服务。自愿者协助救治、护理和转运伤病员,为伤员献血、寻亲、进行心理疏导,陪伴老人,照料孤儿,给受灾群众分发食物和药品,开展心理救援和卫生知识宣传;并搬运药品和救灾物资,协助开展卫生防疫工作。

中国香港、中国澳门及中国台湾地区和俄罗斯、古巴、日本、英国、法国、意大利、德国、美国共派出300多名医疗队员前往四川灾区开展医疗救助。从5月20日到6月23日,共有11支共321人的国外境外医疗队,在地震灾区开展医疗救援工作。其中俄罗斯医疗队携带先进的医疗设备、7吨药品和28吨给养到四川省彭州市搭建了20多个用巨型充气医疗帐篷组成的野战医院;德国医疗队在都江堰市建立设备及药品总价值达73.2万欧元(约合800万人民币)的中德红十字野战医院。日本医疗队向华西医院赠送9台透析机。来自马里兰大学,由创伤救治领域的国际知名专家组成的美国医疗队,在四川大学华西医院开展医疗工作和创伤急救专题讲座,并与华西医院合作建立远程医疗网络。(图9-3-1)

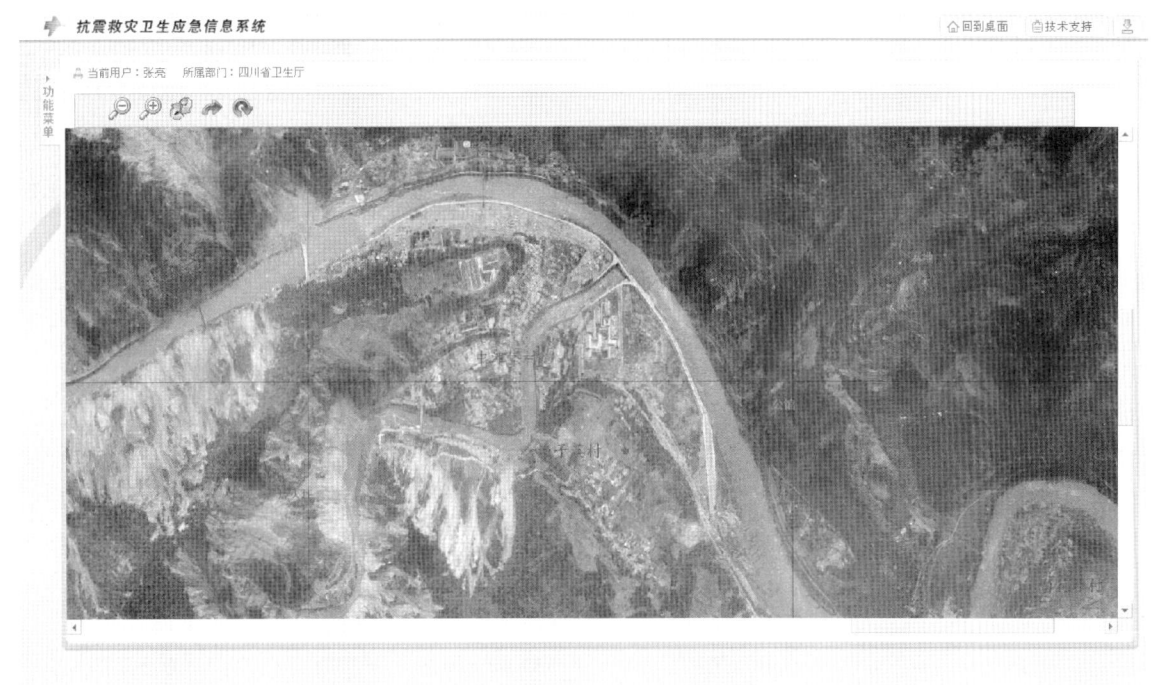

图9-3-1 四川省抗震救灾医疗卫生救援地理信息系统卫星截图

汶川特大地震及医疗救援呈现四大特点:一是震级高、烈度大、受灾程度深,波及范围广横跨整个龙门山脉;二是地震造成交通阻断、通信中断、水利电力等公共设施破坏严重,且地处山区施救难度极大;三是医疗卫生机构受损严重,伤亡人员瞬间猛增,远远超过当地医疗机构的承受能力;四是余震不断,气候条件恶劣,山体滑坡等次生灾害频发,救援与抗震同时进行,时间大大增加。

地震给灾区医疗卫生机构带来毁损,仅四川18个极重灾区县就有117个县级卫生机构、447个乡镇卫生院和3 019个村卫生室严重受损。医疗卫生工作秩序受到严重破坏,突发公共卫生事件和传染病网络直报系统受到重创,计划免疫接种网络受到破坏,传染病疫情防控面临巨大威胁。一方面地震瞬间造成的巨大伤亡远远超过当地的医疗救治承受能力,急需外来支援;另一方面重灾区多处高山峡谷地区,地震灾情复杂,造成"三不通"(公路不通、通信不通、电力不通)、"三孤岛"(县城成为孤岛、乡镇成为孤岛、村寨成为孤岛)、"三困难"(灾情收集难、抢险施救难、保障供给难),救援人员、物资、车辆和大型救援设备无法及时进入,各类信息不能及时反馈,指挥协调困难,使医疗救援和灾后防病面临巨大挑战（图9-3-2）。

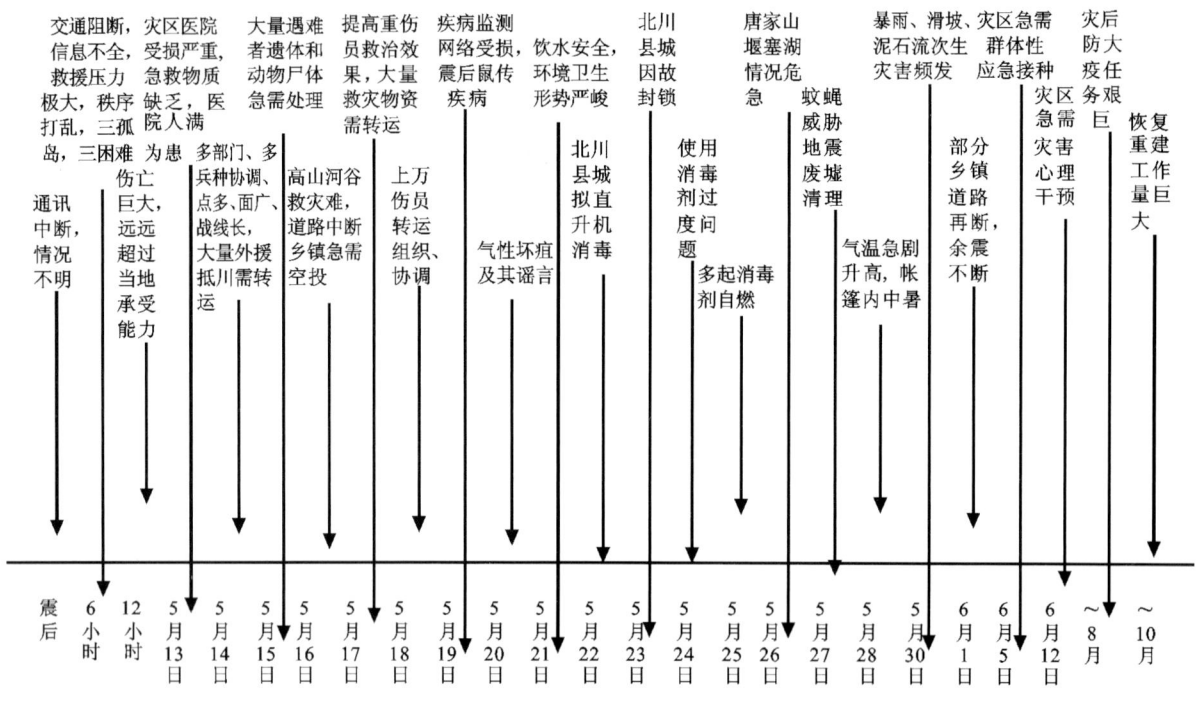

图9-3-2　汶川地震四川医疗卫生应急面临的主要挑战

面对巨大灾难，紧急医疗救援体系的建立打破常规的惯性运行管理方法：在组织指挥中以灾情就是命令为最高准则，不等指令，直插前线，全面调度；在现场救援中打破执业范围，医护人员全员上阵；在调集医疗队伍上不分区域，不分国籍，迅速组织，火速到位；在重症伤员救治中打破科室、专业界限，整合资源，多学科交叉，多手段并用；在工作时间上不分昼夜，争分夺秒；在技术应用上不分西医、中医，竭尽全国医疗救援之力，全凭伤情需求；在医疗机构被损毁地区，打破军队与地方、境内与境外的界限，主动协商，与军队、境外医疗队共建22个野战医院。来自各地的军队和地方医疗卫生救援队伍，克服重重艰险抵达灾区后，不顾疲劳和饥饿，冒着余震的危险，进村入户，从废墟下争分夺秒查找和抢救伤员，因陋就简，建立起临时救治点、野战医院、方舱医院及野战血站和远程医疗系统等，在简陋的帐篷和摇晃的危房中开展手术，日夜奋战，从死神手中挽救了一个又一个遇难同胞的生命。

四川省70%以上受灾严重的市、县在灾后30分钟内派出了医疗队；85%以上受灾严重的县级医疗机构在灾后30分钟内开始收治伤员。灾后12小时，四川全省已有96支医疗队共400多人赶到灾区救治伤员。极重灾区和重灾区的许多医务人员，奋力抢救受灾民众，有的因抢救伤员耽误逃生时间而壮烈殉职，有的被砸成重伤还拖着鲜血淋漓的身体疏散病人，有的强忍失去亲人的巨大悲痛从危房抢运伤员和药品、设备，有的在家人生死不明的情况下坚守岗位，奋力开展医疗救治工作。他们冒着余震的危险，在交通、电力、通信完全中断的严峻形势下，搭建临时医疗救治点，用手电筒照明，将工作服撕成布条当绷带，在废墟中找来竹木片做夹板，以双手为担架，争分夺秒抢救伤员。极重受灾县的县、乡、村三级医疗卫生机构，在道路和通信中断，外援无法进入的灾后三天内，共救治伤员28340人。地震灾区医疗卫生系统因震灾伤亡人员934人，其中死亡或失踪264人，其中四川省北川羌族自治县155人、都江堰市45人、绵竹市24人。

不断克服重重困难和巨大挑战，抗震救灾应急医疗救援取得了全世界瞩目的救治成效。世界卫生组织官员在四川考察后认为：汶川特大地震的医疗救治工作"创造了成功的奇迹"，WHO驻华代表韩卓升说："我亲眼见证了医疗工作者的英勇气概和职业道德。我被他们的奉献精神深深打动，即使自己遭受了严重损失,他们仍坚持履行义务"。8月26日,李克强副总理在卫生部应急指挥中心与四川省卫生厅视频连线时,充分肯定了医务工作者在抗震救灾工作中的杰出表现。

到5月30日,在四川灾区一线参加伤员救治的医务人员达6万余人。

四、高效科学建立起六大医疗卫生救援体系

汶川特大地震发生后,四川省快速建立针对性更强的应急医疗救治体系,地震当天,四川省及灾区市(州)卫生局和医疗机构相继成立应急指挥机构,迅速组织医疗救援,使30多万名地震伤员及时得到救治。

震后30分钟,四川省级医疗机构和重灾区成都、德阳、绵阳、广元、雅安、阿坝6个市州共安全疏散医院内住院病员6万余人。重灾市州及县(市、区)各级医疗机构超过2万余名医务人员立即开展自救互救,抢救伤员2.8万多人。震后72小时,省内外,军队、武警医疗队3.5万多人抵达灾区,救治伤员7万余人。据统计,在"黄金72小时"内,四川省卫生系统在自身遭受重创的情况下,派出医疗人员31 000多人及时开展伤员救治,对降低伤员死亡率和致残率起到了至关重要的作用。

卫生部先后从全国各省(市、自治区)和新疆生产建设兵团调派10 630名医疗防疫、卫生监督等方面的专业人员,组成近千支医疗卫生救援队伍奔赴地震灾区,调集救护、防疫和监督车辆1 648台,血液244.57万毫升,代血浆3万袋,消杀药品2 854吨,疫苗204.7万人份,食品和水质快速检测设备3.3万台、套,支援四川、甘肃、陕西等地的地震灾区医疗防疫工作。

建立伤员转运工作体系。地震发生后8小时,四川省迅速建立伤员转运工作体系。现场伤员经处置后转运至就近医院治疗;基层医院伤员转运至市级医院治疗;市级医院将重伤员转运至省级医院治疗,从而形成了三级伤员转运体系。四川卫生厅要求非重灾区11个市2级以上医院腾出上万张床位,由省卫生厅统一调度,转运伤员至非重灾市的医院治疗。在应急阶段,灾区成功转运伤员8 000多名。

四川省的地震伤员占汶川特大地震伤员的92%以上,达37万多人。针对灾区大量伤员远远超过灾区的承受能力的现状,为缓解四川灾区的救治压力,国务院抗震救灾总指挥部和卫生部统一部署安排将部分伤员转运外省治疗。在铁道部,国家民航总局等部门支持下,组织99架包机、21次专列及各种运输车辆,从5月17日起,分别向20个省、自治区、直辖市58个城市的375家军地医院紧急转送地震伤员10 015名。转运中无一例伤亡事故,创造了上万名地震伤员成功转运的世界奇迹。

建立医疗全覆盖体系。在交通中断的重灾区,无数伤员得不到及时救治,四川省及时调整工作思路,从点扩面,向下延伸,全力推进医疗救治全覆盖。上万名医疗队员以最快速度穿插奔波于各个灾区抢救伤员,边抢救,边推进,力求不留死角。做到了搜救工作到哪里,医疗救治就跟进到哪里。震后4天,实现了省内外医疗救援对18个重灾县的全覆盖。与此同时,及时建立点医疗机构、野战医院、医疗站(点)、巡回医疗队有机结合的医疗救治体系,"见伤就救,见病就治,见疫就防"的灾后伤病救治防控格局逐步形成(图9-3-3)。

建立院内感染防控体系。面临灾后可能出现的气性坏疽、破伤风以及肠道、呼吸道感染等疫情,及时启动了感染控制预案,建立起院内感染防控体系。卫生部和四川省卫生厅相继下发院内感染控制的规范性文件及工作流程。建立省级、市(州)级、县级和乡镇医疗机构防控体系。各级各类医疗机构(含临时医疗机构、帐篷医院、板房医院、野战医院)从救治、检伤、分诊、实验室检查、临床诊断、伤口处理、伤员隔离到入院治疗或手术、医疗废弃物处置、伤员转院、医务人员防范等各个环节严格执行院内感染控制流程及规范,有效控制了院内感染。地震一个月全省各级医院发处置气性坏疽61例,无一列因气性坏疽引起的院内感染。

建立危重伤员救治体系。为提高危重伤员抢救成功率,四川省及时建立了危重病人救治体系。创造性地提出了"集中伤员、集中专家、集中资源、集中救治"的"四集中原则"。制定危重伤员救治的一系列措施及规范。建立危重伤员筛查、登记、治疗、转院工作流程。构建专家指导体系(包括部省专家顾问组、部省联合专家组、院内专家组)对危重伤员筛查、会诊、治疗。确定四川大学华西医院、四川省人民医院,成都军区总医院为定点收治危重伤员的医院。危重伤员救治体系的构建,提高

了抢救危重伤员的抢救成功率，降低了死亡率和致残率。从5月12日至11月底，全省救治入院危重伤员3 000多例，死亡仅24例，四川大学华西医院、四川省人民医院、成都军区总医院危重伤员的死亡率不到3%，得到WHO驻华代表的高度评价。

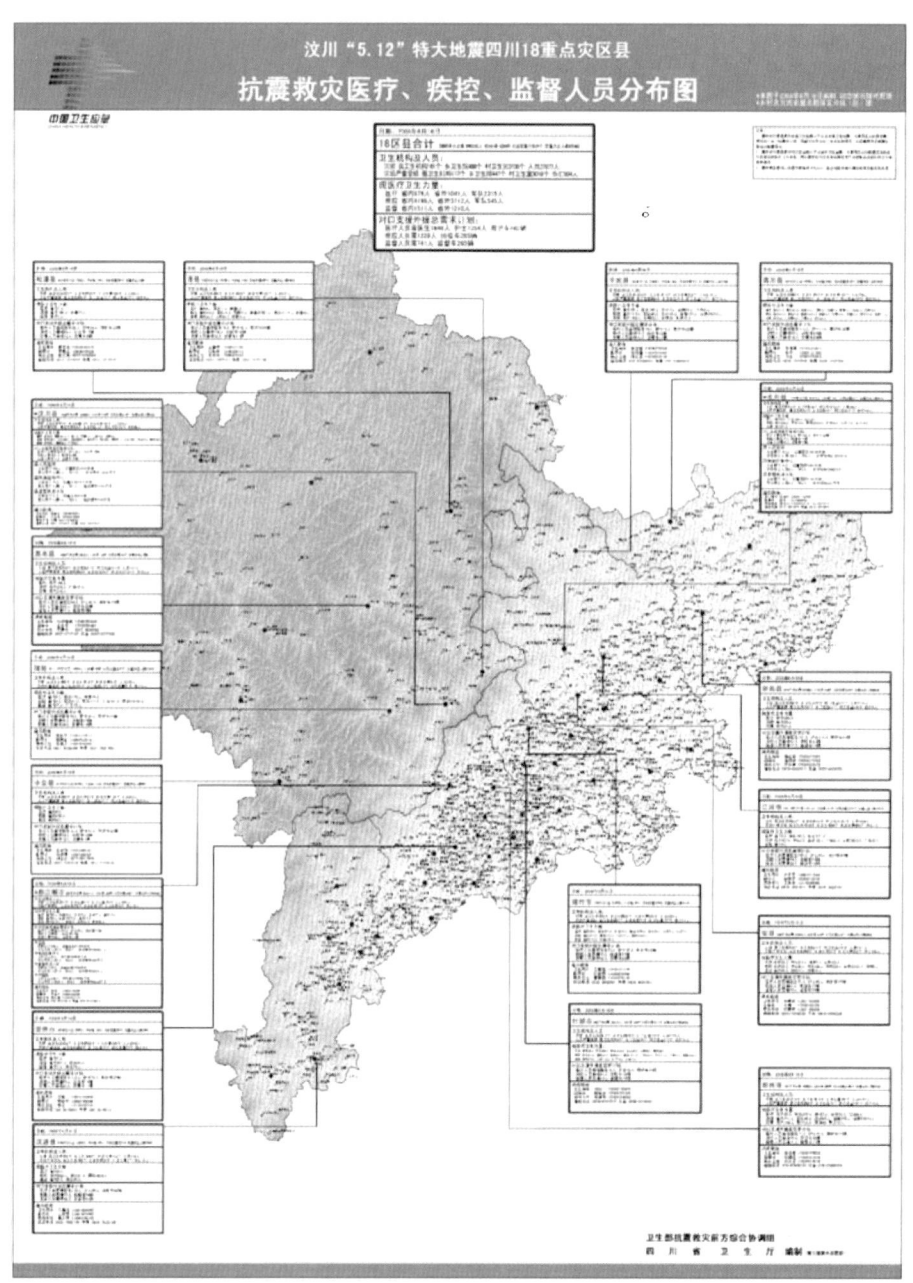

图9-3-3　汶川地震四川极重灾县（乡）医疗卫生救援人力资源全覆盖图

建立医疗康复全覆盖体系。震后一周，立即开展地震伤员的医疗康复工作。国务院、卫生部和省政府迅速作出关于伤员康复的部署安排，要求各级各类医疗机构边施救、边进行医疗康复。及时制定康复方案、技术规范及康复标准和评估要求，四川建立省、市、县、乡（镇）四级医疗康复网络体系，增加人员、空间和设备、设施。同时，提出了医疗康复全覆盖和医疗康复技术全覆盖工作目标，建立医疗康复档案，开展人员培训，使地震伤员的医疗康复工作得到全面落实。

建立心理干预全覆盖体系。震后，四川省卫生厅根据国务院、卫生部和省政府关于伤员心理救援的部署，迅速作出安排，要求各级医疗机构，各医疗救援队尽早将心理康复纳入到伤员救治工作当中。震后7天，省卫生厅派出首批心理干预专家赴灾区开展心理干预服务并指导当地心理卫生服务工作。同时下发开展心理干预的通知和工作方案。及时建立了省、市、县、乡、村五级心理卫生服务中心，门诊、站（点）、室救援体系，全覆盖灾区开展心理卫生服务工作。

国家和灾区各省各级十分重视医疗防疫舆情引导和信息公开。2008年5月1日，《中华人民共和国政府信息公开条例》正式实施。省内外国内外各类媒体广泛深入灾区进行现场报道。客观、真实、高效的报道得了全世界的赞扬。美国CNN报道："没有抢劫，没有抱怨，只有在毁灭性灾难发生时人与人的互助。你还能在世界别的地方找到这样的13亿人吗？"。《纽约时报》称：大地震无形中改变了西方媒体关于中国的报道，海外媒体对中国迅速果断的救灾行动纷纷给予赞扬和肯定。同时，大地震也改变了中国媒体的报道方式，各地方媒体及网络媒体开始了高效、快速的报道。

国家和灾区各级"5·12"抗震救灾指挥部都成立新闻宣传组，负责医疗防疫宣传舆论工作。加强同媒体的沟通，公开及时向媒体通报灾情伤情、伤员救治、卫生防疫的进展，对可能现出的险情、灾情、传染病流行的风险等，如实向媒体公开，消除谣言，正确引导社会舆论。加强卫生应急、疾病防控、爱国卫生、伤员康复及心理卫生救援的知识宣传；加强医疗救治，卫生防疫，灾后恢复重建，以及先进集体、先进个人的宣传报道。新闻宣传在抗震救灾医疗防疫救援工作中起到了极好的正面作用。

五、未雨绸缪，全面加强灾后防病防疫

历史上大灾之后，常伴随着大的瘟疫。汶川特大地震发生在极易引发疫病流行的夏季，重灾区北川、青川、汶川等地遇难者遗体和死亡的家禽家畜数量巨大，病媒生物快速繁衍，各类救援人员、志愿者流动量极大，垃圾遍地，卫生设施严重损毁，极易暴发疫病流行，犹如达摩克利斯之剑高悬在灾区民众头顶，也压在每个卫生防疫人员的心上。在这紧要关头，中共中央、国务院向世界做出了庄严承诺："确保大灾之后无大疫！"举全国卫生防疫之力，打好卫生防疫攻坚战。

卫生部迅速作出部署，调集中国疾病预防控制中心专业卫生防疫队先期进入四川灾区指导卫生防疫工作，调集各省（市、区）卫生防疫人员急赴四川灾区开展卫生防疫救援；军队和武警部队立即调集防疫救援大军赶赴灾区开展卫生防疫工作；农业部全力防控四川灾区动物疫情，迅速组织调拨消毒药品、器械、疫苗等物资，调集动物防疫人员赶赴四川灾区。在四川及附近地区企业快速组织生产消毒杀菌等防疫药品，将上百吨消杀药品、成千上万套耐酸手套、防护服、喷雾器等卫生防疫用品源源不断运抵灾区。

四川省政府对卫生防疫做出紧急部署。按照"早期、科学、依法、规范"的卫生防疫原则，围绕大灾之后无大疫的目标，狠抓重点疾病、重点人群、重点环节、重点区域的防控。灾后两周内，迅速调集各类卫生防疫人员1.6万人，采取空降、步行、绕道等方式赶赴灾区，实现了县、乡、村卫生防疫全覆盖；灾后1月内，整合省内外、军地卫生资源，采取多种补救措施，恢复县、乡、村三级防疫网络，狠抓重点人群、重点环节、重点区域和重点疾病的防控工作，大力开展爱国卫生运动；灾后1~3个月，狠抓防疫措施不放松，着力恢复卫生防疫体系，开展人员和技术培训，使卫生防疫功能基本恢复到震前水平。

早部署，构建五级联动卫生防疫机制。在各省（市、区）和省内各地卫生防疫人员的大力支援下，四川依托省、市州、县、乡、村五级联动卫生防疫机制，形成了政府领导、部门配合、上下联动、群防群治的有力、有序、有效的卫生防疫防控体系。坚持依法防治、科学防治、规范防治，提出了科学规范抗震救灾卫生防疫工作的十项措施，制定了总体要求，技术规范，形成了一套较为完善、操作性强的卫生防疫技术体系。

以治理环境卫生为重点，深入开展爱国卫生运动。广泛发动群众，依靠群众，动员群众，动员全社会力量开展以整治环境、健康教育、除"四害"为重点的爱国卫生运动，通过创一批示范安置点和示范卫生厕所，开展爱国卫生运动检查评比规范活动，扎实推进"五有"（有防疫队、有医疗队、有厕所、有垃圾堆放处、有饮水供应点）、"四强化"（强化群众参与、强化环境卫生、强化健康教育和宣传、强化卫生评比公告），出动防疫宣传人员

82 703人次，发放宣传资料1 591余万份。

加强重点疾病监测，严防疫病传播。四川省卫生厅始终把疾病监测作为卫生防疫救援的一项重要工作。通过"疾病监测信息报告管理系统"、"症状监测手机直报系统"、"突发公共卫生事件报告管理信息系统"等（图9-3-4），各地及时报告传染病疫情，对因震灾传染病报告信息系统受破坏的乡镇、新建板医院和大型灾民聚居点配发近600部报病专用手机，报病工作逐步恢复常态；坚持实行零报告、日报告制度，在乡村居民点、过渡安置点实行严格的巡查，对发烧咳嗽、腹泻、皮疹等症状进行适时监测和预警预测，对可疑病症进行追踪检查，及时排查病例有无聚集性；建立了重点疾病日分析、周分析和月分析机制，对发现的苗头性问题，及时派出专家现场指导，对问题较集中的地方及时下达整改通知，督促落实防疫措施。

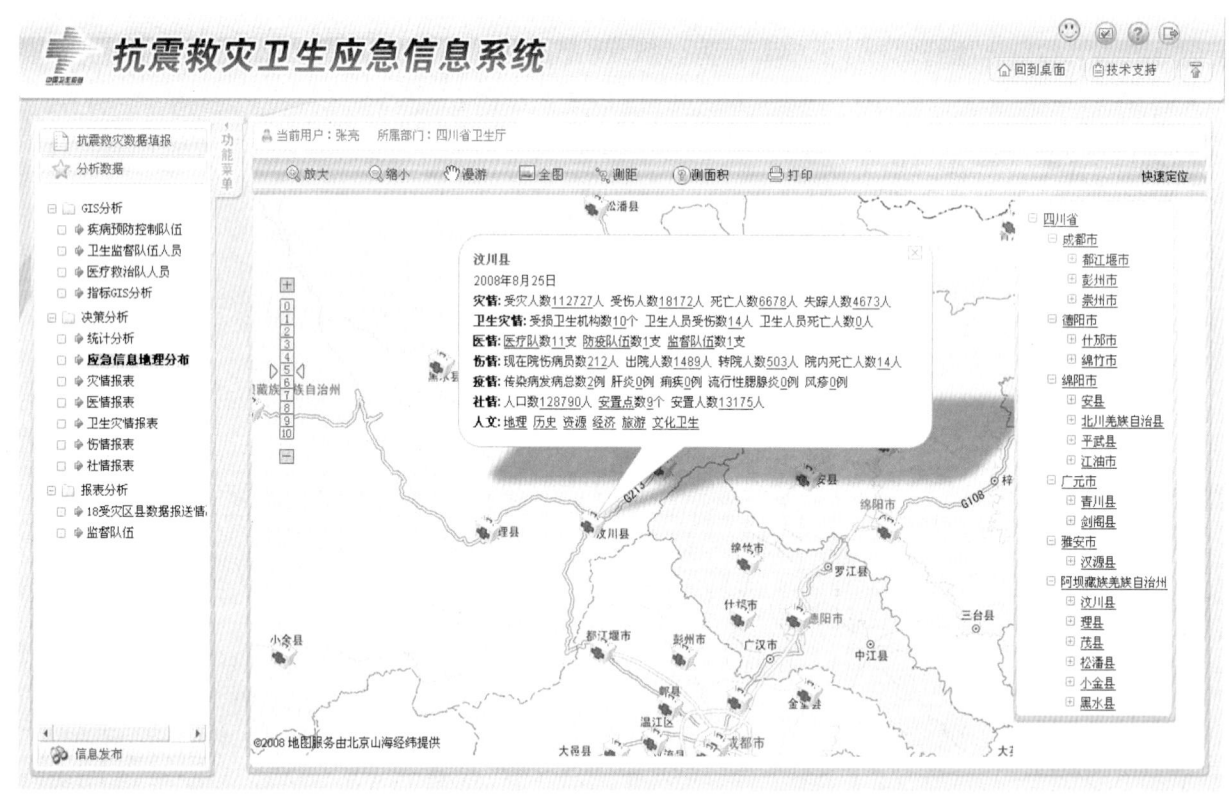

图9-3-4　四川省抗震救灾医疗卫生救援地理信息系统

实施群体性应急免疫接种工作。在四川灾区实施群体性应急接种，强化推进14种疫苗预防接种，接种以乡为单位达到96%以上；初期重点开展流感、流脑、乙肝、甲肝疫苗群体性应急接种，至2009年3月，为地震灾区3岁至15岁儿童、60岁以上老人和灾区工作的医护人员免费接种疫苗达300多万人。

强化卫生监督，保障饮用水和食品安全。以灾区群众安置点、集中式供水、农村分散式供水为重点，开展饮用水卫生监督监测，全面掌握饮用水卫生状况；对安置点集中供餐环节监督检查，严防食物中毒事件发生；针对学校开学复课，加强学校食品卫生专项整治，同时，加强灾后重建工地的集体用餐饮食的卫生监督监测。

狠抓重点环节，落实防控措施。在全省卫生、环保、民政、畜牧、农业、林业、水利、经委、公安等部门的密切协作下，加强对污染源的控制力度，切断污染源、控制传染源、保护易感人群；针对堰塞湖次生灾害，及时制定了堰塞湖泄洪淹没区泄洪前、泄洪中、泄洪后卫生防疫的具体实施方案，加强对唐家山堰塞湖泄洪淹没区卫生防疫工作的指导，组织省、市（州）、县传染病医院（病区）开展传染病疫情防控和救治为重点的应急演练和培训，做好人员、床位、药品、物资等准备工作。

与农业部门配合，加强动物疫病防控，确保大灾之后无重大动物疫情和人畜共患疾病发生。农业部与四川省以及部队联合组织动物疫病防控应急队1 000余支共2万多人参加动物无害化处理和消毒工作；四川畜牧兽医系统上万人在四川灾区开展人畜共患病和重大动物疫病的预防免疫，免疫狂犬病疫苗59.77万头份，免疫猪乙脑疫苗26.37万头份，猪Ⅱ型链球菌疫苗479.67万头份，免疫炭疽疫苗190多万头份，扑杀流浪犬近4万只；与此同时，组织专业队员1万余人和3万群众灭鼠员，开展灭鼠及鼠传染病防控工作。经农业、畜牧部门流行病学调查结果显示，截至11月底，未发现人畜共患病症和重大动物疫病。

汶川地震18个重灾区法定传染病发病水平与前三年同期相比稳中有降，报告传染病病例数下降42.87%，死亡数下降32.98%，未发生与地震相关的传染病暴发流行和突发公共卫生事件。

六、加强保障，确保医疗卫生救援的顺利进行

在应急医疗防疫救援阶段，急需大量的药品、设备、器械和物资。抗震救灾应急抢险阶段，在国家发改委，卫生部、国家食品药品监督管理局等部门支持下，协调落实155个品种、价值4亿元的医药用品，并协调运力将1 500余吨医药用品分批运抵四川、甘肃、陕西等地灾区。四川省"5·12"抗震救灾指挥部医疗保障组紧急成立了医药用品供需组和后勤保障组，全面负责医用物资的采购、接收、检验、存储、调拨、运输、再分配使用等各个环节的工作，保证了灾区伤员的血液供应。医疗卫生防疫物资主要来自中央、省内调拨、省外政府支持以及企业、群团组织、个人和境外捐赠，数量巨大，医药用品供需和后勤保障组夜以继日工作，对灾区急需物资进行分配、调拨，指派专人、专车、专机送到灾区，保障了灾区医疗防疫物资供需，为抗震救灾医疗防疫救援的全面胜利做出了贡献。

在应急医疗防疫工作开展的同时，灾区及时安排部署恢复医疗卫生工作秩序。通过加快构建医疗卫生服务网络，合理调配医疗卫生人员和加强对基层医疗卫生单位的经费保障为切入点，以四个有（有阵地、有人员、有经费、有制度），促进了"三恢复"（行政管理秩序，医疗服务秩、卫生防疫秩序），保证医疗卫生机构正常、有序、可持续运转。

加强医疗卫生机构建设和设备配备，确保有阵地。通过规范过渡期临时医疗机构设置及布局，加快临时过渡性医疗机构建设，到10月中旬，灾区卫生系统建成活动板房31.11万平方米，100%的县级和95%的乡村医疗卫生机构通过新建活动板房，以及对原有房屋加固维修、租用临时业务用房等方式解决了基本的业务用房；卫生厅累计向灾区医疗卫生机构调配各类医疗卫生设备、器械、耗材17万余件，医疗药品46.98余万件，灾区医疗卫生单位的医疗救治、卫生防疫及卫生监督执法检测等设备设施配备及使用已恢复到震前水平。

加强医疗卫生队伍的补充配备，确保有人员。四川省通过调配省内外支援人员共3500多人加强医疗防疫工作秩序的恢复；选派优秀年轻干部到重灾区挂职，招聘医疗卫生人员等措施，使灾区医疗卫生人员基本达到工作需求；在受灾群众安置点，疾病防控、卫生监督、爱国卫生管理人员达到6 300多人。

切实保障医疗卫生补助落实到位，确保有经费。省财政先期补助到位资金4.63亿元，基本解决了前期全省医疗机构垫付的紧急医疗救治阶段的救治费用，缓解了灾区医疗机构运转困难。随后，省财政厅又及时下拨了重灾区县乡村公共卫生机构专项经费及灾区困难群众过渡性医疗照顾措施补助经费2.3亿元，同时向18个重灾县下拨了24亿元地方财力补贴，主要用于县乡村三级医疗卫生机构补助。

大力推进灾区医疗卫生服务常态化，确保有制度。省卫生厅通过制订配套文件，恢复新农合、城镇职工医疗险，医疗求助制度，保证医疗服务恢复运行。经几个月的努力，100%的县级医疗机构恢复了正常收费，随后乡村医疗机构也恢复了收费。

通过确保"四个有"，四川灾区各级各项医疗卫生工作秩序已基本恢复。卫生行政管理秩序基本恢复正常，并进入常态化和规范化；医疗服务秩序基本恢复正常，门诊、急诊、住院、转院等制度已恢复。18个重灾县的医疗服务量恢复到震前60%，部分超震前水平；卫生防疫秩序基本恢复正常。房舍遭到严重损毁的8个县级生防疫机构已迁入过渡板房并能开展卫生防疫工作。灾区各县实验室已恢复并能开展各种检测、检验。疫情报告系统基本恢复，预防接种工作恢复正常。

七、各方支援，加快灾后恢复重建

汶川特大地震造成四川、甘肃、陕西等省19 378个医疗卫生机构受损，直接经济损失116.80亿元。为尽快恢复灾区的医疗秩序，卫生部、国家中医药管理局从5月15日起，开始着手研究恢复灾区医疗卫生服务能力和灾后恢复重建问题。

国务院安排部署，出台了《汶川灾区恢复重建条例》，及时启动灾区灾后重建工作。中央和四川分别组织实施18个省（市）对口支援四川18个重灾县（市）、省内13个市（州）对口支援13个重灾乡镇，省外、省内首批对口支援人员先后于6月下旬和7月中旬全部到位，共计3 127人，是重灾区因灾减员人数的12倍。中央和四川分别出台一系列文件、政策措施，要求各部门制定灾后重建规划、工作方案，把医疗卫生重建工作作为优先安排启动的项目之一，要求三年重建目标任务，两年基本完成。并要求严格执行强制性建设标准和规范，将其建成最安全、最牢固、群众最放心的建筑。

根据国务院、国家发改委和卫生部及四川、甘肃、陕西省政府关于汶川地震卫生系统灾后恢复重建专项规划，国家确定四川39个重灾县恢复重建乡级及以上医疗卫生机构1 339个，建设面积348.76万平方米，规划投资98.50亿元；2009年中期调整四川规划恢复重建乡级及以上医疗卫生机构2 298个，建设面积607.38万平方米，投资159.96亿元。

到2010年12月底，四川灾区医疗卫生机构重建已竣工2 047个。建成市、县、乡医疗机构1 736个，市、县级卫生防疫机构67个，市、县卫生监督机构42个。基本实现三年重建任务两年基本完成的目标任务。

四川省医疗卫生恢复重建项目分支援项目，援助项目和世界银行贷款援助项目。其中对18个省（市、区）对口支援项目590个，总投资48.30亿元。香港、澳门援助项目92个，援助资金28.95亿元。世界银行紧急贷款项目6个，资金达6 000万美元。所有项目在2011年5月12日基本完成。

四川灾区灾后重建项目竣工后，展现在世界面前的是：最安全的是学校，最美丽的民居，最现代化的是医院，最满意的是灾区群众。

汶川地震医疗卫生应急重大救援措施主要表现为：医疗救治方面：①早期最大限度调动当地和外部救援力量，千余辆外省救护车集结到灾区，边抢救边推进，不断提高急救效率。截止震后1月，实施手术36 500余台次，抢救复苏10 000余人次；共33.6万名受伤群众得到及时救治，对91 177名住院伤员的救治取得了2.83%的低病死率、0.9%的低截肢截瘫率；②及早建立县市省三级、水陆空三路的转运救治体系，确保了"黄金72小时"11个重灾县医疗救援全覆盖；震后三天各地共收治地震伤员68 700多人，重伤员14 400多人，收治重伤员人数达一周重伤员总数的96%以上；③通过99架包机、21列专列和数百辆汽车，向全国20个省区市转送10 015名伤员，及时缓解灾区医疗负荷，提高救治水平；④实施集中伤员、集中专家、集中资源、集中救治的"四集中"强化危重伤员救治，集中收治后的危重症伤员病死率明显降低；⑤为灾区169万群众和12万抢险部队官兵提供了中药防病服务；⑥来自俄罗斯、德国、意大利等8个国家和我国香港、澳门、台湾地区的11支医疗队，300多人到灾区参加医疗救援，共建3所帐篷流动医院，诊治伤病员24 496例，开展手术642例。卫生防疫方面：①对地震废墟、污染环境、遇难遗体、动物尸体等污染物进行重点消杀灭处理，灾后10天就出动人员11.67万余人次，消杀灭面积5.4亿平方米，处理人遗体15 915具，处理动物尸体120.3万具；②强化科学防治，及时下发《地震灾后传染病防控预案》等各种卫生防控预案、技术规范50余个，提出科学规范抗震救灾卫生防疫工作十项措施；③快速推进全覆盖，在全国卫生和部队的鼎力支援下，灾后两周实现了21个重灾县、446个乡镇的4 185个村卫生防疫工作全覆盖；④实行传染病疫情零报告、日报告制度和重点区域巡查制度，建立了灾区重点疾病日分析、周分析和月分析机制；发放560多部手机，全覆盖重灾区开展传染病症状监测和报告；⑤六月初实施群体性应急接种甲肝、乙脑等疫苗67.7万人次；⑥在受灾群众安置点扎实推进"五有"（有防疫队、有医疗队、有厕所、有垃圾堆放处、有饮水供应点）、"四强化"（强化群众参与，强化环境卫生，强化健康教育和卫生宣传，强化卫生评比公告）制度；⑦强化卫生监督，保障饮用水和食品安全；⑧灾区各级党委政府和全民总动员，800余万灾区群众参与爱国卫生运动。到2008年底的传染病疫情分析显示，未发生与地震相关的传染病暴发流行和突发公共卫生事件。

汶川特大地震医疗防疫救援的成功主要表现在：一是迅速组建抗震救灾指挥部医疗救援体系，在极短时间内建立中央和省、省和市县间、部门间、军地间协调机制，有力、有序、有效开展医疗应急救援行动。二是水、陆、空三路快速进，"黄金72小时"内实现3.58万名医疗救援人员大集结和医疗救援覆盖到全部重灾县，采取"四集中"、"伤员大转移"等有效措施，最大限度抢救伤员、降低死亡率和致残率。三是坚持早期、科学、规范，狠抓防病重点环节，灾后两周实现乡、村和灾民安置点卫生防疫工作全覆盖，确保灾后无疫情发生。四是全力组织灾区医疗物资保障供应，科学快捷、透明公开，一个月的药品器械调配量相当于以前四川省一年总用量。五是分两阶段推进灾区医疗卫生功能恢复和重建，用5个月时间实现了灾区医疗救治、疾病防控和监督执法所必需的仪器设备基本恢复到震前水平。

最高层的果断决策；最快速的应急反应；最强有力的全方位支援；最广泛的社会动员和行动；最开放透明的态度；最及时的条例——汶川地震灾区恢复重建条例、这些都是汶川特大地震抗震救灾医疗卫生救援取得成功的重要条件。取得成功的重要因素还有：三十年改革开放的成果和经济基础；万众一心、众志成城，形成了巨大凝聚力；灾区卫生人立即行动、不等不靠、不怕牺牲、连续作战的作风；科学应对，适时调整工作重点，接连打好了紧急医疗救援、传染源控制、应急免疫接种、重症伤员救治、跨省大转运和对口支援等几场硬仗。

汶川特大地震医疗卫生救援留下了极其宝贵的经验：中共中央、国务院、灾区各级党委、政府的坚强领导，科学决策，果断指挥，有力部署是夺取医疗防疫救援全面胜利的根本保证；卫生部等国家各部委的支持、帮助，各省市（区）的及时有力支援，军队、武警的快速行动，是战胜灾难的支撑条件；四川省等灾区医疗卫生工作者和全国医疗卫生工作者不畏艰险，不怕牺牲，敢于吃苦，连续作战，全力救治伤员，开展卫生防疫工作，是医疗卫生工作者敬业精神和救死扶伤人道主义精神的具体体现；非典以后国家加大了对医疗卫生的投入，加快了卫生应急法制机制建设和队伍建设，应急准备、应急训练和快速反应能力明显提高，为胜利完成医疗防疫救援，奠定了坚实基础。

反思汶川特大地震的医疗救援与卫生防疫工作，也存在一些明显不足：一是面对巨大灾害，医疗卫生应急救援装备严重不足，没有成建制的卫生应急专业队伍，技术装备特别是野外生存装备缺乏，交通工具、通信设备落后，指挥、处置、自保和机动能力较弱，野外生存能力较差，空中救援能力缺乏；二是卫生应急救援物资储备不足，难以在短时间内保证所需物资的供应，特别是在震后救援早期；三是灾害应急救援机制不够健全，以往建立的应急制度、预案和运行机制，在应对巨大地震灾害面前不够有力，部分应急预案操作性不强。比如交通、通信、电力中断后，无法为早期的指挥决策提供快捷准确的信息和科学依据；四是汶川地震灾害破坏巨大，医疗救援卫生防疫工作点多面广，涉及部门较多，各部门之间，部门与省、自治区、直辖市之间以及军队与地方之间职责交叉，协调联动机制还不够顺畅，信息沟通还不够及时，影响了工作效率。中国是一个自然灾害频发的国家，每年因灾造成的人员和财产损失巨大，认真总结汶川地震灾区医疗防疫工作的经验和教训，将有益于国家以后的防灾、减灾和医疗救援工作。

汶川特大地震充分展现了举国上下协力同心、海内外同胞和衷共济的民族精神，谱写了一曲灾区人民不畏艰难、团结奋斗的英勇诗篇，彰显了广大医务工作者的高尚品德。伟大的抗震救灾精神正鼓舞着灾区人民建设自己的美好家园。

第二节 汶川地震德阳地区医学救援

一、概述

在四川地震救援中，除了全国多地尤其是国家、省市救援队紧急奔赴现场进行医学救援外，当地的医疗力量及时、迅速的开展现场救援，在当地有条件可以展开救治的医院收治危重病人这一环节十分重要。重灾区德阳地区，以德阳市为中心，以德阳市人民医院为基地，发挥了很好的不可取代的作用，成为重灾区以当地中心医院为核心、基地的救治单元的代表之一。本节即以该地区展开的现场与医院、基地与外来单位支持合作为主要内容，以使读者形成一个灾害现场到医院救治全过程的认识实践与学术提升。

德阳市位于四川省成都平原东北部，距省会成都 58km，全市形状为西北—东南向菱形延伸，长约 162 km，宽约 62 km，幅员 5 954 km^2，具有丘陵、平原、山地 3 种地貌类型。德阳于 1983 年建市，今辖旌阳、广汉、什邡、绵竹、中江、罗江 6 个县（市、区），2007 年末总人口 385.31 万人。2007 年，全市实现地区生产总值 648.4 亿元，人均 GDP 17 789 元，居全省第 3 位，农民人均纯收入 4 540 元，城镇居民人均可支配收入 11 585 元。全市共有卫生专业技术人员 9 541 人，其中执业医师和执业助理医师 3 778 人、注册护士 2 413 人。平均每千人口有卫生技术人员 2.48 人、医生 0.98 人、护士 0.63 人。全市共有医院床位 10 610 张，平均每千人 2.75 张。医疗卫生资源相对比较紧张。德阳市人民医院始建于 1943 年，占地面积 136 927 m^2，实际开放病床 1 260 张，医院设临床科室 30 个、医技科室 10 个、住院病区 22 个及中心 ICU、CCU 监护病房；拥有 6 个省重点专科及 10 余市级优势学科，16 个疾病研究所（中心）及实验室；2007 年门急诊量达 800 593 人次，年住院病人 23 518 人次，是本地区专业设置最齐全、设备最先进、规模最大的唯一一所三级甲等综合性医院，是四川大学华西医院临床医学院教学医院和国际紧急救援中心网络医院。作为德阳地区的医教研中心，承担着本地区人才培养、疑难重症救治的重任。

此次汶川特大地震中，德阳地区受到汶川地震影响严重。德阳市下辖的绵竹、什邡正处于震中——龙门山断裂带上，成为此次地震的极重灾区，人员、财产损失惨重；邻近的旌阳、广汉、中江、罗江为重灾区，也遭受严重损失。截至 2008 年 7 月 12 日 19 时，据不完全统计，全德阳市死亡人数累计 17 137 人，失踪人数累计 461 人，受伤人数累计 74 086 人，从废墟中救出人数累计 12 477 人，临时安置人数 1 242 375 人。全市医疗卫生服务体系和基层三级公共卫生服务网络遭受重创，109 名医护人员受伤、30 名遇难。受损房屋 29 765 间，受损面积 70 余万平方米，受损设备 12 052 台件，受损金额 14 余亿元。地震同时也给德阳市人民医院造成巨大经济损失，医院有 60 000m^2 房屋受损，200 余台医疗、办公设备受损，直接经济损失达 2 750 万元。但作为距离极重灾区绵竹（约 30km）、什邡（32km）最近的唯一一所三甲医院，在当地县级医院严重受损的前提之下，德阳市人民医院承担起一线医院的医疗救治任务。

二、医疗救治

据德阳市抗震救灾指挥部原始信息统计数据，2008 年 5 月 12 日至 2008 年 7 月 12 日期间，德阳市人民医院抢救汶川特大地震伤病员 3 328 例（伤员 1 950 人，病员 1 378 人）；向市外、省外转运伤员 441 例；下基层巡诊治疗 726 例；对住院伤员、灾区居民、医护人员、武警官兵实施心理抚慰 5 000 余例。医院在震后第一时间启动应急预案，在各级指挥部的统筹指挥下，成立"5·12 抗震救灾医疗救治工作指挥部"（图 9-3-5），下设 7 个工作小组，迅速转移安置门诊病员 1 430 人次，住院病员 1 142 人次，无一例踩踏、挤压事件发生，为顺利开展下阶段医疗救治工作提供保障。震后 2 小时 12 分钟，医院派出医疗队赶赴绵竹汉旺极重灾区现场救援。震后 16 小时，第三军医大学医疗队进驻医院协同医疗。震后第三天，全国各地医疗队进驻医院，医院一度有 16 支医疗队供给 120 余名医务人员协同参加救援。

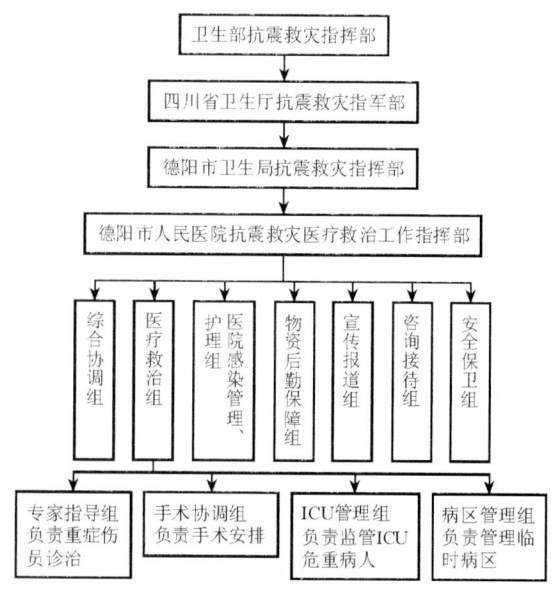

图 9-3-5 应急指挥体系

医院按照处置重大突发公共卫生事故预案的要求，与 5 月 13 日凌晨赶赴德阳的第三军医大学医疗队、中国科学院心理研究所等 16 支医疗救援队联合制定"伤员救治流程图"（图 9-3-6），模拟军队应对战伤救治的检伤分类、分级救治和阶梯后送的野战外科救治模式，对伤员进行科学分流、合理治疗，充分调动各医疗队和医院医疗资源，初步实现规范科学的医疗救治。因震后余震不断，医院把低矮建筑（急救中心）规划为地震伤员救治区域。根据伤员流量、伤情以及急救中心建筑结构特点，将急救中心分为 5 个急救分区：①分检区：接诊、分类、检伤；②检查区：B 超、X 线检查、检验、心电图检查；③抢救区：ICU、危重伤员救治场所；④观察区：临观、住院；⑤手术、清创区：手术室、清创室、石膏房。各急救分区均设有专用通道，专人负责保证各通道通畅。全院所有医护人员和行政人员紧急增援急救中心，形成"外科带内科"的特殊急救队伍；医技科室前移急诊科；后勤人员积极储备物资，并联系当地建筑商和工程队搭建两个临时病区，与各医疗队合作搭建两个临时帐篷病区，确保为后续不断转运来的地震伤员提供救治场所（图 9-3-7）。

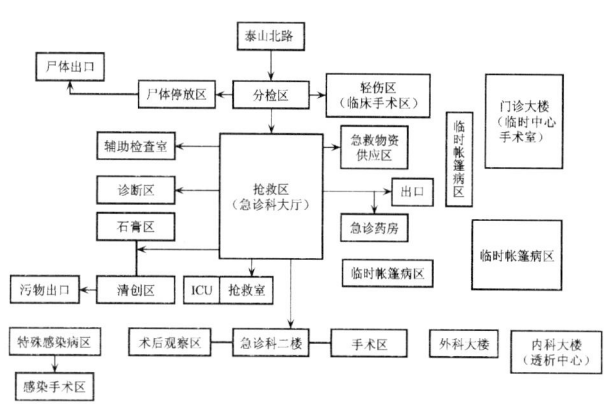

图 9-3-7　德阳市人民医院地震伤员救治区域划分

对地震伤员入院时有无创伤和创伤部位进行伤情分类；其中头面部创伤 283 例（占 14.5%）、躯干创伤 361 例（占 18.51%）、四肢创伤 614 例（占 31.49%）、挤压综合征 10 例（占 0.51%）、部位不详创伤 80 例（占 4.1%）。所有创伤中，骨折所占人数最多为 618 例，占 31.69%。

因大量的伤员住在临时搭建的帐篷里，天气炎热、人流拥挤，感染和疫情容易发生，医院面对问题及早分析、及早解决。医院感染相关部门科学组织、严格消毒，加强疫情检测，加强院内感染防控，严防大的疫情发生。从 5 月 13 日起，医院感染管理科就组织志愿者队伍坚持每天对医院本部、旌南分院病房、临时帐篷等近 6 万平方米用地进行反复的药水喷洒、消毒防控，散发传染病防治知识宣传单，指导临床科室医院感染防治工作。5 月 14 日凌晨，医院本部发现一例伤员疑似特殊感染，立刻引起了医院的高度重视。医教部、感染科马上组织落实，对可疑的全部伤员进行伤口分泌物涂片筛查，并先后对其中的 21 名患者予以感染科集中收治，及时采取隔离治疗，加强抗感染治疗和伤口护理，严格污物处理。为了使这部分伤员得到科学、合理和及时的治疗，确保医疗质量。医院特指派传染病专家专门负责协调工作，安排重庆医科大学医疗救援队定点专项负责这批伤员的治疗工作，并在感染科建立 3 个专门手术间，从制度上、条件上给予了充分保障。同时自当日起，医院分别在本部和旌南分院的接诊点设置了分诊分检点，坚持执行分诊工作前移，清洁污染分流的规范防控措施。严格的感染管理措施、果断的感染应急处置赢得了来自重庆医科大学的感染科专家们由衷的肯定和高度评价。

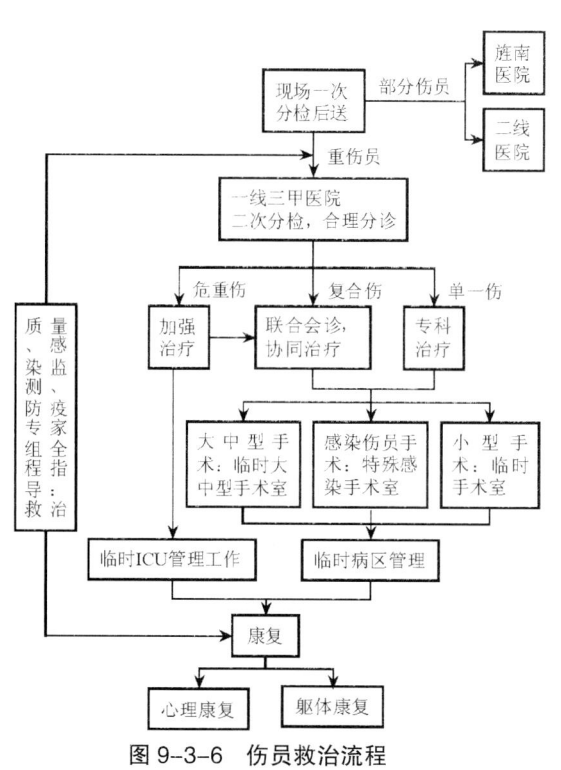

图 9-3-6　伤员救治流程

按震后 28 天收治 1 950 例伤员统计数据显示，医院截至 5 月 31 日，全院共接诊 1 830 名地震伤病员，无一例气性坏疽等特殊感染发生，也无呼吸道、肠道等传染病疫情发生。收治的 21 名较严重的伤口感染患者的病情全部得到了有效的控制。

三、护理队伍的组织管理与医学心理救援

高质量和有效的护理队伍是地震伤员救治的重要保障，医院护理人员表现出的专业和专注，爱心与创新相结合的方式为伤员的身心康复提供帮助。震后，护理部立即组织护理人员紧急转移在院病人，并检查设备、设施受损情况，通知设备维修人员快速检修受损的设备、设施。当接到医院内、外科住院大楼受损严重，不能使用的通知时，立即组织人员将急救中心抢救室临时改建成临床 ICU 监护病区，并及时将急救中心二楼备用手术室筹备为地震伤员临时手术室。由于来院伤员众多、伤情复杂，使急诊科面临着伤员救治需求与实际能力的巨大矛盾。为及时控制局面，且因地震伤员以外部创伤为主，伤员主要集中在急救中心和临时病区，医院临时抽调 137 位护理人员参与救援，调整了住院部和急诊科护理人员，对参与人员进行了分组分工、定职定责，根据伤员分布情况及各区域工作量，灵活调整各组人员，使有限的人力资源得到合理使用（表 9-3-1）。

表 9-3-1 参与急诊科地震伤员救治的护理人员结构

部门	总人数	职称			工作年限		年龄（a）
		主管护师	护师	护士	3年以上	3年以下	
急诊科	35	3	8	24	19	16	21~46（26.44）
住院部	30~45	5~8	11~14	14~23	10~15	20~30	22~35（24.35）
手术室	32	7	14	11	27	5	22~53（30.25）
供应室	5	1	2	2	4	1	25~44（32.5）
门诊系统	20	3	6	11	9	11	21~54（27.35）

医院护理队伍按照各自专业进行分工，先后分成八个小组，并分布在不同区域实施护理管理。（表 9-3-2）

医院护理队伍根据现场情况和伤员流量，采取不同方式收集伤员信息，专人负责信息管理，保证了信息的完整性和准确性（表 9-3-3）。医院先后制作了《伤员识别卡》，用于登记伤员伤情及便于各科交接；《伤员登记本》，保证伤员个人基本信息，方便家属查询及联系；《伤员信息卡》，根据伤情进行分区分类救治及优先处理原则，有五种不同的颜色。《伤员病历》，先行使用手工登记，随后采用计算机管理。

大地震发生后，伤员常常表现出一幅辛酸无助且惶恐不安的样子，不时听到他们因丧失亲人、丧失家园而伤心地哭泣。余震不断，悲观、恐惧、压抑、无望的情绪也在不断加剧。医院神经内科专家先期意识到早期心理干预、尽快实施心理救助的紧迫性和必要性。5 月 15 日，由德阳市人民医院神经内科专家和中国科学院心理研究所专家组成的心理救援组在德阳市率先开展了地震伤员的早期心理干预工作，包括设立抗震救灾心理援助站，进行心理测评、安抚疏导压抑情绪、增强灾民希望感、开展心理辅导培训（其中志愿者培训 70 人、医护人员培训 50 人）等等。随后，工作组救援范围延伸到体育场救助站，延伸到绵竹，延伸到抗震救灾的一线医护人员、志愿者和武警官兵。他们不分白天夜晚，不管饥饿疲劳，辗转奔波，传送医者对病人、对同胞的大爱。医院早期心理干预工作明显降低了急性期因心理创伤导致心理障碍的发生率，地震后一周调查伤员心理发生率<5%，而通常情况为 10%~15%。重庆、广州、北京、深圳等地的专家赶到时备感意外，"伤员的心理状况比预想的要好很多"成了他们不经意间经常流露的话语。

表 9-3-2 护理人员调配方案

分组	护理人员组成	人数 5月12~14日	人数 5月15~17日	人数 5月18~22日	工作	工作量
分检组	急诊护士 门诊护士	4 8	2 4	2 2	协助医生检伤、分类、登记、贴伤情标识、分流伤员	来院所有伤员检伤、分类
抢救组	急诊护士 住院部护士	16 10	15 8	14 4	协助医生做好危重伤员抢救工作，负责急诊专科操作，书写抢救记录，进行基础操作、基础护理	危重抢救区所有伤员
治疗组	急诊护士 门诊护士 住院部护士	2 4 15	1 4 15	0 4 12	止血、包扎、固定、病情观察；建立通道，维持呼吸道通畅，注射TAT	轻伤区、检查区伤员治疗工作
观察组	急诊护士 住院部护士	7 12	13 6	18 4	急救设备使用，重伤员监护，基础护理，完成基础治疗，观察病情变化，伤员资料收集	观察区所有伤员病情监测及相关治疗
手术组	手术室护士 门诊护士	32 4	18 3	0* 0*	术中配合，准备手术器械、物品，安排手术顺序，维持手术秩序	手术区、清创区护理工作
转运组	急诊护士 门诊护士	4 4	2 4	2 2	安排转运顺序，指导志愿者正确搬运伤员，引导并护送伤员	所有急救分区伤员的转运工作
物资保障组	住院部护士 供应室护士	4 5	2 3	2 2	供应物资，清洗消毒器械等；根据各区域需要及时运送急救物资；组织、协调急救物资，负责相关部分的联系工作，指导志愿者工作	急诊科内所有急救分区物资保障
保卫组	急诊科护士	2	1	1	协调、组织志愿者、警察、保卫人员维持急救现场秩序，保障各急救通道的畅通	急诊科内所有急救分区、通道的保卫工作

*：5月18日后，伤员手术均转至门诊手术室；5月15日后，帐篷区伤员均由内科住院部管理

表 9-3-3 德阳市人民医院收治地震伤员情况

项目	震后天数 1	2	3	4	5	6	7	8	9	10
接诊伤员数	827	348	105	92	86	77	68	60	55	48
伤员登记例数	758	336	105	92	86	77	68	60	55	48
信息完整数	628	317	102	92	86	77	68	60	55	48
重复登记数	12	2	0	0	0	0	0	0	0	0
无登记数	69	12	0	0	0	0	0	0	0	0
入院人数	703	301	94	51	33	28	11	29	4	14
手术人数	401	217	186	45	21	18	0	0	0	0
死亡人数	39	2	1	0	0	0	0	0	0	0
死亡登记人数	31	2	1	0	0	0	0	0	0	0
合计	3 468	1 537	594	372	312	277	215	209	169	158

注：5月18日后所有伤员手术均转至门诊手术室

四、协同医疗救援的组织管理

汶川特大地震医学救援中参与者众多，包括军队医院和省市县三级医院全面参与，仅以德阳市人民医院为例就集合了 16 支医疗队共同参与医学救援。5月12日大批伤员转运至医院，医院医疗救援工作指挥部及时评估救援工作，意识到需要利用各类社会援助力量做好伤员的救治，故于12日晚向德阳市卫生局抗震救灾指挥部求援调用医疗队支援。第三军医大学医疗队在获悉消息后立即调整行军路线，于13日凌晨6时20分赶赴医院支援。同时，三军医大医疗队调来战地手术车、远程会诊车等先进装备进行增援，确保242名危重伤得到及时救治。从14日开始，包括中科院心研所、河北

医疗队、上海医疗队、广州医疗队、重庆医疗队和四川各市州医疗队共计120余名医护人员参与救援。医院为整合医疗资源，借鉴第三军医大学战地管理原则，对医疗队实行属地化医院管理，成立由德阳市人民医院院长任组长，各医疗队队长任副组长的协同医疗管理架构。协同医疗队实行早晚沟通联席会议，早间各医疗队队长和部分队员联席召开会议，讨论当天救治重点人群和巡诊地点，对重大事项进行决策；晚间实行沟通协调会，对发现问题及时通报，及时处置。协同医疗救援工作为日后实现转运伤员和"四集中"救治顺利进行奠定了基础。医院属地化管理的方式为日后行政安排、医用物资统一配送、人员调度提供极大的帮助，被第三军医大学校领导赞誉为德医"罩得住"。

5月15日上午联席会议中，医疗队提出现场因临时病区条件及相应设备资源紧缺等情况，导致现有医疗功能不堪重负，特别是择期手术伤员得不到有效救治，提出可否转运伤员就近到重庆治疗。经第三军医大学领导层沟通后达成共识，拟定实施首次军地跨省联合成批转运伤员机制。5月15日晚召开转运沟通协调会，就伤员筛选、伤情分类、信息登记、编排序号等流程进行安排协调，于当晚与62名伤员及家属做好沟通工作。16日上午7时，第三军医大医疗用卧铺大巴抵达医院，62名择期手术伤病员顺利抵达重庆接受治疗。17日，医院接卫生部通知，汶川地震伤员实行跨省转运，第二批241名伤员按要求转运，19日，第三批138名伤员成功转运。5月15日，为保障伤员得到及时高效的治疗，医院按照集中资源、集中专家、集中伤员、集中治疗的"四集中"原则，请示卫生局后紧急开启传染病后备医院（低矮层建筑，仅为五层），包括河北医疗队和第三军医大学医疗队在内的5支医疗队集中进驻传染病后备医院，集中管理200余位伤病员，使这所平战结合的医院充分发挥"战时"作用，为救治一线伤员服务。

以色列著名整形外科专家莫瑞斯·托帕兹博士震后十天抵达我院，传授负压吸引技术治疗地震创面伤35例，促进创面迅速愈合；并举办负压吸引技术学习班，为德阳地区培养了100名能正确使用负压技术的医务人员。灾后荣获国家"友谊奖"和"改革开放30年最具影响力的外国专家"荣誉称号，并在人民大会堂受到时任国务院总理温家宝的接见。更促成了中以医疗卫生事业的合作交流。

五、医院志愿者组织管理

汶川地震当天交通阻塞，通信中断，无法明确灾情，无法争取外界支援。气候突变，暴雨将至又有余震威胁，住院病人及新入伤员无处安置；医疗器械告急、药品告急、医务人员紧缺。数量庞大的伤病员及家属共计6 000余人，食物、饮用水和帐篷等生活物资无法保障，医院面临巨大压力。

震后3小时，四川警官职业学院100名志愿者前来帮忙。次日上午，四川工程职业技术学院派来130名志愿者。医院团委主动承担了志愿者的组织管理工作，派专人在院内招募社会群众参与救援，共计340名志愿者登记入册并分入7个小组参与医疗救治工作（表9-3-4），通过统一发放红色小帽确定其身份，并由各治疗小组护理人员统一指挥管理。他们在接下来的两周内，主要参与搬运及分流转运病人、搭建帐篷、消毒防疫、协助参加心理筛查与干预等工作。

大灾中体现大爱。德阳社会群众和周边居民自发为伤员、志愿者、医务人员免费提供食品和生活用品，市餐饮协会组织市内数十家大型餐饮企业免费为伤员、志愿者、医务人员供应食品和饮料，为医疗救治后勤保障工作提供支持。

六、医疗耗材应急管理与保障

面对突发公共事件，如何及时发放、紧急采购和管理医疗耗材，成为是否持续性收治伤员、保障临床医疗顺利进行的关键之一。震后30分钟，医院组建院内抗震救灾指挥中心，当晚设备科在分管院长的指挥下组建灾后医用物资管理机构，设备科由采管组和维修组构成。其中维修组主要由工程师组成，负责急救设备的维护；采管组主要由采购员、库管、设备会计组成，负责医用物资需求的采购、发放和反馈（图9-3-8）。

医院按照医疗耗材使用情况，从震后当天到震后第三天，全部采用手工登记，按紧急采购耗材及设备和登记捐赠耗材及设备分别登记，登记内容包括耗材名称、规格、厂家、批号、数量、供货商数量、来源、接受时间、震后1周登记货物存放地点。并将耗材根据其来源分为卫生局划拨、药监局划

表 9-3-4　各阶段志愿者工作情况对比表

工作内容	组别	分组情况			参与人次			单人工作时间(h)			完成任务		
		第一阶段	第二阶段	第三阶段	第一阶段	第二阶段	第三阶段	第一阶段	第二阶段	第三阶段	第一阶段	第二阶段	第三阶段
搬运伤员、护送检查、送往临时病区	转运组	√	√	√	130	360	1 640	24	14	10	服务伤员827人	服务伤员1 175人。	服务伤员1 870人，转院441人。
抢运各种抢救物资、设备，搭建帐篷、组建临时病区	后勤保障组	√	√	√	70	240	1 423	24	16	8	抢运各种设备、物资362台(件)；搭建帐篷和临时病区共计460m²，铺设临时床单元453个	搬运食品、饮水1 320件设备246台(件)搭建帐篷220m²，铺设床单元278个	搬运食品、饮水3 310件、设备573件(件)、搭建帐篷1 320m²，铺设床单元378个
院内秩序、治安安全维护	安全保卫组	√	√	√	30	120	609	24	12	10	清理停车场2个、全院无治安事件，急救通道畅通无堵塞	院内就诊秩序良好，交通无堵塞，无治安事件	院内就诊秩序良好，交通无堵塞，无治安事件
负责照顾伤员生活，协助治疗	看护组		√	√		298	865		12	10		照顾伤员基本生活，服务伤员466人	照顾伤员基本生活，服务伤员695人
登记伤员信息，帮助联系亲人	统计组		√	√		86	84		8	8		登记伤员信息747人，帮助寻亲129人	登记伤员信息5 44人，帮助寻亲96人。
对院内伤病员、灾区灾民进行心理抚慰和检查	心理筛查组			√			563			10			服务灾民、伤病员5 521人次。
发宣传资料、对病区进行消毒	防疫组		√	√			320			10			发宣传资料3万余份，环境消毒61.5万平方米。

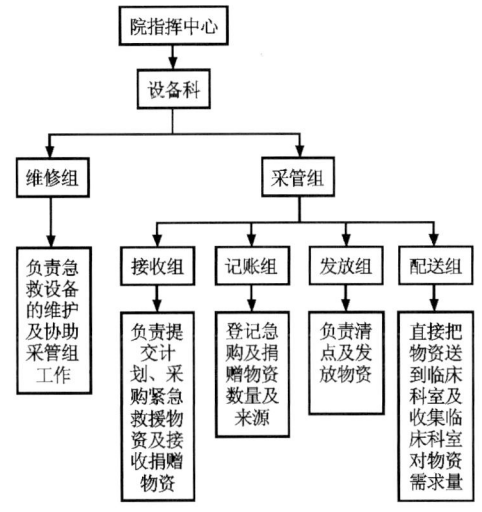

图 9-3-8　震后医用耗材的组织管理

拨、紧急采购和社会捐赠。震后第四天，采用EXCLE软件建立物资采购、供应、储备表格。震后两周，采用HIS系统登记所有采购医用耗材和设备，并对捐赠耗材及设备按统一格式核对后录入，建立医用耗材数据库，及时反映设备科医用耗材、设备的接受、发放和库存情况。在数量和类别上，把医用耗材以件为单位，医疗设备以台为单位，每接收一件耗材或设备必须附上回执单。医疗耗材分为高质耗材、一次性耗材和一般耗材。设备分为大型设备和小型设备。对物资调配流程进行管理，初期派人到各病区和科室调查各种耗材需求，根据实际用量进行估算，然后按估算情况进行调配。震后3小时派专人到科室负责登记医疗耗材分发数量和使用情况，并根据耗材实际用量进行估量，根据估量结果紧急采购或申请划拨耗材用量，并及时发放到科室。

震后当天，医院收治住院地震伤员703例，当天完成252台紧急手术，造成医用耗材需求量陡然增大，这给及时供给和有效管理带来很大问题。特别对于无菌手套、石膏绑带和纱布绷带等耗材需求量增加。故医院及时与供货商和主管部门申请，确保各项医用物资到位。震后1周，医院收治1 905例地震伤员，对包括吸氧管、吸痰器、输液器、手术刀片等需求量增加（表9-3-5）。震后两周，因捐赠数量和紧急采购数量猛增和手术量减少，耗材和设备出现富余现象，医院在恢复正常诊疗后采取以送医送药到灾区基层医院进行慰问捐赠。

七、综合信息的发布与管理

由于公众对地震伤员情况普遍关注，迫切希望通过媒体了解一线医院，尤其是震后收治伤员数量最多的一线三甲医院救治情况，加之政府、媒体和伤员家属的需求，医院信息宣传工作被推上抗震救治工作的重要位置。另一方面，医院掌握了抗震救治大量的一手资料，如何有效利用这些信息，及时沟通，上传下达，不仅关系到整个救治工作的有效指挥，而且关系到稳定社会、安抚群众、树立典型、营造气氛和鼓舞职工士气的作用。

5月14日，医院抗震救灾指挥中心下达命令，立即由医院办公室牵头，联合职能部门成立新闻报道中心，承担抗震救治综合信息的收集、整理、报送、编辑和宣传工作。中心利用计算机、打印机、传真机等设备，通过网络系统，建立了与包括政府、

表 9-3-5　震后 72 小时医用耗材紧急采购出入库和储存分类明细表

耗材分类	医用耗材（双、支、包、个）				
	名称	原库存	采购	发出	储存（紧急）
高质耗材	接骨板	0	18	18	0
	无菌吻合器组件	6	6	8	4
	一次性吻合器	5	0	2	3
	疝修补片	7	0	1	6
	颅骨螺钉	18	20	9	29
一次性耗材	棉签	20 000	50 000	60 000	10 000
	无菌手套	13 200	9 200	20 150	2 250
	胸腔引流瓶	100	280	280	100
	吸氧管（双、单）	500	5 000	4 000	1 500
	胃管	20	450	300	170
	胸腔引流管	20	100	60	60
	手术刀片（各种型号）	200	5 000	4 200	1 000
	吸氧面罩	100	100	150	50
	注射顺（各种型号）	240 000	504 000	624 000	120 000
	麻醉包	200	400	500	100
	麻醉面罩	20	590	580	30
	导尿包	80	40	100	20
	引流袋	1 600	2 400	3 000	1 000
	延长管（各种型号）	1 160	2 800	2 900	1 060
	换药碗	0	400	300	100
普通耗材	输液器（各种型号）	14 000	23 600	27 600	10 000
	大小便器	600	1 560	1 316	844
	纱布绷带	2 590	3 000	2 390	3 200
	夹板（付）	30	80	110	0
	石膏绷带（大、中、小）	476	240	716	0
	锁骨带	40	100	120	20
	下肢牵引带	40	98	72	66
	弹力帽	200	1 950	1 850	300
	电极	1 000	15 000	14 000	2 000
	纸胶布	600	3 000	3 300	300
	备皮刀	100	4 000	3 800	300
	头皮夹	0	3 000	3 000	0

媒体对接的方式，具体为及时收集和发布信息。中心在人员分工上，设总编辑 1 名，编辑 1 名，媒体联络 1 名，文字记者 5 名，摄影记者 2 名，抗震救治综合信息统计 1 名，文印兼网管员 1 名。中心每天召开一次碰头会议，统一安排当天的工作，并及时发布当日医疗救治信息，根据收集的新闻线索安排当天的采访报道，既保证了重要信息无疏漏，又明确了工作人员当日的工作目标。在工作中逐步建立了比较健全和完备的综合信息报道网络（图 9-3-9）。

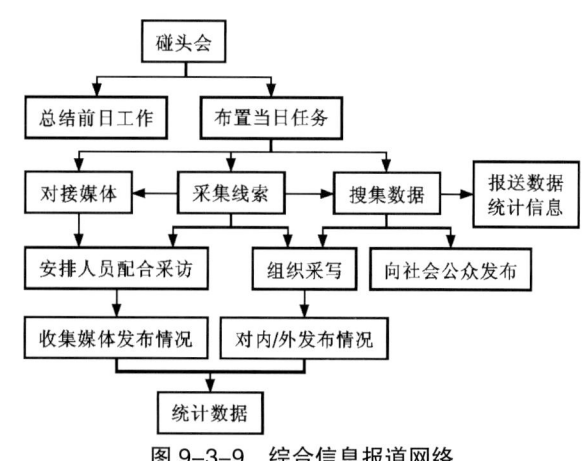

图 9-3-9　综合信息报道网络

新闻报道中心主要服务于救治工作，及时进行伤病员信息数据统计，上报上级相关部门，并及时通过院内张贴栏和内外网、报纸等形式向社会公布，并设有专人接待查询，方便灾区群众寻亲。为在院内营造抗震救灾的氛围，鼓励职工、伤员顽强拼搏，号召社会来关心抗震救治工作，新闻中心制作标语、横幅40余幅，宣传展板40余张，及时张贴宣传照片。对外主动向媒体提供素材，实时报道，扩大社会影响力。截止2008年底，新闻宣传中心共编辑各类报道3 000余份，发布动态信息6 000余条，接待媒体50余次，在包括中央电视台、人民日报、新华网、健康报等主流媒体报道和发布信息100余条。

八、汶川地震医学救援的突破和创新

医院在医学救援工作中所进行军地战略合作、组建战斗单位、统一指挥、检伤分类前移和专科救治在保障伤员生命安危中起到核心作用。地震发生1小时后医院开始收治大批伤员，因灾区医疗机构严重受损，伤员众多，大多伤员只能用卡车、货车和客车转运。为保证伤员得到有效救治，医院及时与第三军医大学医疗队取得联系，并采纳战地医疗管理原则，实行属地化管理；通过与第三军医大学商议，最早实施军地跨省联合转运伤员；借助三军医大学战地医疗设备，实现手术车、即时卫星视频会诊等多线创新之举。医院针对伤员滞留、救治告急的局面，医院立即制定出应急方案：①外科专家立即把检伤分类工作前移，上车进行分流伤员，所有医技科室人员把设备前移到急救中心，实现检伤分类前移。②在急救中心停车场设立消毒区和清创处置区，对运送灾区伤员的车辆和轻度创伤病人进行清创处理。③在急救中心门口设立检伤分类工作站，按照轻微、中度、重度、感染和死亡五类进行标志。④单独开辟临时1, 2, 3号帐篷病区和感染病区对伤员进行抢救，实现了伤病员的分类处置和管理。⑤紧急启动了传染病后备医院——旌南分院，专门成立"德阳地震伤救治中心"，实现了专科救治和"四集中"（集中专家、资源、伤员和治疗）原则。多项科学规范的救治方案实施，为医院成功完成地震伤救援提供了保障。

九、灾区一线医院抗震救灾纪实

绵竹市汉旺镇距离汶川映秀直线距离不到30千米。这里是四川的工业重镇，十余家大中型企业落户在汉旺。其中包括东方汽轮机有限公司。作为东汽公司下属的唯一独立事业法人单位——东汽医院是汉旺地区规模最大、设施最好、技术力量最强的医疗机构。

2012年5月12日下午，东汽医院正在隆重举行《与健康同行》——纪念国际护士节的庆祝活动。2点28分大地震来临了。大地开始颤抖、房屋开始摇晃、山岩开始崩塌，会场对面的住院大楼随着一声巨响，轰然塌陷，黄色尘埃和着气浪直冲云霄，主楼与辅楼之间被撕开了一道五米多宽的口子，突如其来的地动山摇使大家不知所措。

2点31分医院迅速组织成立了"东汽医院抗震救灾临时指挥部"。一分钟后做出第一个决定：派出人员分头赶赴德阳和绵竹，向市县两级政府和卫生局报告地震灾情并请求支援。紧接着第二个决定出台：在温馨病房小广场设立了第一个医疗急救点并负责转移和安置医院住院病人，在体育馆空地设立第二个医疗急救点。近百余名医生、护士领命奔赴急救点。与此同时，医院班子又分别率领行政、财务、后勤和医院广大青年职工，成立抢险突击队，冒险砸开库房，抢出部分急救药品和器材并快速送往救治点。

下午3点左右，由于汉旺其他几家医院完全丧失了救治能力，被砖块、房梁、屋瓦砸伤的群众和从瓦砾中、废墟里获救的首批群众，从东汽厂区、从学校、从汉旺的四面八方涌向医院，医院指挥部立即决定召集从家里和从绵竹赶回的医护人员在小学操场成立第三个急救点。半小时不到第一个医疗急救点传来消息，大楼A区未倒塌的住院病人基本撤出、零伤亡。临时指挥部重新做了分工：院长负责操场救治点、两位副院长分别负责坍塌病区搜救和温馨病区急救点、骨科主任负责体育馆急救点，紧张有序救治工作全面展开了。在开辟急救点的同时，医院救灾指挥部迅速向东汽公司发出了求援的请求，十余辆大货车先后来到了三个救治点，几百名医护人员用门板、用担架、用床单或人背、肩扛，截止晚12时将超过1 500名经过简单包扎或打上静滴后的伤病员转往德阳市人民医院和德阳市第二人民医院等上级医院救治。

当天晚上12时,医院抗震救灾指挥部在东汽大门安营扎寨。次日,东汽大规模的搜救行动全面展开。在当时还没有医疗队支援的情况下,大批垮塌的厂房和中学、技校等重灾区需要医院派出一个个救治、转运小组驻扎现场。医院救灾指挥部坚决执行东汽公司指挥部的统一部署,立即调整救援力量,救援队伍开赴到哪里,急诊急救点就建立在哪里。

大灾之后防大疫,5月13日下午医院就开始了分头向省、市疾控中心和药品、物资部门紧急联系,调运了防疫消毒药品和器材,并请求上级防疫专家组尽快赴汉旺指导工作。5月13日晚间,第一批化学消毒制剂和生物消毒制剂陆续运抵东汽。5月14日上午,医院抗震救灾指挥部决定将全院职工兵分两路,一路急诊急救,另一路从事防疫工作。于是一场更大规模的防疫消毒工作就此拉开战幕。

东汽医院大规模的医疗救援和卫生防疫在5月20日基本结束,此后转入常态医疗服务和社区防疫。

德阳市人民医院作为德阳地区区域性医疗中心,顺利完成了国家三级医疗救治体系中的中枢衔接任务,及时为一线伤员提供医疗救助,同时也保证危重伤员得到更好的救治提供时间和空间,并指导全市医疗机构开展了抗震救治工作,起到了紧急救治的中心和枢纽作用。

第三节 汶川地震搜救现场的医疗急救

四川汶川大地震发生后,中国国家地震灾害救援队(即中国国际救援队)在不到9小时到达地震灾害现场开展搜救、营救、医疗救治工作,中国国际救援队医疗队成员22名,开设指挥组、检伤分类组、抗休克组、分类后送组、外科手术组、卫生防疫组、健康宣教组、心理疏导组和医疗保障组九个医疗救治组,开展了快速伤情评估、检伤分类、给予对症急救处理、补充营养水分、心理疏导等多种形式的医疗急救工作,搜救现场成功营救出49名幸存者。通过此次救援行动总结出,加强巡诊工作、做好健康宣教、加强卫生防疫、进行心理疏导、利用远程会诊、加强医疗队员的专业培训等经验。

中国国际救援队成立于2001年,是一支可以参加世界各地灾害救援的国家级专业化救援队伍,先后成功执行了阿尔及利亚、伊朗、印度尼西亚、巴基斯坦等12批次国内、外地震救援行动,实战经验丰富。2008年5月12日14时28分四川汶川发生里氏8.0级大地震,医疗队员接到国务院地震局命令后第一时间完成人员、物资集结。和解放军某工兵团搜救队员、地震专家在不到9小时到达地震灾害现场开展搜救、营救、医疗救治工作,直接听命于国务院抗震救灾总指挥部指挥。现将搜救现场的医疗急救救治工作加以总结,希望能为今后的国内、外救援提供经验。

一、医疗分队情况

(一) 人员情况

本次救援,中国国际救援队有医疗队员22名,其中男13名,女9名,包括急诊科、心内科、关节四肢、脊柱外科、呼吸科、眼科、儿科、烧伤整形科、神经外科、皮肤科、护士等18个专业科室。队员严格按照"思想觉悟高、身体素质好、业务技术强、工作作风实"的原则挑选,并且都通过了国际SOS机构严格的统一培训,获得了国际灾难救援证书。

(二) 医疗队分组情况

医疗队开设指挥组、检伤分类组、抗休克组、分类后送组、外科手术组、卫生防疫组、健康宣教组、心理疏导组和医疗保障组九个医疗救治组。

(三) 装备情况

医疗装备主要为:综合急救箱、心电监护除颤仪、各类手术器械、便携式呼吸机、检水检毒设备、检验仪器、野战手术床、麻醉机、不锈钢手提式压力蒸气消毒器、检水检毒设备、血细胞计数仪、生化分析仪、血气化分析仪、护理输液箱、急救耗材、急救药品等。另外携带了休斯9201海事卫星电话通信系统设备,以保障远程会诊和信息通畅。

二、地震情况

本次为里氏 8.0 级特大地震，总结起来有五个特点：①强度大，波及面广，破坏力强；②震中位于地震高发区；③学校、医院等公共场所人员伤亡情况严重；④抗震救灾难度大；⑤灾区建筑抗震能力较弱。

三、医疗分队在搜救现场的医疗急救工作

救援队作为攻坚队，承担的都是最艰苦、最危险、埋压人员最多、影响面最广、搜救难度最大的救援任务。在汶川地震救援行动中，从搜救现场成功营救出 49 名幸存者，医疗队员在营救中科学指挥，开展了快速伤情评估、检伤分类、给予对症急救处理、补充营养水分、心理疏导等多种形式的医疗急救工作，搜救的幸存者无 1 人遇难，搜救到的幸存者主要在地震后的黄金时间 72 小时内，见表 9-3-6。

（一）现场指挥

医疗队在登上去四川的飞机后立即成立抗震救灾临时党支部，并召开了第一次党支部会议。在整个救援过程中，救援队充分发挥党支部的战斗堡垒作用，全体队员在发挥连续作战、不怕疲劳的工作精神的同时，着重加强科学调度、科学指挥，力争发挥人员和装备的最大效能，提高整体救治效率，确实体现了专业救援队的水平。

表 9-3-6 救援队不同时段营救幸存者情况

时间	地点	营救幸存者（人）	构成比（%）
13 日 8 时—14 日 8 时	都江堰市聚源镇	27	55.10
14 日 8 时—15 日 8 时	绵竹县汉旺镇	12	24.50
15 日 8 时—16 日 8 时	绵竹县汉旺镇	3	6.10
16 日 8 时—17 日 8 时	绵竹县汉旺镇	3	6.10
17 日 8 时—18 日 8 时	汶川县映秀镇	2	4.10
18 日 8 时—19 日 8 时	汶川县映秀镇	1	2.05
19 日 8 时—20 日 8 时	北川县城及任家坪镇	1	2.05

（二）营救处理

1.伤情评估　搜索到幸存者后，检伤分类组马上派队员接近伤员判断伤情，进行评估。遵循以下原则。①简单分类：检查气道和呼吸节律；检查循环和控制出血；检查神志状态。②迅速处理：对于威胁生命的紧急情况进行快速处理，如气道阻塞、过度失血。③划分等级：在灾害现场救护中，按轻、中、重、死亡分类分别以绿、黄、红、黑的伤病卡做出标志，置于伤员的左胸部。④快速分类：要求平均每名伤员分类时间＜60 秒。

2.幸存者的救治　在废墟下发现幸存者，成功营救一般需要很长时间，需要医疗队员采取各种医疗手段，为营救和后期救治赢得时间。包括迅速给幸存者建立输液管道补充盐水和液体、尽可能接近伤员喂水和食物、心理专家进行心里疏导、给幸存者增添衣服或紧握幸存者等措施。

3.营救后的后续治疗　营救出幸存者还得采取措施保证幸存者不再受到进一步伤害。幸存者多是被挤压在狭小的空间，可能存在脊柱损伤，需要颈托和脊柱板搬运；用黑布或其他物品遮挡幸存者的眼部，避免瞬间强光照射导致失明。

4.分类后送　进行认真的复检，对生命体征再次进行评估，采取必要的急救措施，确保后送途中伤病员的安全。

四、提升医学救援能力

（一）加强巡诊工作

本次救援医疗队员共巡诊 3 510 名轻伤员。事

实证明，在灾区开展医疗巡诊服务非常必要，医疗队员每天在灾区的临时帐篷为灾民巡诊，医治了大量的感染伤口和内科病人，受到当地群众的热烈欢迎，扩大了专业救援队的影响力。并对一些缺药的临时医疗点捐赠了大量药品和器材。

（二）做好健康宣教

针对灾后的常见病和多发病，医疗队员在灾民安置点开展了生动活泼、针对性强的健康知识教育，让广大灾民养成良好的生活习惯，减少发病率。

（三）加强卫生防疫

针对灾区防疫工作异常严峻的情况。2008年5月17日，医疗队在北川县紧急编写"灾区防疫十项注意"，累计发放3 000余张卫生防疫传单。同时救援队员遵照简单的顺口溜加强队内防疫工作，如"4喷加1泡"即喷洒现场、喷洒营地、喷洒车辆、喷洒人员，队员归队后严格泡手。"3戴加1穿"，即戴口罩、戴头盔、戴手套，穿防护靴。

（四）进行心理疏导

大批劫后重生的灾民出现恐惧、焦虑、失眠、精神恍惚等各种心理创伤症状，医疗队员在抢救伤员的第一时间以及巡诊时及时和灾民谈话，进行心理常识宣教及心理疏导工作。必要时给予抗焦虑药、抗抑郁药，取得了良好的效果。

（五）利用远程会诊

医疗队利用先进的海事卫星电话和后方武警总医院雄厚的医疗技术，对2例疑难病例进行了远程会诊，确定了治疗方案。

第四节　紧急医疗救援的组织管理

汶川地震后，震区阿坝州人民医院立即启动地震紧急医疗救援预案，随即派出以外科医生为主的19人医疗救援队，奔赴汶川县城灾区，迅速展开救援，是第一支到达震中的医疗救援队伍。医疗救援队的经验表明，必须建立医疗救援指挥部，以协调各队的医疗工作；对医疗救援人员的第一个要求是身体好，业务过硬。地震初期的患者以外伤患者为主，半个月后，工作重点移到内科医务人员身上。后勤保障在医疗救援中发挥重要作用；院外和院内急救工作必须衔接起来。

地震对人类危害特别巨大，瞬间可致大量人员伤亡和财产损失。如何高效组织管理医疗救援，充分整合医疗资源，最大限度发挥效能，达到抢救生命，减少伤亡的目的，是灾害救援医学面临的急迫问题。四川省阿坝州人民医院在"汶川大地震"发生后，立即启动了紧急医疗救援应急预案，开展地震紧急医疗救援，并重视组织管理。

一、汶川地震后阿坝州内简况

2008年5月12日下午14时28分，阿坝州汶川县映秀镇发生8.0强烈地震，受震范围包括汶川、茂县、理县、北川、青川、绵竹、平武和甘肃陇南一龙门山脉断裂带。阿坝州汶川、茂县、理县等地瞬间出现山崩地裂、飞沙走石、尘土飞扬的恐怖景象。40%~90%的房屋倒塌，200多个通信基站倒塌，震区公路全部瘫痪，人员伤亡惨重。据5月底统计数据，在地震中，全州19 000余人死亡和11 000余人失踪，44 000余人受伤。地震发生后，紧急医学救援面临着严峻复杂的形势，任务十分艰难。

二、州人民医院的紧急医疗救援组织与展开

阿坝州州人民医院是州内最大、设备最好、技术力量最强的中心医院，负责州内各族民众以及政府机关人员的医疗、保健任务，在紧急情况下负担全州的紧急医疗救援的协调和指挥。地震发生后，该院立即启动了紧急医疗救援应急预案，由院长负责统筹指挥、协调医疗救援工作。

首批抽调人员以外科为主，包括急诊科、五官科、口腔科、麻醉科、妇产科、内科、儿科等身体条件好的业务骨干19人组成的医疗救援队；同步紧急组织急救药品、清创包、骨科外固定材料等医用物资，由院领导带队迅速赶往震中汶川县城。救援队在途中遇山体垮塌，车辆不能前行时，根据当时条件，迅速组成每4人为一组的多个小分队，携带急用医用物资步行火速奔赴汶川。沿途视情况，

安排部分医疗队员就地救治和转运伤员，其余人员继续向汶川开进。2008年5月13日救援队到达理县后，又安排一个"四人医疗组"参加到县医院的救援队伍中，其余人员继续前行。根据指挥部的命令整合到汶川县医院参加救援，其后跟进队员建立一个医疗点，抽调部分人员下乡巡诊。随着大批医疗救援队的到来和大批重伤员空运成都治疗，2008年5月28日医疗救援工作开始缓解，医院派出第二梯队人员接替。

三、州人民医院救治伤员情况

截至2008年5月28日，医院医疗救援队共诊治伤员2 000余人次，手术60余台次，主管住院患者130余人，接生3例，转诊62人次。该院出动救护车辆121台次，下乡巡诊11次。医院门诊处置97人，收治住院73人，危重伤员13人，转运3人。

四、重视紧急医疗救援管理

（一）整合资源，统一指挥

阿坝州属山区，城镇化程度低，居民大部分分散在山上，加之地震使道路毁损严重，交通中断，突显医疗救援人员不足和救援、转运困难。同时多支医疗队进入现场后，对地形、伤情等不了解，容易导致医疗救援工作紊乱和无序。因此必须建立医疗救援指挥部，根据地震救援以"现场救治，重症抢救"的中心任务和"拯救生命，减少伤亡"的目标，整合医疗资源，建立医疗救援网络，确定医疗救治点和救援中心。对轻伤员救治点就地处理，对重伤员救治点进行初步处置后及时转至救援中心进一步治疗，条件允许时将重伤员转至震区外的医疗中心。阿坝州地震后及时建立了指挥部，每支医疗救援队到达后首先到指挥部报道，听从安排，分成若干小组，在城区设点和到各乡村救援，保证了医疗救援有序高效运转，特别是通过直升机空运重伤员到成都，最大限度地减少了伤员的死亡和残疾。

（二）救援人员配置要科学合理

对医疗救援人员的第一个要求是：身体好。汶川地震后，无房屋可住，饮水、吃饭困难，大量人员受伤使救援人员明显不足，导致医疗救援人员工作紧张、时间长、耗费精力大，必须有良好的身体和充沛的体力作保证。其次，要业务素质过硬，每一名医疗救援人员都必须非常熟悉创伤急救处理，第一时间快速、合理、有效处置，保证抢救生命和避免后续损伤；第三，学科搭配合理互补，地震可致人体从头到脚各个部位损伤，同时灾后人们过度悲伤、紧张、劳累，加之刮风下雨、饮食不当等容易使人患病。据统计分析震后半个月外伤患者占82%；震后15～30天内科患者增多，外伤患者仅占29%。我们此次派出以外科、急诊为主，辅以五官科、口腔科、内科、儿科、妇产科人员，很好地解决了抢救地震受伤伤员为主，同时兼顾其他科疾病的救援治疗。在救援的后期阶段，抢救地震伤员退居其次，而内科、皮肤性疾病明显上升，我们对第二梯队人员作了相应调整。河南省卫生厅紧急派出内科、皮肤科专家组成的医疗组到达理县后，对后期救援起了很大作用。

（三）做好后勤保障

"兵马未动，粮草先行"，这说明了后勤保障的重要性，战争如此，医疗救援依然如此。一是药品和医疗物资的保障：地震导致大量的伤员，很快就会使震区医院的清创包、夹板等医用材料和药品告急，阿巴州人民医在震后立即组织近10万元的创伤所需的医用物资，随救援队一同出发，到达中心地震区后及时缓解了灾区燃眉之急；同时第一时间在成都组织药品和医用物资，在黑水、理县医院出现药品等紧缺时，第一时间送达，有力地保证了救援工作。二是生活物资的保障：在地震后的初期，救人是第一要务和重中之重，对医疗救援人员的后勤保障无人顾及，医疗救援队在准备物资时必须要包括生活物资，比如帐篷、被褥、水、食品等，才能保证医务人员不致病倒，有充沛的精力参加救援。三是对救援人员家庭照顾：有些救援人员的家庭在地震中同样受到重创，医院对这些家属进行了妥善安排照顾，解了救援人员的后顾之忧。

（四）做好院外、院内急救的衔接

医院处在震区的边沿，又最先与震区恢复交通和通信，必然会接收大量伤员。对震后陆续从理县、黑水、小金等地自发组织和转运来的伤员，医院在震后第一时间做出统筹安排。全院实施最高级别的应急预案，24小时待命，随时保持与震区指挥部和各医院的联系，了解相关情况，做好接诊准备。由医生、护士、志愿者4人组成一个小组，负责每一个伤员接诊、辅助检查、住院全程陪同服务。与上海华山医院建立远程会诊联系，及时对危重伤员远程会诊，确保救治质量。医院共救治住院伤病员73人，无一人死亡。

（五）救援队伍遇到特殊情况要灵活调整方案

山地救援情况复杂，难度极大，有许多不定因素，带队领导要灵活处置突发情况。医院救援队此次出发后，遇到了道路、通信中断以及沿途村镇受伤等待救援的人数较多的现实，带队领导及时灵活地将大队伍分散成多个四人小分队，徒步向汶川分散挺进，并沿途视情况，留下部分人员对当地群众进行救治，随后跟进。事实证明，此举发挥了很好的紧急医疗救援效率，拯救了更多的生命。

（六）医院紧急医疗救援今后应加强的工作

此次"汶川地震"是对医院紧急医疗救援的应急能力最好的检阅，医院工作人员经受住了考验，很好地肩负起了在灾难面前的职责。由于阿坝州地处边远落后山区，是地震多发地域，同时又是少数民族聚居区，紧急医疗救援任务十分艰巨。为更好地适应现代医疗救援需要，今后，医院还需要在以下方面加强工作。完善应急预案，加强救援人员的专业培训，向群众宣传普及各种灾难预防以及自救互救知识，加强州内各医院紧急医疗救援的协调管理，加强同全国各个医疗救援组织以及大型医院间的联系，融入大救援体系。

总之，由于地震发生的突然性、范围广，对道路、通信、医疗资源等都可造成重大损害，导致医疗救援条件差；同时地震致人员伤亡大，伤情复杂多变，抢救时间短，导致医疗救援复杂紧迫；加之，房屋倒塌致大量人员被埋，余震致人员再次损伤，导致医疗救援时间长。因此，为抢救更多生命和减少损伤，有效利用医疗资源，使之发挥最大效能，切实做好医疗救援的协调管理和组织领导工作尤为重要。

第五节 伤员的远程转运

对灾害伤员的及时转运是整个救援活动中的重要环节，使每位灾害伤员得到了及时有效的治疗，为灾区医院继续抢救伤员、灾区受损医院重建及全面防疫工作的开展提供了保障。绵阳市中心医院于2008年5月17日开始有计划地向重庆市转运灾害伤员200例，转运工作顺利完成。

一、医疗救援转运组人员组成、装备与分工

本次公路转运调动了四川重庆两地的急救救护车80辆以及部分客运大巴车。病情较重或者不能坐立的伤员均一人一辆救护车，每车2名医护人员（医生护士各1名）陪护，病情较轻且能够坐立的伤员由客运大巴转运，每车3名医护人员（医生2名，护士1名）陪护，共计医疗人员186名，医生106名，护士80名。每辆车配备移动除颤仪、标准急救箱、车载氧气、饮用水及食品。随车医生负责对病情相对较重的伤员进行病情观察及处理，护理人员负责全体伤员的生命体征观察。车队由卫生执法警车开道，另有一辆物资车押后。

二、转运伤员的一般情况

200例伤员均为地震灾害幸存者，男121例，女79例，年龄12～86岁，平均47.2岁。头颅伤43例，骨折（包括躯干及四肢）79例，复合损伤38例，内科疾病40例（包括急性应激障碍）。

其中，病情相对较重伤员9例，头颅伤中颅内出血7例，2例已进行血肿清除，5例因出血量较少未开颅手术；脑挫裂伤13例，均进行脑保护治疗，有2例患者有嗜睡、意识障碍，进行脱水降颅压、纳洛酮促醒及依达拉奉（edaravone）抗自由基治疗；颅底及颅骨骨折5例、头皮裂伤18例，均进行清创缝合、包扎防治感染处理。骨折伤员中有10例股骨多发性骨折病情较重，8例进行内外钢板固定，2例未能有效内固定，与其他骨折伤员均进行夹板固定。复合伤中有1例脑挫裂伤合并开放性气胸的伤员，进行了胸腔闭式引流及吸氧处理，患者生命体征平稳、无气紧症状及缺氧表现，其余复

合伤多为皮肤挫裂伤，均已行清创缝合包扎固定处理。内科疾病中主要有冠状动脉粥样硬化性心脏病病史者 12 例，但无急性冠脉综合征表现，常规完善心电图，备用单硝酸制剂。急性应激障碍 11 例，其中 3 例焦虑及恐惧表现突出，4 例有哭闹行为，对症临时处理，并与其他应激障碍伤员同时进行集体心理干预。

三、转运

（一）制订转运方案

汶川大地震后，出入绵阳的多种通道被破坏，且强余震不断，通信一度瘫痪，在 48 小时内绵阳市中心医院就收治了 1 500 余例伤员，医院面临场所告急、药品短缺、器械匮乏、继续救治任务重、防疫压力大等问题，如果不及时将灾害伤员有效转运，医院抗震救灾及绵阳地区近 500 万人民医疗保障必将面临前所未有的危机。在上级政府的指导下，医院立即成立了灾害伤员转运小组，结合铁路运输瘫痪、空港抗震救灾任务繁重的局势，迅速制订了公路转运的基本方案。通过四川省急救中心、重庆市急救中心等单位协同配合，立即启动了首批伤员通过公路转运至重庆的方案，并即刻进行了伤员动员与筛查、途中医护人员的确定与培训、医疗器械的检查与准备等多项筹备工作。制订了详尽的计划，对转运途中病情观察与监护、并发症的预防等均实行专人负责。

由于所转运伤员均来自地震重灾区，他们多数还沉浸在家毁人亡的巨大悲痛以及地震所带来的心理灾难中，对他们进行有效的动员显得尤其重要。医院由院领导、科主任、业务骨干组成了动员小组及筛查小组，逐一对伤员进行病情评估与筛查。入选条件：①伤员有家属陪同且家属同意转运；②伤员生命体征平稳、病情稳定；③伤员病情不会因远程转运加重；④伤员病情急需有效手术而目前该院无法开展者。部分伤员由于病情极度危重未能进行首批转运。

（二）心理干预

转运的 200 例伤员均来自于本次大地震的重灾区北川县和安县。其中 20% 失去了亲人，有 12 例伤员没有任何亲人的信息，15% 的伤员是从废墟中被救出，80% 均进行了程度不等的手术治疗，27% 有不同程度的急性应激障碍表现。此次转运需用时 5 小时左右，路途有颠簸路段，且随时可能有余震，要将伤员安全顺利转运至目的地，有效的心理干预非常必要。通过与伤员的主动沟通，使其了解此次转运路线和医疗保障，同时通过诱导伤员倾诉、哭泣、积极暗示等手段，减轻恐惧、焦虑等情绪，以减轻或避免转运途中出现的心理应激反应。转运途中，1 例 82 岁老奶奶因地震后与亲人失去联系而反复哭泣、叫停车辆 2 次，2 例伤员出现尿潴留，其余均未出现不良反应。

（三）途中医疗保障

本次转运伤员中，开颅手术 2 例，截肢手术 7 例，骨折内外钢板固定 8 例，骨折夹板固定 71 例，局部清创缝合 49 例，既往有冠状动脉粥样硬化性心脏病病史者 12 例，其中 3 例有陈旧性心肌缺血的 ECG 改变，有慢性肺部疾病患者 7 例，2 例胸片提示慢性支气管炎性改变，有糖尿病史 1 例，但随机血糖为 6.30 mmol/L。所有伤员意识清楚，生命体征稳定，故途中主要观察开颅术后伤员意识及头痛情况，骨折固定术后伤员患肢固定，叮嘱行车司机颠簸路段缓慢行车以及实施必要的心理干预，对于 2 例尿潴留伤员进行情绪稳定，并在到达目的医院即刻进行了保留导尿处理。

（四）接收医疗机构的配合

由于本次转运得到了政府高度重视，兄弟城市的急救机构及医疗机构积极配合，所有转运伤员均得到了良好的安置。本次转运伤员得到了以下医院的大力支持：第三军医大学附属大坪医院（20 例）、第三军医大学附属西南医院（18 例）、重庆医科大学附属第一医院（18 例）、重庆医科大学附属第二医院（16 例）、重庆市第一人民医院（18 例）、重庆市第六人民医院（17 例）、重庆市第九人民医院（19 例）、重庆市中山医院（13 例）、北碚中医院（13 例）、重庆市大渡口一院（12 例）、重庆市渝北区中医院（12 例）、重庆市万盛人民医院（14 例）、重庆重钢总医院（10 例）。医院与接收单位书面交接伤员病情卡，包括患者一般情况、疾病诊断及已进行处理和目前需要重点观察及处理事宜，伤员人数以及随同家属人数，危重伤员进行书面与床旁口头病情交接。各个接收医院均组织了以院级领导为首的欢迎仪式，开通了绿色通道，配备了专门的医护人员与医疗资源，保障了转运伤员的有效治疗，并且对灾害伤员及其随同家属食宿问题均免费妥善安排，免除了伤员后顾之忧，为其躯体疾病的早日康复和心理创伤的加快愈合提供了物质与精神基础。

五、政府权威部门的指挥，医务人员等努力工作、通力合作完成了转运任务

（一）政府部门的指挥调配和医疗单位的有效协同是伤员成功转运的先决条件

党和国家的高度重视，地方政府的大力支持，各级部门的通力合作，重庆市各级医疗单位的无私帮助是此次成功转运的首要条件。

此次汶川地震后，国家迅速启动了灾害应急救助体系，国务院总理在第一时间抵达灾区，即时启动了全国范围的紧急救助。由于绵阳仅距汶川震中113千米，且绵阳所辖的北川、安县等县成为本次灾害的重灾区，如何让灾害伤员得到及时有效的救治，同时又要让灾区医疗机构有能力保持持续救护的战斗力，引起了党政部门的高度重视，并迅速确立了转运伤员的思路。但是此次转运涉及交通运输、道路管理、急救系统、医疗单位以及地方政府的有效协同，而转运同时面临着通信不畅、余震不断等不可抗拒及不可预料因素的干扰。所以，地方政府争取到运输、交通、急救等各方面的大力支持协助，保障了转运的顺利进行。

（二）转运前病员的筛查与心理干预是成功转运的重要条件

本次转运途经3市6县，路途350千米，路况复杂，局部道路颠簸，需时5小时，所经过区域均在余震区，有潜在山体滑坡、道路坍塌等地质灾害发生的风险。所以对首批转运伤员，首先进行了仔细的检查，受伤程度、既往病史（基础疾病）、手术情况、并发症情况、辅助检查资料的核实与阅读分析，所有颅脑外伤伤员复查了头颅CT及GCS评分，所有未手术骨折伤员均进行了石膏或者夹板固定，冠状动脉粥样硬化性心脏病病史者完善了ECG，糖尿病史者完善了随机血糖测定。本次转运的200例伤员经过上述检查与转运前处理，病情稳定，生命体征平稳，对于部分心理灾害伤员进行了心理干预，减轻他们恐惧、焦虑的心理应激反应，稳定了情绪，保障伤员的成功转运。

（三）制订详细的转运方案与专业医护人员的强化培训是转运成功的重要保障

1.制订转运方案原则　为使大量伤情较为稳定的重症伤员得到更好的治疗，卫生部与四川省和有关省份制定了伤员转运方案原则：①多部门协同，快捷、安全；②伤员自愿且病情许可；③接收单位有能力保障继续救治。

2.医护人员的强化培训　此次转运随同的医护人员均是各科主任或者业务骨干，涉及脑外科、骨科、普通外科、急诊科、内科各专业，护士均是各科室业务能手，医护人员均能熟练进行伤口包扎固定、急救器械药品使用（包括除颤仪），另外，由于地震灾害伤员往往存在不同程度的心理灾害，所以进行心理干预专业知识的培训同样重要，同时，灾害伤员院内观察时间短，辅助检查资料不齐全，途中可能出现意想不到的病情变化，所以医护人员的随机应对能力及自身心理素质同样重要。同时应对驾驶人员进行沟通协调，缓解他们的紧张情绪，保障驾驶安全。

第六节　汶川地震区域内中心医院救治

2008年5月12日14时28分，地处山区、交通不便的四川省汶川县发生里氏8.0级的特大地震，受灾面积覆盖4 571万人口。在短时间内，大量地震伤员涌入各级医院场所与紧急医疗救治点，"如何有序、高效应对，如何挽救更多人的生命，提高更多人的生存价值"是当时紧急医学救援面临的热点与难点，这些实践中摸索出来的方法也为我们今后的紧急医学救援积累了丰富而宝贵的经验。本节以地震区域内华西医院作为一家综合大型医院为代表，参与医疗救治与紧急救援管理的经验，探讨紧急医学救援中院内救治的核心问题，主要从预案准备、医疗应急、后勤保障等几方面逐一介绍。

一、完善医院突发事件预案

只有在常态工作时未雨绸缪，在各种灾难发生

后，医院才能够立即启动突发事件应急预案，并有序地安排各项工作。因此，在常态工作时，应组织人员准备涵盖应对自然灾害、事故灾害、社会安全事件及公共卫生事件等方面突发事件的应急预案，同时，逐步部署各部门开展细致的准备工作，例如物资准备、人员培训、流程设计等。

故而，在医院突发事件预案中，应明确规定应急状况下，医院的组织体系、工作原则、工作机构、工作流程、运行机制、应急解除、应急保障、后期评估、恢复重建及预案管理等多个方面。此外，预案不仅要包含医院应急时的总体处理原则与方法，还需要包括各类突发事件的应急专案。

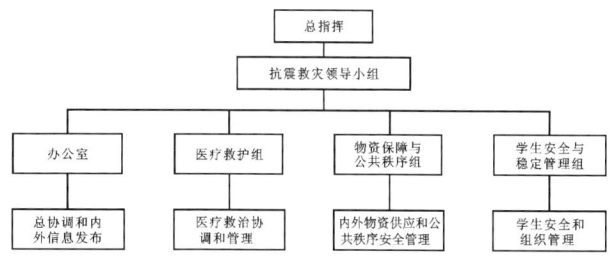

图 9-3-10　四川大学华西医院应对汶川地震时的组织架构

二、建立应急模式下的组织机构管理

医院需立即成立以院长为领导，副院级领导为主要成员的地震应急指挥机构，负责研究决定、部署和推动全院地震应急管理工作。

医院应立即建立应急管理的办事机构，发挥运转枢纽作用，履行应急信息汇总和综合协调职责：一方面，接受和办理向上级主管部门报送的紧急事项，另一方面，负责各相关部门的综合协调与信息通报，负责向全院发布地震信息；此外，还承办医院应急管理的专题会议，督促落实有关决定事项。

各职能部、处、科室为应急处置的工作部门，是地震灾害医院领导小组工作决议的执行者和落实者，负责根据各部门应急专案开始相应类别和各自岗位突发公共事件的应急执行管理工作。明确的分工将有利于医院对人员的合理组织与调配。同时成立多个专家组，为地震应急管理提供决策建议，同时参加应急处置工作。

以四川大学华西医院为例，汶川地震发生后，全院各职能部门和科室实行 24 小时值班制，保证各项工作及时、有序地落到实处。在指挥管理方式方面强调"集中指挥、授权管理和多部门协同合作"，管理模式从常态管理迅速进入双轨制应急管理。在双轨制应急管理模式下，每日动态调整各类资源，如：每日根据伤病员的动态变化，调整科室床位结构，预留 200～800 床位满足伤病员住院救治需求；床位调整后，及时调配医师和护理人员以满足伤病员救治的需要。（图 9-3-10）

三、重视应急模式下的医疗安全目标管理

突发事件院内救治的医疗风险不仅体现在门诊、住院、出院、治疗、康复等医疗行为的各个环节，而且来院的伤员批次多、数量大，密集型高，容易出现阶段性的医疗资源紧张，进而可能导致医疗风险的加大；此外，突发事件可导致大量的无名氏和无家属的伤员需要及时妥善救治，这增加患者身份识别差错的风险；高度的社会关注度加重了医疗安全的期许值，也容易出现医疗隐患的被放大和误导。汶川地震发生后，在医院住院的病人及家属出现恐慌、焦虑余震危害的紧张情绪，他们容易出现"医院对患者关注不够、处理不当"的想法，一旦医院处理不当，可引发风暴式的媒体事件、社会事件。因此，关注应急模式下的医疗安全目标管理在应急医学救援管理中是非常重要的一个环节。

汶川地震时四川大学华西医院对地震伤员及在院病人进行以下医疗安全目标管理：① 及时有效救治在院危重病人和保障手术病人的医疗安全。② 安全疏散在院轻症病人，防止摔伤等意外发生。③ 提高识别地震伤员或在院病人的准确性，保障病人安全。④ 防止外科手术接错病人、开错刀。⑤ 安全转运伤员到省外、市内医院，防止在转运中发生医疗安全事件。

具体措施：①做好在院危重病员的抢救和手术治疗，严控高医疗风险环节上发生医疗安全隐患。②启动重大灾害应急预案，安全疏散在院病人，及时劝导病人回病房，防止发生突发医疗事件。③强化医患沟通，获得在院病人理解，控制医疗风险。④科学识别在院病人身份和"三查七对"，杜绝"开错刀、发错药、输错液"的发生，保障病人医疗安全。⑤做细转出工作，及时、正确、安全转运地震伤员。⑥科学调配志愿者，对伤员安全目标管

理起到积极作用。

四、医务工作人员的合理安排与紧急调配

（一）现场救援队的人员安排

为保障重大急救医疗任务应急处置工作的顺利进行，医院在常态工作时应建立灾害事故救援小组，成立"灾害事故医疗救护队"，承担各种突发事件的救援任务。必要时在相关科室抽调医生、护士及其他相关人员组成医院重大急救医疗任务应急处置预备队，随时待命参加急救医疗任务的应急处置。

救援队应随时处于应急状态，名单及联系方式均留在医院总值班处，一旦接到救援指令，短时间内出车奔赴现场，完成现场急救医疗、院前急救和伤病员后送等任务。同时，定期对灾害事故医疗救护人员进行培训，重点掌握检伤分类、徒手心肺复苏、骨伤固定、止血、气管插管、气管切开、清创、缝合、饮用水消毒等技能，并定期进行演练及考核。

（二）院内医疗人力资源的安排与计划

突发事件发生后，建议立即停止所有择期手术（灾情稳定后再逐步恢复），动员一般病员出院，空出尽量多的床位等候接待灾区伤员。同时抽调以外科骨干医师及护理人员为主的工作小组，到急诊科协助完成急救分诊任务。无论在急诊科还是在病房，医院均根据病人量及时对人力资源进行调配，同时，要强调医护人员的轮班制度，必须保证休息，随时保持医护人员的战斗力。

外院支援的医护人员，由被支援医院统一负责安排，统一编入医院工作人员系列，进入急诊科、外科病房、手术室等部门有序地开展救治工作。

五、大型灾难救护中进行有效的护理管理

大型综合医院护理管理职能在灾难面前迅速强化，通过高效的组织调度运转，前瞻的、灵活的组织计划，强有力的领导职能和积极主动的有效控制，在汶川地震医疗救援中发挥了重要作用，体现了面对灾难的应急能力。

四川大学华西医院作为汶川地震地区唯一的部属院校附属医院，护理部针对特大地震伤员救护的护理工作特点，强化护理管理职能，重点从护理人力资源高效调度运转、全院护理救援任务整体工作部署、各级护理管理者的示范作用、多部门与多学科交叉的工作协调、对救援工作关键阶段和关键环节任务落实的有效控制等几个方面进行，保证了医院抗震救灾护理工作高效、有序地进行。主要强化的职能有：①强化护理管理组织职能，护理人力资源高效调度运转；②强化护理管理计划职能，救援任务整体工作部署科学有序进行；③强化护理管理领导职能，保持团队凝聚力和战斗力；④强化护理管理协调职能，整合多部门、多学科协同作战；⑤强化护理管理控制职能，有效防范医院感染，保证护理安全。

六、优化群体伤员的处理流程，高效、循环利用优质医疗资源

（一）群体伤员的处理流程化可以使应急期间的各项工作有序、有效和简化

应急期间的工作强调的是时效性，为了便于参与救治的医务人员迅速了解和掌握医疗救治等工作方式，避免和控制交叉感染，汶川地震时，四川

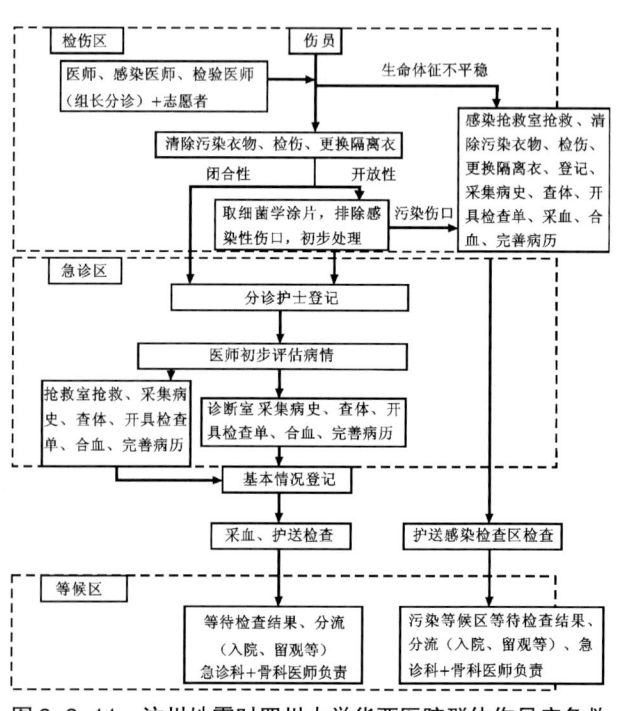

图 9-3-11　汶川地震时四川大学华西医院群体伤员应急救治流程

大学华西医院对病人的处理方法采取流程图的表达方式，取得了较好的效果（图9-3-11）。

（二）畅通绿色通道

由于大量伤员需要同时救治，仅靠急诊科现有的空间与人员显然不能满足救治需要，在医院的统一安排下，多个部门积极参与，建立并保证绿色通道的畅通。

以汶川地震时四川大学华西医院接诊患者为例：华西医院急诊分诊根据伤员救治特点和医院整体部署，接诊模式由常态转为双轨应急模式，除保证地震伤员急救外，同时做好普通急诊伤员救治。由医务部牵头统筹协调，多部门积极参与，提供技术支撑和人力保障，保证了双轨模式的正常运行。

1.扩大接诊空间　在急诊科门前空地划定隔离带，建立地震伤员专用检伤区（根据伤员伤口情况分为污染区和半污染区）；第一抢救室全部用于地震伤员抢救；除第二抢救室收治部分普通急诊外，观察区预留部分轻症伤员观察床位，增设地震伤员等待区。

2.充实一线人员　急诊科医护人员全部24小时上班；医院调配有创伤急救经验的医护人员充实急诊，外科医师参与急诊接诊处置，内科医师参与出诊。增派中央运输护工和推床充实急诊，保证及时转运；组织学生志愿者为伤员提供志愿服务，帮助填写伤员信息并护送检查、办理入院等，有效节约了医护资源。实验医学科、放射科、超声诊断科等投放更多资源加强急诊，保证各项辅助检查、报告基本在30分钟内出结果，方便伤员及时诊治。

3.简化会诊流程　为保证地震伤员得到及时有效的处置，医院简化传统的急诊会诊流程，骨科、神经外科、肾脏内科、ICU等可能涉及伤员较多的专业每天固定安排高年资医生到急诊现场参与会诊、抢救；其他专业安排二线医生负责急诊会诊，保证在10分钟内到位；通过沟通联系华西妇女儿童医院、口腔医院每天安排人员到急诊值守，以便及时处理相关问题。

4.提供技术支撑　充分发挥华西医院学科交叉协作的优势，建立跨学科的联合诊治组为急诊提供技术支撑，组建涉及20个相关专业的诊治专家组，随时保障复合重症伤员的会诊抢救。急诊科和ICU建立心肺复苏联合抢救小组，对心跳、呼吸骤停的伤员进行急救。实验医学科、感染性疾病中心和医院感染管理科组建院感控制组，建立污染开放性伤口的处置流程，有效防止了院内交叉感染。

5.其他保障　财务部现场为伤员检查、检验挂账，办理入院手续，节约检查、检验和入院时间；保卫部加强值班疏导，保证各类通道的畅通。

正是由于及时转变诊疗模式，在多部门有效协同保障下，地震伤员急诊绿色通道始终保持畅通，除优先保障地震伤员得到有效处置外，还完成其他普通急诊4 478人次的接诊处置，双轨模式运行效果。

（三）建立转出通道，循环利用资源

（1）主动与就近的基层医院联系并争取他们的理解与支持。

（2）医务部安排专人与接收医院商定病人情况、转诊时间、地点和方式。

（3）科室严把伤员转出指征：①骨折不严重，不需手术治疗，仅需内科对症支持；②骨折、内脏破裂出血、颅内出血，手术后伤员生命体征已经平稳、能够经受转院路途的颠簸。

（4）建立科学有效的转出流程：①科室主任组织科室医疗组长讨论并征得患者及家属同意登记名单并上报。②两办、医务部、护理部汇总病房拟转伤员名单，并与病房医疗组长联系、商讨个别伤员转出注意事项。③医疗组长和护士长负责协助伤员清理随身携带物品的清理。④严格完善转院手续，由医疗组长完成伤员转院的病历手续，并上报医院。⑤转运伤员名单交中央运输，并协调转运次序、方式和时间。⑥在转运伤员交接地点，安排专人复审伤员去向，并做好登记。⑦转运结束后，转出伤员名单反馈给各科室和医院信息中心，以利于家属寻找伤员。四川省卫生厅要求向外省医院转出稳定伤员之前，华西医院共向就近基层医院转诊轻症稳定伤员648人，使医疗资源得以循环利用。

七、院内感染管理

院内感染管理包括迅速设立地震伤员专用临时快检处置区，将疑似气性坏疽感染的伤员送入专用帐篷；尽快处理伤员的污染衣物，做好个人卫生管理；建立地震伤员集中收治病区和感染伤口伤员专用病房；强化各项控制院内感染管理的措施等等。

根据卫生部《四川汶川大地震灾区医院感染预防

与控制指南》，院内救治时主要应做到以下几个方面：

（一）伤员的管理

（1）加强对感染伤员的隔离。在遵守伤员按照病情轻重分区安置的前提下，应将普通伤员与感染伤员（如破伤风感染伤员、气性坏疽伤员、肠道感染伤员等）分病房或者分区域安置，同类感染伤员因条件所限可一起安置，但不同类感染伤员不得混合安置。

（2）隔离病房或者区域应标志明确、醒目。在隔离病房或者区域的入口处应配备手套、速干手消毒剂、隔离衣及外科口罩。

（3）加强对伤员、伤员家属和陪护进行基本卫生知识的宣传，注意个人卫生，鼓励洗手或者使用速干手消毒剂消毒双手。

（二）消毒灭菌

伤员用后的医疗器械，彻底清洗后采用压力蒸气灭菌，如受条件所限，不能采用压力蒸气灭菌的，可采用煮沸消毒30分钟，或者使用含有效氯1 000mg/L的含氯消毒剂浸泡消毒30分钟，方可用于下一个伤员。对伤员所处环境的消毒，可使用含有效氯500mg/L的含氯消毒剂擦拭物体表面与地面，每天2次，有明显污染时，随时消毒。

（三）临时（简易）手术室的管理

（1）明确分区管理。临时搭建的简易手术室应明确分区管理，可将分为伤员手术区、医务人员手消毒区、手术器械清洗消毒灭菌区、无菌物品存放区和医务人员办公区。各区域间标志明确、醒目、清楚。如条件允许，应设实际屏障。

（2）严格无菌操作，手术用医疗器械和一次性使用医疗用品应达到灭菌的要求。

（3）做好伤员围手术期抗菌药物的合理使用。

（4）做好接台手术伤员医务人员手的消毒和环境的清洁与消毒工作。

（5）破伤风感染伤员及气性坏疽伤员手术后，有关器械、物品处理应当遵循以下原则：①用后的手术器械等，应当先消毒后清洗再消毒，第一次的消毒可采用含有效氯1 000mg/L的含氯消毒剂浸泡消毒30分钟；②对手术室的环境进行严格消毒，可以使用含有效氯500mg/L的含氯消毒剂擦拭消毒所有物体表面、手术台面、地面等；③对医务人员的手术衣，应当先消毒再常规处理。消毒用含有效氯500mg/L的含氯消毒剂浸泡消毒30分钟。有条件时医务人员可以穿一次性手术衣，手术衣用后按感染性医疗废物处置。

（四）临时（简易）病房的管理

（1）每天对所有住院伤员进行监测，发现新的特殊感染伤员，根据伤员感染的种类，及时采取必要、适宜的隔离措施。同类感染伤员应集中安置。破伤风感染及气性坏疽等特殊感染伤员，如无条件隔离，应及时运送至有条件隔离的地方，伤员转移后的床单位及周边环境应严格消毒。

（2）发现多例同类感染，应及时报告有关主管部门，并开展相应的调查，采取有效的感染控制措施，包括隔离、消毒及相应的防护措施。

（3）伤员床单位的物品应定期更换，明显污染时应当及时更换、清洗与消毒；更换伤员后床单位中的物品（如被单、枕套、被套等）也应及时更换。每天对病房地面、物体表面进行湿式清洁与消毒。加强病房的自然通风。

（4）加强医务人员的手卫生，在接触伤员及其伤口前后、接触伤员的血液、体液、污物后均应洗手。洗手采用流动水洗手，当手没有明显污染时，可以使用速干手消毒剂消毒双手。

（5）加强对伤员、伤员家属与陪护人员卫生知识的宣传，注意个人卫生尤其是手卫生，饮食卫生，鼓励勤洗手或者使用速干手消毒剂消毒双手。

（五）医务人员的防护

医务人员在救治伤员时，应注意以下几方面：

（1）接触伤员伤口、血液、体液及污物时，应戴手套，当手有损伤时，应戴双层手套。摘手套后应洗手或者使用速干手消毒剂消毒双手。

（2）接触特殊感染伤员时，应穿隔离衣、戴口罩，离开隔离病房或者隔离区域时，应脱去隔离衣、口罩，并洗手或者进行手消毒。

（3）正确处理锐利器具，锐利器具使用后及时放入专用利器盒内，或者置入防穿刺、不渗漏的容器内。

（六）医疗废物的处理

（1）严格医疗废物的管理，用后的感染性医疗废物置入专用黄色医疗废物袋内、封口，集中处置；无条件时应置入固定不渗漏、带盖的容器内，定点收集，集中处置。锐利器具用后及时放入专用利器盒内；或者置入防穿刺、不渗漏的容器内，集中处置，以防止医务人员、伤员及其家属与陪护人员被锐利器具伤害。

（2）医疗废物应当集中放置，标志清楚、醒目，并有防污染扩散和人群接触的措施。

（3）及时处置医疗废物。可以采取焚烧，烧后的渣土及时掩埋；不能焚烧时，采取深埋。深埋前，用含有效氯1 000mg/L的含氯消毒剂浸泡消毒30分钟。对于不能及时处置的医疗废物，应定期在医疗废物的表面上喷洒消毒剂，以防孳生蚊蝇，传播疾病。

八、群体突发事件的院区安全

为方便一线工作人员的抢救工作，后勤服务也实行了流程化的管理（图9-3-12）。

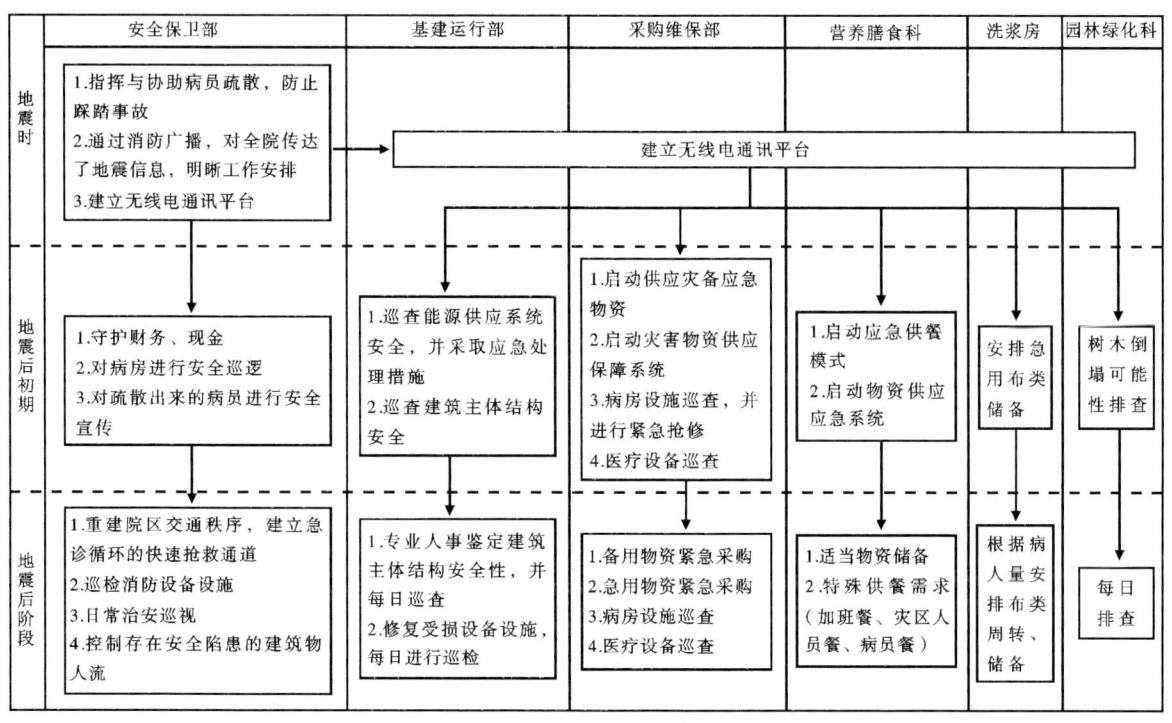

图9-3-12 汶川地震时四川大学华西医院后勤保障管理流程

（一）院区治安工作重点

（1）保卫干部、护卫队员立即到位，指挥和协助病员有序疏散，防止惊慌情况下造成人员的伤害。

（2）通过消防广播，对全院传达地震信息，要求医护人员坚守岗位。

（3）利用安全保卫部对讲机系统建立应急通信平台，传达院领导的工作指示，地震造成手机、小灵通等通信设备中断，对讲机成为灾后工作传达与交流的唯一手段。

（4）派专人对财务、现金进行守护。

（5）对病房进行安全巡逻，防止医院财产、病员财物丢失。在疏散完成后，对疏散出来的病员进行安全宣传，防止财物丢失和恐慌情绪的蔓延。

（二）院区消防、交通安全的工作重点

（1）对全院消防系统进行检查和维修，保障震后消防安全。

（2）继续对疏散出来的病员进行安全宣传，防止财物丢失和恐慌情绪的蔓延。

（3）对住院大楼内交通进行疏导，特别是害怕余震躲在大厅内休息的患者，要求其必须让出紧急疏散通道。

（4）重建院内交通秩序，建立急诊循环快速抢救通道，救护车辆出入口分开，避免因大量车辆同时到达而发生拥堵，提高抢救效率。急诊科的交通秩序是抢救伤员的重要保障，震后立即对急诊科实行了交通管制，人流车流完全分开，入口处与交通警察配合管制车辆，为救护车量提供了顺畅的通道。急诊门前为救护车留下了开阔的停车空间，同时为推床停放、医师等候、感染伤口涂片等医疗活动开展设立了专门的区域。

（三）医院的建筑安全

地震后医疗建筑是否能安全地使用，也是所有医护人员及患者关注的焦点问题之一。以四川大学

华西医院在应对汶川地震时的处置为例,地震后,四川大学华西医院在成都市房管部门组织鉴定之前,立即组织西南设计院建筑工程师对建筑的安全性做了专业评估,经现场细致观察,医院现有建筑虽有部分损坏,但主体结构安全,可以放心使用。这为医院领导做出下一步决策提供了有力的支持,也为后期医疗活动的顺利开展提供了基础条件。后期仍然有较多余震,所以对建筑安全每天都必须做常规的评估和认定,一旦发现结构安全问题必须立即组织人员撤离。

(四)能源供应系统的安全

能源供应是医院正常运行的重要保障,地震可能会造成各类设备设施的损坏。汶川地震后四川大学华西医院立即进行检查,发现供水水箱多处断裂,空调及净化主机移位,电力设备及管道暂时未发现损坏。但由于尚有余震,对于地下管网的损坏情况暂时难以估计。在应急阶段,华西医院仍然每日对能源保障系统进行巡视和巡查,对地震中损坏的设施进行了及时修复。

灾备能源或称应急能源也是医院保障的重要方面。医院能源供应从设计、建设及后期管理阶段都一直非常重视备用能源的建设。电力供应方面,医院采用双电源供电,任何一路失电都可以在5分钟内切换另一路电源,保障电力供应。如出现双路失电,柴油发电机仍然可以保障手术室、ICU、急诊科等重点部门的电力供应。

四川大学华西医院自来水供应共有9路市政进水,形成了环网供水系统,任何一路市政供水中断,都可以通过该系统保障病房供水。另外,四川大学华西医院在常态下已经建成深井地下水源应急保障系统,如出现水源污染事件,深井水立即切换进入供水环网系统,保障医院重点部门的用水需要。

蒸气供应在设计时也采用了油气两用技术,在停气时可以使用柴油供给蒸气。氧气供应采用分子筛制氧机,只要水、电不断就可以源源不断地制造氧气,同时医院内还备用了部分氧气瓶,可作为临时应急使用。

(五)食品供应与安全管理

大型突发事件后食品供应与安全管理是医院应对突发事件的一项关键性工作。汶川地震时,四川大学华西医院营养膳食科立即成立食品紧急供应小组,对现有库存、今后保障方案等进行了细致的研究。工作原则是根据医院实际情况,注意材料储备;调整供餐形式,供餐以加工简单、节约人力为原则,并加强供餐的计划性,同时对供应货品严格把住食品安全关。

地震后供餐特点及应对办法:

(1)工作人员加班增加,供餐量大,多以简单的盒饭供应为主。

(2)灾区伤病儿童因伤情重、消化功能较差,不能食用成人普通膳食,需要特别制定易消化、半流质食谱,并由专人进行切配、烹饪及配送。

(3)肠内营养液需求量较大,重症伤员需要制定个体化的营养支持方案。

(4)在考虑材料储备时,必须考虑到外来支援医师、灾区病员及家属的供餐需求。

(六)合理的物资资源分配

发生地震灾害后,物资供应必然会出现短缺的现象。在救灾的时候,人们都希望尽快帮助灾区人民,但只有科学合理地分配物资使用,才能使有限的物资充分发挥其作用。必须有统一的物资分配机构,负责所有物资的调配工作。我院设备物资科在地震后一方面紧急调运医疗物资进入医院,一方面对所有科室的医疗物资进行使用量的合理估计,适量发放,避免由于科室无计划性导致物资分配的不合理。

在医疗物资的分配过程中,还要注意本院物资与救灾物资的合理分配。我院作为危急重症治疗中心,必须保障医疗物资的供应。派出医疗队时,要根据医院现有的物资情况合理调运,不能因部分物资运送到灾区,而影响了医院抢救工作的进行。

地震后物资供应的重点包括:

(1)医疗物资:主要是外伤后常规耗材、手术物资等,但地震时由于骨折病人增多,且多作为二期手术处理,平时较少使用的夹板、牵引器等需求量会增大。

(2)房屋维修耗材需求量较大:不仅是日常维修材料,临时照明设备,临时搭建消毒隔离、急诊涂片等设施需求也会增加。

(3)由于地震时伤员较多,将需要更多的仓储空间及仓储设施。

(4)抗震救灾后期医院将需要大量的消毒隔离设备和消毒药品。

九、其他工作

（1）宣传工作：作为医院对外连接的窗口，工作重点在于：医院内采访的管理，院内新闻、院内信息的及时发布，典型事例、先进事迹的宣传与报道。

（2）志愿者管理：大型突发事件发生后，有许多志愿者将会被组织来帮工，医院为此需专门设立志愿者管理机构。志愿者承担的工作包括病员情况登记，帮助病员查找，全程病员陪护，衣物消毒，检查报告分发，协助秩序管理等。在管理时要注意自身的感染防护等问题。

（3）医院也应该设立专门机构负责管理捐赠物品，并做好登记和使用管理。

（4）合理化的救灾建议：作为大型综合医院，应该在救治伤员的同时，收集相关数据资料，为政府提出合理化的救灾建议，并为政府决策提供支持。

总之，地震灾害是对医院所有应急系统的全面考验。由于应急体系的建立并非一朝一夕之功，所以，医院的管理者必须树立应急保障的工作思想，开展风险分析，防患于未然。在日常工作中将医院抗打击的能力建设作为工作重点来抓，加强宣传和培训教育工作，提高患者及其家属、学生、教职员工自救、互救和应对各类突发灾害事件的综合素质。只有这样才能有效地提高医院保障公共安全和处置突发灾害事件的能力，有效地预防和妥善处置突发灾害事件，保障生命财产安全，维护公共利益和社会秩序，促进医院全面协调可持续发展。

第七节 颅脑损伤的救治

汶川地震灾害中大量的颅脑损伤病人，经快速合理的组织协调，准确掌握病情，合理的治疗，及时手术，可以提高救治成功率，降低残废率。德阳市第二人民医院在2008年5月12日地震灾害中收治281例颅脑损伤病人，重型46例，中型132例，轻型103例。开颅手术58例，其中，开放性颅脑损伤11例，闭合性损伤47例，死亡4例，重残6例，中残18例，轻残36例，痊愈201例，转送上级医院16例。

汶川地震灾害中，德阳市第二人民医院在2008年5月12日至7月31日共收治地震伤员1 203名，颅脑损伤281名，占23.4%，经医护人员的积极救护，伤员恢复良好，从中吸取了大量的经验和教训，总结如下：

一、临床资料

汶川地震后，医院收治了在地震中受伤的颅脑损伤病人281例，男性142例，女性97例，年龄最大78岁，最小40天，平均年龄30.6岁。6小时内到达医院86例，最早30分钟，6～24小时103例，24～48小时56例，48～72小时25例，72小时以后3例，1个月后8例。受伤原因复杂，有摔伤，击伤，挤压伤，坠落伤，有的并发多种伤。合并四肢骨折26例，合并胸腹伤18例，合并脊柱骨折3例。临床表现：入院时，GCS评分：3～8分46例，9～12分132例，13～15分103例。昏迷52例，单侧瞳孔散大15例，双侧瞳孔散大6例。失语16例，癫痫5例，肌力下降34例，去大脑强直5例，自主呼吸停止1例。67例伤员入院时行头部CT检查，时间为伤后50分钟至72小时，53例伤后72小时以上行CT检查。检查结果正常8例，脑挫裂伤54例，单纯硬膜外血肿16例，硬膜下血肿12例，脑内血肿8例，颅内多发血肿11例，开放性颅脑伤11例，B超在术中检查发现迟发性血肿7例，术后经骨窗检查发现9例迟发性血肿。慢性硬膜下血肿8例。

二、治疗与结果

非手术治疗，共223例，包括观察神志、瞳孔、呼吸、血压、脉搏及体温，常规使用脱水剂，脑保护剂，预防并发症等治疗，8例采取了亚低温冬眠治疗。手术治疗共58例，开放性颅脑损伤行颅脑清创 11 例，急性硬膜外血肿 14 例，急性硬膜下血肿 11 例，脑内血肿 6 例，颅内多发血肿 5 例，均行血肿清除，其中 12 例行内外减压术，术中急性脑膨出 6 例，B 超发现对侧血肿并引导下行血肿清除，亚急性血肿 2 例，行血肿清除，慢性硬膜下血肿 8 例，行钻孔引流术。

281 例颅脑损伤病人中，重型 46 例，中型 132 例，轻型 103 例。开颅手术 58 例，其中，开放性颅脑损伤 11 例，闭合性损伤 47 例，死亡 4 例，重残 6 例，中残 18 例，轻残 36 例，痊愈 201 例，转送上级医院 16 例。

三、地震灾害中颅脑损伤的特点

可以归纳为：①突发性；②短时间内伤员众多，地震后，医院 48 小时内共收治伤员 1 135 人，占总收治地震伤员的 84%，其中颅脑损伤 205 人，占 18%；③受伤机制复杂，有摔伤、击伤、挤压伤、坠落伤，部分病员多种伤并存；④早期死亡率高，可达 30%；⑤头皮裂伤及开放性颅脑损伤伤口污染重，多并发感染；⑥闭合性颅脑损伤为主，急性硬膜外血肿较多见，1 个月后，年龄较大者，易出现慢性硬膜下血肿；⑦由于灾区挖掘搬运条件有限，对昏迷病员的呼吸道管理不善，致使病员缺氧，导致继发性损伤；⑧由于地震给病人造成心理影响大，易引起恐慌、焦虑，对生活失去信心，会加重病情，所以必须强调早期诊断的全面性。

四、正确的现场急救处理和搬运是减少死亡和降低残废的必要条件

地震灾害是一类特殊的致伤因素，救援人员不可能即刻到达现场，灾区人民必须开展自救、互救，在减灾方面具有不可替代的作用。首先确定是否存在颅脑外伤，必须严密观察意识状态和瞳孔变化，明确伤情，监测生命体征，检查有无胸、腹、脊柱、四肢等并发伤，做出初步诊断和适当的处置。如：止血、包扎、固定、解除窒息、复苏等。若有脑膨出可用纱布围在脑组织四周后包扎固定，对昏迷病人保持呼吸道通畅，清除口内分泌物或呕吐物。搬运时，应采取半卧位，用衣物垫好头部，避免震动。

五、医疗分类处理

严格按照分工任务进行救治是保证伤员有效救治和争取抢救时间的重要保证。由于伤后短时间内大量颅脑损伤伤员送入医院，医务人员短缺，条件受限，通信不畅，秩序混乱，曾经发生多名医务人员重复检查同一病员的现象，既增加了医务人员的劳动负担，又耽误了抢救病人的时间。因此，必须由专人负责分类工作。德阳市人民医院将 1 名经验丰富的医生、1 名护士和多名担架员组成一组，负责检查病人和分类，分为危重、稳定、变化观察、立即进行 CT 检查手术组，贴上标签，并将病员按分类送到指定地点进行治疗。在分检过程中，切忌将重伤员拣成轻伤员，轻伤员拣成重伤员，使医务人员负荷过重，应急能力下降，两者都将使真正需要优先救治的伤员失去救治的时机，导致死亡率和伤残率上升。

六、处理原则

抢救生命为第一原则，对于重型颅脑损伤病人保持呼吸道通畅是复苏抢救中最重要的环节，口腔内有呕吐物、分泌物、异物等，应立即清除，若氧饱度仍不能上升，则应行气管插管或切开，甚至呼吸机支持。改变平时的诊断→治疗模式为抢救→诊断→治疗模式，以免影响病人的抢救时间，确保重型颅脑损伤病人能够得到及时、有效的抢救治疗。对需要长时间复苏或复杂性手术的极重型颅脑损伤病员，估计生存希望渺茫，为了多数伤员的利益，应对症处理，加强观察。在 CT 机不能正常运转或无法满足病人检查的情况下，对于需要开颅手术的病人，我们在术中应用 B 超技术对血肿进行实时定位，术后经骨窗进行探查，发现迟发血肿 8 例，及时手术，挽救了病人的生命。脑损伤 B 超检查诊断符合率 100%，对术中血肿定位尤其是多发颅内血肿的准确定位，明确术中急性脑膨出的原因具有重要的意义。对伤口感染的病人，必须进行严格彻底的清创，并使用广谱抗生素。同时应尽早加强病人的心理干预和语言肢体功能训练。

第八节　胸外伤的救治

胸外伤是地震伤十分常见的损伤之一。2008年5月12日至31日德阳市人民医院收治地震伤患者1498人，其中合并胸外伤或以胸外伤为主的患者有207人，占13.79%，由于及时诊断及治疗，取得了较好的效果。

一、一般资料

本组共207例，其中男113例，女94例，年龄11~80岁，平均（43.6±4.7）岁，AIS-98损伤严重度评分≥16分者67例。胸部受伤情况：肋骨骨折198例，其中双侧154例，形成浮动胸壁13例，胸骨骨折7例，肺挫伤182例，血气胸114例，包括延迟性血气胸11例，继发急性呼吸窘迫综合征（acute respiratory distress syndrome，ARDS）6例，合并颅脑损伤23例，合并肝脾破裂肾挫裂伤等腹部外伤35例，合并四肢、骨盆、脊柱骨折59例，合并肺气肿19例，失血性休克31例。

二、救治与结果

紧急气管插管25例，气管切开11例，呼吸机支持21例，胸腔闭式引流101例，加压包扎及胸带固定153例，伴有胸部以外脏器损伤者均得到相应救治。

入院8小时内死亡6例，8~72小时死亡2例，均合并有颅脑、胸腹、骨盆等严重多发伤，无1例剖胸手术。

三、抢救程序与方法

本次地震导致数万人员伤亡，震区医疗机构完全瘫痪。余震不断，大量患者在短时间内被送入医院，医疗资源匮乏。医院面临应急医疗保障的紧张局面，这要求医院在接诊伤员的诊断和救治上与以往一般的外伤救治有所不同。

（一）地震所造成的胸外伤早期诊断应以物理检查和胸部X线、B超检查为主

由于地震伤员短时间大量涌入，余震不断，大部分医疗设备无法正常使用，医疗资源极度紧张，必须在最短的时间内完成对患者的初步诊治，简单、有效的物理检查、诊断性胸腹腔穿刺术和胸部X线片和B超检查能迅速明确绝大部分的胸外伤及合并伤诊断，并给予及时有效的治疗。德阳市人民医院急诊科常规配备B超和X线摄片，为患者紧急救治赢得了时间。

（二）胸腔闭式引流的应用

胸腔闭式引流既是积极有效的治疗手段，又是观察病情变化发展需要采取进一步治疗的重要依据，约85%的闭合性胸外伤仅需临床观察和胸腔引流，只要扣及皮下捻发感，伤侧呼吸音低，胸腔穿刺抽出气体或不凝血液，胸片提示连枷胸伴同侧血气胸，不论肺压缩程度都应及早安放胸腔闭式引流，早期胸腔闭式引流有利于解除呼吸困难，有利于肺的及早复张，防止凝固性血胸的形成及减少感染机会，有利于发现延迟性血胸及可能并存的其他损伤。尤其是那些需要气管插管机械通气或麻醉后手术的患者，以防止张力性气胸的发生。由于地震胸外伤患者绝大多数为挤压所致的闭合伤，常为多发伤合并胸外伤，单纯胸外伤极少，早期胸腔闭式引流能为其他合并伤的救治创造更多有利的条件。

（三）胸外伤开胸手术问题

地震胸外伤患者绝大多数为房屋倒塌、山石滚落所导致的闭合伤，有心脏、大血管、食管、气管和支气管破裂的胸外伤患者多合并颅脑、肝脾等其他重要脏器的严重多发伤，常常当场或在转运途中死亡，在院的闭合性胸外伤患者多数均可采用临床观察、胸腔闭式引流、呼吸支持、止痛和介入治疗等处理治愈，很少需要紧急开胸手术。因此对于严重闭合性胸外伤的剖胸探查指征应严格掌握。我们认为，有如下情况者应行剖胸探查：闭式引流术后难以控制的张力性血气胸，每小时引流量150~200毫升持续3小时以上；膈肌破裂并膈疝形成。本组

患者无 1 例紧急开胸手术。

（四）重视多发伤的处理

地震伤患者大多数是多发伤，单纯胸外伤少见，多发伤患者有 3 个死亡高峰：第一死亡高峰出现于伤后数分钟内，死于此时期者约占死亡人数的 50%。第二死亡高峰出现在伤后 6~8 小时内，死于此时期者约占死亡人数的 30%，若抢救及时，大部分患者可免于死亡，故此时期称为"黄金一小时"。本组患者 8 小时内死亡 6 例，均为严重的心肺挫伤合并有严重的颅脑伤、肝脾破裂、骨盆骨折等多发伤。第三死亡高峰出现在伤后数天或数周，死于此时期者约占死亡人数的 20%。本组有 2 例由于严重的多发伤分别于伤后 47 小时和 62 小时死于多器官衰竭。由于地震伤员短时间大量涌入，且伤情多为多发伤，胸外伤后的及时救治和多科的联合诊疗是抢救胸外伤和合并胸外伤的多发伤患者能否成功的重要因素。而且严重多发伤情况复杂，多脏器损伤相互影响，往往由于患者病情所限不能早期做出诊断，漏诊、误诊率可达 12%~15%，加拿大 Michael 创伤中心统计显示，在漏诊病例中 43.8% 是不可避免的。因此必须反复多次检查，动态观察，必要时请相关科室会诊以免贻误治疗。

（五）急性呼吸窘迫综合征的诊治

创伤、感染、休克是急性呼吸窘迫综合征（acute respiratory distress syndrome，ARDS）的三大诱因，连枷胸的反常呼吸、广泛的肺挫伤、失血性休克和继发感染等都会造成肺组织出血水肿，通气功能、氧弥散功能障碍和肺内分流增加，肺的顺应性下降，导致呼吸窘迫及低氧血症，容易并发 ARDS。主要临床特征是进行性加重的呼吸困难和难以纠正的低氧血症。ARDS 是患者死亡的主要原因之一。本组发生 ARDS 6 例，其中 4 例伤后 3 天内发生，均有严重骨性胸廓损伤和广泛的肺挫伤，2 例伤后 3~7 天发生，胸外伤均不重，1 例合并严重的颅脑损伤，1 例合并严重腹部闭合伤，失血性休克，脾切除，肝修补，肠切除术后，均有继发感染。因此，积极救治创伤，纠正休克，控制感染，才能降低 ARDS 的发生率。ARDS 一旦发生，应早期诊断，尽快治疗，既要注意胸外科的处理，又要及时治疗其他合并伤及休克，治疗的关键是纠正反常呼吸及低血容量休克，保持呼吸道通畅，积极治疗肺间质水肿，控制感染，合理镇痛，局部加压包扎，胸带固定，胸腔闭式引流，早期加用呼气末正压通气（positive end expiratory pressure，PEEP）的呼吸机支持等是最有效的治疗手段之一。还应早期给予糖皮质激素治疗，其作用是稳定细胞膜，减少炎性介质的释放，降低毛细血管的通透性。

（六）注意延迟性血胸的诊断治疗

延迟性血胸是指胸部受伤后，早期无血气胸表现，经过数小时或数天后逐渐出现血气胸症状和体征者，常常是肺部挫裂伤、胸壁小血管破损或肋骨骨折断端等慢性少量渗血漏气所致，伤后第 3~5 天为迟发性血气胸发病高峰，最长可达伤后 30 天。因此对于胸外伤患者，应注意观察症状及胸部体征变化，伤后 1~2 周应复查胸片或做 B 超检查，以便及早发现，及时处理，本组 11 例延迟性血气胸患者均及时得到相应治疗。

（七）注意慢性阻塞性肺疾病患者复发性气胸

这次大地震所收胸外伤患者中有 19 例合并有慢性支气管炎、阻塞性肺气肿，都有不同程度的血气胸，给予胸腔闭式引流及其他常规治疗，13 例患者治愈，6 例患者反复出现胸闷气促，经胸片证实为气胸反复发作，给予多次闭式引流治愈，有 2 例在转外院途中突然出现呼吸困难，口唇发绀，转回医院后经查体、胸片检查确诊为复发性张力性气胸，给予胸腔闭式引流病情迅速改善。由于慢性阻塞性肺疾病（chronic obstructive pulmonary disease，COPD），患者肺功能贮备低，多有继发性肺大疱，在外伤、咳嗽等诱因下易反复发生气胸，迅速导致呼吸困难，甚至危及生命，应予以重视。

（八）预防院内交叉感染

由于大地震后余震不断，原有的大量医疗资源暂时无法使用，医护人员在大帐篷医院对大量地震伤员进行抢救治疗和护理，易发生交叉感染，甚至爆发疫情。医院严把消毒关，对伤员进行检伤分类，按伤情分类分流伤员，未发生疫情。

第九节 四肢骨折与软组织开放损伤处置

汶川地震中伤员的四肢骨与软组织开放损伤十分常见。唐山开滦医院赴汶川的医疗救护队所在地四川绵竹九龙镇救治的伤员3 641人次中,四肢骨与软组织损伤病人139人(152肢),年龄最大102岁,年龄最小4岁3个月,闭合伤103肢,开放伤49肢,其中Gustilo-Anderson Ⅰ型4肢,Gustilo-Anderson Ⅱ型41肢,Gustilo-AndersonⅢa 2肢,Gustilo-Anderson Ⅲb 1肢,Gustilo-AndersonⅢc 1肢。

一、诊断标准

查体伤口肿胀、渗出物形成,伴不同程度感染,骨折端骨擦感、反常活动阳性、上级医院透视、X光片证实骨折存在。按Gustilo-Anderson分类法:①Ⅰ型,伤口长度不超过1cm,伤缘清洁;②Ⅱ型,伤口一般大于1cm,伴中等程度的软组织损伤,肌肉组织坏死,但无广泛软组织损伤或皮扶撕脱;③Ⅲ型,伴有广泛肌肉坏死,多段骨折。Ⅲ型分为3个亚型,即Ⅲa:开放骨折的骨膜剥离不广泛,骨折端有适量软组织覆盖;Ⅲb:开放骨折的骨膜广泛剥离,伴大量软组织坏死丢失,骨折严重粉碎;Ⅲc:开放性骨折伴大血管损伤。

二、救治与结果

对受伤人员病情轻重进行分类。对于病情危重的伤员,首先要采取急救措施,快速建立输液通路,以利于抗休克和静脉给药;对Gustilo分类Ⅰ型、Ⅱ型及Ⅲa型伤口行过氧化氢-生理盐水-碘伏刷洗换药,每日1~2次,静脉点滴0.9%生理盐水100ml+头孢曲松钠2.0g,每日2次,连续7天,石膏夹制动,待分泌物消失后清创闭合伤口。伤口12天后去线。Gustilo分类Ⅲb型以上伤口给予刷洗、消毒包扎、石膏制动转送外院治疗失访。在救治的过程中,始终坚持生命第一的原则,维持生命体征平稳,控制感染、固定骨折。

三、救治处置启示

地震是危害重大的自然灾害,是需要外界支援的破坏性事件。四川汶川地区的特大地震造成了重大人员伤亡和财产损失。虽然临床已很少单独使用石膏来治疗开放骨折,但由于地震造成交通瘫痪,短期内大量伤员聚集,医疗器械不能短期内供给,只能因地制宜,因人施救。对于开放性骨折且伤口不同程度肿胀、张力高、分泌物形成,不应一期闭合伤口,本组病人伤口开放均超过48小时,经对伤员仔细检查、明确伤情,依个体采取不同治疗方法,伤口全部愈合。对损伤严重伤员在当地条件不能满足救治的时候,对伤员进行后送进一步治疗。

因医疗救护队在地震重灾区,临时帐篷为工作间,加之受伤伤员较多。在救治伤员的过程中,通过收容分类确定医疗队在力所能及的条件下可以救治的伤员后,对病情危重的伤员先进行抢救,包括快速建立输液通路,并给予抗休克、抗感染治疗,维持生命体征平稳后,送往具有条件的医院治疗。

在救治的过程中,由于进入灾区的时间超过了开放伤最佳处理时间,即伤后8小时,在救治的伤员中,伤口的污染和损伤程度一般较重,必须对这类伤口进行充分的换药、清创、消毒,不留死腔,应用过氧化氢以及碘伏进行消毒和处理后,不做一期缝合,在4~5天后进行延期一期缝合。医疗队对伤员经过充分的清创消毒处理后直接缝合,没有出现伤口感染。

综上所述,地震灾害具有突发性和不可预测性。在抗震救灾过程中,医疗救护人员在救治过程中,要有充分的物品和困难准备,对伤员进行分类,依据个体及时准确地进行救治,减少地震次生危害的发生,提高受灾群体的健康水平。

第十节 挤压综合征合并感染的救治

挤压综合征是地震灾害后常见的疾患，以高钾血症、肌红蛋白尿、急性肾功能衰竭为特点，死亡率高，其中感染是导致死亡的主要原因之一。现将四川大学华西医院在地震后收治的挤压综合征合并感染患者感染部位、病原菌、治疗及转归等临床特点进行分析，并将其与单纯挤压综合征患者进行比较是一项十分有意义并且为临床提供借鉴的科学工作。

一、基本情况

（一）一般资料

对四川大学华西医院在汶川地震后收治的 57 例挤压综合征患者的临床资料进行回顾性分析，观察时间从入院至肾功能恢复或死亡。搜集资料包括患者年龄、性别、感染部位、感染菌种、生命体征、血常规、白蛋白、血肌酐、肌酸激酶、抗生素使用情况、血液透析情况、是否行筋膜切开术、转归。

本组 57 例按照是否合并感染分为挤压综合征合并感染组 37 例和单纯挤压综合征组 20 例，挤压综合征合并感染组 37 例中男 20 例，女 17 例，年龄（35.3±15.4）岁。感染部位包括：伤口感染 26 例，肺部感染 16 例，血源性感染 12 例，尿路感染 5 例，多部位感染 9 例，发生脓毒血症 26 例。感染菌种包括：鲍曼不动杆菌 16 例，铜绿假单胞菌 10 例，大肠杆菌 9 例，阴沟肠杆菌 8 例，其余尚有肺炎克雷伯菌、葡萄球菌、屎肠球菌等细菌及真菌感染。伤口感染菌种以鲍曼不动杆菌及铜绿假单胞菌为主，肺部感染菌种以鲍曼不动杆菌及阴沟肠杆菌为主，血培养菌种以葡萄球菌为主。单纯挤压综合征组 20 例中男 14 例，女 6 例，年龄（30.1±12.7）岁。2 组患者年龄、性别、疾病分类比较差异均无统计学意义（均 P>0.05）。

（二）挤压综合征诊断标准

①有长时间受重物挤压史；②肌酸肌酶>1 000 U/L，伴或不伴肌红蛋白尿；③急性肾损害（AKI）。在排除慢性肾脏疾病后，满足以下任一条即可诊断 AKI：每日尿量<400 ml、血尿素氮≥40 mg/dl、血清肌酐≥176.8 μmol/L（2 mg/dl）、尿酸≥2 380 μmol/L（8 mg/dl）、血钾≥6 mmol/L、血磷≥8 mg/dl、血钙≤8 mg/dl。

1.脓毒血症的诊断标准　①体温>38℃ 或<36℃；②脉搏>90 次/min；③补液后收缩压仍<12.0kPa（90 mmHg）；④呼吸频率>20 次/min；⑤WBC>12×10^9/L 或<4×10^9/L。患者明确感染后若具备以上标准中的两条或两条以上，即诊断为脓毒血症。

2.治疗　所有感染患者均根据病原菌药敏实验给予足量、足疗程抗生素治疗。其中接受筋膜切开术 27 例（73.0%），行血液透析 30 例（81.1%），26 例病情较重者采用连续性肾脏替代治疗（continuous renal replacement therapy，CRRT）（常规采用连续性静脉静脉血液滤过模式），其余行间歇性血液透析（intermittent hemodialysis，IHD）。其中 2 例感染性休克患者，给予内毒素吸附治疗。手术者中发生脓毒血症 20 例（74.1%，20/27），未手术者中发生脓毒血症 6 例（60%），两者发病率差异无统计学意义。单纯挤压综合征组接受筋膜切开术 9 例（45.0%），行血液透析 15 例（75.0%），其中仅 2 例行 CRRT 治疗。

3.统计学方法　用统计软件 SPSS 11.0 进行数据分析，定量资料行 t 检验，分类资料行 χ^2 检验或确切概率法检验。以 P<0.05 为差异有统计学意义。

二、结果

挤压综合征合并感染组中死亡 3 例，病死率为 8.1%，死亡原因分别为肝破裂、脾破裂、肺挫伤，其余肾功能均恢复，好转时间为（27.4±11.1）天。单纯挤压综合征组无 1 例死亡，病死率与感染组比较差异无显著性（P>0.05）。在院期间肾功能均恢复，好转时间为（13.0±11.2）d，与感染组比较差异显著（P<0.05）。

三、重要启示

挤压综合征是地震等自然灾害事故后常见的

医疗危重症,病死率高达 15.2%~40%,高钾血症、低血容量性休克是挤压综合征早期死亡的主要原因,而感染和多器官功能衰竭是后期导致死亡的重要因素。合并感染患者病死率增高,肾功能恢复较慢,住院时间延长。挤压伤患者常存在多重感染易患因素。①开放性损伤或手术破坏了肢体的皮肤黏膜屏障,污染菌常诱发伤口感染;②器官功能受损致免疫功能紊乱、营养状况的恶化均使机体主动免疫力下降;③各种侵入性治疗和导管留置可导致深部感染;④医院在灾后初期的混乱局面中可能疏于对院内感染的监管以及抗生素的滥用均使感染发生率大大增加。感染的部位以伤口、呼吸道、尿路感染为主,严重者可继发脓毒血症,这使病死率明显升高。初治患者的感染菌种以革兰阳性球菌、肺炎球菌等社区感染常见菌为主,随着住院时间的延长,常罹患院内感染,不动杆菌和铜绿假单胞菌成为主要病原,而且这些病原菌具有多重耐药的特点。1999 年土耳其 Marmara 地震后挤压综合征患者感染发生率为 34.9%,以伤口感染和脓毒血症为主,后者病死率高达 27.3%,革兰阴性需氧菌和葡萄球菌是主要病原菌。我们的资料显示,感染患者的肾功能恢复时间明显长于非感染者,而伤口和肺部是最常见感染部位,病原以铜绿假单胞菌和不动杆菌为主,这与其他文献的报道是相符的。

挤压伤合并骨筋膜室综合征患者常接受筋膜切开术,严重者尚需截肢。手术可及时清除坏死组织,减小骨筋膜室内压力,促进局部血供恢复,有效避免了因坏死组织吸收导致的高钾血症、肌红蛋白血症。但是,手术亦破坏了局部皮肤黏膜屏障的完整性,若不能对伤口进行正确的无菌护理,感染风险势必增大。关于手术是否会增加感染率的问题目前尚存在争议。但多数学者认为筋膜切开术可能会增加脓毒血症的发生率,应严格把握手术指征。本研究显示感染组中接受手术者和非手术组者的脓毒血症发病率无统计学差异。推测该结果可能受样本量较小以及医院收治的患者病情偏重的影响,代表性不强。故尚需进行大规模的地震伤员调查,以取得更确切的结论。

挤压综合征导致的急性肾功能衰竭常需要进行血液透析治疗。我们根据患者的病情选择透析模式,对重症患者选用 CRRT,病情较轻的采用 IHD。CRRT 与普通的血液透析相比,具有更稳定的血流动力学,能有效清除部分内毒素和炎症介质,尤其是分子量偏大的肌红蛋白,从而有利于控制高分解代谢,维持内环境稳定。另外,由于 CRRT 采用了连续缓慢的超滤方式,更接近生理状况,可灵活地配合营养支持治疗,维持有效血容量。值得一提的是,对其中 2 例感染性休克患者,我们采用了目前较先进的内毒素吸附,使脓毒血症很快得到控制,逆转了病情。由此可见,对重症挤压综合征患者,尤其是合并脓毒血症者,应尽早行连续性肾脏替代治疗,以改善炎症状态,同时也有利于肾功能的早期恢复。这可能也是该院收治的患者中无一例因感染并发症死亡的原因之一。本文结果显示感染组和单纯挤压综合征组的死亡率无明显差异,这在一定程度上反应了医院较高的救治成功率,但因纳入的患者人数较少,结果尚具有局限性。

对挤压综合征合并感染患者应高度重视,积极寻找病原学依据并根据药敏结果针对性使用抗生素;做好消毒隔离工作,严格把握手术指征,加强营养支持治疗。CRRT 有助于重症患者平稳度过危险期。

第十一节 灾区犬咬伤处置

了解地震灾区后狗咬伤的流行病学特征,是一个当今还未十分引起重视的问题。医疗队对此做了工作。为制订干预措施提供科学依据。通过入户走访调查的方式对四川省绵竹市九龙镇白玉村的 1 217 户约 3 340 人进行走访调查,了解狗咬伤的情况及处理。结果共监测到 36 例犬咬伤伤员,约占全部人口 1%,男 21 例,女 15 例,年龄 18 个月至 82 岁。受伤部位以下肢为多,为 30 例,咬伤时间以震后 1 周内的两次雷雨天气居多,为 19 例,伤口未能得到及时并且正确处理者为 12 例,4 例未能接种狂犬病疫苗。可见地震灾区犬咬伤的发生率高于平时,部分被犬咬伤者不能得到及时正确地处理,犬只未能得到及时的管理,今后应引起重视。

一、基本情况

医疗队通过入户走访调查的方式对四川省绵竹市九龙镇白玉村1 217户的大约3 340人进行走访调查,对被犬咬伤的患者进行登记,内容包括:姓名、性别、年龄、致伤动物、致伤部位及时间、致伤部位是否裸露、是否主动攻击、伤口处理、狂犬病疫苗注射情况。

共发现被犬咬伤者36例,约占全部人群的1%,其中男21例,女15例,年龄18个月至82岁。被自家犬咬伤者为6例,宠物幼犬咬伤者为2例,其余均为成年犬,无嬉戏或被动攻击,36例均为被犬主动攻击。

受伤部位以下肢居多,大腿7例,小腿23例,上肢4例,手2例,无头面及躯干受伤。其中咬伤1处伤者为8例,2处伤者11例,3处或3处以上者17例。受伤部位裸露被攻击者17例,衣服覆盖者为19例。

统计资料显示,2008年5月13日和2008年5月17日这两天犬咬伤者最多,共计19例,占全部犬咬伤的50%以上,考虑与这两天阴天下雨,天气恶劣有关。之后随着时间的推移,宣传力度的加大,犬咬伤患者逐渐减少。

二、伤口处理及疫苗接种情况

12例对伤口未做任何处理,15例受伤后自行用肥皂水或清水冲洗伤口或用自家酒消毒并用银器搔刮,9例受伤患者经过医务人员用过氧化氢冲洗后,再用2%碘伏消毒伤口,所有伤口均无包扎、缝合。

36例犬咬伤患者中,伤后24小时内接种狂犬病疫苗者仅为1例,3天内接种狂犬病疫苗者为22例,3天后接种者为9例,至5月28日仍未接种狂犬病疫苗者为4例。绵竹市共计52.2万人口,截止2008年5月28日,该市防疫站已经为患者免费接种狂犬病疫苗993人次,占总人口的1.9%,由此可以推测出,犬咬伤者约占全部人口的1%左右,与我们调查的结果一致。

三、狂犬病发病情况

截至6月4日,电话随访本村无1例狂犬病患者出现。

四、犬咬伤应引起重视

当前养犬看家、护厂的观念和习惯一时很难改变,尤其是地处边远散居的山区,九龙镇白玉村地处山区,犬密度较高,接近1只/户,其犬免疫接种率低及群众防病意识不强。地震前后犬可能接受许多不良的信息刺激,房屋坍塌,受灾人们的嚎呼、奔走,主人已经无暇顾及它们,无家可归、四处流浪的犬正处于饥饿的易激惹状态,加上惊恐使其极易出口伤人。

(一)狂犬病发病机制

狂犬病是由狂犬病病毒所导致的人畜共患的急性和亚急性传染病,人被狂犬或健康带狂犬病病毒的动物咬伤、抓伤后而感染,发病时表现为高度恐惧、烦躁不安、恐水、怕风、怕光、怕声音,进而可以引起咽喉肌肉痉挛、流涎、惊厥、肌肉瘫痪、呼吸、循环功能衰竭而死亡。正确处理伤口,及时注射狂犬病疫苗可以有效地防止犬咬伤后狂犬病的发生,本组中犬咬伤者有12例患者对伤口未进行任何处理,大部分患者也未能及时注射狂犬病疫苗,这为今后发生致命性的狂犬病埋下了隐患。

(二)犬咬伤伤口的正确处理及狂犬病疫苗的注射

1.伤口处理 咬伤后应立即对伤口清洗消毒,患者伤口先以20%肥皂水或0.1%的新洁尔灭或过氧化氢反复冲洗,用清水将皂液冲洗干净,再以碘伏原液稀释一倍后彻底冲洗消毒至少3遍,较深的伤口用注射器灌注冲洗,伤口不宜包扎、缝合。

2.狂犬病疫苗注射接种方法 犬咬伤后0天、3天、7天、14天、30天5针深部肌肉注射法,必要时90天重复注射一次。疫苗最好在3天内尽快注射,地处边远地区延误了时间、即便数日、数十日也应注射,少数人认为时间长注射无效是错误的。

3. 灾区狂犬病防控面临的几个难题

(1)对犬的流动控制管理难度极大:震区犬

饲养数量大，居民散居，这增加了对犬的管理难度，大量的未注册犬和流浪犬震后无人呵护、看管，震后房屋坍塌，受灾人们的嚎呼、奔走、惊吓及饥饿，使犬的心理出现应激状态的易激惹状态。

（2）实施免疫难度大：当地没有实行犬强制免疫政策，2006年统计，全国犬总免疫密度不足10%，所以地处山区的震区免疫密度更低，不能有效防止狂犬病疫情发生。

（3）防控工作难度大：当地村民思想落后，存在种种误解，对狂犬病的危害性、严重性及有效预防的重要性缺乏正确的认识，例如：不是患狂犬病犬咬伤，不会患狂犬病，未到医院处理；或伤口处理不及时、不正确、不彻底；或认为无须注射疫苗或犬咬伤超过3天，注射疫苗已经无意义；震区食物匮乏，一些人将伤人犬处死后吃犬肉。

（三）预防对策

1. 卫生宣教　加大宣传力度，提高群众防范意识，震后及时加强对犬的管理，对流浪犬及可疑发病的犬坚决捕杀，尸体焚烧或深埋，犬肉进行无害化处理，禁止剥犬皮、吃犬肉，限制养犬。

2. 普及健康知识　普及狂犬病的基础知识，开展基层人员培训，让群众对狂犬病的危害性、严重性及有效预防的重要性有正确的认识，被犬咬伤后学会自己及时简易处理，减少发病，降低死亡率。

3. 加强卫生防疫工作　政府应加大预防狂犬病工作的领导和经费投入，设置流动冷链运输车，保证疫苗质量，及时将狂犬病疫苗应用到患者身上，各部门应各司其职，各尽其责，认真落实"管、圈、免、灭"综合性防控措施，它是控制狂犬病最有效的、最关键的技术措施。

4. 建立卫生监测制度　加强督导和检查，建立严格的责任追究制度，层层落实责任，分解任务，给震后灾民创造一个良好的防控狂犬病的氛围。

第十二节　前方医院的后勤供应保障

绵阳是四川汶川地震受灾最严重的地区，四川省绵阳市中心医院位于特重灾区最前沿，是伤员救治最集中的三级甲等综合医院。在地震灾害造成大量房屋设备受损、水电气中断、物资短缺、救援、防疫工作任务重、后勤应急保障等面临严峻挑战的形势下，医院第一时间紧急启动处置地震灾害突发公共事件应急预案，采取紧急应对措施。对医院的供电设备快速检修、及时恢复供电；迅速启动应急锅炉，保证蒸气供应；迅速启动突发灾害事件供应商绿色通道应急预案，保障后勤供给；及时清除垃圾，在全院进行大规模防疫工作；搭建帐篷，铺设床位，安置伤员；高效组织、快速分发救灾物资，确保每一份救灾物资使用到灾民身上。前方医院的后勤应急机制是抗震救治取得胜利的关键和重要保障之一。

一、基本情况

绵阳是此次地震受灾最严重的地区，受灾县市区9个，乡镇274个，人口410万，占全市总人口的76.4%。绵阳市中心医院是距重灾区最前沿、伤员救治最集中的三级甲等综合医院，地震期间，共收治伤员1 600多人，实施手术1 400余台（次）。此次地震灾害，亦造成医院数人伤亡、大量房屋设备受损、水电气中断、物资短缺，后勤应急保障面临严峻挑战。

震后短短10分钟，该院已收治伤员30多人，当日收治伤员610余人，次日剧增至1 000多人，加上医院原有的1 000多住院患者以及大批灾民、志愿者等，医院日均滞留人数上万余人，各类物资需求剧增，医疗急救物资、药品、耗材、生活物资、食品等出现严重短缺。

地震后，伤员急剧增多，住院人数是平时的2~3倍，各种医疗器械、布类等的消毒洗涤量也随之上升为平时的4~5倍，医疗垃圾和生活垃圾为平时的5~10倍，食堂就餐人数更是上升到平时的20~30倍。同时，还要保障8批急救医疗队，北川2个医疗点、援北川医疗防疫专家组食堂以及4个唐家山堰塞湖居民疏散点的急救物资供应和后勤保障。

医院是伤员最集中的地方，加之灾后全部搬入帐篷区域，极易导致伤口感染、传染病流行，防疫消毒任务极其艰巨、紧迫。

二、灾后应急保障的措施与方法

（一）启动应急预案，建立临时救灾组织

由医院党委统一部署，紧急启动地震灾害突发公共事件应急预案，全院立即进入一级战备状态，火速成立了抗震救灾指挥部，下设抗震救灾后勤保障部等外科部、内科部、护理部、质控防疫医疗部、通信宣传部、后勤保障部等六个部门。

（二）快速检修、及时恢复供电

地震造成绵阳市全市水、电、气、通信全部中断，工作无法开展。医院立即启动停电应急预案，15分钟内启动了门诊大型发电机，接通了门诊大厅、广场的电源，并把外科监护室、内科监护室、收费室的发电机统一调配到门诊广场备用，确保了临时手术的开展、各种抢救仪器的使用和救治工作的顺利进行，并对位于11楼、12楼的手术室供电设备进行了检测和维护，使手术室尽快恢复了使用，保证了当晚手术室120多台手术的施行。

（三）迅速启动应急锅炉，保证蒸气供应

震后全市的蒸气供应中断，医院的所有手术器械、布类的清洗消毒等工作无法进行，而食堂餐饮也面临着断炊之忧。在此危急时刻，后勤处立即启动备用锅炉预案，紧急检修备用锅炉、给水管道和蒸气管道，并快速抢修损坏的管道、供水设备等。3小时后，医院的备用锅炉开始了正常运转。

（四）多途径寻购物资，保障后勤供给

1.药品方面　紧急采购、保证药品需求。面对蜂拥而至的伤病员，各种抢救药品瞬间告急，药房立即与药业集团、药品供应商联系，紧急采购了抗生素类、麻醉药品类、抢救药品及止血、镇静类、灾后预防用药类等100多个品种的急救药品，保证了各种救援工作的顺利进行。

2.医疗物资、耗材方面　库房前移、提前补货，充分利用救援物资。

地震发生后，立即启动突发灾害事件医用物资应急预案，组织人员迅速将医用物资从危房转出，并实施库房前移，在门诊增设了两个供应点，24小时供货。

同时，迅速启动突发灾害事件供应商绿色通道应急预案。平时，对常规物资，该院实行的是零库存管理模式。但针对突发事件，医院却建立有一套供应商网络绿色通道应急机制，以确保应急物资随要随到。地震发生后，迅速与供货厂商取得联系，对可能短缺的货品立即订货，尽最大努力满足医院急救物资的需求。

由于伤员多、需求大，物资缺口仍然很大，医院在第一时间与省、市抗震救灾指挥中心、救援医疗队等取得联系，充分利用爱心援助，快速补充了40多个品种的医疗急救物资，保障了救治工作的顺利进行。

地震期间，该院用于救治伤员的各类医用物资（不含药品、医疗设备）共计3 000余种。

3.食品方面　想方设法寻购食品，尽量满足三餐供应。地震期间，滞留该院的伤员、灾民、志愿者等日均达到一万多人，食堂工作量突然增加了十倍。在余震不断、市场关闭、外援未到、食品匮乏的危急时刻，如何保证三餐供应，如何保证食品安全，成为后勤保障的一大难题。

一方面，医院充分发挥各种社会力量，多途径寻购食品，甚至发动亲属捐赠、直接到田里采摘、到农家购买；同时把职工食堂与营养科两部门的存货进行统一调配，制订优先保证伤员、灾民，其次外援医疗队、志愿者，最后本院医务人员的供餐顺序。

另一方面，对爱心市民为灾民烧制的饭菜，进行统一安排、统一调配，以保证食品安全，避免送餐不到或重复供餐，减少浪费，增加供餐覆盖率。同时，积极与市抗震救灾指挥中心联系，寻求外援，尽量解决食品匮乏问题。此外，医院在地震期间，还专门设置了食品安全员，对食品的入、出、制作等环节进行重点跟踪、监测，确保食品安全，避免集体食物中毒事件的发生。

（五）对受损房屋及时进行检测、评估、维修、加固

地震对该院房屋损毁严重，受损面积约4万平方米，涉及全院各部门、各科室，严重影响救治工作的进一步开展。

1.紧急疏散、迅速排查　地震发生后，立即组织人员疏散，特别是五处危楼的人员撤离，迅速在各个危楼区设置警戒线，派专人值守，阻止人员进入，防止二次灾害事故的发生。同时，快速铺设了教学楼到住院部的唯一通道，保证病员的转入和人

员的通行。

震后第1天，立即请专家来院对全院房屋进行鉴定，制订排险、后期加固维修等方案。经过紧急排查，震后第二天就向医院提供了近3万平方米的安全用房。

2.分类处理，尽快恢复　根据房屋鉴定小组的评审结果，对全院房屋分别贴上"可以使用"、"加固使用"和"停止使用"等标签，及时组织人员迁出危房。同时，对"加固使用"和"停止使用"的房屋，立即组织建筑公司进行维修加固或拆除。

（六）及时清除垃圾，在全院进行大规模防疫工作

地震后，该院医疗垃圾和生活垃圾急剧上升，医疗垃圾是平时的3~4倍，日均800多千克；生活垃圾更是达到平时的20倍，日均30多吨。该院立即与医疗垃圾专业清运公司和环卫部门联系，调集人员和垃圾清运车，加大清运力度，做到日日清运、日日消毒灭菌。

同时，加强对全院所有公共区域的灭蝇、灭蚊、消毒灭菌力度，做到每日喷洒药物2~3次，确保灾后无疫情。

（七）千方百计搭建帐篷，铺设床位，安置伤员

震后伤员过多，安置困难，医院想方设法，于地震当晚快速搭建了40多个临时帐篷，又于次日搭建80多个救灾帐篷，并在门诊大厅、过道、候诊处等地铺设了几百张临时床位。同时，积极向市抗震救灾指挥中心申请调拨物资，并陆续收到折叠床、帐篷等救援物资，保证了伤员的基本就医条件。

（八）加班加点，完成洗涤消毒供应任务

由于病员增多，各种消毒、洗涤任务加重，洗浆房工作量突然从平时300~400套/天，增加到800~1 000套/天。为了保障临床需求，实行24小时工作制，圆满完成了消毒供应洗涤任务。

（九）高效组织、快速分发救灾物资，确保每一份救灾物资使用到灾民身上

灾后政府部门和红十字会向该院调拨了大量的药品、设备、耗材、设施等救灾物资，医院立即组织职工、志愿者进行装卸，并专门下发了救灾物资管理办法及运行流程，要求各个相关部门在所收到的物资上打上捐赠字样，并在计费栏上一律计成"5·12"这个特殊的日子，以确保捐赠物资用在灾民身上，并不收费。各相关部门做好出入库登记，并及时向财务科、审计科递交报表。

第十三节　前方医院垃圾的危害及处理

四川汶川地震后，大量伤员及灾民的聚集导致绵阳市中心医院的医疗垃圾和生活垃圾急剧上升，医疗垃圾量是平时的3~4倍，日均800多千克；而生活垃圾更是达到平时的20倍，日均30多吨。通过对垃圾处理问题的具体分析，寻求应对地震后垃圾处理的最佳方法，总结出以下经验：普及宣传卫生防疫知识，加强垃圾分类，增设垃圾收集点，加大清洁力度，加强卫生死角的管理力度，大力开展消、杀、灭等防疫措施。该院震后垃圾处理及时、得当，为避免次生灾害的发生提供保障，避免了灾后传染病的发生。

一、基本情况

在震后第2天，该院已收治地震伤员1 000多人，加上大批的志愿者、家属及外援人员，该院日均滞留人数达到上万人，医疗垃圾和生活垃圾急剧上升。

医院人口多、密度大，加之正值炎热天气，帐篷温度高，伤员抵抗力下降，大量的垃圾存在是极大的次生环境灾害隐患，也是孳生蚊蝇、传播疾病的主要传染源，对人民的生命健康存在严重的安全隐患。面对这一严峻形势，该院当机立断，及时采取措施，对垃圾进行无害化处理，做到每日清除、每日消毒，防止了次生灾害的发生。

二、医疗垃圾的危害及灾区固体废物的特点

垃圾特别是医疗垃圾中存在着传染性病菌、病毒、化学污染物及放射性有害物质，具有极大的危险性，号称为"顶级杀手"。医疗垃圾的危险性常

表现为锐器，如针头、刀片、碎玻璃等的伤害，而这些锐器随时带有各种传染病毒，一旦被刺很有可能发生相关传染病的感染。不仅如此，非锐器性医疗垃圾也会对医务人员及垃圾清运工、就医患者、医院行政人员、病员探视人员、玩耍的儿童等造成威胁。

灾区固体废物也有其特点。地震导致大量房屋垮塌，灾民和救援人员集中居住，产生大量的生活垃圾和医疗垃圾，主要分为三类：一是易腐有机物和传染性污染物，包括抢险期产生的医疗废物、生活垃圾、粪便，复苏期灾民安置点产生的生活垃圾、粪便，还有灾区的死禽畜，这些垃圾如果处理不当将会成为污染源，还可能导致严重的夏季虫媒传染疫情；二是有毒有害化学污染物，主要是地震中大批与有毒有害化学品相关工矿企业及仓储库房的损毁导致的相当数量的有毒有害危险废物，伴随有毒有害危险化学品的外泄，可能造成较为严重的区域污染；三是建筑垃圾，地震造成了大量的房屋倒塌、损坏及道路等市政设施的损毁，产生了大量的建筑废物，在复苏期和重建期，建筑废物必须进行清理、处置。

三、垃圾处理措施

（一）普及宣传卫生防疫知识

为了防止灾后传染病的发生，该院向灾民、伤员、志愿者印发了大量宣传资料，指导他们将垃圾投放到固定地点，正确处理生活垃圾和粪便，提醒他们注意饮水和食品安全，养成健康的生活习惯，严防大范围传染病的发生。

（二）卫生垃圾处理

首先应加强医疗垃圾与生活垃圾的分类收集工作，要求各病区、医疗点严格按要求对医疗垃圾进行分类，以防医疗垃圾对社会造成危害。

1.应增设垃圾收集点　①在人员集中的门诊广场、门诊大厅增设数十个生活垃圾箱、桶，使生活垃圾能够做到定点堆放，全面消毒，并及时清运至城市垃圾处理场；②在各帐篷病区、门诊楼增设医疗垃圾专用包装物或者密闭的容器，并有明显的警示标志和警示说明，对所产生的医疗废物由医疗垃圾专业处理公司实行集中收集，及时清运、处理和全面消毒。

2.加大清洁力度　在各病区、各片区，特别是人员高度集中的门诊广场、门诊大楼，加大清洁力度，增加了两倍的清洁工，做到随时清扫，时时保持整洁、干净，预防传染病的发生。

（1）加强卫生死角的管理力度：每天组织20多名志愿者专门对卫生死角进行彻底清扫，清除所有垃圾，并进行专门消毒灭菌。

（2）增加垃圾清运次数：与环保部门等垃圾清运公司协商，增加垃圾清运次数，由原来两天运一次医疗垃圾改为一天一次；而环保部门还专门停放了一辆载重15吨的垃圾车在医院收集垃圾，每天往返两次，清除所有垃圾，决不让任何垃圾在医院过夜。

（三）注重自我保护，坚持标准预防

对所有与垃圾接触的人员，进行教育培训，增加垃圾处理能力和自我保护的能力，坚持标准预防的基本方法：①正确使用防护物品，做好个人防护，如手套、口罩、工作服、防护面罩、防护眼镜、水围裙等进行隔离防护，在作业时不得随意取下防毒口罩、脱下防护服和手套等卫生防护器具；②认真洗手和手消毒，保证手部卫生，防止交叉感染；③创建消毒隔离条件，提供必要设施，保障自身安全；④预防医疗锐器损伤。救援人员被污染的医疗锐器刺破、割伤是发生职业感染、特别是经血传播疾病的最大危险因素，例如肝炎、艾滋病。

（四）大力开展消、杀、灭等防疫措施

结合历次自然灾害后疫病流行的经验教训，分析和预测了灾区的防疫形势，严格依照卫生部颁布的地震灾区卫生防疫《消毒处理》要点规范展开，应用高效低毒的化学药品和生物杀虫剂，有效保护好灾区紧缺水源的安全性。每天指派专门人员24小时不间断对全院的各个病区、公共场所、帐篷等进行定时消毒、定时灭菌，消除传染病隐患，防止灾后传染病的发生。

在各部门的通力合作下，该院在地震期间顺利清除了上千吨医疗垃圾和生活垃圾，创造了一个干净、整洁的环境，极大地避免了灾后传染病的发生，保障了人民的生命安全。

第十四节 后方医院出院流程

"5·12"汶川地震发生后，重庆第三军医大学野战外科研究所共收治灾区伤员157例。在对大批量地震伤员救治工作中，从伤情治疗、心理康复、组织安排为原则出发，以医疗常规为标准，结合伤员的伤情分析，制订伤员出院流程：伤员病情稳定→主治医师按照《出院标准》同意伤员出院→心理干预小组对伤员进行心理测评→医院专家组进行伤员病情评估→医院伤员返乡领导小组审批→同意并安排伤员出院事项。并与行政部门做好协调，提供伤员返乡服务保障。通过制订伤员出院规范、组建工作小组，确保了128例灾区伤员顺利出院返乡。

一、基本情况

汶川发生地震后，重庆第三军医大学野战外科研究所，从5月12日起共派出5支医疗队前往灾区救援，并共收治灾区伤员157例。其中男75例，女82例，年龄3～89岁，以骨创伤为主，骨折占90%以上（具体描述各类伤员例数）；大多合并有其他部位的损伤，如急性肾功能不全、胸部损伤、皮肤挫裂伤等。其中严重多发伤、外伤性血（气）胸、挤压综合征合并肾功能衰竭、心功能衰竭、呼吸功能衰竭、深静脉血栓、应激性溃疡等46例。此外，27例伤员存在不稳定心理因素。经临床治疗，符合出院者128例伤员顺利出院。

二、灾区伤员出院流程

（一）灾区伤员出院流程的制订

绝大多数质量和效率问题都是由于作业流程本身的原因造成的。医院为住院患者提供的医疗服务主要是通过住院流程方式进行的，出院是住院流程中的一个关键环节。为了给地震灾区伤员提供良好的医疗服务，保证伤员在得到及时、有效治疗的同时能够顺利出院、安心返乡，该院所从伤情治疗、心理康复、组织安排等方面提出了"病情不允许不出院，伤员安置地没联系好不出院，伤员情况不搞清楚不出院"的"三不原则"。

在出院流程的制订上，该院所以"简化程序、联合指挥、把握关键、整体协调"为重点。按照国家、总后勤部及第三军医大学关于抗震救灾工作的要求精神，通过分析收治伤员的伤情，重点针对截肢伤员、骨折伤员等伤员的救治情况，以医疗常规为标准，组织院内专家、教授讨论，制订了详细的伤员出院标准。并以该标准为原则，在已有的普通患者出院程序的基础上优化和细化出院流程，制订了灾区伤员出院流程：伤员病情稳定→主治医师按照《出院标准》同意伤员出院→心理干预小组对伤员进行心理测评→医院专家组进行伤员病情评估→医院伤员返乡领导小组审批→同意并安排伤员出院事项。

（二）伤员出院流程的实施

根据伤员出院返乡工作的需要及时成立了"伤员返乡领导小组"和"伤员返乡工作协调小组"，多次召开"灾区伤员伤愈返乡工作会"，下发了《关于做好灾区伤员返乡工作的通知》，对伤员出院环节中的关键环节由专人负责，包括伤员伤情初筛，心理健康评估，综合评价、审批意见等环节，保证了伤员出院的顺利。同时，还安排专人收集伤员返乡相关数据信息的进行工作，做好与卫生局及民政部等部门的沟通协调工作，保障伤员能够安心返乡。

1. 临床科室做好伤员伤情初筛　针对灾区伤员伤情，在院所院士亲自指导下，开展灾区伤员创伤伤情评价和伤员感染及其他特殊情况数据信息采集工作，制订了《大坪医院灾区伤员出院返乡标准》。依据该标准，由伤员所在科室的主治医师根据伤员治疗效果，初筛出院病例。在科室内部，由科室主任组织本科医疗骨干对伤员进行会诊讨论，对每例拟出院伤员的伤情做出评估，对符合出院标准的伤员，经科室主任签字认可后上报院所抗震救灾指挥部。

2. 心理干预疏导小组对伤员心理健康做出评估　灾害给伤员造成身体创伤的同时，还带来了心理的创伤。有研究报道，通过对52名在印度洋地震海啸中国内地受灾者的心理测评，发现所有受灾者在躯体化、强迫、焦虑、恐惧、偏执和精神病性上高于平均水平；在人际关系敏感、抑郁、敌对上低于平均水平。因此，院所及时地采取心理救助技术，减轻或避免了"创伤后应激障碍"的发生。医院在接收首批震区伤员以后，立即抽调接受过心理学专业培训并具有临床心理治疗经验的14名医生和30名护士成立了"震区伤员心理干预小组"，并下发《大坪医院开展灾区伤员心理干预工作的通知》。伤员一入院，就建立了心理骨干与伤员及家属的心理一对一辅导关系。对伤情允许出院的伤员，院所心理干预小组对其心理健康状态做出评估，作为重要参考意见提交抗震救灾指挥部。

3.技术指导小组对伤员伤情及心理健康状况做出综合评价 拟出院伤员经过伤情和心理评估达到出院标准后，由伤员的经治医师将评估意见上报由院所知名专家、教授牵头成立的"灾区伤员伤愈出院技术指导小组"。该指导小组根据上报的伤员评估情况，再次对伤员病情进行评估，明确其是否达到出院标准，进行二次审核确认。

4.伤员返乡工作协调小组进行审批 由院所医教部、政治部、院务部、护理部相关负责人组成"伤员返乡工作协调小组"，小组依据"灾区伤员伤愈出院技术指导小组"的综合评估意见，对伤员出院进行审批，确保做到"不仅要救得活，还要治得好，更要出得顺"的目标。

（三）伤员返乡的服务保障工作

1.与行政部门做好协调 院所及时将出院伤员信息收集整理，制订灾区伤员返乡登记表，并积极与属地卫生局、民政局和其他相关部门联系协调，了解掌握相关政策后，拟定工作预案。

2.安排伤员顺利返乡 在伤员离院前主要做好车辆送站安排。在每位伤员出院前，院所统一进行返乡登记，为伤员及其陪伴免费提供返乡车票，为了确保伤员安全，避免因车站人多造成伤员的不便，院所多次与长途客运站和火车站协调，将救护车直接开进客运站，直接将伤员送上返乡的汽车/火车。对伤情特殊的伤员制订了由院所救护车直接送伤员返乡的特别安排。

3.开展以"爱心帮助"为主题的送别活动 针对每位返乡伤员，院所积极开展"爱心六个一"活动，即：①组织一次爱心查房；②开展一次爱心交谈；院所对即将出院的伤员进行查房，经管医护人员主动与伤员及家属就后期护理注意事项和心理疏导等方面进行交流；③送上一份爱心礼物，院所拿出10万元为每位伤员及家属购买返乡车票和食品；同时，为每位行走不便者赠送了一副拐杖、为每位肢残者赠送了一辆轮椅；④记下一份爱心留言，院所为伤员专门准备了留言册，请他们记下自己最想说的话，留作纪念；⑤留下一份爱心资料，为了能够对伤员进行持续关爱，院所留下了他们的详细资料和联络方式，以备后期随访；⑥举行一次爱心仪式，每位伤员离院时，院所都为他们举行简短的送别仪式，院所常委集体参加。

三、地震伤员出院流程的特点

（一）伤员出院流程不等同于日常患者的出院流程

灾难发生后，大多数的伤员经历了砸伤、掩埋等伤害，同时由于部分伤员不能与亲人取得联系或者已经失去了亲人，这些情况都给伤员的身体和心理带来了影响。伤员入院主要是由当地卫生部门统一安排，分批转入各后方医院，因此在伤员的入院上要简化手续，保证伤员的快速入住，使伤员及家属感到温暖，这样对其心理恢复能够起到一定的作用。入院办理处要协调好与病区之间的信息沟通，使伤员能得到及时的救治。在伤员出院方面，不仅要考虑到伤员身体和心理疾病的恢复，还要重视其在出院和返乡中是否存在困难，做好医院与当地卫生局、民政部门间的协调沟通工作，使伤员得到有效救治的同时，能顺利返乡。

（二）注重伤员出院的心理评估

在伤员的救治中，尤其是截肢术后的伤员，在其出院评估方面，医院容易忽视其心理状态的恢复。

（三）伤员出院和返乡的协调工作要做好

总之，在地震灾区伤员救治中，不仅要考虑伤员在生理和心理两方面的救治效果，还要注重伤员出院后的生活保障等工作。在医院提供医疗救治的同时，还要根据国家专门针对伤员制订的政策及方案，结合该院救治总体情况，制订因地制宜的伤员救治方案，在方案中不仅要包括伤员的入院、治疗、出院等关键环节。同时，还要加强与地方民政

第十五节 首日医院急诊流程的应急调整

汶川大地震发生后，成都市第二人民医院立即启动了紧急医疗救援预案，对急诊流程进行应急调整优化。在15分钟内将病员56名，包括6名重症患者和4名正准备入院的患者转移至安全空旷地带继续治疗；10分钟内开始救治成都市内地震伤员。地震后1小时内医疗救援队即驱车赶赴地震重灾区都江堰市参与救治伤员。建立临时分诊台和眼科、产科急诊室。简单外科处理，如包扎、固定和一些辅助诊断，如化验、X线检查、B超检查在急诊室进行。对一些病例进行心理干预。地震发生后6小时内，救护车出车56次，转运伤员182名；急诊科收治创伤患者268名，清创缝合179人，石膏固定52人。院内无伤员死亡。

一、基本情况

汶川大地震发生后，四川省成都市第二人民医院立即启动了地震紧急医疗救援预案。第一时间派出医疗救援队，驱车赶赴地震重灾区都江堰市参与救治伤员；与此同时，立即对该院急诊流程进行应急调整优化，以救治大批在地震中受伤的成都市民。本节就该院在汶川大地震后6小时内最重要时段的紧急医疗救援情况进行论述。

（一）第一时间内得到的灾情报告

2008年5月12日14时28分，四川汶川地区发生8.0级特大地震，成都市区有强烈震感，房屋晃动，室内物品倒塌。不久，接到报告，成都市区有人员伤亡；都江堰市大量房屋倒塌，初步估计有上万的人员伤亡；成都周边其他县市也有较多的人员伤亡。医院立即启动地震应急预案，成立紧急医疗救援队待命；同时，以急诊科为前沿阵地，全院各科室紧急联合行动，做好转移来的伤员的救治准备，包括人员与物质准备。

（二）急诊科现有患者紧急转移

医院急诊科设置EICU、观察病房、坐式输液等区域，有床位32张。地震发生当时有病员56名，其中6名重症患者，4名正准备入院。地震发生后，在患者中弥漫着恐慌气氛，但全体急诊科医护人员没有一人临阵退缩，在科主任的指挥调度下，在15分钟内紧张有序地将全部病员转运到安全地带，并带出两台呼吸机。由于医护人员的镇静，患者的情绪很快得到稳定，治疗得以正常延续。

（三）对灾情初步估计与应急准备

地震发生后，据房屋晃动的程度以及不断传来的各方信息，院方初步分析这是一次强烈地震，有大量的人员伤亡。短时间内医院将会有大量的伤员来诊。在医院集结紧急医疗救援人员的同时，急诊科也立即启动应急调整方案，转移现有患者，优化救治流程，扩大救治空间，准备抢救物品和药品。

二、外派医疗救援队遭遇救援难度与现场救治情况

地震后1小时内，医院5辆监护治疗性救护车接受120急救中心指令，全部前往地震重灾区都江堰市救援。沿途房屋倒塌无数，受伤者众多，还没到达指定地点，即被沿途的伤者拦下，就地实施救治、转运。在6小时内，该院救护车出车56次，转运伤员182名。

三、急诊流程的应急调整优化以及院内救治情况

（一）调整急诊流程

（1）建立临时分诊、检伤平台：震后的10分钟，来自成都市中心的伤员蜂拥而至，医院即时将分诊平台置于最前沿，抽调骨科、神经外科医师加强检伤，保障伤者及时分流，避免了拥挤、混乱。

（2）临时增设专科急诊诊室：由于受制于科室的空间布局，眼科、妇产科未能在急诊科设置诊室，但地震造成的眼外伤、产科的先兆流产患者增多，我们立即辟出空间，设置相关专科诊室，满足不同患者紧急救治之需。

（3）包扎、固定等简单外科处理在急诊科内

完成：创伤造成的骨折系主要的外伤性疾病，颈托常规应用，石膏固定也在急诊完成，这就为病区减缓了收治压力。

（4）检查项目前移至急诊科：面对急剧增多的外伤病员，日常的处治流程完全不能适应需求，从而立即将B超机、X光机、检验设备以及紧急用药，包括复苏药物、升压药物、代血浆等置于前沿。

（5）开启绿色通道：高处坠落伤，急诊留观患者突发蛛网膜下隙出血，紧急配血，头部CT、MRI检查后，直通手术室，争分夺秒，挽救了患者生命。

（6）适当心理疏导：恐惧心理遗留下的类精神失常性症状在许多伤者中有所表现，表现为幻听、短暂失语。不愿在有屋顶的房屋之内，必须置于空旷地带才能情绪安定等。及早的心理干预有助于患者的康复。

四、震后的6小时之内急诊救治情况

依托于诊治流程的及时改变，住院部外科医务人员的大力支持，药检放射科的有力保障，该院共收治创伤患者268名，清创缝合179人，石膏固定52人。院内无伤员死亡。

五、地震发生初期急诊科的紧急医疗救治

由于对特大型灾难事件可能性损伤预见不足，救援物资、救援人员不足带来的困难突显。短时间内需要大量的担架、绷带、夹板、颈托以及急救药品，院内急诊救治和院前紧急救援需要同步进行，人员严重不足，我们在许多方面都经受了严峻考验。

1.预案制定考虑不周全　该院急诊科准备了各种不同类型的医疗救援预案，唯独没有单独的地震预案，这与成都历史上未发生过较大的地震，带来了思想松懈有关。虽然医院启动了紧急医疗救援预案，暂时应对了此次地震危机，但是如果震中在成都，后果不堪设想。后来，医院修正了以往的预案，尤其强调大型多发性事件的应急处理力度。

2.急诊流程的及时调整　除了院外救援，在医院以往的急诊救治中从没有考虑，也没有经历过在户外的场地进行救治，医院的门急诊修建于20世纪80年代，防震标准低，此次地震时晃动剧烈，患者恐慌，一派忙乱。好在全体医务人员恪尽职守，院领导指挥有方，迅速将患者与必需救治设备转移到空旷地带。并立即调整急诊流程，调整人员，诊治置于一体，极大地为抢救缩短了抢救时间。

第四章

玉树地震医学救援

第一节 玉树地震现场的医学救援

2010年4月14日,青海玉树发生7.1级地震,中国国家地震灾害紧急救援队在"第一时间"进行废墟现场搜救;"第一时间"展开流动医院进行救治,"走村入户"进行巡诊,与当地医院实施联合救治,和当地医疗机构开展卫生防疫与心理干预。总结出在高原寒冷这样恶劣的条件下开展医学救援工作一些经验与教训:①携带足够的制氧设备;②实时补充大量水分;③加强后勤保障质量;④及时对高原反应给予对症治疗;⑤实施轮班工作制度。这对于医疗队急进高原实施医疗救援具有重要的参考意义。

一、基本情况

北京时间2010年4月14日7时59分,青海玉树发生7.1级强震。建筑物大面积倒塌,造成2 220人死亡,70人失踪,12 135多人受伤。

按照国家抗震救灾总指挥部的命令,国家地震灾害救援队中的医疗队是由武警总医院医务人员组成的。医疗队32名医护人员于地震当晚8时到达玉树灾区现场。本次救援携带的药品总价值约300万元,1 000多个品种。耗材、器械、设备总价值300万元,100个大类。

二、废墟现场搜救及救治

中国国家地震灾害救援队4月14日晚上8点到达玉树后,即在废墟上展开搜救。医疗队第一时间钻入废墟内,根据埋压部位和幸存者的伤情,制订出科学合理的急救方案。本次救援在废墟现场搜救出7名幸存者。

(一) 流动医院救治工作

医疗队于地震当天到达后,即在灾民最多、伤员最集中的玉树州体育场搭建流动医院,包括重症抢救、外科手术、医技检查、留观输液等医疗帐篷,规模大、设备齐全。医疗队员24小时不间断连续作业,全力救治伤员。在流动医院累计救治伤病员1 507人,其中开展清创缝合等小手术65例次,救治急危重病58人次,其中成功抢救急性肺水肿(重症)8人。

(二) 医疗巡诊工作

随着县城内病人得到及时救治,武警总医院医疗队积极开展巡诊工作。到离城20多千米,海拔4 000多米的蒙子口村藏族灾民居住点进行巡诊,并转运5个病人到流动医院继续救治。在西杭路、职业中学、商业街、玉树邮局、胜利路邮局、卡杰寺附近开展巡诊。累计巡诊292人次。

(三) 联合救治工作

通过与玉树州藏医院(当地最大的一家藏医院)和玉树县医院开展联合救治。总计联合救治伤病员1 000余名。

(四) 卫生防疫工作和心理疏导工作

卫生宣教工作:针对灾区随时可能暴发疫情,医疗队从4月20日开始在营地附近开展卫生宣教200余人次,帮助灾区及时、科学、有效开展防疫工作。

1.消毒喷洒工作 在灾区搜救现场、体育场流动医院营地及周围兄弟部队营地大力开展消毒喷洒工作。累计消毒喷洒3 500 m^2,喷洒、洗消救援队员、灾区群众200余人次。

2.心理疏导工作 医疗队员通过和灾区群众谈话沟通，累计心理疏导180余人次。其中包括受到胡总书记接见的患者苏保扎周。医疗队每天给其换药后，都派专人给其进行心里疏导，给其提供生活必需品。

三、特殊环境下救援的特点

（一）国家层面

玉树地处海拔四千米高原地区，气候寒冷，多为藏族同胞，少数民族地区语言交流困难，文化背景、宗教信仰与汉族不同，虽然有众多开展抢救工作困难因素，但都较好地完成了灾害救援任务。此次救灾在组织层面、医学救援方面有别于以往的地震救援。玉树地震发生后，国务院迅速成立前线指挥部，温家宝总理、回良玉副总理立即赶赴震区；解放军和武警部队成立联合指挥部。与汶川地震相比，指挥更加流畅，救灾更加科学有序。

1.医疗救援力量调用更加合理 医疗救援力量合理使用的原则是"首用精兵、就近用兵、早期足量、混合编组"。这一原则在此次玉树救援中发挥了重要的作用。首用精兵，就是首先使用国家建设的应急医疗队和军队建设的应急机动卫勤力量。国家地震灾害紧急救援医疗队于地震当天到达（第一支到达灾区的外来医疗队），当天即在废墟现场搜救2名幸存者。随即在灾民最多、伤员最集中的体育场搭建第一所流动医院，当天救治伤病员380名。体现了"精兵"的作用。就近用兵，就是从邻近的军区和总部调用卫勤机动力量。早期足量，就是首次筹组足够的医疗救援力量，以便使用。在灾民最多、伤员最集中的体育场伤病员救治点，活跃着青海省人民医院、青海省医学院附属医院、兰州军区第四医院医疗队等多支从西宁赶来的医疗救援力量。体现了"就近用兵"的特点。混合编组，就是不但有医疗人员，而且还要有防疫、心理卫生保障人员。

2.医学救援的阶段把握更加准确 此次救援，国家对救援阶段划分更加及时、准确。每一个阶段的救治重点更为突出。这对各个救援队根据自身特长展开施救具有重要的指导意义。①第一阶段为震后72小时内（4月14日至4月17日）：以坍塌现场的搜索、营救、急救和灾区伤员的紧急医疗为主。②第二阶段为震后72小时到1周（4月17日至4月21日）：县城外周偏远地区的搜索营救，展开流动医院救治伤员、转送后送危重伤员、医疗小分队偏远地区巡诊以及卫生防疫、心理救助等。③第三阶段为震后1周以后（4月21日以后）：逐步转入灾害重建阶段——旅游生态城市。

（二）医疗队层面

"三级救治"理念体现充分。一级救治（现场救治）：在废墟现场开展紧急救治。二级救治（前方医院）：距离废墟较近的野战医院或当地医院，开展紧急救命手术；三级救治（后方医院）：距离废墟较远的大型综合医院，开展专科救治。

医疗队在废墟现场的救治（一级）：实施搜索、营救、医疗"三位一体"救治理念。在体育场开设流动医院（二级）：检伤分类后，对危重症患者，如严重外伤、肺水肿、脑水肿患者紧急处理后送至西宁。医疗队每一位转运的伤病员都认真填写了由当地卫生局统一印制的伤票。在西宁、成都医院（三级）：集中病床、集中专家、集中药材、集中救治。

伤病员转运后送更为迅捷，当地和外来救护组织，如北京"120"、"999"，往返于废墟现场—流动医院—机场，保证了伤员得到及时救治。西宁—玉树机场：飞机从西宁拉来救灾物资，从玉树拉回共计1万余名伤员，经检伤分类后得以及时救治。

（三）高原救灾给医疗队带来重大考验

此次救援积累了大量行之有效的高原救灾经验。医疗队员由北京急进到海拔在4 000米以上的玉树，氧饱和度由100%跌到70%，心率由70次/min上升到130次/min，可以说，一动就喘。按照医学要求，要先适应、后工作。而对于救援队来说，一下飞机就要展开救援，来的越早任务也越重，没有任何过渡与休整时间。当地人称玉树气候，"一年没有四季，一天可见四季"。昼夜温差大，时而下雪，时而冰雹，时而飞沙走石。

为此，医疗队采取5条具体措施，确保无1名队员发生肺水肿。①携带纯氧电动制氧机：可保证需要吸氧的队员随时吸氧；②大量补充水分：高原紫外线照射强度大，皮肤丧失水分多；加上呼吸道丧失，要求队员大量饮水（每人每天4 000～6 000毫升）；③寒冷和饥饿可加重缺氧，尤其是感冒后容易出现肺水肿，要求队员注意日夜温差大、夜间寒冷的气候特点，后勤保障生活饮食；④出现头疼、恶心、呕吐、腹胀等缺氧症状给予对症治疗；⑤根据队员体力情况，科学轮换工作，每天队内巡视队员，及时输液、吸氧。

第二节 急进玉树高原地区实施医疗救援

青海玉树地震后，中国国家地震灾害救援队急进玉树高原地区，展开医疗救援，针对高原地区做好出队前准备，飞抵抵达高原地区，科学施救、减少非战斗减员，同时注意宗教和民族等一系列问题，在实践中取得了经验。

一、基本情况

2010年4月14日7时49分，青海省玉树藏族自治州玉树县发生7.1级地震，震源深度33千米，地震震中位于玉树州的州府所在地结古镇，当地居民的房屋90%都已经倒塌，造成人员和财产的巨大损失。中国国家地震灾害救援队"急进"高寒地区，任务是实施紧急搜索与营救，任务的性质具有反应迅速、机动性高、突击力强等特点。因此，虽然灾害地点是高原地区，救援队员仍然需要快速进入灾害现场并尽快展开救援工作，在客观情况下队员不具备进入高原环境的适应期，存在快速适应高原环境和高效展开救援工作之间的矛盾。解决这对矛盾体是救援队伍在高原地区实施救援时面临的首要问题。

玉树地区的地理环境和气候特点是玉树县位于青藏高原东部，地处玉树藏族自治州东部，东和东南与西藏自治区接壤，西南与囊谦县为邻，西和杂多县毗连，西北与治多县联境，北和东北与曲麻莱、称多县以及四川省相望。全县地形以高原为主，最高山峰保俊色海拔5 752米，平均海拔4 493.4米，境内有海拔5 000米以上的山峰951座，大部分终年积雪。

玉树震区氧含量仅有平原地区的55%，年均气温2.9℃，是典型的高原高寒气候，具有缺氧、寒冷、湿度低、紫外线辐射强等特点。因此，在救援队伍由平原快速集结高原的初期，人体将面临呼吸、心跳加快，消化功能减退，睡眠障碍，工作效率降低等多方面变化的严峻考验。

二、急进玉树高原地区紧急医疗救援存在的问题

救援人员对高原防护知识匮乏，对高原地区实施医疗救援的特殊性了解不清，具体表现为下列三方面：①如何在快速出队的有限时间内筛选队员；②如何做出队前的物资准备，包括药品、食品的准备；③如何在救援过程中最大限度保证队员健康状况，最大限度减少救援队伍的非战斗减员。上述问题已经成为高原地区灾害救援亟待解决的救援医学课题。

三、高原地区医疗救援对策

（一）救援队伍出发前准备

对拟参加救援人员进行快速健康体检，依据个人健康状况进行筛选救援队成员。下列人群不宜参加救援：①感冒伴发热病人；②患有高血压、器质性心脏病者；③患有呼吸系统疾病并呼吸功能障碍者；④患有贫血等血液疾病者；⑤患有慢性疾病病情未控制者；⑥患有运动系统疾病者。组织队员集中学习高原卫生知识，并准备个人防护物品，如有色眼镜、防寒物品和相应药品。

（二）乘飞机时的注意事项

乘飞机前保证充足睡眠，晕机者于登机前30分钟口服晕机药。根据机内温度增减衣物，避免着凉。出现耳鸣、耳痛时做吞咽动作或进食小食品，在机舱内减少活动、多休息。

（三）急进高原后注意事项

急进高原地区执行救援任务时，将科学施救的原则始终贯穿在救援过程中，最大限度保证队员健康状况，最大限度减少救援队伍的非战斗减员，最大限度保存救援队伍的战斗力。

调整适应期注意事项：如条件准许，进入高原

后，救援人员尽可能适应几个小时的高原缺氧环境。采用救援队伍梯度进入灾区的方式，即采用先飞抵兰州（海拔1 520米左右）或西宁（海拔2 295米），稍休息，然后再飞玉树地震灾区（海拔超过4 000米）的方法。

四、高原地区开展抢救

一般从低地到高地的适应时间是三天，适应期控制在48小时内，有利于救援人员和搜救犬尽快适应高原环境。

（一）合理安排工作量

批次投入救援工作，减少工作强度，一经发现救援人员出现较重的高原反应要及时撤换下来休息和治疗，好转后安排到海拔低几百米的地区继续从事救援工作，如出现经常规吸氧和高原救治病情仍进一步加重者，要迅速撤回平原地区救治，并不宜再返回高原地区。走路、运动时宜缓慢，勿大声讲话或放声唱歌，搬运物品或蹲下起立时，动作不要过快，要注意放慢日常生活节奏，海拔3 000～4 000米连续工作时间应少于6小时，海拔4 000米以上连续工作时间应少于4小时。

（二）高原地区饮食原则

建议高糖、高维生素、高植物蛋白和低脂肪饮食，可适当补充维生素，避免过量脂肪和动物蛋白，防止加重高原反应，晚餐不宜过饱，不可暴饮暴食。多饮水：进入高原后要不断少量喝水，以预防血栓形成，一般每天需补充4 000ml液体，同时外用润唇膏改善嘴唇干裂等症状。勿饮酒和吸烟，多食蔬菜和水果等富含维生素的食品，适量饮水，可准备葡萄糖、白砂糖、阿华田等零食，饮食原则是不加重消化器官负担。介绍两味很普通的小食品：榨菜和巧克力，多多益善。榨菜易于准备，口感好，适用人群广，最好是又辣又咸的那种，可促进食欲，补充盐分和少量食用麻油。注意保暖，少洗澡以避免受凉消耗体力。不要一开始就吸氧，尽量自身适应。

（三）高原地区生活方式事项

注意保暖防寒，要根据天气情况调整适宜着装，积极预防和治疗上呼吸道感染。保证充足睡眠，睡前不要过多活动，不要用热水洗脚，保持情绪稳定。尽量避免将皮肤裸露在外，暴露部位涂上防晒霜，佩戴护目镜。学会正确的呼吸方法：提倡腹式呼吸，在行走或攀登时，可将双手置于臀部，使手臂、锁骨、肩胛骨及腰部以上躯干的肌肉作辅助呼吸，以增加呼吸系统的活动能力。

（四）做好物质准备

①药品准备：如红景天（至少提前2周服用）、西洋参含片、速效救心丸、复方丹参滴丸、肌苷片；止痛药物宜选用芬必得、布洛芬，不用刺激胃黏膜的头痛药，包括安乃近、去痛片、散立痛。②物资准备方面的重点是个人防护设备，如防寒设备（棉被、大衣、手套）、氧气罐、护目镜等；基本物资包括：水、米、面、油；普通物资包括：报纸、收音机、手电筒。建议救援营地准备车载式高压空气舱或增压帐篷，派出专业的高压氧医学专业人员奔赴灾区，充分利用高压氧医学在高原地区医疗救治的优势，与其他医务人员一起肩负起抢救地震伤员和治疗救援人员高原病患者的工作。

（五）高原反应的预防措施

进入高原人员应了解和适应高原环境特点，进入前可按计划进行阶段性适应性锻炼，注意防寒和防治上呼吸道感染。在进入高原前1～2天，选用一种利尿药预防体内液体潴留，连服一周：乙酰唑胺0.25克，每8小时一次；呋塞米20毫克，每日2～3次，紧急条件下进入高原，可使用糖皮质激素，口服氨茶碱缓释片预防头痛症状。

（六）宗教及当地风俗注意事项

玉树地区为后藏郊区，90%居民信仰佛教，分配救灾物资时，如果有僧人在场，请先给予僧侣。藏族小朋友的头顶，只有僧侣加持时可以碰，一般人不可触碰。进入寺院、经堂要脱帽，尊敬僧人，女性尽量避免和僧人的肢体接触（问安除外），遇见佛塔要以顺时针方向绕过。进入任何庭院之前，注意看好有没有狗，如果被咬，首先拿肥皂水清洗伤口。藏族不食用任何鱼类和海鲜食品，一般不爱吃辣。

综上所述，救援人员筛选时，尽可能选派已在或曾经在高原地区工作的相关人员；救援过程中避免单独作业，做到有计划、间歇性作业，避免长时间、剧烈作业，同时要注意民族和宗教问题；救援人员一旦出现高原反应症状，应立即停止工作，并吸氧、休息。

第三节 地震伤员中便携式超声的应用

玉树高原地震后便携式超声在伤病员救治中的应用经验，对探讨超声检查在高原地震灾害救援中的应用价值是很有意义的。因为在重大地震灾害后，大型医学影像设备，如核磁、CT 等多无法携带使用，有时 X 线诊断仪也很缺乏。便携式超声由于重量轻、体积小、便携、无创，在高原缺氧地区使用中发挥了重大作用，为伤病员及时诊治赢得宝贵时间。

一、基本情况

患者均为国家地震灾害救援队在玉树救治的伤病员。男性 32 例，女性 74 例，年龄 5～86 岁，平均年龄（32±13.2）岁。其中胸部外伤 32 例，盆、腹腔外伤 27 例，急腹症 12 例，孕产妇 23 例，四肢外伤 9 例，晕厥 3 例。使用的仪器 sonosite180 手提式便携超声仪，可充电,凸阵探头频率 3.5MHz，矩阵探头频率 2.5 MHz，线阵探头频率 7.5 MHz。操作方法是在不加重疼痛造成二次损伤情况下，尽量暴露受伤部位。

二、应用

（一）胸部外伤

超声常规排查是否肋骨骨折。闭合性的胸腔损伤，主要观察胸腔积液、积气情况。气胸声像图特征如下：①胸膜线，位于 2 根肋骨阴影之间高回声的亮线。②A 线，从胸膜线开始可以观察到与胸膜线平行、重复的数条高回声线，其间距等于皮肤到胸膜线的距离。③"肺滑行"（lung sliding），胸膜线上脏层胸膜随着呼吸运动相对于壁层胸膜的滑动。④B 线，也称"彗尾"征（comet tail artifact），胸膜线垂直发出的窄条、激光束样的高回声条，直达屏幕边缘。以"肺滑行"和"彗尾"征均消失诊断为气胸。胸腔积血的声像图特征：胸腔无回声，游离液中见细密点状强回声。开放性胸腔损伤，超声通过伤口周围完整皮肤间接扫查，重点观察伤部深处组织结构的破坏程度；了解损伤与重要血管的比邻关系，有无异物残留等情况。

（二）腹部及盆腔外伤

采取定时、多次跟踪检查；严密观察腹腔脏器的完整性和损伤情况，了解相邻组织器官有无损伤和腹腔积液、游离积气的情况，盆腔外伤观察盆腔积液情况、膀胱充盈情况及残余尿量。

（三）急腹症

除常规检查肝、胆、胰、脾、双肾外，还扫描观察腹腔是否有积液。

孕产妇及其急腹症：了解胎儿是否存活，腹部探头沿胎头向足侧滑动至胸腔，观察是否有胎心搏动；胎盘是否有早剥，羊水最大平面深度，测量胎儿双顶径、头围、腹围、股骨长，评价胎儿孕周。早孕重点检查子宫平面，观察宫腔内是否有孕囊及两侧附件区是否有异常宫外孕回声。

（四）四肢外伤

观察四肢长骨压痛处骨膜连续完整性及周围软组织是否存在血肿。

（五）晕厥

抢救的同时测量心功能，评价瓣膜、室壁运动情况。

三、检查

地震所致单纯的胸、腹部损伤较少，多为骨折、复合性损伤，下面以主要伤情部位分类，超声检查结果如下：

32 例胸部外伤中 28 例为复合性损伤伴有肋骨骨折，其中 11 例伤情严重，同时合并血气胸，体位改变困难，超声检查难度大。诊断单纯性气胸 9 例 11 侧；胸腔积血 8 例 8 侧。多进行了超声引导穿刺引流排气、抽液、固定、止动后复查缓解。

27 例盆、腹腔外伤中腹部外伤 21 例，其中 11 例合并单纯性肋骨骨折，2 例呼吸急促怀疑脾脏破裂，经检查脾脏前包膜毛糙，连续性尚完整，周边未见明显积液，经随诊观察血压稳定，左上腹未见明显游离液体，排除脾破裂。8 例盆腔外伤骨盆骨折，盆腔未见明显游离液，膀胱充盈良好，观察无残余尿，说明无盆腔血管及神经损伤。

12 例急腹症中 5 例双肾、输尿管结石；2 例急性胆囊炎；1 例阑尾炎；剩余 4 例既往有腹部手术史，切口处肠蠕动不明显，怀疑肠粘连。

23 例孕产妇中 5 例腹部外伤后腹痛，超声检查胎盘与子宫壁间未见异常出血带/积血块，排除胎盘早剥。8 例外伤后未感胎动，经超声检查胎心、胎动阳性，胎儿发育符合实际孕周。5 例先兆临产不知胎龄，超声评估胎龄，指导治疗。3 例地震后恐慌，超声筛查胎儿，给予孕妇心理疏导。1 例产后腹痛，超声检查，排除胎盘残留，评估子宫复旧情况。1 例流产后复查宫腔内未见异常组织残留，双侧附件区炎性改变。

9 例四肢外伤中，2 例左侧上肢鹰嘴处骨膜连续性中断，考虑骨折。

3 例晕厥患者（后诊断肺水肿）超声心动图评估左室收缩功能及瓣膜功能均在正常范围。

四、重要的启示

高原地区救援由于海拔高，空气稀薄，含氧量低，救援人员出现高原反应。便携式超声仪由于体积小、重量轻，不仅携带方便，而且减轻救援人员的负担，便于在高原灾害现场随时开展工作。

由于来自平原救援人员多，灾后 72 小时黄金救援时间任务重，高原肺水肿患者相对集中出现，高原救援配备超声心脏矩阵探头能随诊监测患者左室收缩功能及瓣膜、室壁运动情况，评估肺水肿疗效。朱永胜等报道：高原肺水肿期心率加快，左室射血分数、短轴缩短率和心排出量均高于治疗后，室间隔运动幅度减低，左室舒张末期内径减小，其右室和肺动脉内径则大于治疗后，而治疗前后的肺静脉内径未见显著差异。

当地震救援现场缺少 X 光机，超声配备高频线阵探头，对四肢长骨、肩、肘骨折诊断有一定的敏感性，多可发现最疼痛处局部骨皮质强回声线连续性中断，如能发现局部骨膜下血肿，骨折诊断更为明确。

地震常导致骨折、脏器挫裂伤，救治现场伤员多，病情复杂，便携式超声检查不仅能快速、准确诊断病情，而且能对需后送病人精确分类，为伤员进一步治疗抢得时机。本组 2 例怀疑脾破裂病人，经超声诊断发现虽然左胸积液，但脾包膜连续性尚完整，经随诊观察、保守治疗，症状缓解，避免伤员手术损伤。

近年来许多临床研究表明，由于肋骨位置表浅，只要充分暴露患处，超声能清晰显示肋骨及肋软骨结构，当发现肋骨皮质强回声带连续性中断即可确诊肋骨骨折，尤其是在肋软骨骨折、肋骨骨折错位较轻、腋下区肋骨骨折、合并软组织损伤、有无血肿及继发感染，超声诊断优于 X 线诊断。严振球等研究超声通过"肺滑行"和"彗尾"征消失诊断气胸具有明显优势，诊断敏感性和准确性远高于 X 片，接近 CT 的效果。

地震灾区产科超声检查不仅在诊断产科急腹症中发挥作用，对灾区胎儿评估也是对孕妇起到心理疏导作用。

综上所述，便携式超声检查，不仅能为高原医疗救援提供及时、可靠的信息，而且能对伤情进行合理分类和有效评估，在高原灾害救援中发挥了重要作用。

第四节　我国第一支高原医疗救援队

2010 年 4 月 14 日上午 7 时 49 分，我国青海省玉树发生了 7.1 级地震，这是一个地处海拔 4 000 米以上、空气稀薄有着 28 万人口藏族自治州的高原地域，以前鲜有人知。地震发生后，全国各地有关部门迅速反应，积极组织救援队奔赴现场。玉树地震发生几个小时后，在四川省卫生厅的组织指挥下建立的第一支高原医疗救援队，在当日下午 2 点 10 分到达重灾区的远古镇。

四川省地处西南青藏高原东部，是一个地质灾害频发的省份，省内有甘孜州、阿坝州、凉山州三个高原民族地区，周边是西藏、云南、青海等高海拔省份。在"5·12"汶川特大地震后，特别是在经历了海拔 4 000 米的青海玉树地震高寒地区医疗救援以后，深刻认识到建立一支高原医疗救援队的必要性。四川省卫生厅2009年在国内首先提出并于2010年开始建立我国第一支高原医疗救援队。四川高原卫生应急医疗救援队伍由四部分组成：一是国家投入建设的四川省国家级紧急医疗救援队；二是四川省卫生应急总队高原卫生应急支队；三是四川省陆军预备役高炮师野战医疗分队；四是分布于甘孜、阿坝、凉山三州的三支高原医疗应急救援队。

一、四川国家级紧急医疗救援队

四川国家级紧急医疗救援队是卫生部于2011年设在四川省的国家级卫生应急队，是由十二台专用医疗车辆组成的移动方舱医院。该救援队建立初期重点考虑的功能就是能够保障高寒地区医疗救援任务的完成。该医疗救援队的移动方舱医院集中了医疗救治、辅助医疗、现场救援、办公通信、后勤保障五大系统的现代化医疗救援技术装备，包括救援指挥车、影像车、检验车、医疗物资储备车、病员信息管理系统、医疗帐篷、现场办公单元帐篷、远程会诊车、通信及办公设备、生活车、水电车、宿营车、后勤服务车辆、宿营住宿帐篷、后勤保障装备、人员运输车等，在无支援的条件下，能够在海拔3500米、零下20度的野外恶劣高寒气候环境中独立连续工作15天，可以同时收治100名伤病员，实施野外普外科、胸外科、骨科、妇科等急诊手术工作，还能够通过远程会诊卫星传输系统与后方医院及时会诊完成复杂高难度手术。该医院全部展开时间为半个小时，是目前处于国内先进水平的移动方舱医院。该医疗队成员由四川大学华西医院、四川省人民医院、华西二医院抽调的65人专业技术骨干组成。

二、四川省卫生应急总队

四川省卫生应急总队于2010年扩建成立，这支队伍下设医疗救援、卫生防疫、高原卫生应急、中毒救治、核与辐射5个支队和医疗器械应急维修、卫生应急随行宣传2个分队。256名专业卫生应急队员来自四川省人民医院、四川大学华西医院、华西二医院、华西四医院、四川省疾病预防控制中心、四川省卫生执法监督总队、川北医学院附属医院、泸州医学院附属医院、成都妇女儿童中心医院、汶川县人民医院等10余家医疗卫生单位，很多队员曾经参加过"5·12"汶川特大地震、玉树地震、舟曲泥石流等灾难的卫生应急救援，有的队员还参加过援助非洲的医疗救援任务，具有丰富的高原应急救治经验和能力，平均年龄40岁，是各单位的骨干中坚力量。这支队伍中，配备了应急通信终端车、应急通信指挥车、移动电源车、野战淋浴车、高原炊事车、医疗会诊车，监护型救护车等各类专业车辆28台，可以将高原灾难现场救治伤员情况影像及时传送到后方大型医疗机构，请专家会诊，还有专门用于体检、X光透视、超声波检测的车辆，能够在救援地对伤员病员进行诊断检查。队伍按照半军事化的方法进行培训和专业化、正规化管理，加强了装备建设，高原医疗救援保障能力强。

三、四川省陆军预备役高炮师野战医疗分队

四川陆军预备役高射炮兵师野战医疗救护队于2009年7月依托四川省人民医院和成都市妇女儿童中心医院组建而成。现有各类医疗救护人员和后勤保障人员50余人，主要装备有成套便携式野战医疗救护器材，野战通信指挥方仓、野战淋浴车、移动电源车、运输车、救护车、高原型炊事车等20台车辆装备，能够满足在各种恶劣环境下不依附外力实施应急医疗救援。分队组建以来，坚持以"预备，就要时刻准备着"的全面建设思想为指导，走军民融合式发展道路，按照"平时服务，急时应急、战时应战"要求全面建设。先后圆满完成了遂宁"1·31"抗震救灾，青海玉树"4·14"抗震救灾、四川省军警民联合应急救援行动演练、国防卫生动员高原应急演练、成都军区国动委装备展示、迎接老挝高级军官军事代表团参观访问等10余次重大任务。在开赴"4·14"青海玉树抗震救灾中，分队官兵闻令而动，千里驰援灾区，在高原缺氧、严寒等恶劣自然环境下，圆满完成了医疗救援任务，受到胡锦涛主席和军委、总部首长的亲切接见。四川陆军预备役高射炮兵师野战医疗救护队已经成为预备役部队的一面旗帜，随时处于战备状态，能够代表四川完成各类特别是高寒应急医

疗救援任务。

四、甘孜、阿坝、凉山三州的三支高原医疗应急救援队

2010年，四川卫生厅分别在甘孜、阿坝、凉山三州组建了45人的三支高原卫生应急救援分队。每支队伍的成员均由当地州医院急诊急救、外科、传染病防控、卫生监督、医疗护理等方面的骨干组成，他们常年活跃于高原地区，耐高寒恶劣环境，会民族语言，参加过汶川地震和玉树地震等高海拔医疗救援。卫生厅专门为每支分队配备了野外帐篷、高压锅、发电机、睡袋等装备和奔驰监护型救护车、野战医疗器械、现场检测设备，身着统一的应急救援服装，能满足高寒山区现场医疗救援需要。在高原地区突发公共事件后，就近第一时间赶赴现场，开展先期应急救援处置，为后续的应急支援争取时间。并能支援青藏高原和云贵高原的紧急医疗救援。

第五章

中国国际救援队国外地震救援

第一节 阿尔及利亚、伊朗、印度尼西亚地震海啸的医学救援

2003年5月至2005年1月，中国国际救援队先后赶赴阿尔及利亚、伊朗巴姆地震灾区、印尼亚齐地震海啸灾区，参加国际紧急救援。通过中国国际救援队在国外地震灾区的紧急医疗救援的实践，探讨在国外地震灾区，不同地区、不同情况的灾害现场，实施紧急医疗救援。

一、阿尔及利亚

2003年5月22日阿尔及利亚首都阿尔及尔附近发生里氏6.9级地震，造成2400余人死亡，1万余人受伤，受党中央、国务院委派，中国国际救援队于5月23日乘包机飞赴阿尔及尔参加地震救援，5月30日返回，历时8天，圆满完成了在阿尔及利亚地震灾区紧急救援任务。

这是中国国际救援队组队以来，第一次参加国外地震灾区的国际紧急救援。由于部分非洲国家出现霍乱疫情，救援队在飞行途中，全体队员紧急接种了霍乱疫苗；针对当地气候条件及乙肝、疟疾等传染病流行情况，还对队员进行了健康教育；救援队搜救了1名12岁幸存者，成为继法国队之后第二支发现幸存者的国际救援队；医疗队还深入灾区巡诊，救治了约170余名各类伤病员；帮助当地医院恢复医疗工作；对在救援中由于极度疲劳等，引发的中暑、鼻出血、咽喉肿痛、眩晕、胃肠功能紊乱的队员进行了救治，保证了全体队员的安全、健康；对我援外的中建公司遇难人员进行了搜救，为幸存的9名伤员进行了急救治疗。对在地震中受伤的中方急危重伤员，成功实施了远程空中转运，确保了危重伤员的转运安全。将伤员转运回国内基地后，成功实施了紧急手术，目前5名危重伤员均已康复。

二、伊朗

2003年12月26日，伊朗南部科尔曼（Kerman）省巴姆市发生6.5级强烈地震，造成了极为严重的建筑物破坏和人员伤亡。据不完全统计，巴姆市约有人口10万余人，有4.1万多人在地震中死亡，4万多人受伤，极震区80%以上的房屋倒塌，是全球自我国唐山大地震以来，伤亡最为惨重的地震之一。在伊朗政府发出请求国际援助的呼吁后，我国政府除提供大量救灾物品外，立即派中国国际救援队赶赴伊朗巴姆灾区参加救援。中国国际救援队是第一支到达伊朗地震灾区的亚洲救援队，也是最早到达的9支国际救援队之一。

按照联合国现场行动协调中心的统一安排，中国救援队前往巴姆市搜救被压埋人员，医疗队员协同搜救队员开展现场救援，对现场的20多名伤员进行了紧急医疗救治，同时对救援队员进行卫生、防疫保障，先后挖掘出22具遇难者尸体。医疗队还对3处居民区100多顶帐篷中的灾民进行了巡诊，圆满完成各项救援任务。

三、印度尼西亚

2004年12月26日，印度尼西亚苏门答腊岛西北近海发生9.0级强烈地震，为百年以来全球第五大地震，并引发了人类有史以来最为严重的一次海啸，造成重大人员伤亡。根据印尼政府的请求，我国政府决定紧急派遣中国国际救援队，前往受灾最严重的印尼班达亚齐灾区实施紧急救援。班达亚齐是印尼亚齐省的省会，是印尼受灾最为严重的城市，联合国有关专家估计仅亚齐省死亡人数就超过20万人，占印尼总死亡人数的90%以上。本次救援以紧急医疗救援为主，救援队的医疗队员全部来自武警总医院，救援队先后派出两批共75人（其中医疗队员37人）赴印尼灾区参加救援，医疗队员中包括多个临床专业的医疗、护理人员和检验、卫生防疫、营养等人员，救援队自2004年12月30日出发，至2005年1月26日返回，历时28天。

救援队先后为1 028名伤病员提供了各种医疗救助，开展各种手术284例，救治危重患者448例，完成298项检验工作。还与多国救援队合作，对灾区的急危重伤员实施陆、空联合转运；参与了三座医院的恢复、重建工作，帮助培训了部分医疗人员；在灾区开展了传染病监测和防疫工作；在印尼亚齐总医院建立了中国病区；医疗队员还和搜救队员一起对市区可疑压埋区域进行排查，搜寻幸存者，共清理遇难尸体69具。救援队在灾区积极主动展开工作，紧张有序地进行救援，取得了很大的成功。是中国国际救援队组队以来，派出队员最多，开展规模最大的一次国际救援行动。

四、海外救治初探

中国国际救援队在3次国外地震灾害的救援行动中，先后在灾区开展了现场搜救、医疗救援、卫生防疫、帮助医疗机构恢复、重建等系列行动，共救治伤员1 200余例，其中危重伤员472例，帮助转运各类伤员230余例，参与帮助4处医疗机构的恢复重建，并帮助培训当地医护人员60多名，还积极在灾区开展卫生防疫工作，是印尼亚齐地震海啸灾区第一支向世界卫生组织报告传染病疫情的救援队。救援队不断总结在国外地震灾区行动的经验，丰富救援内容，完善救援对策，灵活实施救援，在灾区救援中取得了良好的效果。

通过救援队在国外地震灾区的救援实践，我们深刻体会到，救援任务的圆满完成，有赖于党中央、国务院的高度重视。救援队出国救援，从队伍出动到协调运输工具、集中救援物资、出入国境、与相关机构联络等等，需要在很短的时间内完成，如果没有国家各部门的鼎力支持和通力合作，是不可能实现的。救援队在印尼救援期间，温家宝总理亲自打电话到救援队，关心、关怀救援工作的开展。

国际紧急医疗救援的成功，也有赖于救援队完善的应急预案和平时的严格训练。中国国际救援队2003年2月在新疆巴楚—伽师地震灾区进行第一次国内救援后，就为开展国际救援进行了多方准备，曾多次进行远程空中拉练，大大提高了队伍实施远程机动的能力。为多种出队方式制订了不同的、详细的预案，医疗队也制订了在不同灾害等级情况下，队员配备和药品、设备配置预案，还在队员中强化健康教育和心理训练等。为进行国际救援奠定了良好的基础。

注重对救援地区多方信息的搜集，是顺利完成国际救援任务的重要因素之一。搜集的信息包括灾区的宗教信仰、民俗民情、疾病流行、伤亡情况、天气情况、急需物资等，对灾区情况了解得越详细，救援的前期准备工作就越有针对性（包括人员的配备和药品、医疗器械、装备的准备等），将会使救援行动进行得更加顺利。阿尔及利亚、伊朗、印尼均为穆斯林国家，对妇女的着装都有严格的规定，救援队专门为女队员准备了头巾，小小的头巾在灾区救援中产生了很大的亲和力；充分尊重当地的宗教习俗，在对灾区的女患者进行检查时，事先征得其家人的同意；不随意对女性灾民进行拍摄，在进行宗教仪式时不围观，这些细小的文明举动，在灾民中产生了很好的反响。在赴阿尔及利亚进行救援时，得知有非洲国家流行霍乱，立即对全体队员接种霍乱疫苗，以预防疫情发生。根据伊朗巴姆地处沙漠，昼夜温差很大，经常有风沙天气，专门准备了秋冬两季的服装和防尘装备；印尼亚齐位于热带，由于海啸，大量淤泥被海浪冲至灾区，阳光照射强烈且多雨，救援队依据灾区天气情况，携带了充足的雨具和防晒物品，在救援中发挥了重要作用。细节决定成败，详尽的准备是救援取得成功的重要一步。

在国外地震灾区实施救援时，必须要与联合国相关机构和我驻外使馆保持密切联系，进行国际救援必须首先向联合国人道主义事物协调办公室（简称 OCHA）提出申请，并得到其认可和接受其管理。在灾区的行动也由联合国现场行动协调中心（简称 OSOCC）负责统一指挥，包括指定搜救区域，定期交流情况，提出分阶段救援建议，任何私自的救援行动都将得不到联合国的承认，OSOCC 还是各救援队与当地应急管理机构（简称 LEMA）联系的纽带，LEMA 在条件许可的情况下，向各个国际救援队提供向导、运输工具、燃料等。使馆是救援队到达受援国后，对外联系的重要窗口，由于语言障碍和对当地情况的不熟悉，救援队在进行救援时遇到了许多想象不到的困难，在三次国际救援中，救援队都得到了使馆的大力协助，使馆派来了外交官员和多名通晓当地语言的翻译，为救援行动的展开提供了许多便利。同时通过使馆可以与国内保持畅通的联系。在阿尔及利亚转运中方危重伤员时，中国驻阿大使专门到机场进行指挥、协调，使转运得到了阿方的大力协助，为转运赢得了时间。

救援别人必须保护好自己，是贯彻灾区紧急医疗救援全过程的基本原则。为所有参加救援的队员提供良好的医疗卫勤保障，是救援队医疗救援的重要任务之一，在三次国际救援中，医疗队都根据灾区的情况，对队员进行健康教育，并根据灾区疫情和实际需要，为队员进行预防接种，并每天安排专职医生负责队员的保健，监测队员健康状况，监督队员的饮食安全和个人防疫措施的落实情况，对从救援作业现场返回的队员进行洗消，防止将现场的病菌及污物带入营地。在各种形势十分复杂的灾区，确保自身安全，是保证救援行动顺利实施的重要条件。

在地震灾区，医疗救援是灾害救援的重要组成部分，包括灾害现场的急救和灾后的医疗救援，由于地震造成的破坏范围较广，伤员及灾民较分散，在完成第一阶段的现场急救后，对分散的伤员进行医疗救援就显得格外重要，虽然在不同的区域会有某些散在的医疗点存在，但由于灾后交通、通信破坏严重，加上灾民出于对自家财产等的担心以及医学知识的不足而不愿意离家就医。在三次国际救援中，中国国际救援队和其他救援队不同，不仅设立了固定的医疗点，还组织医疗小分队到灾区进行巡诊，扩大了医疗救援的范围，方便了灾民的诊疗。对增强救援队在灾区的影响，增进国家、人民之间的友谊，起到了显著的作用。

在地震灾区的医疗救援中，必须重视卫生防疫工作。由于地震造成灾区人与生活环境间生态平衡的破坏，使各种传染病易于流行。如何防止地震大灾之后的大疫，是医疗救援的重要任务。在国际紧急医疗救援中，必须与联合国和世界卫生组织驻灾区机构保持密切联系，及时了解灾区的疫情变化，在救援中首先保护好自己的队员，严禁队员在灾区进食不明来源的当地食物，加强饮食安全。救援队员在完成救援作业后，必须洗消完毕后才能进入营区，严防传染病传入队内。救援队在灾区进行医疗救援时，积极对灾民进行健康教育，每到一处都给灾民宣讲防病知识，发放消毒药品，对灾民的生活环境进行消毒，监测传染病流行情况。救援队在印尼救援期间，共发现 5 例疟疾，并及时上报世界卫生组织，成为第一支确诊并向世界卫生组织上报传染病的救援队，得到了世界卫生组织的高度赞扬。

第二节　海地地震的医学救援

2010 年 1 月 12 日 16 时 53 分（北京时间 1 月 13 日 05 时 53 分），海地发生 7.3 级大地震。这是当地 200 年来最强地震，震中距首都太子港 16 千米，震源深度 10 千米。太子港建筑物大面积倒塌，据联合国报道，死亡人数已超过 11 万人。联合国驻海地稳定特派团（以下简称联海团）总部大楼倒塌，正在楼内与联合国官员举行商谈的 8 名中国维和警察被埋压，同时被埋压的还有联海团总指挥在内的联合国工作人员数百人。按照党中央、国务院的决定，中国国际救援队紧急飞赴海地，执行搜救我国 8 名失踪人员和国际人道主义救援任务。中国国际救援队从 2010 年 1 月 13 日至 27 日，历时 15 天，圆满完成了海地地震紧急救援任务。

一、救援队员及医疗队人员组成及装备

本次赴海地救援的中国国际救援队共 50 人，其中国家地震局专家 10 人，某部工兵团 25 人和武警总医院的医疗队 15 人（男 11 名，女 4 名）。医疗队专业涉及骨科、神经外科、心内科、呼吸科、急诊科、妇产科、麻醉科、护理等多个专业和科室。携带 16 大类 1 000 多种药品、耗材和心电监护/除颤仪、便携式呼吸机、麻醉机在内的急救设备，价值约 400 万元。

二、开展医疗工作

1.坍塌现场展开医疗救治　中国国际救援队历时 30 多小时，于当地时间 1 月 14 日凌晨 2 点到达太子港后，全体队员刚下飞机即赶往倒塌的联海团总部大楼搜救幸存者。大楼粉碎性倒塌，变成一片废墟，搜救难度非常大。医疗队员制订了针对重伤、轻伤、遇难者的多种不同处置预案，携带便携式急救设备、急救药品，肩背急救背囊同搜救队员一起在废墟中搜寻幸存者。一旦发现被埋压人员，医疗队员第一时间钻入废墟查看受伤情况，和搜救队员一起制订营救计划，在废墟上展开救治。

医疗队员和搜救队员身穿厚厚的救援服，头戴救援盔，脚穿防护靴，在废墟上 24 小时不间断搜救，剪断钢筋，搬运预制板，清理瓦砾，工作强度大，思想压力大，体力透支大，加之白天气温炎热，夜间蚊虫叮咬，部分队员出现中暑、脱水、日光性皮炎等病症，医疗队又及时发放藿香正气水 180 支、补液盐 30 包、人丹 400 粒等，确保救援队战斗力不减。另外，针对现场气温高、湿度大、部分尸体腐败，细菌孳生的情况，医疗队员每半小时就对工作区域全面喷洒洗消，对遗体进行清洗、消毒，给队员发放口罩 1 000 个、橡胶手套 950 副，督促队员及时洗消泡手。这既是对遗体的保护，也是做好现场的卫生防疫工作，防止疫病传入。

救援队在废墟上连夜奋战 60 多小时，先后挖掘出 8 具中国烈士的遗体和联海团总指挥、副指挥等联合国官员的遗体，8 具烈士遗体送回我维和警察营地，医疗队员迅速对救护车、尸体袋再次进行擦洗、消毒，之后亲自把烈士遗体抬到冷冻车保存，等待国内班机回国。

2.灾民点医疗救助情况　震前，海地枪支泛滥、凶杀、绑架事件频发。震后，安全形势更加严峻，在我维和警察防暴队武装护送下，医疗队冒着生命危险，先后到总统府、总理府、机场等灾民点及海中友协开设流动医院。

地震后总统府大部分坍塌，总理府墙壁四周满是裂缝，包括总统、总理在内的政府工作人员未出面组织救灾，整个社会处于无政府状态。在总统府和总理府前的广场上，聚集着数以万计的灾民，没有水、没有食物、更没有药品，烈日炎炎下大批伤员躺在门板或草地上急需救治。我医疗队为第一个在总理府和总统府开设流动医院的医疗队，灾民马上把流动医院团团围住，医疗队员在烈日下每天连续工作 10 多个小时。医疗队每天一直工作到把携带的药品、耗材全部用光才撤回，围得水泄不通的灾民才慢慢散去，期待第 2 天医疗队的到来。医疗队在海地救援期间，共计为 2 500 余名灾民提供医疗服务，包括 700 名外伤换药、150 多例清创缝合手术、输液治疗 15 例、救治危重病伤员 12 例。

3.灾民点卫生防疫工作　天气炎热，大量尸体尚未清理，部分已经腐烂生蛆，极易造成病原菌孳生传播，加之生活用水紧缺、食品短缺、灾民露天居住，蚊虫叮咬、垃圾遍地，加之当地原来疟疾、登革热、霍乱、肝炎等疾病流行，灾区疫情随时可能大规模暴发。防疫工作面临的压力越来越大。医疗队及时开展应对工作。①卫生宣教：医疗队紧急编写法文版（当地官方语言）"灾后卫生防疫十项注意"，发放传单 4 000 份。并组织当地志愿者对 2 000 余名灾民进行卫生防病知识宣教，大力普及卫生防病知识。②消毒喷洒：在联海团坍塌大楼现场、总理府前广场、总理府周边难民点、总统府前广场、机场附近灾民点、海中友协灾民集中居住区域累计消毒喷洒 5 000m²，改善了难民集中点的卫生环境。③发放消毒药片和防护用品：在灾民点发放健之素消毒片 1 000 片，发放口罩 1 000 个、橡胶手套 1 000 副。

4.灾民点心理疏导工作　海地地震后，瞬间造成大批人员伤亡，当地灾民睁开眼睛看到周围是倒塌的废墟、遍地的死尸和频繁的余震，闭上眼睛回

想的是恐怖的大地震，死亡的亲人；他们一方面要承受失去亲人的痛苦，一方面还对自身的安全和未来担忧，加之灾区食品、水、药品缺乏，随时可能暴发大规模疫情，劫后重生的灾民出现恐惧、焦虑、失眠、精神恍惚等各种心理创伤症状，甚至精神失常。医疗队及时开展有效的心理疏导，为灾民发放法文"灾后心理疾病防治知识"传单4 000份，开展心理疏导230人次。并对重点人群给予抗焦虑药物、抗抑郁药等。

5.国际医疗合作　2010年1月22日，医疗队全体队员前往机场医疗救助点，该点由美国军方和迈阿密大学医学院开设。聚集了300多名伤员等待手术和救治，来自法国、瑞士、智利等国的医护人员在参与救治。我医疗队迅速参与到流动医院的救治工作中，协助转送、医疗救治患者36人次。

6.队内及营区医疗保障情况　中国驻海地防暴大队营区共有约250人，包括142余名维和防暴队和民事警察、50名中国国际救援队员、18名部委来京指导救援的领导以及记者、海地侨胞等。防暴队员亲历大地震，痛失朝夕相处的战友，除正常联合国执勤，还要保障救援队，部分队员出现失眠、胃部不适、焦虑、抑郁等应激性心身疾病。医疗队外出救治灾民归队后，利用夜间休息时间在营区巡诊，为队员提供医疗服务。为防暴大队全体队员进行查体，开展心理健康知识讲座5次，针对性开展心理疏导80人次。

三、本次救援特点分析

（一）领导高度重视，多方密切配合

国内各级领导的高度重视，形成的科学决策是圆满完成任务的基础。医疗队认真传达学习各级领导的重要指示，制订科学周密的救援方案，是取得丰硕救援成果的重要保证。本次救援时间紧，任务重，参与部门多，协调任务重。中国国际救援队和公安部、外交部、中国驻海地经贸处、中国维和防暴大队、维和民事警察在灾区开展工作。现场救援中联合美国、法国、巴西救援队共同制订救援计划，协同作业，大大提高了救援的效率。

（二）医疗任务繁重复杂，队员全力以赴

出发前医疗队得到的信息是太子港死亡人数过千，8名维和警察所在大楼倒塌，可能轻伤、重伤或遇难，准备转运国内救治。医疗队据此制订多套人员、药品、装备、救治预案。到达地震现场后发现联海团总部大楼粉碎性倒塌，医疗队迅速做好随时抢救和遗体处置的双手准备，精湛的技术、丰富的救灾经验加上灵活应对保证了任务的圆满完成。

海地属于世界上仅有的几个经济极度贫困的地区，平时即缺医少药，地震后，本国未组织有效的医疗救治，外国医疗队到达后出于安全考虑无法深入到灾民点开展工作，这造成大量伤病员在灾民点滞留，伤口严重感染，很多人生命垂危。中国医疗队第一时间在总理府、总统府开设流动医院，全力以赴救治伤员。

（三）安全形势严峻，医疗队严密组织

海地没有军队，仅有的几千名警察震后处于失控状态，建筑物倒塌导致4 500名重刑犯逃出，加之政府未及时救灾，各国援助的食品、水、药品迟迟不能发到百姓手中，露宿街头的灾民情绪激动，随时可能出现哄抢、抢劫。无论白天还是黑夜，凶杀和抢劫时有发生，不时听到交火的枪声。此外，灾区疫情随时暴发，救援队在海地开展工作，安全问题十分突出。

医疗队主动与中国驻海地维和防暴大队联系，围绕"防袭击、防抢劫、防疫病传入"，切实做好救援过程中的安全措施。每天外出救援，均安排4～6名荷枪实弹的防暴警察负责全程警卫和车辆保障。有时还要装甲车护送，头戴钢盔，身穿防弹衣。到达灾民点，防暴队员勘察地形，设立警戒区，控制局面，确保安全。

本次海地地震，中国国际救援队跨越半个地球，行程15 000多千米，在震后33小时即到达灾区展开救援，成为亚洲第1支，世界第3支到达灾区的国外救援队。是救援队建队10年来，出队最急、最远、安全形势最严峻、执行任务最特殊、面临压力最大的一次救援行动。联合国秘书长潘基文在救援现场对中国国际救援队的工作表示赞赏和感谢，海地总理夫人专程到我救援队驻地看望医疗队，并对医疗救治工作再三表示感谢。

第三节 日本"3·11"地震的医学救援

2011年3月11日，日本发生的地震灾害是工业国家地震灾害的典型，灾后的国际救援又是全球化时代国际救援的典型。包括中国国际救援队在内的18支国际救援队，在联合国人道主义事务协调办公室的协调下参加了此次国际救援行动。

一、基本情况

（一）基本灾情

日本当地时间2011年3月11日14：46，日本东北部海域发生了里氏9.0级地震，震中距宫城县仙台港以东130千米，震源深度24.4千米。地震约0.5小时后，日本东部沿海县市发生海啸，海啸到达岩手县大船渡市沿岸时高约8米，在岩手县宫古市达19米，在宫城县女川町达17.6米，在福岛第一核电站达约15米。海啸登陆后攀升最高处达37.9米，延伸最远处达50千米。浸水面积达507平方千米。日本的东北部沿海地区为地震和海啸的重灾区，包括岩手县、宫城县、福岛、茨城、千叶县5个县。灾区人口1 480万，其中160万人口生活的区域受到地震、海啸双重破坏。地震发生后，福岛第一核电站反应堆机组冷却系统供电中断，水循环不能完成，核反应堆无法冷却，容器内的高温使得水蒸气与锆合金反应产生氢气，与厂房里的氧气混合发生了爆炸，造成了放射性物质泄漏，成为重大次生灾害，导致半径20千米区域居民被迫转移，并出现救援人员受到核辐射损伤。震后暴风雪和低气温，加剧了灾区居民生活难度。日本政府在灾区建立了多处疏散中心，为37万人提供饮用水、食品、电力和天然气。据日本警察厅统计，截至2011年4月11日15时，地震、海啸灾难已经造成13 127人死亡、14 348人失踪，近15万人仍在全国18个都道府县的62 346个避难所过着艰难的生活。

（二）救援队伍组成

各国救援队除领队与少量管理层人员外，均以搜索队员、营救队员、医疗队员为主体，以毒危险品检测、工程结构评估、工程起重机械专家为技术支持，其余人员从事各项行动保障，包括通信保障和后勤保障。中国国际救援队15人，其中领队1人，计划参谋1人，安全官1人，媒体与信息发布兼联络官1人，搜救队员6人，医疗队员1人，毒危险品检测1人，工程结构评估兼起重机械使用指导1人，后勤保障2人，队内没有运输保障人员。本文作者是唯一1名医生并兼作翻译，与同在一个城区搜救的美国费尔法斯救援队及洛杉矶救援队进行信息交流。新加坡队只有搜索犬和驯犬员，没有带技术支持人员，后勤保障由驯犬员兼顾。

（三）救援过程

各国救援队在出发之前与抵达灾区之后，经常与联合国人道主义事务协调办公室建立的虚拟现场协调中心保持联系，交流队伍之间的信息，商量行动计划。其中，中国国际救援队一行15人，于3月12日8时15分（北京时间）从北京首都机场乘国航班机起飞，于11时15分（北京时间）抵达日本羽田国际机场后，经在机场等待后分别换乘日本陆军自卫队运输机和运输车，于当地时间21时50分顺利抵达任务区岩手县大船渡市，在当地救援8天7夜。

各国救援队在联合国现场协调中心的指挥下展开融搜索、营救与医疗于一体的现场行动。中国国际救援队3月13日至3月19日在岩手县大船渡市完成4平方千米区域倒塌或危房内搜索，先后排查1 000多间损毁房室，前5天依靠人工搜索与仪器搜索，最后3天在一台重型起重机的支持下，进行破拆与切割操作，清理大块堆积物600立方米，发现遇难者遗体1具，未搜寻到幸存者。其他各国搜救队工作模式与中国队基本相同，带有搜索犬的队伍，增加犬搜索操作。其中新加坡救援队仅带有5条搜索犬和5个驯犬手，因此只能展开搜索工作。韩国队先期也只有搜索犬与训犬员，工作性质与新加坡队相似。由于日本政府在应急救援阶段对国际社会明确宣称不需要医疗队，因此各国搜救队的医疗人员的配备比重均较少。

（四）资料收集

通过联合国虚拟现场协调中心网站（http：//vosocc.unocha.org/VOLogin.aspx）为各国救援队提供的信息平台，收集参加此次日本地震海啸救援的各国救援队组成、到达时间和撤离时间、工作进展情况等信息。

二、工作开展

各国救援队人员与搜索犬数量及到达时间、地点与撤离时间统计情况见表9-5-1。

18支国际救援队中，灾后第1天到达的1支，占5%；灾后第2天到达的9支，占50%；灾后第3天到达的有4支，占22%；灾后3天以后到达的4支，占22%；平均到达时间2.5天。各国搜救行动在灾后7~10天结束。尽管有国家在灾后10天以后撤离，但基本放弃了搜救行动，转入灾后重建工作，不再搜救。

表9-5-1 队伍组成、抵达与撤离信息统计

国家或地区	组成（人+搜救犬）	到达时间	搜救地点	撤离时间
澳大利亚	72+2	3.14	宫城县	3.20
中国	15	3.13	岩手县	3.20
中国台湾	28	3.13	岩手县	3.18
德国	43+3	3.13	宫城县	3.16
韩国	107+2	3.14	宫城县	3.20
墨西哥	12+6	3.13	宫城县	3.22
新加坡	5+5	3.12	福岛县	3.17
苏格兰	27+6	3.13	宫城县	3.16
英国	63+2	3.13	岩手县	3.18
美国1	72+6	3.13	岩手县	3.19
美国2	72+6	3.13	岩手县	3.19
新西兰	45	3.13	宫城县	3.20
俄国1	54	3.14	宫城县	3.25
俄国2	53	3.14	宫城县	3.25
俄国3	54	3.16	宫城县	3.25
南非	49	3.18	宫城县	3.25
法国	74	3.15	宫城县	3.17
蒙古	12	3.16	宫城县	3.26
合计	857人+38条犬，18支队伍，来自14个国家			

1. 救援医疗人员所占的比例情况 参照《国际搜索营救行动指南（international search and rescue action guidelines）》（简称《INSARAG指南》）组队标准，轻型搜救队为18人，中型搜救队为36人，重型搜救队为72人，美国的费尔法斯队和洛杉矶搜救队完全按标准组队。新加坡、墨西哥队以犬搜索为行动目标，没有医生。中国队、蒙古队各有医生1人，中国台湾队有医生2人，其他各支队伍中医生3人，护士或医助6人。医务人员占主体行动人员比例的1/7~1/10。

2. 救援医疗装备结果统计 配有医务人员的队伍，都有现场急救医疗设备箱或包，包括止血、包扎、固定、搬运及心肺复苏装备，还有保障队员的常用药。没有医务人员的队伍只有个人自救、互救的急救包。各国搜救队中，中国、美国、俄罗斯、澳大利亚队，带有核辐射检测设备，并具备核辐射自我防护与洗消能力，占队伍总数的22%。中国队在驻地早晚进行空气放射性检测，均为阴性。其他队伍检测结果不详。

3. 搜救结果统计 各国救援队均未能发现幸存者，仅有中国队、美国队发现部分尸体，挖掘与清理尸体的工作转手给当地的消防队员。

4. 队内伤病统计 中国国际救援队队员15人中，出现感冒4例，手部外伤2例，腹泻1例，口腔溃疡1例，眩晕1例，伤病比例占60%，但均坚守岗位。其他救援队内成员伤病情况不详，但未见人员伤亡报道。

三、救援

联合国关于融合搜索、营救与医疗三项主体行动于一体的现代城市搜救队建队模式成为地震救援队的重要模式。2002年的第57次联合国大会一致同意由国际搜索营救咨询团制订的《国际搜救反应行动指南》，指导各国救援队标准化、现代化、

国际化建设，以提高搜救效率。已明确其名称叫城市搜救队（urban search and rescue team），以减少队伍名称的混乱。

截至目前，国际上已有超过80支队伍成为联合国认可的国际救援队。本次赶赴日本的国际救援队，基本采取联合国的标准进行组队或略加变通，可见《INSARAG指南》已为众多国家接受。联合国认定的城市搜救队的典型结构为：纵向设指挥层与执行层，其中指挥层含有行动规划、安全监督、信息发布、对外协调等管理人员；执行层中以搜索、营救、医疗为三项主体行动，以毒危险品检测、工程结构评估及工程起重机械为三项技术支撑，以通信、后勤、防卫为行动保障。队伍结构合理，功能适中，非常贴近灾害现场应急救援的需要，功能优于单纯的搜索队、营救队、医疗队、转运队。建队理念源于1906年美国旧金山大地震，震后一位议员提出建立自然灾害救援队或紧急救援队到现场废墟中去寻找和救治幸存的人，经过多年的实践，全球城市搜救队组队模式已积累了广泛的经验。搜救队的基本结构与功能见图9-5-1。

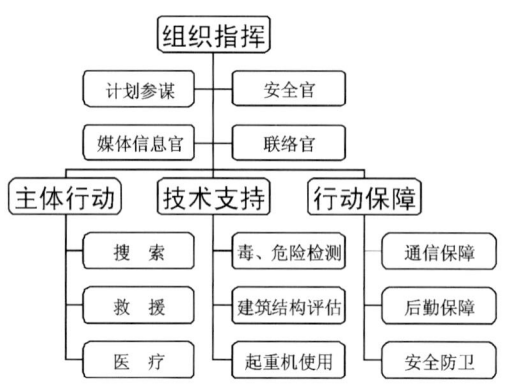

图9-5-1　搜救队的基本结构与功能

国际搜救队的建队模式为我国地方搜救队的建设提供了样板与示范。目前联合国推荐的城市搜救队的组织结构、装备配置、技术标准、行动程序，正是综合了国际上众多救援实践后的结晶，值得我国省、市、县建立灾害救援队时参考。搜救队的组织结构直接决定搜救队的功能形成。搜救以现场救人为主要目标，将搜索、营救、医疗行动融为一体。其中搜索就是确定幸存者的位置，主要利用犬搜索、人工搜索与器械搜索。营救就是建立到达幸存者的路径，主要利用破拆、顶升、切割等工程技术，清除压埋的物体，建立到达幸存者的通道。

医疗就是为幸存者提供现场急救，方法包括：对单个幸存者进行必要的急救，对群体伤员可先进行现场检伤分类，然后按优先顺序进行现场急救。这种结构的显著特点就是不再把医疗当成一种后勤保障行动，而是一种主体行动。即使受困人员还未完全挖出，医务人员也应首先到达被压埋人员身边，判断伤情，进行急救。帮助患者解除眼、耳、口、鼻中的泥沙，设法消除噪声、强光、寒冷、潮湿、锐利或有毒危险品等环境因素对幸存者的继续伤害，握住患者的手，安慰患者，指导营救人员一起将患者移出废墟，交给附近的急救转送站。医疗行动全部以医疗人员为主导。搜索、营救与医疗在时空转换上具有连续性，三者的目标具有同一性，将三项主体行动融为一体具有科学性。

工业化国家的地震灾害救援对我国快速城市化背景下的地震救援具有警示作用。日本作为发达的工业化国家，具有强大的灾害预防能力、预警能力和自救能力。房屋抗震能力强，城市整体设计科学，庇护所完善，居民自救互救能力强等，此次灾害呈现死亡人数占受灾人员比重少，伤员与死亡人员比较少等特点，显著不同于发展中国家的地震救援。但工业化国家不利的特点是次生灾害多，本次地震海啸之后，煤油厂及居民区多发火灾，核电站爆炸后放射性物质泄漏成为不同于发展中国家灾害的显著特点。我国正广泛步入城市化，各地预防、预警与救援体系正在发展与建设之中，工业化国家的灾害救援特点警示只有将救援医学知识普及化、人才专业化、结构网络化、技术标准化、装备现代化，才能适应高度工业化城市救援的需要。特别是城市搜救队伍医疗技术非常符合李宗浩教授提出的"救援医学"的思想内涵，即融合工程抢险技术于现场急救医疗技术之中的医学，因此加快我国地方搜救队的建设，就必须发展救援医学，培养救援医学人才。

核辐射泄漏的应急救援不同于普通地震救援，其搜索、营救与医疗的特殊性均值得进一步深入研究。核电站事故后，3月12日，日本核辐射紧急救援医疗队（the radiation emergency medical assistance team，REMAT）到达福岛核电站事故现场执行医疗救援任务，结果3月14日发生了核电站3号机组氢气爆炸，包括东京电力公司操作员、日本自卫队员在内的11人受到放射性伤害，其中炸飞的带有放射性物质的碎片击伤1名自卫队员，将放射性物质带入体内。队伍预想的计划是依托附近的医院，帮助受放射线污染的人员进行洗消和救治，结果是当地的医院因受地震海啸的破坏，医生已撤走，因此核辐射紧急救援医疗队失去了落脚点，工作也难以展开，独自进驻核辐射污染区进行医疗救援难上加难。应对核电站爆炸后放射线物质泄漏，全球普遍缺乏经验，我国也从未经历过，加强核辐射的特种救援队建设与行动方案研究对我国灾害救援也有重要意义。

第六章

其他气象灾害

我国是一个多气象性灾害国家。各种气象灾害常常给国民经济带来一定程度的损失，有时甚至酿成重大的灾难，除了洪涝灾害之外，其他气象灾害对我国的影响达 10 多种。如台风、干旱、冰雹等。仅以风灾为例，根据有关资料估计，热带旋风每年在全世界造成的经济损失达 60 亿～70 亿美元。其他气象灾害，如雷击、森林火灾及草原火灾等，本章将分别做介绍。

第一节 台 风

台风，是发生在热带或副热带海洋上的一种旋转猛烈的风暴。台风在大气中绕着自己的中心急速旋转的同时，又向前移动形成空气涡旋。它在北半球做逆时针方向旋转，在南半球做顺时针方向旋转。气象学上将大气中的涡旋称为气旋。因为台风这种大气旋中的涡旋产生在热带洋面，所以称为热带气旋。台风形成主要是依靠水汽凝结时放出的潜热。如果从上向下俯视，典型的台风近似一个圆形的空气大旋涡，其直径一般有 600～1 000 千米，最大直径可达 2 000 千米以上，垂直厚度一般有 10 多千米。这个大旋涡中空气绕着中心急速回转，但受离心力的作用，外面的空气进不到中心区，于是中心区形成了一个管状的"台风眼"。台风眼是台风的最主要特征，眼的直径一般数十千米，最大的可达 200 千米左右，最小仅有几千米。在台风眼区，由于空气下沉，成为台风中的"世外桃源"。这里风轻浪平，云层稀薄、破裂，有时晴空如洗，夜间可见星光闪烁。在台风眼区的周围，环抱着高耸的云墙，称之为台风眼壁。眼壁的高度一般达 10 千米以上，宽度达数十千米。这是台风中最恶劣的区域，非但风速极大，而且云墙里一群群高耸的积雨云对流极强，大雨如注，雷电交加。在云墙外缘，云随风飘，或被风吹散，一般只有阵风、阵雨。再往外多半是高气压控制的大片晴空区，这里已不是台风范围了。所以典型的台风，从外观看既像一大漏斗，又似一个大蘑菇。

一、台风、飓风引起的风灾危害

台风引起的风灾危害，是指由风和风压直接产生的灾害。通常在热带地区表面气压相差不大，一般在 0.3% 左右。一旦台风生成，台风中心的气压常常低于平均海面气压 5%～10%。台风中心附近的气压为了达到与中心气压的均衡，便迅速递减下降，风速相应猛烈增强。台风的最大风速出现在中心附近，宽度一般 8～20 千米，这里是台风最大破坏集中的部位。

（一）台风在自然灾害中的位置

台风（热带气旋）是地球上气象灾害中破坏性最大的一个天气系统。有人计算过，一个成熟的台风，在一天之内所下的雨，大约相当于 200 亿吨水，由于水汽凝结所放出的热量，就相当于 50 万颗 1945 年美国在日本广岛投下的原子弹的能量，也就是说，每秒钟释放出相当于 6 颗普通原子弹的能量！因此它给人类带来的灾害是惊人的。据资料统计，世界历史上，一次造成死亡人数达 5 000 人以上的台风灾害至少有 22 次，其中死亡人数超过 10 万人的至少有 8 次之多。另据世界气象组织统计，1947—1989 年，全球 10 种主要自然灾害造成死亡人数是：台风 49.9 万人，地震 45.0 万人，洪涝 19.4 万人，暴雨龙卷风 2.9 万人，雪暴 1.0 万人，火山爆发 0.9

万人，热浪 0.7 万人，雪崩 0.5 万人，滑坡 0.5 万人，潮汐和海啸 0.5 万人。台风造成的人员死亡居群灾之首。

（二）台风灾害发生频次与袭击范围

台风发生频次是很高的。全球热带和副热带海洋上，几乎全年都可能有台风的发生。据有关资料统计，1965—1980 年，全世界平均每年发生台风 82.7 次，其中风力≥12 级的"强"台风平均每年发生 42.3 次。台风发生范围也是很广的。全球热带和副热带地区几乎都可以见到它的踪迹。但热带海洋或近陆地的海域是台风的主要发祥地。

2005 年 8 月底的卡特里娜飓风无情的袭击了美国新奥尔良，造成了很大损失。在飓风的前后，尤其八月底后，数万的撤离者在远离故土 750 千米的达拉斯、休斯敦避难所，于是又造成了当地间接"受灾"。

（三）中国是受台风危害最严重的国家之一

西北太平洋是全球台风发生数目最多、势力最强的一个海区，我国是少数几个受西北太平洋台风影响最严重的国家之一，不仅南起两广、北至辽宁的漫长沿海地带经常会遭受到台风的袭击，而且大多数内陆省份也可以直接或间接地受到它的影响。据有关统计资料分析，1949—1976 年平均每年登陆中国的台风次数占整个西太平洋总数的 1/3（35%）；强台风（风力≥8 级）在中国登陆的占 38%。我国东南沿海自古以来就深受台风之害。新中国成立以后，有关台风灾难的记载日益增多。据 1951—1990 年的不完全统计，40 年间全国因台风袭击造成的死亡人数高达 11.5 万人以上（不包括台湾省在内），平均每年因灾死亡人数超过 2 880 人。

二、台风、飓风引起的水灾危害

台风过境常以暴雨的形式出现。由于在短时间内降水过多、过猛，常造成洪水和内涝灾害。台风是一种强降水天气系统，它造成的降雨强度和降雨范围都很大。据有关专家研究，一次强台风经过时，日降水量可达 500～600 毫米，甚至可达 1 000～2 000 毫米。如果降水时间延续很多天，可造成山洪暴发，江河横溢，淹没农田、村庄，冲毁道路、桥梁，并且引发泥石流、滑坡等次生灾害。在距海较远的地方，台风所带来的水灾比风灾还要严重。

当台风在洋面形成要向大陆沿海移动时，可以产生风暴潮，它是台风在广阔海面上所形成的一种强度波，能使海水普遍上涨 5 米以上。随着台风中心移动的强度波，在向岸上传播的过程中，由于水深变浅和海底的反射影响，波幅剧增。当台风过境时，波峰逼岸，加之强风对海水向海岸堆积的作用，造成海面暴涨，比一般潮汐要大 5 倍多，所以风暴潮造成的危害也是很大的。风暴潮还可以引起海水倒灌，洪水泛滥，这种灾害在历史上是屡见不鲜的。我国由台风引起的风暴潮，长江以南比较多见，长江以北比较少。但黄、渤海沿岸在夏、秋季节，有时由台风形成危险水位，故应予以重视。

三、减灾措施

台风是一种天气现象，为大自然的产物。虽然台风能量很大，影响范围极大，破坏力极强，造成的危害不可避免，但只要我们积极采取有效的防御措施，趋利避害，受灾程度可以大大减轻。

1.普及宣传教育，提高民众防台意识　新中国成立以来，党和政府十分重视防台减灾工作，制订了一系列符合我国国情的防灾减灾对策，投入了大量人力、物力、财力，使我国的减灾事业具备了一定的基础，并且在数十年的抗灾斗争中取得了巨大成绩，积累了丰富的抗灾经验。

但是，必须看到，我国是个台风灾害频繁发生的国家，目前的综合防台能力还不强，与世界上一些发达国家相比，还存在着不小的差距。近年来，一些人防灾意识淡化，滋生了麻痹思想和侥幸心理。因此必须大力开展防台减灾教育，增强全民减灾意识，动员全社会力量，把防台工作当作重要大事来抓。

2.加强台风监测，提高预测预报水平　为了减少或避免台风造成的危害，首先要做好台风预报，利用现代科学技术，及时准确地确定台风位置与未来移动方向，提供台风情报预报。经过多年的努力，目前国家已初步具备了全方位监测台风的能力，台风预报水平的提高，也大大减轻了台风危害。如 1986 年第 15 号台风影响上海时，由于全市各气象站提前发布准确的预报，各行各业积极行动，做好防御措施，使台风灾害大大减轻。但是我国各地区之间发展不平衡，因此台风监测网点还不尽完善。

同时，一些地区通信手段还比较落后，也直接影响台风情报的准确、快速的传递。随着科学技术的进步，特别是卫星云图的问世，人们对台风的认识进一步深化，预报水平有很大提高。但与先进国家相比，与人们需要相比，我国目前的台风预报水平仍存在差距，尤其是路径复杂，移速多变的"怪"台风，预报率还很低，还不适应经济发展的需要。因此，进一步加强完善台风监测网，建立台风资料信息库，开展对台风预报的研究，提高台风预报准确率，乃是今后防台减灾工作的一个重要任务。

3.增强综合抗台风灾难能力

（1）大力营造防护林：植树造林是调节气候，保持水土，防御和减少风灾的一项利国利民工程。新中国成立以来，我国沿海地带营造了大片的防护林，使受害程度比过去明显降低，对减轻台风灾难起到了很好的作用。但从人均占有林地面积来看，我国还处于世界低水平，有些地方毁林现象时有发生。因此今后要把沿海防护林建设作为生态建设的重点工程来抓，宣传、执行好《森林保护条例》，使沿海荒山、荒地、荒滩变成绿色长城，以减轻台风的威胁。

（2）充分发挥水利工程防灾效益：随着改革开放的深入，沿海一些地区由过去的荒滩，将变成新型的经济密集区。在沿海经济开发的大潮中，必须充分考虑台风影响，重大项目尽量不要建筑在易受台风袭击的地段。要进一步加强抗台抗洪工程设施与配套建设，全面规划，统一标准，经常性维修和增修堤防，台风多发季节前及早加固老化、受损的工程，使其发挥应有的防台效应。

四、台风发生后受伤人员救援

（一）土埋窒息处理

台风暴雨袭击时可发生泥石流或山体大滑坡以及房屋倒塌，将人员掩埋于泥浆砂石土体中，使伤员不能呼吸，发生不同程度窒息，如发现早，救援工作及时，可以减少伤员病亡率。

1.症状表现　人体被掩埋在泥浆砂石土中时，可因吸入泥浆而引起呼吸道的梗阻，出现呼吸急促、喘息、恐慌，进而呼吸加深或浅快，呼吸困难，颈静脉怒张，继而出现紫绀，在颜面、口唇、指（趾）甲等部位，颜色由正常红润转为青紫色。伤员由于窒息缺氧，初起脉搏增快，血压上升，随着缺氧程度加重，脉搏变细变弱，血压也逐渐下降。伤员由开始的紧张、挣扎，渐渐转为神志淡漠、表情消失，陷入昏迷状态，进而瞳孔散大，反射消失，最后引起循环、呼吸衰竭，心跳、呼吸停止而死亡。

2.急救处理　土埋窒息伤员的抢救处理原则是：首先从掩埋泥土和砂石或倒塌建筑物中把伤员抢救出来，呼吸道梗阻和窒息的伤员，由于病情危急，需迅速移至安全地区就地抢救，以赢得时间，抢救生命为首要目的。

3.现场救治

（1）伤员被掩埋在泥浆砂石中，口鼻会被异物堵塞，发生窒息。挖出后应立即清除口、鼻、喉腔内的泥土及痰、血和呕吐物等，保持呼吸道通畅。

（2）有呼吸停止者应辅以口对口人工呼吸，有条件的可作气管插管术，以解除上呼吸道梗阻。这是抢救窒息者的有效方法。

（3）对呼吸心跳均已停止的伤员，在施行人工呼吸的同时，进行胸外心脏按压术等实施心肺复苏术。

（4）昏迷的伤员，由于舌根后坠影响呼吸，可将伤员置半俯位或将舌牵出，必要时亦可作下颌骨折的临时性固定。

（5）就地抢救，对呼吸道阻塞和窒息情况好转的伤员，应在医护人员的护送下，迅速转送到附近医疗站或医院作其他处理。

（二）挤压综合征

台风灾害发生后，由于建筑物倒塌而产生大量的挤压伤病员，其肌肉部位受挤压后极易产生挤压综合征，严重威胁着伤病员的生命安全。

1.病理生理　导致挤压综合征的主要原因是受压部位肌肉的变性、坏死和血管通透性的改变。肌肉的解剖特点是被厚薄不同程度的筋膜包绕。挤压时被挤压部分的血液循环被阻断，肌肉、神经、血管等因而受损，细胞膜变性，血管通透性增加。因此，当解除挤压，血液循环恢复后，大量血浆样液体甚至血液从受伤的血管内逸出，肌肉及其间质明显肿胀，使筋膜内压力迅速增高，致使血液循环重新受阻。先是静脉回流受阻，血液渗出更加明显，进而又加重了肌肉肿胀的筋膜腔内压力。这样形成恶性循环，最终血流中断，组织缺血缺氧坏死。肌肉在长时间受压后可释放出大量肌红蛋白。肌红蛋白在酸性尿中很快沉淀形成肌红蛋白管型，阻塞肾小管，并对肾小管产生强烈的毒性作用，而且挤压伤的病人由于血管活性物质的释放和大量的渗出可有肾脏缺血缺氧，导致急性肾功能衰竭。

2. 临床征象　这类病人均有长时间受重物挤压的受伤史。一般情况下，受压时间越长、物体越重，受伤部位肌肉越丰富、范围越广，发生急性肾功能衰竭的可能性越大。

受压部位常有压痕，解压后迅速肿胀，皮肤发硬，皮下淤血。严重者受压肢体运动失灵，远端皮肤发白、发凉。伤肢脉搏早期多可触及，以后逐渐减弱或消失。但少数病例的肢体外观改变不明显，易致漏诊。

由于局部肿胀，大量体液丧失流至"第三间隙"，因此伤员可有细胞外液减少、有效循环量不足的表现，如脉搏细速、面色苍白、血压降低，甚至发生休克，若不及时处理，严重的可致死亡。

3. 挤压综合征的处理　处理原则为早发现、早期诊断，防止休克、感染和急性肾功能衰竭，妥善处理伤肢。

（1）补充血容量：及早补液不仅是防止休克的重要措施，而且由于增加了肾血流量，对肾功能也起一定的保护作用。补入液体包括等渗盐水、5%葡萄糖盐液、右旋糖酐和血浆等。因为这类病人大都有血液浓缩，早期应尽量避免输入全血。

（2）碱化尿液和利尿：碱化尿液可减少肌红蛋白在肾小管酸性尿中的沉积。根据伤员的具体情况，可酌情采用平衡盐液输注或加入碱性药物。静脉注射高渗性碱性溶液，使碱化尿液的作用更加迅速。

（3）防止感染：感染不仅可使局部状况恶化，伤肢发生湿性坏疽而加重肾脏的负担，而且可引起其他脏器的感染，如肺部感染等，这会直接威胁到病人的生命，还会导致死亡。因此需注意保护伤肢，及时减张，清除坏死组织。如有脓肿形成应作引流。根据细菌培养和药敏试验结果，选择合适的抗生素，但应避免使用损害肾功能的药物。

（4）伤肢的处理：处理伤肢的原则是快速解除局部压力，改善局部循环，减少有害物质的吸收入血和预防感染的发生。急救时，应尽快将重物移离，减少受压时间。解压后，肢体应制动，局部可冷敷，但不应抬高、热敷和按摩。病情严重者可酌情进行筋膜腔的早期切开减压，以彻底解除筋膜腔压力，充分引流和改善局部与伤肢循环。肢体的切口依肢体的长轴进行，皮肤与筋膜切口应足够大，切开每一个受累筋膜腔，要充分暴露，切除坏死组织，清除血肿并止血。换药时，应随时清除坏死组织。切口用抗生素纱布填塞包扎，不宜加压，如伤口渗液过多，应注意水、电解质和蛋白质补充。

治疗中应严密监护肾功能的充化，若发生急性肾功能衰竭，血尿素氮和血钾升高，应及早行透析治疗。

五、台风灾后的卫生防病

特大风暴潮后，瞬间就可造成较大地区的破坏，通常其破坏程度很大，给灾民的居住、饮食饮水和灾区的重建造成很大困难。一方面受灾居民要有充分的迎战灾难的意识，充满信心，听从统一指挥，服从统一安排，以保障受灾地区的稳定与安全；另一方面，各级政府和社会各界要积极动员组织好灾区的卫生防病工作。

（1）及时组织修复被破坏的水源，对饮用水进行消毒，并采用合适的供水方式，认真做好水质检验。

（2）搞好饮食卫生，做好救灾食品的卫生监督，以防止食物中毒和预防胃肠道传染病流行。

（3）动员一切力量，采取各种方法消灭蚊蝇及其孳生源，以预防各类传染病的发生。

（4）做好散在暴露的人畜尸体的收集、搬运和掩埋的卫生防护工作。

（5）搞好环境卫生，选择合适地点，就地取材，建立应急临时公厕、垃圾坑和污水坑，定期喷洒杀虫剂，发动群众，建立卫生公约并教育群众自觉遵守。

（6）建立疫情报告制度，发动群众有病自报或互报。组织卫生人员深入灾区开展巡回医疗，以便及早发现传染病患者，及时隔离治疗，防止传播。

第二节 冰 雹

冰雹自古以来就是人类生产活动的主要气象灾害之一。雹灾范围虽小，但强度大，农作物受损且严重。大多数冰雹活动来势猛，强度大，会给人民生命财产带来严重损失。据世界气象组织召集的防雹专家会议估计，世界上由于冰雹造成的经济损失，每年不少于20亿美元。我国是世界上多雹灾的国家，每年农业受灾面积平均为173万公顷，重灾年份超过400万公顷。雹灾已引起世界各国政府和人民群众的重视。

一、冰雹的主要危害

冰雹常常以突然袭击的方式，给人们和国民经济各部门带来巨大损失，甚至给人民生命财产带来严重的危害。

（一）雹块的大小是冰雹直接破坏力和能否造成灾害的主要原因

直径1～2厘米的小冰雹，一般不会造成灾害，只有数量特多，持续时间长才会致灾。直径3～5厘米的大冰雹，会造成灾害。直径大于6厘米的特大冰雹会造成严重灾害。

重量在几百克到几公斤的冰雹，其下降速度是30～60 m/s，比火车的速度还快2～3倍，它们能直接砸坏车辆、门窗、建筑物、农作物以及砸死砸伤人畜。

（二）降雹数量多少

是冰雹致灾的主要原因之一。据有关资料记录，平地积雹较常见的为50～70粒/m^2。

（三）降雹时间的长短及范围

是造成灾难轻重的因素之一，短则1～2分钟，一般10多分钟，最长降雹也有达半小时以上的。

一次降雹波及范围大小不同，小则只有几个乡，一般情况波及几个县或十几个县，甚至数十个县情况也是常见的。再大范围的降雹属于罕见。降雹天气是雷暴天气强烈发展的结果。因此，降雹时常常伴有雷雨和狂风（有时伴有龙卷风），使破坏性更加严重，可造成房屋倒塌，树木及高秆作物折断，通信受阻等多种灾情。

二、冰雹灾的救援措施

（一）外伤（砸伤）救治

冰雹，尤其是特大雹灾，除对农作物、各种建筑物及地面各种设施的毁坏以外，对人的伤害主要是野外作业者、农田劳动者及行人，由于天气骤变、突然降雹，来不及躲避，受冰雹打击致伤。

雹灾时多发生颅脑损伤，因人在野外为直立姿势，故头部易被冰雹直接打击致伤。

1.颅外血肿 主要有头皮下血肿、帽状腱膜下血肿、骨膜下血肿等。其处理：较小的头皮血肿多能自行吸收，较大者常需多次穿刺抽除，同时局部加压包扎。经上述治疗无效且继续增大的帽状腱膜下血肿，可切开头皮止血并清除血肿。对合并颅骨骨折的骨膜下血肿，处理中尚应注意并发颅内血肿的可能。凡是已经感染的血肿均需切开引流。由于冰雹暴力打击，使头皮裂开致伤的，应剃去伤口周围头发，行彻底清创缝合。

2.颅骨骨折 冰雹的直接暴力作用的形成因素，由冰雹着力点、速度和质量的大小决定。若着力点小、速度快，多引起凹陷性或粉碎性颅骨骨折。若着力点面积大而速度小，易引起颅底骨折或并发对冲性脑挫裂伤。颅底骨折，主要是线形骨折。骨折线通过颅底骨孔及鼻旁窦，常损伤通过该处的神经血管，或产生脑脊液漏。其处理：需要手术治疗的，如骨折片陷入颅腔的深度在1厘米以上者；大面积的骨折片陷入颅腔，使颅腔缩小并引起颅内压增高者；因骨折片压迫脑组织，引起神经系体征者。颅底骨折处理原则为：防止颅内感染及促进神经功能恢复。如引起神经体征、颅内压增高或脑脊液漏持续1个月不愈者，应考虑手术治疗。

3.颅脑闭合伤 主要是特大冰雹直接作用头部，严重者可引起颅脑闭合伤。常见脑震荡、脑挫裂伤、脑干损伤及颅内血肿等。

（二）淹溺的急救

特大雹灾常常伴有暴雨，而同时可发生洪涝水灾，故可造成灾民溺水。

1.淹溺原因 淹溺致死原因主要是人被风暴或

洪水卷入深水中或落入江河、湖塘、水库中，水经呼吸道进入机体，阻塞了呼吸道，造成肺内气体不能进行交换而窒息死亡。

2. 诊断要点　①有落水淹溺史，淡水或海水，持续时间，打捞经过等；②体格检查，注意有无神志不清，呼吸停止，心跳微弱或心跳停止；③有无早期神经系统表现，有无癫痫发作、精神障碍或弥漫性脑损伤等。

3. 救治措施　见相关内容。

（三）冻伤的救治

特大雹灾，时间较长，可引起野外作业人员及农民的冻伤，特别是受外伤后昏迷在野外者。雹灾一般多在夏季，受灾人员衣着单薄，手、足暴露过久易发生局部冻伤，尤其是长时间浸泡于冰雹水中，也可发生低温损伤。

救治措施：

（1）及时发现受冻伤员，立即护送到室内，使其脱离冷的环境，以防进一步受冻。

（2）快速复温：浸泡受冻肢体，水温38～42℃，能收到良好效果。不可超过45℃，低于37℃效果也不好。浸泡时间一般在20～90分钟，以冻区组织软化，皮肤转红，特别是指（趾）甲床潮红为准。

（3）颜面部冻伤可用42℃水浸毛巾湿敷。

（4）局部浅冻伤可用含1%呋喃西林和0.5%氢化可的松霜剂涂抹包扎，每天1～2次。

（5）深度冻伤的治疗应及时转院。

第三节　雾　灾

一、雾灾的主要危害

（一）雾的一般性质

雾是悬浮在近地面空气中的大量微小的水滴或冰晶。由于组成雾的水滴或冰晶（合称为雾粒）对可见光的散射作用，使雾中能见度显著减小。能见度小于1千米的称为雾。大于1千米而小于10千米的称为轻雾。

（二）形成雾的物理过程和雾的物理学分类

由于雾形成于近地面层的大气中，而在近地面层大气中凝结核一般是充分的，因而形成雾的物理过程就是使空气达到过饱和状态的过程。而要使空气达到过饱和状态无非就是增加水汽或使空气温度降低。因此，形成雾的物理过程就是使近地面层大气降温增湿的过程。根据降温增湿的具体形式的不同，一般将雾分成辐射雾、平流雾、蒸发雾、上坡雾、锋面雾等，其中，最常见的是辐射雾和平流雾。

在我国，平流雾主要出现于南海北部、东海及黄海南部等沿岸地区和岛屿上。春季是我国沿海多海雾的季节。由南海到渤海多海雾的月份由冬到夏逐渐北移，这与冷洋流势力逐渐减弱北退和暖洋流势力逐渐增强北上有关。一般来说，我国南海的雾季在2～4月，东海就推迟到3～6月，黄海、渤海的雾季则出现在5～7月，8月以后，我国的海雾就很少了。由于平流雾的范围广阔、来去突然，对飞行、航海及公路运输等影响较大，所以在多雾的地区，要格外留心风向和周围能见度的变化，及早发现雾来临的征兆，以便及时准确地预报。

二、减轻雾灾的危害

雾灾是一种天气现象。虽然雾灾不如洪涝水灾和台风造成的影响大，但也会造成危害。雾的影响主要是导致严重的能见度下降，以致不能辨认周围环境和道路、航道情况，从而发生交通事故。但只要我们积极采取有效的防御措施，趋利避害，受灾程度可以大大减轻。

（1）普及宣传教育，提高民众防灾意识。

（2）加强监测，提高预测预报水平。为了减少或避免雾灾，首先要做好有雾天气的预报。利用现代科学技术，及时准确地确定雾位置与未来移动方向，提供雾情预报。

（3）积极预防雾灾：各级政府和领导要重视雾灾的预防工作，随着车、船行速的提高和密度的增加，要积极地改善提高道路和航道安全条件，要进一步加强交通立法和宣传教育，提高人们安全意识。大雾天气要加强对公路、水运、航空的管理，严格车船行驶交通规则，防止和减少交通事故的发生。一旦发生事故应迅速、高效地组织抢救，及时抢救伤员。

第四节 干 旱

我国是一个水资源较匮乏的国家，人口占有河川地表径流量较世界平均少得多，而且这些水资源的分布极不均匀。在西北地区和内蒙古自治区的大部地区，年降水量不足300毫米，难以满足农业生产的需要。华北一带年总降水量大多为400~600毫米，部分地区在700毫米以上，也不富余。所以，我国北方地区最易发生干旱。就是年降水总量达到1 000~1 500毫米的长江中下游地区，由于降水常集中在春末和初夏，盛夏多在副热带高压控制下晴热少雨，也易发生干旱。全国其他地区也都有由于降水不均所造成的干旱与雨涝的情况出现。

干旱常对人民生活和工农业生产造成很大的影响，在严重少雨干旱的地区，会导致农业的严重减产，甚至绝收。所以，干旱是对我国国民经济各部门，特别是对农业生产最大的气象灾害之一。

一、干旱的特点

（一）干旱的分区

由于气候条件的差异，各地主要农作物的生长季节也不同。东北地区春夏季节可能出现干旱，但以春旱为主，春旱对春季播种和作物的幼苗生长不利；夏季干旱的次数虽然比春旱次数少，但夏旱对农作物影响较大，干旱地区主要分布在东北平原西部，东部和南部干旱次数较少，危害较轻。黄淮地区是我国干旱范围较大、次数较多的地区，春、夏、秋季均可能出现干旱，并常出现春夏或夏秋连旱，尤以春旱次数多、范围大，往往给春季播种造成困难，小麦生长也受到较大影响；夏秋连旱虽然次数少，但对农作物危害较重，易造成减产。长江流域地区以伏秋旱次数较多，范围较大，危害较重。华南地区易在秋、冬、春季旱，以冬春连旱较多，对早稻插秧影响较大。西南的西部地区常出现冬春连旱，影响小春作物的生长。

（二）干旱地区的分布

从更新资料来看，30年来我国大部地区出现的干旱有10~25次（其中重旱有5~10次）；黄河下游、海河流域和淮北地区有25~30次（其中重旱10~15次），即几乎平均每年都要出现一次不同程度的干旱。年平均出现干旱的月数，我国东部农业区大部分有1~2个月；黄河流域大部、海河流域、淮河上游、长江中游、华南和云南等地区有2~3个月，其中河北中部和南部、广东东部沿海有3个多月。从干旱出现的次数和年平均出现的月数来看，大致有四个明显的干旱中心：吉林西北部、华北平原、广东东部和福建南部沿海、云南中部和北部及四川南部。另外还有几个副干旱中心，它们分部在宁夏、甘肃东部、湖北中部、湖南南部和西北部等地。

（三）各地区干旱特点

1.东北地区　本地区纬度较高，气温较低，农作物生长期较短。这个地区的降水量的近70%集中在夏季。春季降水量一般比较少，气温回升快，风力较强，大风日数较多，土壤中的水分蒸发量大，因此常出现干旱。有的年份，夏季也少雨干旱，使农业生产受到影响。

2.黄淮海流域地区　这个地区是我国最大的干旱区，往往出现干旱的范围大、旱情重、持续时间也较长。每年从3~10月农作物生长期间均可能出现干旱现象。常是春旱、春夏连旱或夏旱、夏秋连旱，还有少数年份局部地区甚至出现春夏秋连旱。干旱严重威胁着这个地区居民生活和农作物的生长，因此要积极修建水库、保护水源及合理用水，同时注意培育农作物抗旱品种，保障农业生产丰收。

3.长江流域地区　本地区的干旱主要集中在夏季和秋季，其他季节虽有干旱，一般受旱范围小，持续时间短，旱情轻。总之，长江流域地区的干旱，一般出现在6~10月，以7、8、9三个月出现的机会最多。重旱地区多在湖北、湖南、江西、江苏、安徽等省。

4.华南地区　本地区气温高、降水多，一年四季都有农作物生长。但旱涝灾害也较频繁，干旱多数年份出现在上一年的秋冬季至下一年的前春,有些年份夏季也有干旱出现。

5.西南的西南部地区　本地区是五个地区中范围最小的一个,干旱时段主要出现在冬春季节,秋季虽然也可能有干旱,但次数较少,夏季基本没有干旱现象。

二、旱时的卫生防病及救援

在自然灾害中,干旱一般对人类的直接威胁不如其他自然灾害大,但干旱间接地造成灾区粮田损坏、颗粒不收或食物供应不上,酿成饥荒。世界各国历史上因干旱之后出现的饿殍遍野并不罕见,死亡人数少则数千,多则数万,数十万。在我国历史上典型的旱灾形成的饥荒也不少见。

自古以来就有"大灾之后必有大疫"之说,干旱灾害发生后时常伴有疫病流行。一方面,干旱后常因缺水、缺食,导致灾民营养不良,机体抵抗力降低,易引起疫病传播流行;而另一方面因为干旱往往带来环境卫生恶化,水源缺乏,饮用水水质恶化,蚊蝇成群,极易引起霍乱、痢疾、伤寒等传染病的流行。

虽然干旱灾难能导致饥荒和疫病的发生流行,但这不是灾难必然的后果。中华人民共和国建立后,在中国共产党的领导下,努力发展生产,提高农业科学技术水平,大力兴修水利,努力改善多旱地区水利工程,并积极组织抗灾、救灾工作,转变了旧中国有灾必有疫,有灾必有荒的规律。事实也证明了优越的社会制度,对防止旱灾的发生起到了决定性的作用。

(一)加强灾区救援工作领导

各级政府要高度重视灾区救援工作,一方面动员受灾居民要有充分的迎战灾难的意识,听从统一指挥,服从统一安排,以保障受灾地区的稳定与安全。另一方面,应在灾难发生前就有准备,各地区应有监测措施,了解是否有干旱的征兆,积极组织好灾前的各种物资筹措与供应,确定任务目标,落实责任,一旦灾害发生,保障救援工作需要。

(二)做好灾区的防疫工作

在本书的有关章节中已有详细介绍,这里仅强调以下几点:①加强环境治理,重点搞好灾区粪便、污水、垃圾的管理;②积极开展防病宣传教育,搞好灾后卫生防病宣传教育和卫生防病知识的普及,增强广大人民防病意识;③搞好饮水消毒,建立灾后的供水系统,重点搞好水源卫生;④搞好饮食卫生,防止食物中毒和消化道传染病的发生;⑤加强传染源管理,采取有效的预防措施,以防止传染病的蔓延和流行。同时还要根据实际情况成立专业医疗、防疫队深入到灾区一线检查、指导、巡回医疗。

第五节　雷　击

雷电是积雨云强烈发展阶段时产生的闪电打雷现象。它是云层之间、云地之间、云与空气之间的电位差增大到一定程度后的放电。它常伴有大风、暴雨以至冰雹和龙卷风,是一种局部的但却很强烈的灾害性天气。它不仅影响飞机等飞行安全,干扰无线电通信,而且会击毁建筑物、输变电设施和通信线路等,还会引起火灾,击伤击毙人畜。

一、雷击对人的主要伤害

(一)雷击对人体的直接伤害

1. **强电流**　闪电中的巨大能量,大部分化为热能耗去,所余的一部分还会放出电压高达1亿伏左右的电流。这种电流如果击中人体,会使人体强烈灼伤。

2. **冲击波**　闪电通过空气中的小水滴时因高温汽化造成空气体积迅速膨胀,引起巨大爆炸声所产生的冲击波能震破近处人们的鼓膜。

3. **高温**　在闪电通道里,温度高达20 000℃以上。闪电路经的树干、干柴、汽油等易燃易爆物品容易起火燃烧、爆炸,如果击中人体,能使其焚毁。另外,有时闪电并没有直接击中输电线,甚至离输电线十几米到几十米远,但由于电磁感应,使输电线路上骤然产生几十万伏高压,从而引起伤亡事故。

(二)雷击伤害的病理生理特点

雷击对人机体的损伤是一种复合伤,包括雷声对听觉系统的损伤和电能在体内转换成热能造成的创伤以及伤员由高空坠地，身着易燃服装等造成的继发性损伤。

1.雷电损伤机体的影响因素

（1）电流强度：它在很大程度上决定了组织受损害程度。实验证明，多数人能忍受 1 mA 电流的接触；接触 5 mA 电流时能感觉疼痛，但对人体没有危害；如果是 15 mA，就足以刺激神经和肌肉，使肌肉产生强直性收缩；60 mA 的电流从一上肢流向另一上肢时心脏内的电流密度足以引起心室纤颤；100 mA 以上的电流，通过脑组织可使伤员立即失去知觉。

（2）电压：雷电击伤时电压极高，伤后多发生心肌和呼吸肌强直性收缩而引起心跳和呼吸骤停。因此，雷击后，对尚无明显损毁的伤员及时进行有效的胸外按压，病人即可能复苏。

（3）电阻：人体是由一个各种电阻不同的组织组成的导体。外面是一层导电能力很差的皮肤，皮肤内有导电能力很强的体液。人体组织电阻各不相同，这主要取决于它们的含水量和相对密度。血液、神经、肌肉是良导体，腱鞘是不良导体，脂肪和骨骼是最差的导体。从这个含义上讲，决定通过人体电流强度的是皮肤电阻的大小。当电流刚接触皮肤时的电阻阻碍了电流进入体内，部分电流在此转化为热能，使该处皮肤凝固炭化。皮肤凝固炭化后电阻减小，进入人体电流增加，并沿体内电阻最小组织行进。由于血液和神经组织电阻最小，所以电流穿过皮肤后，主要沿血液和神经行进，造成血管和神经组织变性坏死，血管内血栓形成。

（4）接触雷电时间长短：电流造成人体损害的程度与电流接触时间的长短有很大的关系。雷电击伤时电压很高，但接触时间极短。所以当在有雷电的情况下，在野外生产劳动或行走时，如感觉头发竖起、皮肤刺痛、肌肉发抖时，应立即卧倒在地并迅速滚向他处，这样可减轻机体损伤程度。

2.雷击对机体各系统的影响

（1）神经系统：人体受雷击时，大多数处于直立位，故电流从头部向下传导可能性较大，头顶部皮肤较厚，颅骨为扁平骨，电阻大，可以保护神经系统，所以遭雷击时脑组织受到的损伤较轻。但脑组织电阻很小，神经系统对电流很敏感，所以往往引起中枢神经系统功能障碍。在复苏后，病人神经功能异常显得更加突出。经雷击后病人从昏迷中苏醒，可能持续存在遗忘症和神经错乱，而且有弛缓性瘫痪、截瘫、感觉异常等症状出现，尚有完全恢复的可能。

（2）呼吸系统：呼吸主要靠肺以及呼吸肌来维持，在雷电电击后，肌肉发生强直性收缩，呼吸停止，机体立即处于缺氧状态，如不及时抢救，可迅速导致死亡。

（3）循环系统：心肌横纹肌对电流极为敏感，强大的电流会使心肌发生强直性收缩，导致心脏停搏，血管也由于电流通过血液而受到严重损害，血管壁破坏、血液凝固、血栓形成，对早期复苏及后期治疗均有不良影响。

（4）运动系统：肌肉因受电流刺激，发生强直性收缩，使人体处于僵直状态而失去自我保护能力。骨骼的电阻很大，故电流通过产生高热，使骨骼和周围组织发生严重烧伤，肌肉严重损伤，复苏后可出现肌红蛋白尿。此外在遭雷击后摔倒或高空坠落者，还可以发生相应部位创伤，如脑震荡、骨折等。

（5）其他：电流经过的部位，均可发生相应损伤。如经过头面部特别是眼周时，可并发单侧或双侧性白内障及视神经萎缩；胸部电击伤可造成气胸；在腹部可致肠坏死、穿孔及其他空腔脏器的坏死。听觉系统在雷击作用下，可发生"爆震性耳聋"等。

二、雷击的预防和救援的主要特点

（一）雷击的预防

1.加强宣传教育　普及个人防护知识，对广大群众开展雷电知识的科普教育，尤其对野外作业人员应加强宣传教育，使人们认识到雷电是大自然中普通物理现象，只要人们认识它的形成机制以及它所引起灾难的特点，并采取相应的防范措施，就可以避免或减轻雷电给人类造成的灾难。做好防雷击知识的普及，搞好个人防护。

2.了解、掌握本地区雷电活动规律　在做好科普教育的前提下，应了解和掌握当地雷电活动的规律，尽可能避免在雷电多发区建设工厂、仓库、生活区，特别是易燃、易爆物品仓库，这是防患于未然的重要措施。

3. 加强对雷击天气的研究和预测　由于雷电

多发生在强对流天气系统,因此加强对这类天气系统的研究,提高预报的准确程度,在雷击发生之前做好防雷防火等准备工作。另外,某些如飞机飞行、工程爆破等应尽可能避开雷电天气,以免遭雷害。

4. 安装避雷装置　凡是高大建筑、烟囱、电线杆、铁塔、旗杆等都要安装避雷装置,如避雷针、避雷线、避雷器等,并经常加强对避雷装置的测试和检修。在正常情况下,可以达到防雷害的目的。

5. 人工控制雷电　自从240年前富兰克林发明避雷针以后,世界各国防雷专家及机构一直寻求人工控制雷电技术。主要方法有:①在云中播撒碘化银等催化剂,使雷电过程受到抑制;②人工减弱云内电场;③人工诱发闪电等。

(二) 雷击救援的主要特点

1. 临床表现

(1) 全身表现:受到雷击伤后,轻者可出现头晕、心悸、面色苍白、惊慌、四肢软弱和全身乏力,重者出现抽搐和休克,可伴有心律失常,并迅速转入"假死状态",即心搏和呼吸处于极微弱状态,外表看来似乎已经处于死亡状态,但遭受雷击伤者多数立即进入假死,且死亡率较高。应该指出,瞳孔散大固定通常不表示脑死亡,有记载抢救8~9小时而复苏成功的病例。有的病人入院出现暂时性昏迷或错乱,多需2~3天方能清醒。其他还可以伴有神经质、遗忘症、癫痫、头痛及语言困难等。由于电流的直接作用可损伤末梢神经,多见于尺、桡及坐骨神经。有的可直接损伤和延迟性损伤脊髓神经,出现偏瘫、四肢感觉障碍等。

(2) 局部表现:主要为电烧伤,系电流直接接触机体所引起的电烧伤。电流"入口"处烧伤较"出口"处更为严重。雷电击伤时局部的温度在4 000℃以上,烧伤部位立即焦化或炭化,伴有大量的组织坏死。

(3) 并发症:中枢神经系统后遗症,如颞叶和枕叶的永久性损害可致耳聋和失明,少数病人出现短期精神失常。电流损伤脊髓可致肢体瘫痪,血管损伤可致供血障碍或继发性出血,烧伤部位可继发感染以及电击伤造成继发性外伤等。

2. 诊断　根据现场情况与病人症状和体征确立诊断一般不难。

3. 现场急救措施

(1) 对神志清醒伴乏力、心慌、全身软弱的轻症伤员应予以平卧休息并严密观察,少数伤病员可出现迟发性假死,时间由几分钟到10天不等。

(2) 对呼吸、心跳停止的伤员,应立即进行心、肺、脑复苏(参见相关章节)。

(3) 在复苏过程中,发现有其他严重损伤时,应同时加以处理,如气胸、大血管出血等。

(4) 在复苏成功后,严密监护病情,有烧伤者要对烧伤创面进行妥善包扎处理,及时注射破伤风抗毒血清与抗生素预防感染。

(5) 对情绪紧张或有精神症状者,应进行安慰和心理治疗,必要时可给予适量的镇静药物。

4. 院内治疗措施

(1) 伤员复苏后,应及时转送医院进一步治疗。在严密观察心、肺功能和继续进行一般治疗的同时进行输液治疗。因雷电击伤后,机体中产生不同强度的损伤,其严重程度与电流"入口"和"出口"的状况不成比例。电流烧伤使微血管通透性增加,大量血浆样液体漏出至"第三间隙",机体有效循环血量下降,有可能出现低血容量性休克。此时,应根据情况进行抗休克治疗。

(2) 在病情比较稳定后,对电烧伤的组织即应进行探查手术,切除坏死组织,防止感染特别是厌氧菌感染。保留新组织以待其恢复正常,故电烧伤病人的手术可能要进行多次。探查大血管损伤情况,切除变性坏死组织的血管,并在正常处做可靠的结扎以防继发性出血,如有必要则要行相应的截肢术以确保整体安全。但电流对血管有时会发生一种"跳跃性损伤",即在一段血管上坏死段与正常段可交替出现,故在血管探查术后,对血管仍应提高警惕。

5. 伤员后期处理

(1) 雷击伤病人往往有不同程度的精神症状,应加强心理护理,使病人从巨大打击中逐步解脱出来。

(2) 病人有神经系统症状或伤残,如截肢或肢体瘫痪等,则需做大量耐心细致的护理工作与功能锻炼,方能使伤员逐步恢复,减轻致残程度。因此,有条件者,应转入疗养院进行康复治疗。

(3) 白内障是电烧伤病人特有的并发症,电流经头、颈部和躯体内的病人最易形成白内障,其具体发生机制尚不清楚。因此在病人入院和出院时都必须进行细致的眼科检查。白内障一般发生在伤后3~6个月,甚至伤后的3年或更长时间。小的损伤可以吸收,但大部分病人的白内障难以自行消散，需经手术摘除后方能恢复部分视力。

附：触电急救

由于人们对电的性能了解不足，违反用电操作规程或使用不当，都可以发生触电事故。因此，严格用电操作规程、加强安全用电的宣传教育及提高触电的急救技术就显得特别重要。

1.常见的触电原因　日常工作生活中触电事故例子不少，综合起来有以下几类：①供电线路安装不合格；②电器设备损坏或不合格；③违反用电或检修电器操作规程；④日常生活中发生触电事故也较常见。

2.触电的病理生理　电流对人体的伤害，可概括为电流本身及转换为电能后热和光效应所引起的作用。前者对人的伤害为触电或称之电击，其对人的致命作用造成心室纤颤致心脏停搏；另一方面对延髓呼吸中枢的危害引起呼吸中枢抑制、麻痹，呼吸停止。后者对人体伤害可造成电烧伤（主要见于高压电流），轻者则仅烧伤局部皮肤和浅层肌肉，重者可深达肌肉深层，甚至骨骼。

电流对机体的伤害和引起的病理改变极为复杂，但其主要伤害机制是组织缺氧。

3.触电的临床表现与诊断　根据触电程度的轻重不同，临床表现也不一样。轻者可仅有局部肢体麻木或震颤，重者呼吸、心跳可立即停止，死亡。一般说来，严重触电死亡者，主要因呼吸麻痹及心室纤颤而致死。其中，高压电触电主要是呼吸中枢的损害，故呼吸中枢麻痹为主要死亡原因，临床上见患者呈呼吸抑制、不规则，甚至停止；而低压电触电的死亡原因则以心室纤颤为主。实际上，上述两项改变是互相影响的，都可造成触电患者死亡。有时触电后，肌肉强烈痉挛，特别是喉部肌肉痉挛，也可致患者窒息死亡。

4.现场抢救　发生触电事故后即应按照严格的抢救规程处理。首先使患者脱离电源，立即进行现场医疗急救，并迅速请医务人员奔赴现场，进行其他有效的抢救措施。

尽快使患者脱离电源：据当时的具体环境和条件，采用最快、最安全的办法使患者脱离电源。一般有下述几种方法。

（1）关闭电掣：发生触电后，如电掣就在附近。应立即关闭电掣，并尽可能把保险盒打开、总电闸扳开，这是一种十分重要、而又简便易行的安全措施。

（2）斩断电路：如在野外或不接近电掣的地方碰到断落的电线发生触电，又不便将电线挑开时，可用干燥带木柄的刀或锄头斩断电线，或用绝缘钳子钳断电线，使电流中断。

（3）挑开电线：如触及折断垂下的电线，电掣又不在附近时，可用干燥的木棒或竹竿等绝缘工具，将接触患者的电线挑开。挑开的电线应放置妥当，以免他人再触电。

（4）拉开触电者：如上述方法都不易用上，可用干木棒将触电者拨离触电处。如触电者趴在漏电的机器上，可用塑料绳、干绳子或衣服拧成带子，套在患者身上，将其拉出。但此时救护者必须脚垫干燥的厚木板或绝缘物品，如厚塑料等，以防触电。

在抢救过程中，一定要注意避免给患者造成其他伤害，如在高处触电，下方须有防护措施，防止患者坠下骨折或死亡。

还须注意的是，抢救者在抢救过程中必须注意自身安全，未断离电源前绝不能用手直接牵拉触电者。

5. 院内抢救　抢救的目标仍是力求呼吸、心跳恢复。主要的措施如下。

（1）呼吸、心跳的处理：继续按上述方法进行口对口人工呼吸和胸外心脏按压术。如有人工呼吸机，可用面罩或气管插管接上人工呼吸机正压吸氧，或吸入含5%～7%二氧化碳的氧气。

（2）心脏复苏药物的应用：在进行心脏按压术及人工呼吸的同时，心脏复苏药物的应用是心脏复苏过程中另一个重要环节。通过复苏药物的应用，可促使心脏自主节律的及早恢复，增强心肌收缩力，纠正心律失常，从而维持有效循环量。一般在人工呼吸、心脏按压开始后仍未听到心音时便可应用。

肾上腺素是心脏复苏中最常用的药物之一。它对停搏的心脏，有以下作用：①增加心肌张力和兴奋性，使心肌收缩幅度增大，引起强有力的收缩；②刺激心脏起搏点，加速房室传导速度；③扩张冠状血管，增加心肌供血、供氧及改善心肌代谢。但它可使心肌代谢和氧消耗增加，并使细胞外的钾离子向心肌内移动，致使心肌易受激惹，引起心室纤颤。因触电主要危害是引起心室纤颤，所以过去仅从这点出发，把肾上腺素列为触电抢救中禁忌作用的药物之一。然而在急救实践中，人们发现对一些触电患者，根据具体病情，使用适量的肾上腺素不仅无害，相反收到了较好的疗效，说明此药不是不能用，而是如何合理应用的问题。目前认为，触电者有下列情况时可以应用肾上腺素：①心脏停搏已几分钟或经正确的心脏按压及口对口的呼吸2分钟后仍无反应，可以应用，如有条件，最好备有电除颤器，电击复律治疗心律失常；②心脏处于心室纤颤，但室性纤颤无力，成为细颤，可在电除颤前用肾上腺素，使细颤变为粗颤，在继续心脏按压下，使心肌得到氧合血的供应，为除颤成功提供良好条件。

如有下列情况，肾上腺素应慎用或禁用：①患者有心跳，虽微弱，但未出现室性纤颤或仅出现轻度心律紊乱时，不应使用肾上腺素，否则会导致不良效果；②当时无电除颤器，而心脏又处于停搏状态，经一定时间按压后仍无效可慎用，但应选用合适的除颤药物。

（3）去除心室纤颤：触电时，发生心室纤颤如不及时处理，则心脏很快停搏而死亡，所以除颤治疗在复苏抢救上有十分重要的意义。

常用的除颤方法有：电除颤（包括交流电除颤及直流电除颤）及药物除颤。电除颤效果确实可靠，药物除颤法效果较差。在无电除颤时可用药物除颤或作为电除颤的辅助治疗。

6.复苏后期的处理　经上述积极抢救后，患者呼吸、心跳得以恢复，即初步复苏成功，但此仅为抢救成功的开始，决不能疏忽大意。因为心跳复苏后经过10～20分钟，大部分脑组织才有氧供应，30～40分钟全部脑组织才有氧合血液灌注，所以还必须再接再厉，认真把复苏后期处理做好，使患者恢复神志，逐步恢复健康。

复苏后期处理主要是维持呼吸、血压的稳定，纠正酸中毒，使用脱水剂，选择性地头部降温，预防控制感染等。这些措施不单是在呼吸、心跳恢复后使用，而且在复苏开始时即应考虑使用，并贯穿于抢救的全过程。

（1）碱性药物的使用：心跳呼吸停止后，由于缺氧，细胞代谢转为无氧代谢，结果大量乳酸及丙酮酸形成，无机磷蓄积，钾离子外移，钠离子及氢离子向细胞内弥散，形成细胞内代谢性酸中毒。由于二氧化碳不能从肺部排出，又不能通过肾脏加以调节，结果二氧化碳张力增加，形成呼吸性酸中毒。所以这类患者的酸中毒最初表现为混合性酸中毒，既有代谢性酸中毒又有呼吸性酸中毒，但代谢性酸中毒主要是细胞内的。复苏过程中，当循环和呼吸功能恢复后，二氧化碳逐渐通过肺部排出，血液中二氧化碳含量逐渐减少，呼吸性酸中毒逐渐消失。血液循环功能建立后，组织中大量酸性代谢产物进入血液循环，而形成细胞外代谢性酸中毒。所以复苏中应立即同时使用碱性药物，以纠正代谢性酸中毒。

首先应立即给予5%碳酸氢钠100～200毫升静脉注射，然后据二氧化碳结合力测定结果给予纠正。也可用克分子乳酸钠（11.2%）溶液100～200毫升静脉注射，然后根据检查结果用药。

（2）脱水剂的应用：呼吸循环停止的患者毫无例外地有脑水肿与脑损害，只是程度不同。所以应用脱水剂以减轻脑水肿，缩小脑体积，是一项十分重要而有效的措施。

一般以20%甘露醇或25%山梨醇为首选，每次200～250毫升静脉注射或快速静脉滴注，可据情况每6～8小时用一次。也可用50%葡萄糖溶液40～60毫升静脉注射，每日4～6次。

（3）低温疗法的应用：有人统计，体温下降1℃，脑代谢率降低6.7%，颅内压下降5.5%。体温32℃，脑代谢率降低约为50%，当肛温降至32℃时，脑部温度约为28℃，从而对降低脑组织的耗氧量，减轻脑水肿，保护脑细胞都起着有利的作用。所以使用低温疗法可为受损脑细胞的恢复创造有利条件。应以头部降温为主，采用冰槽、冰帽或冰袋置头部、颈侧。也可置冰袋于腋窝、腹股沟等大血管处，作辅助物理降温。必要时亦可配合使用冬眠灵及异丙嗪，每8～12小时25～50毫克肌注，维持肛温在32～34℃。

（4）促进脑细胞代谢药物的应用：如ATP或CTP、辅酶A、细胞色素C及维生素B_6等。

（5）预防感染：电击复苏成功患者的最常见死亡原因是感染。所以必须认真注意预防感染，可选用青霉素、链霉素，或据具体情况选用合适的抗生素。

（6）纠正水电解质平衡紊乱

（7）局部电烧伤的处理：此伤处理与烧伤处理相同。可进行清洁后用油纱布包扎。必要时给予抗菌药物以预防感染。待坏死组织与周围健康组织分界清楚时（伤后 3～6 日），及时切除焦痂。如皮肤缺损面过大，可在肉芽组织生长良好时进行植皮。

（8）针刺疗法：针刺对维持和调整已复苏患者的心跳和呼吸功能，促使患者苏醒有十分显著的效果。

7.预防

（1）做好安全用电的宣传教育工作，如手湿时不要接触电源开关和灯头，采用拉线开关，电线、电灯及电器设备应定期检修。

（2）高压电线及电源应加强防护。

（3）高大建筑物应有避雷装置；雷雨时认真防避，不要在大树下或无避雷装置的高大建筑物下避雷雨。

（4）做好触电急救的组织工作，提高抢救人员的技术水平，常备各种触电急救器械以供应用。

第六节　森林火灾及草原火灾

森林和草原是国家的宝贵财富，它具有很大的经济效益、生态效益和社会效益。森林和草原在国民经济中占有非常重要的地位，不仅是工农业生产、人民生活的宝贵资源，而且对水土保持、调节气候、防风固沙、保持生态平衡以及对人类和动物生存都有着直接的关系。

目前，我国森林面积约 1.3 亿公顷，森林覆被率为 12.7%，每人占有森林面积为世界人均占有森林面积的 1/6。草原面积达 3.5 亿公顷，为世界四大草原国之一。因而，保护我国现有森林和草原资源，大力发展林业和草原是发展经济建设和为子孙后代造福的大事。

在危害、破坏森林和草原的诸多因素中，森林和草原火灾是最为严重的一个因素，远比森林和草原病虫害、滥砍、乱伐以及其他自然灾害严重得多。目前，全世界每年发生森林和草原火灾约数万次，被烧森林和草原面积达几百万公顷。森林和草原火灾，不仅烧毁大量森林和草原资源，使每年上千人的生命被森林和草原火灾吞噬，而且严重破坏生态平衡，给人类的生存造成威胁。我国的森林和草原大火每年都有发生，损失十分惨重。如 1987 年 5 月 6 日大兴安岭发生的特大火灾，过火面积 101 万公顷，其中有林面积 70 万公顷。直接经济损失 5 亿余元。所以，必须认真贯彻"预防为主、积极消灭"的防火工作方针，扎扎实实地做好森林和草原防火工作，以保证国家森林和草原资源及人民生命财产安全。

（一）森林和草原火灾的起因

引起森林和草原火灾的主导因素是火源。引起森林和草原火灾的火源很多，大体上可分为人为火源和自然火源两大类。

1.人为火源　森林和草原火灾 90%以上是人为用火不慎引起的。人为火源相当复杂，按性质可分为以下几种：①生产用火不慎；②非生产性用火。

2.自然火源　雷击树木起火、滚石撞击火花、火山爆发等引着可燃物，异常干旱年份发生少有的泥炭自燃等，都会造成森林火灾。

（二）森林和草原火灾的预防

根据森林和草原火灾发生的规律和特点，不同季节、地点和火险程度，适时开展火灾预防工作，全面贯彻落实"预防为主，积极消灭"的护林防火方针，能够有效地防止和减少火灾的发生。

1.加强领导，建立防火组织　加强领导，建立、健全森林和草原防火组织是做好森林和草原防火工作的关键。辖区有森林和草原的各级政府，应把森林和草原防火工作纳入领导的重要议事日程，建立健全防火组织网络，使森林和草原防火工作时时有人抓，处处有人管，保证各项措施落到实处。

2.发动群众，做好宣传工作　森林和草原防火是关系到全社会的大事，只有在各级政府的统一领导下，广泛地开展防火宣传教育，增强人们的防火意识，调动和依靠社会力量，防火工作才能有基础、有力量。因此，应使防火宣传工作长期化、普遍化、制度化，要充分利用流动和固定、城镇和乡村、临时和永久、文字与声像相结合等多种形式，大造声势，使森林和草原防火工作深入人心，把防火工作作为大众的自觉行动。

3.严格制度，落实防火责任制　实行行政领导负责制，层层明确任务和要求，并将森林和草原防火工作落实到所辖地区、每个系统、每个单位、每个人，把防火工作作为领导干部任期政绩考核的内容，列为升级和评选先进的一项重要指标，使行政领导负责制实现责、权、利统一起来，既有压力，又有动力，各部门领导分片包干，齐抓共管。

4.制订公约，建立联合防火制度　村屯要结合实际情况制订防火公约，设置护林防火和护草防火检查站，建立跨区、跨县、甚至跨省的森林和草原联合防火组织，建立联合防火管理制度、用火管理制度。集体户和个体户也应按照森林和草原承包成立联防小组，形成上下贯通，左右协调的防火网络。通过联防活动，加强联系，互通情报，共同做好火灾预防工作。一旦发生火灾，相互支援，就地迅速扑灭。

5.依法护林　把护林防火纳入法制轨道，反复宣传《森林法》《森林防火条例》和草场防火有关规定。各地要根据当地森林和草原火灾的季节规律，在火灾多发季节规定森林和草原防火期。防火期内，按照有关规定实行封山、封场。对个人承包的山林、草场也要加强管理，认真贯彻执行防火规章制度，落实防范措施，加强对人员管理，对造成火灾的人员，要从严、从快查处。有法必依，执法必严，违法必究，确保森林和草原资源安全。

6.严格控制火源　严格控制火源是避免发生森林和草原火灾的关键。坚持"一保证"、"七不用火"的防火措施，严禁随意用火，不管生产或非生产单位用火，都必须经有关部门批准。要加强对林区居民职工的教育，养成上山不带火、不用火的习惯。加强对各种机动车辆的管理，特别是通过林区的大、小火车、拖拉机等要采取加戴防火罩和其他防火措施。加强巡防，提高警惕，严防放火破坏和自然性火灾的发生。

（三）森林和草原火灾的扑救

森林和草原地区茫茫无际，人烟稀少，初起火灾往往不能被人们及时发现，等到火势扩大才被发现。此时一般已经失去了将火灾扑灭在最初阶段的时机。

扑救森林和草原火灾，就是要依据灭火的原理，采用最佳的手段，以最快的速度，使正在燃烧的森林和草原大火熄灭。其主要方法有两种，即直接灭火法和间接灭火法。两种灭火法在扑救时可单独使用，也可配合使用。

1.直接灭火法　是利用各种有利时机和条件，直接扑灭正在燃烧的火焰。它适用于扑救弱度或者中强度的地表火。

（1）扑打法：适用于扑灭初发火，处于三级风以下气象条件的林火。扑打方法：用阔叶树枝或用树枝编成扫帚，沿火场两侧边缘向前扑打。

（2）土埋法：森林草原火灾地面可燃物较多，燃烧极为强烈，靠人力扑打不易灭火时，可使用土埋法，用铁锹取松土压灭火焰。

（3）使用水和化学灭火剂。

（4）应用先进的灭火工具，如风力灭火机、干粉枪、干粉车、消防车等。同时还可以采用直升机载水灭火和人工降雨等方法，进行直接灭火。

2.间接灭火法　间接灭火是在森林和草原火灾向前推进的前方开设隔离带，造成森林可燃物不能继续燃烧的条件，将林火和草火损失控制在一定范围内。在灾害性天气条件下，常采用此方法。

（1）用铁锹挖沟或用开沟机开沟：用此方法一直挖到矿物质土层以下20厘米，可阻止地下火蔓延。

（2）开设隔离带：在林火和草的前方，采用爆炸、火烧、人工挖掘或拖拉机开设生土带作为隔离带，阻止火势蔓延。开设防火隔离带的地点，要根据火焰蔓延的速度、方向和开设隔离带所需的时间而定，应确保在火头蔓延到来之前完成。

（3）以火灭火：当森林和草原火灾形成高温的急进地表火、强烈的树冠火时，用人力难以扑灭，用其他方法开设隔离带有困难，或根本来不及开设隔离带时，均可以采用以火灭火的方法。一种是火烧法，以道路、河流或防火障碍物等作为控制线，沿控制线逆风点火，使火逆风烧向火场；一种是放迎面火法，在火头前进的方向，利用道路或河流作为控制线。当火场产生逆风后，在火头前方点火称为迎面火。点燃的火因受逆风影响，迎着火头方向蔓延，当两个火头相遇，火就会立即熄灭。

（四）主要伤害及救援特点

由于森林、草原火灾燃烧面积大，范围广，持续时间长，环境危险，同时参加扑灭火灾人员较多，火场战线长，容易发生大批的烧伤病人。烧伤病人的现场急救与转送，是整个烧伤治疗中的重要一环，是治疗的基础。此项工作恰当、合理，不仅可以减少伤员的疾苦，而且对危重伤员保护创面、平稳度过休克阶段，防止早期败血症的发生，都有十分重要的意义。

1.现场急救方法　烧伤的现场急救主要是制止烧伤面积继续扩大和创面逐渐加深，防止休克和感染，其要领可概括为：一灭、二查、三防、四包、五送。

（1）迅速灭火：迅速采取各种有效的措施灭火，使伤员脱离热源，缩短烧伤时间。最简便的方法就地滚动，脱去已着火的衣物。也可以利用其他可覆盖物进行覆盖灭火，跳进水池或河沟灭火。切忌激烈奔跑呼喊，以免风助火势，愈烧愈旺，并吸入烈焰和烟雾引起呼吸道烧伤。

（2）查损伤情况：即检查全身状况和有无合并损伤。特别是检查有无颅脑损伤、胸腹合并伤和呼吸道烧伤以及有无骨折等。观察有无合并中毒，若有中毒应立即针对中毒原因，采取相应的解救措施。

（3）防休克、防感染、防窒息：烧伤人员往往因疼痛和恐惧而发生休克。轻者可口服或肌注镇静、止痛药物，对伴有呼吸道烧伤和颅脑外伤人员应禁止使用吗啡类的镇痛药止痛。如伤员口渴，可给少量淡盐水多次饮用。不要单给白开水或糖水，不可饮水过多，以防体内电解质紊乱及发生脑水肿。现场检查及搬运伤员时，一定要注意保护创面，避免污染和再次损伤。对有呼吸道烧伤者，一般均应进行气管切开，保持呼吸道畅通。

（4）包裹创面：即用较干净的衣物、三角巾、大纱布、清洁的床单等包裹创面，防止污染。在现场除化学性烧伤外，对创面一般不做处理，尽量不弄破水疱，保护表皮。

（5）送医院救治：烧伤伤员须迅速送往有诊治条件的医院进行进一步救治。

（6）转送各类烧伤转送医院的时机：烧伤面积在29%以下的伤员，休克发生率低，送院的时间要求并不严格，根据具体情况，随时可以转送；烧伤面积在30%～40%的伤员，最好在伤后8小时以内送到医院；烧伤面积在50%～60%的伤员，应在4小时内送到医院或就地抗休克治疗，待伤情稳定达24小时后再转送医院；烧伤面积在70%以上的伤员，最好在伤后1～2小时送到医院。

（7）转送途中的注意事项：建立静脉通道，以保证按计划进行补液；密切观察伤员呼吸、脉搏、尿量，如有变化，可做出相应的处理，并做好记录，以利上级医院了解病情；伤员头部同车辆行进的方向相反，以保证脑部的血液供应，也可以将担架横置；车速不宜过快，力争平稳，减少颠簸，在交通不便地区，以担架转送为好。

2.院内处理

（1）小面积烧伤的处理：小面积烧伤临床上常见，对全身影响很小，主要是局部疗法。但是如果重视不够，可能延长治愈时间，甚至造成不良后果。应尽快争取时间在严密消毒下进行清创术。

创面处理：①包扎疗法，四肢或躯干的烧伤可采用包扎法，主要目的是使创面得到充分引流，隔绝外来病菌，以保护创面；②暴露疗法，头、面部烧伤，可采用暴露法，主要目的使创面迅速干燥，表面结成干痂，从而减少病原菌的繁殖。暴露时，应经常用棉签将创面渗液拭干，不用外敷药。

（2）大面积烧伤的处理：根据大面积烧伤分期的主要特点采取有效措施。如休克期的重点是防治休克，感染期的重点是防治感染，修复期的重点是促使创面早日愈合。

第七章

其他地质灾害

第一节 泥 石 流

一、概述

泥石流是产生于山区的一种严重的地质灾害，它是由暴雨、冰雪融水等水源激发的、含有大量泥沙石块的特殊洪流，又称山洪泥流，俗称"走蛟"、"出龙"、"蛟龙"等。泥石流中固体物质的体积含量一般超过15%，最多可达70%~80%，是碎屑与水组成的高容重两相混合流体。其特征是突然爆发，混浊的流体沿着陡峻的山沟前推后拥，在很短的时间内将大量泥沙石块冲出沟外，在宽阔的堆积区横冲直撞、漫流堆积，常常给人类生命财产造成很大危害。泥石流的发生与山地环境的形成演化过程息息相关，是环境退化、生态失衡、地表结构破坏、水土流失、地质环境恶化的产物。人口的增长以及人们在山区的不合理的生产活动，在很大程度上加剧了泥石流的形成和发展。

泥石流在全球山地广为分布，据现有报道，除南极洲外，其余各大洲几乎都有泥石流活动，泥石流灾害波及世界60多个国家和地区。最活跃的地区是北回归线至北纬50度之间的山区，诸如阿尔卑斯山—喜马拉雅山系、环太平洋山系、欧亚大陆内部一些褶皱断裂山系以及拉丁美洲、大洋洲的某些山区，给当地居民的生产、生活构成严重威胁。

在我国，泥石流是山区众多自然灾害中具有突发性灾变过程的主要灾种。据不完全的资料，泥石流灾害波及全国23个省、市、自治区，不仅影响山区城镇、工矿、交通运输、能源基地、水利设施和国防建设以及农田村寨等各种建筑设施的安全，而且造成人畜伤亡。泥石流每年都造成数以亿元计的经济损失和几百甚至上千人的伤亡，为世界上泥石流灾情最严重的国家之一。发达国家关于泥石流的研究不多，这主要是与经济发展有关。发达国家很少发生泥石流灾害，这与他们对环境的保护重视，山区、半山区等泥石流好发区人口分布密度低有很大关系。国外关于洪水灾害的研究很多，洪水与泥石流之间有很大大相似性，我们可以进行借鉴。

二、泥石流的形成与发生

（一）泥石流的形成

泥石流的形成必须同时具备以下3个条件：陡峻的便于集水、集物的地形、地貌；有丰富的松散物质；短时间内有大量的水源。三者综合一体，便可导致泥石流的暴发。

1.地形、地貌条件　在地形上具备山高沟深，地形陡峻，沟床纵坡降大，流域形状便于水流汇集。在地貌上，泥石流的地貌一般可分为形成区、流通区和堆积区三部分（图9-7-1）。上游形成区的地形多为三面环山，一面出口的瓢状或漏斗状，地形比较开阔。周围山高坡陡、山体破碎、植被生长不良，这样的地形有利于水和碎屑物质的集中；中游流通区的地形多为狭窄陡深的峡谷，谷床纵坡较大，使泥石流能迅猛直泻；下游堆积区的地形为开阔平坦的山前平原或河谷阶地，使堆积物有堆积场所。

2.松散物质来源条件　泥石流常发生于地质构造复杂、断裂褶皱发育，新构造活动强烈，地震烈度较高的地区。地表岩石破碎，崩塌、错落、滑坡等不良地质现象的发生，为泥石流的形成提供了丰富的固体物质来源；另外，岩层结构松散、软弱、易于风化、节理发育或软硬相间成层的地区，因易受破坏，也能为泥石流提供丰富的碎屑物来源；一些人类工程活动，如滥伐森林造成水土流失，开山采矿、采石弃渣等，往往也为泥石流提供大量的物质来源。

3.水源条件　水既是泥石流的重要组成部分，又是泥石流的激发条件和搬运介质（动力来源），泥石流的水源，有暴雨、冰雪融水和水库溃决水体等形式。我国泥石流的水源主要是暴雨、长时间的连续降雨。

（二）泥石流的发生

泥石流是一种自然灾害，是山区特有的一种自然地质现象。由于降水（包括暴雨、冰川、积雪融化水等）产生在沟谷或山坡上的一种夹带大量泥沙、石块等固体物质的特殊洪流，是高浓度的固体和液体的混合颗粒流。它的运动过程介于山崩、滑坡和洪水之间，是各种自然因素（地质、地貌、水纹、气象等）、人为因素综合作用的结果。一般情况下，泥石流的发生需具备3个条件：

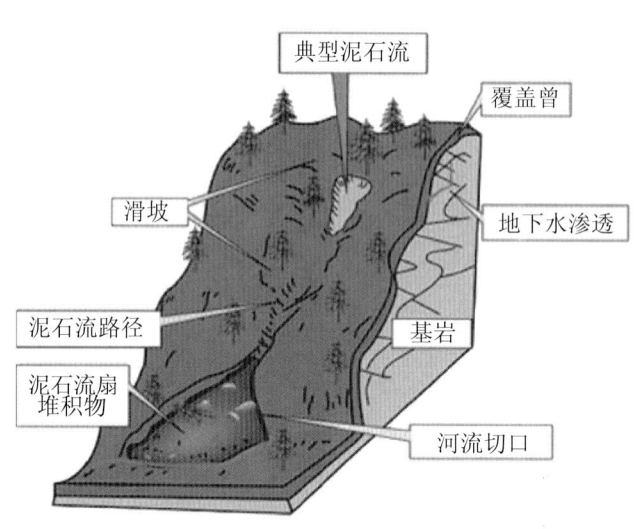

图 9-7-1　典型泥石流示意图

1.大量降雨　连续降暴雨或突降大暴雨，山区会山洪暴发。

2.大量碎屑物质　与雨水混合形成黏稠、混浊的泥石流。

3.山间或山前沟谷地形　利于泥石流的形成、运动。

三、泥石流的灾害特点及诱发因素

（一）泥石流的灾害特点

1.突发性强　一切泥石流从启动到停息活动，短则几分钟到几十分钟，长则一小时到几小时即可终止。泥石流暴发过程大多非常急促，顷刻间它能冲刷搬运几万至几百万立方米的水和大量泥沙、石块、巨砾混合物，奔腾咆哮、汹涌翻滚，它的前锋常可形成几米至几十米高的"龙头"，倚仗陡峻的山势，倾泻而下，所经之处，所向披靡，能摧毁沿途一切建筑物、障碍物。

2.冲击力强　泥石流不同于山洪之处是含有大量的固体物质。泥石流的固体物质含量最少为15%，最高可达80%左右。由于泥石流含有大量固体物质这一特点，因此，容量大、冲击力强，对人类破坏更严重。

3.季节性强　我国广大地区降水水汽主要来源于夏季季风，其中又以太平洋季风为主，次为印度洋。山地降水高度递增率还有季节性变化，夏季各月较显著，尤以6~8月最显著，冬春两季增值较小。因此，我国西南与西北地区的泥石流多发生于7~8月，这与7~8月降水集中、暴雨强度大有关，也与冰雪快速消融季节有直接关系。

4.危害性大　据统计，我国自20世纪50年代以来，在城镇泥石流灾害中，死亡者达6 000多人，经济损失达几十亿元。铁路也是受泥石流灾害最严重的部门之一。1949—1958年，累计发生泥石流灾难约 1 200 余起，其中造成铁路被毁、中断行车的重大泥石流灾难300起，每年仅用于修复和改建工程的费用就高达 7 000 万元。公路受泥石流灾害也较严重，尤其是西南地区各主要公路，如川藏公路是内地通往西藏的交通要道，沿线有泥石流近千条，全线 2 400 km，几乎 1/3 以上路段受到过泥石流灾害，公路受阻少则几十天，多则几个月，严重影响西藏建设。此外，泥石流还可直接淤埋农田、冲毁房屋，造成耕地锐减、水土流失。

5. **群发性强** 滑坡、崩塌常成为泥石流的固体物源，但泥石流在流动过程中又强烈冲刷、侵蚀岸坡，触发滑坡、崩塌产生，故常有滑坡、崩塌→泥石流→滑坡、崩塌的循环产生。一个地区内，当地质、地形条件相似时，一次暴雨常激发多条沟谷产生泥石流，如 1979 年滇西北怒江六库、泸江、福贡、贡山和磐江等县有 40 多条沟谷暴发泥石流；1985 年云南东川小江河谷两岸有 20 多条支沟暴发泥石流，又进一步加剧了它们的群发性。

除上述活动特征外，由于水源的差异，降雨量在季节上和日内不同时段上的变化，导致泥石流在活动时间上还表现出：4~10 月夜间多暴雨，故降雨型泥石流多发生在夜间，冰川型泥石流多发生在 4~10 月的冰川融化期。

（二）泥石流的诱发因素

由于工农业生产的发展，人类对自然资源的开发程度和规模也在不断发展。当人类的活动违反自然规律时，必然招致大自然的报复，有些泥石流的发生，就是由于人类不合理的开发而造成的。近年来，因为人为因素诱发的泥石流数量正在不断增加。可能诱发泥石流的人类工程、经济活动主要有三个方面。

1. **不合理开挖** 修建铁路、公路、水渠以及其他工程建筑的不合理开挖。有些泥石流就是在修建公路、水渠、铁路以及其他建筑活动时，破坏了山坡表面而形成的。如云南省东川至昆明公路的老干沟，因修公路及水渠，使山体破坏，加之 1966 年犀牛山地震又形成崩塌、滑坡，致使泥石流更加严重。又如香港多年来修建了许多大型工程和地面建筑，几乎每个工程都要劈山填海或填方，才能获得合适的建筑场地。1972 年一次暴雨，使正在施工的挖掘工程现场 120 人死于滑坡造成的泥石流。

2. **不合理的弃土、弃渣、采石** 这种行为形成的泥石流的事例很多。如四川省冕宁县泸沽铁矿汉罗沟，因不合理堆放弃土、矿渣，1972 年一场大雨暴发了矿山泥石流，冲出松散固体物质约十万立方米，淤埋成昆铁路 300 m 和喜（德）—西（昌）公路 250 m，中断行车，给交通运输带来严重损失。又如甘川公路西水附近，1973 年冬在沿公路的沟内开采石料，1974 年 7 月 18 日发生泥石流，使 15 座桥涵淤塞。

3. **滥伐乱垦** 滥伐乱垦会使植被消失，山坡失去保护、土体疏松、冲沟发育，大大加重水土流失，进而山坡的稳定性被破坏，崩塌、滑坡等不良地质现象发育，结果就很容易产生泥石流。例如甘肃省白龙江中游现在是我国著名的泥石流多发区。而在 1 000 多年前，那里竹树茂密、山清水秀，后因伐木烧炭，烧山开荒，森林被破坏，才造成泥石流泛滥。2010 年 8 月 7 日晚，近 200 万 m^3 的泥石流摧毁了周曲小半个县城，近 2 000 人遇难。

四、泥石流的活动规律和发生过程中的特有现象

（一）泥石流的活动规律

1. **季节性** 我国泥石流的暴发主要是受连续降雨、暴雨，尤其是特大暴雨及集中降雨的激发。因此，泥石流发生的时间规律与集中降雨时间规律一致，具有明显的季节性。一般发生在多雨的夏秋季节。因集中降雨的时间的差异而有所不同。四川、云南等西南地区的降雨多集中在 6~9 月，因此、西南地区的泥石流多发生在 6~9 月；而西北地区降雨多集中在 6、7、8 月，尤其是 7、8 两个月降雨集中，暴雨强度大，因此西北地区的泥石流多发生在 7、8 月。据不完全统计，发生在这两个月的泥石流灾害约占该地区全部泥石流灾害的 90% 以上。

2. **周期性** 泥石流的发生受暴雨、洪水、地震的影响，而暴雨、洪水、地震总是周期性地出现。因此，泥石流的发生和发展也具有一定的周期性，且其活动周期与暴雨、洪水、地震的活动周期大体相一致。当暴雨、洪水两者的活动周期相叠加时，常常形成泥石流活动的一个高潮。如云南省东川地区在 1966 年是近十几年的强震期，使东川泥石流的发展加剧。仅东川铁路在 1970—1981 年的 11 年

中就发生泥石流灾害250余次。又如1981年,东川达德线泥石流,成昆铁路利子伊达泥石流,宝成铁路、宝天铁路的泥石流,都是在大周期暴雨的情况下发生的。

(二)泥石流发生过程中的特有现象

泥石流是水与泥沙、石块相混合的流动体,由于含有大量固体碎屑物,其运动过程产生巨大动能,不同于一般洪水,常有一些特有的现象。

1. **短暂的断流现象与巨大的轰鸣声** 很多泥石流暴发之初常可听到由沟内传出的犹如火车轰鸣或响雷声,地面也发出轻微的震动,有时在响声之前,原在沟槽中流动的水体突然出现片刻断流。随响声增大,泥石流似狼烟扑滚而来。所以,出现断流、响声等现象时,已经预告了泥石流的发生。

2. **强劲的冲刷、刨刮与侧蚀** 泥石流在沟谷的中上游段具有强烈的冲刷、铲刮沟道底床的作用,常使沟床基底裸露,岸坡垮塌。另外,在中下游段常侧蚀掏刷河岸阶地,使岸边沿线的道路交通、水利工程、农田及建筑物受到破坏。

3. **弯道超高与遇障爬高** 泥石流运动时直进性很强,当处于河道拐弯处或遇到明显的阻挡物时,泥石流不是顺沟谷平稳下泻,而是直接冲撞河岸凹侧或阻碍物。由于受阻,泥石流体被迫向上空抛起,这一冲击高度可达几米至十几米。甚至有时泥石流龙头可越过障碍物,爬背越岸摧毁各种目标。例如1991年6月10日北京密云县杨树沟泥石流就是在弯道处越过阻挡其前进的小土梁,将土梁另一侧房屋摧毁,据实地测量,其冲起高度达10余米。

4. **巨大的撞击、磨蚀现象** 快速运动着的泥石流动能大、冲击力强,据研究测定,砾径1米的大石块运动速度5 m/s,冲击力可达140吨。泥石流中的大量泥沙在运动中不断磨蚀各种工程设施表面,使一些工程丧失其应有的作用而报废。

5. **严重的淤埋、堵塞现象** 在沟内及沟口的宽缓地带,由于地形纵坡度减小,泥石流流速会骤然下降,大量泥沙石块停积下来,堆积堵塞河道、淤埋农田、道路、水库、建筑物等目标。一些大规模泥石流的冲出物质堆堵在河道可构成临时性的"小水库",致使上游水位抬高,然而这种堵坝一旦溃决又会形成洪水泥石流,再次对下游造成危害。例如我国四川利子依达沟泥石流冲出山口,毁桥覆车后又在几分钟内将大渡河拦腰堵截,断流达4小时之久,向上游回水5千米,淹没工矿设施等。

6. **阵流现象** 这种现象主要发生在黏性泥石流中。其特征是自泥石流开始到结束,沿途出现多次泥石流洪峰,即多次泥石流龙头,各次龙头出现间隔时间长短不一。

五、泥石流的救援与脱险

(一)救援

由于泥石流灾害爆发突然、凶猛异常,人们因事先不能获得预报,进行躲避与撤离而伤亡。泥石流所致伤害主要有:外伤、骨折、挤压伤、掩埋、呼吸窒息、死亡等。灾害发生后,也因地区不同,给医疗、卫生防病工作带来不同的问题。

救援的主要任务是:灾害发生后人群伤亡的抢救、治疗和降低灾区传染病发病率。因此,在泥石流灾害多发区的县级以上政府卫生行政部门,应根据灾情需要,设有领导协调组织。并以急救中心、急救站、卫生防疫站为主体,组建医疗防疫队,提高其应急反应能力。灾害发生后,各级政府卫生行政部门要迅速组成救援现场指挥部,其任务是:

(1)对现场伤亡情况和事态发展作出快速、准确评估。

(2)指挥、调遣现场及辖区内各医院救护力量。

(3)根据现场伤员情况设手术、急救处置室。

(4)视伤亡情况设置伤员分检处。

现场医疗救护过程中,要本着先救命后治伤、先治重伤后治轻伤的原则,将经治的伤员血型、伤情、急救处置、注意事项等逐一填写在伤员情况单上,并置于伤员衣袋内。依据受害者的伤病情况,按轻、中、重、死亡分类,分别以"红、黄、蓝、黑"的伤病卡做出标志,置于伤员的左胸部或其他明显位置。需要后送的伤员,经现场检伤分类、处置后根据病情向就近医院或专科医院分流。

根据泥石流灾害对地面设施的破坏情况,有针对性地解决好卫生防疫工作存在的问题。应保证供应安全的饮用水和食品,对由于房屋倒塌人群临时居住的营地,更应加强防病工作,防止传染病的流行。

(二)脱险

我国广大山区还长期存在泥石流的威胁,利用现代科学技术对已确定的泥石流危险区、易发区进行预报和警报,临灾疏散和抢救工作,是减少泥石流灾害损失的关键。

临灾防治的首要任务是政府和职能部门加强对专业性监测机构的领导,提高其预报和警报的准确性。根据预报、警报结果,及时组织灾区人员疏散和重要财产的转移。根据即将发生泥石流的规模、路径和发展趋势判断,制订疏散救灾计划,选好疏散地、疏散途径、疏散工具。一旦泥石流发生,就能有条不紊地组织脱险。与此同时,对暴发泥石流可能波及下游地区的单位以及引发的次生灾害作出判断,拟定出脱险的应急措施。

临灾防治的另一个重要环节是加强宣传教育,提高群众防灾抗灾意识,增加防灾知识。在暴雨季节,要时刻提防泥石流的侵袭,注意收听气象预报,观察当地雨情、水情,选好脱险路径和场所,一旦发现泥石流危险,即刻躲避转移,不要犹豫不决,或留恋房屋、牲畜、资财而逃避不及。避灾时不要顺沟向上或向下跑动,应沿着岩石和坡面转移到泥石流侵袭不到的地方。此外,泥石流暴发时,常常是风雨交加、电闪雷鸣,逃避时还要注意其他的意外事故发生。

六、泥石流对人的主要伤害及救治

泥石流是一种多发于山区的特殊洪流,不仅能毁坏铁路、公路、中断交通;淤积水库,破坏水利水电工程;破坏土地;破坏生态平衡,而且还能摧毁一切位于灾区范围内的建筑物、矿山等设施,造成人员伤亡。

泥石流灾害造成的危害可以分为直接伤害和间接伤害。直接伤害主要由于直接由泥石流接触而产生的后果,包括:淹溺、漂浮物撞击伤、化学物质沾染、低体温等。间接伤害主要是由于泥石流造成的继发危险因素所造成的伤害,包括:传染病、营养不良、贫困相关疾病、灾民相关疾病。

泥石流灾害造成的危害按照时间顺序还可以分为急性期损伤(泥石流清理前)、中期损伤(恢复期)、长期(重建期)损伤。即刻损伤主要包括淹溺、外伤、低体温、动物咬伤以及在处理伤员的过程中由于缺乏医务人员、缺乏基础设施、缺乏药品和其他方面而造成的损伤加重。在中期主要是伤口感染、创伤并发症、中毒、精神疾患、传染病、饥饿。长期的损伤包括慢性疾病、残疾、贫困相关疾病如营养不良等。

(一)急性期

(1)淹溺:淹溺是泥石流灾害中最常见的致死原因,要注意的是淹溺不仅仅发生于泥石流最严重的时刻,还有可能发生在救援特别是转运的过程中,例如转运过程中由于路面不稳定造成的车辆侧滑、翻滚等。

(2)外伤:主要是由于泥石流中的大块儿固体物质撞击、房屋坍塌等造成,各个部位外伤都可以发生。

(3)电击伤:由于水与电线构成的回路,人员可能会受到电击伤。

(4)烧伤和爆炸伤:由于加油站、液化气站、天然气管线受损,可以造成此类伤害。而且发生于加油站的火灾和爆炸可能会随着油的流动造成火灾的蔓延。

(5)低体温:只要泥石流的温度低于人体的核心温度就会造成低体温。

(二)中期

(1)水污染:可以造成传染病的流行。

(2)化学污染:化工厂、石油冶炼厂被破坏。

(3)一氧化碳中毒:由于大量使用燃油发电机等其他燃油设备救灾、维持基本生活,使用蜡烛、木柴取暖又通风不良就会造成一氧化碳中毒。此类事件在玉树灾区并不少见。只不过是由于重症患者不多,所以并没有引起重视。

(4)传染病:人员聚集、水资源不足、厕所条件不足、蚊蝇孳生都是传染病发生的因素。

(5)呼吸系统疾病:霉菌的孳生等均导致呼吸系统疾病高发。

另外家畜和动物之间也会出现传染病,这些传染病也特别值得关注,因为很多都是人畜共患疾病,如禽流感、鼠疫。

(三)长期

(1)残疾:由于创伤、伤口感染等均可造成残疾。

(2)精神心理障碍:这里不再累述。

(3)饥饿、营养不良等可能在经济欠发达地区发生。

(四)基本救治

1.呼吸道阻塞性窒息

1)病因:突然爆发的泥石流对人体冲击、淹埋,致使呼吸道吸入泥浆或水,造成咽喉直接阻塞发生窒息；也可因吸入少量异物刺激喉头痉挛引起窒息，或因泥石流冲击物造成胸部严重创伤导致呼吸困难窒息。

2）窒息主要表现：呼吸困难、口唇青紫，心跳加快而微弱，处于昏迷或半昏迷状态，颈部静脉因充血而显现，患者很快进入垂危状态，紫绀加重，呼吸减慢变弱，继而不规则，心跳也随之减慢而停止。昏迷加深，瞳孔散大，对光反射消失。

3）现场急救原则

（1）迅速将伤员从泥石流造成倒塌的建筑物里或泥潭中抢救出来，转移到安全地带实施抢救。

（2）解开颈部领扣，将伤员下颌上抬或压额抬后颈，使后颈伸直后仰，解除舌根后坠，而后用手指或抽液器将口咽部吸入的泥浆、水、渣土等异物清除掉，恢复呼吸道畅通。有条件者迅速给氧。

（3）对呼吸、心跳停止者，应立即做口对口人工呼吸及胸外心脏按压术。

（4）昏迷伤员要把舌牵出，并用别针或缝线穿过舌前部，固定在胸前衣服上，防止因舌根后坠加重病情。

（5）如因严重胸部外伤造成呼吸困难、窒息，应迅速包扎胸部伤口。如有张力性气胸，应立即在伤侧胸壁第二肋间插入粗针头，行胸膜腔造口。

（6）对呼吸阻塞和窒息情况好转的伤员，立即转送到附近有条件的卫生所、医院，进一步抢救治疗。

2.各种外伤　泥石流造成人体的外伤，可因不同致伤物作用不同位置、方式及强度，造成各种复杂、轻重程度不同的外伤。主要是局部软组织创伤、血管破裂出血、骨折及脏器损伤等。

1）现场急救原则

（1）止血、包扎伤口：①对不同部位的出血，可采用指压、加压包扎、上止血带法止血。对于暴露的伤口用急救包、三角巾、无菌敷料或干净衣物包扎，防止再污染；②有胸部开放性伤口者，应迅速用消毒纱垫或干净衣物、布料严密覆盖，紧密包扎，阻断气体从伤口进出；③腹部开放伤口，如有内脏脱出，不要还纳，可用纱布垫围一圈或用搪瓷碗扣上进行包扎；④外露的骨折端不要还纳，以免污染带入深层，可用消毒敷料和干净衣物进行临时包扎。

（2）固定伤肢：包扎止血后，有骨折或严重软组织损伤的肢体，可用夹板或其他就便器材将肢体固定。固定要超过伤口上下方关节，以减轻疼痛，防止骨折端活动造成再损伤。

（3）伤员搬运：伤员的伤口经过止血、包扎、固定后，应采用担架或门板等立即送到就近有条件的医院进一步处理。

2）抢救注意事项

（1）加强创伤性休克的防治。

（2）伤口受泥石流污染严重，伤员到达条件的医疗单位后，必须进行彻底的清创。

（3）尽快使用抗生素，进行抗感染治疗。

（4）注射抗破伤风血清及破伤风类毒素，防止破伤风发生。

第二节　甘肃舟曲泥石流之医学救援

2010年8月7日深夜至8日凌晨，甘肃甘南藏族自治州舟曲县突发特大泥石流，造成重大人员伤亡。截至8月15日16时，泥石流致使1 248人遇难，496人失踪。

一、基本情况

舟曲特大山洪泥石流是特殊地质条件遭遇极端气候导致的一场自然灾害。本文以三眼峪沟泥石流为例，分析泥石流灾害的特征，为医学救援工作者提供借鉴。

此次特大泥石流堵塞白龙江形成堰塞湖，舟曲县城部分被淹，电力、交通、通信中断。舟曲县城2/3受灾严重，涉及人口约5万人。舟曲县城中段被泥石流堆积物淤满，江水高出河堤3米左右。县城沿江建筑一层均被淹没，北山一带及学校等场地积水和泥沙厚度达2~3米。

三眼峪沟位于舟曲县城关乡县城北面，县城一大半建筑物坐落于该泥石流堆积扇上。三眼峪沟流域面积25.75平方千米，主沟长5.1千米，相对高差2 488米，主沟由大眼峪沟和小眼峪沟组成，二者平面组合形态呈"Y"型。

三眼峪泥石流沟形成区、流通区和堆积区界线较为明显，形成区为流域中、上游，该段植被覆盖率较低，滑坡、崩塌及人工弃体成群分布；流通区为主沟下游，沟道平均比降180‰，沟道顺直，以过流为主；堆积区呈扇状展布，长1 875米，中前部宽437米，面积0.87平方千米，平均纵坡降98‰。三眼峪主沟泥石流堆积物的容重为1.68 t/m³，小眼峪沟泥石流堆积物的容重为2.10 t/m³，形成方式以主沟冲蚀为主，支沟汇流为辅，暴雨期间各支沟形成混水或泥流至主沟汇合冲蚀沟道堆积物，形成大规模泥石流冲出沟口，对县城及两侧村民、耕地形成灾害。舟曲县突发特大山洪泥石流灾害发生在舟曲县北山的三眼峪沟和罗家峪沟，属黏性泥石流。根据遥感图像的解译和地面调查估算，三眼峪主沟泥石流冲出沟口固体物质约150×10⁴立方米，罗家峪沟冲出沟口固体物质约30×10⁴立方米。

二、泥石流形成条件和原因

1. 山高坡陡的地形地貌　流域山地以中、高山为主，山势陡峻挺拔，坡度多在45°以上，沟谷冲蚀、切割强烈，支沟发育，沿主沟呈树枝状分叉，主沟中、上游及支沟呈"V"字形，平均纵坡降300‰，沟坡在40°以上，下游沟谷呈"U"字形，平均坡降180‰，堆积区呈扇状，向白龙江倾斜，坡度8°～10°，人为改造强烈，前缘被城区建筑物占用，中、上部大部分地带为耕地。

松散破碎的岩土区内出露的前第四系有上二迭统（P2）、下二迭统上段（P1b）和中泥盆统古道岭组上段（D22g2）。岩性主要有灰岩、白云质灰岩、鲕状灰岩、炭质板岩、千枚岩及砂岩，中泥盆统软硬相间，风化强烈。千枚岩、板岩等软岩抗剪强度小，遇水易软化、泥化，成为滑动带的良好地层，而相间的灰岩、砂岩等硬岩又成为理想的滑床。这种岩体结构极易发生滑坡，并成为泥石流的物质来源。

2. 断裂和地震进一步造成流域岩土体破碎和松动　整个流域处于葱地—铁家山和坪定—化马两条断裂带所夹的断块中，断裂两侧岩层破碎，褶曲强烈。舟曲属地震强烈活动区，地震烈度为Ⅶ度，有史以来引起房倒屋塌、山崩、滑坡的地震有多次，地震造成流域山体岩土体松动，引发崩塌和滑坡，对三眼峪沟流域内松散固体物质的产生作用最大，物质以碎石、块石为主。残坡积层广泛分布于各沟沟坡低洼地带，松散，易被冲蚀，厚度一般在0.3～1.0米之间，是该泥石流主要细粒物质来源。据估算，崩塌、滑坡、沟道堆积物等达5 163×10⁴立方米，形成的可直接补给泥石流的固体物质达2 500×10⁴立方米。

3. 极端气候条件的引发作用　流域内降雨充沛，多年平均降雨量435.8毫米，降水比较集中，暴雨多，雨量大，30毫米以上大雨平均一年出现一次，20年一遇最大日降雨量63.3毫米，阵性、突发性降雨多于一般性降雨。本次极端降雨，在8月7日23时左右开始，在流域上游1小时降雨量达97毫米，相当于8月的多年月平均降雨量。而且本次降雨在泥石流的上游雨量大，下游（城区）雨量小，这也导致了预测、预警的困难。

据有关资料记载，1823年以来的近200年中，该沟曾多次发生大规模泥石流灾害，对县城造成严重危害。仅1978年、1989年和1992年3次泥石流灾害就造成死亡2人，伤194人，约2 400万元资产的损失，根据泥石流的影响范围，确定受威胁居民12 000人。

三、泥石流灾害对人体的伤害

泥石流的突发性强，短则几分钟到几十分钟，长则1小时至几小时即可终止。泥石流爆发时的洪流更具有大量泥沙、石块、石砾、混合物，奔腾咆哮、汹涌澎湃，倚仗陡峻的山势倾泻而下，经过之处，所向披靡，能摧毁沿途建筑、障碍物。泥石流固体物质含量少则为15%，最高可达70%～80%，因此容量大、冲击力强，对人体伤害重。

泥石流灾害暴发突然，如事先未获预报进行躲避与撤离，受泥石流直接冲击的建筑物及人群，房屋毁坏及人体受害几乎未能幸免，由于泥石流可以无阻无拦深入溢至房屋各处，因此人们受到的伤害是淹埋及呼吸道阻塞窒息，各种外伤及挤压伤等。灾害发生后，由于房倒屋塌，断水停电，公共卫生设施破坏以及人畜死亡后的尸体腐烂，垃圾粪便难以处理，气候炎热等综合因素，疾病预防工作十分繁重。

四、紧急医学救援的展开

在暴雨洪水不断的季节,在发生泥石流灾害地区,政府及职能部门应加强提高预报和警报的及时性,迅速有效地组织灾区人员的疏散,对暴发泥石流可能波及下游地区的单位以及引发的突发灾害做出判断,拟定出抢险的应急措施。

此次舟曲发生泥石流灾害后,国务院温家宝总理及国土资源部等有关领导、专家在"第一时间"迅速到达现场,指挥组织抢救。卫生部陈竺部长及卫生应急专家,8月8日下午与甘肃卫生厅领导、专家迅速在灾区组织开展医学救援,成立了医疗卫生工作组,下设医疗救治组、防疫消杀组、联络组和救援物资筹措组。

泥石流灾害对生命、健康的危害,主要是针对呼吸道窒息和外伤。泥石流对人体冲击、淹埋致使呼吸道吸入泥浆,造成咽喉直接阻塞发生窒息,也可因吸入少量异物刺激喉头痉挛引起窒息,或因泥石流冲击造成胸部严重创伤导致呼吸困难窒息。泥石流强烈冲击造成挤压性外伤、骨折及各种多发复合损伤。现场紧急医学救援后,应及时转送至附近有条件的医院做进一步救治。

截至2010年8月11日10时,舟曲县灾区累计救治伤员422人,包括门诊救治346人、住院治疗76人,重伤员已全部转运至兰州、天水两地的8所医院接受治疗。在大力救治伤员的同时,对灾后的卫生防疫工作也迅速启动,开展环境清杀灭面积310 000平方米,对遗体、水源进行消毒。

舟曲特大山洪泥石流灾害是在特殊地形地质条件下,遭遇极端气候导致的一场严重的自然灾害。这次泥石流灾害中,泥石流自沟口冲出的堆积物的体积达$180×10^4$立方米。

极端降雨直接引发了这次泥石流灾害,在8月7日23点左右开始,在流域上游1小时降雨量达97毫米。而本次降雨在泥石流的上游和下游(城区)的差异、山高坡陡及泥石流灾害的快速流动造成的突发性灾害,导致了预测、预警的困难。

今后各地,尤其是县级、基层卫生行政、医疗部门,应根据本地区实际情况,制订应急预案,加强对现代医学救援知识技能的学习和演练,上级有关部门平时应提供相应的物资保障,如救护车、急救装备,以在一旦发生紧急事件时能进行及时有效处置。

第三节 火山喷发

火山活动是地球内部物质运动的一种表现形式,是地球内部灼热岩浆在强大压力作用下,沿着地壳的软弱部位上升冲破地表而成为火山。火山有死火山、休眠火山和活火山三类,保留火山形态和物质而非活动的称死火山;现今仍在活动的称活火山;在人类历史上有过活动,现今处于"休眠"状态的称休眠火山。我国的火山多属死火山和休眠火山。全世界约有2 500座火山,其中500座是活火山,近期活动过的约有50座。

火山的活动并不是连续的,可能有很长时间的休眠期。一座火山与另一座火山喷发的持续时间、强度、喷发物质和喷发形式也不同,甚至同一座火山每次喷发也有不同形式。此外,其他地质灾害可能与火山喷发有关,如地震或海啸,都可加强火山喷发本身的灾害。

火山的喷发物有气体、液体和固体。在气体喷发物中,以水蒸气为主,还伴有一氧化碳和硫化氢等其他气体。液体物质是从火山口喷溢到地表的岩浆或熔岩,这些物质占有最大的比例,在流动过程中逐渐冷却形成各种火山岩。固体物质为火山爆炸成的岩块,称火山砾。火山喷发型取决于灼热的岩浆与气体相互作用形式,喷发的强度与气体含量和发泡程度及岩浆的黏度成正比。

一、火山喷发对人类危害的因素

火山喷发对人类的危害因素主要是:火山灰、火山碎屑流、泥石流、熔岩流、火山气体、海啸等。

1.火山灰 火山灰是火山喷发时由液体部分所形成,每次火山喷发时都会喷出大量火山灰,它可随风飘到很远的地方。火山灰对人类的危害在于:

火山喷发的附近地区火山灰可充满院落和住室，屋顶上积累大量火山灰可将屋顶压塌，堵塞河流，毁坏森林和农田；人和动物因吸入火山灰而引起窒息死亡；因火山灰形成浮云，遮天蔽日，造成空中、海上和陆地的交通困难，有碍灾民疏散和救援；此外，火山灰中的有毒物质可污染水源和食品，引起人畜中毒，并可损坏汽车发动机、破坏无线通信和引起电力供应中断等。

2.火山碎屑流　有些火山的爆炸性喷发可引起火山灰和火山砾。这种类型的火山喷发主要特点是喷发物以每小时 500～700 千米的速度和超过 1 000℃的温度顺山坡下滑，形成类似雪崩的火山碎屑流。由于有极快的移动速度、极高的温度，因而有巨大的破坏力。

火山碎屑流的破坏性和致命之处在于：它可烧焦、破坏和掩埋一切建筑物，造成所有动植物死亡。

3.泥石流　因火山喷发而死亡的人数中，至少有10%是由泥石流造成的。火山喷发产生的大量火山碎屑物堆积在山坡上或邻近山谷，遇暴雨，变成较稠的混合物，很容易流向山谷。这种现象主要发生在热带多雨的地区，其流动速度取决于堆积物体积、黏度和地形的坡度。一般流速每小时可达 50 km，特殊情况下每小时可达 100 km。凡能导致水与火山碎屑物混合时，都可引发泥石流。

泥石流对人类的危害在于：其高密度、高速度的流动物体，使所经之处任何东西都遭到破坏；此外，泥石流流动停止，可造成数米厚非常松软的沉积物质，给救援工作带来极大的困难。

4.熔岩流　熔岩流是从非爆炸性火山喷发中平静逸出的物体，可形成壮观的熔岩瀑布和熔岩河泥。其速度取决于泄出的速度、地面坡度、熔岩黏度和体积。熔岩流对人类的危害在于：黏稠的岩浆前进速度为缓慢或激流喷发，熔岩流所到之处任何物品均被破坏，表面被熔岩覆盖的土地多不能耕作。

5.火山气体　火山强烈暴发时，开始往往喷出巨大的柱状烟雾气体冲向数千米甚至数十千米的高空。这类烟气柱包括白色的蒸气柱和含有蒸气及火山碎屑的黑灰色烟柱。这类气体的化学成分，各个火山均不同，而且同座火山不同时间喷发也有变化。

最常见的火山气体有：占主要成分的是水蒸气。其他成分有二氧化碳、二氧化硫、一氧化碳、硫化氢、氢、氢氰酸、氢氟酸和甲烷等。这些气体对人类的危害在于：它在火山活动期和休眠期持续喷出，对所有生命构成威胁。此外，火山喷出的硫化物和氢化物可能破坏臭氧层，使紫外线辐射增强，对人的皮肤和眼睛造成危害。

6.海啸　海啸是海底火山或近海火山爆发时的一种次生灾害。火山爆发使海水搅动可导致 30 米高的波浪，对沿海地区造成灾难性后果。

二、火山喷发的先兆及防护对策

（一）火山喷发的先兆

当火山强烈喷发时，不仅造成一种暗无天日极其恐怖的情景，而且喷出的火山物质和引发的次生灾害，可造成严重的经济损失和威胁成千上万人的生命安全。因此，火山监测及预报火山喷发已成为减轻火山灾害的重要研究课题。当前，即使应用最新技术也不能观察火山内部来判定火山爆发与否，但已观察到一些火山爆发前的物理化学现象，可看作喷发的前兆。这些现象包括：地震活动、地面变形、热液现象和化学变化。这些现象虽不能准确预报火山何时喷发和如何喷发，但可表明在一定时期内火山有爆发的可能性。

1.地震活动　火山活动和地震活动有着共同成因。许多火山喷发都在数日或数月前伴随着地震活动，火山区周围的强烈地震活动经常引起火山的强烈喷发。因此，火山周围的火山颤动、微震和群震的发生常常预示着火山将要喷发。

2.地面变形　地面变形也是常见的火山喷发的前兆。由于岩浆在地下活动，常可变成肉眼可见的地面隆起或可用敏感仪器测得的地面微小变化。

3.热液现象　火山喷发前，火山周围的温度有变化，喷发孔温度升高，泉水的增减和井水位的明显升降，可视为火山喷发的前兆。

4.化学变化　有些火山在喷发前或喷发后的一段时间内不断冒气，这些气体除水汽外，还有硫、氯和碳酸气。气体成分相对浓度的变化，也可作为火山喷发前兆的一种依据。

（二）防护对策

尽管监测和预报火山喷发的科学仍处于初级阶段，但结合火山历史，分析其各种征象，进行火山喷发的危险性及可能的潜在灾害评估，仍为政府部门制订防护对策的主要依据。为对付可能的火山爆发，政府须制订紧急行动计划，内容包括：

（1）通知当地居民，火山喷发的危险区域及可能发生的次生灾害。

（2）规定组织居民疏散的通路和各自疏散地区。

（3）演练医疗、防疫队伍，根据所执行任务和行动预案在疏散地展开。

（4）居民应当知道紧急疏散的信号。

（5）组织演练。

在火山喷发地区，政府除组织好群体防护的各项措施外，还应让群众知道个体防护的知识。

（1）听到疏散的警报后，应拉开电闸、关好煤气，按预定路线，迅速向疏散地区集中。

（2）若遇熔岩流，应立即向高处跑。

（3）保护头部，免遭飞石击伤。穿不易燃烧的衣服。

（4）如遇炽热的火山气冲来时，最好躲进坚固的地下室或跳进河里，屏一会儿呼吸。

（5）当火山灰开始降落时，应采取下列措施：①留在室内，如在室外，应迅速找到遮蔽物；如找不到掩体，可用一块湿布捂住口鼻；②当大气中充满火山灰时，把眼睛闭得越紧越好；③大量火山灰降落时，不要驾驶汽车；④尽早扫除房顶上的火山灰，以防坍塌伤人；⑤当火山暴发引起泥石流时，不要停留在河谷附近，要迅速登上山坡。当泥石流流到桥下时，不要过桥。

三、救援措施

火山喷发警报信号发出的同时，政府各部门须迅速赶赴灾区，有组织地实施各项救援措施，其主要任务是：公安部门应动员群众向安全地区转移，维持公共秩序，防止趁灾抢劫。交通部门要保持道路通畅，使疏散人群和救灾人员能安全、顺利出入灾区。民政部门要为进入疏散区的群众提供衣、食、住的基本条件，解决灾民安置的各项问题。救援部队应迅速进入现场，展开工作。

卫生行政部门应组成救援现场指挥部，其任务是：①视伤亡情况设置伤病员分检处、急救处置室、手术室；②对现场伤亡情况和事态发展做出快速、准确评估；③指挥、调遣现场及辖区内各医疗救护力量；④向当地灾害救援领导小组汇报情况，并接受指令。

火山喷发所致的伤害，主要表现为火山砾撞击或建筑物倒塌造成的骨折及其他外伤；皮肤烧伤及热蒸气引起的呼吸道烫伤；吸入火山灰或有害气体引起的窒息及中毒反应。根据火山喷发致伤特点，医疗救援应本着先救命后治伤、先治重伤后治轻伤的原则进行抢救。需后送的伤员，根据病情向就近的省、市级医院或专科医院分流，途中需要监护的，派医护人员护送。

火山灰对环境的污染及疏散区居民的卫生防病是火山暴发带来的另一方面问题。由于火山灰覆盖面广，而且可能含有氟和硫等一类毒性物质，这些物质可污染饮用水、灌溉水、食品及蔬菜。因此，卫生检验人员进入灾区后要立即对饮用水和食品进行化学检验，为居民和救灾人员提供安全的饮用水和食品。卫生防病的另一项任务就是根据火山喷发的地区和季节的不同，针对居民疏散区的卫生状况，制订有效的防病措施。如发生传染病流行，应全力扑灭疫情。

参 考 文 献

1. 李宗浩.关爱生命,科学救援——5.12四川汶川大地震我们在行动[J].中国急救复苏与灾害医学杂志,2008,3(4):321-323.

2. 侯世科,樊毫军.汶川大地震的现场医学急救——国家地震灾害紧急救援队在汶川地震灾区的医疗救援[J].中国急救复苏与灾害医学杂志,2008,3(4):323-325.

3. 高星."5·12"四川汶川特大地震灾害绵阳医疗隆生救援应急机制[J].中国急救复苏与灾害医学杂志,2008,3(4):326-329.

4. 高星."5·12"四川汶川特大地震灾害绵阳医疗隆生救援应急工作模式[J].中国急救复苏与灾害医学杂志,2008,3(4):330-334.

5. 谷运麒."汶川大地震"紧急医疗救援的组织管理[J].中国急救复苏与灾害医学杂志,2008,3(4):334-335.

6. 吴寿岭,张蕴霞,王国胜,等.唐山红十字医疗救护队赴地震灾区紧急医疗救援的体会[J].中国急救复苏与灾害医学杂志,2008,3(4):336-337.

7. 唐佩福,陈华,姚一民,等.大量快速补液治疗地震肢体挤压伤[J].中国急救复苏与灾害医学杂志,2008,3(4):385-387.

8. 张蕴霞,吴寿岭,屈顺喜,等.大地震初期紧急医疗救援要点:绵竹现场抢救工作经验[J].中国急救复苏与灾害医学杂志,2008,3(4):392-393.

9. 王国胜,吴寿岭,闫秀纵,等.汶川地震所致四肢骨与软组织开放损伤的处置体会[J].中国急救复苏与灾害医学杂志,2008,3(4):394-395.

10. 曹力,王藩,杨慧宁,等.浅谈地震灾区卫生防疫工作应急控制措施[J].中国急救复苏与灾害医学杂志,2008,3(4):396-340.

11. 赵鲁平,张标,黄毅.以"科学救援"指导医疗急救——论汶川大地震德阳灾区紧急医疗救援[J].中国急救复苏与灾害医学杂志,2008,3(5):455-457.

12. 康宁,时吉庆,龚永杰,等.武警四川总队医院在四川汶川地震灾区的紧急医疗救援[J].中国急救复苏与灾害医学杂志,2008,3(5):458-460.

13. 屈顺喜,吴寿岭,张蕴霞,等.地震灾区犬的情况分析[J].中国急救复苏与灾害医学杂志,2008,3(5):461-462.

14. 陈忠伦,吴孝萍,冯由军,等.汶川大地震伤员的远程转运[J].中国急救复苏与灾害医学杂志,2008,3(5):463-465.

15. 赵文斌,包文华,葛颖钦.现代医疗救援队的自身建设——中国红十字会999医疗救援队赴汶川地震灾区的应急救援[J].中国急救复苏与灾害医学杂志,2008,3(5):466-468.

16. 地震后幸存者心理创伤及危机干预[J].中国急救复苏与灾害医学杂志,2008,3(5):469-470.

17. 于新玉,王芳艳.汶川大地震山地空中医疗救援实施情况分析[J].中国急救复苏与灾害医学杂志,2008,3(6):521-5235.

18. 夏氢,李卫,陈伟,等.汶川地震中麻醉科工作的组织与管理[J].中国急救复苏与灾害医学杂志,2008,3(6):524-525.

19. 程乃俊,周建丽,康宁.浅论地震救援卫勤信息化保障的重要性[J].中国急救复苏与灾害医学杂志,2008,3(6):526-527.

20. 张肃川,刘天虎,阎永钢,等.汶川大地震后县级医院后勤保障在医疗救援中的作用[J].中国急救复苏与灾害医学杂志,2008,3(6):528-529.

21. 苟正先.医院办公室在汶川地震医疗救援中的重要作用[J].中国急救复苏与灾害医学杂志,2008,3(6):593-594.

22. 何光伦,王发强,侯世科,等.从汶川大地震论中国国际救援队在搜救现场的医疗急救[J].中国急救复苏与灾害医学杂志,2008,3(6):595-597.

23. 刁明强,孙小康,彭志忠,等.地震群体伤中胸外伤的救治分析[J].中国急救复苏与灾害医学杂志,2008,3(7):645-646.

24. 毕玉田,蔺武军,程晓斌.后方医院救治地震伤员出院流程的实施[J].中国急救复苏与灾害医学杂志,2008,3(7):650-652.

25. 张祖建,陈淑君,周鹏,等.地震伤员CR检查影像质量管理与控制[J].中国急救复苏与灾害医学杂志，2008，3（7）：653-654.

26.王东，雷百灵，米兴义，等.特大地震前沿医院的应急保障[J].中国急救复苏与灾害医学杂志，2008，3（7）：655-657.

27.索黎，易晓阳，蔡定海，等."5·12"汶川地震伤员247例长途转运中的医疗救护[J]中国急救复苏与灾害医学杂志，2008，3（7）：658-660.

28.刘鹏，赵壁，梁鹏，等.地震伤员中外伤性脑梗死的诊断和治疗[J].中国急救复苏与灾害医学杂志，2008，3（8）：714-716.

29.闫长明，李高玉，夏东升，等.汶川地震转移伤员32例临床分析[J].中国急救复苏与灾害医学杂志，2008，3（8）：719-720.

30.马洪杰，史晶，熊文瑛，等.地震搜救现场的急救和护理[J].中国急救复苏与灾害医学杂志，2008，3（6）：573-574.

31.韶玉兰，田慧芳.地震后大批伤员抢救的护理配合[J].中国急救复苏与灾害医学杂志，2008，3（6）：575-576.

32.李宗浩.国际救援 医学重任——海地大地震，救援最强音[J].中国急救复苏与灾害医学杂志，2010，5（1）：1-3.

33.赵晓东.浅谈汶川地震后心理援助和危机干预[J].中国急救复苏与灾害医学杂志，2010，5（2）：197-199.

34.侯世科，樊毫军.中国国际救援队赴海地地震灾区医疗回顾[J].中国急救复苏与灾害医学杂志，2010，5（1）：99-101.

35.雷联会，侯世科，樊毫军，等.海地地震救援中危重伤员的救治分析[J].中国急救复苏与灾害医学杂志，2010，5（2）：102-103.

36.曹力，侯世科，樊毫军，等.从中国国际救援队赴海地救援谈应急灾害医学救援的特点与对策[J].中国急救复苏与灾害医学杂志，2010，5（2）：104-106.

37.姜川，王明新，侯世科，等.海地地震救援中骨折患者的现场救治分析[J].中国急救复苏与灾害医学杂志，2010，5（2）：199-200.

38.张谦，樊毫军，侯世科，等.海地地震后对驻海地异国遇难人员遗体的处置与卫生防疫[J].中国急救复苏与灾害医学杂志，2010，5（3）：201-203.

39.张雪梅，张咏梅，白晟遥，等.海地地震中的孕妇救治[J].中国急救复苏与灾害医学杂志，2010，5（3）：203-205.

40.侯世科，樊毫军，杨炯，等.国家地震灾害紧急救援队赴玉树地震灾区开展医学救援的实践探讨[J].中国急救复苏与灾害医学杂志，2010，5（4）：390-391.

41.席梅，侯世科，樊毫军，等.便携式超声仪在高原救灾中的应用价值：玉树地震灾区的医学救援[J].中国急救复苏与灾害医学杂志，2010，5（4）：392-393.

42.高宏凯，樊毫军，杨炯，等.急进玉树高原地区实施医疗救援中存在的问题和对策[J].中国急救复苏与灾害医学杂志，2010，5（4）：394-396.

43.靳景云，王中军，解宏伟，等.汶川地震2194名应急救援官兵伤病发生情况分析[J].中国急救复苏与灾害医学杂志，2010，5（5）：397-398.

44.吴振茹，张斌，程庆好，等.应急救援中帐篷手术室的建立和应用——汶川地震帐篷手术室的建立和使用[J].中国急救复苏与灾害医学杂志，2010，5（7）：653-655.

45.邱雪梅，韩玮，金海英，等.海地地震伤员突发晕厥的急救与护理[J].中国急救复苏与灾害医学杂志，2010，5（7）：678-679.

46.吴寿岭，崔永鹏，林黎明，等.急进玉树高原地区救援医疗队的后勤保障[J].中国急救复苏与灾害医学杂志，2010，5（12）：1147-1148.

47.陈贤义.汶川地震医学救援的思考与启示[J].中国急救复苏与灾害医学杂志，2009，4（4）：193-195.

48.梁华平，王正国.汶川地震伤员的分级救治阶梯与卫勤自我保障[J].中国急救复苏与灾害医学杂志，2009，4（3）：129-130.

49.李宗浩，周平根.甘肃舟曲县泥石流灾害及医学救援[J].中国急救复苏与灾害医学杂志，2010，5（7）：685-688.

50.钱阳明.水系灾害的医学救援[J].中国急救复苏与灾害医学杂志，2010，5（8）：789-790.

51.张利岩，曹力，彭碧波，等.巴基斯坦洪水灾害中国国际救援队的医学救援[J].中国急救复苏与灾害医学杂志，2010，5（8）：793-795.

52.黄利权，姜丽萍，王玉玲，等.革于台风灾害的居民疾病影响及需求分析[J].中国急救复苏与灾害医学杂志，2010，5（8）：796-798.

53.梁立武，张早岩，张开，等.跨国洪灾医学救援流动医院工作模式实践研究[J].中国急救复苏与灾害医学杂志,2010,5(11):999-1002.

54.曹力,王风林,李彦,等.浅谈赴巴基斯坦洪灾救援的药品保障[J].中国急救复苏与灾害医学杂志,2010,5(11):1054-1055.

55.郑姣,曹力,王藩,等.赴巴基斯坦洪灾救援中的流动医院门诊管理及实践探讨[J].中国急救复苏与灾害医学杂志,2010,5(11):1055-1056.

56.李东曲,于成,王野,等.120指挥调度系统在地震灾害医疗救援中的作用[J].中国急救复苏与灾害医学杂志,2009,4(1):20-22.

57.骆剑敏,金柏军,游斌权,等.汶川地震后送伤员的临床救治:附50例[J].中国急救复苏与灾害医学杂志,2009,4(2):74-76.

58.陈肖蕾,胡章学,陶冶,等.汶川地震中挤压综合征合并感染临床分析[J].中国急救复苏与灾害医学杂志,2009,4(3):131-133.

59.刘伦波,唐运涛,陈宏刚,等.地震灾害中颅脑损伤的救治[J].中国急救复苏与灾害医学杂志,2009,4(3):134-135.

60.陈瑞姗,吴寿岭,刘业强,等.地震后灾民主要疾病就诊状况分析[J].中国急救复苏与灾害医学杂志,2009,4(3):136-137.

61.沈小燕,陈梅.突发大地震时的血液保障应急处置[J].中国急救复苏与灾害医学杂志,2009,4(3):138-139.

62.陈文华,沈骥,颜丙约,等.汶川地震四川灾区医疗卫生服务秩序恢复与基本医疗卫生服务保障[J].中国急救复苏与灾害医学杂志,2009,4(4):194-196.

63.沈骥,苏林.汶川地震四川省卫生应急救援及反思[J].中国急救复苏与灾害医学杂志,2009,4(4):197-200.

64.代小舟,沈骥,赵万年,等.汶川地震四川灾区的医学救援及救援医学发展探讨[J].中国急救复苏与灾害医学杂志,2009,4(4):201-205.

65.胡海,唐时元,蒋臻,等.浅论"5·12"汶川地震直升机大批量转运伤病员的医疗管理[J].中国急救复苏与灾害医学杂志,2009,4(4):206-208.

66.韩志海,王海威,钱阳明,等.从汶川地震灾区疾病谱构成规律分析医疗救援队的组配变化[J].中国急救复苏与灾害医学杂志,2009,4(4):209-211.

67.张晓霞,徐蓓蓓,刘珊,等.205例"5·12"地震骨折患者的安全转运[J].中国急救复苏与灾害医学杂志,2009,4(4):212-213.

68.赵万华,李元峰,潘福琼,等.四川地震伤员康复措施与成效分析[J].中国急救复苏与灾害医学杂志,2009,4(5):266-269.

69.刘洲,王晋川,辜玉刚,等.地震灾后早期伤员现场救治:5 250例汶川地震伤员分析[J].中国急救复苏与灾害医学杂志,2009,4(5):270-272.

70.杨朝华,李国平,刘家刚,等.5.12汶川大地震后颅脑损伤的救治[J].中国急救复苏与灾害医学杂志,2009,4(5):273-274.

71.李明凤,蒋耀文,邹利群,等.汶川地震紧急救援开创院内急救护理流程新模式[J].中国急救复苏与灾害医学杂志,2009,4(5):275-277.

72.张建成,蒋耀文,高宏光,等.汶川地震后华西医院调整急救空间的实践分析[J].中国急救复苏与灾害医学杂志,2009,4(6):401-404.

73.史宇,郑静晨,张振文,等.地震救援后施救者的心理状况分析[J].中国急救复苏与灾害医学杂志,2009,4(6):416-417.

74.邹利群,张建成,蒋耀文,等.汶川大地震伤员信息资料收集与管理[J].中国急救复苏与灾害医学杂志,2009,4(6):418-420.

75.孙瑛,李东文,王玲.311例地震伤员空中转运的护理[J].中国急救复苏与灾害医学杂志,2009,4(7):478-480.

76.魏洪伟,冯建忠,王海霞,等.中国汶川地震后北川曲山镇疾病谱分析[J].中国急救复苏与灾害医学杂志,2009,4(7):487-489.

77.陈小珍,禹海航,季蕴星,等.汶川地震灾民89例住院期间心理评估和干预[J].中国急救复苏与灾害医学杂志,2009,4(7):504-506.

78.彭加英,蒋涛,王婷.地震伤员中挤压综合征的医院内早期救治:汶川地震区13例分析[J].中国急救复苏与灾害医学杂志,2009,4(8):609-611.

79.胥雪冬,张永珍.第29届奥运会柔道场馆医疗实践与分析[J].中国急救复苏与灾害医学杂志,2009,4(8):612-614.

80.白晓东,侯世科,刘贤华.2005年巴基斯坦地震伤员创面回顾性分析[J].中国急救复苏与灾害医学杂志,2009,4(9):665-666.

81. 毕玉田，蔺武军，程晓斌.四川汶川地震伤员救治中院内医疗资源的配置[J].中国急救复苏与灾害医学杂志，2009，4（9）：679-681.

82. 申文武，黄霞，龚姝，等.参与抗震救灾的一线科室外援与本土护士的心理健康状况比较研究[J].中国急救复苏与灾害医学杂志，2009，4（9）：682-684.

83. 王正国.野战外科学（十一五规划）[M].北京：人民卫生出版社，2010.

84. 李兆申，梅长林.内科学及野战内科学（十一五国家教育部．规划教材）[M].上海：第二军医大学出版社，2009.

85. 王正国.灾难和事故的创伤救治[M].北京：人民卫生出版社，2005.

86. 魏中海.灾害医学救治技术[M].北京：科学出版社，2009.

87. 肖振忠.突发灾害应急医学救援[M].上海：上海科学技术出版社，2007.

88. 李春玉.灾害急救与管理[M].北京：中国协和医科大学出版社，2004.

89. 钱阳明.建立我国水系灾害救援体系的研究与思考[J].中国急救复苏与灾害医学杂志．2006，12（6）：251-253.

90. 付留杰，刘元东．巴基斯坦国际救援灾民皮肤病流行病学调查[J].中国公共卫生管理，2012，8（4）：4：4054-4071.

91. 钱阳明．构建我国水系灾害医学救援体系研究[J].中国急救复苏与灾害医学杂志．2008，8（8）：449-451.

92. 虞红，彭碧波，李志强．巴基斯坦洪灾皮肤病病谱分析[J].武警医学，2012，23（6）：478-482.

93. 胡役兰，刘淑红，魏茂提．灾害救援行动中参战人员伤病发生特点与规律的研究[J].现代预防医学，2008，(35) 21：4229-4231，4234.

94. 胡役兰，兰晓霞，魏茂提．洪灾救援中武警官兵疾病发生情况研究[J].现代预防医学，2006，33（5）：807-808.

95. 付留杰，刘元东，刘勇．对巴基斯坦洪灾疾病预防控制措施及效果评价[J].中国预防医学杂志，2012，13（6）：471-472.

96. 王军浩，秦宏伟，张进保．特大自然灾害后如何做好卫生防疫工作[J].中国初级卫生保健，2012，26（4）：61-62.

97. 付留杰，刘元东，刘勇．对巴基斯坦洪灾疾病预防控制措施及效果评价[J].中国预防医学杂志，2012，13（6）：471-472.

98. 缪春勤．突发性灾害急救医疗体系现况及展望[J].护理研究，2007，21（6）：1505-1507.

99. 张爱华，陶红，桂莉．国内外急救医疗服务体系发展的回顾与展望[J].护理管理杂志，2004，4（4）：23-25.

100. 桂莉，周彬，霍正禄，等．美英日德国的急诊医疗服务体系纵观[J].中国危重病急救，2001，13（6）：325-326.

101. 林才经．不断完善灾害事故的医疗救援[J].中华急诊医学杂志，2005，14（7）：541.

102. 何顺桂，宁显江，江洪歧，等．突发性灾害医学救援对策探讨[J].西南国防医药，2005，1：443-445.

103. 陈黎明，赵先柱．重大自然灾害三级医学救援体系的初步探讨[J].中国卫生质量管理．2008，15（6）：8-10.

104. 胡文举，宋兰堂．我国洪涝灾害医学救援体系的现状及对策思考[J].华南国防医学杂志．2011，25（1）：60-62，77.

105. 谢娟，谢磊，曾智，等.地震发生后大型综合医院应急救灾处理体系[J].中国医院管理，2008，28（6）：1～3.

106. 石应康.汶川地震医疗救援中区域性国家级医院的战略支撑作用[J].中国循证医学杂志，2008，8（6）：380～382.

107. 胡海，唐时元，曹钰，等．浅论"5·12"汶川地震直升机大批量转运伤病员的医疗管理[J].中国急救复苏与灾害医学杂志，2009，4（4）：206-208.

108. 何庆．汶川地震中直升机转运伤员 760 例[J].中华急诊医学杂志，2008，17（9）：908-910.

第十篇

事故灾难医学救援

第一章

矿山事故的医学救援

第一节 概 述

我国在 2006 年国务院颁布的《突发事件总体应急预案》以及 2007 年全国人大常委会通过的《中华人民共和国突发事件应对法》中都明文将"事故灾难"列为四大突发公共事件中之第二类。

自 20 世纪 80 年代我国实行了改革开放政策以来，尤其是到了 20 世纪末、21 世纪初的第一个十年，十几年间，随着国家经济建设的高速发展，在多项生产、建设事业开创之际，人们对安全生产的理念、意识的重视程度无法与之相适应，安全生产的规章制度未能与之相建立，安全生产的保障、实施未能与之相匹配……多种生产事故的频频发生就在所难免了。

而我国医疗卫生体制及医务人员的知识技能也是长期囿于医院围墙之内，对于发生在医院外尤其是多种生产事故现场，诸如矿山、工地等，迅速地开展现场急救往往就一筹莫展了，而且，此类救援还涉及在对被救人抢救前存在着"脱离险境"和医务人员自身的安全问题。所以事故灾难的"医学救援"是一个十分重要的具有特定专业属性的实践课题，是一个十分迫切、不可回避的"医学救援"中的具有挑战性、创新性的研究课题。

事实上，在四大类突发公共事件的发生上，事故灾难频频出现在我们的"现实"之中，是新闻媒体经常吸引我们"眼球"的焦点。21 世纪以来，2000 年重庆油井的"井喷事件"，近年来频繁发生的多类煤矿事故，2009 年 11 月的黑龙江鹤岗新兴煤矿事故死亡多达 108 人，紧接着 2010 年 3 月 28 日，山西王家岭煤矿发生特大透水事故，153 人被困井下，幸而经多方抢救，115 人获救。

我国高速铁路的迅速发展，在我们欣喜的同时，也从温州传来了令人心揪的信息，2011 年 7 月 23 日的火车脱轨事件，造成了严重伤亡。

发展，高速发展的同时，我们应高度关注生产安全问题，采取切实可行的措施相保障。如果企业、生产部门不真正重视安全问题，其结果容易造成用人宝贵的生命、鲜红的血液来换取"效益"，那是绝不可取的，也是党、政府和人民所不容的。

我国政府对此已在采取一系列重大的举措，并在不断加强。受理、监督全国安全生产的政府部门设立了"国家安全生产监督管理局"，近年将此又提升为"国家安全生产监督管理总局"。对医学救援而言，2002 年后，在原有的全国矿山救护机构的基础上又扩展、加强成立了全国矿山医疗救护中心。作为全国性医学救援行业学术协会的中国医学救援协会的专家学者们，又紧密地与从事生产安全、工矿企业医务界的同道们的合作，开展创建行业的紧急医学救援事业。

第二节 矿山事故

一、矿山常见事故

国家规定具有一定生产规模的矿山都应成立矿山救护队。当事故发生时，矿山救护队首先赶到现场，抢救遇险人员。由于矿山的特殊环境，遇险人员的自救互救也是十分重要的。

矿山常见事故：
（1）沼气、煤尘爆炸事故。
（2）火灾事故。
（3）水灾事故。
（4）冒顶事故。
（5）触电事故。
（6）气体中毒或窒息事故。

二、矿山事故对人的主要伤害特点

（一）瓦斯爆炸的伤害因素

1.高温高压　在井下巷道发生瓦斯爆炸的瞬间，温度可达1 650℃以上；爆炸后空气的压力平均为爆炸前的9倍，由此产生的压力冲击可使井巷大量冒顶，伤及人员，破坏设备。

2.产生剧毒的一氧化碳　瓦斯爆炸后产生大量的一氧化碳，是造成大量人员伤亡的主要原因。据统计，瓦斯爆炸事故后，80%～90%的遇难人员是由于一氧化碳中毒死亡的。

离爆炸源近的人员，主要是受爆炸后的高温和冲击波伤害。在远离爆炸源地点的人员，主要是由于一氧化碳中毒和缺氧窒息而受害。

（二）矿山火灾的危害

井下火灾的主要危害95%是中毒引起的。大量有害气体使人员中毒伤亡，也有因高温气体引起烧伤。

发生火灾时，产生大量有毒有害气体，如一氧化碳、二氧化氮、硫化氢等。这些气体随风流飘移，使大批人员中毒身亡。而火灾时，由于火区温度升高及井下空气成分发生变化，往往形成与自然风压相仿的火风压。这种火风压可能使矿井通风系统遭到破坏，使井下风量发生变化，那些似乎安全的井下某些区域也会受灾。

火灾后还可引起煤尘和瓦斯爆炸，造成更大范围的灾害。

矿井火灾对人的伤害主要是中毒、窒息、烧伤和烧坏井下支护物引起冒顶砸人。

（三）矿井水灾的主要伤害

矿井一旦发生水灾，对人的直接伤害主要是淹溺，瓦斯中毒，窒息死亡。同时被水围困的人员存在着缺氧、饥饿等威胁。

（四）矿山冒顶事故的主要伤害

矿山冒顶事故的主要伤害是创伤和窒息两大类。

1.创伤

（1）挫伤主要是冒顶掉落的石头或煤块砸撞人体所致。常见有皮肤擦伤、皮下渗血，还可能伴有广泛皮下和深部组织损伤，如肌肉、血管、神经伤，甚至内脏器官损伤。

（2）肢体骨折：肢体因砸压发生骨折，各个部位均可发生骨折，以四肢、躯干多见。

（3）多发伤：多种因素同时作用，肢体多次骨折，广泛软组织挫伤，常伴有脏器损伤，颅脑伤和脊柱伤。埋压时间长了还会发生挤压综合征。

2.窒息　矿井顶板垮落，人体受埋压，口鼻通道可能阻塞，呼吸困难，发生窒息。最易受缺氧影响的是神经组织，即使是轻度缺氧也会使人发生功能障碍。如果冒顶后突然使人失去氧气供给，将很快出现神志丧失。

三、矿山事故的逃生与脱险

1.沼气、煤尘爆炸事故的逃生与脱险　沼气、煤尘爆炸是煤矿井下危害较严重的事故。发生此类事故会产生较强的冲击波和高温，并伴有大量的有毒有害气体，此时，人要迅速背向空气震动方向，脸向下卧倒，头尽量压低并用湿毛巾捂住口鼻，以防中毒。同时要用衣服等物掩住身体，尽量减少肉体外露，防止灼伤；在爆炸瞬间要尽可能屏住呼吸，迅速戴好自救器并沿避灾路线尽快进入新鲜风流中。若巷道破坏严重且又不知道撤退路线时，应设法到较安全的地方暂避，等待救援。

2.矿山火灾事故的逃生与脱险　矿井下发生火灾事故将使井下大量氧气燃烧，同时产生大量有毒有害气体。在火势不大可以扑灭的情况下，要先灭火后报告，当火势难以控制且一时扑不灭时，要立即报告地面人员。同时在发火地点工作的人员要迅速戴好自救器或用湿毛巾等物捂住口鼻，有组织地向火焰燃烧相反方向撤退，迎着新鲜风流绕过灾区进入安全地带。若巷道充满烟雾时，要冷静地判明火源和风向，迎风撤出。

3.矿山水灾事故的逃生和脱险　由于井下空间较小，当发生涌水量较大的透水事故且一时不便封堵的情况时，首先要以最快的方式通知附近的工作人员，迅速撤离至上一个水平或中段出井；若出路已隔断，要尽快寻找井下位置最高且离井筒或大巷最近的地方暂避，设法发出呼救信号，请求救援。

4.矿山冒顶事故的逃生和脱险　发生冒顶事故时，通常是将人封堵在巷道中或冒落岩石将人员埋住。救护时要首先观察顶板或边帮的情况，加强支护，以防再次冒落。救护被封堵人员，先要考虑遇险人员的氧气使用量以及水和食物的供应；抢救压埋人员时，尽量采用手工移石，严禁使用铁器撬起搬动压在遇险者身上的岩石，以免误伤。

5.触电事故抢救　触电事故首先要迅速切断电源，若离电源较远时应用木棒或绝缘物将接触人体的电缆挑开，并将触电者抬至新鲜空气中进行心肺复苏等急救。

6.气体中毒或窒息事故　发生中毒或窒息时，应迅速将受害者抬至新鲜风流处，有条件时给予吸氧，呼吸已停止者立即进行人工呼吸。

四、救援措施

（1）灾区遇险人员首先应正确而迅速地进行自救互救，佩戴自救器材，按预先防灾计划中规定的避险路线，由有经验的老工人带领，有组织、有秩序地迅速撤离现场，升至地面。

（2）矿山负责人立即赶到事故现场，维持秩序，成立事故伤员救援指挥部，组织救护人员全力抢救遇难人员。发现火源立即扑灭，切断灾区的一切电源，尽快恢复和加强通风，加速排出有害气体。

（3）将救出的受伤人员迅速运送到空气新鲜处。对于烧伤人员，首先灭火，使其脱离热源；对创伤人员，进行止血、包扎，如发生骨折，应进行临时固定；对中毒窒息人员，应保持呼吸道通畅，给予吸氧和做人工呼吸。

（4）矿井下环境很差，实行急救困难，必须尽快转移伤员。伤势较轻者，可用背、抱、扶的方式搬运；伤势较重或骨折时，一定要用担架搬运，途中避免摇晃、震荡伤员。

（5）对一氧化碳中毒人员，应积极纠正缺氧，注意防治脑水肿，纠正酸中毒，有条件者尽快送院采用高压氧舱治疗。

（6）硫化氢中毒尚无特殊解毒方法，以对症治疗为主。有条件的应输氧，可在纯氧中加入5%的二氧化碳以刺激呼吸中枢，增加肺部呼吸能力，以促使毒物尽快排出体外。

（7）二氧化氮是一种剧毒气体，遇水即生成硝酸，一旦吸入人体，产生强烈的刺激作用或引起支气管炎、肺炎或肺水肿。抢救措施以吸氧为主，可用5%重碳酸钠雾化吸入。如刺激症状明显，发生咳嗽频繁、气急、胸闷等症状时，可以0.5%异丙基肾上腺素1 ml及地塞米松2 ml雾化吸入。必要时合并应用抗生素。进展到中毒性肺水肿时应积极纠正缺氧，必要时加压辅助呼吸，并应用肾上腺糖皮质激素。

（8）井下发生透水事故，现场作业人员来不及撤离或出口被淹没，无法撤退时，可上独头山巷道内或其他巷道内躲避。井下被堵人员应保持镇静，避免体力的过度消耗，等待救援。

遇难者被营救出矿井后，立即清除口鼻内污泥和呕吐物，保持呼吸道呼吸，如已发生心跳呼吸停止，立即进行心肺复苏。

（9）抢救冒顶事故埋压人员，如果出事地点仍有冒落危险时，先要采取支护措施，然后再把被埋压的人救出来，注意绝对不能用镐刨或用铣锤砸打等方法救人。

第三节 煤矿事故井下被困矿工救援

国内曾有因山洪暴发造成煤矿淹井，使矿工被困的报道，如河南陕县煤矿事故。由于迅速采取了堵塞洪水继续灌入矿井，加速井下排水，通过通风管道为井下被困的69位矿工送风、送氧气和牛奶，医护人员做好现场急救，途中安全转运，而使69名矿工在360多米井下被困76小时后全部被救出，安全转送到医院，住院3天后顺利康复。

一、基本情况

（一）淹井事件发生

2007年7月29日凌晨，陕县地区大雨如注，山洪暴发。致使陕县支建煤矿矿区附近的河流形成洪水流进矿井上方已经废弃的铝土矿，最后洪水溃入煤矿巷道。7月29日早晨8时30分，汹涌的洪水已冲进采区巷道，冲垮3道密封。巷道被淹，水迅速上涨，转眼间升到膝盖。当班下井102人，矿工们本能地向井口方向冲去。下井的矿工中只有33人及时升井。最后30米是巷道转弯处，压到胸口的洪水已使矿工们呼吸急促，行走艰难。巷道尽头有一个长30多米、宽不足3米的高台面。刹那间，360米地层深处这片百余平方米的高台面上，站满了69名矿工。

（二）报警

8时10分，负责防洪巡查的中铝矿业分公司员工，在铝土矿采区边界外10多米的河道，发现一个飞速旋转的漩涡，顺着漩涡洪水涌入地下。防洪巡查员知道河床下是支建煤矿，立即意识到支建煤矿透水，向矿业分公司渑池铝矿值班人员报告。公司紧急调集挖掘机、装载机进行填堵，同时通知支建煤矿。10分钟后，支建煤矿救援人员赶到现场。同时迅速上报给煤矿主管部门和河南省政府\国家安全生产监督管理总局。事故信息很快传到党中央、国务院。党中央、国务院领导当即批示，要全力施救，科学施救，严防再次事故发生，确保被困矿工的生命安全。

二、紧急救援

（一）堵住洪水

当地70名武警战士紧急赶到现场。立即组成抢险突击队。与此同时，三门峡市消防支队迅速调集3个中队共40名消防战士赶往现场。山洪以每秒15 m^3的速度冲来！河水湍急。官兵们并肩站在缺口前，组成一道人墙，沙袋在人墙前慢慢筑牢，升高。将近20小时抢堵洪水渗漏的战斗中，武警、消防官兵共300多人先后搬运沙袋11 000袋，在河床三面筑起80米长的防渗堤坝，铺设防渗河床200米，以最快的速度堵住了洪水，阻止洪水继续淹没矿井。解决了抢险救援工作的最核心问题。

（二）人工降雨调节洪水

7月30日13时20分，三门峡天气雷达监测到矿区西南方向出现了强雷达回波。人工消雨！随着指挥部一声令下，火箭齐发，炮声隆隆。人工消雨作业持续了近两小时，成功地"拦截"了可能加剧山洪的降雨。

（三）加快排水和清淤

向有透水事故抢险经验的新安煤矿求援，指挥部命令所属其他煤矿立即组织精干力量增援支建煤矿！矿山抢险部门立即调集大功率排水泵，增多排水管道，加速从井下排水。义煤集团的救护人员与设备、洛阳市新安县煤炭局备用的一套全新抢险救援设备也到达了现场，并立即着手安装。3台水泵加足马力向外抽水。随着水位逐渐下降，救援突击队下井开拓淤积的巷道。

（四）通风供氧与营养供给

7月29日8时多，井下的矿工刚站上高平台，猛然想到水中还有一根通向井上的压风管，有了压风管，能通风就有存活的希望！矿工们又冲下水去。巷道的水已快淹到了脖子，他们艰难地回游了100多米，在水中找到这根"生命管道"，用电工刀砍断，奋力拖上高台。7月30日，由于巷道空气被水阻断，井内二氧化碳含量增高，井下人员开始出现胸闷、心慌等症状。指挥部果断决定：通过压风管压入医用氧气。矿工们一天多没有吃饭，饥饿难忍。30日晚上9时左右，地面工作人员通过向井下送风送氧的管道为他们输送了约400千克经过高温处理的牛奶，大家的矿帽里都接满了牛奶。以后又熬了面汤，用细箩将面汤细细筛过，又往面汤里加了足够的食盐，通过送风管道送到井下。

（五）通畅信息

淹井后井下供电和电话线路中断，井下的矿工们认真查找终于接通了一条电话线路。电话铃声响起，井上和井下互通情况，使矿工们的情绪逐渐稳定下来。领导和矿工家属们不时与井下通电话，鼓励矿工们团结自救，及时通报最新进展。电话真的成为一条"生命热线"。

（六）探路出井

大巷道是唯一的出路，也是唯一的活路。水一度顺着40米斜坡巷，涌到离台面不远处。随着水位的下降，水性好的一位矿工率先探路，水先是没到他的腿部，越往前趟越深。污浊的水面离巷道顶部几乎只有四五厘米，每隔1米还有一道铁横梁挡着，遇到横梁，就不得不把头钻到水里。8月1日11点39分，第一个获救的矿工终于走过了被水淹没的四百多米长的巷道，被救援人员搀扶着缓缓走出井口。为了避免混乱，大家排好队，盯着前面的人，一个接一个出，身体好、会游泳的两个照顾一个身体虚弱、年龄大的。8月1日12时53分，最后一名矿工安全走出井口。

三、医学救援

（一）现场急救准备

三门峡市卫生部门130多名医护人员和25辆救护车已在井口等候了3天。河南省卫生厅派出的急救专家与当地卫生部门早已制订好了救治方案。矿工们一出矿井，立刻被送上救护车转送到三门峡市4家早已预备好病房和各种抢救设施的医院。矿工们在救护车上迅速建立静脉通道，吸氧、输液和监测生命体征。平安到达医院后做了全面检查。

（二）医院处理

69名矿工从被困矿井救出时均有头晕、乏力和轻度脱水，2名有腹泻，到医院后检查白细胞总数轻度升高，肝肾功能大致正常，生命体征平稳。住院治疗3天后复查，各项指标恢复正常，痊愈出院。

来自全国的47家媒体的近200名记者，日夜守候在现场，把救援中的每一个进展及时传递给全国人民。

四、救援体系建设

（一）灾害救援的组织领导

灾害是指超过受影响地区现有资源承受能力的人类生态环境的破坏。灾害发生后，反应灵敏、迅速有序的紧急医疗救援可以尽可能地降低人员伤亡和各种损失。应对灾难性突发事件，需要信息报告、医疗救护、监测检验、监督检查、卫生防护、物资设施保障、财力支持等方面的多兵种立体作战，是在政府领导下，有关部门通力合作、全民参与的战役。这次矿难紧急救援是在河南省委直接领导下，在党中央、国务院和全国人民的关注下，及时启动应急预案，调集消防、武警、矿山抢险、医疗救护通信、电力保障、气象预报、地质勘探、食品保障等多部门参与，统一指挥，团结协作，科学施救，在条件非常艰苦的救援现场有序地展开紧急救援工作。

（二）建立应急体系

随着我国经济的快速发展，各系统都在不断建设和完善应急预案，包括组织建设、人员培训、装备配置、物资储备等，在发生重大灾害事件时，各系统反应迅速，协调合作，组成总体的灾害事故紧急救援体系。河南省陕县的煤矿淹井紧急救援行动，是对紧急救援体系建设和运行情况的一次检阅。在事件发生后，各有关系统迅速行动。一方有难，八方支援。武警、消防、矿山抢险、医疗救护等急救队伍迅速赶到现场，在层峦叠嶂的大山里，移动公司的移动基站开来了，电力公司的移动电站开来了，物资保障和财力支持使救援工作科学有序的进展。新闻记者客观真实和及时的报道，使全世界的目光向这里聚焦，显示了以人为本的理念如何成为化险为夷、起死回生的力量。

（三）提升矿工的自救能力

由于矿山作业的特殊性，要求井下工作人员学习和熟练掌握有关急救知识，懂得如何防止和排除事故。当发生意外事件后，能够沉着应对，遇事不慌，迅速在灾区或受灾害影响的区域内寻找避灾场所和保护自己的方法。本次淹井事件发生后，矿工们把通风管道从被淹没的巷道中拖到了高台上，为这次成功的救援提供了重要条件。矿工们遇到灭顶之灾没有惊慌失措，而是团结起来、组织起来，互相帮助，互相鼓励，保持了体力，稳定了情绪，有效地配合了地面的救援抢险工作。在中国的矿难史上，成功利用通风管道为井下受困人员输送氧气、面汤、鲜牛奶，尚属首次。

（四）创建灾害医学

灾害医学是研究在各种自然灾害和人为事故所造成的灾害性损伤条件下实施紧急医学救治、疾病防治、卫生保障和灾害预防的一门科学。是为受灾伤病员提供预防、救治、康复等卫生服务的科学。需要多学科介入，需要相关学科在灾害医学方面的融合与应用。其内容包括急救医学、灾害学、临床急诊、危重病监护，并融入了通信、运输、建筑、生物医学工程等学科。

灾难救援是专门处理研究现代社会条件下，对生活在医院外环境中发生的各种急危重症和意外灾难事故进行的救助。它可以利用灵敏的通信手段，及时组织救护力量，在现场对个体、群体实施及时有效的救护，进行必要的医学处理，挽救生命，减轻伤残，并在医疗监护下，采用现代交通手段，将患者运送医院，接受进一步救治。目前我国的一些省、市成立了应对突发灾害事故的各种应急救治队伍，进行专业培训，在灾害急救中发挥了重要作用。

第四节 煤矿井下瓦斯爆炸救援

煤矿井下瓦斯爆炸是矿山最严重、破坏性最强的群体伤亡事故。瓦斯爆炸产生大量一氧化碳和其他有害气体，并且爆炸消耗大量氧气。其中一氧化碳属窒息性气体，一旦进入人体，可引起一氧化碳中毒而缺氧，产生严重的神经系统损伤而危及生命。一氧化碳中毒常是现场死亡的重要因素。

2009年11月21日黑龙江省鹤岗矿业集团新兴煤矿出现井下瓦斯爆炸造成群体中毒，前后造成147人中毒，经积极抢救取得满意效果。

一、一般情况

本次矿难瓦斯爆炸波及28个工作面，其中采煤工作面5个，煤巷掘进工作面15个，岩巷掘进工作面8个，共有采煤、掘进、机电、运输、通风5个系统工作。此次瓦斯爆炸造成群体中毒147例。患者中男144例，女3例（机电工人），年龄20～51岁，平均31岁，其中轻度105例，中度39例，重度3例。出现头痛137例，头晕144例，心悸、胸闷92例，气短85例，恶心、呕吐78例，四肢无力118例，肢体麻木15例，合并爆震伤10例，烧伤1例，开放性颅脑损伤1例，有2例出现精神症状。离爆炸点相对较近及井下停留时间较长的患者病情相对较重。

二、救治过程

患者通过自救互救及救护队员初步抢救，迅速出井，尽快通风。迅速启动煤矿创伤救治应急预案，创伤急救组、现场抢救组、医疗救治组、事故善后医疗服务组、后勤保障组迅速到位，同时成立急救指挥部，全面指挥、协调各部门工作。

现场救护过程遵循"先救命后治伤，先救重后治轻，先稳定后转运"的原则。

院外急救很关键，尽量维持患者生命体征，保持呼吸道通畅，处理伤情，有条件的给予吸氧、保暖等。在指挥部统一指挥下，将147例患者迅速分别运送至指定医院。各医院迅速组织人力、物力积极抢救，以鹤岗矿业集团总医院与中国煤炭总医院为重点接收对象，总医院以重伤患为主。

入院后积极给予吸氧、营养脑细胞、外科相应治疗、高压氧治疗及支持对症治疗。因患者人数众多，鹤岗矿业集团总医院仅一台多人高压氧舱，一个单人高压氧舱。鹤岗矿业集团总医院尽量合理安排，在保证机器安全运转前提下，最大限度予以高压氧治疗，部分患者运送至佳木斯中心医院行高压氧治疗，经积极对症治疗和高压氧治疗一疗程，共10次，患者病情基本稳定。

在抢救过程中，迅速请国内专家、省内专家会诊，包括神经科、急诊科、外科、精神科及心理学干预，以便更好地诊疗患者，指导治疗，逐一落实。根据病情需要，请鹤岗矿业集团总医院各专科协助治疗。有2例重患者分别转至佳木斯大学附属第一医院、佳木斯中心医院进一步救治。

本组患者经过积极对症治疗，病情均较稳定，症状改善，心理状态亦较稳定，其中有2例患者当时有精神症状，但经治疗已有明显改善。

三、高浓度一氧化碳中毒的救治

一氧化碳对机体危害很大，其中毒机制是由于一氧化碳与血红蛋白亲和力比氧与血红蛋白亲和力大250~300倍，故一氧化碳很容易从氧合血红蛋白中将氧排挤掉，形成碳氧血红蛋白。碳氧血红蛋白不但没有携氧能力，而且还妨碍氧合血红蛋白解离，阻碍氧释放，造成全身组织缺氧。碳氧血红蛋白妨碍氧向线粒体弥散，使线粒体因缺氧造成细胞功能和结构的损伤。一氧化碳与细胞色素 P450、a3 结合，破坏细胞色素氧化酶传递电子功能，阻碍生物氧化过程，阻碍能量代谢，造成细胞内窒息。

一氧化碳中毒对各个器官组织均有损害，首先受损的是中枢神经系统，也是受损最严重的，表现以神经系统症状为主，出现脑水肿、脑出血或基底核坏死、脱髓鞘病变，同时可累及心脏，出现急性期心肌坏死，累及肺脏出现原发性肺水肿或继发性吸入性肺炎，累及皮肤、肌肉可出现红斑、水疱、坏疽、肌肉肿胀、横纹肌溶解等。

高压氧治疗能提高机体氧含量，使组织得到足够的溶解氧，迅速纠正低氧血症，加速碳氧血红蛋白的解离，促进一氧化碳的清除，使血红蛋白恢复携氧功能，减少自由基的损害，使颅内血管收缩，阻断脑缺氧与脑水肿之间的恶性循环，能防止各种并发症，防止迟发性脑病，改善中枢神经细胞呼吸障碍。我们予以高压氧治疗1次/d，10次为一疗程。病情严重者可以继续高压氧治疗，辅以营养脑细胞，脱水降颅压等对症支持治疗，处理并发症、并支症，最终取得满意疗效。

第五节　煤矿井下透水事故救援

煤矿井下严重透水是矿难中常见的事故。2010年3月28日山西王家岭在建矿井突然发生重大透水事故，153名建设矿工被困井下。

一、基本情况

从2010年3月28日事故发生到4月5日零点45分，经历了8天8夜暗无天日的恶劣环境后，第一批9名矿工被成功救出，第二批从4月5日11时40分到14时30分共营救115名矿工，创造了世界救援史上的奇迹。

（一）现场提前介入，制订详细预案

分析现场大救援全过程及成功救助人数，本次矿难救助与既往矿难救助有许多不尽相同之处，在整个现场救援过程中我们提出了一些新办法，采取了一些新措施，为今后类似事件救助提供借鉴。从接到救助指令的第一时间，医疗救助专家组以最快速度入住事故现场，详细勘察事故发生现场状况及井下被困矿工情况，经详细核实，此次事件井下被困矿工共计153名。根据井下透水事故常规经验及井下被困时间预测被困矿工分布区域，生存概率及被救后体能体质变化，对现场救援过程可能存在的各种因素进行了事先分析，预测及演练，并专门编写了救护车救助实施方案，每车一份，相当于命令，要求严格执行。其整个过程具体做法如下。

有备无患，细处着手。①准备充足的救护车辆：根据被困矿工数量首先调集救护车辆。由于本次矿难被困矿工数量多，为在最短时间内以最快速度准备好救护车辆，我们以发生地王家岭矿区为圆点，就近辐射的直线区域为半径，分别调集救护车辆共计153辆，达到了一人一车。②对医务人员要求：每辆救护车要求配备医生护士各1名，医生要求反应敏捷，有较强的急救能力。护士必须技术娴熟并有车辆行走中准确输液的能力，以保证被救人员在转运途中建立静脉通道，输注药液，以最快时间抢

救伤员。③对车辆要求：救护车上除必须配备氧气、心电监护仪、血压计等常规医疗器械和急救药品外，应根据不同患者状况准备好各种液体，还规定了不同类别患者根据心率及体质情况的变化，制订不同的输液内容及补液速度等。对救治环节点的细微处进行链接：每辆救护车要求配备湿毛巾，被救矿工被救上车后能够立即擦洗输液血管的局部皮肤，使血管暴露清晰，确保了生命救治快速通道的建立。

（二）现场规划，因地制宜

本次事故是发生在一个在建矿区，被困人员位于矿井送风口和出风口。矿井地面场地狭小，道路极其不畅，且救援物资和建矿设备堆积如山，车辆行走通路为单向封闭线路，因此车辆进入救援现场后必须掉转车头从原路返回，这样必然造成救援过程中进出车辆相互拥堵，影响救援时间。根据现场现状，我们经过反复测量地面状况，首先对矿区出口一侧因建筑物而形成的道路进行改建，把一条不能循环的车辆通行道路修建成一条有入口和出口的互不干扰的循环外通路，以保证整个车辆运输的通畅顺利（图 10-1-1、10-1-2）。

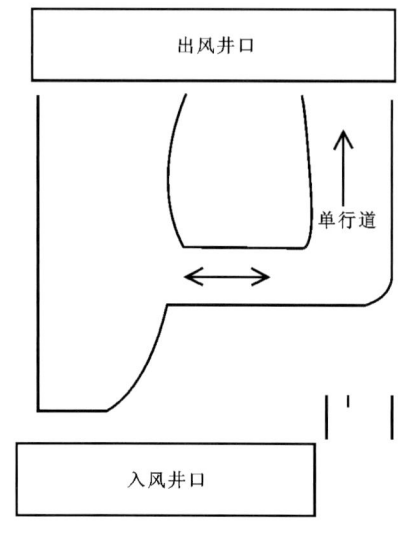

图 10-1-1 原救援场地及交通图

为更好、更快运输被救人员，设计预案中，充分测量了抢救位置的所处面积，使地面车辆能有序停放，疏通道路。经过测量，抢救位置除了堆放大量救灾管道及救灾器材外，能供车辆停放的地方仅为一块不规则梯形，长约 28 m，一侧宽 6 m，另一侧宽 3 m，场地出口约 5 m，据此设计救援位置可以停放救护车辆 5 辆，出口停放 3 辆，见图 10-1-3。这样提升井口最大人力运输，一侧井口能同时上运 4 人，两个井口可同时运输 8 人，在被救矿工抬上地面后能同时被抬至救护车上，而又不至于救护车堵塞。最大限度地提高了救援效率。

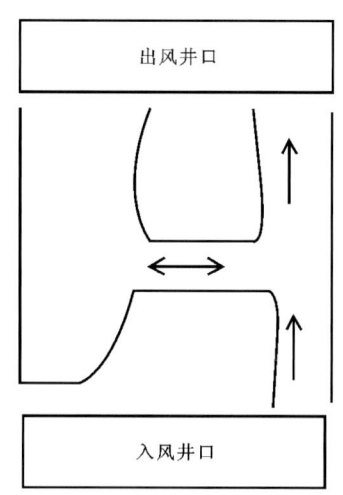

图 10-1-2 修改后的救援场地及交通图

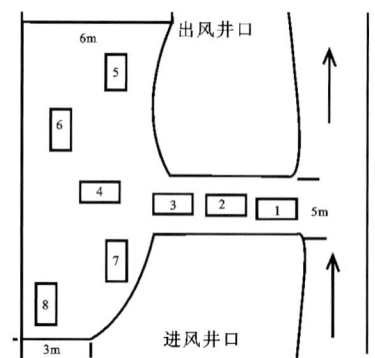

图 10-1-3 救护场地与救护车布局图

在本次事故中，考虑到被困矿工数量极多，一旦营救成功，必然会出现被救人员多人集中出井的可能。被困人员在井下停留时间越长，机体越衰弱，争分夺秒是救治成功的关键因素之一，这就要求被救人员一旦从井口救出，要立即被运至救护车内。如何能以最快速度有序地将被救人员转运至相应的救护车内，是现场医疗救护队首要解决的问题。如果由各救护车上的医务人员直接到坑口接应救护担架，就有可能因出井人员数不确定导致现场被救人员滞留等问题发生，我们要求车不离人，在地面设立专职担架引导员，并进行固定编号。按出井人员顺序，最先出井人员被送至最先行救护车内，最后出井人员送至离井口最近救护车内，这样就缩短了从出井口到救护车的时间，保证了救援现场车辆的最快速度顺序出发。根据救援现场实际，我们共设立了8名担架引导员按1至8编号，第1号引导员对应最前方救护车1号车，第2引导员对应2号车，以此类推循环进行。为避免引导人员不足，升井矿工过多而相互脱节的问题发生，我们使用了对引导员进行编号固定循环引导的程序，这样在引导担架过程中能像电脑键盘设置一样，既快而又不相互咬合，解决了担架出井后茫然无措或多个担架同时拥向同一辆救护车的情况发生，保证了担架不落地，车辆不熄火，救护车可立即启动行进，节省了救援时间，做到了每批升井矿工无论多少均可迅速疏散。

（三）坑口救治，现场前移

随着被救援时间的延长，在一定条件下急危重矿工出现的概率必将越来越大。因此，提前分检是使被救人员尽快到达医院的保证，而"急重优先救治"是降低被救矿工死亡率的关键。根据以往矿难救援经验，第一医疗救援点多是建立在坑口，进行预检分诊后，排序上车，但根据本次矿难现状，我们反复分析井下井上救治状况不同，矿工在井下是分散分布在各个工作面上，加之其特殊的井下环境，被困矿工只能单个搬运，争取时间对其个体进行检查，而升井过程则是集中进行，被困矿工井下被困时间长，被困人员数量多，如在地面停留分检，必然导致现场混乱。现场医疗救护组决定将医疗救援现场由坑口向井下延伸，派出医务人员携带血压计、听诊器、心电图机等必要医疗器械到井下直接对被救矿工现场分检评估，提早甄别出危重患者，并在出井前告知地面，对危重患者优先出井，优先上车，优先出行，真正做到了急救优先的原则。同时，为保证井下医务人员的安全，我们对将下井的医务人员进行井下救治知识和医疗器械、井下装备使用以及自救能力方面的培训，为避免井下医务人员次生灾难的发生，我们同时要求矿山指挥部给予了井下医疗点配置矿山安全员等保障措施。

（四）车辆现场编号，标志醒目显著

由于被救人员较多，所需救护车辆也较多，为保证每一名矿工兄弟能成功被救，根据救灾总指挥公布的被困人数，我们采取了一对一救护原则，保证"一人、一车、一医、一护"，且与治疗组相互对接。因此在短时间内要求救治现场集结153辆救护车，如果指挥不当，必然导致车辆拥堵，现场混乱。为此我们采用车辆到达现场后统一编号，从1到153号，用红色白底不干胶粘贴于车辆前面右上角，由于救援时间不确定，等待时间不确定，现场气候条件不确定，故要求粘贴号码纸必须防潮、防风，粘贴牢固，字底对比鲜明，以利于辨认。编号一旦粘贴，不得更换，不得调换车辆顺序和位置，同时把每辆车的号码、所到医院的床位号对应编码，要求救护车司机熟悉、熟练并计算出各自车辆从救援现场到达指定医院的时间和路线，以防因矿区山路分支较多，迷失路线，延误治疗。

（五）熟悉井下环境，预测生命现状

一个生命体的延续和存在，氧气、水分、营养素是最基本的生存要素，为进一步了解井下被困矿工生存现状，我们提出了监测水源质量，分析井下气体、气压，并观察每日气、水的动态变化的要求，根据井下气体气压的变化，调整被困矿工出井前减压，以避免突然减压后肺水肿及气栓等的发生，根据水源质量的改变，考虑矿工被救治后有无重金属中毒、肾功能损害、感染、腹泻、水电解质紊乱、酸中毒等症状，以提前配备相应的解救措施和预定调整救治方案。保证被救矿工全部脱险。

（六）防患未然，意外补救

从透水事故发生的那一刻，153名被困矿工无时无刻不牵动着全国各族人民的心，我们祈祷救援的成功，我们也时刻为每一名矿工的生存抱着必然的信心，在坚持敢打敢拼的同时，我们也必须面对残酷的救援现状，一天、两天、三天……被困矿工的生命所经受的缺水、缺粮、缺氧的时间也越来越长，在祈祷生命奇迹发生的同时，作为医务人员必须对生命有科学的认识。因此，必须想到救援过程，包括救护车上被困人员转运途中死亡的处理及转运路线的调整。每一个救护车按号码调整的路线及方向，事先进行了熟悉和安排。

二、现场救援，灵活有序

从2010年4月5日凌晨到下午4点30分，共转运获救矿工115名。2010年4月5日零时40分第一批获救矿工成功升井，在经过8天的等待后，焦虑的人们一拥而上，致使本就狭小的救援场地更加拥挤，但由于引导有序，在45秒内，第一批获

救矿工被迅速转运上车，驶离救援现场转送医院救治。在顺利完成 9 名矿工的救送转运后，现场救援小组开会小结，首批成功救治 9 名矿工后，现场集中救援部门、人员较多，导致场面一度混乱，影响下一步的救援工作。同时，现场各种指挥人员过多，致使救护车转运停靠仍不尽人意。据此，现场医疗救援小组再次明确现场所有人员一律听从现场医疗小组指挥，避免混乱现象。在随后的救援中，有 21 名矿工分别从两个井口同时升井，但由于预案准备充分，指挥得当，现场忙而不乱，顺序对号入车，且按事先要求从井下抬人担架直接叠放在救护车担架上，以减少更换担架所需时间。

在后续被救的 106 名矿工出井后，最多用 30 秒就转送到救护车内，大大缩短了从井口到救护车上的时间。为生命的抢救提供了有力保障。另外，这样的大救援运行，出井的无序，数量的不确定和现场的拥堵，甚至围观群众对救治后的欢呼，场面失控，给准确清点被救人员带来困难，这些数字对指挥决策反过来又起重要的决策参考价值，我们事先指定专人核查登记确保了人数的准确性。

三、树立必胜信念，坚信救援成功

拯救每一名被困矿工是我们执行本次救援任务的基本原则，现场焦急等待的医护人员从到达救援现场的那一刻起，就始终抱着生命永恒的信念，始终坚持着生命奇迹的发生。根据现场指挥部预测 72 小时后可能将透水排尽，开始救援。但 3 天过去了，4 天过去了，由于井下的特殊结构及事故的特殊性，始终不具备下井救援的条件。在透水事故发生第 5 天，潜水员下井后仍然未发现生命迹象，这时候地面救援的队伍就出现了各种思想顾虑，部分医务人员也出现了悲观思想，此时，各级领导多次给大家鼓劲加油，要求现场救援人员树立必胜信念，坚信救援成功，极大地鼓舞了大家的斗志。同时，为避免大量医务人员过度体能消耗，我们实行了车不离坑，现场值班，呼之即来的原则。对医务人员进行有序排班，既保存了救援人员的体能，也保证了救援现场的有效和有序。

在对地面救护队员提高信心的同时，我们更多的是对被困矿工给予信心和能量，通过垂直巷道提供营养液，向巷道发送各种解救信号。事后从获救矿工中我们也了解到在透水事故发生后，他们相互鼓舞，相信党和国家不会抛弃他们，相互之间采取自救，保存体能，抱团取暖，节约用电，其中一组矿工在危急状态下打通巷道，使 20 多名矿工与其他被困人员集中在一起，为最后出井提供了强有力的心理支持。他们这种不放弃不抛弃的精神值得所有人为此感动。

总结这次人类矿难史上的成功救援，我们始终认为生命面前人人平等，珍爱生命是完成救援的基本，充足预案是救援成功的保证，灵活调整是救援顺利的基础，坚持必胜是救援进行的条件，党的正确领导和"关爱生命、科学救援"的大救援行动是实现上述所有目标的根本。

第六节　煤矿事故现场救援与救护转运

2010 年 3 月 28 日下午 13 点 30 分，山西华晋焦煤集团发生特大煤矿透水事故，153 名矿工被困井下。在经过 192 小时紧急救援，115 名矿工成功获救。晋城煤业集团总医院先后出动 14 个医疗救援小分队，从 3 月 28 日夜间 12 点开始，至 4 月 13 日救援结束，自始至终参加了现场医疗救援的全过程，并负责救护转运首批 9 人升井矿工的前 3 名，先后 2 次共成功救援转运 9 名被困工友，无 1 例死亡。

一、现场救援队组织

晋城煤业集团总医院执行"3·28"透水事故任务先后 3 次共组成 14 个医疗救援小分队，每个小分队共有 4 名人员组成：即 2 名医生，1 名护士，1 名司机。1 名医生任小队长，负责小分队工作的组织协调。日常情况下每个小分队建制设有 7 名预备医务人员组成。设队长 1 名，副队长 1 名，其他医务人员 5 名。执行应急任务时，院医疗队指挥部下达命令至小分队。各小分队队长负责通知小分队成员，确保有4名队员能够及时执行任务。小分队救护车司机由医院车队统一管理和配备。应急情况下，小分队队长因故不能出征时，小分队副队长自动代理队长职责。另外，根据应急情况，医疗队指挥部有权对各小分队人员进行临时性调整。

1. 设立临时指挥部　根据事故大小、受伤或受困人员的多少，决定出动小分队数量。多个小分队组成一个医疗队。三个以上小分队出动时设指挥部：总指挥1名，指挥部干事1名。下设数个医疗救援小分队及后勤补给分队。配越野指挥车1部，后勤补给车1部。现场指挥部职责：负责事故现场医疗救治的指挥、组织、协调、监督、联络、通报情况、信息联络、人员调配等各项具体工作。

2. 小分队装备　本次救援每辆救护车配备：心脏除颤仪1台，简易呼吸器1台，多参数监护仪1台（包括无创血压、脉搏、心电图、氧饱和度仪等），氧气瓶2个，负压吸引装置1套，多功能担架1套（其中包括：推车式担架1个、铲式担架1个、负压担架1个、硬式担架1个），脊柱及四肢负压夹板1套，急救箱1个（含气管插管器械、血压计1个、听诊器1个），消毒清创包1个（止血钳4把，剪刀1把，针器1包，手术刀1个，纱布20块，绷带10卷），消毒、输血用品（止血带1个，输液器5个，碘伏，棉棒，棉球，胶布），手电筒1个，裁衣剪1把，对讲机1个。

3. 车辆保障　每个小分队配备救护车1辆，司机检查车内设备的完好性，如熟悉车内各种急救设施的位置，各种担架的放置和使用，车内逆变电源使用，氧气压力和负压吸引的正常运转等。

二、事故现场医疗救援

（一）紧急集结

3月28日下午7时，晋城煤业集团总医院同时接到山西省卫生厅和国家安监总局矿山医疗中心"关于派出医疗队迅速赶往王家岭矿进行医疗救援"的命令。晚8时，首批5个院前小分队标准配置和1辆指挥车集结启程，经过4小时（300多千米）行程，夜间12点到达救援现场。向现场救援指挥部报到后，现场待命。待命期间每个小分队多次调试各种车载设备处于良好运行状态，药品、物品的摆放标准化。现场复习救援要领。培训指挥部专家组制订的"3·28"医疗救援方案：井下救治方案，坑口救治方案，医院救治方案，危重症救治方案。我救援队主要负责坑口救治及途中转运救治，司机事先进行探路，熟悉路况，确保不走弯路，能在最短时间将伤员安全转运到指定地点。

（二）检伤分类

到达现场的救援应急队伍，迅速将伤员转送出危险区，遵循"先救命后治伤、先救重后救轻、先稳定后转运"的救治原则开展工作，按照国际统一的标准对伤病员进行检伤分类，分别用蓝、黄、红、黑四种颜色，对轻、重、危重伤病员和死亡人员做出标记（分类标记用塑料材料制成腕带），系在伤病员或死亡人员的手腕或脚踝部位，为后续救治辨认或采取相应的措施提供依据。

（三）安全转运

当现场环境处于危险或在伤病员情况允许时，尽快转送伤员，并做好以下工作：对已经检伤分类待送的伤病员进行复检。对有活动性大出血或转运途中有生命危险的急危重症者，应就地先予抢救、治疗，做必要的处理后再进行监护下转运。认真填写转运卡提交接纳的医疗机构，并报现场医疗救治指挥部汇总。在转运中，医护人员必须始终密切观察伤病员病情变化，并确保治疗持续进行。在转运过程中要科学搬运，避免造成二次损伤。合理分流伤病员或按现场医疗救治指挥部指定的地点转送。

4月5日凌晨0点40分左右，首批获救矿工升井。我医疗小分队接转了前3名矿工。经40分钟途中护送，安全转运至山西铝厂职工医院。4月5日上午11点20分左右，第二批获救矿工升井。我医疗小分队接转6名矿工，经40多分钟途中救护，安全转运至河津市人民医院。

（四）途中救护

小分队队长在矿工的头侧重点观察矿工的呼吸、神志，清理口腔和呼吸道，快速吸氧，检查并整理眼罩（本次获救矿工全部清醒）。助手医生迅速剪开（或解开）衣服，显露矿工前胸及左（或右）前臂，连接血压、心电、血氧等监测设备。迅速对矿工进行保暖，用事先准备好的两床被子加盖在伤员身上。护士首先用一块湿纱布擦洗前臂小块皮肤，供输液用。然后用碘伏消毒，前臂静脉置套管针，静脉穿刺全部确保一次成功。队长医生下达口头医嘱，输 0.9%的氯化钠 250 ml, 50%葡萄糖 100 ml，护士执行医嘱，助手医生记录矿工医疗信息单（包括矿工姓名、性别、年龄、籍贯、接诊时状况、生命体征、途中用药、采取措施、体征监测等）。基本操作结束后，视矿工情况可以少量喂水和简短交谈。医务人员尽量和矿工有肢体接触，如握着矿工的手，把矿工的腿，护着头等。一方面通过肢体接触传递救护情感，另一方面也起到固定体位作用。途中随时观察矿工的神志及生命体征的变化，确保吸氧、输液正常。

（五）医院交接

救护车到达指定医院后，小分队医务人员迅速协助院方医务人员将矿工安全护送至病房，并将矿工的途中救护医疗信息详细交给病房主管医生。

救治结果：截至 4 月 13 日，共有 115 名矿工获救，该院救援小分队先后 3 次共转运矿工 9 名，并转运 2 名较重矿工至太原专列，其中首批的前 3 名矿工已安全转送至太原，其余 6 名矿工在河津市人民医院接受院内治疗，生命体征平稳，临床救治的效果评价良好，无 1 例死亡。

三、作为日常的应急准备

救援能取得如此大的成绩，有序有效进行并获得成功，与平时进行应急准备、演练至关重要。

1.训练有素，保障有力　王家岭煤矿透水事故，晋城煤业集团总医院救援小分队三次奔赴事故现场，从接到命令，到成立指挥部，再到通知各小分队，并准备救护车配备仅仅 1 小时时间，有条不紊，训练有素，紧急医疗救援物品库，日常训练起到关键作用。该院设有紧急医疗救援物品库，库内物资为 20 个小分队标准装备。另配统一服装 100 套，棉大衣 100 件，被子 20 套，氧气袋 100 个，抗休克裤 2 条，2 000 氧气瓶 20 个，发电机 1 台，帐篷 2 个和车用逆变电源（12V-220V）、企业旗、院旗（中英文）、胸牌、袖章等相关标志。为应急救援保障提供坚实基础。

小分队成员除专职救护车司机外，其他人员均为在岗医务人员兼职。要求具有执业医师或执业护士资格。小分队每年进行两次以上应急救援演练：①应急救援体系第一层面人员集结；②急救小分队人员集结；③急救人员的紧急召集；④急救物品的管理和使用情况；⑤呼吸机的使用情况；⑥氧气袋（瓶）的充气技术和使用情况；⑦急救担架的使用情况；⑧救护车内急救设备的使用情况；⑨军用帐篷的搭建等内容。为培养医务人员的过硬技术、良好素质打下了坚实的基础。

2.专家现场指导，提高了救援质量　本次医疗救援过程中，卫生部专家、国家矿山医疗救护中心专家和山西省医院专家及时制订详细的现场医疗救治方案：井下救治方案；坑口救治方案；医院救治方案；危重症救治方案。我救援队此次主要任务是坑口救治及途中转运，具体方案：①出坑者保持蒙眼避光，给予保暖，平卧位，避免活动及情绪激动，由专人转运至救护车上；②出坑工人可用生理盐水漱口，润喉，情况允许可缓慢饮用少量淡盐水，在救护车上可酌情给予补液治疗（补液方案：生理盐水 250 ml，应控制输液速度 20～30 滴/min）。这些应急预案实施对途中转运起了重要的指导作用。

3.矿工科学自救，为后期救援提供良好基础　矿工坚定的信心、坚强的信念和医务人员的过硬技术、良好的素质为成功救援打下了坚实的基础。矿工井下科学自救，方法得当，使工友们在黑暗中度过了艰难的 8 天 8 夜。充分体现了"科学救援，关爱生命"的救援理念。

第七节　王家岭矿难救援

2010 年 3 月 28 日，山西王家岭矿发生特大透水事故。153 人被困井下。经过 8 昼夜 189 小时的大救援，115 人获救。由于现场救援中采取"关口前移"，井下坑口处及有医护人员在"第一现场"、"第一时间"给予正确有效的救护措施，安全升井后，迅速地抬上救护车，医疗监护运送至医院。入院后开展全方位救治，伤病员的病情稳定、健康恢复较快。本次大救援充分证明了医院外现场、转运途中及院内救治全过程的科学、规范、有序的"大救援"理念、实践的正确有效。115 例矿工全部入院，均接受全面检查与救治，痊愈出院。资料完整可靠，不仅是救援医学也是医学科学的一份珍贵资料。本书编著者参与了救治及研讨。

"3·28"王家岭矿难透水事故发生时，对于被困人员的生理、心理等往往会造成多方面的危害，包括淹溺、低温、有害气体、断水、断粮以及外伤等。由于是多方面、复杂的复合伤害，给伤害的机制、程度和救治方案的制订带来巨大困难。本次矿难中，因透水导致153名作业工人被困井下，有115例受困矿工在经过长达189小时的严酷考验后终于成功获救。获救工人所处位置无有害气体，矿工们没有受到严重的机械伤害等。对现场的水质化验证明可以饮用。上述条件，使受困矿工损害相对单一。部分矿工受到水浸，但没有溺水。矿工受到的最大挑战就是7~8天的进食中断和心理应激过程。对获救工人的身体情况进行评估，结合当时井下环境进行分析，对今后的矿难救治具有重要意义。

一、一般资料

本次获救矿工共115例，均为男性，19~56岁，平均（39±3）岁，入院时体温普遍偏低（36±0.2）℃。入院后经保暖后均很快恢复。既往有1例患有轻度肺气肿，1例曾经有胃部手术病史。其他缺少详细的健康资料。本资料默认既往均处于完全健康状态。

对获救矿工在入病房后即刻进行评估。本次调查主要集中于在经过7~8天的中断进食和应激情况下，115例获救人员各器官损害的发生情况。①生命体征的测量：血压、呼吸状态、心率、氧饱和度、体温等；②意识状态和定位体征的检查；③化验检查：血糖、血气分析、血常规、血电解质和血磷、凝血功能、心肌酶谱、肾功能、尿常规、大便常规+潜血、肝功能；④辅助检查：心电图，根据患者情况给予床旁超声、床旁胸片检查。

二、检查与结果

（一）中枢系统评价

所有获救矿工均神志清楚，有1例反应略迟钝，查血糖1.3 mmol/L。经静脉注射葡萄糖后好转。神经系统体检无定位体征。

（二）水电解质平衡

所有矿工皮肤弹性好，没有脱水表现。血常规检查血红细胞压积为30%~45%，没有血液浓缩征象。所有矿工均有1~2天少尿期，入院后给予补液后尿量均恢复正常。有8例化验结果为轻度低钾、低钠，经治疗后恢复。未检测出高血钠、高血钾情况。在治疗过程中出现1例轻度低钾、低钠，经调整治疗后恢复。血磷检测发现在入院时有3例轻度下降，在治疗过程另有1例出现血磷轻度下降。经补充磷制剂后恢复。

（三）营养状态评价

所有获救矿工均无极度消瘦的恶液质表现，肌力良好，血白蛋白轻度低于正常值有3例，其中1例前白蛋白略低于正常水平。血常规检查未发现血色素下降者，不提示贫血存在。

（四）消化系统

在逐渐恢复进食后，有1例发生腹痛、1例出现腹胀、1例大便潜血阳性。经对症治疗和调整饮食后均好转。

（五）心血管系统

血压监测中发现有4例血压偏低9.31~12.0/6.67~8.0 kPa（70~90/50~60 mmHg），但没有全身组织灌注不足表现。109例心率在60~90次/min，有6例心率低于60次/min，有3例经过观察后恢复到60次/min以上。1例心率在40~50次/min，行Holter检查发现其最慢心率31次/min，均为窦性心率。另外2例行Holter检查平均心率60次/min，患者无低血压和其他不适。有2例肌钙蛋白一过性升高，2例心电图见广泛ST段改变，提示心肌损害存在。

（六）肾功能

有30%病例化验结果提示尿素氮轻度升高，没有肌酐升高病例。在井下和入院初期均有不同程度的少尿过程，经过补液治疗均在12~24小时后尿量恢复。

（七）血气分析

所有矿工的pH值均在正常范围。没有明确代谢性酸中毒发生。没有低氧血症存在，少部分病例有二氧化碳分压轻度下降，提示存在过度通气。

尿酮体检查有1/3（35例）患者尿中存在酮体+—+++。

（八）肝功能

有部分患者出现轻度转氨酶升高和总胆红素升高。行床旁B超检查未发现形态学改变，化验指标经治疗后均很快恢复。

（九）下肢静脉血栓

体检未发现双下肢肿胀表现，下肢静脉彩超未发现深静脉血栓形成。

三、讨论评估

经过对 115 例获救矿工的身体状态初步检查，我们发现虽然矿工整体身体状态好于预期，但仍有很多异常需要高度关注。

1.水电解质平衡　针对 115 位患者的初步检查，患者皮肤弹性良好，血红细胞压积均在正常范围高限内。没有发现明显脱水表现。

2.电解质改变　在被困状态下，虽然中断进食，但矿工在温度相对较低的井下没有剧烈的体力活动，避免了大量出汗，同时受困过程中没有 1 例出现呕吐、腹泻症状。所以整个受困过程中没有大量体液丢失过程。另一方面矿工们不能确定井下水质是否能够引用的情况下，只是在极度口渴时才尝试少量饮水，这样既避免了严重脱水的发生，也避免了稀释性低钠血症的发生。虽然化验在正常范围，但需要注意在饥饿状态下，体内磷得不到补充，短期内肾脏的调节作用可以维持正常。在进食后高碳水化合物或静脉补充葡萄糖后，由于合成蛋白质、形成 ATP 和向细胞内转移等，血磷可呈现明显下降。这是再进食综合征的主要机制。低磷的表现主要包括肌肉无力、呼吸衰竭、定向力障碍、嗜睡、昏迷、抽搐等，同时对其他脏器功能具有抑制作用。这些临床征象均呈非特异表现，针对性的化验检查和及时的补充是预防再进食综合征发生的根本措施。同样，禁食后硫胺素的缺乏也会导致能量代谢障碍。及时的补充至关重要。在 115 例获救矿工中有 3 例在入院时查出血磷低于正常水平，1 例在治疗后出现血磷下降。在本次救治过程中，在开始即给予了磷制剂和维生素 B_{12} 的补充，从而有效避免了再进食综合征的发生。由此我们应该对类似禁食患者应高度重视血磷的监测。

3.营养状态和血糖的改变　由于没有明确的事故发生前的健康资料，很难量化评价受困矿工的营养状态的改变，所有工人体重减轻 5~15 kg。从临床状态上看患者没有明显消瘦的恶液质表现，肌力检查良好。不提示存在严重的消耗状态。有 1 例伤员诉体重下降 15 kg 左右。从化验指标上看有 3 例血白蛋白下降，1 例前白蛋白下降。

根据饥饿分期：开始 1~4 天为食物兴奋期，产生明显的饥饿感，对食物有强烈渴望；4~14 天进入酸中毒期，此期代谢速度加快，体内产生较多的酸性物质；两周左右进入代偿期，此时人体无明显饥饿感；如果继续不能得到能量补充，机体可能进入并发症期和衰竭期。而此次事故人员饥饿则是处在各方面生存极为恶劣的条件下，因此绝非单纯的饥饿研究资料可类比。但从对获救矿工的粗略评估看，并没有出现严重的恶液质表现，从时间和临床表现，获救矿工当时处于酸中毒期。矿工尿常规中酮体呈阳性达三分之一，但血气 pH 均在正常范围，这说明虽然进入酸中毒期，但机体仍能够通过代偿使体内酸碱平衡维持稳定。肾功检查中有部分矿工尿素氮升高明显，但血肌酐升高不明显。这提示机体存在蛋白质高分解代谢状态。另一个影响患者营养状态的因素就是应激状态，严重的应激状态可明显加速分解代谢速度，从而恶化营养状态。本次获救的工人在井下都是多人集中在一起，且有组织者进行了适当的组织，一定程度上缓解了恐惧心理，也缓解了应激程度。这对机体在饥饿状态下长期生存是有利的。获救的矿工表现均比较平静，可以佐证上述分析。

理论上在饥饿状态下，血糖初期开始下降，体内糖异生的代偿机制可以使血糖维持在一定水平以满足机体的需要。本次调查中有 7 例进入病房后查血糖明显降低，最低为 1.3 mmol/L。这例患者在临床上表现反应显迟钝，嗜睡等现象，经静脉注射葡萄糖后好转。另外 3 例暂未表现出明显的临床症状。低血糖如果不及时发现会导致严重的临床后果。由此可见，血糖监测对长时间中断饮食的矿工救治具有重要意义。

消化道在短期禁食后可直接开始正常饮食。但长时间中断饮食后消化道功能会明显下降，主要表现为胃肠动力下降，肠道黏膜萎缩等，此时如果直接进食后可导致严重后果。在个体上很难界定长期和短期禁食的时间，仔细评估消化道状态是决定饮食策略的基础。本次救治过程中在消化道状态不明的情况下首先给予禁食，并在密切监测消化道功能状态的同时逐渐改为进水、进流食进而普食。在此过程中，1 例出现腹痛、1 例出现腹胀、1 例出现大便潜血阳性。在及时发现并及时调整饮食策略后均很快恢复，未出现进一步后果。

4.心血管系统的改变　能量供应下降是心肌损害的主要原因。此次调查中心血管的表现呈现多样性，包括血压下降、心率减慢和心肌酶升高等。辅助检查有 ST 段改变提示心肌受损。但针对具有相应表现的病例进行床旁心脏彩超检查并没有发现明显的心肌收缩力下降征象，左心室射血分数均在正常范围。虽然有明确征象提示心血管功能受损，但从临床上看没有组织灌注不足的表现，提示机体仍处于代偿期。有鉴于此，临床医生在救治过程中应给予高度重视。

由于时间和条件的限制，在初步的筛查中，我们还发现肾功能、肝功能、凝血功能等均有不同程度损害。

总之，从受困 189 小时的 115 例矿工的身体状态的评估中，我们发现，虽然情况好于预期，但部分矿工存在不同程度的多系统异常，特别是水电解质、血糖和心血管系统。临床医生应给予高度重视。同时，随着各类灾害的频繁发生，从事医院急救急诊和管理的人员，应加强卫生应急医学救援的能力建设，以有效开展院内、外的紧急救治工作。

第二章

石油石化企业灾害的医学救援

第一节 概 述

石油石化企业是我国高危产业，涉及的行业和职业范围广，生产条件苛刻，生产自动化程度高、连续性强。石油石化企业的原料及产品多为易燃易爆、有毒有害有腐蚀性的物质，再加上生产技术复杂，设备种类繁多，稍有不慎，就容易发生灾害事故。特别是20世纪60年代以来，世界石油化学工业取得了长足的发展。石油、化学产品的品种和数量日益增多，与人们的物质文化生活已经产生了密不可分的关系。但与此同时，石油、化学品由于其所固有的危害性，也给人们的生命健康、生产的安全和赖以生存的地球环境构成了众所周知的威胁。

就一般情况而言，有生产活动的存在，特别是对从事易燃易爆有毒有害的石油化工行业生产，就有发生灾害事故的可能。生产活动不安全的最终结果，无疑就是造成灾害事故的发生。灾害事故给人们带来的既有直接经济损失，也有间接经济损失；既有现实损失，也有潜在的损失。而这个损失是无法用简单的数字来量化的，它是一种人们所无法估量的损失！

随着石油石化企业的持续快速发展，无论固有的事故灾害，还是自然灾害、公共卫生事件、社会安全事件对石油石化企业的危害，已引起人们关注。近年来，石油石化企业发生井喷、爆炸事故，造成重大的人员伤亡，医学救援工作任务艰巨繁重。加强医学救援，提高综合处置重大事故灾害的能力，预防和控制次生灾害的发生，保障员工和公众的生命安全已成为石油石化企业开展减灾救灾和医学救援的一项重要工作。

一、石油石化企业的灾害特点

1. **石油化工行业工艺复杂是高危产业** 石油化工企业采用现代化先进工艺和设备，生产过程中涉及的行业广，生产条件苛刻，自动化程度高、连续性强，再加上生产工艺复杂，多在高温、高压下进行化学反应，另外设备种类繁多，稍有不慎，由于误操作、突然停电停气等，容易发生井喷、爆炸、火灾以及油气泄漏等各种各样的灾害事故和造成窒息中毒、机械伤害等人员伤亡及许多次生灾害事故带来的健康损害。

2. **易燃易爆物质多** 石油石化企业涉及的原料主要是石油和天然气。石油——多种碳氢化合物混合组成的可燃性液体，天然气——包括碳氢化合物、硫化氢、二氧化碳等的烃类气体，以及炼制加工而成的各种各样的石油石化产品，均是闪点低、爆炸上下极限较宽，在生产和运输过程中违反操作规程和安全制度时极易发生严重的火灾、爆炸事故。

3. **有毒有害有腐蚀性物质多** 石油石化产品的种类繁多，据不完全统计有几千种，无论原料、中间体和副产品，很多具有有毒或腐蚀性的特点，如硫化氢、氰化物、氨、碘甲烷、苯胺、硫酸二甲酯、氯气等，容易造成设备和管道的跑、冒、滴、漏等多发急性化学物质泄漏事故或井喷事故，对员工和附近生活区造成大面积群体性中毒事故及环境污染事故。

4. **石油化工废水废气多** 在生产过程中常有较多的废水、废气和废渣排出，如大量超标排放可造成环境污染事故。若被化学物质污染，引起群体性急性、慢性中毒事故，不仅对企业附近的人群造成危害，若水质污染还可以对远离事故现场的下游人群造成损害。有些化学物质如重金属化合物，一旦污染水体治理难度相当大。对人体不单是中毒伤害，还可以对子代造成致畸、致癌、致突变作用。对饮用该水源的所有社会群体均有影响，社会影响非常大。

5.野外流动作业　石油、天然气勘探开采作业工人常年在露天野外作业，流动性大，可遭受到寒冷冻伤、高温中暑、风沙、霜冻、雨雪、高原、沙漠、森林、海域等恶劣自然环境条件的影响引起的群体性灾害事故；受山洪、泥石流、地震、雷击、暴风雪、沙尘暴等自然灾害的伤害；还受当地传染病、地方病、毒蛇、毒虫、毒植物等侵害以及野外饮食、野外饮水等造成的群体性传染性疾病、食物中毒、水源性疾病等事故。因在人烟稀少的边远地区作业，受交通、通信、医疗条件的限制，给野外流动作业人员的及时确诊和施救带来诸多困难。

二、石油石化企业常见的灾害事故

1.火灾　常见于油田计量间、油田转油站、炼油化工装置、油气站库、加油站等。石油石化生产装置的高温高压生产时的易燃易爆物质发生泄漏，容易出现火灾。由火灾引起的次生灾害非常多，如爆炸、坍塌、中毒、电力中断等。常见的有火灾发生后，通常伴随燃烧会生成大量夹带着有毒物质的烟气，给逃生、灭火救助的人带来极大威胁和困难；石油石化生产企业的原料、产品多为有毒有害物质，在火灾中燃烧释放的烟雾均含有毒气体，如CO_2、CO、NO、SO_2、H_2S等。有些可以热解出剧毒悬浮微粒烟气，如氰化氢（HCN）、二氧化氮（NO_2）等。上述有毒物质能致人迅速昏迷，引起中毒性死亡。统计资料表明，火灾中80%的死亡是吸入有毒性气体而导致的。

2.爆炸　常见于油田联合站锅炉房、炼油化工装置、油品罐区、火车栈桥油槽车等。石油石化企业涉及的原料及各种各样的石化产品，均是闪点低、爆炸上下极限较宽，由于易燃易爆化学物质泄漏而引起爆炸，导致人受到冲击波伤、烧伤、中毒等复合伤，周围建筑物和设施被炸毁。

3.井喷事故　是指钻井或井下作业过程中地层流体（石油、天然气、水等）的压力大于井内压力而大量涌入井筒，并从井口喷出的现象。井喷失控会造成人员伤害、环境污染、财产损失等。

4.群体性急性中毒事件　可见于①事故灾害，如各类化学事故造成化学危险品的大量泄漏和扩散，引发大量人员伤亡以及环境污染和生态破坏；②公共卫生事件，如重大群体性食物和职业中毒事件；③社会安全事件，如刑事犯罪分子或恐怖分子投放毒物、破坏化学品生产与储存设施或施放化学毒剂袭击民众的群体中毒事件污染事件；④自然灾害，如地震、火灾等自然灾害对化学品生产、储存设施造成破坏后发生次生的群体中毒事件。

5.化学毒气泄漏　常见于油田机采井、炼油化工装置、油品罐区、长输油气管线等。通常是指管道、阀门失灵或运输工具故障，发生有毒气体或挥发性强的有毒液体的大量泄漏而造成大量的中毒死亡和伤害，有时伴随燃烧、爆炸等次生灾害，对人员的生命、环境、空气、水源造成严重危害，使环境卫生和生态平衡遭到破坏等。

6.其他事故　自然灾害事故对石油石化企业危害，如生产选址所在的位置，受当地的雷电、洪汛、强风、地震、滑坡及泥石流对油田、石化生产装置产生的危害。

三、石油石化企业灾害对社会的影响

一个企业发生的灾害事故，特别是发生重大、特大灾害事故，往往随之带来的是人员伤亡。而群死群伤事故的发生，除了受害者丧失了宝贵的生命、给死难者家庭带来极大的痛苦以外，企业也需要花费很长的时间和很大的精力做善后处理，这势必影响企业的其他工作。发生重大、特大灾害事故，除了造成巨大的经济损失以外，给社会带来的不安定因素更加突出，对发生灾害事故的单位和地区的经济发展也往往会造成重大的负面影响。发生重大、特大灾害事故，必定会造成恶劣的社会影响，引发许多的社会问题，如果处理不当，还可能引发社会动荡。因此，安全生产既是一个经济问题，又是一个政治问题。安全生产是社会稳定的前提和经济健康发展的基础！哪个地方事故频发，哪里的经济发展就会受到影响，人心就不稳定。没有安全生产，也就没有经济效益。

近 20 年来，世界各国频繁发生的危险化学品的泄漏、爆炸和火灾事故，国外、国内的一些石化企业都曾发生过多起重大有毒有害气体泄漏和火灾爆炸事故，说明安全与生产、安全与人民生命财产之间的重要关系，各种灾害的医学救援作用更为重要。

四、石油石化企业灾害的医学救援

重特大事故现场医学救援，简要归纳为统一指挥、相互协同，按应急预案现场快速处置，发挥专业技术人员特长全面开展医学救援工作，进行自救互救及后送处置。

1.统一指挥，组织协作 发生事故时参与救援的部门较多，人员构成复杂，需要统一救援指挥，各组织加强协调，各急救中心和医院全力配合。相互协同，既有指挥机构、保障机构及其相互之间的内部协同，各救援组织之间的相互关系和责任，指挥与保障机构之间的业务指导关系，又有包括企业医院和地方卫生部门之间、企业主管部门和政府机关等有关部门之间的外部协同。协同的内容包括人力资源协同、物资协同；既有不同专业分工责任的协同，也有相同专业不同任务区域的协同。如石油石化企业发生事故后，前期将伤员抢救出来，应按照伤情的分类不同，实施现场救治和后送救治，按损伤的分类及伤情分送到相应的医院，医院马上开辟绿色通道，组织人员进行救治。这样的优势在于时效性高、针对性强，最大限度地减少伤亡。

2.快速处置，按预案开展医学救援 石油石化企业一旦发生事故，无论何种事故，所造成的破坏都很大，多为大量人员化学中毒、化学灼伤等复合损害，人员的伤亡都很严重，救治也很困难。为了应对突发事件，石油石化企业重特大事故的应急预案明确了领导小组、组织机构、预防措施、应急响应、后期处置等方面的内容。各级救援部门必须采取有力措施加快抢救伤员，在短时间内对其进行救治，某些毒剂的中毒伤员若不及时抢救会危及生命，这就要求救援的预案要细致、要有针对性、平时要有演练。

3.检伤及分类 灾害现场检伤分类是灾害医学的重要组成部分，是灾害现场医疗急救的首要环节。当医疗救护人员面对现场大批伤员第一步救援措施必然是快速检伤分类，将重伤员尽快从伤亡人群中筛选出来，然后再分别按照伤情的轻重，依先后顺序给予医疗急救和转运送院。因此，灾害救援现场的检伤分类尤为重要。通过检伤分类可以从宏观上对伤亡人数、伤情轻重和发展趋势等作出一个全面、正确的评估，以便及时、准确地向有关部门汇报灾情，指导灾害救援，决定是否增援。按照国际公认的标准，灾害现场的检伤分类分为四个等级——轻伤、中度伤、重伤与死亡，统一使用不同的颜色加以标识，必须遵循下列的救治顺序：①第一优先——重伤员（红色标志）；②其次优先——中度伤员（黄色标志）；③延期处理——轻伤员（绿色或者蓝色标志）；④最后处理——死亡遗体（黑色标志）。

4.有的放矢发挥专业技术人员骨干作用 由于石油石化企业危险化学品繁多，每种有毒有害化学物质可通过多种途径进入人体，造成的毒性伤害也不尽相同，常伴有化学性灼伤，且化学性毒剂作用迅速，当人体吸入有毒物质超过一定剂量时，其效应会迅速表现出来。所以石油石化企业事故造成人群伤害类型多、伤情急、伤情复杂，对救治伤员的技术要求较高，并且各种毒剂的救治方法各不相同，应有针对性地采取相应的救治措施，给救治工作带来一定困难。参加医学救援的医护人员，由于受专业限制、平时遇见较少、经验不足，这就要充分发挥专业技术人员作用。石油石化企业的医疗和职业卫生部门应根据企业生产工艺过程、设备内介质及中毒特点开展医学救援的技术培训和演练，能够在第一时间确定有毒物质的种类、性质，并且及时确定有毒物质的浓度及变化情况，医学救援工作才能有的放矢。

5.争分夺秒加强现场急救及后送工作 石油石化企业事故造成的伤员其伤势较重，特别是化学中毒、化学灼伤、颅脑损伤、多发伤和复合伤，必须加强现场伤员抢救。尤其是石油石化企业的生产特点，发生地点远离城镇，缺少必要的医疗条件，必须加强自救互救。可以组织企业员工、自愿参加救援人员、事故发生地附近的卫生机构参与救援，包括工程抢险、医疗救护、搬运及各种交通运送等迅速进行现场急救。急救要注意及时性、准确性、后续支持性。主要措施包括：远离危险因素、心肺复苏、及时止血、烧伤和外伤的及时包扎、骨折伤员的临时固定等。其目标在于维持伤员生命，降低伤员伤情严重度，为后送创造好的条件。现场急救要力争与院内救治实现无缝链接。在进行必要的现场急救后，必须迅速利用各种后送工具，如救护车、汽车等，实施快速后送，以使其得到后续的优质的治疗。在进行伤员后送时，各种运送工具要集中统一指挥，根据救护工具的装备及医护人员的业务状况，集中调度使用。

五、防灾减灾与医学救援策略

1.组建和完善医学救援机构与机制　首先要成立一个熟悉石油石化企业重特大事故的指挥机构，有一套合理、高效、科学的管理方案，以加强应急救援组织指挥。一般情况下，应急救援指挥机构由企业所在地政府、企业主管部门和医疗部门组成，整合石油石化企业医疗卫生资源，如人员、车辆、装备、药品等统一调配，建立快速医疗救治的绿色通道。现中国石油天然气集团公司在企业所属医疗机构，已建立了四个《中国石油突发公共卫生事件应急救援中心》。为石油石化企业的灾害医学救援工作提供了基地。

2.建立石油石化灾害与化学中毒事故医学应急救援数据库　深入开展石油石化医学救援的科学研究，根据石油石化灾害特点和医学规律进行灾害医学研究，如石油石化灾害事故的分析。充分利用现代科学技术，及时、全面掌握重大自然灾害演变规律，开展科学的医学救援工作，对于预防灾害，降低灾害损失，尤其对减少因灾害造成的生命财产损失，减少灾害所致的伤残和死亡都起到了至关重要的作用。建立石油石化灾害与化学中毒事故医学救援数据库，完善事故医学应急咨询和组织指挥信息辅助决策系统，为应急组织指挥、技术装备、药品储备提供技术和决策咨询。

3.完善重特大事故应急救援预案及演练　目前，石油石化企业按照《突发事件应对法》等法律法规的要求，把应急救援工作纳入各级应对突发事件的总体部署，重视健全完善企业各级重特大事故的应急预案，特别是医学救援预案。充分发挥应急救援工作在防范事故方面的应有职能，落实防范措施。加强应急医学救援技术培训和应急救援预案的定期演练。

第二节　石油石化企业火灾事故的医学救援

由于石油石化企业的生产过程，以及一些产品的储存、运输、使用过程均存在火灾、爆炸的危险，而且一旦发生事故，扑救困难，后果严重。如深圳清水河危险品（1993年）和吉林石化公司（2005年）仓库爆炸等事故。由于石油石化企业的生产环境等特殊因素较易发生火灾爆炸事故，除了给人民生命财产造成巨大损失外，还会造成局部环境的严重污染。

一、石油石化企业火灾事故危害的特点

1.火灾多为爆炸性危害大　爆炸引起火灾和火灾中发生爆炸是石油石化企业火灾的显著特点。其中，先爆炸后燃烧的火灾最为常见。石油化工企业中的生产原料、产物等多为易燃、易爆化学品，生产装置多为密闭性压力容器，一旦生产过程中的易燃气体泄漏或者易燃液体挥发形成爆炸性混合气体，遇到明火就会发生爆炸，并引起火灾。成批烧伤是指烧伤伤员在10人以上，或严重烧伤伤员在5人以上。成批烧伤伤员伤情重，救治难度极大。石油化工企业的生产过程多为连续性操作，工艺流程中各个设备互相连通，发生爆炸后极易迅速波及毗邻设备导致连锁性爆炸，事故将导致成批人员被烧伤，控制失利就会造成群死群伤的恶性事故。

成批烧伤伤员常伴有吸入性损伤、爆震的冲击波损伤、化学中毒，还可能合并颅脑损伤、多发骨折、胸腹腔脏器损伤等，使伤情更加复杂和严重。

2.蔓延速度快火场温度高　石油石化企业的火灾燃烧速度比普通建筑火灾的燃烧速度快一倍多。燃烧区的温度一般在500℃以上。火灾中设备升温快，还会加热相邻设备及可燃物，造成爆炸和引燃危险，使火势蔓延速度加快。

3.易形成立体火灾扑救困难　石油石化企业火灾在初期不易控制，生产装置布置的立体性和建筑

孔洞互相连通，使得大量的易燃液体四处流淌，极易形成大面积火灾或者立体火灾。到了火灾发展的猛烈阶段，火势发展迅速，火灾中产生各种有毒物质，为火灾的扑救增加了难度。

4.火灾伴随燃烧会夹带大量有毒物质　火灾烟雾中有大量的一氧化碳和其他有害气体，吸入以后容易造成窒息，火灾时被浓烟熏呛往往是直接致死的主要原因。

5.并发症多救治难度大　由于大批烧伤伤员在短时间内发生，抢救人员、药品及器材不足等因素可导致抢救不及时或延迟救治时间。因交通运输中断，伤员转运十分困难。再加之复合伤、多发伤比例高，伤员易在早期发生休克、缺氧、水电解质和酸碱平衡紊乱，以及导致全身感染提前出现，使并发症明显增加。由于受到灾害现场条件的限制，又因伤员多、伤情重，抢救和治疗难以及时实施。特别是多发伤、复合伤伤员多显著增加了救治的难度。

6.火灾损失大影响大　石油石化企业发生火灾除了造成财产上的巨大损失外，还会对社会稳定造成一定影响。而且如果扑救不及时就可能会造成大量的人员伤亡。石油石化企业一旦发生爆炸，会对所处区域构成很大威胁，给人们的日常生产生活带来不利影响。

二、石油石化企业火灾事故的急救处理

（一）应急预案的启动

石油石化医疗卫生单位应该建立火灾事故的急救应急预案，平时应该进行定时演练，在接到火灾爆炸事故的救援命令后立即启动应急预案，领导小组立即进入工作。

1.迅速派出精干的医疗现场救护队　现场救护工作非常重要，是保证减少人员伤亡、提高救援成功率的重要保证。现场救护人员要有较好的业务素质，掌握烧伤、爆炸伤、化学中毒现场救援的基本知识和现场处理原则，掌握伤情分类方法、伤员运送要求。现场救护的医疗队员同时要有较好的身体素质。

2.医疗单位立即做好接收重伤员的准备　要做好医护人员准备和物质准备，医院的手术室做好清创准备、ICU、烧伤病房做好消毒和无菌备品准备，特别是在伤员较多的情况下，对补液等药品进行充分准备。特别是对有休克和复合伤的伤员做好抢救准备工作。

（二）烧伤现场医学救援

烧伤的致伤原因很多，以热力烧伤最常见。近年来，由于石油石化工业的迅速发展，使得化学烧伤发生率呈现上升趋势。无论是什么原因造成的烧伤，使伤员脱离现场，及时给予恰当处理直接关系到烧伤病人的预后甚至生命。

1.现场紧急救护原则

（1）现场紧急处理：①迅速脱离火源，脱去燃烧的衣服，就地打滚，靠身体重量压灭火苗，或跳进附近的水池与河沟内。应尽快脱去被沸液或化学物质浸渍的衣服、鞋袜，以免致热源继续作用，使创面加大加深；②他人帮助灭火，可用身边不易燃烧的材料扑打，或用被子、毯子、大衣等覆盖，靠隔绝空气灭火；③冷水冲洗是处理热力烧伤的最有效的手段，常用自来水冲洗，能坚持20分钟更好。其优点有三：一是迅速降温，减少热力向组织深层传导。二是清洁创面。三是减轻疼痛；④切忌烧伤后奔跑呼喊，避免因深呼吸将向上的火焰与烟雾吸入呼吸道，加重吸入性损伤；⑤烧伤创面无需特殊处理，忌用有颜色的外用药如红汞、龙胆紫等，也不要用油膏，保留水疱，用一层敷料或被单包扎即可转运至医院。

（2）快速评估伤员情况，在烧伤现场医护人员根据伤员的烧伤部位、面积、深度和有否复合伤、生命体征等情况进行伤员病情分类。即以视、触、听、问的方法全方位掌握伤员各种临床表现，了解有无合并伤。①视，即观察伤员面部表情，是否呈痛苦表现，鼻毛有无烧焦，呼吸模式，面部、颈部及胸前皮肤肿胀情况，水疱生成的情况，焦痂的程度，有无皮下广泛出血点等，做好烧伤面积及深度判断；②触，即触摸伤员脉搏，掌握脉搏频率及强弱，检查肢端末梢血供、皮温，注意疼痛部位有无骨擦音；③听，即听呼吸是否顺畅，有无鼾声或痰鸣音，有无声音嘶哑等；④问，即询问有无头痛、头晕、胸闷、恶心、呼吸困难，以及有无烧伤创面以外的胸腹部疼痛。

伤情判断、评估，快速检伤分类。检查是否有危及伤员生命的情况，用DRABC程序检查伤情。

D：危险，检查存在的危险因素，如颅脑损伤，血

气胸，出血，颈椎骨折；R：反应，检查伤员对刺激的反应，伤员的意识状态；A：呼吸道，检查呼吸道是否通畅；B：呼吸，检查呼吸及胸廓运动；C：循环，检查颈动脉搏动，评估循环情况。检伤评估抢救伤员应以"先重后轻"原则，收治伤员应以"先轻后重"原则。分别将黑色（死亡）、红色（重伤）、黄色（中等伤）、绿色（轻伤）伤情识别卡固定于伤员左胸。为集中抢救危重伤员创造条件，以便大批伤员在短时间内得到急救和安置，并缓解急救的压力。

2. 保持呼吸道通畅和抗休克　现场休克伤员主要表现：①脉搏（心率）增速：这是由于烧伤后儿茶酚胺分泌增多，使心率加快，严重时可增至130次/min以上，脉搏细弱。②尿量减少（一般指成人尿量每小时在20ml以下）：是烧伤休克的重要且较早的表现，如果肾功能未严重损害，尿少一般能反映组织血液灌流情况和休克的严重程度。尿少的主要原因是由血容量不足，肾血流量减少所致。③口渴：为烧伤休克较早的表现。④烦躁不安：出现较早，是脑细胞因血液灌流不良，缺氧的表现。⑤恶心、呕吐：出现也较早，如频繁呕吐常示休克较重，其原因也是脑缺氧。⑥末梢循环不良：较早的表现是浅静脉充盈不良，皮肤发白肢体发凉。

静脉输入和口服补液。短时间内出现成批的烧创伤伤员，需要加强早期就地急救。主要通过两个途径：静脉输入和口服补液。目的是为了便捷、快速、高效地补充液体，增加血容量，改善胃肠道缺血，维持血压，纠正休克，为后送赢得时间，降低病死率。

在短时间内由于伤员人数较多，早期液体保障困难，轻、中度伤员可以口服补液盐治疗，对重、特重度及部分伴有骨折等复合伤伤员应立即进行补液扩容，快速建立静脉通路。迅速穿刺或静脉切开建立1~2条输液通道，必要时可行中心静脉插管以保证快速输液。可以适当增大晶体比例，尿量起码要维持在50ml/h左右。如果烧烫部位在颜面、头颈、会阴等特殊部位，即使烧伤面积不大，可能会有并发症，此时为防止发生休克可以给患者喝些淡盐水，补充血容量，减轻休克程度。但是不能在短时间内喝大量的白开水或饮料等，可能会引发脑水肿、肺水肿等并发症。

观察有无血红蛋白尿出现，若有则表明烧伤程度严重，肾功能可能有损害。对疼痛剧烈和烦躁患者，酌情予以镇静止痛，可口服止痛片或肌肉注射止痛剂。

在早期的抢救过程及转院的过程中，一定要保持呼吸道通畅，对吸入性损伤或面部烧伤发生呼吸困难者，据情行气管插管或切开或环甲膜切开，并予吸氧；当深度烧伤面积超过50%，头面颈部严重烧伤且伴有呼吸困难者，应尽早施行气管切开或环甲膜切开术，以确保呼吸通畅。

3.处理复合伤　如有骨折应进行简便固定；出血者给予止血；颅脑、胸腹等严重创伤在积极进行抢救的同时，应尽快后送至临近医疗单位处理。

4. 清创、包扎、固定后迅速安全转运　要争分夺秒抓住最佳抢救时机，早期抢救及时、方法正确决定预后。严重烧伤死亡病例早期占50%以上，即使后期死亡也多和早期救治不力有关。石油石化企业火灾事故，多突然发生、毫无准备，集中表现为伤员多、病情重、复合伤多、病死率高、社会影响大。时间就是生命，抓住早期防和治，正确及时处置是提高抢救成功率的关键。通常将烧伤后48小时称为"黄金时期"，大面积烧伤后2小时称作"白金时期"。当医师第一时间接诊伤员，一定要"争分夺秒"抓住关键时机，针对关键问题，对症处置。

烧伤创面的早期处理是烧伤治疗成败的关键，烧伤后创面局部会发生微循环的变化，所以保护创面、防止感染、促进创面尽快愈合，会缩短疗程，以达到改善外观的目的。

对于小范围的局部烧伤，可以立刻用冷水冲洗伤处0.5~1小时，尽量用流动的清水凉水。早期冷水处理的好处是其一减轻疼痛；其二减轻水肿、余热造成的深部组织损伤；其三是可以冲走创面的一些毒性物质，同时减轻继发性损伤。早期处理及时，患者愈合比较快，后期的瘢痕也比较轻。但是，如果烧（烫）伤面积比较大，用冷水处理可能会加重全身反应，此时应立即送医院抢救。

恰当的转送时机对救治有重要的意义，当伤员经过早期紧急救护伤情稳定后，要将伤员转运到有救治烧伤伤员能力的医院继续实施后续救治。原则是先转运重伤员，后转运中度烧伤伤员。在转运途中要有医护人员随同，并严密监测伤情变化。转院时机应注意以下几点。① 烧伤现场转运前在应全面检查病员，已发生休克的伤员，首先应立即抢救休克，边转运边救治。病情轻的经简单处理后转运。

如果已经住入基层医院，病人没有休克表现，又能在4小时内到达上级医院者，可立即输着液体转运，否则就需要在当地复苏补液抗休克，待伤后24～48小时休克被纠正、病情稳定后再转入上级医院。②转院过程中应保持补液治疗的连续性，车辆、人员、药品及急救设备的准备充分，以免转运的过程中发生意外。③转运过程中应选择平坦、距离合适的道路，长途转送，途中颠簸与反复搬动及处理不当势必造成休克程度的加重，并使创面感染加深，造成病情加重。④转运过程中应及时向上级医院通报病情，通知上级医院做好收治的准备，危重伤员必须有医护人员护送。⑤输液管及尿管固定好，保持通畅。⑥寒季注意保暖。⑦疼痛难忍的病人可少量使用镇静止痛药，过量会掩盖病情变化。⑧密切观察病情，记录尿量，根据临床表现给予对症处理。

在现场救治过程中应注意：①迅速有效地"灭火"，可以减轻伤情。②禁止伤员奔跑呼叫，以免助燃和吸入火焰；不可用手扑打火焰，以免手烧伤。③越早冷疗效果越好，既能阻止热力继续作用于创面使其加深，又可减轻疼痛，减少渗出和水肿。④使伤员迅速离开密闭和通气不良的现场，防止吸入烟雾和高热空气引起吸入性损伤。⑤注意保温，减少各种刺激，保护机体反应能力。⑥对有呼吸衰竭、合并颅脑外伤禁用杜冷丁和吗啡，可改用鲁米那或非那根，以免引起呼吸抑制。⑦烧伤后早期处理能减少感染，有利创面修复，减少各种并发症的发生和发展。⑧普及全民自救知识，熟练掌握各种制式灭火器的使用，学会利用身边材料进行各类致伤原因的灭火方法，能有效减轻烧伤程度。

（三）入院后救援要点

1. 了解伤情制订院内救治计划　到达医院后应立即给予全面诊断，包括了解受伤经过和受伤环境、伤后至入院的时间、转送情况、静脉输液数量。应重点了解伤后有无休克发生、有无高处坠落伤、复合伤、多发伤，有无颅脑损伤、胸腹闭合损伤和脊柱损伤，生命体征是否平稳，对病情程度重新做出正确的分析，以免漏诊、误诊的发生，根据病员的病情制定下一步详细治疗计划，进行相应的抢救，进一步支持治疗和创伤应激后心理帮助。

2. 创面清创处理　到院后应该尽早进行烧伤病人创面的处理。清创后可以应采用暴露疗法或包扎疗法。创面水疱的处理：对于未破溃的水疱，一般采取放液的方法以保持水疱皮肤的完整，使其紧贴创面，待愈合后去除。这样做有利于再生创面的修复。对深Ⅱ度烧伤的水疱，则不论感染与否，均应去除腐皮以避免感染。对于创面已感染的，首先应去除创面的分泌物，采用1/1 000的"新洁尔灭"冲洗，创面处理干净后，采用湿敷疗法或中药包扎疗法，隔日换药一次。下肢烧伤创面患者需抬高患肢15度。对于烧伤创面较大、创面深的患者，平稳度过休克期后应抓紧行切削痂植皮手术，尽快封闭创面。

3. 烧伤感染创面处理　烧伤创面感染后，在清除创面分泌物后，做创面分泌物细菌培养。选用敏感的抗生素从低档到高档用药。加强烧伤感染创面的换药和护理，可根据烧伤部位等病人情况采用暴露疗法或包扎疗法。

综上所述，烧伤创面的处理，不拘泥于某一模式。药物、手术等方法的选择，应该根据创面的面积大小、深浅度、有无感染、部位、年龄等情况而定，不同的治疗方法都有自己独到之处。

（四）化学烧伤的处理原则

化学烧伤的处理原则同一般烧伤，应迅速脱离事故现场，终止化学物质对机体的继续损害；采取有效解毒措施，防止中毒；进行全面体检和化学监测。

（1）脱离现场与应急处置：①立即脱去被致伤因素浸渍的衣服，并迅速用大量清水长时间冲洗20～30分钟。忌涂油膏和龙胆紫、红汞等有色药物。②若有条件，在冲洗的过程中可用中和剂，强酸可用5%碳酸氢钠或食用碱水冲洗；强碱可用食醋冲洗。③头面部化学烧伤时尤其注意眼睛是否烧伤，伴有眼睛烧伤时应首先冲洗眼睛，动作要轻柔；若无眼烧伤，面部冲洗时要保护眼睛，勿使冲洗液流入眼内。如发现眼睑痉挛、流泪、结膜充血，角膜上皮肤及前房混浊等，应立即用生理盐水或蒸馏水冲洗。用消炎眼药水等以预防继发性感染。局部不必用眼罩或纱布包扎，但应用单层油纱布覆盖以保护裸露的角膜，防止干燥所致损害。④生石灰烧伤，应首先移去体表石灰粉末再冲洗，以防石灰与水反应生成氢氧化钙过程产热加重烧伤。⑤磷烧伤，首先用干布擦掉磷颗粒，然后用大量清水冲洗，再用1%硫酸铜溶液冲洗，再以5%碳酸氢钠冲洗湿敷以中和磷酸，忌用油膏、油纱，防止磷溶解在油脂内被吸收中毒。

有些化学物质则要按其理化特性分别处理。大量流动水的持续冲洗，比单纯用中和剂拮抗的效果更好。用中和剂的时间不宜过长，一般 20 分钟即可，中和处理后仍须再用清水冲洗，以避免因为中和反应产生热而给机体带来进一步的损伤。

（2）防止中毒：有些化学物质可引起全身中毒，应严密观察病情变化，一旦诊断有化学中毒可能时，应根据致伤因素的性质和病理损害的特点，选用相应的解毒剂或对抗剂治疗，有些毒物迄今尚无特效解毒药物。在发生中毒时，应使毒物尽快排出体外，以减少其危害。一般可静脉补液和使用利尿剂，以加速排尿。苯胺或硝基苯中毒所引起的严重高铁血红蛋白症，除给氧外，可酌情输注适量新鲜血液，以改善缺氧状态，这些治疗措施需要在专业医疗技术机构内实施。

第三节　井喷事故的医学救援

井喷是指钻井或井下作业过程中地层流体（石油、天然气、水等）的压力大于井内压力而大量涌入井筒，并从井口喷出的现象。井喷事故可能发生在钻井施工、井下作业（试气）和正常生产井，但以钻井井喷最为常见，大多发生在开采石油天然气的现场。引起井喷的原因有多种：地层压力掌握不准、泥浆密度偏低、井内泥浆液柱高度降低；起钻抽吸，以及其他不当措施等。出现井喷事故，天然气喷出后与空气摩擦，容易发生燃烧。一旦高含硫化氢气井发生井喷失控等造成含硫天然气泄漏，可能导致灾难性的后果，井喷气体中含有的有毒有害气体可以造成人员窒息和中毒，因此非常危险。

一、石油石化企业井喷危害的特点

（一）酸性气体对人类生命的危害

天然气中如果含有较多的硫化氢，吸入会损害健康，甚至致死。硫化氢是一种刺激性和窒息性的无色气体，是强烈的神经毒物，对黏膜有强烈的刺激作用。相对密度为 1.19，熔点为-82.9 ℃，沸点为-61.8 ℃，燃点为 292 ℃，易溶于水、甲醇类、石油溶剂和原油中。如通风不良可在空气中浓度极高，在无防护措施的情况下进入这种环境，可能发生中毒。空气中浓度达 4.3%～45.5%容量范围，即可发生爆炸，吸入空气中含量超过 30～40 mg/m³即可引起中毒。

1.硫化氢中毒毒理　硫化氢是一种神经毒剂，亦为窒息性和刺激性气体。其毒作用的主要靶器官是中枢神经系统和呼吸系统，亦可伴有心脏等多器官损害，对毒作用最敏感的是脑和黏膜接触部位。硫化氢对黏膜的局部刺激作用系由接触湿润黏膜后分解形成的硫化钠以及本身的酸性所引起。对机体的全身作用为硫化氢与机体的细胞色素氧化酶及这类酶中的二硫键（-S-S-）作用后，影响细胞色素氧化过程，阻断细胞内呼吸，导致全身性缺氧。由于中枢神经系统对缺氧最敏感，因而首先受到损害。但硫化氢作用于血红蛋白，产生硫化血红蛋白而引起化学窒息，仍认为是主要的发病机理。硫化氢对主要器官的致病机理：

（1）血中高浓度硫化氢可直接刺激颈动脉窦和主动脉区的化学感受器，致反射性呼吸抑制。

（2）硫化氢可直接作用于脑，低浓度起兴奋作用；高浓度起抑制作用，引起昏迷、呼吸中枢和血管运动中枢麻痹。因硫化氢是细胞色素氧化酶的强抑制剂，能与线粒体内膜呼吸链中的氧化型细胞色素氧化酶中的三价铁离子结合，而抑制电子传递和氧的利用，引起细胞内缺氧，造成细胞内窒息。因脑组织对缺氧最敏感，故最易受损。以上两种作用发生快，均可引起呼吸骤停，造成电击样死亡。在发病初如能及时停止接触，则许多病例可迅速和完全恢复，可能因硫化氢在体内很快氧化失活之故。

（3）继发性缺氧是由于硫化氢引起呼吸暂停或肺水肿等因素所致血氧含量降低，可使病情加重，神经系统症状持久及发生多器官功能衰竭。

（4）硫化氢遇眼和呼吸道黏膜表面的水分后分解，并与组织中的碱性物质反应产生硫基、硫和氢离子、氢硫酸和硫化钠，对黏膜有强刺激和腐蚀作用，引起不同程度的化学性炎症反应。加之细胞内窒息，对较深的组织损伤最重，易引起肺水肿。

（5）心肌损害，尤其是迟发性损害的机制尚不清楚。急性中毒出现心肌梗死样表现，可能由于硫化氢的直接作用使冠状血管痉挛、心肌缺血、水肿、炎性浸润及心肌细胞内氧化障碍所致。

2.硫化氢中毒临床表现　急性硫化氢中毒一般发病迅速,出现以脑和(或)呼吸系统损害为主的临床表现,亦可伴有心脏等器官功能障碍。临床表现可因接触硫化氢的浓度等因素不同而有明显差异。

经黏膜吸收后危害中枢神经系统和呼吸系统,亦可对心脏等多器官造成损害。对其毒害作用最敏感的组织是脑和黏膜接触部位。短期内吸入高浓度硫化氢后出现流泪、眼痛、眼内异物感、畏光、视物模糊、流涕、咽喉部灼热感、咳嗽、胸闷、头痛、头晕、乏力、意识模糊等症状。部分患者可有心肌损害。重者可出现脑水肿、肺水肿。极高浓度($1000mg/m^3$ 以上)时可在数秒钟内突然昏迷,呼吸和心搏骤停,发生猝死。高浓度接触眼结膜发生水肿和角膜溃疡。长期低浓度接触,引起神经衰弱综合征和自主经功能紊乱。

临床表现可因吸入硫化氢的浓度不同而有明显差异。①轻度中毒表现:畏光、流泪、眼刺痛、咽痛等;②中度中毒表现:中枢系统症状,伴恶心、呕吐、咳嗽、呼吸困难、喉部发痒、胸部压迫感、意识障碍等,眼刺激症状强烈,有流泪、畏光、眼刺痛,眼睑痉挛,病人看光源时周围有色环存在,视觉模糊,这是眼角膜水肿征兆;③重度中毒表现:谵妄、躁动、抽搐、意识模糊、昏迷、肺水肿、脑水肿、呼吸衰竭;极重度的特征为"电击样"死亡。

(二)酸性气体对自然环境的危害

首先受到井喷或井喷失控伤害的,无疑是井场的施工作业人员;随着气体的迅速飘移、扩散,接下来受到伤害的便是井场周边的居民和流动人员,最后是数千米范围内的普通群众。如果地下喷出大量的二氧化碳气体,其后果同样严重,完全有可能造成一定范围内空气中氧含量的大幅下降,如遇"逆温"条件,甚至可能造成地面大量人员的窒息死亡。

井喷和井喷失控可造成植被的严重破坏,牲畜、家禽和水产品等的大量死亡。大量的硫化氢气体通过沉积和积聚,不断向低洼处、顺风方向扩散、飘移,可以"毒死"一定范围的植被。如果在扩散过程中,遇有明火并发生爆炸,则爆炸区域内的所有生产、生活设施会受到重大破坏。在井口点火时,硫化氢混合气体燃烧后将产生二氧化硫,而二氧化硫易溶于水,在大气中即可形成酸雨,对植被、土壤产生严重破坏。

(三)井喷现场可以同时发生现场人员的各类机械损伤

二、硫化氢中毒的急救处理

(一)硫化氢中毒的现场救援

1.现场抢救极为重要　因空气中含极高硫化氢浓度时常在现场引起多人电击样死亡,如能及时抢救可降低死亡率,减少转院人数减轻病情。现场抢救人员应有自救互救知识,进入毒气区抢救中毒者,救援人员必须先戴上空气呼吸器做好个人防护,以防抢救者进入现场后自身中毒。

2.迅速脱离现场　应立即将中毒者从毒气区抬到通风且空气新鲜的上风地区,使患者脱离现场至空气新鲜处,有条件时立即给予吸氧。应将中毒者放于平坦干燥的地方。

3.维持生命体征　如果中毒者没有停止呼吸,应使中毒者处于放松状态,解开其衣扣,保持其呼吸道的通畅,并给予输氧,随时保持中毒者的体温。如果中毒者已经停止呼吸和心跳,应立即进行人工呼吸和胸外心脏按压,施行心肺脑复苏术。对在事故现场发生呼吸骤停者如能及时施行人工呼吸,则可避免随之而发生心脏骤停。但是不能施行口对口人工呼吸,防止吸入患者的呼出气或衣服内逸出的硫化氢,发生二次中毒事故。有条件的可使用呼吸器代替人工呼吸,直至呼吸和心跳恢复正常。

(二)硫化氢中毒的院内救援

1.以对症、支持治疗为主　高压氧治疗,生命体征稳定的中、重度病人应争取早期高压氧治疗,有利于加速康复,减少及减轻后遗症。昏迷病人,不论是否已复苏,应尽快给予高压氧治疗。高压氧治疗是硫化氢中毒的有效治疗方法,可改善急性硫化氢中毒引起的缺氧,改善脑水肿、肺水肿,解除细胞内窒息,在促进昏迷病人的苏醒方面具有独特和肯定的作用,能使多数重危病人挽回生命。但需配合综合治疗。对中毒症状明显者需早期、足量、短程给予肾上腺糖皮质激素,有利于防治脑水肿、肺水肿和心肌损害,控制抽搐及防治脑水肿和肺水肿。较重患者需进行心电监护及心肌酶谱测定,以便及时发现病情变化,及时处理。对有眼刺激症状者,立即用清水冲洗,对症处理。

2.应用高铁血红蛋白形成剂　关于应用高铁血

红蛋白形成剂的指征和方法等尚无统一意见。从理论上讲高铁血红蛋白形成剂适用于治疗硫化氢造成的细胞内窒息，而对神经系统反射性抑制呼吸作用则无效。适量应用亚硝酸异戊酯、亚硝酸钠或4-二甲基氨基苯酚（4-DMAP）等，使血液中血红蛋白氧化成高铁血红蛋白，后者可与游离的硫氢基结合形成硫高铁血红蛋白而解毒；并可夺取与细胞色素氧化酶结合的硫氢基，使酶复能，以改善缺氧。但目前尚无简单可行的判断细胞内窒息的各项指标，且硫化物在体内很快氧化而失活，使用上述药物反而加重组织缺氧。亚甲蓝（亚甲蓝）不宜使用，因其大剂量时才可使高铁血红蛋白形成，剂量过大则有严重副作用。目前使用此类药物只能由医师临床经验来决定。

3.一般的护理知识

（1）若中毒者被转移到新鲜空气区后能立即恢复正常呼吸，可认为其已迅速恢复正常。当呼吸和心跳完全恢复后，可给中毒者饮些兴奋性饮料（如浓茶、浓咖啡）。

（2）如果中毒者眼睛受到轻微损害，可用清水清洗或2%碳酸氢钠溶液反复冲洗后，继之再用2%～3%硼酸溶液清洗，然后滴入灭菌橄榄油和醋酸可的松眼药水滴眼，每日4次，对防治角膜炎有较好的效果。

（3）哪怕是轻微中毒，也要休息1～2天，不得再度受硫化氢伤害；因为被硫化氢伤害过的人，对硫化氢的抵抗力变得更低了。

（4）饮食护理。昏迷期间禁食，苏醒后改全流质、半流质到普通饮食；给予高热量、高蛋白、低脂肪、高维生素饮食，少食多餐。避免食用多渣、坚硬食物，以防胃黏膜糜烂出血。

第四节 突发急性化学物质泄漏事故的医学救援

近年来，随着化学工业的迅猛发展，化学事故的规模和频率也在逐年上升。像印度博帕尔毒气泄漏那样的突发城市化学事故，已在全球突发灾害中占相当比重。灾难性化学事故是指有毒有害化学物品在生产、使用、储存和运输等过程中突然发生泄漏、燃烧或爆炸，造成众多人员的急性中毒及较大的社会危害，需要组织社会性救援的化学事故。

一、突发急性化学物质泄漏事故危害的特点

（一）发生突然，防救困难

化学物质泄漏事故的发生往往出人意料。一般居民由于缺乏对化学事故防护的常识和思想准备，要做到迅速、正确的采取自我防护并进行逃生是很困难的。而救援部门在组织和技术上准备不足，救援工作不能顺利展开，造成许多本可以避免的损失和人员伤亡。

（二）扩散迅速，受害范围广

化学物质泄漏事故发生后，有毒有害化学品通过扩散可严重污染空气、地面道路和水源，造成大量人员中毒伤亡和重大国家财产损失。有毒气体可随风向迅速往下风向扩散，在几分钟或几十分钟内扩散至几百米或数千米远，危害范围可达几十平方米至数千平方米，引起无防护人员中毒。有毒液体污染地面、道路和工厂设施，除引起污染区人员和救援人员直接中毒外，还可因染毒伤员的受污染衣物或车辆在染毒区外行驶而扩散，造成间接中毒。

（三）污染环境，不易洗消

有毒气体在高低、疏密不一的居民区、围墙内容易滞留。有毒液体和一些水溶性好的有毒气体能长期污染环境。如污染发生在江河湖海水源或水网地区，有毒的油状液体常可漂浮水面，随潮汐和波浪污染助航设施和两岸的码头建筑，还可以沉入江底成为一个长期的污染源。

（四）社会涉及面广，影响大

城市一旦发生化学物质泄漏事故，会对城市的综合功能运转产生重大影响，交通要道被迫管制，居民必须疏散撤离，企业生产将停止、打乱或待重建，需要动员各种社会力量进行救援。这类事件涉及了社会的方方面面，在国际上也会引起巨大影响。

二、突发急性化学物质泄漏事故的急救处理

(一) 防护装备

1.个人防护　个人防护指用个人防护器材保护人员不受化学物质对人体的直接伤害,所用的防护器材包括防毒面具、防毒衣、防毒斗篷、防毒靴套、个人消毒急救盒等。

(1) 头面部防护：防毒面具是用来保护呼吸器官、眼睛及面部免受化学物质直接伤害的一种防护器材,依其结构和防毒原理分过滤式和隔绝式两种。过滤式防毒面具是广泛使用的一类防毒器材,由面罩、滤毒罐（过滤元件）、面具袋三部分组成,能保障人员在毒剂浓度不高于 0.5%、含氧量不低于 18% 的环境中进行工作。人员戴面具后可因呼吸阻力、有害空间、面罩对头面部的压力给生理功能带来许多不良影响。因此正确选配面具,养成戴面具后深长缓慢均匀呼吸的习惯,锻炼长期戴面具从事作业的能力十分重要。在空气中氧含量低于 18% 或毒气含量高于 2%（体积比）时,必须使用隔绝式防毒面具。这类面具依靠自身携带的氧气或压缩空气供呼吸,对有毒物质没有选择性。

(2) 皮肤防护：皮肤防护主要是用皮肤防护器材保护皮肤免受化学物质的直接伤害。皮肤防护器材由防毒斗篷、防毒靴套、防毒手套和防毒服等组成,常与防毒面具配套使用。防护服可分为透气式、半透气式、隔绝式和选择性透气式。

(3) 简易个人防护器材：化学物质泄漏事故发生时,没有配备防护装备的人员可就地取材,制作简易呼吸道防护器材。如浸渍口罩,可用多层织物浸以 2% 苏打水或肥皂水等碱性溶液制成。为防液滴态毒剂对人员的直接伤害,无制式器材时可采用雨衣、毯子、大衣、被子、雨鞋、包装布等多种物品保护身体或下肢。

2.集体防护　集体防护是以密闭空间为基础,利用安装的防化设施（滤毒通风、空气监测与报警等）保护多数人员免受化学物质的一种防护方式。集体防护也是城市群众进行防护的必要手段。

(二) 化学物质泄漏事故的救援

石油石化相关医疗卫生单位应制定周密的化学物质泄漏事故的医学救援的应急预案,平时演练中对救援队伍人员正确使用防护器材进行检验。发生化学物质泄漏事故后,短时间内会发生大批中毒伤员,伤情复杂、严重,症状发展迅速,救治不当或不及时,常能危及生命。因此,做好各项准备,科学、迅速抢救,早期正确诊断和合理救治非常重要。

1.预防原则

(1) 及时使用防护器材：包括防毒面具、皮肤防护器材等。化学物质种类未明时,采取 I 级防护措施。

(2) 服用预防药物：如进入氰化物毒区前可组织口服"抗氰胶囊"。服用预防药物必须结合个人防护器材的使用。

(3) 遵守污毒区行动规则,如禁止饮水、进食；不得随地坐、卧；无命令不得解除个人防护等。

(4) 离开毒区后及时进行洗消。

2.现场救援　发生化学物质泄漏事故时,在统一指挥下组织抢救分队开展现场救护工作,现场救护人员应及时采取如下措施。

(1) 转移伤员：抢救人员戴防毒面具,宜在污染毒区附近展开,以便迅速对中毒伤员进行急救。为了抢救及时和不遗漏伤员,应划分区域进行。将伤员迅速移离中毒现场,至空气新鲜场所给予吸氧,脱除污染的衣物,用流动清水及时冲洗皮肤,对于可能引起化学性烧伤或能经皮肤吸收中毒的毒物更要充分冲洗。考虑选择适当中和剂中和处理,眼睛有毒物溅入或引起灼伤时要优先迅速冲洗。抢救时先重伤员后轻伤员；先严重污染毒区,后轻污染毒区。如伤员数量大、分布面积广,应组织自救互救。

(2) 保持呼吸道通畅：密切观察患者意识、瞳孔、血压、呼吸、脉搏等生命体征,发现异常立即处理。

(3) 中止继续吸收防止继续中毒：经口中毒,毒物为非腐蚀性时,立即用催吐或洗胃以及导泻的办法使毒物尽快排出体外；腐蚀性毒物中毒时,一般不提倡用催吐与洗胃的方法。

(4) 尽快排出或中和吸入体内的毒物：通过输液、利尿和加快代谢,以及应用排毒剂和解毒剂清除吸入体内的毒物。

(5) 对症和支持治疗：对危及生命的病症进行紧急处理,保护重要器官功能,维持酸碱平衡,防止水电解质紊乱,防止继发感染以及并发症和后

遗症，防止多脏器衰竭。

3.伤员分类和后送　对污染毒伤员立即进行洗消，经紧急救护后后送。窒息性气体中毒肺水肿前期伤员、重度和中度神经性毒物和全身中毒性毒物中毒伤员需紧急处理后后送。需要进行手术处理的复合伤伤员应做好标志。总之根据患者的伤情分类、轻重缓急进行有序后送。

4.伤员救治

1）早期诊断：早期正确的诊断是进行有针对性的抢救治疗和组织医疗后送的基础。

（1）中毒史：无防护条件下出现大批相同中毒症状的伤员。

（2）症状特点：根据各种毒物的临床特点进行诊断，是早期诊断的主要依据。

（3）实验室检查：根据各种毒物损伤特点，进行必要的实验室检查以辅助诊断。如神经性毒物中毒时 AchE 活性下降。

（4）毒物检验：从伤员污染毒物的皮肤、服装、呕吐物、空气、水及食物等采样进行分析。

2）救治原则

（1）防止继续中毒：包括使用个人防护器材，尽快撤离污染区并及时洗消。

（2）及时使用抗毒剂：主要指神经性毒物和全身中毒性毒物中毒时立即注射抗毒剂。

（3）维持呼吸和循环功能：对暂时不明原因中毒或发生休克和呼吸困难时要注意维持呼吸、循环功能。

（4）对症治疗：保持伤员安静、防暑、保暖，加强护理，防止继发感染和间接中毒。

5.各类化学物质中毒的急救和治疗方法

1）神经性毒物中毒的急救和治疗

（1）现场急救：①注射神经性毒物中毒急救针：确认为神经性毒物中毒时，通过自救、互救或医护人员救护，立即注射特殊解毒剂。②防止继续中毒：给中毒者戴防毒面具或更换失效的面具，眼污染时用净水充分冲洗，皮肤污染时以消毒剂消毒污染部位。③维持呼吸、循环功能：当中毒者出现呼吸停止时，立即进行人工呼吸。在污染区内用带有滤毒罐的呼吸器进行人工呼吸，如无带滤毒罐人工呼吸器，在戴防毒面具条件下可用压胸法进行人工呼吸。离开污染区后，无人工呼吸器时，在对中毒者面部消毒后用口对口或口对鼻进行人工呼吸。心跳停止时，立即进行胸外按压，按心肺复苏常规处理。

（2）治疗：①抗毒治疗：根据中毒病情给予特殊解毒剂。②维持呼吸循环功能：开放气道，拉出后坠的舌头，清除呼吸道分泌物，保持呼吸道通畅。呼吸困难、发绀时，给予吸氧。呼吸停止时，立即给予人工呼吸，必要时可施行气管插管或气管切开。心跳停止时行胸外心脏按压，并按心肺复苏常规处理。③综合治疗：保持病人安静和控制惊厥。眼局部污染引起的症状如严重缩瞳、眼痛和头痛，局部用眼药水或眼膏治疗。维持水、电解质和酸碱平衡。防治感染，加强护理。

2）氰化物中毒的急救和治疗

（1）现场急救：①发生化学事故时，立即戴上防毒面具。②出现中毒症状立刻吸入亚硝酸异戊酯1~2支，如症状未缓解间隔2~5分钟再吸入1~2支，总量5支。有条件时立即肌注抗氰针（4-二甲基氨基苯酚）1支。③呼吸停止施行人工呼吸，心跳停止立即进行体外心脏按压。

（2）治疗：①抗氰治疗：抗氰治疗药物有变性血红蛋白形成剂、供硫剂、钴类化合物等。氢氰酸中毒时常用抗毒药的给药方法如下：尽快静脉注射 3% 亚硝酸钠溶液 10 ml，接着用同一针头静脉注射 25% 硫代硫酸钠 25~50ml，注射速度 2.5~5ml/min，同时吸氧以提高治疗效果。为了防止亚硝酸钠引起血压下降，可预先皮下注射麻黄碱。若给亚硝酸钠后收缩压降至 10.7 kPa，应暂停给药，头放低位，活动四肢。②综合治疗：维持呼吸循环功能，维持液体、电解质、酸碱平衡，防治吸入性肺炎。氯化氰中毒时，除上述治疗外，还应对症消除眼和上呼吸道刺激症状和防止肺水肿发生（详见刺激性气体中毒的治疗）。

3）刺激性气体中毒的急救和治疗

（1）刺激性气体的急救：立即佩戴防毒面具或简易防护器材。有上呼吸道刺激症状时，吸入抗烟剂（氯仿 40ml、酒精 40ml、乙醚 20 ml、氨水 5~10 滴，分装成 100 支安瓿、每支 1 ml），每次吸入 1~2 支，5~10 分钟后可再吸入，但不宜过多使用。如有微粒落入眼内，立即用清水或 2% 碳酸氢钠溶液充分冲洗。皮肤上沾有刺激性化学物质时，先用干布或棉花轻轻擦去，再用肥皂水、清水、3%~5% 碳酸氢钠溶液冲洗。误服刺激性化学物质食物或水时，可催吐、洗胃、口服活性炭粉吸附刺激物，而后导泻。疼痛不能忍受时，可皮下注射吗啡。离开污染区后，脱下面具，用大量净水、2％碳酸氢钠或3％硼酸溶液洗眼、鼻，漱口。

（2）治疗：引起结膜炎及角膜炎时，或眼剧痛时按眼科治疗原则处理。呼吸道症状持续较长时间时，可吸抗烟剂。出现肺水肿时，给予肺水肿治疗措施。皮肤炎症用可的松冷霜涂抹患处，水疱破裂时，注意预防感染。较深的Ⅱ度化学性烧伤，按一般化学烧伤处理原则处理。

第三章

公路交通事故的医学救援

第一节 概 述

交通事故是由人为因素造成的灾害，所以又称为人为灾害。它包括道路交通事故、海难、空难等。随着各式各样的交通工具日益增多，交通事故对人类的生命财产安全构成了极大的威胁，这就需要各国加强对交通事故的救援组织工作，以最大限度地减少事故人员的伤亡。交通工具的诞生，尤其是现代交通工具的产生和飞速发展，促进了人类经济的长足进步，给人们的工作、生活带来了极大的方便。随着社会发展，人类文明程度不断提高，城乡差别逐渐缩小，城市化进程加速，经济贸易往来和人际交往必将增多，所需要的现代交通工具也将会大量增加，这样交通事故的发生率也必将增加，交通事故也将成为常见的威胁人类生命安全的一种灾害。

据一家权威国际紧急救援机构对全球主要交通工具的安全性进行抽样调查分析，在近几年中，摩托车平均每行驶560千米就有1人因肇事死亡；汽车平均每行驶5 000千米，就有1人因车祸丧生；火车平均每行驶1亿千米，就有1人因事故死亡；飞机平均每行驶7亿千米就有1人死于空难。而全球每年因交通事故丧生的人数已达到30万人左右。在事故死亡者中，男性人数接近女性人数的2倍，且70%的死亡者是中青年。根据统计，交通事故每年造成的伤亡人数远远超过了地震、火灾、水灾、风灾等自然灾害造成伤亡人数的总和。因为交通事故造成的伤亡者大多是社会的中坚力量，所以给社会、家庭带来的损害远远超过了其他灾难所造成的危害。

随着交通事故危害的日益加重，人们逐渐加强了对现代救援医学的研究。统计表明，在交通事故中，因简单的原因而导致生命不必要的丧失占有相当高的比例，如气道阻塞或出血过多等。在对病人进行确定性医疗处理之前，死亡率随着时间延长而增加。这就需要建立一支设备精良、管理科学、训练有素的救援队伍，能够在最短的时间内，以最快的速度赶到出事现场，抢救遇险伤员。

现场急救对挽救伤者生命具有重要意义，并为后续的医院治疗奠定基础。掌握一定的防护知识，一旦发生事故时采取恰当的求生措施，是可以减少和减轻伤亡的。

目前，世界上已成立了许多国际间的救援组织，绝大多数国家都建立了各自的急救中心，国际上还成立了部分私人救援公司。另外各国的部队在交通事故救援中起到了很大作用，尤其是在海上和航空事故中发挥了更大的作用。随着各类交通事故危害日益加大，各国政府必将重视各类交通事故的救援工作。

第二节 公路交通事故的分类及其原因

一、公路交通事故的分类

划分公路交通事故类别的目的，是为了分析原因，分清责任，找出规律，吸取教训，恰当地处理事故和有效地预防事故的发生。车辆事故的类别可以根据其危害程度和性质不同来划分。

（一）按危害程度分类

1.轻微事故　是指一次造成轻伤1～2人，或者财产损失的机动车事故不足1 000元，非机动车事故不足 200 元的事故。

2. 一般事故　是指一次造成重伤 1~2 人，或者轻伤 3 人以上，或者财产损失不足 3 万元的事故。

3. 重大事故　是指一次造成死亡 1~2 人，或者重伤 3 人以上 10 人以下，或者财产损失 3 万元以上不足 6 万元的事故。

4. 特大事故　是指一次造成死亡 3 人以上，或者重伤 11 人以上；或者死亡 1 人，同时重伤 8 人以上；或者死亡 2 人，同时重伤 5 人以上；或者财产损失 6 万元以上的事故。

（二）按事故性质分类

1. 责任事故　责任事故也称过失事故。指因主观上的原因本可避免而没有避免的事故。凡是由于思想麻痹、工作失职、违反条例规定和交通规则而造成的车辆事故，均为责任事故。

2. 非责任事故　非责任事故也称意外事故，指预想不到和难以防范的事故。由于对方过失或突然发生的自然灾害以及因车辆修理、制造上存在的严重缺陷而造成的事故，如确系预想不到和无法防范的，对于当事人属于非责任事故。

二、公路交通事故的原因

公路交通事故的原因，有主观的，也有客观；有直接的，也有间接的；有造成事故的原因，也有引起后果的原因。通常讲"违章就是肇事的前因，肇事是违章的后果。"这句话在一定范围是对的。但不能把违章无条件地列为事故的原因。并作为判定责任的依据。研究交通事故的原因，可以包括人、车、路、环境和交通管理五个方面的因素。

这里所说的人，包括诸交通元素中的人，如驾驶员、骑自行车的人、行人和乘车人等。其中驾驶员的主观和客观的原因是引起交通事故的经常性原因。我国 70%~80% 的公路事故与驾驶员有主要和直接的关系，德国为 77%，法国为 74%。驾驶员的因素可分为违章行车、判断错误、措施不当和身体条件差四种。

另外车辆的性能、机械故障，道路的质量、设施，交通的环境和交通管理水平也是影响交通安全的不可缺少的因素。

第三节　公路交通事故的特点

研究公路交通事故的特点，对于防止交通事故发生及交通事故救援工作，有重要价值。

一、受伤害人群的特点

公路交通事故可以伤害任何人群和任何年龄组；受伤害者又分布在不同的行业中，他们出行的目的、乘车种类、所负责任又都不尽相同，可以说外出活动越频繁的人，其受到交通事故损伤的机会就越多。这里的含意有两个方面，一是在交通工具内的人，如乘车人、驾驶员、车人服务人员；二是在交通工具外的人，如行人。

（一）受伤害人群年龄分布情况

在公路交通事故造成人员伤亡的年龄组中，以中青年组受伤者为最多，壮年组次之，而 15 岁以下和 60 岁以上年龄组最少。据统计，1994 年全国公路交通事故中，16~40 岁年龄组死伤人数最多，所占比例最大，可以看出公路交通事故威胁着社会中最有生气的人群。

在交通事故中，发生伤亡的驾驶员的驾龄多数在 3 年以下，也就是说新驾驶员肇事比例较大。据统计，我国驾驶员驾龄在 3 年以下的死伤人数占总数的 43.43%，其次为 6~10 年组的，而驾龄在 20 年以上的死伤人数所占比例最小。可以认为驾驶员年龄轻、驾驶经验少、驾龄短的发生事故的危险性大。

（二）各类交通方式造成人员伤亡情况

在公路交通方式中，包括机动车、非机动车、行人和其他。在这几种方式中，机动车造成交通事故伤亡的比例最大，而在各种机动车中又以汽车造成人员伤亡最为严重。

二、伤害特点

交通事故伤害特点主要是依据交通事故即肇事原因、受伤害者当时的体位以及本身的健康等诸因素而决定的。由于交通事故伤势多很严重，死亡率高，隐蔽性严重伤害较多，且多发伤和复合伤普遍。事故发生后，现场能否及时的救护、正确的搬运，这些非事故本身的"后续因素"，在某些情况下也构成伤害特点的因素之一。如：交通创伤中发生脊柱损伤，正确运用搬运工具可以避免截瘫发生，反之，则导致截瘫，造成终生残废。

（一）乘车人员伤害特点

当车辆在高速行驶过程中，突然受阻撞击其他物体或采取紧急制动时，车速在极短的时间内锐减至零，车上乘员在惯性作用下，或撞击到车辆部件、行李上，或被抛向车外，造成撞击伤、摔伤。车辆受到突然而猛烈的撞击，其构件往往变形，车厢内狭小的空间被变形的构件充斥，乘员受到挤压，造成挤压伤。变形的车辆构件或其他利器（金属、玻璃等）可能会刺入乘员体内，造成穿刺伤。

当发生翻车事故时，车内乘员在无防护措施的情况下，人体将随翻滚的车辆发生位移和翻转，全身各处都可能被碰撞挤压，在短时间内将多次、多处受伤。当车辆发生着火、爆炸事故时，乘车人可能被烧伤，吸入燃烧产生的有害气体，将引起窒息，乘员为求生而跳车时可能造成摔伤或坠河溺水。

公路交通事故发生时，产生多种破坏力作用于人体，可引起全身各个部位受伤。受伤者往往是多处伤或多部位的复合伤。在乘车人中，由于驾驶员和乘客所处位置不同，造成损伤部位也不同。当发生交通事故时驾驶员头、胸、腹、脊椎、上下肢骨折及头、胸、腹联合损伤最为多见，而乘客所受伤害部位以头、胸、腹、上下肢及头胸腹联合损伤形式多见。

（二）被撞人员伤害特点

对于被撞人员来说，他们的身体处于相对稳定状态，当受到车辆正面撞击时，先是突然倒地摔伤，接着受到碾压。人体在瞬间受到撞击、摔伤、碾压等三种损伤。若受到车辆侧面撞击，人体常发生突然快速旋转，紧接着倒地致伤，实际上是两次受伤。不论是撞击还是碾压，都可能造成人体皮肤、肌肉等软组织挫伤、骨折及实质性脏器破裂出血。

在被撞人损伤中，以头、胸、上下肢损伤形式常见。据国外报道，在被撞人员损伤中头部损伤占50%～80%，下肢近85%，其次为上肢、盆腔、胸、腹、颈部和脊柱。在致命性损伤中，头部最为常见，占61%～85%，胸部占38%～64%，腹部占14%～42%，在联合损伤中，以头胸联合损伤最多见，其次为头盆联合伤。在被撞人损伤中还常见损伤性窒息、肋骨骨折。老年人即使受伤较轻，也易致骨折，尤其是股骨骨折。

另外，两车相撞时，颈部鞭梢式外伤或轻或重的普遍存在。当车体发生碰撞时，车辆突然减速，与此同时，身体因惯性作用而前屈，当车速至零的一刹那，身体已前屈至极限，又急速向后反弹，尤其是头颈部更为明显，犹如鞭梢在空中甩荡，故名鞭梢样损伤。头部的一屈一仰，瞬间完成，极易造成脑震荡、颈椎脱臼、颈部软组织撕裂伤。在摩托车驾驶员伤害中，以下肢损伤尤为明显。

第四节 事故救援

由于公路交通事故对人们的生命财产安全构成的威胁日益严重，各国在不断加强车辆、道路管理的同时，也不断研究在发生交通事故后如何在最大限度内减少人员伤亡的措施。例如：德国于1982—1984年在达姆施塔特（Darm Stadt）地区进行了事故早期发现的试验性研究，结果表明缩短从事故发生到救援部门动员的时间，则付出的代价小而有效，此时不应去增加所部署车辆的数量来缩短反应时间。为了达到这种缩短时间的目的，可以在客运交通工具上安装事故发生时可手动或自动启动的小型无线电收发两用机。一系列遍布当地的中继站将信息传送到设在急救总部的中心控制系统。中心控制室可以在计算机化的地图上确定车辆的正确位置。在事故现场有清醒伤员时，伤员与急救中心控制室之间的双向通报便于进行现场估计，必要时还可进行现场急救指导。采用这套计划，可大大缩短救援时间，减少人员伤亡。

装备精良、训练有素的救援队伍和科学有效的组织指挥在交通事故救援工作中起着至关重要的作用。对于大量的交通事故，绝大部分事故每起仅造成少数个别人员的伤亡和轻微的财产损失，其救援措施也相对简单，往往仅涉及急救部门或事故当事人、过往人员或个别警察。少数事故伤亡惨重，其救援措施则涉及政府机关、警察、卫生当局、急救部门等多部门、多系统。但是无论是以上哪种情况，其现场救援的原则是一致的。

一、现场救援

准确、迅速、有效的现场救援直接关系抢救效率和质量，关系到伤病员的生命安危。尤其是突然、大批发生的伤员需要大量的、能快速行动的救护人员进行现场抢救。各级医疗机构负有不可推卸的责任，必须建立健全急救组织，做到一声令下，立即出动，赢得时间。在现场救援中，应采取脱险和检伤分类及医疗处理三步进行，现分别予以介绍。

（一）脱险

在事故发生后，首先进行的是现场非医疗性或称工程救险处理。非医疗性工程救险处理原则是尽快将伤员从车内救出；当车辆发生燃烧时，不使伤员继续受到烧伤或吸入有毒气体。如果伤员被困在汽车内，要设法把伤员尽快转移出来。转移中首先要考虑到伤员的生命安全，还要尽量使伤员舒适。转移中有两条原则必须注意：一是环境允许时才可移动；二是现场有人帮助的时候，要互相配合来移动伤员，尽量不要一个人去移动伤员。

转移伤员时要由受过急救训练的人（如专业人员或接受过红十字会培训的人员）来指挥，避免错误的、鲁莽的搬运，造成进一步的损伤。

转移伤员的具体方法，要根据伤员的位置和伤情，及抢救者的能力来选择。

1.抢救坐在方向盘后面的伤员　抢救者站在伤员背后，使伤员一侧上肢（确保没有损伤）曲肘，前臂横在胸前。抢救者将双手从伤员的两侧腋下向前伸出，紧紧抓住伤员的前臂。另一名协助者托住病人的头部和颈部，保持头、颈与躯体在一条轴线上。然后两个人同时慢慢地向侧、后移动，把伤员拖出汽车。

2.抢救躺在座位上的伤员　当伤员躺在座位上时，腿常挂在座位下。这时一名抢救者要扶着伤员的头，使头与身体在同一轴线，并保持固定。另一名抢救者抱住伤员的脚和腿，将伤员轻轻地搬到座位上，使腿伸直，并保持与身体在同一轴线上。

如果伤员没有骨折或其他严重损伤，可将伤员缓慢地搬出汽车。如果怀疑伤员有脊柱损伤或骨折，则应按下列方法搬运。

（1）两名救护者用双手抓住伤员从肩部到大腿部位的衣服，并抱住伤员的膝部，使伤员背部贴着座位的靠背上，另一名抢救者将一块木板轻轻推入伤员背部和靠背之间，用一只手扶着病人的头部，另一只手扶着木板的上缘。

（2）两名抢救者向下探身，用双手抓住木板的下缘，胳膊挡住伤员的身体。

（3）在伤员头部的抢救者一只手扶着伤员头部，另一只手抓住木板的下缘，同时用前臂保持伤员的头部固定。

（4）在伤员脚部的抢救者，用一只手抓着伤员脚部木板的下缘，同时用前臂保持伤员的腿部固定，另一只手抓着木板的上缘。几名抢救者同时将木板向上提，再将木板稳稳地放在座位上，然后将伤员抬出汽车。

3.抢救躺在地板前部的伤员　当发现伤员躺在汽车前部的地板上，抢救者要放一块木板在前排座位上。一名抢救员扶着伤者的头和颈，使之与身体保持在同一轴线。另一名抢救员用绷带或三角巾把伤员的腿绑住。另外两名抢救者进入汽车后部，通过前排座位的靠背向前探身抓住伤员大腿、臀部、腰部的衣服（确保衣服不会被扯破或扯开）。注意不要抓伤员的胳膊。几名抢救者同时把伤员提起，轻轻地平放在木板上，注意保持伤员身体在同一直线。座位后面的抢救者到汽车外边，协助将伤员搬出汽车。

4.抢救躺在地板后部的伤员　当发现伤员躺在汽车后部的地板上，抢救过程与方法3相同，只是抢救者要将木板放在后排座位上，并进入汽车前部。

如果伤员的衣服不结实，经不住自身的体重。抢救者可用宽绷带或三角巾环绕伤员身体打好结，然后将伤员提起，再平放在木板上，搬运出来。

取下伤员头盔的方法：

当受伤的摩托车驾驶员出现昏迷、呕吐或有严重的头部损伤时，要根据当时的状况设法取下伤员的头盔。一般方法如下：

（1）解开或切断头盔系带。一名抢救者保护伤员的颈部并保持头部的位置不动，另一名抢救者用一只手抓住头盔的边缘，另一只手将头盔向后上轻轻抬起。

（2）抓住头盔的抢救者先将头盔向后倾斜，然后将头盔拉至脱离伤员下颌；再将头盔向前倾斜，平稳地一直拉到完全脱离头部。

5.抢救汽车向侧翻倒的乘车伤员　这时司机或乘客最容易出现脊柱损伤，在把伤员从汽车内转移出来之前，不要把汽车扶正。如果情况允许，抢救者可以钻到汽车内检查伤员。根据伤员的情况，可协助伤员从汽车内移动出来，或由抢救者将伤员搬运出来。

另外抢救人员要注意自我保护。抢救者首先要自我保护好，才能有效地抢救伤员。有两种情况最值得注意。

（1）防触电：在交通事故中，如果发现断落的高压电线搭在汽车上，或有人被高压电击伤，救护人员在未采取安全措施前，不要接近汽车或伤员，要保持在8~10 m以外的距离，防止跨步电压伤人。要立即设法切断电源，或采取安全措施，然后才能进行抢救。抢救时，要先将伤员转移到离高压线8~10 m以外，再采取其他抢救措施，或确信线路无电时，再进行就地抢救。

（2）防化学毒物：在交通事故中，可能会遇到载有某些化学毒物或危险物的汽车，这些汽车应标有特殊的标记，指明是哪一种化学物质，如"剧毒品"或"爆炸品"等。如果发现有以上标记的汽车，不要盲目接近，而要尽快通知有关部门妥善处理。

在发达国家里，非医疗的工程救援大都由消防队来担负这一任务。现代文明的发展，已经极大地扩充了消防队伍传统的救火业务，它还包括救灾和救人。如德国慕尼黑消防队里，有配备齐全的各种工程救援车辆和器材，如用大电动钳子解体汽车，从而把伤员救出；消防队员手和手臂装备有保护性装置和工具，可以顺利地敲碎汽车挡风玻璃。十分重要的救险工具还包括平稳、保持伤员背部安定的"铲形"担架，将伤员从车内或事故现场运送出。非医疗性的工程抢险救援将在今后成为抢救严重交通事故的第一环节，只有正确、迅速地"抢救"下伤员，使其脱离危险环境，才能予以有效的医疗处理。如果危重伤员不能被立即救出时，可在车内对其进行急救处理，以保住其生命。

（二）检伤分类

公路交通事故造成的各类损伤，其伤部、损伤程度不同，伤员需要救护的紧迫性和救护措施也各不相同。检伤分类的目的在于区分伤员的轻重缓急，使危重而有救活希望者优先得到救护，使轻伤员得到妥善处理。当医务人员到达事故现场后，立即对伤员进行迅速检查，以便分别对待。医务人员可通过看、听及交谈、闻等方法来检查受伤人员情况。

（1）看：时间、现场、伤亡人员及人数、车辆、方向盘、车辆内部、车中物品、伤员的面色、呕吐物、出血、畸形、活动正常与否、对刺激的反应、瞳孔、脉搏等。

（2）听及交谈：伤员呼吸、意识、是否喝醉、记忆缺失（遗忘）、疼痛及事故经过等。

（3）闻：汽油、呕吐物、丙酮、酒精、煤气等味道。

在检查伤员时，要特别注意那些表情呆滞、无声无息的伤员，往往那些人员的伤情反而更危险。检查时，要坚持先重后轻、先急后缓，抢和救相结合的原则。尤其是对有生命危险的人员进行简单明了、及时有效的救命抢救，以使他们脱离生命危险。如控制昏迷、抗休克、出血止血、包扎、骨折固定、畅通气道、人工心肺复苏等。在检伤分类过程中，要填写伤员分类卡，以确定首先需要送到医院和生命垂危的伤员。

根据分类标准和依据不同，对事故损伤伤情的分类结果也不一致。下面列举几种供参考。

（1）按损伤部分类：按照交通事故所侵害的人体部位不同，可将其分为头部损伤、胸部损伤、腹部损伤、盆腔损伤、脊柱损伤、肢体损伤、肝损伤、脾损伤、肾损伤、胃肠损伤、大血管损伤。若遇到多部位复合伤，可按系统进行分类，如神经系统损伤、循环系统损伤等。

（2）按损伤程度分类：按损伤程度分类，可分为致命伤、重伤、轻伤、轻微伤。这一分类有着十分重要的价值，它对迅速有效及时掌握事故的伤亡程度、采取有效的创伤处理是十分有用的。

所谓致命伤系指直接导致死亡的损伤。重伤系指造成严重大面积的撕脱伤、骨折、视力及听力丧失、内脏破裂、内出血等的损伤。

（3）按损伤性状分类：按损伤性状分类，可分为擦伤、挫伤、创伤性骨折、脱位、肢解等。这是交通事故损伤中所常见的损伤。

（4）按损伤形成方式和致伤因素分类：按损伤形成方式和致伤因素分类，可分为撞击伤、碾压伤、挤压伤、跌倒伤、挥鞭样损伤和安全带伤。

撞击伤是指汽车某一部分撞击人体所致的损伤。发生极为频繁，行人是其主要受害对象。此类损伤主要累及头部、下肢、骨盆部位，造成擦伤、挫伤、裂伤、骨折及内脏损伤等。碾压伤是指汽车轮胎滚过人体所致损伤，主要累及行人，造成被碾压部位器官严重损伤。

挤压伤指车辆某一部分将人体挤压于另一物体上所致的损伤，多见于行人、驾驶员和少数乘客。挤压伤发生频率较低，后果较严重。

跌倒伤指人体受到车擦、撞击，由车上摔下与地面发生作用而造成的损伤。此类伤较常见，主要累及中、老年人。轻者可致擦伤、挫伤，重者可致骨折、内脏损伤。如头部着地跌倒时，可形成严重的颅脑损伤。

挥鞭样损伤系指因颈部的过伸或过屈引起的一类损伤，多见于撞车和紧急刹车中，主要累及驾驶员和乘客的颈椎和脊椎。

安全带损伤系汽车驾驶员、乘车人员因使用安全带在发生事故中所致的损伤，多见于撞车，常累及胸、腹、骨盆、颈等部位。

医务人员在事故救援现场基本上都是采用按损伤程度进行分类的方法，以便最大限度地减少死亡人数。

比如当发生重大交通事故造成众多人员伤亡时，抢救者应立即投入抢救，对有一线救活希望的也要施行抢救。急救者首先要迅速地识别出最危险的病例，予以优先抢救和运送。对此种紧急情况基本分类如下。

（1）高度危险的紧急情况绝对优先：①呼吸停止和呼吸道阻塞（立即清除）；②心跳停止；③休克；④大出血。

（2）中度危险的紧急情况（中等优先）：①烧伤；②复杂骨折。

（3）无危险的紧急情况：①普通骨折或轻微受伤；②死亡；③确诊濒临死亡。

检伤分类中所用的分类卡，在国际上有很多种类，下面就介绍一下英国所使用的分类卡。英国救援医生所用的是一种封在防水聚乙烯外套中的坚实耐用的卡片，可以用安全大别针别在病人身上。它们以不同的颜色标出，并以此进行判断。①立即优先——红色；②紧急优先——黄色；③延期优先——绿色；④已死亡——白色。根据卡片的颜色，很容易就知道实施抢救的顺序。

（三）现场医疗救护

1.现场心肺复苏　在急救中，最重要的是保持伤员的呼吸和血液循环。在事故现场心肺复苏主要有三个步骤：即打开气道、人工呼吸、胸外心胸脏按压。具体步骤和方法如下。

（1）判断伤者有无反应：当发现一个循环和呼吸突然停止的伤者，首先必须识别伤者是否失去知觉，可以喊话并摇动伤者，如无反应，表示已失去知觉，可能需要进行心肺复苏。摇动伤者时不要用力过度，以免加重可能存在的外伤，特别是颈部外伤。

（2）抢救：如伤者的体位是面部朝下是不利于抢救的，应转动伤者呈仰卧状，在转动病人时要特别小心，使其全身各部成一个整体，头、肩和躯干同时转动，以免加重骨折或其他外伤。抢救人员跪在伤者身旁，将其翻过身来。同时注意伤者手臂，如呈扭曲，先将其手臂举起向头方伸直，然后一手扶住其头枕部，另一手托住肩部，使躯干和臀部跟随肩部转动，恢复伤者仰卧状态。

（3）打开气道：伤者意识消失后，肌肉的张力也完全消失，舌肌松弛，舌根向后下坠，正好堵住气道，造成上呼吸道梗阻。

在口对口吹气前，必须打开气道，使舌根抬起离开咽后壁，用看、听、感觉三种方法检查伤者是否有自主呼吸，无呼吸应立即进行人工吹气。

（4）人工吹气抢救人员：将手放在伤者的前额，用拇指和示指挤住伤者的鼻孔以免气体外逸。然后深深吸一口气，尽力张嘴对住伤者的嘴并紧贴住，连续快速吹两口气，同时斜视视察胸壁是否抬起。

（5）胸外心脏按压：让伤者仰卧在硬板上或地上。抢救人员立即施行胸外心脏按压。

2.止血　依不同血管，出血可分为三类。①动脉出血：血色鲜红，呈喷射状，危险很大。②静脉出血：血色暗红，血液从伤口涌出。③毛细血管出血：血色鲜红，血液从整个创面渗出，危险性较小。

依出血的不同部位，又可分为：①外出血，体表可见到，血液自伤口向体外流出；②内出血，体表见不到，血液由破裂的血管流入组织、脏器和体腔内。

当失血量达全身总血量的20%以上时，可见脸色苍白、冷汗淋漓、手脚发凉、呼吸急迫、心慌气短。脉搏快、细而弱，以至摸不到。血压急剧下降，以至测不到。

二、医疗后送

在未判明情况下不能急于将伤员转送医院，因为没有查清伤情和受伤部位，特别是一些隐蔽性损伤没有被发现，就会在忙乱的搬运中加重了伤情，甚至使伤员在转运中丧生。在既要保护生命、减轻伤残，又要在伤情比较稳定的情况下，尽快安全予以运输。

（一）伤员的状况

严重的伤员必须在给予必要的紧急医疗处理且伤情相对稳定后才能后送。如大出血者必须予以有效的止血，呼吸困难者予以吸氧等措施（包括严重气胸行胸腔引流）采取后送。骨折尤其是脊椎骨折予以固定后运送。

（二）救护车的状况

现场救护在有条件的情况下，给急救中心打电话来救护车护送伤员最为适宜。在拦截普通车辆时，以大、中型卡车为宜，因为它能让伤员平卧中间。救护车到来后必须停放在交通便利、距伤员最近且安全的地方，尽可能地使救护车能在平稳状态下尽快运送病人。救护车内的担架应有气垫式担架，以固定病人。其他必须的抢救器材应尽量完善，以在运输过程中发生紧急情况下进行处理。

对严重创伤的伤员运输，车内主要医疗急救装备应有心电监护仪及心脏除颤器、简易呼吸机、氧气瓶、吸引器、输液装置、气垫担架、各种夹板、急救箱（含各种常用急救药品）、敷料、常用物理检查及注射用具等。

我国现在已开始对严重交通事故创伤伤员在紧急、路途又远的情况下采用空运，包括直升机和喷气式飞机转运。

由于飞行环境因素对病人造成一些不利影响，对有空运禁忌证的伤员原则不宜空运。由于在空中医疗护理受飞行环境因素的影响而不同于地面上的护理，所以应对医疗急救人员进行航空护理专门知识培训。

由于空运后送与车辆后送比较，具有迅速、安全、舒适和机动灵活的特点，在今后的严重交通创伤伤员的转运中将起到更大的作用。

第四章

铁路交通事故的医学救援

1825年世界上第一条铁路在英国建成通车，铁路运输开始作为重要的交通运输方式迅速发展，并推动了世界经济的飞速发展。现在许多国家仍将铁路运输作为运输方式的骨干力量，承担着大量的旅客和货物运输任务。然而，铁路的诞生，同时也孕育着一种新的灾难和新的急救学科，即铁路交通事故和铁路交通事故的救援医学。

铁路重大行车事故是指列车发生冲撞、出轨、颠覆、失火等造成人员伤亡，设施及机车、车辆损坏，正常行车中断，影响铁路运行，造成秩序混乱、旅客滞留、列车积压、枢纽堵塞，甚至影响全路运输，导致瘫痪。铁路路外伤亡事故是指火车与其他交通工具发生冲突，撞伤、轧伤行人，造成人员伤亡。

我国第一条铁路自1876年7月3日正式通车运营。通车仅一个月后，就发生了我国铁路史上第一起伤亡事故。中华人民共和国成立以前，由于铁路管理混乱及几十年的战争，铁路运输无安全保障。新中国成立后，党和政府非常重视铁路建设及铁路交通安全，建立了比较完整的运输、工程、工业、卫生、教育及后勤保障系统，铁路运输安全总的形势是好的，起到了国民经济发展的骨干作用。但是，一些较大及重大交通事故还时有发生，给人民的生命财产造成了重大损失，在社会上也产生了不良影响。

21世纪以来，我国铁路事业发展迅速，尤其近年来，"高速铁路"的开通，动车组的快速便利备受欢迎，但在高速发展下，安全的相关措施未能跟上，事故也开始伴随。2011年7月23日，北京至温州D301次列车追尾造成了大量人员伤亡。与此同时，医学救援的重任也受到关注。

第一节 铁路交通事故的特点

一、铁路事故的特征

1.突发性强 铁路运输以载重量大、运行快为主要特点，也决定了铁路事故瞬间发生的特性。科学技术的进步，使列车运行速度也迅速提高。

2.人群密集，灾情严重 火车是目前世界上使用的最大的交通运输工具。根据有关资料统计分析，铁路事故中死伤在百人以上的已达数十起。其中美国、印度最多，英、法、俄罗斯也均有发生。

二、伤情特征

火车作为现代化的快速交通工具，决定了铁路事故发生后的伤情特征，即伤情复杂、严重，死亡率高，救护困难。

（一）伤员特点

1.性别 男女比例在北京铁路局和沈阳铁路局近几年发生的铁路事故中，抽样统计10次比例为6.8∶3.2。但每次的比例悬殊。

2.年龄 在10起事故的统计中，平均为36.4岁，最小的3岁，最大的72岁。王孟雄等的统计年龄为3～90岁。

3.职业 在北京铁路局1993—1995年1 662人的路外伤亡事故中，农民912人，占78.4%；工人85人，占7.30%；学生47人，占4.04%；其他10人，占16%。从统计分析，与人群的文化层次、法律观念及安全意识有明显关系。

（二）伤情复杂

铁路事故多数发生在列车高速运行中，当列车遇到意外时，司机采取制动措施，或由于碰撞使列车受阻骤然减速或停车，车内依惯性作用，乘客身体依然前进，后迅速摇摆，与周围物体发生碰撞、挤压。车厢内的结构，如座椅、铺位、餐桌、锅炉等也在发生移动、摇摆，又发生了多元性的碰撞点和碰撞力，出现许多强烈的力点，这些力点与不稳定的身体相互作用，使碰撞力成倍的增长。在惯性撞击、挤压甚至烧灼等因素的作用下，造成人体的复合伤、多发伤，如头颈外伤、胸部伤、腹部伤、四肢骨折以及内脏破裂大出血等等。我国发生的三起铁路事故的人员受伤情况统计资料见表10-4-1。

表 10-4-1　三起铁路事故 409 名伤亡人员分析统计

	头部	躯干	骨折	关节脱位	四肢伤	胸部伤	软组织伤	合计
12·16 事故	100	55	31	4	7	29	7	233
3·24 事故	3		27	3	10	4	81	128
10·20 事故	4	19	12	3	4	2	4	48
合计	107	74	70	10	21	35	92	409
发生率（%）	26.19	18.06	17.11	2.01	5.13	8.56	22.49	

铁路发生火灾、坠河事故使伤情更加复杂，在碰撞伤的同时还会发生烧伤、中毒、溺水等。

（三）伤情重

铁路运输事业的发展，列车运行的速度、密度都在不断地提高，铁路设施与其相比又严重滞后，重大的铁路事故发生率也明显增加。

世界各国铁路行车事故的千万旅客千米伤亡人数不断上升。我国铁路事故发生率及伤亡率也有增加的趋势，伤情也较严重。由于列车的高速特点，在事故发生时，由于各种力的综合作用，与其他事故伤情相比，伤情明显严重。例如：列车的惯性可使站立者胸部撞击座椅特别是撞在椅角，造成胸部外伤，严重时会使内脏破裂。座位上的人员由于惯性使头部与列车结构撞击、或者由于惯力将站立或坐卧人员抛起。头部撞击车厢，或抛出数米后头部落地造成头颈部损伤、脑挫裂伤、高位截瘫等。

统计资料表明，铁路事故造成的伤情是相当严重的，特别是颅脑损伤、多发损伤和复合伤的发生率高。

颅脑损伤多的原因上文已分析提到，另外人体的整体结构是头轻脚轻、躯体大而重，形成一个上下两头尖的影响程度不一的状态。当列车急刹车或碰撞使列车骤停时，头部的减速落后于躯干的减速，使头部强烈移动，与前方物体发生强烈碰撞的机会明显高于躯干部分。物体的减速又形成一种反冲力，使互相撞击的力量更大，同时会使人体颈部的韧带、肌肉损伤，关节错位，颅内脑组织损伤及颈椎损伤。尔后躯干与车厢的结构相互撞击又造成了多发伤复合伤。

（四）救护困难

列车在运行中发生事故是无法选择地点和环境的。有的是在站内相撞，有的是在区间脱轨，有的在大桥上栽入河中，有的在小山沟被泥石流埋没，还有的是在隧道内爆炸起火。事故千般万样，事态千变万化，给救治造成了想象不到的困难。

事故发生地点往往远离城镇，没有必要的医疗条件，通信联络中断，道路交通受阻，有的甚至没有公路交通条件，抢险人员和救护人员不能迅速赶到现场。气候和环境、地形都会影响抢险的进行。

火车相撞脱轨后，车体损毁严重，车厢变形，伤员受压，给抢救造成极大困难。因为车内本来空间就小，车厢变形后人员更难进出，有的地方连手都不能伸入，没有正常的通道，伤员的躯体四肢被金属部件紧紧的压着难以移动，痛苦万分，呻吟不止。医务人员没有合适的抢救器材，束手无策，或只能采取一些简单的抢救措施，如给水、给氧，但解决不了根本问题。即使调集了一些抢险器材，也难于施展。如气焊切割，有的牵引机车内燃机的油箱破裂，燃油洒出，切割机不能使用，否则引起大火；有时伤员被挤在夹缝内，工具不能施展，以免给伤员造成再损伤。

由于多种原因给抢险救难造成极大困难，所以铁路事故的抢险工作是一个多部门、多行业、多工种的综合性社会工作。指挥人员必须对事故详细了解，掌握情况，必要时要及时请求多方支援，如直升机、潜水员等。

三、铁路事故的发生原因

铁路运输是一个复杂的综合性系统部门，集管理、科技、工业、工程、交通、通信、治安等等于一体，与社会的方方面面联系在一起，当它的任何一个环节发生问题时，就会造成事故，甚至酿成车毁人亡的灾祸。事故发生原因主要有两大方面，一方面是人的因素，包括责任、人为破坏；二是客观因素，包括路况、设施及自然现象。

（一）违章违纪

违章违纪造成的事故在各类原因中占第一位。印度40%事故是由于铁路职工失职造成。在美国违反信号和违章操作占事故发生率的30%。而苏联的统计数字显示冒进信号竟占了事故的50%。

（二）道口抢行

道口事故在各国都不罕见，据1985年的统计资料，每百处道口事故率联邦德国为1.59，日本为2.8。道口冲突造成的死亡人数，美国472人，法国175人，日本215人。

我国有铁路道口3万余处，无人看守道口2万多处，每百处道口事故率11.6。道口事故的原因中，路外车辆故障占13%左右。

（三）破坏事故

有的人对社会不满，蓄意制造事端；还有一些人见利忘义，置法律和人民生命财产于不顾，盗挖枕木，拆毁车辆及通信联络，造成列车脱轨，形成重大事故。

（四）铁路设施损坏

铁路历史的延伸，铁路设施也随之老化，国民经济的发展，使铁路负担更加沉重，政府又没有足够的资金更新维修设备。

（五）列车故障

列车故障包括机械故障及车辆故障，1980年此类一般事故发生了3 000多件，1990年发生了447件。

（六）自然灾害

风、雪、雨、雾、凌、泥石流、火山暴发给铁路运输造成的影响是不可忽视的。大雨、大雾、暴风雪影响司机的视线，使之不能观察前面的情况，也无法排除一些路外因素造成的障碍而使列车脱轨。

铁路是受泥石流危害最重的部门之一。我国铁路沿线约有泥石流沟1 400条，威胁着3 000多千米的铁路线。1949—1995年累计发生泥石流1 300多起，造成铁路被毁，中断停车的重大事故300多起。仅20世纪80年代就超过了100起。

（七）火灾

火灾发生的直接原因主要有电气线路故障，餐车及锅炉管理不善，旅客违章携带易燃易爆品引起爆炸、油罐车起火等。各国铁路都有火灾事故发生。我国列车的火灾事故明显高于西方国家，1970—1990年间发生火灾事故近千起，直接经济损失超过了1亿元人民币。火灾的原因主要是易燃易爆品引起。

（八）毒气事故

毒气事故在铁路中较少见，一般是因为列车运载有化学物品发生事故后引起。

第二节 伤 情 分 类

铁路事故可按两个方面进行分类，一是非人员性的，即事故类型、等级、性质及程度；二是人员伤亡情况，即人员伤亡的程度、性质等。

一、确定灾难性质及等级

（一）事故类型

主要是指事故发生的条件及方式，根据事故类型可粗略估计灾难情况。

（1）火车正面冲突：多发生在车站站内及车站的附近。

（2）路基损坏、脱轨：多发生在区间。

（3）火车与行人相撞：多发生于区间及道口。

（4）火车与其他车辆相撞：多发生于道口。

（5）火灾：多发生于区间。

（6）爆炸：多发生于区间。

（7）桥梁事故、坠河。

（8）隧道事故。

（9）自然灾害：风、雪、洪水、地震、泥石流和冰凌等。多发生于山区、沙漠、北方大河。

（10）中毒：食物中毒、化学中毒、毒气事件等。

（二）灾难性质

（1）单纯性灾难：单一事故类型，主要是人员损伤，没有严重的列车车体及铁路破坏，铁路部门仍能正常运转。

（2）复杂性灾难：两个以上的事故类型，除人员伤亡外，铁路设施及列车损坏，铁路运行中断和有关组织机构的工作瘫痪，在社会上影响较大，处理也较困难。

（3）涉外事故：事故伤亡人员中有境外人员；事故一方为外籍国际列车，处理牵涉国际影响。

（三）灾难等级的确定

比较通用的方法是按伤亡人数的多少划分。

1.轻度灾难　伤亡人数在10～50名。

2.中度灾难　伤亡人数在50～250名。

3.重度灾难　伤亡人数在250名以上。

这个划分方法和标准是人为的，相对的，仅供参考。在确定灾难程度时，要考虑到多方面因素，特别是要从医疗救护方面进行分析。不仅要考虑到伤员人数的多少，还要从事故发生地的地理环境、交通状况、医疗条件等方面分析，要考虑到医疗救护力量的强弱。如事故发生在城市附近，交通条件又好，有设备先进的医院，医务人员又有较强的业务素质，这样的医院接收十几名伤员甚至二十几名伤员不会十分困难。但是事故发生地是在偏远山区，交通不便，附近医疗机构设备简陋，没有足够的医务人员，业务素质也较差，接收十几名伤员甚至几名伤员都会困难，所以，在确立灾难等级时，要进行综合分析，以做到心中有数。

二、伤情分类

对伤员伤情进行分类，是大批伤员急救中的首要和关键环节。对伤员进行分类，实际上是对伤员进行初步的处理，是预见性和计划性的对所有伤员进行分门别类的有组织的抢救，以便最大限度地发挥仅有人力和物力的作用，对超越一般工作量的大批伤员进行妥善的处置和安排。

战争时期，为适合战争需要及伤员救护的需要，分级设立了救护所及战地医院，为了适合这一编制，制订了一套完整的科学的伤情分类方法。和平时期的环境和条件不同，出现伤员的情况也不同，伤员的伤情也有所区别。所以，各类事故的伤情也有其特殊性，分类时依据条件也有所不同。但总的分类都具备以医学诊断为基础的基本方法。

根据铁路事故多以创伤为主，我们按受伤程度分为四类。

1.轻度伤员　皮肤裂伤、一般性外伤、腰肌扭伤、Ⅰ度烧伤、轻度脑震荡等，这类伤员可自行活动，可做一般性处理。如无特殊情况，在现场处理后可嘱其回家或送普通医院观察24小时。

2.重度伤员　伤情不稳定，但无危害生命的体征，心、脑、肺、肾功能未受到明显损伤，在一定时间内不致引起突然变化或死亡。如单纯性骨折，Ⅱ度烧伤，一般挤压伤，口、眼、鼻、耳损伤，中度脑震荡。现场一般处理后原则上送医院继续治疗，个别伤情较重者需要专科治疗要转送到专科医院。

3.危重伤员　伤情复杂，极不稳定，伤情已危及心、脑、肺、肾功能，如严重创伤、颅脑损伤出血、昏迷、多发骨折、内脏破裂大出血、创伤性休克、大面积Ⅱ度及Ⅲ度烧伤、毁灭性肢体损伤、张力性气胸、心脏损伤。这类伤员应尽最大努力在现场抢救。

4.濒危伤员　广泛严重的颅脑损伤，多发性损伤伴有大出血，心脏严重挫伤，肺组织大面积挫伤，呼吸心跳停止已数分钟等。这类伤员原则上按救死扶伤精神处理，积极采取措施，进行抢救。但人力、物力和时间等方面构成对前三类伤员的抢救工作障碍时，要采取果断措施，把主要力量集中抢救有希望的伤员，否则因处理无希望救活的伤员而错过了对有希望的伤员的抢救机会，造成死亡，对一位有责任感的医务人员来说无疑也是一种犯罪。

第三节　救援措施

铁路事故发生突然，不可预料，致伤因素又多种多样，伤员集中，数量大，伤情复杂，给救援工作造成了极大的困难。根据我国国情，我国的铁路救援工作形成了具有我国特点的一套救援措施。

一、铁路事故救援工作的组织

铁路事故发生后，乘务人员或路外人员应尽快上报铁路部门及医疗救护系统（如急救中心）。上报内容包括事故地点、原因、类型、性质、预计人员伤亡情况、铁路及列车损坏情况以及急需支援的力量、特殊情况及要求解决的问题。总之要给上级决策提供较详细的情况。

（一）总指挥部

由事故发生地的政府主要负责人及铁路部门领导组成。其任务是掌握灾难情况及救援进程，协调各专业部门的工作，了解事故地的医疗单位情况，包括最近距离的基层医疗单位，负责联系安置伤员，联系有关单位进行援助，如解放军、武警部队等。

（二）现场指挥部

由地方行政官员、铁路部门及卫生行政部门、公安消防部门组成。负责具体救难工作的实施，并及时向总指挥部汇报，指挥部下设几个专业组。

二、非医疗性工程救险，由铁路部门和消防部门组成

非医疗性工程救险，主要是设法把被困在事故体内的伤员救出，消除由于事故引起的继发性损伤因素，抢修被损坏的铁路设施，消除影响铁路正常运行的障碍物。

铁路部门为了及时处理铁路发生的行车事故，要尽快起复机车车辆，排除铁路障碍，迅速恢复行车，排除事故体对人员的继续伤害。在各铁路局重点地区要设有事故救援列车。我国一级救援列车装备有160吨的内燃液力起重机及其他机械设备以及事故现场用的收扩两用机、乙炔发生器、信号灯具及其他抢救物品共42项。列车配备有18～26名有一定救援经验的青年职工。

在许多发达国家，非医疗性工程救险的大部分工作由消防队担负。由于现代文明的发展，根据消防队的特点已极大地扩充了消防队的传统业务。消防部门配有灵活的现代化交通运输设备及功能齐全的救险设施，如人工风洞、云梯、防毒设备。消防队员的特殊技能越来越引起社会各界的重视，各种灾难性事故的救险都有消防队的参与。在美国的西雅图，消防队具备现代化的医疗抢险设备及先进的救护运输工具。在德国的慕尼黑，消防队有配备齐全的各种工程救险车辆和器材。如大电动钳子用以解体汽车机车车辆，从而把伤员救出。消防队员手臂的保护性装置和工具，可以顺利地击碎玻璃门窗，消防队还配备有重要的抢险工具，包括平稳保持伤员背部安定的铲形担架，将伤员从事故现场救出。

我国消防队的业务范围也在不断扩大，重大的抢险救险工作，都有消防人员的参与。我国的消防队伍的编制在武警序列，使我国消防队伍的装备及人员素质和指挥系统都有了可靠的保证。特殊灾难如坠河、火灾、泥石流，要请求有关单位的支援，如海军、航运、潜水员、爆破等参加救护，排除障碍，开通运输通道。

根据伤员情况及运输条件和医疗条件，尽快组织专列运送伤员。

公安交通部门及铁路公安部门负责维护现场治安秩序，保障交通通畅，必要时实行交通管制，并请求解放军或武警部队支援。铁路公安部门要负责调查事故的原因，了解事故的情况，包括人员伤亡、列车及铁路的损坏程度。

三、医疗救援

事故发生地的地方卫生行政部门及急救中心具体组织实施，当地医疗单位参加救护并接收伤员。

医疗救护的任务最为艰巨，指挥人员要由当地最高卫生行政领导或当地医务界有威望的医务人员担任，要掌握灾难的救护原则，了解救灾方案和计划，具有救灾协作能力和经验。如遇到重大灾难，抢救复杂，持续时间长，现场要设救护组、抢救组、现场处置组、分类后送组、收容组和后勤组。

1.救护组　在现场直接救护伤员，负责将伤员从事故现场解救出来。组成人员包括工程救险人员、医疗救护人员和伤员搬运人员及自动参加救护的人员。医疗救护人员要有抢救知识和处理能力，要确保伤员不再增加伤情，并迅速判断受伤情况分送到抢救组或处置组及收容组。对濒危伤员及呼吸心跳停止的伤员要边送边抢救，如进行口对口人工

呼吸，胸外心脏按压等。负责现场清理，搜寻伤员，确保现场受伤人员全部无遗漏地得到急救后送。

2.抢救组　根据事故地的条件及环境状况，以迅速、有效、方便抢救为原则，迅速组织抢救。抢救组要由有抢救经验的医务人员组成，任务是抢救危急伤员。设施可根据情况配备，如简易的木板床或木板，简易可行的抢救器械（简易气囊呼吸机，脚踏吸痰器或电动吸引器械）。主要对危重伤员做初级处置，进行心肺复苏，建立有效肺通气，开通输液通道等。采取必要的抗休克措施，对伤口进行包扎、止血、骨折的临时固定，并做好记录，包括初步诊断，受伤程度，采取的措施及需注意的事项，病情稍稳定后交后送组继续处理。抢救无效死亡的送收容组。

3.现场处置组　主要担负轻伤员的处理，简单伤员的消毒包扎，软组织损伤的处理，眼、耳、口、鼻污物的清理，简单骨折的临时固定，有条件时可进行小伤口的缝合包扎。

4.后勤组　保证抢救所需的药品和器材，负责联络后送事宜，将伤员伤情及应后送的专业医院收集提供给指挥部。调动必要的运输工具，提出请求援助的建议，如医务人员、医疗设备，甚至空中运输等。

5.转送组　转送工具在转送中十分重要，一般由救护车护送，必要时也可使用其他工具，如飞机、船只及专用列车。各医疗单位的运送车辆要集中统一指挥，根据救护车辆的装备及车上医护人员的业务状况，集中调度使用。司机要有熟练的技能，车上医护人员要有丰富的急救知识，在途中对危重伤员要继续抢救，并详细记录，补充完善现场抢救材料，将伤员护送到指定的医院，进行伤员移交及资料交代，办理必要的入院手续。对轻伤员，可集中护送到留观医院或专业医院进行必要的检查处置。

6.收容组　负责接收死亡人员，辨认尸体，登记和保管财物，登记死亡人员的受伤情况、死亡原因，必要时设停尸处。

四、特殊伤员的急救

（一）心肺复苏

对呼吸心跳停止的伤员，首先要建立一个有效的肺通气。清理口、鼻堵塞因素，解除通气障碍的外伤因素，最简单的方法是立即进行口对口人工呼吸，继而采取面罩或气管插管进行机械性人工呼吸，并及时给氧。根据情况及时进行气管切开，气管切开可采取最简单的方法，以保证通气为目的。

有一种快速气管切开器，能在一分钟内进行快速有效的气管切开，建立有效的人工通气。

切开器包括内芯及外套管两部分。内芯有操作手柄、内芯外套管固定卡、内导管和微型刀。外套管有管身、管座、固定柄、固定孔、气囊注气管。使用时，外套管套在内芯上，由固定活卡锁上固定。此器械采用切、穿并用的方式，迅速穿透皮肤及气管软骨环，外套管与内芯同时进入气管内，打开外套管与内芯固定卡，取出内芯，使用外套管固定柄上的固定孔，用棉绳将外套管固定于颈部，气囊内注入空气。而后可进行任何方式的人工通气。

此气管切开器简便易行，快速有效，安全可靠，可保证有效的人工通气。

在建立有效的气道的同时，还要恢复心血管功能。首先是进行胸外心脏按压，心内注射副肾素，如果液路开通以后最好经液路给药。

迅速开通输液通道，必要时 2~3 条或行静脉切开，根据伤员情况给予适量液体和急救药物，维持生命体征及保证大脑的氧及能量需要。

呼吸心跳恢复平稳后，即由有救护设备的救护车送往医院继续抢救。

（二）抗休克

现场抗休克是在处理外伤的同时，只能做到争取时间进行初级处理。首先对伤情有一个全面的估计，根据灾害原因判断休克类型。

无论是哪一种休克，首先采取的是迅速开通液体通道，根据休克情况决定给胶体液或晶体液，高渗液或等渗液。铁路事故多为多发性外伤伤员，休克以失血性为最常见，因此补充血容量是恢复循环功能的主要措施。通过多条大的静脉通道快速输入大量液体（生理盐水，平衡盐溶液）是一项基本的措施。休克好转或采取基本措施后应迅速后送，边送边继续急救。

（三）四肢毁灭性伤的处理

四肢毁灭性损伤指接近躯干的高位创伤性断肢和绞轧性撕脱性断肢，软组织损伤污染严重，并常伴有大面积皮肤剥脱和创面活动性出血，如不及时处理将会加重休克，伤情不易稳定。

四肢毁灭性损伤现场处理医师要有清醒的头

脑，采取果断措施，以保存生命为目的，对肢体残端血管出血要采取有效的止血方法，对剥脱离体的皮肤要收集保存，以备翻转植皮。

（四）各分类创伤的救治

参阅各有关章节。

第四节 铁路突发事件医学救援现状及对策

随着《中国铁路中长期铁路网规划》全面展开和第六次大面积提速的成功实施，我国铁路正朝着高速重载、密度更大、技术更加先进的方向跨越式发展，尤其动车组的开通，大大缩短了人民群众出行的时间。200千米时速（55.6 m/s）的高速列车一旦发生交通事故，造成的危害远远大于其他列车，给铁路突发事件医学救援带来极大的威胁，提出了更高的要求。作为医务人员，虽然救治了大批严重的铁路突发事件的伤员，但是要挽回和减少社会以及家庭的损失，必须借助现代科技手段，提前预防和控制可能引发突发事件的因素，提高突发事件的处置效率的目的，减少铁路突发事件的发生，控制突发事件的影响，最大限度减少突发事件带来的损失，尽早建立一个适合我国国情的铁路突发事件医学救援系统，从而对伤员进行及时而有效的早期救治，以达到提高治愈率，缩短住院时间，降低致残率和死亡率，这必须通过社会、医院、医生这个整体共同努力才能实现，也是社会、心理、生物医学模式的基本要求。

一、中国铁路突发事件医学救援现状

（一）中国铁路突发事件危害和面临的威胁

铁路突发事件是指国内突然发生的重大传染病疫情、群体性不明原因疾病，造成或者可能造成社会公共健康严重损害，并有可能借铁路传播的事件；铁路车站、列车上发生3人以上集体性或者有死亡的食物中毒事件；铁路单位内部发生的3人以上集体性职业中毒、食物中毒、传染病暴发流行事件。目前突发事件通常为重大铁路交通事故伤，患者有三个死亡高峰：第一死亡高峰，于伤后数分钟内为50%。死亡原因主要为脑、脑干、高位脊髓的严重创伤或心脏、主动脉等撕裂导致死亡，往往来不及抢救。第二死亡高峰，出现在伤后6～8小时内，约占死亡人数的30%。死亡原因主要为颅内血肿、血气胸、肝脾破裂等，如能在伤后短时间内，尤其是1小时内接受有效救治，大部分患者可免于死亡，这一时间称为抢救的黄金时间，又称为"黄金一小时"。第三死亡高峰，出现在伤后数天或数周，约占死亡人数的20%，死亡原因为严重感染和器官功能衰竭。在发达国家，由于急救医疗体系较完善，伤员多能在1小时内（黄金时间）得到妥善处理，我国不少地方目前还难以做到，特别对一些特殊事故更难做到，这是我国铁路突发事件致残、致死率高的主要原因。

（二）存在的问题

我国医学救援作为国家应急救援体系的重要组成部分，在近年来得到了长足的发展。医疗系统内已提出并在实践一体化救治（院外—院内急诊—院内ICU）的概念，但医疗系统与非医疗系统之间由于隶属及现有体制等问题在重大复杂突发事件的救援方面还远没有达到一体化。具体表现在以下几个方面：①许多地方还没有成立专业化的救援队伍，许多参与救援的单位也缺乏相应的技术、人员和装备，而且多数参与救援的单位和个人，是"被动"介入，介入前缺乏有效的工作预案，这样的救援体制必然导致救援时间延长、效率低下，因此，我国目前的铁路突发事件医学救援并非真正意义上的紧急救援，仅仅是紧急救援的雏形；②我国从事医学救援人员的构成仍不够合理，医学救援知识不够普及，救援医学专业人员的培养体系远未形成，其救援医学能力素质的培养主要依靠工作期间的再学习和自我积累，没有建立系统、科学的救援医学知识能力体系；③铁路员工、警察、消防从业人员也缺乏系统的基本救援医学培训，还不能很好的发挥其在事故灾害救援中现场急救职能。而且，我国的全民急救知识普及教育仍不够深入，大部分群众缺乏基本的现场急救知识，突发事故现场救援中因缺乏急救知识、处置方法不当导致的二次伤害比例很高。

二、医学救援工作的对策

为推进我国铁路交通事故紧急救援的发展，减少铁路交通事故造成的人员伤亡和财产损失，应根据我国国情，在充分利用现有救助资源的基础上，参考发达国家的发展经验与历程，从以下几个方面进行考虑。

（一）指导思想和发展目标

随着社会的不断进步，社会化进程越来越高，各种灾害、意外事故、恐怖事件频频发生，使得人们对急救医疗的需求日益增加，SARS等突发公共卫生事件的发生使国家进一步认识到急救医疗网络的重要性。在发达国家，院外急救医疗的发展及专业上采用现代先进技术的运作实践已形成一套比较完善的模式。我国院外急救尚处于发展的初级阶段，现代先进科学技术在院外急救网络和救治行为上的信息化、智能化、自动化的应用尚未展开，相当程度上制约了院外急救医学的发展。随着交通业的发展，预计到2010年我国铁路总长将达10万千米，在相当一个时期内，铁路突发事故的发生数仍会维持在一个较高的水平。因此，必须尽早建立一个适合我国国情的铁路突发事件医学救援系统，从而对伤员进行及时而有效的早期救治，提高治愈率，缩短住院时间，降低致残率和死亡率。

（二）工作原则

根据2003年SARS防治工作中牵涉到多部门、多专业、多岗位、多环节的相互支援和衔接才能达到全面控制的经验。依照《突发公共卫生事件应急条例》和《国家突发公共事件医疗卫生救援应急预案》，建立和完善国家铁路突发事件医学救援体系，实现组织上下结合，程序流程贯通，分工责任明确，执行简便可控。确保在最短的时间内取得各部门的通力合作，环环相扣，使各项应急措施落到实处。

（三）主要任务和措施

开展重大铁路突发意外事故调查。①基础调研：通过对近10年来国内重大铁路突发意外事故的调查，观察铁路事故所致伤害的类型内其特点及其紧急救援程序。由医院组织相关人员在铁道部的协助下，分赴国内石家庄、郑州、武汉、兰州等铁路分局调查近年来火车创伤资料，分析火车创伤流行病学、创伤严重度、损伤类型的特点和预后。②典型调研：通过对5起重大铁路突发意外事故和D车组的调查，观察铁路事故所致伤害的类型及其医疗管理部门的紧急救援程序。③文献调研：针对国内外铁路突发意外事故的伤害类型及其特点进行调研。利用权威数据库查阅国内外相关文献，通过文献分析掌握铁路交通事故伤紧急救援国内外发展状况。因为任何事件的发生、发展到成熟都与文献量有密切关系。文献是科学研究活动的概括和总结，文献的量化过程就是科学研究的动态反映。当一篇文献单独出现时，还不能看到事件的形体，若文献流一旦在总体上呈现出规律性变化时，沿着文献流去追踪，就能捕捉铁路交通伤害的演变过程。④相关人员访谈：针对患者的调查内容、针对医务人员的调查内容、针对相关铁路医院的调查。⑤专家论证：结合以上四个方面，组织有关专家进行论证，并对相关医院进行创伤救治能力分级评估和制订相关培训措施，同时对目前铁路车厢的设备提出相关改良建议，发生铁路事故时减轻意外伤害。铁路突发事件医学救援对策流程见图10-4-1。建立专门的铁路事故医疗救助培训基地和医疗救助队伍的建设：工作人员进行分级培训、考核、评估（具体建立培训等级）；专业医疗人员的培训；针对不同伤情进行医疗小分队的人员配置和管理；模拟及其预演大型铁路交通事故伤的救援。制定突发事件医学救援应急预案、现场救援程序：宣传普及救援知识；发生紧急事故自救和互救；院外救治（伤情评估及分类），针对不同情况采取不同的救援措施；成立铁路事故紧急救援医疗队，制订医疗队培训计划，队伍装备计划，制订现场检伤办法，制定现场伤亡人员的救治技术规范；转送；院内救治。

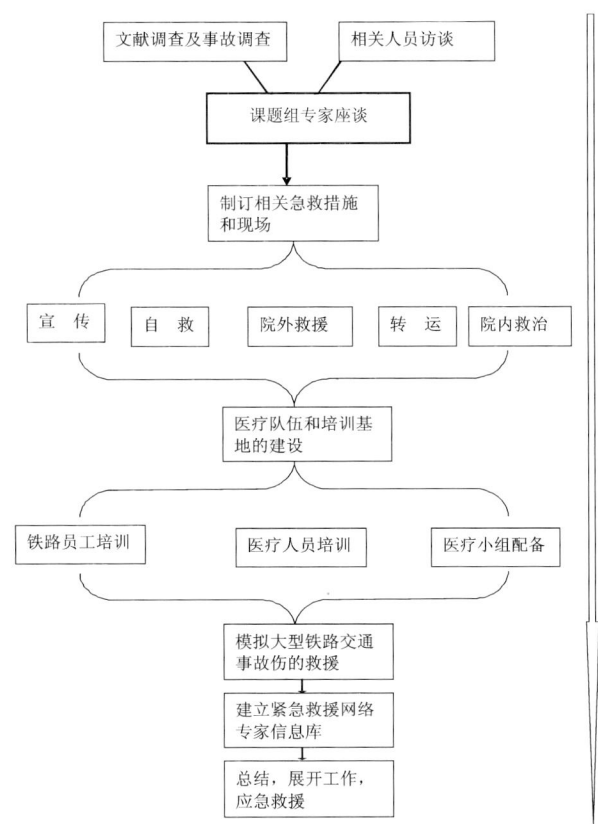

图 10-4-1 铁路突发事件医学救援对策流程图

第五节 俄罗斯列车脱轨事件的医学救援及启示

由于自然或人为因素，特别是恐怖主义活动，列车事故发生有增多趋势。列车事故易致大量人员伤亡，其医学救援工作具有自身的特点。本文根据俄罗斯在"涅夫斯基"列车脱轨事故医学救援过程的一些做法，结合我国实际，对列车事故伤员现场急救、医学救援组织工作和伤员后送等问题做一探讨。

一、俄罗斯"涅夫斯基"列车脱轨事件的基本情况

2009 年 11 月 27 日晚，一列从莫斯科开往圣彼得堡的 166 次"涅夫斯基"特快列车在行驶至博洛戈耶市附近时发生脱轨，造成了百余人伤亡。据俄罗斯官方消息，这一事件是由自制爆炸装置引起的，当局怀疑列车爆炸脱轨案凶手为一名退役军人鲍威尔·科索拉波夫。俄北高加索地区一个伊斯兰非法武装组织 12 月 2 日在某网站发表声明，称对该事件负责。这是近两年来该次列车再次发生脱轨事件。2007 年 8 月 13 日，一列火车在运行到诺夫哥罗德小维舍拉区时发生脱轨事故，造成至少 60 人受伤。俄总统梅德韦杰夫当天签署了预防针对铁路发动恐怖袭击的专项责任书。该责任书不仅涉及社会、经济问题，而且包括安全保障问题，并对侦破恐怖袭击案件的期限及采取相应措施做出了严格规定。

二、俄"涅夫斯基"列车脱轨事件的医学救援情况

事故发生之后，俄罗斯总统梅德韦杰夫立即下达命令，要求首先尽一切努力救助伤员，同时尽力调查事故原因，并做好善后事宜。随即，由包括俄罗斯紧急情况部、内务部和卫生部在内的多部门组

成的应急小组，赶赴事发地点展开救援工作。俄国有铁路公司最先向事发地点派出了专列以转运伤员，附近的医疗机构也立即赶赴事发地点开展救援工作，俄罗斯紧急情况部还派出了伊尔-76大型运输机飞往事发地点以转运重伤员前往莫斯科救治。当地时间28日黎明时分，紧急情况部还派出了3架直升机增援事故现场。此外，还有4辆修复列车前往事发地点，以完成对损毁路基以及铁轨的修复工作。事故发生后，俄出动了大批法医及刑事犯罪学专家，并有超过1 000名救援人员和数十台各型救援设备在现场展开工作。但是，由于事发地点处在偏远的森林洼地，交通和通信不是十分的便利，各项工作的展开面临着一定的困难。大部分乘客已经被转运和安置到圣彼得堡或事发地点附近的医院，对伤员实施必要的救治。此外，由于还有失踪人员没有找到，现场搜救工作还将持续一段时间。

三、讨论与借鉴

（一）加强平时准备，应对列车事故医学救援

由于自然或人为因素，特别是恐怖主义活动，列车事故往往突然发生。事故一旦发生，即可能造成大量人员伤亡，必须平时预有准备，才能有效保障医学救援工作的实施。首先，各级卫生行政主管部门应建立相应的医学救援预案，尤其是铁路沿线的卫生机构，必须预有准备。其次，必须加强人员技术储备。可将止血、包扎、骨折临时固定等现场急救技术制作成简单的挂图，置于每节车厢，供乘客观看学习；列车乘务员则必须进行培训，以掌握基本的现场急救技术。第三，列车必须配备必要的急救医疗箱，包括常用的三角巾急救包、止血带、止痛药等，以利于伤员现场救治的开展。第四，构建列车事故伤员医疗救治体系。应指定铁路沿线的医疗机构组建列车伤员救援队，负责现场急救；指定一到两个三级医院负责列车伤员的专科治疗。

（二）统一指挥，多部门协作

铁路事故发生后，往往参与救援的部门多，人员构成复杂，必须实施统一的救援指挥。首先，要求建立统一的医学救援指挥机构。指挥人员通常应由当地最高卫生行政领导或医务界有威望的医务人员担任，能掌握灾难救护的原则，了解事故处理方案和计划，具有较强的协作能力和经验。其次，各部门必须加强协同。列车事故救援不仅涉及医务部门，还涉及铁道、交通、公安等部门，卫生人员必须与其他部门搞好协同，以利于伤员后送、救治工作的顺利开展。第三，要合理使用各种卫生力量。列车事故伤员多，要合理使用当地的医疗卫生力量，包括军队医院和地方医院。

（三）统一医疗文件，保障伤员救治及时合理

战时负伤人员要填写伤票和病历，而平时实施灾害医学救援往往忽略了医疗文件的使用。俄罗斯在实施灾害医学救援时，规定了必须填写类似于我军的伤票和病历，这既保证了灾害伤病员救治措施的连续继承，也为后续进行卫生统计和总结医学救援经验奠定了良好的基础。我国在进行灾害医学救援时，也应规定统一的医疗文书。首先，必须明确医疗文书的种类，可以借鉴军队战时的伤票和野战病历，但在具体内容和形式上应有所改进，突出灾害伤病员的特点。其次，必须明确医疗文件的使用管理措施。即要确定什么情况下必须填写医疗文件，这些文件如何与伤病员一起后送至后续治疗机构。第三，必须规定医疗文件的最终保存机构。伤病员医疗文件是进行灾后统计与医学救援经验总结最重要的素材。为此，必须将所有的医疗文件统一管理，可交由当地卫生行政部门管理。

（四）加强现场急救

统计资料表明，铁路事故造成的伤员其伤势较重，特别是颅脑损伤、多发伤和复合伤发生率高，必须加强现场伤员抢救，铁路事故发生地点往往远离城镇，缺少必要的医疗条件，必须加强自救互救。由于普通列车乘员缺乏必要的医学救援技术，可集中组织全列车乘员中懂得相关技术的人员进行伤员救护。事故发生地附近的卫生机构可组成列车伤员救援队，包括工程抢险人员、医疗救护人员、搬运人员及自愿参加救援人员，通过各种交通工具迅速赶到现场，进行现场急救。急救要注意及时性、准确性、后续支持性。主要措施包括：远离危险因素、止痛、心肺复苏、及时止血、烧伤和外伤的及时包扎、开放性气胸的封闭包扎、骨折伤员的临时固定等。其目标在于维持伤员生命，降低伤员伤情严重度，为后送创造好的条件。现场急救要力争与院内救治实现无缝链接。

（五）实施立体后送

列车事故伤员数量多，伤势重，在进行必要的

现场急救后，必须迅速利用各种后送工具，如救护车、列车、直升机等，实施快速立体后送，以使其得到后续的优质的治疗。在有公路交通的情况下，可利用救护车后送。从俄罗斯列车脱轨事件的医学救援中我们可以看到，由于列车事故多发生在远离城镇的地方，交通和通信均不是十分便利，部分地方甚至可能没有公路，空运和铁路运输是较好的后送手段。列车运送，一是有可利用的铁路，不受交通条件限制；二是后送过程平稳，速度快；三是后送空间大，后送伤员多；四是保障条件好，有利于后送途中开展必要的医疗救护。在使用列车后送伤员时，如使用专用的卫生列车，其效果更佳。空运后送作为一种现代化的后送方式，其速度更快，可用于部分危重伤员的后送。直升机后送时，必须配备一名卫生人员，携带一个急救箱，负责途中伤员救护。通常情况下，在空运过程中不宜进行太多的医疗救护工作。在进行伤员后送时，各种运送工具要集中统一指挥，根据救护工具的装备及医护人员的业务状况，集中调度使用。

第六节 高铁"7·23"动车事故救治

2011年7月23日20时27分，北京至福州D301次列车（250km时速动车）行驶至温州双屿路段时，与杭州开往福州D3115次列车追尾，D301次列车2节车厢坠落桥下，另一节车厢垂直悬挂半空。事故发生后，浙江省温州市医疗卫生系统迅速反应，11家医院收治了192名伤病员，其中死亡14人，危重伤病员11例、重症伤病员20例、一般伤病员147例。

在这次突发重大事故的伤病员紧急医疗救治过程中，院外急救转送与院内紧急抢救环环相扣，医疗救治与心理干预、早期康复紧紧跟进，浙江省医疗卫生系统，特别是温州市医疗卫生系统以高效有序的应急反应、训练有素的救治能力和敬业奉献的职业精神受到了多方好评。该次事故的医疗救治工作的有效开展主要取决于以下三方面。

一、有效的医疗救治应急体系和完善的应急联动机制

浙江省处于自然灾害多发区域。为有效应对各类突发事件，实施"挽救生命，减少伤残"，浙江省十分重视医疗应急救治体系的建设。

在总结突发事件应急救治经验的基础上，于2007年完善了《浙江省重特大突发事件医疗卫生应急处理预案》，建立了主要领导为组长的领导小组，梳理了应急处理的指挥程序、应急反应程序、报告程序和处理结果及原因调查报告程序等工作程序，并分工明确综合协调、医疗救治、宣传报道和后勤保障等相关职能。同时，建立了浙江省应急医疗平台，在应急反应机制、应急队伍组建、应急物资储备和应急信息收集研判等方面开展建设，并经常开展相关培训和演练。

在医疗救治方面，建立了10支省级医疗救治应急小分队，其他各市也都成立了医疗救治应急小分队，能迅速集结队伍并投入应急医疗处置中。7·23动车事故发生后，浙江省卫生系统立即启动了应急处理预案，在卫生厅主要领导任组长的7·23动车事故医疗救治领导小组的统一指挥下，各方力量迅速行动。纵观整个医疗救治工程，多方协同作战是7·23动车事故医疗救治工作的最大特色。

（一）医疗救治力量的有效动员和应急小分队的快速增援

事故发生后，温州市区的省、市、区各级医院和民营医院迅速动员医疗救治力量和物资设备，第一时间紧急收治伤员并及时进行伤情分类和转院分流。浙江省卫生厅启动应急预案，命令浙江省人民医院、浙江大学医学院附属第一医院和第二医院迅速派出由脑外、胸外、骨科、普外、ICU等专业人员组成的三支医疗救治应急小分队，由卫生厅厅长、分管副厅长和医政处处长分别带队赶赴温州，并按照各受治医院病人数量、伤情和医疗实力分别加入抢救行列。

了解到浙江省ICU学术年会正在温州召开，立即成立一支ICU专家组成的应急小分队，在每一所收治医院都派入2名专家参与抢救。考虑到杭州与

温州路程较远，为迅速增援，又派出台州、丽水两地三家三级甲等医院的4支市级医疗队迅速支援温州。同时，温州市应急医疗小分队也赶赴需支援的收治医院，特别是在距离事发地较近的两家综合急救实力相对较弱、伤员大量送入的专科医院，应急医疗小分队的迅速增援大大增强了各收治医院的救治实力，为抢救和转诊危重症伤病员赢得了时间。

（二）医疗救治用血的迅速储备

基于全省联网的血液管理信息系统，医疗救治领导小组及时掌握了全省血站的血液储备情况，并在伤员情况还不明朗的情况下，果断指示省献血管理中心启动全省采供血机构血液应急保障联动机制，要求省血液中心和台州、丽水中心血站先向温州调剂部分血液制品。同时，各地均做好调剂血液和连夜做好接受爱心献血的各项准备，一有需求，即刻启动相关工作。对温州市中心血站库存血液及供应状况进行了解，尽管当时温州市中心血站血液储备处于常态数量，尚能保证供应，但因伤情具体情况不明，且还有伤员在不断的送往医院，紧急的血液调剂从周边等地迅速送到温州，确保了抢救用血的需求，也稳定了民心。与此同时，温州市民的爱心献血也迅速汇集，血站的采血工作连夜展开。

（三）心理危机干预和康复治疗的及时跟进

针对重大事故可能对伤病员及其家属造成严重的心理伤害，浙江省应急处理预案中建立了一支心理危机干预专家组。动车事故发生次日，省级心理危机干预专家组即赶到了温州，针对本次事故的实际情况，对所有收治伤员医院的心理科医师进行专门培训，同时，分成5支心理危机干预小组，对所有伤病员及其家属开展心理危机干预工作。在此之后的14天内，对127人计782人次、救援官兵近1 000人、医务人员近200人进行了包括心理访谈、专业评估和集体心理干预等，对重点伤员进行了重点的干预治疗。在医疗救治同时，早期的医疗康复就已展开，事故发生72小时后，省市二级共同组成的康复治疗医疗小组，对所有伤病员进行康复评价，并对其中需要康复治疗的伤病员提出了会诊和康复指导意见。心理危机干预工作的介入有利于伤病员尽快摆脱心理困难，康复治疗工作的适时介入则有利于提高伤病员救治后的功能康复成功率。

二、快速、有序和专业的院外第一时间急救

完善的院外急救体系是应对突发事件的重要组成部分。浙江省自2002年出台《浙江省院外急救医疗工作管理暂行办法》以来，各市均设置独立建制的急救中心或急救指挥中心，各县（市）都设置一所急救站或市急救分中心，建立了完善的院外急救网络体系。急救网络体系的不断完善得益于浙江省政府对院外急救医疗工作的高度重视，如建立了专项经费补助各市急救（指挥）中心，用于院外急救体系能力的提高；针对救护车不足和老化的问题，特拨了购置救护车的经费；2011年省政府出台《浙江省院外医疗急救救护车管理办法》，明确了院外医疗急救救护车的配置数量和日常管理。7·23动车事故中院外急救的快速反应不仅体现了这些年来浙江省院外急救医疗工作取得的成效，也是整个动车事故医疗救治工作的最大亮点之一。

（一）院外急救的快速反应

院外急救是医学救援的首要环节和重要基础，也是整个医疗卫生体系的重要组成部分。温州市急救中心于7月23日20时31分接到事故报告，于20时34分出动第一辆救护车，并于20时50分作为专业救助力量第一家到达现场。同时，温州市卫生局在指挥急救中心25辆救护车赶赴现场外，调动各医院9辆救护车和周边乐清市、瑞安市、永康县、苍南县19辆救护车参与抢救伤员。经过19小时的连续奋战，53辆救护车成功转运急救伤病员192人。院外急救的反应迅速，为伤病员救治赢得了宝贵时间，减少了伤病员伤亡。有动车事故经历者曾在微博上留言表达看到救护车时的踏实感，可见，救护车的快速到达也为整个事故救治工作赢得了民心。

（二）院外急救的有效分流

温州市医疗队在事故现场第一时间按照先救命后治伤、先治重伤后治轻伤原则开展急救的同时，结合温州市内各家收治医院与事发地点相对距离约等的情况下，在救护车运送伤病员中即按照伤情和各收治医院的医疗特色、收治能力进行了有效分流，其中重症及危重症伤病员基本上都收治在四家三级综合医院，从而尽可能减少转诊可能带

来的伤害，确保伤病员第一时间在院内得到更好的救治。

三、医院内涵建设与应急医疗的协同管理

近年来，浙江省通过医院等级评审工作推动各级各类医院的内涵建设和规范、科学管理。突发事件医疗应急处理是医院等级评审的重要内容，我省2010版综合医院评审标准从管理制度上和实践操作中要求医院在日常管理中就建立突发事件医疗救治应急预案，成立医疗救治领导小组和专家组，并明确了病房管理、药品及急救设备储备和调剂等相关制度。动车事故发生后，11家收治医院即启动应急预案，立即开通绿色通道，迅速检查应急药品储备，紧急腾空病房，落实重症伤员床位，调剂急救设备，并临时调集了1 409名医务人员到医院待命。

（一）模拟案例演练为院内急救有序开展奠定了良好的基础

此次动车事故伤病员在院内有条不紊的开展救治也是浙江省在医院等级评审中推行模拟案例检查的成果体现。浙江省第三轮医院等级评审注重医院内涵建设，在评审方法上首次引入了模拟案例的检查，这一检查方式涉及医院医疗服务的全过程管理、环节管理及后勤保障等各个方面，旨在评价医院临床、护理、医技、行政和后勤管理等部门的协同配合情况，考验医院的整体服务能力。目前，共有复合创伤、上消化道出血、群体性中毒等11个案例，为此，各医疗机构为提高应急救治能力，在日常工作中不断演练。如此次收治伤病员最多医院之一的温州市第二人民医院在评审期间，随机抽取模拟案例即为群体性亚硝酸盐中毒，当时的案例演练也为此次事故有序开展医疗救治奠定了基础。

（二）急会诊制度和相对集中收治有利于伤员的救治

此次事故伤病员涉及多系统多脏器损伤，合并有多发骨折、严重颅脑损伤、肺挫伤或腹腔脏器损伤等，救治情况相对复杂，收治于某一专科容易忽视其他疾患的转归，为此，在紧急救治工作基本平稳的状况下，为进一步提高救治效率和效果，各收治医院将原分散在一个医院不同病房同类伤者或复合伤患者相对集中。各医院均成立救治专家组，对每一位危重症病人还有专门治疗组。同时，建立了包括辅助科室在内的多科室、多专业的联合会诊制度，协同多科室医务人员，综合分析伤病员病情变化，尽快制订和调整医疗救治方案，为伤病员提供最好的医疗救治服务。

（三）院内后勤服务保障为安抚伤病员及家属提供了桥梁

此次动车事故不同于一般交通事故，更不同于地震等自然灾害带来的伤害，伤病员及家属情绪波动较大，为此，各收治医院均成立了家属接待组，一方面认真为其介绍伤病员病情和治疗方案，帮助联系伤病员家属，安抚伤病员情绪，并向媒体公布联系电话和接待场所，方便家属联系沟通。另一方面充分发挥社会志愿者的作用，有序组织安排志愿者等参与伤病员陪护等工作，特别是对于那些无家属陪护的伤病员更是给予多方位关怀。

此外，本次应急医疗救治宣传工作及时到位。事故发生后，省卫生厅开通了官方"微博"及时发布救治信息，卫生部门主动加强与新闻媒体的沟通联系，各收治医院明确专人负责新闻报道工作，到位而不越位，如对通过对救治工作需要用血的宣传和引导，使4 500多名市民自发到血站和各献血点献血，确保抢救用血；及时公布伤病员救治情况，实时更新伤病员救治信息，透明开展医疗救治工作，也为伤病员与家属建立起联系的桥梁。

四、借鉴

在经济社会快速发展和深化医药卫生体制改革的大背景下，如何构建反应灵敏、功能健全、机制完善的应急医学救治体系应成为基本医疗卫生服务体系建设的重要内容。"7·23"动车事故医疗救治工作表明：院外急救体系在整个医疗服务体系中具有十分重要、独特、不可或缺的地位和作用，也是公共安全体系的重要组成部分；突发事件的医学应急救治工作是整个突发事件处置过程中的最为核心的内容，其能力和成效直接关系到人的生命这一最高利益；医学救治工作是医疗机构应该承担的社会责任，更是政府应该履行的社会职责，在一定程度上，医疗救治的成效体现了政府履行职责的程度。因此，院外急救体系的完善、医疗机构医疗

救治能力的提高不仅是公立医院改革的方向，更是政府不可推卸的责任。为此，政府应高度重视应急医疗救治体系的建设，医疗卫生部门要致力于应急医疗救援和医疗救治能力的提升，平时要进行高水平的规范培训与实战演练，更好地发挥医疗卫生服务体系保障人民群众的生命和健康，维护经济社会发展的重要作用。

第七节 防灾与减灾

铁路作为国民经济的大动脉，线路长，分布广，渗入到祖国的辽阔大地。铁路事故也已成为一种多发性的灾祸，并具有难以预测的特性。从事故的多种原因分析，铁路事故的发生有一定的规律性，掌握这一规律，多数事故还是可以避免的。铁路事故的救难工作是一项复杂的社会性工作，牵涉社会的方方面面，要充分利用现代化技术，进行跨地区、跨部门、跨学科的社会协作，才能对伤员进行最有效的急救，以使灾难缩小到最低程度。防灾和减灾已被社会各界广泛关注，防灾是为了减灾，救灾是为了将灾祸损失减少到最低程度，防灾与减灾已成为一项互为补充的社会性工作。

一、灾难的预防

铁路运输就像一台昼夜不停的高速运转的机器，这台机器任何一个零部件发生故障都会造成一场灾祸。我国铁路部门从一开始就非常重视安全问题，并从实践和血的教训中得出一条重要的结论："运输必须安全，安全为了运输。"并确立了"安全第一，预防为主"的方针，规定12月16日为"铁路安全日"，以做到警钟长鸣，把铁路行车安全作为铁路运输的一个永恒的主题。

1.加强政治思想教育，遵章守纪，提高安全意识　在铁路发生的重大事故中，安全意识淡漠，违章违纪造成的事故占了40%～50%。因此，加强铁路职工的思想教育，提高安全意识，培养职工成为具有高度责任感，高标准，严要求，令行禁止，遵章守纪的优秀职工是预防铁路事故的重要环节。铁路部门要加强安全监督，经常按系统进行检查、整顿；集中精力查事故隐患，查违章违纪；开展安全竞赛，人人争当安全先进，遵章守纪模范的群众性活动，使全路职工必须牢固树立"安全第一"的思想，充分认识到交通运输安全是关系到人民生命财产安全的大事，严格执行规章制度，切实落实岗位责任制。

2.加强业务培训，提高铁路职工的业务素质　随着铁路事业的发展，科技的进步，促使铁路设备不断更新换代，这就需要有一批高技能、高素质的现代化人才。为了适应科技的发展和需要，加强职工的培训，提高职工的素质就成为铁路部门的一项重要任务，也是防事故保安全的重要保证。开办职工学校、技工学校、司机养成所、各种短期专业培训班，组织各种技术表演、劳动竞赛，通过典型引路，提高广大职工主人翁的责任心、荣誉感和专业技能，实行作业标准化，促进铁路运输安全，预防事故发生。

3.依靠科技进步，发展安全技术装备　为了保障行车安全，除了增强职工的责任心和提高业务水平外，还应给工作人员提供必要的条件，发展既能提高效率，又能有效地保证安全的先进设备。应用车辆诊断新技术，提高机车故障的检测和客车轴温报警监测系统，实现车辆轴温探测网络化，把燃轴和热切轴消灭在发生之前。发展现代信号系统，利用现代通信手段，提高通信能力和迅速反应能力。加强设备维修，更新提高设备质量，使材料、规格、工艺都实现现代化。

4.宣传群防群治，扩大安全保障　铁路事故的发生，不仅是铁路内部的问题，也是社会的问题。在我国发生的道口事故中，路外车辆抢行肇事占了80%。所以，广泛开展社会宣传工作，绘制安全宣传画，宣讲安全知识，放映科技电影。通过广播电视宣传铁路安全知识，提高全民的安全意识。人人做到遵章守法，礼让三先，避免事故。

二、减灾措施

铁路事故的发生瞬间，只是灾难的开始，灾难在不同的情况下在不停地变化着。为了控制灾难，就需要有一支训练有素的综合队伍，对事故现场进行科学的、有条不紊的及时处理，使灾情减小到最低程度。

加强急救知识宣传，普及现场急救知识，提高群众的自救互救水平。我国传统的道德观念，助人为乐的牺牲精神和美德，使人们在发现有人受伤后，首先想到的是尽快把伤员送到医院，所以，在事故现场"快送医院"成了人们的共同语言。然而人们不会想到，这种热情使多少伤员丧失了抢救机会，因为人们忽视了必要的现场抢救。例如：伤口在不断地出血，没有采取止血措施，会造成失血过多；脊柱骨折被抱上了汽车，加重了错位，使没有受伤的脊髓又横断，使其终生残废；随便拔掉侵入机体的大块异物，会造成大出血和内脏功能衰竭而死亡；骨折未经固定就搬运会使伤情加重；用铁丝绑扎止血会造成肢体坏死等等。心跳呼吸停止的患者更是如此。只有争分夺秒采取现场心肺复苏，才有抢救的希望。

（一）大力开展群众性的现场急救训练

铁路事故有时发生在高山峻岭之间，有时在无边无际的森林之中，有时在浩瀚的沙漠，远离城市，远离医院。这时，铁路员工和司乘人员是唯一可靠的救护力量。所以，这支队伍必须成为训练有素的急救队伍，才能最早、最快地控制事态的发展。为能达到此要求，必须加强这支队伍的培训，增强其急救意识，提高急救水平，掌握基本的现场急救技术，如心肺复苏术，创伤急救的四大技术；掌握院前急救技术；掌握气道阻塞、异物侵入人体、电击、溺水的现场处理原则和技术；提高铁路员工的抢救组织能力，稳定旅客及伤员的情绪，开展自救互救，消灭灾难的扩大因素，这样才能使灾难降低到最低水平。

（二）建立铁路急救网络

建立以分局为单位的抢救组织系统，由行政领导主抓，各站段安全员兼管，分局医院急诊科主任具体实施，形成分局指挥中心—医院—卫生所（室）三级急救网络体系。铁路局卫生管理机构，要及时调动管区内的其他医院急救组织和专业技术人员给予支援。

铁路医疗机构的急救组织与当地的医疗急救组织联网，共同组织抢救，尽可能缩小急救医疗半径。1995年10月20日，北京东南郊老君堂发生火车与汽车相撞的道口事故，铁路部门、地方急救组织以及部队，立即得到信息，各级领导及救护人员从四面八方迅速赶到，使48名伤员在很短时间内及时得到处理，并迅速分送到八所医院抢救，使灾情缩小到了最低限度。

加强边远山区车站的医疗建设。根据距离条件，选择一些小站，建立急救点，装备必要的抢救器械及药品，以备急救专用。

（三）加强专业组织的建设，提高院前抢救能力

以铁路医院为中心，重视急诊科（室）的建设，健全组织，配齐人员，提高乘务人员的业务素质，提高综合抢救的业务能力，适应紧急院前抢救的需要。

我国目前救援列车的设备装置是以工程救险为主，对伤员救治的人员及设施配备较差，必须更新观念。现代化的救援列车要配有技术高超的医务人员，装备现代化的检查仪器及手术设备，使一些需要紧急抢救或手术的伤员在现场或运送途中得到及时抢救或手术治疗。必须利用铁路的有利条件和优势，加强救援列车的建设，利用列车有效空间大、运行平稳等条件，建立列车手术室及抢救室，装备现代化的医疗设备，使一些需开颅减压、开胸心脏按压、气管切开及一些必要的挽救生命的抢救工作能及时进行，减少致残率和死亡率。

如何将伤员从被困环境中解救出来，是减少人员伤亡的重要环节，也是摆在救援人员面前最困难的重要课题。

救援列车工程救险设备现代化是抢救被困伤员，减轻伤员的受伤程度的重要组成部分。随着科学技术的发展，救险设备要不断更新，利用高效灭火装置及材料，使灭火和降温同时进行，减少烧伤伤员及程度，利用自动化机械手拆除障碍，将被困伤员从火中救出。

使用高效率机械设备，如机械手、高效电动切割机、汽割机，拆除解体变形车辆及挤压物，起复颠覆的车辆，尽快将伤员从事故体中解救出来。

解除障碍和抢救伤员同时进行。对被压伤员，在进行解除压迫的同时医务人员要进行必要的止血、给氧、人工呼吸、止痛等处理，并做好及时运送和抢救的准备。

利用现代化的通信设备和手段，提高急救队伍的快速反应能力，建立现代化的通信网络是保证现场抢救指挥联络的需要。

第五章

地下铁道事故救援

地下铁道（以下简称地铁）是在地下修筑隧道，铺设路轨，以电动机车组成快速列车运送大量乘客的线路。地铁运输不占街道面积，不干扰地面交通，因此，又称"街外运输"。地铁具有速度高、运量大、舒适、安全、运输成本低等优点。世界上第一条地铁于1936年在伦敦建成通车，自此，地铁在世界各地蓬勃发展。

1969年10月1日，我国第一条地铁——北京地铁开始试运营。到1994年底，北京地铁的通车里程已达41.6 km，有30座运营车站，1994年运送乘客5.34亿人次，承担了北京公共交通运量的18%。到1995年，我国上海、天津等城市相继建成了地铁，并开始试运营，地铁作为越来越受人民欢迎的交通工具，正在各地蓬勃兴起，发展很快。

任何事物都有它的两面性，地铁给人们带来了方便，但也经常带来灾难事故。北京地铁自1969年试运营开始，到1995年底的26年间，共发生各类事故258起，其中重大伤亡事故6起，共造成12人死亡，500多人受伤。伤亡事故给人们敲响了警钟。如何减少事故造成的人员伤亡，已成为社会各界十分关注的问题之一。

第一节 地铁事故的特点

地铁的构筑形式是半封闭状态的坑道性质，又是铁道即快速交通工具，这样使地铁交通事故具有自己的特点。

一、地铁的半封闭性质对事故的影响

地铁与地面交通设施在形式上有本质的区别。它既不同于隧道，又不同于坑道。在建筑设计上，虽然充分考虑了空间、人员流量及通风问题，但一旦发生事故，特别是火灾与毒气事故，就由于其半封闭的特性而决定了事故的严重程度。

通风不良，抢救困难，使灾情加深。地铁是一连续的通道，可达数千米乃至数十千米。一旦发生毒气事故，可通过通道蔓延扩散。如不及时采取措施，可影响数千米或数个车站。

空间狭小，出入通道相对窄小，人员不易疏散，致伤因子伤害人体时间长，致死量大。如失火，在造成烧伤的同时，不能很快消散的烟气，浓度越来越高，也越来越重地继续伤害不能很快疏散的人群，造成人员的熏伤及中毒。

二、人员密集、受伤群体性强

地铁运输具有地面铁路的特性，即：速度快、运量大，人员集中。以北京地铁为例，最大日客流量达199万人次。在这样人群集中的地方，一旦事故发生受灾群体相当大。

三、伤情复杂

地铁和铁路都是现代化的快速交通工具，但地铁列车是在一条狭小的隧道内行驶，或在坑道式的车站内停车上下旅客，一切活动都处于一个半封闭状态的空间内。所以地铁交通事故与铁路交通事故

相比，除共同的特点外（如撞车、脱轨、爆炸等造成人员伤亡），还具有特殊的致伤因素及特点。

（一）火灾

地铁的火灾多由电路起火造成，也有一些路外及其他因素。我国地铁的火灾事故也是地铁内最常见、最严重的事故。北京地铁建成到现在已发生火灾数十起，重大事故四起，造成严重的人员伤亡。在受伤的人员中，直接烧伤的伤员较少，而被烟雾熏伤的伤员占了很大比例。这主要是地铁的环境及结构性质等客观因素造成的。客观条件的限制，使火灾发生后烟气不能迅速扩散，而滞留于地铁隧道及车站内，且浓度随着燃烧物的燃烧而不断升高。法国的统计表明，在一般的火灾中，有50%的伤亡人员是由于烟气中毒造成的。而在地铁火灾事故中，烟气熏伤的伤员占了伤员总数的90%。

烟气是各种物质燃烧时产生的，包括二氧化碳、一氧化碳、氢氰酸衍生物以及氧化氮、氨氰等有毒气体。其中氢氰酸衍生物是毒性最大的气体。其他如丝绸、纸板、塑料都会在燃烧时产生氢氰酸衍生物。

火灾烟气有肺部毒性及全身毒性。对肺部的毒性作用主要有两种：①热作用对气管及肺泡的灼伤。②伤后引起的肺水肿及烟气尘埃造成的阻塞，影响气体交换。

全身毒性主要有两个方面：①缺氧。氧和血红蛋白下降，继而发生心、脑等组织缺氧，代谢障碍。②烟气有毒物质的毒性作用。实验证明，二氧化碳浓度超过 70 mg/m^3 时人体就会产生反应。烟气中各种物质对人体的作用见表10-5-1。

（二）毒气事故

毒气事故，使人们联想到化学战剂。化学战剂是指用于战争目的，具有强烈毒性，能大规模毒害敌人的有生力量，牵制敌方军事行动而施放的各种化学物质，一般有6类14种：①神经性毒剂：沙林、塔崩、梭曼、VX；②皮肤糜烂性毒剂：芥子气、路易氏剂；③失能性毒剂：BZ；④全身中毒性毒剂：氢氰酸、氯化氢；⑤窒息性毒剂：光气、双光气；⑥刺激性毒剂：苯氯乙酮、亚当氏剂、CS。

1993年1月13日到1993年底，世界上已有154个国家参加了《禁止化学武器公约》（以下简称《公约》），这是人类历史上第一个全面禁止、彻底销毁大规模杀伤性武器的国际军控条约。然而，要使全世界所有国家都签约和履约还有一段漫长的路程。《公约》只禁止发展、生产、贮存和使用化学武器，对毒剂的研究活动未加禁止。另外还有民用有关毒物、毒素等毒剂的研究。和平时期，发生大规模战争的可能性很小。但是，有的毒剂生产工艺并不复杂，例如沙林，是一种重要的致死性神经化学毒剂。只要有制造沙林的化学材料，应用现代化工业技术和设备，完全能够就地合成生产沙林毒剂，从而构成了较大威胁。目前，世界上许多恐怖组织以及黑社会组织制造骇人听闻的恐怖事件。日本奥姆真理教是一个反政府组织，为了达到搞乱社会的目的，组织秘密生产沙林毒剂，并制造了震惊世界的东京地铁毒气事件。

表10-5-1 烟气中化学物质的浓度对人体影响

化学物质	浓度（mg/m³）	对人体影响
二氧化碳	70	能耐受几小时
	140	只能坚持0.5 h
	220~290	立即发生危险
	1460	很快死亡
一氧化碳	58.5	轻度头痛
	292.5	严重头痛
	1 170	昏迷
	11 700	5 min 内死亡
氢氰酸	5~20	头痛头晕
	120~150	1h 内死亡
	200	10min 后死亡
	300	立即死亡
以丙氰烯腈化物为例	46.6	出现刺激
	35~220	20 min 出现头痛、胸闷、兴奋、恐惧感、皮肤发痒
	300~500	5~10min 出现呼吸道黏膜灼痛流泪
	1 000	1~2 h 可致死

毒气以蒸气态或雾态染毒空气，通过呼吸道吸入中毒，杀伤作用一般持续几分钟到几十分钟。地铁是一个半封闭的建筑体，人员流动大，人群密集，空气流通又相对较慢。所以，在地铁内发生毒气事件后，因客观条件的限制，毒气疏散困难、消失慢，致伤因子对人体伤害集中，因此可造成大面积的人员伤亡。

毒气以神经毒剂危害最大。中毒机理是胆碱酯酶被胆碱酯酶抑制剂所抑制，使乙酰胆碱（Ach）积聚，导致一系列神经中毒症状。蓄积的 Ach 引起维持生命重要器官的功能紊乱，使中毒者呼吸和循环衰竭，发生惊厥可加重衰竭，加速死亡。

四、停电对地铁构成的影响

地铁是电动机车，地铁的辅助设施如照明、通信，都是以电为基本条件。没有电，地铁内则会变成漆黑的死洞。可造成运行中断，人员滞留，使地铁内很快形成一个缺氧的环境，二氧化碳浓度上升，造成人员不适或发病。在正常情况下，人体吸入的空气二氧化碳含量约0.04%，当吸入气二氧化碳浓度达1%时，呼吸加快；吸入气二氧化碳浓度达4%时，肺通气量将增加到休息时的8～10倍，并出现头昏、头痛等症状；吸入气二氧化碳浓度达20%时，即引起惊厥。如果一个气管炎或冠心病患者遇到这样的环境，则有生命危险。由此可见，停电对在地面行走、乘车或工作的人员带来的只是不便，而对地铁内的人员无疑是一场灾难。灾难的程度取决于时间的长短和采取的措施，所以必须充分认识到这一点，要把停电当做一场灾难性事故来处理。

五、救护困难

如地铁发生事故特别是区间事故，由于空间有限，通道及出入口狭小，救护工作非常困难。①如发生火灾事故，必须断电，洞内一片漆黑，势必给寻找伤员，搬运伤员等急救工作造成困难。②地铁内人员不能自动顺利地离开现场。③大型灭火器具不能发挥作用。④救护人员及抢险人员不能迅速到达现场。⑤灾害的副产物不能迅速扩散或排除。⑥机械动力差。由于这些原因，使伤员不能及时得到急救，致伤因素不能迅速解除，伤情加重。

第二节 地铁事故的发生原因

一、违章违纪

地铁运输是集科技、管理、工业、工程于一体的现代科学部门，有一套严密的切实可行的规章制度，以保证地铁的正常运转。这些制度需要有知识，有事业心的高素质人才执行。否则，无论哪一环节发生问题都会造成严重事故。所以，地铁的职工必须严格遵守规章制度，严格执行操作规程，一丝不苟地认真工作，才能避免事故的发生。

但是，由于一些地铁职员经验不足，责任心不强，缺乏科学知识，责任事故时有发生。1982年10月25日，北京地铁北京站发出的22次客车与25次客车在距南礼士路站约200米处相撞。两列客车载有2 000多名乘客，造成14人受伤，两节车厢严重损坏的重大责任事故。

二、列车及设施故障

地铁客流量的增加，车辆及设施的老化失修，列车及设施零部件质量低劣，都会影响列车的正常运转。

三、地铁路外伤亡事故

地铁路外伤亡事故，除社会治安因素外，绝大部分是精神病人和精神不正常的人造成的。另外还有行人违反规定靠近轨道不慎跌入，以及各种原因的自杀。此类事故往往发生在列车到达的一瞬间。

1979年2月3日晚，北京地铁170次列车驶入南礼士路站时，山西省昔阳县农产品公司临时工宋某，从站台上跳下自杀，右脚被轧掉，左脚受重伤，这是北京地铁运营以来发生的第一起路外伤亡事故。

四、破坏性伤亡事故

地铁客流量的增加，给维护秩序造成了困难，人为伤亡事故经常发生。据统计，北京地铁的治安事件不断发生，每年达数千起。1993年，北京地铁查处各类治安问题10 546件，收缴管制刀具7 052件，收缴易燃易爆品2 300千克，烟花爆竹596 065头。这些问题的发现及妥善处理，避免了事故的发生，但是，人为破坏事故还时有发生。

1982年10月9日，崇文区紫竹林小学200余名学生在地铁前门站台候车，列车快进站时，包头市民间歌舞团演奏员郭某突然将小学生陆某推下站台，前门派出所民警周某迅速前去救护陆某时，又被郭某推下站台。这时，卧倒在地的周某将陆某托上站台，自己却被列车撞成重伤，腰椎骨折。

1995年3月20日，日本东京地铁发生反政府组织制造的毒气事故，是骇人听闻的恶性事件。

五、停电对地铁构成的影响

地铁供电是保证地铁列车正常运转的关键。所以，从电力供应的设计上已充分考虑了这一点，即双路供电，一般情况下不会造成大面积停电，但也有偶然性。1996年1月19日下午5点18分，由于首钢民建公司实习吊车司机违反操作规定，驾驶吊车撞断了高压输电干线，使北京西部地区全部断电，地铁也无例外，使一线地铁21组列车停运。其中有3组列车停在两站之间的隧道里。数万人被堵在地铁内，数千人被卡在区间列车上。通风发生障碍，地铁内缺氧，使许多人感到胸闷、发憋。地铁职工和公安干警手持应急灯，积极组织疏导乘客。经过两个多小时的努力，全线未发生一起人身事故。

第三节 铁道事故的救援

地铁独具的特征，使救援工作也有其现场特性，即空间小、出入口狭窄，非地铁交通工具到达现场困难，消防及救护设备很难发挥作用。救援主要有两个方面。

一、非医疗性工程救险

负责清除机械性障碍，解除事故对人体的困扰，灭火，维护治安及交通秩序等。

二、医疗救护

负责对伤员的现场抢救，进行必要的现场处置，并分类护送伤员到有关专科医院急救。本节主要对地铁内发生火灾及神经性毒气事故的有关特殊处理进行详细论述。

（一）地铁火灾的救护

地铁内发生火灾后，产生的有毒烟气不能迅速扩散，对人体形成一种较恒定的致伤因子，使人吸入烟气及对眼、口、鼻黏膜造成熏伤，甚至造成中毒。

火灾烟气熏伤的伤员一般脸上、鼻孔、口腔内有烟垢，严重者黏膜水肿、声音嘶哑，并可能有精神障碍、烦躁不安、昏迷、血压下降、心率快等症状。血液化验检查：①一氧化碳中毒时，血中一氧化碳浓度超过5 mg/100 ml，碳氧血红蛋白量超过20%；②氢氰酸中毒时血液的氰浓度超过30 μmol/L。乳酸浓度超过2 mmol/L。近来研究发现，血中乳酸浓度升高是氰化物中毒的显著指标。如果血液乳酸浓度超过10 mmol/L，则可确定有氰化物中毒。

火灾发生后要立即用灭火器灭火，控制火情。现场急救最及时的是地铁职工立即组织旅客进行自救互救。每个职工要有救护和防护意识，掌握简单的急救技术和方法。首先是用湿手帕、衣物堵住口鼻，迅速离开现场。消防队员要尽快灭火。但灭火只是完成了地铁火灾抢险的一部分，大量的工作是如何排除烟气。可用风洞将烟气吹向通风口。也可用水幕或喷洒水雾降尘。对特殊燃烧物造成的烟气要采取特殊有效的措施。

伤员要尽快输送到通风良好处，较轻的伤员进行清洗后送医院进一步检查处理。对有烧伤的伤员按烧伤原则进行处理。

被烟气严重熏伤的伤员，在现场及院前抢救首先要保证呼吸道通畅及吸入氧气，必要时气管插管或面罩吸氧，喉头水肿者要及时进行气管切开。

对呼吸心搏骤停的伤员要及时采取有效快速的心肺复苏，维持呼吸功能，保持血液动力学的稳定，给予补液、强心剂等。

可疑氰化物中毒的伤员，要立即给予 5 g 羟钴胺或亚美蓝静脉注射。采取血样，以备测定一氧化碳、氰化物或乳酸的血液浓度。

伤员到达医院后，进行必要的生化检查，确定诊断后按中毒原因进行急救处理。用支气管镜进行气管检查和气管冲洗，严重者高压氧治疗。

（二）地铁毒气事故的处理

当发现有毒气体后，最重要的是迅速阻止毒气对人体的伤害。多数毒剂都有特殊气味：沙林有水果香味；芥子气有大蒜味；氢氰酸有苦杏仁味；光气有烂干草味。当闻到这些特殊气味时，不要再有意去闻，以免中毒，同时应立即采取防治措施。

1.现场急救

（1）阻止毒气进入人体，用湿毛巾或衣物堵住口、鼻，有条件时最好用5%～10%苏打水将毛巾或衣物浸湿，紧急情况下可用尿液浸渍毛巾、衣物，这样吸气时毒气经过液性滤过后毒物明显减少。

（2）迅速离开现场，由戴有防护装具（如防毒面具）的人员引导尽快离开染毒区。

（3）采取紧急措施，阻止继续中毒。立即给解毒剂，当发现神经性毒剂中毒症状时，即给肌肉注射急救针 1 支，对严重者注射 2～3 支。后送途中可视病情重复注射 1～2 支，每次间隔 1～2 小时，使中毒者出现阿托品化。无急救针时，应酌情注射硫酸阿托品。

（4）清除表面污物。对口腔、鼻腔、眼、暴露的皮肤进行消毒，用4%苏打水漱口，冲洗鼻腔，对皮肤、眼睛可用生理盐水冲洗，或用 1%～2% 碳酸氢钠溶液冲洗，洗后用 1%阿托品溶液滴眼 1～2 滴。

（5）中毒者出现呼吸抑制或停止时，要立即进行仰压人工呼吸法。在染毒区内，用带有滤毒罐呼吸器进行人工呼吸。离开染毒区后或在未污染的大气中，无呼吸器时，经对中毒者的面部消毒后用口对口或口对鼻进行人工呼吸。在染毒区如无带滤毒罐呼吸器时，在带有防毒面具的条件下，用压胸举臂法或压背举臂法进行人工呼吸。如病人状况及条件允许，可施行气管插管或气管切开术。如同时伴有心搏骤停时，要立即进行胸外心脏按压，并按常规进行心肺复苏术。

2.抗毒治疗
神经性毒剂经不同途径吸收后，全身性中毒程度分为轻、中、重三度。

根据中毒情况，给予抗胆碱药和胆碱酯酶活化剂，或采用两类药物组成的急救复方。

我国对神经性毒剂作用机理的研究取得了重大进展的同时，在大量筛选的基础上，分析药物的构效关系，定向设计、改造、合成了一系列作用有特色、能进中枢、药效高、毒副作用小、稳定性好的新结构类型的可塑性胆碱酯酶抑制剂、重活化剂和抗胆碱药物。在一定程度上替代了广为沿用的毒扁豆碱、新斯的明、氯磷定、双复磷、阿托品等传统抗毒药物，与国外公开的同类产品相比，具有抗毒效价高、作用时间长、毒副作用小、制剂稳定等优点，其整体水平处于国际领先地位。由于重视了标本兼治，纠正过分强调阿托品化的偏见，收到了良好的效果。

第四节　铁道事故的救援对策

地铁事故具有灾难性及不可预测性。一旦发生事故，救援工作非常困难，必须充分利用现代技术、装备，进行跨部门跨学科的协作，才能对伤员进行有效的急救，使灾难减小到最低程度。

一、增强急救意识，普及现场急救知识

利用各种宣传形式，大力宣传急救知识，使群众掌握自救互救的基本技术。增强急救意识，掌握先救后送的急救工作基本原则。

对地铁职工进行有计划、有组织、有目的的急救知识培训，提高急救知识水平和组织急救能力。各站的安全员、站务员、电工、公安干警、消防员、抢险员组成灾难事故救援队，分期分批进行急救知识训练，普及现场急救四项技术（止血、包扎、固定、搬运），不定期的举行急救演习，掌握心肺复苏和自救互救技术的基本操作规程。一旦发生事故，救援队要立即在现场进行初步抢救，为专业人

员现场抢救争取宝贵时间，积极创造条件。

二、加快急救器材的装备

地铁医院及门诊部要有基本的急救设备，配备急救箱、呼吸机、检查箱、解救毒气中毒的药品，达到能在现场进行心肺复苏等急救工作的要求；救援队要配备三角巾急救包、止血带、小夹板、颈托及活动担架，为做好急救工作奠定基础。

三、制订应急救援方案，建立急救网络

地铁系统卫生部门，要根据地铁的特定环境和事故突发性、群体性及不可预测性等特点，针对几种常见地铁事故制订相应的救援方案，并建立急救网络，才能有效地达到救援目的。地铁急救网络即地铁急救站—急救中心—各专科医院及大医院之间实现急救联网，开辟通信专线。地铁卫生部门，要定期召集会议加强联络通报情况。

四、改进建筑材料及设施

车站内的设施要应用防火材料，供电电缆、座椅、门窗及车辆设施，要采用阻燃材料和无毒性气体产生的（如避免使用橡胶塑料制品等）材料。

车站、车内、隧道内安装应急照明设施，以备停电时便于乘客疏散。

安装防火报警及自动灭火装置，一旦发生火灾能迅速自动灭火，控制灾情。

研究安装消烟设施，如大功率烟雾过滤器，经过抽风、通过活性炭等滤过装备，使烟尘及有毒物质消失，减少致伤因素。

五、非医疗性工程抢救的组织

地铁事故发生后，有大量的工作需要工程救险组织完成。工程救险组织应装备救援车辆，能迅速起复脱轨及颠覆的车辆，备有防毒面具及应急药品。

抢救人员、救援车辆、照明、供电、灭火、运送伤员等工作，应定岗定位，定期检查，以备急用。

第六章

空难事故救援

第一节 民航飞行事故特点

民航飞行事故在灾害的分类上归属于人为灾害。它具备灾害必备的两大基本特性：突发性和群发性。所谓突发性是指灾害突然发生，很难预测其发生的时间、地点及范围。尽管有些灾害在发生之前可以有先兆征象，但有些灾害在发生前可以完全无先兆征象，或在先兆征象出现后随即发生灾害性事件，后两种情况更使人猝不及防，给应急救援工作带来很大困难。如发生在香港的一次飞行事故，飞机在几乎整个着陆进程中并无异常征象，问题仅仅发生在最后一瞬间，飞机滑出跑道尽头，机头坠入海中。而1992年7月3日南京一架飞机在起飞阶段中，飞机滑行正常，加速到达跑道尽头飞机未能拉起离开地面而冲出跑道。这两次飞行事故几乎都是瞬间发生，从某种意义上讲，飞行事故的突发性更强，更难意料，更增加了应急救援的难度。所谓群发性是指群伤群亡，这是灾害的另一特点。但并非只要是群伤群亡都属于灾害范畴。到底是多少人同时伤亡才算是灾害，目前还无统一的规定，有人指出受灾人数在50人以上才称为灾害。另有人按受灾人数多少将灾害分为小灾、中灾和大灾。小灾为25~100人，中灾为100~1 000人，大灾为1 000人以上。按伤亡人数划分灾害与非灾害只是灾害学分类当中的一种，这种分类对指导急救方面是很有实际价值的。因为非灾害范围的事故可用日常医学急救常规原则处理，而灾害范围的急救必须采用灾害的急救原则和方法。大型喷气式宽体客机的出现，是空难中大量人员伤亡的前提，因此，用灾害医学急救原则和方法处理的空难，主要针对民用航空商业运输的飞行事故，而不是通用航空飞行事故以及军用航空飞行事故。

民航飞行事故酿成的灾害除具有灾害的共性特征外，还具有其特殊性。这些特殊性涉及灾害的范围，灾害发生的地点，灾害所致的伤情种类，以及灾害导致人员伤亡的严重程度等。掌握这些特征使我们能够制定应急救援预案。在人力、物力安排方面有很大的参考性。

1. 灾害范围　民航飞行事故导致的灾害基本在中小灾害范围内。

民航飞行事故的受灾最大人数与民航各型客机机载总人数密切相关。目前中国民航大型客机波音747-SP最大机载总人数为309人，最小型客机安-24最大机载总人数为55人。因此，民航飞行事故的最大范围，即或两架最大型客机相撞（为单机人数的2倍）也只在中、小灾害范围。

中国民航目前航线运行飞机最大机载人数见表10-6-1。

从另一角度看，国际民航组织把飞机分为5类。目前航线飞行的客机主要是3、4、5类客机。统计资料表明：这三类飞机发生在机场的飞行事故占比为90%的情况下，受伤最多人数不超过飞机载客量的23%；发生在机场的飞行事故占比为95%的情况下，受伤最多人数不超过飞机载客量的45%（表10-6-2、表10-6-3）。

参阅这些表可知：符合占飞机事故95%情况下，如果该机场使用的是4类或5类飞机：Ⅰ类伤员可能是25~30人，Ⅱ类伤员可能是36~40人，Ⅲ类伤员可能是60~70人。两机相撞人数增加一倍也只在中灾范围。

2. 灾害发生地点　民航飞行事故大约70%发生在民航飞机场及其附近。国外一统计资料分析几乎一半的飞行事故发生在飞机着陆的最后阶段（下滑飞行时）或发生在着陆的进程中，22%的飞行事故发生在飞机起飞和开始爬高阶段。中国民航 1950—1979 年 30 年间民航飞行事故统计分析：以进入着陆阶段为最高，占等级事故总数的 39.8%，起飞阶段占 15.7%，滑行阶段占 9.6%。这三个阶段发生飞行事故总和，占等级事故总数的 65.3%。而航线飞行与低空飞行的事故大多数由小型飞机，少数为中型飞机酿成。其中约一半为迫降，另一半由于撞山及其他原因酿成。

表 10-6-1　中国民航目前航线运行飞机最大机载人数

民航客机机型	最大乘客量	机组	乘务员	最大机载人数
波音 747-SP	291	0	13	309
波音 757	200	4	8	212
波音 737	128	3	4	135
波音 707-B	149	5	6	160
麦道	147	3	5	155
伊尔 62	168	5	6	179
三叉戟	106	5	3	114
安 24	48	5	2	55

表 10-6-2　占事故 90%情况下，可能受伤的最大人数

机型	最大载客量	共计受伤人数	Ⅰ类伤	Ⅱ类伤	Ⅲ类伤
5	500	50	10	15	25
	450	45	9	13	23
	400	40	8	12	20
4	350	53	11	15	27
	300	45	9	13	23
	250	38	7	12	18
	200	30	6	9	15
	150	23	5	6	12
	100	15	3	4	8
3	75	34	6	11	17
	50	22	4	7	11

表 10-6-3　占事故 95%情况下，可能受伤的最大人数

机型	最大载客量	共计受伤人数	Ⅰ类伤	Ⅱ类伤	Ⅲ类伤
5	500	100	20	30	50
	450	90	18	27	45
	400	80	16	24	40
4	350	123	25	36	62
	300	105	21	31	53
	250	88	18	26	44
	200	70	14	21	35
	150	53	11	15	27
	100	35	7	10	18
3	75	52	10	16	26
	50	35	7	11	17

今后随着大型宽体客机逐步取代中、小型客机投入航线运行，由于中、小型客机等导致的航线飞行与低空飞行所致事故比例将会进一步缩小，相对而言，发生在机场及其附近的飞行事故比例会进一步加大。从应急救援角度看是比较有利的，因为绝大多数民航机场建在大中城市近郊，交通方便，应急救援特别是医疗急救力量强，抢救半径小，大大缩短了受灾伤员从受伤到初级救护、专科康复治疗的时间，从而有利于降低死亡率、减轻伤残程度，把空难的损失降低到最低限度。

3. 伤情种类　民航飞行事故如由于飞机坠毁则绝大多数为机械性损伤。其中大多数可为多发性损伤，颅脑损伤可达 80%～90%，胸、腹、四肢损伤均可发生。合并火灾时则合并烧伤、烟雾吸入伤，从而导致复合性损伤。如果飞机爆炸还可引起爆炸冲击伤，高空飞行时由于飞机密封增压座舱突然失密尚可引起减压伤。其他如航空毒物中毒等都比较少见。

4. 伤亡情况　民航飞行事故导致的损伤，受灾伤员死亡率高，伤残重。

国际民航组织统计的数字（不含我国的数字）显示，从 1970—1989 年发生的飞行事故中，发生在机场及其附近共计 1 692 起商用飞行事故中，造成死亡人数 4 126 人，受伤 42 329 人，其中 95%以上（1 617 次）的飞行事故中有幸存者，生还人数占总乘员人数的 90%以上，死亡人数不足 10%。

中国民航在 1950—1979 年民航飞行事故中，机上人员总死亡率为 49.8%，受伤率为 13.5%（重伤占 1/6）。1980—1989 年，死亡率为 49.2%，受伤率为 23.5%。发生在机场外的飞行事故，情况要严重得多，1950—1979 年发生 19 次撞山事故中 12 次人员全亡，4 次部分伤亡。1982 年 4 月 26 日一架三叉戟飞机在桂林撞山，机上 112 人全部遇难。1988 年年底一架伊尔 18 客机在邻近重庆白市驿机场不远处撞山，飞机解体，机上 108 人全部遇难。

国际民航组织统计，民航飞行事故中重伤与轻伤数字几乎相等。

第二节　民航飞行事故致伤种类

一、坠机

坠机是民航飞行事故的最重要因素，通常我们提到的空难主要就是指坠机导致的民航飞行事故。导致飞行事故发生的三个要素中，最主要的是人为因素，其他是机械故障及气象因素。坠机时，飞机撞击地面产生非常突然的减速度，飞机的动能非常大，力的变化也很大。坠机时对乘员的损伤因素，除突然减速度的损伤外，还有飞机结构损坏所造成的损伤。坠机如不合并失火、爆炸等其他致伤因素，伤情种类主要是机械性损伤，以多发伤多见，涉及全身各脏器与组织。多发性创伤是指多系统、多脏器组织结构的毁损，它使人体完整的生理解剖体系遭到崩解，重要的多脏器生命器官损害或出血，迅速导致伤员死亡。在多发性创伤中，即使每一种创伤本身似乎并不严重或无致命危险，然而，由于合并伤的存在，就使生命功能的损害明显加重，合并伤越多、越严重，死亡率就越高。多发性创伤伤员的早期伤情很不稳定，有胸部严重创伤的伤员很易发生急性呼吸功能衰竭，急性呼吸功能衰竭也见于重症颅脑损伤、颌面及颈部创伤伤员。多发性创伤伤员的循环功能衰竭，大多数是出血性休克，其余是张力性气胸和心包填塞造成的心源性休克及脊髓损伤引起的神经元性休克。致命性并发症是早期死亡的最主要原因，现场急救必须重视气道通畅、积极补液、纠正休克、尽快稳定伤情监护后送，监护后送途中应连续监护治疗。

重症多发性创伤的诊断：①重症头部外伤、脊髓损伤；②伴有通气障碍的胸部外伤；③拟行剖腹的腹部外伤；④大部位骨折（骨盆、脊柱、股骨等）或多发性骨折。以上四项至少具备两项。在做出多发性创伤的诊断时，重要的是不要遗漏内脏器官的损伤。胸、腹器官伤的延误治疗，有时很快出现生命危险，在现场确立闭合性腹部损伤的存在，较分析损伤的具体脏器更有实际意义。

对多发性创伤的伤情判断，目前已发展有多种创伤分级法或记分法。总体来说可以分为两类：一类是主要用于院内救治，以解剖学为基础的评分法，如简明损伤定级标准——AIS（the abbreviated injury scale），另一类是主要用于院前急救的以生理学指标为基础的评分法，如现场指数 PHI（prehospital index），此类更适用于民航飞行事故急救。

二、飞机失火与爆炸

中国民航 1950—1979 年 19 次飞机撞山中有 4 次飞机起火，其他原因致起火 9 次。这 13 次起火均造成一、二等飞行事故，占一、二等飞行事故的 20.6%。

（一）飞机失火时的飞行状况大致分为两类

1. 飞机飞行中失火　这种情况可能随时都会发生，它的严重性取决于：①失火的性质，火势，机舱内最初和最主要的失火部位。②机组的反应能力。③能否正确使用安全设施和控制可能出现的乘客恐慌。④失火和着陆之间可以利用的时间。

最后一点被认为是最重要的，乘客和机组人员的生存常取决于此。

一架飞行中的飞机失火，如在机舱内不能被扑灭，温度将急骤升高，烟雾迅速蔓延，在迅速恶化的情况下，将很快发展成为不可救药的状态。一项实验表明，一架飞机失火2分钟内，机内平均温度可达200℃，氧气的百分比可下降至8%。

2. 飞机在机场坠毁后起火及撞山后起火　飞机坠毁时油箱破裂，随之发生飞机使用的高挥发性燃油等易燃液体的溢出，它们同高温的飞机金属部分接触，或由于搬移飞机残骸或损伤电路而引起着火的可能性很大。这类起火可能发生在飞机着陆的时候，也可能在飞机失事或事故之后即刻发生，或在援救作业过程中随时发生。由于在机场或在机场附近抢救生命的机会最多，因此，对一个机场来说创造充分的条件、配备专用的设施、制订迅速处理发生这类飞机失事（或事故）的措施是很有必要的。

飞机失火导致的损伤主要是烧伤、烟雾吸入伤及毒物中毒。如果飞机起火后爆炸，则情况更为复杂。爆炸冲击伤亦成为损伤的一重要因素。

（二）飞机失火的急救

1. 飞机在飞行中失火　飞机在飞行中失火其严重性取决于失火和着陆之间可以利用的时间，乘客与机组人员的生命常常取决于此。当飞机飞行中失火，火势被迅速控制时，乘员可能受到烟雾伤的损害。而当火势不能迅速扑灭时，烟雾迅速蔓延，飞机又不能确保乘客在可生存的时间内着陆，此时，除继续灭火外，唯有打开机窗方能获得生存的机会，这还取决于机长是否能够使飞机在机场安全着陆。如果飞行中突然起火，火势蔓延，幸运的是飞机能够在几分钟内到达一个机场，则可能获救。机场的紧急救援可分为三部分：突击灭火，撤离，医疗急救。

2. 飞机坠毁后起火　指飞机失事后发生燃油起火。发生在机场及其附近的也同样采取上述三个步骤：突击灭火、撤离、医疗急救。对于撞山后起火的急救，或飞机飞行中失火，不得不紧急迫降时的急救工作则比发生在机场及其附近时的失火复杂得多，情况也严峻得多。撞山后起火，幸存者应依靠自救互救。由于失事后仍有生存的可能，搜索救援工作应立即执行。紧急迫降前，应按《中国民用航空飞行条件》和《中国民用航空乘务工作手册》中的有关规定，机长立即向地面指挥员报告，并制订紧急脱离方案。失火中仍应奋力灭火，并指导做好迫降准备，系好安全带，做好安全姿势。迫降后迅速组织好紧急离机工作，只要有互救能力，竭尽全力做好自救互救工作，争取与地面援救单位联系并配合其援救工作。

飞机失火机场紧急救援措施：①突击灭火；②紧急撤离。这里特别强调一点，幸存者因离机方法不当仍可导致死亡。在很大程度上，能否生存取决于机上人员是否具备在高温中毒环境中的限定时间内离开座位到出口的能力，若不能离机，肯定会在3~5分钟内死亡。通常乘客往往想不到紧急出口，所以要用发光标志和方向指示牌等多种系统引导乘客到紧急出口，由于座舱上部烟雾最浓，应爬着离机，同时屏气或少换气以减少烟雾吸入性损伤和毒气中毒。

3. 医疗急救　坠机后失火，致伤种类除了烧伤、烟雾吸入伤、毒气中毒以外，伤员往往同时存在机械性损伤。如果起火后爆炸则情况更为复杂、伤情更为严重，可致当场死亡。幸存者则以复合伤多见，如烧伤与创伤并存，也可以是烧冲复合伤。而烧伤、烟雾吸入伤、毒气中毒三种情况往往合并存在，现场抢救应同时重视与处理。

三、密封增压座舱突然失密

20世纪40年代，对人体进行全面防护的密封增压座舱客机研制成功。克服了高空中异常环境因素如高空低气压、缺氧、寒冷、高速气流等对飞机安全和机上人员身体健康的影响，而且还具有对噪声、振动、碰撞、臭氧、紫外线和粒子辐射等的防护作用。为人们提供了舒适的空中环境和微小气候条件。使民航客机能进8万米以上高空平流层飞行，大大提高机组人员的飞行效率，保证了飞行安全，而乘客虽在万米高空，但增压机舱内的微小气候条件，仍使健康乘客犹如在家一样。

座舱增压根据其工作原理、用途和使用高度可分为通风式、再生式和混合型三种。飞行在25 000 m以下高度的飞机可使用通风式增压座舱，30 000 m以上高空飞行的飞机采用再生式增压座舱，长时间在20 000~30 000 m高空飞行的飞机可用混合型增压座舱。座舱压力制度规定座舱压力高于飞行高度的大气压，但低于海平面的大气压。座舱压力波动范围尽量符合人体生理卫生的要求。旅客飞机因续航时间长,为保证机上安全舒适而采用"高压差制度"。

近几年民航发生过数次增压座舱突然失密事故,虽未造成严重飞行事故,确也危及飞行安全。

增压座舱突然失密的原因:增压座舱密封系统故障、失灵,飞机结构疲劳,意外地出现裂孔或破洞(包括人为的破坏,如劫机)等。

密封增压座舱突然失密后迅速减压,就会立即产生缺氧和气压性损伤。迅速减压对人体主要的影响:发生在 4 000 m 以上高度出现暴发性或急性高空缺氧,在 6 000 m 以上高度出现高空胃肠胀气,在 8 000 m 以上的高空出现高空减压病(高空气栓),在 19 000 m 以上出现体液沸腾。其他有高空寒冷致伤、肺损伤以及由于来不及系安全带而造成碰伤或各种碎片伤等,甚至于能将人体通过破洞抛出舱外,飞机也可能解体。

事故性减压对人体的危害主要取决于两个因素:一是发生减压的高度。高度越高,对人体的影响越大。如发生在中空或低空对人机安全的威胁则较小。二是减压的速度,减压的速度越快影响越大。减压时间与机舱裂口大小、机舱容积和舱内外压差密切相关。机舱裂口越大,机舱容积越小,舱内外压差越大,则减压时间就越短,就成为"迅速减压"(曾叫"爆炸性减压")。如机舱破口(或裂缝)面积较小,机舱容积较大,舱内外压差较小,则减压速度就小,称为"慢速减压"。慢速减压在民航客机中发生的较多,有时间立即采取应急防护措施,因此可以减少对人机安全的威胁。

考虑到密封增压座舱失压的严重危害,目前设计时对飞机构架的强度以及加压系统的可靠性要求非常高,从而使座舱失压的可能性极小。而且万一座舱失压,其相当高度不应超过在亚音速旅客机上使用的常规供氧装备,在飞机下降这段时间内,使用常规供氧装备完全可以使旅客得到可靠的保障。旅客机在舱内高度 3 000 m 时,机上装备有供空勤人员用的固定氧气系统,以备高空减压后应急使用。协和号飞机装有余压为 4 kPa 的应急加压供氧装置,配备有仅用单手即能在 5 秒内迅速戴妥的面罩,并可在 7.5 秒内接通通信,以保证飞行员能在减压后迅速将飞机降至安全高度。当协和号飞机高度达 4 300 m,波音 747、波音 707、伊尔 62 达 3 000 m,三叉戟达 3 660 m 时,旅客座位上方小橱内的旅客面罩便自动放下,戴上面罩后即可连续供氧。

增压座舱突然失密的主要表现:迅速减压可听到"轰"的爆破声,天昏地暗、轰鸣震耳(慢速减压可听到漏气声),机舱内出现水蒸气"烟雾",舱内压力表指向零。机上乘员由于快速减压体腔内气体急剧膨胀,空气从口鼻内突然喷出,面颊和嘴唇在气流中"跳动",急性高空缺氧和寒冷随之而来。如不采取紧急措施,一般人只能坚持十几秒至数分钟即意识丧失,最严重时暴露时间超过 3~4 分钟即可引起急性心力衰竭、脑组织损伤,甚至死亡。

紧急处置:①机组人员立刻打开紧急用氧开关,戴氧气面罩吸氧,并将飞机紧急下降至安全高度。②乘务员就近使用氧气面罩或活动氧气瓶,边吸氧、边广播。③旅客面罩自动下落,旅客戴好面罩吸氧,保持镇静。到达安全高度后,一般旅客停止供氧,需继续供氧的旅客可用活动氧气瓶供氧,对伤病旅客提供医疗救治。④安全降落后对患有减压病的伤员,特别是表现有神经学缺陷、头痛、疲劳、恶心和呼吸困难者应立即送往加压舱加压治疗,使气泡缩小,加快氮的排出,给缺氧部位供氧。运送伤员到加压舱以前的急救很重要,主要有:①戴面具吸 100%氧气,促进氮的排出,减少氮气泡的增多。②输等渗电解质液。③应用阿司匹林,抑制血小板聚集。④对症治疗:服用镇痛剂等。

四、航空毒物中毒

由于航空毒物多以气体形式出现,一般看不见、摸不着,闻得到的也不多,故易被人为忽略。据各国航空事故的原因调查,航空毒物中毒有 60%~70%系人为因素所致。

飞机座舱内可能出现的有害物质:发动机废气,电器设备(发电机、变压器、蓄电池)及其热分解产物,机械用液(液压油、冷却液、防冻液)的喷雾,灭火器中的化学物质及货物中的有害物质泄漏,飞机喷洒有毒农药、臭氧等。

飞机上除了固有的燃料、滑润油和液压油可以遇热分解及燃烧外,飞机上的许多设备和用品如座椅中泡沫塑料的椅垫、座椅上的表层人造革、座舱内壁的涂料,甚至旅客的餐具和托盘等都是由塑料、尼龙、天然橡胶和人工橡胶等易燃的高分子化合物制成的。这些物质在遇热分解和燃烧过程中可以产生大量的有毒气体，而这种热解作用常常使不活泼的低毒或微毒的高分子化合物转化为有剧毒或高毒的单分子化合物，特别是在飞机遇难着火时，在客舱不大的空间中，这种毒害可以迅速达到极其严重的程度，以致危及舱内人员的生命。

常见的有毒气体：

一氧化碳：主要来自燃油废气、滑润油及电器设备绝缘物的热分解产物。利用发动机进行座舱加温的飞机可能污染座舱，因为一氧化碳无色无味，难以发现，易导致空中失能。

二氧化碳：主要来自化学灭火剂，机内通风装置失效时（喷气式发动机废气中含二氧化碳），运输鲜货保持低温的干冰（固体二氧化碳）挥发进入座舱。二氧化碳中毒的主要症状：呼吸快而深，有窒息感，头痛，头晕等。

醛类：喷气式飞机座舱中常见的有害气体。它是滑润油的热分解产物，即刺激性很强的丙烯醛和甲醛，刺激眼、鼻、黏膜，引起疼痛、流泪，影响视力，还可引起注意力不集中、心理功能障碍，影响飞行安全。

航空燃料：航空煤油和航空汽油均为碳氢燃料，燃油蒸气可因通风系统、液压系统的故障和座舱裂缝进入座舱内而污染空气，急性中毒时可有头痛、眩晕、恶心、兴奋、口干，严重时可发生意识丧失。如汽油中加入抗爆剂四乙基铅，其毒性更大。其蒸气浓度高时则有双重危险——中毒及爆炸。

毒物的联合作用：飞机上的高分子化合物本身是微毒和无毒的，但遇热分解以后可产生碳氧化合物、氮氧化物、氟化物、氢化物、硫化物等。在飞机着火事故中毒物的联合作用是必然的，并产生增毒效应，使病情复杂而恶化，目前可遇到的毒物达20余种，当然，最主要的危险仍是一氧化碳及缺氧。其他毒物的作用中，目前认为氢氰酸（HCN）是一重要因素，在重症一氧化碳中毒时通常合并氰化物中毒。火灾中在下列情况下可产生氰化物：①聚合物如赛璐珞、聚氨基甲酸乙酯、合成橡胶、尼龙、硝化纤维及沥青等在燃烧或高温时分解。②氰化钙、氧化氰、丙烯氰等在热分解时产生。③丝绸、羊毛等天然含氮物质燃烧不全时，中毒症状主要是呼吸困难、惊厥、阵发与强直性痉挛等。

航空毒物急性中毒意味着毒物毒性大，浓度高，发病急剧，病情演变快。在飞行中如果机上乘员突然出现头痛、头晕、刺眼、刺鼻、恶心等症状，集体发病又无其他原因可解释时，应想到航空毒物急性中毒的可能。

如航空毒物中毒发生在航线运行当中，急救的主要目的是针对缺氧和一氧化碳中毒，迅速采用面罩吸入纯氧是急救的主要措施，特别是飞行员，以防突然失能。同时对易产生有害气体的设备和系统立即进行检修，以控制有害气体的来源。

飞机着火事故中，毒物中毒的最大危险仍是缺氧和一氧化碳中毒，其次为氰化物中毒。在客舱不大的密闭空间中，这种毒害可迅速达到危及受难者生命的程度，一些遇难者可直接由于急性中毒而致死，但更多的是合并烟雾吸入伤与烧伤。舱内人员应迅速逃离机舱，现场急救最重要的措施是立即给予伤员吸入纯氧。解毒药物可以静注维生素C，它是细胞还原氧化剂，能改变新陈代谢，并起解毒作用。重症中毒者通常合并氰化物中毒，可予吸入亚硝酸异戊酯。重症烟雾吸入伤时早期大量使用强效激素，如地塞米松，轻症者可吸入盐酸倍他米松气雾剂，注意维持呼吸道通畅，保证气体交换。烧伤者注意皮肤的保护，抗休克、镇痛等。

第三节　民航飞行事故救援准备

一、应急救援组织机构的职能

成功地实施机场应急救援工作的前提是必须有一个完善的应急救援组织机构，制订本机场应急救援预案，做好应急救援的各方面准备工作。

1. 应急指挥中心　机场方面必须有一个强有力的事故救援指挥机构——应急指挥中心。应急指挥中心依据本机场飞行事故预测可能导致的最大灾情，确立应急救援的具体组织机构，即应急救援的各个部门。明确各个部门实施救援时应担负的任务，相互之间的关系，应急救援工作的指挥程序，援救规范，报警设施，通信手段。制订应急救援预案，各部门实施救援的时间规定，特别是消防服务实施救援时间的限制，消防和救护设备状况，交通疏导预案，现场保护措施，机场方格坐标图，应急救援单位的（按急缓程度）电话号码表及联系人，应急救援演练的规定和计划等。建立急诊医疗体系：机场急救中心（急救站）、市（区）急救站、综合医院和专科医院。

应急指挥中心对参加救援单位和人员具有指导性和约束力。

2. 通信系统 要求机场所有参加救援的单位具有良好的通信能力，采取相应的措施使机场外增援单位也具备相当的通信能力。各指挥人员及急诊医疗体系之间应采用短波无线电通信网，把医疗急救网络各部门有机地联系起来，也可与有线电话连接。通信部门在接到事故信息后，立即通知有关单位和人员。在营救过程中须及时通报情况，加强各部门之间的联系和协作。没有有效的通信联络，就难以保证急救工作及时顺利地展开，就无法进行有效的营救工作。

3. 交通疏导 要有足够的可调动使用的车辆，能保证及时运送各类人员进入现场展开有效的救援工作，更要有一定数量的设备完善的急救车辆以将经初级救护后的伤员后送到指定的专科医院或综合医院进行最终的康复治疗。良好的交通疏导是提高应急救援部门快速反应能力的保证。

4. 消防、公安人员 他们担任失事飞机周围的隔离、保护、维护现场秩序，对失火的飞机进行消防灭火工作。消防人员与急救人员一道负责从飞机残骸中抢出伤员，撤离到安全地带，即现场医疗急救区。

5. 后勤保障 保证现场需要的各方面物资。如急救设备、医疗设备、伤员分类用品、隐蔽所、交通工具、通信设备等。

6. 急救医疗体系 包括机场急救中心（急救站）、市（区）急救中心（急救站）、综合医院和专科医院。机场急救中心（急救站）、市（区）急救中心（急救站）担任现场医疗急救、检伤分类、初级救护和监护后送任务。综合医院和专科医院对接受初级救护后转送来的伤员有针对性地进行专科康复治疗。

从广义上来讲，应急救援组织机构除提供直接救援的部门以外，尚包括向现场救援部门提供必要支援的部门，以及参与长期的灾后处理的部门。所有这些组织都将根据灾害规模不同程度地共同工作（表10-6-4）。

机场紧急救灾计划应明确回答下列问题：①紧急情况的界定。必要措施以及来自哪些部门。②通信联络。如何呼叫各部门，传递紧急情况的方式是什么。③措施。各部门都采取什么行动。④紧急情况的管制。现场管理还是全面管理。⑤各部门内部的特定作用、管理和通信联络，包括消防和救援部门、警察部门、医疗部门、医疗辅助部门、机场管理和安全部门以及航空公司。

此外，各紧急救援部门还应有各自部门内部的救灾计划，来安排呼叫、通信联络、任务、管理和设备事宜。必要时可增加应付特殊紧急情况的计划。

二、为应付机场飞行事故所提供的急救医疗设施

一个机场所应配备的医疗设施数量应根据可能受伤的乘客人数和处理他们的医疗对策来事先预测，这一点已得到检验。

急救医疗设施可分为人员方面和物质方面。

（一）人员方面

人员的组成包括急救人员、护士、医师和其他各类人员。

表10-6-4 机场紧急状态的救援和支援部门

直接救援部门（现场）	间接救援部门（现场周围）	长期救援部门（辅助性）
消防部门	交通管制部门	心理服务部门
医疗部门	医院	福利和社区服务部门
医务辅助部门	福利部门	恢复重建部门
公安部门	航空公司	
机场管理部门	社区服务部门	
运输部门		

（摘自 P·巴斯克特，灾害医学）

1. 急救人员的两个来源

（1）机场的工作人员和其他部门（航空公司等部门）人员，优点是可以随时召集。

（2）专门组织的急救人员，特别是消防部门的经过训练的消防人员，能够迅速赶到现场、配备制服、消毒面具等。

任务：抢出伤员到安全地带。

2. 护士　能充分、主动、有效地协助医生工作。

3. 医师　训练有素的专科医师，熟悉交通事故创伤的处理，并能实施各种复苏术。最宜数目为12名，任务显然是处理带红色标签的伤员，特殊情况下也为戴黄色标签的伤员做更为精确的分类，实施特殊治疗，适时地向最好的专科医院遣送伤员，以及在运送过程中给伤员以良好的适当的护理。

4. 其他人员　包括司机、通信人员、秘书和设备保管人员。医疗协调负责人应有 2~3 名通信员和 4~5 名秘书。司机人数由车辆数来决定，设备保管人员数目应与使用设备的数量相适应。

（二）医疗设备

1. 急救设备

（1）担架 100~150 副。所备的担架应与最常使用的救护车相适应。

（2）背板，长或短的胶合板制作，配有楔子，10~15 副。

（3）固定垫，成形袋内的空气排出后变为石膏样不易弯曲的固定垫，10~15 只。

（4）夹板，常规夹板或充气夹板，约 50 副。

（5）急救箱，箱内装有一套四种伤情分类颜色的塑料标签（珀思分类标签）、2 副止血垫、2 条止血带、2 根呼吸导管、剪刀和敷料，急救箱至少要 50 只。

2. 医疗设备

（1）护士和医生通用的用品：敷料、注射器、药品。

（2）复苏及外伤用品：除医疗队自己携带这类用品外，建议在机场贮存 10~20 只医疗箱。箱内装有可供 20 名红色标签伤员使用的专用物品（外科用具、吸引器、输液包、辅助呼吸器等）。

3. 伤员分类用品　这类用品由划分伤员所用的四种颜色决定，红、黄、绿、黑。标签上记录姓名、性别、年龄、现场治疗、转送医院等内容。

4. 隐蔽所

（1）需用于现场治疗的活动隐蔽所：包括常规的或营救用救护车。充气帐篷两顶，每顶可容纳 10 名伤员。一辆拖车或两辆行李车。

（2）固定的隐蔽所：候机楼的一部分或机库，应预先仔细列出已有的专门医疗场所。

5. 交通工具

（1）指挥车：配有多种无线电话联系的指挥车。

（2）联络车：配有无线电话和专用警报器。

（3）运送伤员的车辆：复苏救护车规定 12 辆是适宜的。每辆运送一名非常紧急的病人。

（4）常规救护车：在一起大的失事事故时 100 辆救护车较为适宜。

（5）机场的客车：可用于运送轻伤或未受伤的乘客。

（6）直升机：它是理想的工具，但常难以集中这么多架直升机。

6. 通信设备

（1）扬声器：由协调人员使用的扬声器。

（2）无线电话：通信人员和控制台联系用的可携式、移动式（在车辆上）或固定式（在可能有的医疗设施内）无线电话，及与急救医疗服务部门、外部消防队的急救人员或其他重要协同人员联系用的无线电话。

（3）电话：可直接与外界医务人员所在的医疗单位联系。

7. 其他用品

（1）装尸体用的塑料袋：根据机场所使用飞机的最大载客量准备 200~500 个。

（2）医院或医疗中心名录：标有其容量，专科，从机场前往的路线。

（3）机场的坐标图：其上标有"指定集合地点"和标有紧急运送医院方位的地图。

（4）允许进入事故现场所需的袖标。

（5）易于辨认负责人的外套（医疗协调、医疗、伤员分类负责人等）。

建议指定一名或一组医师，按照与管理部门的关系，安排医疗设备的数量和质量。和谐地安排各种活动并使之协调一致是"机场灾难救援计划"中非常重要的一部分。

国际民航组织（ICAO）在近年的年鉴中有关"机场灾难救援计划"对所需医务人员、运输工具的配备方案见表 10-6-5、表 10-6-6。

表 10-6-5 机场及其附近发生飞机事故时所需的医务人员

乘客人数	500	400	300	200	100
医务主任或医学协调人	1	1	1	1	1
伤员集中官员	1	1	1	1	1
伤员分类官员	1	1	1	1	1
救护官员	1	1	1	1	1
调度和后送官员	1	1	1	1	1
转运官员	1	1	1	1	1
通信官员及通信员	一名负责人，5 名通信员或助手				
记录员	2～3 名				
急救队（1 名医生+1 名护士+2 名急救队员）（处理 I 类伤员）	一个队可负责 2 名 I 类伤员				
医生（处理 II 类伤员）					
医生（处理 III 类伤员）					
急救队员、担架员和助手					
为未受伤乘客服务的医护队	1 或 2 支				

表 10-6-6 机场上及其附近的飞行事故救护车、运输工具及隐蔽所

乘客人数	500	400	300	200	100
紧急救护车	12	10	7	5	2
标准救护车	50 / 100	30 / 80	20 / 50	10 / 30	10 / 20
大客车	5	5	5	3	2
指挥车	1	1	1	1	1
调度车	1	1	1	1	1
卫生直升机 卫生飞机	尽可能多 仅需远途运送时				
帐篷或移动隐蔽所	2	2	2	2	1
为 III 类伤员准备的房间	1	1	1	1	1
为未受伤者准备的房间	1	1	1	1	1

此外，在较近的年鉴关于机场灾难救援中要求任何一个机场，设置一个或两个急救室，急救室配有必要的设备，可以在任何时候使用。在预定的计划中应训练一些雇员做急救工作，在城市机场，雇员可达到或超过 3 000 名。

三、急救医疗体系

任何一个民航机场的医院（急救中心）、卫生所（急救站）都不可能具备单独完成飞行事故后数十名至上百名伤员同时进行从检伤分类、初级救护、监护后送到专科康复治疗的艰巨任务，在平时必须预先组建一个完善的急救医疗体系，即医疗急救网络系统，兼任起飞行事故后伤员的急救任务。

民航机场急救中心、急救站在民航飞行事故急救方面负有重要的责任，在做好民航飞行事故的急救准备方面，首要的是应与所在城市的急救医疗体系加强联网协作，以便在民航飞行事故急救中，迅速加强现场急救、监护后送。综合医院、专科医院接收经过初级救护的伤员后应迅速进行专科康复治疗。

民航机场急救中心、急救站在平时必须做好飞行事故后医疗急救的各方面准备工作。

在物质准备方面，应按照预测灾害发生后的最大范围装备各种急救器材、药品、帐篷、后勤用具、用品等。

在人员准备方面，除充分配备现场医疗急救的各类人员外，更应着眼于参加机场医疗救护的医务人员、非医务人员的医疗急救培训工作。空难救护的实施，需要所有紧急救援部门，在灾害医学和急救医学方面有一流的训练。

1. 医务人员的培训 飞行事故后的急救工作完全不同于日常的医疗急救工作，医务人员必须掌握灾害医学急救的原则和方法。面对大量伤员，首

先要果断地决定伤员处置的优先顺序，因为现场急救只有最低的设备做基本生命支持与初级救护。除外科医师外，其他各科医师必须转变职能，因此，他们在平时必须接受基本复苏方法的训练，如气道处理、气管插管、心肺脑复苏等，并应加强基本外科技术、烧伤、烟雾吸入伤等的初级救护技术。

医务人员还应加强民航飞行事故急救的理论探讨，注意现场急救器材的改进，在模拟空难演习中不断总结经验，提高应急救援的快速反应能力，提高初级救护水平。

2. 非医务人员的培训

（1）消防、急救员的培训：除其本身的专业培训外，他们担负的医疗急救任务是将伤员从飞机残骸中抢救出来，运送到安全地带，急救员还要负责运送伤员通过检伤分类区到Ⅰ、Ⅱ、Ⅲ类伤员集中区，最后参与医疗后送。在伤员医疗急救的全过程中，他们始终协助医护人员工作。这类人员应掌握外科基本急救技术，特别是搬运技术，也应进行基础生命支持的训练。

（2）机组人员的培训：飞机失事后在救援人员到达前，伤员的急救工作就应开始，这时主要依靠自救和互救。特别是飞机失事发生在远离机场时，救援人员不易迅速赶到失事现场，机组人员迅速组织起自救互救具有非常特殊的意义。民航客机备有紧急情况下的备用急救箱及急救器材，机组人员，特别是乘务员在校学习期间均接受过急救知识的培训，掌握外科基本急救技术、心肺脑复苏的初级救护、遇险生存等。机组人员在职期间应定期强化训练，以提高组织自救互救的能力，在特殊的灾害环境下发挥特殊的作用。

四、机场救护演习

搞好民航飞行事故急救工作，必须事先建立一个应急救援组织，制订出全面的、在本机场切实可行的机场应急救援预案。机场应急救援预案是否符合发生在机场及其附近的民航飞行事故急救的要求，以及各个部门的应急准备工作是否切实有效，只有通过组织模拟民航飞行事故的应急救援演习来检验。演习也是民航飞行事故处理的一种训练手段。

民航飞行事故的应急准备需要进行三种类型的演习。

1. 进行桌面演习　即在按比例制作的飞机失事现场模型上实施救灾计划和救灾措施。桌面演习有大规模演练所不具备的优点，因为它可能不那么紧张，并在一个比较有利于学习的气氛下进行，它随时可以停止或再开始来弄清楚任何一个问题。

2. 由所有紧急救援部门参与的模拟飞机失事的演习　这种全面的模拟，演习时间和地点都是事先确定的。这种演习不存在任何突然袭击的环境。其价值在于检验通信联络、现场管制、伤员清理站管理、伤员登记以及人员辨别的有效性。但对检验紧急医疗救护几乎没有什么价值。而记录演习活动的电视对检查任务执行情况的总结汇报会是有益的。

3. 各紧急救援部门在本部门内进行演习　这种演习事先可不发任何警告。这种演习对参加应急救援的单位是一种突然袭击，制造出了酷似（模拟）突发飞行事故的环境。这种演习的范围只涉及机场少数单位（空中交通管制、消防部门、公安部门和卫生部门）。

卫生部门要进行急救医学、伤员分类和大量伤员处理方面的演练。在机场紧急情况演习中，定期训练医生、护士、急救车乘务人员共同协作，对支援其他公共灾害也是很好的训练。

演习的主要目的是熟悉和检验紧急救护的组织指挥、通信和各部门之间的协调能力，也检验了各个急救部门的平时准备和训练情况。

民航救护演习的实施包括两个阶段。

1. 准备阶段　首先必须明确此次演习取哪种类型，是机场内救护或机场外救护，机场内部演习还是机场内外医疗单位的联合演习，或是整个机场各个应急救援部门紧急情况的总演习。在确定了演习类型以后，第二步就是要做好演习计划，并将演习计划落实到人。拟订遇险原因及安排好遇险飞机、伪装伤员，布置好"失事"现场。

2. 实施阶段　机场人员的应急行动，包括飞机迫降和机上乘客的紧急脱离。地面救援行动，包括消防人员强制进入机舱内的方法，灭火的原则和方法，救护队员登记抢出伤员至集中点，然后由医务人员进行分类、救护、后送至医院的急救，最后，按有关规定对"死者"进行处理。

在演习结束以后，应进行系统的、全面的总结。总结工作的重点是组织指挥、通信联络、协同配合方面的优缺点、经验教训。目的在于进一步修改和完善本机场应急救援预案。

第四节 民航飞行事故现场救援

一、现场急救工作的组织实施

民航飞行事故发生后，应急救援部门的快速反应及有效的救援直接关系到事故后伤员的生命安危。尽最大可能缩短伤员从受伤到开始初级救护的时间是降低死亡率、减轻伤残程度的极其重要的措施。要想尽可能多的抢救民航飞行事故幸存者的生命，使死亡和伤残降低到最低限度，其关键在于提高应急救援部门的快速反应能力。

反应的快慢取决于很多部门，特别是它们之间能否有良好的协调配合。各个部门之间的协调配合在很大程度上取决于应急指挥中心的现场组织与协调能力。在应急救援的现场组织工作中，它必须具有绝对的权威性，各个部门都必须接受它的约束与指导，绝不可以自行其是。通信联络部门得到飞机失事的信息后，就要将这一信息准确而迅速地按急缓程度不同的顺序通知到有关救援单位，各单位再落实到人。在应急救援的整个过程中通信联络必须畅通，及时通报情况，保证指挥部门与各个部门之间的联系，加强各个部门之间的良好协调配合。现场应急救援人员应迅速抵达飞机失事地点，这依赖于良好的交通疏导能力。应急指挥中心迅速抵达现场后，应立即在失事飞机附近建立指挥所，指挥各有关部门同时展开工作。

公安人员迅速在失事飞机周围建立现场保护区，保护区内只能允许消防人员、带有允许进入保护区标志的急救人员、部分医护人员进入。

在事故现场建立伤员集中区，在紧邻着伤员集中区、失事飞机的上风位，距离飞机残骸90米处建立一个检伤分类区，在远离事故地点建立三个救护区，即Ⅰ类伤救护区、Ⅱ类伤救护区和Ⅲ类伤护理和观察区。这些区域必须有清晰的标明记号。此外，沿着道路设置一个后送区。

从失事飞机中抢救出来的伤员，首先送往伤员集中区，然后迅速运达检伤分类区，经检伤分类后划分出来的Ⅰ、Ⅱ、Ⅲ类伤员分别送往各自的救护区，进行现场急救与初级救护。然后按急缓程度不同，先后送达后送区，依据伤情应用不同的急救车辆后送至综合医院或专科医院治疗。未伤的遇险者经过分类后进入无伤区。

伤员的分流应在医疗指挥所的组织协调下进行，医疗指挥所应设在救护区与后送区之间。此外，在后送区附近，还应设救护车集结待运点、客车待运点（后者可用于运送轻伤和未伤人员）。

机场及其附近的飞行事故现场急救，需要外部力量的增援，增援单位的车辆应驶到应急救援预案中预先确定的某些指定集合地点，并从这一集合地点直接开到待命区等待，直至被召唤到事故现场，避免任何人未经检查便进入事故地点。

对于死亡者，应保护好现场，经公安、法医员拍照、检查后运至殡仪馆或者有冷藏设备的停尸场所。

伤员的撤离、初级救护、检伤分类和监护后送每个环节都必须注意保证重症伤员的优先处理，伤员必须依据伤情对口原则送往处置能力强的专科医院或综合医院。以就近医疗为原则，尚应避免过于集中送往某一医院，以免最后影响治疗的时间。在后送途中必须与接收单位联系通报伤情，以便对方提前做好接诊准备。在现场医疗救护中，优良的初级救护、稳定伤情是现场急救的中心环节，对重症伤员尽快施行初级救护是降低死亡率与伤残程度的最重要措施。须特别强调现场应急指挥中心的领导，各个部门必须密切协调配合。而现场急救组织工作的实施，尤其离不开健全的通信网络，它通过无线电话使总指挥所、活动指挥所、医疗指挥所、公安、消防、救护车、医院，以及机场当局、交通管制部门之间保持畅通的联系，这是部门之间协调的重要保证。另一方面，各个部门之间要严格分工，现场职责明确，各司其职、严格执行，才能忙而不乱。

最后，事故调查组开始事故的全面调查，其中医学调查组开始进行医学调查。

二、自救互救

在任何灾害性事故发生以后，从对受伤人员实施救护的角度出发，无论在时间上和空间上都可以分为三个阶段。在时间上，第一期是灾害发生期，这段时间往往只持续几分钟；第二期是灾害发生后数分钟到几小时；第三期是灾后恢复期。以民航飞行事故来讲，飞机坠毁以后到援救人员开始抢救工作之前是灾害发生期，在这段时间内受灾伤员不可能得到外部的援助，而对于伤员而言又是决定生死的重要时刻，此时急救工作应迅速展开，唯一的办法就是采取自救互救。机组成员稳定乘员情绪，有组织地迅速疏导乘员迅速离开失事飞机到达安全地带，尤其具有重要意义。一个典型的案例是1994年8月10日，大韩航空公司的一架A300客机在韩国南部的济州岛国际机场降落时遇上台风，客机在湿滑的跑道上着陆后冲出跑道，撞上防护栏后尾部立即起火，在客机燃起熊熊大火之时，5名空姐异常冷静，先制止了恐慌，机组人员迅速打开所有逃生滑道。在机组人员带领下，2分钟内152名乘客全部从救生门逃了出来，仅有15人受轻伤。约5分钟后，飞机发动机起火爆炸，尽管8辆消防车奋力扑救，但整架飞机还是被烧毁。也有在类似事件中，未能很好疏导乘员、自救互救的血的沉痛教训。所以，民航客机机组人员，特别是乘务员都要接受急救知识的培训，这是开展自救互救的有利因素。

如飞行事故发生时远离机场，援救人员不易迅速赶到失事现场，迅速开展自救互救具有非常特殊的意义。此时，机组全体工作人员必须成为自救互救工作的中坚力量。在飞机坠毁后应尽快打开机舱安全门，放下滑梯，组织轻症伤员迅速撤离飞机到安全地带，协助重症伤员撤离，并开始进行初级救护工作。民航客机均备有紧急情况下的备用急救箱及急救器材，对开展自救互救也是一有利因素，对保护人机安全，减少生命财产损失是非常重要的。如飞机失事发生在特殊环境之中，部分机组人员或乘员尚存活时，则应设法维持自己的生存、脱离险境或等待救援。如果飞机在飞行中机舱内发生火情，迅速利用机上消防设备扑灭火势则是自救互救的关键措施。否则在密封的机舱内，烟雾吸入及迅速的升温，在短时间内即会产生极为严重的后果。对此，迅速降低飞机飞行高度，打开机窗可能是唯一的办法。尽管这一办法有可能加重火势，但已别无选择。在高空密封增压座舱突然失密时迅速吸氧，立即降低飞行高度是自救互救的最重要办法。对飞机颠簸所造成的创伤，在未造成飞机坠毁的严重事故时，飞机上的自救互救也能发挥良好的作用。大约1/3的飞行事故发生在远离机场的地方，应急救援难度很大，自救互救措施具有更为重要的意义。

三、消防与撤离

飞机火灾的突出特点是在很短时间内即达到完全致命的程度。由于在机场及其附近地区抢救生命的机会最多，消防工作对抢救飞机火灾是头等重要的大事。飞机失事后要求消防车辆在不超过3分钟的时间内到达现场，开始救火作业。重点控制关键地区——机身的火灾，创造人在机舱内能生存的条件和可进行救援作业的条件。一旦主要火势已控制住或飞机载人部位周围的关键地区已经保护起来，这时戴防毒面具、穿隔离服的急救员、消防员应立即进入机舱，提供照明设备，采取自然通风或应用机械通风措施，尽快地创造一个飞机内适于生存的环境，消除难以忍受的烟雾以及各种物质热溶分解后的有毒气体，以保护那些不能脱离飞机的机上人员，并为急救员、消防人员进行机内搜寻和援救提供方便。在飞机内有冒烟物体，或在有加速气流经过的飞机外部的任何位置上，通风随时都会产生助长火势的危险，因此，必须随时准备对付火灾的突然爆发。

援救包括对机上人员脱离失事飞机所经过的通道的保护，飞机外的救援活动包括救火、覆盖燃油浸湿的飞机邻近地面，有效地协助使用脱离飞机的应急救生设备，以及准备灯光，在援救现场这些活动将加速机上人员撤离飞机，并使其迅速转移到安全地区。

援救机上人员应以最快的速度来进行，重点援救机上没有直接帮助不能撤离的重危伤员，在火灾或有爆炸威胁存在时，尽量尽快抢出伤员，保全生命是最高宗旨。首要的是将他们搬移出火灾威胁区，搬运时尽可能小心谨慎，注意保持合适体位，避免加重他们的伤势。

消防、急救人员的中心任务是抢出伤员，机组人员应以保证机上人员安全为共同目标，机组人员应与急救人员、消防人员密切合作，不分青红皂白地贸然打开舱门或紧急出口是危险的，这样做可能使火焰或有毒的烟雾进入机身，或可能促使火势蔓延到飞机的其他部位。

机上人员撤离飞机的工作由机组做出决定，救援人员和消防人员在机组指导下行动。机上人员紧急撤离时，通过紧急出口，使用紧急救生滑梯是最好的撤离措施。救援人员、消防人员要站在滑梯脚旁，帮助从机舱出来的人滑到滑梯脚下，并引导他们到离事故现场一定距离的安全地点。被疏散的人员使用机翼上的出口撤离时，一般使用机翼前缘或襟翼。如翼面至地面的距离过大，没有梯子的话会使撤离飞机的人严重受伤，而使用消防人员带来的扶梯则有助于从机翼表面上撤离。同样，飞机舱门只有装了扶梯或滑梯才可作紧急撤离用，这样才不会直接影响机上人员的生命安全。

机组人员首要职责是对飞机及机上人员负责。如果机组人员能够以正常的方式行使职责，撤离的最后决定和实施撤离的方法一定要听机组人员安排。救援人员、消防人员用一切可能的方法协助机组人员，在机组人员不能行使职责的场合，救援人员、消防人员要担负起机组人员所应做的那些援救工作，确保撤离工作的顺利进行。

在援救工作中，只有在由于特殊原因使正常的进入方法不具备或不适用时，破拆飞机才作为一种最后的措施。强制进入的方法：①如可能的话，从正常舱门或紧急舱门或窗口强制进入；②在舱内座位水平线以上，行李架以下的窗户之间，或在机舱顶部中心线的两侧处锯断、劈开飞机；③有些飞机有破拆位置点，这些位置点均有红色或黄色标记出，可在此位置点进行破拆，强制进入机舱，抢救机上人员。

四、检伤分类

空难发生后大量伤员同时需要救治，事故现场医务人员少，力量有限，运力不足，只有采用灾害急救的组织原则和方法，合理地利用有限的人力物力，来达到救治尽可能多的有存活希望伤员这一目标。为达到这一目的就必须进行检伤分类。

分类的原则主要考虑的不是伤情，而是实施医疗救治的效果。检伤分类工作应由高年资具有丰富的创伤专业和急救知识的医师负责，并由其决定急救方案。

灾害性事故中决定伤员预后的最主要因素不是伤情种类，而是致命性并发症。早期死亡的威胁来自重症颅脑损伤、创伤出血性休克、烧伤休克，以及各种因素导致的急性呼吸功能不全。对于这些致命性并发症的判断，应该着重观察病人的意识、血压、脉搏和呼吸。因为意识障碍的有无及程度是反映颅脑损伤的主要指标。血压和脉搏并不是反映休克的敏感指标，然而，血压下降和脉率增快仍是休克程度的反映。呼吸频率和幅度的改变，变快或变慢，变浅或困难，表明患者有急性呼吸功能不全。空难伤员以多发伤和复合伤多见。致命性并发症可变或同时并存，因而对每一伤员综合判断更为重要。在重视伤员全身情况的同时，不应忽视局部情况的观察。胸腹部穿通伤、连枷胸等需要积极手术治疗，大面积烧伤者也需要迅速后送处理，在检伤分类中也应作为Ⅰ类伤员而给予优先处理。

致命性并发症的有无以及程度是检伤分类的主要依据，应特别重视以下几个方面。

1．意识障碍 患者可以表现为昏迷或意识水平的降低。按格拉斯哥昏迷分级 13～15 分为轻型颅脑损伤，9～12 分为中型颅脑损伤，3～8 分为重症颅脑损伤。有人将重型又分为重型和特重型：6～8 分为重型，3～5 分为特重型。凡 GCS 4～5 分者死亡率达 50%以上，而 GCS<3 分者一般难以存活（表 10-6-7）。

2．血压和脉搏 如收缩压低于 12 千帕、脉率>120 次/min，往往反映休克程度较重，休克指数即脉率与收缩压的比值>1 时，也表明休克程度严重。

3．呼吸 伤员呼吸浅而难，呼吸频率加快>30 次/min 或减慢<12 次/min，均反映患者存在急性呼吸功能不全。

4．综合判断 民航飞行事故中多发伤、复合伤多见，以致伤情复杂，致命性并发症可以同时并存。如重症颅脑损伤合并大血管损伤者，既可表现意识障碍，又有休克表现。创伤与烧伤、烟雾吸入伤同时致病时则既可有休克，又有急性呼吸功能不全。

综合判断可以采用医院前分类指数（PHI）鉴别伤情轻重，0～3 分者为轻伤，4～20 分为重伤。如有胸腹穿通伤，总分内另加 4 分。

伤情严重程度的综合判定现有多种分级（记分）法。但仍未有一个均被公认的标准。国外常用的方法尚有：简略损伤分级法（AIS），在 AIS 基础上加以修改的创伤严重度记分法（ISS），创伤记分

表 10-6-7　格拉斯哥昏迷评分（GCS）

睁眼运动反应		运动反应		语言反应	
自动呼吸	4	执行命令	6	回答正确	5
谈话时睁眼	3	有定位动作	5	回答错误	4
疼刺激时睁眼	2	肢体回缩	4	言语含糊不清	3
无睁眼反应	1	肢体异常屈曲	3	难以理解的声音	2
		肢体伸直	2	不出声	1
		无运动	1		

法（TS），将 TS 法、ISS 法及年龄等客观指标经计算机处理使用的 TRISS 法，以及创伤指数（trauma index）。其中的创伤记分法、创伤指数使用简便，无需复杂的辅助检查，适用于现场急救，可供进行初步的伤情分类及决定处理先后次序。

创伤记分法（trauma score，TS），是将 4 个生理因素和 Glasgow 昏迷评分值等 5 个指标分别评分后相加得 TS 值。如 TS 值>13，则伤员生存的可能性（PS）>90%，而 PS≤50%，则预示伤员的死亡概率较大。TS 值为 9 时，PS 为 37%。

创伤指数是将病史、临床表现等因素经处理得出最有意义的参数综合而成。使用方法是将 5 个因素的记分相加，指数在 7 分以下为轻度伤，8~18 分为中度伤，18 分以上为危重伤，其死亡率较高（表 10-6-8）。

伤情分类决定了伤员的优先处理权，以及后送的次序。第一类伤员应立即后送，但后送前必须经现场急救以稳定伤情。第二类伤员具有第二优先权，后送次序仅次于第一类。第三类伤员可稍延迟后送，第四类伤员在现场死亡，经医学调查后送往殡仪馆。

机场及其附近飞行事故中前三种类型伤员的分布情况见表 10-6-9。

后送的优先程度的具体划分，必须依据受灾范围、程度（伤员人数的多少，伤情的轻重）、距离医院的远近、应急救援转送能力的强弱等具体情况而定。在国内目前尚未有明确的具体划分标准。

现场检伤分类在具体实施中应注意以下几点：①伤情判断应力求简单、迅速、准确；②分类伤员应有明显的标志（伤票）和现场检查记录；③对"待转运伤员"仔细连续观察，每 15 分钟重新分类一次，及时调整转送次序；④对重症有致命并发症的伤员应立即现场抢救，采取维持生命机能的各项积极措施；⑤对于濒死伤员的划分宜限制在最小范围内。

表 10-6-8　创伤指数

项目	1	3	4	6
创伤部位	四肢	躯干	胸或腹	头或颈
损伤方式	切割伤或挫伤	刺伤	钝挫伤	弹道伤
循环	正常	血压<13.3 kPa 脉搏>100 次/min	血压<10.7 kPa 脉搏>140 次/min	无脉搏
神志	倦睡	嗜睡	半昏迷	昏迷
呼吸状态	胸痛	呼吸困难	发绀	呼吸停止

表 10-6-9　机场及其附近飞行事故中三种类型伤员的分布情况

Ⅰ类伤（红色标志） 生命危险 立即抢救	20% 25～30 人
Ⅱ类伤（黄色标志） 没有生命危险的重伤员 在现场优先后送	30% 36～40 人
Ⅲ类伤（绿色标志） 轻伤 延迟后送	50% 60～70 人

五、现场医疗处理程序

尽可能缩短伤员从受伤到开始初级救护的时间是降低死亡率、减轻伤残程度的极其重要的措施。提高应急救援各部门的快速反应能力，搞好现场急救的组织工作、消防、撤离、检伤分类，均是为了使伤员尤其是重症有生命危险的伤员尽早得到良好的初级救护，可以说现场初级救护是整个现场急救的中心环节。

现场医疗处理最简单而又最切实可行的是明确标定三个主要区域。

1. 伤员集中区　从飞机残骸中抢救出的人员在这里被收容，并提供紧急救护。

2. 检伤分类区　伤员在这里依据伤情进行分类：即Ⅰ类伤、Ⅱ类伤、Ⅲ类伤。

3. 救护区　上述三类伤员分送Ⅰ、Ⅱ、Ⅲ类伤救护区。并分别进行现场初级救护。危重伤员积极处理致命并发症，稳定伤情。

初级救护除了采取固定、止血、包扎、止痛、保证病人的合适体位等一般措施外，更须注意维持伤员机体重要功能的各项措施，因为非致命性损伤引起的生命功能障碍会导致对整个机体的严重影响，伤员的命运往往取决于其内脏并发症。这些生命功能障碍可以是急性颅内压增高、心血管系统的急性机能不全、急性呼吸功能不全等。在现场初级救护中，必须积极处理伤员的致命性并发症，维持伤员的生命功能，稳定伤情，为后送继续治疗作适当的准备。为提高后送安全性，应采取必要的措施，消除或减轻脑水肿，防治休克，消除低血容量，维持循环呼吸功能。每个伤员应依据各自的伤情获得相应的恰当处理。

国际上对使用机场建筑物作为伤员急救区正日益感兴趣。严重伤员可在这里稳定伤情，然后再由救护车或直升机送往医院。飞机库常可提供伤员救护区之所需——保暖、照明、通信、供水。在这里，医生、护士和医务辅助人员有充分的空间来工作和照顾伤员，许多伤员可从熟练的救护中获益。在飞机库中进行病人登记也比较容易。

六、监护后送

当伤员受伤后，在灾难现场只能进行简单的初级救护或采取暂时稳定伤情的必要措施，要进一步治疗需后送至综合医院或专科医院。这需要在伤病员分类的基础上，经过初级救护、稳定伤情后，根据伤员的诊断、预后判断和下一步的救治需要，确定伤病员后送地点、次序、运输工具的种类和后送姿势。一般由伤员救护区内的救治工作人员进行，并做好后送准备。后送的安排必须在现场统一指挥下进行。

空难伤员后送发生在机场及其附近时，由于基本在大、中城市郊区，因此，不需要采用战争的灾难分级救治，伤员依据伤情种类直接送往有此类专科的医院。以就近转送为主，并应注意分散的原则，避免过于集中送往某一医院。

后送次序：第一优先的是标有红色标志，有严重的危及生命并发症的Ⅰ类伤员，但应先做适当抢救治疗，待伤情稳定后再送往医院，后送时需采用有进一步生命支持能力的救护车，需要专门医护人员陪送，途中严密监测病情，医疗与后送相结合，保证伤员安全抵达专科医院。应用卫生直升机运送伤员虽有很大优越性，但难以组织大量卫生直升机后送伤员。第二优先的是标有黄色标志，伤情严重但无生命危险的Ⅱ类伤伤员，可用有基本生命支持能力的救护车，由专人护送。第三优先的是标绿色标志，损伤较轻，包括可以自己行走的伤员。此类伤员也可不用担架，也可稍延迟后送，采用有担架的卡车或救护车。此类伤员可由护士陪送。

伤员后送时应提前通知有关接收医院，途中继续保持联系，通报伤情，以便接收医院提前做好接诊准备，做到心中有数。

在伤员转送时，对头颈部损伤、脊柱骨折伤员要特别注意保护措施和搬运要求。伤员在救护车中的体位：一般重伤员均可取仰卧位，胸部伤呼吸困难者，取半卧位并吸氧，脑损伤和呕吐伤员头应偏向一侧，以防止发生窒息，长骨骨折伤员应将伤肢放在合适位置，背部及两侧用棉垫垫好，固定牢靠，尚应注意保温等。在运送途中应严密观察伤情，及时发现异常情况及时处理。

七、未伤者的处理

空难急救照顾到全体受伤的伤员，然而在紧急救援中伤员是需要处理的一部分情况，未伤的机上人员也是应急救援工作的一部分。在大多数情况下，即在机场及其附近飞行事故 90%～95%的情况下，未受伤的机上人员占机上全部乘员的 77%～55%。这些人尽管身体并未受伤，但他们当中相当一部分人受到空难事件的强烈精神打击，可能立即出现或在数日内出现"外伤性精神神经病"。

擅长处理悲伤以及灾害后心理影响的医务人员，应随时准备帮助那些因受灾而处于危险中的人，在灾害期间就应认识到对他们提供服务的必要性。

1980 年美国精神病协会对灾难后应激性疾病正式启用了创伤后应激性疾病（PTSD）这一名词。空难是引起 PTSD 的应激源之一。PTSD 多表现为精神症状，可伴有少数的躯体症状改变，主要表现在对灾难经历的重现、抑郁和焦虑三个方面。对它的治疗目前仍处于摸索阶段，主要为综合治疗，包括心理治疗和药物治疗，两者互相依赖，而针对病因治疗十分重要。

现场处理：①脱离应激源：灾难发生后，由于应激源仍可通过直接或间接作用持续存在，因而减少应激刺激对灾难现场处理十分重要。应首先组织安排将那些仍暴露在应激源下的人员撤至安全地带，因暴露在应激源下时间越长和强度越大，发病症状也越重。②心理咨询服务：在灾难现场的救护人员中，应包括有经验的精神病医生和心理学医生，能提供良好的灾难后心理咨询，给人们以支持和保证。对 PTSD 的治疗方案主要是集体和个人精神疗法。必要时给予精神药物，特别是抗抑郁剂，有些病人可给予 β 受体阻断剂，但要避免给药过多。如能使躯体疾病减轻，精神状况也会好转。因为药物治疗本身就有精神治疗作用。灾害初期现场不必对 PTSD 做精确诊断，只要区分有无精神障碍即可。研究社会应激与反应性精神障碍的学者，首先着眼于严重自然灾害和社会性人为灾害对广泛受害人群的普遍性影响，绝大多数灾民都感受到严重的精神痛苦，多数有抑郁情绪反应及悲哀反应。PTSD 发病率只在 10%以下，因此，有学者提出在灾害急救中，应组建精神病紧急救护组。在心理学专家和精神病医生的指导和配合下，使 PTSD 能够得到应有的及时救治。遗憾的是当下在灾难发生后，往往因注重抢救那些躯体创伤伤员，而忽视了心理应激创伤的治疗。

八、遇难者的处理

大型宽体喷气式客机使载客量继续增加，它既提高效率，又推动安全措施的发展，但同时也增加了一次性空难的人数。一次空难的死亡人数最高纪录已超过 500 人，处理起来极其复杂困难。减灾计划如果未包括预先制定的系统性组织方法，处理不力将拖延整个空难事故的了结。

遇难者处理的核心问题是正确识别尸体，达到正确识别要靠系统化的组织方法。系统化识别流程的执行靠识别机构。从航空运输的发展趋势看，设立专门的或事先组织好的兼职识别机构是必要的。美国在 1985 年甘德飞机失事死亡的 248 名军人的遗体识别中，发展了识别中心组织、职能、系统关系、工作程序和现场实施的全面经验，很值得我们借鉴。这里只引述空难现场工作与灾难识别中心的工作。

1. 空难现场工作　识别中心工作人员到达空

难现场后，现场小组与安全组立即设置警戒线，控制通路，保证遇难者及其财物留在原地；现场小组迅速探测现场，组长制定出一份彻底、细致和全面寻找失踪尸体、尸体碎片和个人财物的方案，全组人员立即行动。现场小组为每具尸体挂上用不退色铅笔或墨水编号的标签。将尸体随身带的物品及珠宝装入袋内，贴上与该尸体相同编号的标签。如物主不明，也应装入袋内，标明物主不明。

摄影小组在搬动尸体前为每具尸体拍照，记录死亡人员被发现的位置及与飞机残骸之间的关系。资料管理小组立即动手收集每个死亡人员的有关资料，写出每具尸体的初步档案。

2. **灾难识别中心的工作** 尸体处理组在停尸所接收尸体，为每具尸体填写一份管理记录单，包括接收日期、时间、指定的冷藏地点、送往各识别小组的日期、时间、运送人姓名。然后将尸体按检查顺序送往各识别小组进行识别。各小组接收尸体时，要将当时的情况拍照，完成检查识别任务后要签字。确认遗体应遵循的原则是在做出限定性识别之前，不要发放遗体。

移交遗体（包括财物移交）：首先发放的是极易识别，或不需要旁证就可确认的尸体，附有识别通知和死亡证明书。认领后即签字并动员火化，火化前应办理公证。死亡公证对保险和继承权等是必要的文件。

识别工作必须保证三个基本环节的顺利进行，即收集失踪人员有关的鉴别资料，观察遇难者的鉴别特征，比较这两项资料。其中任何一个环节做得不好，就不可能做出正确识别。必须严格实行质量控制，以避免错误，少走弯路。在获取三个基本环节、基本资料的基础上分析识别资料，交叉核对和确认。

九、空难调查的医学因素

民航飞行事故调查是整个民航飞行事故急救工作的一部分。

民航飞行事故调查的基本目的是确定与失事相关的事件、情况和环境，以便采取适当的步骤，预防失事和防止导致失事的因素再现。另一重要目的是确定与乘员存活或死亡有关联的和航空器适航性中与坠毁有关联的事实、条件和环境。

民航飞行事故调查是一个高度专业化的任务。调查组应由经过调查技术训练、有良好的航空工作组织和有关专业的职业技巧的人员组成。调查组应由有资格的人来适当地组织、实施、协调和监督。

调查应努力取得管理、气象、空中交通服务、目击者陈述、飞行记录、维修记录以及取得来自结构、动力装置系统、人的因素、后撤、搜寻与救援或灭活等方面的信息以及各方面专家的意见。

这里，我们强调的是医学和（或）人的因素方面的调查。事实上与整个工作系统中其他调查小组没有不同。

医学调查将涉及以下几方面：

（1）确定有无危害飞行机组人员机能的任何身体或精神障碍。

（2）发现可同样危害机组人员的特殊环境因素。

（3）调查机组人员医学的、与医学有关的和心理学的背景，可用以揭示或解释他们机能或效率降低的问题。

（4）通过检查他们的损伤和在坠毁时机组的活动情况，识别机组的身份和失事发生时的位置。

在一个非致死性失事调查中，机组人员可被询问和接受医学检查，而在全部致死性的失事中，航空病理学家应尽快赶到现场，尽快进行尸检与处置，避免不必要的耽搁。

对全体死亡人员的最低尸检要求：

（1）确定死亡原因。

（2）发现可能影响寿命的重要疾病。

（3）根据下列损伤，评定制动力和方向：①心血管系统、肝与横膈；②头部、胸骨、脊柱和骨盆。

（4）搜集作碳氧血红蛋白测定的标本。

（5）搜集肺标本作濒死时间的估计。

在现场尸检工作中应留取组织标本和体液（血、尿、胆汁等）以留作现场调查后的实验室调查，即组织学和病理学检测、毒理学检查及死后的生化检查。

详细的尸检和随后进行的实验检查的目的是尽一切努力发现飞行人员是否患有任何疾病、是否受任何形式的中毒或所服药物的影响。收集各组调查的证据，经过综合判断提出驾驶台上任何与失事原因及细节有关的人的因素的推测和见解。而检查旅客的尸体能够确定损伤的类型。一致性类型的损伤表明，所有的旅客曾经受到几乎相同类型和程度的力量。若类型不一致，特别是出现偏离正常的单一尸体时，可能存在人为破坏或非法干扰航空器操纵的情况。

怀疑失事是由于心理、生理及机能异常因素时，尸检通常不能得到证据。在某些情况下，必须调查飞行人员的背景。从飞行人员的亲朋好友中可以获得一般健康状况和通常的行为等有重大价值的信息。在有幸存者的失事中，医学调查主要针对活着的并且可能对调查工作有协作的受检者。对于幸存的飞行机组成员必须进行体检，以确定其中是否有任何体格、生理或心理因素与失事细节有关。

国际民航组织（ICAO）有关航空器失事调查的标准与建议措施，已作为缔约国家在出现伤亡或严重外伤的失事调查中应遵循的程序。我国有关"飞行事故医学调查的方法与程序"详见民航局关于下发"民航机场救护与飞行事故调查预案"试行的通知。

十、善后处理

对于处理大规模空难伤亡事故来说，顺利地完成空难受伤人员的迅速撤离、现场检伤分类、初级救护、稳定伤情、监护后送到专科治疗、未伤人员的处理、遇难者的识别与处理、空难事故调查包括医学因素调查等紧迫任务和繁重工作之后，余下的事务中重要的是分析事故原因，得出事故原因的结论，形成有关空难预防的完善经验，并运用这些经验消除潜在的飞行事故。通过评价各项现场工作，认真总结营救工作中的不足之处，可以对今后的安全工作提出建议。在对营救过程的全面回顾中，特别要重视指挥、通信、协调、急救器材及机场人员急救训练计划等方面，进一步改进和完善机场应急救援预案，减少今后可能发生的空难事故的灾难程度。

十一、机场外抢救

无论是中国民航或外国民航所发生的飞行事故，除2/3发生在机场及其附近外，约有1/3发生在机场外。

超出机场救护网（8～10 km）范围时，救援工作必须依靠当地急救组织和医疗机构。同时根据上级指示和总指挥的安排组织建立救护分队，必要时出动直升机并依靠当地军民进行搜寻。到达失事地点，幸存者如已获救，应迅速送往收容所，了解失事情况，对伤情作进一步检查和处置后，即后送到有关医院。

如失事地点在山区或交通不方便的农村，进入现场困难，加之散落面广，援救工作十分困难。机场应急救护涉及面宽、时间紧、任务重。因此国际民航组织提出 C3 原则，即协调（coordination），指挥（command）、通信（communication），防止第 4 个 C（catastrophe，灾祸）出现。C3 原则无论对机场内或机场外的抢救工作都是十分重要的。

更为严重的情况是在航线运行阶段不幸在国内外的特殊环境中失事或迫降。在第二次世界大战中，飞行人员降落在西南太平洋地区而幸存者约有 1 000 人。其中在海上漂浮时间最长的达 47 天，在丛林中生存时间最长的为 23 天；降落在极地的飞行人员 641 人，其中幸存获救者 480 人，生存时间最长的为 48 天，降落在沙漠地区的有 382 起，最长生存时间为 29 天。

当飞机在空中出现紧急情况时，如机上失火、飞机机械故障、密封增压舱失密等，应按《中国民用航空飞行条例》和《中国民用航空乘务工作手册》中的有关规定，机长立即向地面指挥员报告，并制订紧急脱离方案，根据机长决定，乘务长向旅客广播准备紧急迫降，介绍紧急出口位置、脱出口区域的划分和具体脱出方法，表演防止冲击损伤的安全姿势，水上迫降时讲解、表演救生衣的用法。嘱旅客取下身上一切锋利物品放在椅背后的口袋内，多穿衣服、戴上帽子等。在紧急脱离前，机上乘客应系好安全带，做好安全姿势。

飞机迫降后组织指挥好紧急脱离工作，受伤人员要立即组织自救互救工作，并充分利用机上的一切应急设备和器材。

要立即与地面援救单位取得联系。各民用客机均配有紧急发报机（救生电台）：以波音飞机为例，启用发报机在水上使用 5 秒，陆地使用 5 分钟后即自动发出 121.5 MHz（民用）和 243 MHz（军用）电波。伊尔 62 机上的发报机，打开"SOS"信号，用 500 MHz 的波长重复拍发这一信号。国产 303-甲救生电台，可发信标、送话和接收，也可用于地面近距离电台之间的对话联系，其频率固定在 125

MHz。地面反光镜——在阳光下，发现营救飞机（或舰船）后使用，几英里外的飞机或船只均能见到。染色剂用于在海上、湖泊、雪地和山间溪流与寻找者在白天联络用。营救飞机飞行高度为1 000 m时，可在7~10 km处发现，可维持20分钟左右。遇难信号筒（弹）——用于海上、沙漠和旷野等区域对空营救飞机联络用。国产Ⅰ型发光发烟救生信号筒（光烟-I），白天用发烟端联络，喷出鲜红色烟，可持续20秒以上，在1 000 m高度的飞机，距离8~11 km的地方可看到，晚上使用发光端联络，发红色光焰，于1 000 m高度观察时可在30~36 km距离看到。近些年来一些国家对灾害急救非常重视，如美国、德国等都已形成全国性的救灾医疗网络，并发展为立体化医疗后送体系。通过军民结合、平战结合形成医疗后送网络化部署，达成卫勤保障的全方位化。国际救灾机构越来越多，组织机构也日趋完善。国际合作的增强，使在特殊环境中失事或迫降的飞机搜索救援工作有了极大改善。1979年11月23日苏联、美国、加拿大、法国组建了第一个国际卫星救援系统。该系统包括"科斯帕斯"（遇险飞机和舰船的卫星搜索救援系统）和"萨尔萨特"（借助卫星实施搜索救援系统）两大系统。其救援程序是：当飞机或舰船遇险时，遇险声呐浮标发出呼救信号后，经加工整理后，再经卫星迅速传给地面接收站。遇险地点的坐标一般可精确到3.6 km。险情发生时，如果有时间，遇险人员可以在呼救信号中说明险情性质，诸如：火灾、相撞、飞机迫降等。如果情况万分紧急，则只需按动操纵台上的电流或直接往水中投下遇险声呐浮标即可。浮标每隔50秒转发一次险情代码信号，信号中除指示遇险地区的坐标以外，还注明飞机或舰船的编号、国籍、注册机场、港口等事宜。"科斯帕斯—萨尔萨特"国际卫星救援系统问世以来，功勋卓著。据不完全统计，自1985年以来该系统成功地使3 000多人脱离险境。

医疗后送网络化部署大大缩短了抢救半径，更由于具有空中急救功能的卫生直升机、"空中医院"的发展，极大地改善了特殊地区空难的应急救援工作，但目前能如此完善的还只限于少数发达国家。在相当一些国家和地区救援工作目前还处于较为落后的水平，因而遇险者除仍受遇险环境好坏程度、救生器材和营救速度的影响外，还受个人生存能力（含生存意志、生存知识和体力状况）的影响。凡个人生存意志坚强、掌握有较多的生存知识，遇险生存的机会就多。因此，对于飞行机组人员，特别是民航运输机飞行人员，在特殊环境下遇险的机会极少，但也不能绝对避免。因此，了解这方面的知识是必要的，这不仅是在特殊环境下自身生存的需要，而且能组织和指导乘客的自救互救与遇险生存。

机组人员（包括乘务员）必须熟悉机上的应急设备和器材。这些器材是为发生紧急情况或飞行事故而设置的，对保护人机安全，减少生命财产损失是非常重要的。机上的应急设备和器材，大致分为紧急脱离、灭火、通信和防护自救等四类，随机型而异，不一一列举。机上工作人员应对其了如指掌，一旦出现紧急情况应立即投入使用。机上工作人员也应掌握遇险生存的自救互救技术，每个机组成员，尤其空中乘务员应起到中国红十字会会员的作用。除此之外，更应掌握特殊环境中遭险时的个人生存和求救方法。后者是遇险生存者能否获救的重要环节。机组工作人员应按国际民用航空公约附件十二《搜索救援》中规定的"在事故现场的机长的工作程序"和"截获遇险通信的机长的工作程序"去处理，尽快使遇险人员获得外界救援，脱离险境。由于此项工作主要不归属于卫生部门，在此不作赘述。

第五节　机场区域内航空器紧急事件

进入二十一世纪，航空业的发展已成为一个国家和地区社会进步、经济发展的重要标志之一，民用机场运行中各类突发事件的应急救援能力，以及为避免和减少人员伤亡和财产损失的所采取的快速反应及处置效果，成为反映一个国家应急救援和运行保障水平的重要窗口之一。机场应急救护体系既是民航应急救援体系的重要内容，也是国家应急医疗救援体系的重要组成。

机场应急救护范围适用于机场及其邻近区域内发生的各种紧急事件。机场及其邻近区域内系指机场围界以内及距机场基准位置点8千米范围内的区域。

一、紧急事件的分类、应急救护等级划分

（一）紧急事件的分类

机场紧急事件包括航空器紧急事件、非航空器紧急事件和突发公共卫生事件。其中，航空器紧急事件包括：

（1）航空器失事。
（2）航空器空中故障。
（3）航空器受到非法干扰，包括劫持、爆炸物威胁。
（4）航空器与航空器相撞。
（5）航空器与障碍物相撞。
（6）涉及航空器的其他紧急事件。

非航空器紧急事件包括：

（1）对机场设施的爆炸物威胁。
（2）建筑物失火。
（3）危险物品污染。
（4）自然灾害。
（5）医学紧急情况。
（6）不涉及航空器的其他紧急事件。

（二）应急救护等级划分

1.发生在机场内或机场邻近地区的航空器紧急情况的应急救护等级

（1）紧急出动：已发生航空器坠毁、爆炸、起火、严重损坏等紧急事件，各救护单位应当按指令立即出动，以最快速度赶赴事故现场。

（2）集结待命：航空器在空中发生故障，随时有可能发生航空器坠毁、爆炸、起火、严重损坏，或者航空器受到非法干扰等紧急事件，各救护单位应当按指令在指定地点集结。

（3）原地待命：航空器空中发生故障等紧急事件，其故障对航空器安全着陆可能造成困难，各救护单位应当做好紧急出动的准备。

2.非航空器的紧急事件应急救援不分等级　当发生非航空器紧急事件时，机场应急救护机构或承担机场应急救护工作的医疗机构应当按照机场相关规定，采取有效应急处置措施。

3.突发公共卫生事件应急救护不分等级　当发生突发公共卫生事件时，机场应急救护机构或承担机场应急救护工作的医疗机构应当按照《国内交通卫生检疫条例》、《突发公共卫生事件应急条例》和《国内交通卫生检疫条例实施方案》、《突发公共卫生事件民用航空应急控制预案》采取有效应急处置措施。

二、航空器紧急事件应急救护原则和职责

机场应急救护工作原则：坚持"政府主导、统筹协调、统一指挥、分级负责、属地为主、资源共享、专业处置"的原则。

机场应急救护职责包括：机场管理机构应急救护职责、机场应急救护机构或承担机场应急救护保障的医疗机构的职责，以及紧急事件现场各应急救护组织职责。

（一）机场管理机构应急救护职责

机场管理机构应当履行以下应急救护职责：

（1）按照《民用运输机场应急救援管理规则》要求，在地方政府的领导下，做好机场的应急救援工作。要加强机场与地方政府的联防联动合作机制，充分发挥社会救援力量，依据当地人民政府突发事件总体应急预案，做好本机场突发事件应急救护支援单位的联络、协调和配合工作。

（2）按照《民用运输机场应急救护设施配备》的规定，设立相应的机场应急救护机构或与提供应急救护保障服务的医疗机构签订机场应急救护保障服务协议。

设立的航站楼急救站（室），应满足以下条件：①有利于医护人员快速到达航空器紧急事件事故现场；②有利于医护人员快速到达各类医学紧急情况现场；③有利于医疗设备和急救器材快速通过安全检查。

（3）确定应急救护职责、工作程序，按照本规范附录《民用运输机场应急救护预案纲目及要求》制订本机场的《机场应急救护预案》。

（4）制订医疗急救培训制度，定期组织机场应急救援人员的救护知识技能培训。

（5）指定有关部门和人员组成抢救和运输伤

员队伍，负责事故现场的伤员抢运工作。

（6）在紧急事件现场划定现场应急救护区域以及急救车等救援车辆的通行道路，并设置明显标志。

（二）机场应急救护机构职责

机场应急救护机构或承担应急救护保障工作的医疗机构的主要职责是：

（1）制订机场应急救护工作制度及相关程序，明确人员分工和职责。

（2）为航空器运行提供医疗急救保障。

（3）实施机场紧急事件的应急救护。

（4）对机场应急救援人员实施相关救护知识和技能培训。

（5）定期组织应急救护综合、单项和桌面演练。

（6）参加机场应急救援综合演练。

（7）为旅客和候机楼内工作人员提供应急医疗服务。

（8）机场内发生紧急事件时，组织实施医疗救治，并向指挥中心和医疗指挥官报告情况。

（三）应急救护现场组织及其职责

应急救护现场组织是负责紧急事件现场应急救护工作的非常设组织。应在机场应急救护预案中明确各组人员组成和分工。

1.应急救护现场组织：分为医疗指挥组、担架搬运组、检伤分类组、现场救治组、转送运输组、物资保障组、防疫处理组。

2.医疗指挥组人员组成及其职责

（1）医疗指挥组人员组成：①医疗指挥组由医疗指挥官及有关协调人员组成。②医疗指挥官由机场应急救护机构或承担机场应急救护保障工作的医疗机构主要负责人，或机场管理机构指派的人员担任。

（2）医疗指挥组职责：①接受现场总指挥的应急救护指令。②负责医疗现场应急救护全过程的组织、协调。③负责与应急指挥中心、各急救组以及提供支援的医疗单位之间的信息沟通。④负责应急救护情况总结和上报。

（3）担架搬运组人员组成及其职责：由指定的经过相应应急救护知识、技能培训的护卫、保安、武警、消防、安检、地面服务等人员担任，负责紧急事件现场伤员的搬运。

（4）检伤分类组人员组成及其职责：检伤分类组人员由有经验的医生担任，负责现场的伤情检查分类，按要求填写伤亡识别标签。

（5）现场救治组人员组成及其职责：由机场医疗机构或提供支援的医疗单位的医护人员组成。负责现场Ⅰ、Ⅱ、Ⅲ类伤员的紧急救治。

（6）转送运输组人员组成及其职责：由机场应急救护人员和救援车辆的司机组成。负责伤员转送、去向登记、途中救治及向送达医院移交伤员，并与医疗指挥组保持联络。

（7）物资保障组人员组成及其职责：由药品、器材、物资供应等人员组成。负责急救药品、物资及相关用品供应及使用登记。

（8）防疫处理组人员组成及其职责：由卫生防疫专业人员组成。负责紧急事件现场的疾病预防控制，组织并实施现场消毒和病媒生物控制工作。

第六节　机场区域内航空器紧急事件应急救护

一、接受指令

机场应急救护机构或承担机场应急救护保障工作的医疗机构接到应急救援指挥中心发布的应急救护指令后，详细记录事件发生的性质、地点、航班号、机型、机上人数和伤情，并立即组建现场应急救护组织。与机场应急指挥中心建立并保持联系。

二、下达指令

（一）向现场应急救护组织下达应急救护指令

按照应急救援指挥中心指令和应急救援等级，立即启动本机场相应应急救护预案，根据应急救护通知程序，向各现场应急救护组下达应急救护指令。

（二）请求支援

（1）医疗指挥官根据紧急事件现场情况，做出是否向当地人民政府卫生主管部门及应急救护支援单位给予支援的决定；并报应急救援指挥中心。

（2）经机场应急救援指挥中心批准后，向当地卫生行政主管部门通报紧急事件情况，请求组织支援并明确集结地点。

三、执行指令

（1）原地待命：应急救护人员接到原地待命指令后，立即穿戴应急救护服装，在机场应急救护机构指定的地点集中，做好急救药品、器材、物资、车辆随时出动的准备。

（2）集结待命：应急救护人员接到集结待命指令后，立即穿戴应急救护服装，携带急救药品、器材、物资，按指令在指定地点集结。

（3）紧急出动：应急救护人员接到紧急出动指令后，立即穿戴应急救护服装，携带急救药品、器材、物资，按指令立即出动，以最快速度赶赴紧急事件现场。

四、现场应急救护

现场应急救护组织到达紧急事件现场后，医疗指挥官立即向现场指挥中心报告到位情况，并组织划分各现场应急救护区域、设置标志、实施现场应急救护工作。

（一）各现场应急救护区域应当设置在确保避免遭受继发事件危害、环境便于实施医疗救治、周边建有安全通畅的转送通道的区域

（1）医疗指挥组应当设在便于指挥和联络的位置，并设置标有"医疗指挥"白底红字标志旗。

（2）检伤分类区应当设在距紧急事件现场上风方向90m以外安全带，并设置标有"检伤分类区"白底红字标志旗。

当确认紧急事件现场安全时，医护人员可在到达的第一时间实施检伤分类。

（3）各类伤救治区应当设在检伤分类区和后送转移区域之间，其救治类别和标志为：

Ⅰ类区（立即救治区、红色标志）、Ⅱ类区（稍缓救治区、黄色标志）、Ⅲ类区（一般看护区、绿色标志）。

0类区（尸体临时停放区、黑色标志）应当设在远离救治区域的地带，并标有"0类区"。

（4）后送转移区。后送转移区用于登记和疏散各类伤者的区域，位于救治区和转送通道之间。设置标有"后送转移区"白底红字标志旗。

（二）现场应急救护程序

1.将伤员送到检伤分类区　当伤亡人员从航空器残骸中抢出后，由担架队将伤亡人员从紧急事件现场搬运到检伤分类区。

2.撤离未发现伤情人员　将未发现伤情的人员和精神创伤人员撤离至指定的安全区域，由航空器承运人或其代理人进行妥善安排。

3.检伤分类　事故现场伤员分为以下四类：①0类：已死亡，系挂黑色标签；②Ⅰ类：重伤，立即救治，系挂红色标签；③Ⅱ类：中度伤，稍缓救治，系挂黄色标签；④Ⅲ类：轻伤，一般看护，系挂绿色标签。

（1）第一个到达现场医疗急救人员，应立即进行检伤分类。检伤分类组人员到达现场后，负责检伤分类工作。

（2）检伤分类组对伤亡人员进行检伤分类，划分为0、Ⅰ、Ⅱ、Ⅲ类，填写、系挂伤亡识别标签后，由担架队分别送往各类救治区。

（3）经检伤分类确定死亡者，登记所知信息，由担架队送至0类区。

4.现场救治

（1）现场救治组按照"先救命后治伤，先重伤后轻伤"的救治原则，对伤员进行紧急救治。

（2）持续观察各类伤员伤情变化，及时调整伤情类别，重新确定救治措施。

（3）经现场急救无效确定为死亡者，对所知信息登记后，由担架队送至0类区。

5.后送转移

（1）受伤人员经救治，后送转移区，救治人员撕下《伤亡人员识别标签》右上角保存，作为被救治伤员的记录，上交现场医疗指挥组备案。

（2）按《民用运输机场应急救护工作规范》的附表4，登记信息。

（3）根据伤情类别，转移伤员。

（4）到达接收医院，移交伤员。

（5）救护车司机在《伤亡人员识别标签》左

上角填写送往医院名称，同时撕下、保存并交机场应急救护指挥部门。

6.撤离现场

（1）紧急事件现场伤员救治完毕，医疗指挥官向机场应急救援指挥中心报告，请示撤离现场。

（2）医疗指挥官接到撤离现场指令后，通知现场各应急救护组撤离。

五、卫生学处理

依照疾病控制及消毒和病媒生物控制预案，对紧急事件现场进行卫生学处理，组织并实施现场消毒和病媒生物控制措施。必要时，由上级疾病预防控制机构实施处理，当地卫生监督机构负责现场措施效果评估。

六、物资保障

物资保障组在接到医疗指挥官原地待命指令后，立即将现场应急救护药品、器材、物资等装载到物资运输车辆，做好出动的准备；当接到集结待命或紧急出动指令后将各类物品运输到指定集结地点或紧急事件现场，向各现场急救组持续提供所需各类物品，并进行登记。

七、现场记录和统计总结

机场应急救护机构必须指派人员做好现场救护工作记录和现场救护结束后的统计总结。

（1）在紧急事件现场实施应急救护，应指派人员对现场救护和转送运输情况，按照《民用运输机场应急救护工作规范》和《民用运输机场应急救护工作规范》的附表做好现场记录。

（2）救护工作结束后，立即将医疗救护情况按照《民用运输机场应急救护工作规范》的附件所列项目进行统计、总结，上报机场应急救援指挥中心。

第七节　机场紧急事件现场应急救护指挥权移交及指令传递

一、指挥权移交

机场紧急事件现场应急救护分三级指挥，指挥权在上级医疗指挥官到达后，逐级移交机场紧急事件现场应急救护指挥权。

一级指挥：机场医疗急救值班人员担任机场紧急事件现场应急救护医疗指挥官，主要职责是接受任务，上报信息，发布指令，指挥急救值班人员第一时间到达现场，开放急救器材库和急救大厅等。

二级指挥：机场医疗急救或承担机场应急救护工作的医疗机构主要负责人担任机场紧急事件现场应急救护医疗指挥官，主要职责是调配集结到位的救护人员，指挥、协调各急救组展开工作，并做好车辆调配、药械供应和物资保障。

三级指挥：民用航空局卫生主管部门或当地卫生行政部门官员或到达救护现场的最高级别卫生行政官员担任机场紧急事件现场应急救护医疗指挥官，主要职责是指挥现场救护工作及协调地方有关医疗卫生机构参加救援的工作。

二、机场紧急事件现场应急救护指令传递程序

（一）要求

机场应急救护机构应制订《应急救护指令传递程序》（以下简称传递程序）。

（二）内容

传递程序内容包括：适用时间，单位、部门、人员组成，传递次序，通信工具，通信频道或号码，指令用语或代码，制订时间等。

（三）执行

机场应急救护机构或承担机场应急救护工作

的医疗机构接到应急救护指令后，根据紧急事件发生地点、性质，按照程序下达原地待命、集结待命、紧急出动指令。

（1）对机场应急救护机构内各部门、人员下达指令。

（2）本机场应急救护机构无法完成应急救护任务，经机场应急救援指挥中心同意，报告当地卫生行政部门，协调应急救护支援单位予以救护支援。

（四）应急救护过程信息传递

在现场应急救护过程中按照以下程序保持指令和信息传递通畅。

（1）医护人员在现场救护过程中，应将工作情况报告本现场应急救护组负责人，并接受其指令。

（2）各现场应急救护组负责人掌握本应急救护组进展情况，及时向医疗指挥官报告，接受并下达指令。

（3）现场医疗指挥官准确掌握现场救护进展情况，及时向机场应急救援中心报告，接受并下达指令。

（五）与应急救护支援单位的信息传递

应急救护支援单位到达紧急事件现场后，应接受现场医疗指挥官的统一指挥，并设立信息联络员，负责现场应急救护指令和信息的传递。

三、应急救援方格网图

机场应急救援指挥中心应向机场应急救护机构或承担机场应急救护工作的医疗机构提供最新版本的《机场应急救援综合方格网图》和《机场区域应急救援方格网图》。

（一）内容要求

机场应急救护机构或承担机场应急救护工作的医疗机构应在《机场区域应急救援方格网图》上标明不同医院可提供的床位、医疗专科等方面的信息。如果图上无法标出，可用表格表示。

（二）配置要求

机场应急救护机构或承担机场应急救护工作的医疗机构应将《机场应急救援综合方格网图》《机场区域应急救援方格网图》配置在应急救护值班室、救护指挥车、救护车、物资运输车上。

第八节　机场应急救护演练

一、基本要求

机场应急救护机构或承担机场应急救护工作的医疗机构必须定期组织进行救护演练，检验和完善应急反应、现场指挥、协同配合、通信联络、预案、程序、急救设备的实用性。

（1）机场应急救护机构或承担机场应急救护工作的医疗机构必须采取预警和未预警情况下的演练。

（2）机场应急救护机构或承担机场应急救护工作的医疗机构必须参加机场应急救援综合演练。

（3）机场应急救护机构或承担机场应急救护工作的医疗机构每两年举行一次应急救护综合演练，每年应当进行应急救护单项演练和桌面演练。

（4）演练时应避免影响机场的正常安全生产，如果因演练致使本机场正常保障能力不能满足相应标准要求时，由机场管理机构发布航行通告，并在演练后尽快恢复应急救援的正常保障能力。

（5）机场应急救护机构或承担机场应急救护工作的医疗机构在组织进行演练前，应报机场管理机构批准。

（6）组织应急救护单项演练，需要相关单位和部门协助时，应由机场应急救援指挥中心参与协调配合。

（7）机场应急救护机构或承担机场应急救护工作的医疗机构应制订演练计划。

（8）每次演练后，应进行讲评总结，并对预案和程序进行相应的修改和完善。

（9）每次演练后，按中国民用航空局"安全审计手册"民用运输机场应急救护审计部分内容进行评估。

二、演练计划的主要内容

演练计划应包括以下内容：①演练的类型、日期、时间、地点；②每次演练的预期目标；③参加的部门和人员、车辆、设备，模拟伤情的种类、数量；④确定参加演练车辆进入演练现场的路线、行车次序等；⑤需参加演练的应急救护支援单位人员、设备、车辆。

为使演练确实起到检验预案、指挥、通信、人员技能的目的，演练计划应对《机场应急救护预案》中各部门和人员应急救护具体步骤和详细程序仅做原则性规定。

三、演练的分类

机场应急救护演练分为救护综合演练、救护单项演练和救护桌面演练。

（1）救护综合演练　应当由机场应急救护机构或承担机场应急救护工作的医疗机构，以及应急救护支援单位共同参加，就某一类型或者几种类型的模拟紧急事件，展开现场应急救护工作演练。以检查机场应急救护机构各部门之间及与应急救护支援单位之间的通知程序、应急反应、指挥协调、现场处置、通信联络、协同配合、急救设备等方面的总体情况，从而验证应急救护预案和各项工作程序的科学性、合理性、可行性。

（2）救护单项演练　应当由应急救护中负责某项工作程序的一个或者几个单位或部门参加，按照应急救护预案和程序，对现场应急救护的某一项目或某几个项目的内容有针对性的演练，以检查负责该项救护工作程序的单位或部门的应急反应情况，从而验证机场应急救护预案对某项程序规定的科学性、合理性、可行性。

（3）救护桌面演练　应当由机场应急救护机构或承担机场应急救护工作的医疗机构，以及应急救护支援单位共同参加，各应急救护组在医疗指挥官的指挥下，按照应急救护预案，以语言表述方式进行演练，演练内容可包括实施机场应急救护的整体程序或某一个或某几个项目的应急救护程序。

四、应急救护协作单位

机场发生航空器紧急事件或重大灾害时，机场管理机构要尽快取得当地人民政府的支持，迅速报告紧急事件或重大灾害所需的医疗救护支援信息，并组织到达现场的应急救护力量开展工作。

（一）信息

机场应急救援指挥中心应尽快得到应急救护协作单位到达现场并提供协助力量的基本信息，包括：

（1）应急救护支援单位名称、负责人、联系电话。

（2）应急救护支援医疗机构的基本情况及所处位置。

（3）参加机场紧急事件现场救护人员的构成、通信联络、可收治伤员的病种和数量等。

（二）演练

定期邀请应急救护协作单位参加机场管理机构和机场应急救护机构组织的各类演练。

（三）培训

定期与应急救护协作单位共同进行有关机场应急救护预案、应急救护程序等内容的培训。

（四）协调会议

定期邀请应急救护协作单位参加机场应急救援指挥中心召开的机场应急救护协调会议。

附件：机场应急救护现场统计项目

（1）紧急事件的类别。

（2）紧急事件的等级。

（3）紧急事件发生的时间、地点。

（4）机场应急救护值班人员接到应急救援指令的时间。

（5）应急救护人员完成集结的时间。

（6）首批应急救护人员到达紧急事件现场的时间。

（7）首批救护支援单位到达时间、单位名称、人员、车辆数量。

（8）应急救护人员撤离紧急事件现场的时间。

（9）伤员数量：Ⅰ类伤员数量、Ⅱ类伤员数量、Ⅲ类伤员数量。

（10）死亡人员数量。

（11）参加应急救护的医师数量、护士数量、其他工作人员数量。

需处理的问题：

（1）参加紧急事件的救护支援单位提供医疗支援的具体情况。

（2）单位名称、人员、设备、车辆数量、收治伤员数量。

（3）各现场应急救护组对照《应急救护预案》检查存在问题。

（4）救护车进出紧急事件现场运行情况及存在问题。

（5）应急救护支援单位提供医疗支援存在问题。

（6）应急救护现场指挥与各部门协调存在问题。

（7）存在的其他问题。

第七章

城市灾害及意外事故救援

第一节 概　述

社会越向现代化发展，其抵御灾害的能力也就越脆弱。像城市的生命线：供水、供电、供气、医疗卫生、供热、通信等设施，都经不起灾难性的打击，往往是一处受灾，殃及四面八方。

城市灾害[1]首当其冲的是各种原因引起的火灾。火灾可以给人民的生命财产造成巨大的损失。近40年来，仅北京就发生火灾2.6万起，直接经济损失近15亿元，死亡1 100多人。

国际劳工组织1993年6月通过的《预防重大工业事故公约和建议书》指出，与城市相关的重大隐患事故有两类，其一是可燃性物质泄漏，与空气混合形成可燃性烟云，遇到火源引起火灾或爆炸；其二是大量有毒物质突然泄漏，造成大面积的人员死亡、中毒和环境污染。

城市生命线系统主要指供电、供水、供气、交通、通信、急救等网络系统，它平时的完好率及灾后的可投入率（备灾能力）是衡量城市现代化、国际化水准的标志。

北京地下管网因管道陈旧，不断发生各类自来水管爆裂事故，造成区域性"断水"和"洪水"的情景。1967年复兴门地铁施工切断广播电缆，中断对外广播10小时。1996年1月4日，广州黄埔大道南侧，广客隆西侧200 m处的总长度约100 m下水管道突然发生油气连续爆炸，并引起特大火灾事故，烧毁近30间店铺，幸未造成人员伤亡。

煤气作为主要的生活燃料，近十年来发展很快，因使用不当及管道泄漏等多种原因，城市煤气事故有增多趋势，成为城市一种常见的危害性较大的人为灾害。仅上海市现有煤气用户近700万，除民用燃料外，家庭自行安装煤气取暖器、热水器相当普遍。近年来，恶性煤气燃爆和人员中毒事件逐年上升，因煤气造成人员伤亡数仅次于车祸和工伤死亡事故。1990年上海市长宁区一幢居民住宅房因地面建筑物重压造成不均匀沉降，地下煤气管道接口发生错位而漏气，泄漏的煤气顺裂缝处进入大楼底层空间，当聚结到一定浓度遇上电器火花即发生爆炸，大楼一半被炸掉，楼毁人亡，惨不忍睹。1996年2月18日，扬州南门街8号楼，又因类似煤气泄漏引发爆炸，死亡19人，重伤3人。1995年1月3日，济南和平路发生电缆沟煤气爆炸，13人死亡，48人受伤。

环境污染、有毒化学品与有毒气体爆炸、核辐射、核污染、矿山事故、恐怖行为等各种突发性恶性灾害接连发生，不仅造成大批人员的伤亡和巨大的经济损失，甚至引起国际争端。因此，如何减少城市灾害和意外事故的发生以及灾害发生后的应急处置成为世界各国政府和国际社会关注的热点问题之一。人们增强了对灾害的忧患意识，并对如何防灾、减灾、救灾，制订了对策和预案，防患于未然，一旦灾害发生可按应急方案处理现场，紧急救援，尽可能地减低灾害的损失。

---

[1] 城市灾害：城市灾害是指由自然、人为因素或两者共同引发的对城市居民生活或城市社会发展造成暂时或长期不良影响的灾害。根据不同的标准可以对城市灾害时行不同的分类，如：根据其发生原因，可分为自然灾害与人为灾害两大类；根据发生时序，又可分为主灾和次生灾害等。

第二节 城市火灾与爆炸

一、城市火灾的易发因素

城市火灾以冬春季节多发。近年来，电气火灾、液化气火灾、高层建筑火灾、乡镇企业火灾、商场火灾、汽车火灾均呈上升趋势。以北京市为例，进入20世纪90年代达到年均4 000起以上，公安消防队每天出动灭火救灾十几次，高峰期达到20多次。随着城市现代化程度越来越高，起火因素随之增多，扑救难度越来越大。

回顾国内一些特大火灾事故，灾前的隐患未被察觉或已察觉但未引起重视，致使惨祸发生。

（1）首先城市建设高速发展，城市建筑趋于高层化、地下化、大型化和多功能综合化，给火灾的扑救和预防提出了新的难题。

（2）高层公共建筑集多功能于一体，人员聚集，情况复杂，易酿成立体燃烧，难以扑救，而民用住宅多疏于管理，用火、用电、用气不当，通道堵塞，消防设施丢失损失严重。

（3）地下人防工程开发使用，人员密集，货物集中，用电量大，出口不畅，装修材料多为可燃性。

（4）城市市区多为繁华商业区，建筑易燃，毗连成片，火源多设，电线老化，一处失火，极易殃及四邻，加之道路狭窄，人挤车堵，水源缺乏，难以施救。重庆解放碑火灾及北京隆福大厦火灾即是实例。

（5）历史文化名城如北京、西安、洛阳等地古建筑绝大多数是木结构，易燃，且处在水源匮乏、交通不便之处，有的已被用作生产、居住、商贸等场所，一旦失火即造成不可弥补的损失。

（6）易燃易爆危险品的生产、运输、储存、销售和使用日趋广泛，潜伏着恶性爆炸燃烧的严重危险。大型油气罐站，有的超负荷运转，处于不安全运行状态，地下管线纵横交错，日趋老化、失修，油气管线泄漏事故日趋严重。从事易燃易爆危险品生产、储存的单位，星罗棋布，不同程度地存在着火灾危险因素。深圳一危险品仓库发生大火即为此例。

（7）生产、生活用电大幅度增加，而电线老化，电器超负荷运行。产品低劣，违反操作和使用规定，短路、连接不良等隐患危机四伏。电气火灾占各种火灾原因之首。

（8）燃放烟花爆竹是喜庆节日里发生火灾的重大隐患，烧伤、炸伤及火灾相伴发生，给节日蒙上阴影。1993年，北京等大中城市率先在城区禁放烟花爆竹。消除这一重大火灾隐患，自1994年以来，北京市烧伤及火灾的损失逐年下降，1996年春节期间，北京城区几乎未发生一起火灾。

（9）日常生活中50%以上的火灾与吸烟有关，乱扔正在燃烧的火柴梗及未熄的烟头是肇事的罪魁祸首。家庭中一些老年人睡前有吸烟的习惯，待昏昏入睡后，引燃了衣被，又无力自救而造成火灾发生。小孩玩火，也是生活中引起火灾的常见原因，城市火灾的1/7，农村火灾1/5是由小孩玩火造成的。喜欢玩火多数为男孩，年龄一般5~12岁，玩火时间一般在节假日，暑假以及冬季天寒地冻的时候。玩火的方式多种多样：玩弄打火机、火柴，用明火寻找东西；在草堆旁点火玩；做假烧饭游戏或烧东西吃；放野火玩以及燃放烟花爆竹。小孩玩火具有好奇心理和模仿心理，加上思维不成熟，自制力弱，易冲动，又缺乏防火知识。消除隐患的方法是家长、学校、社会一起来教育孩子不要玩火，从小养成不玩火的习惯，掌握孩子的心理特征，灌输消防知识和进行法制教育。使孩子懂得玩火是一种坏习惯，一旦引起火灾更是一种犯罪行为。

（10）城市发展日益兴起的高层建筑，因其建筑特点及人群居住特点，也成为火灾隐患之一。一旦发生火灾，火势蔓延快，疏散人员困难，容易形成大面积立体火灾，扑救火灾需调集大量人员、特殊设备，且难以奏效。目前，许多新建的高层建筑防火技术设施、安全疏散措施、灭火设施的质量及使用管理都不够完善，尤其对多功能综合性高层公共建筑防火要求不足，对潜在火灾隐患缺乏专门的研究和重视，这样，一旦发生火灾，人员伤亡和直接经济损失不可估量。

（11）火灾发生还与气候有关，就全国的平均状态来说，春季火灾次数最多，冬季和秋季居第二位，夏季最少。由于各地的气候特点不同，火灾的多发期也不同。华北地区春季干燥，风沙大，空气湿度小，火灾多发；而江南地区春季雨水多，空气湿度大，火灾次数低于秋冬季；新疆地区的火灾多发期则出现在气温高、湿度低的夏季。东北地区气候寒冷干燥，少雨，全年均为火灾多发期。当某一地区出现气候异常时，火灾规律也会发生变化，如1987年大兴安岭森林大火，即是由于当年"五一"前后未像往年那样下一场大雪，使空气湿度明显偏低，可燃物含水量降至干旱极限值而引发。另外，在低温严寒天气下救火，比在高温天气下救火困难要大得多。这是因为气温越低，火源与四周的温度差别就越大，容易引起火焰周围的空气对流增强，俗称"火生风"，使火势更加猛烈。因此，冬春季节是防火的重点。

二、高层建筑火灾

由于高层建筑火灾扑救困难，一旦发生火灾，损失巨大。下面做重点介绍。

（一）高层建筑自身的特点

1. 楼层多　楼房上下联系的主要交通工具为电梯，一旦发生火灾，疏散困难。而且火灾时必须切断电源，电梯不能使用，只能靠楼梯进行安全疏散。在60 m高层建筑内，人群安全疏散时间需半小时，150 m的超高层建筑则需要2小时以上。楼层多、高度大，起火前室内外温差所形成的热风压大，起火后由于温度变化而引起火烟运动的火风压大，因而火烟蔓延、扩散迅速，室外的风速、风压也会随建筑物的高度而增大。

2. 内装修材料多　为加强室内空间的艺术效果，人们在高层建筑室内贴墙面，天棚吊顶，铺地毯，打隔断，窗帘、家具等也均为易燃或可燃性材料，且有不少塑料高分子材料，燃烧后分解出大量的一氧化碳、二氧化碳、硫化氢、二氧化硫等烟气和毒气。

3. 电气设备多　在现代高层建筑中，大量使用各种电气设备如照明灯具、电冰箱、电视机、电话、自动电梯、电炉、空调设备、自备发电机组等。有的还设有通信、广播、大型电子计算机等电气设备。配电线路密如蛛网，若一处打起电火花或绝缘层老化碰线而燃烧，火烟会随导线迅速蔓延。

4. 高层建筑中人员多　一般高层建筑容纳有成百上千甚至数以万计的人员，一遇火灾，难以疏散逃离。

5. 高层建筑功能多　现代高楼大厦特别是高端写字楼多设有办公室、会议厅、放映演播厅、商业贸易厅、旅店、公寓、住宅、餐厅、歌舞厅、游乐场、室内运动场及自身必要的厨房、锅炉房、变配电室、物资保管室、车库等，造成疏散通道曲折隐蔽。

6. 管道竖井多　高层建筑楼内必然设置电梯及楼梯井、上下水管道井、电线电缆井、垃圾井等。这些竖井如未加有垂直和水平方向隔断措施，一旦火烟窜入，则会产生"烟囱效应"，将火烟迅速蔓延扩散到上层楼房。

（二）高层建筑火灾的特性

高层建筑具有"三多一大，二快二难"的火灾特性。

"三多一大"即火灾产生的烟气多，需要疏散的人员多，比低矮房屋火灾遇难死亡人数多；火烟毒气大。

"二快"是指火势蔓延快，烟气扩散快。

"二难"是人员安全疏散难，消防人员灭火扑救难。

1. 火灾隐患多，易发生火灾　高层建筑为钢或钢筋混凝土构造的骨架是不燃的，但其室内有众多的可燃物质。有木质门窗、木桁架、胶合板、纤维板天棚；木质办公家具、住宅家具、卧具；可燃的纺织品窗帘、装饰布、地毯；容易打起火花的电线电缆束；有煤气、天然气管线或液化石油气罐；作为饭店、旅店、公寓、住宅的高层建筑，则有更多可燃的被褥、衣物、家具等；作为商场则有堆积如山的纺织品、塑料制品、包装纸、箱等。总之，可燃物品多，火灾荷载大，只要有一个小火星，就可酿成一场巨大的灾难。

高层建筑为了充分利用其建筑面积，多为公共户或综合户大楼，兼住宅、办公、娱乐、饮食等多种用途，必然设有用火的厨房。这样的综合大楼，一是不便统一管理，二是外来人员多，流动人员多，吸烟者常乱扔未熄灭的烟头和火柴梗，即可点燃易燃物品而造成灾祸。

2. 火势蔓延快，火烟扩散快　高层建筑楼高风大，据测定，若10 m高处的风速为5 m/s时，90 m高处则骤增至15 m/s。可想而知，随着高层建筑高度的增加，承受的风力增大。一旦有火灾发生，火借风势，风助火威，供氧充足，火烟温度高，导致火风压大，火猛烈燃烧。高层建筑内有各种竖井，一旦火烟窜入井道，产生"烟囱"效应，具有很大抽力，以3~5 m/s的速度迅速向上蔓延，1分钟可将火烟传播到200 m高度，顷刻间可使整幢大楼犹如一根火柱一样被焚毁。

3.疏散困难　高层建筑人口密度大，上下和对外交通均靠电梯，若电梯没有封闭，没有防火分隔，又缺乏水平的防火分区，发生火灾后，人员必然急于通过楼梯往地面逃避。而火烟一旦窜入电（楼）梯间，将其封锁，人员无法下到地面，只有向上到屋顶避难，等待直升机救援，若火势很大直升机也难以接近屋顶，营救受灾人员。

据测定，若以一处楼梯计算，当每楼层有120人时，则15层人员疏散到地面需19分钟，30层需39分钟。而一般火灾从起火到猛烈燃烧只需二三十分钟，此时大部分人员还困在楼上。何况大多数旅馆火灾，多发生在午夜或就寝后，起火后必然断电熄灯，楼内一片漆黑，旅客对楼层通道不熟，势必造成混乱，拥挤堵塞，以致造成人员的大量伤亡。

4.灭火、营救困难　在现有消防技术水平下，仅靠消防队扑灭高层建筑火灾是困难的。现有消防车喷水高度最高只能达24 m左右。即使是双车并联出1支水枪，虽然能将水喷到49 m左右，但出水慢，扑灭大火困难。若消防队员进入室内灭火，则因高楼厅堂布局复杂，一般只能在20 m左右高度坚持正常灭火战斗，而且消防人员易受烟火熏烤受伤，或被一氧化碳毒害晕倒，甚至中毒死亡。

在抢救被火围困人员脱险方面，我国生产的云梯车一般只能达10多米，工作高度一般为20~30 m，要营救10层以上的人员就无能为力了。国外近来研制的一种更高的登高云梯车，最多也只能达59 m高，要抢救超高层建筑火灾被困人员脱险还是很困难的。直升机在火势大、烈焰冲天的情况下，无法靠近大楼，也无法营救被困人员。

5.人员伤亡损失惨重　高层建筑的特点决定了万一发生火灾，必然人员伤亡多，财产损失惨重。

因为人员多，疏散的距离和时间长；因为慌乱缺乏组织引导，争先恐后乱挤，堵塞通路；也因为断电黑暗，不识路途，烟火熏烤，中毒晕倒，窒息死亡。所以，火灾现场的逃生和脱险在火灾救援时就显得十分重要。

三、火灾现场的逃生和脱险

火灾发生后，首先要保持冷静，自己要尽力扑救刚燃起的小火，不使其酿成大火。当火势较大而无力扑救时，所有人员均应迅速离开火灾现场，以免救火不成反被烧伤，造成更大的损失。

（一）掌握常用的灭火方法扑灭火灾

火灾发生是可燃物、助燃物、着火源这"三要素"同时存在、互相结合、互相作用的过程。扑灭火灾的基本方法是去掉可燃物或使可燃物浓度降低；阻止空气进入燃烧区，降低空气中的氧含量；进行冷却，降低燃烧区的温度。

灭火的方法通常有以下几种：

1.隔离法　当发生火情时，迅速将火源附近的可燃物移开，或用灭火器材对可燃物做防火处理，使火源附近不再有新的可燃物参与燃烧。

2.窒息法　阻止空气进入燃烧区，减少空气中氧气的含量，使火源得不到氧气而熄灭。

3.冷却法　用水或其他灭火剂喷射到燃烧物或火源周围的可燃物上，避免火情扩大。

4.抑制法　使用化学灭火剂，参与燃烧反应过程，使游离基消失，形成稳定的分子或低活性游离基，燃烧反应终止而达灭火目的。

5.使用灭火器的基本方法　以上四种方法均需灭火器的参与方能发挥其作用。平时应熟悉灭火器的使用方法，一旦发生火灾，灭火器的作用至关重要。

（1）泡沫灭火器：使用时颠倒筒身，使筒中的两种药液混合而发生化学反应，产生泡沫由喷嘴喷出。主要扑救可燃液体和一般固体火灾，尤其对油类初起火灾效果较好。不能用来扑救忌水的化工产品。扑救电器火灾，必须先切断电源以防触电。

（2）干粉灭火器：使用时先取下喷枪，打开粉管，再抬起气压杆，使二氧化碳进入贮罐，接着用手持枪，枪口对准火焰根部，扣动开关将干粉喷出，由近至远扑灭火灾。主要用于可燃性液体和带电设备火灾。

（3）二氧化碳灭火器：先将灭火器的铅封去掉，手提提把，翘起喷筒，再将手轮逆时针方向旋转开启，高压气体即自行喷出。适用于各种易燃液体和贵重设备、精密仪器的火灾扑救，以及扑救电压在 600 V 以下的带电设备火灾。

（4）1211 灭火器：其效果为二氧化碳灭火器的 5 倍。具有不导电，无腐蚀性，灭火后不留痕迹的特点。适用于扑救油类、带电设备和精密仪器、文物、图书档案馆等重要场所及物资的火灾。使用方法简便，拔出保险销，压下手把，灭火剂即从喷嘴喷出，对准火焰根部效果更佳。

（二）如何正确报火警

现实生活中火灾的发生都是突发性的，措手不及而致惊恐慌乱，因而错失灭火良机，使小火变大火损失惨重。人们应树立这样一个牢固的观念：一旦失火，必须立即报警。报警越早，火灾损失越小。应牢记火警电话"119"。接通电话后，要向消防队讲清着火的地点和单位，并尽可能讲清是什么东西着火，火势大小以及着火的范围，正确回答对方的提问。随后把自己的姓名和电话号码告诉对方，以便联系。打完电话后，立即派人到交叉路口等候消防车的到来。与此同时，迅速组织人员疏通灭火通道，清除障碍物，使救火车到达火场能立即进入最佳位置进行扑救。在没有电话和消防队员的农村和边远地区，可采用打锣、吹哨、喊话等办法向四周报警，动员乡邻一起来灭火。

（三）火灾中如何减轻浓烟的危害而逃生

有人统计过，火灾中被浓烟熏死、呛死的人是烧死者的 4~5 倍。在一些火灾中，被"烧死"的人实际上是先烟气中毒窒息死亡之后又遭火烧的。

浓烟致人死亡的主要原因是一氧化碳中毒。在一氧化碳浓度达 1.3% 的空气中，人吸上两三口气就会失去知觉，呼吸 1~3 分钟就会导致死亡。常用的建筑材料燃烧所产生的烟气中，一氧化碳浓度达 2.5%。此外，火灾烟气里还含有大量的二氧化碳，当其浓度达 2% 时，人就会感到呼吸困难，达到 6%~7% 时，人就会窒息死亡。聚氯乙烯、尼龙、羊毛、丝绸等纤维类物品燃烧时能产生剧毒气体，对人威胁更大。有关专家经过多年研究，发现烟的蔓延速度超过火的速度 5 倍，其能量超过火 5~6 倍。烟气的流动方向就是火势蔓延的途径。温度极高的浓烟，在 2 分钟内就可形成烈火。高层建筑的电梯间、楼梯、通气孔道往往是火势蔓延上升的地方，浓烟升腾能让与火场相隔数层及十几层的楼层人员窒息死亡。浓烟还使能见度下降，使人摸不清逃生的方向而陷入困境。

为减轻浓烟的危害可大量地喷泼水，降低浓烟的温度及浓度。从烟火中出逃，要用毛巾或布蒙住口鼻，俯身弯腰行走。如为浓烟，须匍匐行走，因为在贴近地面的空气层中，烟雾较稀薄。关闭或用棉被、布单等封住火场方向的门窗，以减少浓烟的进入。

（四）火灾时身上着火如何逃生

在火灾发生时，身处火场的人身上很容易着火。首先是衣服帽子先着火，这时设法脱去，火就灭了。如果衣服在身上燃烧，不仅会烧伤，而且也给今后的治疗增加了困难、如化纤服装受高温熔融后会与皮肤粘连，而且还具有一定的毒性，更使伤势恶化。身上着火来不及脱衣服，可以卧倒在地上打滚，以压熄身上的火苗，在场的其他人可用湿毯子等物将着火的人包起来，或向着火的人身上浇水或将烧着的衣服撕下来。切不可用灭火器对准着火人身上喷射，因为灭火器内的药剂会引起伤口感染。如果身上火势较大，来不及脱衣又无人帮助灭火的话，则可以尽快跳入附近的水池或小河中，把身上的火熄灭。虽然这样可能对后来的烧伤治疗不利，但是至少可以减轻烧伤的程度和面积。如果人体已被烧伤，且烧伤面积很大，则不宜跳水，以防加重感染。

人身上着火，千万不可奔跑和用手扑打。奔跑等于加速空气流通，火会越烧越烈。而且奔跑时将火种带到别处，有可能引起新的火灾。

（五）居住楼房被火包围后如何逃生

楼房发生火灾，住在楼上的人生命安全受到严重威胁，需要根据当时的具体情况，采取科学的自救措施，迅速逃离火场，避免造成不应有的伤亡。

楼房上层起火，下层的人可迅速疏散逃生。若是楼底层起火，居住上层的人，应观察分析火情，回忆楼门及楼梯的走向，不可盲目乱跑，更不要跳楼。可用湿毛巾捂住口鼻，用水打湿衣服，弯腰或屈身，沿楼梯迅速下楼离开火场。必须忍住烟呛，不要大声呼唤，以免窒息倒地被焚。当人员无法逃离时，应迅速关闭无火的单元和房间的门窗，将浸湿的被褥封紧门窗的缝隙，阻止烟火窜入。火势已封门时，不能盲目开门，以防空气对流而加速火势蔓延。当楼梯被烧断或被火封锁时，切勿跳楼，此时可用绳子或床单等物撕成宽条，牢靠地系在阳台的栏杆上，手攀绳索逐层下滑，或利用窗边的落水管道向下爬。有天窗的楼房可蹬梯及桌椅顺天窗逃往屋顶或毗连的屋顶上。

失火的楼房内不可使用电梯，因为起火后电梯往往是浓烟的通道，而且火灾时电源被切断，电梯有突然停住的可能，人若被关在电梯间内，更易造成伤亡。

家里如有小孩和老弱病残人员被大火包围时，可用被、毯等物把他们包裹起来，然后用绳索从窗口或阳台等处将他们安全送到地面。

（六）公共场所发生火灾时的安全疏散措施

在公共场所，人员非常集中，一旦起火，即便是较小的火灾事故，也会引起人们的惊慌，造成秩序混乱，互相拥挤，给疏散带来很大困难，甚至造成重大的人员伤亡事故。1994年12月发生在克拉玛依友谊宫的火灾事故，重要原因之一是人员疏散不力，从而造成伤130多人，亡280人的惨剧。

公共场所发生火灾，重要的一环在于安全疏散。这就要求公共场所除保证安全出口和通道畅通外，应设有明显的指示标志。不但应设有门灯、壁灯和脚灯等照明设施，而且要用绿底白字标明"太平门"或"出口处"。照明线应与其他线路分开，同时设有蓄电池等备用电源，以便在发生事故时紧急照明之用。在"太平门"或"出口处"应安排有服务人员，发生事故时，引导人们疏散。公共场所加强管理，应制订一个切实可行的疏散计划，划区定门，人员定岗落实责任制。一旦发生意外事故，可按计划组织疏散。人们参加公共场所活动时，应首先看一下逃生通道是否畅通，出口在哪里，哪个出口最便于逃生，有无应急灯，以便发生意外时顺利撤出。

公共场所发生火灾，观众或顾客要听从现场工作人员的指挥，不要惊慌失措，互相拥挤。安全疏散时要扶老携幼，帮助残疾人和行动不便的人一道撤离火场。撤出火场后要尽快离开现场，不要就地围观，以免影响消防人员的扑救，同时也防止因火星四溅，房屋倒塌，物品爆炸而受到伤害。

四、火灾及爆炸的现场救援

火灾常突然发生，难以预料，来势凶猛，尤其是各种爆炸性火灾，烟火蔓延迅速，现场嘈杂混乱，因受烟呛、火烤以及断电后的"失明"和高度的恐怖感，受难者难以很快逃离现场。美国消防组织曾做过一次模拟测试，点燃一只废纸篓，2分钟后感烟探测器报警，3分钟起火，房间达到致死温度，同时楼内充满有毒气体，4分钟楼内过道被烟火封堵而彻底无法通行。测试结果表明，楼房内起火，4分钟后逃离现场的可能性很小，而救援人员到达现场多数超过4分钟。火灾现场危险性大，情况复杂，非医务人员能单独完成，需与消防、公安、当地政府及群众等多方通力合作，密切配合，才能尽快救灾灭火，救死扶伤。火灾时发生的伤情复杂且垂危病人多，受难者除有不同程度的烧伤外，半数以上的人吸入燃烧产生的毒气，造成窒息昏迷。建筑物倒塌后的砸伤、挤压伤以及由于人们本能的逃生意识而跳楼等致多处骨折及复合性创伤，给现场救援带来困难。

在火灾发生时，尤其是人员伤亡多的重大火灾发生时，现场救援的组织指挥显得十分重要，需保证火灾现场能有条不紊地进行抢险和急救。

（一）由消防、公安、急救各方面组成现场指挥部门，协调完成救援工作

火灾发生后，分别向"119"和"120"报警，消防队伍和急救队伍同时到达现场。现场指挥由事先组织好的或临时组织的行政人员及抢险急救专业人员组成，负责灾情及伤害程度的判断，计划、调配救援力量和现场救援的组织协调；负责向上级请示报告火灾现场的情况，做出重大的决策。

在火场救援中，消防、公安人员救灾抢险，同时寻找伤员和遇难者，边抢险边救人，用正确的方法搬运伤员至火场外空气流通的安全地带。然后急救医务人员进行检伤分类。分类人员要由有丰富烧伤外科经验的高年资主治医师以上人员担任，以迅速、准确地确定烧伤面积、深度及有无特殊部位的烧伤或其他外伤。

根据受难者的轻、重、危、死分别给予处置。经初步急救处理，在病情允许的情况下，医疗监护病人转送有条件的医院进一步救治。

（二）火灾现场医疗急救的特点

火灾现场主要是抢救烟雾吸入性损伤和烧伤的病人，前者易导致呼吸道黏膜损伤、水肿、渗出而窒息，后者除可引起窒息外，烧伤引起的严重休克，如不及时救治，也可致病人死亡。

1.烧伤的现场急救与转送　现场急救是一场争时间、抢速度的战斗，急救及时，转送适当，对减轻损伤程度，减轻病人痛苦，降低创面并发症和死亡率具有十分重要的意义。

现场急救的原则是：立即消除烧伤因素，保护创面，并使伤员镇静、止痛，积极防治休克。

（1）尽快排除烧伤致伤因素：火焰烧伤后，应立即脱离火区，迅速脱去着火衣服，或用水浇灭或用湿被覆盖灭火，切忌奔跑、呼叫或用手拍打灭火，以免引起头面部、手部及呼吸道烧伤。磷烧伤应立即扑灭火源，脱去污染衣服，用大量清水冲洗，最好将患处浸入流动水中，如一时缺水，可用多层湿布包扎创面，以免磷的溶解和吸收，引起更重的磷中毒；电烧伤者，如为电弧烧伤，灭火法同火焰烧伤，电接触烧伤须立即关闭电源开关，用绝缘物品使伤者脱离电源。

（2）积极救治呼吸道烧伤：呼吸道烧伤是火灾中最常见和致命的因素。因为伤员在火场中往往奔跑或张口呼吸，呼吸道被烟熏火燎导致黏膜水肿、痉挛而狭窄，造成呼吸道梗阻和通气障碍。如不及时处理，极易导致窒息死亡。有的伤员呼吸道烧伤比体表的烧伤严重，应在检伤中加以重视，及时检出伤员进行急救处理。给病人吸入高浓度的氧气，并根据病情早期给予气管插管或气管切开，保持呼吸道通畅。气管插管动作应轻柔熟练，管径应适当小一些，以免在插管过程中损伤气管黏膜，影响预后。

（3）积极救治危及生命的严重并发症：对危及病人生命的并发症如大出血、开放性气胸、窒息、急性中毒，须迅速针对病情进行救治。大面积烧伤早期无休克症状出现也应进行抗休克治疗；心脏骤停者应及时做心脏按压使其恢复心跳；创面有污染者应早期抗感染。

（4）防治烧伤合并休克的措施：烧伤病人体液丧失既多又快，尤其是烧伤面积在30％以上的伤员。口渴者，可给予口服烧伤饮料（每1 000 ml水加食盐3 g，碳酸氢钠1.5 g，苯巴比妥钠0.3 g，白糖适量）或服用糖盐水，但不可大量饮用，以免发生呕吐，更不宜单纯喝白开水，以防发生水中毒。有静脉输液条件的，应尽快给予快速输液治疗，液体以平衡液为好，以免加重休克而导致死亡。为达此目的，在现场或转送途中也应进行补液治疗。

（5）烧伤病人的镇静、止痛：烧伤病人常表现剧痛和烦躁不安，加重休克和创面的损伤。可给予镇静止痛。轻者给予口服止痛片、安定、利眠宁等药物，重者可注射哌替啶1～2 mg/kg体重。因烧伤引起皮肤肌肉损伤、周围循环障碍，肌肉注射无法进行或药物吸收不良时，应静脉注射。对合并颅脑外伤或呼吸功能障碍者禁用，可注射苯巴比妥钠（成人0.1 g，小儿1～2 mg/kg体重）。用药后病人仍烦躁不安，可能为血容量不足所致，应加强抗休克措施。

（6）保护烧伤创面，严防污染：妥善保护烧伤创面，避免污染，有利于清创和防治感染。烧伤创面可用清洁敷料和清洁被单、衣物包裹和覆盖，头面部、手足可用毛巾等物包扎和遮盖。创面现场急救不予处理，更不要盲目外用药物。大面积烧伤如涂红汞，可因创面吸收而致汞中毒，严禁用龙胆紫和氧化锌之类的药物涂抹创面，一则影响创面深度的判断，二者增加清创的困难。中小面积烧伤的四肢创面，可浸入8～10℃冷水中（冰水更好）0.5～1小时，可降低组织代谢和"余热"对组织的继续损害，亦有良好的止痛作用，或用浸湿的清洁布覆盖创面，可达同样目的。

（7）填写伤票：记录初步估计的烧伤面积和深度及现场急救措施，以便分类和进一步救治。

（8）消防作业中防治烟雾吸入性损伤：烟雾是可燃性物质燃烧分解而产生的微粒和气体，消防作业时经常可发生烟雾吸入性损伤。呼吸道受到烟雾损伤的程度，依照气体的种类、浓度和接触时间长短来确定。颜面烧伤和呼吸道烧伤可合并发生，而下呼吸道和肺组织损伤并不多见。

烟雾吸入性损伤的病理基础：各种化学合成物燃烧后产生的烟雾，其成分多样复杂。烟雾中的有毒成分溶于呼吸道黏膜的液体内，可能造成化学性损伤。某些高溶性物质如氨、二氧化碳、氯气、氯化氢，易在上呼吸道溶解。而低溶性气体如乙醛、光气、氮的氧化物可能达下呼吸道。上呼吸道损伤致咽喉、气管发生进行性肿胀和渗出，36～48小时达高峰，可能使呼吸道梗阻而窒息。下呼吸道受损后，支气管黏膜细胞发生肿胀、碎裂和脱落，可能堵塞支气管或者引起反射性支气管痉挛。化学毒素可直接损害Ⅱ型肺细胞而影响肺表面活性物质产生，造成肺泡萎陷，肺内通气与灌注比例失调，动脉氧分压下降。

临床表现：主要有眩晕、头痛、幻视、幻觉、神经错乱、昏迷等神经系统表现。其次为呼吸系统改变，如呼吸急促、声音嘶哑、咳嗽、哮喘、鼻毛烧焦、口腔咽峡有烟灰，重者发生肺水肿。

烟雾吸入性损伤的预防：在火灾现场，受困

人员和救援人员首先要想到防止烟雾中毒、烟雾吸入性损伤、缺氧对机体的危害，并采取相应的防护措施。

最简易的防护方法是将毛巾或棉织物折成多层捂住口鼻，有条件应用水浸湿，效果更好。用此种防护方法必须以最快的速度冲出浓烟环境，最行之有效的方法是使用呼吸道防护器材。

救治方法：注意观察病人呼吸的变化，清除呼吸道分泌物和脱落物，呼吸道内可注入或者雾化吸入适当的抗生素、解痉剂等。疑有一氧化碳中毒病人，治疗方法是吸入纯氧，有条件的用高压氧舱治疗。并发肺水肿，及时采用呼吸终末正压给氧和脱水剂，同时避免超负荷输液。

（9）烧伤病人的安全转送：烧伤病人经现场初步救治后，均应转送到有条件的医疗单位进一步救治。

转送前准备：要求做到向接收伤员的单位详细报告病情，并征得同意，备好抢救药品和器械，保证伤员途中安全。建立可靠的静脉输液装置，保证按计划输液。准备烧伤饮料，口渴者可少量饮用。严重烧伤或休克者，均就地复苏输液治疗，一般在伤后48小时或待休克控制后才考虑转送。重度烧伤应留置导尿管，观察并记录尿量，以助了解休克情况。保持呼吸道通畅，有中重度吸入性损伤、头面部严重烧伤、有呼吸道梗阻或估计转送途中会发生呼吸道梗阻者、颈部或胸部有Ⅲ度环形烧伤焦痂者，应行气管切开术。转送前可给予唛啶1~2 mg/kg体重治疗，以使伤员安静。有禁忌者改用苯巴比妥钠治疗，禁用冬眠合剂，以防引起体位性低血压。转送前及途中，均应用青霉素等抗生素预防感染。

转送途中处理：选择适当的交通工具。救护车转送伤员时，车速不宜过快，务求平稳，减少颠簸，以免加重休克，途中密切观察病人神志、脉搏、血压、呼吸及尿量情况，如发生变化，及时处理。还应注意保暖、防冻、防暑、防尘等工作。到达终点时，护送人员向接收单位医生介绍病人情况及救治过程，并移交各项治疗记录。飞机转送时注意在起飞和降落时使伤员头部低平位，以保持脑部血液供应。

（10）成批烧伤病人的现场救护：成批烧伤系指烧伤病人在10人左右，或严重烧伤在5人以上，具有病人多、伤情重、时间紧迫、临时组织、技术条件要求高、医护任务繁重、药械供应矛盾大等特点。可根据伤员的具体情况，临时成立指挥组、分类组、抢救组、收容组、后勤供应组等组织，确定抢救地点，设多点抢救，每点指定指挥人员。

分类组由烧伤科的主任或主治医师组成，及时判断伤情，下达急救任务，指挥病人到指定地点接诊、抢救、登记、统计、转送等。根据烧伤面积、深度，有无休克，有无吸入性损伤，有无复合伤进行分类。优先救治严重烧伤、已休克或严重吸入性损伤者，实施心肺复苏、静脉切开、气管切开等急救措施。然后将伤员分成轻度、中度、重度三类，处理原则各有侧重。

（三）火灾烧伤的急诊室处置

1. 中小面积烧伤处置

（1）详细了解致伤病因、经过和接触时间以及现场救治等情况，并判断伤情，进一步评估烧伤面积、深度、有无并发症。

（2）凡成人烧伤面积在20%以上，小儿烧伤面积在10%以上，有发生休克征象者，应持续给予静脉输液治疗。

（3）镇静止痛，可用麻醉性止痛剂。

（4）常规注射破伤风抗毒素，成人3 000 U，儿童1 500 U，有过敏史者应按脱敏治疗。

（5）凡有Ⅲ度烧伤及特殊病因（电、爆炸等）、特殊部位（面部、手部、会阴部等），或Ⅲ度烧伤者面积在5%以上均应住院治疗，烧伤面积在5%以下的浅Ⅱ度烧伤，予以简单清创包扎，门诊观察治疗。

2. 严重烧伤处置

（1）扼要询问伤员病史，了解致伤病因、受伤环境与经过，急救处置情况，简单了解过去病史，迅速判断伤情，初步估计烧伤面积和深度。

（2）检查有无吸入性损伤。凡中度以上吸入性损伤、头面部严重烧伤、颈胸部有环形Ⅲ度焦痂引起呼吸困难者，均应建立人工气道，现场已行气管插管者尽快施行气管切开。

（3）检查伤员循环系统脉搏、血压、心电图等；检查已建立的静脉通道是否通畅，必要时做静脉穿刺导管或行静脉切开，以保证静脉治疗的连续性。

（4）检查伤员有无合并伤，特别注意颅、脑、腹及四肢外伤，并给予相应的及时处理。

（5）止痛剂视情况应用。

（6）注射破伤风抗毒素，剂量同上。

(7) 待伤员休克平稳后送清创后，行创面早期处理。

（四）烧伤休克早期复苏

成人烧伤面积超过 15%，儿童在 10% 左右可发生低容量性休克。在烧伤的急救中，对延迟入院的病人应抓紧时机，积极进行复苏补液，力争病人平稳渡过休克期。如果一味强调在入院后方进行休克复苏，势必使延迟复苏的重度休克者因多脏器衰竭和暴发败血症而死亡。所以，对已休克的病人，应竭尽全力复苏抢救，以快速有效地补液及早解除休克，并尽力维护脏器功能，恢复机体内环境稳定。

1.早期复苏治疗

（1）复苏的基本要求：烧伤早期复苏遵循 ABC 方案处置，即：A——气道通畅，B——呼吸功能维护，C——心血管功能维护。及时建立静脉通道，按照以体重、烧伤面积及深度为变量的补液方法制订公式。

（2）复苏用液体：胶体液和晶体液。

胶体液：主要是补足胶体颗粒，维持血浆的胶体渗透压。胶体液有血浆、血清、全血、人体白蛋白、代血浆等。血浆能补充烧伤局部渗出而丢失的主要成分，供不应求时，可用人体冻干血浆。对烧伤面积广泛的深度烧伤，因红细胞被大量破坏，应尽可能输新鲜血，使其主要有效成分和各种免疫球蛋白大部保留。早期尤其是第 1 个 24 小时不输全血，尽量不采用库存血。代血浆为血浆容量扩张剂，其中右旋糖苷具有较好的扩容作用，现多采用分子量平均为 3 万～4 万的低分子右旋糖苷，因其分子量小，肾脏排出快而有利尿作用，但维持扩容时间较短。

晶体液：又称电解质溶液。常用平衡盐溶液、碳酸氢钠溶液等。平衡盐溶液所含电解质成分反映血浆电解质含量模式。临床常以其等渗液用于复苏休克的胶晶液合用公式。乳酸化林格液含钠量 130 mmol/L；生理盐水为等渗液体，液量小不发生问题，液量大者要与碳酸氢钠以 2:1 的比例输入，以便达到平衡盐液的疗效。碳酸氢钠溶液多以其 1.25% 等渗溶液与生理盐水按 2:1 的比例使用，国内常用 4% 或 5% 浓度，纠正代谢性酸中毒，碱化尿液，以防游离血红蛋白和肌红蛋白在肾小管内沉积，保护肾功能，并具高张效应，加强复苏作用。烧伤休克复苏多不补充钾，若大量补给不含钾溶液造成体液含钾稀释时，可考虑适当补充。水分为机体基础代谢所必需。静脉补充水分以 0.28 mmol/L（5%）葡萄糖液为宜，为等渗液，含糖量不多。烧伤不严重，静脉补液有困难，或大批病人同时发生，条件不具备时，可酌情给予适当的口服补液，即口服烧伤饮料。

（3）复苏补液公式

胶晶体补液复苏公式：国内常用。Ⅱ、Ⅲ度烧伤面积（%）×体重（kg）×1.5（ml）+2 000（ml）=烧伤第 1 个 24 小时的补液总量（ml）。胶体液与晶体液之比为 1:2，Ⅲ度烧伤面积广泛者，可按 1:1 掌握。计算中烧伤面积不受 50% 的限制。具体要求是，烧伤后第 1 个 8 小时，输入计划总量的半量，后两个 8 小时各输入计划总量的 1/4 量。伤后第 1 个 24 小时，输液总量不宜超过 10 000 ml。伤后第 2 个 24 小时所需补充的胶体液和电解质溶液都为第 1 个 24 小时的半量，仍需补充基础水分 2 000 ml。

南京公式：Ⅱ、Ⅲ度烧伤面积（%）×100+1 000=烧伤后第 1 个 24 小时补液总量（ml）。公式中可变部分为体重，轻者减 1 000 ml，体重重者加 1 000 ml，应区别对待。总量中以 2 000 ml 为基础水分补充，其余 1/3 用胶体液，2/3 给晶体液，计算时不受烧伤面积超过 50% 的限制。使用方便，适合成批烧伤病人应用。

改良 Parkland 公式：与以上公式的区别点是在毛细血管通透性增强时，补充晶体液，而在毛细血管通透性恢复后，集中补充胶体液，以利提高血浆胶体渗透压，加速回吸收。公式要求烧伤后第 1 个 24 小时内，按Ⅱ、Ⅲ度烧伤每 1% 体表面积每千克体重补给乳酸化林格液 3 ml，第 1 个 8 小时补给总量的 1/2 量，第 2、3 个 8 小时分别补给 1/4 量，第 3 个 8 小时以每烧伤 1% 体表面积每千克体重补给血浆 0.3～0.5 ml，并适量补充等渗葡萄糖液，以维持尿量。此公式适用于血浆供应困难和成批烧伤病人的抢救。

高张电解质溶液疗法：休克时只补给高张电解质溶液，人为地造成细胞外液高张，导致细胞内脱水。补液量少，液体负荷轻，适于心肺功能负担较重的病人。吸入性损伤、老年病人或 2 岁以下婴幼儿，由于肾功能不够完善应避免使用。高张溶液为含钠 250 mmol/L 复方乳酸钠溶液。伤后 48 小时可以按每烧伤 1%Ⅱ、Ⅲ度面积每千克体重补给 3 ml，以每小时尿量作为指标，结合生命指标掌握静脉补液速度。总液量 2/3 在伤后第 1 个 24 小时补给，1/3

在第 2 个 24 小时补给。

(4) 休克复苏的监测指标：输液的质、量和速度是否得当，要严密监测病人反应，并以此调整补液计划。

精神状态：病人神志清楚，安静合作，为脑组织行使正常代谢和功能之征。烦躁不安、不能合作、神志恍惚甚至昏迷者，为脑缺血缺氧，灌注不良引起。应详细分析病因，低血容量性休克是首先应考虑的原因。在排除其他病因的基础上可明确诊断，加强补液。

心率和脉搏：一般应维持心率在 120 次/min 以下，心音强而有力。超过此标准表示复苏补液不力，补液量不足。

血压：成人血压应维持收缩压在 12 kPa 以上。肢体有严重烧伤时多靠其他指标观察。

末梢循环：皮肤和黏膜苍白，肢体远端发凉，甲床颜色变淡和毛细血管充盈时间延长，为低容量性休克、组织灌注不足。

静脉充盈：静脉充盈时皮肤充实，眼球张力好。静脉充盈不良，甚至颈静脉塌陷、皮肤松弛及弹力减弱，眼球张力减低，均表示脱水。

口渴：为血容量不足和缺水表现之一。但不能将口渴作为指导补液的唯一指标，否则易致补液过量。如消化功能减退而随意口服补液，可能致急性胃扩张，或发生水中毒。

尿量：为反映内脏灌注的指标。尿量应维持在 0.5～1.0 ml/kg（成人 30～50 ml/h）。

辅助监测参数：血红蛋白和血细胞压积反映血液浓缩程度，以便调整复苏补液计划。血清钠、钾、氯浓度的测定，便于掌握血浆和整个细胞补液的离子平衡与电中性以及推算血浆的渗透压。监测动脉血血气分析，做 3P 试验，监测全血及血浆黏度、红细胞电泳等参数。

(5) 烧伤休克复苏的辅助治疗包括如下内容：

心功能辅助治疗：出现心功能不全可用洋地黄类药物（西地兰等）。

给氧。

激素治疗：除严重休克，特别是有肺水肿和脑水肿威胁时考虑应用，一般不用。

肾功能辅助治疗：在复苏时已按要求进行必要的补液之后，仍不能排尿或尿量不够满意，可使用利尿剂，以甘露醇疗效好。在补充血容量的情况下，可用速尿。速尿可单用或与甘露醇合用，后一用法作用较强，多用于肺水肿或脑水肿的脱水治疗。

(五) 烧伤早期清创

清创的目的在于去除异物，清洁创面，防止感染，减轻疼痛，为预防并发症和促进愈合打下良好基础。烧伤早期清创一般在入院后进行，有的伤员一时不能入院，为争取时机，可创造条件在现场救护点或急诊室进行。

1.时机　尽量争取在伤后 6～8 小时内进行清创。中小面积烧伤，全身状况良好无休克者，可及时进行清创，如伴有休克或合并伤（骨折、脑外伤），应先积极抗休克或处理合并伤，待病情平稳后再行清创。凡大面积烧伤无论有无休克发生，均应先行抗休克治疗，一般需 2～4 小时后再行清创，若休克不平稳，应从整体出发，可不行清创，仅做适当清理。凡伤后 24 小时入院或创面已有感染者，不予清创，仅做换药或简单清理创面。

2.方法

(1) 清创应在良好的镇痛下进行。一般用杜冷丁加异丙嗪即可，必要时可用氯胺酮麻醉。

(2) 剃除伤处及附近毛发，剪去伤手（足）处的指（趾）甲。

(3) 清除创面污物。如污染严重，可先用肥皂水清洗；若创面被油污染，可用松节油或汽油擦洗（仅限于小面积烧伤）。剪去已分离脱落的表皮，然后用 0.1%新洁尔灭或 0.2%洗必泰清洗创面和周围正常皮肤，最后用消毒纱布轻轻拭干创面。清洗过的创面，用消毒纱布保护，以防污染。

(4) 表皮处水疱的处理。浅Ⅱ度创面尽量保护未分离表皮，它可保护创面，减少渗出和疼痛，防止上皮细胞干燥与坏死。小水疱无需处理，大水疱可在低位剪破引流，或用空针抽出疱液，疱皮可保留，但仅限于伤后 3～5 天，时间过长可形成疱内感染。深Ⅱ度创面水疱应全部除去，因其影响水分蒸发，焦痂不易干燥，易招致早期感染。

(5) 清创时应注意保暖，室温保持于 30～32℃。操作应迅速、轻柔，尽量减少刺激，事先做好准备工作，以缩短清创时间。对陷入创面的砂屑、煤渣等应尽量清除，但不要勉强。用无菌盐水冲洗创面后吸干。

(6) 清创后冷疗法。冷疗法可使局部迅速降温，终止热力对组织的继续损伤，使Ⅱ度烧伤创面相应缩短愈合时间。冷疗可改善毛细血管的通透性，减轻组织水肿，有效地缓解疼痛。四肢可行浸浴或冲洗，躯干或头面部以冷敷为宜。可与清创同时进行。冷疗应在伤后 6 小时内进行，时间越早，效果越好，疗程 1~3 小时。最适宜冷疗的是Ⅱ度或深Ⅱ度烧伤创面，冷疗面积不宜超过 20%，夏季可适当扩大，以不使体温骤降或发生寒战为宜。水温以 10~20℃为好，夏季用于较小面积的四肢烧伤水温可降至 5~10℃，冬季冷疗温度可偏高，特别是躯干、头部、近心部位烧伤，即使水温 30℃也是有效的。

第三节　城市生命线系统事故救援

城市生命线系统[1]主要指供电、供水、供气、交通、通信、急救等网络系统。本章主要介绍与医学救援关系密切的煤气事故和电气事故。

一、煤气事故

煤气是一种使用便捷、具有高效热量的能源。煤气除作为常用的制热燃气外，还是一种重要的化工原料。煤气为人类社会的发展和进步作出了巨大贡献。煤气的使用主要在城市，而城市又是人口比较稠密，财富集中的地区。因此煤气的易燃易爆性对城市人民生命安全威胁特别大。近几年连续发生煤气泄漏、煤气管网爆裂引起的煤气爆炸事故，给人民的生命财产造成了巨大损失。煤气事故作为城市的主要灾害日益突出，应当引起各方面的高度重视。

（一）煤气事故的原因及严重危害

1.煤气中毒原因

煤气一般分液化石油气和天然气两种，都能产生一氧化碳，可造成一氧化碳中毒。

根据煤气公司的统计显示，煤气中毒主要是使用不当造成的。常见的原因有：

（1）汤、水煮沸后溢出，自行扑熄火焰，煤气顺着燃管口泄漏。

（2）用户擅自改装或私接煤气管道和器具，造成接口处煤气泄漏。

（3）因煤气灶具、取暖器、热水器的质量问题而发生中毒事故。

（4）使用燃气热水器洗澡致煤气中毒。原因是居民住房紧张，厨房面积小，排风设备差，室内一氧化碳等污染程度超标，加之热水器用气量比煤气灶大，通风稍有不慎，就可能造成中毒。有时是一人洗澡，全家中毒。

2.煤气泄漏的原因

（1）用户使用不当引起煤气泄漏。

（2）煤气管道质量差，接口不严，管道老化，发生自然泄漏事故。

（3）因施工野蛮打桩，挖掘损坏等人为破坏煤气管道而造成煤气泄漏事故。

（4）因地面受建造物重压造成不均匀沉降，地下煤气管连接口发生错位而漏气，泄漏的煤气通过裂缝处进入大楼底层防潮隔离层空间。

（5）破坏性自然灾害如地震引起管道扭曲、折断而泄漏。

任何原因引起的煤气泄漏，当煤气聚结到一定浓度并遇上明火，如电器火花、摩擦火星、点燃的火柴及使用打火机，即可发生燃烧爆炸。

3.煤气事故的严重危害性

（1）煤气事故导致一氧化碳等有毒有害气体中毒。煤气主要有液化石油气和天然气两种，在缺氧环境下均能产生一氧化碳使人中毒。一氧化碳与血红蛋白极易结合成碳氧血红蛋白，碳氧血红蛋白使人体红细胞携氧能力下降，造成组织器官缺血缺氧，损害最严重的是大脑组织，轻者遗留头晕头痛、记忆力下降的后遗症，重者发生言语运动障碍、痴呆等中毒性脑病甚至死亡。集中居住的学生、打工人员集体中毒事件时有发生，危害很大。

（2）煤气事故引发火灾和爆炸的严重后果。煤气的易燃易爆对人口稠密的城市地区威胁很大，往往造成灾难性后果。近年来发生的恶性煤气事故都是由于煤气泄漏引起的燃爆事故。

---

[1] 城市生命线系统：是指维持城市避民生活和生产活动所必不可少的交通、能源、通讯、通信、给排水、供电、供气、急救等城市网络系统。它平时的完好率及灾后的可投入率（备灾能力）是衡量城市现代化、国际化水准的标志。

以上海市为例，上海市区现有土地面积约 800 km², 在这块"弹丸之地"的下面，却布满了长达 4 000 km 各种口径煤气管道，其密度堪称世界之最。犹如人体身上的血管，相互交叉、重叠，哪根血管出毛病，都有危及全身的可能。上海有长达 130 多年的煤气使用历史，有些上百年历史的管道还在超龄使用。管道老化埋下了致灾隐患。因管材质量、接口、老化等因素，1994 年上海市就发生自然煤气泄漏事故达 84 起。

除自然原因外，人为损坏地下煤气管道的事件比较突出。如某些施工单位野蛮施工，损坏煤气管道造成煤气泄漏引起燃爆事故，仅 1994 年就达 126 起。煤气泄漏产生爆炸具有很强的杀伤力。如发生在楼房，则发生楼毁人亡的惨剧。1996 年 2 月 18 日扬州市一普通居民楼发生煤气泄漏爆炸事故，死 19 人，重伤 3 人，8 户房屋遭到严重破坏，直接经济损失达数百万元。事故原因是进楼煤气管道铺设没有严格遵守规范，埋设深度要求 60 cm，实际深只有 25 cm；与主管接口需平接，实际为上下接；管道上原为街坊道路，不允许载重车辆通过，但实际载重车辆畅通无阻，以致管道被压成弧状，接口松裂，造成煤气泄漏而引发爆炸。1995 年 1 月济南和平路发生电缆沟煤气爆炸，死 13 人，伤 48 人。煤气事故频繁发生提醒人们：我国城市煤气事业经过前些年的高速发展，现已进入事故高发时期，必须引起各方面的高度重视。

（二）煤气事故的现场救援

（1）煤气中毒事故尤其是 3 人以上的群体中毒事件，要做好现场检伤分类，区分轻重缓急，必要时成立现场急救指挥小组，调集医务人员进行现场心肺复苏等急救措施。根据中毒情况将重病人迅速分流转送到有高压氧舱治疗条件的医院救治。

（2）煤气泄漏引发的爆炸事件如发生在居民住宅楼，因爆炸造成楼房坍塌，伤员有可能被困在室内的瓦砾废墟中。救援的首先任务是将其营救脱险，然后进行医疗急救。而且还要对爆炸后的楼房进行打点加固，防止险情扩大。

煤气泄漏引发的火灾，在现场救援时应注意戴防毒面罩，也可用毛巾、口罩浸湿后替代，以防有毒气体中毒。

煤气爆炸后可引起各种严重创伤，如烧伤、多发骨折、挤压伤、颅脑损伤、胸部外伤、骨盆及脊椎损伤等等，具体急救措施可参见有关章节。

二、电气事故

随着我国国民经济的飞速发展，电力已成为工农业生产、市政、交通和人民生活不可缺少的二次能源。由于电力生产和使用有其特殊性，在生产和使用的过程中如果放松警惕，违章操作和使用，则会造成人身伤亡事故，给国家财产带来巨大损失。这些因用电或在电力生产过程中造成的各种事故，如人身事故、设备事故、电气火灾和爆炸事故等，统称为用电事故或电气事故。

（一）电气事故的危害

电力系统是由发电厂、电力网和用户组成的统一整体。由于电能尚不能大规模地储存，因此，发电、供电和用电是同时进行的。正因为如此，用电事故发生后，除可能造成因停电而引起的设备损坏、人身伤亡事故外，还可能波及电力系统，进而造成系统大面积停电，给工农业生产和人民生活造成很大的影响。对有些重要负荷，可能会产生更严重的后果。例如，电解铝厂，停电时间超过 15 分钟，电解槽就会损坏；高炉停电时间超过 30 分钟，铁水就要凝固；矿井下停电，会影响井下通风，使空气中的瓦斯含量增加，可能引起人员窒息和瓦斯爆炸；地铁停电，正行驶在巷道内的地铁列车突然停驶，黑暗中造成拥挤混乱，威胁人身安全。此外，如医院以及易燃易爆的危险场所等，突然停电往往会发生更大的人身伤亡事故。

对用户停电造成的经济损失很难具体统计。一般可估算为少送电量所折合电费的数十倍。

随着电气化的发展，生活用电和家用电器日益增多，发生人身触电事故的机会相应增加，据我国近年来的统计，全国农村每年触电死亡的人数均在数千人左右，工业和城市居民触电死亡人数约为农村触电死亡人数的 15%。

（二）电气事故发生的常见原因

1.家庭用电事故的原因

（1）电源方面：电源电压与用电器具的额定工作电压不符：一般家庭用的是 50 Hz、220 V 的单相正弦交流市电。电冰箱的额定工作电压是 220 V，如果电源电压波动过大（170～250 V 之间）必须使用相应的交流稳压器稳压。如果用户家里经常有电源电压波动过大的情况出现，就得特别小心，以免烧毁电器。

保险丝选择不当或用其他导线代替，以至保险丝起不到保护作用；当电路发生短路时，塑料绝缘双股绞合灯头线的外皮可立即熔化，易引起火灾事故。

家里不断添置新的家用电器，使线路负荷增大：一方面使线路损耗增大，另一方面电流长期超过电表额定电流，易烧坏电表。

（2）室内线路方面：导线年久失修：油污、灰尘、潮气的侵蚀使导线绝缘层发生老化，尤其是厨房、厕所、浴室内的导线。如不重新更换并整理布线，长期造成漏电，一方面电能浪费，另一方面威胁人身安全。

导线过细，使流经电流超过允许值：当这种细导线连接大功率电炉、电饭锅和电熨斗时，易引起导线绝缘层熔化，发生短路甚至引起火灾。

布线不符合要求：没有用木槽板、钢管或塑料管导引，而是直接沿墙拉线或干脆直接将线埋入墙内做暗布线，这样易使导线遭虫咬，而产生漏电。

接地线不合要求：不能真正起到接地保护作用。

开关接线不合要求：如照明电灯未遵守"火线进开关，地线进灯头"的原则，人在换灯头时就易触电；二相插座的三个极不按要求接线等。

（3）电器使用方面：带电移动家用电器。

用湿手开、关电器。

不懂电工知识的人，随便布线，或将灯头线在地上拉来拉去，甚至人踩、物压。

带电剪导线。

用灯泡烘烤衣物、尿布。

电熨斗用毕忘记将插头从电源上拔下。

已发现电器工作时有不正常现象，如噪声、震动过大、异味出现、冒热气或打火花等，仍然使之继续运行。

在电线上晒、挂衣服。

（4）电气设备方面：电器设备由于质量原因引起的触电事故是有的。减少此类事故除在生产、销售中应保证电器的质量外，用户也应正确操作，并定期请电工对线路与电器设备进行安全检查。

2.电气火灾和爆炸的原因

（1）易燃易爆环境：在各类生产和生活环境中，广泛存在着可燃易爆物质，其中煤炭、石油、化工、军工等工业生产部门尤为突出。炸药一类物质接触火源引起爆炸；纺织和食品工业生产场所的可燃气体、粉尘、纤维一类物质，接触火源就着火燃烧。电气原因引燃或引爆事故就是电气火灾和爆炸。

（2）电气设备产生火花和高温的原因：在生产和生活中，各种电气设备和线路在正常工作或事故中常常会产生电弧火花和危险高温。

有些电气设备在正常工作情况下就能产生火花、电弧和危险高温。电灯和电炉直接利用电流发光发热，工作温度相当高。100W 白炽灯泡的表面温度为 150～190℃，100 W 荧光灯管的表面温度也在 100～120℃，而碘钨灯管壁温度高达 500～700℃。

电气设备和线路，由于绝缘老化、积污、受潮、化学腐蚀或机械损伤会造成绝缘强度降低或破坏，导致相间或对地短路；导线连接点接触不良、铁芯缺损过大、电气设备和线路严重超负荷及积污、通风不良等原因都可能产生火花、电弧或危险高温。另外，静电、内过电压和大气过电压也会产生火花和电弧。

（3）发生电气火灾与爆炸的条件：如果在生产和生活场所中存在着可燃可爆物质，当空气中的含量超过其危险浓度或在电气设备和线路正常或事故状态下产生火花、电弧或在危险高温的作用下，就会造成电气火灾和爆炸。

（三）电气事故分类

1.按发生灾害的形式　可分为人身事故、设备事故、电气火灾和爆炸事故。

2.按发生事故的电路状况　可分为短路事故、断线事故、接地事故、漏电事故等。

3.按发生事故的严重性　可分为特大事故、重大事故、一般事故等。

4.按伤害的程度　可分为死亡、重伤、轻伤等。

5.按事故的基本原因

（1）触电事故：人身触及带电体时，由于电流穿过人体而造成人身伤害事故。

（2）雷电和静电事故：雷击可摧毁建筑物，伤及人、畜，还能引起火灾；静电放电的最大威胁是引起火灾和爆炸事故，也能造成对人体的伤害。

（3）射频伤害：电磁场的能量对人体造成的伤害，亦即电磁伤害。

（4）电路故障：线路和设备故障不但威胁人身安全，而且还会严重损坏电气设备。

6.用电单位电气事故分类

（1）用电单位影响系统事故：某一用电单位

内部发生事故，其他用电单位受牵连而突然断电或电力系统受影响而大量减负荷。

（2）全厂停电事故：由于用电单位内部事故而造成全厂停电。

（3）重大设备损坏事故

（4）人身触电伤亡事故

（四）人身触电的危害及触电方式

电流通过人体造成电击，俗称触电。电流的热效应造成电灼伤；电流的化学效应造成电烙印或皮肤金属化；电磁场能量对人体的辐射作用会导致头晕、乏力、神经衰弱；雷电及静电的放电火花可以导致人身伤亡。

当电流经过人体时，会产生不同程度的疼痛和麻木，并伴随不自觉的肌肉收缩。肌肉的收缩往往使触电者紧握带电体，而不能自主摆脱电源。此外，肌肉收缩时，胸肌、膈肌和声门肌的强烈收缩会阻碍呼吸，而使触电者窒息死亡。

电流通过中枢神经系统的呼吸中枢可使呼吸停止；电流通过心脏造成心脏功能紊乱，即心室纤颤（简称室颤），继之心脏停止跳动，导致大脑缺氧而迅速死亡。

电流通过人体内部，对人体伤害的严重程度与通过人体电流的大小、电流通过人体的持续时间、电流通过人体的途径、电流的频率及人体的状况（健康状况、人体电阻、出汗与否、心理状态、情绪等）等多种因素有关，各因素之间又有着密切的联系。

1.伤害程度与电流大小的关系　通过人体的电流大小对人体的伤害起决定性作用。

电流分感知电流、摆脱电流和致命电流三类。在较短的时间内危及生命的最小电流称为摆脱电流，引起室颤的电流即致命电流。

2.伤害程度与通电时间长短的关系　引起室颤的电流与通电时间有关。当通电时间超过心搏周期时，引起室颤的电流仅数十毫安；通电时间不足心搏周期，但超过10毫秒并发生在心搏周期特定相位上时，引起室颤的电流在数百毫安以上。心脏每收缩、扩张1次，中间约有0.1秒的间歇，这0.1秒对电流最敏感。如果电流在这一瞬间通过心脏，即使电流很小，也会引起室颤；反之，即使电流很大（达10 A），也不会引起心脏麻痹。

3.伤害程度与电流通过人体途径的关系　电流通过心脏会引起室颤，较大的电流还会使心脏停搏，使血液循环中断，导致死亡。电流通过中枢神经或有关部位，会引起中枢神经系统强烈失调而导致死亡。电流通过头部会使人昏迷，若电流较大，会对大脑产生严重损害；电流通过脊髓使人截瘫。因此，从左手到胸部是最危险的电流途径，从手到手，从手到脚也是很危险的电流途径，从脚到脚则是危险性较小的途径。

4.伤害程度与电流频率的关系　我国工业电流频率采用50 Hz，这对于设计电器比较合理，但从安全角度出发，这种频率的电对人体是最危险的。采用200 Hz以上的频率能获得较好的安全条件。低压交流电的频率超过500 Hz时人体是安全的。

（五）电气事故的救援措施

电气事故最危险的情形是电气火灾或人身触电，停电事故有时也会造成巨大损失。

对于救援人员来说，必须掌握电气事故特殊的救援方法，准确、迅速地控制事故的发展，以免引起更多人的伤亡和更大的经济损失。因此，正确进行电气事故的紧急救援，及时做好触电者的现场急救，是转危为安、"起死回生"的关键的一步。

1.电气火灾的现场救援　电气火灾发生后，由于燃烧中的带电体对消防人员有触电的危险，并且火灾后的设备难以修复，因而不能采用一般的救援措施。必须了解电气火灾发生的原因，采取预防措施，并在火灾发生后采用正确的救援方法，以防止发生人身触电及爆炸事故。

（1）电气火灾的特点：电气火灾与一般性火灾相比，有两个突出特点：着火后电气装置可能仍然带电且因电气绝缘损坏或带电导线断落等接地短路事故发生时，在一定范围内存在着危险的接触电压和跨步电压，灭火时如不注意或未采取适当的安全措施，会引起触电伤亡事故；充油电气设备，如变压器、电容器、油开关等，受热后有可能喷油，甚至爆炸，造成火灾蔓延并危及救火人员的安全。因此，扑灭电气火灾，应根据起火的场所和电气装置的具体情况，做一些特殊规定。

（2）扑灭火灾的电源处理：发生电气火灾后应尽可能先切断电源，而后再扑救，以防人身触电。切断电源的注意事项：在火场内的开关和刀闸，由于烟熏火烤，绝缘性能可能降低或破坏，因此，操作时应带绝缘手套，穿绝缘靴并使用相应的绝缘工具；切断带电线路导线时，应分相剪断且使用绝缘的电工钳，并防止导线断落后触及人体或短路；夜间发生电气火灾，切断电源时，应考虑照明问题；需要电力部门切断电源时应迅速用电话联系，说明情况。切断电源后的电气火灾，多数情况下可按一般性火灾扑救。

（3）不切断电源灭火的救援行动：发生电气火灾，如果当时情况危急，为争取灭火时机，或因其他原因不允许和无法及时切断电源时，就要带电灭火。这时为防止人身触电，应注意：使用导电消防器材、与带电部分保持足够的安全距离。高压电气设备或线路发生接地时，室内救援人员不得进入距故障点4m以内，室外则不得接近距故障点8m以内的范围。如进入上述范围以内，必须穿绝缘靴、戴绝缘手套。应使用不导电的灭火剂灭火，如二氧化碳、四氯化碳、1211、化学干粉等灭火剂。带电灭火禁止用泡沫灭火剂。

（4）电气火灾的烧伤处理原则：电气火灾引起的电灼伤、烧伤，在现场用干净布单包裹伤处，迅速送医院进一步处理。处理原则与其他火灾引起的烧伤相同。

2.人身触电事故的现场救援　触电事故是突然间发生的，情况紧急，刻不容缓，时间就是生命。现场救援人员必须当机立断，用最快的速度，以正确的方法，首先使触电者迅速脱离电源，然后立即进行现场救护，这是触电者获救的关键。

人触电后，会出现神经麻痹、呼吸中断、心脏停搏甚至昏迷不醒的状态。如果没有明显的致命外伤、就不能认为触电人已经死亡，而应该看做是假死，分秒必争地进行现场急救。只要方法得当，坚持不懈，多数触电者是可以"起死回生"的。如有的触电者经过4小时，甚至更长时间的急救而脱险。

1）迅速使触电者脱离电源

（1）脱离低压电源的方法：就近拉开电源开关或拔出瓷插保险、电源插头，如距离较远，可用绝缘柄电工钳或干燥木柄的斧头、铁锹等利器切断电源线。如果导线搭落在触电者身上或压在身下，可用干燥的木棒、竹竿等挑开导线或用绝缘绳索套拉导线或触电者，想方设法使其脱离电源。救护人可站在干燥的木板、木桌椅或橡胶垫等物品上，用一只手把触电者拉脱电源。如果发现有人在高处（房上，梯子上）触电，还须预防触电者在脱离电源后从高处摔下的危险。

（2）脱离高压电源的方法：因电源开关远，不易切断电源，所以，立即通知有关部门停电。戴上绝缘手套和穿绝缘靴，拉开高压断路器；用相应的绝缘工具拉开高压跌落保险，切断电源线。

脱离电源的注意事项：在触电者未脱离电源前，救护人员最好是一只手操作，以防触电；夜间发生触电事故时，应考虑切断电源后的临时照明问题，以利救护。

2）触电的现场急救原则

（1）迅速脱离电源。

（2）解开妨碍呼吸的紧身衣服。

（3）检查口腔，清除黏液，取下假牙。

（4）就地急救。只有当现场继续威胁着触电者，或现场存在很大困难（黑暗、下雨、下雪、拥挤），才考虑将伤员抬至其他安全地点。

（5）现场劝退闲杂人员，保持现场照明和空气流通。

（6）向"120"急救电话呼救。

3）触电的救护方法。

（1）触电者所受伤害不太严重，神志清楚，只是有些心慌，四肢发麻，全身无力，一度昏迷，但未失去知觉，则应使其静卧休息，不要走动，严密观察，一旦发生病情变化随时急救。

（2）触电者失去知觉，但呼吸和心跳尚正常，应使其舒适平卧，保持空气流通，解开衣服，有利呼吸，天冷时注意保暖。若发现触电者出现呼吸困难和心跳不正常，立即准备进行心肺复苏。

（3）呼吸、心跳骤搏者，应立即在现场进行心肺复苏，并坚持进行。

（4）触电者的灼伤处理应将灼伤和起疱的皮肤表面保护好，切勿接触不洁水及物品，用绷带包扎好，送医院进一步处理。

（5）触电者的外伤处理对于电伤和摔跤造成的局部外伤，在现场应做适当处理。采取止血、包扎、固定的方法，初步处理后送医院进一步处理。

（六）我国在触电急救上的成就

我国电力企业最早在20世纪60年代就开展了触电急救工作，当时主要开展的工作是对企业职工进行以心肺复苏为主的急救知识培训，师资主要由企业内部急救专家和各地部分知名专家组成，我国著名急救专家李宗浩教授在1963年就担任了国家下达的《触电急救》科教片担任科学顾问，普及急救技术。电力企业同时还向社会广泛开展防触电及触电急救知识宣传工作。

20世纪80年代，在中国水电医学科学技术协会指导下，山东电力中心医院等单位发起成立触电与院前急救的学术组织，即中国水电医学科学技术学会触电与院前急救专业委员会，开展高层次的学术研究、学术交流、触电急救技术培训，特别是触电现场心肺复苏技术的规范化培训与应用，有力地推动了我国触电院前急救工作的开展，触电抢救成功率明显提高，抢救了数以百计的触电人员的生命。

山东电力中心医院在山东电力工业局（现山东电力集团公司）的领导下，在上世纪 80 年代对企业全员分批分层开展触电院前急救技术培训，取得了良好效果。具体做法是，先由专家对所属各单位医疗、安全、劳动保护等骨干人员进行培训，这些骨干力量回到单位后，和专家一起分批对全体职工进行培训，要求 100％参与，100％合格。北京电力医院、河南电力医院、辽宁电力医院、西安电力医院、上海电力医院、三门峡医院等医院作为触电与院前急救专业委员会的主要成员，都开展了卓有成效的工作，专业委员会首任主任委员山东电力中心医院副院长、主任医师张永华对该推动工作做出了突出贡献。现任主任委员山东电力中心医院院长、主任医师、硕士生导师。王启斌教授继续推进触电院前急救工作，并根据当前安全生产与突发灾害对企业医学救援工作的需要，将院前急救工作向现代医学救援延伸，在 2008 年南方冰雪灾害及汶川大地震中都派出救援医疗队参与救援，因对企业现场熟悉，又有企业的大力支持，救援取得良好效果。

第八章

旅游医学救援

第一节 我国旅游安全状况

一、我国旅游安全概述

随着生产力的提高，社会财富的不断增加，人们可支配闲暇时间的增多，交通运输条件的改善以及国家宏观政策的支持，旅游业逐渐成为一个区域十分重要的经济增长点。旅游业作为一种产业类型，一种新的现代社会生活方式和企业经营方式，不仅取得了良好的经济效益，也取得了较好的社会效益和环境效益。旅游业逐渐成为国民经济中不可缺少的有机组成部分，也越来越受到高度重视，被置于优先发展的地位。预计到2015年，旅游行业总收入将达2.5万亿元，年均增长率为10%；国内旅游人数将达33亿人次，年均增长率为10%，旅游消费占居民消费总量的比例将达10%。

旅游市场不断繁荣的另一面，是旅游业在发展过程中，由于管理的法律法规及各项规章制度的不健全，措施不完善，加上旅游者自身安全意识淡漠以及对旅游安全问题研究滞后等诸多原因，目前各类旅游事故仍旧频繁发生，并呈增多趋势。2008年旅游突发公共事件年报资料显示，国家旅游局共收到各地报送的旅游突发公共事件48起，共造成147人死亡，4人失踪，401人受伤。其中旅游重大突发公共事件6起，88人死亡，4人失踪，132人受伤；较大事件35起，59人死亡，231人受伤；一般事件7起，38人受伤。2012年1~10月，国家旅游局共收到旅游突发事件54起，共致109人死亡、469人受伤。其中重大事件2起，共造成14人死亡、20人受伤；较大事件10起，共造成51人死亡；一般事件43起，共造成44人死亡，与2011年同期相比，旅游突发事件致死亡人数增长5%，重大旅游突发事件数量持平，致死亡人数下降26%。一个个触目惊心的数字，使人们在叹息之余，更清醒地认识到旅游安全的不容忽视。

既往发生的旅游安全事故让人记忆犹新，近年来频繁发生的又令人担忧。

（一）自然灾害类

2004年6月18日，受暴雨影响，张家界武陵源核心景区外的紫霞观景点突然发生岩石崩塌，位于游道旁边的高约2米处的一块大约5立方米的巨石砸向行人，导致正在此景点游览的20名游客中3人死亡，3人受伤。

2004年12月26日，印尼苏门答腊岛北部发生的强烈地震，在东南亚、南亚海域引发海啸。高近10米的巨浪袭击了印尼、斯里兰卡、泰国等国沿海地区，造成几十万游客的伤亡。

2008年5月12日，四川省汶川县发生8.0级特大地震灾害，造成团队游客54人遇难（其中台湾游客1人、国内游客53人），受伤25人；因灾受困游客达55 487人，其中旅游团队游客10 386人、散客45 101人；旅游系统因灾损失533.69亿元人民币。

2009年4月19日，陕西省商南县金丝峡旅游景区发生意外落石，导致6名游客受伤。

2010年1月29日，1名大陆游客在台湾太鲁阁公园景区被落石砸伤死亡。

2011年7月3日，云南西双版纳野象谷森林中一棵20余米高的巨型枯树，突然倒下砸在索道缆绳上，将正在运营中的缆车砸停，并导致游客1死3伤。

2011年7月23日，安徽天柱山景区因强雷暴天气，游客遭雷击致3死3伤。

2011年8月9日，河南省栾川县重渡沟景区发生巨石坠落造成游客2死3伤。

2011年8月22日，安徽省黄山景区8名游客遭雷击，1人坠崖受伤。

2011年10月2日，四川省松潘县境内雪宝顶雪山发生雪崩，两名自行组织登山的驴友随雪崩坠下山崖，造成1死1伤。

（二）事故灾难类

1995年4月，湖北神农架发生漂流翻船事故，8名台湾游客和3名船工死亡。

1999年10月，贵州马岭和风景区发生缆车坠毁事故，死亡14人，受伤22人。

2001年4月8日，在陕西华阴市玉泉院南门通往华山主景区的陇海铁路人行涵洞内，因人员拥挤、踩踏挤压发生特大伤亡事故，造成17人死亡。

2002年10月3日，华山景区3名游客坠崖，1人死亡2人受伤。

2008年12月30日，四川雅拉雪山神树沟1北京驴友遇难。

2009年7月11日，重庆万州区潭獐峡流域山洪暴发，35名驴友遇险，19人遇难，被称为"中国户外运动史上最大灾难"。

2010年12月12日，以复旦大学学生为主的18名上海驴友组团在黄山未开发区域探险，迷路被困，黄山景区出动230多人的救援队伍进行近10个小时的搜索救援，并付出牺牲一名民警的惨痛代价，最终才将被困驴友安全救出。

2011年4月27日，台湾阿里山发生小火车翻车事故，造成5名大陆游客罹难，百余名大陆游客不同程度受伤。

2011年5月6日，陕西一旅游团在咸阳发生7人死亡、20余人受伤的交通事故。

2011年5月7日，四川一旅游团在赴九寨沟途中发生3人死亡、5人重伤的交通事故。

2011年5月10日，北京市居庸关风景区内1驴友失足滑落山底遇难。

2011年6月19日，张家界景区电动小火车相撞，致12名游客受伤。

2011年7月11日，福建"天路之旅"旅游团在西藏遭遇重大交通事故，3人死亡，12人受伤。

2011年7月14日，福建武夷山景区公馆大桥发生坍塌，安徽太和县21名游客受伤，中巴车司机死亡。

2011年8月13日，宜兴竹海风景区发生一起滑道安全事故。受到强风暴雨的影响，部分游客乘坐的滑道小车相撞、冲出滑道，数名游客被甩出滑道，事故导致4名游客死亡，24名游客受伤。

2011年8月13日，黄山市黟县桃花源漂流景区发生一起游客漂流溺水事故，1名游客身亡。

2011年9月29日，14人组成的登山队进入四川四姑娘山景区后与外界失去联系，经过13天搜救后方才脱险。

2011年10月1日，位于泰山登山陡峭路段十八盘处1女游客被下山的1名男游客撞到，两人同时滚落，致女游客重伤。

2012年3月12日，1驴友坠入云南200米深仙人洞遇难。

2012年5月2日，南京夫子庙飞檐坍塌砸伤4名游客，1名儿童伤势较重。

2012年6月12，云南大理苍山1驴友遇难。

2012年7月11日，一辆自驾游商务车在峨眉山景区发生交通事故，3名游客不幸遇难。

2012年8月11日，北京凤凰岭驴友迷路受困，2驴友受轻伤。

2012年11月20日，北京7驴友被困长城，2人遇难。

2012年12月22日，30名驴友在完成北京灵山一日往返活动时，2人被困在山上，当天灵山山上温度是-25℃，狂风大作，积雪过膝，数支救援队、上百人前往救援，但2名驴友还是不幸遇难。

（三）公共卫生事件类

2003年，SARS疫情殃及全国，使我国旅游业几乎处于停滞状态，并波及当年全球旅游业。

2011年7月11日，无锡一家公司组织员工及家属60多人前往峨眉山旅游，20余人发生旅游食物中毒。

（四）社会治安事件类

1994年3月23日，浙江千岛湖发生特大抢劫纵火杀人案，32人遇难，其中台胞24名。

2011年8月11日，黄山风景区发生游客打人事件，致一女导游受伤。

2012年10月2日，华山景区因出现游客滞留、拥堵要求退票，发生一对夫妻多处被刀捅伤事件。

2012年11月30日，泰山红门风景区发生游客打老人恶性事件。

从上述各类旅游事故可以看出，我国的旅游安全形势不容乐观，旅游安全事故的发生显然违背人们选择出去旅游的初衷，也给个人、家庭、社会造成损失和负担。旅游安全的风险来自旅游景区的自然环境、社会环境、游客自身和管理者等诸多方面。由于旅游业牵涉的行业较多，旅游活动又涉及不同地域范围，旅游风险和危险可能存在于旅游行业和旅游活动的各个环节上。"安全第一，预防为主"是国家旅游局早在1990年出台的《旅游安全管理暂行办法》就积极倡导的旅游安全方针。2009年国家扩大内需，在促进消费的政策引导下，旅游消费成为一大热点，随着旅游规模的进一步扩大，以及自驾车游客比例的不断增长，尤其是旅游旺季的安全压力不容忽视，对旅游安全管理的要求就更高。旅游安全需要各级政府和有关部门的有效监管，既离不开旅游企业的规范经营，也离不开旅游者的积极配合。

二、旅游安全的概念

常规上所讲的旅游安全实质仅指旅游者安全，即旅游者在游览过程中的人身、财产和心理安全。目前，旅游学业界通常把旅游安全问题应该分为旅游主体安全、旅游媒介安全、旅游客体安全三个方面：①旅游主体安全即旅游者安全，这类安全问题社会影响最大，最易受人们关注；②旅游媒介安全即旅游产业安全，即一个国家或地区的旅游产业运行环境、市场需求与供给要素之间处于相互适应、协调发展、持续增长的状态；③旅游客体安全即旅游资源的安全。这是发展旅游业的基础，自然和人文的旅游资源具有一定不可再生性。

本章节所指的旅游安全着重指的是旅游者在旅游景区内所从事的各种旅游活动，不包括旅游者在旅游景区外部的交通过程中的各种意外，因此，旅游者与旅游景区是旅游安全的研究重点。

（一）旅游者的安全

1.安全意识和能力　主要是指旅游者通过对各种环境因素（如气温、降水、地形等）、个人因素（如身体状况、对当地的熟悉程度等）综合分析后，对安全隐患的预见能力，对旅行过程中各种突发事件的处理能力，对自己探险的旅游动机的了解程度，对个人冒险的旅游行为的能力把握（如攀岩、蹦极、野外探险等），以及为此应做的各种准备情况等。

2.身体状况　一是在旅行之前，对身体的自我调节，是否作了充分的体力储备，是否有疾病；二是在旅行的过程中，对身体的自我调节，是否透支体力，是否量力而为，是否恢复及时，是否染疾等。

3.旅游经验　在陌生环境里的适应能力及与陌生人正确交往的交际能力；能否根据自身的体能状况、天气情况、景区特点，携带必备的旅行药品；选择合适自身的时间、季节、地点和旅行线路出行；对旅行难度，旅行风险的正确判断等。

4.对旅游环境的熟悉情况　对旅游目的地当地的经济、社会、自然等环境的资料收集和熟悉程度，对旅游景区（如山地、湖泊、海滨、自然保护区等）旅游线路及危险路段的了解程度，对当地的语言、文化、宗教、风俗习惯等的了解和沟通能力等。

（二）旅游环境的安全

1.社会环境　指旅游地居民对旅游资源开发的认可程度和爱憎态度；旅游地各项管理制度的完备程度和执行力度；旅游地社会环境的净化程度，包括居民的举止行为、卫生习惯、经营思想等不安全因素以及旅游地的色情、犯罪和赌博等社会治安问题；对旅行社以及从业人员的管理和教育等。

2.经济环境　指旅游地经济发展水平，旅游业经营的成熟程度，旅游资源的开发程度，工程性和服务性基础设施的建设与配套程度，对旅游设施和设备的维护、保养、安全检测、应急处理等。

3.自然环境　指旅游地突发性的自然灾害，如泥石流、洪水、滑坡、海啸、冰冻、雪崩等，旅游地恶劣性的天气常发的时间、地点和次数等，尤其是自然风景区、自然保护区内有安全隐患的点、线和区的缓变式的自然风化、自然松动、崩落等；旅游区内饱和容量和超载容量的时间分流和空间分流等环境问题和安全隐患等。

（三）旅游景区安全的重要性

旅游景区作为旅游业的重要组成部分，是游客旅游的最终目的地和重要集散地，面临的环境相对复杂，要确保景区能够持续稳定发展，安全是不容忽视的一个重要环节。概括地说，旅游景区安全的重要性如下：对于游客来说，旅游景区安全是提高游客满意度的重要保证，对于旅游经营者来说，旅游景区安全是保证旅游活动顺利进行，并获取良好经济效益的前提，对于旅游业来说，旅游景区安全是旅游业可持续发展的基础。所以在旅游景区安全这个问题上，无论是游客、旅游经营者，还是旅游业都需要以旅游安全作保障。由此可看出旅游景区安全的重要性和必要性。当前，由于种种原因，旅游景区仍存在一些不可忽视的安全问题，造成极大危害，严重制约旅游业的可持续发展。

三、我国旅游安全的研究现状

旅游安全向来是人们外出旅游关注的重点。国内外各界从不同阶段、不同角度对旅游安全进行研究，并取得较丰富的成果。受自然因素和文化因素影响，国内外对旅游安全的研究侧重点也有所不同。国外旅游安全研究始于20世纪70年代，且主要侧重于研究自然灾害、恐怖主义、政治动荡、战争和犯罪等对旅游市场的影响。国内旅游安全研究则基本上处于起步阶段，且主要侧重于研究与旅游安全相关的基础理论、旅游安全保障、旅游安全事故等。在旅游安全问题受到人们重视的同时，有关旅游安全和旅游救援的研究也逐渐成为学术界关注的热点，主要是理论和实证两个层面的研究。郑向敏在国内较早进行了旅游安全的研究，在《旅游安全理论与实践———福建省个案研究》和《旅游安全学》两本著作中对2000年及以前的旅游安全研究文献进行全面总结和述评，并以福建省为例，进行旅游安全的理论和实践研究；随后，郑向敏等又分别对2005年以前和2004—2008年间的旅游安全问题研究进行综述，分析我国旅游安全研究的学术动态，并对国内旅游安全研究的趋势进行预测和分析，认为旅游安全基础理论、旅游安全事故、旅游安全保障是主要的研究领域。张进福、郑向敏总结旅游安全的5种表现形态，认为旅游安全具有随旅游（项目）发展阶段不同而变化、季节性差异、在旅游各环节表现不一这三大特征。在旅游安全形态的基础上，不同学者对旅游安全进行不同层面的研究。张进福从旅游安全的地位和作用入手，分析旅游安全管理状况，提出旅游安全管理的对策建议。

在旅游安全研究方面，成甲讲述国内自助游安全隐患的特点，按事故内容对其进行分类，分析其原因并提出相应措施。张进福提出建立旅游安全救援系统的构想。崔凤军指出，风景旅游区的安全问题主要包括自然灾害、人为灾害、安全事故、治安管理等方面，并对其进一步细分类，提出相应防治对策。肖亚波也对景区旅游安全问题进行思考，就景区安全问题的形态进行分析，提出详细的应对策略。林香民、李剑锋、胡金花等人从旅游"吃、住、行、游、购、娱"六大要素中辨识旅游过程中的危险源，强调建立以市为单位，以市应急联动指挥中心为核心的旅游安全事故应急救援体系。

但细究山地旅游安全，国内外的研究尚显空白。国内外山地旅游研究主要集中在资源开发与管理、客流与市场、环境评价与旅游影响等方面。程进、陆林、晋秀龙、黄剑锋等人总结国内外对于山地旅游的研究，比较其不同点，指出今后国内山地旅游的研究方向。刘天虎、金海龙等人以新疆慕士塔格峰为例，对当地的经济、地理、经营现状及安全保障体系存在的问题进行分析，提出相应的安全保障体系。金祖良提出，在山地休闲旅游活动区的安全管理工作中，预防旅游安全事故的发生，必须从安全管理机构和安全管理制度安全预警、控制、保障三个方面开展工作。李新娟在安全隐患检查表的基础上，提出计算危险指数的方法来评价山地景区旅游安全风险，进而提高控制和管理水平。2007年8月成立的中国登山协会登山户外运动事故调查研究小组，是中国登山协会进行国内山地户外运动事故调查、政策对策研究的专门机构。该小组从2007年起，每年都搜集全国户外安全事故，形成调研报告，但这些调研报告都只是列举案例，并未对其进行深入分析，提出相应措施。

综上所述，无论是国外还是国内，对于山地旅游安全研究的深度和广度还是不够，赶不上现实的需要。因此，研究山地旅游安全，总结山地旅游安全事故频发的原因，有的放矢地提出相应措施，构建山地旅游安全管理体系，不仅可以使山地旅游活动顺利进行，为旅游者提供心理依据和物质支持，同时也填补山地旅游安全研究的空白，为旅游行业管理提供参考。

因此，解决旅游安全问题不仅是个技术性问题，而且还是一个重要的社会系统问题。加强旅游安全研究，不仅是旅游活动质量的重要保证，而且也是旅游业做到可持续发展的重要因素。

四、旅游景区安全问题的表现特征

（1）导致安全事故的因素多，并且具有交叉性：一般而言，导致旅游景区安全事故的因素并非一种，它可能是人为因素、设施设备、自然因素、卫生健康等多因素的结果。2004年2月，北京密云事故的发生就是与现场管理和组织疏导、虹桥梯坎不规则、游客无预知信息等有直接关系。因此景区安全预防不能够单方面进行，应该进行安全综合预防。

（2）安全管理范围广、难度高、要求严：在游览的过程中，由于旅游者流动性强，逗留时间短和人流量大，游览安全事故具有多种表现形态，不同形态的安全事故造成的损失与影响都较大。因此，景区安全管理的范围广、难度高，应该进行严格管理。

（3）对旅游市场和景区旅游形象负面影响巨大：根据旅游者出游动机的研究，影响旅游者的出行因素中，安全因素排在第一位。旅游景区是对外宣传的窗口，旅游景区事故直接影响到旅游景区市场形象，还会冲击旅游企业和当地旅游经济，甚至损害到地方形象和国家形象、影响国际关系。1994年3月千岛湖特大抢劫纵火杀人案，对中国旅游业产生严重的影响，导致中国旅游业整体下滑。

（4）安全事故发生具有不可预见性和连环性：景区安全事故发生往往都是意料之外，难以预见，事故发生有时又祸不单行，容易发生连锁反应，事故的发生直接反映景区管理水平。

五、山岳型景区旅游事故的基本特点

（1）从山地旅游安全事故的季度和月度分析看，5月、8月、10月是山地旅游安全事故高发的月份，这是由气候和假期分布等多方面因素共同决定的。而每天的上午7—12时和下午13—18时这两个时段是事故高发时段，山地旅游大部分是白天进行，这两个时段刚好是上山和下山的时段，容易发生事故。

（2）从地域因素来说，山地资源丰富、旅游业相对发达的北京、广东、河南、四川、浙江、西藏、陕西等省份山地旅游活动较多，事故也较常发生。处于探索期和参与期的景区、无A级景区因未开发或开发程度低，原始面貌较完整，大大刺激旅游者的旅游冲动，同时也加大事故发生的概率。

（3）从事故原因和事故类型来说，事故灾难和自然灾害是事故的主要类型，因滑坠、坠落、疾病、迷路、受伤被困、落水、雪崩、冰崩等原因发生事故最为常见。旅游者自身的问题是主要的，首先是安全意识不够，对危险源的判断力不够；其次是缺乏户外经验和户外技能，对山地旅游的难度认识不足，缺乏相应的设备以及基本的户外生存能力；再者，旅游前的准备不足也是很大的硬伤，很多旅游者对旅游地天气状况和地形的了解并不充分，甚至完全没有了解；此外，旅游者的身体素质也是关键因素，许多山地旅游者并未将自身的身体承受能力与山地旅游难度相对应匹配，最终导致悲剧。

（4）从其他方面来说，目前国内自助游、驴友行的热潮愈演愈烈，许多旅游者都是个体出游，或者自行组织，整个旅游过程的安排、组织领导、安全保障、责任风险等都存在极大漏洞，不仅增加事故发生的概率，还增大求救的难度，导致救援无法及时。

第二节　黄山山岳型景区旅游医学救援模式探究

一、黄山风景区简介

黄山，中国目前唯一同时拥有世界文化与自然遗产和世界地质公园三项桂冠的景区，以景观奇特、动植物资源丰富、文化底蕴深厚著称。黄山风景区位于安徽省南部，面积160.6平方千米，花岗岩峰林地貌，主峰莲花峰海拔1864.8米，处于亚热带季风气候区内，由于山高谷深，气候呈垂直变化，以奇松、怪石、云海、温泉、冬雪五绝著称于世。明代旅行家、地理学家徐霞客两游黄山，赞叹道：

"登黄山天下无山，观止矣"，留"五岳归来不看山，黄山归来不看岳"的美誉。黄山有植物近 1500 种，动物 500 多种。1985 年入选全国十大风景名胜，1990 年 12 月被联合国教科文组织列入《世界文化与自然遗产名录》。2004 年 2 月入选世界地质公园。2007 年 5 月，批准为国家 5A 级旅游景区。目前，黄山风景区年接待海内外旅游者达 300 多万人次。

二、黄山风景区救援组织结构

（一）黄山风景区救援组织

黄山风景区设有紧急救援工作指挥部，由黄山管委会（正厅级）的主要领导任总指挥长，全面指挥景区紧急救援工作。指挥部办公室由综合执法局（正处级）承担，牵头承担紧急救援的组织工作，综合执法局下设黄山风景区紧急救援大队（正科级）。全景区划分温泉、半山寺、玉屏楼、天海、北海、云谷寺、松谷 7 个片区，分别设立了 7 个综合治理组，并承担片区内的紧急救援任务，组长由黄山管委会抽调副处级干部担任。景区医疗急救中心为管委会政治处下属的科级单位，在北海、天海、玉屏楼、松谷、云谷寺 5 个游客流量大的片区设立了固定医务室。景区内救援力量有公安、消防、综合治理大队、护林防火大队、环卫队、医疗、各经营单位等。

（二）黄山风景区救援管理

紧急救援指挥部负责全景区的紧急救援工作。综合执法局管理各片区综合治理组，承担紧急救援的组织工作。黄山风景区紧急救援大队具体负责景区紧急救援工作的日常管理、组织实施、队伍培训、联动协调、后勤保障、后续及善后处理、制订紧急救援预案及演练等工作，是景区旅游安全紧急救援工作常设办事机构。

各片区的综合治理组负责指挥本片区各单位开展一线现场紧急救援工作，动员和安排各单位的力量参加现场救援。各单位主要负责人为本单位紧急救援工作第一责任人，并按照职责分工，做好搜索紧急救援对象、现场救治和转运伤亡人员、保护事发现场、疏导维护秩序、调查固定证据等各项工作。

根据景区紧急救援实际及轻重程度，将景区紧急救援分为 3 级：1 级为严重，由紧急救援指挥部直接指挥；2 级次之，由综合执法局指挥实施；3 级最轻，由各片区综合治理组负责实施。

（三）国家旅游应急救援黄山队

2011 年 11 月，国家安全监管总局和国家旅游局联合发文，同意在黄山风景区试点建设国家旅游应急救援黄山队项目，标志着全国首个旅游应急安全救援项目——国家旅游应急救援黄山队进入组建实施阶段。国家旅游安全黄山应急救援队将按照"立足黄山、覆盖华东、辐射全国、服务旅游"的总体功能定位，在"十二五"期间基本建成一支较为完善的国家级旅游安全应急救援队伍，建立规模适当、结构合理、重点突出、条块结合的应急管理体制，形成统一指挥、反应迅速、协调有序、运转高效的应急救援机制。按照国家有关要求：100%专业应急救援人员完成装备配备，100%专职应急救援人员参加过山岳救援技能培训。接到事故报告后，在 30 分钟内完成对黄山风景区内应急救援队伍的协调调动，重大、特别重大事故发生后，救援人员携装备在 6～10 小时内到达事故现场。与周边 400 千米范围内的其他国家级 5A 级风景区旅游安全应急救援队伍签订合作协议。山岳风景区重大旅游安全事故应急救援水平达到国内领先、国际一流水平。

国家旅游应急救援黄山队的建设将极大地加强黄山风景区旅游安全保障能力，有助于促进黄山旅游业的健康发展，也为医学救援在旅游业领域的发展带来了一次很好的机遇，山岳型景区旅游医学救援是国家旅游应急救援黄山队的重要部分，要充分发挥医学救援学科的特长，结合山岳型景区和旅游的特点，为医学救援在旅游景区的实践和探索做出应有的贡献。

三、黄山医学救援的实践

黄山风景区管委会自上世纪八十年代初就设置专门的医疗服务机构：山下景区医疗急救中心和相继建成的山上的北海、天海、玉屏楼、松谷和云谷寺五个医务室，有医务人员 26 名。景区医疗急救中心建筑面积 2 800 多平方米，有急诊室、清创手术间和观察病房，拥有 X 光机、B 超、化验设备和 1 台救护车及 1 台疫苗运输车。2004 年，实行全山医务室统一管理，山上医务室属景区医疗急救中心（管委会机关门诊部）派出医疗单元，各医务室配有专职执业医师,为各医务室配置统一的医疗设备(如:便携式急救呼吸机、AED、心电监护仪、心电图机、微型血糖检测仪、双肩急救包、便携式氧气瓶、简易呼吸器、背包担架和铲式担架),对医务室医疗急救装备和旅游综合急救包制定了统一标配,有利于医生的轮岗和相互支援时能熟悉使用。初步建立了景区已开放区域的医疗急救网络布局。

在山岳型景区开展医疗急救比一般的医疗急救要困难和复杂许多,具体体现在:①救援环境复杂。受山岳型峰峦峭壁、深壑幽谷的地貌特点和雨雪冰冻、夜间、徒步救援等因素的影响,山岳型景区的救援远比一般地区复杂。②医疗急救难度大。山岳型景区往往偏离城市中心,很难得到城市紧急医疗救援中心的有效支撑,景区本身的医疗力量又薄弱;核心景区大都需要徒步救援,应急救援反应时间长,速度慢,医务人员救援时体力消耗大。山岳型景区院外医疗急救的难度及风险较大。③外伤及心脑血管疾病发病率高。我们统计了2005—2010年黄山风景区的院外急救资料显示疾病谱前5位依次是外伤类38.67%、心血管系统20.90%、消化系统10.65%、神经系统7.13%、呼吸系统5.92%。在山岳型景区游览中,游客外伤、心脑血管急症的发生率较高。④社会敏感性强、关注度高。黄山是世界级知名景区,在国内外具有很高的知名度和美誉度,救援对象多为游客,在急救事件中往往受山岳型景区院外急救特点的限制不能为患方提供优质快捷的专业医疗院外急救服务,还存在着资金垫付、善后处理等一系列的复杂问题,一旦发生安全问题,不仅会直接影响到景区旅游经济的发展,也会影响到我国旅游的声誉。

近年来,我们将医学救援的理念和学科特长引入到景区的医疗急救工作中来,以院外为主、立足现场急救,积极探索旅游医学救援的规律,不断总结经验。突出发挥公众在救援中的作用是医学救援的特色之一。自2005年起,在景区一线旅游从业人员中开展群众性救护知识普及,以及以CPR和创伤救护为重点的非专业救护员(指经过16学时规范医学救护知识与技能培训,具备现场基本生命支持技术,取得红十字级救护员资格证的非医务人员)培养工作,共培训了961名非专业救护员。景区内共有1600名旅游从业员工接受过救护知识和技能普及教育,占员工(非医务人员)总数的43.84%;培训了961名非专业救护员,占景区员工(非医务人员)总数的26.32%。员工在景区救护实践中使操作技能得到锻炼,积累救护经验,提高了理论与实际操作相结合的能力。通过开展救护培训和具体实践,培养了救护者的社会责任感和爱心,增强了主人翁意识,以及被他人认同的满足感和被称赞的荣誉感,同时,非专业救护员在救护过程中,也使获得的救护知识与技能得以与人分享和传播。在2005—2007年三年培训的基础上,2007年底,黄山管委会与香港圣约翰救伤队、安徽省立医院进行救护培训合作,成立了"香港圣约翰救伤队、安徽省立医院、黄山管委会联合急救技能交流及培训基地——黄山风景区急救站",并对景区的救护培训师、医务人员及部分一线公安干警、综治队员、环卫工人、防火队员、旅游企业员工进行培训。在核心景区的救护事件中由群众性的自救互救和非专业救护员救护的参与度得到明显的提高,在紧急救护事件中,第一时间、第一现场的救护得到一定的改善。2005—2010年在景区共发生35例猝死患者,有26例(74.28%)猝死患者较快得到非专业救护员不同程度的救护,并有1例猝死患者在第一时间得到非专业救护员的CPR而获得成功。非专业救护员在猝死等危重患者的急救中既辅助了院外医务人员的急救,取得了较好的成效,也显示了非专业救护员在院外急救中的良好作用,充分说明现场非专业救护员CPR是提高院外猝死等危重症急救成功率行之有效的办法。经过几年的救护知识与技能的普及和培训,此项工作得到景区管理层和员工的肯定和认同。编写了《山岳型景区旅游医学救援手册》,汇编了山岳型景区常见的医学救援所涵盖的常用知识和技术,既可作为景区专业医务人员的工作手册,又可作为非专业救护员的培训教材和使用指导手册,也可以作为普通员工进行普及救护知识的读本;使医学救援知识与技能迈出科学殿堂,走向社会,走进景区,走入我们生活,成为一项广泛普及的救护技术,让更多的景区从业员工了解这门学科,使之不再神秘;让更多的民众掌握这门技能,在第一时间、第一现场挽救无数不该中止的生命,使他们在死亡边缘获得复苏,使生命更具活力、更富人性。

初步建立了群众性自救互救和非专业救护员现场救护、山上医务室急救、景区医疗急救中心(机关门诊部)救治、市(区)级综合性医院专科治疗的医疗急救4级网络，形成以专业医疗急救为主、非专业救护员救护为辅，多部门（如公安、消防、景区旅游企业从业人员）配合的山岳型景区旅游医学救援模式，见图10-8-1。

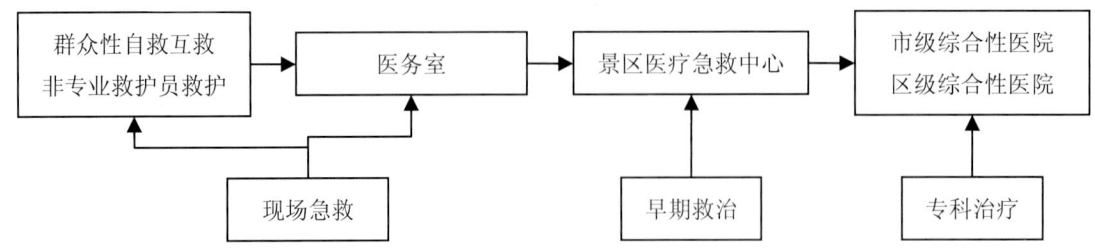

图10-8-1 黄山风景区4级医学救援网络

在医疗急救中规范救援程序，快速到达现场，一定要进行风险评估，配合相关人员创造营救通道、现场救治、固定转移患者、院外急救告知书和院外急诊病历（均为一式两份），监护转院，行动后记录。

建立景区医疗急救合作机制，首先将景区的院外医疗急救与景区的紧急救援预案融为一体，使医学救援成为景区旅游安全紧急救援的重要组成部分。景区的院外急救绝大部分仅靠独立的医疗力量是很难完成的，需要相关的部门和人员来协助完成，完全不同于城市的院外急救，可以说，景区的院外医疗急救就是需要多部门配合的救援行动。景区医疗急救中心及医务室接到报警信息的同时，相应片区的综合治理组也会得到信息，作出反应，组长经初步判断后，根据事件性质，一般常态情况下，会迅速派出综治队员（均是非专业救护员）和路段上的相应人员（如环卫工人、护林防火队员、轿包队员）协助医务人员到达现场，配合施救和转运患者。在非常态事件时，迅速向紧急救援指挥部报告，指挥根据事件事件性质，启动相应的景区紧急救援预案。景区设立紧急救援专项资金，列入管委会年度财务预算，由紧急救援指挥部办公室管理使用。经费主要用于紧急救援、被救游客保险费中不能开支的、身份不明游客死亡善后、慰问伤亡人员或其家属、紧急救援参加人员专项补助以及紧急救援培训费和演练费用。

医疗专业人员的培训从最初的与非专业人员救护培训同训，扩展到除进行医疗急救专业培训外，有意识加入山岳型景区特点的山地搜索、山地救援的知识和技能的训练，使医务人员具备一专多能，在旅游医学救援中发挥更好的作用，也增强了自身安全的保护意识。

在医学救援装备方面，我们按照实用、轻巧、安全的原则，装备医疗急救仪器，如AED、便携式急救呼吸机、小型心电监护仪、小型自动分析心电图机、微型血糖检测仪、简易呼吸器、卷式夹板、充气夹板、脊柱板、可调式升降颈托、小型负压吸引器、便携式氧气瓶、双肩急救包、便携式氧气瓶、背包折叠担架和铲式担架、头灯、强光手电筒等。为医疗急救人员更换了急救服装和登山鞋，配戴明显的景区急救标志，通用的白大衣不适合山岳型景区院外医疗急救，既影响行走的速度，下台阶时易踩踏引起意外，又容易分散沿途游客观景的注意力。

医学救援倡导的是预防为主、防患于未然的先进理念。我们通过对黄山风景区多年来的游客发病及院外急救资料的整理、分析，总结出黄山景区游客患病的疾病谱和院外急救的疾病谱，针对疾病谱的特点，编制了黄山景区旅游安全的宣传资料，在游客进入景区的过程中进行旅游医学救援的期前干预，如通过导游、旅游交通车和客运索道的播放系统、游客集中区域的显示屏预先告知游客本景区游览体验的安全事宜，包括对身体状况的要求、本景区常见病和多发病的预防知识、自救互救知识、景区的呼救电话等，增强游客旅游安全意识和自救互救的常识，起到预防的作用，也提升了旅游景区的社会形象。

在数年的黄山山岳型景区旅游医学救援实践中，我们深感现代医学救援的理念完全适合山岳型景区的旅游安全管理，也是目前国内外在应急管理领域的最新理念。现代医学救援的学科特长完全适合山岳型景区的旅游安全保障体系的构建，及旅游救援施救系统的科学化、规范化建设，能提升旅游景区的综合施救能力和水平。

第三节 非专业救护员的角色与地位

一、培训非专业救护员意义

非专业救护员是指经过 16 学时规范医学救护知识与技能培训，取得红十字救护员资格证，具备现场基本生命支持技术（CPR、创伤救护等救护技能）的义务非医务人员。

在全社会普及救护知识与技能是从事医学救援专家的共识，是现代医学救援所涵盖的范畴和特色之一，也为我国政府认同和积极推进的一项提高公民素质和倡导文明生活方式的工作，也得到社会的普遍认同。山岳型景区院外急救存在着诸多客观条件的限制，使得院外急救反应时间长、专业救治力量薄弱、后送转运速度慢而影响救治效果。因此，对景区旅游从业人员的救护知识与技能普及培训工作就显得很重要，尤其是将景区特殊人群如公安干警、综治队员、防火护林员、保安员、环卫工人、导游等作为重点培训对象，通过不断地强化培训，使之成为高素质的非专业救护员，使景区拥有一支数量众多的义务非专业救护队伍，发挥其现场救护作用，形成以专业医疗急救为主、非专业救护员救护为辅，多部门（如公安、消防、景区旅游企业等）配合的山岳型景区旅游医学救援模式，既能在第一时间、第一现场发挥救护作用，又可弥补山岳型景区院外急救力量的不足，还能提高社会公众的参与度，提升景区的游客健康管理水平。因此，非专业救护员是山岳型景区旅游医学救援模式链中专业医务人员的重要助手，是首发现场"第一目击者"，起着真正意义"生命卫士"作用。

二、非专业救护员培训方式

非专业救护员的定位：掌握基本生命支持技术（BLS），维持和挽救患者生命，减轻患者痛苦，预防继发损伤和安全转运，充分发挥第一现场、第一时间的现场救护作用。

表 10-8-1 救护培训表

序号	培训内容	理论（1 小时/课时）	操作（1 小时/课时）	培训要求
1	心肺复苏术（CPR）	1	2	学习人体呼吸、循环系统的基本知识；掌握正确意识、呼吸、大动脉搏动判断；掌握心肺复苏术流程（C-A-B）和规范操作
2	AED 使用	1/4	1/4	掌握 AED 的使用
3	气道梗阻急救法（Heimlich 法）	1/4	1/4	掌握判断气道异物梗阻的方法和海姆立克（Heimlich）急救法
4	创伤救护	2	4	学习创伤救护知识，掌握现场评估和伤情判断知识；掌握止血、包扎、固定、搬运技术；学习团体合作精神
5	常见急症	1		学习晕厥、休克、意识障碍、急性冠脉综合征、脑血管意外、猝死、糖尿病急症的救护原则和方法
6	意外伤害	1		学习触电、溺水、交通事故、常见急性中毒、烧烫伤等意外伤害的救护原则和方法
7	灾害事故	1		学习火灾、地震、爆炸、核生化伤害的救护特点和救护要点；处置突发事件的相关知识；山地救援常识
8	理论考试	1		对所授的内容进行理论测试
9	心肺复苏术操作考核		1	每位学员必须通过 CPR 操作考核
10	创伤救护操作考核		1	每位学员进行创伤四大技术操作考核

1.救护培训内容　心肺复苏术（CPR）、自动体外除颤器（automatic external defibrillator，AED）使用、创伤救护、气道梗阻急救法、常见急症、意外伤害、灾害事故、突发事件；以心肺复苏术、AED和创伤救护操作为重点，特别侧重于有利发挥现场救护的作用的技能培训。

2.救护培训方式　集中培训，2天16课时，小班教学，理论与操作相结合，侧重于实践操作。见表10-8-1。

三、非专业救护的分级要求

经过培训的非专业救护员，由于掌握的救护知识与技能还有限，尚未经过实践的锻炼或锻炼不多，对医学救援技能的应用尚不熟练。因此，将非专业救护员分为初级和高级两个级别，将有助于非专业救护员的复训和管理，也有助于非专业救护员救护能力的提高。

（一）初级非专业救护员

初级非专业救护员为经过救护培训，取得资格证的非医务人员。初级非专业救护员所需要获得的相关救护知识和技能要求，以及需要承担的工作内容，见表10-8-2。

（二）高级非专业救护员

高级非专业救护员为经过多次复训，在日常救护中能较好地完成现场救护和辅助医疗救援的，且能很好地完成高级救护员所承担的工作内容和要求的非专业救护员，要求见表10-8-3。

表10-8-2　初级非专业救护员工作要求

救护功能	工作内容	技能要求	相关知识
现场评估	初步评估	1.能初步确定事件发生的时间、位置 2.能初步判断事件类型、原因和影响范围 3.能初步判断事件造成的伤亡损失和危害	1.突发事件的类型 2.突发事件接报和记录的基本知识 3.现场评估的基本知识和方法
	信息沟通与交换	1.能及时、准确报警 2.能与上级和相应专业救援队沟通，交换现场信息 3.能使用常用通信器材进行通信和联络	1.突发事件的报警方式和方法 2.常见突发事件的主管部门及相应专业救援队的职责范围和各自的功能 3.常用通信器材的使用方法
先期处理	遇险人员营救	1.能引导和帮助遇险人员逃生 2.能控制群集现象 3.能使用常用工具，如各类担架、救援绳、破拆工具等	1.组织安全疏散的基本方法各手段 2.遇险人员在紧急情况下的心理特征和行为特征 3.常用工具的性能和使用方法
	事态控制	1.能正确使用灭火器对初期火灾进行扑救 2.能及时切断电源、气源等危险源 3.能对可疑危险爆炸物品进行隔离等初步控制 4.能正确使用个人防护用品进行自我保护 5.能进行必要的现场保护	1.便携式灭火器的使用 2.可疑爆炸物处置程序及初期措施 3.各类突发事件的自我防护措施 4.常用个人防护用具的性能和使用方法 5.保护现场的原则、方法和要求
紧急救护	伤情判定	1.能对伤员进行意识、呼吸和循环等生命体征的检查 2.能初步判断伤员伤势的轻重 3.能对意识不清、休克、窒息、骨折等进行判别 4.做好伤情、病情的简单情况记录 5.能简要、重点地向指挥中心和医务人员介绍病情	1.生命体征检查的程序、方法和手段 2.伤员伤情的初步检查及重伤、轻伤、心跳与呼吸停止的判别方法 3.意识不清、休克、窒息、骨折的判别方法和手段 4.伤情、病情资料记录的内容和方法 5.交代病情的内容和方法
	伤情处理	1.能进行徒手心肺复苏 2.能对意识不清、休克、窒息和中毒的伤员进行现场处理 3.能利用指压止血法、加压包扎止血法进行外伤止血 4.能利用三角巾、绷带、毛巾、衣服等进行伤口包扎 5.能对骨折伤员实施临时固定 6.能对伤员进行正确搬运，避免造成二次伤害	1.徒手心肺复苏的操作技术和要求 2.意识不清、休克、窒息、中毒的现场处理原则和方法 3.指压止血法、加压包扎止血法的操作要领和要求 4.三角巾包扎法、绷带包扎法的操作技术和要求 5.骨折固定的原则及身体各部位骨折的临时固定方法和要领 6.徒手搬运法、担架搬运技术和轿椅搬运法的基本操作技术和注意事项

表 10-8-3　高级非专业救护员工作要求

救护功能	工作内容	技能要求	相关知识
现场评估	初步评估	1. 能判断现场潜在的险情 2. 能判断事件的等级、发展趋势及可能的次生、衍生事件	1. 常见突发事件潜在的危险性 2. 常见突发事件的发展规律，可能造成的次生、衍生事件 3. 常见突发事件的分级和所需的救援力量
	信息沟通与交换	1. 能收集、分析现场的相关信息 2. 能利用正确的语言报告事件信息 3. 能与现场遇险人员及其亲属、导游进行沟通，稳定其情绪 4. 能记录现场情况	1. 常见突发事件的关键信息和要素的描述方法 2. 紧急状态下遇险人员及其亲属、导游的心理及反应 3. 记录现场信息的方法和要求
先期处理	遇险人员营救	1. 能确定疏散的优先顺序 2. 能组织现场人员安全、有序疏散 3. 能选择适当救生工具或用品营救遇险人员	1. 常见突发事件现场应遵循的疏散顺序 2. 常见突发事件现场组织疏散的方法和要求 3. 判断有效疏散路径和识别疏散标志 4. 常用救生工具或用品的性能和使用方法
	事态控制	1. 能选择相应的控制方法，并有效地实施 2. 能转移和保护重要财产 3. 能对重点部位实施有效保护 4. 能使用固定消防设施扑救初起火灾	1. 常用控制事故现场工具的类型、原理和操作程序 2. 保护重点部位、重要财产的措施、方法和要求 3. 消防栓、自动喷水灭火系统、自动报警系统等常用消防设施的功能和操作方法
紧急医疗救护	伤情判定	1. 能对伤情进行进一步的检查 2. 能初步进行检伤分类	1. 伤员进一步检查的步骤、内容和方法 2. 重伤、轻伤、心搏和呼吸停止及心搏骤停的判别方法
	伤情处理	1. 能依据检伤分类结果分级、分类处理伤员 2. 能利用简易呼吸器对伤员进行人工呼吸 3. 能使用 AED 4. 能对创伤进行现场处理 5. 能对心搏骤停、创伤性休克进行现场救护 6. 能进行气道异物梗阻解除	1. 优先处理和优先运送伤员的原则 2. 简易呼吸器的操作使用 3. AED 的操作使用 4. 创伤的现场应急处理原则和方法 5. 心肺复苏术、创伤性休克的现场救护技术 6. 海姆立克（Heimlich）气道梗阻急救法
宣传与指导	救护知识宣传	1. 能对单位或特定的社会群体进行救护知识宣传 2. 能讲解、示范自救互救及逃生知识和技能	1. 救护知识宣传的目的、方法和技巧 2. 宣传材料的编写和宣传形式的策划 3. 业务指导的目的、原则、内容和方法
	业务指导	能对初级非专业救护员进行业务指导	

四、非专业救护员便携式救护包的设计与应用

根据山岳型景区院外急救的特点，专业人员设计了一款便携式非专业救护员救护包（以下称救护包），配置恰当的救护用品，主要针对突发的创伤及危重病伤员，迅速抢救生命，包括止血、包扎、固定、CPR 等，给予基本生命支持。

（一）救护包的要求

要求重量轻、体积小、坚固、耐磨、防水、美观的特点，取用方便，便于非专业救护员携带，适合院前及转运途中使用。

（二）救护范围的要求

非专业救护员的培训是遵循"急救从现场开始"的理念，提高急救现场群众性自救互救能力和水平，是黄山风景区近些年来着力开展的一项旅游员工素质教育的重要内容之一。非专业救护员在现场除第一时间报警外，还要对现场及转运途中出现的伤情利用包内配置的救护用品（器材）进行初步处理。

（三）主要技术指标

1.材质及外形　救护包采用防火、耐磨、防撕裂的高强度牛津面料制作，经向撕破力达 60N，纬向撕破力 50N，囊袋采用双层防水塑料拉链，漂浮 30min 内，内部无明显渗漏水。外形呈长方体，黑色，正面有景区和红十字标志。尺寸 16cm×12cm×7cm，重量<180g。采用皮带挂扣式和腰包式（便于女性携带）两种，缝制后用胶带加塑料搭扣固定，见图 10-8-2。

2.内部结构　救护包共有 4 个功能袋组合（囊袋 1 个、正面 2 个插袋、侧面 1 个为手机袋），手机袋下端中部有一指面开口，便于取用手机。

3.救护包的配置　根据山岳型景区院外急救的特点，为景区内的非专业救护员配置救护包和必要的救护器材，重点是创伤和心血管系统危重症（如猝死）的救护。按救护职责范围的需要分为固定配备和耗材配备。固定配备：组织剪刀 1 把，主要用于伤口处毛发的清理、伤处的衣物剪除和裁剪敷

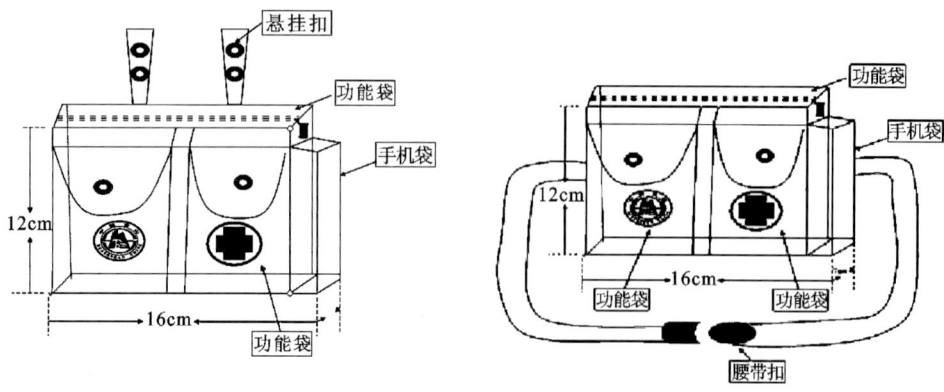

图 10-8-2　非专业救护员便携式救护包

料；钢笔式手电筒或小电筒笔 1 支，用于检查瞳孔和夜间照明。耗材配备：碘伏水笔棉棒 10 支、一次性灭菌敷料 6 块、医用胶布 1 卷、创可贴 10 个、止血带 1 根、弹力绷带 2 卷、纱布绷带 2 卷、三角巾 2 块、乳胶手套 2 副，以上主要用于外伤的清创、止血、包扎、固定；急救毯 1 个（铝塑复合的薄膜）、一次性 CPR 屏障呼吸膜 2 个，用于休克病人的保暖和做 CPR 时的自身防护。配置清单 1 份，以便使用后对照补给。

第四节　旅游医学救援的发展

一、我国旅游救援体系的完善和发展旅游医学救援的必要性

《国务院关于加快发展旅游业的意见》（国发[2009] 41 号）（以下简称"国务院 41 号文"）中指出："改革开放以来，我国旅游业快速发展，产业规模不断扩大，产业体系日趋完善"，这正是我国旅游业发展现状的总体概括。我国旅游业未来一段时间仍将保持快速发展势头。世界旅游组织预测中国 2020 年将成为世界第一旅游接待大国，世界第四旅游强国。文中指出："旅游业是战略性产业，资源消耗低，带动系数大，就业机会多，综合效益好"。改革开放 30 多年来，中国旅游业从小到大，从弱到强，已经成为促进中国经济社会进步和推动世界旅游发展的富于活力的重要力量。中国已经成为世界旅游大国，树立了鲜明的旅游目的地形象，增强了中国与世界的双向交流，扩大了中国的国际影响。旅游业在经济建设、文化建设、社会建设以及国际交往中发挥着积极而重要的作用，成为提高国民生活质量、建设小康社会的重要内容。

总体来看，在我国国民经济快速发展的背景下，基于旅游业在国民经济中战略性支柱产业的战略定位，结合我国旅游业的优势条件和巨大潜力，面向我国旅游业发展的战略目标，可以预见，我国旅游业将向更高层次、更高水平发展。

相比于旅游业态的发展，我国的旅游安全的保障工作显得相对滞后，主要包括以下几方面：

（一）旅游目的地旅游安全现状不乐观

随着全国各地各种类型旅游目的地的发展，旅游安全问题也日益凸显，我国目前各地旅游目的地的旅游安全现状不容乐观。旅游安全事故呈多发性、多样性，各种不同程度的旅游事故频繁发生，涉及四大类突发公共安全事件，以自然灾害和事故灾难多见。

（二）旅游安全法规体系尚不健全

旅游安全法律法规是旅游安全保障系统的基础，对旅游安全的预警、旅游的救援、旅游的保险等系统的建立起着指导和规范作用。但是，目前我国尚缺乏旅游业的"基本大法"——《中国旅游法》，亦没有专门的旅游安全方面的法律，涉及旅游安全

的相关条款只散见于法律、法规、行政规章和地方性立法之中。现有的旅游安全管理法规和标准的执行力度受到各种因素影响，效力有限。中国仍未将旅游救援管理工作纳入法制化轨道。

（三）旅游救援体系建设尚不完善

旅游救援体系的构建会涉及政府多个职能机构，如相关的旅游行政管理部门、公安、消防、武警、医疗卫生部门、交通、工商、保险、新闻媒体、通信部门等，但目前中国的这些部门、机构大多没有完全理顺彼此间的行政关系，由此导致多头领导、管理错位和混乱。由于职责不明、责任落实不到位等原因形成了管理上的"真空地带"，并未真正建立起与国际接轨的统一的旅游救援机制。旅游保险没有发挥其应有的作用，自助游保险尚空缺。已有初步的旅游救援机构，但效率不高，难以形成有效的社会联动系统。旅游应急救援队伍建设普遍存在的问题：①人员数量有限，救援力量不足，现有救援队伍的结构、素质和规模与旅游发展的现状不相适应，针对旅游景区特殊的自然环境，尚缺乏相应的应急救援队伍，现有应急队伍中，受过专业训练的应急救援人员数量较少，应急救援力量不足。②装备设施落后，适用装备匮乏。目前，应急救援队伍体系建设方面，装备设施落后、适用装备匮乏的现象较为突出。③缺乏专业训练，培训演习设施不足。根据旅游安全的特点和一些特定的旅游环境，旅游安全应急救援队伍需要有较高的专业素质，而当前已有的应急救援队伍中，多数救援人员缺乏专业、系统、科学的应急救援技能培训，日常训练和演习也缺乏相应的设施和装备，旅游安全应急救援培训机构和人才也缺乏，无法通过培训和演练持续性提高救援队伍应急能力。④组织管理分散，难以充分发挥救援能力。旅游景区一旦发生大的突发事件，往往需要动用多种应急救援队伍，而不同应急救援队伍由不同部门分头管理，只能依靠临时组织应急救援力量，产生职责不明、机制不顺、缺乏统一指挥等问题，导致现有应急救援队伍的救援处置能力难以充分发挥，影响到应急救援处置效率，成为制约旅游安全应急救援队伍体系建设的重要因素之一。

（四）旅游医学救援工作有待开展

我国的医学救援工作开始于上世纪八十年代，本世纪初现代医学救援进入了一个崭新的发展阶段。然而，在我国旅游安全的旅游应急救援体系中，医疗急救作为一支重要力量也参与其中，做了大量艰苦的工作，付出了辛勤的汗水，取得了一些成绩，但就医学队伍自身建设、救援效率、急救装备、跨专业合作等方面仍然存在许多值得改正和提高的地方，而这些不足正是医学救援学科的研究重点和发展方向，因此，旅游救援应与医学救援尽早联姻、紧密结合，开创旅游医学救援的新局面。

针对旅游业的发展和旅游安全的局面，党中央国务院高度重视旅游安全生产工作。旅游紧急救援体系是旅游活动进行的后援，施救本身是采取积极措施的重要环节，是旅游紧急救援的内在要求，是行业管理的需要，也是国家安全生产的需要，更是与国际接轨的需要。旅游安全事故的客观存在性、紧迫性及其影响的重大性使救援成为保障旅游活动正常进行和维护旅游业健康发展的重要方面。旅游救援工作需要社会各方的关注和支持，尤其是各学科、多专业、广行业的支撑和参与。发展旅游医学救援事业既是我国旅游业自身发展的需求，也是我国院外医疗急救的延伸，应急救援体系完善的需要。我们要充分利用我国医学救援行业和学科取得的成果，打破固有的医疗服务观念，树立医学救援的新理念（人救援），开展旅游医学救援工作，为我国旅游事业的健康、安全、可持续发展提供保障。

二、我国旅游医学救援的发展方向

1999年李宗浩教授主编《现代救援医学》的专著出版了，2001年4月成立了中国灾害防御协会救援医学会，同年成立了"中国地震灾害紧急救援队"，2003年9月，成立了中国医师协会急救复苏专业委员会，2006年7月《中国急救复苏与灾害医学》杂志创刊，2007年武警医学院成立了中国第一个急救医学本科专业，2008年11月成立了"中国医学救援协会"。可以说，医学救援事业在我国已进入实质性发展阶段，在学科建设、学术交流、科学研究等方面都取得了很大的发展。因此，旅游景区的紧急救援和医疗服务都需要提升到医学救援学科的高度，按医学救援学科的规范和要求，建成以旅游景区为重点服务区域，以游客、旅游从业人员及旅游景区周边的社区居民为主要服务对象，具有旅游特点和对各类景区针对性强的，能够完成旅游景区常态下的急诊急救工作，又具有中小规模突发性公共事件医学救援能力的医学服务组织。

对于贯穿整个旅游救援过程的医学救援工作需要得到重视，改变目前较低层次的医疗服务，真正成为看护旅游生命线的"急救医生"。因此，我国旅游医学救援的发展方向如下：

（一）社会环境

要在旅游安全管理中引入现代医学救援的先进理念——"关爱生命、科学救援"，要树立社会大救援的思想，以现代医学救援的学科理论为基础，以现代医学救援的学科技术为指导，在我国旅游救援体系中开展旅游医学救援工作。旅游行政主管部门、旅游景区管理部门、旅游生产企业、研究旅游安全的专家、从事旅游医疗服务的医疗机构和从事旅游救援的相关部门高度重视旅游医学救援这项事关生命和旅游业可持续发展的工作，为旅游医学救援的发展创造良好的法律环境和医学救援技术得以应用的环境。

（二）组织与救援机构

在旅游系统，尤其是旅游景区要建立医学救援组织，加快医学救援队伍的规范化建设，加强旅游医学救援学科专业能力建设，加强旅游医学救援学科的学术交流，使旅游医学救援成为旅游救援机构不可或缺的重要组成部分，并发挥良好的作用。

（三）救援机制

旅游医学救援应是组织严密、管理规范、资源配置优化、运行合理的系统。我们认为，黄山风景区所建立的群众性自救互救和非专业救护员现场救护、景点医务室急救、景区医疗急救中心救治、综合性医院专科治疗的医疗急救4级网络，形成以专业医疗急救为主、非专业救护员救护为辅，多部门（如公安、消防、景区旅游企业从业人员）配合的山岳型景区旅游医学救援模式值得旅游景区借鉴。

（四）救援培训

在旅游景区开展旅游从业人员的救护知识与技能普及培训工作非常重要，尤其是一线旅游从业人员如导游、公安干警、消防员、景区管理人员、旅游企业人员等作为重点培训对象，按照非专业救护员培训规范进行培训，实行非专业救护员的分级培养和管理，使旅游景区能有一支数量众多的义务非专业救护队伍，发挥现场救护作用。

（五）救援装备

针对旅游景区特点的医学救援适用装备的建设也很重要，先进的适用装备是医学救援成功的保证，如AED、便携式急救呼吸机、心电监护仪、心电图机、微型血糖检测仪等急救装备。景区医务人员的旅游综合急救包和非专业救护员的救护包的配置，都需要得到应用和加强。

（六）信息化建设

旅游景区大多远离城市，由于基础设施以及自然条件限制，现场往往医疗力量薄弱，特别是缺少高水平医疗机构的技术支持，因此，开展旅游医学救援信息化建设非常必要，应充分利用现代信息技术，一方面，对携带手机等电子产品的游客进行定位跟踪安全管理，及时发送安全告示；另一方面，为一线医务人员装备数字化传输终端，与急救服务指挥系统、景区医疗急救中心及综合性医院形成一个医疗急救数字化系统，保障医学救援的高效、高质量。

三、开展旅游医学救援需要解决的几个问题

随着我国山岳型景区旅游的持续升温，旅游安全越来越为人们所关注，旅游景区的旅游安全保障能力也会越来越被旅游群体所关心，或成为大众出游选择的一个指标。因此，旅游保障体系的建设应当摆到重要的日程上来，而贯穿于整个旅游救援过程的医学救援更需要得到重视。开展旅游医学救援工作需要解决如下几个问题：

（1）在我国旅游的法律法规层面，应对旅游行业的医学救援组织有明确的要求和规定。

（2）在旅游系统要建立不同性质、不同层次的救援力量的综合救援机制。

（3）各景区要制定针对性、操作性强的紧急救援预案。

（4）公众救护教育和培训活动尚无固定模式可循，管理体制、培训机构资源、急救者资格认定、急救员证书颁发、急救后果免责等都缺乏相关的法律依据，国家有关部门应就上述问题开展立法调研，争取尽早出台相关法律法规，使这项工作走上法制化、规范化轨道。

（5）医学救援在旅游业领域的研究尚处于起步阶段，需要得到加强。用于旅游医学救援的新装备需要得到应用实践，加强新的旅游急救产品的研发。

（6）旅游医学救援应加强信息化建设。旅游医学救援是一项具体工作，也是一个系统性工程，这项工作才刚刚起步，还有许多相关的难点和热点问题有待探索和研究，这有待于热心于此项事业的有识之士共同为之努力。

参 考 文 献

1. 李宗浩，郑静晨，侯世科，等. 社会安全事件中的医学救援——新疆"7·5"事件应急处置实践[J].中国急救复苏与灾害医学杂志，2009，4（8）：550-551.
2. 黄友英，黄海斌，刘红霞. 乌鲁木齐"7·5"事件院内救治伤员组织与管理工作分析[J].中国急救复苏与灾害医学杂志，2009，4（8）：552-555.
3. 周鹏，贾志军，王晓静. 乌鲁木齐"7·5"事件现场医学救援实践[J].中国急救复苏与灾害医学杂志，2009，4（8）：556-557.
4. 薛克栋，黄友英. 创伤指数在乌鲁木齐"7·5"事件救治中的应用分析[J].中国急救复苏与灾害医学杂志，2009，4（8）：558-559.
5. 陈俊逾，李海宏，侯克梅. 乌鲁木齐"7·5"事件75例伤员早期心理健康状况调查分析[J].中国急救复苏与灾害医学杂志，2009，4（8）：560-562.
6. 李宗浩，高星，曹玉景，等. 新疆乌鲁木齐"7·5"事件医学救援实践与风险评估[J].中国急救复苏与灾害医学杂志，2009，4（9）：647-650.
7. 刘保池，王伟中，赵玉英.河南省陕县煤矿淹井69名被困矿工的紧急救援[J].中国急救复苏与灾害医学杂志，2008，3（1）：36-37.
8. 李宗浩.推倒医院围墙的"医学救援"——从"3·28"山西王家岭矿难到"4·14"青海玉树地震[J].中国急救复苏与灾害医学杂志，2010，5（4）：385-388.
9. 封国生，徐建立，姚琦，等.中国铁路突发事件医学救援现状及发展对策[J].中国急救复苏与灾害医学杂志，2010，5（2）：97-99.
10. 张汉伟，高国顺，王峻，等."3·28"王家岭透水事故现场大救援研讨[J].中国急救复苏与灾害医学杂志，2010，5（3）：289-292.
11. 柴文昭，李宗浩，刘虹，等.山西王家岭煤矿"3·28"透水事故中获救的115例矿工身体状态初步评估与分析[J].中国急救复苏与灾害医学杂志，2010，5（3）：293-295.
12. 王家岭"3·28"煤矿透水事故现场救援成功救护转运9例[J].中国急救复苏与灾害医学杂志，2010，5（1）：296-298.
13. 陈光伟，刘运胜，黄朝晖.俄罗斯列车脱轨事件的医学救援及启示. 王家岭煤矿"3·28"透水事故现场救援[J].中国急救复苏与灾害医学杂志，2010，5（4）：305-306.
14. 王明晓.提升我国矿山医疗救护能力的重要举措[J].中国急救复苏与灾害医学杂志，2009，4（12）：929.
15. 王明晓，赵映红. 煤矿创伤院前急救[M].北京：煤炭工业出版社，2007.
16. 程爱国. 使用矿山医疗救护[M].北京：北京医学出版社，2007.
17. 王志坚，矿山救护队员[M].北京：煤炭工业出版社，2007.
18. 王德龙. 卫生应急工作手册[M].北京：人民卫生出版社，2005.
19. 王发强. 医学救援技术[M].天津：天津科学技术出版社，2009.
20. 王新伟，张劲松. 现场急救[M].南京：江苏教育出版社，2009.
21. 周继如. 实用急诊急救学[M].北京：科学技术文献出版社，2006.
22. 程爱国. 煤矿创伤学[M].北京：中国科学技术出版社，2002.
23. 韩文朝，申五一. 现代交通创伤诊疗学[M].北京：北京医科大学、中国协和医科大学联合出版社，2001.
24. 郭春杰. 灾难救治[M].北京：军事医学科学出版社，1997.
25. （英）巴斯克特（Baskett, Peter），（英）韦勒（Weller, Robin）主编；张建平译. 灾害医学[M].北京：人民军医出版社，1992.
26. 李建华，黄郑华. 事故现场应急施救[M].北京：化学工业出版社，2010.
27. 王杰秀. 灾害现场自救与救治[M].北京：石油工业出版社，2008.
28. 王小囝，朱斌. 实用现场急救[M].南京：南京大学出版社，2004.

29.李宗浩.现代救援医学[M].北京：中国科学技术出版社，1999.

30.孔庆春.铁路交通事故应急救援知识读本[M].北京：中国铁道出版社，2008.

31.陈登国，潘秉章，孙刚.临床应急救治·突发事件分册[M].北京：军事医学科学出版社，2009.

32.李巍.院前创伤救治教程[M].北京：人民卫生出版社，2012.

33.欧景才，李贵涛.突发灾害事故伤应急救护与阶梯治疗[M].郑州：郑州大学出版社，2007.

34.刘保池.现代急诊医学[M].郑州：郑州大学出版社，2006.

35.张兴倜，刘文湘，梁云峰.创伤外科理论与实践[M].天津：天津科学技术出版社，2010.

36.谭军编.创伤整体化治疗外科学[M].上海：同济大学出版社，2010.

37.沈岳，蒋耀光.实用创伤救治[M].北京：人民军医出版社，2005.

38.ErnestE．Moore，DavidV．Feliciano，KennethL．Mattox．创伤学[M]．第5版．北京：人民军医出版社，2007.

39.肖振忠.突发灾害应急医学救援[M].上海：上海科学技术出版社，2007.

40.应可满，魏培德，陈立富，陈战.海上伤员救治[M].上海：第二军医大学出版社，2011.

41.王绍玉，冯百侠.城市灾害应急与管理[M].重庆：重庆出版社，2005.

42.李宗浩.现代救援医学[M].北京：中国科学技术出版社，1999.

43.王绍玉，冯百侠.城市灾害应急与管理[M].重庆：重庆出版社，2005.

44.冯小晏.城市应急手册[M].长春：时代文艺出版社，2011.

45.董定龙，马德库，张宝林，等．石油石化企业常见的灾害特点与医学救援策略[J].中国急救复苏与灾害医学杂志，2011，4（6）：340-342.

46.易俊．天然气采输作业硫化氢防护[M].重庆：西南师范大学出版社，2010.

47.曹广文．灾难医学[M].上海：第二军医大学出版社，2011.

48.徐如祥.地震灾难医学：汶川特大地震救援回顾与经验总结[M].北京：人民军医出版社，2009.

49.欧景才，李贵涛.突发灾害事故伤应急救护与阶梯治疗[M].郑州：郑州大学出版社，2007.

50.岑乔.山地旅游安全保障体系的建立——以高山和极高山为例[J].安徽农业科学，2011，（39）21.

51.李宗浩.我们要建什么样的医学救援体系[J].中国急救复苏与灾害医学杂志，2007，（2）4.

52.李宗浩."医学救援"——在紧急事件、灾害挑战中崛起的新兴行业和学科[J].中国急救复苏与灾害医学杂志，2008，（3）12.

53.郑静晨，杨炯，樊毫军.灾害救援医学学科发展展望[J].中华急诊医学杂志，2010，（19）11.

54.李宗浩.医学救援——北京奥运会面临的严峻挑战和对策[J].中国急救复苏与灾害医学杂志，2007，（2）8.

55.李宗浩.他山之石、可以攻玉，本国宝藏、史应发掘——2012 后医学救援的时代负重现使命[J].中国急救复苏与灾害医学杂志，2012，（7）1.

56.潘海波，汪晓春，董学军，等.黄山山岳型景区院前急救的流行病学调查[J].中国急救复苏与灾害医学杂志，2011，（6）12.

57.潘海波，刘剑，董学军，等.黄山山岳型景区游客发病流行病学调查[J].中华全科医学杂志，2011，（9）5.

58.潘海波，周树生，汪建设.非专业救护员心肺复苏测试初探[J].安徽医药，2008，（3）1.

59.潘海波，程利萍，汪建设.黄山风景区2005—2010年救护培训回顾[J].中国急救复苏与灾害医学杂志，2013，（8）1.

60.潘海波，王莉，程利萍，等.非专业救护员在山岳型景区院外猝死患者急救中的作用探讨[J].中国急救复苏与灾害医学杂，2012，（7）3.

第十一篇

突发公共卫生事件

第一章

人类跨入新世纪面临的重（特）大突发公共卫生事件

21世纪人类社会发展已经迈向全球化时代大潮，谋求和谐共赢的地球村家园，人人享有卫生保健，建设健康社会，已经成为全人类新的发展目标。新纪元极大地推动了全人类、全社会的和谐、文明与繁荣。与此同时，人类也面临新的挑战和严重威胁。随着工业化、城市化、全球化的迅速发展，导致各种灾难急剧增加，特别是SARS、流感大流行等全球新发重大传染病疫情、河北三鹿集团含三聚氰胺问题奶粉引发婴幼儿泌尿系统结石等全球首发特大食品安全事件、吉林化工厂爆炸衍生的国际生活饮用水环境（保护）安全事件和广西桂林福寿螺污染引发北京群体性广州管圆线虫病重大食源性寄生虫病事件。不仅给人类健康造成严重危害，也给经济社会政治带来极大影响。

由于这些事件多数起初原因不明，又缺少相应的法律法规、标准规范和检测诊疗技术，最容易被忽视，甚至缓报、瞒报，处置不及时，直至引发重（特）大公共卫生事件。

第一节 传染性非典型肺炎（SARS）特大传染病疫情

一、SARS发生、发展的简要过程

2002年11月16日，中国广东佛山发现第一个非典型肺炎（后来称为SARS）病例，随后自家亲属陆续发病。2月10日，中国卫生部向WHO发出请求，协助防治SARS。2月11日广东省卫生厅召开新闻发布会，通报在2002年11月16日至2003年2月9日期间，共发现305个非典型肺炎（以下简称为SARS）病例，死亡5例。2月18日，WHO通过新疾病通告网络系统（ProMED）向全球发出了警告，在中国广东省发现报告例了305例罹患急性呼吸综合征（SARS），中国疾病预防控制中心病毒病研究所从2例尸解标本中发现一种包涵体，判断为衣原体。2月26日，香港报告第一个SARS病例。军事医学科学院微生物流行病研究所科技人员检验提示，非典型肺炎病原体可能是冠状病毒。3月16日，WHO向全球发出国际旅行通告，已经收到来自中国、加拿大、中国香港特别行政区、印度尼西亚、菲律宾、新加坡、泰国和越南的150新发SARS疑似病例。同时，公布WHO旅行和航空指南，启动全球暴发预警反应网络，包括美国、法国、越南、新加坡、英国、德国、瑞典、香港等有关实验室。其中相当一部分为与患者密切接触的医护人员。3月21日，WHO首次派出病原学、实验室和流行病学专家来我国调查。3月22日，香港科学家从来自我国死亡的患者肺部组织中分离出SARS冠状病毒。3月24日，WHO发布旅行通告，但未做出国际旅行限制。3月26日，病因学首次锁定在冠状病毒。3月27日，香港科学家研制出SARS冠状病毒诊断试剂。2003年3月中旬，一位国际劳工组织官员在去北京的飞机途中感染SARS，并于4月初在京去世。4月16日，WHO启动全球SARS应对系统，包括全球预警、迅速诊断病例、信息报告

系统、谣言管理和疫情证实、聚焦全球SARS防控资源。

二、SASR造成全球部分国家和地区严重的健康危害

2003年8月15日，世界卫生组织公布，从2002年11月2003年至8月7日，全球累计SARS病例8 422例，死亡919人，病死率月11%，传播到32个国家和地区。2003年2月，SARS首发于我国南方广东地区，然后传至香港、越南、新加坡、加拿大和德国等32个国家和地区。我国内地累计病例5 327例，死亡349人；中国香港1 755例，死亡300人；中国台湾665例，死亡180人；加拿大251例，死亡41人；新加坡238例，死亡33人；越南63例，死亡5人。

三、SASR造成巨大的经济损失

据WHO报告，SARS特大疫情造成亚洲300万亿美元的经济损失，其中中国影响最大。一是旅游、餐饮、零售商业等受灾严重，2003年旅游收入同比下降20%，使消费对GDP增长率的贡献减少1个百分点左右。15个主要入境客源国中有13个国家发布来华旅游"劝诫令"。旅游业4月中旬开始陷入半停业状态，铁路、民航以及一些疫区景区的旅游收入大幅度减少。二是对外贸易逆差影响GDP 0.3%～0.5%，广交会约占一般贸易出口额的1/3，由2002年春季广交会168.5亿美元出口成交额下降到2003年的33亿美元。三是投资与消费之间、收入差距进一步拉大、就业等长期性深层次矛盾将更加突出。

四、SARS造成严重的社会影响

SARS在中国和世界32个国家肆虐横行，使人类处于季度的恐慌之中，对社会稳定产生巨大冲击。一是社会交往活动与人流、信息流、物质流、资金流密切相关的公共场所、餐饮住宿、交通运输、旅游服务等行业受到直接影响。二是SARS冠状病毒传染性强，面临现代社会高融通、高流动性的威胁，致使各国感受到巨大压力。

五、SARS造成很大的政治影响

SARS发生于广州，却给北京，乃至全球造成特大灾难。北京作为国家首都、政治文化中心和国际化大都市，外国驻华使馆和驻华机构众多，重大国事活动推迟，对我国的整个国际政治形象造成了很大影响。2003年4月20日至5月15日，全国十几个省（自治区、直辖市）百余名官员受到行政问责。原卫生部党组书记、部长张文康和北京市市长孟学农引咎辞职。在我国重特突发公共卫生事件中受到问责的官员人数之多、范围之广、力度之大是新中国以来前所未有的，引起国内外强烈反响。

第二节 我国实验室污染导致第二次SARS重大疫情

一、事件发生、发展的简要过程

中国疾病预防控制中心病毒所腹泻病毒实验室博士生任某，自2003年4月开始与杨某、郭某等另外21名博士和硕士研究生一起从事SARS病毒学研究工作。2004年元月初，她时常从磷酸盐缓冲液中取出装有SARS病毒的试剂盒，离开生物安全三级实验室到普通实验室工作。任某和崔某，出现了腹泻和高烧等症状，先后到北京协和医院与北京友谊医院就诊，事后被检验出SARS抗体阳性，但并没有及时报告。

3月6日至3月27日，宋某在中国疾病预防控制中心病毒所腹泻实验室进修。3月25日，在腹泻病毒实验室进修的安徽医科大学研究生宋某感到全身酸痛、发热、身体不适。其母亲魏某乘当日上午9时汽车由淮南至合肥，3月26日下午1时，又乘坐汽车由合肥返回淮南。3月30日6时乘淮南—

北京 K1410 次列车 8 车厢到京看望宋某。4 月 2 日 7 时北京—淮南 K1409 次列车 13 车厢宋某与魏某一同返回淮南。4 月 4 日，由淮南矿工二院转入安徽医科大学第一附属医院呼吸内科时，体温 38.7 度，神志清楚，双肺呼吸音粗，胸片显示左中肺野大片阴影。入院后给予博抗、铃兰欣、病毒唑、地塞米松治疗，3 天后体温恢复正常。宋某的母亲魏某于 4 月 8 日因发热、干咳与其女儿宋某入住同一病房，诊断为右侧病毒性肺炎，经积极治疗，病情一度好转。4 月 19 日下午，突然出现呼吸循环衰竭，经抢救无效死亡。医院当即报告省及合肥市疾病预防控制中心（简称 CDC），同时报告安徽省卫生厅。当日下午 6 时，省市两级 CDC 的主任带领相关人员同时赶到医院开展流行病学调查，并同医院专家讨论魏某死亡原因，并采集患者血清标本送实验室检测。4 月 22 日上午，国家 CDC 派专家到医院开展 SARS 流行病学调查，并将患者血清标本带回北京复核。4 月 23 日，复核结果仍为阳性，卫生部正式公布宋某为非典确诊病例，魏某为非典疑似病例。卫生部、安徽省卫生厅及时组织专家分析死因，采集尸体病理标本，经国家有关实验室检测结果证实，魏某感染了 SARS 冠状病毒。4 月 29 日，卫生部和安徽省卫生厅专家组根据尸检病理、病原学检测结果、临床表现以及与非典病例宋某有过密切接触的流行病学史，认定魏某为"传染性非典型肺炎确诊病例"，伴发成人呼吸窘迫综合征，继发弥漫性血管内凝血，死于心功能衰竭。4 月 21 日下午 1 时，宋某突然出现休克，安徽医科大学第一附属医院在会诊，经积极抢救，病情得到有效控制，逐步好转。与此同时，为母女俩服务过的医院实习生徐某近日出现不明原因发烧症状。

二、初步调查结果即原因分析

（1）本起疫情来自实验室内感染。卫生部专家调查组调查结果表明：①宋某和杨某两个原发病例发生在同一实验室。该实验室一直开展有关 SARS 冠状病毒（SARS-CoV）的科研工作。②封锁病毒所后，未再出现任何 SARS 病人。③从二代病例魏某（宋某之母）胸水分离到 SARS-CoV，其全基因组序列与该室用于实验的毒株（HT-SCoV-2）高度同源。④没有发现宋某和杨某与野生动物接触感染的证据。⑤宋某和杨某发病潜伏期内没有任何其他 SARS 病例报告，没有实验室外接触其他 SARS 病人而被感染的可能。⑥杨某与宋某最后一次接触，到杨某发病相距 15 天，仅在走廊碰面，杨某发病不可能是宋某传染。

（2）感染来源局限在腹泻病毒室。调查结果显示：①宋某和杨某两个原发病例都来自腹泻病毒室。此外，还发现该室另有二人（任某和崔某）抗 SARS-CoV 的 IgG 和 IgM 抗体阳性，感染具有明显的聚集性。②从二代病例魏某分离到的病毒全基因组序列与腹泻病毒室实验用毒株（HT-SCoV-2）高度同源。③对病毒所全部工作人员进行医学观察，血清流行病学调查未发现其他科室存在任何 SARS-CoV 感染者。

（3）没有三级生物安全防护实验室感染导致本次 SARS 疫情的证据。主要依据：①宋某和杨某 2004 年以来都从未进入过三级生物安全防护实验室工作。②虽然腹泻病毒室进入三级生物安全防护实验室工作的任某血清抗体阳性，但没有其传染给宋某和杨某而导致本次 SARS 疫情的证据。③腹泻病毒室指定使用的三级生物安全防护实验室基本硬件设备和总体结构符合要求。

（4）引起实验室感染的环节。引起实验室感染的环节包括以下内容：病毒灭活不彻底，2004 年春节过后，任某多次从三级生物安全防护实验室带出未经严格验证效果的灭活 SARS 病毒在普通实验室进行实验，时间上与宋某、杨某发病吻合。其采用的灭活方法（1%NP40+PBS+1%SDS 冰浴 60 分钟）没有经过有效的评价，没有按规定对每一批病毒的灭活效果进行检测和质量控制。

三、健康危害

此次实验室 SARS 感染重大突发公共卫生事件导致 1 名疑似病人死亡，7 人确诊为非典患者，几百人接受隔离观察。非典病毒被传染给第二代、第三代病人。

四、政治危害

2004 年 7 月 1 日，卫生部宣布决定，对负有重要领导责任的中国疾病预防控制中心主任、分管副主任分别给予行政记过、记大过处分，并同意其辞去主任、副主任职务；对负有主要领导责任的病毒病控制所所长、分管副所长和负有直接责任的腹泻病毒室主任给予行政撤职处分。

五、造成实验室污染引发 SARS 传染疫情的原因

卫生部公布调研结果表明：

（1）科研课题跨专业。腹泻病毒实验室研究消化道病毒领域，却跨专业承担了传染性非典型肺炎病原学检测课题，工作人员对专业不熟悉，造成了安全隐患。

（2）安全管理不重视。工作人员采取新的灭活方法，未经学术委员会论证，科学依据不足，室主任擅自批准。有关灭活效果未经严格验证，没有验证方案、记录和内容。

（3）技术操作不规范。违反卫生部关于灭活 SARS 病毒必须在生物安全 P2 以上实验室或在生物安全柜进行的规定，在没有安全防范措施的普通实验室操作。

（4）人员配备不严。大量使用缺乏专业知识的研究生和进修人员从事高风险研究，没有对有关人员进行严格的生物安全知识培训。

（5）健康监测不到位，违反卫生部制定的实验室人员健康监测制度、事故报告制度等规定，对实验室人员出现多次发热等异常情况没有及时上报，也未采取必要的措施。其中有两位实验室人员出现发烧，一位住院两周竟然没有引起重视，没有报告。

（6）执行制度不认真，违反卫生部等四部委关于 P3 实验室实行双人准入的制度，多次出现单人操作。

（7）医疗机构缺少敏感规范的长效 SARS 健康监测机制。早期患者到北京、安徽等地三级甲等医疗机构检查，仍未及时早发现患者，造成第二次跨地区感染传播，引发重大 SARS 传染病疫情。

第三节 含三聚氰胺问题奶粉

一、事件发生、发展的简要过程

三鹿奶粉事件的发生、发展有着极其深刻复杂的历史背景，并受到社会经济因素和相关政策的影响。中国经济的飞速发展，人民生活水平的迅速提高，健康需求不断增长，乳制品逐步成为广大居民日常生活的必需品。相关企业抓住商机，迅猛扩张，无序发展，加之行业监管部门执行不力，国家未能及时明确乳制品产业发展定位，增加了食品安全事件的风险。

（一）2007 年美国宠物饲料"污染"和动物结石事件

2007 年 2 月 20 日，总部设在加拿大安大略的宠物食品生产商"菜单食品"（Menu food）公司接到公众投诉：由于食用该公司的肉类和卤汁类猫狗食品，发生了家庭宠物（猫）死亡事件。"菜单食品"公司进行动物毒性试验证实，其生产的宠物食品可以导致猫狗肾衰竭。

3 月 9 日，该公司公开发布信息，召回 2006 年 12 月 3 日—2007 年 3 月 6 日期间美国恩波里亚堪萨斯州和新泽西州生产的肉类和卤汁类猫狗食品，并在网上公布污染食品名单。

3 月 15 日，美国 FDA 首次公布召回事件，FDA 总部和区域办公室协助"菜单食品"公司开展召回工作。3 月 19 日，美国 FDA 首次召开新闻发布会，公布了事件应对处置过程。"菜单食品"公司报告，宠物事件的发生时间与他们替换了一种食品原料的时间相吻合，污染物质可能存在于这种原料中。该种原料为麦麸，下一步将对麦麸中所有可能肾毒性物质进行检测，包括金属汞、砷、铅和真菌等。

3 月 30 日，美国 FDA 接到相关投诉电话达到 8 800 多个，反映美国各地不断发生宠物食用宠物食品中毒事件，数千只宠物发病，15 只猫和 1 只狗死亡。FDA 实验室在"菜单食品"公司的送检宠物食品样品和原材料麦麸中同时检测出三聚氰胺，而

且美国科奈尔大学兽医学院又在死亡的猫的尿液和肾脏中检测出三聚氰胺。FDA 进一步调查表明，被污染的原材料可能来源于中国，从江苏徐州安营生物技术开发公司和山东滨州富田生物科技有限公司进口的部分小麦蛋白粉和大米蛋白粉中检出三聚氰胺，并初步判定宠物食品中含有的三聚氰胺是导致猫、狗泌尿系统结石、肾衰竭或死亡的原因。

4 月 6 日，徐州安营生物技术开发有限公司在接受《国际金融报》采访时表示，从未向美国出口过小麦麦麸。中国国家质检总局也同时发布声明称，中国没有向美国出口过小麦、麦麸等宠物食品原料。

4 月 19 日，美国 FDA 召开新闻发布会表示，FDA 已向中国国家质检总局提出赴中国开展调查的请求。国家质检总局回应，调查显示中国徐州安营公司出口的麦麸原料为工业用，并不作为饲料或食品加工原料用。

4 月下旬，国家质检总局对 173 家植物源性蛋白出口企业的 399 个样品检测，并对全国 12 类 800 批次食品开展质量监督专项抽查，将三聚氰胺列入出口法检范围。两项检测均未检出三聚氰胺。

4 月 30 日，美国 FDA 官员和专家抵达中国，与国家质检总局工作人员商讨，开展现场调查，但由于正值"五一黄金周"，现场调查工作暂时无法进行。5 月 8 日，美国 FDA 对徐州和山东两家公司进行现场调查，发现公司已倒闭，厂房全部清空。国家质检总局公布安营生物和滨州富田两家公司因部分蛋白粉的蛋白质含量不能达到要求，违规添加了三聚氰胺，并以非法检商品名义报关出口，逃避检验检疫机构。当地公安机关已分别立案，对涉案当事人进行调查和监控。国家质检总局采取紧急措施，要求各地检验检疫机构加强对所有植物源性蛋白等相关出口生产企业的检查，严格出口企业生产原料质量控制，加强生产过程监管和出口查验，加强与农业、工商、海关、商务等部门的合作，并将所有植物蛋白类产品纳入法检商品目录。同日，美国 FDA 发布进口警告，通知地方食品药品管理机构扣留来自中国徐州安营生物技术开发有限公司的进口谷朊粉，同时适用于来自中国和荷兰的谷朊粉（中国谷朊粉可能通过荷兰转运美国）。

5 月 21 日，国家质检总局组织"国际消费品安全大会"，美国、日本、欧洲等国家的 300 多名相关人士来到北京，讨论包括食品安全在内的消费者保护问题。5 月 22 日—23 日，中美举行第二次战略经济对话，中国的食品安全出口问题被临时提上议程，并成为谈论重点。

5 月 24 日，美国 FDA 食品安全中心发布三聚氰胺风险评估结果，未观察到有害作用的剂量（NOAEL）为 63 mg/kg，首次提出人类可接受的危险水平 TDI（每日耐受摄入量）为 0.63mg/kg。

5 月 25 号，中国海关总署公告，"对申报用于人类食品或动物饲料添加剂及原料的产品，由出入境检验检疫机构进行检验检疫，海关凭出入境检验检疫机构签发的《出入境货物通关单》办理放行手续"，这意味着中国出口饲料及宠物食品将执行更加严格的规定。

7 月 17 日，国家质检总局领导在质量安全监管会议上发表讲话："今年 3 月份以来，'美国宠物食品三聚氰胺事件'引发了境外媒体对中国出口食品乃至出口商品质量安全问题的炒作，制造中国商品威胁论，把中国商品妖魔化。以美国为主的一些国家，对我国的出口食品和日用消费品等采取了一系列限制进口的措施。这次炒作不同寻常，不仅来势迅猛，而且充满敌意，恶意攻击诽谤，大有不达目的不肯善罢甘休之势……"

8 月 17 日，国家质检总局食品安全工作督导组到河北省三鹿集团调研，根本目的是为了深入了解基层工作质量状态，同时也希望通过走访像三鹿这样的知名规模企业，了解企业好的质量管理经验与方法，并通过对这些企业的宣传，为我国食品安全提供良好的舆论环境。

2008 年 2 月 6 日，美国 FDA 公布中国两家企业向美国企业进口小麦蛋白中含有三聚氰胺的调查结果。

（二）2008 年中国三鹿奶粉"污染"和婴幼儿泌尿系统结石事件

2007 年 12 月以来，三鹿集团陆续收到消费者投诉，部分婴幼儿食用该集团生产的婴幼儿系列奶粉后尿液中出现红色沉淀物等情况。三鹿集团未引起重视，未开展事件相关调查，未迅速采取控制措施，也未及时向政府报告。

2008 年 3 月以来，南京某医院陆续接诊婴幼儿泌尿系统结石罕见病例，并将 10 例泌尿系统结石样本送往南京大学医学院检验。南京大学医学院附属某医院泌尿外科，用结石红外光谱自动分析系统对送检的结石标本成分鉴定，结果显示：结石多以二水尿酸为主、其次为尿酸铵的混合性结晶，影像学特点是"光阴声阳"（X线检查不显示，超声检查显示结石）。北京某医院也陆续接诊来自河北、甘肃等地区的群体性泌尿系统结石的重症婴幼儿患者，并开展诊治和实验室检验分析研究工作，但仍未及时向地方卫生监督机构、疾病控制机构和卫生行政部门报告。由此可见，全国相当部分医疗机构没有真正落实国家有关规定，建立群体性不明原因疾病报告和监测系统。

2008年4月以来，兰州大学第二医院和解放军第一医院等医疗机构（省泌尿外科重点学科单位）发现婴幼儿泌尿系统结石患儿陆续增加，出现少尿、无尿、血尿、哭闹、腹泻、恶心、呕吐、发热等临床表现，B超和CT诊断为泌尿系统结石。医院领导和有关专家非常敏感，迅速组织讨论，开展临床回顾性流行病学调查。通过对22例病例调查分析，发现这些患儿无一例母乳喂养，均食用过三鹿牌婴幼儿奶粉，平均食用时间为7个月（1个月至12个月）。由此初步判定，这些婴幼儿的食物营养来源几乎全部为三鹿牌婴幼儿奶粉，结石的形成和发病可能与食用奶粉有关，且有单纯致病因素的特点。7月16日，兰州大学第二医院和解放军第一医院专家组向甘肃省卫生厅递交了"群体性婴幼儿泌尿系统结石"专题报告。

甘肃省卫生厅接到报告后，迅速召开会议，当日下午迅速组织省卫生监督所和省疾病预防控制中心开展现场流行病学调查和临床病例核查，要求尽快查明原因，加强疾病监测和报告。7月17日，甘肃省卫生厅根据调查结果，组织有关专家在全省开展流行病学调查，对全省市级及以上医疗机构2006年以来收诊的相同病例进行溯源调查，对所有配方奶粉及其生产企业进行卫生监督检查，初步判定群体性泌尿系统结石与食用三鹿牌婴幼儿奶粉有关联，并及时向卫生部主管部门报告。

卫生部主管部门接到报告后，主要领导批示"建议请国家某专业机构就服用奶粉与结石发生关系做出评估，并搜集相关资料"。该机构组织有关人员检索文献，讨论研究，认为依据相关文献，难以评估奶粉与结石的因果关系，需当地提供进一步信息，尤其是流行病学调查资料。

7月24日，三鹿集团将16个样品委托河北省出入境检验检疫技术中心检测，8月1日结果显示，在样品中检测出三聚氰胺。8月2日，三鹿集团才向石家庄市政府报告。

石家庄市委、市政府接到《三鹿集团关于消费者食用三鹿部分婴幼儿奶粉出现肾结石等病症的请示》，主要领导和有关职能部门负责人，没有深入调查，未采取控制措施。

8月11日，甘肃省CDC将14种三鹿牌婴幼儿奶粉送到国家某专业机构，要求按三鹿企业标准项目检验。该所再次组织专家讨论，提出了具体营养和卫生检验项目指标，经甘肃省CDC确认后，进行检测。

8月13日，三鹿集团采取将有毒物质产品替换的欺骗行为，调集三聚氰胺含量20mg/kg左右的产品换回三聚氰胺含量更高的产品，逐步从市场撤出高含量三聚氰胺的产品。同时，将三聚氰胺超标的原奶又分别生产了原味酸奶、益生菌酸奶、草莓酸乳等液态奶，且全部销售。

8月下旬，甘肃省卫生厅请卫生部有关专家对流行病学调查设计提供帮助和指导。卫生部主管部门请国家某专业机构协助对《甘肃省卫生监督所关于婴幼儿泌尿系统结石原因流行病学调查方案》进行讨论，提出补充建议。此外，还派相关专家赴甘肃省指导现场调查。在听取有关专家意见、详细询问和回顾多例临床诊治儿童病例情况、了解甘肃省流行病学调查结果后，该所专家提示"三鹿"奶粉具有较大嫌疑，但是由于调查的部分数据缺陷较大，如三鹿奶粉的种类不明确且覆盖面很广，不能确定直接的因果关系，且当地同时还存在其他婴幼儿喂养问题。因此，该机构在向卫生部的报告中提出"需要尽快确定三鹿牌婴幼儿配方奶粉与婴幼儿尿路结石发病的关系"的建议。

9月9日，新西兰驻华使馆分别向商务部和国家质检总局通报了河北省石家庄市三鹿集团有限责任公司（新西兰恒天然公司占有43%的股份）生产的婴幼儿配方奶粉中添加了三聚氰胺等有关情况。同日，石家庄市政府向河北省政府汇报了三鹿牌婴幼儿奶粉事件的有关情况。国家质检总局当日派出工作组到河北石家庄实地调查，根据掌握的情况，组织讨论研究，迅速在全国开展含三聚氰胺三鹿牌婴幼儿奶粉专项检查行动。

同日，甘肃省兰州晨报首次刊登了"14名婴儿同患肾结石，疑因食用同一品牌奶粉"的消息。新华社甘肃分社记者采写了《甘肃：至少14个婴儿喝同一种奶粉得同一疾病》文章，第一时间发往国家新华通信社。

9月10日上午8时，新华社对外部用英文首次向全球播发了《"问题奶粉事件"震动中国》系列报道。国内外一些知名媒体几乎全文转载，如美国《纽约时报》、CNN电视台、福克斯电视台、《今日美国报》和《商业周刊》等纷纷采用，引起了社会各界和世界各国的广泛关注及各级政府的高度重视。

甘肃省领导组织召开会议，成立了由省食品药品监管局牵头，省卫生厅、省工商局、省质监局等有关部门参加的联合调查组。党中央国务院接到卫生部和新华社等国务院有关部门的相关信息报告后，高度重视，胡锦涛总书记和温家宝总理分别做出重要指示和批示，要求迅速查明事故原因，严肃处置，紧急救治，确保婴幼儿健康和食品质量安全。

9月10日以后，国家质检总局对所有进出口乳及乳制品批批进行三聚氰胺检测，对全部已进口和出口的乳制品留样检测。9月11日上午，甘肃省卫生厅召开新闻通报会，公布了群体性婴幼儿泌尿系统结石病例的诊疗和相关调查情况。经多部门调查，高度怀疑婴幼儿泌尿系统结石病例系由含三聚氰胺的三鹿牌婴幼儿奶粉所致。

在国务院的统一领导和部署下，卫生部会同工业与信息化部、公安部、监察部、农业部、商务部、国家工商总局、国家质检总局、国家食品药品监管局以及河北省政府组成联合事故调查组。卫生部党组书记、副部长高强任组长，赴石家庄现场调查，初步查明了事件原因。晚8时，卫生部新闻办召开新闻发布会，公布甘肃等地报告多例婴幼儿泌尿系统结石病例，患儿多有食用三鹿牌婴幼儿配方奶粉的历史，经相关部门调查，高度怀疑石家庄三鹿集团股份有限公司生产的三鹿牌婴幼儿配方奶粉受到三聚氰胺污染，初步判定三鹿企业生产销售的受三聚氰胺污染的婴幼儿配方奶粉能够导致婴幼儿泌尿系统结石，并向国务院提出重大食品安全事件判定和应对处置的建议。同时，卫生部紧急组织中华医学会及有关专家研究制定诊疗方案。

9月12日，甘肃省食品安全委员会召开紧急会议，启动《甘肃省重大食品安全事件应急预案》，要求各级政府，特别是各食品安全委员会成员单位高度重视，采取果断措施，严肃查处。当晚，省政府办公厅发出紧急通知，要求各市州、省政府有关部门和直属单位采取强有力措施，迅速行动，全面清查三鹿牌婴幼儿奶粉，积极做好患儿救治工作。同日，国家质检总局下发了《关于做好乳制品市场供应工作的紧急通知》，稳定奶制品市场秩序。

二、含三聚氰胺问题奶粉健康危害

（一）问题奶粉三聚氰胺污染严重

国家质检总局对生产加工、饲料原材料收购和流通等奶粉检测结果，在109家企业的491批次产品中，有22家（20.2%）企业69批次（14%）产品检出了不同含量的三聚氰胺（表11-1-1），其中石家庄三鹿牌婴幼儿配方奶粉三聚氰胺含量最高（2 563mg/kg），而其他品牌的产品在0.09～619mg/kg之间。

（二）含三聚氰胺问题奶粉造成大规模群体性婴幼儿泌尿系统结石危害

截至2008年12月2日，全国累计筛查婴幼儿2 243.3万人次，累计报告确诊患儿29.6万人，住院5.29万人。其中，绝大多数患儿表现为泌尿系统少量结晶样结石。卫生部尚未接到因食用含三聚氰胺奶粉引发婴幼儿泌尿系统结石导致死亡病例的报告。然而，WHO却在其网站上公布了有关我国食用含三聚氰胺奶粉引发婴幼儿泌尿系统结石导致6例死亡病例的报告。有关问题尚需进一步甄别核实。

三、经济损失

联合国食品安全组织发出预警和通报，世界150多个国家对我国乳制品采取限制性措施，甚至禁止进口，使我国国际食品贸易受到极大损失，造成严重的国际影响。含三聚氰胺三鹿奶粉引发全国大规模清还对经销商欠款、奶农奶款和生鲜乳销售等市场安全危害；国内乳品市场严重萎缩，生鲜乳明显减少，国外乳品市场严格限制，进口乳品急剧增加，造成直接经济损失86.6亿元（其中政府补偿24亿元和企业赔偿11亿元）；国家500强企业、国家免检产品和优质品牌的三鹿集团破产，同行业及其相关产业也遭受灭顶之灾。

表 11-1-1　国家质检总局公布 22 家含三聚氰胺问题奶粉名单（2008 年 9 月 16 日）

	标称企业	产品名称	抽样数	不合格数	三聚氰胺最高含量 (mg/kg)
1	石家庄三鹿集团股份有限公司	三鹿牌婴幼儿配方乳粉	11	11	2 563.00
2	上海熊猫乳品有限公司	熊猫可宝牌婴幼儿配方乳粉	5	3	619.00
3	青岛圣元乳业有限公司	圣元牌婴幼儿配方乳粉	17	8	150.00
4	山西古城乳业集团有限公司	古城牌婴幼儿配方乳粉	13	4	141.60
5	江西光明英雄乳业股份有限公司	英雄牌婴幼儿配方乳粉	2	2	98.60
6	宝鸡惠民乳品（集团）有限公司	惠民牌婴幼儿配方乳粉	1	1	79.17
7	内蒙古蒙牛乳业（集团）股份有限公司	蒙牛牌婴幼儿配方乳粉	28	3	68.20
8	中澳合资多加多乳业（天津）有限公司	可淇牌婴幼儿配方乳粉	1	1	67.94
9	广东雅士利集团股份有限公司	雅士利牌婴幼儿配方乳粉	30	10	53.40
10	湖南培益乳业有限公司	南山倍益牌婴幼儿配方乳粉	3	1	32.00
11	黑龙江省齐宁乳业有限责任公司	婴幼儿配方乳粉 2 段基粉	1	1	31.74
12	山西雅士利乳业有限公司	雅士利牌婴幼儿配方乳粉	4	2	26.30
13	深圳金必氏乳业有限公司	金必氏牌婴幼儿配方乳粉	2	2	18.00
14	施恩（广州）婴幼儿营养品有限公司	施恩牌婴幼儿配方乳粉	20	4	17.00
15	广州金鼎乳制品厂	金鼎牌婴幼儿配方乳粉	3	1	16.20
16	内蒙古伊利实业集团股份有限公司	伊利牌儿童配方乳粉	35	1	12.00
17	烟台澳美多营养品有限公司	澳美多牌婴幼儿配方乳粉	6	6	10.70
18	青岛索康营养科技有限公司	爱可丁牌婴幼儿配方乳粉	3	1	4.80
19	西安市阎良区百跃乳业有限公司	御宝牌婴幼儿配方乳粉	3	1	3.73
20	烟台磊磊乳品有限公司	磊磊牌婴幼儿配方乳粉	3	3	1.20
21	上海宝安力乳品有限公司	宝安力牌婴幼儿配方乳粉	1	1	0.21
22	福鼎市晨冠乳业有限公司	聪尔壮牌婴幼儿配方乳粉	1	1	0.09

四、社会影响

广大消费者尤其是婴幼儿家长产生恐慌心理，全国医疗机构大规模群体就医，扰乱了正常医疗秩序、儿童家长所在单位的工作秩序和社会秩序，严重增加了医疗负担，造成极大的社会安全危害；国外同类产品趁机占领我国奶粉市场，国产乳制品行业 10 年迅速发展的成果和奥运创造的健康财富面临严峻挑战，受到致命威胁等国家安全危害。

五、政治影响

依据《国务院关于特大安全事故行政责任追究的规定》和《党政领导干部辞职暂行规定》等有关规定，鉴于河北省省委常委、石家庄市委书记吴显国同志对三鹿牌问题奶粉事件负有领导责任，对事件未及时上报、处置不力负有直接责任，经党中央、国务院批准，免去吴显国同志河北省省委常委、石家庄市委书记职务。鉴于在多家奶制品企业部分产品含有三聚氰胺的事件中，国家质量监督检验检疫总局监管缺失，对此，局长李长江同志负有领导责任，接受李长江同志引咎辞去国家质量监督检验检疫总局局长职务的请求。

同时，中纪委、监察部对三鹿奶粉事件中负有重要责任的国家质检总局、农业部、卫生部、国家工商总局和食品药品监督管理局的有关部门负责人做出行政处理。决定给予国家质检总局执法督查司司长王步步撤销党内职务的处分和撤职的行政处分，给予国家工商总局食品流通监督管理司副司长卢艳刚撤职的行政处分，给予农业部畜牧业司司长王智才降级的行政处分，给予国家质检总局食品生产监管司原副司长鲍俊凯、农业部总经济师张玉香、卫生部食品安全综合协调与卫生监督局局长赵同刚记大过的行政处分，给予国家工商总局消费者权益保护局局长孙文序、食品药品监督管理局食品安全协调司司长孙咸泽记过的行政处分。国务院个别相关部委办局和地方政府领导及部门负责人被免职或引咎辞职，受到行政问责和党纪政纪处分，导致政府公信力遭受质疑等政治危害。

此次事件造成了人类健康、社会、经济、政治和国际等特大立体性灾难。含有三聚氰胺的问题奶粉事件如同 2009 年甲型 H1N1 流感病毒，无孔不入，在国内外产生特别重大危害和毁灭性影响。

第四节 2009年全球流感大流行国际突发公共卫生事件

一、事件发生、发展的简要过程

(一)墨西哥群体性流感样病例和肺炎病例明显增加

2009年3月中旬,墨西哥韦拉克鲁斯突发群体性流感样病例。由于绝大多数病例症状较轻,未住院治疗,没有引起社会和政府的广泛关注。进入4月以来,墨西哥联邦区哨点医院门诊流感样病例和肺炎病例不断增多,且多数为健康青壮年。这与季节性流感通常影响到低龄儿童和老年人群明显不同。4月7日,墨西哥国家流感监测中心(InDRE)微生物学家 Celia Alpuche 发现,国家呼吸病研究所近期收治了多例青年严重肺炎病例,引起高度警惕。4月12日,Oaxaca一家医院一名39岁的妇女因患急性呼吸道疾病住院治疗5天后死亡。随后,当地卫生部门追踪该死者的密切接触者,发现了数名肺炎症状患者。4月21日,该医院又报告了第二例非典型肺炎死亡病例。由于担心人禽流感暴发,该院在急诊室建立了隔离病房。国家流感监测中心组织有关专家分析墨西哥A型、B型流感病毒构成和分布情况,结果显示2009年流感流行周期延长,且B型流感病例从15%上升到37%。Celia Alpuche 一度认为此次疫情,可能与B型流感增加有关。然而,实践证明此种判断是错误的。

(二)美国CDC实验室检测发现猪流感病毒,并及时向邻国墨西哥通报

2009年3月30日,美国加利福尼亚州某诊所发现一名10岁的加利福尼亚州圣地亚哥县男童,患有流感样症状,采集了咽拭子标本,进行了流感病原学检测。初步结果显示为A型流感病毒,而季节性 H1N1 流感病毒、H3N2 流感病毒和 H5N1 人禽流感病毒均为阴性,立即将结果向圣地亚哥县卫生部门报告,并将标本送往海军卫生研究中心参考实验室。检测结果为未分型甲型流感病毒。2009年4月14日,该中心将该标本送往美国疾病预防控制中心(CDC)。4月15日,美国CDC病毒基因序列和电离质谱结果显示,该病毒为猪源的新发人的甲型 H1N1 流感病毒。4月17日,美国CDC又收到一份来自加利福尼亚帝县一名9岁女童的甲型未能分型流感病毒标本。经实验室检测仍确认为猪源新发人的甲型 H1N1 流感病毒。该病毒对奥斯他韦、扎那米韦等神经氨酸酶抑制剂类很敏感,而对金刚烷胺和金刚乙胺具有耐药性。美国 CDC 向加利福尼亚卫生部门报告,并迅速反应。同时,向墨西哥等邻国通报了有关情况。

(三)美国和加拿大国际流感参考实验室证实墨西哥疫情病原学为猪流感病毒,并向WHO报告

2009年4月16日,墨西哥政府向美国泛美卫生组织通报了近期发生的疫情和一例死亡病例情况,请求美国参考实验室帮助检测病例标本。4月22日,墨西哥政府发出了全国预警,并将流感样病例标本送往加拿大国际流感参考实验室检测。4月23日,墨西哥首次向WHO报告了最初几例新发人的甲型 H1N1 流感病例。美国卫生部也首次向WHO报告了加州和得克萨斯州7例新甲型 H1N1 流感病例,但尚不清楚是否与墨西哥疫情有关,并向全国通报。晚些时候,加拿大卫生部门通报了在墨西哥病例标本中分离出的病毒为新发人的 H1N1 型猪流感病毒。

(四)WHO确定墨西哥猪流感病毒,有引发流感大流行的潜在趋势

2009年4月24日,WHO公布了墨西哥近几周发生数百例猪流感疑似病例,其中鉴定约15例死亡病例、美国约12例疑似病例。当天,墨西哥政府首次公布了猪流感疫情,约1 000人正在观察之中。4月25日,WHO总干事陈冯富珍宣布墨西哥和美国猪流感疫情为全球突发公共卫生事件,猪流感病毒在人际间稳定传播,具有引发流感大流行的潜在趋势。

二、健康危害

(一)确诊病例总数

2009年4月24日—11月22日,WHO报告全球207个国家累计2009年甲型 H1N1 流感确诊病

例（以下简称确诊病例）622 482 例，占全球人口总数（67 亿人）不足万分之一。由于病原学检测试剂供应、检测经费、实验室和诊断技术的限制，加上进入流感大流行高峰期后，美国、日本等一些国家陆续不再报告确诊病例。因此，报告确诊病例数远远低于实际发病数。

（二）死亡病例总数和病死率

2009 年 4 月 24 日—2010 年 2 月 28 日，WHO 报告全球 213 个国家和地区累计甲型 H1N1 流感死亡病例 16 455 例。2009 年 4 月 24 日—11 月 22 日，全球 207 个国家和地区累计确诊病例 622 482 例，死亡病例 7 826 例，病死率为 1.26%。

（三）发病和死亡的报告时间

2009 年 4 月 26 日，WHO 首次报告墨西哥 18 例和美国 20 例猪流感（之后不久更名为新发人的甲型 H1N1 流感）确诊病例。2009 年 11 月 27 日，WHO 最后一次报告全球（截止到 11 月 22 日）甲型 H1N1 流感确诊病例。2009 年 4 月 28 日，WHO 首次报告墨西哥 7 例猪流感死亡病例，死亡病例报告延续至今。2009 年 4 月 26 日至 2009 年 5 月 27 日，WHO 每日报告确诊病例数、死亡病例数和发病国家数。2009 年 7 月 27 日开始，WHO 每周报告确诊病例数、死亡病例数和发病国家数。2009 年 5 月 27 日至 2009 年 7 月 27 日，报告时间无规律性。2009 年 4 月 26 日至 2009 年 7 月 6 日，WHO 报告国家确诊病例数和死亡病例数。2009 年 7 月 27 日开始，WHO 报告 WHO 六大区域确诊病例数和死亡病例数。

（四）2009 年流感大流行地理分布

2009 年 7 月 27 日至 2009 年 11 月 22 日，WHO 报告美洲地区 190 765 例确诊病例，居首位，其次西太平洋地区 176 796 例，再次欧洲地区 154 000 例（表 11-1-2）。

表 11-1-2 全球甲型 H1N1 流感确诊病例和死亡病例报告情况

地区	确诊病例数[1]	死亡数[2]	死亡构成比（%）	病死率 1（%）
美洲地区	190 765[3]	≥7 539	45.8	2.37[4]
西太平洋地区	176 796	1 710	10.4	0.36
欧洲地区	>154 000	≥4 388	26.7	0.42
东南亚地区	47 059	1 633	9.9	1.57
东地中海地区	38 359	1 018	6.2	0.86
非洲地区	15 503	167	1.0	0.67
总计	>622 482	≥16 455	100	1.26

注：1. 截至 2009 年 11 月 22 日；2. 截至 2010 年 2 月 28 日；3. 截至 2009 年 11 月 8 日，美洲地区最后一次报告确诊病例总数；4. 截止到 11 月 8 日，美洲地区病死率

截至 2010 年 2 月 28 日，WHO 报告六大地区 16 455 例死亡病例。其中美洲地区 7 539 例，居首位；其次欧洲地区 4 388 例，再次西太平洋地区 1 710 例。2009 年 4 月 24 日至 7 月 6 日，WHO 以确诊病例数来确定流感大流行传播程度分级。1~10 例确诊病例为散在传播，11~50 例为局部传播，51~500 例为地区传播，500 例以上为广泛传播。截至 2009 年 7 月 6 日，北美洲地区、欧洲地区、太平洋地区和日本、中国均已成为流感大流行地区。在此期间，WHO 以不同国家的确诊病例数量来判断流感大流行的传播程度。

2009 年 7 月 27 日，WHO 开始以死亡病例数来确定流感大流行严重程度分级，分为低、中、高、极高四级。1~10 例死亡病例为低严重程度；11~50 例死亡病例为中等严重程度；51~100 例死亡病例为高严重程度；101 例以上死亡病例为极高严重程度。截至 2010 年 2 月 28 日，除非州地区以外，其余各地区均为严重流行地区，包括美国、中国等国家和地区。在此之后，WHO 以不同国家的死亡病例数量来判断流感大流行的严重程度。

2009 年流感大流行首发于北半球的北美地区，迅速向其他洲、国家和地区传播。2009 年 4 月 24 日—7 月 6 日共 135 个国家累计报告确诊病例 94 512 例，死亡病例 429 例，其中北半球 120 多个国家报告约 7 万例确诊病例。一千例以上的国家包括美国（33 902 例，居北半球第一位），墨西哥（10262 例），英国（7 447 例），泰国（2 076 例），中国（2 040 例，居北半球第五位），日本（1 790 例），新加坡（1 055 例）。一百例以上死亡病例的国家有美国（170 例），墨西哥（119 例），

加拿大（25例），仅此三个国家报告死亡病例总数就占全球73.2%。南半球约14个国家报告约2万例确诊病例，其中确诊病例数在1 000例以上的国家：智利（7 376例），澳大利亚（5 298例），阿根廷（2 485例）。死亡病例近百例，其中阿根廷60例，智利14例，澳大利亚10例。北半球确诊病例总数、死亡病例总数、发病国家总数分别是南半球的3.5倍、3倍、6倍。北半球的危害程度明显高于南半球。

三、经济损失

2008年末暴发了全球经济危机，使得许多国家和地区蒙受了巨大的经济损失，经济萧条，步履维艰。此时，突然发生的2009年流感大流行，给全球经济危机蒙上巨大的阴影，使得正在极力走出低谷的全球经济再次遭遇了重创。

（一）生猪和猪肉市场混乱

（1）大规模转移猪场，宰杀生猪。猪流感疫情在墨西哥暴发后，在未发现本国猪流感疫情的情况下，埃及等国家下令将所有养猪场迁移至远离居民区的沙漠地带。4月28日，埃及议会下院呼吁，立即将全国9个养猪场的35万头猪全部宰杀，以遏制猪流感疫情暴发和蔓延。4月30日，WHO、FAO、OIE等机构发表声明，命名"猪流感"可能会使政府和公众产生错误的理解，宰杀生猪并不是维护公众和动物健康的有效措施。事实上，2009年甲型H1N1流感只在人和人之间传播，而无人和猪或猪和猪之间传播的有力证据。建议各国政府应集中精力实施疾病监测，加强养猪场、屠宰场等场所的生物安全措施。

（2）猪肉市场掀起巨大波澜。2009年4月24日，WHO发布墨西哥和美国猪流感疫情后，各国猪肉市场供应和价格一度出现急剧下滑，并采取了一系列封堵措施。4月26日，俄罗斯食品防疫部门宣布暂停从墨西哥和美国加州、堪萨斯州及得克萨斯州等地进口猪肉，且对来自上述地区的游客携带的肉制品严格检查。同时，中国国家质量监督检验检疫总局联合农业部发出紧急通知，立即暂停对从墨西哥和美国得克萨斯州、加利福尼亚州及堪萨斯州进口猪肉及其产品，严防猪流感入境。FAO和OIE表示，2009年甲型H1N1流感并非食源性疾病，各国无需设置进口禁令以维护公共安全。

（二）全球石油等大宗商品、主流股票、外汇和国际贸易市场强势走低

WHO宣布猪流感疫情后，全球石油需求大幅度削减，国际油价连续两天骤然下跌，国际主流股市连跌三日，其中航空类股跌幅尤为突出。2009年4月底，美国能源情报署公布，美国原油库存水平已经位于1990年9月以来的最高水平。墨西哥货币对美元比价持续走低，国民经济影响非常明显。中国农产品期货大幅走低，大豆、豆粕和棕榈油期货前市处于跌停状态。

（三）国境旅游、交通运输、服务和娱乐等行业明显受挫，亚洲最为严重

由于欧盟卫生部门提醒，建议本地区人员尽可能推迟前往墨西哥和美国部分地区的旅行。同时，俄罗斯、中国香港和台湾地区也郑重表示对出现猪流感症状的旅客进行隔离。众多交通运输、服务和娱乐等行业大量项目计划推迟或取消，造成巨大的经济损失。欧洲航空公司和中国航空公司等航空运输服务损失明显。新东方教育科技（集团）公司暑期课程取消和延期创历史纪录，公司在美国的股价急剧下跌，季度业绩明显受损。

根据全球90多个国家和地区按人口密度、贸易开放度和其他因素的排名分析，日本野村（Nomura）报告，全球20个最易受经济冲击的国家和地区中，有9个分布在亚洲，其中，新加坡和中国香港目前的风险程度最大，而美国经济受冲击的风险最小，其他低风险国家还包括日本、挪威和法国。2009年流感大流行暴发之后，野村亚洲区首席经济学家Robert Subbaraman分析，由于亚洲的经济增长对国际贸易和旅游业的依赖度更大，亚洲大城市比西方国家大城市人口更密集，因此，亚洲可能受到2009年流感大流行的经济危害更大。

（四）医疗卫生保健产业、保险业和相关农副产品迅速发展

（1）抗病毒药物、疫苗、口罩、消毒液、呼吸机、体温计等医疗卫生保健产品和健康保险需求急剧增加，促进了相关产业的发展。2009年全球流感大流行暴发以来，抗病毒药物主要生产商罗氏公司以及其他制药公司产量大增，收入明显增加；流感大流行疫苗生产厂商获得大量政府订单，产业规模、生产能力、产品销售持续增长；医用口罩、消毒液等生产企业规模、数量和产值迅速提升；机关企事业单位、学校、宾馆饭店、机场、医疗卫生机构、体育文化娱乐场所等购置大批量口罩、消毒产品、洗手液等，安装大量测温仪；社区、家庭购置大量体温计。人寿和健康商业保险明显增加。医疗卫生保健产业发展出现良好势头。

（2）大蒜等农副保健产品销售市场明显增长。多年以来，中国北方居民习惯吃大蒜预防流感。2009年11月底，中国最大的大蒜生产与交易基地山东金乡县，大蒜价格上涨到3月份的40倍，销售量大增，促进了大蒜生产的发展。

四、社会影响

（1）学校停课，工厂关闭，公众恐慌，社会秩序混乱。2009年全球流感大流行期间，许多国家和地区学校停课、工厂和金融机构关闭，大量人员因病缺勤，严重影响了正常工作和生活秩序。例如，2009年10月中旬，日本13 964所教学和保育机构停学停课。11月初，乌克兰总理季莫申科宣布全国各学校停课，禁止公众集会并限制旅行。此类事件不胜枚举。

（2）多项体育赛事被迫推迟、停止或取消。在流感大流行期间，多项国内外重大体育赛事被迫停止或取消，不仅使国际顶级运动员失去了夺冠良机，也给举办国和主办方造成巨大的经济损失、社会和国际影响。2009年8月5日，2005年世锦赛冠军肖恩·墨菲因感染甲型H1N1流感被迫退出斯诺克TCC职业赛；8月28日，法国国家橄榄球联盟宣布，由于联赛球队7名球员患病比赛被迫推迟；9月10日，因比赛选手患甲型H1N1流感，中国足协将原定9月12日进行的中超联赛重庆与杭州的比赛延期进行；10月19日，中国全运会安徽和河北队男子手球比赛被取消；此外，英超、德甲与法甲联赛也因球员感染2009年甲型H1N1流感遭受了严重的损失。

五、政治影响

流感大流行早期，欧洲、日本等国家采取围堵的限制性防控策略，劝告本国公民尽量不去墨西哥和美国部分地区旅行，造成了国际政治外交影响。2009年5月1日，中国香港特别行政区确诊首例墨西哥输入性2009年甲型H1N1流感病例，中国政府立即采取措施对所有航班乘客进行追踪，进行为期7天的强制医学观察。5月2日，墨西哥外交部长表示，中方将没有感染病毒的墨西哥公民进行集中隔离是歧视做法，缺乏科学根据，墨方难以接受，并提醒本国公民在中方纠正有关歧视和不公正措施之前，不要去中国旅行。5月4日，中国外交部表示，中国隔离墨西哥来华航班乘客，并非针对墨西哥公民，也没有歧视性，只是为了防控猪流感疫情，维护公众健康和生命安全。墨西哥外交部回应，猪流感绝不是"强制和歧视性隔离检疫措施"的理由，并派飞机前往中国接回被扣留和隔离检疫的墨西哥公民。最后，中墨两国就猪流感导致的公民滞留问题达成协议，中国允许接受隔离的墨西哥公民回国，并将派包机前往墨西哥接回99名中国公民。

第五节 吉林化工厂爆炸引发的国际饮用水污染事件

一、事件发生、发展的简要过程

2005年11月13日14时至15时左右，吉林省吉林市的中石油吉林石化公司101厂苯胺二车间连续发生爆炸。在松花江上游，多个水电站开闸放水。松原市于11月15日开始部分停水，11月23日供水恢复。

吉林石化公司起初否认爆炸导致任何污染物流入松花江，爆炸只产生了水和二氧化碳，检测结果一切正常。21日（7天后），哈尔滨市人民政府发布公告，因为要对供水管网进行全面检修，自来水供应将于11月22日中午暂停，要求全市所有洗浴、洗车行业立即停止用水。同时，网上出现许多谣传，其中有哈尔滨将会发生地震，哈尔滨供水系统被恐怖分子投毒。哈尔滨各超市出现抢购饮用水、饮料、食品的现象，火车票和机票也全部售完。同时，上游的松花江江畔出现了死鱼，使恐慌加剧。当日晚上，市政府修改了公告，将停水和吉林化工厂爆炸联系起来，停水推迟到了11月23日午夜。23日9时至20时，由于污染带尚未抵达，哈尔滨市暂时恢复供水，让市民充分储存自来水。该日下午，所有学校开始休课一周，市民开始从消防车领取水。11月24日凌晨，污染江水抵达哈尔滨。硝基苯含量超标16.87倍，苯含量也上升但没有超标。11月25日，硝基苯含量再度升高，达到0.5805mg/L，超标33.15倍，然后开始下降，苯含量始终没有超标。11月26日，国务院总理温家宝来到哈尔滨市，察看污染情况以及用水供应。11月底至12月初时，污染带将抵达黑龙江，并将直接影响到俄罗斯的哈巴罗夫斯克市（伯力）。为了应对危机，中俄有关部门已经建立了热线。伯力市现也决定在污染带抵达时停水，当地居民已经开始储存饮用水。如有需要，布列亚河水电站也将放水。俄有关方面紧急空运50吨活性炭到受污染水威胁的城市。11月26日，时任中国外交部部长李肇星约见了俄罗斯驻华大使，向俄方通报了松花江污染的有关情况并表示歉意。

二、政治危害和国际影响

2005年12月2日，中共中央办公厅国务院办公厅就松花江重大水环境污染事件发出通报，中石油吉林石化公司双苯厂发生爆炸事故，造成大量苯类污染物进入松花江水体，引发重大水环境污染事件。中国国家环境保护总局局长解振华因松花江环境污染事件引咎请辞，经中共中央、国务院批准，免去了解振华局长的职务。

12月5日，中国石油天然气集团免去吉林石化分公司总经理、党委书记于力的职务。双苯厂厂长申东明、苯胺二车间主任王芳也被免职。2006年11月，国务院同意给予中石油集团公司副总经理、党组成员、中石油股份公司高级副总裁段文德行政记过处分，给予吉化分公司董事长、总经理、党委书记于力，吉化分公司双苯厂厂长申东明等9名企业责任人员行政撤职、行政降级、行政记大过、撤销党内职务、党内严重警告等党纪政纪处分；同意给予吉林省环保局局长、党组书记王立英行政记大过、党内警告处分，给予吉林市环保局局长吴扬行政警告处分。

第六节　北京首次发生群体性广州管圆线虫病重大突发公共卫生事件

一、首发病例诊断及依据

患者王子云，男，34岁，汉族，辽河石油勘探局干部（北京）。5月22日在北京蜀国演义酒楼与同事一起食用过凉拌螺肉。5月30日感双肩疼痛、颈部僵硬，自觉受凉未治疗，随后出现双侧肋部及颈部皮肤感觉异常，有刺痛感，触摸及接触凉水、凉风后加重。同一天进餐的同事也出现相同症状。6月10日头痛加重，活动、翻身、走路时加重，伴恶心，去中日医院就诊，被收入院治疗。初步诊断：疑似颅内感染，给予抗炎及维生素B_1、B_{12}治疗，无效。6月24日，转入北京友谊医院热带病研究所门诊，主诉头痛、发热，被收住院治疗。头颅CT等检查未见异常；末梢血及脑脊液嗜酸细胞和白细胞明显增高（嗜酸细胞26.4%，白细胞$10.3×10^9$/L）。根据患者临床表现和实验室检查，临床诊断为嗜酸细胞增多性脑膜炎。临床医生于6月25日到该公司在北京的两家店调查，发现该酒楼销售的凉拌螺肉确为"福寿螺"。西城CDC从酒楼采集的福寿螺样品，送往北京友谊医院热带病医学研究所检测，结果：在12只螺中有2只查出广州管圆线虫幼虫，病原学诊断为广州管圆线虫。根据患者共同就餐史和流行病学调查结果、临床表现和实验室检查，临床确诊为广州管圆线虫病。本病为首次发生在北京诊断的广州管圆线虫病。

8月11日，北京市卫生监督所接到西城区卫生局卫生监督所报告，有3名患者曾一起在蜀国演义酒楼（黄寺店）吃过凉拌螺肉后发病，在北京友谊医院住院治疗。接到报告后，立即赶赴医院对病人和酒楼（黄寺店、劲松店）进行了调查。

8月15日晚18时30分，市卫生局卫生应急办公室接到北京市卫生监督所报告，在西城区北京蜀国演义酒楼和朝阳区劲松分店发生14例广州管圆线虫病。接到报告后，按照金大鹏局长指示，赵春惠副局长和卫生应急办公室高星副主任迅速赶到北京友谊医院了解和调查。首先到病房看望了患者，了解发病、诊断和治疗情况。随后听取了北京友谊医院严松彪副院长和热带病研究所负责诊治医生的详细介绍。卫生应急办公室与热带病研究所连夜对诊断病例进行了逐一核查，研究了病例登记、统计和报告制度、定点医院职责、任务和应对管理措施、编制临床诊疗规范和临床医师培训教材等问题。工作一直到次日凌晨5点30分。

8月16日早8时，北京市卫生局领导认真听取了有关情况的汇报，高度重视，果断决定当日向市政府提交了《关于北京首次发生群体广州管圆线虫病的专题报告》，并做出了进一步的指示，组织卫生应急、医疗救治、卫生监督、疾病控制和宣传等有关部门，开展疾病监测与预警、预防与控制等积极的有效防控措施。

二、健康危害

6月24日至9月2日下午15时，北京市共接到临床诊断报告131例广州管圆线虫病病例（分布在9家医院），临床住院病例91例。其中北京友谊医院和宣武中医医院诊断110例（住院73例，门诊40例）；航空工业中心医院诊断4例（住院），北京协和医院6例（住院）。宣武医院3例（住院），胸科医院1例（住院），301医院2例（住院），北京同仁医院1例，中日友好医院1例。在131例患者中重症病例25例，无一例死亡。所有患者全部治愈出院。

三、事件原因及溯源

（一）福寿螺来源基本查清

给蜀国演义餐厅供货的是一个长期与其合作的供应商。该供应商主要从岳各庄批发市场中心南一厅15号郑而龙处进货。岳各庄批发市场缺货时又从天民批发市场补货，补货的摊位号为何开辉（152号）和唐平（154号）。摊主与产地供应商通过电话联系，对方发货，由摊主到机场接货。福寿螺的产地是广西桂林。

（二）病原学、病因学已经查明

经调查研究确认，此次福寿螺污染引发的群体性广州管圆线虫病是来源广西桂林的福寿螺体内存在的广州管圆线虫幼虫。由于在制作过程中加温时间不够，食用螺体内的广州管圆线虫幼虫没有被杀死，被进入人体，引起食源性寄生虫病，属于传染病。

然而，由于没有入法定传染病管理，也未实行报告制度，又没有国家广州管圆线虫病临床诊断治疗标准。因此，在北京绝大多数医疗卫生机构的医生对此病不了解，不认识。以致在发病早期，有个别患者辗转7~8家医院就诊，进行了全面系统的检查，仍没能做出明确的临床诊断。

第二章

突发公共卫生事件的概念、特点、分类、分级

第一节 突发公共卫生事件的由来及概念

一、突发公共卫生事件概念的由来

面对突如其来的传染性非典型肺炎疫情，党中央、国务院高度重视，沉着应对，本着对人民身体健康和生命安全高度负责的精神，采取了一系列果断、有效的措施。4月14日，国务院第四次常务会议作出了制定《突发公共卫生事件应急条例》（以下简称条例）的决定，把突发公共卫生事件应急处理纳入法制化管理轨道，其中明确了突发公共卫生事件的基本定义。5月7日，国务院第七次常务会议审议通过了。5月9日，温家宝总理签署公布施行。

二、突发公共卫生事件的概念

条例第二条规定，突发公共卫生事件是指突然发生，造成或者可能造成社会公众健康严重损害的重大传染病疫情、群体性不明原因疾病、重大食物和职业中毒以及其他严重影响公众健康的事件。

第二节 突发公共卫生事件分类及特征

一、突发公共卫生事件分类

（一）按照综合危害及严重程度分类

按照突发公共卫生事件的健康危害程度及其法律管理水平和执政能力，可将突发公共卫生事件分为政治病、法律管理疾病和公共管理疾病。政治病是指当一种疾病发展严重影响到政治稳定和执政者的责任时，政党和政府就会采取行政措施，直接干预这种疾病的诊疗行为。这也是最高水平管理的疾病。对于政治病的防控，各级政府应当依据应急法律和预案启动政府应急管理体制与机制，依法科学决策，统筹协调各方面的资源，立体式、全方位做好应对工作。医务人员也要在诊疗疾病时格外注意政治影响力，例如，在应对SARS、艾滋病、鼠疫、三聚氰胺问题奶粉食物中毒的过程中，出现了所谓政治家变成了"医学家"，医学家又变成了"政治家"的现象。法律管理疾病是指当一种疾病发展到严重威胁社会稳定，影响到广大公众健康，必须依法实施管理的疾病，例如，传染病防治法、职业病防治法、食品安全法等均属于法律管理疾病的范围，其特点是必须依法制定疾病标准、依据法律和标准诊疗疾病、实行法定疾病目录管理、依法报告，依法采取防控措施。公共管理疾病是指疾病发展到严重威胁公众健康安全，但是又缺少现行法律和标准，一般大都是突发原因不明的群体性疾病。在事件发生早期，主要靠卫生系统依据专业经

验、敏感性和原因不明群体性疾病报告，而不能按照既往管理方式处理。

（二）依法分类

重大传染病疫情，是指发生《中华人民共和国传染病防治法》规定的传染病或依法增加的传染病暴发流行的重大疫情。群体性不明原因的疾病，是指在一定时间内，某个相对集中的区域内同时或者相继出现多个临床表现基本相似患者，又暂时不能明确诊断的疾病。重大食物和职业中毒事件，是指危害严重的急性食物中毒和职业中毒事件。从突发公共卫生事件概念和大量突发公共卫生事件的发生发展规律及应对处置分析。

二、突发公共卫生事件显著特征

（一）突发性

以上的突发公共卫生事件往往突如其来，不易预测，变化多端，难于应对。

（二）公共性

突发公共卫生事件属于公共卫生领域，具有公共卫生属性。不仅可以影响个体，也能够影响公共环境及群体健康。

（三）严重性

突发公共卫生事件往往对公众健康能够造成严重的健康损害，甚至导致死亡。

（四）社会性

突发公共卫生事件最明显、最严重的影响就是造成社会动荡、治安混乱、公众恐慌、无安全感，引发社会心理疾患。

（五）经济性

人类健康与现代经济发展密切相关，世界许多国家着力发展健康经济，然而，由于公共健康问题也可以导致经济受到巨大影响，甚至灭顶之灾。例如SARS造成亚洲300亿美元的损失；三鹿奶粉特大食品安全事件造成我国直接经济损失100亿元。

（六）国际性

重大传染病疫情、食源性疾病和食物中毒、水污染、空气污染事件没有国界。随着交通工具的快速发展和国际交往、旅游的频率增加，某些事件可以在短时间内引起国际暴发流行。

（七）政治性

突发公共卫生事件可以严重影响到人类健康和生命安全、社会稳定和经济持续发展，甚至直接影响到政权的稳固和执政者的地位。由于SARS特大疫情，原卫生部部长、党组书记和原北京市市长引咎辞职；由于三鹿奶粉特大食品安全事件，原国家质检总局局长、党组书记引咎辞职，原石家庄市市委书记免职，原国务院相关部委局和地方政府政府24名局级领导受到行政处分；由于吉化爆炸事件引发的松花江水污染特大国际公共卫生事件，原国家环境经保护总局局长、党组书记引咎辞职。足见"安全、健康、环保"在政府执政中的重要性和国家主管行政部门主要领导的执政理念和应对处置能力还有很大差距，严重影响了社会经济发展和人民群众的健康与生命安全。

第三节 突发公共卫生事件分级

按照《国家突发公共卫生事件应急预案》规定，根据突发公共卫生事件性质、危害程度、涉及范围，突发公共卫生事件划分为特别重大（Ⅰ级）、重大（Ⅱ级）、较大（Ⅲ级）和一般（Ⅳ级）四级。

一、特别重大突发公共卫生事件

（1）肺鼠疫、肺炭疽在大、中城市发生并有扩散趋势，或肺鼠疫、肺炭疽疫情波及2个以上的省份，并有进一步扩散趋势。

（2）发生传染性非典型肺炎、人感染高致病性禽流感病例，并有扩散趋势。

（3）涉及多个省份的群体性不明原因疾病，并有扩散趋势。

（4）发生新传染病或我国尚未发现的传染病发生或传入，并有扩散趋势，或发现我国已消灭的传染病重新流行。

（5）发生烈性病菌株、毒株、致病因子等丢失事件。

（6）周边以及与我国通航的国家和地区发生特大传染病疫情，并出现输入性病例，严重危及我国公共卫生安全的事件。

（7）国务院卫生行政部门认定的其他特别重大突发公共卫生事件。

二、重大突发公共卫生事件（Ⅱ级）

（1）在一个县（市）行政区域内，一个平均潜伏期内（6天）发生5例以上肺鼠疫、肺炭疽病例；或者相关联的疫情波及2个以上的县（市）。

释义：在一个县（市）行政区域内，6天内肺鼠疫或肺炭疽累计发病达到5例以上，病例发病时间分布不清的，按事件最新进程累计病例数为准；或者相关联的肺鼠疫或肺炭疽疫情在2个以上县（市）均有病例发生。

（2）发生传染性非典型肺炎、人感染高致病性禽流感疑似病例。

释义：一个省份内发生1例以上传染性非典型肺炎疑似病例，或者发生1例以上人感染高致病性禽流感疑似或确诊病例。

（3）腺鼠疫发生流行，在一个市（地）行政区域内，一个平均潜伏期内多点连续发病20例以上，或流行范围波及2个以上市（地）。

释义：腺鼠疫发生流行，在一个市（地）行政区域内，6天内出现多个疫点（以鼠疫患者的住处为中心，将其周围可能被污染的邻舍或帐篷划定），累计发病20例以上。病例发病时间分布不清的，按事件最新进程累计病例数为准；或者相关联的腺鼠疫疫情在2个以上市（地）均有病例发生。

（4）霍乱在一个市（地）行政区域内流行，1周内发病30例以上，或波及2个以上市（地），有扩散趋势。

释义：霍乱在一个市（地）行政区域内流行，7天内累计发病30例以上，病例发病时间分布不清的，按事件最新进程累计病例数为准；或者相关联的疫情在2个以上市（地）均有病例发生，并连续出现病例。

（5）乙类、丙类传染病波及2个以上县（市），1周内发病水平超过前5年同期平均发病水平2倍以上。

释义：在缺乏前5年周平均发病水平资料的情况下，由省级以上卫生行政部门组织专家，根据事件的性质、危害程度、涉及范围等判定。

（6）我国尚未发现的传染病发生或传入，尚未造成扩散。

释义：我国尚未发现传染病是指埃博拉、猴痘、黄热病、人变异性克雅氏病等在其他国家和地区已经发现，在我国尚未发现过的传染病。

（7）发生群体性不明原因疾病，扩散到县（市）以外的地区。

释义：在一个县（市）行政区域内发生群体性不明原因疾病，有死亡病例发生，并扩散到其他县（市），经省级以上卫生行政部门组织调查，仍然原因不明。

（8）发生重大医源性感染事件。

释义：同种同源的医源性感染（包括医院感染），发生5例以上病例或者直接造成3人以上死亡。

（9）预防接种或群体预防性服药出现人员死亡。

释义：发生与预防接种或群体预防性服药事件相关的死亡病例，并经省级以上卫生行政部门组织专家鉴定确死亡原因为预防接种或群体预防性服药所致。

（10）一次食物中毒人数超过100人并出现死亡病例，或出现10例以上死亡病例。

释义：一次食物中毒是指具有相同暴露史的，食用了被生物性、化学性有毒有害物质污染的食品或食用了含有毒有害物质的食品后出现的急性和亚急性食源性疾病，以下同。

（11）一次发生急性职业中毒50人以上，或死亡5人以上。

释义：一次急性职业中毒是指具有相同职业危害因素暴露史的急性职业中毒，以下同。

（12）境内外隐匿运输、邮寄烈性生物病原体、生物毒素造成我境内人员感染或死亡的。

释义：因境内外隐匿运输、邮寄《病原微生物实验室生物安全管理条例》中规定的第一类病原微生物，或烈性生物毒素，已经造成我境内人员感染发病或死亡。

（13）省级以上人民政府卫生行政部门认定的其他重大突发公共卫生事件。

释义：省级以上人民政府卫生行政部门根据事件的性质、发生的时间、涉及的人群以及社会影响的范围，认定是重大的突发公共卫生事件。

三、较大突发公共卫生事件（Ⅲ级）

（1）发生肺鼠疫、肺炭疽病例，一个平均潜伏期内病例数未超过5例，流行范围在一个县（市）行政区域以内。

释义：在一个县（市）行政区域内，6天内肺鼠疫或肺炭疽累计发病在5例以下。病例发病时间分布不清的，按事件最新进程累计病例数为准。

（2）腺鼠疫发生流行，在一个县（市）行政区域内，一个平均潜伏期内连续发病10例以上，或波及2个以上县（市）。

释义：腺鼠疫发生流行，在一个县（市）行政区域内，6天内累计发病10例以上，病例发病时间分布不清的，按事件最新进程累计病例数为准；或者相关联的腺鼠疫疫情在2个以上县（市）均有病例发生。

（3）霍乱在一个县（市）行政区域内发生，1周内发病10～29例，或波及2个以上县（市），或市（地）级以上城市的市区首次发生。

释义：在一个县（市）行政区域内，7天内霍乱累计发病10～29例，病例发病时间分布不清的，按事件最新进程累计病例数为准；或者相关联的霍乱疫情在2个以上的县（市）均有发生；或者市（地）级以上城市的市区当年首次发生。

（4）一周内在一个县（市）行政区域内，乙、丙类传染病发病水平超过前5年同期平均发病水平1倍以上。

释义：在缺乏前5年周平均发病水平资料的情况下，暂按下列标准：

A.痢疾、甲肝、伤寒副伤寒、麻疹：在一个县（市）行政区域内，同一事件累计发病100例以上；或者累计发病10例以上并出现死亡病例。

B.流脑、出血热：在一个县（市）行政区域内，同一事件累计发病10例以上，并出现死亡病例。

C.流感：在一个县（市）行政区域内，同一事件累计发病数500例以上。

（5）在一个县（市）行政区域内发现群体性不明原因疾病。

释义：在一个县（市）行政区域内发现群体性不明原因疾病，并出现死亡病例，经省级以上卫生行政部门组织调查，仍然原因不明。

（6）一次食物中毒人数超过100人，或出现死亡病例。

（7）预防接种或群体预防性服药出现群体心因性反应或不良反应。

释义：预防接种或群体预防性服药出现群体心因性反应或不良反应，并经省级卫生行政部门组织专家鉴定确认的事件。

（8）一次发生急性职业中毒10～49人，或死亡4人以下。

（9）市（地）级以上人民政府卫生行政部门认定的其他较大突发公共卫生事件。

释义：市（地）级以上人民政府卫生行政部门根据事件的性质、发生的时间、涉及的人群以及社会影响的范围，认定是较大的突发公共卫生事件。

四、一般突发公共卫生事件（Ⅳ级）

（1）腺鼠疫在一个县（市）行政区域内发生，一个平均潜伏期内病例数未超过10例。

释义：腺鼠疫发生流行，在一个县（市）行政区域内，6天内累计发病10例以下，病例发病时间分布不清的，按事件最新进程累计病例数为准。

（2）霍乱在一个县（市）行政区域内发生，1周内发病9例以下。

释义：在一个县（市）行政区域内，7天内霍乱累计发病在9例以下，病例发病时间分布不清的，按事件最新进程累计病例数为准。

（3）一次食物中毒人数30～99人，未出现死亡病例。

（4）一次发生急性职业中毒9人以下，未出现死亡病例。

（5）县级以上人民政府卫生行政部门认定的其他一般突发公共卫生事件。

释义：乙、丙类传染病事件，符合《国家突发公共卫生事件相关信息报告管理工作规范》报告标准，但未达到Ⅲ级标准的事件定为一般事件（Ⅳ级）。其他传染病：可参照乙丙类传染病事件进行定级。

县级以上人民政府卫生行政部门根据事件的性质、发生的时间、涉及的人群以及社会影响的范围，认定是一般的突发公共卫生事件。

为及时、有效预警，应对突发公共卫生事件，各省、自治区、直辖市人民政府卫生行政部门可结合本行政区域突发公共卫生事件实际情况、应对能力等，对较大和一般突发公共卫生事件的分级标准进行补充和调整，各地区修改后的分级标准要报本省、自治区、直辖市人民政府和国务院卫生行政部门备案。国务院卫生行政部门可根据情况变化和实际工作需要，对特别重大和重大突发公共卫生事件的分级标准进行补充和调整，报国务院备案并抄送各省、自治区、直辖市人民政府。

第三章

突发公共卫生事件应对法律

突发公共卫生事件种类繁多、危害性极大。2003年5月，我国首次颁布《突发公共卫生事件应急条例》，这是国务院第一部突发公共事件应急法规，为研究制定国家突发事件应对法奠定了基础，也为推进国际卫生条例修订和加强国际突发公共卫生事件法制管理提供了重要支持。2005年，联合国及其成员国高度重视对突发公共卫生事件应对工作，修订并颁布《国际卫生条例（2005年）》。从此，突发公共卫生事件不仅在本国依法管理，也在全球实施依法管理。各国发生突发公共卫生事件时，由联合国WHO统一报送、统一监测预警、统一监管、统一标准，统一向各成员国发布信息。

目前，我国已初步建立应对突发公共卫生事件的相关法律体系，既包括传染病防治法、职业病防治法、食品安全法等专业防治法律，又突发事件应对法和突发公共卫生事件应急条例等应急管理法律法规，逐步形成了专业法律和应急法律相互融合、相互渗透、相互依存的突发公共卫生事件应急法律体系。如何及时准确依法判断重（特）大流行病疾病的性质、分类和可能发生的突发公共卫生事件分级分类、并实施有效管理是流行病防治、医学救援和公共卫生应急管理面临的必然选择，也是衡量政府科学决策、依法执政能力的重要标志。因此，应当加强突发公共卫生事件科学判定和依法处置机制建设，全面提高依法执政能力和法治管理水平。

第一节 应对突发公共卫生事件的法律种类和适用性

一、国际有关法律种类及其适用性

（一）联合国突发公共卫生事件法律管理

联合国应对突发公共卫生事件的法律管理主要依据两类法律，一类是《联合国宪章》，另一类是《国际卫生条例（2005）》。

《联合国宪章》是联合国和各成员国在处理国际事务时需要共同遵守的重要章程。联合国在协调国际经济关系，促进世界各国经济、社会、卫生的合作与交流方面，发挥着重要作用。联合国宗旨之一是促进国际合作，确保全球人民的生命健康，解决重大国际卫生问题。在全球应对突发公共卫生事件的过程中，联合国呼吁世界各国政府提高警惕，加强国际和国家与地区间疾病和事件的监测、疫苗药物的研发与生产合作，统筹协调全球资源，全面有效控制疾病的流行和事件的蔓延。2005年修订并颁布实施的《国际卫生条例》，进一步明确世界卫生组织全球疾病暴发预警和应对突发公共卫生事件的职责及作用。

（二）世界卫生组织法律管理

WHO应对全球流感大流行、三聚氰胺问题奶粉引发群体性婴幼儿泌尿系统结石等突发公共卫生事件，主要依据《国际卫生条例（2005）》。该条例于2005年第58次世界卫生大会通过，2007年6月15日开始生效，为WHO与各缔约国在应对国际突发公共卫生事件时提供了共同遵守的法律依据。其适用范围不仅限于特定疾病，还包括对人类构成或可能构成严重危害的任何疾病或医疗卫生状况。不管何种病因或来源，各缔约国均需严格遵守条例规定。

1.确定事件分类　当国际突发公共卫生事件发生时，WHO总干事依据《国际卫生条例（2005）》规定，成立WHO突发公共卫生事件专家委员会，主持召开WHO突发公共卫生事件专家委员会会议。总干事依据本条例有关规定，确定国际突发公共卫生事件，其依据是：①缔约国提供的疫情信息；②判定国际突发公共卫生事件的决策文件；③WHO突发公共卫生事件专家委员会的建议；④判定国际突发公共卫生事件的科学原则、依据和其他有关信息；⑤评估人类健康危险度、疾病国际传播的风险和对国际交通干预的危险。WHO向全球发布确定的国际突发公共卫生事件，启动《WHO全球突发公共卫生事件应急预案》，建议各国应迅速采取有效的疫情防控措施，加强确诊病例、疑似病例和突发公共卫生事件的监测和预警。

2.发布全球预警　依据《WHO流行病与公共卫生事件监测和预警》规定，经过突发公共卫生事件专家委员会对猪流感疫情风险评估，提出预警级别的建议。

3.公布全球疫情动态和突发公共卫生事件的信息　依据本条例第十一条第二款规定，"世界卫生组织收到通报缔约国的信息同时，也可向公众通报"。WHO将收集到的全球疫情和突发公共卫生事件信息通过网络、电视、广播、报纸等有效国际传媒途径，及时向全球发布信息，包括全球流行病确诊病例、死亡病例、毒株（粉尘和有毒物质、放射性物质）确定及诊断试剂、流感病疫苗株的筛选确定、研发、生产和接种及不良反应与抗病毒（或解毒耐药性）监测信息等。

4.发布临时防控指南　依据《国际卫生条例（2005）》规定，WHO在应对国际突发公共卫生事件时可以提出在规定时间内，建立特定风险基础上的非约束性建议，包括疫情数据信息分析研判，科学、客观、及时地发布临时防控、诊疗、病原学（有害因素）检测等一系列指南，和对国际旅游、国际贸易暂不限制的临时措施建议。

二、国家突发公共卫生事件应急法律管理

面对全球疫情流行和国际突发公共卫生事件的迅速传播的威胁，除了强调遵守《国际卫生条例（2005）》，加强跨州、跨国家的法律管理之外，各国政府还应当结合本国有关法律要求，在风险评估的基础上，制定并实施国家相关法律管理。

（一）中国突发公共卫生事件应急法律管理

在国务院颁布《突发公共卫生事件应急条例》之后；2004年11月，国务院颁布了《病原微生物实验室生物安全管理条例》；2007年11月，全国人民代表大会颁布了《中华人民共和国突发事件应对法》。此外，还有专业相关法律，主要包括《中华人民共和国传染病防治法》（简称《传染病防治法》）《中华人民共和国国境卫生检疫法》（简称《国境卫生检疫法》）《中华人民共和国职业病防治法》《中华人民共和国食品安全法》《中华人民共和国放射性污染防治法》《核电厂核事故应急管理条例》等专业法律。

1.突发公共卫生事件应急法律法规　突发公共卫生事件应急条例。2003年4月，国务院公布我国发生特大SARS疫情后，在积极应对处置的同时，迅速组织研究制定相关法规。5月12日，正式公布实施《突发公共卫生事件应急条例》。对国家突发公共卫生事件应急指挥体系、预防与应急准备、报告与信息发布、应急处理、法律责任等做了明确规定。

突发事件应对法。2007年8月30日，全国人民代表大会首次颁布了《中华人民共和国突发事件应对法》，作为国家应对突发事件的总体法律。其中包括突发公共卫生事件，是其上位法律。国家建立突发事件应急指挥体系，其中特别强调应急处置与救援、事后恢复与重建等相关规定。

2.相关专业法律　修订并颁布实施《中华人民共和国传染病防治法》。2003年特大SARS疫情发生后，全国人民代表大会组织修订传染病防治法。2004年8月28日，重新颁布了《传染病防治法》。重点对传染病疫情监测预警、信息报告、通报、发布、疫情控制、医疗救治和监督管理等应对传染病及其重大疫情的应对处置做了明确的规定。

例如，2009年4月30日，依据《传染病防治法》规定，经国务院批准，卫生部发布公告，将2009年甲型H1N1流感列为乙类传染病，并采取甲类传染病的防治措施。依据《国境卫生检疫法》规定，经国务院批准，卫生部发布公告将2009年甲型H1N1流感列为国境卫生检疫病，实施国境法定检疫疾病管理。2009年7月10日，又将甲型H1N1流感调整为"乙类传染病，采取乙类管理"。依据

《国境卫生检疫法》规定，将国境检疫传染病调整为监测传染病，实施国境法定监测疾病管理。

修订并颁布实施《中华人民共和国食品安全法》。2009年9月13日，国务院公布含三聚氰胺问题奶粉特大食品安全事件发生后，全国人民代表大会组织修订，重新颁布了《中华人民共和国食品安全法》，其中对食品安全事故处置做了明确的规定。由于重（特）大突发公共卫生事件的危害性及其衍生事件的复杂性，除了与应对突发公共卫生事件直接相关的法律法规外，还涉及其他相关法律法规。应对含三聚氰胺问题奶粉特大食品安全事件是一个有力的例证。依据《中华人民共和国突发事件应对法》《中华人民共和国食品安全法》和《突发公共卫生事件应急条例》，2009年9月12日，经国务院批准，将三鹿牌婴幼儿奶粉事件确定为重大突发食品安全事件。

我国公布发生含三聚氰胺问题奶粉特大食品安全事件后，WHO和国际粮农组织（FAO）依据《国际卫生条例》，启动了国际食品安全网络（INFOSAN），2009年9月16日，向各成员国发出预警信息，包括：①三聚氰胺事件进展情况；②其他相关产品受污染情况；③三聚氰胺毒理学信息和检测方法；④国际实验室检测结果；⑤各国政府管理措施等。9月23日，联合国WHO和儿童基金会（UNICEF）表示，密切关注三聚氰胺污染奶粉事件，加强与中国政府合作，强调母乳喂养的重要性。9月25日，WHO协助各国政府制定食物中三聚氰胺限量指南，发布了《三聚氰胺与氰尿酸：毒性、初步风险评估和食物含量的指导意见》。9月26日，WHO和FAO提醒各国警惕产自中国的掺有三聚氰胺的婴儿配方奶粉，敦促各国加强食品安全监控管理和报告。

在应对含三聚氰胺问题奶粉事件过程和善后处理中，依据《中华人民共和国食品安全法》《中华人民共和国食品安全法实施条例》《中华人民共和国产品质量法》《中华人民共和国农产品质量安全法》和《乳品质量安全监督管理条例》，处置乳制品全程安全监督管理问题；依据《中华人民共和国公务员法》《国务院关于特大安全事故行政责任追究的规定》《行政机关公务员处分条例》3部法律法规和《党政领导干部选拔任用工作条例》《党政领导干部辞职暂行规定》《中国共产党纪律处分条例》3部党纪党规，对涉及三鹿牌婴幼儿奶粉事件的有关党政干部的问责和处罚。依据《中华人民共和国公司法》《中华人民共和国企业破产法》和《中华人民共和国商标法》，对三鹿集团破产追究责任。依据《中华人民共和国侵权责任法》《中华人民共和国消费者权益保护法》和《中华人民共和国保险法》，对相关企业债权人、奶农、患儿、消费者给予赔偿。依据《中华人民共和国刑法》，对三鹿牌婴幼儿奶粉重大刑事治安案件审理和判决。

（二）美国突发公共卫生事件应急法律管理

美国是当今世界法治管理比较完善的国家，应对突发公共卫生事件主要颁布了《公共卫生服务法》《生物防护品计划法》等专业法律和《国家应急法》《社会安全法》《公共应急预案法》《灾害救助政策法》等应急管理法律。

按照《公共卫生服务法》第319部分规定，当一种疾病或传染病暴发流行并已构成突发公共卫生事件时，国家健康与人类服务部（DHHS）秘书长有权公布突发公共卫生事件信息，但应在90天之内公布终止事件的信息。如果事件仍在继续发展，一定要重新发布公告。例如，2009年4月26日，DHHS秘书长公布2009甲型H1N1流感为突发公共卫生事件，已对国家安全造成了影响，启动了美国的应急响应机制。事件持续90天后，2009年流感大流行仍在美国持续发展，7月24日，再次确认为突发公共卫生事件。鉴于流感大流行继续在美国蔓延，10月1日和12月28日，DHHS又确认为突发公共卫生事件。2009年4月27日，食品药品监督管理局（FDA）应疾病预防控制中心关于应急物品使用的申请，依据《生物防护品计划法》，批准了抗流感药物和诊断检测技术的使用，使得在防控中医疗机构在紧急情况下能够及时使用有效的诊疗工具，其中包括奥司他韦、扎那米韦、rRT-PCR检测技术等。2009年6月4日，依据《灾害救助政策法》规定，联邦应急计划署（FEMA）启动了《人感染流感大流行应急救助方案》。该方案的目的是当联邦政府启动了人感染流感大流行应急响应时，可以迅速建立起一套有效的应急救助体系，使得政府部门依据该方案能够迅速开展对公众的救，其中包括购买和分发必要的消耗品，对存在的公众健康风险进行评估和控制，发布预警信息，加强医疗救治部门的应对准备，向公众发布防控信息，提供技术支持，加强技术研究等。为了有效防控疫情蔓延，2009年6月15日，依据《公共应急预案法》规定，

DHHS 将 2009 年流感大流行疫苗增补到了流感大流行疫苗使用清单中（该清单还包括 H5N1、H2、H6、H9 等流感疫苗），主要依据是：①甲型 H1N1 流感病毒人群普遍易感，具有潜在的传播风险；②DHHS 已宣布该疫情为公共卫生应急事件；③WHO 也宣布了该疫情为国际关注的突发公共卫生事件；④相关研究表明疫苗是对抗流感流行的有效方法。

美国《国家应急法》第 201 部分规定，"当一种特殊情况发生并超出全社会应对能力时，应由总统负责宣布进入国家紧急状态"。2009 年 10 月 23 日晚，美国总统奥巴马发表公告，美国进入甲型 H1N1 流感全国紧急状态，启动国家总统应急机制。在总统领导下，国土安全部、商务部、教育部、健康和人类服务部等政府相关部长和国土安全顾问，以及各州和地市县政府全面启动综合应急机制。2009 年 10 月 27 日，DHHS 发布"1135 条款豁免令"，即如果一家医院出现甲型 H1N1 流感病人过多无法治疗时，医院有权将病人送往指定医疗机构，或者是卫星医疗机构进行治疗。该豁免令的发布需要满足 2 个条件，一是 DHHS 公布该事件为突发公共卫生事件，二是总统宣布"全国紧急状态"声明。美国有关法律规定，禁止医院对病人进行某些快速分流，并禁止在医院以外的地方设立急诊。但依据"1135 条款豁免令"，在 2009 年甲型 H1N1 流感暴发时，医院可突破上述禁令，用以提高医治效率。

（三）日本法律管理

日本应对疾病流行和突发公共卫生事件，主要依据的法律包括《感染性疾病预防及感染性疾病患者医疗相关法律（2008）》（又称《感染性疾病法（2008）》）和《检疫法》，实施法定传染病的管理。例如，日本政府多次修订《感染性疾病法》。通过流感大流行风险评估，发现《感染性疾病法（2007）》很难应对新一轮流感大流行。因此，在 2008 年提出修改《感染性疾病法（2007）》，在疾病分类中增加"流感大流行和相关感染"专项分类（表 11-3-1）。

表 11-3-1 日本流感和流感大流行的法定分类

分类	疾病
第二类	禽流感病毒感染（H5N1）
第四类	禽流感病毒感染（不包括 H5N1）
流感大流行和相关感染	流感大流行或既往的流行株再次出现
第五类	流感（不包括上述疾病）

2009 年 4 月 28 日，日本厚生劳动省根据《感染性疾病法》，正式宣布"新型流感等感染症"已经发生，并将其列为"流感大流行和相关感染"类，启动《新型流感对策行动计划》（2009 年 2 月修订）。2009 年 4 月 28 日，根据《检疫法》规定，日本对来自猪流感发生国的入境者实施强制检疫。

第二节 突发公共卫生事件法律问题

一、法律命名问题

法定管理疾病的命名原则，既要符合科学定义和法律要求，又要考虑经济可行和社会政治影响。然而，SARS 初期，由于对新发传染病不认识，特别是非传染病专业的医疗人员缺乏对传染病防治法的了解，面对群体性不明原因肺炎仅从医学影像学和临床病例表现，做出非典型肺炎的诊断，并按照呼吸性疾病处置，结果造成医院性传染，延误了疾病早发现、早依法防控。在 2009 年流感大流行命名过程中，也存在许多问题，如最初命名的"猪流感"缺少科学性、法律性和国际金融危机背景下影响经济因素的考虑。又如某些国家将"猪流感"更名为"甲型 H1N1 流感"，与季节性甲型 H1N1 流感和动物甲型 H1N1 流感无法鉴别，会贻误对病原学的确定及构成分析、疾病的诊断、疫情的判定和相关信息检索等等。

二、依法分类和有法不依问题

面对复杂的重（特）大突发公共卫生事件，的确存在有法不依、依法不适当的分类问题。例如，在 2009 年流感大流行事件判定存在三种情况：一是依据《国际卫生条例（2005）》和美国《公共卫生服务法》将流感大流行判定为突发公共卫生事件；二是依据《传染病防治法》和《国境卫生检疫法》判定为法定传染病，实行乙类传染病，按甲类管理；三是依据《感染性疾病法（2008）》和《检疫法》将流感大流行判定为流感大流行和相关感染。同一国际突发公共卫生事件依据 3 类法律做出不同的分类，这就给全球实施统一依法防控管理带来了很大难题。依据《传染病防治法》（或《感染性疾病法》）无法启动应急体制和机制，而有些国家已经制定了《突发事件应对法》和《突发公共卫生事件应急条例》，但在实际防控过程中并没有依此执行，这与全球应急体制不协调。由此表明，某些国家对重大传染病疫情等国际突发公共卫生事件应急处置缺少全面系统的认识和传染病专业法律与突发事件应对法律有机结合的经验。

第四章

突发公共卫生事件应对处置

突发公共卫生事件应对是全球公共卫生高技术复杂系统工程，涉及国际、国家、地方专业技术机构的整体配合和多学科、多领域的系统集成。既包括运用系统管理、质量保证和技术管理科学制定预案方案、标准（指南）规范，统筹协调医疗卫生及其相关资源，实施多种疾病分类管理，重症监护，构建决策指挥和信息平台。同时，在WHO统筹协调下，组织全球医疗卫生系统和科研教学力量联合开展科研攻关和技术服务，逐步形成统一规范的公共卫生技术防控体系，为全面系统有效应对突发公共卫生事件提供科学决策支持和关键技术保障。

第一节 突发公共卫生事件相关应对指南、技术规范和制度文件

一、国际突发公共卫生事件相关应对指南、技术规范和制度文件

根据突发公共卫生事件发生发展及演变规律、特点和防控工作的要求，WHO和各成员国均建立了应对防控技术体系，逐步完善技术服务网络，提高技术服务能力和管理水平，包括突发公共卫生事件应急预案、临床管理和防控指南等。

在应对国际突发公共卫生事件的过程中，WHO紧密结合全球疫情发展态势和国际突发公共卫生事件风险评估结果，组织专家制定实施了一系列应急预案、流感大流行技术指南、技术规范和制度文件，通过WHO网站向全球公布。它们主要分为两类：一类是国家、地方、社区、企事业单位、家庭和个体通用防护指南；另一类是专业防控指南，包括：防止人畜共患疾病的传播、临床诊治、医疗卫生机构管理、实验室生物安全管理、疫苗管理、防止疫情流行的应急准备和响应、疾病监测、旅行和工作建议等。

二、国家突发公共卫生事件应对指南、技术规范和制度文件

（一）我国突发公共卫生事件应急预案体系基本形成

2003年以来，我国突发公共卫生事件应急预案体系基本形成，主要包括：《国家突发事件总体应急预案》、《国家重大食品安全事故应急预案》、《国家突发公共卫生事件应急预案》专项预案和《国家鼠疫控制应急预案》、《非职业性一氧化碳中毒事件应急预案》、《卫生部突发中毒事件卫生应急预案》、《人感染高致病性禽流感应急预案》等部门预案和《紧急心理危机干预指导原则》，以及国家相关应急预案，如《全国救灾防病预案》《国家核应急预案》。

在《国家突发公共卫生事件应急预案》规定，在卫生部成立国家突发公共卫生事件应急指挥中心，办公室设在卫生应急办公室。各省（自治区、直辖市）、市、县也相应地建立了应急指挥管理体制。建立国家突发公共卫生事件信息监测预警（分

红、黄、蓝、绿四级预警）和相关报送、通报、发布和媒体应对机制；完善分级（四级）处置与部门、区域联动合作及社会动员机制；建立风险评估、善后处置评估和风险管理机制。

卫生部门应急预案逐步深入，例如，在《卫生部突发中毒事件卫生应急预案》中，为指导各地规范、有效地开展常见突发中毒事件卫生应急处置工作，卫生部组织制定了氨、氯气、硫化氢、砷化氢、一氧化碳、单纯窒息性气体、苯及苯系物、甲醇、氰化物、亚硝酸盐、盐酸克仑特罗、有机磷酸酯类杀虫剂、抗凝血类杀鼠剂、致痉挛性杀鼠剂14类常见毒物急性中毒事件卫生应急处置技术方案和《突发中毒事件卫生应急处置人员防护导则》。

（二）我国突发公共卫生事件卫生应急处置相关技术标准规范体系初步建立

我国突发公共卫生事件卫生应急处置相关技术标准规范主要包括：一是传染病标准体系，包括鼠疫、霍乱、SARS、甲型H1N1流感、艾滋病、手足口病等传染病诊断治疗原则与技术指南；二是食物中毒标准体系，包括食品安全标准体系、三聚氰胺问题奶粉婴幼儿泌尿系统结石等食源性疾病诊断治疗技术指南；三是职业中毒标准体系，包括职业卫生标准和职业性铅中毒、职业性苯中毒等职业中毒诊断标准；四是环境病标准体系，包括一氧化碳、二氧化硫、氮氧化物等环境卫生标准和非职业性一氧化碳中毒、二氧化硫中毒、甲基汞中毒、锰中毒等环境疾病诊断标准；五是氡、锶、钚、镭等核与辐射卫生标准和放射性损伤等放射病诊断标准。

例如，食品安全标准中涉及公共健康的内容主要包括毒理学指标，即各种化学污染物、食品添加剂、食品产生的有毒化学物质、食品中天然有毒成分、生物性毒素（如霉菌毒素、细菌毒素等）以及污染食品的放射性核素等在食品的容许量。感官指标，包括食用的色、香、型。细菌及其他生物指标，包括有食品菌落总数、食品大肠菌群最近似数、各种致病菌；食品中N-亚硝胺限量等卫生标准和食品包装用三聚氰胺成型品卫生标准等。食源性疾病临床诊断标准疗与治疗原则等。

卫生部成立了卫生标准委员会和食品安全标准委员会，全面负责卫生标准与食品安全标准研究制定和管理工作。

第二节　突发公共卫生事件应急处置网络

根据人类社会经济发展趋势和规律，以及突发公共卫生事件的性质和特点，必须坚持"纵到底、横到边"的原则，加强突发公共卫生应急体系建设，构建适应"地球村"的全球卫生防控网络。上到联合国WHO等国际组织，下到基层医疗卫生机构网底，横到世界各国和地区。

一、全球预警反应网络

联合国基于国家公共卫生应急设立整合的流行病与公共卫生应急预警和反应体系，以及国际协调反应体系。其核心功能：一是依据国际卫生条例，支持成员国履行流行病应对处置；二是支持成员国实施流行病学应对处置培训；三是协调和支持成员国做好应对流感大流行和突发公共卫生事件的应对处置；四是开发应对易感疫情标准化处置；加强国家生物安全和有害与新发传染病病原（SARS、流行性出血热等）的应对处置及全球地区应急反应平台。

（一）突发公共卫生事件专家委员会

依据《国际卫生条例（2005）》规定，WHO成立国际突发事件专家委员会，建立专家名册。每个成员国有权提出一名成员，其他专家由总干事指定。目前，专家名册由160名公共卫生专家组成。2009年流感大流行和三聚氰胺问题奶粉特大食品安全事件发生时，WHO启动了国际突发事件专家委员会，在事件判定、发展态势分析、严重程度、风险评估、应急预案、疾病管理指南、公共伦理道德、防控指南、疫苗株的筛选确定、诊断试剂评价、抗病毒药物耐药性监测等方面发挥了重要作用。

（二）全球突发公共卫生事件应急指挥平台和信息平台

2003年，WHO成立了卫生战略行动中心，作为国际突发公共卫生事件的应急指挥核心机构和预警与应急反应中心，全面负责全球突发公共卫生事件的应急指挥与协调工作。该中心建立全球突发公共卫生事件决策指挥平台和信息平台，包括传染病疫情（如禽流感、霍乱、裂谷热疫情、2009年甲型H1N1流感等）、自然灾害和化学紧急事故等应对处置，与世卫组织区域办事处、联合国和欧盟组织协调和联络，适时发出信息预警和国际突发公共卫生事件信息。

（三）全球突发公共卫生事件监测预警系统

WHO建立全球疫情警报和反应网络（GOARN），利用网络技术，集中人力和技术资源，快速鉴别、确认和应对国际突发公共卫生事件，全面提升全球疫情监测预警能力和管理水平。国家疫情监测网络与GOARN形成全球监测预警网络体系。流感大流行是对全球人类健康风险最大的国际突发公共卫生事件，为此，建立了全球专项监测网。例如，为应对全球流感大流行，WHO组建流感参比和研究合作中心，先后成立了5个流感参比和研究合作中心，分别设在美国疾病预防控制中心、英国国立医学研究所、日本国立传染病研究所、澳大利亚维多利亚州传染病实验室和中国疾病预防控制中心（在2009年流感大流行期间）。主要职责：负责全球流感监测数据的汇总和疫情的分析、流感和流感大流行毒株和毒力变异的确定、疫苗株的筛选和推荐、诊断试剂的推荐和分配、提供防控对策咨询和建议。

此外，成员国也成立了流感监测中心和网络实验室及监测哨点医院。全球在102个国家成了的133个国家流感监测中心，主要职责是在流感参比和研究合作中心的组织协调和管理下，收集本国每年的流感毒株标本和监测信息，及时递交给流感参比和研究合作中心。国家成立传染病网络实验室，设立监测哨点医院，主要职责是在国家流感监测中心收集的组织协调和管理下，收集本地区每年的流感毒株标本和监测信息，及时递交给国家流感监测中心。

二、国际突发公共卫生事件性质判定

（一）依据

WHO依据《国际卫生条例（2005）》和《国际突发公共卫生事件应急预案》规定，组织突发事件专家委员会对突发公共卫生事件等信息进行分析、风险评估，综合判定突发公共卫生事件性质。

（二）判定程序与决策机制

国际突发公共卫生事件决定通过专家委员会讨论提出建议，提请WHO研究讨论，最后由总干事作出决定。

三、突发公共卫生事件流行病学调查、现场处置和风险评估

WHO组织全球流行病学专家开展SARS、人禽流感和流感大流行，以及食品安全、环境卫生、职业卫生、放射卫生、毒理学等国际突发公共卫生事件的现场流行病学调查、毒理学与安全性评价，提出应对措施建议。针对重大疫情组织相关专家开展风险评估、控制和管理工作，为制定防控对策和风险预测提供科学依据。

四、特殊防控技术

应对国际突发公共卫生事件的特殊防控技术能力，主要包括：国际网络实验室（传染病网络实验室/生物恐怖网络实验室、化学安全/化学恐怖网络实验室、放射安全/放射恐怖网络实验室）及其环境有害因素（生物因素、化学因素、放射因素）的监测（检测、检验）、抗病毒药物解毒药物的筛选、病原菌（毒）耐药性监测、分析鉴定。

第三节 国家（中国）突发公共卫生事件应急处置网络

一、专业技术机构及其职责

（一）中国疾病预防控制中心

中国疾病预防控制中心是隶属于卫生部的由政府举办的实施国家级疾病预防控制与公共卫生技术管理和服务的公益事业单位。使命是通过对疾病、残疾和伤害的预防控制，创造健康环境，维护社会稳定，保障国家安全，促进人民健康。宗旨是以科研为依托、以人才为根本、以疾控为中心。在卫生部领导下，发挥技术管理及技术服务职能，围绕国家疾病预防控制重点任务，加强对疾病预防控制策略与措施的研究，做好各类疾病预防控制工作规划的组织实施；开展食品安全、职业安全、健康相关产品安全、放射卫生、环境卫生、妇女儿童保健等各项公共卫生业务管理工作，大力开展应用性科学研究，加强对全国疾病预防控制和公共卫生服务的技术指导、培训和质量控制，在防病、应急、公共卫生信息能力建设等方面发挥国家引领作用。

主要职责：

一是为拟订与疾病预防控制和公共卫生相关的法律、法规、规章、政策、标准和疾病防治规划等提供科学依据，为卫生行政部门提供政策咨询。

二是拟订并实施全国重大疾病预防控制和重点公共卫生服务工作计划和实施方案，并对全国实施情况进行质量检查和效果评价。

三是指导建立国家公共卫生监测系统，对影响人群生活、学习、工作等生存环境质量及生命质量的危险因素，进行营养食品、劳动、环境、放射、学校卫生等公共卫生学监测；对传染病、地方病、寄生虫病、慢性非传染性疾病、职业病、公害病、食源性疾病、学生常见病、老年卫生、精神卫生、口腔卫生、伤害、中毒等重大疾病发生、发展和分布的规律进行流行病学监测，并提出预防控制对策。

四是参与和指导地方处理重大疫情、突发公共卫生事件，建立国家重大疾病、中毒、卫生污染、救灾防病等重大公共卫生问题的应急反应系统。配合并参与国际组织对重大国际突发公共卫生事件的调查处理。

五是参与开展疫苗研究，开展疫苗应用效果评价和免疫规划策略研究，并对全国免疫策略的实施进行技术指导与评价。

六是研究开发并推广先进的检测、检验方法，建立质量控制体系，促进全国公共卫生检验工作规范化，提供有关技术仲裁服务，受卫生部认定，开展健康相关产品的卫生质量检测、检验，安全性评价和危险性分析。

七是建立和完善国家级疾病预防控制和公共卫生信息网络，负责国内外疾病预防控制及相关信息搜集、分析和预测预报，为疾病预防控制决策提供科学依据。

八是组织实施全国性重大疾病和公共卫生专题调查，为国家国民经济与社会发展规划公共卫生战略的制定提供科学依据。

九是开展对影响国家社会经济发展和国民健康的重大疾病和公共卫生问题防治策略与措施的研究与评价，推广成熟的技术与方案。

十是组织实施国家级健康教育与健康促进项目，指导、参与和建立国家级社区卫生服务示范项目，探讨社区卫生服务的工作机制，推广成熟的技术与经验。

十一是负责农村改水、改厕工作技术指导，研究农村事业发展中与饮用水卫生相关的问题，为有关部门做好饮用水开发利用和管理提供依据。

十二是组织和承担与疾病预防控制和公共卫生工作相关科学研究，开发和推广先进技术。

十三是负责对下级疾病预防控制机构人员的培训。

十四是开展国际合作与技术交流，引进和推广先进技术。

1. 疾病控制与应急处理办公室 疾病控制与应急处理办公室是中国疾病预防控制中心内部负责传染病监测控制与卫生应急技术准备与响应的专业部门，同时承担相关业务工作的组织协调。主要职责是传染病监测与控制工作，协调开展全国传染病监测与预警，传染病暴发的现场调查和处置；承担突发公共卫生事件监测与预警、信息与情报的收集、分析、评估、统计与报告；协助开展卫生应急技术能力评估和建设；组织实施卫生应急演练；组织制定卫生应急预案、规范、技术指南；参与WHO全球暴发预警与反应网络相关活动等。

2.病毒病预防控制所　病毒病预防控制所是专门从事病毒病预防控制的机构，主要职责是为拟订与病毒病预防控制相关的法律、法规、规章、政策、标准、规范、预案及规划等提供科学依据，开展防制策略和控制措施的研究；为病毒病预防与控制决策提供及时、准确、科学、全面的病毒病监测与流行资料等技术支持和参考意见；为地方病毒病控制与预防提供指导意见和科学技术服务；对重大疫情进行现场监控与处理；对计划免疫中病毒疫苗使用效果进行评价；广泛开展国际合作；建立完善的病毒病监测网络，对全国病毒病流行情况进行监测、信息收集、处理上报和专项分析，进行病毒流行病学、分子流行病学、生态学、遗传变异等研究，为疾病监测提供科学技术支持；建立完善的病毒检测与参比实验室系统，对病毒进行分离检定，进行病毒病原学、免疫学、病毒结构与功能、病毒宿主细胞相互作用等研究，为病毒鉴别诊断提供科学技术支持；促进病毒诊断、疫苗和治疗等病毒生物技术发展，为病毒病预防与控制提供新技术、新方法等。

在病毒病预防控制所设立国家流感中心，全面负责全国流感监测工作。2009年11月通过WHO评估，将成为第5个WHO流感参比和研究合作中心。

业务科室：包括流感、脊灰、麻疹、肝炎、出血热、脑炎等病毒室等。

工作内容：包括SARS、人禽流感、流感、手足口、脊灰、麻疹等病毒性疾病监测、防控、技术指导和相关法规、标准、规范研究制定与修订等工作。

3.传染病预防控制所　传染病预防控制所是国家级传染病预防控制专业机构，是全国传染病预防控制业务技术指导中心。

主要职能：

一是为拟订有关传染病预防控制的法律、法规、标准、规范、预案及规划、策略等提供科学依据，开展防制策略和措施的研究。

二是为国家生物安全提供技术支持。

三是实施法定传染病的监测、疫情信息的收集、处理、分析、上报等。

四是实施重大传染病暴发流行、不明原因紧急疫情及突发应急事件的处理。

五是对省级相关业务单位的传染病预防控制工作实施技术指导。

六是开展传染病预防和控制相关研究及技术更新，推广研究成果。

七是培训专业技术人员。

业务科室：

腹泻病室（卫生部微生物重点实验室）：负责由痢疾菌、沙门氏菌、致病性大肠杆菌、李斯特菌、空肠弯曲菌、小肠结肠炎耶尔森氏菌引起的各种疾病的预防与控制。

呼吸道传染病（细菌性）室：负责流脑、军团病、流感嗜血杆菌、肺炎克雷伯氏菌、肺炎支原体、猩红热等疾病的预防与控制。

人畜共患病室：负责鼠疫、钩体病、莱姆病、布鲁氏菌病、炭疽、立克次体病、斑疹伤寒、恙虫病、Q热、埃立克体、链球菌、鼻疽和类鼻疽等疾病的预防与控制。

消毒室（卫生部消毒检验中心）：负责消毒、耐药性监测、医院内感染等工作。

结核病室：负责结核病原菌研究、耐药性监测、控制措施研究、菌苗研制等工作。

此外，还有国家碘缺乏病参比实验室、疾病监测和疫情分析室、媒介生物室，负责医学昆虫、防鼠、灭鼠等工作。传染病诊断实验室和图书编辑室，负责图书情报的收集、整理、使用和专业刊物的编辑、出版、发行。

4.国家免疫规划中心　国家免疫规划中心是国家疫苗可免疫疾病预防控制和计划免疫技术指导专业机构。主要职责是为卫生部制订国家免疫规划相关的法规、规章、政策提供科学依据，协助卫生部制订国家免疫规划；负责对国家免疫规划中规定的相应传染病和免疫预防服务实施情况进行监测，组织制订有关技术标准、规范、免疫策略和实施方案，组织实施，提供技术指导和咨询，进行督导和评价；负责对全国免疫预防服务及冷链系统建设的指导和管理工作；负责组织和指导全国疫苗应用效果的监测和评价，组织开展新疫苗纳入国家免疫规划的论证和评估；参与全国疫苗和免疫安全监测、评价和保证体系的建设和管理，组织和指导全国疫苗不良反应监测和评价及免疫预防活动相关突发事件的调查与处理；组织开展免疫预防相关领域的科学研究和适宜技术的推广；收集、交流国内外免疫预防和有关疫苗进展的信息；负责全国免疫预防专业技术骨干和省级师资培训，组织编写培训教材；组织开展免疫预防健康促进、健康教育活动，对有关部门和基层单位开展的免疫预防宣教活动提供技术指导，组织健康教育材料开发和制作；协调国家疾病预防控制中心有关单位，对疫苗可预防传染病实验室网络的工作进行管理和质量控制；组织开展有关免疫预防国家级政府间和多、双边国际合作交流项目；参与实施和发展国际免疫预防策略与规划活动等。

5.职业卫生与中毒控制所　职业卫生与中毒控制所是国家级级劳动卫生与职业病研究和防治的专业学术机构，也是"全国劳动卫生职业病防治中心"、"卫生部化学品毒性鉴定中心"、"世界卫生组织职业卫生合作中心（北京）-WHO collaborating center for occupational Health（Beijing）"。拥有劳动卫生与环境卫生学、卫生毒理学博士、硕士授权学位点和博士后流动站。同时，是卫生部职业卫生标准委员会、职业病诊断标准委员会、中华预防医学会劳动卫生与职业病分会、职业病专业委员会和卫生毒理分会、中国毒理学会工业毒理学专业委员会、中国职业安全健康协会职业卫生专业委员会、中国健康教育协会企业分会和中国卫生监督协会职业卫生专业委员会挂靠单位。1998年通过国家技术监督局计量认证评审，具有化学品毒性鉴定甲级资质和建设项目职业病危害评价甲级资质。

主要从事工作领域包括职业卫生学、职业医学、中毒控制、工业毒理学、职业卫生管理等工作。专业技术机构设置有院士实验室、职业病与中毒控制部、毒物检测分析室、毒理室、职业卫生评价部、技术服务机构管理部、职业卫生培训部、信息与政策研究室、职业卫生防护研究室、职业性呼吸系统疾病研究室、实验动物室和质量控制办公室（图11-4-1）。

| 综合办公室 | 人力资源处 | 规划财务处 | 科技业务处 | 党群工作处 | 职业病与中毒控制部 | 毒理室 | 职业卫生评价部 | 毒物检测分析室 | 技术服务机构管理部 | 职业卫生培训教育部 | 信息与政策研究室 | 职业卫生防护研究室 | 职业性呼吸系统疾病研究室 | 实验动物室 | 质量控制办公室 | 院士实验室 | 专家委员会 |

图 11-4-1　职业卫生与中毒控制所

中国疾病预防控制中心中毒控制中心是国家级中毒控制机构，承担中毒信息服务、公共卫生事件现场救援、毒物鉴定与检测；化学品安全卫生管理及毒物控制策略研究；职业病（中毒）信息收集、汇总与分析；为政府决策提供支持；促进中国中毒控制体系的建立和完善、构筑全国中毒控制网络等任务。

业务科室：

院士实验室：一是中毒信息咨询服务（24小时）及公共卫生事件的现场救援；二是为职业危害应急救援制定化学品安全卫生管理及毒物危害控制策略提供技术支持；三是职业人群健康监护、职业病诊断、急性中毒和职业伤害防护、救治指导；四是特效解毒药物的研制与推动；五是职业健康监护、职业病诊断和中毒控制研究。

毒理室：一是化学品（工业化学品、农药、药品、毒物等）等急性毒性、亚慢性毒性和慢性毒性的评价；二是其他新产品和新材料的安全评价；三是毒理学研究及相关产品开发。

职业卫生评价部：一是建设项目职业病危害评价和职业病危害控制效果评价；二是职业病防护用品效果与职业卫生技术服务装备评价；三是职业危害因素及控制技术研究。

毒物检测分析室：一是为政府有毒物品专项整治提供技术支持；二是理化分析检验技术服务；三是职业病危害因素检测分析技术研究，快速检测方法、仪器和设备的研制与开发；四是职业卫生毒物标准物质研制、开发及实验室质量控制。

技术服务机构管理部：一是职业卫生技术服务机构的认证与管理；二是职业卫生技术服务机构的质量控制和技术服务。

职业卫生培训教育部：一是职业卫生培训项目的组织、实施；二是编写职业卫生培训教材；三是职业病防治知识宣传。

信息与政策研究室：一是按照卫生部和疾控中心的要求，组织与职业卫生相关的法律、法规、规章、标准及规范的制定；二是职业卫生政策信息的收集、整理和研究；三是职业卫生政策研究；四是职业病信息的收集、汇总和上报；五是国家职业病信息网络的完善与服务。

职业卫生防护室：一是承担个体职业卫生防护用品的研究工作；二是为职业卫生防护用品的研制与开发提供技术支持；三是承担个体防护用品的工效学评价并提供政策及技术支持；四是承担人类工效学、职业紧张等研究工作；五是承担上级交办的其他相关事项。

职业性呼吸系统疾病研究室：一是承担与职业相关的呼吸性疾病的研究工作；二是负责呼吸性疾病的调查及监测工作；三是制定相关的职业防护措施及危害控制策略；四是承担职业性呼吸性疾病的预防与控制工作并提供政策及技术支持；五是对下级机构的工作进行指导、培训；六是承担上级交办的其他相关事项。

质量控制办公室：一是检验报告的审查和签发；二是相关技术类资料的收集、整理和分阅；三是计量认证工作的组织和管理。

6.辐射防护与核安全医学所（卫生部核事故医学应急中心） 辐射防护与核安全医学所是国家级放射医学与辐射防护专业技术机构，是全国放射医学与辐射防护业务技术指导中心，履行和承担着对国家进行技术支撑，对地方进行技术指导与培训的职责和任务。从事辐射防护、辐射监测与评价、人群辐射危险评价、放射诊疗设备质量控制以及辐射剂量学、放射生物学和毒理学等研究工作。同时还承担国家核事故与放射事故医学应急准备与响应，放射工作人员健康管理，射线防护器材防护质量监测与管理，放射卫生防护标准管理，放射医学与防护科技信息等相关专业技术管理任务。每年招收和培养放射医学、卫生毒理、公共卫生（MPH）等专业的博士、硕士研究生，并设有博士后流动站。多年来，该所同联合国原子辐射效应科学委员会（UNSCEAR）、世界卫生组织（WHO）、国际原子能机构（IAEA）、国际放射防护委员会（ICRP）等国际组织和美国、日本、德国、韩国等10多个国家的学术团体和科研院所有密切学术交流和技术合作。

主要职责：

一是为制定放射卫生相关法律、法规、标准提供科学依据。

二是为国家有关部门开展放射卫生管理提供技术支撑。

三是开发利用核技术，开展放射卫生防护和放射医学研究工作。

四是负责全国放射卫生防护的技术管理和放射卫生防护监测。

五是开展核事故和放射事故医学应急准备与响应、辐射测量、量值传递以及放射诊疗质量控制等技术研究和技术管理工作。

六是负责全国放射性污染对人体健康监测、评价并提出防护措施。

七是参加放射卫生、放射医学的法规和标准的制定及标准的技术管理。

八是为各省、自治区、直辖市的放射卫生防护机构提供技术指导和业务培训。

九是负责全国放射卫生防护、放射医学信息的收集、交流与宣传教育。

7.环境与健康相关产品安全所 环境与健康相关产品安全所是国家级环境与健康相关产品安全专业机构及全国环境与健康相关产品安全业务技术指导中心。在室内空气质量、饮水质量、环境化学污染物、环境微生物、电磁辐射与健康影响研究领域具有雄厚的实力。目前，承担多项科技部、国家自然科学基金、教育部科研课题。在化妆品、涉水产品、消毒产品、电磁辐射产品、建材、涂料、空气净化产品等健康相关产品的检测。

主要职能：

一是为制定与环境卫生和健康相关产品安全相关的法律、法规、标准、规范及依法行政提供科学依据和技术支持，并实施效果的评价；为政府提供环境卫生决策咨询。

二是开展环境因素对人体健康影响和环境相关疾病的监测、研究，提出防制策略和控制措施，并对防制和控制方案实施效果评价。承担省级疾病预防控制中心环境卫生方面的技术指导。

三是对突发环境污染事件造成健康危害进行调查，为环境卫生应急事件提供技术支持。

四是承担环境卫生（空气、水、土壤、公共场所、固体废弃物等）监测及卫生学评价，承担新、改、扩建设项目的卫生学评价。

五是承担健康相关产品（化妆品、饮用水及涉水产品、消毒产品、建材、涂料、家用化学品、保健用品、电磁辐射产品、空气净化产品等）的监测、检验、评价、仲裁。

六是对省级环境卫生监测及健康相关产品检验工作进行质量控制及提供技术指导和支持。负责实验室检验质量控制、考核和评价，提供标准品；建立和推广先进的健康相关产品的标准检验方法；对使用的仪器设备性能进行评价并对专业技术人员进行业务培训和考核。

七是受卫生部认定，为健康相关产品的国家级检验机构，负责健康相关产品审批前的技术审核和卫生质量检验、鉴定和仲裁。

八是对将要投放市场的新技术、新产品进行环境卫生安全性评价，为政府决策提供科学依据和技术支持。

九是进行环境卫生及健康相关产品的应用性科学研究，开发新产品、新技术，促进成果转化。

十是收集并向社会提供相关的环境卫生信息、预防保健咨询，参与社区环境卫生健康促进工作。

十一是开展对外交流与合作，引进和推广新技术、新方法。

十二是完成上级交给的其他任务。全评价方面是重要的国家级检测与仲裁单位。

业务科室：包括环境影响评价室、空气质量安全监测室、水质安全监测室、环境毒理室、环境流行病与健康影响室、环境化学室、消毒检测中心、环境生物处理技术研究室、信息与健康教育室、卫生工程及应用技术室。

8.寄生虫病预防控制所　寄生虫病预防控制所是国家级寄生虫病防治机构。1980年被确认为世界卫生组织疟疾、血吸虫病和丝虫病合作中心。1992年被批准为卫生部寄生虫病学重点实验室的依托单位。1996年被卫生部批准为"全国医学贝类中心"，同年，获美国国立卫生研究院（NIH）资助成立"热带医学研究中心"。

业务科室：包括血吸虫病室，疟疾室，丝虫病、黑热病、包虫病室，土源性、食源性寄生虫病室，媒介控制室，药物室，寄生虫病原与媒介生物重点实验室，新技术室，健康教育咨询检测中心，信息中心等10个业务科室。

（二）国家食品安全风险评估中心（以下简称食品风险评估中心）

国家食品安全风险评估中心是经中央机构编制委员会办公室批准成立的、采用理事会决策监督管理模式的公共卫生事业单位。食品风险评估中心作为负责食品安全风险评估的国家级技术机构，承担国家食品安全风险评估、监测、预警、交流和食品安全标准等技术支持工作。食品风险评估中心是我国第一家国家级食品安全风险评估专业技术机构，将在增强我国食品安全研究和科学监管能力，提高我国食品安全水平，保护公众健康，加强国际合作交流等方面发挥重要作用。

机构设置：根据职责要求设置职能部门、风险评估业务部门、食品安全标准部门和技术支持部门四个单元，其中业务部门包括风险监测与预警、风险评估、风险交流、应急与监督技术、实验室、食品安全标准等部门，同时设立国家食品安全风险评估专家委员会秘书处和食品安全国家标准审评委员会秘书处（图11-4-2）。

主要职能：

一是开展食品安全风险评估基础性工作，具体承担食品安全风险评估相关科学数据、技术信息、检验结果的收集、处理、分析等任务，向国家食品安全风险评估专家委员会提交风险评估分析结果，经其确认后形成评估报告报卫生部，由卫生部负责依法统一向社会发布。其中，重大食品安全风险评估结果，提交理事会审议后报国家食品安全风险评估专家委员会。

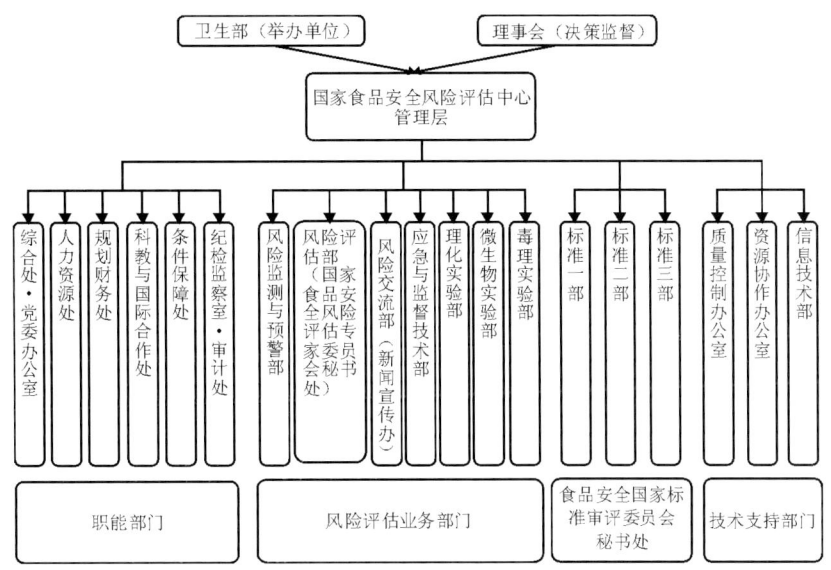

图 11-4-2 国家食品安全风险评估中心

二是承担风险监测相关技术工作，参与研究提出监测计划，汇总分析监测信息。

三是研究分析食品安全风险趋势和规律，向有关部门提出风险预警建议。

四是开展食品安全知识的宣传普及工作，做好与媒体和公众的沟通交流。

五是开展食品安全风险监测、评估和预警相关科学研究工作，组织开展全国食品安全风险监测、评估和预警相关培训工作。

六是与中国疾病预防控制中心建立工作机制，对食品安全事故应急反应提供技术指导。

七是对分中心进行业务指导，对地方风险评估技术支持机构进行技术指导。

八是承担国家食品安全风险评估专家委员会秘书处、食品安全国家标准审评委员会秘书处的日常工作。

九是承担法律法规规定和举办单位交办的其他工作。

运行机制：

国家食品安全风险评估中心建立理事会，是食品风险评估中心的决策监督机构，负责中心的发展规划、财务预决算、重大事务、章程拟订和修订等事项，按照有关规定履行人事等方面的管理职责，并监督食品风险评估中心的运行。

卫生部是食品风险评估中心理事长单位，国务院食品安全办、农业部为副理事长单位，工商总局、质检总局、食品药品监管局等部门为理事单位，理事会成员还有医学、农业、食品等领域的专家和服务对象代表等。食品风险评估中心首届理事会由 19 人组成，其中理事长 1 名、副理事长 2 名、理事 16 名。

卫生部同时作为食品风险评估中心的举办单位，负责食品风险评估中心的党务、行政、后勤等日常事务。

食品风险评估中心设立管理层，作为执行机构，由食品风险评估中心行政负责人及其他主要管理人员组成。管理层向理事会负责，按照理事会决议独立自主地履行日常业务管理、财务资产管理、一般工作人员管理等职责，定期向理事会报告工作。

（三）中国食品药品检定研究院

中国食品药品检定研究院是国家食品药品监督管理局的直属事业单位，是国家检验药品生物制品质量的法定机构和最高技术仲裁机构，是世界卫生组织指定的"世界卫生组织药品质量保证中心"、"国家病毒性肝炎研究中心"、"国家抗生素细菌耐药性监测中心"、及国家指定的"中国医学细菌保藏管理中心"、"中国药品生物制品标准化研究中心"、"国家实验动物质量检测中心"、"国家啮齿类实验动物种子中心"和"国家新药安全评价中心"，是由原中央人民政府卫生部药物食品检验所和生物制品检定所于 1961 年合并成立的卫生部药品生物制品检定所，于1986年更名为中国药品生物制品检定所，对外使用"中国药品检验总所"的名称。

中国药品生物制品检定所是国家检验药品生物制品质量的法定机构和最高技术仲裁机构。

主要职责是负责全国药品、生物制品和进口药品、生物制品的检验和技术仲裁；承担全国药品、生物制品和进口药品、生物制品的抽验工作，提供国家药品质量公报所需的技术数据和分析报告；负责药品、生物制品检定用标准物质研制、标化和分发；负责生产用菌毒种、细胞株和医用标准菌株的收集、鉴定审核、保存和分发；开展与药品、生物制品的检定方法、质量、质量标准、标准物质以及与药品、生物制品安全性、有效性有关的科研工作，组织、制定、实施全国药品检验科技发展规划；指导全国药品检验所及生物制品研究、生产单位检定部门的业务技术工作，协助解决技术疑难问题，培训技术和管理人员；综合上报和反馈药品质量情报信息等。2009年流感大流行期间，中国药品生物制品检定所承担着中国甲型H1N1流感疫苗检验检测工作，承担了从毒种建库、生产疫苗原液检验检测到疫苗批签发等全部环节的质量安全工作。

主要职责：

一是承担药品、医疗器械的注册审批检验及其技术复核工作，承担保健食品、化妆品审批所需的检验检测工作，负责进口药品注册检验及其质量标准复核工作。

二是承担药品、医疗器械、保健食品、化妆品和餐饮服务食品安全相关的监督检验、委托检验、抽查检验以及安全性评价检验检测工作，负责药品进口口岸检验工作。

三是承担或组织药品、医疗器械检验检测的复验及技术检定工作。

四是承担生物制品批签发相关工作。

五是承担药品、医疗器械和餐饮服务食品安全相关标准、技术规范及要求、检测方法制修订的技术复核与验证工作，承担保健食品、化妆品技术规范、技术要求及检测方法的制修订工作。

六是承担药用辅料、直接接触药品的包装材料及容器的注册检验、监督检验、委托检验、复验及技术检定工作，以及承担相关国家标准制修订的技术复核与验证工作。

七是负责药品、医疗器械国家标准物质的研究、制备、标定、分发和管理工作。

八是负责生产用菌毒种、细胞株的检定工作，承担医用标准菌毒种、细胞株的收集、鉴定、保存、分发和管理工作。

九是承担实验动物质量检测和实验动物保种、育种和供种工作。

十是承担有关药品、医疗器械和保健食品广告以及互联网药品信息服务的技术监督工作。

十一是承担全国食品药品监管系统检验检测机构的业务指导、规划和统计等相关工作，组织开展药品研究、生产、经营相关单位以及医疗机构中的药品检验检测机构及人员的业务指导工作。

十二是组织开展药品、医疗器械、保健食品、化妆品和餐饮服务食品安全相关标准研究以及安全监测和质量控制新方法、新技术研究。

十三是承担国家食品药品监督管理局科技管理日常工作，承担保健食品、化妆品和餐饮服务食品安全相关专家委员会的日常工作。

十四是承担严重药品不良反应或事件以及医疗器械不良事件原因的实验研究。

十五是组织开展药品、医疗器械、保健食品、化妆品和餐饮服务食品安全相关检验检测工作的国际交流与合作。

十六是承办国家食品药品监督管理局交办的其他事项。

内设机构：

1.食品化妆品检定所　承担保健食品、化妆品和餐饮服务食品安全检验以及安全性评价、监测工作；组织开展相关检验检测方法的制订、验证和技术评定工作；承担餐饮服务食品安全相关标准、技术规范及要求、检测方法制修订的技术复核与验证工作；承担保健食品、化妆品技术规范、技术要求及检测方法的制修订工作；组织相关技术检定工作；开展保健食品、化妆品和餐饮服务食品安全检验检测机构的资质认定与实验室规范化管理工作；研制相关标准样品、质控样品和对照物等；承担保健食品、化妆品风险评估工作；承担餐饮服务食品安全的质量监督抽验工作，拟订餐饮服务食品安全的年度抽验计划，汇总、分析、上报抽验数据；承担国家食品药品监督管理局保健食品、化妆品和餐饮服务食品安全相关专家委员会秘书处的工作；承办院交办的其他事项。

业务科室：设立有综合办公室、业务管理室、生物检测实验室和理化检验室验室四个部门。生物检测实验室又分为微生物、功能/功效和毒理三个专业组，理化检测实验室又分为食品、保健食品和化妆品三个专业组。

实验室：建立了功能较完善的试验设施条件，为食品、保健食品和化妆品检验监测与研究工作的安全、顺利开展提供了条件保障。实验室的建设按照实验室认可、资质认定等有关规范要求合理布局、配备设施条件，并划分有理化检验、生物检测、毒理试验、功效试验和精密仪器等实验区。

取得了食品检验机构资格认定（CMAF）、实验室认可（CNAS ISO/IEC 17025：2005）和实验室资质认定（CMA），具备了开展90个食品检测项目、240个保健食品检测项目和80个化妆品检测项目的检验检测能力，涉及理化、微生物、毒理和功效等多个不同专业领域，覆盖了餐饮服务食品、保健食品和化妆品大部分的检测项目。

委员会秘书处：受国家食品药品监督管理局委托，食品化妆品检定所承担了"国家食品药品监督管理局餐饮安全专家委员会"、"国家食品药品监督管理局化妆品标准专家委员会"、"国家食品药品监督管理局化妆品风险评估专门委员会"、"国家食品药品监督管理局化妆品安全委员会"、"国家食品药品监督管理局保健食品安全专家委员会"、"国家食品药品监督管理局保健食品风险评估专门委员会"和"国家食品药品监督管理局保健食品技术规范专门委员会"秘书处的工作，组织起草了委员会章程、咨询成员管理办法、年度工作计划、标准审评工作程序、标委会运行程序等制度文件，组织召开部分保健食品化妆品生产企业座谈会，组织举办了委员会成立大会、委员会全体会议和相关标准及技术规范的审评、研讨会议，并编辑了国家食品药品监督管理局化妆品标准专家委员会工作简讯。

2.中药民族药检定所 承担中药民族药注册检验、监督检验、委托检验、口岸检验以及相关检验检测的复验和技术检定工作；负责中药民族药新药和进口药品的注册检验、质量标准复核以及国家标准制修订的技术复核与验证工作；承担中药民族药标准物质研究和标定工作；开展与中药民族药检验方法、质量标准等相关的新方法、新技术研究；负责中药民族药标本的收集、鉴定、整理及中药标本馆管理工作；承办院交办的其他事项。

3.化学药品检定所 承担化学药品注册检验、监督检验、委托检验、口岸检验以及相关检验检测的复验和技术检定等工作；负责化学药品新药和进口化学药品的注册检验、质量标准复核以及国家标准制修订的技术复核与验证工作；承担化学药品标准物质研究和标定工作；开展与化学药品检验方法、质量标准等相关的新方法、新技术研究；组织开展细菌耐药性监测工作；承担"国家麻醉品检定实验室"工作；承办院交办的其他事项。

业务科室：

综合办公室：负责所内行政事务和检验检测业务工作的综合、组织、协调和管理；拟订有关管理制度并组织实施；承担所工作计划、会议组织、公文运转、检验报告审核、文书档案、政务信息、督查督办和机要等综合工作；承担化学进口药品相关管理工作；承担有关国际合作与学术交流等工作；承办所交办的其他事项。

化学药品室：承担心血管、呼吸系统等化学药品的检验以及相关检验检测的复验和技术检定等工作；承担相关新药和进口药品的注册检验、质量标准复核以及国家标准制修订的技术复核与验证工作；承担相关品种标准物质研究和标定工作；开展相应技术方法研究及技术人员培训；承办所交办的其他事项。

抗生素室：承担抗生素和抗感染化学药品的检验以及相关检验检测的复验和技术检定等工作；承担相关新药和进口药品的注册检验、质量标准复核以及国家标准制修订的技术复核与验证工作；承担相关品种标准物质研究和标定工作；开展细菌耐药性监测工作；开展相应技术方法研究及技术人员培训；承担所交办的其他事项。

麻醉与精神药品室：承担麻醉药品和精神药品等化学药品的检验以及相关检验检测的复验和技术检定等工作；承担相关新药和进口药品的注册检验、质量标准复核以及国家标准制修订的技术复核与验证工作；承担相关品种标准物质研究和标定工作；承担"国家麻醉品检定实验室"工作；开展相应技术方法研究及技术人员培训；承担所交办的其他事项。

抗肿瘤与放射性药品室：承担放射性药品和抗肿瘤等化学药品的检验以及相关检验检测的复验和技术检定等工作；承担相关新药和进口药品的注册检验、质量标准复核以及国家标准制修订的技复核与验证工作；承担相关品种标准物质研究和标定工作；开展相应技术方法研究及技术人员培训；承担所交办的其他事项。

生化药品室：承担氨基酸及其衍生物、合成肽、核苷酸及其衍生物、酶与辅酶和多糖、酯类药品及多组分生化药品的检验以及相关检验检测的复验和技术检定等工作；承担相关新药和进口药品的注册检验、质量标准复核以及国家标准制修订的技术复核与验证工作；承担相关药品标准物质研究和标定工作；开展相应技术方法研究及技术人员培训；承担所交办的其他事项。

激素室：承担激素类药物、按生物制品管理的有关重组酶和激素类药物的检验以及相关检验检测的复验和技术检定等工作；承担相关新药和进口药品的注册检验、质量标准复核以及国家标准制修订的技术复核与验证工作；承担相关品种标准物质研究和标定工作；开展相应技术方法研究及技术人员培训；承担所交办的其他事项。

药理室：承担药品生物测定以及药效学研究；承担相关标准物质的研究和标定工作；承担相关国家标准制修订的技术复核与验证工作；开展相应技术方法研究及技术人员培训；承担所交办的其他事项。

微生物检测室：承担药品微生物测定工作；承担相关标准物质的研究与标定；承担相关国家标准和指导原则制修订的技术复核与验证工作；开展相应技术方法研究及技术人员培训；承担所交办的其他事项。

4.生物制品检定所　承担生物制品注册检验、监督检验、委托检验、口岸检验以及相关检验检测的复验和技术检定等工作；负责生物制品新药和进口生物制品的注册检验、质量标准复核以及国家标准制修订的技术复核与验证工作；承担生物制品批签发具体技术工作；承担生物制品标准物质研究和标定工作；承担生产用菌毒种、细胞株的检定以及医用标准菌毒种、细胞株的收集、鉴定、保存、分发和管理工作；开展与生物制品检验方法、质量标准等相关新方法、新技术研究；承担"国家病毒性肝炎研究中心"、"中国医学细菌菌种保藏管理中心"工作；承办院交办的其他事项。

业务科室：

综合办公室：负责所内行政事务和检验检测业务以及批签发工作的综合、组织、协调和管理；拟订相关管理制度并组织实施；承担所工作计划、会议组织、公文运转、检验报告审核、文书档案、政务信息、督查督办和机要等综合工作；负责组织和协调有关国际合作、学术交流和培训等工作；承担生物统计工作；承担卫生部生物技术产品检定方法及其标准化重点实验室管理工作；承担药学会生物制品专业委员会等相关协会秘书处管理工作；承办所交办的其他事项。

虫媒病毒疫苗室：承担乙型脑炎、狂犬和出血热等虫媒传播病毒疫苗及相应诊断试剂的注册检验、监督检验、委托检验、口岸检验以及相关检验检测的复验和技术检定等工作；承担相应品种质量标准复核以及国家标准制修订的技术复核与验证工作；承担相关批签发工作；承担相关品种标准物质研究和标定工作；开展相应技术方法研究及技术人员培训；承办所交办的其他事项。

肝炎病毒疫苗室：承担肝炎病毒疫苗及相应诊断试剂的注册检验、监督检验、委托检验、口岸检验以及相关检验检测的复验和技术检定等工作；承担相应品种质量标准复核以及国家标准制修订的技术复核与验证工作；承担相关批签发工作；承担相应品种标准物质研究和标定工作；开展相应技术方法研究及技术人员培训；承担"国家病毒性肝炎研究中心"的工作；承办所交办的其他事项。

呼吸道病毒疫苗室：承担流感等呼吸道传播病毒、疱疹病毒等疫苗及相应诊断试剂的注册检验、监督检验、委托检验、口岸检验以及相关检验检测的复验和技术检定等工作；承担相应品种质量标准复核以及国家标准制修订的技术复核与验证工作；承担相关批签发工作；承担相应品种标准物质研究和标定工作；开展相应技术方法研究及技术人员培训；承办所交办的其他事项。

艾滋病性病病毒疫苗室：承担艾滋病病毒等性传播病毒疫苗及相应诊断试剂的注册检验、监督检验、委托检验、口岸检验以及相关检验检测的复验和技术检定等工作；承担相应品种质量标准复核以及国家标准制修订的技术复核与验证工作；承担相关批签发工作；承担相应品种标准物质研究和标定工作；开展相应技术方法研究及技术人员培训；承办所交办的其他事项。

肠道病毒疫苗室：承担肠道病毒疫苗及相应诊断试剂的注册检验、监督检验、委托检验、口岸检验以及相关检验检测的复验和技术检定等工作；承担相应品种质量标准复核以及国家标准制修订的技术复核与验证工作；承担相关批签发工作；承担相应品种标准物质研究和标定工作；开展相应技术方法研究及技术人员培训；承办所交办的其他事项。

肠道细菌疫苗室：承担胃肠道和泌尿生殖道细菌、衣原体疫苗、微生态制剂及相应诊断试剂的注册检验、监督检验、委托检验、口岸检验以及相关检验检测的复验和技术检定等工作；承担相应品种质量标准复核以及国家标准制修订的技术复核与验证工作；承担相关批签发工作；承担相应品种标准物质研究和标定工作；开展相应技术方法研究及技术人员培训；承办所交办的其他事项。

呼吸道细菌疫苗室：承担呼吸道细菌疫苗及相应诊断试剂的注册检验、监督检验、委托检验、口岸检验以及相关检验检测的复验和技术检定等工作；承担相应品种质量标准复核以及国家标准制修订的技术复核与验证工作；承担相关批签发工作；承担相应品种标准物质研究和标定工作；开展相应技术方法研究及技术人员培训；承办所交办的其他事项。

结核病疫苗室：承担结核、布氏杆菌、炭疽、鼠疫、真菌等治疗和预防性用制品及相应诊断试剂的注册检验、监督检验、委托检验、口岸检验以及相关检验检测的复验和技术检定等工作；承担相应品种质量标准复核以及国家标准制修订的技术复核与验证工作；承担相关批签发工作；承担相应品种标准物质研究和标定工作；开展相应技术方法研究及技术人员培训；承办所交办的其他事项。

寄生虫疫苗室：承担寄生虫疫苗及相应诊断试剂和变态反应原制品的注册检验、监督检验、委托检验、口岸检验以及相关检验检测的复验和技术检定等工作；承担相应品种质量标准复核以及国家标准制修订的技术复核与验证工作；承担相关批签发工作；承担相应品种标准物质研究和标定工作；开展相应技术方法研究及技术人员培训；承办所交办的其他事项。

百白破疫苗与毒素室：承担百日咳、白喉、破伤风等疫苗及毒素、抗毒素、免疫血清等制品及相应诊断试剂的注册检验、监督检验、委托检验、口岸检验以及相关检验检测的复验和技术检定等工作；承担相应品种质量标准复核以及国家标准制修订的技术复核与验证工作；承担相应品种标准物质研究和标定工作；开展相应技术方法研究及技术人员培训；承办所交办的其他事项。

血液制品室：承担人血白蛋白、免疫球蛋白、凝血因子等血液制品、血型试剂及相应诊断试剂的注册检验、监督检验、委托检验、口岸检验以及相关检验检测的复验和技术检定等工作；承担相应品种质量标准复核以及国家标准制修订的技术复核与验证工作；承担相关批签发工作；承担相应品种标准物质研究和标定工作；开展相应技术方法研究及技术人员培训；承办所交办的其他事项。

单克隆抗体产品室：承担单克隆抗体类产品的注册检验、监督检验、委托检验、口岸检验以及相关检验检测的复验和技术检定等工作；承担相应品种质量标准复核以及国家标准制修订的技术复核与验证工作；承担相应品种标准物质研究和标定工作；开展相应技术方法研究及技术人员培训；承办所交办的其他事项。

重组药物室：承担细胞因子等重组药物的注册检验、监督检验、委托检验、口岸检验以及相关检验检测的复验和技术检定等工作；承担相应品种质量标准复核以及国家标准制修订的技术复核与验证工作；承担相应品种标准物质研究和标定工作；开展相应技术方法研究及技术人员培训；承办所交办的其他事项。

基因治疗产品室：承担基因治疗等产品的注册检验、监督检验、委托检验、口岸检验以及相关检验检测的复验和技术检定等工作；承担相应品种质量标准复核以及国家标准制修订的技术复核与验证工作；承担相应品种标准物质研究和标定工作；开展相应技术方法研究及技术人员培训；承办所交办的其他事项。

医学细菌保藏研究中心：承担医学菌种的研究、收集、鉴定、保藏、分发与管理工作；承担生产和检定用菌种质量标准的技术复核等工作；承担相应品种标准物质研究和标定工作；承担"中国医学细菌保藏管理中心"有关工作；开展相应技术方法研究及技术人员培训；承办所交办的其他事项。

细胞资源保藏研究中心：负责毒株、细胞株的研究、收集、鉴定、保藏、分发和管理工作；负责生产和检定用毒株、细胞株的质量标准技术复核等工作；负责干细胞、体细胞等细胞治疗产品的标准复核及检定工作；承担相应品种标准物质研究和标定工作；开展相应技术方法研究及技术人员培训；承办所交办的其他事项。

5.医疗器械检定所　承担医疗器械注册检验、监督检验、委托检验和进口检验工作；承担全国医疗器械检验检测复验和技术检定的相关组织工作；承担相关医疗器械标准制修订及其实验室验证等工作；承担医疗器械标准物质研究和标定工作；开展与医疗器械检验检测方法、质量标准、技术规范等相关新方法、新技术研究；承担院交办的其他事项。

业务科室：

综合办公室：负责综合协调所内各部门的有关事宜；负责组织制订与实施所内规章制度；负责工作计划的制订和总结；组织起草所内重要会议领导讲话、综合性报告等重要文稿；负责文秘、接待、政务信息、公文、文件管理、机要工作；负责会议的组织和决定事项的督办；负责检验样品管理及检验报告汇总、审核、校对等；负责质量管理体系的建立及运行工作；负责仪器设备管理及计量管理工作；承办所交办的其他事项。

生物材料和组织工程室：负责植入材料、人工器官、组织工程产品、介入材料、医用卫生材料等无源医疗器械的理化性能和生物性能检验；负责相关医疗器械国家标准和行业标准的制修订工作；参与相应品种国家标准物质的研制与标定；开展相应技术方法研究及技术人员培训；承办所交办的其他事项。

光机电室：负责无源医用光学器具、有源眼科光学仪器、医用激光仪器设备以及有源机电类医疗器械和医用软件等领域的医疗器械检验；负责相关医疗器械国家标准和行业标准的制修订工作；负责相应品种国家标准物质的研制与标定；开展相应技术方法研究及技术人员培训；承办所交办的其他事项。

体外诊断试剂一室：负责以非传染病诊断试剂为主的各种体外诊断试剂的检验及有关国家标准和行业标准的制修订工作；参与相应品种国家标准物质的研制与标定；开展相应技术方法研究及技术人员的培训；承办所交办的其他事项。

体外诊断试剂二室：负责以传染病诊断试剂为主的各种体外诊断试剂的检验及有关国家标准和行业标准的制修订工作；参与相应品种国家标准物质的研制与标定；开展相应技术方法研究及技术人员的培训；承办所交办的其他事项。

标准研究室：负责医疗器械产品标准技术委员会秘书处的日常工作；组织协调标准制修订的相关工作；负责所内相关科研管理工作；承担与标准相关的国际合作研究与活动；承办所交办的其他事项。

6.包装材料与药用辅料检定所　承担药包材等相关包装材料和药用辅料的注册检验、监督检验、委托检验、进口检验以及相关检验检测的复验和技术检定工作；承担相关国家标准制修订的技术复核与验证工作；承担药包材等相关包装材料和药用辅料对照物质研究和标定工作；承担有关药包材等相关包装材料和药用辅料与药品相容性研究工作；承担药品包装材料注册技术审评工作；承办院交办的其他事项。

7.实验动物资源研究所　承担实验动物保种、育种、生产和供应工作；负责实验期动物饲养管理及相关条件保障；负责实验动物质量和实验环境设施与设备检测；负责动物源性材料病毒安全性检测和病毒灭活效果验证；开展转基因动物和动物模型研发；开展与实验动物相关新技术、新方法研究；承担"国家啮齿类实验动物种子中心"、"国家实验动物质量检测中心"工作；承办院交办的其他事项。

8.标准物质与标准化研究所　承担药品、医疗器械国家标准物质管理工作；负责组织药品、医疗器械等标准物质研究、制备、标定、审核和分发等工作；负责相关培养基制备及供应工作；组织开展药品、医疗器械相关质量标准、快检技术等方面的新技术、新方法以及新检测仪器的标准化研究工作；承担对全国药品检验机构快检技术的业务指导工作；承担有关技术服务的组织、协调和管理工作；承担"中国药品生物制品标准化研究中心"工作；承办院交办的其他事项。

业务科室：

综合办公室：综合、组织和协调所行政事务工作；负责国家药品标准物质研制计划的制订及时限管理工作；负责组织国家药品和医疗器械标准物质的研究、制备、标定、审核、分发和稳定性核查工作；承担国际标准物质协作标定的管理工作；承担国家药品标准物质委员会秘书处的日常工作；负责标准物质质量管理体系的建立及运行工作；负责全院技术开发、技术转让、技术咨询和技术服务的组织、协调、监督和管理；承担对全国药品检验机构快检技术的业务指导管理工作；承担"中国药品生物制品标准化研究中心"的工作；负责档案、科研、人员培训、国际交流合作的综合协调管理；承办所交办的其他事项。

标准物质研发室：负责国家药品标准物质原料的制备、征集和初步质量筛查工作；负责标准物质的协作标定工作；负责国家药品标准物质量值体系以及量值传递体系的研究工作；负责组织国际标准物质的协作标定工作；负责征集、调研国家药品标准物质需求信息，开展新的标准物质研发及标准物质相关的科研工作；承担相关技术人员的培训工作；承办所交办的其他事项。

标准物质制备室：负责国家药品、医疗器械标准物质的制备、分装、包装；负责国家药品、医疗器械标准物质标签、说明书的印制管理和包装材料的管理；负责国家药品、医疗器械标准物质分包装条件的技术研究；负责国家药品、医疗器械标准物质的仓储管理工作；承办所交办的其他事项。

标准物质供应室：负责国家药品、医疗器械标准物质的分发、供应；负责院内使用国家药品、医疗器械标准物质的统一调用；负责国家药品、医疗器械标准物质使用客户反馈信息、意见的收集和整理；承担国家药品、医疗器械标准物质二级供应单位的监督核查工作；承担国家药品、医疗器械标准物质对外宣传及咨询、培训等技术服务工作；负责国家药品、医疗器械标准物质的港澳台和国际市场的供应开发工作；承办所交办的其他事项。

分析测试室：承担标准物质的标定、协作标定及其标准化技术研究工作；负责国家药品、医疗器械等领域标准物质数据库的建立；负责全院大型仪器共享平台的运行维护及仪器新功能、新方法的研究；承担有关检品的技术检定工作；负责开展药品、医疗器械等领域相关质量标准的建立、修订及检验新方法、新技术的研究工作；承担相关技术人员的培训工作；承办所交办的其他事项。

标准化研究室：负责组织或开展药品、医疗器械等有关的快检技术和快检方法的研究工作；负责建立全国的药品快检技术体系和信息网络平台；承担对全国药品检验机构快检技术的业务指导工作；承担标准物质的标定、协作标定及其标准化技术研究工作；负责跟踪相关领域国际标准化研究的进展状况，开展国际标准化研究相关工作；开展药品、医疗器械有关补充检验方法的研究；开展相关技术人员的培训工作；承办所交办的其他事项。

培养基室：负责相关培养基制备及供应工作；负责微生物培养基的检验；负责微生物培养基的质量标准和检验方法的研究和制定；承担微生物培养基质控菌株的制备与分发；负责全院新鲜培养基的提供；负责对照培养基的研究、制备、标定和稳定性核查工作；开展相关技术人员的培训工作；承办所交办的其他事项。

9.食品药品安全评价研究所（国家药物安全评价监测中心） 由中国食品药品检定研究院在毒理室（1985年成立），药理室（1960年）和实验动物中心（1952年）的基础上于2000年组建的。科技部颁发"国家药物安全评价监测中心"牌子，并于2011年12月加挂中检院食品药品安全评价研究所牌子，成为首批国家GLP安评单位，再次通过SFDA的GLP认证复查，全面通过国际实验动物管理评估和认可委员会认证。

组织开展药品、医疗器械、保健食品、化妆品和餐饮服务食品安全相关的安全性实验研究工作；开展与非临床安全性相关的新技术、新方法实验研究；组织开展严重药品不良反应和医疗器械不良事件原因的实验研究；承担"国家药品安全评价监测中心"工作；承担对国家食品药品监督管理局认可的非临床安全评价检测机构相关技术人员的培训工作；承办院交办的其他事项。

业务科室：一般毒理室、生殖遗传毒理室、安全药理室、临床检验与病理室、药物代谢动力学室、实验动物技术室、质量保证室和综合办公室。

10.食品药品技术监督所 承担药品、医疗器械、保健食品、化妆品质量监督抽验和监督调查工作；拟订药品、医疗器械、保健食品和化妆品年度抽验方案，汇总、分析、上报抽验数据，拟订质量公告；承担药品、医疗器械和保健食品等有关广告和互联网药品信息服务等技术监督工作；组织协调全国药品快速检测技术应用管理工作；承办院交办的其他事项。

11.医疗器械标准管理研究所 承担"国家食品药品监督管理局医疗器械标准管理中心"日常工作；承担医疗器械标准拟定的相关事务性工作；组织协调相关医疗器械专业标准化技术委员会开展医疗器械标准制修订工作；组织开展医疗器械标准体系研究，提出标准工作政策及规划建议；承担医疗器械命名、分类和编码技术研究工作；承担全国医疗器械标准相关机构的业务指导工作；承办院交办的其他事项。

（四）中国医学科学院（北京协和医学院）

中国医学科学院是我国唯一的国家级医学科学学术中心和综合性医学科学研究机构。北京协和医学院是我国最早设有八年制临床医学专业和护理本科教育的重点医学院校。医科院与协和医学院实行院校合一的管理体制。院校设有18个研究所（5个分所）、7所临床医院（含与北京市共建的天坛医院）、5所学院、1个研究生院和5所分院。院校科研实力雄厚，医学科研包括基础医学、临床医学、预防医学、药物以及与医药学有关的生物、物理、化学等相关学科，覆盖了医学科学各领域。拥有6个国家级重点实验室、10个部门开放实验室、2个国家级工业试验基地、17个国家级中心、6个博士后科研流动站以及11个世界卫生组织合作中心。院校拥有6所直属医院（北京协和医院、阜外心血管病医院、肿瘤医院、整形外科医院、血液病医院和皮肤病医院）和一所共建医院（北京天坛医院），病床近5 188张，集综合性医院和专科医院于一体，在心血管疾病、恶性肿瘤、血液病、疑难皮肤病、遗传性疾病、器官再造、自身免疫性疾病、内分泌疾病等重大疑难疾病的诊治方面达到国内领先和国际先进水平，形成了国内外闻名的医疗、教学和科研紧密结合的医疗服务体系。

院校图书馆是我国历史悠久、藏书最为丰富的医学专业图书馆，被誉为"协和三宝"之一。2000年被指定为国家科技图书文献中心医学分中心，也是联合国世界卫生组织卫生与生物医学信息合作中心。在2002年教育部、卫生部签署共建协议的基础上，在国务院领导同志和教育部、卫生部的大力支持和推动下，2006年9月，与清华大学实行紧密合作办学，可同时使用"北京协和医学院—清华大学医学部"作为第二名称，学校仍为独立法人单位，并进入"211"和"985"工程建设行列。两校强强联合办学，共同探求中国高等医学教育改革的创新模式。

内部机构：

1.北京协和医院 北京协和医院是集医疗、教学、科研于一体的大型三级甲等综合医院，是北京协和医学院的临床学院、中国医学科学院的临床医学研究所，是卫生部指定的全国疑难重症诊治指导中心之一，也是最早承担干部保健和外宾医疗的医院之一。初步形成东院以"大医疗为主体"、西院以"大专科、小综合"为特色的医疗格局。普通外科专科医师培训中心通过英国爱丁堡皇家外科学院与香港外科医学院认证。目前，正在积极筹建国家级住院医师培训基地。

医院承担着国家重大活动、重要任务的医疗保障工作，重大突发事件的医疗救援任务及外国元首访华的医疗保健任务。近年来，在北京奥运、建国60周年庆典、抗震救灾、抗洪抢险等各项医疗保障任务中均有出色表现，凸显国家医疗队主要成员的重要角色。

2.阜外心血管病医院 阜外心血管病医院是国家级三级甲等心血管专科医院和国家心血管病中心，也是国内唯一一家集医疗、科研、预防和人才培养于一体的国家级心血管病的医疗诊治、医学教育和医学研究中心，以及全国著名心血管人才国家级培养基地。同时，是世界最大心脏病诊治中心之一和全国心血管疾病诊疗的国家级临床中心，并成为世界仅有的手术量突破万例的特大心脏病中心。此外，还是中国重要的心血管疾病科学研究的国家级基地。现拥有1个心血管疾病国家重点实验室，卫生部心血管病再生医学重点实验室、卫生部心血管药物临床研究重点实验室、教育部心血管病基因与临床研究重点实验室等3个部级重点实验室和中心实验室、病理与生理实验中心、动物实验中心等3个面向全国开放的技术平台。医院冠心病中心目前是国际大型、国内最大的专门从事冠状动脉及冠心病研究与诊疗的临床机构，开展了国内首两例经导管主动脉瓣植入术等新技术，现已成为国际上著名的一流的经皮冠状动脉介入（PCI）和经桡动脉PCI（TRI）治疗中心。

心律失常中心是我国专门从事心脏电生理检查、导管射频消融和植入性心脏起搏器治疗的中心，开展了带有家庭监护功能的心脏起搏器植入术、全球首例可接受核磁共振检查的起搏器植入术、房颤个体化步进式消融术等新技术，是国内最大规模的国际大型心律失常研究和临床医疗机构。

高血压中心在继发性高血压鉴别诊断研究方面处于国际先进地位，开展了经导管射频消融去肾交感神经术治疗顽固性高血压等新技术，是国内最大的外周血管病介入中心。

肺血管病中心在肺动脉高压、肺栓塞和右心功能等各种肺血管病的研究和治疗工作在全国处于领先地位，已经跨入国际先进行列。

成人外科中心是全世界最大的成人心脏外科中心之一，以外科治疗各种瓣膜性心脏病、冠心病、心律失常为主，开展了国内外众多的心脏手术"第一"。

小儿外科中心是全球最大的先天性心脏病治疗中心，开展法洛四联症、完全性大动脉转位、肺动脉瓣闭锁、右室双出口、复杂先心病"无异体血输注"心内直视手术、复杂矫正型大动脉转位的半心室矫治术、自体肺动脉瓣二尖瓣位替换术（ROSS II 手术）、双向 Glenn 术等各种手术，婴幼儿复杂畸形手术比例、成功率、手术治疗效果稳步提高，双动脉根部调转手术（DRT 手术）、Hybrid 技术等最新手术技术和术式应用的成功率均跨入国内外先进行列。

3.血液学研究所（血液病医院创） 血液学研究所（血液病医院创）是我国最大的集医疗、科研、教学、产业于一体的国家级科研型血液病专业医疗机构，是实验血液学国家重点实验室、国家干细胞工程技术研究中心的依托单位和国家药物临床试验机构、世界血友病联盟国家成员单位（中国），以及卫生部国家核事故医学应急中心临床一部。承办《中华血液学杂志》的编辑、出版和发行工作。拥有内科学（血液病）、药物药理学、细胞分子生物学的全国重点学科点。

血液病医院是三级甲等专科医院，设有贫血诊疗中心、白血病诊疗中心、干细胞移植中心、淋巴瘤诊疗中心、儿科血液病诊疗中心、MDS 诊疗中心、血栓止血诊疗中心、血液病急救中心、综合医疗中心、血液病专家会诊中心和临床检测中心，向国内外患者提供高水平服务和临床科研工作。

实验检测中心有临床检验、生化、免疫、细菌、出凝血、溶血、细胞形态、组织化学、染色体、细胞培养、流式细胞术分析、分子生物学、核医学、病理 13 个专业实验室。

专家会诊中心有数名国内外知名的血液病专家应诊，对特殊血液病、疑难重症血液病提出诊断、治疗方案及预后咨询。

4.病原生物学研究所 病原生物学研究所是卫生部直属的公益性科研机构，为应对传染病对人类健康的重大挑战、加强传染病领域的研究力量，对国家传染病防控和研发体系进行调整过程中新组建的专业从事传染病研究的国家级科研单位。

主要职责与任务：开展基础研究，为提升整体研究水平提供基础；开展应用基础研究，为综合防治提供支撑；开展应用性研究，为相关产业发展提供源泉；开展政策研究，为预防控制决策提供依据；开展管理机制探索，为科研机构机制改革提供模板；开展教学工作，为本领域高级人才培养提供基地。搭建了基因组学、蛋白质组学、生物信息学、免疫学、细胞生物学、形态学、结构生物学等多种前沿和传统技术的硬件平台，在国内外逐步形成多个活跃的学术合作网络和科研交流平台，是我国培养病原生物学领域高层次人才的重要基地。

研究领域：开展病原学、生物学、流行病学、免疫学、形态学、遗传学、基因组学、蛋白质组学、生物信息学、结构生物学、转化医学研究以及传染病诊断、预防和治疗技术与产品的研发等。

病毒基因工程国家重点实验室：主要从事分子病毒学和病毒基因工程的应用基础研究。内容包括：①病毒相关新型细胞因子基因工程；②新型病毒疫苗与抗体工程；③我国重要病毒的结构与功能；④病毒等微生物的基因组工程；⑤新型病毒载体与病毒基因元件的研究；⑥病毒及其受体的单核苷酸多样性和病毒芯片。

（五）中国中医科学院

中国中医科学院是国家中医药管理局直属的集科研、医疗、教学为一体的综合性研究机构，是培养高层次中医药人才的重要基地，下设 13 个研究所、6 所医院及研究生院、中医古籍出版社、中医杂志社等学术单位。拥有国家新药（中药）临床试验研究中心（GCP）、国家规范化中药药理实验室、中国中医药文献检索中心和 BSL-3 实验室、国家中药安全性评价中心（GLP）与中药复方药物开发国家工程研究中心。

1.广安门医院 广安门医院（中国中医科学院第二临床医药研究所）是国家中医药管理局直属的集医疗、教学、科研和预防保健为一体的三级甲等中医医院，是中央干部保健基地，全国"示范中医医院"，2008 北京奥运会和残奥会定点医院，北京市医疗保险 A 类定点医院，中央国家机关平安先进单位，ISO9001 质量管理认证单位，是世界卫生组织传统医学合作中心组成单位，国家食品药品监督管理局国家药物临床实验机构，卫生部西医学习中医教学基地，全国中医肿瘤医疗中心和全国中医糖尿病专病及中医肛肠病专病中心以及中医急诊基地建设单位，以及国家中医药管理局中医药重点学科（中医肿瘤病学、中医内分泌病学、中医肛肠病学、中医心病学、中医心理学、中医痹病学）及肿瘤扶正培本重点研究室建设单位，国家中医药管理局和北京市中医药管理局指定为中医药治疗艾滋病定点医院以及北京市艾滋病抗病毒治疗承担单位。2008 年获英国保柏集团"质量认可"。此外，还是世界中医药学会联合会临床疗效评价专业委员会、世界中医药学会联合会肿瘤专业委员会、世界中医药学会联合会中医心理学专业委员会、中国中西医结合学会内分泌专业委员会、中国中西医结合学会泌尿外科专业委员会、中国中西医结合学会青年工作委员会（第六届）、北京中西医结合学会艾滋病防治专业委员会、北京中西医结合学会男科专业委员会、北京中医药学会皮肤病专业委员会等多个学术团体的挂靠单位。

业务科室：11 个临床研究室；8 个医技科室；5 个国家中医药管理局中医药三级实验室；3 个基础研究室和标准清洁级实验动物中心。

2. 西苑医院　西苑医院是一所集医科教保健为一体的综合性三级甲等中医医院，是卫生部国家中医药管理局直属医院，是卫生部西学中中心，是全国示范中医医院和专家北京市基本理论医疗保险定点成果医疗机构，还是具有全国中医血液病、老年病、心血管病专科的医院，是全国中西医结合学会、中西医结合协会神经内科、血液学、老年病专业组织委员会和世界中知识医药联合会耳鼻喉口腔科挂牌单位，也是中国药膳研究会等学会的挂靠单位。

3. 望京医院　望京医院是以中医骨伤科为重点，其他学科同步发展，集医疗、教学、科研为一体的三级甲等中医医院，是国家中医药管理局中医骨伤科学重点学科、重点研究室、重点专科，是全国中医骨伤专科医疗中心、全国中医急诊临床基地、全国中医急诊临床基地建设单位、世界卫生组织传统医学合作中心、全国针灸临床医疗中心北京分中心、国家中医临床教学基地和中医继续教育基、国际中医进修教育单位、国家级一级刊物《中国骨伤》出版单位和全国风湿病重点专病、颈椎病重点专病、肾病重点专科、国家临床重点专科（骨伤科、肾病科），拥有生物力学和中药药理（骨伤）两个国家中医药管理局三级实验室、国家新药（中药）临床试验研究中心（GCP）、国家规范化中药药理实验室、中国中医药文献检索中心和 BSL-3 实验室，是国家中药安全性评价中心（GLP）与中药复方药物开发国家工程研究中心建设单位。

业务科室：

设有重症监护病房（ICU）、心血管内科（内设 CCU）、内分泌肾病科、呼吸科、风湿免疫科、肿瘤科、脊柱一科、脊柱二科、创伤一科、创伤二科、骨关节一科、骨关节二科、骨关节三科、骨关节四科、外科、神经外科、妇科、儿科、针灸科、血液净化中心等 41 个临床医技科室和 120 望京急救站。

荣获"首都公共卫生文明单位"、"中央国家机关文明单位"、"北京卫生系统先进集体"和"首都文明单位" 称号。

（六）军事医学科学院（全军疾病预防控制中心）

军事医学科学院是中国人民解放军的最高医学研究机构，是全军环保研究监测中心、全军核事故应急医学救援中心、分子遗传学研究中心、新药研究中心、营养与食品卫生检测研究中心、全军环境卫生研究监测中心、低温生物学研究中心、实验动物研究中心、军事医学情况中心、放射病临床专科中心、临床药理和菌种保藏专业实验室等。

主要职责：

承担军事医学、基础医学、生物技术、卫生装备和药物研究任务，肩负军事斗争卫勤准备、反恐防恐卫勤准备和疾病防控卫勤准备使命。

内设机构：

放射与辐射医学研究所。主要从事军事医学、基础医学、高新技术和药物等研究，设有放射病实验治疗研究室、药理毒理学研究室、实验血液学研究室、放射毒理与辐射危害评价研究室、生物化学与分子生物学研究室、辐射防护与保健物理研究室、药物化学研究室、实验病理学研究室、生物技术研究室、基因组学与蛋白质组学研究室、电磁与激光生物学研究室等 11 个研究室。组建并形成了药理学、病理生理学和生物化学与分子生物学等 3 个国家级重点学科。现有 1 个国家重点实验室，1 个国家工程研究中心，5 个全军重点实验室，3 个全军任务中心（总站），1 个全军军事病理标本陈列馆，2 个院重点实验室。

毒物药物研究所。主要承担化学损伤医学防护研究任务，开展平、战时部队特需药和民用药物的研究与开发。该所设有精神药理学、神经药理学、中药药理学、生化药理学、毒理学、实验病理、药物制剂和药物代谢、药物合成、植物化学和毒物检测分析中心等研究室。有中国科学院和工程院院士各1人。获国家和军队科技成果奖130余项，特别在新药研究方面取得了显著成绩。有20多个新药获国家卫生部颁发的新药证书。该所主办的全国性刊物《中国药理学与毒理学杂志》和《国外医学药学分册》，在学术界有较大的影响。

微生物流行病研究所。微生物流行病研究所主要从事部队平、战时常见传染病防治研究。该所设有细菌学、病毒学、免疫学、流行病学、消毒学、媒介生物与防治、药物化学、药理学研究室和全军微生物检验中心，有中国科学院院士1人。获得国家和军队科技成果奖200余项。该所在微生物快速检验和诊断、传染病病原学和流行病学、消毒学、媒介生物学及其防治、疟疾防治药物研究等领域取得了突出的成绩。主办《中国消毒学杂志》和《寄生虫与医学昆虫学报》等全国性刊物。

生物工程研究所。主要从事生物学技术研究和承担生物工程产品的中试任务。该所设有细胞工程、蛋白质工程、基因工程和肽化学等研究室。有中国工程院院士1人。已形成生物技术上、中、下游配套的学科体系。特别是在基因工程疫苗、细胞工程等领域具有明显优势。获国家和军队科技成果奖30余项，有3项生物制品获国家卫生部颁发的《新药证书》，并获多项国家专利。

野战输血研究所。主要从事血源及输血安全性研究。该所具有血液病原体检测与灭活、血液保存、血液制品、血液代用品和输血医学基础实验室等，率先在国内开展了红细胞血小板的冻干保存、血型转换等项具有特色的研究工作。

卫生学环境医学研究所。主要针对部队平、战时各种环境和劳动因素对指战员健康和作战能力的影响，开展以提高部队平战时卫生水平和作战能力为中心的卫生保障措施的研究。该所设有劳动卫生、环境卫生、营养卫生、高原医学、寒区卫生、卫生检验、病理等研究室。完成国家和军队下达的研究任务，在军事劳动卫生、饮水卫生、营养学、高原和寒区卫生等研究方面形成优势。主办《中国应用生理学杂志》、《营养学报》和《解放军预防医学杂志》等全国性刊物。

卫生设备研究所。卫生装备研究所是军队野战卫生装备的主要研制单位，现有卫生装备论证、医用化工材料、医用车辆、医用电子仪器、医用设备工程研究室和全军卫生装备标准检测试验中心。在野战机动医疗单元、卫生技术车辆、制液制氧设备和系列医疗箱等装备研究领域有较强优势。

解放军307医院。解放军307医院是以收治血液病和恶性肿瘤患者为重点，医疗、科研、教学相结合的医院，是卫生部指定的临床药理基地，是全军放射病临床研究治疗中心和全军中毒救治中心。现有11个病区、16个科室与实验室，设有亚洲一流的无菌层流病房。该院在临床药理、肿瘤及白血病治疗、骨髓移植等方面有较强的优势，特别在放射病和化学中毒治疗等方面作出了突出成绩。

此外，还有疾病预防与控制所和军事兽医研究所。

（七）省、市、县级专业技术机构

全国31个省（自治区、直辖市）、市、县级专业技术机构（疾病控制机构、卫生监督机构、采供血机构、精神与心理卫生机构、药品检定机构、综合医疗机构、专科医疗机构和中医要机构）与国家相关机构形成应对突发公共卫生事件上下联动、分工协作的应急处置网络和联动机制。

（八）基层医疗卫生组织

城市社区卫生服务机构（中心、站）和农村乡镇卫生院、村卫生室作为基层医疗卫生机构的网络，全面处置基层广大公众面临的突发公共卫生事件的风险。

第四节 突发公共卫生事件卫生应急能力建设

一、国际组织卫生应急能力建设

（一）WHO

加强应对国际突法公共卫生事件监测预警能力建设按照《国际卫生条例（2005年）》要求，联合国WHO加强传染病、流感大流行和国际突发公共卫生事件监测预警网络建设；同时，与FAO共同建立食品安全监测预警网络；与IAEA建立核污染及放射性损伤监测预警网络；与UNDP建立饮用水安全监测预警网络。这些网络是建立在联合国193个成员国的突发公共卫生事件及其传染病、化学中毒、放射病、饮用水安全、食品安全、环境卫生、职业卫生、发射卫生等专业监测预警网络基础之上的。WHO 还成立了监测预警专家委员会，指导各成员开展监测预警工作。在 2009 年流感大流行、三聚氰胺问题奶粉特大事件应对处置过程中 WHO 均启用了此类监测系统，发挥了重要的作用。

（二）面对不同的国际突发公共卫生事件，联合国需要组成不同的国际组织，提供相应的应对技术措施

面对国际传染病疫情，WHO 组织国际传染病网络实验室，开展全球传染病疫情监测预警，联合开展国际合作，包括：毒（菌）种的鉴定与确定、病原学检测与分析、流行病学调查及传染源溯源、临床病理管理指南、院内感染控制指南、抗生素选择及其耐药性监测、疫苗株的筛选与确定、疫苗的研制与开发生产和使用等。面对突发国际食品中毒事件，除 WHO 外，还要与 FAO（国际粮农组织）、WTO（国际贸易组织）等组织合作，共同应对包括：食品中有害因素（生物因素、化学因素、放射因素、物理因素等）检测鉴定、食品污染检测、健康监护与食物中毒监测预警及临床管理指南、有害产品溯源及原因追查。面对职业与环境中毒事件，除 WHO 外，还要与 ILO（国际劳工组织）、UNDP（联合国环境开发署）国际化学品安全规划等组织合作，共同应对包括职业与环境有害因素监测预警、健康监护与职业病（环境病）监测预警、解毒药品筛选使用及临床管理指南。面对国际核污染放射性损伤事件，除 WHO 外，还要与 EAEA（国际原子能机构）等组织合作，共同应对包括：环境污染监测预警、公众与职业人群健康监测预警及临床管理指南。除上述内容外，应对所有这些突发公共卫生事件还要提供国际防护用品的使用指南、社区人群防控指南、公众心理应对指南、伦理道德防控指南、媒体应对指南等。

（三）组织开展国际合作与交流

根据国际突发公共卫生事件的性质与分类，适时召开联合国大会或世界卫生大会，及部长级会议或专业会议。例如 2009 年 5 月 19 日，第 62 届世界卫生大会召开，期间 WHO 召开了甲型 H1N1 流感高级别磋商会，各国共同商讨应对疫情的举措。2009 年 7 月 8 日，世界卫生部长会议在墨西哥举行，重点讨论 2009 年流感大流行发展态势、风险评估、防控经验、教训和防控对策等，故也被称为"世界流感大会"。

（四）应对与准备国际科学研讨会和防控工作会议

在 WHO 的领导和主持下，国际突发公共卫生事件专家委员会或其他相关专家委员会，主持召开相应的专业技术会议，研究讨论全球应对措施和办法。例如 2009 年 8 月 21 日，中国卫生部、世界卫生组织、《柳叶刀》医学杂志在中国共同举办甲型 H1N1 流感应对与准备国际科学研讨会，研讨流感大流行公共卫生政策和实施策略，分享全球流感防控经验和教训，为相关领域科学家提供探讨和最新科研成果的交流平台。2009 年 11 月 17 日，WHO 组织召开全球流感大流行防控工作会议，讨论全球 2009 年流感大流行流行规律和防控经验。

二、国家（中国）应对处置突发公共卫生事件的技术支持

自 2003 年应对处置 SARS 特大疫情取得阶段性胜利之后，党中央、国务院高度重视突发公共卫生事件应对工作，着力加强突发公共卫生事件应急体系建设，努力提高应急能力和管理水平。

（一）组织建立国家卫生应急队伍

卫生部首批组织建设 11 支国家卫生应急队伍，用于自然灾害、事故灾难、公共卫生事件和社会安全事件等 4 类突发事件卫生应急处置，主要分布在北京、天津、辽宁、上海、江苏、广东、四川、陕西、新疆等 9 个省（自治区、市），其中 6 支紧急医学救援队伍、3 支突发急性传染病防控队伍、1 支突发中毒事件应急处置队伍和 1 支核与辐射突发事件卫生应急队伍。

（二）突发公共卫生事件监测预警

国家疾病预防控制中心建立了突发公共卫生事件报告监测网络，包括突发传染病疫情、食物中毒、职业中毒和涉及重大公众健康问题、血液污染事件、疫苗不良反应事件、不明原因群体性疾病等事件，完善预警体系；卫生部成立了国家突发公共卫生事件应急处置专家委员会，建立了国家传染病网络实验室、国家中毒控制中心（职业中毒控制中心）、卫生部核事故医学应急中心）和国家食品安全风险评估中心。国家食品安全国家突发公共卫生事件监测预警系统基本形成。

（三）突发公共卫生事件综合应对技术

面对传染病疫情，卫生部启用传染病网络实验室，开展全球传染病疫情监测预警，建立了毒（菌）种的鉴定与确定、病原学检测与分析、流行病学调查及传染源溯源、临床病理管理指南、院内感染控制指南、抗生素选择及其耐药性监测、疫苗株的筛选与确定、疫苗的研制与开发生产和使用等国际先进技术。面对突发食品中毒事件，卫生部门还要与农业部、国家质检总局、工商局等国务院有关合作，建立了食品中有害因素（生物因素、化学因素、放射因素、物理因素等）检测鉴定、食品污染检测、健康监护与食物中毒监测预警及临床管理指南、有害产品溯源及原因追查等综合技术。面对职业与环境中毒事件，卫生部还要与国家安全生产监督管理总局、人力资源和社会保障部、国家环境保护部合作，建立职业与环境有害因素监测预警、健康监护与职业病（环境病）监测预警、解毒药品筛选使用及临床管理指南等综合技术。面对核污染放射性损伤事件，卫生部还要与国家核安全部门、军事医学科学院放射医学所等机构合作，建立环境污染监测预警、公众与职业人群健康监测预警及临床管理指南等综合技术。应对所有这些突发公共卫生事件还建立了国家防护用品的使用指南、社区人群防控指南、公众心理应对指南、伦理道德防控指南、媒体应对指南等防控措施。

（四）组织开展学术合作与交流

根据国家突发公共卫生事件的性质与分类，适时召开国家突发公共卫生事件卫生应急工作会议或专项防控工作及技术管理会议。积极吸纳国内外先进技术和经验，提高认识，掌握先进知识和理论。

（五）启动全国突发事件公共卫生风险评估

卫生部组织研究制定《突发事件公共卫生风险评估管理办法》、《国家卫生应急综合示范县（市、区）评估管理办法（试行）》和技术方案，明确规定各地方要开展突发公共卫生事件日常风险评估和专题风险评估。日常风险评估主要根据常规监测数据等信息对突发公共卫生事件风险开展初步、快速评估，各级疾病预防控制机构负责定期开展日常风险评估。专题风险评估主要针对国内外重要突发公共卫生事件、大型活动、自然灾害和事故灾难等，开展全面、深入的专项公共卫生风险评估。专题风险评估主要由各级疾病预防控制机构和其他相关医疗卫生机构根据需要开展。各级卫生行政部门和有关医疗卫生机构根据风险评估结果，及时做好风险沟通、预警发布、风险控制等风险管理工作。

第五节　信息报送与信息发布技术管理

在应对突发公共卫生事件的过程中，相关信息报送、沟通和发布对于政府科学决策，组织专业力量做好应对准备，及时动员社会各方面力量做好防控工作至关重要。及时准确的报送突发公共卫生事件发展态势和防控信息，有助于政府科学决策和指导公众、机关企事业单位、学校，以及医疗卫生等相关技术机构迅速采取果断的应对措施。适时、客观、公正、科学的发布突发公共卫生事件发展态势和防控信息，有助于提高公众、专业技术人员、城市生命线服务人员、机关企事业单位工作人员和政府公务员应对突发公共卫生事件的信心、知识、防控技能和管理水平，避免公众产生恐慌心理，有效维护社会稳定，在短时间形成各级政府、专业技术机构、社区、企事业单位、家庭和个人立体防控网络。

第六节　突发公共卫生事件信息报送与管理

一、突发公共卫生事件应急信息报送与管理

突发公共卫生事件应急信息报送与管理包括如下内容：

（一）WHO 国际突发公共卫生事件应急信息报送与管理

1.信息报送与管理依据　按照《国际卫生条例（2005）》和《WHO 传染病与突发公共卫生事件应

急预案》规定，在国际突发公共卫生事件期间，各成员国要及时向WHO报送确诊病例、死亡病例、病原学、病因学、有害物质、事件性质、分级分类、诊疗救治、防控措施等相关信息。

2.信息报送与管理网络　信息报送网络由两部分组成：一是技术网络报送系统，由医疗卫生机构、地方CDC、国家CDC和全球突发公共卫生事件监测预警网络组成；二是卫生行政报送系统，由地方卫生部门、国家卫生部门和WHO组成。实行技术机构和卫生行政管理双报送制度。

3.信息报送与管理内容　WHO信息报送主要包括以下七个方面内容：①突发公共卫生事件之分类；②疑似病例、确诊病例、死亡病例；③相关疾病发病情况；④病原学（有害物质）结构、构成和分类，例如2009年甲型流感病毒（2009年甲型H1N1流感病毒、季节性甲型H1N1流感病毒、甲型H3N2病毒、未分型流感病毒）和B型流感病毒；⑤医疗卫生服务资源；⑥疫苗或药物不良反应；⑦抗病毒药物耐药性等。

4.信息发布机制　WHO建立了较为完善系统的信息发布机制，主要通过四种方式向全球公布突发公共卫生事件信息。一是WHO总干事发布声明。重大事项决定通过专家委员会讨论提出建议，提请WHO研究决定，最后由总干事向全球发布声明。二是会议通告。根据突发公共卫生事件发展态势和严重程度的变化，适时召开专题会议，讨论研究评价结果，会后发布会议通告。三是专家沟通。有关突发公共卫生事件防控中面临的关键技术和疑难问题，通过WHO专家向全球沟通信息。四是信息公告。WHO及时发布国际突发公共卫生事件态势、预警、严重程度、疫苗、毒株、疫苗株、抗病毒药物、解毒药物等相关信息。

(二) 国家（中国）突发公共卫生事件卫生应急信息报送与管理

依据《国际卫生条例（2005）》和《中华人民共和国传染病防治法》《中华人民共和国卫生建检疫法》《中华人民共和国职业病防治法》《中华人民共和国食品安全法》和《突发公共卫生事件应急条例》《突发公共卫生事件与传染病疫情监测信息报告管理办法》和《卫生部应对流感大流行准备计划与应急》规定，各级政府及相关部门完善国家突发公共卫生事件有关信息报送工作。国家医疗卫生系统实行双报送制度：一是技术网络报送系统，由医疗卫生机构、地方CDC和国家CDC流感监测中心组成；二是卫生行政报送系统，由地方卫生部门和国家卫生部门组成。

二、信息沟通与发布管理

(一) WHO突发公共卫生事件卫生应急信息沟通与发布

1.信息沟通与发布的内容　信息沟通与发布包括以下五种方式：①总干事声明；②专家评估和建议；③会议通告；④指南、预案、方案等公告；⑤疫情信息和预警级别通报等。

根据国际突发公共卫生事件或疫情变化及风险评估结果，WHO适时调整信息沟通和发布的内容。例如2009年4月25日，WHO首次发布全球确诊病例，自此至7月6日，WHO每日在其官方网站发布全球各国确诊病例和死亡病例。7月24日之后，WHO改变了以各国为单位的信息发布方式，改为以WHO各区域为单位每周报告各区的确诊病例和死亡病例。7月31日后，WHO又增加了报告内容，包括流感大流行对医疗卫生系统的影响和流感活动度的评估等内容。

2.信息沟通与发布形式　信息沟通与发布包括以下四种形式：①WHO网站；②电视；③报刊和专题出版物；④专题会议和新闻发布会等。

(二) 国家（中国）信息沟通与发布

1.信息沟通与发布内容　中国信息沟通与发布主要包括以下五种方式：①国务院和有关部委会议；②新闻发布会；③会议通告；④指南、预案、方案等公告；⑤疫情信息通报等。根据突发公共卫生事件或疫情变化和风险评估结果，中国适时调整信息发布内容。2009年5月11日，中国卫生部报告首例确诊病例，之后每日通报确诊病例、死亡病例等信息。6月15日，卫生部首次通报全国甲型H1N1流感防控工作信息和各省新增病例。7月7日，卫生部不再通报各省市新增甲型H1N1流感确诊病例信息。8月10日，广东省卫生厅通报中国首例重症病例。9月30日，卫生部首次通报13例重症病例。10月6日，卫生部首次通报死亡病例。10月底，中国国家流感中心网站首次公布疫情监测信息报告。12月初，卫生部首次发布《2009年11月份全国甲型H1N1流感防控工作情况》。

2.信息沟通与发布形式　中国信息发布包括以下五种形式：①网站；②电视；③报刊；④新闻发布会；⑤专题会议等。

第五章

突发公共卫生事件卫生应急伦理

国际突发公共卫生事件涉及各成员国的各个阶层人群和健康损害的全过程。既有生理生化层面的健康损害，又有精神心理、道德伦理层面的问题，而且后者处理不得当、不及时，可能会产生更大的影响和社会经济危害。因此，WHO 鼓励各国政府、非政府组织、社区、学校、企业，乃至全社会和广大公众积极采取伦理防控对策，并发布了《WHO 流感大流行公共卫生应对伦理考量（2007）》，旨在提高全人类社会公德、强化职业道德、强调对社会公共行为规范的自觉遵守，形成应对全球突发公共卫生事件的基础屏障。伦理道德规范作为维护人类社会公共利益的行为规范，有其独特的自身优势。它能使人类自觉自愿地、积极地参与进来。在防控疾病流行和突发公共卫生事件的过程中，伦理道德与法律管理相辅相成、相互补充，最终达到促进社会和谐、经济持续发展和国际交流交流与合作，维护全人类生命安全和增进健康的目的。伦理道德防控强调从自身做起，以沟通和协作为基础，各司其职，各尽其用，携手应对。

当前，我国正在建立突发公共卫生事件卫生应急[1]体系，亟待提高应对处置突发公共卫生事件的能力和管理水平。面临如何及时准确地掌握迅速发展的重（特）大疫情，开展风险评估，适时适度运用相关法律与伦理道德相结合，探索构建综合防控的重大战略抉择。

第一节 国际突发公共卫生事件防控伦理理念及核心价值

一、国际突发公共卫生事件防控的伦理理念

伦理学是关于道德的学说和理论体系，以人们的道德意识、道德关系、道德行为为研究对象，探索社会道德现象的内在本质和规律。伦理约束指的是在相关伦理原则和规范的指导之下，以自律和他律相结合的方式，督促人们采取有道德的行动，追求一种好的生活。然而，伦理原则和规范总不免会受到不同时代背景和特定社会文化差异的影响。因此，WHO 特别关注突发公共卫生事件对经济社会的应先及其管理，提出了不限制国际贸易和旅游的临时建议。值得强调的是，伦理约束通过社会舆论、传统习惯、思想教育等手段得以实现，使得人们在按照社会公共利益的要求调整自身行为时体现出更多的自觉性和道德意义。这种非强制性的伦理约束与 WHO 所提出的"全社会共同参与"相得益彰。

应对突发公共卫生事件实施防控伦理的措施是非常必要的。强调个人参与防控，提高个人应对能力是此次流感大流行防控最基本、最有效的途径。这样做不但能大幅降低政府应对流感的管理成本，更重要的是对公众个体自由权利和个人尊严的

---

[1] 卫生应急：是指在突发公共卫生事件发生前或出现后，采取相应的监测、预测、预警、储备等应急准备，以及现场处置等措施，及时对产生突发公共卫生事件把的可能因素进行预防和对已出现的突发公共卫生事件进行控制。同时，对其他突发公共事件实施紧急医陪卫生救援，以减少其对社会政治、经济、人民群众生命安全的危害。

极大尊重。此外，防控伦理固然不能为我们提供一套现成的突发公共卫生事件的防控策略，但却可以指导总结过往经验，从而进一步制定和完善相关应对政策。更为重要的是，政策制定者在权衡各方利益冲突的时候，宜加入更多的伦理考量，保证信息的透明与通畅，实现卫生资源的公正合理分配，建立政府的公信力。

二、全球流感大流行防控的核心价值

在应对国际突发公共卫生事件过程中，主要强调以下四点核心价值：利益冲突、公平正义、公众知情和事后补偿。

（一）利益冲突

公共利益主要指的是社会公众的健康利益。当公共利益和个人利益有所冲突的时候，西方自由主义的文化传统往往强调个人权利相对于公共利益的优先性，我国的情况则相反。面对突发公共卫生事件防控需求，对集体利益的重视固然在一定程度上有利于控制疾病的传播和蔓延，但在整个防控过程中，公众的个体权利，如人身自由、隐私权等，也应该得到必要的关注和尊重。应在维护公共利益的同时，尽可能地减小对个体权利的侵害。即使是在不得不对公民的人身自由有所限制的情形下，也应当依照相关法律法规采取必要、合理、公正的限制措施。

（二）公平正义

公平正义是当今社会最重要的核心理念和价值追求。在突发公共卫生事件的防控过程中，微观层面上的公平正义主要体现在每一个人都拥有享受医疗保健和救助的平等机会，个人的社会经济地位、种族、性别等因素都不能影响机会对其的公平开放。在宏观层面上，公共卫生资源配置也要公平公正，充分考虑国家、地方、城乡、社会经济发展水平之间的差异，向高危人群和资源匮乏地区倾斜。

（三）公众知情

信息的公开透明是整合社会各方共同合作应对甲型H1N1流感的必要前提。一方面，充分及时的信息公开可以使各级政府、专业机构及相关人员和广大社会公众及时了解突发公共卫生事件的进展情况、危害程度和相应的防治知识和技能，为各方进一步的沟通和合作做好准备；另一方面，信息的透明化也要求社会各方在积极合作的基础上主动承担起相互监督的责任，不断结合流感的发展状况对现有措施进行反思和及时修正。因此，在突发公共卫生事件的应对过程中，社会各方，尤其是广大社会公众，不应当仅仅是信息的被动接受者，更应该主动地承担起合作和监督的责任。

（四）事后补偿

实践证明，利益冲突、公平正义和公众知情几点核心价值之间不可避免地会出现矛盾，而任何一个试图对其做出绝对的优先等级排序的结论都将是武断的。它们的优先性问题只有落实到一定情境中才可以做出具体判断。因此，将事后补偿作为协调以上三点核心价值的补充原则更为合适。就突发公共卫生事件而言，当在突发公共卫生事件防控的现实策略中仍然不免会出现侵害个体权利和利益的时候，采纳事后补偿原则，不仅体现了对个体尊严的充分尊重，更是进一步实现社会公平正义所不可或缺的。

三、突发公共卫生事件防控的伦理反思与法律互补

伦理与法律是规范人类行为的两大基本途径和手段。二者既有所差别，又相互渗透、相互补充。法律往往具有强制性，是经过严格程序制定并由国家机关强制实施的，要求每个人都必须遵守的行为准则，一旦触犯就要受到相应的制裁。因此，法律为流感大流行防控提供了强制性后盾。伦理道德则强调"自律"和"他律"的结合，属于"软约束"。它主要强调公众的自我约束，依靠风俗习惯、文化价值传统、社会舆论等来调节人们的行为规范。和作为道德底线的法律相比，伦理约束因其自律性更容易为人们所接受，更利于社会动员和社会合作。

四、突发公共卫生事件防控的国际经验

（一）资源统筹与国际援助

《联合国宪章》呼吁世界各国之间应加强合作，强调政府要与企业、专业技术机构、非政府组

织、社会团体合作。同时，将防控重点向经济不发达的国家和地区倾斜，并提供资金、技术和规划援助。与英美等发达国家相比，发展中国家，特别是经济落后的国家和地区缺少公共卫生事业资金支持，医疗卫生专业人员、药品和器械短缺，在突发公共卫生事件应对处置过程中，存在诸多不利条件。对于传染病重大疫情这类突发公共卫生事件，任何一个国家和地区的防控做不好，都可能给其他国家和地区带来严重威胁。世界各地日益频繁的旅行和贸易交往增加了疫情流行的扩散。因此，联合国为贫穷国家提供援助，统筹整合全球资源，其意义不仅在于提高受援助国家和地区的应对能力，最大限度地减少疫情流行的传播和蔓延，更能体现对不同种族、国家，尤其是贫困国家的人权保护和尊重。

（二）社会合作与职责定位

面对国际突发公共卫生事件，人类应该采用"全社会参与"的方式做好防范工作。既强调卫生部门的重要职责，又注重充分发挥社会各方的力量，包括其他部门、个人、家庭和社区等的作用。

国家政府作为对外联系，对内沟通和整合的组织者和领导者，应确保必要的立法、政策和资源保障。既要注重全局的统筹协调，又要切实考虑本国实际情况。如在疫情流行期间，尽量减少外出，准备防护用品，采取适当的防护措施，以备不时之需的要求。而在广大发展中国家，医疗资源相对集中在大城市，偏远地区和农村的储备明显不足。要从整体上提高防控能力，就迫切需要政府统筹协调医疗卫生资源的分配，关注弱势群体的健康利益。

第二节　国家突发公共卫生事件防控伦理

一、政府防控政策层面的伦理反思

在制定政策的过程中，充分考虑伦理问题的影响与作用，可以有效地完善政策，使其更加合理、开放和具有弹性。《希拉库萨原则》规定：任何相关政策中对个人限制都应符合必要性、合理性和有效性。对于突发公共卫生事件防控的政策制定者，应特别关注高危人群和弱势群体的保护，重点注重以下三个方面：

（一）把握政策尺度

制定防控政策的最终目的在于达到对甲型H1N1流感扩散的有效控制，政策制定应在尽量保护绝大多数社会公众公共健康利益的同时，兼顾个体权利和社会公正。美国作为新发人的甲型H1N1流感最早传播的国家，在发病初期和流感大流行早期，主要采取个人、家庭防护措施，绝大多数甲型H1N1流感确诊病例采取居家观察治疗措施，社区、家庭、个人应对突发公共卫生事件的能力有了明显提高，形成了群防群控的基础屏障。而作为新发人的甲型H1N1流感病例的输入国，在流感大流行前期没有确诊病例出现的时候，采取"围堵"的防控策略。对密切接触者集中隔离观察，对发热病人或在出入境检疫时发现流感症状的病例，指派救护车送到传染病医院隔离观察。这些措施引起了一定争议，例如，外堵输入，只考虑到避免输入病例对本国的危害，却忽视了将传染病人置于流动链条之中，反而会增加流感传播的机会。对于全球大流行的传染病，必须具有全球防控的视角，积极推进全球各国在疾病防控中的合作。若全球防控工作出现缺憾，即使个别国家和地区做得再好，也达不到有效防控疾病的目的。

（二）权衡利益冲突

在突发公共卫生事件的应对过程中，尤其是当个人利益与公共健康利益出现冲突的时候，将个人利益绝对化就等于否认公众的健康价值，然而，将公共健康利益绝对化又将面临无视个人自由和尊严的挑战。根据功利主义的观点，个人利益应该屈从于社会公众的健康利益。然而，值得注意的是即使为了社会公众利益而不得不对公民自由和个人权利加以限制的时候，也要充分考虑到政策的合理性、公平性、必要性。必要时，还应该考虑对涉及的相关个人或单位做出必要的补偿。

（三）注重人文关怀

人文关怀应该贯穿整个政策过程，在科学的防控政策中注入人文关怀。这样不但可以减轻病人的恐惧心理、增强其自信，有助于疾病的治疗，促进康复，而且得到帮助的人也容易产生回馈社会的良好效果。我国卫生部在防控重大传染病疫情过程中强调，"公众在旅行交通工具上、大型聚会场所等地发现有发热等呼吸道症状者，应科学正确对待，帮助其做好个体防护，要有关爱之心，不恐慌，不必采取驱客下车（出场）等行为。"这充分体现了国家政策对人文关怀的重视。在一定程度上，应对流感大流行最严重的问题不是疾病本身对人的健康损害，而是其带来的社会动荡、经济损失等一系列社会经济问题。

二、医疗卫生资源配置与社会公平

在突发公共卫生事件的防控工作中，应当遵循公平和公正的原则，合理配置卫生资源，充分考虑不同地区、不同民族、不同信仰的人群的需求，加大对贫困地区和高危人群、敏感人群、重点人群的投入，主要包括疫情信息监测预警、疾病诊断治疗、善后处置和评估所需的经济资源、人力资源和物质资源等。

（一）医疗卫生系统防控的伦理

医疗卫生系统肩负应对突发公共卫生事件医疗卫生服务技术和管理的重要职能，负责监测重大传染病疫情等突发公共卫生事件，识别健康危害，评估健康风险，采取医疗诊治、疫苗接种、现场消毒等防控措施，在突发公共卫生事件的应对工作中具有引领和支撑作用。因此，培养广大医疗卫生工作者高尚的职业精神，构建和谐的医疗卫生应急体系，对科学有效地防控和减少流感大流行危害，促进社会和谐进步有非常重要的意义。

（二）医疗卫生行政伦理管理的基本内容

1.医疗卫生行政伦理管理基本概念　医疗卫生行政伦理是医疗卫生行政领域中伦理意识、伦理活动、伦理规范行为的综合体系，不仅属于社会的精神文明范畴，还是人类政治文明的重要组成部分。具体内涵包括如下领域：①医疗卫生行政伦理的规范体系和机制体系——医疗卫生整体价值观、伦理属性和道德两难的伦理冲突。②医疗卫生行政伦理内部控制——医疗卫生行政主体、国家医疗卫生公务员的个体内化伦理规范。③医疗卫生行政伦理外部控制——医疗卫生服务价值、伦理法则，行政组织伦理和行政制度伦理。医疗卫生行政伦理管理要求医疗卫生行政部门在应对突发公共卫生事件时依法履职，加强基本公共卫生服务和管理，保护公众健康，促进公众利益，妥善处理好医疗卫生管理和服务的价值、行政权力与公共健康利益之间的关系，以及行政责任与公民个人、单位等局部利益的矛盾，职业道德规范和行为约束两者之间的选择。

2.卫生行政伦理与权力管理制约机制　医疗卫生行政伦理将行政学、公共卫生学与伦理学有机地结合起来，把伦理的相关考量引入医疗卫生行政领域，有助于进一步完善医疗卫生体制。卫生行政管理作为国家公共权力管理的组成部分，应当按照公共事务的性质和规律行事，以公众健康利益为依托，履行公众健康安全责任，从而建立协调个人、组织与社会、政府多方关系和公众健康安全保障利益为核心的行政行为准则和规范体系。值得一提的是，要确保卫生行政权力行使的正当性，就要对行政权力采取必要的制约。在应对国际突发公共卫生事件的过程中，WHO特别强调政府应当充分调动社会、企业、家庭和个人的积极性，提高基层公共卫生自我管理和自我保护能力，避免不必要的卫生行政干预和法律限制。然而，一些发展中国家和地区尚缺少卫生行政伦理管理经验，过分强调政府依法限制性强制管理，强调应对措施和策略的整齐划一都不是正确的选择，如实施国际检疫疾病管理和甲类传染病管理的政策和措施。

3.医疗卫生行政伦理的服务和管理对象及其价值体系　医疗卫生行政伦理是关于整个政府管理的人民健康与生命安全的价值观念体系，它包括卫生行政人员的个人道德、卫生行政管理的伦理、卫生行政机构的组织伦理及行政过程中的卫生政策伦理等方面。卫生政策的制定者要承担起对于整个社会公众安全的必要责任感，强调每个人都要反思自己的行为是否会对他人造成潜在的伤害，面对突发公共卫生事件的严重威胁，自觉采取隔离保护措施。在社会各方的积极合作下，日益完善社会防控，国家防控和国际防控机制。通过流感大流行防控工作，强化医疗行政管理者的职业道德和社会责任感，为疾病防控和社会和谐进步奠定基础。

4.卫生行政伦理在医疗卫生管理与服务领域中的定位　在医疗卫生行政管理中涉及行政法律、行政职业道德与行政伦理三方面问题。除了需要医疗卫生技术标准、规范和制度管理外，还需要建立一个能够调解社会各方关系的法律、法规体系。从国际卫生条例到国家卫生法律法规，再到地方卫生法规，WHO和世界绝大多数国家的各级卫生行政部门的法制管理体系日趋完善，为加强医疗卫生管理，改善服务态度，规范医疗卫生行为，提高医疗卫生质量，确保医疗卫生安全奠定了法律基础。医疗卫生行政伦理规范反映了社会公共利益对医疗卫生管理人员利益合理的节制和约束，体现了国家、集体、公众的共同意志、共同要求和共同利益，可以有效地限制医疗机构管理人员个人行为，因而具有强烈的外在约束力和导向力。

（三）医疗系统防控伦理

在应对突发公共卫生事件的过程中，既要从病人个体着眼，强调在临床医学和生物技术的应用中反思相关伦理问题的重要性，即注重生命的价值，关注医患关系，强调患者的尊严、自主性、知情权和隐私权等等，又要考虑到对公众健康利益的保护，依法加强对传染病人的管理，尽力做到及时确诊，科学分类管理，处理好伦理管理与法律管理之间的张力，达到有力、有序、有度的控制和减少流感大流行造成的危害。

1.医疗诊治与公平服务　医院是诊治疾病的医学专业技术机构，医护人员是从事疾病诊治的专业技术人员。在突发公共卫生事件的应对工作中，医院的诊疗技术和管理水平在很大程度上决定着政府的应急处置能力，医护人员的诊疗技术和管理水平直接体现了针对健康风险的控制能力和医疗服务的质量水准。面对突发公共卫生事件的威胁，医院和医护人员起到了不可替代的关键技术支持作用。这就给医院和医护人员提出了更高的要求，既要认真依法履职，服从法律法规的约束，又要做好深入细致体贴的工作，为所有患者提供全面、系统、公平、合理的服务。

2.医院主要职责和伦理管理要求　医院在公共卫生和疾病防控中处于第一线，其主要责任包括：①按照国家有关法律法规和标准，应对处置传染病等突发公共卫生事件，承担病例筛查、诊断、治疗和康复等工作；向辖区疾病控制机构报告疑似病例、临床诊断病例、确诊病例和突发公共卫生事件；②做好医院感染控制，防止医院内交叉感染和疾病传播；③提供维持和优化突发公共卫生防范措施的建议；④加强医护人员培训，提高医疗诊治能力和管理水平；⑤提供有效的个体防护用品和公共场所防护设备等卫生福利保障。

3.强化医护人员责任感　医护人员应认真执行应急处置工作方案，以高度的责任感，做好病例临床观察、适时采样标本，及时检测，做出准确诊断。既要尊重患者自主权和知情权，又要坚持依法管理，做好病例诊疗信息报告工作，避免因医院管理不得当或者医护人员责任心不强造成的衍生危害。在应对突发公共卫生事件的过程中，让患者得到及时科学的治疗；让健康人在自我防护的基础上生活和工作。广大医护人员应充分发挥其专业优势，发现家庭和社区暴发疫情时，应及时准确地报告，发布和通报疫情信息，增加透明度，及时控制和减少流感大流行造成的危害。医护人员还应向患者提供科学的、公平的服务，不应因患者的社会地位、经济状况差异而区别对待。在专业理论的指导下，对于危重病例加强监护，积极采取抢救措施，合理分配抗病毒药物、医疗机械和相关资源。调动一切积极因素，依法实现科学管理，如重症病例或疑难病例送往专科医院治疗；患基础病、孕妇、肥胖、免疫力低下的高危人群则在综合医院或专科医院治疗。同时，加强社区卫生服务机构对轻症病例居家隔离医学观察或必要的治疗，也是科学管理不可或缺的组成部分。另外值得注意的是，医务工作者必须进一步加强自我保护意识，卫生部门应当提供必要的资源支持，尽可能将疾病的风险和危害减小到最低。

（四）公共卫生防控伦理

在应对传染病疫情和突发公共卫生事件的过程中，国际社会越来越重视公共卫生伦理的考量。既要及时发现人群中的疑似病例和确诊病例，及时采取观察治疗，又要迅速查明相关的密切接触者进行隔离观察，以保护社会公众的健康利益，防止社区、学校和企业等集体单位暴发流行，减轻由此造成的大规模医疗卫生压力和社会经济危害及政治影响。

1.公共卫生伦理的考量及其健康保护和促进作用　公共卫生伦理与传统的医学伦理有明显的不同，医学伦理往往着重个人层面，提倡以病人为中心，强调医患关系、隐私权、知情同意和自主选择等重要性。公共卫生伦理则侧重群体层面，强调以人群为中心，强调社会人群的健康利益，关注社会公平。因此，公共卫生伦理赋予了公众健康利益相对重要的伦理地位，即在一定条件下，个人利益应服从集体利益。在应对突发公共卫生事件过程中，公共卫生人员的观念正由面向单个病人扩大到面向整个社会，朝着保护和促进人类健康的方向发展，逐渐与公共卫生伦理的目标趋向一致。公共卫生伦理与传统医学伦理的差异进一步得到明确和细化，进而在公共卫生应急中起到不可替代的指导作用，这将极大地增进人类健康水平，促进社会和谐文明进步，保障经济持续发展。

2.公共卫生伦理的核心价值　公共卫生伦理涵盖了公共卫生机构和专业技术人员行动的规范，包括维护和促进健康、预防疾病和伤害的对策等等。应对突发公共卫生事件需要综合权衡个人利益、经济利益与集体利益。个人利益包括个体隐私、人身自由、言论自由等；集体利益主要是指人群的公共健康利益。在突发公共卫生事件中，个人利益和集体利益两者时有矛盾冲突。例如在流感大流行期间，若对甲型H1N1流感确诊病例、疑似病例和密切接触者应采取强制隔离，则在一定程度上违背了个人的自主性和自由权利，但考虑到对公众健康的保护和对流感蔓延的限制，妥善的隔离观察又是需要的。然而，无论是保障个人利益还是集体利益，关键在于"度"的把握。一些国家采取了国境检疫和贸易限制将疾病挡在国民之外的做法是否有益有效，还值得商榷。因此，提出公共卫生伦理应当注重的几条核心价值：①保护公众健康利益，预防和控制健康危害；②维护公众利益，保障资源分配公平公正；③坚持风险沟通、科学普及与信息透明；④尊重公众自主的选择和行动；⑤尊重隐私权和保密承诺；⑥提高公众信任度。

按照上述核心价值理念和原则，各级公共卫生服务机构要配合政府识别评价风险，提出权衡利弊的最优应对策略与措施，做好疫情信息收集、整理、分析和报告工作，防止瞒报、漏报、迟报、误报，严防虚假信息引起社会恐慌。特别加强对边远地区、农牧民地区和贫困地区的援助，提供医疗卫生服务的指导，努力控制和减少疫情的危害。

三、社区和非政府组织防控的伦理

国家机关、企事业单位、学校等都必须高度重视并积极参与突发公共卫生事件的应对工作，适时发挥其应有的作用。它们需要承担的责任包括：①配合政府和相关卫生部门的工作，对文件政策要严格执行；②对患者给予经济上和精神上的关怀；③提供必要的运营和服务，减少对健康、经济和社会的影响。例如，学校防控工作的重点，应放在学校、托幼机构的传播、蔓延，保障学生、教职员工的身体健康和生命安全，以维护正常的教育教学秩序和生活秩序。这里需要强调个人在流感大流行防控中的自觉性和社会责任感的必要性。学校中的每一个人是否严格按照相关要求约束自身行为，履行相关责任，如在人群密集的公共场所是否采取个人防护措施，出现疑似症状是否居家自我隔离等等，都将对防控产生一定的影响。学校教师和校医，有责任教授学生正确的防控知识，积极开展多种形式的健康宣教，确保环境卫生、提倡科学洗手等卫生行为，提高广大学生、教职员工对防控的正确认识和自我防护能力，引导他们自觉自愿的加入到防控之中。

此外，非政府组织（NGO）也应当积极地参与防控的过程中。在现代社会经济发展中非政府组织越来越显示其民间性、公益性、志愿者优越性和特点。非政府组织通过上接政府，下联基层群众的中介地位，广泛的社会触角和成员基础，辅助政府提高公众意识，传播准确信息，积极采取宣传教育和其他措施，加强政府与社会公众的沟通和交流，在一定程度上达到了缓解社会矛盾和促进社会和谐的目的。

（一）个人防控的伦理

从社会心理学方面来看，突发公共卫生事件发生发展对健康的个人所可能患有疾病的恐惧往往有一种非理性的逻辑扩散。在这种情形下，对于个人会更多的强调自身的权利和自由，而对于社会上的其他患者，个人往往会出于自身利益的考量，强调严厉的防疫手段，双重标准体现得尤为明显。一旦这种双重标准的思维逻辑主导了政策和公众舆论，必将增加社会混乱的风险，极大地增加了防疫工作的难度。

1.健康人　作为健康人群应客观、冷静、理性地对待突发公共卫生事件暴发。首先应当做好个人防护，加强锻炼，增强免疫力，减少或避免到人群密集的公共场所活动。一旦发现病例，应自觉防控措施、保持个人卫生，尽可能降低疾病发生的可能性。其次应当尊重人权和生命，不可以任何形式歧视患病者。而有疑似症状的个人，应自觉在家或在集中隔离场所接受医学观察，避免与他人接触或做好相应防护措施。

2.密切接触者　密切接触者应加强自检，自觉规范个人行为，把隔离观察等预防措施看成是对自我和他人健康的保护，积极地配合。

3.高危人群　慢性基础性疾病患者、肥胖症患者、孕妇、婴幼儿和老人易成为重症病例、危重症病例，即高危人群。应尽可能减少高危人群应当到人群拥挤的场所活动。加强个体防护，注意个人卫生，提高自我保护意识，减少疾病发生的可能性。

4.确诊病例　患者除了及时就医，还应该遵从医嘱，自觉隔离。这些行为表现不仅反映出对于自我和他人健康的关注与保护，也表现出公民自身的责任意识和良好道德素质。患者不恰当的个人行为可能会导致网络式结构的传播，加大了疾病防控的难度，造成更大的经济损失和社会影响。相反，一些患者在出现症状后，详细记录自己的行程和身体情况，并及时就诊，为相关部门迅速找到密切接触者，阻断疫情的传播起到了关键作用。鉴于此，应担强调患者对自身行为的管理是应对突发公共卫生事件的基础和前提。

第三节　我国内地首例甲型H1N1流感及四川的疫情防控

2009年4月，在墨西哥、美国等地发生甲型H1N1流感疫情后，5月10日四川省发现我国内地首例输入性甲型H1N1流感病例。面对突如其来的甲型H1N1流感疫情，在四川省委、省政府的领导和卫生部的支持下，全省卫生部门早动员早部署，各有关部门沉着应对，迅速建立联防联控机制，科学决策，高效有序安排部署各项防控措施，首例病例被早发现、早诊断、早治疗。在首例病例应对中，四川省卫生厅沈骥厅长组织专家在全国率先制定了病例治愈出院和密切接触者解除观察两个技术指南，总结概括提出严把防控"七关"要求，为卫生系统防控甲型H1N1流感疫情提供了宝贵的经验。通过努力，四川省确诊病例重症发生率为4.3%，确诊病例病死率为0.39%，在发病数居全国第8位的情况下，重症发生率和病死率分别居全国第17、19位，最大限度减少了重症和死亡病例的发生，最大限度减缓了疫情在四川省的扩散蔓延，有效减轻了疫情带来的危害。

一、疫情概况及四川的防控策略

截至2010年4月22日24时，四川省累计报告确诊病例5 624例，累计报告重症病例242例，其中死亡病例22例，其余均治愈出院。累计报告聚集性疫情45起，报告发病1 183例，其中学校聚集性疫情41起（占91.11%）。报告确诊病例分布在全省21个市州181个县（市、区），其中成都1 298例。

四川省疫情的发生发展大致分为四个阶段：

第一阶段（5月10日至7月）为疫情传入阶段，特点为：病例以输入为主，集中发生在航空、火车以及旅游地，临床症状较轻，没有出现重症或死亡病例。此阶段防控策略为"外堵输入，内防扩散"。5月10日四川省发现内地首例甲型H1N1流感病例后，卫生部将甲型H1N1流感定为乙类传染病按甲类管理。四川省坚持"高度重视、积极应对、联防联控、依法科学处置"的原则，成立省甲型H1N1流感防控工作领导小组（指挥部），建立完善联防联控工作机制，各级、各部门各司其职、密切配合，联防联控，对外强化口岸检疫，落实堵输入各项措施，对内完善防控方案，严防疫情扩散。

第二阶段（7月上旬至8月下旬）为输入病例引起本土发生阶段，特点为：8月前以输入为主，8月后本地感染病例逐渐增加，病例主要集中在交通枢纽、旅游地区和学校，临床症状较轻，无重症和死亡病例。卫生部2009年第9号公告将甲型H1N1流感由"乙类传染病按甲类管理"调整为"乙类传染病按乙类管理"。四川省及时调整防控策略，从全面防堵转入以严防学校、灾区、旅游团、社区暴发，做好重症病例救治和人员、技术、物资准备为重点的防控策略，调整完善具体防控措施，加强达菲等药物储备，开展重症病例救治培训，认真做好应对秋冬季疫情的各项准备。

第三阶段（9月初至12月）为聚集性疫情暴发阶段，特点为：自9月2日成都市四川西南航空职业专修学院发生四川省首起聚集性甲型H1N1流感疫情后，疫情出现集中暴发，主要是学校暴发疫情，病例数迅速上升，重症和死亡病例逐渐增加，甲型H1N1成为四川省流感流行优势毒株。学校聚集性疫情41起（占91.11%）。9月10日国务院防控策略调整为"强化预防措施、严控社区传播、加强重症救治、减少疫情危害"。四川省根据疫情形势作相应调整，完善流感医疗救治专家组，对重症和危重病例采取"集中资源、集中病人、集中专家、集中救治"的"四集中"措施进行治疗，努力降低死亡率；并联合教育部门制定学校防控工作方案、规范等，强化学校等重点场所疫情防控工作，严防疫情进一步扩散。

第四阶段（12月以后）为疫情平稳下降阶段，12月上旬起报告病例数趋于平稳，病例增加速度趋缓，无死亡病例和聚集性疫情报告。2010年3月中旬，四川省流感流行的优势毒株已由甲型H1N1转为乙型，2010年4月卫生部防控策略调整为"科学有序防控、提升监测水平、做好重症救治、完善应对准备"。卫生厅继续加强甲型H1N1流感和季节性流感重症、危重症病例救治工作，强化危重症"四集中"治疗措施，加强治愈病例血浆采集工作，积极开展人群血清抗体水平调查，做好应对疫情卷土重来的各项准备。

二、疫情防控成效

我国内地首例输入性甲流在四川成都被发现本身已经说明四川甲流防控的效果，以及基层医疗卫生人员的敏感性。疫情发生后，全省各地、各有关部门特别是卫生、教育、检验检疫、药监、公安、民航、旅游、经委等加强合作，联防联控，最大限度地延缓了疫情在四川省的扩散速度和流行强度。疾控专家分析认为：四川省疫情传入阶段历时近2个月，未报告重症和死亡病例，而同期疫情在全球由20多个国家快速扩散到130多个国家，疫情在四川省的发生发展得到有效缓解，为后阶段防控准备工作赢得宝贵时间；疫情进入快速增长阶段后，各地各部门严格落实各项防控措施，发病数从2009年7、8月全国排名第六位下降到2010年初的第十九位；病例快速增长持续约7周，与全国水平相比，持续增长在时间上缩短了5周，有效减缓了疫情向社区蔓延的过程和流行强度。

时任国务院副总理李克强、卫生部张茅书记到川看望内地首例甲型H1N1流感病例时，对四川省防控工作给予了高度评价；由卫生部应急办张国新副主任带队的国家应对甲型H1N1流感联防联控工作机制督导组来川督导检查时认为四川省甲型H1N1流感防控工作领导有序、职责明确、措施到位、联防联控、物资经费保障有力、疫苗接种及时、有序、规范，成效显著。

三、四川防控措施与经验

（一）落实预案责任，统一组织领导

4月29日，获悉美国和墨西哥发生人感染猪流感疫情后，卫生厅即成立了以沈骥厅长为组长的防控工作领导小组，组建省医疗防控专家组，密切关注国外疫情动态。5月10日四川省报告内地首例病例后，立即启动突发公共卫生事件Ⅱ级响应，成立以蒋巨峰省长为组长的省甲型H1N1流感防控指挥部，负责组织指挥全省甲型H1N1流感防控工作。全省组织召开甲型H1N1流感防控工作专题会议12次、防控工作电视电话会议6次，下发规范性文件52个，组织专家分析研判疫情形势13次，适时调整防控策略，有力有序有效开展甲型H1N1流感防控工作。

（二）多部门联防联控，确保防控高效有序

发生首例甲型H1N1流感病例后，四川省启动卫生、公安、检疫检疫、民航、铁路等29个部门组成的省联防联控工作机制，分工负责、协调配合、密切沟通，共同开展疫情防控工作，定期组织疫情研判，及时调整安排部署；每发现一个病例，卫生、民航、公安、外事、铁路、交通等部门都紧密配合，联防联动，及早追踪密切接触者并实施医学观察，做到了早发现、早报告、早隔离、早诊断、早治疗，最大限度地控制了疫情在四川省的扩散速度和流行强度。多部门开展全省甲型H1N1流感防控工作督导检查，重点检查防控责任落实、联防联控机制建立、学校、灾区等重点场所、重点人群防控措施落实、应对疫情准备等工作。

（三）早期加强口岸检疫，严防输入传播

卫生主动加强与检疫、公安、民航、口岸等有

关部门的沟通联系，指派疾控专家入驻检疫口岸，实行联合检疫；联合公安部门全力开展密切接触者追踪，多次协调成都市政府、检验检疫、铁路等部门，制定完善排查、检测和隔离观察等工作程序；针对第一阶段四川省病例以到川旅游的国外输入性病例为主的特点，加强与省旅游、交通等部门配合，制定细化联防联控工作方案，重点加强到川旅游国外或境外人员的监控防范。共检疫查验入境航空器 3 136 架次，检疫查验入境人员 388 027 人次；对 259 847 件旅客携带物进行了检疫查验，截获 1 069.2 千克；查验入境国际邮寄物 83 413 件，截获 244.822 千克；对 2 402 名发热或有症状旅客进行了现场排查。严密的口岸检疫措施有效减缓了疫情输入。

（四）中期突出重点，做好学校等重点场所防控

学校聚集性疫情发生后，省防控领导小组及时启动相关措施，首先针对学校疫情高发的形势，狠抓校长第一防控责任人制度落实，与所有校长签订防控责任书；二是卫生会同教育部门制定学校甲型 H1N1 流感防控工作方案，加强对学校防控工作的技术指导和支持，指导学校有序采取晨检、医学巡查、健康教育等专业防控措施，配合教育部门科学、合理地采取停课等社会防控措施；三是 10 月率先在学校开展疫苗接种工作，建立免疫屏障，减少聚集性疫情发生；四是先后 4 次会同教育部门加强对学校防控甲型 H1N1 流感工作的督导检查，确保各项防控措施得到有效落实；五是加强对学校教职员工和学生的甲流感防控知识宣传教育，提高防病意识和自我防护能力。

（五）不断完善防控方案，落实重点环节防控措施

一是制定细化防控工作方案。密切关注疫情进展和国家防控策略调整，制定了应对甲型 H1N1 流感流行卫生处置预案和应对甲型 H1N1 流感医疗救治预案，细化社区甲型 H1N1 流感暴发流行控制工作实施方案、乡镇（街道）甲型 H1N1 流感防控指南和机关企事业单位甲型 H1N1 流感防控指南等规范。二是对可能发生社区暴发流行的重点领域、重点人群，尤其是对重灾区灾民安置点、板房学校、建筑工地等人群聚集场所的防控工作进行专门部署；重点加强国庆、学校、医院等重点时期、重点地区、重点人群、重点环节的防控工作。三是针对特大型城市成都市在应对甲型 H1N1 流感大流行中面临的严峻形势，组织制定强化成都市甲型 H1N1 流感大流行防控与医疗救治工作应对方案，组建疫情防控和医疗救治两个专家技术指导组，以便在大流行时整合省、市卫生资源，随时为成都市提供技术、物资、人员等支援。

（六）在医疗中实施重症集中分类救治原则

发现甲型 H1N1 流感病例后，首先是及时在全省指定定点救治医院 28 家，各定点救治医院成立专家组，严格按照卫生部诊疗方案开展甲型 H1N1 流感病例救治工作；二是为加强逐步增多的重症病例救治工作，领导靠前指挥，先后 11 次率省医疗救治专家赶赴凉山、绵阳、资阳等地指导医疗救治工作，并制定下发甲型 H1N1 流感病例转运工作方案等规定，规范救治行为；三是整合全省医疗资源，对甲型 H1N1 流感病例实行分级分类医疗救治，加强重症病例救治。指定成都市传染病医院、省人民医院、川大华西医院优先集中收治重症病例，危重病例及时转入 ICU 治疗。对流感重症和危重病例（包括儿童和孕妇）坚持按照传染病属地化管理、就近治疗的原则，以市级定点收治医院为核心，在确保医疗安全的前提下，对重症和危重症采取"集中资源、集中病人、集中专家、集中救治"的"四集中"方式进行治疗；四是建立危重病例分片负责指导和救治专家对口支援机制。由四川大学华西医院、四川大学华西第二院、四川省人民医院、泸州医学院附属医院、川北医学院附属医院分片区对各市州上报的危重病例救治进行指导，并负责指导基层医疗卫生机构防控工作，培训基层医务人员，提高诊疗能力。

（七）加快人群疫苗接种，建立免疫屏障。

9 月，我国甲型 H1N1 流感防控工作进入疫苗接种阶段。四川及时研究部署甲型 H1N1 流感疫苗接种工作。一是及早确定疫苗需求，明确接种原则为分步实施、稳妥推进，知情同意、自愿接种，政府保障、免费接种。二是及时制定四川省疫苗接种工作实施方案，组织开展疫苗接种工作培训，对疫苗接种工作进行安排部署；接收首批 136 万剂疫苗后，立即组织在全省实施，全力推进疫苗接种工作。三是安排部署重点环节疫苗接种工作，重点开展农村地区、学校等重点场所、重点人群疫苗接种工作。四是加强接种异常反应监测。成立"甲型 H1N1 流感疫苗接种技术指导组"，指导各地疑似异常反应病例监测工作；全省无重大异常反应。五是为加快各地疫苗接种工作进度，建立分片包干责任制，多次组织疫苗接种工作督导，全力推进四川省疫苗接种工作。四川省累计接收甲型 H1N1 流感疫苗 736 万剂，累计完成疫苗接种 699 万剂，任务完成率达 95%。

（八）分阶段针对性做好各种应对准备

在疫情传入阶段，重点做好应对本土暴发流行各项准备。一是加大达菲、医用口罩、N95 口罩、防护服、消毒药械等的储备力度；二是医疗机构及时启用发热门诊，严格预检分诊制度，24 个市州级定点收治医院、25 台负压救护车全部处于备用状态；三是组织举办 2 期甲型 H1N1 流感识别、诊断、救治、防护技能培训，提高病例早发现、早治疗能力。

在输入病例引起本土暴发阶段，重点加强监测等基础性工作准备。一是卫生部投入近 2 000 万元，加强四川省省、市疾控中心流感监测网络实验室和哨点医院装备建设；二是进一步加强防控物资储备，完成达菲 5 万份、防护服 3 200 套、口罩 4 600 只等省级物资储备计划；三是加强应对社区传播、救治重症病例等的培训，各地举办甲型 H1N1 流感防控知识的全员培训；四是及时启动后备医院省六医院收治病例，省人民医院和川大华西医院做好收治重症病例的准备；省财政投入 1 100 万元，加强对省疾控中心和省第六医院防控实验室的能力建设。

进入聚集性疫情暴发阶段后，重点做好甲型 H1N1 流感及季节性流感等秋冬季呼吸道传染病防控准备。一是省财政专项经费 1 000 万元物资储备，按照"保重点、保急需、保需求"的储备原则制定防控物资储备计划；二是进一步加大治疗药物储备力度，累计向各县级以上医疗机构调拨奥司他韦和扎那米韦等药物 56 万余人份；三是重点加强基层医疗机构、边远地区医疗机构医务人员早期识别和处置重症病例的能力培训，全省累计开展培训 32 期，培训人员约 3 500 人次，举办重症病例收治实战演练 7 次；四是全省 30 家哨点医院和 21 家流感监测网络实验室积极开展流感样病例监测工作，累计监测流感样病例约 6 万人次，及时分析研判疫情变化，调整完善防控措施。

（九）加强宣传教育，提高公众防范意识

坚持信息公开，及时准确发布疫情信息。在四川电视台、四川人民广播电台制作专家访谈节目，在电信部门开通 114 号码百事通，加大对甲型 H1N1 流感可防、可控、可治的宣传力度，大力普及科学防病知识，增强公众自我防控意识。制作卫生防病宣传小册子，号召疫区回国人员主动实行自我隔离，出现病情及时主动就诊。科学、准确宣传疫苗接种策略和接种原则，增强公众自愿接种疫苗的信心。密切关注社会动态，科学解释病例数快速上升和重症、死亡病例持续发生的情况，做好风险沟通，避免公众恐慌。卫生厅累计印发甲型 H1N1 流感宣传墙报 11 万张、科普宣传单 2 万份。

参 考 文 献

1. 施国庆,曾光.中国应对流感大流行的策略和措施[J].中国急救复苏与灾害医学杂志,2009,4(6):358-360.
2. 赵晓东.奥运会运动应激损伤[J].中国急救复苏与灾害医学杂志,2009,4(9):645-646.
3. 普丽芬,肖力屏.云南突发事件的特点:2007年云南19次突发事件的回顾性分析[J].中国急救复苏与灾害医学杂志,2009,4(6):405-407.
4. 万明国,王成昌.突发公共卫生事件应急管理[M].北京:中国经济出版社,2009.
5. 刘利兵.实验室生物安全与突发公共卫生事件[M].西安:第四军医大学出版社,2009.
6. 孙成斋.突发公共卫生事件应急处理实践[M].合肥:安徽人民出版社,2008.
7. 张世杰.突发公共卫生事件应急处置手册[M].西宁:青海人民出版社,2009.
8. 陈锦治.突发公共卫生事件预防与应急处理[M].南京:东南大学出版社,2005.
9. 牛侨.突发公共卫生事件的防护[M].北京:中国协和医科大学出版社,2005.
10. 郑力.SARS与突发公共卫生事件应对策略[M].北京:科学出版社,2003.
11. 俞顺章.灾难 突发公共卫生事件回顾[M].上海:上海辞书出版社,2005.
12. 王明旭.突发公共卫生事件应急管理[M].北京:军事医学科学出版社,2004.
13. 童文莹.中国突发公共卫生事件管理模式研究 基于对SARS和A(H1N1)事件分析[M].北京:社会科学文献出版社,2012.
14. 王声湧,林汉生.突发公共卫生事件应急管理学[M].广州:暨南大学出版社,2011.
15. 金大鹏.医疗防疫机构应对突发公共卫生事件的管理[M].北京:中国协和医科大学出版社,2005.
16. 郭新彪,刘君卓.突发公共卫生事件应急指引[M].北京:化学工业出版社,2004.
17. 郭新彪,刘君卓.突发公共卫生事件应急指引[M].北京:化学工业出版社,2009.
18. 耿文奎,葛宪民.突发公共卫生事件监测预警及应急救援[M].北京:人民卫生出版社,2008.
19. 赵金恒.突发公共卫生事件应急条例与操作实施手册[M].哈尔滨:黑龙江人民出版社,2003.
20. 公保才旦,吕传柱.紧急医疗救援报告2011 我国近年突发公共卫生事件及大型活动医疗救援案例解析[M].西宁:青海民族出版社,2011.
21. 陈焱.卫生监督应对突发公共卫生事件实用手册[M].北京:科学技术文献出版社,2012.
22. 吴建军,万学中.突发公共卫生事件及其应急处理[M].长春:东北师范大学出版社,2011.
23. 王世平,于振喜.突发公共卫生事件应急管理实用手册[M].哈尔滨:黑龙江科学技术出版社,2011.
24. 刘玉芹.突发公共卫生事件医疗救治[M].北京:人民卫生出版社,2004.
25. 王军民.应对突发公共卫生事件[M].北京:人民卫生出版社,2004.
26. 梁万年.突发公共卫生事件应急工作手册 传染性非典型肺炎专辑[M].北京:中国协和医科大学出版社,2003.
27. 卢洪洲,张志勇.流行性感冒[M].上海:复旦大学出版社,2010.
28. 刘兴太.救援医学导论[M].天津:天津科学技术出版社,2009.
29. 马秋云.新编传染病预防控制与应急处置[M].天津:天津科学技术出版社,2009.
30. 崔国权,杨超.新编卫生应急事件预防控制技术[M].长春:吉林人民出版社,2009.
31. 陶芳标,马骁,杨克敌.公共卫生学概论[M].北京:科学出版社,2009.
32. 黄子通.突发公共事件医疗救治[M].广州:中山大学出版社,2008.
33. 伍岳琦,林锦炎.突发公共事件卫生应急管理[M].广州:中山大学出版社,2008.
34. 曾四清.突发公共事件健康教育与心理干

预[M].广州：中山大学出版社，2008.

35.张晓丽.传染病疫情信息报告、监测技术指南[M].赤峰：内蒙古科学技术出版社，2008.

36.王丽.医学伦理学与相关法律[M].郑州：河南科学技术出版社，2006.

37.马衍辉，李金星.传染病应急与处置[M].济南：山东大学出版社，2007.

38.郭清.公共卫生事件防制概论[M].杭州：浙江大学出版社，2006.

39.谭晓东.突发性公共卫生事件预防与控制[M].武汉：湖北科学技术出版社，2003.

40.康熙雄，高星.传染性非典型肺炎病原学检测与诊断[M].北京：科学出版社，2004.

41.高星.北京首次发生群体广州管圆线虫病面临的法律挑战及依法履职对策[J].中国急救复苏与灾害医学杂志，2007，9：121-123.

42.高星.北京应对首次发生群体广州管圆线虫病的科学决策和果断处置[J].中国急救复苏与灾害医学杂志，2007，6：321～323.

43.孙力，金春华.北京食用含三聚氰胺婴幼儿配方奶粉致婴幼儿泌尿系统结石的筛查、诊断与应对工作模式[J].中国急救复苏与灾害医学杂志，2009，4（9）：656-661.

44.高星.2009年流感大流行全球应对思考和启示[M].北京：人民卫生出版社，2010.

45.高星，刘瑶瑶，孙力.2009年甲型H1N1流感大流行风险评估[J].中国急救复苏与灾害医学杂志，2009，4（12）：932-935.

46.高星北京应对首次发生群体广州管圆线虫病的科学决策和果断处置[J].中国急救复苏与灾害医学杂志，2007，2（6）.

第十二篇

心理与康复

第一章

地震灾害医学救援的心理与康复治疗

第一节 地震灾害的概述

地震是一种突发性的自然灾害。在极短的时间内会引起地面剧烈震动,并形成地表断裂和变形,引起建筑物倒塌和损坏,造成人身伤亡及大量社会物质损失。

地震的分布是有一定规律的。地震带是地震发生较多,又比较强烈的地带,在一个地震带之内,不是到处都地震;在地震带以外的地区,也不是绝对不会发生强烈地震,不过比较少罢了。

我国境内地震的分布也具有分带的特征,笼统地说,主要有东北深震带、台湾—闽粤沿海地震带、华北地震带、新疆地震带和川滇藏地震带等。每一个大带还可以细分为若干个小带,如华北地震带又可分为燕山带、山西带、渭河平原带、河北平原带等。我国台湾省位于环太平洋地震带上,西藏、新疆、云南、青海、四川等部分位于喜马拉雅山—地中海地震带上,因此是我国地震最多也是最强烈的地区。另外,河北、山东、山西、陕西、甘肃、宁夏等省(区)也是地震活动比较强烈的地区,而贵州、广西、江苏、浙江、江西、湖南、湖北等省(区)历史上记载的地震次数较少,也不强烈。

一、地震的分级

1. 特别重大地震灾害 是指造成300人以上死亡,或直接经济损失占该省(区、市)上年国内生产总值1%以上的地震;发生在人口较密集地区7.0级以上地震,可初判为特别重大地震灾害。

2. 重大地震灾害 是指造成50～300人死亡,或造成一定经济损失的地震;发生在人口较密集地区6.5～7.0级地震,可初判为重大地震灾害。

3. 较大地震灾害 是指造成20～50人死亡,或造成一定经济损失的地震;发生在人口较密集地区6.0～6.5级地震,可初判为较大地震灾害。

4. 一般地震灾害 是指造成20人以下死亡,或造成一定经济损失的地震;发生在人口较密集地区5.0～6.0级地震,可初判为一般地震灾害。

二、地震对人的伤害

地震通过直接、间接及诱发的灾难对人造成伤害,可分为以下几类。

1. 机械性致伤 人体受到建筑物、室内设备、家具等直接砸、压、埋的机械力学损失,一般占地震伤的95%～98%。头面部颅脑伤是震伤中死亡率最高的,早期可达30%,伤员往往在到达医院前死去。颌面、五官伤常造成严重的功能障碍,往往可因血块、创伤组织堵塞呼吸道而窒息。四肢伤发生率占各部位损伤的首位,常常伴有周围神经和血管损伤。腹部伤发生率不高,但往往因出血而引起死亡,骨盆部和胸肋部伤在夜间的发生率较白天高,骨盆部位往往伴有膀胱和性器官损伤。地震伤有40%甚至更高是两处以上的多部位复合伤,但因临床表现互相掩盖,往往检伤时被忽略。

2. 挤压伤和挤压综合征 这种伤是地震中的常见伤,特别是在城市伤员当中占相当大比例,当人体,特别是肌肉发达的肢体被重压1～6小时或6小时以上,受挤压的肌肉因缺血坏死,并逐渐为瘢痕组织代替、挛缩而丧失功能,称为挤压伤。当被挤压的坏死组织释放大量有害物质进入人体内,可发生休克和肾衰竭,称为挤压综合征。

3.休克与地震伤感染　严重的创伤、大出血、饥饿、脱水、衰竭、精神创伤以及挤压综合征均可引起休克，约占全部伤员的 4%。地震现场环境污染严重，抢救伤员设施差，伤员伤口极易被各种致病细菌侵入造成感染。尤其是破伤风杆菌和气性坏疽菌对创口的威胁最大，死亡率很高。所以，在早期抢救过程中应特别注意做好清创和预防注射工作。一经发生感染，应立即采取隔离治疗。

4.完全性饥饿　被埋困于废墟中的人员，粮食来源几乎完全断绝，仅依靠自身储备的营养物质维持生命。长时间消耗，体内储存物质枯竭，称为完全性饥饿状态，以致机体代谢紊乱、抵抗力下降、血压降低、虚脱而濒于死亡。

5.淹溺　地震后继发海啸，水库、河堤、水坝毁坏，山崩、滑坡造成河道淤塞、水位上涨，引发水灾，造成人员淹溺。城市工矿地区的地震，若发生地面冒水或水管、蓄水池毁坏时，溢水灌入地下作业坑道也可引起淹溺。

6.烧伤　地震可使电器、炉火、煤气或其他易燃品发生事故而酿成火灾，发生大批或散在烧伤伤员，这是地震中的多见现象。

7.冻伤　寒冷地区在地震前后，居民避震野营，生活艰苦，防寒条件差，往往发生大批冻伤。

8.心理创伤[1]　破坏性地震发生时，震区群众首先是心理上经受一次前所未有的大冲击，陷入一种罕见的情感危机中，表现出极度惶恐和不安，单纯的求生欲望压倒一切。同时因为亲人遇难，精神上陷入了极度悲哀，对生活、爱情、婚姻等的看法发生巨大变化。

第二节　地震灾害的特点及医学救援要点

一、地震的特点

破坏性地震一般涉及面积大、破坏性强、累及多个地区或省市甚至国家，致使大量建筑物倒塌，道路、桥梁中断，生命线供给系统破坏，造成大量人员伤亡和财产损失。同时，地震常诱发或引发多种次生灾害，如火灾、水灾、海啸、泥石流、化学毒物和放射性物质的泄漏、交通事故、灾后传染病扩散和蔓延等。这些都增加了地震现场的复杂性和危险性，也使现场救援工作更为困难。

二、地震的救援要点

（1）幸存者可能在坍塌建筑物中的蜂窝状空穴存活 2～3 周甚至更长一段时间。在完全排查所有空穴或搜救时间未超过三周之前，绝不轻易放弃。

（2）为达到最高效率，搜索和营救应由独立团队完成。

（3）当使用不能直接确认幸存者存在（如目视、对话）的搜索方式（搜救犬、声学仪器）时，须由两个独立搜索分队确认。以保证之后的营救工作有的放矢。

（4）搜救区域必须严格戒严，并最大可能保持安静。

（5）使用固定、醒目的符号对已经完成搜索的区域进行标注，以节约宝贵的时间和人力。

（6）在搜救人力、资源、时间有限时，须对搜救地点的优先级进行选择。

（7）每个营救地点都必须指定一人与指挥部门负责协调，统一指挥，全权进行人员调度。

1.心理创伤：在精神病学上被定义为"任何一种突然发生的和潜在的生活危险事件，超出一般常人的经验"。例如从越南战争回国后退伍的老兵，虽然他们的生活已经恢复了平静，可是他们的体验好像每天总是在战场上一样，不断地会闪现战争的画面，杀戮的场面，枪声等，有时会出现"重演"性发作，再度恍如身临险境，出现错觉、幻觉、意识分离性障碍等。睡眠紊乱，情绪非常不稳定，对生活没有快乐感，每天生活在过去的回忆中。

第三节 地震灾害的心理援助

一、震期的心理援助

震期心理救援工作是在紧急状况下进行的，其最主要的目的在于尽快稳定受灾群众的心理，减少严重心理问题的发生并降低其对救灾工作的影响，为灾后心理健康的尽快恢复打下基础。主要内容包括如下几个方面。

1. **降低受灾群众的恐惧心理** 由于生命安全受到威胁和缺少信息支持，受灾群众通常会有恐惧心理。灾区谣言的传播则会推动群体心理恐惧的发展。因此，除了积极的救援外，要利用各种有效的手段（如电视、广播、手机短信、布告等），迅速发布有关灾情的权威信息，以阻止相关谣言的传播，降低受灾群众心理恐慌的程度。

2. **消除受灾群众的孤独感** 大规模的灾难（如地震）导致很多受灾群众孤单地滞留在生命安全受到威胁的环境下，其社会支持系统遭到彻底破坏。救援人员要利用与受灾群众直接接触的机会，向他们传达各级政府和社会各界对他们的关怀和支持，鼓励他们克服和战胜困难。

3. **给受灾群众以希望** 心理学认为，希望是人类所有情绪中最重要的一个。在灾区，人们常常会感到希望非常渺茫，因而产生严重的无助感和绝望情绪。对于这种情况，引导受灾群众看到希望，能够坚定他们战胜威胁的信念，形成乐观的态度和发展对自己命运的控制感，以积极的心态等待进一步的救援。

4. **鼓励受灾群体相互支持** "同是天涯沦落人"，受灾群众在语言、文化习俗和受灾程度上的共同性，使他们不仅能够进行有效的沟通和交流，而且可以产生强烈的心理认同感，从而促进他们之间的相互支持，增强共渡难关的信心。救援人员特别是社区服务人员和志愿者，将熟识、受灾程度相似的受灾群众组织在一起，对他们给予适当的个别和集体指导，是现场心理救援的有效措施之一。

5. **建立现场心理救援所** 对严重认知功能障碍、情绪和行为失控的受灾群众，应创造条件，将他们转移到现场心理救援所或类似的机构，给予相应的专业处理，必要时可以使用镇静药物。在条件允许的情况下，可将出现严重急性心理应激的受灾群众转移到后方，接受强化干预和治疗。

二、震后的心理援助

群体性公共危机事件对受灾群众的心理打击不仅是广泛的，而且是深远的。灾后心理康复的主要目的不仅在于预防和治疗受灾群众的心理障碍，而且在于通过心理健康教育，促进受灾群众的心理成长。基本措施主要有三方面：

第一，灾后尽快建立或重建灾区的精神卫生服务系统，为受灾群众提供包括心理危机干预在内的基本精神卫生服务，对经济上存在困难的严重心理障碍患者，要建立适当的社会救助机制。

第二，开展广泛的心理健康教育，灾区的各级学校，包括大中小学，要尽快制订切实有效的心理健康教育和心理辅导体系，为受灾学生提供服务；在社区层面上要因地制宜地采取措施，对居民进行心理健康辅导，及时发现严重的心理障碍患者并转诊到专业机构接受治疗。

第三，针对受灾群众的常见心理问题，如抑郁症、创伤后应激障碍等进行识别和处理，组织对基层医务人员（不仅仅是精神卫生服务人员）的强化培训，使这类疾病的患者能够得到及时有效的处理。

放松技术是一种帮助你探索如何处理压力的很好方式。放松不仅仅是内心的平和或者享受业余爱好。放松是减少应对生活的挑战对你的心灵和身体的磨损的过程。无论你是否在生活中承受些压力或者你已经将它控制住，你都能在学习放松技术中受益。学习基本的放松技术并不难。去探索这些简单的放松技术，可以让你开始应对你的生活并改善你的健康。在灾后心理急救和心理卫生服务工作中，放松技术是最常用的心理行为训练技术之一。

（一）放松技术的好处

人有许多事要做，放松技术可能在你的一生中居于次要地位。但那将意味着你可能会错过放松对健康的好处。练习放松技术能改善你对压力的生理反应，如减慢你的心率、降血压、减慢你的呼吸频率、减少需氧量、增加主要肌肉的血流量、降低肌张力。你也可以从放松技术中获得如下对整体健康和生活方式的好处：较少的身体症状，像头痛和背痛；较少的情绪反应，像愤怒和挫折感；更多的精力、注意力；更集中更强的处理问题能力；在日常活动中更高的效率。

（二）放松技术的类型

虽然卫生专业人员，如补充治疗和替代治疗从业者、医生和心理治疗师能教你放松技术，但你也能自学。放松技术通常包括让你注意一些宁静事物和增加你对身体的认知。你选择哪种技术不要紧；关键是你要试着有规律地去训练。有几种主要类型的放松技术，包括：

1.自身训练放松法　自身训练法意思是感知来自于你自己的身体。在这种技术中，你同时运用视觉的想象和身体的感知来缓解压力。在你脑海中重复些话语或建议来帮助你放松和减轻肌肉的紧张。你可以想象一个宁静祥和的地方，然后集中精力平稳放松你的呼吸，减慢你的心跳，或者其他不同的身体感觉，比如轮流放松每只手臂或每条腿。

2.肌肉渐进松弛法　在这种技术中，你专注于使每个肌群慢慢紧张，再使其充分放松。这会帮助你建立肌肉紧张与放松程度的区分感觉，并且你会变得更加清楚自己的身体感觉。你可以选择从你的脚趾开始紧张然后放松，再更多的上升到你的脖子和头部。让你的肌肉紧张最少5秒，再放松30秒，然后重复进行。

3.意象松弛法　在这种方法中，你意象采取了视觉之旅，去了个和平宁静的地方或环境。试着用你能感觉的感官去体会，包括嗅觉、视觉、听觉和触觉。例如，如果你想象在海滩放松，想象被阳光照射的温暖，海浪拍打沙滩的声音，坐在软绵绵的沙滩上的感觉和海水的味道，你就可能想闭上眼睛，坐在安静的地方，解开紧贴的衣服。

其他放松技术包括些你可能更熟悉的瑜伽、太极、听音乐、运动、冥想、催眠、按摩等。

（三）实施放松技术

当你学会了放松技术，你就会更加意识到肌肉紧张和由压力引起的其他身体感觉。一旦你知道应激反应是怎样的，你的肌肉一开始紧张，你就能做出有意识的措施来练习放松技术。你可以防止压力螺旋式地上升到不可控制。记住，放松法是技能，并且就像其他任何技能，你放松的能力都是随着实践而长进的，对自己耐心些。保持积极动力来减少压力对你身体的消极影响，这会使你经历你生活中更大意义上的平静。记住，有些人在放松练习过程中可能会经历情绪上不适的感觉。虽然很少见，但是如果你特别是那些有严重心理问题和曾遭过虐待的人在练习中感觉情绪不适，那就停下来，考虑跟你的医生谈谈。

（四）放松步骤

静坐在舒适的椅子上，靠背扶手椅是很理想的，睡床上也很好。尽可能的舒适——不穿紧的衣服、鞋子，不跷二郎腿。深吸一口气，慢慢呼出，再继续。接下来要做的就是将特殊部位的肌肉群交替的紧张和放松。紧张后比紧张前肌肉将会更加放松。注意体会肌肉的感觉，特别是紧张和放松的相反感觉。这时候你将会认识到特殊部分肌肉的紧张，并且能够缓解这种紧张。

不要屏吸，磨牙或斜视。慢慢平稳地呼吸，并且只想紧张、放松的相反感觉。每次紧张10秒，每次放松10~15秒。数"1，2……"直到你有时间间隔的感觉。

每天进行一次完整的、有次序的训练直到你感觉能控制你的肌肉紧张。注意：如果你肌肉拉伤过，骨折过，或者有其他任何对身体活动禁忌的内科疾病，请先咨询你的医生。

1.手　拳头握紧；放松。手指伸直；放松。

2.肱二头肌和肱三头肌　收缩肱二头肌（摇动你的手来保证你没紧张到握拳）；放松（将手臂垂椅上）。收缩肱三头肌（试着向后弯曲你的手臂）；放松（甩手臂）。

3.肩膀　将肩膀向后拉（要小心）；放松。向前耸肩；放松。

4.脖子（侧面）　肩膀伸直放松，头慢慢转到右边，幅度尽可能大；放松。转到左边；放松。

5.脖子（前面）　下巴紧贴胸前；放松（不推荐把头扭到后面以确保不扭伤你的脖子）。

6.嘴巴　尽可能将嘴巴张大；放松。嘴唇紧闭或尽可能撅起嘴；放松。

7.舌头（伸缩）　嘴巴张开，尽可能将舌头伸远；放松（让其放在下颌）。尽可能回缩；放松。

8.舌头（向上向下）　将舌头抵住上腭；放松。

抵住下颌；放松。

9.眼睛　尽可能张大（皱眉毛）；放松。紧紧闭上眼睛（斜视）；放松。确保你在每次紧张后完全放松眼睛、前额和鼻子。

10.呼吸　尽可能深吸气，再多吸点；像平常样呼气15秒，呼出肺里所有的气，再呼出点；像正常吸气15秒。

11.背部　肩膀靠在椅背上，让医生向前推你身体使你的背弯成弓形；放松。要认真做，否则就不要做。

12.臀部　用力收缩臀部，将骨盆稍微向上抬离椅子；放松。屁股用力坐在椅子上；放松。

13.大腿　伸长腿并抬高，或者脚休息但不收腹。将脚用力踩地上或者脚休息；放松。

14.胃　尽可能长地伸展胃部；完全放松。推挤胃部或者收缩，就像你准备对肠道产生很大冲击力；放松。

15.小腿和脚　点脚趾（不抬腿）；放松。尽可能远地翘脚趾（小心抽筋——如果你抽筋或是感觉到要抽筋了，甩几下）；放松。

16.脚趾　随着腿放松，向地面点脚趾；放松。尽可能向上弯脚趾；放松。现在来放松一段时间。随着一天天实践的进展，你可能希望跳过些看似对你不成问题的步骤。当您成为一个对您的紧张区域很了解的专家后（数星期后），你就能时刻关心它们。这些练习不会消除紧张局势，但是当它发生时，你就会立即知道，并将能够运用"紧张—放松"应付它们。

（五）为放松训练的呼吸练习

你呼吸的方式影响你的全身。全面地深呼吸是一个好方法，可以减少紧张，感觉放松，减少压力。

1.滚动呼吸　滚动呼吸的目的是充分开发肺的利用价值并跟你呼吸的节奏合拍。它可以在任何位置练习，但最好向上躺着，膝盖弯曲。

（1）把你的左手放在腹部，右手放在胸部。注意当你吸气和呼气时，你的手是怎么在移动。

（2）实践呼吸充实你的下肺部，当你吸气时，你的左手就会抬高，你的右手仍然在那儿。始终用鼻子吸气用口呼气。

（3）当你已经充分呼吸，就可以进行第二步：首先像平常一样将气吸到下肺部，然后继续吸入到上胸部。这样做时，你的右手将上升，左手随着你的腹部下降。

（4）当你从嘴巴慢慢呼气时，发出安静的"呼呼"声，你的左手会先下降，然后你的右手下降。当你呼气时，感受到紧张将远离你的身体，这样你会变得越来越放松。

（5）以这种方式练习呼吸3～5分钟。注意你的腹部和胸部以一定的节奏像起伏的波浪一样上升和下降。

注意：一部分人在尝试滚动呼吸的前几次会头晕。如果你过度通气或变得头昏眼花，减慢你的呼吸。慢慢起床。

2.清晨呼吸　当你早上一起来，就尝试清晨呼吸，来舒缓僵硬的肌肉和清理不畅的呼吸道。然后这样会舒缓接下来一整天的紧张。

（1）用站着的姿势，腰部向前弯，膝盖稍微弯曲，手臂摆着靠近地面。

（2）慢慢深深地吸气时，慢慢抬起身回到站立位，最后抬起头。

（3）站立位屏住呼吸几秒钟。

（4）等你回到原来的姿势，慢慢将气呼出。

3.清醒头脑　清醒头脑对缓解脖子的紧张或当你心烦意乱时很有好处。

（1）以慢慢的多摇动几次你的脖子开始。将下巴贴胸部，或接近它，把你的头抬起来并且转到右边，慢慢地吸气，直到你的头向后倾斜，你的下巴指向了天空。如果您脖子（颈椎）有关节炎或脊椎有其他疾病，不要将你的下巴抬向天空。

（2）以这个姿势屏住呼吸几秒钟。

（3）头低下来，慢慢呼气，直到你的下巴再次紧贴胸部。

（4）重复（这次将你的头转到左边）。

（六）在办公室或家里怎样放松

（1）维持肌肉紧张5秒，然后放松5秒。当你使每块肌肉紧张时，在不要伤到自己前提下用劲做。当你松弛下来，就尽可能地放松。

（2）后背抵着椅背坐直，脚平放在地板上，双手轻轻放在大腿上。

（3）如果可能的话，闭上眼睛。你可能在练习时不闭眼睛，但这样做将帮助你更加放松。不要闭着眼睛，要让眼睑自然下垂。

（4）慢慢从鼻子吸气，数到5。屏住呼吸数5下。慢慢地呼出数到5。再重复。

（5）先收缩脚上的肌肉。保持脚跟挨着地面，将前脚蹦离地面，脚趾对着自己。保持姿势慢慢数

5下。

（6）放松。让脚慢慢地放下复原。体会这种感觉，与肌肉紧张时相比较。放松数5下。

（7）接下来，将大腿肌肉尽量收缩。维持着数到5，放松肌肉数到5。

（8）收紧腹部肌肉维持数到5。放松肌肉，数到5。确定坐姿端正。

（9）收缩你的手臂和手的肌肉，尽力握拳，数到5，再完全放松数到5。

（10）就像触摸肩胛骨那样用力将肩膀向后推，收紧上背部。维持数到5，放松数到5。

（11）做耸肩动作将肩膀收紧，维持着数到5。放松肌肉数到5。

（12）收紧颈部，先轻轻地向后移动头（就像看天花板一样）维持数到5。放松数到5。然后轻轻地将头耷在前面，数到5。放松数到5。

（13）绷紧脸部肌肉。首先将嘴张开数到5。然后提起眼睛眉毛，维持并数到5。放松数到5。最后紧闭眼睛，并维持数到5。放松（眼睛，轻轻闭上）数到5。

（14）以呼吸来结束这个训练。用鼻子慢慢呼吸，数到5，屏住呼吸数到5，呼气数到5，重复4次。

第四节 地震灾害的康复援助

一、震期救助的康复治疗

震后主要是截瘫，功能锻炼是调动自身力量战胜截瘫的重要措施，截瘫患者由于长期卧床，脊髓损伤平面以下的肌肉瘫痪，肌力下降，肌肉萎缩，为了进行整体锻炼达到离床练站、走或者在能走之后进一步提高，都需要在早期进行床上的肢体、腰、背、腹等肌肉的锻炼。患者功能锻炼过程中有关的几组肌群中，起止于骨盆诸肌肉的锻炼是康复的主要方面。应当积极加强锻炼。

（一）床上锻炼

1.整体锻炼

（1）上肢锻炼：上肢做伸、屈等动作，或借助哑铃、拉力器以增强上肢的臂力，或练习俯卧撑。为练坐、站、走打基础。

（2）下肢锻炼：仰卧时可将双下肢悬空吊起，借助滑轮的滚动，练习屈膝、屈髋动作；俯卧时练习屈、伸膝动作。

（3）腹部肌肉锻炼：床头拉绳或利用带钩的手杖钩在床头上练习起坐。进而练习自由仰卧起坐，仰卧抬骨盆。

2.锻炼"坐"

1）锻炼程序：卧床—靠坐—扶坐—自坐—床边垂足坐。

2）保护方法：开始练坐时，后背靠的物品最好第一层软，第二层硬。例如用棉被和木椅做靠背架较适宜，靠坐时病人身体的角度逐渐升高到70～90度。

病人长期卧床，为了防止褥疮，开始练坐时，最好垫以气圈或海绵垫，膝与踝及腿的两侧均用小棉垫垫平，以防止下肢各关节畸形。若为高位截瘫病人，练坐时应特别注意左右平衡，防止摔倒和体位性休克的发生。

练习翻身时，要注意侧身上方的腿，应用小棉垫垫起，膝部要悬空，以防压迫肢体发生褥疮。

3）保护

（1）提腰：适于开始练走阶段，提腰的目的是协助病人迈步，并能起保护作用，防止摔倒。

a.双手提腰法：护理员在病人身后用两手抓住病人腰带，掌心向上。病人迈左腿时，护理员左手协助病人提起左侧腰胯，右手顶住病人腰部，同样，迈右腿时，右手提腰，左手顶住腰部。

b.单手提腰法：护理员用一手抓住病人腰带。病人迈左腿时，手向右旋转，将病人左侧腰胯提起，并可用腿顶住病人左腿协助迈步。同样，迈右腿时，手向左旋转，提右腰，顶住右腿协助迈步。

（2）扶腰：适于练走比较稳定阶段，护理员用手扶住病人腰带或衣服，以解除病人胆怯心理，起到保护作用。

（3）推膝：病人稍有些膝软，但可不绑竹板，此时，为协助练走，护理员可蹲在病人前面，用两手轻轻推住病人两膝，随着病人向前迈步而向后移行，防止病人膝部打弯。

（4）护行：病人扶拐、扶棍行走比较稳定时，护理员不应远离病人，仍应紧跟病人身后，虽然放手，但不放眼，密切注意，防止摔倒。

（二）辅助工具的使用

1.竹板　适用于损伤部位较高，痉挛比较严重和腰、胯、膝均无力者。使用方法：竹板宽 10～15 cm，长 50～60 cm，放在膝关节后面，用裹腿缠好（板的上端稍偏腿外侧，下端放在小腿正后方），待腰、胯有力量带动膝部时，可逐步改为拉绳法。

2.拉绳法

（1）膝部拉绳法：用 10 cm×15 cm 的皮革或帆布，放在髌骨部位，四角系绳，由护理员在病人身后牵拉，用力不可过大，以免影响迈步。

（2）踝部拉绳法：有足下垂者，可用一无弹性之小绳，一端固定于鞋底脚尖，另一端拴在小腿或腰带上，纠正足下垂。

3.带钩手杖　金属的较好，可用以钩住床头练习起坐，且为截瘫病人钩取衣物的良好工具。

4.双拐　关键在于掌握好四点步伐，迈左腿，出右拐，迈右腿，出左拐。扶拐练走时，应抬头、挺胸、收腹，一步步缓行。并注意两手伸直，不要依赖腋部持重，以免发生腋杖麻痹，两腿不能分别迈步时，则形成三点移行步伐。两足靠拢合为一点，行动时两拐先向前移一步，再将身体及两足向前移动。

二、震后遗留疾病的康复治疗

（一）截瘫康复锻炼分三种情形

（1）卧床者康复锻炼。

（2）坐立者康复锻炼。

（3）步行者康复锻炼。

具体每个阶段的康复方法可以查看参考资料里面的详细内容。

总体来说，练习站立是锻炼的重中之重，这也是康复医生所强调的。因为练习站立可以防止褥疮形成，防止内脏功能减弱，防止肌肉萎缩等一系列并发症。在家康复的患者家里一定要配备一个站立架或者是站立床。

（二）高位截瘫的最佳锻炼方法

对于在家进行恢复功能锻炼的截瘫患者，首先一定要树立战胜病魔的勇气和自信，其次，要在保证安全的同时，劳逸结合地进行最大限度的功能锻炼。

1.肌肉关节运动法　每日 3～4 次做瘫痪平面以下的肌肉被动运动，包括揉、搓等按摩手法，促进血液循环，保持肌肉丰满，同时进行瘫痪平面以下的各关节被动运动，保持关节灵活，以防关节僵化而影响进一步的功能锻炼。

2.抵膝抱臀站立法　此法适用于脊髓损伤三个月后的截瘫患者，具体顺序如下：

（1）让患者双手扶床边，双脚着地，坐于床边。

（2）配合者坐于患者对面，以自己的膝盖部位抵住患者的膝盖部位，双手抱紧患者臀部，并让患者双手抱住自己的肩膀。

（3）配合者双手用力抱紧患者臀部并往自己的方向牵拉，同时患者双手用力即可站起。

以上动作完成后，每次可让患者站立 15～30 分钟，依次递增，如有头晕、恶心等不适，可坐下休息片刻重新进行，以便患者逐步适应，如站立后患者双脚肿胀青紫，可在晚上睡觉时将患者双脚垫高，肿胀即可消退。

3.扶物行走法　站立一段时间后，可让患者锻炼扶物行走。膝关节固定器固定患者膝盖部位，然后扶双杠配合着进行迈步、抬腿等功能重建性锻炼。

以上三种功能锻炼方式应用时互相结合，对截瘫患者的最终恢复大有裨益。

第二章

洪涝灾害医学救援的心理与康复治疗

第一节 洪涝灾害的概述

洪涝灾害是自然界的一种异常现象，一般包括洪灾和涝渍灾。

洪灾一般是指河流上游的降雨量或降雨强度过大、急骤融冰化雪或水库垮坝等导致的河流水位突然上涨和径流量增大，超过河道正常行水能力，在短时间内排泄不畅，或暴雨引起山洪暴发、河流暴涨漫溢或堤防溃决，形成洪水泛滥造成灾害。

涝灾一般是指本地降雨过多，或受沥水、上游洪水的侵袭，河道排水能力降低、排水动力不足或受大江大河洪水、海潮顶托，不能及时向外排泄，造成地表积水而形成的灾害。

渍灾主要是指当地地表积水排出后，因地下水位过高，造成土壤含水量过多，土壤长时间空气不畅而形成的灾害。

一、洪涝的分级

（一）特大灾

一次性灾害造成下列后果之一的为特大灾：

（1）在县级行政区域造成农作物绝收面积（指减产八成以上，下同）占播种面积的30%。

（2）在县级行政区域倒塌房屋数占房屋总数的1%以上，损坏房屋间数占房屋总间数的2%以上。

（3）灾害死亡100人以上。

（4）灾区直接经济损失3亿元以上。

（二）大灾

一次性灾害造成下列后果之一的为大灾：

（1）在县级行政区域造成农作物绝收面积占播种面积的10%。

（2）在县级行政区域倒塌房屋数占房屋总数的0.3%以上，损坏房屋间数占房屋总间数的1.5%以上。

（3）灾害死亡30人以上。

（4）灾区直接经济损失3亿元以上。

（三）中灾

一次性灾害造成下列后果之一的为中灾：

（1）在县级行政区域造成农作物绝收面积占播种面积的1.1%。

（2）在县级行政区域倒塌房屋数占房屋总数的0.3%以上，损坏房屋间数占房屋总间数的1%以上。

（3）灾害死亡10人以上。

（4）灾区直接经济损失5 000万元以上。

（四）轻灾

将洪涝灾情轻灾等级细分为以下三个等级：

（1）轻灾一级：灾区死亡和失踪8人以上；洪涝灾情直接威胁100人以上群众生命财产安全；直接经济损失3 000万元以上。

（2）轻灾二级：灾区死亡和失踪5人以上；洪涝灾情直接威胁50人以上群众生命财产安全；直接经济损失1 000万元以上。

（3）轻灾三级：灾区死亡和失踪3人以上；洪涝灾情直接威胁30人以上群众生命财产安全；直接经济损失500万元以上。

水库、堤防险情等级划分：

（1）一类险情：暴雨洪水引起水位迅速上涨，水库大坝、溢洪道、输水隧洞等枢纽部位出现可能引起水库大坝溃坝（垮坝）、堤防溃堤，将会造成水库下游或洪泛区500人以上受灾；或直接威胁到200人以上群众生命财产安全的险情。

（2）二类险情：暴雨洪水引起水位迅速上涨，水库大坝、溢洪道、输水隧洞等枢纽部位出现可能引起水库大坝溃坝（垮坝）、堤防溃堤，将会造成水库下游或洪泛区 300 人以上受灾；或直接威胁到 100 人以上群众生命财产安全的险情。

（3）三类险情：暴雨洪水引起水位迅速上涨，水库大坝、溢洪道、输水隧洞等枢纽部位出现可能引起水库大坝溃坝（垮坝）、堤防溃堤，将会造成水库下游或洪泛区 500 人以上受灾；或直接威胁到 50 人以上群众生命财产安全的险情。

二、洪涝对人的伤害

洪涝对人的伤害分为直接伤害和传染病对人体的伤害。

（一）直接伤害

洪涝直接伤害主要是因连降暴雨，造成山洪暴发，形成特大洪水，使江河、湖泊、水库水势猛烈漫溢，堤坝决裂，在较短时间内使大片农田被淹，来不及躲藏者可能被洪水卷走而淹溺死亡，尤其老年人和儿童更容易受害。其次是各类创伤，由于建筑物的倒塌，可产生大量挤压伤的伤员，且大多伤情复杂，常常伴有复合性损伤。

（二）传染病伤害

洪涝后人畜尸体腐烂、粪尿外溢、水源污染严重、食物缺乏、衣被短缺、居住条件简陋、生活环境极差、灾民抗病能力普遍降低，易造成各种传染病的流行，且疫情往往比较复杂，给灾区人民带来更大的危害。

1.呼吸道传染病　由于洪涝可能连降大雨，使气温骤降，灾民被洪水围困在某一高处等待营救，终日受风吹雨淋的寒气袭击，再加上缺衣少食，抵抗力下降，易患上呼吸道感染、流行性感冒及其他呼吸系统传染病，且极易流行。

2.消化道传染病　洪涝极易引起水源严重污染，饮水来不及消毒，易引起消化道传染病的暴发流行。常见有细菌性痢疾、急性胃肠炎，甚至可发生伤寒和副伤寒疾病的流行。在灾后一个月左右可发生病毒性肝炎如甲型肝炎流行。

3.虫媒传染病　洪涝后长期积水，蚊虫大量孳生繁殖，传播疾病。如疟疾、流行性乙肝脑炎、登革热、丝虫病等均可在灾后一个月内流行。

4.动物传染性疾病　如钩端螺旋体、布氏杆菌病和狂犬病在洪涝时流行。

5.其他疾病　如食物中毒、脑炎、心肌炎、腹泻、流行性出血热、急性出血性结膜炎、毒蛇咬伤、浸渍性皮炎、各种营养缺乏病等。

第二节　洪涝灾害的特点及医学救援要点

一、洪涝的特点

从洪涝灾害的发生机制来看，洪涝具有明显的季节性、区域性和可重复性。如我国长江中下游地区的洪涝几乎全部都发生在夏季，并且成因也基本上相同。

同时，洪涝灾害具有很大的破坏性和普遍性。洪涝灾害不仅对社会有害，甚至能够严重危害相邻流域，造成水系变迁。并且，在不同地区均有可能发生洪涝灾害，包括山区、滨海地区、河流入海口、河流中下游以及冰川周边地区等。

但是，洪涝仍具有可防御性。人类不可能彻底根治洪水灾害，但通过各种努力，可以尽可能地缩小灾害的影响。

二、洪涝的救援要点

（一）洪涝造成大批建筑物倒塌，特别是民房倒塌，在短时间内发生大批伤员

洪涝发生后搜寻伤员和组织就地抢救是减少灾害死亡的首要条件。因此，应从国家、地区层面促进灾害救护组织的发展和完善，如建立国家紧急呼救电话号码和无线电频率。孤立的人群应具有紧急情况下的救护设备，并做到受损地点、急救队、医院之间保持通信联系。现场搜救人员应根据呼救、群众反映和对实情的估计，迅速组织人力、物力，积极组织搜救受困人员和伤员，争取尽快使伤

员脱险。特别注意在水中、倒塌建筑、生产设施内寻找伤员。发现伤员后，应尽快帮其脱离危险环境，迅速准确判断伤情的轻重，进行必要的急救处理。对被掩埋的伤员要与抢险救灾的工程、消防等系统救援人员协同抢救。在寻找伤员中各级救援组织应加强联系，特别在结合部要互相衔接，避免遗留伤员。

（二）伤员伤情重、伤员复杂，对救援技术和组织工作要求高

洪涝侵袭可造成大批人员伤亡，这些都见于淹溺、骨折、外伤等单纯伤员或复合型伤员。由于伤类伤情复杂，救援和救治工作难度大，对救援的技术和组织工作要求就更高。因此平时除了要熟悉救援预案，掌握救援技术外，在组织、技术、装备等方面要做好充分准备。

（三）灾区救援工作复杂，必须严密组织，搞好协同

应急救援工作是一项系统工程，参加者除卫生人员外，还有大量的其他系统抢险救灾人员，这就需要在统一指挥下搞好协同。根据分工的任务，各尽其职、各负其责、相互支援、相互协同。在抢救伤员过程中，卫生人员除了对直接暴露的伤员进行抢救外，还需与抢险救灾人员配合，对在危险房屋内或塌压掩埋下的伤员进行抢救，对伤情病情严重的，一边进行急救处理，一边迅速后送救护站或医院。

第三节　洪涝灾害的心理援助

洪涝会使受灾者心理遭受重大的创伤，尤其对老人和孩子的影响最大。当个人遭遇不幸事件的袭击之后，最重要的是稳定和控制情绪，进行自救和互救，为自己和周围人的恐惧与压力松绑。主要方法如下。

1.及时交流　应多和亲友、同事交流自己的看法和感受，多与那些关心你的人待在一起，他们能为你提供良好的心理支持。建议受灾群众多和人交流。

2.承认现实　已经发生，所有的创伤已经形成，既然事情已经无法挽回，就该宽慰自己、承认现实，其结果会比垂头丧气、痛不欲生好得多。

3.升华痛苦　创伤和挫折常给人带来心理上的压抑和焦虑。如果一味地憋气愁闷，颓唐绝望，其实是用已发生的不幸在心理上惩罚自己。善于心理自救者，能学会将消极情绪转化为积极情绪，努力化创伤为动力，将不良情绪升华为一种力量，投入到对己对人对社会都有利的事情中去，在获得成功的满足时，也消除了压抑和焦虑情绪，达到积极的心理平衡。

4.转换视角　有时候，同一现实或情境，如果从这个角度来看，可能引起消极的情绪体验，陷入心理困境，而从另一个角度来看，就可能发现积极意义，从而使消极情绪转化为积极情绪。在审视、思考、评价某一客观现实情境时，学会转换视角，换个角度看问题，常会淡化消极情绪。

5.适度宣泄　当一个人受到创伤时，用意志力量压抑情绪，谈笑自若，这样只能缓解表面紧张，不能解决根本问题，甚至还会陷入更深的心理困境，带来更大的心理危害。善于心理自救者总是选择合适的方式来宣泄心中的苦痛，如对自己的至亲好友诉说心中的委屈和痛苦；或者诉诸文字，让心中的苦痛发泄出来；或是干脆在适当场合，大哭一场，大叫一番，这也是陷入极度心理困境的最佳自救策略。

第四节　洪涝灾害的康复援助

一、洪涝期救助的康复治疗

1.呼吸道传染病　感冒是一种常见病。一般的感冒中医称为伤风，是风邪侵袭人体所致的常见外感疾病。临床表现为脑袋发懵、鼻塞、咳嗽、喷嚏、头痛、发烧、浑身疼痛不适，其全年皆可发病，春季多见。由于感受邪气的不同、体质的差异，征候可表现为风寒、风热两大类。

（1）风寒感冒

治法：祛风解表。

针刺：大椎、风门、列缺、风池。

鼻塞，加迎香；体虚感冒，加足三里。

（2）风热感冒

治法：疏散风热。

针刺：大椎、曲池、外关、合谷。

咽喉疼痛者，加少商；全身酸楚，加身柱；夹湿者，加阴陵泉；夹暑者，加委中。

操作主穴用毫针泻法。风寒感冒，大椎行灸法；风热感冒，大椎行刺络拔罐。配穴中足三里用补法或平补平泻法，少商、委中用点刺出血法，其他穴位用泻法。

感冒为外邪侵犯肺卫所致，太阴、阳明互为表里，故取手太阴、手阳明经列缺、合谷以祛邪解表。督脉主一身之阳气，温灸大椎可通阳散寒，刺络出血可清泻热邪。风池为足少阳经与阳维脉的交会穴，"阳维为病苦寒热"，故风池既可疏散风邪，又与太阳穴相配可清利头目。

（1）拔火罐：风寒感冒选大椎、身柱、大杼、肺俞，拔罐后留罐15分钟起罐，或用走罐法。

（2）刺络拔火罐：风热感冒选大椎、风门、肺俞，消毒后，用三棱针点刺，加火罐于穴位上，留罐10分钟后起罐，清洁拔出的血液，局部并再次消毒针眼。

（3）耳针法：选肺、内鼻、下屏尖、额，用中、强刺激。咽痛加咽喉、扁桃体，毫针刺。

2.咳嗽康复 "咳"指肺气上逆，有声无痰；"嗽"指咳吐痰液，有痰无声。一般声痰并见。咳嗽多分为外感和内伤两大类。外感是由外邪侵袭引起，发病较急；内伤咳嗽时由脏腑功能失调所导致。咳嗽常常弄得我们浑身无力，面容憔悴，难以睡眠。西药吃了不少，起效甚微。

现在让我来教大家一些方子。

（1）外感咳嗽

治法：疏风解表。

针刺：肺俞、尺泽、列缺。

鼻塞，加迎香；体虚感冒，加足三里；燥热，加曲池。

（2）内伤咳嗽

治法：止咳化痰。

针刺：肺俞、太渊、三阴交。

痰湿者加丰隆、阴陵泉。肺阴亏损加膏肓。咯血加孔最。

肺主皮毛，司一身之表，取背俞宣肺止咳；尺泽宣降肺气，止咳化痰；列缺为肺之络穴，散风祛邪，宣肺解表。太渊为肺经原穴，经气所注，取之肃理肺气。

（1）拔火罐：在背部两侧膀胱经上进行走罐，以出痧为度。

（2）穴位贴敷法：用白附子16%，川椒33%、洋金花48%、樟脑3%制成粉剂，将少许药粉置于穴位上，用胶布贴敷，3~4天更换1次，最好在三伏天应用。也可用白芥子、甘遂、细辛、丁香、苍术、川芎等量研成细末，用医用凡士林调成糊状，取少许贴于穴位上，胶布固定，每3天更换一次，5次为1个疗程。

食疗如下：

（1）雪梨炖冰糖

用料：雪梨1~2个，冰糖30~60 g。

制法服法：将雪梨去皮、核，与冰糖置瓷杯内，隔水炖至冰糖溶化。

食梨饮汁，晚饭后食用。

功效主治：梨润肺清热、生津止渴，与冰糖同用，增强润肺止咳作用。

治疗肺燥咳嗽，干咳无痰，唇干咽干。

注意事项：咳嗽有痰者不宜。脾虚痰湿者慎用。

（2）荸荠百合羹

用料：荸荠（马蹄）30 g、百合1克、雪梨1个，冰糖适量。

制法服法：将荸荠洗净去皮捣烂，雪梨洗净连皮切碎去核，百合洗净后，三者混合加水煎煮，后加适量冰糖煮至熟烂汤稠。温热食用。

功效主治：荸荠味甘，性微寒，能清热生津，凉血解毒，化痰消积。羹内含淀粉、蛋白质、脂肪、钙、磷、铁、维生素C和荸荠素等成分，荸荠素对金黄色葡萄球菌、大肠杆菌及绿脓杆菌有抑制作用；梨能清热生津，润燥化痰；百合润肺止咳。三者合用则起滋阴润燥、化痰止咳的作用。

治疗痰热咳嗽，痰黄稠，咽喉不利。

注意事项：脾虚便溏、咳痰清稀者不宜选用。血虚体弱的婴儿忌用。

二、洪涝后遗留疾病的康复治疗

呼吸系统疾病较常见，气管炎是由于感染或非感染因素引起的气管、支气管黏膜炎性变化，黏液分泌增多，临床上以长期咳嗽、咳痰或伴有喘息为主要特征。本病早期症状较轻，多在冬季发作，春暖后缓解，且病程缓慢，故不为人们注意。晚期病变进展，并发阻塞性肺气肿时，肺功能遭受损害，影响健康及劳动力极大。本病为我国常见多发病之一，发病年龄多在四十岁以上，吸烟患者明显高于不吸烟患者，在我国患病率北方高于南方，农村较城市发病率稍高。

症状要点：

1.咳嗽　长期反复咳嗽，多于寒冷季节、气温骤变时发生，早晚咳嗽频繁，白昼减轻。

2.咳痰　多为白色黏痰，或白色泡沫痰，早晚痰多。合并感染时痰量增多，且为黏液脓性痰。

3.喘息　部分患者可出现支气管痉挛，引起喘息，多在急性期发作。

4.体征　早期可无异常体征或仅有呼吸音粗糙，随病情发展肺部可闻及干、湿啰音，急性发作期干、湿啰音明显增多，咳嗽咳痰后啰音可减少。喘息型慢性支气管炎可闻及哮鸣音。

贴敷选穴：

（1）肺俞、心俞、膈俞、肝俞、脾俞；

（2）天突、神阙、膻中、命门、灵台。

备用穴：喘息加大椎、定喘；脾虚加足三里、丰隆；肾虚加肾俞、膏肓。

敷药制备：

（1）参龙白芥散：白芥子、细辛、甘遂、吴茱萸、苍术、青木香、川芎、雄黄、丁香、肉桂、皂角各等量，红参为1/10量，每10g药用海龙1条。均研细末，密封保存。使用前加适量麝香、冰片。用时以鲜姜汁调成糊状，做成直径1厘米的圆饼。

（2）白芥子、细辛、白芷、甘遂、轻粉各等分，研细末，用蜂蜜做成蚕豆大药饼。

治疗时，每次取一组穴位，两组穴位交替，据症加穴。药物亦选一组合。用参龙白芥散，应先令病人取适当位置，每穴拔罐5～10分钟（7岁以下只拔神阙，其他穴贴药）。然后，贴上药饼，用胶布固定，20小时取下，个别痒甚者3小时取下。于每年夏天入伏起头伏的10天中任选1天贴穴，以后每隔10天贴1次，共3次；冬季入九起，头9天内任选1天治疗1次，以后每隔9天贴1次，共3次。一年连治6次为1疗程，连治两个疗程以上。

第2组药，可于平时贴敷，每次选1穴（双侧），先拔罐5～10分钟，然后用生姜涂擦穴位，令热，置饼于其上，以胶布固定。每次贴24～48小时，3～4天贴敷1次，10次为1疗程。疗程间隔7～10天。

食疗方法：

（1）萝卜蜜汁：大白萝卜挖空一半，装进适量蜂蜜，放置3小时后，取汁，用温开水冲服，日服3次，每次1汤匙；或用萝卜250g，冰糖、蜂蜜适量，再加少量水，煮汤温服。

（2）糯米15g，杏仁、甘草各10g，水煎后滤汁，1日分2次服。

（3）蜂蜜50g，佛手柑30g，水煎成茶；或蜂蜜、饴糖、洋葱汁各等分煮沸适量吃。

（4）萝卜茶：取经霜萝卜切成薄片，煎水代茶饮。

（5）萝卜炖豆腐：鲜大萝卜块100g，豆腐200g，同炖至烂熟后加调味品食用。

（6）雪梨百合汁：雪梨1枚，百合15g。将雪梨切片，与百合同煮，待烂熟后喝汤。亦可在煎煮时加入适量冰糖。

（7）罗布麻茶：取罗布麻叶10～15g，代茶饮用，每日1次。本方对于预防慢性支气管炎发作与发作期治疗，均有满意的效果。

（一）简易的耐寒按摩

1.以手摩擦头面部及上下肢的暴露部位　每日3～5次，每次5分钟。

2.按摩迎香穴　迎香穴位于鼻唇沟，止于鼻翼处，以示指轻轻揉1～3分钟，每日2次。

3.按摩风池穴　风池穴位于颈部颈肌两旁的凹窝中，以双手掌心按摩之，每次30～60下，每日2～3次。

（二）加强体育锻炼

可根据自身体质选择医疗保健操、太极拳、八段锦等项目，坚持锻炼，能提高机体抗病能力，活动量以无明显气急、心跳加速及过分疲劳为度。

第三章

台风灾害医学救援的心理与康复治疗

第一节 台风灾害的概述

台风,是发生在热带或副热带海洋上的一种旋转猛烈的风暴。台风在大气中绕着自己的中心急速旋转的同时,又向前移动形成空气漩涡。它在北半球做逆时针方向旋转,在南半球做顺时针方向旋转。气象学上将大气中的漩涡称为气旋。因为台风这种大气旋中的漩涡产生在热带洋面,所以称为热带气旋。台风形成主要是依靠水汽凝结时放出的潜热。

一、台风的分级

(1) 中心附近最大风力不足5级,不具螺旋结构,对流发展相对较差,为热带扰动。

(2) 底层中心附近最大平均风速10.8～17.1 m/s,也即风力为6～7级,为热带低压。

(3) 底层中心附近最大平均风速17.2～24.4 m/s,也即风力8～9级,为热带风暴。

(4) 底层中心附近最大平均风速24.5～32.6 m/s,也即风力10～11级,为强热带风暴。

(5) 底层中心附近最大平均风速32.7～41.4 m/s,也即12～13级,为台风。

(6) 底层中心附近最大平均风速41.5～50.9 m/s,也即14～15级,为强台风。

(7) 底层中心附近最大平均风速≥51.0 m/s,也即16级或以上,为超强台风。

二、台风对人类的伤害

台风给广大的地区带来了充足的雨水,成为与人类生活和生产关系密切的降雨系统。但是,台风也总是带来各种破坏,它具有突发性强、破坏力大的特点,是世界上最严重的自然灾害之一。

台风的破坏力主要由强风、暴雨和风暴潮三个因素引起。

1.强风 台风是一个巨大的能量库,其风速都在17 m/s以上,甚至在60 m/s以上。据测,当风力达到12级时,垂直于风向平面上每平方米风压可达230 kg。

2.暴雨 台风是非常强的降雨系统。一次台风登陆,降雨中心一天之中可降下100～300 mm的大暴雨,甚至可达500～800 mm。台风暴雨造成的洪涝灾害,是最具危险性的灾害。台风暴雨强度大,洪水出现频率高,波及范围广,来势凶猛,破坏性极大。

3.风暴潮 所谓风暴潮,就是当台风移向陆地时,由于台风的强风和低气压的作用,使海水向海岸方向强力堆积,潮位猛涨,水浪排山倒海般向海岸压去。强台风的风暴潮能使沿海水位上升5～6 m。风暴潮与天文大潮高潮位相遇,产生高频率的潮位,导致潮水漫溢,海堤溃决,冲毁房屋和各类建筑设施,淹没城镇和农田,造成大量人员伤亡和财产损失。风暴潮还会造成海岸侵蚀,海水倒灌,造成土地盐渍化等灾害。

第二节 台风灾害的特点及医学救援要点

一、台风的特点

近些年来台风发生的有关资料表明，台风发生的规律及其特点主要有以下几点：一是有季节性。台风（包括热带风暴）一般发生在夏秋之间，最早发生在五月初，最迟发生在十一月。二是台风中心登陆地点很难准确预报。台风的风向时有变化，常出人意料，台风中心登陆地点往往与预报相左。三是台风具有旋转性。其登陆时的风向一般先北后南。四是损毁性严重。对不坚固的建筑物、架空的各种线路、树木、海上船只、海上养鱼网箱、海边农作物等破坏性很大。五是强台风发生常伴有大暴雨、大海潮、大海啸。六是强台风发生时，人力不可抗拒，易造成人员伤亡。

二、台风的救援要点

（一）土埋窒息的处理

台风暴雨袭击时可发生泥石流或山体大滑坡以及房屋倒塌，将人员掩埋于泥浆砂石土中，使伤员不能呼吸，发生不同程度窒息，如发现早，救援工作及时，可以减少伤员病亡率。

临床特征：人体被掩埋在泥浆砂石土中时，可因吸入泥浆而引起咽喉呼吸道的梗阻，出现呼吸急促、喘息、恐慌，进而呼吸加深或浅快，呼吸困难，颈静脉怒张，继而出现发绀，在颜面、口唇、指（趾）甲等部位，颜色由正常红润转为青紫色。伤员由于窒息缺氧，初起脉搏增快，血压上升，随着缺氧程度加重，脉搏变细变弱，血压也逐渐下降。伤员由开始的紧张、挣扎，渐渐转为神志淡漠、表情消失，陷入昏迷状态，进而瞳孔散大，反射消失，最后引起循环、呼吸衰竭，心跳、呼吸停止而死亡。

抢救要点：土埋窒息伤员的抢救处理原则是首先从掩埋泥土和砂石或倒塌建筑物中把伤员抢救出来，呼吸道梗阻和窒息的伤员，由于病情危急，需迅速移至安全地区就地抢救，以赢得时间，抢救生命为首要目的。

现场救治：

（1）伤员被掩埋在泥浆砂石中，口鼻会被异物堵塞，发生窒息。挖出后应立即清除口、鼻、喉内的泥土及痰、血和呕吐物等，保持呼吸道通畅。

（2）呼吸停止者应辅以口对口人工呼吸，有条件的可做气管插管术，以解除上呼吸道梗阻。这是抢救窒息者的有效方法。

（3）对呼吸心跳均已停止的伤员，在施行人工呼吸的同时，进行胸外心脏按压术等心肺复苏术。

（4）昏迷的伤员，由于舌根后坠影响呼吸，可将伤员置半俯位或将舌牵出，必要时亦可做下颌骨折的临时性固定。

（5）就地抢救，对呼吸道阻塞和窒息情况好转的伤员，应在医护人员的护送下，迅速转送到附近医疗站或医院做其他处理。

（二）挤压综合征

台风灾害发生后，由于建筑物的倒塌而产生大量的挤压伤病员，其肌肉部位受挤压后极易产生挤压综合征，严重威胁伤病员的生命安全。

第三节 台风灾害的心理援助

一、台风期的心理援助

灾难心理干预：面对突如其来的灾难，人在没有任何心理准备的情况下遭受打击，目睹死亡和毁灭，会造成焦虑、紧张、恐惧等急性心理创伤，甚至留下无法弥补的长久心理伤害。灾难发生后及时进行心理援助，可以帮助灾难亲历者最大限度地利用积极应对技能，面对和走出可能的心理阴影。

二、灾后心理反应简述

遭遇灾难后，人通常会经历一系列心理反应，以下是一些较为普遍的反应：

（1）兴奋或生气，拒绝他人帮助，没有食欲。

（2）自责或责备他人，情绪不稳，伴有头部或胸部疼痛。

（3）拒绝与他人沟通，将自己封闭起来，拉肚子、胃疼、恶心。

（4）惧怕回忆，极度活跃，感到头晕、麻木或不知所措。

（5）大量饮酒和服用药物，感觉无助。

（6）常做噩梦，难以集中精神，记忆力减退。

（7）失眠、抑郁。

（8）疲劳、无力。

三、援助生还者

生还者阶段性心理反应：从灾难发生到灾后，当事人会经历一系列心理和生理反应，这些反应的强度和类别因人而异，与当事人是否有过相同的经历、被困时间的长短以及生存所需是否得到满足等因素都有关联。一些研究显示，随着灾难的发生，当事人的情绪会经历几个截然不同的阶段。

1.受冲击阶段　灾难发生的一刹那，很多人并不会感到害怕，有人甚至没有任何情绪波动。此时，人的活动只是下意识地保护自己和家人的生命安全。

2.整理阶段　生还者在评估自己的损失后，立即开始搜索其余的幸存者。此时，人们会自发地组成搜索、营救以及紧急医疗救助等应急救援组织。

3.营救阶段　救援小组开始指挥营救工作，此时，生还者对于救助人员均报以绝对信任，并且会无条件服从，跟从他们迅速地聚集在安全地带，因此，救援人员最好穿着标志醒目的衣服，以便生还者迅速找到他们。

4.恢复阶段　此时，有些人可能会抱怨救援工作进展得不够迅速，甚至联合起来抵制救援人员，这种反应可能和幸存者接下来要面临寻找临时住所、与保险公司交涉赔付等问题引发的紧张情绪有关。

应对：

1.自我缓解心理压力要诀　面对如此大的冲击，在灾难发生后，尽快让我们恢复日常的生活状态是最重要的。以下就是一些简便的方法可以用来帮助自己。

我们要：①保证睡眠与休息，如果睡不好可以做一些放松和锻炼的活动。②保证基本饮食，食物和营养是我们战胜疾病创伤和康复的保证。③与家人和朋友聚在一起，有任何的需要，一定要向亲友及相关人员表达。

我们不要：①不要隐藏感觉，试着把情绪说出来，并且让家人一同分担悲痛。②不要因为不好意思或忌讳，而逃避和别人谈论自己的痛苦。③不要阻止亲友对伤痛的诉说，让他们说出自己的痛苦，是帮助他们减轻痛苦的重要途径之一。④不要勉强自己和他人去遗忘痛苦，伤痛会停留一段时间，是正常的现象，更好的方式是与我们的朋友和家人一起去分担痛苦。

2.救援者对灾民进行心理援助

1）心理援助的注意点

（1）一定要满足他们基本的食物及避难场所的需要并进行一些紧急医疗救护，最好能够不断提供关于如何简单、准确地取得这些资源的信息。

（2）对愿意分享他们的故事和情感的生还者，一定要聆听，记住，在感受方式上没有对和错。

（3）一定要友好和富有同情心，即使他们很难相处。

（4）一定要给他们提供关于灾难、损失和救援努力的准确信息，这有助于帮助他们了解目前的情况。

（5）尽量帮助他们联系朋友及亲人。

（6）尽量让一家人待在一起，尽可能地让孩子与父母以及其他亲人在一起。

（7）尽量给他们切实可行的建议，使他们可以帮助自己。

（8）告诉他们目前所提供救援服务的种类及所在位置，引导他们得到可以获得的帮助。

（9）如果你知道还有更多的帮助和救援力量正在赶来，一定要在他们表现出害怕和担心的时候进行提醒。

2）心理援助的禁忌

（1）一定不要强迫生还者向你诉说他们的经历，尤其是涉及隐私的细节。

（2）一定不要只给简单的安慰，比如："一切都会好起来的"或者"至少你还活着"等。

（3）一定不要告诉他们你个人认为他们现在应该怎么感受、怎么想和如何去做以及之前他们应该怎么做。

（4）一定不要空许诺言。

（5）一定不要在需要这些服务的人们面前抱怨现有的服务或是救助活动。

第四节　台风灾害的康复援助

一、台风期救助的康复治疗

台风灾害造成骨折较为多见。骨折采用手术治疗和非手术治疗的结果很大的不同，原因就在于长期的外固定制动会产生很多的问题，造成了两种治疗方式之间在康复治疗中完全不同的病情需要。因此，在论及骨折康复治疗的分期问题时，就有必要将两者分开来讨论。当然，实际上还存在第三种情况，即手术治疗而不能达到足够稳定的内固定，手术后仍需要石膏或夹板外固定。这种情况就需要临床医生、康复医生以及病人本人之间充分地交流沟通，根据骨折的性质和类型以及内固定的情况来决定外固定的长短，再据此灵活制订康复治疗的方案。

骨折或脱位等急性损伤经骨科处理后 2～3 天，损伤反应开始消退，肿胀和疼痛减轻，无其他不宜活动的情况，一般情况即应开始康复治疗。

（一）康复治疗的基本作用

（1）骨折经过复位、固定等处理后达到临床愈合一般需时 1 月至数月，这期间肢体被迫制动，缺少应力刺激。而一定的应力刺激能活跃局部血液和淋巴循环，是维持组织正常代谢所必需的。一定的应力刺激所产生的生物电，能帮助钙离子沉积于骨骼，防止骨质脱钙，促进骨折愈合。应力刺激包括对肌肉与韧带的牵拉作用和重力作用。

（2）维持一定的肌肉收缩是促进肌肉生理作用的最佳方法，能有效地预防因肢体被迫制动而引起的肌张力降低和肌肉萎缩。故必须尽早使伤区肌肉开始适当的训练。

（3）维持伤区邻近关节的适当运动，关节运动能牵伸关节囊及韧带，防止关节挛缩。关节运动还能改善关节的血液循环，促进关节内滑液分泌与循环，从而预防和减轻因长期制动所引起的废用性关节挛缩、关节软骨萎缩变性、关节腔变窄、滑液量减少与关节内粘连。在运动间歇期，要注意保持各关节的功能位。

（4）骨折与脱位往往同时损伤肌肉、韧带、关节、血管、神经、淋巴、结缔组织和皮肤等软组织，产生局部血肿，局部血肿压迫使肌肉收缩受到影响，甚至会发生肌肉反射性痉挛；局部血肿压迫使静脉与淋巴回流障碍，静脉淤血，液体大量渗出，形成粘连。若肌筋膜与肌纤维粘连，会严重影响肌肉收缩与伸展功能。局部血肿压力继续增高时，会影响动脉血供，使骨折愈合迟缓。康复治疗促进血肿及渗液的吸收，维持邻近肌肉或肌肉的活动幅度，预防和减轻粘连。

（5）活跃呼吸系统、消化系统、心血管系统的功能，促进血液循环和全身各系统器官的生理功能与新陈代谢，保持良好心理状态，从而防止肺炎、褥疮、尿路感染或结石、静脉血栓形成、便秘等并发症，改善病人情绪，维持全身健康。

（二）运动疗法

（1）伤肢近端与远端未被固定的关节应做所有活动轴位上的运动，主要是主动运动，必要时进行辅助运动，争取逐步达到正常活动度。上肢应特别注意保持肩关节外展、外旋和掌指关节屈曲与拇外展的正常活动度。下肢应特别重视踝背屈的运动度，防止关节挛缩、足下垂，中老年人关节挛缩倾向大，更应特别注意。

（2）在被固定的区域，当骨折端复位基本稳定，无明显疼痛时，即可开始有节奏的肌肉等长练习，以预防或减轻废用性肌萎缩。主动的肌肉收缩能使肌腹和肌腱向近端滑移，是防止与减轻粘连的重要措施之一。在伤肢近端与远端未被固定部分做按摩，有利于退肿，预防和减轻粘连。

（3）用中医夹板做局部固定时，伤后 1～2 周，肿胀消退，无明显疼痛时即可开始在夹板允许的范围内做伤区关节小幅度的、不引起疼痛的主动运动，再逐步扩大活动幅度及用力程度。进行时必须注意避免做与骨折移位方向一致的运动，防止骨折端重新移位。例如，肱骨外科颈骨折外展型禁忌肩外展的主动运动，内收型禁忌肩内收的主动运动；肱骨髁上骨折伸直型禁忌主动伸肘运动，屈曲型禁忌主动屈肘运动。桡骨下端骨折时远端向背侧移位的柯雷氏（Colles）骨折，禁忌腕背伸及桡侧屈等主动运动，这些动作要待骨折基本愈合后再开始练习。每次练习重复次数宜少，可每日进行数次。

（4）当骨折涉及关节面时，于固定2～3周后，即应每日取下外固定物，做受累关节不负重的主动运动，运动后再予固定，每日 1～2 次。开始时幅度不宜过大，重复次数也宜较少，以后再逐渐增大运动幅度和用力程度，并逐步增加重复次数。

不负重的关节主动运动使关节软骨面受到轻柔的挤压与摩擦，是一种良好的生理刺激，可促进关节软骨面的修复，并使之更合乎生理状态，并有可能使关节面上修复的结缔组织向软骨分化，形成新的关节软骨。受损的关节面在愈合过程中静休不动，缺少应力刺激，则由骨痂覆盖关节面，使关节面上出现粗糙不平的新生骨痂，成为产生创伤性关节炎的病理因素。受损关节的主动运动能有效地改善关节内血液循环，促进关节滑液分泌与流动，防止关节内粘连形成。

（5）为维持机体生理功能的正常水平，要使未受伤肢体保持正常活动，这一点非常重要，临床医师在做临床处理如固定和包扎时，就应考虑到不要对可允许活动的肢体设置运动障碍，例如不恰当地扩大外固定范围；手或前臂损伤，持续地用绷带或三角巾将上肢悬吊于胸前时，应一日数次将患肢离开悬吊带做肩与肘的主动运动。应在病情允许时尽早起床活动，并做全身保健体操。必须卧床的病人，特别是年老体弱者，要做卧位保健体操。

保健体操：是徒手进行的全身体操，以健身为目的，多在早晨起床后进行。目的是消除残余的睡眠抑制，提高中枢神经系统的紧张度，活跃心血管系统、呼吸系统以及全身各大系统的生理活动，促进新陈代谢，改善情绪和养成遵守生活制度的良好习惯，让生物钟正常运行。

保健体操要根据病情选择适宜的准备姿势，有卧位、坐位和站立位，如下肢损伤者多选卧或坐位，上肢损伤的患者则应及早采用站立位，而脊柱损伤者早期均用卧位。保健体操内容应包括深呼吸、腹背肌和躯干练习以及未受伤肢体的各关节的全幅度运动和主要肌群的用力收缩。患肢及其附近要保持稳定。

（三）物理治疗

1.愈合期物理治疗的目的

（1）消除淤血，促进渗液吸收，减少疤痕粘连。

（2）改善局部血液循环，活跃细胞代谢，促进骨折愈合。在骨折与脱位经骨科处理后，经过24～48 小时可开始物理治疗。

2.常用方法

（1）光疗法：目的在改善局部血液循环和营养，促进局部渗液和代谢产物的吸收，活跃细胞代谢，促进组织再生，有助于骨痂形成。常用的有红外线、白炽灯、紫外线等。

（2）直流电离子导入治疗法：可提高局部钙、磷浓度，促进骨折愈合。

（3）透热疗法：能使深部组织充血，改善局部血液循环，活跃细胞代谢，消炎、退肿，有助于骨痂形成。可选用中波、短波、超短波、微波等电疗法。

（4）超声波：每平方厘米小于 0.1 W 的小剂量超声波有助于骨痂形成。但骨髓未封闭的小儿忌用。

二、台风后遗留疾病的康复治疗

骨折基本愈合，外固定物去除后进入此期。此期康复医疗的主要目的为争取关节活动度与肌力的最充分和最迅速的恢复，并要求恢复日常生活、工作与运动能力。要求使用康复医疗的所有手段，如运动疗法、作业治疗、物理治疗，必要时要有康复医学工程工作者的服务。

（一）恢复关节活动度的康复治疗

1.运动疗法　是恢复关节活动度的康复治疗的基本措施。方法以牵伸受累关节内外挛缩与粘连的纤维组织为主，各轴位运动依次进行。

（1）主动运动：①摆动练习，最常用于肩，也用于腕、髋与膝。②徒手的主动运动，要求包括受累关节的各轴位运动，逐步扩大运动幅度，常采用中慢速度进行。③利用肢体重力作用和肌力起协同作用，以便完成动作，使动作幅度更大，例如仰卧位练习肩上举。俯卧位练习伸膝，坐位小腿下垂，练屈膝等。

（2）被动运动：最好由医务人员进行。运动应包括关节的各轴向，动作应平稳缓和，不引起明显的疼痛和肌痉挛，切忌使用暴力以免引起新的损伤或骨化性肌炎等并发症。

（3）助力运动：①可以由病员自己在健肢帮助下进行，如以左手帮助右手，也可由医务人员协助进行。②用器械做自助运动。最常用的是左右上肢通过体操棒互相帮助及扯动挂在滑轮上的吊环进行两上肢互助，利用特制器械做腕关节、踝关节自助运动等。

（4）主动牵伸：在固定器械上利用自身体重做被动的关节牵伸。

例如：①在肋木上搁起肘及前臂，下蹲或向前弯腰以扩大肩外展或外旋活动度。②手握肋木，身体前俯或后仰以帮助肘关节屈或伸。③跪在体操垫的枕垫上帮助膝关节屈曲。④手扶肋木，前脚掌站木片上，足跟放松下沉以帮助踝关节背伸。⑤关节功能牵引，利用器械、支架、滑轮、沙袋等进行。⑥间歇性固定，在两次功能锻炼间的间歇时期可用夹板固定患肢，以减少纤维组织弹性回缩，加强牵伸效果，夹板材料一般为石膏，若用低温热塑高分子塑料则更适合、方便。

2.物理治疗　恢复期物理治疗的主要作用是促进局部血液循环、松解粘连、软化疤痕；还可以松弛肌肉，解痉止痛。在做功能锻炼前，先做理疗，有助于锻炼的进行，在做关节功能牵引时同时做热疗，可明显地提高牵引疗效。

常用的理疗方法有：

（1）温热疗法：蜡疗、中药熏洗、温水浸浴、泥疗。

（2）光疗法：红外线、白炽灯。

（3）电疗法：直流电碘离子导入、音频。

（4）超声波：用直接接触移动法。

3.恢复关节活动范围康复治疗的注意点

（1）治疗要包括该关节的所有运动轴位或运动平面。

（2）要活动到最大幅度，但须避免引起明显疼痛。

（3）运动应采用中等强度，较长时间或多次重复的方式。

（4）关节活动范围的练习可以一日多次进行。

（5）关节活动范围练习必须和肌力练习同步进行，以避免关节软弱不稳导致损伤性关节炎的可能。

（6）关节活动范围练习禁忌暴力，暴力可引起组织损伤，反复损伤，渗液、肿胀可使局部纤维组织积贮；暴力会导致韧带及其附着点撕脱，乃至骨折；暴力可撕脱骨膜，损伤骨膜血管导致骨化性肌炎。

（二）恢复肌肉力量的康复治疗

1.肌肉力量练习　是恢复和增强肌肉功能的唯一途径。恢复肌肉力量的康复治疗第一步要确定主要和次要受损肌群以及该肌群现有功能水平。再根据功能检查状况制订切实可行的肌力练习计划。

当肌力较弱不能抗地心引力时（2级），可做助力练习、主动练习和摆动练习、本体促进法和生物反馈练习。

当肌力能抗地心引力时（3级），肌力练习应以主动运动和本体促进法为主。

当肌力能够抗负荷时（4级），肌肉力量练习应以抗阻练习为主。抗阻练习可用橡皮筋、拉力器、沙袋、弹簧以及特制器械进行，常用渐进抗阻练习法，肌肉练习的方式可选用等长练习、等张练习和等速练习。

2.进行肌肉力量练习的要点

（1）肌力练习必须遵循"超量恢复"原则。既不能间隔太长，也不宜过于频繁。

（2）肌力练习效果与练习者的主观努力密切相关，故而要求患者理解和配合。

（3）要求制订适宜的练习计划。清晰讲解练习目的、方法和要求，不断用语言与信号强化指令，随时鼓励练习者努力练习。

（4）肌力练习不应引起疼痛，疼痛提示损伤，且疼痛会反射地抑制肌肉收缩，对恢复肌肉功能不利。

（5）用力做等长收缩会引起显著的血压升高，努力做等长收缩时伴有闭气动作（Valsalva反应），给心血管系统增加额外负荷，所以有高血压、冠心病或其他心血管系统疾患时禁忌做大阻力的等长肌力练习。

第四章

火灾事故医学救援的心理与康复治疗

第一节 火灾事故的概述

凡失去控制并对财物和人身造成损害的燃烧现象都为火灾。

在危害、破坏森林和草原的诸多因素中，森林和草原火灾是最严重的一种因素，远比森林和草原病虫害、滥砍、乱伐以及其他自然灾害严重得多。目前，全世界每年发生森林和草原火灾数万次，被毁森林和草原面积达几百万公顷。森林和草原火灾，不仅每年吞噬上千人的生命，烧毁大量森林和草原资源，而且严重破坏生态平衡，给人类的生存造成威胁。

一、火灾的分类

人们根据不同的需要，对火灾实行不同的分类，如按燃烧对象进行分类、按火灾损失严重程度分类、按起火直接原因分类等。

按照燃烧对象，火灾分为A、B、C、D四类。

A类火灾：指固体物质火灾。这种物质往往具有有机物性质，一般在燃烧时能产生灼热的余烬。如木材、棉、毛、麻、纸张火灾等。

B类火灾：指液体火灾和可熔化的固体火灾。如汽油、煤油、原油、甲醇、乙醇、沥青、石蜡火灾等。

C类火灾：指气体火灾。如煤气、天然气、甲烷、乙烷、丙烷、氢气火灾等。

D类火灾：指金属火灾。指钾、钠、镁、钛、锆、锂、铝镁合金火灾等。

按火灾损失严重程度分类：①特大火灾。死亡10人以上（含10人）；重伤20人以上；死亡、重伤20人以上；受灾50户以上；烧毁财物损失100万元以上。②重大火灾。死亡3人以上；受伤10人以上；死亡、重伤10人以上；受灾30户以上；烧毁财物损失30万元以上。③一般火灾。不具备以上条件的火灾。

按起火直接原因分类：①放火；②违反电气安装安全规定；③违反电器使用安全规定；④违反安全操作规定；⑤吸烟；⑥生活用火不慎；⑦玩火；⑧自燃；⑨自然灾害；⑩不属于以上九类的其他原因。

第二节 火灾事故的特点及医学救援要点

一、火灾的特点

（一）酒店火灾特点

酒店建筑由于楼房高、结构和使用性质上的复杂性，可燃物多而集中，酒店火灾事故的严重性，在于它不发生则已，一旦发生，极可能演变成不同于一般火灾的恶性火灾。

1.燃烧猛烈，蔓延快，燃烧累积面积大　火灾发生在越下层，其危害性越大。

2.火灾伤亡大　由于高层建筑累积面积空间大，逃生路途长，楼内汇集的人员多，供逃生的安全通道和出口有限，要疏散人群很困难。

3.经济损失大

4.扑救困难　火势燃烧快而凶猛，再健全有效的组织和现代化的装备，也无法保证有效和成功地扑灭高层建筑的火灾。

（二）家庭火灾特点

（1）火灾荷载大，燃烧产生浓烟和毒气。

（2）用电不慎引起的火灾频繁。

（3）生活用火不慎易引起火灾。家庭生活的许多环节都离不开火的使用，用火不慎引起的火灾主要有以下三个方面：①炊事员用火不慎。厨房一般面积小，物品密集，用火频繁，易发生火灾事故。②吸烟不慎。③取暖不慎。火盆长期固定在木架上，导致木架周边及底部被烤焦、炭化而起火，引燃邻近可燃物而造成火灾。

（三）医院火灾特点

（1）人员集中，极易造成巨大伤亡。

（2）危险化学品种类多，火灾情况复杂。

（3）医院内部病人自救能力差，致死的因素多。

（四）高层建筑火灾特点

一是层数多，垂直距离长，疏散到地面或其他安全场所的时间长；二是人员集中；三是发生火灾时由于各竖井空气流动畅通，火势和烟雾向上蔓延快，增加了疏散的难度。

（五）森林火灾

（1）三种火灾（地表火、树冠火和地下火）呈综合性发展。

（2）森林火灾蔓延主要受山谷风所控制，具有间歇性。

（3）火势蔓延受地形因素影响。

（4）山地森林火灾具有立体性质，常呈跳跃式发展。

（5）有反复性。

二、火灾的救援要点

火灾应急响应按照先保人身安全，再保护财产的优先顺序进行，使损失和影响减到最小。具体细则如下：

1.救人重于灭火　火场上如果有人受到火势威胁，首要任务是把被火围困的人员抢救出来。

2.先控制、后消灭　对于不可能立即扑灭的火灾，要首先控制火势的继续蔓延扩大，在具备了扑灭火灾的条件时，展开攻势，扑灭火灾。

3.先重点、后一般　全面了解并认真分析整个火场的情况，分清重点。

（1）人和物相比，救人是重点。

（2）有爆炸、毒害、倒塌危险的方面和没有这些危险的方面相比，处置有这些危险的方面是重点。

（3）易燃、可燃物集中区域和这类物品较少的区域相比，这类物品集中区域是保护重点。

（4）贵重物资和一般物资相比，保护和抢救贵重物资是重点。

（5）火势蔓延猛烈的方面和其他方面相比，控制火势蔓延的方面是重点。

（6）火场上的下风方向与上风、侧风方向相比，下风方向是重点。

（7）要害部位和其他部位相比，要害部位是火场上的重点。

4.火灾临界状态的响应　任何员工一旦发现火情，视火情的严重情况进行以下操作。

（1）局部轻微着火，不危及人员安全、可以马上扑灭的立即进行扑灭。

（2）局部着火，可以扑灭但有可能蔓延扩大的，在不危及人员安全的情况下，一方面立即通知周围人员参与灭火，防止火势蔓延扩大，一方面向现场管理者汇报。

第三节 火灾事故的心理援助

一、火灾期的心理援助

烧伤患者的心理康复贯穿于整个治疗的全过程，包括烧伤早期、手术前后、烧伤后期、烧伤康复期。患者遭受意外烧伤的突然袭击，因制动、伤痛、换药、清创等治疗的痛苦和严格住院规则的约束，使患者无能为力，丧失了独立性和能动性；身体结构的异常变化：如毁容、截肢等畸形，使患者丧失生活的信心；不能进行正常生活，被以前生活和事业计划的破灭等各种苦恼折磨，使患者陷入极度的空虚和绝望。

（一）烧伤患者心理变化及对策

烧伤患者主要经历以下阶段：震惊阶段、否定阶段、抑郁反应阶段、对抗独立阶段、适应阶段。以上阶段可交叉发生或单一发生。伤后的即刻反应是紧张、震惊、恐惧，接着产生死里逃生的侥幸，医护人员及家属的劝解，使患者认为自己很快康复，不能正视自己的病情，盲目乐观，缺乏对疾病长期而坚韧的战斗性；随着治疗和康复的进程，对预后的莫测，意识到自身将长期或终生残疾，身心焦虑，忧心忡忡，就易产生焦虑、烦躁等情绪变化，感到成了家庭和社会的包袱，悲观失望，自卑。可出现心理行为上的倒退，如不配合治疗、不愿进食，康复训练不积极，生活上过分依赖他人等。

对策：以上是烧伤患者的正常反应，不要人为阻止该过程，以免患者陷入病理性抑郁。医护人员和心理医师通过和患者交谈和观察，充分了解患者的背景与个性，了解受伤时的情景和现在的病情，了解患者如何对待疼痛、恐惧，如何对待自己及他人，设法让患者认识到这种想法合理与否。向患者介绍康复治疗的作用和必要性，帮助患者树立战胜疾病的信心，调动患者的主动性，使其积极参加康复治疗。可用松弛疗法、催眠疗法、集体疗法、生物反馈疗法等方法，减轻患者精神压力和疼痛。

（二）适应不良反应

适应不良反应包括否认、脱离、分裂等。否认反应是拒绝承认自己创伤的严重性，心理上表现为无法接受创伤的现实。脱离则是明知创伤存在，但心理上难以接受，将创伤部位从整体中分离出来，如换药时闭眼、转头。

对策：了解产生的根源，避免刺激性语言，使用行为矫正疗法和暗示疗法。必要时配合药物治疗。

（三）烧伤恢复期心理反应

自卑、沮丧、孤寂和依赖性等是烧伤后期易出现的问题。经过救治，伤口基本愈合，生命的危险性越来越小，但烧伤的病理改变凸现出来，如瘢痕的挛缩和增生、容貌的改变、色素沉着、关节功能障碍等，使患者对未来一片惘然，全无信心，终日惆怅满腹、精神委靡、行为退缩，无欲交往。不愿出院，不敢面对社会、家庭及单位同事，即使出院也不愿参加社交，甚至不愿出门。有时出现注意力和记忆力的减退。

对策：和患者家属配合，组织患者参加集体活动，疏导患者情绪，面对现实，提高其回到公共社会中的信心。出院前和单位联系好，解决患者的生活、工作、经济等问题，解除其后顾之忧，使患者早日走向社会。

二、火灾后的心理援助

1. **顺情疗法** 烧烫伤后患者体貌伤残，功能障碍，尤其是头面部烧烫伤患者，因瘢痕挛缩、体表部位错位而严重影响美观，加重恐惧、忧郁、悲观的情绪，引起自卑、羞愧、沮丧，丧失生活的信心而拒绝治疗，以至康复治疗计划难以顺利实施。由此医务人员应体谅患者，避免一切可能刺激患者的语言和表情，给予患者无微不至的关怀以及尊重、同情和体谅，以解除患者的思想负担，帮助其树立生活信心。同时，要与其工作单位联系，对其今后的生活与工作做出妥善安排，从而解除其后顾之忧。

2. **移情疗法** 医务人员通过语言、行为，或改变所处的环境因素等方法，使患者"顺其自然"地"接受症状"、坦率地"接纳和认可现实中的自己"，把目标分阶段逐步实施和体验。烧烫伤后毁容者的心理创伤，并不随躯体损伤的康复而康复，多有不同程度的抑郁症状。当患者看见自己残缺的肢体和对镜审视自我的时候，心理会再度受到创伤，产生自卑感、抑郁、情绪低落、悲观哭泣，从而自我封闭，不愿意参加社会活动，使生活空间狭小。此时，患者注意力主要集中在自己身上，而注意越集中则抑郁越重，产生恶性循环。因此，在进行心理康复时，应以提高患者心理素质和承受能力为要，使之能面对现实，接受新的自我形象，即用"顺应自然"的原理给予指导，使患者真正认识到对于烧烫伤后毁容和抑郁症状，一方面要接受它不予抗拒，另一方面要带着症状从事力所能及的社会活动，采取"有就让它有去"的态度，即所谓"忍受痛苦，为所当为"，这样就能解除主、客观的矛盾和冲突，破坏精神交互作用和过盛的精神拮抗作用，抑郁也就逐渐减轻和消失。医者还可引导患者采用琴棋书画等行为方式，影响情感，转移情志，陶冶性情，借以调整气机，使精神内守、疾病痊愈。

第四节 火灾事故的康复援助

一、火灾中的康复治疗

烧伤后遗症阶段的康复应包括局部康复与整体康复。局部康复主要是通过各种功能锻炼和康复方法，以促进肢体功能的改善和恢复，并促进创面的愈合；整体康复在于辅助正气，增强体质，同时注重患者的心理康复，做到调摄情志与恢复机体功能相互结合，调神与调形并举，并配合必要的手术康复方法，从而使患者逐步恢复正常的生活功能，最大限度地恢复身心健康，做到生活自理能力和劳动能力的恢复。但本病为烧烫伤伤口愈合后瘢痕挛缩所致，故康复计划重点在于消除或减轻瘢痕，恢复形神功能，而康复效果与烧烫伤面积、深度、部位和患者体质有密切联系。

1.中药内治法

（1）火毒伤阴型

治法：养阴生津，清热解毒。

方药：冬地三黄汤（《温病条辨》）加减，药用麦冬、生地、玄参、黄连、黄柏、黄芩、金银花、甘草。

（2）胃阴衰败型

治法：养阴益胃。

方药：益胃汤（《温病条辨》）加减，药用沙参、麦冬、生地、玉竹、冰糖。

（3）气血两虚型

治法：益气养血。

方药：人参养荣汤（《太平惠民和剂局方》）加减，药用白芍、当归、陈皮、黄芪、桂心、人参、白术、甘草等。

（4）痰瘀阻络型：桃红四物汤（《医宗金鉴》）加减，药用熟地黄、桃仁、红花、川芎、白芍、当归。

2.中药外治法 应根据创面是否破溃以及愈合后瘢痕形成的情况选用不同的外用药膏。

（1）未破溃的烧伤面，酌情选用下列药膏。①獾油：狗獾的脂肪熬制炼成油。外涂烧伤处，每日1~2次，适宜于Ⅰ度和Ⅱ度烧伤。②紫草膏：每日1~2次涂患处。适宜于Ⅰ度、Ⅱ度烧伤。③烫伤膏：外敷，每日1次。④清凉油：每日2~5次涂于患处。适宜于Ⅰ度、Ⅱ度烧伤。

（2）已破溃的烧伤创面，酌情选用下列药物。①黄连膏：将药物涂在纱布上敷于患处，每日1次。适用于有感染的创面。②地榆膏：用法同上。适用于没有化脓的创面。③生肌玉红膏：用时将油膏涂在消毒纱布上，贴敷在患处，或者事先将药膏与纱布做好备用。适用于脓净而新肉不生者或肉芽不红的创面。④生肌散：用时将药洒在创面上。适用于创面新肉难长、久不收口者。

（3）创面已愈，但瘢痕组织较硬而影响功能，或形成瘢痕疙瘩或发生痒痛者，可酌情选用黑醋膏。用时将药膏敷在瘢痕上，厚为1~3mm，药上用塑料或布盖，每2~3天更换1次。也可以用银花、红花、苏木、当归、络石藤、伸筋草等，水煎后洗患处。

二、火灾后遗留疾病的康复治疗

（一）推拿康复法

推拿可以疏通经脉，促进血液循环，以增强局部的血液供给，且以细腻的滑石粉为介质，既能保护新生的皮肤，又有助于瘢痕软化，从而改善肢体功能。常用推、揉、摩、提、捏等手法，根据部位施用不同的手法。分为一般推拿和浴中推拿。

1.一般推拿　开始阶段，运用拇指指腹或两手鱼际部，轻柔地按压进行按摩，随着瘢痕组织的老化，按摩手法可以逐渐加重，进而采用推、按、摩、提、揉、捏等手法，关节部可给予旋转摩擦。按摩的频率宜慢，手法要柔和，并不断变幻部位，切勿在一个部位进行长时间的按摩以免引起水疱和损伤新生的皮肤。也可让患者自我按摩。

2.浴中推按　如大面积瘢痕，可配合全身温泉浴，水量以没过身体为准，采用浴中推拿。

（二）传统体育康复法

尽早采用传统体育康复法以增强正气，舒展筋骨，改善因瘢痕组织而影响的屈伸功能。根据康复的不同阶段，采用五禽戏、八段锦、太极拳等不同的方法。在尚未能站立及创面未完全愈合时，健肢可进行太极拳、八段锦招式的反复锻炼，如太极拳中的云手、倒卷肱和八段锦中的左右开弓似射雕、摇头摆尾去心火等。在创面愈合而有瘢痕挛缩时，可练简化太极拳、八段锦、五禽戏、练功十八法、保健二十式等全身性的传统体育运动，以助增强全身体力，改善损伤肢体的功能。传统体育康复法应注意及早进行，以争取在功能活动中使创面也逐渐愈合，这样可使创面瘢痕具有弹性，对功能影响小。

（三）饮食康复法

烧伤后遗症患者的饮食十分重要，一方面因为烧伤后丢失大量的液体和热量，又因伤口有大量的渗液，血浆中的蛋白质由此大量地溢出体外而丢失；另一方面，机体修复伤口又需要大量的蛋白质和多种维生素。中医食疗法能恢复正气，补养阴液，祛除热毒之邪。

1.饮食宜忌　早期饮食应以清淡为主，多食容易消化、富有营养、食性偏凉的食品，如新鲜的水果蔬菜、牛奶和豆制品等。随着病情的恢复，可逐步增加蛋白质含量较高的瘦肉、鸡肉、鱼肉类、蛋类等食品。忌食辛、生硬、香燥、腥臭类、海鲜发物等食物。若患者腹胀较甚，要减少甜食摄入，必要时减少或停服牛奶。

2.常用食疗药膳方

（1）生地粥：取鲜生地汁 30 ml，粳米 100 g。先煮粳米成稀粥后，调入生地汁再煮沸，食用。适用于火毒伤阴型。

（2）五汁饮：取梨汁、荸荠汁、鲜苇茎汁、麦冬汁、藕汁或蔗汁，临时斟酌多少，和匀凉服，或隔水炖温服。适用于胃阴衰败型。

（3）奶粥：粳米 60g 煮粥，或粥成加入鲜牛奶 250 ml，煮沸，食用；或用蜂蜜适量，调入牛奶服用。适用于胃阴衰败型。

（4）炖乳鸽：乳鸽1只，加黄芪30g、枸杞子30g，隔水炖熟。食用时每次用蜂王浆 5～8 ml，用温开水调服，以补益胃气、滋润胃肠、增进食欲。适用于胃阴衰败型。

（四）传统物理康复法

（1）热浴法：通过天然因素作用于病变部位，促进气血的流通，增加局部营养，以软化瘢痕组织。当创面开始愈合时及早进行适当的沐浴疗法，有助于恢复皮肤的生理功能和关节的运动功能。当创面尚未完全愈合而仅形成肉芽时用温水浴，将受伤肢体浸泡于 38～39℃ 的温水中，沐浴时间的长短根据患者的体力状况决定，开始时间不宜过长，可 20～30 分钟，以后渐加到 1 小时，每日一次。有条件者可做药浴，将银花、红花、当归、伸筋草、桑枝、络石藤、苏木等，煎成药液浸洗，时间选择同温水浴。

（2）蜡疗法：本法具有较强、较持久的温热作用，可减轻疼痛，加强组织的修复生长，松解粘连，软化瘢痕，促进炎症消散，消肿并能润滑皮肤。一般每次治疗 20～30 分钟，每日或隔日 1 次，20～30 次为一个疗程，但此法不适用于肥胖性瘢痕增殖期。

（五）娱乐康复法

部分娱乐康复疗法也起到功能训练的目的，如弹拨简单的乐器，既可以练习指、掌、腕关节的功能，还能够给患者欢快舒愉之感，起到心理康复的作用。握笔绘画，与训练拿筷子的进程相似，效果同于弹拨乐器。在康复阶段，对上肢烧烫伤者可采用书画疗法以帮助恢复上肢的活动功能，胸背部烧烫伤者可用歌咏疗法进行扩胸锻炼，下肢烧烫伤则选用舞蹈疗法恢复功能，并可借助欣赏音乐、听收音机、看电视、听相声、读书报、聊天、讲故事等各种娱乐疗法来调节患者的恐惧、忧郁情绪。对情绪特别低落、顾虑重重的患者，可听安神定志的乐曲等以调节情志，并通过讲述其他严重烧烫伤患者康复后恢复生活、工作能力的事例来解除患者的顾虑，树立信心。

此外，为了提高患者日常生活能力，可加强功能训练、运动疗法和适时应用作业疗法；对于部分功能损伤较严重的患者，则应采取功能补偿措施，采用各种矫形器或辅助装置，如假肢、轮椅等。如上述康复治疗无效则需要做整形或功能重建术。

（六）康复护理

1.起居护理　应注意保持病室的安静、整洁、阳光充足。针对不同的部位进行必要的护理，如眼、耳、鼻、口唇周围，及时用黄柏水、盐水棉球清洗，有眼睑外翻者要常涂消炎解毒类眼药膏，并用凡士林纱布盖双眼，以保护眼球和结膜、角膜。颈部烧伤者要坚持较长时间的仰卧位，应在肩部垫枕，防止瘢痕挛缩使颈颏粘连在一起；若取俯卧位，则把下颌枕在枕头上，目的在于使颈部皮肤充分拉直，防止挛缩。对面部等暴露部位有后遗症的患者，衣着穿戴应合理，尽量运用衣帽衬托和化妆打扮以减轻损伤的突出程度，缩小损伤暴露范围。若损伤面积过宽，程度较重者，宜戴眼镜、口罩以障之，甚至戴面纱。

2.饮食护理　宜食易消化、富有营养、含水分多、质偏凉的食品，如西瓜、蔗浆、梨、黄瓜、牛奶、豆浆、豆腐等。并可逐步加入瘦肉、蛋、鸡、鱼等食物，多食新鲜水果蔬菜。忌食坚硬难消化、辛辣香燥、腥臭物及发物。如腹胀较甚，应控制糖摄入，有腹胀腹泻者可考虑停用牛奶。

3.情志护理　消除害羞情绪，以达到最大限度地减轻患者的心理压力，为重返社会、做力所能及的工作做好准备。此外，要综合协调的运用社会的因素，如提倡全社会每个公民都应当尊重包括烧伤患者在内的残疾患者，真正关心他们，最大限度地减轻患者的心理压力。因毁容、伤残而产生的消极、绝望心理，护理的重点是防范与疏导，为打消患者轻生的念头，应对其耐心地讲解生存的意义，面容虽毁，但现代医学的发展迅速，整容已不成为题。因此应该观察分析患者心理，了解其心理需求，选择不同的沟通方式，做到因人施护。

4.功能护理　早期应采取正确的姿势体位，可对抗烧烫伤部位因瘢痕收缩而引起的皮肤、肌肉和关节挛缩倾向，最大限度地防治或减轻烧烫伤后发生的畸形。例如，颈部要处于伸展位或过伸位；肩关节处于外展 90°和外旋位；肘关节伸展位；腕关节背伸35°，掌指关节屈曲 70°，指骨间关节均处于伸展位；髋关节、膝关节均应取伸展位；踝关节取中间位，以防止足内、外翻畸形。必要时，可使用吊带、支架或夹板等保持正确的肢位和活动范围。

（七）康复预防

1.安全措施　医院、社区媒体应加强对烧伤相关知识的健康教育，加大宣传力度，以提高自我保护能力。对孩子而言，父母或看护人要为其营造一个安全的生活、玩耍空间，如设立操作区域以放置暖瓶、饮水机、炉子、烧好的汤饭等，并避免孩子进入这一区域，不要在床边及孩子所坐椅子或儿童车边放置易烫品、化学品等。

2.及时治疗　烧伤后迅速脱离致热源，尽快脱去患者被烧或浸有热油等液体的衣服，如衣服和皮肤粘在一起不易分开时，不要强行拉扯，将衣服剪开，小心地将衣裤脱掉，动作要轻，不要将受伤的皮肤撕脱，伤后 6 小时用冷水冲洗 20 分钟左右，越早效果越好，但水流不能过急，以免造成新的伤害。创面忌涂有颜色的药物，如龙胆紫、红汞、酱油、食醋等，以免影响对烧伤深度的观察，也忌涂油膏，以免增加入院后清创的困难。一旦出现烧烫伤后遗症时应采取正确的功能体位，可最大限度减轻烧烫伤后发生的畸形。

第五章

爆炸事件医学救援的心理与康复治疗

第一节 爆炸事件的概述

一般的爆炸是由火而引发的。但如果将两个（或两个以上的）互相排斥或不兼容的化学物质组合一起，形成了第三化学材料，就会引起小型或大型爆炸的出现。

一、爆炸的分类

（一）物理性爆炸

物理性爆炸是由物理变化（温度、体积和压力等因素）引起的，在爆炸的前后，爆炸物质的性质及化学成分均不改变。

锅炉的爆炸是典型的物理性爆炸，其原因是过热的水迅速蒸发出大量蒸气，使蒸气压力不断提高，当压力超过锅炉的极限强度时，就会发生爆炸。又如，氧气钢瓶受热升温，引起气体压力增高，当压力超过钢瓶的极限强度时即发生爆炸。发生物理性爆炸时，气体或蒸气等介质潜藏的能量在瞬间释放出来，会造成巨大的破坏和伤害。上述这些物理性爆炸是蒸气和气体膨胀力作用的瞬时表现，它们的破坏性取决于蒸气或气体的压力。

（二）化学性爆炸

化学爆炸是由化学变化造成的。化学爆炸的物质不论是可燃物质与空气的混合物，还是爆炸性物质（如炸药），都是一种相对不稳定的系统，在外界一定强度的能量作用下，能产生剧烈的放热反应，产生高温高压和冲击波，从而引起强烈的破坏作用。爆炸性物品的爆炸与气体混合物的爆炸有下列异同。

1.爆炸的反应速度非常快 爆炸反应一般在 $10^{-5}\sim10^{-6}$ 秒间完成，爆炸传播速度（简称爆速）一般在 2 000～9 000 m/s 之间。由于反应速度极快，瞬间释放出的能量来不及散失而高度集中，所以有极大的破坏作用。气体混合物爆炸时的反应速度比爆炸物品的爆炸速度要慢得多，数百分之一至数十秒内完成，所以爆炸功率要小得多。

2.反应放出大量的热 爆炸时反应热一般为 2 900～6 300 kJ/kg，可产生 2 400～3 400℃的高温。气态产物依靠反应热被加热到数千度，压力可达数万个兆帕，能量最后转化为机械功，使周围介质受到压缩或破坏。气体混合物爆炸后，也有大量热量产生，但温度很少超过 1 000℃。

3.反应生成大量的气体产物 1 kg 炸药爆炸时能产生 700～1 000 L 气体，由于反应热的作用，气体急剧膨胀，但又处于压缩状态，数万个兆帕压力形成强大的冲击波使周围介质受到严重破坏。气体混合物爆炸虽然也放出气体产物，但是相对来说气体量要少，而且因爆炸速度较慢，压力很少超过 2MPa。

二、爆炸对人的伤害

（1）爆炸烧伤。伤患多以烧烫伤（包括呼吸道烧伤）和烟火毒气窒息为其特征，部分伤患可以因爆炸、房屋倒塌或跳楼逃生遭受砸伤或坠落伤等。

（2）爆炸时爆震伤或弹片、碎片嵌入及贯通伤。

第二节 爆炸事件的特点及医学救援要点

一、爆炸的特点

爆炸伤的特点是程度重、范围广泛且有方向性，兼有高温、钝器或锐器损伤的特点。位于爆炸中心和其附近的人，常肢体离断并被抛掷很远，烧伤也严重，常被烧焦；稍离爆炸中心远一点的人，则烧伤程度不一定很重，其特点是损伤分布于朝向爆炸中心的身体一侧，损伤类型主要是由炸裂爆炸物外壳、爆炸击碎的介质作用于人体所形成的各种创口，创口周围常有烧伤，并伴严重的骨质和内脏损伤；离爆炸中心更远的人，受的主要是冲击波损伤，其特点是外轻内重，体表常仅见波浪状的挫伤和表皮剥脱，体内见多发性内脏破裂、出血和骨折等，重者也可见挫裂创口和撕脱伤，甚至体腔破裂。冲击波还可使人体抛掷很远，落地时再形成坠落伤。

二、爆炸的救援要点

（1）统一指挥与独立救治相结合。迅速建立强有力的现场医学救援指挥机构极为重要，该机构应由医疗管理部门负责人和医学救援专家共同织成。

（2）区域救治与巡回救治相结合。

（3）地方自救与救灾部队、医疗队相结合。发生重大爆炸区域应该尽快依靠自己的医疗力量积极自行救助。

（4）现场医学救援强调安全第一。

（5）采用分级救治与合理传运相结合的方法。

（6）遵照"先救命，后治伤"的基本原则。

（7）对危重伤病员必须进行必要的现场处置后再转运。

（8）应注意区别灾害事故中多发伤与复合伤救治的不同。

（9）止痛、镇静。

（10）现场救援时气候因素不容忽视。

第三节 爆炸事件的心理援助

一、爆炸事故中的心理援助

在爆炸救援现场要鼓励伤者讲话，特别是经历了生死浩劫的惊吓之后。如果伤者讲话，要耐心地倾听。现场救护人员应以亲切柔和的语调讲话，即使对失去知觉者也应这样，绝对不许有斥责之声。还可以问伤者是否需告家人和亲朋，同时就此可与伤者聊一下，千万不能显露出对伤者伤势的胆怯和畏缩，以免伤者阴郁的心情再次雪上加霜。

（一）爆炸现场人员的心理反应

正常的应激反应：很担心爆炸会再发生；害怕自己或亲人会受到伤害，害怕只剩下自己一个人；害怕自己崩溃或无法控制自己。觉得人非常脆弱，不堪一击；不知道将来该怎么办，感觉前途迷茫；觉得世界末日到来或一切转眼成空。这是最常见的感觉和情绪，为亲人或其他人的死伤感到很难过、很悲痛。大多数人会以大声号哭或不断啜泣来宣泄或疏解，少数人以麻木、冷漠无表情来表达。

幸存者对于爆炸相关的声音、图像、气味等感觉过敏，反应过度。不断地期待奇迹出现，却一次一次地失望。有一种爱的失落感，对死亡亲人的怀念常有如针扎心般的感受。恨自己没有能力救出家人，希望死的人是自己而不是亲人，因为比别人幸运而感觉罪恶。感到自己做错了什么，或者没有做应该做的事情能够避免亲人的死亡。觉得上天怎么可以对我这么不公平，救灾的动作怎么那么慢，别人根本不知道我的需要，不理解自己的痛苦。一直想着逝去的亲人，心里觉得很空虚，无法想别的事，创伤事件的画面在脑海中反复出现，一闭上眼就会看到最恐惧最悲伤的画面。

（二）爆炸现场的心理救助

爆炸心理救援工作是在紧急状况下进行的，其最主要的目的是尽快稳定受灾群众的心理，减少严重心理问题的发生及其对身体的影响，为心身健康的尽快恢复打下基础。主要内容包括如下几个方面：

1.降低群众的恐惧心理　由于生命安全受到威胁和缺少信息支持，群众通常会有恐惧心理。谣言的传播则会推动群体心理恐惧的发展。因此，除了积极的救援外，要利用各种有效的手段（如电视、广播、手机短信、布告等），迅速发布有关爆炸的权威信息，以阻止相关谣言的传播，降低群众心理恐慌的程度。

2.给群众以希望　心理学家认为，希望是人类所有情绪中最重要的一个。在应激状态中，人们常常会感到希望非常渺茫，因而产生严重的无助感和绝望情绪。对于这种情况，引导群众看到希望，能够坚定他们战胜威胁的信念，形成乐观的态度和发展对自己命运的控制感，以积极的心态等待进一步的救援。

3.鼓励受灾群体相互支持　受灾群众在语言和文化习俗上的共同性，使他们不仅能够进行有效的沟通和交流，而且可以产生强烈的心理认同感，从而促进他们之间的相互支持，增强共渡难关的信心。

4.建立现场心理救援所　对严重认知功能障碍、情绪和行为失控的受灾群众，应创造条件，将他们转移到现场心理救援所或类似的机构，给予相应的专业处理，必要时可以使用镇静药物。在条件允许的情况下，可将出现严重急性心理应激的受灾群众转移到后方，接受强化干预和治疗。

避免伤员遭受"二次心理创伤"。频繁地探视、慰问伤员，很可能会让许多人再次经历事件，加深事件对他们心理伤害，加之探访者没有专业的心理疏导知识，一味地安慰他们，说一些诸如"你们命真大"、"你真幸运了"之类的话，过度安慰使他们产生戒备心理，不愿敞开自己的心扉，也不利于心理干预治疗。

5.传授并掌握放松技术　放松技术可能在你的一生中居于次要地位。但那将意味着你可能会错过放松对健康的好处。练习放松技术能改善你对压力的生理反应，如减慢你的心率、降低血压、减慢你的呼吸频率、减少需氧量、增加主要肌肉的血流量、降低肌张力。你也可以从放松技术中获得这些对整体健康和生活方式的好处：较少的身体症状，如头痛和背痛；较少的情绪反应，如愤怒和挫折感；更多的精力、注意力。

（三）爆炸现场自我救助

1.正确认识自己的心理反应　正常的心理反应：心理创伤有三个来源，其一是灾害来袭时的强烈震撼与冲击，它直接威胁安全，伤及生命，身心同时受到创痛；其二是周边的人在受爆炸时的恐惧、尖叫和呼喊，更是破坏其安全感；其三是亲人受到的伤害给本人带来的心理打击。

人类遇到爆炸时，都会在这三个因素下，产生以上正常的心理反应，这是生命的自然现象，也是人承受的压力极限的表露，是身心自然的反应，要设法缓解而不是压抑。无论如何我们应该认识到，我们只是普通人这一事实，也会随着灾难的发生而产生相应的心理反应，而且如果你的亲人也不幸遇难的话，你需要认识到，你也不希望这一切发生，你不能够预测一切，所以更好地面对生活和现实才是关键，因为这一切并不是你的错。同时也应该谨防不要因为自己在一段时间内处于极度悲伤中而自责，这并不意味着你的脆弱，只是表明失去的亲人对你很重要，悲伤和抑郁也是我们正常情感中的一部分，而这种情绪持续的时间的长短有时取决于失去的亲人对你有多重要。

过度的心理反应：人类的承受能力毕竟有限，当灾难的刺激超过一个人所能承受的极限时，个体可能出现上述过度的心理反应。如果出现过度心理反应，在自我调理的同时可以求助于相关的专业人员。不要认为自己求助于专业人员就一定意味着自己不正常，或者自己的问题就真的很严重，因为在适当的时候寻求帮助也是一种智慧，虽然专业人员并不能改变事实，但是却可以让你更好地理解并接受自己的情感。

2.适当地自我心理调节　在灾难发生后适当地自我调节，可以有效地缓解心理症状，改善心理状态，避免不良心理反应的进一步发展。

保持生活规律：保证睡眠与休息，如果睡不好可以做一些放松和锻炼的活动；保证基本饮食，食物和营养是我们战胜疾病创伤，顺利康复的保证。

保持沟通，宣泄情绪：有任何的需要，一定要向亲友及相关人员表达，不要隐藏感觉，试着把情绪说出来，并且让他人一同分担悲痛；不要因为不好意思或忌讳，而逃避和别人谈论自己的痛苦，要让别人有机会了解自己。

勇于面对痛苦：不要勉强自己和他人去遗忘痛苦，伤痛会停留一段时间，是正常的现象，更好的方式是与我们的朋友和家人一起去分担痛苦。

学会放松训练：一个最简单易行的处理方法就是深呼吸。人在痛苦时往往会下意识地屏住呼吸，血液中的氧气反而减少了，但是人的大脑需要充分的氧气供应才能正常的思考；二是喊叫宣泄：找个没人的地方，大喊几声，大哭一场，让情感得到尽情地发泄，不过最好别让对自己不友好的人看见，要不然那种怪异的眼神也会让自己难受。当然，你要不在意这种眼神也没关系。

在进行治疗时，和病人要进行良好的沟通，以得到患者的信任，便于下一步的治疗。交谈沟通是一个互动的过程，在进行言语性沟通时应以引起患者表达情感为主，做一个真诚的聆听者，而不要大谈一些所谓的道理，引起患者反感，注意患者非言语信息表达的心理状况，将接收到的信息准确、客观地分析，因人而异地作出反应。对患者进行心理支持、语言疏导，使患者感觉到面临巨大困难时，医务人员是一个有力的、可依赖的支持者，用这种信任与患者交流其对爆炸意外引起伤害的看法，帮助其正确面对客观现实，减轻不良心理反应，树立良好的心态。

二、爆炸事故后的心理援助

群体性公共危机事件对受灾群众的心理打击不仅是广泛的，而且是深远的。爆炸后心理康复的主要目的不仅在于预防和治疗受灾群众的心理障碍，而且在于通过心理健康教育，促进受灾群众的心理成长。开展广泛的心理健康教育，针对受炸群众的常见心理问题，如抑郁症、创伤后应激障碍等进行识别和处理，使这类疾病的患者能够得到及时有效的处理。

放松技术是一种帮助你探索如何处理压力的很好方式。放松不仅仅是内心的平和或者享受业余爱好。放松是减少应对生活的挑战对你的心灵和身体的磨损的过程。无论你是否在生活中承受些压力或者你已经将它控制住，你都能在学习放松技术中受益。学习基本的放松技术并不难。去探索这些简单的放松技术，可以让你开始应对你的生活并改善你的健康。在灾后心理急救和心理卫生服务工作中，放松技术是最常用的心理行为训练技术之一。

（一）自身训练放松法

自身训练法意思是感知来自于你自己的身体。在这种技术中，你同时运用视觉的想象和身体的感知来缓解压力。在你脑海中重复些话语或建议来帮助你放松和减轻肌肉的紧张。你可以想象一个宁静祥和的地方，然后集中精力平稳放松你的呼吸，减慢你的心跳，或者其他不同的身体感觉，比如轮流放松每只手臂或每条腿。

（二）肌肉渐进松弛法

在这种技术中，你专注于使每个肌群慢慢紧张，再使其充分放松。这会帮助你建立肌肉紧张与放松程度的区分感觉，并且你会变得更加清楚自己的身体感觉。你可以选择从你的脚趾开始紧张然后放松，再更多的上升到你的脖子和头部。让你的肌肉紧张最少5秒，再放松30秒，然后重复进行。

（三）应激释放

在面对一些过度紧张、恐惧的患者，可以采取一些帮助患者表达内心痛苦，释放其内心恐惧痛苦的方法。①语言释放。通过语言宣泄让其表达内心痛苦、挫折感，释放不良情感。②放松训练时指导患者深呼吸，做全身肌肉紧张—放松训练，言语想象暗示放松训练等。③应激转移或替代法，通过转移患者的注意力、所处环境、行为达到应激释放的目的，如听音乐、看喜剧片、读励志文章、美化病室环境等。在康复的后期，要让幸存者更好地适应社会生活，提高心理健康水平，改善生活质量。积极做好心理护理，给予患者足够的支持。

第四节 爆炸事件的康复援助

一、爆炸事故中的康复治疗

（一）爆炸烧伤后遗症阶段的康复

应包括局部康复与整体康复。局部康复主要是通过各种功能锻炼和康复方法，以促进肢体功能的改善和恢复，并促进创面的愈合；整体康复在于辅助正气，增强体质，同时注重患者的心理康复，做到调摄情志与恢复机体功能相互结合，调神与调形并举，并配合必要的手术康复方法，从而使患者逐步恢复正常的生活功能，最大限度地恢复身心健康，做到生活自理能力和劳动能力的恢复。但本病为烧烫伤伤口愈合后瘢痕挛缩所致，故康复计划重点在于消除或减轻瘢痕，恢复形神功能，而康复效果与烧烫伤面积、深度、部位和患者体质有密切联系。

（二）根据创面破溃以及愈合后瘢痕形成的情况选用不同的外用药膏

1.未破溃的烧伤面，酌情选用下列药膏　①獾油：狗獾的脂肪熬制炼成油。外涂烧伤处，每日1～2次，适宜于Ⅰ度和Ⅱ度烧伤。②紫草膏：每日1～2次涂患处。适宜于Ⅰ度、Ⅱ度烧伤。③烫伤膏：外敷，每日1次。④清凉油：每日2～5次涂于患处。适宜于Ⅰ度、Ⅱ度烧伤。

2.已破溃的烧伤创面，酌情选用下列药物　①黄连膏：将药物涂在纱布上敷于患处，每日1次。适用于有感染的创面。②地榆膏：用法同上。适用于没有化脓的创面。③生肌玉红膏：用时将油膏涂在消毒纱布上，贴敷在患处，或者事先将药膏与纱布做好备用。适用于脓净而新肉不生者或肉芽不红的创面。④生肌散：用时将药洒在创面上。适用于创面新肉难长、久不收口者。

3.创面已愈，但瘢痕组织较硬而影响功能，或形成瘢痕疙瘩或发生痒痛者　可酌情选用黑醋膏。用时将药膏敷在瘢痕上，厚为1～3mm，药上用塑料或布盖，每2～3天更换1次。也可以用银花、红花、苏木、当归、络石藤、伸筋草等，水煎后洗患处。

（三）中药内治法

1.火毒伤阴型

治法：养阴生津，清热解毒。

方药：冬地三黄汤（《温病条辨》）加减，药用麦冬、生地、玄参、黄连、黄柏、黄芩、金银花、甘草。

2.胃阴衰败型

治法：养阴益胃。

方药：益胃汤（《温病条辨》）加减，药用沙参、麦冬、生地、玉竹、冰糖。

3.气血两虚型

治法：益气养血。

方药：人参养荣汤（《太平惠民和剂局方》）加减，药用白芍、当归、陈皮、黄芪、桂心、人参、白术、甘草等。

4.瘀淤阻络型　桃红四物汤（《医宗金鉴》）加减，药用熟地黄、桃仁、红花、川芎、白芍、当归。

二、爆炸事故后遗留疾病的康复治疗

（一）推拿康复法

推拿可以疏通经脉，促进血液循环，以增强局部的血液供给，且以细腻的滑石粉为介质，既能保护新生的皮肤，又有助于瘢痕软化，从而改善肢体功能。常用推、揉、摩、提、捏等手法，根据部位施用不同的手法。分为一般推拿和浴中推拿。

1.一般推拿　开始阶段，运用拇指指腹或两手鱼际部，轻柔地按压进行按摩，随着瘢痕组织的老化，按摩手法可以逐渐加重，进而采用推、按、摩、提、揉、捏等手法，关节部可给予旋转摩擦。按摩的频率宜慢，手法要柔和，并不断变幻部位，切勿在一个部位进行长时间的按摩以免引起水疱和损伤新生的皮肤。也可让患者自我按摩。

2.浴中推按　如大面积瘢痕，可配合全身温泉浴，水量以没过身体为准，采用浴中推拿。

（二）传统体育康复法

尽早采用传统体育康复法以增强正气，舒展筋骨，改善因瘢痕组织而影响的屈伸功能。根据康复的不同阶段，采用五禽戏、八段锦、太极拳等不同的方法。在尚未能站立及创面未完全愈合时，健肢可进行太极拳、八段锦招式的反复锻炼，如太极拳中的云手、倒卷肱和八段锦中的左右开弓似射雕、摇头摆尾去心火等。在创面愈合而有瘢痕挛缩时，可练简化太极拳、八段锦、五禽戏、练功十八法、保健二十式等全身性的传统体育运动，以助增强全身体力，改善损伤肢体的功能。传统体育康复法应注意及早进行，以争取在功能活动中使创面也逐渐愈合，这样可使创面瘢痕具有弹性，对功能影响小。

（三）饮食康复法

烧伤后遗症患者的饮食十分重要，一方面因为烧伤后丢失大量的液体和热量，又因伤口有大量的渗液，血浆中的蛋白质由此大量地溢出体外而丢失；另一方面，机体修复伤口又需要大量的蛋白质和多种维生素。

（1）饮食宜忌：早期饮食应以清淡为主，多食容易消化、富有营养、食性偏凉的食品，如新鲜的水果蔬菜、牛奶和豆制品等。

（2）随着病情的恢复，可逐步增加蛋白质含量较高的瘦肉、鸡肉、鱼肉类、蛋类等食品。忌食辛、生硬、香燥、腥臭类、海鲜发物等食物。若患者腹胀较甚，要减少甜食摄入，必要时减少或停服牛奶。

（四）传统物理康复法

1.**热浴法** 通过天然因素作用于病变部位，促进气血的流通，增加局部营养，以软化瘢痕组织。当创面开始愈合时及早进行适当的沐浴疗法，有助于恢复皮肤的生理功能和关节的运动功能。当创面尚未完全愈合而仅形成肉芽时用温水浴，将受伤肢体浸泡于38~39℃的温水中，沐浴时间的长短根据患者的体力状况决定，开始时间不宜过长，可20~30分钟，以后渐加到1小时，每日一次。有条件者可做药浴，将银花、红花、当归、伸筋草、桑枝、络石藤、苏木等，煎成药液浸洗，时间选择同温水浴。

2.**蜡疗法** 本法具有较强、较持久的温热作用，可减轻疼痛，加强组织的修复生长，松解粘连，软化瘢痕，促进炎症消散，消肿并能润滑皮肤。一般每次治疗20~30分钟，每日或隔日1次，20~30次为一个疗程，但此法不适用于肥胖性瘢痕增殖期。

3.**刮痧治疗** 于患者肩颈、脊背、胸前、胁肋等处，用光滑的瓷匙蘸菜油（或万花油）自上而下刮之，以局部皮肤出现红紫色为度。有助于宣通经络，祛邪外出，减轻疼痛症状。

4.**光疗法** 目的在改善局部血液循环和营养，促进局部渗液和代谢产物的吸收，活跃细胞代谢，促进组织再生，有助于骨痂形成。常用的有红外线、白炽灯、紫外线等。

5.**直流电离子导入治疗法** 可提高局部钙、磷浓度，促进骨折愈合。

6.**透热疗法** 能使深部组织充血，改善局部血液循环，活跃细胞代谢，消炎、退肿，有助于骨痂形成。可选用中波、短波、超短波、微波等电疗法。

7.**超声波** 每平方厘米小于0.1W的小剂量超声波有助于骨痂形成。但骨髓未封闭的小儿忌用。

此外，为了提高患者日常生活能力，可加强功能训练、运动疗法和适时应用作业疗法；对于部分功能损伤较严重的患者，则应采取功能补偿措施，采用各种矫形器或辅助装置，如假肢、轮椅等。如上述康复治疗无效者则需要做整形或功能重建术。

第六章

化学灾害医学救援的心理与康复治疗

第一节 化学灾害事故的概述

随着科学和社会的发展，化学品逐渐与人类形影不离。目前世界上大约有200万种化学物质，其中常用的化学品就有7万多种，每年还有上千种新的化学品问世。在生产、运输、使用、储存过程中，中毒事件屡有发生。化学中毒事件层出不穷。虽然人们对化学品的危害极其重视，加强了对各类危险化学品预防隔离措施，但是化学事故仍时有发生，防不胜防，对人的生命健康造成了极大的威胁。化学物品在进入人体后与人体组织发生化学或物理化学作用，并在一定条件下，破坏正常生理机能，引起某些暂时性或永久性的病变，称为中毒。而化学物品急性中毒是指一种或数种化学物品意外释放，在较短时间内（几秒乃至数小时）经皮肤吸收、呼吸道吸入或经口一次性摄入比较大量的毒物引起的中毒后突然发生一系列病症。在短时期或较长时间内损害人体健康，甚至威胁到人民的生命安全，还会严重污染环境，给国家和民众造成重大经济损失和不良社会影响。突发急性化学中毒事件后应积极抢救受毒害人员，迅速带其安全脱离事故现场，及时送往医院救治，同时指导群众防护和组织撤离。查明中毒的原因和性质，处理被污染的水源、空气和食品，尽可能地控制危害的范围，减轻危害的程度。

（一）化学物中毒毒物的分类

1. **金属和类金属** 常见的金属和类金属毒物有铅、汞、锰、镍、铍、砷、磷及其化合物等。

2. **刺激性气体** 是指对眼和呼吸道黏膜有刺激作用的气体，它是化学工业常遇到的有毒气体。刺激性气体的种类甚多，最常见的有氯、氨、氮氧化物、光气、氟化氢、二氧化硫、三氧化硫和硫酸二甲酯等。

3. **窒息性气体** 是指能造成机体缺氧的有毒气体。窒息性气体可分为单纯窒息性气体、血液窒息性气体和细胞窒息性气体。如氮气、甲烷、乙烷、乙烯、一氧化碳、硝基苯的蒸气、氰化氢、硫化氢等。

4. **农药** 包括杀虫剂、杀菌剂、杀螨剂、除草剂等。农药的使用对保证农作物的增产起着重要作用，但如生产、运输、使用和贮存过程中未采取有效的预防措施，可引起中毒。

5. **有机化合物** 大多数属有毒有害物质，例如应用广泛的有二甲苯、二硫化碳、汽油、甲醇、丙酮等；苯的氨基和硝基化合物，如苯胺、硝基苯等。

6. **高分子化合物** 高分子化合物本身无毒或毒性很小，但在加工和使用过程中，可释放出游离单体对人体产生危害，如酚醛树脂遇热释放出苯酚和甲醛具有刺激作用。某些高分子化合物由于受热、氧化而产生毒性更为强烈的物质，如聚四氟乙烯塑料受高热分解出四氟乙烯、六氟丙烯、八氟异丁烯，吸入后引起化学性肺炎或肺水肿。高分子化合物生产中常见的单体多数对人体有危害。

（二）危险化学品事故的救援措施

危险化学品事故具有突发性、复杂性、激变性、群体性，在发生重大或灾害性事故时人员死伤较大，可达数十、数百甚至数千人不等。因此将事故的危害降到最低是救援的主要目的之一。要针对可能发生的事故，行政领导挂帅，多部门联合协商，根据事故的特点进行具体分析并按照救人第一的原则，制订出一套切实可行的应对突发事件的应急方案。一旦发生事故，事故发生单位或地方政府根据应急方案组织抢险队抢救受害人员、指导群众防护、组织群众撤离，降低损失。具体措施如下：

（1）由于危险化学品事故的特点，在化学中毒现场处理时应快速初步判断事故的原因和性质，估算危害程度，积极抢救转移事故区域内的中毒人员和其他伤员，迅速脱离现场，向上风向转移。及时向上级和有关部门、相邻地区报告同时将故区域内的人口疏散至安全区。

（2）迅速控制危险源，标明危险区域，封锁危险场所，划定警戒区，实施交通管制以及其他控制措施。

（3）同时伴有火灾、爆炸应及时灭火和抢险。

（4）参与事故的救援人员必须佩戴呼吸面罩和皮肤防护用具。如有皮肤污染应及时清理。

（5）在整个事故中保持通信通畅，便于救援工作的进行和各部门的协调。

（6）严禁在现场饮食，饮水，吸烟。

第二节　医学救援措施

医疗救援人员抵达现场后应立即进入现场抢救、抢运中毒人员至上风安全区。现场急救医疗队应尽快将伤员就地简易分型，按类急救和做好安全转送。救援时应对救援人员进行医学监护，并为现场救援指挥部提供医学咨询。

由于急性中毒事故具有突发性，本着救人第一和以人为本的原则，现场及时、准确抢救处理受害者，将对其康复、转归起关键性的作用。具体措施如下：

一、现场急救

将中毒人员带离现场，转移至上风向安全区。

重要脏器如心、肺、脑、眼的保护：不明化学物中毒时，禁止口对口人工呼吸；注意呼吸、脉率、血压及意识、瞳孔等生命体征；必要时及时应用呼吸与中枢兴奋剂等。

及时脱去衣服，清洗受染的皮肤、毛发（衣着），防止毒物继续侵入。要用流动清水彻底清洗身体，时间不少于15分钟，冬天宜用温水。

预防性治疗：镇静，卧床观察（如刺激性气体吸入后必须绝对卧床48～72小时，减少耗氧，给予预防性肾上腺激素用药），保持呼吸道畅通，注意保暖，及时给氧、解毒、排毒、抗过敏、抗渗出等。

对于重症人员应及时转送至医院：携带周知卡，注意随症应急救援，保证治疗措施（吸氧、补液、兴奋剂、抗泡沫剂、激素），保持呼吸道通畅。事先通知医院做好接诊准备。

二、院内治疗

化学中毒物品繁多，致病机制复杂，病情严重。某些毒物具有一定的潜伏期，其后果更严重，更应高度重视。

（一）不同毒物高浓度接触造成特异性损害

1.刺激性气体中毒引起的化学性肺水肿及成人呼吸窘迫综合征（ARDS）

2.窒息性气体及某些有机化合物中毒所致的脑缺氧、脑水肿

（1）影响脑组织细胞代谢、酶活性或神经递质的毒物：①金属类：铅、四乙基铅、锰、有机汞、三烷基锡等；②类金属：砷及其化合物、磷化氢、硫化氢等；③溶剂：汽油、苯、二硫化碳、三氯乙烯、甲醇、四氯化碳、乙酸乙酯；④农药：有机磷类、氨基甲酸酯类、拟除虫菊酯类、氟乙酰胺、四亚甲基二砜四胺（毒鼠强）。

（2）导致脑组织缺氧的毒物：①低氧性缺氧：单纯性缺氧（CH_4、CO_2、N_2）；影响携氧能力（CO、$C_6H_5NH_2$、亚硝酸盐）；刺激性气体引起氧的弥散功能障碍所致缺氧；②组织中毒性缺氧：如氰化物、丙烯腈等（抑制细胞色素氧化酶，阻碍氧利用）③缺血性缺氧：各种急性中毒引起的休克或循环障碍。此外，还包括：砷化氢，苯的氨基、硝基化合物中毒引起的溶血而致的肝、肾损害；酚类与无机磷的肾损害，四氯化碳、三氯乙烯的肝损害；氯化钡中毒引起的低血钾；氟化物中毒的低血钙所致的心肌损害。

（二）急救处理原则

1.对症疗法　绝对卧床休息，如刺激性气体吸入后必须绝对卧床 48～72 小时，减少耗氧，给予预防性肾上腺激素用药。

2.心肺脑复苏

（1）给 O_2，保持呼吸道畅通；尽早准备气管内插管或气管切开。

（2）心室纤颤时，使用胸外电击除颤。

（3）心搏骤停者除胸部按压外，肾上腺素为首选药物，有利复苏。

3."灭活沉淀"与中和疗法　使用某些药物防止毒物在体内发生毒害，促使其生成不溶性物质以达到灭活沉淀而排出体外。如氯化钡中毒，用 2%～10%硫酸钠静脉注射，使血、肠中排泄的钡离子结合成不溶性硫酸钡而解毒。氢氟酸中毒用 10%葡萄糖酸钙静脉注射，使氯离子与钙结合成不溶性氟化钙而"灭活"并从尿中排出。吸入碱性有害气体时，可用 3%～5%硼酸或柠檬酸雾化吸入进行中和，加抗生素、激素、氨茶碱及 10%普鲁卡因治疗。

4.解毒—排毒疗法

（1）$HbFe^{2+}$还原剂（小剂量美兰）。

（2）氰化物解毒剂：① 亚硝酸钠—硫代硫酸钠；② 抗氰新药：4-二甲基氨基苯酚（4-DMAP），对氨基酸丙酮（PAPP）。

（3）OP：氯磷定、解磷定、双复磷、阿托品。

（4）氟乙酰胺中毒：乙酰胺或乙醇。

5.抓主要矛盾　如某些化学物质既可引起灼伤又可引起中毒，在治疗上不同病变会产生治疗中的矛盾，应权衡利弊综合处理。如氯磺酸中毒伴灼伤，血浆大量渗出，易致低血容量休克，需大量补液体，但灼伤又可致化学性肺水肿，治疗必须限制补液，故主张适当补液（胶体和晶体有一定比例）；糖皮质激素可改善毛细血管通透性，防治肺水肿，但长期使用会延缓组织修复，加剧感染，故宜早期、足量、短程使用。

第三节　化学灾害事故的救援康复与心理治疗

化学物中毒人员经抢救治疗后仍会遗留长期甚至终身的器质性损害，严重影响病人的劳动能力和生命质量。后遗症的临床表现主要有以下 3 类：

（1）神经系统：神经衰弱症、锥体系和锥体外系损害、周围神经损害等损害。

（2）精神症状：抑郁、焦虑、急躁易怒等。

（3）其他系统症状。

在进行康复治疗前对患者进行健康评估，确定神经受损的性质，做出预后判断，确定康复目标，制订康复计划，评价康复疗效。评估内容包括：病史；各肢体的肌力；肌肉容积；感觉；姿势与步态；电生理检查，肌电图、神经传导速度检查；日常生活活动能力；全身情况。训练前向患者说明康复训练的目的、意义和可能出现的疼痛等。

（一）康复治疗方案

1.在康复治疗过程中保持肢体各关节功能位可采用固定方法，防止关节变形。

2.肢体肌肉、关节的主被动运动　根据康复护理计划实施训练，每 2 小时被动翻身，按摩患肢手法宜重，时间宜短，每天 3～4 次，由近向远依次按摩，每次 15～30 分钟。又由于不良肢位、肌力不平衡等因素，患肢常易出现关节挛缩和畸形，故肢体关节早期应做全范围各轴向的被动运动，每天至少 1～2 次，以保持患肢关节正常活动范围。若受损程度较轻，则进行主动运动。因为主动与被动地进行功能锻炼可以改善血液循环，防止关节僵硬和肌肉萎缩。

3.物理疗法　早期应用超短波、微波、红外线等温热疗法，既有利于改善局部血液循环，又有利于促进神经再生。

4.感觉缺失部位的保护　教育患者不要用无感觉的部位直接接触危险的物体。对于感觉缺失的手、手指应戴手套保护，防止烫伤。

5.物理治疗　可配合低频脉冲电刺激疗法（如神经功能电刺激），促进肌肉功能恢复，延缓肌肉萎缩，兴奋支配肌肉的运动或感觉麻痹的神经，以增强机体的运动功能。

6.肌力训练治疗　受损神经支配肌肉肌力为 0～1 级时，进行被动运动、肌电生物反馈等治疗；受损神经支配肌肉肌力为 2～3 级时，进行助力运动、主动运动及器械性运动，但应注意运动量不宜过大，以免肌肉疲劳。随着肌力的增强，逐步减少助力；受损神经支配肌肉肌力为 3~4 级时，可进行抗阻练习，以争取肌力的最大恢复。同时进行速度、耐力、灵敏度、协调性与平衡性的专门训练治疗。

7. 日常生活活动训练　在进行肌力训练时应注意结合功能性活动和日常生活活动性训练。如上肢练习洗脸、梳头、穿衣、伸手取物等动作；下肢练习踏自行车、踢球动作等。治疗中不断增加训练的难度和时间，以增强身体的灵活性和耐力。

8. 作业疗法　根据功能障碍的部位及程度、肌力及耐力的检测结果，进行有关的作业治疗。上肢可进行木工、编织、泥塑、打字、修配仪器、套圈、拧螺丝等操作，下肢可踏自行车、缝纫机等练习。

9. 感觉训练　进行触觉训练，选用软物（如橡皮擦）摩擦手指掌侧皮肤、然后是震动觉训练。后期涉及对多种物体大小、形状、质地和材料的鉴别，可将一系列不同大小、不同形状、不同质地、不同材料制成的物体放在布袋中让患者用手触摸辨认，如钥匙、螺钉、回形针、扣子、硬币、橡皮块等。训练原则是由大物体到小物体，由简单物体到复杂物体，由粗糙质地到纤细质地，由单一类物体到混合物体。

10. 促神经代谢与再生　选用口服维生素 B_1、谷维素，肌肉注射神经生长因子、维生素 B_1、维生素 B_{12}；静脉滴注维生素 B_6、辅酶 A、三磷酸腺苷二钠等药物，均有助于神经代谢及功能恢复。超短波、微波、红外线等物理疗法，有利于受损神经的再生。

11. 伴有其他症状时　进行对症支持治疗。

（二）心理治疗

对因重大事故造成残疾的幸存者及相关人员实施心理康复，有助于减轻灾难和危机对人的危害，帮助个体尽快恢复心理平衡，促进心理健康，并使残疾者重返社会。

在实施心理康复治疗时首先需要评估个体的心理状态以及是否存在重大的残疾，残疾对个体及其家庭造成了何种程度的影响。心理康复是一个长期的过程，有的甚至需要终身的心理支持与康复服务。在灾害发生后的初期，主要是运用医疗康复手段控制治疗躯体创伤，辅以适当的心理康复方法调整幸存者心理状态，提高其社会适应性，使其能够接受残疾的现实；随着时间的推移，心理康复的重点需要转向为残疾幸存者提供有效的心理支持与服务，让他们树立生活的信心，接受积极的心理支持，并且建立起适应性的行为模式，帮助他们能够更好地适应残疾与功能状态下的日常生活和社会活动的需要。在心理康复的后期，要让幸存者更好地适应社会生活，提高心理健康水平，改善生活质量。针对不同心理阶段开展心理援助服务。

1. 震惊、休克阶段的心理援助　通常情况下，这是一个心理工作者与幸存者互动并取得幸存者信任和认可的重要时机。

2. 应付阶段的心理援助　当一些人想谈论他们的灾难经历时，心理工作者最好在场。这可以帮助幸存者组织他们自己关于灾难和受灾难影响的想法和情绪。可以教给他们一些对应激的通常的反应和自助降低应激反应的方法，同时可以分发教育材料和与请求帮助的个体通过各种方式取得联系。

3. 幻灭阶段的心理援助　心理工作者应该意识到幸存者的抑郁状态并鼓励各人继续谈论他们的经历。那些受灾难影响较严重和遭受了重大创伤的个体应密切监测，以及时发现问题。如果症状已经影响到个体应对事件和日常生活的能力，他们应该寻求专业的心理卫生工作者的帮助或治疗。

4. 重建阶段的心理援助　那些有创伤后应激障碍或其他与创伤经历有关的病理症状的个体，心理工作者也应该及时提供服务。大部分人已经不再需要心理援助了，但是必须提供一个让幸存者讨论那些似乎还不太明朗的问题的场合。获得灾难心理的援助甚至是仅仅知道可以获得心理援助，这本身就是一种支持。

自助降低应激反应的方法：

1. 善于接近患者，耐心疏导，融洽医患关系，增进相互信任　患者患病后对医护人员的服务态度十分敏感，住院期间希望被厚待、被尊重、被重视，因此回答患者各种询问要及时、耐心、真诚，要有同情心，善于体谅、关心，使患者获得安全感和心理依赖，达到心理稳定，使其从消极、悲观、忧愁的负性情绪转变为积极、开朗的正性情绪，以平和的心态对待病情和面对未来的生活。一旦幸存者意识到他们的经历是正常的而且可以公开谈论时，就可以教授他们一些自助降低应激反应的技术了。可以通过多种方式教授，如讲义、海报、小组讲座、挨家挨户解释等。这里介绍几种应对应激反应的方法，而且最有效的应对方法是结合多种应对方法。

2.充分的放松 渐进性肌肉放松技术：个体可以从身体的一段开始收紧肌肉，保持几秒后放松。你可以从脚部开始，然后到腿部、腹部、肩膀、手臂、双手、颈部、面部肌肉。保持良好的睡眠和足够的食物摄入量有利于体力和身心的恢复。同时，对于兴奋类物质尽量少摄入以保证足够的休息。

其他的放松技术包括听音乐、看书、打球、深呼吸等。每个人都需要找到最适合自己的放松技术，然后每天做几次。在灾难过后，也许做到这些很难，但从长远角度来看，放松技术会使个人觉得更有精力并能更好地应对应激反应。

3.心理干预 由专业的心理人员进行心理干预，可以起到缓解痛苦、调节情绪、塑造社会认知、调整社会关系、整合人际系统、鼓舞士气、引导正确态度、矫正社会行为等作用。心理干预的方法有很多种，在重大灾害时，常用的心理干预方法有以下几种：

（1）行为疗法：顾名思义，行为疗法的重点是行为——通过奖励、强化、脱敏改变不想要的行为。行为疗法往往涉及他人的合作，特别是家庭和亲密的朋友，以加强其理想的行为。

（2）认知疗法：认知疗法的目的是发现和纠正扭曲的思维模式，这种思维模式可导致麻烦、弄巧成拙，甚至是自我毁灭的感情和行为。其目标是用一个更为平衡的观点取代这种思维，用新的合理性思维引导出更多富有成效的行为。

认知行为疗法是认知及行为相结合的疗法，这种方法有助于人们改变消极的思维模式、信仰和行为，使他们能够管理症状和享受更多的生产力、更少压力的生活。

（3）家庭治疗：这种治疗方法涉及讨论与解决问题的事件，一名治疗师有时面对整个家庭，有时面对单一的家庭成员。这种疗法可以帮助夫妻和家庭成员提高认识或改善他们的应对方式。这种类型的疗法可以解决可能导致更严重的精神疾病的行为模式。家庭治疗可以帮助个人认识精神失常的性质，并教他们更好地应对患有精神疾病家庭成员反应的技能，如怎样处理愤怒或内疚的情绪。

（4）人际心理治疗：通过一对一的谈话以了解病人目前的生活和在家庭、社会和工作环境中的关系。目标是要找出并解决问题，同时帮助病人建立起个人优势。

（5）心理动力学心理治疗：这一疗法一般使用密度不大，往往一周一次或两次，并且时间跨越更短。它是基于一个前提，即人类行为是由一个人的过去经验、遗传因素和目前的状况所决定的。这种疗法认识到情绪和无意识的动机可以对人类行为产生重大影响。

4.宽容、善待和鼓励患者，增强患者战胜疾病的信心 患者由于长期的疾病折磨，正常心理亦受到影响，容易出现对合理的治疗挑剔和不满的现象，护理人员必须做到宽容大度，切不可冷落嘲笑甚至虐待患者。认识到患者首先是一个人，是一个患病的人，是一个病魔缠身欲求帮助的人。用语言、表情、姿态、行为来影响患者的情感行为和心理压力，帮助其树立自立、自强、自信的信念。及时介绍医护人员的技术力量，认真听取患者主诉，生活上给其提供一个安静、安全的休养环境。

5.加强健康指导，提高患者自我保健能力 患者如何参与自身的治疗、护理、康复的全过程，说明连续规范的治疗与护理对整个病程的治疗效果和预后是非常重要的。鼓励病人与成功治愈和病情明显好转的患者交流，增强患者战胜病魔的信心和勇气。

第七章

矿山灾害医学救援的心理与康复治疗

第一节 矿山灾害事故概述

近年来，我国矿山事故频发，造成了大量的人员伤亡、经济损失和不良的社会影响，在灾害事故发生后的应急救援措施也落后于西方国家，救援的不及时也是造成矿工伤亡的原因之一。因此，建立救援队伍，提高矿上人员的安全防范意识和应急救援知识是减少灾后事故损失和人员伤亡的重要措施。矿山事故，又称矿山灾难，简称矿难，是矿井生产活动中所发生的各种难以抵抗的自然和人为性的灾难。常见事故有瓦斯爆炸事故、火灾事故、水灾事故、冒顶事故、气体中毒或窒息事故。

一、矿山灾害事故的分类

1. 瓦斯爆炸　瓦斯，无色、无味、无臭、无毒，是地下成煤过程中的一种半生气体。吸入瓦斯会给身体带来各种危险。

1) 瓦斯对人体危害的方式

（1）瓦斯窒息：引起瓦斯窒息的不是瓦斯本身，而是缺氧。当空气中瓦斯浓度超过40%时，空气中的氧气就会十分稀薄，当空气中的氧气下降到9%时，可导致人体迅速窒息。

（2）瓦斯突出：是瓦斯涌出的一种现象，是指在矿山压力和瓦斯压力的综合作用下，在较短的时间内煤与瓦斯大量喷出，形成强烈的冲击波，可造成矿井的倒塌和人员的伤亡。

（3）瓦斯燃烧或爆炸：由于瓦斯本身不会自燃，其燃烧和爆炸各有一定的临界点，只有在瓦斯浓度为5%以下或在16%以上时，遇到火源才会燃烧；而瓦斯浓度在5%~16%之间时，遇到一定温度的引火源就会发生爆炸，尤以9.5%浓度时的爆炸力最强，破坏力最大。矿山灾害约有1/3以上是瓦斯爆炸所致。

2) 瓦斯爆炸时人体损伤的特点：当瓦斯爆炸时，人体可出现以下损伤。

（1）因高压造成伤亡现象：因为爆炸前后的气体压力差有9倍以上，这种直接冲击力和反冲击力可以使顶板煤层塌方同时还可直接造成在场人员的各种创伤。

（2）因爆炸时需要大量的氧气参加燃烧，使得井下有限的空间内的氧气急剧减少，导致在场人员因窒息而死亡。

（3）在爆炸中心所产生的高温，不仅可引燃附近的可燃物形成火灾，而且还可因高温辐射造成附近人员大面积的严重烧伤；尽管瓦斯爆炸所持续的时间较短，仅约千分之几秒，爆炸的火光更是如同闪电一般，但烧伤的伤员还是大批出现，且距离爆炸中心越近，烧伤程度越严重；烧伤的创面多为2或深3度。而3度烧伤者较少见。常见烧伤部位为裸露部位，以头部、面部及双手多见，井下矿工虽穿着衣裤不燃烧，但是高温辐射热在衣裤内的散热较慢，同样容易造成躯干部体表的灼热伤；常伴有呼吸道烧伤，尽管人体的自身防御机能可使机体在爆炸的瞬间产生屏气现象，但高温空气仍可造成鼻毛烧焦等轻度烧伤症状；如果机体正在进行吸气动作，则可造成呼吸道黏膜水肿或呼吸道梗阻等严重症状，甚至因窒息而迅速死亡；有的幸存者常常伴有多发性创伤，如颅脑损伤、严重骨折、肝破裂、脾破裂等内脏损伤；有的幸存者还伴有神经或精神症状，如表情淡漠、两眼发呆、各种反应迟钝，或有剧烈头疼、时有躁动、谵妄、胡言乱语、袭击他人等异常表现。

2.冒顶的特征　狭义的冒顶是指地下采矿时，顶板自然塌落的现象。由于冒顶可造成井下矿工的窒息及创伤（以各种挫伤、擦伤、挤压伤、骨折及内脏损伤等多见），所以，应及时地进行井下营救。

3.矿井水灾　矿井一旦发生透水事故，就会造成水灾，对井下工作人员的直接伤害就是淹溺、瓦斯中毒。被困人员则有饥饿、缺氧等危险。

4.矿山火灾　井下发生火灾时会产生大量的有毒有害气体，使大批人员中毒身亡。同时燃烧过程中产生的高温气体会引起工作人员的烧伤。

二、矿山灾害事故的救援措施

在进行事故的救援时把受灾人员按照国际公认的标准检伤分类为四个等级：轻伤、中度伤、重伤与死亡。

（1）轻伤：伤员的重要部位和脏器均未受到损伤，仅有皮外伤或单纯闭合性骨折，而无内脏伤及重要部位损毁，因此伤员的全部生命体征稳定，不会有生命危险。轻伤的预后很好，一般在1～4周内痊愈，不会遗留后遗症。

（2）中度伤：伤情介于重伤与轻伤之间。伤员的重要部位或脏器有损伤，生命体征不稳定，如果伤情恶化则有潜在的生命危险，但短时间内不会发生心搏、呼吸骤停。及时救治和施行手术完全可以使中度伤员存活，预后良好，治愈时间需1～2个月，可能遗留功能障碍。

（3）重度伤：伤员的重要部位或脏器遭受严重损伤，生命体征出现明显异常，甚至有生命危险，呼吸、心跳随时可能骤停；常因严重休克而不能耐受根治性手术，也不适宜立即转院（但可在医疗监护的条件下从灾难现场紧急后送），因此重伤员需要得到优先救治。重伤员治愈时间需2个月以上，预后较差，可能遗留终身残疾。

（4）死亡：创伤造成的第一死亡高峰在伤后1小时内，严重的重伤员如得不到及时救治就会死亡。死亡的标志为脑死亡和自主循环停止，心电图持续呈一条直线；同时，伤员心脏停搏时间已超过10分钟、且现场一直无人进行心肺复苏，或者伤员明显可见的头颈胸腹任一部位粉碎性破裂、断离甚至焚毁，现场即可诊断伤员生物学死亡。生物学死亡意味着人体整个机能的永久性丧失，死亡不可逆转。

井下灾害事故往往突然发生，而且有时单次事故造成的伤员较多。由于现场情况复杂、条件差，在短时间内要做好大批伤员的急救工作，则需调动救护队、医院及运输部门等共同参加抢救工作，这就需要各部门的通力合作。现场处置主要依靠地方政府及企业应急处置力量：

（1）事故发生后，事故单位和当地政府首先组织职工、群众开展自救、互救，按照指定好的应对措施，由经验丰富的工人带领其他工人，有序快速地撤离现场，转移到安全区，并通知有关专业救援机构。如发生火灾应切断一切电源。

（2）事故单位负责人要充分利用本单位和就近社会救援力量，立即组织实施事故的应急救援工作，组织本单位和就近医疗救护队伍抢救现场受伤人员。根据矿山事故的危害程度，及时报告当地政府，疏散、撤离可能受到事故波及的人员。

（3）矿下环境不利于救援的开展，应及时把伤者转移至地面进行抢救。搬运和抢救伤员时应防止突然改变伤员已适应的环境和生存条件，造成不应有的伤亡。将救出的受伤人员迅速转移至安全区域救治，对于烧伤人员应先灭火，使其脱离热源，创伤患者及时给予止血、包扎和固定。中毒人员保持呼吸道通畅，及时给予吸氧和人工呼吸，对症支持治疗。

（4）对由于吸入气体造成的急性支气管炎、肺炎、肺水肿抢救措施以吸氧为主，可用5%碳酸氢钠溶液雾化吸入。进展到肺水肿时应积极纠正缺氧，必要时加压辅助呼吸，并应用肾上腺皮质激素。

（5）当地政府、现场应急救援指挥部负责组织力量清除事故矿井周围和抢险通道上的障碍物。当地政府组织公安、武警、交通管理等部门开辟抢险救灾通道，保障应急救援队伍、物资、设备的畅通无阻。

第二节　矿山灾害事故后康复与心理治疗

多数矿工在经历矿山事故后进行常规治疗恢复较好，但是灾害仍然给他们以及他们的家人和遇难者的家人带去了深深的苦痛，在他们的心里留下了极大的阴影。因此对他们以及他们家属进行心理康复是非常有必要的。

一、康复治疗

1.骨折后的康复 在骨科医生治疗后早期可用活血化瘀、通络止痛类药物，中晚期可用消除关节肿胀、促进骨折愈合的药物。

推拿康复法：推拿康复以局部治疗、行气活血、滑利关节为主。具体方法如下：

（1）局部损伤病变部位用按、揉、推、滚、被动运动等手法，以行气活血。

（2）关节僵硬者，用一指禅推膈俞、拿肩井、痛点弹拨以活血化瘀。

（3）针灸康复法：上肢骨折取合谷、鱼际、内关、外观等穴。下肢骨折取内廷、太冲、三阴交、太溪、足三里、阳陵泉等穴。腰椎骨折取殷门、承山、委中等穴。局部骨折选取附近穴位。每次5～6穴以毫针泻法或补法，留针20分钟，病灶局部夹火罐。关节僵硬者。可于局部皮肤针叩刺，拔罐出血。

2.脊髓损伤 矿山事故导致的脊髓损伤常引起脊髓的横贯性损害，造成损害平面以下的脊髓神经功能障碍。对于脊髓损伤，由于其受损节段位置不一样，其后的康复目标也不一样。脊髓损伤的康复目的如下：

（1）独立能力：重获独立能力是康复的首要目标。包括独立做出决定和解决问题的能力。

（2）回归社会，创造性地生活：只有社会适应能力和就业能力恢复了，才是人的社会属性的"恢复"。

在进行康复治疗前，应和患者及时沟通，使患者理解康复治疗方案，积极主动实施康复训练，以便更好地达到康复目标。在康复治疗早期，不稳定期应在床旁结合临床治疗开展康复治疗；稳定期应逐步离床去康复训练室训练。

急性不稳定期的康复训练包括：

（1）关节活动度训练：有助于保持关节活动度，防止关节畸形，促进肢体血液循环，防止肌肉痉挛。

（2）肌力训练：在保持脊柱稳定的前提下，所有能主动运动的肌肉都应当运动，保证在急性期过程中不发生肌肉萎缩或肌力下降。

（3）呼吸功能训练：包括胸式呼吸和腹式呼吸训练，体位排痰训练。

（4）膀胱功能训练：在停止静脉补液后，开始间歇导尿和自主排尿或反射排尿训练。

（5）功能性电刺激（FNS）：FNS原用于兴奋瘫痪肌肉，防止肌肉过度萎缩，不但能达到治疗作用并且有助于康复功能。

（6）物理因子的运用：应用超声波、超短波、紫外线等理疗，具有促进血液循环、止痛、消肿，减轻损伤部位的炎症反应、改善神经功能等作用，各自有其适应证。在做治疗时应注意安全，防止烫伤意外。

（7）生物反馈技术的应用：运用生物反馈技术可提高患者的被动运动功能和自主运动功能。

（8）高压氧和局部低温疗法：可以改善脊髓缺血状况；局部低温可降低损伤部位的代谢，减少耗氧。

急性稳定期：在急性稳定期，病情已基本稳定，康复成为首要任务。增加上肢训练、站立和平衡训练、床或平台上转移训练、轮椅训练和ADL训练等。根据每个患者的病情不一样其增加的训练量和时间也不一样。在训练期间应注意脊柱的稳定性和直立性低血压的防治。

后期康复治疗：在早期康复训练的基础上，加强肌力训练、平衡训练等体能训练，同时进行轮椅的相关训练。对有可能恢复站立或步行的患者，应使用相应下肢支具进行站立和步行训练，包括平衡杠内和应用拐杖站立和步行训练。对不能恢复步行的患者加强残存肌力和全身耐力的训练及熟练轮椅技巧和日常生活技巧训练。

（1）针刺法

头皮针：①截瘫：双侧运动区1/5，感觉区1/5。②四肢瘫：双侧运动区上1/5，中2/5，感觉区上1/5，中2/5及足运感区。留针2小时。期间进行功能训练。每日一次。

体针：①二便功能障碍：八髎、环跳、秩边、水道、中极、关元、曲骨、三阴交。②上肢瘫：肩髃、肩髎、曲池、手五里、内关、外关、合谷、后溪。③下肢瘫：华佗夹脊、环跳、承扶、委中、承山、三阴交。

根据病情加减穴位，每日一次，一次20分钟每周5次。

（2）灸法：灸法具有温通经络、行气活血、驱寒逐邪的作用。对脊髓损伤引起的阳虚寒凝所致的痉挛、小便失禁有一定疗效。

下肢痉挛：肾俞、委阳、浮郄、承山隔姜灸。每日一次，每穴15分钟。

小便失禁或潴留：温针灸中极、关元、水道、三阴交。每日一次每次5～10分钟。

（3）按摩：对改善血液循环，防止肌肉萎缩，扩大、维持关节活动度和缓解肌痉挛均有辅助作用。按摩双下肢至背部，并自上而下对华佗夹脊及督脉施捏脊法，同时点揉足太阳膀胱经背部腧穴，最后拍打叩击背部及四肢。时间为25～30分钟。

二、心理康复

在搜救被困人员时，救援人员通过喊话与患者沟通，增加被困人员信心，鼓励被困人员多说话，以宣泄面对突发灾难时产生的恐惧。在言语中多一点关爱，为救援队伍的营救争取更多的机会。营救后其心理反应主要是恐惧、焦虑、自责等。根据其情况我们首先要在治疗时建立良好的治疗关系，因为只有取得患者的信任，患者才愿意与你交流，说出内心的真实感受。尊重他的各种应激反应，鼓励他发泄自己的情绪，协助患者适应环境，在言行中表达对他的关爱。透过交谈沟通进行心理支持、语言疏导，使患者感觉医务人员是一个有力的、可依赖的支持者，用这种信任与患者交流其对矿山事故伤害的看法，帮助其正确面对客观现实，减轻不良心理反应，树立良好的心态。

音乐干预：向病人讲述音乐干预的目的、意义、方法，让病人根据自己的爱好从音乐库中挑选自己喜爱的音乐在理疗过程中进行播放，音量调到病人满意，在治疗过程中嘱病人闭上眼睛，并将注意力集中到音乐中，使全身保持放松状态。音乐干预能分散患者的注意力，减少不良的心理反应，还能增强患者的舒适度。音乐是一种特殊的语言，具有生理、治疗、感情、记忆等效应，可调节呼吸、循环、内分泌等系统的生理功能，它对人的心理产生的作用是复杂多样的，音乐能通过想象，平衡及满足人的情绪，达到治疗作用。

提供有效的应对技能：可通过放松训练等方法缓解紧张情绪；帮助受害人及时疏导不良情绪，给个体提供宣泄的机会。

认知述谈：与患者或者遇难者家属就所发生的事件以及在事件中的感受进行自由述谈，调整、改变不合理信念，使其重新审视问题；给予个体希望，传递乐观精神；促进患者对消极信念的重新建构，以期发展出合适的应对方式。

鼓励个体参加各种活动，转移注意力。参加集体活动并关心周围的人使患者在感到了快乐的同时也淡化了自己的悲伤情绪，忘却自身痛苦。

家庭的支持：家人的支持、关心与鼓励能给予患者极大的信心，使患者具有积极向上的精神和心理，有助于尽快走出心理灰暗区。

第八章

交通灾害医学救援的心理与康复治疗

第一节 交通灾害事故概述

近些年来我国交通事业蓬勃发展，为我国经济的发展做出了不可磨灭的贡献。出行方式的改变、速度的提高和车辆增多及交通安全意识的薄弱带来的是交通事故不断发生，人民的生命和健康受到了严重的威胁。高速公路不断发生严重交通事故，铁路发生脱轨、追尾，航运出现沉船、触礁。民航频繁出现各种事故，给我国的交通安全系统拉响了警报。

运输系统对我国经济的发展起着极大的推动作用，对国民经济、科技的发展、社会的稳定以及在满足人民物质和文化生活需要方面起着十分重要的作用。如果发生交通灾害，特别是发生重大灾害，会造成行车中断、车毁人亡或机毁人亡的严重后果，给国家和人民生命财产带来不可估量的损失，受害者心理也遭受极大的创伤，还造成不良的社会影响。

交通灾害事故是指运输工具在运营过程中发生的各种事故，包括撞车、沉船、坠机及其他运营事故。而铁路、航运、航空事故的发生，除了造成人员伤亡、设备破坏外，还可能造成巨大的直接经济损失，间接损失更是无法计算。我国交通事业要发展，必须要走向市场，这就更需要确保运输安全。面对日趋灵活多变的市场需求，铁路部门通过运输管理体制、经营方式的改变，不断采用新设备、新技术，这样就给运输安全提出了更高的要求。因此，交通系统越是深化改革、加快发展、走向市场，越要强化安全意识，确保运输安全。

在强调安全的同时还要建立应对突发事件的反应机制，及时应对处理交通突发事故，减少人员伤亡和财产损失，及时安抚伤员及死者家属，同时成立事故调查小组，调查事故原因，及时向社会公布相应信息。将事故造成的人员伤亡和财产损失及社会负面影响降到最低。

一、交通灾害事故的分类

我国交通系统主要是由公路、铁路、航运以及航空组成。它们各自相比其他系统，有着特殊的优势和长处，在交通系统中起着不可替代的作用。正是由于各自不同，其出现事故后造成的后果也有差异。差异主要体现在事故后人员伤亡和物资的损失数和事故发生后造成的影响的大小不同。灾害事故也根据其方式的不同分为：公路交通事故、水运交通事故、航空交通运输事故、铁路交通运输事故。

交通运输事故往往具有以下特点：

1.*不可预见性和突发性* 交通事故发生在运输工具行驶过程中，人们毫无思想准备和心理准备，情况不可预料，爆发过程瞬息万变，人员生命十万火急。这就要求各级交通主管部门和地方行政部门在平时就建立健全交通事故救援应急系统，设立救援队，配备先进设备，一有情况能随时赶赴现场进行救援。

2.*时间、地点不确定性* 运输灾害事故的发生没有明确的时间和地点，也无规律可循，这就需要设有完善的通信联络系统，一旦接到事故报告电话能立即做出反应，确定事故发生地点和时间。

3.*伤亡突然性、大量性、严重性* 公路连环撞车、火车追尾或脱轨、船舶发生破损或沉没、飞机坠毁，往往来之突然，在短时间内出现大量伤亡和急需救援人员，如不能及时给予帮助、救援，被困者和伤员的生命将会受到严重威胁。

导致出现伤亡的原因有：

（1）爆炸对人员的损伤。

（2）交通工具撞击时产生的挤压伤、撕裂伤、摔跌伤等创伤，未能及时转移和救援的二次伤害。

（3）事故发生后的燃烧造成的烧伤。

（4）落水后造成的体温过低。

（5）复杂条件下面临的饥饿、缺水、生物的危险、炎热、寒冷等环境问题。

（6）遭遇突发交通事故灾害后遭受的心理创伤。

二、交通事故对人的伤害

交通工具内人员损伤的原因多种多样，损伤的类型也就复杂多变。如果车内人员将身躯探出窗外，被窗外路旁物体撞击，出现撞击伤，通常损伤在头部，如被外来飞石击中，还可导致骨折及脑损伤。行进中的列车因故突然减速或停止时，在较大的惯性作用下，车内人员撞上车内物体会造成碰撞伤（挫擦伤、挫裂创、骨折、内脏损伤及颅脑损伤）。当车辆脱轨、颠覆时人体在车厢内翻滚、碰撞或行李挤压形成的损伤为多部位、多种类型的复合损伤，如摔跌伤、撞击伤、挤压伤以及烧伤、爆炸伤等。车内人员从车上跳下时可发生严重的、广泛的摔跌伤（四肢骨折、内脏损伤以及颅脑损伤）等。如从车顶滚落，则可发生广泛的摔跌伤及挫擦伤，常见四肢骨折、内脏损伤或颅脑损伤。

当旅客违章携带易燃、易爆物品上车或装载易燃、易爆物品的货物列车因冲撞、脱轨、颠覆等或因列车本身的电路等设备故障而发生灾难性的爆炸、火灾时，火势迅速蔓延车内，温度急剧上升，产生大量浓烟和有毒气体，此时旅客难以逃生，可出现烧灼伤、爆炸伤，车内人员可因吸入热气、火焰、有毒烟雾或一氧化碳而发生呼吸道烧伤、中毒、窒息，甚至死亡。飞机坠机所造成的损伤主要是机械性损伤，以多发伤多见，涉及全身各个脏器与组织。沉船事故由于落水人员在低温中停留时间过长，体温不断减低，当降至30℃以下时，可能出现意识丧失，降至26℃以下可能造成死亡。

第二节 交通灾害事故的救援康复与心理治疗

一、交通灾害事故的救援

现代化交通工具，具有载重量大，运行速度快的特点，这也导致了事故受害者具有伤情复杂、严重、死亡率高、救护困难的特点。因此在交通事故发生后，受伤人员的早期紧急医疗救护是抢险救援的中心任务，通常情况下可分为三个阶段。

（一）第一级现场抢救

交通事故突发性灾难往往只持续几秒到几分钟，在事故后等待救援的这段时间对于许多受伤人员来说是决定生死的重要时刻。受灾难现场环境因素的影响，救援队伍往往无法在第一时间抵达。这时受伤者与外界呈隔绝状态，营救只能自发进行，以个别人员自救互救为主。救援队伍抵达后组成抢救小组，在事故发生地现场，对伤病员实行初步急救措施。首先将伤病员从事故灾难困境中抢救出来，医疗救护人员实施维持基础生命急救。包括进行包扎、止血、固定、心肺复苏和采取其他急救措施，并把重伤员送往具有抢救能力的医疗部门。

海难事故在进行救援时由于其在水中进行，故救援有其特殊性，应坚持

（1）先发现先救，先救单人后救集体。

（2）先救无救生器材者。

（3）先近后远，主次兼顾。

（4）先救伤病员，后救健康者，最后打捞死亡者。

（5）先抢救治疗，再快速后送。

（6）先稳定伤情，后确定治疗。

（7）如果水中、遇难船和救生艇上均有遇险者，应先救水中人员，给最需要者以优先救援，这是一个不可动摇的原则。

（二）第二级早期治疗

将经过现场救援小组现场处理或未经抢救小组处理直接送来的伤病员进行检伤分类、登记、

填写或补填伤票和简要病历；对于急危重伤者实行紧急治疗，包括开颅减压、气管切开、开放性气胸缝合、胸腔闭式引流、腹部探查、手术止血、抗休克、挤压伤筋膜切开减压、清创、四肢骨折复位及抗感染等；留治传染病员、轻伤病员或暂不宜转送的危重伤员；将需要专科治疗或需较长时间恢复的伤病员转送到灾区附近或较远的指定医院。

（三）第三级专科治疗

对灾区医疗站、医院转送来的伤病员，进行确定性治疗，直到痊愈出院。

交通事故中完全转移伤员的方法：如果伤员被困在汽车内，要设法把伤员尽快转移出来。转移中首先考虑到伤员的生命安全，还要尽量使伤员舒适。转移中有两条原则必须注意：

第一是环境允许时，才可移动。

第二是现场有人帮助的时候，要互相配合来移动伤员，尽量不要一个人去移动伤员。转移伤员时要由受过急救训练的人（如专业人员或接受过红十字会培训的人员）来指挥，避免错误的、鲁莽的搬运，造成进一步的损伤。

二、交通事故康复

交通灾害事故康复多见于脑损伤、骨折、肢体断离后康复，在急性期后给予相应的康复治疗，以利于病人的恢复。

（一）脑损伤的康复

在交通事故中，人的头部受到外力碰撞或摔打时，颅内脑组织会发生剧烈震荡，使脑组织及脑血管受到严重损害。车祸中常见的颅脑损伤主要有脑震荡、脑挫伤、脑干损伤、颅内出血及血肿等。在进行急性期治疗后可进行相应的康复训练。

1.认知障碍的康复治疗

1）注意力和集中力的康复训练方法

（1）猜测游戏：取两个透明玻璃杯和一个弹球，让患者注视术者将一个杯覆扣在弹球上，并指出有弹球的杯子，反复数次。无误后改用两个不透明的杯子，操作同上。反复数次，成功后改用更多的杯子或更多不同颜色的球，扣上后让患者分别指出有各种颜色弹球的杯子，移动杯子后再问。

（2）删除作业：在一张白纸上写几个大写的汉语拼音字母如 KBLRBPYO（亦可用数字、图形），让患者用铅笔删除术者指定的字母，如 B。再改写字母的顺序和规定要删的字母，反复进行数次。成功后增加字母的行数和难度。

（3）时间感：要求患者按术者命令启动秒表，并于 10 秒时停止秒表，然后将时间逐渐延长至 1 分钟，当误差小于 1~2 秒时，改为不让患者看表，启动后让他心算到 10 秒时停止，然后将时间延长，到 2 分钟时停止，每 10 秒的误差不得超过 1.5 秒。达到要求后改为一边与患者交谈，一边让患者进行上述训练，使患者尽量控制自己不因交谈而分散注意力。

（4）作业疗法：编织、木工、拼图练习等。

2）记忆能力的康复训练方法

（1）视觉记忆（visual memory）：先将 3~5 张绘有日常用品的图片卡放在患者面前，告诉患者每卡可以看 5 秒，然后将卡收去，让患者用笔写下所看到的物品的名称，反复数次，成功后增加卡的数目。

（2）编故事法：把要记忆的内容按自己的习惯和爱好编成一个小故事，有助于记忆。

（3）作业疗法：木工、黏土作业、镶嵌、投箭等。

在日常生活中应采用下述的方法：①建立恒定的每日活动常规，让患者不断地重复和练习；②耐心细声地向患者提问和下命令；③从简单到复杂进行练习，将整个练习分解成若干部分，先一部分一部分地训练，成功后再逐步联合；④利用视、听、触、嗅和运动等多种感觉输入来配合训练；⑤每次训练时间要短，记忆正确时要及时频繁地给以奖励；⑥让患者分清重点，先记忆最必须记住的事，不去记忆一些无关的琐事。

3）思维能力的康复训练方法思维能力包括推理、分析、综合、比较、抽象、概括等多种能力，而这些能力往往表现于人类对问题的解决中。下面介绍一些推理和解决问题能力的训练方法。

（1）指出报纸中的消息：取一张当地的报纸，首先问患者有关报纸首页的信息如大标题、日期、报纸的名称等，如回答无误，再要他指出报纸中的专栏如体育、商业、分类广告等。回答无误后，再训练他寻找特殊的消息，如可问他两个球队比赛的比分如何；某电影院上映的电影是什么。回答无误后，再训练他寻找一些需要他做出决定的消息。

（2）排列数字：给患者三张数字卡，让他由小到大将其排列，然后每次再给他一张卡，让他根据其数字的大小插进已排好的三张卡之间。正确无误后，再给他几个数字卡，问他其中有什么共同之处，如有哪些是奇数或偶数、哪些可以互为倍数等。

（3）分类：让患者将多项物品名称按物品用途分类、配对等。

（4）作业疗法：图画合成、木工等。

训练是多种多样的，也并非一天内就能把某训练中的所有步骤都完成。训练无需特殊用品，出院后在家中还可继续进行，因此对患者家属亦应进行培训，让他们也掌握训练方法。

2. 行为障碍的康复治疗　对发作性失控和额叶攻击，可用药物治疗和正惩罚法行为治疗。对负性行为障碍，采用行为疗法，如负惩罚法、成型法、代币法等。也可以进行作业治疗，消除攻击性情感。

3. 情绪障碍的康复治疗　常见为抑郁症状，甚至有自杀念头，采用康复心理治疗，同时适当应用抗抑郁药品。

4. 言语障碍的康复治疗　对于构音障碍以及吞咽障碍，通过言语康复治疗师有针对性地采取发声、分辨等练习，提高言语能力。同时，随着认知障碍的改善，相应的言语障碍也逐渐好转。部分患者应用吞咽障碍治疗仪，也取得一定效果。

5. 运动障碍的康复治疗　根据康复评定情况，制订康复运动治疗方案，由康复治疗师具体实施，治疗内容包括：

1）俯卧位训练

（1）位置：患者肘撑俯卧（以双手支撑起上部躯干俯卧），胸部垫楔形塑料枕，若能维持正确位置也可不用枕。

（2）目的：减弱仰卧时出现的伸肌张力增加；促进肩屈和外展；促进对颈的控制；牵站髋屈肌并降低其张力；使患者能自发地屈伸膝。

（3）内容：将体重从一肘向另一肘转移，以抑制肩伸和内收姿势，促进肩胛带肌，准备做俯到仰的翻身。治疗师对颈伸肌施加震颤或轻拍，或让患者注视挂于不同位置和高度的画，以增强对颈的控制。

2）趴位训练

（1）位置：患者趴在塑料圆筒上，如不用也能维持趴位则不用筒。

（3）目的：减轻上肢肩伸、内收、内旋，肘、腕屈曲的姿势；促进肩屈、外展，肘、腕伸展；促进肩胛带和骨盆带的稳定；促进保护和平衡反应。

（3）内容：将体重从一侧上肢向另一侧上肢、从一侧下肢向另一侧下肢、从双上肢向双下肢和一侧上下肢向另一侧上下肢转移，以降低肘、腕屈肌张力，促进肘、腕伸肌肩胛带和骨盆带的稳定；在圆筒上向前、向后滚动以促进自发的负重、促进保护和平衡反应；利用在俯卧位时促进对颈控制的方法，促进对颈部的控制。

3）跪位训练

（1）位置：患者靠着一个塑料滚筒跪着，如不用也能维持该位置则不用滚筒。

（2）目的：促进头和躯干控制；抑制下肢整个屈、伸肌模式；促进在屈膝情况下的伸髋；在较应急的情况下促进肩屈和外旋；促进保护和平衡反应。

（3）内容：将体重从一侧髋向另一侧转移以促进髋稳定和平衡反应；用轻拍方法促进背、髋伸肌和髋外展肌；上肢抓起放在滚筒上方的物体并活动，以鼓励应用上肢时的身体平衡。

4）坐位训练

（1）位置：患者坐在治疗床边，双足放在地板上，如足达不到地板可垫木块。当坐稳且姿势良好后，改坐在气垫上。

（2）目的：促进头和躯干稳定；抑制下肢总的屈、伸肌模式；促进保护和平衡反应；通过支撑促进上肢伸展。

（3）内容：轻拍患者背和躯干侧面的伸肌以促进头直立和垂直以及对躯干的控制；先辅助患者将躯干向前、后、左右运动和旋转以改善保护和平衡反应以及从侧卧到坐起的能力，上肢支撑在床上负重，以促进上肢的伸肌；交替地提腿、伸膝和拍踏两足，以促进往复运动和肌活动的节拍，准备站立或步行。

5）站位训练

（1）位置：患者借助支持物体站着，如能自主站立则不用支持物。

（2）目的：促进保护和平衡反应；促进头、躯干和下肢的控制以备行走。

（3）内容：站在站立台中以促进躯干的控制和促进下肢的负重，如一侧下肢有骨折或严重痉挛时特别需要这种活动。将体重从一侧下肢向另一侧下肢转移、向前和后转移；或用关节压缩法通过骨盆向下压缩以促进关节稳定；在体重转移时给予反馈以鼓励松弛或激活所需的肌肉；体重转移时使骨盆前挺和后退，以促进步态所需的骨盆旋转；在不移动下肢的情况下旋转躯干，以促进以后的自发旋转，辅助直立位时的功能活动，同时减轻由于缺乏躯干旋转而出现的机器人样活动；在平衡板上从一侧向另一侧摇动，或一足在前一足在后地摇动，以促进快速的屈、伸膝和步行所需的平衡反应。

通过专业康复中心治疗师指导下的长期反复的治疗，一般可取得明显的效果。

6) 中药针刺治疗：传统中医认为，脑损伤后遗症是由于交通灾害事故后颅脑损伤导致脑络受损，气血运行受阻，瘀血流注，筋脉失于濡养；损伤日久，气血不足，脉络空虚，气血痹阻或形盛气衰，痰湿素盛，外风引动痰湿，闭阻经络而致喎僻不遂。分为以下几型：

（1）气虚血瘀型：肢软无力，面色无华，气短乏力，头昏而重，患侧肌肤不仁、发凉，口眼歪斜，声低而弱，语言謇涩，流涎，纳呆，尿急尿多，偏瘫或全瘫，舌淡紫，舌体胖嫩或卷缩，苔薄白，脉细弱。

治宜益气活血、化瘀通络，方用补阳还五汤加味。

（2）阴虚阳亢型：头昏而胀，面红，体瘦，手足麻木，耳鸣，失眠，口眼歪斜，舌强言謇，便秘，尿赤，舌质红或红绛，无苔或苔黄，脉弦细数。

治宜平肝息风、滋阴补肾、益气通络，方用镇肝熄风汤和地黄饮子加减。

（3）痰浊阻络型：头昏朦胧，胸闷痰多，体胖乏力，流涎，口眼歪斜，偏瘫或全瘫，言语謇涩或失语，舌苔白腻或黄腻，脉滑或弦滑。治宜豁痰开窍、益气通络，方用解语丹加减。

针刺治疗：选用肩髃、曲池、合谷、外关、太冲、阳陵泉、三阴交、风市、足三里、解溪、昆仑。针用平补平泻法，留针 20 分钟，期间行针 2 次，每日 1 次。

随证加减：神昏不语药加代赭石、胆南星；穴加百会、人中。语言不利药加石菖蒲、远志；穴加廉泉、通里、内关。口眼歪斜药加白附子、全蝎、僵蚕；穴加地仓、颊车、承泣、阳白。头痛药加石决明；穴加太阳、太冲。便秘药加郁李仁、火麻仁；穴加支沟、天枢。肢体瘫软无力药加桑寄生、桂枝、鹿筋；穴加阳陵泉。手足肿甚药加茯苓、泽泻；穴加阴陵泉、太溪。肢体麻木药加陈皮、半夏。烦躁药加丹参、麦冬；穴加内关、太冲。二便失禁药加益智仁、肉桂；穴加中极、三阴交。痰多药加法半夏、陈皮。气虚药加党参、白术；穴加关元、气海。阴虚阳亢者黄芪减量，加石决明、生地黄、枸杞子。血压高者药加菊花、杜仲、石决明。血压低者药加党参。

（二）骨折后的康复

在骨科医生治疗后早期可用活血化瘀、通络止痛类药物，中晚期可用消除关节肿胀、促进骨折愈合的药物。

推拿康复法：推拿康复以局部治疗、行气活血、滑利关节为主。具体方法如下：局部损伤病变部位用按、揉、推、滚、被动运动等手法，以行气活血。

关节僵硬者，用一指禅推膈俞、拿肩井、痛点弹拨以祛痰化瘀。

针灸康复法：上肢骨折取合谷、鱼际、内关、外观等穴。下肢骨折取内廷、太冲、三阴交、太溪、足三里、阳陵泉等穴。腰椎骨折取殷门、承山、委中等穴。局部骨折选取附近穴位。每次 5~6 穴以毫针泻法或补法，留针 20 分钟，病灶局部夹火罐。关节僵硬者。可于局部皮肤针叩刺，拔罐出血。

（三）交通事故中严重撞车、翻车碾压等，有时造成伤员肢体的完全或不完全断离

1. 肢体断离后康复　经抢救后有的伤员可进行再植手术，待术后 2~4 周进行康复训练。具体方法如下：

（1）患者在医生的指导下被动运动每天两次，每次 5~10 分钟。

（2）进行关节的被动活动。以患者有牵拉感而无明显疼痛感为度，每次 30 分钟。

（3）采用等速训练法进行肌力强度训练。

（4）进行协调功能的训练。

可服用活血化瘀，促进神经恢复类药物。推拿可进行局部的推、拿、揉等手法。针刺以局部皮肤叩刺为主。

2. 截肢后康复　主要任务是帮助截肢者适应假肢。在使用前进行训练以增强皮肤强度，进行关节肌力、体能的训练。使用假肢后进行站立位平衡训练、迈步训练、步行训练，以帮助截肢者能够适应日常生活，提高他们的生活质量。

（四）周围神经损伤

造成周围神经损伤的原因主要是由于车祸导

致的开放性损伤、牵拉伤及骨折脱位造成的损伤。其康复主要是帮助神经功能和相应功能的恢复。

1. 保持肢体的功能位　这是周围神经损伤发生严重肢体麻痹后应立即选择的适宜的固定方法。

2. 被动运动　麻痹后即应开始被动活动，逐渐向主动运动过渡。

3. 低频电疗　在恢复主动活动之前都应该做。

4. 增强肌力训练　帮助其恢复肌力的爆发力与耐久力。

5. 按摩　可改善血液循环。

6. 进行日常活动的训练

三、心理援助

在灾害发生后的初期，主要是运用医疗康复手段（物理治疗、主被动运动、肌力训练等）控制治疗躯体创伤，辅以适当的心理康复方法调整幸存者心理状态，提高其社会适应性，并且帮助他们勇敢面对交通事故，接受事故发生以及对自身伤害的现实；在事故灾害现场对于伤者和仍然受困者我们同样要给予心理干预，具体措施如下。

1. 在进行救援时我们要给予他们信心　让事故受伤者知道，他们在这里不是孤立无援的，这样可减轻伤者的心理负担，使其有绝处尚可逢生的希望。另外，受伤者也迫切希望了解救援人员是否采取了什么具体措施，例如救护车是否已在途中等等。

2. 呵护好受伤者，不让他们被围观　陌生好奇的眼光对受伤者的痛苦心理会产生不良刺激，观众的窃窃私语对受伤者的惶恐心态能产生负向效应，对围观者应劝其散去，还可以以保护现场为由劝围观者远离现场，并尽力保持环境的安静。

3. 寻找合适的体位，使伤者被触及时不致疼痛　救护者对伤者身体无疼痛的轻微接触，会使伤者得到温暖和抚慰，例如轻握一下手，拍拍肩膀等友好爱抚动作。同时不要站立，以缩短和伤者的感情距离，通常应跪、蹲或俯身于伤者身边。如伤者衣服过紧而不舒服，应小心翼翼予以放松，如衣服撕烂，身体裸露或天寒时，应盖上被单。

4. 讲与听　在灾害救援现场要鼓励伤者讲话，特别是经历了生死浩劫的惊吓之后。如果伤者讲话，要耐心地倾听。现场救护人员应以亲切柔和的语调讲话，即使对失去知觉者也应这样，绝对不许有斥责之声。还可以问伤者是否需通知家人和亲朋，同时就此可与伤者聊一下，千万不能显露出对伤者伤势的胆怯和畏缩，以免伤者阴郁的心情再次雪上加霜。

5. 避免伤员遭受"二次心理创伤"　频繁地探视、慰问伤员，很可能会让许多人再次经历事件，加深事件对他们心理伤害，加之探访者没有专业的心理疏导知识，一味地安慰他们，说一些诸如"你们命真大"、"你真幸运了"之类的话，过度安慰使他们产生戒备心理，不愿敞开自己的心扉，也不利于心理干预治疗。

6. 在进行治疗时，和病人要进行良好的沟通，以得到患者的信任，便于下一步的治疗　交谈沟通是一个互动的过程，在进行言语性沟通时应以引起患者表达情感为主，做一个真诚的聆听者，而不要大谈一些所谓的道理，引起患者反感，注意患者非言语信息表达的心理状况，将接收到的信息准确、客观地分析，因人而异地做出反应。对患者进行心理支持、语言疏导，使患者感觉到面临巨大困难时，医务人员是一个有力的、可依赖的支持者，用这种信任与患者交流其对交通意外引起伤害的看法，帮助其正确面对客观现实，减轻不良心理反应，树立良好的心态。

7. 争取社会支持　社会支持是指一个人通过社会联系所能获得的他人在精神上的支持，通过社会支持提高心理应付能力，对精神紧张有缓冲的作用。

8. 应激释放　在面对一些过度紧张、恐惧的患者时，可以帮助患者表达内心痛苦，释放其内心恐惧。

9. 语言释放　通过语言宣泄让其表达内心痛苦、挫折感，释放不良情感。

10. 放松训练　指导患者深呼吸，做全身肌肉紧张—放松训练、言语想象暗示放松训练等。

11. 应激转移或替代　通过转移患者的注意力、所处环境和行为达到应激释放的目的，如听音乐、看喜剧片、读励志文章、美化病室环境等。

在康复的后期，要让幸存者更好地适应社会生活，提高心理健康水平，改善生活质量。积极做好心理护理，给予患者足够的支持。

第九章

烈性传染病医学救援的心理与康复治疗

第一节 烈性呼吸道传染病的概述

"烈性传染病"一般是指传染性和致病力强、传播速度快、病情重、病死率高的传染病，如鼠疫、天花、严重急性呼吸综合征等。有些传染病原本比较普通且病死率不高，但在一定的条件下，如发生遗传变异，使得其传播和致病力大大提高，引起传染病暴发流行，且有很高的病死率，因此而成为烈性传染病。

有些传染病在卫生防御条件良好的地区已经绝迹或仅有个别散发病例，但在条件差的地区或一定的环境下会很快蔓延或周期性流行甚至暴发，造成严重的损失。如发生在灾害后的传染病流行，传播速度快、途径多、传染性强、控制难度大，危害大。

一、呼吸道传染病的常见类型

已知的烈性呼吸道传染病有肺鼠疫、SARS、高致病性禽流感等。目前已知的烈性传染病基本处于人类控制之下，新出现的传染病以及潜在传染病，由于不了解其本质，没有现成的预防手段，因此对人类应急体系的挑战更为严峻。这种挑战在2003年SARS流行时已明显的暴露了出来。

二、呼吸道传染病的特点

（一）严重急性呼吸综合征（SARS）

本病是2003年初新出现的呼吸道疾病，其临床表现与其他非典型肺炎相类似，但具有传染性强的特点，故我国将其命名为传染性非典型肺炎。

1.病原学和流行病学　SARS是由一种新的冠状病毒引起的急性呼吸道传染病。SARS病毒基因和蛋白与已知的人类和动物冠状病毒差异较大，因此属于新一类的冠状病毒。患者是主要传染源。急性期患者体内病毒含量高，且症状明显。打喷嚏、咳嗽时经呼吸道分泌物排出病毒。少数患者有腹泻，排泄物亦含有病毒。个别患者可造成数十甚至成百人感染，被称为"超级传播者"。

本病主要通过短距离飞沫传播。有实验证实也可以通过接触患者呼吸道分泌物而传播。与SARS患者密切接触最容易被感染。人群对SARS普遍易感，发病者以青壮年居多，儿童和老人较少见。康复后的患者无再次发病的报道，说明患病后可能获得一定程度的免疫力。

2.临床特点　本病潜伏期1～16天，以3～5天多见。

临床特点是发热、急性呼吸道症状（尤其是肌肉酸痛、乏力、干咳）和肺部影像快速多变。严重患者出现气促或呼吸窘迫。

SARS的临床过程有一定的规律，起病第一周称为早期，第二周为进展期，第三周为恢复期。重症患者，进展期后是高峰期（极期）。根据免疫病理学过程将SARS病程分为病毒复制期、免疫损伤期、免疫麻痹期和恢复期，前两期历时各约1周，后两期时间长短因病情轻重而不同。临床分期对掌握病情进展和指导治疗有一定的意义。

（二）鼠疫

1.病原学和流行病学　鼠疫的病原菌是耶尔森菌，它具有多种对抗机体内免疫机制的能力。传播途径主要是媒介跳蚤叮咬感染的鼠类，在前胃形成菌栓，当它再叮咬人时，会引起人鼠疫。尽管鼠疫菌危害严重，它们在外界环境中的抵抗能力却不强，很容易被常用的消毒药物来杀灭，阳光中的紫外线对它也有很强的杀伤作用。

2.临床特点　潜伏期一般为2～5天。腺鼠疫或败血型鼠疫2～7天；原发性肺鼠疫1～3天，甚至短至数小时；曾预防接种者，可长至12天。

临床上有腺型、肺型、败血型及轻型等四型，除轻型外，各型初期的全身中毒症状大致相同。腺鼠疫除全身中毒症状外，以急性淋巴结炎为特征。因下肢被蚤咬机会较多，故腹股沟淋巴结炎最多见，其次为腋下、颈及颌下。也可几个部位淋巴结同时受累；局部淋巴结起病即肿痛，病后第2～3天症状迅速加剧，红、肿、热、痛，并与周围组织粘连成块，触痛剧烈，病人处于强迫体位。4～5天后淋巴结化脓溃破，随之病情缓解。部分可发展成败血症、严重毒血症及心力衰竭或肺鼠疫而死；用抗生素治疗后，病死率可降至5%～10%。

肺鼠疫是最严重的一型，病死率极高。该型起病急骤，发展迅速，除严重中毒症状外，在起病24～36小时内出现剧烈胸痛、咳嗽、咯大量泡沫血痰或鲜红色痰；呼吸急促，并迅速呈现呼吸困难和紫绀；肺部可闻及少量散在湿啰音、可出现胸膜摩擦音；胸部X线呈支气管炎表现，与病情严重程度极不一致。如抢救不及时，多于2～3天内，因心力衰竭、出血而死亡。

败血型鼠疫又称暴发型鼠疫，可原发或继发。原发型鼠疫因免疫功能差，菌量多，毒力强，所以发展极迅速。患者常突发高热或体温上升，神志不清，谵妄或昏迷，无淋巴结肿，皮肤黏膜出血，鼻衄、呕吐、便血或血尿，DIC和心力衰竭，多在发病后24小时内死亡，很少超过3天。病死率高达100%。因皮肤广泛出血、淤斑、紫绀、坏死，故死后尸体呈紫黑色，俗称"黑死病"。继发性败血型鼠疫，可由肺鼠疫、腺鼠疫发展而来，症状轻重不一。

轻型鼠疫又称小鼠疫，发热轻，患者可照常工作，局部淋巴结肿大，轻度压痛，偶见化脓。血培养可阳性。多见于流行初、末期或预防接种者。

第二节　肠道传染病的概述

一、肠道传染病的常见类型

霍乱是由霍乱弧菌所致的烈性肠道传染病，以剧烈无痛性泻吐、米泔样大便、严重脱水、肌肉痛性痉挛及周围循环衰竭等为特征。霍乱弧菌包括两个生物型，即古生物型和埃尔托生物型。过去把前者引起的疾病称为霍乱，把后者引起的疾病称为副霍乱。霍乱为我国法定的甲级烈性传染病，要求在发现确诊或疑似病例后2小时内上报。

二、肠道传染病的特点

（一）病原学和流行病学

霍乱弧菌属弧菌科弧菌属。为革兰染色阴性弧菌。菌体短小，弧形或逗点状，运动活泼。能发酵蔗糖和甘露糖，不发酵阿拉伯胶糖，皆与霍乱多价血清发生凝集。对营养要求简单，在普通蛋白胨水中生长良好。最适酸碱度为pH7.2～7.4，最适生长温度为37℃。由于对酸非常敏感而对碱耐受性大，可与其他不易在碱性培养基上生长的肠道菌相鉴别。本菌能产生外毒素性质的霍乱肠毒素，可引起患者剧烈腹泻。本菌对各种常用消毒药品比较敏感，一般易于杀灭。

霍乱弧菌进入人体的唯一途径是通过饮食由口腔经胃到小肠。此菌对胃酸十分敏感，因而多数被胃酸杀死，只有那些通过胃酸屏障而进入小肠碱性环境的少数弧菌，在穿过小肠黏膜表面的黏液层之后，才黏附于小肠上皮细胞表面并在这里繁殖，同时产生外毒素性质的霍乱肠毒素，引起肠液的大量分泌，导致患者出现剧烈的腹泻和反射性呕吐。

（二）临床特点

本病的潜伏期可由数小时至5天，以1～2天为最常见。多数患者起病急骤，无明显前驱症状。病程一般可分为三期。

（1）泻吐期：多以突然腹泻开始，继而呕吐，一般无明显腹痛,无里急后重感。每日大便数次甚至难以计数,量多,初为黄水样,不久转为米泔水样便,少数患者有血性水样便或柏油样便,腹泻后出现喷射性呕吐,初为胃内容物,继而水样,米泔样。呕吐多不伴有恶心,其内容物与大便性状相似。

由于严重泻吐引起体液与电解质的大量丢失,出现循环衰竭,表现为血压下降,脉搏微弱,血红蛋白及血浆比重显著增高,尿量减少甚至无尿。机体内有机酸及氮素产物排泄困难,患者往往出现酸中毒及尿毒症的初期症状。血液中钠、钾等电解质大量丢失,患者出现全身性电解质紊乱。缺钠可引起肌肉痉挛,特别以腓肠肌和腹直肌为最常见。缺钾可引起低钾综合征,如全身肌肉张力减退、肌腱反射消失、鼓肠、心动过速、心律不齐等。由于碳酸氢根离子的大量丢失,可出现代谢性酸中毒,严重者神志不清,血压下降。

(2)脱水虚脱期:患者的外观表现非常明显,严重者眼窝深陷,声音嘶哑,皮肤干燥皱缩,弹性消失,腹部下陷呈舟状,唇舌干燥,口渴欲饮,四肢冰凉,体温常降至正常以下,肌肉痉挛或抽搐。患者生命垂危,但若能及时妥善地抢救,仍可转危为安,逐步恢复正常。

(3)恢复期:少数患者(以儿童多见)此时可出现发热性反应,体温升高至38~39℃,一般持续1~3天后自行消退,故此期又称为反应期。病程平均3~7天。 目前霍乱大多症状较轻,类似肠炎。

按脱水程度、血压、脉搏及尿量多少分为四型。中型与重型患者由于脱水与循环衰竭严重,一般较易诊断;而轻型患者则多被误诊或漏诊,以致造成传染的扩散。

(1)轻型:仅有短期腹泻,无典型米泔水样便,无明显脱水表现,血压脉搏正常,尿量略少。

(2)中型:有典型症状及典型大便,脱水明显,脉搏细速,血压下降,尿量甚少,一日500 ml以下。

(3)重型:患者极度软弱或神志不清,严重脱水及休克,脉搏细速或者不能触及,血压下降或测不出,尿极少或无尿,可发生典型症状后数小时死亡。

(4)暴发型:称干性霍乱,起病急骤,不等典型的泻吐症状出现,即因循环衰竭而死亡。

第三节 烈性传染病疫情中的心理援助

一、烈性传染病疫情中的心理援助

在发生重大灾害或事故时的严酷环境条件下,人们心理反应的主要特征为恐惧,大多因面临危险却无力采取有效的应对措施或找不到处理方法,因而对外界的危险显得无能为力,失去了安全感。当个人面临无力应对的巨大危险时,甚至会出现严重的心理异常表现——即短时间的精神崩溃。

(一)由于对疾病的未知与躯体的明显不适,人们很容易产生恐惧心理

因为对传染病的危害特点与防护知识了解不多,传染病总是和"传染与死亡"相联系,而且看不见、摸不着,严重的暴发死亡疾病史和躯体症状更加重了这一印象。

烈性传染病一般出现得突然且区域性流行,大部分的人员都会有一定的恐惧和焦虑,多数人以避开疫源地、设法逃脱的情绪反应为主;少数人保持镇静,行动正确;另有极少数人发生严重的应激损伤,如精神异常、不能自理等。

发生应激性精神损伤的人员表现的严重程度差异很大,损伤程度较轻时,仅表现为轻度的工作能力下降;情况严重时,恐惧和无助感会不断加重,最后完全丧失自理能力。但由强烈的恐慌而引发非理性行为的情况并不多见。

除恐惧和焦虑外,可能发生的心理异常表现有:恐惧引起的失语症、沮丧、过度警觉、逃跑等。这些异常表现可能持续短至几分钟或长至几个月。长期的效应可能有焦虑、生存内疚感和其他心理生理症状。传染病暴发时危害最大的反应是恐慌引起的盲目逃遁,这是一种失去理智、无法控制的行动,并可能引发大范围的播散、流行。归纳总结异常心理表现如下:

1. 急躁焦虑 因发病突然，心理没有准备，对疾病不了解，担心生命安全，焦虑不安，容易激惹或出现过激的行为。看到周围重病人的苦楚，不禁产生恐惧感，感觉面临着巨大威胁，精神紧张，焦虑过度，严重影响身心健康。

2. 恐惧 突发感染后，进入隔离室，房间内设备仪器复杂，工作人员忙碌而表情肃穆，患者的身体和各种仪器与管道相连，导致患者恐惧，甚至有濒死的幻觉出现。他们怕病、怕检查、怕死亡，提心吊胆，甚至看到白大褂、白色墙壁都会产生一种肃穆、恐怖的感觉。

3. 孤独和不安全感 在监护室或隔离室的病人与外界隔绝，与家人没有交流的机会，周围的患者都十分危重，使患者孤独、烦躁而难以入眠。患者还会因病情的不同症状出现抑郁、脆弱、易激动、怀疑和侥幸等等心理变化，都会对原发疾病的治疗产生影响。

（二）心理危机也是灾难

世界卫生组织专家断言，没有任何一种灾难能像心理危机那样给人们带来持续而深刻的痛苦。心理危机干预是一门新兴学科，也是应对突发公共事件的重要组成部分。传染病暴发之后，会给人造成强烈的心理刺激，如视觉刺激、听觉刺激、触觉刺激等。在经历了这样的场面之后，正常人自然会出现一些反应，如吃不下饭、睡不好觉、情绪紧张、恐惧、害怕等，并经常在脑海中浮现死亡的悲惨场面，回避与人谈论这些话题。

一般而言，危机有两个含义：一是指突发事件本身，如地震、水灾、空难、传染病暴发、恐怖袭击、战争等；二是指人所处的紧急状态，当个体遭遇重大灾难后，正常的生活受到干扰，内心的紧张不断积蓄，进入一种失衡状态，这就是危机状态。人的心理是有结构的，就像躯体有结构一样。当传染病暴发事件发生时，它会突破心理防线，侵入心理结构，并迅速或逐渐瓦解心理结构。当心理结构被瓦解时，人会出现急性的精神症状；而蓄积的心理结构破坏，可以表现为在灾难发生时尚无突出心理问题，但随着事件延长，可能就会出现心理问题。

如果一个人在经历危机事件之后，不做心理干预，可能表面上看似渡过危机事件了，但还会留下心理创伤，影响以后的社会适应能力。若干年后，有的人仍然会回想起那些场面，出现情绪扰动、从噩梦中惊醒等现象，或被相似的情景重新唤起创伤的记忆，造成创伤的累积。还有一部分人，长期无法渡过危机，出现严重心理障碍，比如焦虑、抑郁等。心理危机干预就是帮助人们加固和重塑心理结构，顺利渡过危机，预防创伤后应急障碍，提高心理健康水平，这对人的一生都具有深远影响。

二、烈性传染病疫情后的心理援助

SARS，它是一组具有类似肺炎表现、胸部 X 线特征和对抗生素有反应的肺炎，主要通过近距离空气和密切接触传播。SARS 传染性强，传播速度快，潜伏期短，病死率较高。SARS 病毒攻击患者免疫器管，使免疫器管、淋巴细胞、脾脏广泛性坏死及 CD 细胞减少。由于所致病症严重，传播速度快，传染性强，SARS 使许多患者从正常社会角色转向病人角色，这使患者常常存在复杂的心身问题和情绪障碍，尤其是重症患者。研究发现情绪障碍可影响免疫系统，进而影响疾病的预后和转归。

低落、沮丧、抑郁等情绪可使机体免疫力下降，病情加重。同样，情绪状态不好的 SARS 病人病情重，病程进展快，死亡迅速。因此应针对具体的心理状态，采取相应的心理治疗，使他们有一个较好的心境，增加他们对 SARS 的了解，增强他们抗争 SARS 的信心。心理干预后，SCL-90、SDS、SAS 量表结果显示患者躯体症状、情绪障碍得到缓解。说明心理行为干预能缓解患者的情绪，有助于躯体的康复。

随着医学模式由生物模式向生物—心理—社会医学模式转变，感染性疾病的发生、发展和转归不再是仅与单一的感染因子有关，而是与多重因素有关，包括社会心理因素。近年来，心理神经免疫学快速发展，已发现免疫机能变化在参与心理社会因素及感染性疾病的发生中起着重要作用。因此临床医生在运用药物治疗的同时，应注意给予患者一定的心理干预，使患者明白心理社会因素在其病中的作用，以从生物、心理两方面消除病因，促进康复。

1. 躯体应激和角色转变 SARS 是一个由新的冠状病毒引起的急性呼吸道疾病，传染性强，潜伏期短，病死率较高。因而许多"SARS"感染者和患者在突然从正常社会角色向病人的角色转化过程中，在躯体应激的基础上产生激烈的心理冲突。

故而患者的人际关系敏感，易产生敌对情绪。

2.焦虑和恐惧 一定的程度的焦虑可以调动机体心理防御机制，有利于摆脱困境，但长期过度的焦虑会导致心理的不平衡，妨碍疾病的治愈。患者在从正常社会角色向病人角色的转变过程中，生活习惯和方式发生了改变，没有亲人陪护，加上躯体病症严重，极易导致情感脆弱、抑郁冲突、处事倍加不足等。

为了预防、控制和消灭 SARS，我们必须采取针对传染源、传播途径和易感人群三个环节的综合措施。按此模式给予病人药物治疗和预防时，还应考虑病人的心理健康水平，提高患者的心理素质，增强他们与病魔抗争的信心，以利于疾病的转归和恢复。

第四节 传染病的康复

一、烈性传染病疫情中的康复治疗

（一）一般治疗及护理

1.严格隔离患者于隔离病院或隔离病区 病区内必须做到无鼠无蚤。病区、室内定期进行消毒，病人排泄物和分泌物应用漂白粉或来苏液彻底消毒。工作人员在护理和诊治病人时应穿连衣裤的"五紧"防护服，戴棉花纱布口罩，穿高筒胶鞋，戴薄胶手套及防护眼镜。

2.饮食与补液 急性期应给患者流质饮食，并供应充分液体，或予葡萄糖、生理盐水静脉滴注，以利毒素排泄。

3.护理 严格遵守隔离制度，做好护理工作，消除病人顾虑，达到安静休息的目的。

（二）病原治疗

治疗原则是早期、联合、足量、应用敏感的抗菌药物，对症治疗。烦躁不安或疼痛者用镇静止痛剂。注意保护心肺功能，有心衰或休克者，及时强心和抗休克治疗；有 DIC 者采用肝素抗凝疗法；中毒症状严重者可适当使用肾上腺皮质激素。

西医治疗主要采用的原则有抗病毒、糖皮质激素、抗感染、营养支持、免疫增强、吸氧、呼吸机辅助通气、抗感染、对症处理等。营养支持包括使用白蛋白、脂肪乳、复方氨基酸、能量合剂等；免疫增强选用胸腺五肽等；据血氧饱和度及呼吸频率、动脉血气采用鼻导管及面罩吸氧，严重"非典"患者及时采用糖皮质激素抗炎并减轻中毒症状，有指征患者及时采用无创面罩通气、有创通气；选用非甾体类解热镇痛药、镇咳药等进行对症处理。

（三）中医治疗传染病

1.中医治疗 SARS 参考国家中医药管理局防治"非典"中医药治疗试行方案，采用因地、因人制宜，分期分证的方法进行个体化治疗。武警部队防治"非典"专家组逐步摸索出治疗该病的规律，形成一套中西医结合治疗方案。在采用西药治疗的基础上，分期、分证进行辨证施治。具体分为早期、中期、极期（高峰期）和恢复期四期。

（1）早期宜辛凉解表，芳香化湿：本病早期（多在发病后 1～5 天），常见证候有发热，微恶寒，身重疼痛，乏力，伴有头痛，关节痛，咽干或咽痛，口干饮水不多，干咳少痰，或伴有胸闷脘痞，无汗或汗出不畅，舌偏红，苔薄黄微腻，脉浮数。证属外感风热挟湿。治宜辛凉解表，芳香化湿，方选加味银翘汤（自拟方）：银花 15 g、连翘 6 g、荆芥 6 g、黄芩 10 g、薄荷 6 g、桔梗 12 g、白芷 12 g、沙参 12 g、藿香 10 g、佩兰 10 g、生甘草 5 g。水煎服。

（2）中期宜清热宣肺，止咳利湿：中期（多在发病后 3～10 天）。证见发热，面色潮红，出汗，胸闷，心烦，干咳或呛咳，气促，或伴有咽痛，口苦，舌偏红，舌苔黄或黄腻，脉滑洪数。证属邪热壅肺，痰湿中阻。治宜清热宣肺，止咳利湿。方选麻杏白虎汤（自拟方）：炙麻黄 12 g、生石膏 36 g、杏仁 12 g、知母 12 g、生薏仁 20 g、沙参 12 g、全栝楼 30 g、法半夏 15 g、贝母 15 g、生甘草 6 g。水煎服。

（3）极期宜泻肺强心，宽胸化淤：极期（高峰期）多在发病后 7～14 天。临床的突出表现为身热汗出，面色潮红，气促喘憋明显或伴有紫绀，夜甚，喘促烦躁，甚则不能活动，呛咳或有咯血，口干，气短乏力，舌红绛，苔薄，脉细数。证属瘀热互结，邪阻心肺。治宜泻肺强心，宽胸化淤。方选栝楼泻白汤（自拟方）：全栝楼 30 g、桑白皮 15 g、地骨皮 15 g、葶苈子 15 g、半夏 15 g、贝母 15 g、桂枝 9 g、云茯苓 15 g、丹参 20 g、生甘草 6 g。水煎服。若邪盛正虚，内闭外脱：证见发热不明显，喘促明显，倦卧于床，不能活动，不能言语，脉细浅数，无力，面暗唇绀，或见汗出如雨，四肢厥逆，脉微欲绝。治宜益气固脱，或兼以辛凉开窍，可选用大剂量参麦针或是参附针静点，并用参附汤或生脉散（汤）送服安宫牛黄丸或紫雪散。

（4）恢复期宜益气养阴，清透余热：恢复期（多在发病后 10～14 天）。证见热退，心烦，口干，汗出，乏力，气短，纳差，舌淡红，质嫩，苔少或苔薄少津，脉细或细略数。临床以气阴两伤，治疗强调扶正透邪，治宜益气养阴，恢复期方选益气增液汤（自拟方）：太子参 20 g、淡竹叶 15 g、生石膏 20 g、麦冬 10 g、生地 12 g、葛根 30 g、玄参 15 g、陈皮 6 g、生甘草 6 g。水煎服。另外，对于中期、极期和后期患者明显有耗气伤正的情况，以西洋参另炖服，每日 5～10 g。各期针对热、毒、虚及瘀等不同病机，可静脉选用鱼腥草针、清开灵针、双黄连针、参麦针、参附针、丹参针、灯盏细辛针辨证使用。

2.中医治疗鼠疫

（1）腺鼠疫：寒战高热、淋巴结肿大，面红耳赤，烦渴欲饮，甚或神志模糊，苔黄，脉弦数。

治法：解表清热，解毒消肿。

方药：黄芩 10 g、黄连 10 g、板蓝根 30 g、连翘 18 g、元参 15 g、生石膏（先煎）60 g、知母 10 g、薄荷 10 g、赤芍 15 g、大贝母 10 g、夏枯草 15 克、生地 30 克、马勃 10 克、生甘草 6 克。

（2）肺鼠疫：烦渴，咳嗽气急，胸痛，咯血或咳痰带血，面红目赤，苔黄舌红紫，脉滑数。

治法：清热解毒，化痰散结，凉血止血。

方药：生石膏（先煎）60 g、大黄 15 g、知母 10 g、水牛角（先煎）15 g、丹皮 10 g、赤芍 15 g、生地 30 g、黄连 10 g、黄芩 10 g、全栝楼 10 g、半夏 10 g、连翘 15 g、白茅根 30 g、仙鹤草 30 g、三七粉（冲）3 g。

（3）败血型鼠疫：神昏，斑疹紫黑，鼻衄呕血，便血尿血，舌绛，脉细数，或体温骤降，面白肢冷，脉微欲绝。

治法：清营解毒，凉血止血。

方药：生石膏（先煎）60 g、水牛角（先煎）15 g、生地 30 g、丹皮 10 g、赤芍 15 g、淡竹叶 15 g、连翘 15 g、黄连 10 g、元参 30 g、麦冬 15 g、白茅根 30 g、紫草 15 g、侧柏叶 10 g。气血暴脱者，参附龙牡汤合安宫牛黄丸，固脱、并窍并用。

3.医治疗霍乱

（1）防治脱水，合理使用抗菌药物。轻型脱水病人，口服补液。中、重型脱水病人进行输液抢救，病情稳定后，补液并同时服用抗菌药物。

抗病菌药物的使用：作为液体疗法的辅助治疗，能减少腹泻量和缩短排菌期。常用抗菌药品有环丙沙星、强力霉素、庆大霉素、四环素、黄连素等，应遵医嘱服用。

（2）霍乱病人在治疗期间尽量鼓励其饮水、进食。

二、烈性传染病疫情后的康复治疗

（一）长期应用激素导致股骨头坏死的康复治疗

1.早诊断、早发现、早治疗

2.避免负重　包括部分负重及不完全负重。

3.牵引　缓解股骨头压力，减轻疼痛，促进血液循环。在卧床休息的同时，配合牵引治疗是一种极好的辅助治疗措施，参考：牵引重量一般为体重的10%左右。每日 3 次，牵引时间在 30～50 分钟，10 天为 1 个疗程。

4.传统康复　治疗方法针灸推拿、药熏等。

5.药物治疗　适用于早期股骨头缺血性坏死的患者，可采用非类固醇消炎剂，针对高凝低纤溶状态可用适量肝素，阿仑磷酸钠等可防止股骨头塌陷，应用扩血管药物、止病药物等。可用相应中药治疗，采取辨证施治，服用一些促进骨愈合的药物，来促进骨生长，增加骨密度，恢复血运，加速坏死骨的修复。

6.物理治疗

（1）超短波：患部对置或并置，微或温热量，每次 15～20 分钟，10 天为 1 个疗程。

（2）磁疗：脉冲电磁疗法或旋磁疗法，患区局部，每次 15～20 分钟，10 天为 1 个疗程。

（3）红外线：患区局部照射，每次 15～20 分钟，10 天为 1 个疗程。

（4）毫米波：患区局部照射，每次15～20分钟，每日1次，15～20次为1个疗程。

（5）低频调制的中频电疗：患区对置，选用消炎止痛或改善血液循环的处方，每次15～20分钟，每日1次，10次为1个疗程。

（6）冲击波疗法：适用于局部软组织无明显感染者。

7.康复功能锻炼

1）目的：防止组织粘连、肌肉萎缩、关节僵直、改善患病关节的功能状态，重塑坏死的股骨头。

功能锻炼应遵循如下原则：功能锻炼要在接受治疗并且病情稳定后，在专业医护人员指导下进行，否则会加重股骨头的破坏。功能锻炼需循序渐进，不能操之过急。功能锻炼中出现摩擦音或骨片交锁，会有轻微疼痛，但如果疼痛剧烈，则应适当减少活动数和活动幅度。功能锻炼动作不能粗暴，应以主动锻炼为主，他人帮助或被动锻炼为辅。崩解型股骨头坏死或股骨头坏死出现断裂带的患者须扶拐轴线行走训练，应避免突然的旋转动作，防止股骨头及筋膜出现扭矩或剪切力，待断裂带修复后在医生的指导下练习。

2）锻炼方法：对患侧肢体进行减重练习：侧卧，可以使用悬吊带，缓慢做髋关节前屈、后伸动作，每个动作20～30次为1组，2～4组连续练习，组间休息30秒。或仰卧，可以使用悬吊带，缓慢做髋关节外展、内收动作，每个动作20～30次为1组，2～4组连续练习，组间休息30秒。

髋关节活动度训练：屈膝分合：仰卧位，双手置于体侧，双足不离床面，屈膝约45度，以双足为轴心，以膝为主，带动大腿向两侧尽量分开，使髋关节充分舒展，然后回合，幅度逐渐增加：活动5～10度。

3）肌力练习：肌力练习可预防及治疗肌无力，避免肌肉萎缩，使关节肌力、稳定性增强，具有关节保护作用，防止向骨关节炎进展；同时还具有缓解疼痛及改善关节功能的作用。

（1）仰卧：屈膝屈筋20～30次为1组，以轻微疼痛为限，2～4组连续练习，组间休息30秒。

（2）仰卧：直腿抬高20～30次为1组，以轻微疼痛为限，2～4组连续练习，组间休息30秒。

（3）侧卧：大腿外展20～30次为1组，以轻微疼痛为限，2～4组连续练习，组间休息30秒。

（4）俯卧：大腿后伸20～30次为1组，以轻微疼痛为限，2～4组连续练习，组间休息30秒。

（二）股骨头缺血性坏死的预防

对股骨颈骨折采用内固定，同时应用带血管骨瓣头植骨，促使股骨颈愈合，增加头部血运，防止骨坏死，术后应定期随访，适当口服促进血运的中药和钙剂，预防股骨头缺血发生。因为相关疾病必须应用激素时，要掌握短期适量的原则，并配合扩张血管药、维生素D、钙剂等，切勿不听医嘱自作主张，滥用激素类药物。

改掉长期酗酒的不良习惯或戒酒，脱离致病因素的接触环境，清除酒精的化学毒性，防止酒精吸收。饮食上应做到：不吃辣椒，不过量饮酒，不吃激素类药物，注意增加钙的摄入量，食用新鲜蔬菜和水果。多晒太阳，防止负重，经常活动等对股骨头坏死均有预防作用。

（三）中医康复指导原则与方法

1.本病中医采用卫、气、营、血辨证论治　其病一般按卫、气、营、血四个阶段发展和演变，如"卫之后方言气，营之后方言血"。治疗原则："在卫汗之可也，在气才可清气，在营则清热透气，在血犹恐动血耗血，直需凉血散血。"此外，也有许多病例不按四个阶段进展，而是直接进入心肺衰竭，正如："温邪上受，首先犯肺，逆传心包。"

2.中医药早期干预，可阻断病程进一步发展

在诊治的患者中，有十几例早期发病的轻症患者，单纯应用中医辨证论治的方法，及时中止了疾病的发展。中药可明显减轻症状，大多数患者早期均有头身疼痛、持续高热等症状，在各期都表现出不同症状，在应用西医治疗的同时，根据患者临床的具体情况，尽早使用中医辨证论治，可明显改善临床症状，减轻发热、头痛、肌痛等中毒症状，有利于疾病的治疗和康复。

3.能缩短发热时间　从初步的临床资料可以看出，本组资料显示患者的平均退热时间为3天左右，提示中西医结合治疗缩短发热时间，提高临床疗效。促进炎症吸收，减少后遗症。因本病肺部炎症发展较快，实变明显，肺部炎症吸收较慢。在辨证论治的基础上，早期或全程适当加用宣肺利湿，活血化瘀药物可促进肺部炎症吸收，减少后遗症的发生。

4.减少并发症及西药毒副作用　在临床治疗过程中，大部分患者未出现因使用抗生素、激素等引起的如心、肝、肾损害和严重的心脏损害（心酶轻

度升高、心律失常等），或消化道出血，减少停用激素后出现的反跳。实践表明，中西医结合治疗，可以减少因使用抗生素和激素而引起的毒副作用，避免心肝肾损害和常见的消化道损害等，从而减少全身并发症。

第十章

急性化学品中毒紧急救援的心理与康复

第一节 急性化学中毒事故的概述

急性化学品中毒事故指各种不同的有毒物质造成众多人员急性中毒，引起较大的社会危害和损失的灾害事故。随着工业化日益发达及恐怖活动的日益猖獗，急性化学品中毒发生的危险越来越大。医学救援的任务是抢救受毒害人员，迅速帮其安全脱离事故现场，及时送往医院救治，并尽可能减少减轻伤害，同时指导群众防护和组织撤离。

突发化学品事件发生之后，医学救援系统要能够迅速启动，保障化学品中毒事件发生后各项医疗卫生救援工作迅速、高效、有序地进行，尽快查明中毒的原因和性质，处理被污染的水源、空气和食品，控制危害的范围，安抚大众情绪，减轻危害的程度。保障人民群众身心健康和生命安全，维护社会稳定。

一、急性化学中毒事故的分类

（一）燃烧性化学事故

可燃易爆化学气体，易燃易爆化学物质，如氯气、天然气、液化气、油库等燃烧所产生的事故。

（二）泄漏性化学事故

内装有毒化学品的槽车、贮罐泄漏，管道破裂引起的液体及气体泄漏事故。不同理化性质及不同毒性的化合物，可以通过不同的中毒途径产生危害。根据化学物质毒性、挥发度和当时气象条件及人口密度可造成程度不等的危害。如印度异氰酸甲酯泄漏事故发生时夜深人静，气象条件适合毒物扩散，又是发生在人口十分稠密的城市，所以造成非常严重的可怕后果。

（三）混合事故

是指易燃易爆的化学物质，由于不同原因引起爆炸所致的事故。与燃烧、泄漏事故不同，混合事故受害人员可因冲击波、热辐射和毒性产生损伤。单纯爆炸事故只引起烧伤和外伤，如西安石油气爆炸事故。有毒的气体爆炸事故还可引起人员中毒，如我国温州市氯气爆炸事故。

二、急性化学中毒事故对人的伤害

从对中毒事件的分析和处理的经验中可以看到，其对公众的机体及心理的危害与影响有以下几个方面：

（一）中毒或死亡

在化学事故中，人员的中毒和伤亡往往成为各方关注的焦点。减少事件造成的人员中毒、救治患者、减少伤亡是卫生工作者的主要任务。在过去的28年报道过的中毒事件中，死亡13 000人，中毒100 000人，每月有300万人因化学事故而被疏散。

（二）公众的焦虑情绪

在过去的20年中，公众对化学事故和中毒事件的认识、理解发生了巨大的变化，社团、媒体对化学事故和中毒事件的兴趣越来越大。在事件处理中，公众的焦虑情绪对政策制定者和官员造成压力，同时公众也迫切要求卫生工作者提供对人体健康短期、中期和长期影响的信息。通常，这些问题是难以立即解决的。

（三）对健康的长期影响

化学灾害受害者往往在数月或数年后出现肿瘤、畸变等表现。例如美国在越南使用落叶剂，后果就是如此。

第二节 急性化学中毒事故的特点

（一）化学事故的突然性

化学事故往往突然发生，始料不及，如无事先制订的应急救援预案并进行有效的现场处理，会造成极大的危害。

（二）化学事故处置中所需专业的多样性

化学事故必须由公安、交通、医疗、防疫环保、城建等部门一起参加救援工作。

（三）化学事故救援的紧迫性

救援者需要进入现场抢救危重伤员的生命，救援人员必须要专业技术熟练，并能进行自我防护，方可进入现场参加抢救工作。

（四）化学事故处置的特殊性

不同化学事故处理方法有异，进入现场抢救中毒人员生命，有的需要特效药物救治；有的毒物可以通过皮肤及黏膜吸收，必须进行及时的消洗处理，以防止继续吸收，症状复发；有的染毒人员要先经现场处理后，才可后送，否则，在运送治疗时，还会对救援人员产生再吸附中毒。

第三节 急性化学中毒事故的心理与康复

一、急性化学中毒事故中的心理援助

急性化学中毒事件涉及许多人，包括不同性别和年龄组的人群。受害者不仅需要立即的抢救及药物治疗，同时因遭受重大的心理创伤，需要合适的心理援助。

（一）常见的心理表现

给予受害者恰当的心理支持与物质支持同样重要。要理解受害者的心理变化。常见的心理反应有恐惧、焦虑、不安、发抖、冷汗、意识混乱、疲倦、沮丧、恶心、呕吐、腹泻及孤独感。小孩、老人、身心障碍者为高危人群，而且不同的阶段心理的反应有所不同。

1.休克期 灾害发生后 48 小时以内。主要表现是：否认、恐慌、回避、害怕、自制力丧失、怀疑及为家庭寻求帮助等。

2.应对期 灾害发生后 4 小时至 2 周内。主要表现是：遗忘、软弱、烦恼、忧郁、犯罪感、内疚、自责、怀疑、绝望、易怒、消化不良、失眠、呼吸系统症状等。

3.修复期 灾害发生后 2 周至 6 个月。主要表现是自制力恢复，家庭恢复了早先的家庭功能，社区重建。

（二）心理支持

1.心理支持的四个阶段

（1）镇静，帮助受害者离开现场。

（2）认识危机，让受害者讲述经历的事情。

（3）理解危机，向受害者解释在当时情况下这种经历是正常的。

（4）恢复和转诊，如果受害者持续有异常反应应进行治疗。

2.心理支持中应注意的事项

（1）尊重遇难者自己解决问题。

（2）形成信赖与支持关系，真诚对待对方。

（3）理智地处理能做和不能做的事情。

（4）强调受害者的长处，接受对方的感受。

（5）开放式提问，使对方能自由表现自己的病情。

（6）掌握重点，不做过细的说明。

（7）通过倾听和反问等，确认对方的理解程度。

（8）适度掌握结束的时间。

3.心理救助的原则 在突发事件早期，机体本能的对灾害的紧张反应和恐惧可能使受害者无法完成基本的自救，现场急救人员不能完全承担救援工作。应重视与加强灾害急性期的心理、精神问题研究。通过建立灾害咨询救助计划帮助志愿者和参与救援的医务人员缓解和消除灾害带来的心理应

激障碍，使他们能够重新调整自己并适应周围的环境。主要的做法有：对灾害救援队员实施灾害心理学的专业培训，教授灾害急性期的心理治疗方法，如减轻突发事件心理压力方法，通过对全体救援人员进行统一训练，强调人与人之间的协作和支持，有效地减轻救援人员心理压力和防止精神崩溃。对受害者提供心理支持。要尽可能地让受害者和家人或朋友团聚，鼓励受害者尽可能地去做些事情，帮助受害者面对灾害的真实性，对精神受到刺激的受害者进行心理治疗，对受害者勿做不真实的承诺，以及允许受害者有适度的独立行为。

讲求时效、快抢、快救、快送是救治受害者主要的原则。但是，"快"是有条件的，条件不具备时，越快则副作用越大。如果一味求快，其结果会适得其反。要辩证地对待灾害救援要求的"快"，"快"绝不等于乱，"快"要以各类伤的救治原则为前提。如强调抢救要快，便不顾患者的伤口、伤部、伤情，搬移被埋压者时，或使用工具不当，或生拉硬扯，造成新的创伤，这都是不应该的。向群众宣传自救互救知识时，既教技术方法，也教注意事项。卫生人员应熟练掌握灾害伤病员救治原则，各个救治环节该快则快，该慢则慢。

4.救援人员要做好自我保护　救灾近似打仗，是一场艰苦的，甚至随时都可能流血牺牲的战斗。既要勇敢，又要讲战略战术。不讲战术技术的"勇敢"无疑只能算是鲁莽。正所谓"只有保存自己，才能消灭敌人"。上述观点同样适用于救灾行动。救灾人员出于人道主义和对灾民的同情心，为了灾民的生命和国家财产安全而进行救援工作，需要勇气、毅力和舍生忘死的精神，是值得称颂的。但救灾和其他工作一样，需要科学理论做指导。应针对不同灾害的危害特点和规律，把相关救灾知识散给广大群众，鼓励勇敢，更要把勇敢与科学方法结合起来。我们经常见到媒体的大肆渲染报道，如"奋不顾身冲向火海"等。其实，有些牺牲和伤残是因缺乏科学指导而造成的，并非不可避免。因此，事倍功半的做法、勇而无谋、勇而少谋的行为都是不可取的。

二、急性化学中毒事故后的心理援助

（一）重视"黄金72小时"[1]

对于危机事件的心理干预，越早越好。最佳干预时间在危机事件发生后24～72小时，也就是"黄金72小时"。发生危机事件后，心理危机干预队伍必须在第一时间、第一地点进行及时干预，快速评估现场情况：如危机事件类型、心理刺激强度、污染人群数量、污染人群划分、现场的资源等。干预措施包括快速构建危机现场的心理动力模型、快速制定出危机干预方案、尽快实施危机干预。在早期危机干预中，常使用的一些技术有集体晤谈、放松训练、眼动脱敏再加工等。其中，眼动脱敏再加工是利用专门设计的计算机"工具包"，帮助人们淡化灾难记忆图像，逐步恢复心理平衡。

（二）干预心理危机通常采取六步法

①确定问题；②保证求助者安全；③给予支持，主要是倾听而非采取行动；④提出并验证可变通的应对方式；⑤制订计划；⑥得到承诺，采取积极的应对方式。

检查评估则应贯穿于整个干预过程中。当然，危机干预人员自身的素质和专业知识与技能是非常重要的。如果自身素质不过关，在干预过程中，干预人员也可能受到损害，并有较大影响；情绪上保持稳定，可以有紧张、恐惧等情绪，但是对这些情绪自己有所察觉；不对受创人员形成不良影响，使得受创人员更加无助、恐慌，形成二次创伤，减弱自身求治的动力。危机干预人员需要具备一定的心理刺激承受能力。

事实上，很多危机干预人员在经历危机事件后，也会出现一些反应和感受，但是，作为心理卫生专业人员，必须具备以下素质：可出现生理反应，但是在两三天内应缓慢消除；闪回的症状比较弱，对睡眠的影响不大；思维上能够接纳发生的事情和自己的反应，逻辑思维不受影响，体能能够保持较为旺盛的状态。如果无法获得专业人员的帮助，可以采取亲友晤谈等方式，充分表达内心的感受，

---

[1] "黄金72小时"是地质灾害发生后的黄金救援期，这是救援界的共识。灾难发生之后，存在一个"黄金时间"，在此时灾民的存活率极高。每多挖一块土，多掘一分地，都可以给伤者透气和生命的机会。在世界各地历次大地震中，72小时内的国际化救援是最有效的救援方式。

尽量宣泄负面情绪，而不要否认或掩饰内心的担忧和恐惧，甚至用抽烟、酗酒等消极方法逃避现实，以免造成一生的创伤。

第四节 急性化学中毒事故的康复

一、急性化学中毒事故中的康复治疗

急性期是指病情尚未稳定的时期。因严重并发症不能耐受主动康复训练者及因严重精神症状、意识障碍等不能配合康复训练者，康复处理基本同此期。此期应积极处理原发病、伴发病和并发症，以便尽可能减少脑损伤并尽快顺利地过渡到下一个康复阶段。本期康复的目的主要是预防废用性并发症。

1.保持抗痉挛体位　其目的是预防或减轻以后易出现的痉挛模式。取仰卧位时，头枕枕头，不要过伸、过屈和侧屈。患肩垫起防止肩后缩，患侧上肢稍外展，前臂旋后，拇指指向外方。患髋垫起以防止后缩，患腿股外侧垫枕头以防止大腿外旋。取健侧侧卧位时，头用枕头支撑，不让其向后扭转；躯干大致垂直，患侧肩胛带充分前伸，肩屈曲90～130度，肘和腕伸展，上肢置于前面的枕头上；患侧髋、膝屈曲似踏出一步置于身体前面的枕头上，足不要悬空。取患侧侧卧位时，头部用枕头舒适地支撑，躯干稍后仰，后方垫枕头，避免患肩被直接压于身体下，患侧肩胛带充分前伸，肩屈曲90～130度，患肘伸展，前臂旋后，手自然地呈背屈位。患髋伸展，膝轻度屈曲。健肢上肢置于身体上或稍后方，健腿屈曲置于前面的枕头上。注意足底不放任何支撑物，手不握任何物品。

2.体位变换　主要目的是预防褥疮和肺部感染，另外由于仰卧位易强化伸肌优势，健侧侧卧位易强化患侧屈肌优势，患侧侧卧位易强化患侧伸肌优势，故不断变换体位可使肢体的伸屈肌张力达到平衡，预防痉挛模式出现。一般60～120分钟变换体位一次。

3.关节被动运动　主要是为了预防关节活动受限（挛缩），另外可能有促进肢体血液循环和增加感觉输入的作用。先从健侧开始，然后参照健侧关节活动范围做患侧练习。一般按从肢体近端到肢体远端的顺序进行，动作要轻柔缓慢。重点进行肩关节外旋、外展和屈曲，肘关节伸展，腕和手指伸展，髋关节外展和伸展，膝关节伸展，足背屈和外翻动作。在急性期每天做两次，以后每天做一次，每次每个关节做3～5遍。较长时间卧床者尤其要注意做两侧关节被动活动。

4.传统体育康复法　尽早采用传统体育康复法以增强正气，舒展筋骨，改善因瘢痕组织而影响的屈伸功能。根据康复的不同阶段，采用五禽戏、八段锦、太极拳等不同的方法。在尚未能站立及创面未完全愈合时，健肢可进行太极拳、八段锦招式的反复锻炼，如太极拳中的云手、倒卷肱和八段锦中的左右开弓似射雕、摇头摆尾去心火等，以助增强全身体力，改善机体免疫力。

5.饮食管理　有意识障碍和吞咽障碍者经口进食易误吸发生吸入性肺炎，通常需靠静脉补充营养，如3天后仍不能安全足量地经口进食，可鼻饲营养。另外要加强口腔护理。饮食宜忌：早期饮食应以清淡为主，多是容易消化、富有营养、食性偏凉的食品，如新鲜的水果蔬菜、牛奶和豆制品等。随着病情的恢复，可逐步增加蛋白质含量较高的瘦肉、鸡肉、鱼肉类、蛋类等食品。忌食辛、生硬、香燥、腥臭类、海鲜发物等食物。若患者腹胀较甚，要减少甜食摄入，必要时减少或停服牛奶。

6.二便管理　此期患者易出现尿潴留、失禁及便秘，必要时可予导尿，应用开塞露、缓泻剂等。注意预防泌尿系感染和褥疮。

7.加强呼吸管理　防治呼吸系统并发症。

二、急性化学中毒事故后遗留疾病的康复治疗

急性化学中毒多为吸入性气体导致，故本节重点介绍呼吸系统的康复。

（一）康复目标

（1）通过正确的呼吸训练和适当的体力锻

炼，以建立适应患者日常生活所需要的有效呼吸和体力。

（2）减轻存在的呼吸道阻塞程度。

（3）消除或减少引起支气管炎症的刺激因素，保持呼吸道卫生。

（4）防治呼吸道感染，防止病情进展。

（5）改善心理状态、消除顾虑、减轻自觉症状。

（二）心理治疗

患者由于长期咳嗽、胸闷、呼吸困难而影响正常生活，加上家人对患者的帮助也常随病情进展而显得无力。因此，患者多有焦急、悲观、失落或依赖等心理障碍，而且这种心理障碍常随着病情恶化而加重，医务人员要多与他们谈心，从精神上给予安慰，鼓励病人树立战胜疾病的信心，以良好的心态积极投入到康复训练中去。

（三）呼吸训练

呼吸训练就是指导患者掌握正确的呼吸技术。其训练要点是建立腹式呼吸、减慢呼吸频率、协调呼吸、调整吸气与呼气的时间比例。

1.腹式呼吸　腹式呼吸训练就是通过增大膈肌活动范围以提高肺的伸缩性来增加通气量，膈肌活动每增加1cm，可增加肺通气量250～300 ml，同时使浅快呼吸逐渐变为深慢呼吸。膈肌较薄，活动时耗氧不多，又减少了辅助呼吸肌不必要的使用，因而呼吸效率提高，呼吸困难缓解。其训练方法与步骤如下：

（1）体位：以前倾依靠座椅较为适用，即头向前靠，置于前面桌上的枕垫上，两手放于枕边。这一体位有助于放松肩背部肌群，并可固定肩带部以减少呼吸时的过度运动，同时也有助于降低腹肌张力。如果取站位训练，可将两手置于身后下腰部，以固定肩带，并使身体稍前倾，亦有利于腹式呼吸的进行。

（2）全身放松，静息呼吸：将左右手分别放在腹部和胸部，以感知呼吸时胸腹部呼吸的起伏，集中患者的注意力。

（3）先闭嘴，用鼻深吸气，同时尽力挺腹；腹部之手随腹肌壁上抬，然后用口缩唇呼气，腹肌收纳；同时腹部之手加压，膈肌上抬。缓慢深呼吸，增加膈肌移动度，增加肺泡活通气量。

（4）反复训练，每日 2～3 次，每次 10～20 分钟。以后逐步增加训练次数和时间，使之成为不自觉的呼吸习惯，并融入日常生活中去。

2.抗阻呼吸训练　即在进行腹式呼吸训练时，加上阻力以增强呼吸肌的肌力，具体方法如下：

（1）卧位时将 1 kg 重的沙袋放在脐与耻骨间的下腹部，每 2 日增加 1 次重量，渐加至 3 kg，每日训练 2 次，每次 30 分钟。

（2）坐位时，将与口同高的蜡烛火苗吹向对侧，逐渐增加吹烛的距离与时间。

3.深慢呼吸训练　这一呼吸有助于减少解剖死腔的影响而提高肺泡通气量，因此对患者康复是有利的。具体方法是：吸气与呼气的时间比例为1：2，每次训练前，先设置呼吸节律，可用节拍器帮助。随着训练次数增多，所设置的节律逐渐减慢，适当延长呼气过程，使呼气更加完善，减少肺泡内残气量。

4.缩唇呼吸　缩唇呼吸是指呼气时将口唇缩拢似吹口哨状，使气体缓慢均匀地从双唇之间吹出。这种方法能提高呼气期支气管内压力，防止小气道过早塌陷闭塞，有利于肺泡气的排出。其方法是：用鼻吸气、嘴呼气。吸气时用鼻深吸；呼气时将口形缩小似吹口哨状并发出轻微声响。吸与呼时间之比为 1：2。可与吹蜡烛火苗结合练习，距蜡烛的距离从 20 cm 开始，逐次延长到 90 cm，并逐渐延长时间。

（四）保持呼吸道畅通

1.防治感染

（1）药物：慢性支气管炎、肺气肿患者长期应用抗生素有害而无益，但一旦出现多痰、浓痰，就应及早选择有效的抗生素给予消炎治疗，以防发生严重感染。抗生素一般用至浓痰变稀薄或消失后数天即可停药。可配合祛痰剂、黏液溶解剂、解痉平喘药物。

（2）超短波疗法：将电极对置于右前胸和左后背，采用无热或微热量，每次 10 分钟，每日 1 次，15 次为一疗程。每年 5 月、11 月各治疗一个疗程，可起到消炎、减轻疗状、改善呼吸功能、预防并发症的作用。此法适用于早期患者。

2.雾化吸入　根据情况可选用于球气雾器、蒸气雾化器或超声雾化器等。现多用超声雾化吸入，因其可使90%的小于 3 μm 的药物颗粒得以弥散分布于支气管和细支气管中；雾化气中有充分水分，可使气道湿润，有助于分泌物液化。雾化吸入液中可同时加抗生素、祛痰药及解痉平喘药，每日 2 次。雾化吸入时，做深呼吸，可使药物微粒更广泛地深达肺底。吸入数分钟后鼓励患者咳嗽，有助于排痰；事实上，最好最简单的祛痰方法是多饮水。

3. 咳嗽训练　咳嗽是呼吸系统的防御功能之一，但无效咳嗽只会增加患者痛苦和消耗体力，并不能真正维持呼吸道通畅。应教育患者咳嗽前先缓慢深吸气，以达到必要的吸气容量，然后闭气片刻，身稍前倾，两臂屈曲，两肘部轻轻向下肋部加压；突然咳嗽时腹壁内陷，连续咳嗽 2~3 声。停止咳嗽后，缩唇，将余气尽量吐尽，休息片刻，准备下一次咳嗽动作。

4. 体位引流　主要利用重力使液体流向低处的原理，根据支气管走向进行合理体位引流，可以控制感染，以减轻呼吸道阻塞，保持呼吸道通畅。其方法是：明确病变部位后，选择相应的引流体位。每次 1 个部位引流 5~10 分钟，整个引流时间约 30 分钟，每日 2~4 次。引流时间可在晨起或就寝时或饭前 1~2 小时；引流过程中治疗者或家属将手握成空心拳，叩击拍打胸壁，有助于排痰。引流频率视分泌物多少而定，分泌物多者每天上、下午各引流 1 次，痰量多者每天引流 3~4 次。

（五）吸氧疗法

呼吸器官是人体获取氧和排出二氧化碳的唯一器官。通气障碍造成机体缺氧和二氧化碳潴留，并可影响全身的代谢，因此，给予氧气吸入可纠正低氧血症，减轻呼吸困难，改善组织供氧状况，并可减轻肺动脉高压，从而提高患者的生活质量。当 $PaO_2<6.6$ kPa（50 mmHg）或 $SaO_2<90\%$；患者有胸闷、气促、心慌等症状时，可采取吸氧疗法。多采用鼻导管持续低流量给氧，流量<1 L/min；间歇或夜间给氧不超过 3 L/min，运动时给氧不超过 5 L/min。

（六）运动训练

适度的运动训练结合呼吸训练能有效发挥呼吸功能潜力，增加呼吸效率，增强心功能，提高日常生活活动能力，还可调节情绪。常采用与日常生活活动密切相关的医疗体育锻炼形式。运动的方法通常可做最简单的 12 分钟行走距离测定，同时让患者清楚自己可能具有的活动能力。然后来用定量行走和登梯练习改善其耐力。开始进行 5 分钟的活动，其后给予休息，以后逐渐增加活动时间。当患者每次能耐受 20 分钟运动后，即可开始增加运动量。每次运动后心率至少增加 20%~30%，并在停止运动后 5~10 分钟恢复至安静值，或出现轻微呼吸短促。还可选用功率自行车、活动平板训练，或采取慢跑、打太极拳、做家务劳动等形式。

病情较重者则以室内活动为主，如室内、院子内行走或做呼吸体操，包括呼吸运动及扩胸伸展、弯腰下蹲、四肢伸展等运动，逐渐增加活动量，以患者能耐受为度。如有条件可以边吸氧边活动，以增强患者活动的信心。目前较为简单可行的锻炼方式是平地行走，锻炼时的速度、距离可根据患者自觉呼吸困难和心悸程度，结合出现的呼吸频率、心率、肺通气量等资料决定，也可以先慢步行走，其步速以不引起胸闷为宜，坚持 1~2 周后可加快行走速度，直到变为慢跑；每次训练 20~30 分钟，每次增量后要适应 1~2 周方可再考虑增量。坚持一年后症状普遍改善。

（七）作业疗法

通过操作性活动，训练上肢肌肉的力量和耐力，帮助患者重返社会。作业疗法内容包括：日常生活活动能力的训练，如穿衣、洗漱、烹饪、清洁卫生等；功能性训练，如写字、打字、电脑操作等；娱乐消遣性训练，如棋类、弹琴、绘画、园艺等活动；生产性训练，如木工、缝纫、编织等。

（八）节省能量的技术

这项技术要融入患者的工作和日常生活中去，以减轻或避免呼吸困难和疲乏。

事先准备好日常家务或活动所需的物品或资料，并放在一处，把特定工作所需的物品放在紧靠活动开始就要用的地方，尽量采取坐位，并使工作场所利于减少不必要的伸手或弯腰。移动物品时要用双手，搬动笨重物体时用推车，工作中尽量只左右活动，避免不必要的前后活动，并且活动要缓慢而连贯地进行。工作中要间歇休息，至少每小时休息 10 分钟；轻重工作交替进行，工作中缩唇并缓慢呼气。患者应坚持遵守以上原则。

第十一章

生物恐怖事件医学救援的心理与康复治疗

第一节 生物恐怖事件的概述

恐怖主义在人类社会已经肆虐了两千年，正式使用"恐怖主义"这个名词也已有两百余年的历史。生物战的历史悠远，起始于第一次世界大战。但是"生物恐怖[1]"一词，是在美国遭受"9·11"恐怖袭击事件及随后发生的多例炭疽感染病例后才正式出现，就目前而言还没有一个公认的、经典的定义。归纳起来，可以认为"生物恐怖事件"是恐怖国际集团或秘密组织进行的，基于某种政治目的且经过预谋和使用致病性微生物或毒素等作为恐怖袭击手段，针对平民或民用目标，通过一定途径散布致病性细菌、病毒，造成烈性传染病的暴发、流行，导致人群患病和死亡，造成社会公众极大恐慌，引发社会动荡的事件。恐怖活动是反社会、反人类的罪恶活动，我国新刑法已明确规定：邮寄炭疽病毒可判死刑，传播恐怖信息可判5年徒刑。旨在严厉打击恐怖犯罪活动，更好地维护国家安全和社会秩序，保障人民生命财产的安全。

一、生物恐怖事件的分类

1.细菌 鼠疫杆菌、霍乱弧菌、炭疽杆菌、布鲁氏细菌、产气荚膜梭菌、黄热病细菌等。

2.病毒 天花病毒、禽流感病毒、埃博拉出血热病毒、拉沙病毒、马尔堡病毒、胡宁病毒、马丘波病毒、汉坦肺综合征病毒、西方马脑炎病毒、委内瑞拉马脑炎病毒、克里米亚—刚果出血热病毒。

3.毒素 葡萄球菌肠毒素B、蓖麻毒素、肉毒毒素、单端孢真菌毒素、石房蛤毒素、志贺毒素。

4.立克次体 Q热立克次体、普氏立克次体、立氏立克次体。

二、生物恐怖事件对人的伤害

（一）影响公众心理，引发社会动荡

生物恐怖最大的危害是对人心理的巨大打击。人们对于历史上鼠疫、天花、炭疽等烈性传染病给予人类的毁灭性杀伤仍记忆犹新。因此，生物恐怖事件易造成人们心理恐慌，这正是生物恐怖分子所想达到的目的。它的危害远远大于炸弹、沙林毒气等其他形式的恐怖活动。

（二）致病力强，可造成失能或者死亡

生物恐怖攻击时使用的生物剂对人的致病力要比化学剂强得多，只要吸入微量或少量沾染，或被带毒的蚊虫叮咬一次即可发病。

各种生物剂的致病作用不同，有的可造成失能，有的可导致死亡，但没有绝对的界限。失能剂可引起受害者较重的症状，如发烧、无力、局部或全身疼痛等，甚至需要住院治疗，在一段时间内失去工作能力，病死率一般较低。致死性生物剂引起症状严重、病死率高，但也可因个体抵抗力强或治疗及时，只引起失能。不同的生物剂引起的疾病，其病程长短和治疗的难易也各不相同。

---

[1].生物恐怖：就是利用可在人与动物之间传染媒介物，如细菌、病毒、原生动物、真菌，将其制成各种生物制剂，发动攻击，致使疫病流行，感染、死亡，造成较大的人员、经济损失或引起社会恐慌和动乱。历史可追溯到古罗马、古希腊和波斯文明时代及中世纪，有在战争中将腐败有恶臭的动物尸体扔入水中，企图通过污染对方饮水系统而导致对于患病，导致对方守军弃城而逃。它最大不同之处在于，它可以不通过任何组织而由个人发动攻击。如日本的"铃木医生事件"，美国的炭疽信件案引发的严重影响。

（三）有传播性，可造成流行

有些生物剂可引起人与人之间的传染，这是其他恐怖活动所没有的间接效果。能否引起传染病流行与生物剂的特点有关，如果是人之间可传播的生物剂且毒力强，对常用抗生素耐药，就有可能造成较大的流行。

第二节　生物恐怖事件的特点

一、生物恐怖事件的特点

1. 潜在性　全世界，有 1 500 个左右的菌种库，大量的研究机构、大专院校、医疗防疫机构等可以提供微生物或毒素物质；商业化培养基和发酵罐到处都可以买到。
2. 散发性　其具有散发性的特点。
3. 隐蔽性　其一，生物恐怖材料可以放到食物、饮料和手提包中，甚至可以放在信封中邮寄，用常规手段无法检测到，而不像枪支、弹药等一些常规武器，可以用一些方法查获；其二，不管是病原体还是毒素，进入人体后所致的传染病都有一定时间的潜伏期，且发作初期症状较轻，因此，不易被觉察。
4. 突发性　生物恐怖的隐蔽性决定了生物恐怖具有的突发性，恐怖分子可以在任何地点、时间进行生物恐怖活动，而不需要太多的重型武器，这种突发性也导致生物恐怖活动难以在第一时间进行预防和控制。

第三节　生物恐怖事件的康复援助

一、生物恐怖事件中的康复治疗

1. 彻底切断源头，使患者脱离放射环境　迅速、有效消除威胁生命的毒效应，对呼吸停止、心脏停搏者进行心肺复苏，对休克、严重心律失常、中毒性肺水肿、呼吸衰竭、中毒性脑病对症处理。尽快明确接触史，包括毒物名称、理化性质、接触时间、吸收量。尽早、足量使用特效解毒剂。对于中毒不明者对症治疗。
2. 清除尚未吸收的毒物　对于吸入性中毒，应立即撤离中毒现场，保持中毒者呼吸道通畅，呼吸新鲜空气或氧气。对于接触中毒，应立即脱去污染的衣服，用清水彻底洗净皮肤，若毒物遇水发生反应，应先用干布抹之，再用水冲洗。对于经口中毒，应采取催吐、洗胃、导泻等方法排泄。洗胃时要注意低于 6 小时内最有效，6 小时以上也不应放弃。
3. 促进毒物的排出　大多数毒物可以从肾脏排泄，利尿治疗有助于加速毒物的排泄，但首先要保持肾脏功能的完整。积极补充液体是促进毒物随尿排出最简单的方法。
4. 对症治疗　若短时间内不能明确毒物种类，除上述紧急处理外，还要对患者进行对症处理，即使毒物已明确，如果患者病情危重，也需要对症处理。

（1）吸氧：毒物抑制肺内和组织细胞呼吸，因此正确使用鼻导管、面罩、呼吸机、高压氧吸氧是一种有效的治疗方法。

（2）纠正低血压、休克：常见于镇静药、抗抑郁药物中毒，在补充足血容量后，要注意应用纳洛酮和血管活性药。

（3）治疗高热与低体温：高热常见于单胺氧化酶及抗胆碱药物中毒，低体温常见于镇静安眠药物中毒，需根据具体情况降温、保温。

（4）防治心律失常：毒物影响心肌纤维的电活动、引起心肌缺氧或电解质紊乱，可以诱发各种心律失常。镁剂有助于预防心律失常，另外还可以应用利多卡因、阿托品、心律平、西地兰。

（5）防治心搏停止：汽油、苯等刺激 β 受体，可导致室颤，氯仿、氟醋酸等严重中毒，可直接作用于心肌细胞导致室颤。一旦发生心脏骤停，需紧急进行心肺复苏。

（6）治疗中毒性脑病：一氧化碳、二硫化碳、有机汞等亲神经物质可以引起中毒性脑病。主要表现为不同程度的意识障碍和颅内压增高。治疗重点是早发现、早治疗，防止脑水肿、保护脑细胞。可以用甘露醇、速尿脱水降颅压，安定抗惊厥、抽搐，辅酶A、胞二磷酸胆碱改善脑细胞代谢。

（7）防治肾衰竭：许多毒物由肾脏排泄，对肾脏有损害，因此要维持有效循环，纠正缺氧，避免使用肾毒性药物，合理应用利尿剂，利尿剂效果不佳时可选用血管扩张剂。

（8）纠正水、电解质紊乱和酸碱平衡失调：除毒物本身的酸碱度外，中毒引起的呼吸障碍、组织缺氧、呕吐、洗胃和大剂量药物都可以引起机体水、电解质紊乱和酸碱平衡失调，要加强监护，及时调整。

二、生物恐怖事件后遗留疾病的康复治疗

预后的判断十分重要。影响因素包括：中毒途径、毒物摄入剂量的大小、潜伏期的长短、毒物损伤主要涉及的部位以及从中毒到就诊的时间长短。一旦出现中枢神经系统抑制、中毒性肺水肿、严重心律失常、休克、急性溶血性贫血、血红蛋白尿、急性肾衰竭、中毒性脑病，表明患者预后差。

在及时施行紧急医疗救治后，需要将患者后送到相关医疗机构，进行确定性治疗。是否能够后送的判断十分重要。可以后送的患者包括：后送途中没有危险的、术后伤情平稳的、应当实施的医疗处置全部完成的、伤病情有变化已经处置的、体温在38.5℃以下的。暂缓后送的患者包括：休克未纠正的、疑有颅内高压、有发生脑疝可能的、颈部损伤有呼吸功能障碍的。

恐怖中毒咨询系统是急救中的重要环节。它的模式有：电话咨询、文字传真、计算机网络咨询和会诊以及远程会诊。军事医学科学院全军中毒救治中心提供计算机网络中毒数据库、化学危害医学救援软件系统、化学产品中毒数据库、农药电子数据库以及国外著名中毒数据库，已经接受医务工作者和中毒患者咨询、指导治疗100多次，为挽救中毒者赢得了宝贵时间。

恐怖事件后常采用的康复方法：

（一）运动疗法

运动疗法主要采用"运动"这一机械性的物理因子，对患者进行治疗。通过增加人体吸入、输送和使用氧气能力为目的的训练，也是提高机体代谢能力的健身方法。此种训练方法简便、易行，运动方式对技巧的要求不高，便于操作。其运动方式有步行、健身操、游泳、自行车、原地跑、登楼梯、跳绳等。其对心肺功能有良好作用，可提高负荷量，增加携氧能力，并且改善机体有氧的分解代谢与合成代谢，增加肌肉的收缩力。

此外，医疗体操是运动疗法中最常用的方法，能按所需运动方式、速度、动作的幅度、协调性与肌肉的力量进行训练，做到循序渐进。根据患者的心血管及运动器官的功能状态以及整体健康状况，提出适当的医疗体育方法及运动量处方，因此运动疗法已成为康复治疗的核心治疗手段。

（二）传统康复法

推拿具有舒经通络、促进气血运行、调整脏腑功能、润滑关节、增强人体抗病能力等作用。常用推、揉、摩、提、捏等手法，根据部位施用不同的手法，作用于人体特定的部位和穴位，以达到防病治病为目的。推拿法可以促进全身或局部血液循环，以增强血液供给，既能改善肢体功能，又能提高机体抵抗力。根据康复的不同阶段，还可采用五禽戏、八段锦、太极拳等不同的方法，以助于增强全身体力，改善各脏腑组织的功能。

（三）饮食康复法

中毒症状解除后，宜进食易消化食物，不宜过饱，不要吃易产气的食物，因为产气的食物在肠道内产气，胃肠蠕动时，使气体膨胀而引起腹痛。要特别注意食品卫生，病人身体抵抗力差，容易出现腹泻、腹胀等胃肠道症状，特别是不要让病人进食生冷不洁食物。

保证营养充足，膳食合理多样化。蛋白质、脂肪是维持身体功能恢复的主要物质。宜选用优质蛋白质，营养丰富，制作细、碎、软，易消化的食物，包括：肉、鸡蛋、鱼、苹果、花生、动物内脏、核桃等食物。每日保证进食新鲜的蔬菜、水果，无机盐、微量元素在人体内含量虽少，但对人体健康有重要作用。

（四）热浴法

（1）热疗可使局部血管扩张，血流速度加快，利于组织中毒素的排出；同时促进血液循环，增加

血流量，加快新陈代谢，促进体内毒素的排出。热疗能降低痛觉神经的兴奋性，改善血液循环，减轻炎性水肿，加速致痛物质的排出及渗出物的吸收，从而解除局部神经末梢的压力。热疗还可使肌肉、肌腱和韧带等组织松弛，可缓解因肌肉痉挛而引起的疼痛。

（2）中药熏蒸是利用药物煎煮后所产生的蒸气，通过熏蒸机体达到治疗目的的一种方法。皮肤是人体最大的器官，面积很大，毛孔很多，除具有防御外邪侵袭的作用外，还具有分泌、吸收、渗透、排泄、感觉等多种功能。中药熏蒸治疗疗法就是利用皮肤的这一生理特性，使药物通过皮肤表层吸收、角质层渗透和真皮转运进入血液循环而发挥药理效应。

恐怖威胁事件医学处理的特殊性给医务工作者出了一道难题，恐怖中毒事件后果的严重性也引起了社会各界的重视。完善恐怖救援救治预案、增强救治队伍水平、切实做好恐怖紧急救治工作，可以挽救更多无辜者的生命，最大限度地减少人员伤亡和经济损失。

第十二章

核辐射恐怖事故医学救援的心理与康复治疗

第一节 核辐射事故的概述

一、核辐射事故的分类

"9·11"事件后，恐怖组织活动猖狂，除采用剧毒细菌和化学毒物外，利用核辐射技术制造核恐怖的可能性亦日趋增大。恐怖组织制造核恐怖活动的手段估计有下述几种：

1. 袭击核设施　利用导弹、爆炸装置袭击核电站反应堆、核原料厂、核燃料回收厂等。

2. 核装置或小型核武器袭击　窃取或制造小型核武器或核装置对机场、车站、重要建筑物和街区、政府机关等进行核恐怖袭击。

3. 利用"脏脏炸弹"实施辐射恐怖　"脏脏炸弹"是由普通炸药（如黄色炸药）制成的，装填有放射性物质，这些物质在炸弹爆炸时可扩散至周围地域。^{241}Am、^{60}Co、^{137}Cs、^{192}Ir 等废旧放射源是最易得到和被利用的放射性物质。

4. 放射性物质的投放或散布　恐怖分子可能将粉末状或水溶性放射性物质投放或喷洒在公共场所、重要街区、食品厂或水源地等处，此种恐怖手段极易隐蔽地实施，不容易被发现，应引起充分的注意。核辐射恐怖事件的危害与袭击的规模密切相关。一般来讲，袭击核设施及小型核武器（或核装置）爆炸可造成较大地域受损和众多人员伤害，后果多非常严重；"脏脏炸弹"袭击和散布放射性物质的恐怖活动，一般仅涉及局部的地区和伤及有限的公众。

二、核辐射事故对人的伤害

核泄漏事故释放放射性物质，放射性物质可通过呼吸吸入，皮肤伤口及消化道吸收进入体内，引起内辐射，γ辐射可穿透一定距离被机体吸收，使人员受到外照射伤害。

内外照射形成放射病的症状有：疲劳、头昏、失眠、皮肤发红、溃疡、出血、脱发、白血病、呕吐、腹泻等。有时还会增加癌症、畸变、遗传性病变发生率，影响几代人的健康。一般地讲，身体接受的辐射能量越多，其放射病症状越严重，致癌、致畸风险越大。

具体地说：①轻度损伤，可能发生轻度急性放射病，如乏力、不适、食欲减退。②中度损伤，能引起中度急性放射病，如头昏、乏力、恶心、有呕吐、白细胞数下降。③重度损伤，能引起重度急性放射病，虽经治疗但受照者有 50% 可能在 30 天内死亡，其余 50% 能恢复。表现为多次呕吐，可有腹泻，白细胞数明显下降。④极重度损伤，引起极重度放射性病，死亡率很高。多次吐、泻，休克，白细胞数急剧下降。核事故和原子弹爆炸的核辐射都会造成人员的立即死亡或重度损伤。还会引发癌症、不育、怪胎等。

核辐射恐怖活动的后果主要有以下几个方面：

1. 爆炸致伤　核辐射恐怖袭击时，多发生爆炸而致杀伤区的人员伤亡，致伤情况与爆炸物威力有关。

2. **放射损伤** 此乃核辐射恐怖袭击的特殊损伤，可发生急性放射病或过量照射，包括内照射和外照射及局部放射损伤。放射损伤的病情复杂，常需专业救治。

3. **放射性污染** 可使辐射区人员受到放射性核素的污染而受到损害。届时，人员撤离或搬迁易引起复杂的社会问题。由于放射性污染的处理专业性强和技术复杂，多造成重大经济损失。

4. **严重的心理效应** 恐怖分子利用公众对核和放射性物质的恐惧，通过核恐怖事件造成民众的恐慌和社会混乱，这种社会心理效应严重且持久。

第二节 核辐射事故的特点

短时间内大剂量电离辐射引起的放射性损伤，称急性放射病。较长时间，超过允许剂量的辐射损伤，称慢性放射病。此病常见于接受过量射线的工作人员、公众及核武器爆炸的罹难者，主要引发造血功能障碍、内脏出血、组织坏死、感染及恶性变等。

其中，核辐射导致的全身外照射损伤主要出现在急性放射病典型病程的初期，表现为恶心、呕吐、疲劳、发热和腹泻。"假愈期"患者持续时间长短不同，症状有所缓解。严重的发展到了极期则有感染、出血和胃肠症状。经恰当治疗后上述症状逐渐缓解。

而局部照射损伤是随受照剂量的不同，在受照部位可能出现红斑、水肿、干性脱皮和湿性脱皮、起水疱、疼痛、坏死、坏疽或脱发等症状。局部皮肤损伤通常持续几周到几个月，严重者常规方法难以治愈。不过，外照射多见于核电站工作人员。体内污染引起的内照射一般没有明显的早期症状，除非摄入量很高，但这种情况非常罕见。

核辐射对人可造成直接伤害与间接伤害。

核武器攻击的主要伤害因素有光辐射、冲击波、早期核辐射及放射性沾染，前三种是在瞬时引起杀伤作用，放射性沾染作用时间较长，亦称剩余核辐射。

和平时期的核辐射事故的伤害因素主要是核辐射，所引起的伤害程度及类型随接触到辐射源的种类、辐射源的强度、接触的距离和时间以及是否有屏蔽等不同而有差别。

核辐射事故中，电离辐射作用于人体超过一定剂量即引起放射损伤，包括单一的急性放射病、皮肤损伤、内照射损伤、外照射远期效应和放射性复合伤。

第三节 核辐射事故的心理援助

一、核辐射事故中的心理援助

重大灾难发生后，灾区人民的生命、社会关系和财产遭受严重损失，可能会在较大范围的人群中形成心理恐慌，部分受灾群众出现急性心理应激反应。包括不同程度的认知功能障碍、情绪失控和行为问题，如不能及时、有效地加以处理，有可能进一步形成慢性心理应激障碍，不仅影响受灾群众的心理健康，而且将阻碍救灾、减灾、灾后重建工作的顺利开展。与此同时，亲历现场悲惨的场面、过度劳累和后勤保障方面存在的问题，也会影响现场救援人员的心理健康。

灾区心理救援的组织：

首先，灾区现场指挥中心必须充分认识现场心理救援的重要意义，把心理救援列入救灾、减灾和灾后重建的整体规划中。

第二，组织心理救援工作队，及时奔赴现场。心理救援专业人员及时、有效的现场工作，不仅能够帮助受灾群众渡过心理难关，缓解心理危机，而且能够和其他现场救援人员一起，降低受灾群众心理恐慌的程度，减少谣言的传播，为现场救灾人员提供心理帮助，从而保障整体救灾工作的顺利开展。

第三，在灾区，任何直接接触受灾群众的人员的行动、语言都会对受灾群众心理产生重要的影响。因此，在救援人员进入现场之前，甚至在救援的途中，有必要对他们进行简单的心理救援培训。

（一）现场心理救援

现场心理救援工作是在紧急状况下进行的，其最主要的目的在于尽快稳定受灾群众的心理，减少严重心理问题的发生及其对救灾工作的影响，为灾后心理健康的尽快恢复打下基础。主要内容包括如下几个方面：

1.降低受灾群众的恐惧心理 由于生命安全受到威胁和缺少信息支持，受灾群众通常会有恐惧心理。灾区谣言的传播则会推动群体心理恐惧的发展。因此，除了积极的救援外，要利用各种有效的手段（如电视、广播、手机短信、布告等），迅速发布有关灾情的权威信息，以阻止相关谣言的传播，降低受灾群众心理恐慌的程度。

2.消除受灾群众的孤独感 大规模的灾难（如地震）导致很多受灾群众孤单地滞留在生命安全受到威胁的环境下，其社会支持系统遭到彻底的破坏。救援人员要利用与受灾群众直接接触的机会，向他们传达各级政府和社会各界对他们的关怀和支持，鼓励他们克服和战胜困难。

3.给受灾群众以希望 心理学家认为，希望是人类所有情绪中最重要的一个。在灾区，人们常常会感到希望非常渺茫，因而产生严重的无助感和绝望情绪。对于这种情况，引导受灾群众看到希望，能够坚定他们战胜威胁的信念，形成乐观的态度和发展对自己命运的控制感，以积极的心态等待进一步的救援。

4.鼓励受灾群体相互支持 "同是天涯沦落人"，受灾群众在语言、文化习俗和受灾程度上的共同性，使他们不仅能够进行有效的沟通和交流，而且可以产生强烈的心理认同感，从而促进他们之间的相互支持，增强共渡难关的信心。救援人员特别是社区服务人员和志愿者，将熟识、受灾程度相似的受灾群众组织在一起，对他们给予适当的个别和集体指导，是现场心理救援的有效措施之一。

5.建立现场心理救援所 对严重认知功能障碍、情绪和行为失控的受灾群众，应创造条件，将他们转移到现场心理救援所或类似的机构，给予相应的专业处理，必要时可以使用镇静药物。在条件允许的情况下，可将出现严重急性心理应激的受灾群众转移到后方，接受强化干预和治疗。

6.领导力和凝聚力 面对可能发生的严重情况，强有力的领导和社区内的团结协作对全体公众都有很好的支持作用，增加其安全感，能够更好地面对危险的考验，减少心理应激损伤的发生，也能加快心理应激损伤后的康复。最严重的情况——社会凝聚力的崩溃，将成为大量人员发生心理应激损伤的重要因素。

（二）心理损伤效应的处理与预防

实际上，通常灾难状况下人们互相帮助的行为要比恐慌、抢掠等负面行为多得多。

虽然心理应激反应会影响到大多数人，但灾难之后人们的心理紧张反应大多数很快即消失，只有少数心理应激损伤严重的人员持续的时间较长。适当的社会心理救助服务可以帮助大多数正常的人群尽快消除不利的心理影响，同时也可分辨出少数因灾难冲击而有严重心理创伤的个人。

对心理应激损伤伤员的治疗应简单，主要的治疗措施如下所述：

（1）明确告诉他（她）的情况会很快好转。应激性精神损伤的症状发生的早期很容易受来自外界的暗示的影响，给予他（她）一个良性的暗示（能够很快好转）通常有利于康复。应该让他感到有很好的康复机会，实际上对于大多数人来说，情况都是这样的。

（2）休息和充足的营养对于心理损伤的恢复很有价值。即便是短时间的生理上的放松和休息对心理上的康复也有很好的作用。多数不需要使用药物，必要时可以使用催眠药，但用药量应尽可能少。

（3）引导他的情感发泄。恐惧和焦虑常常阻碍了受害者与他人的交流，加重了症状表现，适当的情感发泄是心理创伤后的正常反应，与康复过程密切相关，有利于受害者重新获得正常的角色意识和消除自己是病人的认识，有助于受害者重新建立与其他人的正常交流能力，这对于帮助其重新回归社会和恢复工作能力极为重要。

（4）灾后应尽可能限制或减少公众接触伤员、死人或令人紧张的现场等。同时，人们一般不愿意主动寻求心理和精神健康服务，相关的医疗机构和服务人员应加强工作的主动性。

实践证明，重大灾害时期准确及时的信息报道，对公众的社会心理影响有重要意义。由于重大灾害和严重的恐怖事件发生时有广泛而强烈的社会心理影响，公众迫切需要了解实际情况。及时传达政府和社区的救灾行动消息，对于稳定公众的情绪、减少误解极为重要。

及时恢复社会支持（包括家庭）的工作也非常重要。如在大规模撤离居民时，应特别注意保持家庭联系，尤其是儿童与双亲，要尽量避免家庭成员离散。许多灾害善后处理的经验表明，家庭离散现象对灾民的心理负面影响十分严重而持久。

（三）预防

防治心理损伤效应最重要的原则是预防。提前采取措施预防社会和社会心理问题的发生，要比等问题出现后再被动地处理有效得多。必须事先在计划、基础设施、资源和人员培训等方面预先做出安排。如在平时就应制订出灾害或恐怖事件的应急救援计划和方案，使医疗机构等相关部门的专业人员熟悉可能面临的严重问题和主要的救撤措施。如果准备不足，核事故或恐怖事件发生时就会造成更高的发病率，不良影响的持续时间会更长。同时，要努力防止救援工作本身加重公众的社会心理影响，防止产生额外的社会心理损伤，也就是要注意救撤行动的潜在社会心理影响。

最重要的预防措施是加强专业救援机构和人员的培训。特别是增加医务人员和其他救援人员处理应激心理（精神）损伤的训练，使病员能得到及时正确的处理。而目前一般的医疗机构和医务人员很少有与灾害有关的社会心理救援的经验，多数也没有接受过这方面的训练。

平时应在普通民众中普及辐射危害和防护的基本知识，如核爆炸和核辐射对人员的危害特点、基本的医学防护措施，使公众对核辐射危害有一个科学而全面的认识，减少神秘感，心理损伤也有一定的了解，学会在面临各种压力的情况下对自身心理状态进行调节，使自己的身心始终处于良好的功能状态，从而能够勇敢地迎接各种挑战，在重大事故时遇到这些威胁能够及时采取有效的行动，减轻紧张和恐惧的情绪，从而减少应激性心理损伤的发生。

二、核辐射事故后的心理援助

（一）灾后心理康复

群体性公共危机事件对受灾群众的心理打击不仅是广泛的，而且是深远的。灾后心理康复的主要目的不仅在于预防和治疗受灾群众的心理障碍，而且在于通过心理健康教育，促进受灾群众的心理成长。基本措施主要有三方面：

第一，灾后尽快建立或重建灾区的精神卫生服务系统，为受灾群众提供包括心理危机干预在内的基本精神卫生服务，对经济上存在困难的严重心理障碍患者，要建立适当的社会救助机制。

第二，开展广泛的心理健康教育。灾区的各级学校，包括大中小学，要尽快建立切实有效的心理健康教育和心理辅导体系，为受灾学生提供服务；在社区层面上要因地制宜地采取措施，对居民进行心理健康辅导，及时发现严重的心理障碍患者并转诊到专业机构接受治疗。

第三，针对受灾群众的常见心理问题，如抑郁症、创伤后应激障碍等识别和处理，组织对基层医务人员（不仅仅是精神卫生服务人员）的强化培训，使这类疾病的患者能够得到及时有效的处理。

涉及放射性物质的恐怖活动更容易在社会公众中产生严重的心理影响。目前国内外对核爆炸和核辐射可能造成的生理损伤已有较为清楚的了解，对特定情况下核爆炸和核辐射可能引发的伤员数量、损伤种类可以作出大致的估计；而对于可能发生的心理损伤（或应激性精神损伤），则很难事先估计出伤员的数量、种类和严重程度。但根据过去的核爆炸和重大核事故期间的经验和历次战争的实践估计，核爆炸和核辐射会导致心理应激损伤（应激性精神损伤）的发生增多，并引发一系列的卫生和社会问题，是社会心理医学保障工作必须面对的问题。

有效预防和处理心理应激损伤，有利于减少社会危害、保持社会稳定，有利于减少可能发生的长期有害影响。根据历次灾害事故和战争的医学保障工作的经验教训，已经总结出一些行之有效的心理应激损伤的处理方法和措施。

（二）心理应激损伤的特点

历史上发生的一些重大核放射事故的经验证明，引起公众社会心理影响造成的健康危害，在政治、经济等方面的损失，常大于核辐射直接造成的危害和损失。例如美国三哩岛核电站事故，事故中释放出的放射性物质对周围居民健康影响很小，但却造成部分地区半数以上的人感到害怕，牵涉到大部分居民，自发逃离家园者达14万人以上，有7万多人的反核势力进军华盛顿，许多计划和工作处于停顿状态，总经济损失达 10 亿美元以上。

在发生重大灾害或事故的严酷环境条件下，人们心理反应的主要特征为恐惧，大多起因于面临危险却无力采取有效的应对措施或找不到处理方法，因而对外界的危险显得无能为力，失去了安全感。当个人面临无力应对的巨大危险时，甚至会出现严重的心理异常表现——短时间的精神崩溃。

由于核事故和核恐怖事件与辐射相联系，人们很容易产生恐惧心理，因为普通公众对辐射的危害特点与防护知识了解不多。对公众来说，电离辐射总是和"有害"相联系，而且看不见、摸不着，严重的历史联系（原子弹爆炸、切尔诺贝利核电站事故等）更加重了这一印象。

灾害或恐怖活动一般出现的突然性强，大部分的人员都会有一定的恐惧和焦虑，多数人以避开打击、设法逃脱的情绪反应为主；少数人保持镇静，行动正确；另有少数人发生严重的应激损伤，如精神异常、不能自理等。

发生应激性精神损伤的人员表现的严重程度差异很大，损伤程度较轻时，仅表现为轻度的工作能力下降；情况严重时，恐惧和无助感会不断加重，最后完全丧失自理能力。但由强烈的恐慌而引发的非理性行为的情况并不多见。

除恐惧和焦虑外，可能发生的心理异常表现有：恐惧引起的失语症、沮丧、过度警觉、逃跑等。这些异常表现可能持续短至几分钟或长至几个月。长期的效应可能有焦虑、生存内疚感和其他心理生理症状。灾害时危害最大的反应是恐慌引起的盲目逃遁，这是一种失去理智、无法控制的行动，并可能引发大范围的恐惧，特别是在多数人对灾害的情况不了解的时候。

临床上根据症状特点可将伤员分为 3 大类：①精神疾病型。通常这一类型发生的数量最多，又可分为神经症和精神病两类，前者包括癔症、神经衰弱、强迫性神经症等，后者包括战时反应性精神病和精神分裂症。②心身疾病型。常见表现有失眠、胃肠不适、恶心、呕吐、记忆丧失、呼吸困难、晕眩等，但并没有明显的器质性病变。③违纪行为型。表现为不守纪律。

大多数人员表现的症状较轻，持续的时间也较短，经治疗后数小时到数天内可望恢复，而小部分人员的焦虑等症状表现得更为明显，需要几周的时间才能逐步恢复；少数人员的病程迁延可达 6 个月以上，并发生明显的性格行为的改变，如暴发性狂怒、睡眠紊乱、持续性噩梦、人际关系和社会适应不良等。

第四节 核辐射事故的康复援助

一、核辐射事故中的康复治疗

如果伤患受到大剂量核辐射损伤，可以在十数分钟内出现恶心、呕吐、腹泻等胃肠道症状，且症状严重程度与受照射剂量成正比。受到致死剂量照射，还可以很快出现急性脑病，导致昏迷、休克等严重症状。所以，除了现场放射性检测结果以外，伤后出现的临床症状也是检伤分类的重要依据。

凡在核爆炸后很快出现上述症状者，可能受到了严重放射损伤，均应该分类为红标危重伤病员并优先处置。当伤者被送到安全区域的治疗站后，可以对其尿、便或分泌物进行再次放射性测定，并间接推算伤者体内被污染的程度。检伤人员在处理伤者时也应该注意做好自身防护。

现场伤患处置以救命为主要内容，其次是防止"二次损伤"或尽量减轻伤残及并发症。处置原则是简单易行，快捷有效。处置方法尽量采用无创措施，一般仅给予基础生命支持，不得不做的情况下再给予气管插管、补液用药等高级生命支持方式。

（一）心肺复苏

心肺复苏术是挽救伤患生命的最后防线，也是所有参加灾害医学救援人员应该掌握的最基本技能。首先凭借高度警惕的救命意识和敏锐的观察力，及时发现生命垂危或已经呼吸停止、心脏停搏的伤病员是复苏的第一步。现场抢救时判断呼吸停止方法为"一听、二看、三感觉"，即听呼吸音，看胸廓起伏，感觉鼻气流。

（二）心脏停搏

心脏停搏的判定方法应力求简单易行，主要检查伤者意识、呼吸和心跳脉搏。目前主张判断意识靠拍打肩膀并呼喊，没有反应则认为意识丧失，强调以呼喊为主，不能用力拍打或给予其他刺激（可以引发低位神经反射，不能真实反映意识情况）。对婴幼儿可仅拍打足底，不哭者为意识丧失。呼吸检查强调救治者须蹲跪于伤者右肩侧，左耳贴近伤者鼻孔，在10秒内"一听、二看、三感觉"，即听呼吸音，看胸廓起伏，感觉口鼻气流。

（三）呼吸骤停

发现呼吸停止、心脏停搏的创伤、溺水及中毒者须立即进行心肺复苏。心肺复苏程序十分重要，通常按照判断意识—呼救—摆放成仰卧位—检查呼吸—人工呼吸—按压脉搏—胸外心脏按压顺续进行抢救。临床实践证明单纯心脏按压类似于"泵作用"，能够部分推动血液循环，并可以诱导一定量的气体交换，甚至在心跳骤停后4分钟内仍可维持有效血氧浓度。切忌面对濒死伤者不做处理，仅盲目快速转运。

二、核辐射事故后遗留疾病的康复治疗

（一）骨髓型急性放射病

骨髓型急性放射病的主要临床表现为全血细胞减少、感染、出血和代谢紊乱。随着受照剂量增大，临床表现加重，死亡率增高，存活时间相应缩短，治疗措施也有差异。因此，又将骨髓型放射病分为轻度、中度、重度和极重度。

1. 轻度　此度病人症状不多，一般也不严重，约有1/3的病人无明显症状；病程分期不明显。照后头几天可有头昏、乏力、失眠、轻度恶心等症状，不发生呕吐、腹泻、脱发。无明显的感染和出血。

病人的造血功能呈轻度抑制，白细胞数可降低，血小板数、红细胞数和血红蛋白含量有轻度波动，生化检查多无变化。此度病人无死亡。

2. 中度和重度　中度和重度骨髓型放射病临床经过相似，症状典型，只是病情严重程度有差别。其临床特点是：造血功能障碍贯穿病程始终，并决定着感染和出血证候的发生和发展；其病程具有明显的阶段性，临床经过可分为初期、假愈期、极期、恢复期。

（1）初期（照后1～4天）：初期系指照后出现症状至假愈期开始的一段时间，病人可出现头昏、乏力、食欲减退、恶心、呕吐等症状。有些病人还可出现心悸、失眠、体温升高（38℃左右）等症状。中度者多在照后2小时后发生呕吐，程度较轻。重度时，呕吐多发生在照后2小时前，呕吐次数较多。呕吐一般持续1天。头部或上半身照射为主者呕吐可重些、早些，还多发生口唇肿胀、面部潮红、眼结膜充血和腮腺痛等局部表现。重度病例上述症状较中度患者出现早且重。

（2）假愈期（照后5～25天）：此期病人除稍感疲乏外，其他症状均明显减轻或消失，但造血损伤继续发展，病理变化还在进行，故称假愈期。外周血白细胞和血小板数呈进行性下降，重度者下降比较快。白细胞数降至第一个低值之后可出现一过性回升，中度者回升较重度者高。红细胞和血红蛋白水平一般无明显变化。在假愈期末，重度病人复发出现时间和程度较中度提前和加重。一般不发生代谢紊乱。中度病人假愈期可延续至照后20～35天，重度者多延续至照后20～25天。

（3）极期（照后20～35天）：极期是各种症状明显出现的阶段。下述临床表现是极期来临的先兆：病人全身状况再度变差，如精神欠佳、食欲变差、出现脱发、皮肤黏膜出现小出血点；白细胞低，血沉加快。若病人出现发热（感染）、明显出血、再度呕吐等，提示病人已进入极期。

感染是极期的主要临床表现。口咽部是最常出现感染的部位，可出现牙龈炎、咽峡炎、口腔溃疡、扁桃体炎、口唇黏膜糜烂等，多引起疼痛和进食困难。局部感染可造成全身性感染，如肺炎、尿道炎、肠炎及败血症等。白细胞数降得越低，感染发生率越高且程度越重。感染发生后，病人全身症状恶化，可出现畏寒、周身不适，体温可升至39℃左右。重度病人可出现口腔和口唇黏膜单纯疱疹病毒感染，较少发生真菌感染。

出血是极期另一常见的临床表现。多先出现皮肤黏膜点状或斑片状出血点，多散在分布；重者可见大片皮下出血，牙龈溢血。部分中度病人可仅有出血倾向。早年发生的重度病例多发生严重出血，如鼻出血、尿血、便血、咳血，女病人可发生子宫出血。出血可累及各个脏器，发生不同程度的肺出血、肾上腺出血、脑出血等。出血的危害主要与出血量和部位有关，大量出血会造成贫血而加重病情；重要脏器出血可造成病人死亡。

极期时因食欲减退、恶心、呕吐等症状及感染

发热、出血，可导致机体代谢紊乱，水、电解质和酸碱平衡失调，如脱水、低血钾、酸中毒等。

此期时，全血细胞减少进行性加重，白细胞数可降；血小板数也降至最低值；血红蛋白含量有不同程度的降低。其他实验室检查可出现如下变化：血清总蛋白下降，血二氧化碳结合力降低，血非蛋白氮和肌酐含量增高，血钾及血钠含量、免疫球蛋白含量、淋巴细胞转化率、中性粒细胞吞噬指数等指标也有所降低。血沉加快、转氨酶含量升高较为多见。重度病人上述变化较中度明显。

（4）恢复期（照后 36～60 天）：经治疗后，病人多可在照后 5～7 周进入恢复期。随着造血逐渐恢复，症状逐渐减轻或消失，出血停止，体温逐渐正常，体重可增加。照后 2 个月末，毛发开始再生。贫血和免疫功能恢复较慢，常需 2～6 个月。性腺恢复最慢，一般在受照 1 年后开始缓慢恢复，两年后才可恢复生育功能。受照剂量在 600 cGy 上者，多终生不育。不均匀照射病例的恢复期病情较为复杂，可出现一些晚发症状，如口腔干燥症、白内障、脑水肿、皮肤溃疡等。

参 考 文 献

1. 胡幼平.中医康复学[M].上海：上海科学技术出版社，2008.
2. 祁国民，齐小欣，吴明江，等.灾害事故医疗卫生救援指南：救灾防病技能强化培训教材[M].北京：华夏出版社，2003.
3. 贺丹军.高等医学院校康复治疗学专业教材康复心理学[M].北京：华夏出版社，2005.
4. 毛秉智.核辐射事故医学救援技术手册[M].北京：军事医学科学出版社，2004.
5. 谢苗荣.灾害与紧急医学救援[M].北京：北京科学技术出版社，2008.
6. 关骅.临床康复医学[M].北京：华夏出版社，2005.
7. 纪树荣.康复疗法学[M].北京：华夏出版社，2003.
8. 欧景才.突发灾害事故应急救援与阶梯治中[M].郑州：郑州大学出版社，2007.
9. 郑静晨，侯世科，樊毫军.灾害救援医学手册.[M].北京：中国科学技术出版社，2009.
10. 福建中医学院.实用中医康复学[M].福州：福建科学技术出版社，1994.
11. 莫通.骨科临床康复学[M].北京：中国科学技术出版社，1997.

第十三篇

营　　养

第一章

特殊救援环境的营养需要

中国是一个多灾多难的国家，伴随灾害事件的频发，灾害救援也成为一门多学科交叉的新兴学科。其中救援人员及灾民的营养与食品问题成为国内外学者所关注的对象。灾害发生后，救援人员快速进入灾区进行救援，其体力活动非常大，再加上应激刺激，在保证救援人员食品热量的同时，营养平衡及食品是否可口对后续救援任务的圆满完成也至关重要。因此，开展灾害救援人员、伤员、灾民的营养与食品研究，促进救援营养学科的快速发展，对于保障民众健康、促进社会和谐稳定具有十分重要的现实意义。

灾害发生的地区环境差异大，有高原地区，有山区，有高热，也有高寒环境。灾害种类也不尽相同，有自然灾害如地震、洪灾、海啸、火山爆发，有事故灾难如矿难，有公共卫生事件如传染病等，这些又直接造成了救援环境的不同。本章节研究处于不同救援环境中各种人群的营养特点及其营养需要，以尽量减少或避免环境不利因素对人群健康的影响。

第一节 救援营养基本理论

一、救援营养的概念

救援营养是研究在各种灾害救援情况下，评估救援人员、伤员以及灾民的代谢及营养状况，提供特殊食物和营养制剂，以维持人体健康、减少因灾害产生的伤亡和并发症的学科。

二、救援营养的研究目的

灾害初期生命物资通道很难快速打通，食品极度匮乏，空投食品也非常有限，品种单一，难以满足伤员和救援人员的需要。灾害后期各种捐赠食品物资繁多，其质量、数量和分配管理过程的问题日益突出，而合理的膳食对于伤员的伤口愈合非常重要。救援营养研究可以改善救援人员及灾民的营养状况，使救援人员保持充沛的精力，提高救援工作的效率，减轻灾民的恐慌心理，同时可以改善伤病员的营养状况，降低死亡率。

三、救灾营养的研究对象

救援营养研究对象，包括救援人员、伤员、灾民等。他们年龄分布广，身体状况差异大，有重体力劳动的救援人员，有病情严重的伤员，也有具有特殊营养需要的妇女、儿童等。

四、救援营养的阶段划分

救援营养情况复杂，根据营养干预的特点和需求将其分为特急期、应急期和重建期三个时期。对象分救援人员、伤员、灾民三类进行描述。

1.特急期 指灾害发生后三天。

（1）救援人员：救援队抵达救灾现场后的72小时内是救援的黄金时间，由于任务量大，情况紧急，救援人员往往需要长途奔波或者到现场快速展开工作，常常没有时间、精力和条件就餐。而此期救援人员精神高度紧张，体力大量消耗，处于高应激状态，足够的能量和营养素的补充对救援工作的开展至关重要。

（2）伤员：伤员受到极大的创伤应激，很多伤员甚至压在废墟下不能出来。此期伤员的分解代谢远远大于合成代谢，保证必需营养素的供应，能增强伤员的抵抗力和耐力，直到得到进一步诊治。

（3）灾民：灾害刚发生时，很多灾区切断了与外界的一切联系，物品一时无法到达，食品及饮水成了最紧迫的问题。灾害初期灾区就餐条件艰苦，严重限制了救援食品的种类。而送往灾区的食品大部分是些方便食品，如方便面、饼干等，而这些食物营养极不均衡，再加上灾害发生后，灾民极度恐慌，灾害初期灾民的营养问题极其严重。此期保证灾区人民的能量及营养素的供给是首要问题。

2 应急期 指灾害发生后三天至一个月。

（1）救援人员：救援队队员一般有时间就餐或可以回到基地就餐，特急期高强度的体力活动和任务，队员的身体都处于极度疲惫状态，消耗了大量的能量和营养素，食欲往往也很差。高营养，美味可口的食物能让救援人员补充营养，恢复体力。但救援队由于运力有限，所带集体就餐食品只有方便食品、粮油和调味品类，严重限制了救援人员的饮食种类，营养也非常不均衡。

（2）伤员：①普通伤病员：刚经历突发性的灾害，正处于饥饿、失水、紧张和惊恐等状态，使机体消化系统功能降低，胃口不佳，同时突发性伤害，会使人体产生应激性反应，体内各种激素迅速发生变化，将体内储存的能量快速消耗，急需大量碳水化合物、蛋白质、维生素、矿物质等营养素，但是由于人体在应激状态下，胃肠功能处于较虚弱的状态，各种营养素的吸收受到限制。②重伤员：地震后重伤病员多是多处骨折、严重的头部外伤、挤压综合征所致的肾功能不全等，其在严重的感染和创伤情况下，常会导致呼吸功能不全，采用呼吸机辅助呼吸等治疗措施，因而不能经口进食，此时需要及时完善的肠内或肠外营养支持治疗。

（3）灾民：灾民被安置在安置点，具备了基本的生活条件，能够吃上热食。此期的食品由灾区安置点统一提供或由灾民自己制作。由于安置点人口密集，灾难的破坏导致了很多安全卫生隐患，食品加工条件很简陋，食品安全问题是重中之重。送来的救援食品缺乏蔬菜和鲜肉类，易发生蛋白质和各种微量营养素缺乏。

3.重建期 此期救援营养的对象主要是灾民。灾民生活慢慢步入正轨，已经开始了家园的重建。但是灾难对灾民的影响仍然存在。严重的心理应激影响了很多灾民的正常生活和营养状况。

第二节 高温营养

气温高于或等于35摄氏度称为高温，如果连续5天气温高于35摄氏度称之为持续高温。高温作业是指作业环境热，劳动强度大，对人体易造成危害的作业。在我国劳动安全卫生法规规定中，是指工业企业和服务行业工作地点具有生产性热源，当室外出现本地区夏季室外通过设计计算温度标准的气温时，其工作地点气温高于室外气温2℃或2℃以上的作业。

一、高温环境对人体生理功能的影响

在高温环境下劳动会出现许多生理功能的改变，如体温调节、水盐代谢、循环、消化、分泌等系统的改变。这些变化均可影响人体健康和作业效率，如当所损失的水分达到体重的5%~8%时，即可出现工作效率降低；体内维生素不足或缺乏，可使生理生化功能下降；中枢神经系统兴奋性降低，可使人体活动反应变慢，行动协调障碍。人体在适应高温应激反应中，生理和生化功能发生明显改变，能量和营养素代谢及其需要量也发生相应改变。

1.高温环境对消化系统的影响 机体在热环境下，胃肠消化机能相应的减退，受神经、体液调节的影响，消化腺的分泌机能降低。同时体内血液重新分配，皮肤血管扩张，腹腔内脏血管收缩，引起消化道贫血，并出现消化液（唾液、胃液、胰液、胆汁、肠液等）分泌减少，使胃肠消化过程所必需的游离盐酸、蛋白酶、脂酶、淀粉酶、胆汁酸的分泌量减少。

在热环境中，机体大量出汗引起氯化钠丢失，使血液中氯离子的储备减少。由于胃酸中的氯离子是由血液中的氯化钠提供的，因此大量出汗可以影响胃酸的生成。由于胃酸在淀粉和蛋白质的消化过程中具有重要作用，故当胃液酸度降低时就会影响胃的消化功能，出现食欲减退、消化不良以及其他胃肠疾病。用人工气候室对高温环境中的受试者进行试验，检测胃酸曲线和胃内容排出时间，观察到高温环境在引起胃酸分泌减少的同时，还引起胃的排空加快。

2.高温环境对循环系统的影响　人体在高温环境下由于体温上升，大量出汗，血液浓缩，血管扩张，末梢血液循环增强，血流量增加，会出现心率增加、心悸、头晕和血压降低等一系列心血管系统的反应。

3.高温环境对免疫系统的影响　免疫系统功能对高温作用的反应具有明显的时相性，在进入高温环境初期，短暂的热应激状态使机体的免疫功能反应性增强，随后出现免疫抑制。长时间暴露于高温环境中，可引起血清中IgG、IgA、IgM等免疫球蛋白含量下降，导致机体抵抗力下降。

二、高温环境能量和营养素需要量

（一）对能量代谢的影响

高温能引起能量代谢明显改变，使能量消耗增加。能量代谢主要受两个因素的影响，一是热环境对能量代谢的影响，特别是可以增强基础代谢；二是体力劳动的强度也影响热能的需要量。有研究发现，在22℃和37℃左右环境中比较从事各种强度劳动的热能消耗量，得出在高温环境中从事各种强度体力劳动时，热能需要量可增加10%～40%。因此，高温作业人员应适当增加能量供给量。美国国家研究委员会推荐：在30～40℃的环境温度中，每增加1℃，增加热量0.5%。赵法伋等曾采用"生活观察法"、"体重平衡法"、"生活活动指数法"和"REE（resting energy expenditure）推算法"四种方法对炎热夏季热区部队能量代谢和需要量进行了研究，建议热区部队每人每日能量供给量可修订为12.6～14.6MJ（3 000～3 500kcal），与相同训练内容和强度的温带区部队比较略有增加。

（二）对蛋白质代谢的影响

人体在高温环境下对蛋白质的需要量增加，主要有两个方面的原因：一是出汗可直接引起氮的损失。环境温度35～40℃时，通过汗液排出氮可达206～229mg/h，而25℃时仅为125mg/h。大量出汗会带来氮的随汗损失，可导致机体出现负氮平衡。二是失水和体温增高可引起蛋白质分解代谢增强。高温环境下，人体由于大量出汗出现失水，而失水又引起人体体温的升高，失水和体温增高都可以促进组织蛋白的分解代谢加速，尿氮排出量增多。

在热应激期蛋白质需要量明显增加，在热适应期有所下降，但仍显著高于热暴露前水平。郭俊生等选择热区部队中度强度劳动战士为研究对象，采用氮平衡法、营养调查法同时结合血清蛋白和免疫球蛋白含量等指标的测定，进行热区部队蛋白质需要量研究，结果为1.48g/（kg·d）。营养调查结果显示，膳食蛋白质水平低于80.5g[1.45g/（kg·g）]时，血红蛋白、血清总蛋白、白蛋白和前白蛋白以及免疫球蛋白（IgA、IgG、IgM）在正常范围的下限或低于正常水平；当膳食蛋白质水平在80.5～89.3g[1.46～1.62g/（kg·d）]时，血液蛋白质和免疫球蛋白水平显著升高，维持在正常范围的较高水平。提示膳食适宜的蛋白质水平应为80.5～89.3g，平均84.9g[1.54g/（kg·d）]，略高于氮平衡试验结果。因此，建议热区部队中度强度劳动战士蛋白质的供给量应为1.5g/（kg·d），沙漠干热环境下的蛋白质需要量与湿热环境相似。

（三）对碳水化合物代谢的影响

糖类还可以促进机体对热环境的适应，提高机体对热的耐受性，而且对高温作业者的水盐代谢有积极的调节作用。碳水化合物与蛋白质的代谢有着非常密切的关系。研究发现，饮用含1%糖盐汽水能使尿素生成量趋于正常化，并能降低随尿排出的氨基酸和肌酐量。可见糖能促进蛋白质分解产物的再利用。因此建议高温作业条件下碳水化合物供给量应不低于总能量的58%。

（四）对脂肪代谢的影响

对高温作业人员脂肪需要量的研究相对较少。有研究发现脂肪对高温作业工人不但无害，反而对保存水分有利。动物实验发现，高温条件下给高脂饲料，大鼠与小鼠饮水与排尿均少，表明对热环境趋于适应。但由于高温作业人员普遍食欲降低，喜吃清淡而厌吃油腻食物，因此建议膳食脂肪摄入量不宜过高。

（五）对水代谢的影响

高温条件下机体会因出汗丢失大量水分，且环境温度越高、劳动强度越大，人体出汗量则越多。高温条件下人体每天出汗量可达4～8L，高者甚至可达10L以上。大量出汗可以导致水代谢障碍，如不及时补充，则难以维持体内水平衡，甚至造成水和电解质紊乱，导致热痉挛发生。当机体失水超过体重的2%时，工作效率可以明显下降，不仅影响劳动能力，也可能造成体内热蓄积导致中暑，甚至危及生命。水分的补充应以补偿出汗丢失水量、保持机体内水平衡为原则。

（六）对矿物质代谢的影响

高温作业时随汗液排出的有钠、钾、钙、镁等。大量出汗使钠元素丢失较多，如不及时补充，可引起严重缺水和缺钠，严重时可引起循环衰竭，因此需增加钠的摄入量，钠的摄入量应为6～10g/d，并根据出汗量做调整。高温环境下通过汗液排出钾的数量也大量增多，加之尿中也会排出一定量的钾，因此高温作业人员需提高钾的摄入量，建议钾的供给量为70～80mmol/d（2.737～3.128g/d）。随同汗液排出的还有一定量铁，每天由汗液损失可达0.3mg，相当于通过食物所吸收铁量的1/3。因此高温下生活或作业人员还应注意补充铁，摄入量应为16.5～2.2mg/d。对高温环境下钙的需要量的研究很少，高温环境中钙代谢常出现负平衡，除了因大量出汗而使钙排出增加外，可能与钙的摄入水平低有关。因此，建议高温作业人员的钙供给量应超过800mg。

由于大量出汗能使微量元素大量丢失，因此许多研究都认为在高温作业时，微量元素的需要量要高于常温作业。参考中国营养学会提出的我国居民参考摄入量标准计算，热环境作业时这些微量元素的成人供给量应为：铜2.2mg/d，氟1.65mg/d，铬55μg/d，锰 3.85mg/d，钼 66μg/d。

（七）维生素

1.水溶性维生素　水溶性维生素是指能在水中溶解的一组维生素，包括维生素B族以及维生素C等，它们大多数都是作为辅酶的组成部分而发挥作用。高温环境中，维生素B_1的排出和消耗增多，需要量也相应增加。我军营养素日供给量标准要求，热区部队夏季维生素B_1的供给量应增加10%，轻、中、重和极重劳动时每日应分别供给1.65mg、2.2mg、2.75mg和3.3mg。维生素B_2需要量与能量消耗有关，热区部队夏季维生素B_2的供给量应增加10%，轻、中、重和极重劳动时每日应分别供给1.43mg、1.65mg、1.87mg和2.2mg。

高温对维生素C需要量的影响有不同的研究结果，研究显示，受试者在人工湿热气候室负重步行，2h出汗量超过1.2L时。维生素C最低需要量为124mg/d，如果摄入量达250mg/d，可保持机体维生素C营养在良好状态，也有报道指出，高温不影响维生素C需要量。但多数研究认为高温作业人员应增加维生素C的供给量。考虑到高温使维生素C丢失增加，且维生素C具有提高热适应能力作用，因此供给量标注要求热区维生素C的供给量应增加10%。

2.脂溶性维生素　脂溶性维生素是指可溶于有机溶剂而不溶于水的一类维生素，包括维生素A、维生素D及维生素E、维生素K等。对高温环境下脂溶性维生素需要量的研究非常少。有报道指出，高温作业工人的维生素A需要量平均比常人高1倍，因此建议，高温作业人员维生素A供给量为1500RE/d较为适当。依据目前资料尚难提出高温作业人员其他脂溶性维生素的供给量。

第三节　低温营养

低温环境一般是指气温低于10℃的环境，包括常年居住地区的气候地理因素和特殊作业条件两个方面，低温环境寒冷程度又因不同地区的纬度、海拔和气候特点等因素而异。就我国实际情况而言，低温环境主要见于高纬度地区。受环境低温影响还有特殊作业的人群，如职业性接触低温、南极考察、冷库作业等。低温环境能影响人体的营养代谢，因此对于饮食和营养具有特殊的要求。

一、低温环境对人体生理机能的影响

1.低温环境对人体消化机能和食欲的影响　低温环境中消化机能的变化主要包括胃液分泌增多，

酸度增强，胃排空速度减慢，食物在胃内的消化过程比较充分。低温环境可使食欲增加。通过四季对同一人群的膳食调查得出，冬季摄食量最大，春秋居中，夏季最少，低温环境中良好的食欲，反映了机体对热能需要的增加。同时在低温环境中人们对食物的爱好也和在高温环境中不同，对热量高、脂肪多的食物相对的比较喜好，更喜进热食。

2.低温环境对心血管系统的影响　低温刺激下可引起皮肤血管收缩，同时使心脏血液输出量增多，从而导致人体血压上升、心率加快。

3.低温环境对呼吸系统的影响　冷空气的吸入，可使呼吸道上皮直接受刺激，呼吸道管腔狭窄，气道阻力增高，可成为冬季哮喘病发作的主要原因。由于冷空气的刺激，肺血管收缩，容易导致肺高压症。

4.低温环境对神经系统的影响　低温可通过对中枢和外周神经系统以及肌肉、关节的作用影响肢体功能，降低神经系统的兴奋性，使皮肤感觉敏感性、肌肉收缩力、协调性、操作灵活性减弱，从而导致协调性差，更易出现疲劳。

5.低温环境对内分泌和免疫系统的影响　急性冷暴露时甲状腺及肾上腺皮质活动增强，血液中儿茶酚胺浓度升高，基础代谢率可升高10%到15%。动物实验与人体试验均表明，在冷暴露开始的一周内免疫系统功能有下降，暴露一周以后逐渐恢复且呈逐步上升的趋势。

二、低温环境能量代谢及营养素需要

1.能量　低温环境作业人员，总热能需要较温带同等劳动强度者要高，根据低温程度、防寒保温情况和体力活动强度不同，最高者可达23.01～25.10MJ（5 500～6 000kcal）。其能量需要增加有以下几点原因：一是低温刺激使甲状腺素分泌增加，机体代谢和散热增加，为了维持体温恒定就需产生更多能量，因此低温环境下基础代谢可以增高10%～15%；二是低温时机体肌肉会出现不自主寒战，以产生能量维持体温，这也使能量需要增加；三是笨重的防寒服也增加了机体负担，与常温下穿普通服装相比，同等劳动强度活动耗能更多，这也是能量消耗增加的原因。

2.产热营养素　低温环境下，机体增加能量摄入的同时，三大营养素的代谢也出现各自不同的变化。氨基酸对人体耐寒能力影响较大，尤其是蛋氨基酸最为重要。冬季寒冷，使人体的肾上腺皮质激素分泌增加，氨基酸代谢加速，易出现负氮平衡，因此，摄入充分的蛋白质非常重要。低温环境下机体对于脂肪的利用增加，较高脂肪供给可增加人体对低温的耐受。碳水化合物也能增强机体对低温环境的耐受能力，考虑到尚未适应低温环境的人如突然大量增加脂肪，血脂也会上升。因此对未适应低温环境的人要保证碳水化合物供给，作为能量的主要来源。血清中与碳水化合物代谢有关的酶活性减低，而动员脂肪作用的酶活力上升，血清蛋白组分分析中发现有低蛋白血症。以上情况说明，低温环境使机体从以碳水化合物为主供给能量转向以蛋白质脂肪为主供给能量。

3.维生素　通过对北极地区及我国东北地区的研究发现，低温环境下人体对维生素需要量，与常温地区比增加30%～35%。因为低温环境下机体能量消耗增加，因此与能量代谢有关的维生素B_1、维生素B_2及烟酸需要增加，建议每天维生素B_1供给量2～3mg，维生素B_2 2.5～3.5mg，烟酸15～25mg。研究表明，给低温生活人员补充维生素C，可提高机体对低温的耐受。此外，低温地区因条件限制，蔬菜及水果供给常不足，维生素C应额外补充，每天补充量为70～120mg。维生素A也有利于增强机体对低温耐受，氧化磷酸化过程也需要充足的维生素A，每天供给量应为1.5mg。低温地区生活户外活动减少，日照短而使体内维生素D合成不足，每天应补充20ng维生素D。低温刺激后肾上腺肥大，其中维生素C的含量也降低，而大量摄入维生素C可缓解此种变化。

4.矿物质　低温地区居民极度易缺乏钙和钠，钙缺乏主要原因是因饮食钙供给不足，加上日照短维生素D合成不足，导致钙吸收和利用率降低。低温地区骨折病人骨痂形成速度较温带地区缓慢；外来移居的居民，血液和骨组织中钙含量降低，骨组织矿物质组成较世当地居民为差，可见矿物质代谢对低温气候也有适应过程。因此要注意人体内的水盐代谢的平衡。对矿物质成分的摄入量至少应保持在正常需要量的水平上，或稍高于这一水平。寒带居民高钠摄入量，是否致高血压尚有不同意见。同时，寒带地区居民钠盐供给量，可稍高于温带居民。

第四节 高原低氧营养

高原（high altitude）是指海拔达到或超过 3 000 米的地域。由于高原地区空气稀薄、氧分压低、气候寒冷、日照时间长、紫外线强等，严重影响人体多个系统功能，从而导致高原病（mountain sickness）。我国是世界上高原面积最大的国家，3 000 米以上高原约占全国面积的六分之一，居住人口约一千万，主要分布在西藏、青海、新疆南部、四川西部和西北部地区。我国是世界上高原面积最大、高原居住人口最多的国家。高原地区资源丰富，是我国主要的边防地区，具有十分重要的战略地位。

一、高原气候的特点

（1）大气压和氧分压低：大气压随海拔高度的上升而下降，而氧分压随大气压的下降而降低。高原大气压和氧分压降低会对人和动物产生低氧危害。

（2）沸点低：高原大气压低，液体分子比较活泼，一旦温度升高，容易沸腾，所以沸点随海拔增高而递减。由于沸点降低食物不易煮熟，影响食物的口味和消化吸收，也会造成营养素的损失。

（3）气温低：高原地区气温随海拔增高而递减。低气温可能导致人体出现冻伤或冻僵，对植物和某些动物生长不利，容易冻伤蔬菜和水果，但有利于粮食和肉鱼食品的保藏。

（4）湿度低：高原由于低温以及河川、植物和降水量等原因，大气中含水量低（绝对湿度），冬季尤为明显。大气干燥，有利于食物保藏，但人体容易产生皮肤皲裂、口唇干燥、机体脱水。

（5）太阳与电离辐射强：由于高原空气稀薄、水蒸气含量少、大气透明度高，太阳辐射透过率随海拔高度升高而增加，紫外线是太阳辐射线中的一种成份，随着海拔高度的升高，紫外线的辐射强度也增加。

二、高原低氧对人体健康的影响

高原是一个特殊环境，大气物理、地球化学、生态结构的特殊性导致高原地区人群机体发生一系列生理变化，其主要影响因素有大气压低、缺氧、严寒、风大、干燥、紫外线强等，但最重要的影响因素是缺氧。

氧是完成人体生理功能必不可少的物质。机体从外界摄取的营养物质，必须在细胞内经过氧化代谢，才能释放机体生理活动所需的能量，而决定机体对氧满足程度的是细胞周围的氧。空气中的氧须经过人体呼吸、血液运输、物理扩散才能到达细胞周围。高原环境中因空气对流、辐射、传导及蒸发，人体散失的热量比平原多，代谢率增高，氧耗量也随之增高，这不仅不利于机体适应低氧环境，而且可加剧缺氧对机体的损伤。高原缺氧还会损害脑体功能。

1.高原低氧对人体的危害　低大气压和氧分压对人体健康的影响，根据人体生理耐受程度可分为五个阶段。海拔低于 3 000 米的地区为无反应区，血氧饱和度为 90%～97%，人体基本没有低氧症状，工作能力完好；海拔为 3 000～4 500 米的地区为代偿区，血氧饱和度为 90%，轻度低氧，初到高原的人可出现低氧症状，但机体呼吸和循环系统能发挥代偿功能，工作能力基本完好，属完全代偿范围；海拔为 4 500～6 000 米的地区为障碍区，血氧饱和度为 80%～70%，中度低氧代偿不全，组织低氧，机体可发生不同程度的低氧症状和生理功能障碍，工作能力下降，初入高原头两周内，主要出现头昏、头痛、失眠、心慌、气促、全身无力，以及恶心、呕吐、食欲下降、腹胀、腹泻等胃肠症状，进入数年或长期高原居住者，主要发生血压异常（高血压或低血压）、红细胞增多及高血压血红蛋白症、心脏肥大和指甲凹陷等症状；海拔 6 000～7 000 米的地区为危险区，血氧饱和度为 70%～60%，组织严重低氧，缺少低氧适应锻炼的人，低氧症状迅速发展，工作能力丧失，可发生低氧昏迷；海拔大于 7 000 米的地区为休克致死区，血氧饱和度低于 60%，一般无低氧适应锻炼的人，可因组织严重低氧，意识丧失，休克而死亡。

2.高原缺氧对消化吸收功能的影响　初入高原

也随之增加，低温环境下机体热能需要量高于常温环境同等劳动强度，增加幅度约为10%～15%，全日能量供给可达16 720kJ（4 000kcal）以上。

2.增加蛋白质的摄入量　蛋白质的摄入量应占供能总量的12%～15%，最高不超过20%，比常温下相同劳动程度的人员蛋白质供应高30%～50%。应保持合理的必需氨基酸构成比例，故蛋白总量中动物蛋白应占50%～65%。为了保证蛋白质的需要量，应注意保证肉类、乳类、鱼类、大豆和豆制品的供应。

3.增加脂肪的摄入量　脂肪对机体防寒意义重大，一般脂肪供应占到总能量的35%～40%为宜，副食品可选用脂肪含量较高的食物，但注意不要过多增加动物脂肪。在制作方面，应着重于汁鲜浓、味醇厚、味道适中以及甜咸调和。原汁原物如炖肉、熬鱼、清炖鸡、涮羊肉等食物，都是比较好的选择，即满足了相关的营养素要求，又能增加能量摄入。

4.补充足量的碳水化合物　碳水化合物是主要和直接的能量来源，每日供给量应占总热量的45%～55%，以形成充裕的糖原，满足机体的需要。

5.增加维生素的供给量　多种维生素都具有促进机体适应低温环境的作用。维生素C可提高人体对低温的适应能力，并使急性低温暴露耐受性（如皮肤）增强，因此摄入量应比常温时增加2～3倍，注意多摄入新鲜蔬菜和水果。维生素A也能影响人体耐寒能力，摄入量应为常温下的150%。动物性食品中含维生素A丰富的有肝、鱼肝油、瘦肉、蛋、乳类等，植物性食品如胡萝卜、南瓜等。同时维生素E、B族维生素的摄入量也要相应增加。因此，为了满足低温环境中救援队对于维生素的需要，必须提供充足的蔬菜和水果。但寒区蔬菜和水果供应通常比较困难，因此很容易出现维生素A、维生素C、维生素B_2缺乏的症状，如夜盲、牙龈出血、口角炎、舌炎等。为此应采取适当措施解决好寒区救援时的蔬菜和水果供应，主要途径有：采用多种方法携带和储备苹果、胡萝卜、大白菜、土豆、大葱等耐贮藏蔬菜和水果，根据经费情况适当供应冷冻脱水蔬菜。

6.增加矿物质的摄取　低温环境容易缺乏的矿物质，主要是钠和钙。食盐对居住在低温地区的居民很重要，低温环境下摄入较多食盐，可使机体产热能力增强，增强耐寒能力，因此食盐摄入量可达每天26～30g，相当于正常条件下的150%～200%。

可选用的食物如酱菜、卤菜、豆腐干、松花蛋、紫菜等。钙在体内含量多少可影响心肌、血管和肌肉的伸缩性和兴奋性，因此，应尽可能增加低温地区居民富钙食品，含钙食品较丰富的有奶或奶制品类、大豆类、海带、虾皮和骨头汤等。

7.饮食营养保障的特殊要求

（1）尽量供应热食：在低温环境中人体散热增加，除采取各种防寒保暖措施外，在饮食上也要注意供应热食。因为食物的化学消化过程以及酶的作用，最适合于在接近体温的环境下进行，凉饭菜可以对胃肠道产生不良刺激，影响食物的消化和吸收，人们在实际生活中也是夏天愿意吃凉爽的饮食，冬天愿意吃热饭热菜。在低温环境中饭菜容易冷却，为此要注意保持食物操作间合适的室内温度，还要注意饭菜分发过程中的保温工作。如为了开饭快而必须将饭菜提前分好时，应将分好的饭菜放在保温设施内，开饭时随时分发，保持温热。

（2）尽量减少食物营养价值的损失：为满足低温环境中所需的各种营养素，在饮食供应时首先要做到数量充足，品种多样，结构均衡。高原寒地由于气压偏低，沸点只有80℃左右，食物难以煮烂，所以往往因加热时间过长而使营养素遭受损失。因此应注意使用合适的烹调用具，在保证饮食良好感官性状的基础上，又能保证营养素不会过多的损失。如果条件允许，可以补充一定量营养剂。

（二）低温应激食品

在低温环境中从事劳动，除了采取上述合理的饮食安排外，为了提高作业效率，保障身体健康，有必要从现代营养科学理论出发，合理开发并运用富含低温应激功能因子的抗低温食品。低温应激功能因子广泛存在于传统食品资源、药食两用资源、传统中草药以及海洋生物资源中。有的生物活性物质具有类甲状腺素、类促肾上腺皮质激素、类去甲肾上腺素的作用；有的可增加肢体末端的血流量，提高肢端温度；有的可促进机体氧化过程，以利保持体温，如谷胱甘肽；有的可提高食物的特殊动力作用。

羊肉是重要的冬补食品。现代研究表明，羊肉除含有丰富的脂肪外，其中L-肉碱起关键作用。L-肉碱在山羊肉中的含量较高，达2.1g/kg。羔羊肉中0.78g/kg，牛肉0.64g/kg。

咖啡、茶叶等传统食物中含咖啡因，可兴奋心脏，促进血液循环，提高肢体末端温度，对抗环境时间应与工作时间间隔 1～2 小时。餐前沐浴有助于解除高温刺激，提高消化吸收能力。高温往往影响食欲，因此在菜肴方面要经常更换花样，增加能促进消化液分泌的调料，如葱、姜、蒜等各种调味料，既可促进食欲，又能利于消化。食醋在炎热环境中具有刺激胃液分泌和增进食欲的作用。准备足够的凉汤或饮料供餐前饮用，可以解除因渴觉中枢兴奋而引起摄食中枢抑制。合理配制菜谱，尽量保证各种营养素数量充足、比例恰当。改进烹调方法，减少营养素的损失以保证营养素充分摄入。

6.高温应激食品　根据热环境中人体营养素代谢和需要的特点，应给高温作业人员提供较多的矿物质、维生素、蛋白质和能量，以满足其营养需要。除了采取上述合理的饮食安排外，为了提高作业效率，保障身体健康，从现代营养科学的理论出发，合理开发高温应激食品、有效应用高温应激功能因子将是行之有效的办法。高温应激功能因子广泛存在于传统食品资源、药食两用资源、传统中草药以及海洋生物资源中。

苦瓜，又名凉瓜，主要功能性成分是苦瓜甙、苦瓜多糖等，具有增进食欲、帮助消化、除邪热、解劳乏、清心明目、滋阴降火等功效。

茶叶中含有茶色素、生物碱、茶多酚、茶多糖、茶氨酸，以及丰富的钾元素等，具有提神、解乏、维持心肌正常运动的功效。其中，茶氨酸与神经传导物质有关，高温环境下可提高机体反应能力，茶氨酸还具有镇定作用。

绿豆，是我国民间消暑解渴的常用食品，性凉寒、味甘，入心、胃经，有清热解暑、利尿消肿、润喉止渴的功效。主要活性成分为绿豆多糖。

银耳，又名白木耳，具有滋阴润燥的功效。活性成分有银耳多糖、银耳蛋白，以及多种矿物质、维生素。

此外，肉汤、菜汤中所含的氨基酸、肌苷酸、嘌呤碱等成分，食醋中的醋酸，葱、姜、蒜等调料中的挥发性物质，都有促进消化液分泌、改善食欲的作用。

甘草，含三萜类化合物，如甘草酸、甘草次酸、甘草内酯。还含有黄酮类化合物，如甘草甙、异甘草甙等。

鱼腥草，具有清热解毒的作用。主要功能性物质是挥发油，所含成分包括葵酰乙醛、月桂醛等。还含有黄酮类化合物如槲皮素、异槲皮苷等。许多地区以鱼腥草作凉拌菜或炒食，用以驱热解暑。

西洋参中含人参皂甙、人参多糖，能降火、生津、除倦，有助于消除高温多汗引起的正气损耗、疲乏体倦、心烦意乱等症状。

金银花，又名银花、金花、忍冬花、金藤花等。《本草纲目》载"金银花，善于化毒故治痈疽、肿毒、疮癣……"。自古以来，金银花常用于清热解毒，治疗温热发病，热毒血痢。其主要功能性成分是绿原酸、异绿原酸咖啡酸，及金银花总皂甙。金银花的清热解毒作用，与其中功能性成分调节热敏神经元以控制机体产热水平有关。

菊花，味甜香，在我国很多地区用作清凉降温的饮品。具有祛风、清热、平肝、明目的作用。主要活性成分是木樨草素、挥发油。挥发油主要包括菊酮樟脑、龙脑、龙脑醋酸酯。菊花的解热作用，可能与其影响神经中枢有关。

苦丁茶，又名苦荆茶，味微苦，有清热解毒功效，是我国南方部分地区酷暑时常用的民间防暑降温饮品。在湖北东南山区广泛采用，含叶绿素、皂甙、茶多酚、茶多糖等功能性成分。

生脉饮是传统中药方剂，由党参、麦冬、五味子等构成。可养阴生津，具有治疗暑热伤气、口渴脉虚等作用。重要功能性成分是植物多糖、生物黄酮。研究表明，生脉饮在小鼠和大鼠的高温致死、高温游泳实验中，具有提高热耐力的作用。

二、抗低温食品

为适应低温地区人员所出现的特殊生理变化，有必要加强营养和饮食调配，研究开发新型的低温应激食品，保障救援队员在低温环境工作时的营养和健康状况。

（一）低温环境下人体的营养与饮食保障

低温条件下的营养供应要兼顾人体对膳食营养的主观与客观要求。机体处于低温环境下往往食欲增强，食量增加，并且对高脂肪、高热量、偏咸食物表现出特别偏爱。人体对膳食的主观要求可以用低温下营养代谢特点来解释，特别是在人体突然转入低温环境或季节性降温等，这种主观倾向性表现得尤为强烈。

1.增加能量的供应　机体处于低温环境中要维持体温平衡，就必须增强能量代谢，食物的需要量难，因此凭口渴感饮水也不失为一种简便易行的使用方法。补充水量应以少量多次为宜，以免影响食欲。少量多次饮水，可以减少高温作业时体内水债，减少直肠温度变化，避免因过量饮水而加重心、肾的负担。高温条件下全日需水量见表13-2-1。

表13-2-1 不同气温与劳动强度的全日需水量

气温（℃）	全日需水量（L/d）			
	轻度劳动	中度劳动	重度劳动	极重度劳动
41～45	3.6	10.5～11.4	11.4～12.5	12.3～13.6
36～40	3.5	9.2～10.1	9.8～10.9	10.5～11.9
31～35	3.4	7.9～8.8	8.2～9.4	8.8～10.1
25～30	3.3	6.3～7.5	6.3～7.8	6.7～8.3

高温作业人群在选择饮料时，要注意其成分，可首选含适量矿物质的饮料。补充饮料的温度以10℃为宜。咖啡、含咖啡因的饮料、苏打水、未稀释的果汁和牛奶等对高温作业者不适合，应避免选用。

3.矿物质的补充　高温环境下矿物质的补充以食盐为主，建议在热气候下每天摄入钠5.9～9.8g（食盐15～25g）。如果全天出汗量<3L，钠需要量为5.9g（食盐15g）；出汗量在每天3～5L，钠需要量为5.9～7.9g（食盐15～20g）；若出汗量>5L，则需要量为7.9～9.8g（食盐20～25g）。日出汗小于3L者，日补盐量需15克左右。出汗超过5L者，日补盐量需20～25g。钾盐及其他矿物质的补充以食用含矿物质的各种蔬菜、水果、豆类为宜。对高温环境适应后，汗盐和尿盐浓度会减少，使体内盐总排出量减少，此时即使不额外补盐或仅补少量食盐也可保持人体钠盐平衡。所以对特别高热环境下作业的人群，尤其是在刚进入高温环境的头几天，机体对高温还无法适应时，应及时补充含钠、钾、钙、镁等多种元素。补盐的具体方法见表13-2-2。

表13-2-2 高温作业食盐需要量及补充方式

出汗量（L/d）	食盐需要量（g/d）	摄入及补充方式
<3	15	膳食
3～5	15～20	膳食，少量含盐饮料
>5	20～25	膳食，较多含盐饮料

饮料中的含盐量以0.1%～0.2%为宜，浓度过高时，味道太咸，使人难以接受。在饮料中如果适量添加其他一些矿物质如钾、镁、钙等，效果优于单纯加食盐。

4.维生素的补充　高温作业者维生素B_1、B_2、C和A的需要量增加，因此，应注意多供应含维生素丰富的食物，有小麦粉（不宜太精白）、小米、豆类、瘦猪肉等；含维生素B_2和A较多的食品，有动物肝脏和蛋类；含维生素C和胡萝卜素较多的食物如各种蔬菜，由于膳食中有些维生素不容易达到高温环境下机体的需要量，因此，可根据机体需要与经济条件，适量补充维生素制剂或给予维生素强化饮料、强化食品。

蔬菜与水果含有丰富的维生素、矿物质和膳食纤维。蔬菜还可以促进动物性蛋白质的消化吸收。有研究表明，单独吃肉食，蛋白质消化吸收率为70%；肉和蔬菜同吃，蛋白质消化吸收率能达到80%～90%。而水果含有果糖、柠檬酸、苹果酸、果胶等物质，长期食用可增进食欲，帮助消化，有益于人体健康。因此为了满足高温作业人员对矿物质和维生素的需要，在膳食中蔬菜和水果要占有较大的比例。

5.膳食制度保障　膳食制度是指针对食用者的不同情况，把全天的食物按照时间、质量、数量等要素分配给食用者的制度。因此，选择适合食用者生理需要的膳食制度是非常重要的。由于高温作业影响了机体多个脏器功能，尤其降低了消化能力，因此其膳食制度应不同于普通人群。夏季炎热期间高温作业人员食欲普遍下降，餐后没有足够的时间休息，不能保证胃肠道血液充分供给，不利于消化吸收。同时，由于出汗多、氯离子损失多，加之大量饮水冲淡了胃液，降低了消化能力，较易引起胃肠道疾患。因此建议高温作业人员早餐应占总热量的35%，中餐占总热量的30%，晚餐占35%。三餐

(2) T 口粮（浅盘口粮，T Ration）：使用对象为高机动作战部队。特点：为加工预制品，与 B 口粮相比，餐前准备时间减少 50%～80%，用水量减少 40%，燃料减少 20%，沸水加热即可。供应标准：18 人/餐份。

(3) 组合式集体口粮（UGR）：使用目的是用于野战条件下提供高品质集体食品。组分包括：预加工的半成品、加热即可食用的口粮、现成的商业化食品。供应标准：原 100 人为餐份单位（UGR Ⅰ），现为 50 人（UGR Ⅱ）。

(4) 单兵快餐口粮（MRE）：使用目的为野战条件下，后勤无法组织炊事设备加工饭菜时，以餐份形式供单兵使用。特点：每餐份含主菜、淀粉食品、甜食和点心、饮料、附件包和无火焰口粮加热器（FRH）。1998 年已经扩展到 24 个餐谱。供应标准：每包平均提供 5 434 kJ（1 300 kcal）热量，每天 4 包。优点：结构紧凑，使用方便，接受性好。

(5) 人道主义援助口粮（HDR）：使用对象为受灾人群。特点：包含耐贮存饼干、耐贮存面包片、水果条等，每人每天提供热量 9 196 kJ（2 200 kcal）。

2）食品包（Food packet）：食品包为不全热量食品，有远程巡逻食品包、改进型通用救生食品包、弃船救生食品包、飞行救生艇用食品包。

(1) 远程巡逻食品包（LRP）：用于攻击初期，特殊条件下作战和远程侦察期间保证官兵生存。特点：内容物有脱水主菜，谷物棒，曲奇饼糖果，速溶饮料，附件包，塑料匙。供应标准：每包平均提供 6 521 kJ（1560 kcal）热量，为非全热量口粮，每人每天食用 1 包，食用期不超过 10 天

(2) 改进型通用救生食品包（GP-Ⅰ）：普通单兵逃难和逃生时救生用。特点：食用时可用也可不用水；蛋白含量低（供热不超过 8%），以最大限度减少消化用水。

(3) 弃船救生食品包：舰艇部队弃船时救生用。特点：贮存期 5 年；食用时无需水。

(4) 飞行救生艇食品包：使用目的为海军飞行人员在遭遇空难时救生用。特点：稳定性好；有保存食品的线绳及使用说明；食用时无需水。

2.美国军用及救援食品的优势和不足　优势：①种类齐全，包含了各种环境及条件下的救援食品。②技术先进，应用简单快捷，便于携带和运输。③食物种类丰富，接受性好。同时也存在一些不足之处，如蔬菜类食品的缺乏和不足。

第二节　特殊环境救援食品

一、抗高温食品

人体在高温作业时，生理和营养代谢受到高温环境的影响，导致对营养和饮食有特殊的要求，因此有必要研究开发新型的高温应激食品。同时，为了保持高温作业能力，防止高温环境对人体健康的损害，需采取合理的营养保障措施，以保障高温作业人员的营养需求。

1.能量和三大营养素的供应　高温作业人员由于消耗增加、食欲下降等原因容易出现能量供应不足，因此，有必要通过提高饮食质量，应用高能量食物，增进食欲以保障高温作业者摄入足够的能量。

膳食供应的蛋白质应占总能量的12%，或者按1.5g/（kg·d）标准来供应，并注意优质蛋白质的供应。动物性食物如瘦肉、鱼、蛋、牛奶以及大豆和豆制品等都是优质蛋白质的良好来源。动物性食品不仅蛋白质含量高，而且利用率也较高，美中不足的是含有较高的脂肪，可能影响高温作业者的食欲和消化吸收。脂肪应占总能量的25%～30%即可，适量的脂肪可增加菜肴香味、刺激食欲，但不宜过多。因此，宜选择脂肪含量相对较少的瘦肉、禽肉、蛋类、鱼肉等。特别是含脂肪较少的鱼肉，生物价较高，并且易于消化。碳水化合物供给量应以不低于总能量50%～55%为宜。

2.水的供应　水要根据高温作业者口渴程度、劳动强度及具体环境来补充。由于口渴感不是反映机体失水的可靠指标，因此单凭口渴饮水，有可能使水分补充不足或过多。科学的方法是通过出汗量和尿量的测定计算失水量进行补充，但在实际应用时，严格按照出汗量补水实行起来常有一定的困

要求，不刺激口渴，具有良好的生津止渴功能。

（4）耐饥饿：良好的饱腹感，可较长时间维持机体正常血糖水平。

（5）镇静作用：能减少恐慌带来的代谢紊乱。

（6）功能性：由于救援人员所处的特殊环境及身体的高应激状态，救援食品还应满足抗疲劳、抗缺氧等功能。

（7）由于储存和携带的特殊性，救援食品还需要满足一些其他特征，如体积小、重量轻、携带食用方便、保质期长等。

四、我国常见救援食品

（1）压缩干粮。特制压缩干粮体积小、能量高，营养全面。

（2）能量棒。能量棒口感松软、营养丰富，能快速而持续地为机体供应能量。

（3）高能固体饮料。能快速补充能量，延缓疲劳发生。

（4）体力恢复剂。能保持机体电解质平衡，促进疲劳的消除和体能的恢复。体力恢复剂是以大豆低聚肽为主要功能成分，辅以多种矿物质和维生素，精心配制的一种高科技蛋白营养饮品，小分子活性肽极易被人体吸收，对中高强度户外运动后消除身体酸疼等不适，恢复身体良好状态有很好的效果。

（5）救生食品。是单兵用于遇险后等待救援等紧急情况下食用的一种食品，借以保持体力、维持生命。此食品是一人遇险在24小时内救生用，内装饼干6块，全部独立包装，3种口味，具有下列特点：①保质期长。该食品采用了多层真空包装，隔绝水、气，保质期为出厂后2年以上，保存期则长达3年以上，经得起长期储存而不变质。②携带方便。该食品每盒的皮重仅为400g（八两），体积也不过半块砖头，方便运输、携带。③营养丰富。该食品搭配科学，营养丰富，每一单位可以满足一个成年人在24小时内的营养和能量需要。

（6）救生水。救生水是小分子团水，能有效地为机体利用，延缓人体对水的需求。

（7）"速能"高级营养粉。本品以现代营养学研究成果为基础，以大豆低聚肽为主要原料，并结合现代战争中广大指战员对营养的特殊需求，在产品配方中强化了多种维生素和矿物质的含量，使营养更加全面，适用范围更加广泛。该产品工艺先进、配方科学、营养搭配合理，具有恢复体能、免疫提升、抗疲劳、调节血脂、安神益智等多种保健功效。

（8）通用营养补充食品。本产品精选多种纯天然谷物和功能性食品配料，以独特的生物复合酶解技术为依托，经科学加工精制而成，不含任何香精和防腐剂。产品天然健康，营养全面均衡，口味浓郁香醇。每30克产品可提供救援人员对主要维生素和矿物质日需要量的1/3。

（9）救援食品常见组合。根据救生食品设计原则，以下三种产品常被组合配套成部队救援队能量补充食品。能快速而持续地为机体供应能量，延缓疲劳发生，保持机体电解质平衡，促进疲劳的消除和体能的恢复。①能量棒；②高能固体饮料；③体力恢复剂。每份食品可提供约9 000kJ的能量，配合正常膳食，可满足极重度体力劳动时的能量需求，能够很好地改善救援队人员的体力和精力，提高工作效率。使用方法：产品食用非常简单方便，每份食品供一名救援队员一天食用。①高能固体饮料在重度劳动前食用；②体力恢复剂在重度劳动后食用，两种产品需用饮用水（温度不超过50℃）、在配套的饮料冲饮袋内（也可用其他餐具），冲调后饮用；③能量棒开袋即可食用。

五、国外救援食品

美国的救援食品都是从军用食品中衍生出来的，美国军用及救援食品是世界各国中体系最完整、技术性能最先进的。

1.美军军用食品的分类

1）口粮（Ration）：口粮为全热量日份或餐份食品，按使用人数分为集体口粮和单兵口粮。如标准B口粮、标准医用B口粮、T口粮、组合式集体口粮、单兵快餐口粮、参战口粮、冷候口粮、牙科流食口粮。

（1）标准B口粮（Stand B Ration）：使用对象为无冷藏条件的部队。特点：主要是大容器包装的罐藏食品和脱水食品。需炊事人员用炊事加工设备完成餐前准备（2人2~3小时为100人提供一餐）。供应标准：3餐。

第二章

救援食品

第一节 救援食品概述

救援食品是在救援的特殊环境下，为救援人员和被救人员提供的食物和营养补充剂。救援食品既属于食品的范畴，又具有在救援环境下食用的特殊性。其特殊性体现在救援环境的复杂多样，灾害发生的地区环境差异大，有高原地区，有山区，有高热环境，也有高寒环境。灾害种类也不尽相同，有自然灾害，如地震、洪灾、海啸、火山暴发等，有事故灾难，如矿难，有公共卫生事件如传染病等，这些又直接造成了救援环境的不同。在这些特殊环境下救援食品也具有自己的特殊性。

一、国内救援食品现状

国内灾害救援的理念和学科发展已日渐受到重视，但救援食品的研究开发还处于起步阶段，还很少有人进行专业性和系统性研究，真正面对实战进行营养保障时，只能根据以往的经验和可能性进行筹备。以中国国际救援队为例，救援队所携带的救援食品可分为制式食品和普通食品两类。制式食品即符合某种规格的食品，如单兵自热食品。普通食品如方便面、八宝粥、真空包装鸡蛋等。来源有部队军需部门和地方大型超市等。同时救援队还要携带米、面、调味品、油脂等用来在基地现场做饭。

二、目前的救援食品研制存在的主要问题

（1）营养意识欠缺。由于各级人员对救援过程的营养问题没有引起足够的重视，救援队饮食营养不均衡的情况比较普遍。

（2）营养素缺乏。一般说来，救援环境都非常艰苦，断水断电，交通阻断，救援队衣食住行只能依靠自身保障。蔬菜等日常饮食供应不充裕，环境温度过高或贮存期延长可引起食物中某些维生素含量损失。救援制式食品中没有添加满足各种环境需要的足量维生素和矿物质。

（3）缺少营养合理口感良好的应急救援食品。目前国内还没有开发专门的应急救援食品，有时出队借用军用便携式食品，针对性不足，无法满足救援队需要。

（4）未建立专门的食品供应系统。食品货源不稳定，难以保障救援人员的食物供给，直接影响到救援任务的完成。救援队出队时运力有限，携带食物总量受到限制。

（5）食品卫生问题。主要是食物的污染和变质。灾害环境中食品容易在运输、储存以及加工过程中被污染，饮用水源易被污染，环境温度过高或贮存期延长会引起食物变质，这些常引起消化道炎症而造成非战斗减员。有时由于食品不足，自行采购当地食物，易出现食物中毒情况。

三、救援食品应具备的特点

（1）营养均衡：救援人员身体处于高度应激状态，充足的能量和均衡的营养素有利于提高救援人员的战斗力。

（2）接受性好：救援食品作为食品，应做到美味适口，乐于接受。

（3）效能高：具体要求是能满足各种救援环境，如高原、高寒、高热、高辐射等对人体的特殊

衡状态。在严重创伤伴有感染时，肌肉总量的50%~60%被消耗掉。中度创伤时，肌肉细胞可以消耗约30g的氮（相当于220g蛋白质，或相当于约1kg的瘦肉）。创伤以后肌肉及脂肪消耗对伤口愈合、骨折修复、蛋白质及血红蛋白的形成并无影响。伤后约在第10天起，机体进入合成代谢期，蛋白质代谢开始进入正氮平衡，直至完全恢复分解代谢时所丢失的蛋白质量。消瘦的肌肉只要维持肌肉神经的完整性，就可以完全恢复。同时，丢失的脂肪也得到恢复，伤员的体重常可超过伤前。

三、脂肪代谢改变

创伤后脂肪代谢从整体上看是非常复杂的，肝脏可以利用血液中运输的脂肪酸、葡萄糖与某些氨基酸转变成脂肪。脂肪可以被脂蛋白脂肪酶（LPL）水解，释放出甘油与脂肪酸，脂肪酸可以在许多组织中被氧化，供机体应用，也可以在脂肪组织中重新合成脂肪。创伤早期，血浆FFA与甘油水平即可增加，增高的幅度与创伤严重程度呈正相关，但在严重创伤时患者血浆FFA含量增加的幅度反而下降，甚至低于正常水平。创伤后高代谢期脂肪动员仍然处于增强状态，这是因为应激激素仍处于高水平，尤其是存在脂肪组织的胰岛素抵抗，因此虽然血浆胰岛素含量增多，但不能有效地抑制脂肪的分解，此时脂肪、蛋白质、糖在供能的比例为1∶0.22∶0.28，说明脂肪仍是体内最主要的能量来源。脂肪总量减少1/2或更多一些，对机体不会产生明显危害，因此由脂肪分解供能以减少糖原异生，有利于保存高代谢期的创伤病人的蛋白质。

四、碳水化合物代谢改变

创伤后，由于分解激素分泌增多，使肝糖原大量分解，同时，儿茶酚胺等激素影响胰岛素受体发挥作用，抑制外周组织对葡萄糖的利用，出现胰岛素阻抗，糖耐量下降，血浆内血糖水平升高，称为"创伤性糖尿病"。最近的研究说明胰岛素分泌量可能正常甚至增多，但效应降低。创伤性糖尿症的存在，为营养支持提供外源性能量造成了困难，限制了最常用、机体又必需的葡萄糖的输入。

五、维生素的改变

维生素在体内含量虽少，但对机体营养代谢和某些生理、生化功能的运行起着重要的作用。严重创伤后大多可按日常的维生素需要量给予，但对某些维生素的需要量明显增加。据报道，烧伤面积超过40%的病人对某些维生素的需要量可比正常人多6~10倍。摄入量不足或完全静脉营养状况下，2~3周即可出现维生素缺乏症。在营养支持中大多忽视维生素的补充，当前虽以引起足够重视，但补给量还没有达成统一意见。

六、微量元素改变

创伤后微量元素的变化近年来引起了人们的关注，特别是大面积烧伤的病人，血液、尿中微量元素的变化明显。通过对不同程度的烧伤病人的血清、尿、水疱液中的锌、铜、铁进行动态观察，发现微量元素变化幅度与烧伤面积大小和伤后时间关系密切。

中脂类、胆固醇、磷脂增高，高峰常在第3~5天。在接受大剂量照射后，出现高脂血症，以中性脂肪增加最多，其次是磷脂与胆固醇，因此血脂升高的程度可作为判断放射损伤预后的指标。

4.碳水化合物变化　放射损伤可使单糖的一级醇基结构发生改变，较大剂量可使多糖酵解并产生关联化合物。糖异生作用增强，糖酵解减弱。糖原生成及贮存功能均受到破坏，而且胰岛素活性下降，表明组织对糖利用能力下降。果糖与叶酸和维生素B_{12}合用时，可使照射机体的红细胞增加。动物摄取果糖后进行照射，其肝糖原含量高于摄取葡萄糖，使放射损伤时肝中毒减轻。

5.对维生素代谢影响　辐射对很多种维生素都会产生影响，辐射后，组织利用维生素B_1的量增加，当摄入量不变时，组织中维生素B_1含量常有下降趋势，某些组织对维生素B_2的利用能力减弱，体内色氨酸转变为烟酸的能力增加，维生素C直接受到破坏，机体组织与血液中的维生素C含量减少。照射后初期食欲不振，消化吸收能力受到影响，维生素A与胡萝卜素的吸收下降，肝中维生素A含量减少。放射治疗后血清中维生素B_{12}含量无明显变化，慢性放射病中也未见维生素B_{12}缺乏。维生素E可作为自由基的消除剂与脂质过氧化连锁反应的阻断剂，使辐射所致脂质过氧化的程度大为减轻。总之，缺乏维生素可使机体对辐射的敏感性增高，耐受性下降。

6.对水盐代谢影响　电离辐射的全身反应涉及水盐代谢，从而会影响水盐的生理作用。大剂量射线照射后由于组织分解和细胞损伤，出现高血钾症，尿中钠离子、钾离子、氯离子排出增加。放射损伤时伴有呕吐和腹泻，钠离子、氯离子丢失较多，可使水盐代谢发生紊乱。照射后，血清中的锌、铁、铜增加，锌/铜比值下降。

第六节　创伤营养

创伤是指因机械因素引起人体组织或器官的破坏。创伤可引起局部伤区疼痛、肿胀、压痛，还可能有全身反应，如致命的大出血、休克、窒息及意识障碍。创伤伤情复杂，变化快，致残率和死亡率高，也特别容易发生营养不良，延长病程，出现并发症，并使疾病恶化。因此营养支持是创伤治疗中的重要一环，对于调整病人的代谢改变及内稳态失衡，改善营养状态与免疫机能，降低并发症的发生和改善最终预后有着重要的作用。

一、创伤后机体代谢改变

创伤应激反应是机体遭受一系列有害刺激诸如外伤、手术、出血、感染和疼痛等做出的维护体内环境稳定的综合反应。主要特征是能量消耗增加，代谢率升高，蛋白质消耗，高血糖伴胰岛素抵抗，脂肪分解，可持续数日、数周或更长。

创伤后机体的代谢可分为两个阶段。严重创伤后初期，机体处于复苏阶段，代谢率降低，体温下降，机体处于保护状态，称之为低落期，一般为创伤后24~36小时。其后，机体的分解激素明显增加，代谢率增高，体温上升，氧耗增加，机体代谢进入高涨期，一般持续5~10天，持续的时间长短与创伤的严重度相关。创伤后的代谢改变是由于机体应激后，分解代谢高于合成代谢，高血糖素、儿茶酚胺、生长激素、糖皮质激素等在创伤后的低落期即有分泌增加，待进入高涨期后，这些激素的分泌量明显增多，使蛋白质、糖与脂肪等主要营养素的代谢发生明显的改变。创伤病人的代谢率，因创伤的严重度而有所增加，可以较正常基础代谢增加5%~10%。创伤病人的代谢改变，除受创伤这一因素的影响外，还可因饥饿加重代谢改变，如合并感染则变得更为复杂。

二、蛋白质代谢改变

在创伤发生以后，由于糖皮质激素和儿茶酚胺的作用，机体蛋白质分解加速，其中耗损最大的是骨骼肌细胞群。细胞溶解产物被释放进细胞外液，血、尿中的肌酸及肌酐量增加，绝大部分氮质以尿素形式经尿排泄。肌肉体积明显减少，骨骼肌的变化可因肢体的固定及禁食而加剧，机体处于负氮平素的摄入量可加速对高原环境的适应。适量增加维生素 A 的摄入，有利于适应高原低温缺氧环境。高原环境紫外线强，有利于皮肤中的 7-羟胆固醇的转化为维生素 D_3，故不会出现维生素 D 的缺乏。

第五节 辐射营养

一、辐射的种类与特性

辐射是物质从某一点向四周发射能量和物质的过程。按照不同的分类方法，辐射有多种形式，包括热辐射、光辐射、电磁辐射、电离辐射等。辐射按照物质性质的不同，可分为电磁辐射和粒子辐射。电磁辐射其实质就是电磁波的作用，而粒子辐射是指粒子通过电离作用影响机体的辐射。粒子辐射通过高速运动的粒子作用于物质，从而将粒子的能量（主要是动能）传递给作用物质。根据频率和波长，电磁辐射又可以分为无线电波、微波、红外线、可见光、紫外线、X 射线和 γ 射线等。其中 X 射线、γ 射线和紫外线被广泛应用于放射生物学研究。粒子辐射中的电子、质子、中子和带电重离子等被应用于肿瘤的放射治疗。

辐射根据作用方式的不同，通常分为电离辐射和非电离辐射。电离辐射是一切能引起物质电离的辐射总称，其种类很多，高速带电粒子有 α 粒子、β 粒子、质子，不带电粒子有 X 射线、γ 射线。作用于人体的电离辐射分为天然辐射和人工辐射两大类。与电离辐射不同，非电离辐射一般不能引起物质分子的电离，而只能引起分子的振动，转动或电子能级状态的改变。紫外线和能量低于紫外线的所有电磁辐射都属于非电离辐射。

由于电离辐射可造成明确的机体损伤，因此，以下主要讨论电离辐射对人体的作用、与营养代谢的关系以及营养素和天然食物成分对辐射的防护作用。

二、电离辐射的生物学效应

电离辐射对人体的损伤，分急性损伤和慢性损伤。急性大剂量辐射损伤可引起严重的急性放射病或综合征（acute radiation syndrome，ARS），目前对急性放射病主要采用药物或手术治疗。慢性放射损伤则是指在较长时间内分散接受一定剂量的照射，全身长期接受超过一定容许值的小剂量慢性照射，可引起慢性放射病，如慢性皮肤损伤、造血障碍、神经衰弱综合征等。长期低剂量慢性辐射对机体营养代谢会产生影响，如受照大鼠摄食量下降、生长减慢、维生素代谢异常、矿物质代谢发生改变、免疫功能发生变化等。综上所述，无论是大剂量急性放射、小剂量放射，还是微剂量放射，对人的机体均会产生一定程度的损伤或影响。发生在受照人本身的称为躯体效应，显现在受照者后代身上为遗传效应，发生在胚胎期或胎儿期的，称为胚胎效应。

三、辐射对营养素代谢影响

辐射作用于机体，可通过产生自由基损伤机体生物分子，并且导致一系列生物化学与病理生理变化，最后发展为放射损伤，引起各种营养代谢的紊乱，包括能量、蛋白质、脂肪、糖、矿物质及维生素的代谢等，对营养代谢影响的程度与放射损伤轻重有关。

1.能量代谢变化　机体代谢率高低与其辐射敏感性有关，一般规律是放射损伤愈重，则代谢率愈高，反之则较轻。

2.蛋白质代谢的变化　当机体受电离辐射作用后，蛋白质、酶类的化学结构和功能发生改变，蛋白质分解代谢增强，出现负氮平衡，尿中氨基酸、肌酸、牛磺酸、尿素排出量增加。在急性放射损伤后，血清蛋白组成发生改变，清蛋白减少及球蛋白增加，以致清蛋白与球蛋白的比值下降。由于体内蛋白质分解代谢增强的反馈作用，致使蛋白质合成代谢也加快，机体氨基酸需要量增加。某些氨基酸对放射损伤有良好作用，如胱氨酸可降低大鼠放射损伤的程度；甲硫氨酸可使核酸代谢障碍减轻，并使血红蛋白、红细胞及白细胞不至于过分地减少。

3.脂肪代谢变化　电离辐射后生物体内自由基的生成与清除失去平衡，造成自由基浓度增高使脂质过氧化，机体脂质的分解和再合成均增强。血液时，消化功能受到显著影响，表现为胃张力降低，胃蠕动减弱，幽门括约肌收缩，胃排空时间延长，消化液包括唾液、胃液、胆汁及肠液等的分泌量减少，胃液中游离盐酸含量也降低，可出现恶心、呕吐和食欲减退等症状。动物实验也发现，急性缺氧大鼠摄食量明显减少，减少程度与缺氧时间、缺氧程度直接相关。

三、高原低氧对营养物质代谢的影响

高原环境可导致组织缺氧，进而对机体能量需要和各种营养素的代谢都会产生影响，受影响程度与缺氧程度、持续时间长短、机体健康状态的联合作用有关，从而出现高山适应不全或高山病。

1.能量代谢　人体在高原地区，基础代谢、休息和运动时的能量消耗都大于平原。急性缺氧引起基础代谢率提高，加之食欲减退，食物摄入量不足，导致能量无法满足机体消耗量。因此，应尽可能想办法增加能量摄入。气温每降低 10℃，需要增加 3%～5%能量才能维持平衡。一般情况下，从事同等强度的劳动，在高原适应 5 天后，比在低海拔地区上的能量需要量高 3%～5%，9 天后，将增加到 17%～35%；重体力劳动时，增加更多。

2.蛋白质代谢　高原缺氧初期，蛋白质代谢表现为分解代谢加强。有研究发现，人体突然暴露于 4 300 米高地 14 天，血清谷氨酸浓度上升，氨基酸代谢物牛磺酸、尿素浓度也升高，而亮氨酸、赖氨酸、苏氨酸等必需氨基酸浓度下降，说明蛋白质合成率下降，血清必需氨基酸/非必需氨基酸比值下降等。因高原缺氧导致食欲下降，使能量摄入减少，机体只能动用蛋白质供能，加之蛋白质摄入量不足，机体出现负氮平衡。

3.碳水化合物代谢　高原缺氧初期，碳水化合物代谢旺盛，表现为糖原分解和糖原异生作用增强，葡萄糖利用率增强等。一些需氧氧化酶的活性首先增强，经一段时间后，一些糖酵解酶和调节磷酸戊糖旁路的酶活性也增强。缺氧导致食欲下降，食品摄取量减少，葡萄糖吸收减慢，使得机体血糖降低。

4.脂类代谢　脂肪的产能过程需要氧气的参加。在缺氧状态下机体只能通过葡萄糖的无氧酵解来供能，而脂肪无法参加酵解。高原缺氧条件下机体由于交感神经兴奋、儿茶酚胺和肾上腺皮质激素分泌增加，导致脂肪分解增强，血脂增高，酮体生成增多，体脂减少。但严重缺氧时，脂肪氧化不全，导致酮体大量聚积，进一步使耐缺氧能力降低。

5.核苷酸代谢　缺氧时脑组织中核糖核酸（RNA）含量增高，而脱氧核糖核酸（DNA）含量降低，可能对脑组织结构和功能产生影响。

6.水和电解质代谢　急性缺氧时，水代谢呈负平衡，体液从细胞外进入细胞内，细胞外液减少，细胞内液增加，细胞出现水肿。电解质代谢出现紊乱，高原人体控制实验表明，血清钾和氯含量增加，尿中钾和氯排出量减少，肾小球滤过率下降。钾丧失和钠水潴留是引起急性高原反应的重要因素。有研究报道，进入高原缺氧环境后人体尿量有增多的现象，这是一种适应性反应。如果进入高原最初几小时少尿，则预示容易发生急性高原反应。高原缺氧初期，铁的吸收显著增加，这是由于骨髓生成的红细胞增加，铁的需要量增高，因此促进了铁的吸收。

在较高的高度，矿物质代谢有明显的变化。血清钠、钙从第一天开始即明显下降，以后维持低水平。血清镁从第一天开始持续增高，而血清钾无明显变化。尿中钠、钾排出量在到高原的初期明显减少。以后逐渐回升。而尿中钙、镁排出量却持续减少。初入高原的人，每天排出量增加3～4L，但尚未适应的人员应避免饮水过多，防止肺水肿，还要适当减少食盐的摄入量，有助于预防急性高山反应。

7.维生素　维生素作为辅酶的构成成分参加有氧代谢，在呼吸链电子传递链过程中起重要作用，有利于ATP的生成。缺氧时辅酶含量下降，阻碍有氧代谢。研究表明，维生素、复合维生素以及复合维生素加微量元素、酵母或核苷酸等，都可以不同程度地提高动物缺氧耐力。高原缺氧初期，食欲减退容易使维生素摄入不足，而机体对缺氧的代偿和适应反应可使维生素的消耗增加，所以容易发生维生素缺乏，进而降低缺氧耐力。按照稍高于平原的供给量标准额外补充维生素或增加膳食维生素的供给量，可使体内维生素保持较好的营养水平，而且可显著提高耐缺氧能力，加速习服过程。

维生素可减轻或预防缺氧情况下呼吸酶活性降低，从而提高机体对缺氧的耐力，因此增加维生大枣，是传统的冬补食品。中医认为，大枣味甘、性温、入脾胃经。其富含桦木酸、齐墩果酸、儿茶酸、枣皂甙等。有研究表明，大枣有环磷酸腺苷样活性成分的作用。

鳖，又称中华鳖或甲鱼，素有滋阴潜阳、补肾健胃的功能。富含蛋白质、维生素及矿物质。龟甲、肉、头、血等都可制成功能性食品。

生姜，含挥发油0.25%～3.0%，主要成分为姜醇、姜烯等，辛辣成分有生姜酚与甲基生姜酚。这些功能性成分对心脏有直接的兴奋作用，表现为收缩力增强，频率加快。生姜水提取液可促进胃液分泌，加强胃肠道运动，从而促进低温环境下人体的消化功能。

茯苓、山药、芡实、枸杞、薏米仁等中所含的多糖类成分和核桃仁、花生仁中的脂肪类成分等，具有健脾益气、和中、补肝益肾的功效。传统冬令食补中，这些药食两用资源往往配合莲籽、糯米、白糖、乳鸽、冬菇等使用。

人参可以提高寒冷条件下人体的应激能力。从红参、生晒参或白参中共分离出30余种人参皂甙，可以分为三组，即齐墩果酸组、原人参二醇组和原人参三醇组，皂甙为人参生理活性的物质基础，具有扩张血管的作用。还含有有机酸及酯类，如柠檬酸（citric acid）、延胡索酸（fumaric acid）、油酸（oleic acid）、亚油酸（linoleic acid）等。也富含包括维生素（vitamine）B_1、维生素 B_2、维生素 B_{12}、维生素C、烟酸（nicotinic acid）、叶酸（folic acid）、泛酸、生物素（biotin）及菸酰胺等的多种维生素，以及铜、锌、铁、锰等二十多种微量元素。人参茎叶的皂甙成分，基本上和根一致。参须、参芽、参叶、参花、参果等的总皂甙含量，比根还高，值得进一步利用。

冬虫夏草中所含的虫草酸、尿嘧啶、尿苷、胆甾醇等，刺五加中的紫丁香甙及五加甙、黄芪中的黄芪皂甙、大豆皂甙、黄芪多糖以及多种黄酮类成分等，都具有类似作用。

传统中草药与酒类配合使用，具有良好的御寒效果，如人参、枸杞酒能强身；三蛇酒能祛风湿、通经络、散淤肿、益精血；佛手酒能疏肝理脾、消食化痰；首乌酒能补肝肾、益精血等，多与中草药中的醇溶性活性成分如黄酮、皂甙等以及适量的乙醇有关。

三、耐缺氧食品

救援队快速进入高原执行任务时，高原恶劣的自然环境会影响队员身体健康和工作效率，其中缺氧的威胁最大。急性高原病的发病率可高达30%以上，如果治疗不及时，死亡率可达1%～5%。急性高原病是救援队员快速进入高原时，对低氧环境不适应而引起的一组缺氧性疾病。根据主要的发病部位和病情严重程度，又可分为急性高原反应、高原肺水肿、高原脑水肿和急性高原心脏病。应用均衡营养的方法，预防急性高原病，切实保障救援队员的身体健康、维护战斗力，对圆满完成应急救援任务，具有重要的意义。

（一）高原低氧环境的营养保证措施

高原低氧环境膳食营养的主要问题，一是蔬菜供应不足，维生素A、维生素 B_2、维生素C和矿物元素摄入严重不足；二是由于高原低氧环境，对消化道功能影响，食欲差，对蛋白质摄入量低；三是由于大气压低，饭菜不易做熟，影响饭菜的可口性。

1.能量需要量　高原环境中的低氧、低温等特点，都可以导致机体能量消耗大于平原地区。全天能量供应增加10%～15%。同时兼顾三大营养素的比例，蛋白质、脂肪、碳水化合物组成比例以1：1：5为好，占总能量的比例分别为12%～13%、25%～30%、60%～70%，属一种高碳水化合物、低脂肪和适量优质蛋白质的膳食。为了增加能量摄入，提供膳食时，既要符合初入高原者的饮食习惯，又要适应高原饮食的特点，采用科学的烹调方法，使饭菜色、香、味俱佳，增加饭菜可口性。增进食欲和保持体重，是提高耐缺氧能力、减轻急性高原反应、促进高原习服的基本措施。

2.蛋白质应适量　高原缺氧可导致食欲不振和总能量蛋白质摄取量不足，同时蛋白质又表现为分解代谢增强，因此机体容易出现负氮平衡。但高蛋白膳食不利于缺氧习服，因为蛋白质氧化时耗氧多，其特殊产热作用最强，而且高蛋白膳食不易消化，可能引起组胺等在体内聚积。食物蛋白质的供给量可与平原时接近，占总能量12%～14%，并不需要额外增加，更为重要的是应该选用优质蛋白，注意维持氨基酸平衡。必要时可食用蛋白质含量高的特制高原食品。

3.脂肪　高原缺氧环境使脂肪分解加剧导致血

脂升高，脂肪氧化不完全，酮体增多。因此，脂肪的供应不宜过多，应占总能量的25%左右。饮食中少用肥肉以及油炸、红烧等烹调方法，除满足机体营养需求外，也有利于消化和吸收。

4.碳水化合物　糖和糖原是机体在紧急情况下首先被动用的能源物质，维持血糖水平对维持体力和脑功能是至关重要的，其产能效率比脂肪高4%～5%。研究显示，碳水化合物可提高动脉血氧，有助于减轻急性高原反应，提高作业能力，有利于肺部气体交换，使肺泡和动脉氧分压及血氧饱和度增大。原因主要是：一是其含氧原子多于脂肪和蛋白质；二是消耗等量氧时，产能高于脂肪、蛋白质；三是碳水化合物代谢能产生更多CO_2，有利于纠正缺氧过度通气所致碱中毒。因此应适当增加膳食中碳水化合物比例，占总能量的比例可达60%～70%。

5.维生素　高原环境对维生素代谢有一定影响。动物实验证明，给大鼠以正常量和充裕量的维生素B_1和维生素B_2，每天减压缺氧（8 000m，90min），尿中维生素B_1和维生素B_2排出量增加，组织中含量下降。人体急性缺氧时，血浆中维生素C含量减少，尿中排出量增加。可见缺氧可造成体内维生素消耗增加，血浆维生素含量减少。

补充维生素E能减少组织氧的消耗，提高氧的利用率，促进红细胞的生成，所以能够提高耐缺氧能力，也有利于高原习服。补充维生素C可改善缺氧状况下的氧化还原过程，提高氧的利用率。缺氧的应激效应使肾上腺活动增强，意味着维生素C的消耗量增加，补充维生素C有助于缓解缺氧初期的呼吸性碱中毒的症状。总之，补充多种维生素能够提高耐缺氧能力，但剂量要适当。在高原地区B族维生素、维生素A、维生素E、维生素C供给量，可按正常供给量1.5～2.5倍供给，应多吃新鲜蔬菜和水果，同时应尽量避免使用高压锅煮叶类蔬菜，避免维生素的大量损失。由于高原地区蔬菜较少、品种单一，而移居高原人体对维生素的需要量有增加，因此需要补充适量维生素制剂。

6.矿物质　人体进入高原后，促红细胞生成素（erythropoietin）分泌增加，造血功能亢进，红细胞增加，有利于氧运输和对缺氧适应，所以铁供给量应当充足。通常认为，如体内铁贮备正常，每天饮食供给10～15mg铁，可以满足高原人体需要，但高原妇女铁的供给量应比平原适当增加。补充铁质有利于血红蛋白、肌红蛋白、含铁蛋白质和酶的合成，所以也有利于习服。补充钾和限制钠的摄入量对防治急性高原反应有益，而服用磷酸盐能够提高耐缺氧能力。应适当增加海带和动物内脏等食物的供给，使食物多样化，来增加钙、铁、锌、铜等矿物质的摄入。

7.水　高原空气干燥，水的表面张力减小和肺的通气量增大，每天失水较多。初入高原，常无口渴感，不愿饮水，所以初期失水威胁人体健康和生命。初期时应保证充足的水摄入量，以保持充足的体液，避免发生脱水现象，预防高原反应。但不要喝被细菌污染的水和雪水。久居高原适应以后，饮水量则与平原相同。

8.膳食保障制度　合理的营养和饮食制度是预防高原疾病的有效措施。高原地区应提供易消化吸收的食品，避免食用易产气和含大量纤维的食物，同时蒸煮食物应采用高压锅，避免生冷饮食。要做到少量多餐，每餐七分饱，但可在正餐之间适当增加一些小吃类食品，如面包、糖果、饼干等，节制烟酒。

（二）耐缺氧食品的研究

为促进机体尽快适应高原特殊环境，国内外开展了很多关于药物和食物的抗缺氧研究。国内主要着眼于中草药这个聚宝盆，对其中耐缺氧物质及其有效成分的作用机理进行研究，开发出多种抗缺氧药物和食品，如复方党参、复方山草根、"强身冲剂1号"、复方天棘胶囊、复方丹参片、红景天制剂以及以人参、天麻、枸杞和银杏叶为原料研制的耐缺氧食品等。对耐缺氧功能性成分的研究也有巨大的成果，其大概可分为以下几类，一是多糖类，如枸杞多糖、灵芝多糖、波叶大黄多糖（RHP）、黄芪多糖、茯苓多糖、当归多糖等，还有人对裂褶多糖的药效学进行研究，表明裂褶菌多糖能提升白细胞，增强巨噬细胞的吞噬活性，对实验小鼠的耐缺氧和抗疲劳有明显的作用。二是黄酮类，如银杏叶黄酮类、广枣黄酮类。三是甙类：红景天甙、人参甙、瓜蒌三萜皂甙等。采用食品预防具有安全无毒、适应性强、效果好的特点，因此耐缺氧食品具有广阔的市场前景和应用价值。在救援食品的研制过程中，应运用现代生物技术和基因工程等先进技术，提高耐缺氧食品的科技含量，同时应针对不同的缺氧人群研究适宜的耐缺氧食品。

四、抗辐射食品

辐射对机体造成的损伤可以称为放射病。对其治疗尚无特效疗法，通常采取综合治疗措施，营养治疗是其中不可缺少的部分，以预防并治疗营养不良或缺乏症为原则，适当增加营养供给量，促进机体康复。由于慢性辐射后相当长的时间内，没有明显的症状，因而通过长期食用某些药物来治疗显然是不可行的。从现代营养学观点看，通过饮食调理，加强平时膳食营养，有针对性地摄取某些具有抗辐射功能的食物或特殊保健食品，可以达到"食疗"、"膳养"的目的。因此研究开发抗辐射食物资源，甚至具有抗辐射作用的特殊应激食品，具有重要意义。

总的说来要给予营养均衡的合理膳食，以避免营养不良的发生。营养原则为高热能、高蛋白质、适量脂肪、丰富维生素和矿物质。

1.供应充足的能量　能量供给不足可提高人体对辐射的敏感性，影响对放射损伤的防治效果。我国提出从事放射性工作人员营养素供给量，每天能量 11.72～12.55MJ（2 800～3 000kcal），其中碳水化合物占总能量 60%～70%；脂肪占 20%～25%；蛋白质 80～100g/d，约占总能量 12%～15%。

2.供给充足的蛋白质　充足的优质蛋白质可以增强机体对有害射线的抵抗力，及时修补损伤的组织蛋白，并可增强机体对射线的耐受性，降低白细胞减少率。辐射人员蛋白质的供给量，一般是在普通同等劳动强度供应标准上增加 10%～20%。全天蛋白质总量约 80～100g，占全天总能量的 12%～15%。其中动物性食物应以奶类、蛋类、动物内脏、瘦肉、蹄筋和肉皮等含蛋白质丰富的食物为主，这类食物的优点有：一是可以减轻小肠的吸收功能障碍，提高蛋白质的消化吸收率；二是能使辐射后氮的负平衡改善为平衡或正平衡；三是可以改善辐射后维生素 C、维生素 B_2、烟酸代谢的异常；四是富含胶原蛋白的食物如肌腱、皮肤等对放射性损伤防护有良好效应，因为其中含有较多的精氨酸、甘氨酸和脯氨酸，能在代谢紊乱中满足机体特殊需要。

3.适当限制脂肪的摄入量　电离辐射后可使机体出现高脂血症，因此应限制脂肪总量的摄入。食用油应以含不饱和脂肪酸高的植物油为主，可以降低机体对辐射的敏感性。在辐射环境下，消化道机能发生紊乱，食欲减退、消化液分泌减少，肠张力减低，此时补充易于人体消化吸收的不饱和脂肪酸、限制脂肪的摄入量可以减轻胃肠道压力。而高脂肪饮食会发生肝功能障碍，并使动脉硬化患病率增高。放射作业人员的饮食中可多采用花生油、豆油、菜籽油、玉米胚油等植物油，每日脂肪摄入量应控制在 50g 左右。

4.适当补充碳水化合物　辐射后机体内糖原生成及贮存功能均受到破坏，胰岛素活性下降，糖酵解作用减弱，机体组织对糖的利用能力下降，所以应注意补充糖类和胰岛素，不同的糖类，其抗辐射能力各有不同，果糖的抗辐射能力最强，葡萄糖次之，但比蔗糖、淀粉、糊精等其他糖类的效果要好，为此，应注意多摄取含果糖多的水果。

研究表明，很多多糖类具有抗辐射作用，是非常有前景的天然辐射防护剂。因此，将天然食物中的多糖作为天然生理活性的辐射防护剂，越来越成为新的研究热点。具有抗辐射作用的多糖类有很多种，常见的有枸杞多糖、菌多糖、参多糖、藻类多糖、海参多糖等。

5.增加维生素的摄入量　高维生素食物，尤其是含维生素 B_1、B_6、A 和维生素 C 丰富的食物，能够稳定体内酶系统，抵抗辐射对机体组织的损伤。一般维生素 A 和 C 的摄入量应当是同等劳动强度供应量的 1～2 倍。干酪中维生素 A 含量约为新鲜牛奶的 5～10 倍，是补充维生素 A 的理想食品。多吃动物肝脏、鱼肝油和红黄色、绿叶蔬菜及水果等，可补充维生素 A 和 C 的供应。烟酸是氢的传递体，参与体内氧化还原作用，能防止白细胞减少症的发展。还能降低毛细血管通透性和脆性，可加强维生素 C 的作用，并能促进维生素在体内的蓄积。因此要多食用含有烟酸活性物质的柠檬、橘皮苷、芸香苷等，以抵御放射线的作用。维生素 B_{12} 为造血因子，可以增加叶酸的利用率，促使核酸和蛋白质生物合成。很多资料证明，维生素 B_{12} 对放射损伤并不具有相应的防护作用，但维生素 B_{12} 是抗贫血因子，因此在照射时仍应适当使用。叶酸对嘌呤和嘧啶合成有重要作用，因此放射损伤治疗中应给予适量叶酸。维生素 B_{12} 补充量每日在 50 微克以上，叶酸不低于 50 毫克。

6.摄入充足的矿物质　矿物质对放射损伤具有防治效果，因此应注意补充或摄入含矿物质丰富的食物。各微量元素都有其特定的功能，如含碘丰富的海带、紫菜可以保护甲状腺，含锌丰富的鱼类、贝壳类等可以增强创伤组织再生能力，增强机体抵抗力等。动物性食物和海产品是铁、锌、碘、铬等微量元素的良好来源，应该增加在食物结构中的比例。提倡混合膳食，应避免偏食，提高微量元素的吸收率。

7.多食用具有防治辐射损伤作用的食物　很多食物具有天然的防治辐射作用，除了常见的蛋类、乳类、猪肝、瘦肉、鱼类、大豆及豆制品、副食品中的卷心菜、胡萝卜、番茄以及新鲜水果以外，还有一大类食物具有类似作用，一是茶类，因为茶多酚具有较强的抗氧化和清除自由基作用及抗突变、抗诱变作用。二是食用菌类，包括木耳、银耳、香菇、杏鲍菇等，其中的抗辐射多糖可以吸附放射性物质并排出体外，并能清除自由基。三是海产品，包括海参、海带、紫菜、螺旋藻、裙带菜等，海参中富含海参多糖，并含有大量优质蛋白，可增强机体免疫功能。三是富含番茄红素的食物，因为番茄红素抗氧化能力极强，番茄红素广泛存在于番茄、杏、番石榴、西瓜、红葡萄等蔬菜水果中，其中番茄的含量相对较高，尤其皮和籽中为多。

8.要合理设计饮食结构和形式　发生中度放射损伤后，常伴有食欲减退症状，应参照胃肠道疾病给以营养膳食，根据食物结构搭配设计食谱，给予流质、半流质膳食，少食多餐，并尽量选择营养丰富、味鲜可口、易于消化的食物，使营养供给量达到要求。

9.辐射条件下饮食保障

（1）为使辐射环境下工作人员得到适宜营养，除了确定营养需要量与制定营养供给量标准外，还应有相应的保证食物充分供给的措施，如在放射性工作人员中宣传实用的营养知识，推广合理、符合营养原则的烹调技术。对放射损伤补充营养时，除尽量从食物中得到完全价的营养素外，还可以另外补充复合性维生素制剂。

（2）加强辐射环境下适宜营养的相关研究。为了加强营养保障，可以定期进行营养调查，了解放射性工作人员的营养状况，如果出现营养问题，应及时探明原因，改善营养，一旦发现有人患营养不足或缺乏，应及时治疗。

（3）多种营养素综合食用。实验证明，多种营养素或与其他措施的综合效果要高于单一营养素的应用，如维生素与蛋白质，氨基酸（色氨酸和组氨酸）与某些B族维生素、乳清酸与叶酸、抗坏血酸与烟酸等综合效果都较好。这就要求在组织饮食保障时要注重食物的营养搭配和调剂，促进各种营养素的消化吸收，可以增强人的食欲。

五、创伤修复食品

创伤修复时需要大量营养物质，正确的代谢营养支持及调理，有利于降低代谢消耗，维持器官功能，增强免疫机制，预防和控制感染，促进创伤修复。

（一）创伤营养与饮食保障

1.能量需要量　创伤应激时，机体通常处于高分解状态，严重创伤尤其是合并感染时，能量消耗可增高20%~50%，而在严重烧伤时，能量消耗甚至可增高达100%。通常以营养状态正常、肌肉发达的青年男性增加最多，而女性、老年人、营养不良者增加较少。对全天应摄入能量的测算方法很多，大多比较复杂。间接测热法是通过测量氧耗量和CO_2排出量来间接计算热量。目前较易推广的是采用计算机控制的间接能量测量仪来检测。代谢车测定病人的静息能量消耗（REE），能较准确地反映伤后的代谢变化。REE是静息状态下的能量消耗，通常认为向病人提供的总能量应为REE的1.1~1.3倍可满足病人的需要，对改善机体营养状况有利。

还可通过公式估算病人基础能量消耗（BEE），常用的公式是Harris-Benedict公式。

男：BEE=66.5+13.7×体重（kg）+5.0×身高（cm）－6.8×年龄（a）

女：BEE=665.1+9.6×体重（kg）+1.8×身高（cm）－4.7×年龄（a）

实际能量需求=BEE×活动系数×体温系数×应激系数

活动系数：卧床1.20，下床少量活动1.25，正常活动1.30。

体温系数：38℃为1.10，39℃为1.20，40℃为1.30，41℃为1.40。

应激系数表13-2-3。

表 13-2-3 调整能量消耗的应激系数

应激状态	应激系数
择期手术，无并发症	
早期（1~4d）	1.00
后期（18~21d）	0.95
腹膜炎	1.15
软组织创伤	1.15
骨折	1.20~1.25
感染	
轻度	1.00
中度	1.20~1.40
重度	1.40~1.60
烧伤（烧伤面积%）	
0%~20%	1.00~1.50
20%~40%	1.50~1.85
40%~100%	1.85~2.05

2.蛋白质的需求　创伤应激条件下，蛋白质分解代谢亢进，机体失去保存体蛋白的机制，出现负氮平衡。因此必须给予充足而优质的蛋白质，用于肝脏合成创伤所需的蛋白质，提高抵抗力，或用于糖异生以满足机体的能量需要。以150~200g为宜，并应提供50%以上的优质蛋白。

创伤导致机体蛋白质处于持续分解状态，按照热氮比估算蛋白质供给量的优点是简便。普通病人的热氮比是100~150∶1。严重创伤、大面积烧伤、脓毒症时应增加氮量并减少非蛋白热量，可使热氮比为100∶1。创伤状态下，蛋白质的需要量增加，可达 1.2~1.5g/（kg·d），相当于氮 0.2~0.25g/（kg·d）。

3.脂肪的需求　脂肪提供的热量应占总热量的20%~35%。补充脂肪主要目的是提供热能，部分替代葡萄糖作为能量来源，从而减少高血糖的发生。还可减少内源性蛋白质的消耗，防止必需脂肪酸的（亚麻酸、亚油酸）缺乏，有利于补充脂溶性维生素。创伤后的应激状态可促进脂动员，脂肪水解增加。但若并发严重的感染，机体对脂肪酸的利用是正常还是增强，目前还存在争议。

4.碳水化合物　供应充足的葡萄糖可以节约蛋白质，减少蛋白质的分解，但过量的葡萄糖可引起脂肪在肝脏沉积，因此葡萄糖的供应不可过量。同时由于创伤性糖尿病的存在，为促进葡萄糖的利用，在补充葡萄糖的同时应补充胰岛素，并且要限制输糖速度，控制在 5~6mg/（kg·min），过快则细胞不能充分利用。

5.维生素和微量元素的需求　维生素与创伤愈合有很大关系。某些维生素的需求量会明显增加，创伤感染可以导致以维生素 A、E、C 为代表的维生素代谢障碍，病情的严重程度与维生素的代谢密切相关。创伤感染后由于自由基的大量产生造成组织过氧化损伤加重，机体的抗氧化屏障被削弱，致使具有抗氧化能力的 VA、VE、VC 大量消耗，这是造成维生素代谢障碍的主要原因。临床研究表明，在创伤感染后应用常规推荐量的维生素并不能改善创伤感染后的维生素代谢，通常情况下水溶性维生素的供应量可以是生理需要量的 1~2 倍，脂溶性维生素过量会产生毒性，所以不应供给过多。建议创伤感染病人维生素的额外补充剂量为 VC150mg/d、VE 5mg/d、VA1 000IU/d，在该剂量范围内未发现明显不良反应，能够有效地改善病人的维生素代谢，并且改善机体的抗氧化能力，减轻过氧化损伤，但连续应用不应超过 7 天。

创伤条件下应特别重视锌的补充。锌对创伤愈合有非常明确的作用，可通过形成 RNA 和 DNA 聚合酶直接影响核酸和蛋白质的合成，从而有利于组织修复和细胞再生，还可促进消化道黏膜上皮更新，维护黏膜上皮通透性，从而加强肠道吸收功能，还可通过提高血清生长激素、雄性激素水平而促进合成代谢，最终促进创伤修复。

(二)创伤专用食品

对于创伤病人，除了应用不同比例营养成分的常规膳食满足机体需要外，还需要增加肠内营养制剂作为补充，如能全力、瑞素等，以促进伤口的愈合和机体的康复（表 13-2-4）。

表 13-2-4　能全力供能营养素含量及来源　（1kcal*/ml）

供能营养素	来源	含量（g/100ml）	占能量比（%）
蛋白质	酪蛋白	4.00	16.0
脂肪	植物油	3.89	35.0
碳水化合物	麦芽糖糊精	12.25	49.0

*1 kcal=4.18kJ

第三节　特殊功能救援食品

一、抗疲劳食品

（一）疲劳产生原因

疲劳是连续性的体力劳动或脑力劳动后机体内所发生的一系列复杂的生理生化变化过程。由于过度的精神紧张可以引起应激，机体在应激状态下可出现血压上升、肌肉紧张性增加、心跳加快、呼吸急促和内分泌腺功能改变等反应，其结果可造成疲劳。研究发现，当机体进行短时间极限强度的运动时，由于肌肉中的 ATP 含量极少，仅够维持 1～2s 的肌肉收缩。当肌肉中 ATP 含量减少后，磷酸肌酸将所储存的能量磷酸基团迅速转移给 ADP，以重新合成 ATP。肌肉中磷酸肌酸的含量尽管比 ATP 高 3～4 倍，但是只能使剧烈运动持续约 10s。可见短时间极限强度导致的疲劳，与 ATP 和磷酸肌酸的大量消耗有关。

（二）营养素与运动能力

1. 蛋白质　蛋白质在机体的各种活动中起着重要作用，对体力作业而言也同样重要，如肌肉的收缩、氧的储存和运输、各种生理功能的调节等。蛋白质营养不良会影响体能，但摄入过多的蛋白质对提高体能也没有明显意义，相反还可能对健康带来不良影响，如增加肝、肾负担，尿中钙排出量增加等。一般来说，从事高强度的救援任务时可适当增加优质蛋白质的供给量。尽管整体蛋白质对提高体能没有明显帮助，但一些氨基酸可能对提高体能有意义，尤其是那些作为神经递质和激素合成前体的氨基酸，如酪氨酸、色氨酸等。酪氨酸是儿茶酚胺类神经递质去甲肾上腺素、肾上腺素、多巴胺的前体，色氨酸是 5-羟色胺合成的前体，这些神经递质对调节能量合成、提高骨骼肌和心肌活动能力有重要作用。这两种氨基酸能明显提高应急环境下的作业效率。

2. 脂肪　脂肪分解产能主要出现在体力活动的中后期。对于救援活动中持续时间短、强度大的体力作业而言，糖仍是最主要的供能物质，增加脂肪摄入对提高体能意义不大；而对于持续时间较长的体力作业，由于脂肪供能比重增加，适当增加脂肪的摄入量有助于提高耐力，但需要注意的是脂肪过多氧化不全时，会导致机体酮体蓄积，反而降低机体耐力。一般来说，脂肪供能不应超过总能量的 30%。但是，救援口粮中可适当提高脂肪的比例，因为脂肪可以增加能量密度，降低口粮重量。

3. 碳水化合物　碳水化合物是体力活动时最重要的供能物质，它易被消化吸收，氧化时耗氧量最小，因此是最经济而快速的能量来源。糖还是心脏和大脑的主要供能物质，对维持其正常生理功能起着关键的作用。糖既可通过无氧酵解供能，也可有氧氧化供能。由于糖类供能是动用机体储备的糖原，而机体糖原储备是有一定限度的，因此，保障救援队员有足够的糖原储备对维持体能是非常重要的，对于强度大、持续时间长的体力作业应注意及时补充糖。

4. 维生素　尽管维生素不是供能物质，但对维持体能却有重要意义。维生素以各种不同的方式调节机体内各种代谢过程。大多数维生素构成能量代谢过程中的一些关键酶的重要辅酶，是糖和脂肪代谢释放能量所必需的。此外，它们还协助调节神经系统的功能并保证能量补充系统的适宜状态。进行体力活动时，体内物质和能量代谢加强，对维生素的需要量增加。从事军事训练体力活动时，机体产生大量活性氧自由基，发生氧化应激，补充抗氧化维生素可以降低机体自由基含量。大部分研究显示，补充抗氧化营养素可以减轻机体氧化应激损伤，但对提高运动能力、改善体能似乎没有明显作用。总的来说，机体维生素缺乏，则其从事体力作业的能力明显下降，容易发生疲劳。救援队员需要补充的维生素主要有维生素 B_1、维生素 B_2、维生素 B_6、维生素 C、维生素 E、维生素 A、烟酸等。它们与人体糖代谢、乙酰胆碱的分解与合成等过程密切有关，能维持人体的能量代谢，参与机体抗氧化损伤。

5. 矿物质　钙、镁、钾、钠、磷是构成机体的重要成分，在体力活动中它们对维持代谢平衡具有特别重要的作用。钠、钾、钙和镁参与神经冲动的传导以及肌肉和心脏的收缩。钙调节血管紧张度和血液凝固。钠有助于维持渗透压、调节酸碱平衡。磷是细胞内营养物质氧化形成的 ATP 不可缺少的成分。铁参与血红蛋白、肌红蛋白、细胞色素等的合成，同时参与能量代谢，并具有携氧功能，故对循环、呼吸功能和运动能力也有重要的影响。锌参与体内多种酶的合成，增强创伤组织的再生能力，同时含锌的乳酸脱氢酶能够调节缺氧环境下乳酸的分解和合成。铜参与造血过程及铁的代谢，同时还合成胶原和几种神经递质的羟化酶以及细胞色素还原酶，后者是氧化呼吸链中的限速酶，因此在体内传递电子和氧化磷酸化中起着重要的作用。研究发现铜与机体最大摄氧量级及应激功能有关。

同维生素一样，矿物质并不是直接的供能营养素。许多矿物质可以激活控制代谢过程的酶。如果矿物质不足，酶就无法正常工作，代谢活动就随之停止。矿物质在人体内不能自行合成，必须通过膳食进行补充。另有些矿物质起运输媒介的作用，如铁有助于氧向肌细胞内的输送。其他矿物质以电解质或带电颗粒子即离子存在于体液内，这些电解质是形成电位所需要的，而电位又作用于整个机体神经冲动的传导，触发肌肉收缩和各种不同的生理功能。

（三）抗疲劳食品现状

目前我国的抗疲劳食品尚处于起步阶段，主要是将作用显著、机理明确、结构确定的抗疲劳营养素作为营养补充剂添加到饮料及食品中，或者是利用已经被研究证实具有抗疲劳功效的中草药提取物研制而成，如各种复方口服液、提取液、强化制剂等。由于研究受经费、研究手段的限制，只是通过严格的动物或人体试验证明具备抗疲劳功能，还没有对起作用的抗疲劳功能因子的结构及其作用的机理进行研究。

体力恢复剂能保持机体电解质平衡，促进疲劳的消除和体能的恢复。体力恢复剂是以大豆低聚肽为主要功能成分，辅以多种矿物质和维生素，精心配制的一种高科技蛋白营养饮品，小分子活性肽极易被人体吸收，对中高强度户外运动后消除身体酸疼等不适，恢复身体良好状态有很好的效果。

二、增强免疫力食品

救援人员所面临的环境通常是非常恶劣的，再加上超负荷的工作量，救援人员抵抗力普遍低下。灾区的卫生条件很差，很多救援人员倒在救援一线上，因此提高救援人员的免疫力格外重要。

中国的药食资源非常丰富，很多食物和药物具有增强免疫力的功效。蜂胶能提高人体巨噬细胞吞噬病毒、细菌的能力，使机体免疫系统处于动态平衡的最佳状态，被称为"天然的免疫增强剂"。沙棘维生素 C 含量丰富，能抗疲劳，对造血系统有促进作用，还能保护消化道、清除自由基、改善血管系统的功能，增强免疫功能。中国的金丝小枣富含维生素 C 和环磷酸腺苷（cAMP），能增强人体自身的免疫力，激活免疫细胞活性。

参 考 文 献

1. 吴谋成.功能食品的研究与应用[M].北京：化学工业出版社，2004.
2. 郑建仙.功能性食品[M].北京：中国轻工业出版社，1999.
3. 高兰兴，郭俊生，郭长江.军队营养与食品卫生学[M].北京：军事医学科学出版社，2008.
4. 张国高，贺涵贞，张伟.高温生理与卫生[M].上海：上海科学技术出版社，1989.
5. 刘恩波．寒冷与寒冷损伤[M].北京：人民军医出版社，1996.
6. 中国营养学会．中国居民膳食营养参考摄入量[M].北京：中国轻工业出版社，2000.
7. 葛可佑．中国营养科学全书[M].人民卫生出版社，2004.
8. 蔡东联．营养师必读[M].北京：人民军医出版社，2006.
9. 顾景范，郭长江.特殊营养学[M].北京：科学出版社，2009.